脑血管病和神经介入技术手册

Handbook of Cerebrovascular Disease and Neurointerventional Technique

第3版

原著者　Mark R. Harrigan

　　　　John P. Deveikis

主　译　王　君　梁永平

中国科学技术出版社

·北京·

图书在版编目(CIP)数据

脑血管病和神经介入技术手册/王君,梁永平主译. —北京:中国科学技术出版社,2019.6 (2021.12重印)

ISBN 978-7-5046-8149-2

Ⅰ.①脑… Ⅱ.①王… Ⅲ.①脑血管疾病—介入性治疗—手册 Ⅳ.①R743.05-62

中国版本图书馆 CIP 数据核字(2018)第 221183 号

First published in English under the title

Handbook of Cerebrovascular Disease and Neurointerventional Technique(3rd Ed.)

by Mark R. Harrigan and John P. Deveikis

Copyright © 2009,2013,2018 Springer International Publishing AG

This edition has been translated and published under licence from Springer International Publishing AG.

著作权合同登记号:01-2019-2529

策划编辑	孙若琪
责任编辑	高 磊
装帧设计	三河市燕郊三山科普发展有限公司
责任校对	焦 宁
责任印制	马宇晨

出 版	中国科学技术出版社
发 行	中国科学技术出版社有限公司发行部
地 址	北京市海淀区中关村南大街 16 号
邮 编	100081
发行电话	010-62173865
传 真	010-62173081
网 址	http://www.cspbooks.com.cn

开 本	787mm×1092mm 1/16
字 数	1482 千字
印 张	74
版 次	2019 年 6 月第 1 版
印 次	2021 年 12 月第 3 次印刷
印 刷	河北鑫兆源印刷有限公司
书 号	ISBN 978-7-5046-8149-2/R·2398
定 价	599.00 元

译者名单

主　译　王　君　梁永平

副主译　曹向宇　杜志华　刘新峰　马玉栋

译　者　（以姓氏汉语拼音为序）

曹向宇　东潇博　杜志华　郭胜利　梁永平

刘新峰　吕　斌　马玉栋　任　斌　王　君

王　鹏　岳慧丽　云　强　张荣举　赵　红

主　审　李宝民

译者序

随着材料工艺和影像技术的发展,近些年来,神经介入学已经逐渐演变成一个精细、复杂、跨界的学科领域。由于诊疗方法的独特性和跨学科知识的多样性,来自不同专业背景的临床医师,如神经外科、神经内科、血管外科、放射科医生,都开始从事神经介入的工作。脑血管疾病的诊疗水平和神经介入学正在以令人眩目的速度快速发展。

为了提升国内相关领域的诊疗水平,规范化、标准化诊疗行为,解放军总医院王君教授组织翻译了《脑血管病和神经介入技术手册》(第2版)后不久,又受邀主译最新出版的第3版。这是一本神经介入治疗的操作指南,从神经介入医师角度帮助读者认识脑血管病相关的解剖知识和临床诊疗方法。书中重点讲述了重要的神经与血管解剖及基本的血管造影技术、血管内治疗的标准方法、设备与耗材选择、诊疗的技巧和诀窍、具体疾病的诊疗等内容。

目前,国内同类书籍并不是很多,有些书籍偏重理论基础,有些书籍则针对具体疾病。这本书从临床实践出发,对基础和进展进行了很好的统一,重点强调了标准化神经血管内操作的技术流程,同时依托疾病和解剖进行讲解,深入浅出、图文并茂,仔细研读此书,相信会对从业医生、护理人员和技师大有裨益。由于神经介入学科发展快,知识更新周期短,术语和专属名词比较多,翻译工作量大,本书难免出现争议内容,不妥之处,敬请读者指正。

我们希望,在这本书的指导下,越来越多的医生能够参与到神经介入的规范诊疗中来,并不断取得进步,为患者提供更优质的服务,造福社会。

李宝民

译者前言

本书是《脑血管病和神经介入技术手册》第 3 版中文译本,与第 2 版的翻译过程相比,这一版实属快速而高效。从第 3 版英文版 2018 年 5 月全球公开发售前一个月我们拿到翻译版权至今,全部审校完成一共用了不到半年时间。

与第 2 版相比,本版变化较大,几乎每个章节均有结构的调整和内容的增减,比如:突出儿科神经介入领域特殊性的"儿童专区",出现在第三部分"疾病专论"的几乎所有章节;第 2 版中"Meta 分析"的内容,在第 3 版中做了大幅删减;脑静脉方面的解剖知识也进行了大段的更新,等等。从行文风格上看,第 3 版秉承了该书的一贯风格:简洁、明快、程序化。正如该书作者 Mark R.Harrigan 博士所言,将介入技术结构化和标准化,就像保证飞行安全的一系列标准化操作流程一样,将最终有利于学术的发展并最大限度地保证患者的安全。尽管许多学者对此持保留态度,但该书对操作流程详尽地程序式描述,无疑会对读者,特别是新的从业者提供可靠而有力的帮助。

天乍凉,秋雨绵长。2016 年,记得也是一个深秋的雨夜,我在美国南部小城查尔斯顿为第 2 版中文译本撰写译者前言,而当时第 2 版英文版本在美国已经发售了 3 年。第 3 版中文译本能在原版发售后不久就与中国读者见面,是我和全部译者的共同心愿。

最后想说的是,虽然我们在翻译时尽心尽力,仔细推敲,力求准确,但翻译的错误纰漏仍在所难免,希望读者批评指正。

天凉好个秋!

王　君

2018 年 9 月 28 日深秋于北京

致 谢

Jerzy P. Szaflarski

Beth Erwin

Kimberly Kicielinski

Paul Foreman

Christoph Grissenauer

Joel K. Curé

Patricia Harrigan

Casey C. May

Stephanie Falatko

Philip Schmalz

David Fisher

引　言

本手册的作者惊喜于出版商同意出版新一版手册。

此版本不仅仅是一次简单的更新。作者首次将脑内出血视为脑血管疾病，并专门撰写了一章。"儿童专区"穿插于整本手册中，以突出该领域的儿科特殊方面。每个重要的临床研究总结中都添加了一个粗体的主要发现说明。

神经介入学已经演变成一个精细、复杂的领域，有许多技术和知识有别于医学的其他领域。同时，不同背景的临床医生如放射学、神经外科学、神经内科学、心脏病学和血管外科学，都开始从事神经介入放射学工作。目前，有志于接受训练成为神经介入专业的医生，比历史上任何时期都要多。这些发展使得一本实用、统一的有关于技术和必备文献相关的手册成为迫切的需求。

出版本手册的目的是想让其成为一本血管内治疗方法的操作指南，一本神经血管解剖的参考书和一本脑血管相关文献的导论。我们努力涵盖整个神经介入和脑血管疾病领域的基本方面。由于质量参差不齐，筛选脑血管相关文献尤其具有挑战性；即使是在最知名的期刊上，设计低劣、内容蹩脚的文献与高质量的文献也会并存。实际上，有些即使所谓的"Meta分析"和"指南"类文献也因经常变动和低质量而备受质疑。因此，不能用本手册来取代主要文献阅读。我们建议读者阅读主要研究文献，仔细审视，从而能形成自己的观点。

为了提高本手册的易查性和易用性，尽可能避免冗长的叙述（无论如何，谁有时间阅读冗长的章节），我们采用了半提纲的形式。本着这一精神，本文的其余部分也是这种风格。

本书分为三个部分。

第一部分　基础

主要介绍重要的神经与血管解剖及基本的血管造影技术。

1. 第1章的重点仍在血管解剖相关的日常临床实践。因为无创颅内成像技术已广泛使用，删除了不太相关的胚胎学和血管造影变异。解剖变异的讨论包括正常变异和异常变异。

第 2 版增添了一些造影－解剖相关的图片来说明解剖结构与血管造影的关系。

2. 第 2 章和第 3 章涵盖诊断性脑血管造影技术。

3. 主要介绍基本的介入通路技术,而且在附录中介绍了神经介入单元,主要是为了帮助新的从业者熟悉神经介入单元,或有经验的从业者建设新的神经介入单元。

第二部分　介入技术

主要介绍血管内治疗的方法、器材信息、详细的技巧和诀窍。

从第 2 版开始增加了不断发展的新技术信息。

第三部分　疾病专论

1.各种常见病的有用信息。

(1)在文中总结了重要的临床研究。

(2)有趣或新颖的内容散布其中。

2."系统回顾"是指将已发表的有用的文献资料中的临床数据进行有组织的分析。本书省略了"Meta"分析,因为它是一种特殊的统计学方法,而且并不是所有的综述文章中都有。

3.对于有额外时间的读者,提供了"简史"部分,描述了各种技术的背景和演变。

核心理念。在本书所包含的实用内容之下,我们希望能潜移默化地分享以患者为中心的个体化临床治疗理念。在我们看来,每个患者的利益是最为重要的。每个病例的临床结果优先于尝试新的器材或技术,优先于为下一项临床研究或病例报告积累病例,优先于满足站在控制室的器械公司代表。实际中的临床决策应基于可靠的判断力和最好的临床数据。此外,应合理地应用医疗新技术和药物,在可能的情况下,应基于良好的实践。因此,虽然我们具备了一些技术和能力,可以去栓塞 Hunt-Hess V 级的高龄动脉瘤性蛛网膜下腔出血、栓塞无症状和低风险的硬脑膜动静脉瘘,对无症状的颈动脉狭窄患者行血管成形和支架置入,但是我们也应该意识到保守治疗的价值和必要性。我们希望这种谨慎和共识能在这本书中得到反映。

如同食谱一般,我们努力通过简洁、程序化的格式来描述治疗过程。尽管一些读者对将复杂的神经介入简化成相对简单的入门手册可能存在异议,但我们认为结构化和标准化的技术有利于学科的长远发展。当今的商业航空旅行可作为参照，当前发生空难是极其罕见的，其原因是飞行员的培训、标准化的飞行技术和细致的飞机维护。即使最熟练和谨慎的神经介入医师也不能达到目前航空业所要求的安全标准。

本书中使用的名词

1.科学术语容易混淆。作者采用最新、最常用的术语，同义术语后括号中标明"又名"。

2.我们适度地使用日常对话中常用的缩略语，比如"ICA"和"MCA"。过多使用缩写，特别是不常用的术语，会增加阅读难度。

3."见下文、见上文"说明在同一章相关的内容。

第三版的新内容：

1.儿童专区！突出儿科方面内容的部分。

2.关于脑内出血的专门章节。

3.相比前两版，印刷错误更少（希望如此）。

4.引导读者可能会迸发出更多的新想法和灵感。

免责声明

本书旨在为各种医疗设备和药物的使用提供一个指南。但是，作者和出版商对本书读者使用这些设备和药物，或者读者遵循特定的制造商说明书和 FDA 指南而造成的不良后果免责。

最后，基于上一版出版后本领域的进展，我们特别陈述六个简单的事实：

1.急性缺血性卒中的血管内治疗只严格适用于特定的患者。

2.急性缺血性卒中患者不一定需要常规全身麻醉，无法配合治疗或为了保证操作安全的卒中患者可选择全身麻醉。

3. CTA 已经取代了导管血管造影的方法，用于自发性蛛网膜下腔出血的筛查。

4.栓塞后动脉瘤的影像学随访不必进行常规导管血管造影，因为目前针对大多数病例的随访，MRA 已能满足需要并且通常优于血管造影术。

5.美国医疗机构评审联合委员会认证的初级和综合性卒中中心，以及世界各地的区域化卒中治疗中心，彻底改变了脑血管病患者的治疗方式，突出了卒中规范化的专业治疗的重要性。

6.虽然现场手术演示已经普及,但它们几乎没有实际的教学价值,主要作用无非是某些医生进行的自我炫耀,以及给台下观众提供的一种娱乐形式。在现场手术演示中,术者无法专心于手术,更有可能出现并发症。我们更希望现场手术演示能够成为一种过气的流行时尚。

Mark R. Harrigan,医学博士
神经外科学、神经病学和放射学
亚拉巴马大学伯明翰分校
美国亚拉巴马州伯明翰市

John P. Deveikis,医学博士
神经外科学和放射学
亚拉巴马大学伯明翰分校
美国亚拉巴马州伯明翰市

目　录

基　　础

第1章　基本神经血管解剖

第一节　主动脉弓和弓上血管

主动脉弓的解剖与神经血管造影密切相关,因为弓上血管解剖的变异将影响头颈部血管的导管到位。

1. 分支

(1)无名动脉(又称头臂动脉)。

(2)左颈总动脉。

(3)左锁骨下动脉。

2. 变异(图 1-1)

(1)牛型弓(图 1-1b 和图 1-2)。无名动脉和左颈总动脉(CCA)共同起源于弓上同一位置(27%),或者左颈总动脉起源于无名动脉(7%)。牛型弓的变异,黑种人(10%~25%)比白种人(5%~8%)更为常见。

(2)迷走右锁骨下动脉。右锁骨下动脉起源于主动脉弓最左侧,即左锁骨下动脉发出点以远。发出后常跨过食管背侧向右延续至上肢动脉。这是主动脉弓最为常见的发育畸形,发生率为 0.4%~2.0%。此种畸形常与唐氏综合征相关。

(3)左椎动脉直接起源于主动脉弓(0.5%)。

(4)其他少见的变异(图 1-3)。某些变异形成血管环,气管和食管在其中,被主动脉弓及其分支血管所包绕。

3. 年龄和动脉粥样硬化对主动脉弓及弓上血管的影响　主动脉弓及弓上大血管随着年龄增长,变得冗长和扭曲(图 1-4),这对接受神经介入操作的老年人是有实际影响的,因为扭曲的血管会使导丝和导管的通过变得更加困难。尽管动脉粥样硬化也是病因之一,但是近年来的文献资料显示颈内动脉(ICA)颈段血管壁上弹力层和肌层组织可以化生成疏松的结缔组织并被取代。

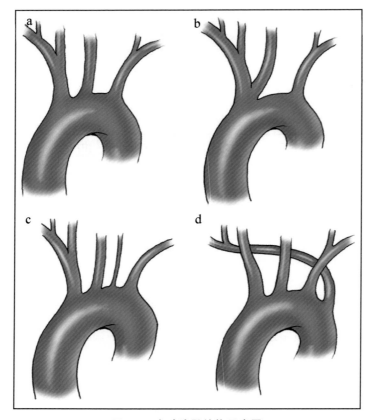

图 1-1 主动脉弓结构示意图

从左上顺时针方向依次为正常弓(a),牛型弓(b),迷走右锁骨下
动脉(d),左椎动脉单发(c)

最常见的锁骨下动脉及其分支示意图见图 1-5。主要分支有：

(1)椎动脉。

(2)甲状颈干。

①甲状腺下动脉。

②颈升动脉(也常发自颈横动脉)。

③颈横动脉。

④肩胛上动脉。

(3)肋颈干。

①颈深动脉。

②最上肋间动脉或最高肋间动脉。

(4)肩胛背动脉(也常起自颈横动脉)。

(5)胸廓内动脉(内乳动脉)。

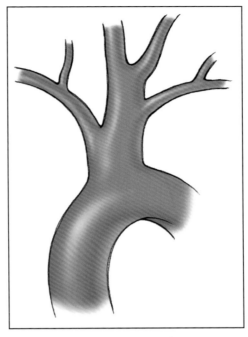

图 1-2　"牛型弓"示意图

与人类主动脉弓不同,牛的主动脉弓上单发一大动脉,由于牛的主动脉弓到胸廓上口距离相对较长,推测其头臂动脉也相对长。其实人类不具备这样的牛型弓,因此,Layton 和同事建议使用更加精确的词"无名动脉和左颈总动脉共同起源"和"左颈总动脉起源于无名动脉"取代牛型弓。这与大众所熟知的"后交通动脉瘤"更改为精确的"后交通动脉发出点附近的颈内动脉瘤"非常相似。本书将沿用这些解剖意义不太精确却耳熟能详的词汇,如牛型弓和后交通动脉瘤等

第二节　颈 总 动 脉

颈总动脉(CCA)在颈动脉鞘内走行,鞘内还包括颈内静脉和迷走神经。右CCA 比左侧短,典型的 CCA 分叉位于颈 3 或颈 4 水平(甲状软骨上缘),有时分叉可于胸 2～颈 2 任何部位。CCA 通常没有分支,但在变异的情况下,甲状腺上动脉、颈升动脉或枕动脉可从 CCA 发出。

第三节　颈 外 动 脉

颈外动脉(ECA)起自颈总动脉分叉,发出后通常会沿颈内动脉内侧向前弯曲,

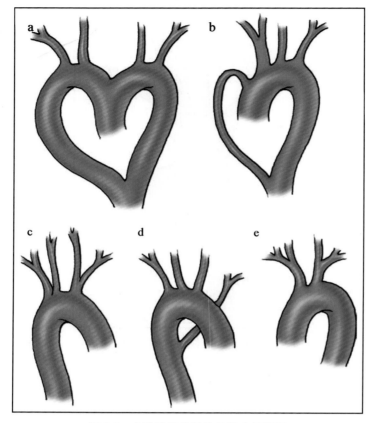

图 1-3　主动脉弓的其他几种少见变异

a. 双主动脉弓。主动脉弓包绕着气管和食管向下合并而进入降主动脉,常位于躯干左侧。约 75％的病例右侧主动脉弓比左侧粗大。b. 双主动脉弓伴左弓闭锁。c. 镜像型右位主动脉弓。降主动脉在心脏右侧。该变异不形成血管环,但与其他变异如法洛四联症相关联。d. 非镜像型右位主动脉弓伴随迷走左锁骨下动脉。降主动脉在心脏右侧,左锁骨下动脉起自主动脉弓近端,是症状性血管环的常见原因。e. 双无名动脉

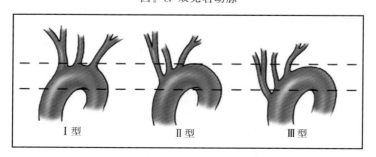

图 1-4　主动脉弓延长分型示意图

图 1-5　锁骨下动脉示意图
1. 椎动脉;2. 甲状腺下动脉;3. 颈升动脉;4. 颈横动脉;5. 肩胛上动脉;6. 颈深动脉;7. 最上肋间动脉;8. 肩胛背动脉;9. 内乳动脉

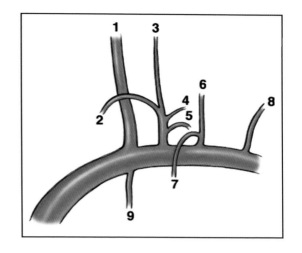

然后突转向头侧上行,轻度向内、向后,终于下颌骨附近,并发出上颌动脉和颞浅动脉。在后前位造影片上,颈外动脉始于内侧,向外、向上走行,而在侧位片上,先向前,然后向上、向后走行。

颈外动脉英文记忆方法
分支
After reading this book...
Some a**d**oring **l**inguists **f**ind **o**ur **p**aragraphs
Somewhat **I**rritating
Superior thyroid
Ascending pharyngeal
Lingual
Facial
Occipital
Posterior auricular
Superficial temporal
Maxillary
更多有趣和不同颜色的记忆法可用来帮助初学者记住这些分支,如果读者无法通过这种方法记住这些分支,笔者可以提供更多的记忆方法

1. 分支　ECA 有 8 支主要分支血管(图 1-6)。通常,按照分支血管发出点的位置由近及远的顺序列出。

(1)甲状腺上动脉。

(2)咽升动脉。

(3)舌动脉。

(4)面动脉。

(5)耳后动脉。

图 1-6 颈外动脉示意图
1. 甲状腺上动脉;2. 咽升动脉;3. 舌动脉;4. 面动脉;5. 耳后动脉;6. 上颌动脉;7. 枕动脉;8. 颞浅动脉

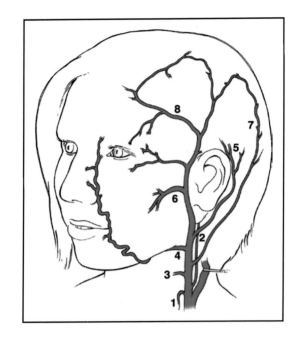

(6)上颌动脉。

(7)枕动脉。

(8)颞浅动脉。

有时,这些分支发出点较集中,均从 ECA 干发出,这样,按照腹侧组和背侧组划分 ECA 有时更为实用和恒定。腹侧组就是分支血管从 ECA 前面发出;背侧组则是分支血管从 ECA 后面发出。

ECA 腹侧组分支有:

①甲状腺上动脉

②舌动脉

③面动脉

④上颌动脉

ECA 背侧组分支有:

①咽升动脉

②枕动脉

③耳后动脉

④颞浅动脉

2. 供血区 ECA 供应头面部绝大部分软组织和骨骼,上呼吸道、消化道的深部结构,以及颅内硬脑膜大部。ECA 与颈内动脉、椎动脉所属分支存在广泛的血管吻合。近端血管发生闭塞后,吻合支可提供侧支血流。试图通过 ECA 分支血管对头颈部血管区域进行栓塞时,这些吻合又被称为"危险吻合"(表 1-1~表 1-4)。

3. 变异

(1)最常见的 CCA 分叉形式是 ECA 起自前内,ICA 起自后外(48.7%),偶尔,可见 ECA 起自后外或外侧。

表 1-1　前循环:危险吻合

吻合支来源	吻合支流向
咽升动脉,神经脑膜干	经脑膜垂体干入颈内动脉海绵窦段
咽升动脉,鼓室下支	经颈鼓室动脉入颈内动脉岩骨段
咽升动脉,咽上支	经下外侧干入颈内动脉海绵窦段
咽升动脉,咽上支	经下颌支入颈内动脉岩骨段
脑膜副动脉(海绵窦支)	经下外侧干、后支入颈内动脉海绵窦段
脑膜中动脉(海绵窦支)	经下外侧干、后支入颈内动脉海绵窦段
脑膜中动脉(海绵窦支)	经脑膜垂体干入颈内动脉海绵窦段
上颌动脉远段(圆孔动脉)	经下外侧干、前外侧支入颈内动脉海绵窦段

表 1-2　眼动脉区:常见的危险吻合

吻合支来源	吻合支流向
脑膜中动脉,蝶骨支	眼动脉
脑膜中动脉,额支	经镰前动脉入眼动脉
下外侧干,前内侧支	眼动脉
上颌动脉远段,颞深前支	眼动脉
上颌动脉远段,眶下支	眼动脉
上颌动脉远段,蝶腭支	经筛骨支入眼动脉
面动脉远段	眼动脉
面横动脉	眼动脉
颞浅动脉,额支	眼动脉
颈内动脉海绵窦段,下外侧干	经脑膜返支入眼动脉

表 1-3　后循环:常见的危险吻合

吻合支来源	吻合支流向	
颈升动脉	椎动脉节段分支	
颈深动脉	椎动脉节段分支	
枕动脉,肌支	椎动脉节段分支	
咽升动脉,肌支	椎动脉节段分支	
咽升动脉,神经脑膜干	经齿突弓入 C_3 节段椎动脉	齿突弓两侧血管相互沟通

表 1-4 更复杂的区域:脑神经血供

脑神经	供血动脉
Ⅰ:嗅神经	大脑前动脉
Ⅱ:视神经	颈内动脉床突上段,眼动脉
Ⅲ:动眼神经	基底动脉,小脑上动脉,大脑后动脉,下外侧干,眼动脉
Ⅳ:滑车神经	下外侧干,脑膜垂体干
Ⅴ:三叉神经	下外侧干,脑膜垂体干,脑膜中动脉,脑膜副动脉,圆孔动脉,眶下动脉
Ⅵ:展神经	下外侧干,脑膜垂体干,脑膜中动脉,脑膜副动脉,咽升动脉(颈支)
Ⅶ:面神经	茎突孔支(从耳后或枕动脉),脑膜中动脉(岩骨支),咽升动脉(鼓室下动脉和齿突弓动脉)
Ⅷ:听神经	基底动脉,小脑前下动脉,咽升动脉颈支
Ⅸ:舌咽神经	咽升动脉颈支
Ⅹ:迷走神经	咽升动脉颈支,甲状腺上、下动脉,喉支
Ⅺ:脊髓副神经	咽升动脉(颈支,鼓室下动脉,肌脊髓支)
Ⅻ:舌下神经	咽升动脉,舌下支和近侧干,枕动脉,颈外动脉主干,舌动脉

(2)ECA 和 ICA 独立起源于主动脉弓,但很少见。

(3)某些 ECA 分支,特别是甲状腺上动脉,可起自 CCA。

(4)某些分支(特别是咽升动脉或枕动脉)可起自 ICA。

(5)有报道称甲状腺上动脉、枕动脉、咽升动脉可共同起源于 ICA。

(6)少见的情况:所有颈外动脉分支起自 ICA。

(7)颈外分支共干:舌面干(20%),甲状舌干(2.5%),甲状舌面干(2.5%),枕耳干(12.5%)。

一、甲状腺上动脉

不论起自颈总动脉分叉上方还是下方,甲状腺上动脉总是从其母血管前方发出后,急转向下供应颈前的软组织结构。

1. 分支

(1)舌下动脉:舌下动脉(舌动脉)发出后向内沿舌骨下缘走行,可与颏下动脉吻合,是面动脉的侧支通路。

(2)喉上动脉:喉上动脉发出后随喉内神经向中下走行,穿甲状舌骨膜,供应声带以上喉部黏膜及会厌部味蕾的黏膜。

①分支:喉上动脉分出腹背两个主要分支和一个小的会厌支,腹侧支与环甲动

脉和喉上弓吻合,背侧支与纵向的喉弓吻合。

②供血区:喉上动脉供应咽喉组织结构和喉内神经,同时与对侧喉上动脉及甲状腺下动脉来源的喉下动脉相吻合。

③变异:

a. 喉上动脉有时可单独起自 ECA 或咽升动脉。

b. 在 22 例标本中,6 例喉上动脉不是穿过甲状舌骨膜,而是穿过甲状软骨的甲状孔供应喉部软组织。

(3)胸锁乳突肌动脉:供应胸锁乳突肌中段。向上与枕动脉、耳后动脉的肌支吻合,向下与甲状颈干和肩胛上动脉的肌支吻合,还可以和甲状腺上动脉的腺支相互吻合。

(4)环甲动脉:与喉上动脉吻合,给气管上部供血。

(5)腺支:腺支是甲状腺上动脉的直接延续,从上、中、外侧三面成弓形供应甲状腺腺体,并和对侧同名动脉形成广泛吻合。

2. 供血区　甲状腺上动脉是喉部、喉部相关肌肉组织及甲状腺上极的主要供血动脉,在少数病例还可供应甲状旁腺。喉上支伴行并供血给喉内神经,甲状腺上动脉分支与对侧同名动脉及甲状腺下动脉(起自甲状颈干)自由吻合。

3. 变异

(1)甲状腺上动脉起自 ECA 占 46%,更多的起自 CCA,占 52%。

(2)甲状腺上动脉可与舌动脉共干,称甲状舌干。

(3)少数,甲状腺上动脉可起自 ICA。

二、咽升动脉

咽升动脉是起自 ECA 背侧近心端或 CCA 分叉部的细长分支(图 1-7),与 ICA 并行向上,终于咽上部,向前、内形成直角。

1. 分支

(1)咽下动脉:咽下动脉是相对细小的分支,起自咽升动脉近端,向前呈 Z 形走行。供应咽部肌肉和黏膜,并与对侧同名动脉吻合。

(2)肌脊髓动脉:可起自咽升动脉本身或神经脑膜干,向后上走行极小一段距离后急转向下。主要供应肌肉,也供应同侧上部的脊神经根、第 Ⅺ 对脑神经和交感上神经节。此外,还与颈升动脉、颈深动脉及椎动脉吻合。

图 1-7 咽升动脉示意图

如图所示为咽升动脉常见分支模式。颈内动脉(ICA),颈外动脉(ECA),甲状腺上动脉(STh),咽升动脉(AscPh),咽下动脉(IP),咽中动脉(MP),咽上动脉(SP),鼓室下动脉(IT),肌脊髓支(MS),神经脑膜干(NMT),进入颈静脉孔的颈静脉支(JB),进入舌下神经孔的舌下支(HG),椎前支(未标注)

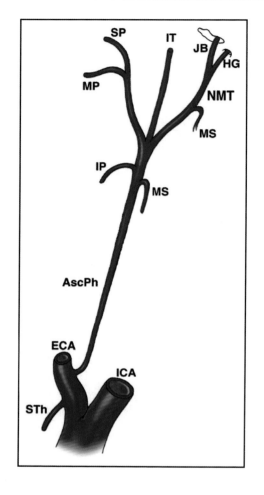

(3)神经脑膜干:神经脑膜干是咽升动脉的主要分支,继续向头侧延续并稍向后。它的几个重要分支都穿经颅骨孔。

①分支:

a. 肌脊髓支:该分支可以变异,起自神经脑膜干而不是咽升动脉主干。

b. 颈静脉支:该分支常为神经脑膜干的最大分支,直向头侧进入颈静脉孔,供应第9~11对脑神经及其神经节,其中,内侧支沿斜坡上行供应第Ⅺ对脑神经,外侧支沿乙状窦旁硬膜走行,可能是颅后窝硬膜的主要供血动脉。吻合可能来自脑膜垂体干的斜坡外侧支和椎动脉硬膜支。

c. 舌下支：该分支进入舌下神经管供应第 Ⅻ 对脑神经，也参与颅后窝的部分硬膜供血。与颈静脉支、脑膜垂体干的斜坡内侧支、对侧的舌下支及齿突弓支相互吻合。

d. 椎前支：该分支常起自神经脑膜干，参与齿突弓供血。与对侧同名动脉、椎动脉脑膜前支及舌下支相互吻合。

②供血区：神经脑膜干是咽升动脉非常重要的分支，供应第 Ⅵ、Ⅸ、Ⅹ、Ⅺ、Ⅻ 对脑神经，也为上 3 对脊神经和交感上神经节提供潜在的侧支供血。它的脑膜供血区包括了颅后窝硬膜的大部，与对侧同名动脉、椎动脉脑膜支、脑膜垂体干形成侧支吻合。

③变异：神经脑膜干的所有分支血管及其吻合支均处于血流平衡状态，一支或多支血管的发育不良或闭塞，都会有相应血管的代偿增粗或增生。

（4）椎前动脉：该血管偶尔会直接起自咽升动脉，参与齿突弓的供血。

（5）鼓室下动脉。

①分支：鼓室下动脉有三个主要分支。

a. 升支，连接脑膜中动脉岩支。

b. 前支，连接颈鼓室支。

c. 后支，连接颈乳突动脉（耳后动脉分支）。

②供血区：提供中耳及相关神经血供，包括第 Ⅻ 对脑神经和第 Ⅸ 对脑神经的鼓室支（又称 Jacobson 神经）。

③变异：可起自神经脑膜干或咽升动脉，或与神经脑膜干、咽升动脉形成三分叉起始。

（6）咽中动脉。

①分支：无名分支。

②供血区：供应鼻、口咽、软腭的黏膜和肌肉。与对侧咽中动脉、同侧腭升动脉、腭大动脉及脑膜副动脉分支形成吻合。

③变异：常起自咽升动脉近心段，偶起自神经脑膜干发出点以远。

(7)咽上动脉:和大多数咽升动脉最头侧的向前分支一样,咽上动脉也是小血管,从咽升动脉垂直部发出后向前、向内急转。

①分支:

a. 有几个主要分支,但只有一支被命名。

b. 颈支穿过破裂孔软骨,经海绵窦下外侧干与颈内动脉海绵窦段吻合。

c. 向前的未命名分支供应鼻咽上部和毗邻组织。

②供血区:供应鼻咽上部包括咽鼓管口及相关肌肉,包括咽上缩肌。有许多潜在吻合,包括脑膜副动脉、翼鞘动脉、对侧咽上动脉。如翼管支存在,这可能是咽上动脉与颈内动脉岩骨段的一个危险吻合,在颈内动脉海绵窦瘘的栓塞过程中要予以关注。

③变异:咽上动脉的咽部供血区也可由脑膜副动脉、翼管动脉及其他鼻咽分支主要供血。

2. 供血区 咽升动脉供应:咽部黏膜、邻近的肌肉组织、软腭、齿突、骨骼、肌肉和 C_1、C_2 神经根;中后组脑神经(第Ⅸ～Ⅻ对脑神经、潜在的第Ⅵ、Ⅶ对脑神经);下斜坡和颅中窝底;颅后窝、部分颅中窝脑膜;中耳。咽升动脉吻合支广泛,与对侧咽升动脉、枕动脉、脑膜中动脉、脑膜副动脉及上颌动脉远段相吻合。而且,与颈内动脉和椎动脉存在危险吻合。这是个非常"忙碌"的小动脉。

3. 变异

(1)咽升动脉可起自颈内动脉。

(2)常与枕动脉共干。

(3)颈升动脉可供应咽升动脉供血区。

(4)参与永存舌下动脉变异。

(5)可重建闭塞或发育不良的椎动脉。

(6)中耳腔内的所谓"迷走 ICA"可能命名为咽升动脉更为合适,为发生节段性闭塞的 ICA 提供侧支供血。

造影-解剖相关性！咽升动脉脉络(图 1-8)

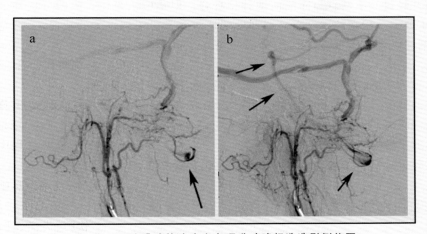

图 1-8　硬脑膜动静脉瘘患者咽升动脉超选造影侧位图

咽升动脉侧支　a. 动脉早期,在 C₁ 水平可见危险吻合导致椎动脉开始浅淡显影;

b. 动脉晚期,椎动脉和基底动脉明显显影

三、舌动脉

发自于颈外动脉的腹侧,行向前下方,形成一个特征性的 U 形,在正位及侧位造影片上均可见到。随后向上弯曲,形成舌背动脉发出放射状的分支供应舌部。

1. 分支

(1)舌骨上动脉:这支细小的动脉沿着舌骨的上方走行,并与对侧的舌骨上动脉吻合。

(2)舌背动脉:可包括 2～3 支沿舌弯曲并弓形向上的动脉,并形成放射状的分支,沿着放射状的舌内肌走行。此动脉与对侧的舌背动脉吻合。

(3)舌下动脉:这支分支动脉向前成角并供应舌下腺及口腔底部。与面动脉的颏下动脉及对侧的舌下动脉相吻合。其中一细小的分支经过下颌骨颌孔并供应邻近的骨质。

(4)舌深动脉:是一支终于舌系带的细小终末支。

2. 供血区 舌动脉为舌部及口腔底部提供丰富的供血。并与对侧舌动脉相吻合，并经过颏下动脉与同侧面动脉相吻合。但是应该记住舌尖的分支是最有效的终末分支。用颗粒或液态栓塞剂栓塞远端血管可引起舌尖的缺血坏死，尤其是栓塞剂经吻合支血管跨过中线，或者特意行双侧栓塞时。

3. 变异

(1)舌动脉经常与面动脉共干，起自舌-面干(20％的病例)。

(2)偶发，与甲状腺上动脉共同起自甲状舌干(2.5％的病例)，或甲状舌面干(2.5％的病例)。

(3)少数起自颈总动脉。

(4)舌动脉可不同程度地代偿颏下动脉的口底供血区。

四、面动脉

面动脉通常是颈外动脉较大的分支，起自颈外动脉的前面。然后呈小弯经过下颌下腺、下颌角下方，向前头侧走行，向内侧沿鼻角上行，称之为角动脉，其有多支有名或无名的分支与面部的其他血管自由吻合(图1-9)。

1. 分支

(1)腭升动脉。

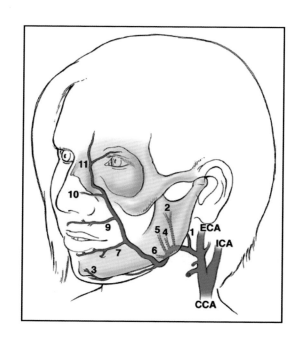

图 1-9 面动脉

1. 腭升动脉；2. 扁桃体动脉；3. 颏下动脉；4. 下咬肌动脉；5. 颏动脉干；6. 颏中动脉；7. 下唇动脉；8. 颏前动脉(未显示)；9. 上唇动脉；10. 鼻外侧动脉；11. 角动脉

①这支动脉经起点上升几厘米后,呈直角前行环绕扁桃体进入软腭。注意:在扁桃体切除及软腭手术时,该血管可能成为术后与小的扁桃体动脉并列的出血来源。

分支:关于腭部尸检研究发现,有 3 支较恒定的分支及数支不恒定的分支。

a. 舌支。起自舌的上界并供应腭舌肌。

b. 扁桃体支。起自腭扁桃体,供应扁桃体及腭咽,有时供应腭舌肌肉。

c. 钩支。发自翼板内侧钩突,黏膜及腭咽肌。

d. 变异分支供应腭垂、腭升肌、腭舌肌、腭咽肌。

②供血区:供应口咽外侧及软腭的肌肉、黏膜。与对侧腭升动脉、同侧的咽中动脉、腭大动脉、脑膜副动脉前支相吻合。

③变异:通常起自面动脉的近段。亦可直接起自颈外动脉,或与颏下动脉共干,偶起自咽中动脉(咽升动脉分支),甚至起自脑膜副动脉。

(2)扁桃体动脉:由面动脉近端一支或数支组成。其与腭升动脉、咽升动脉的咽支、舌动脉的舌背支、上颌动脉的腭大动脉一起,供应扁桃体。因此,扁桃体动脉必须与腭升动脉一道,被认为是扁桃体切除术后出血的责任血管。面动脉的扁桃体支,亦参与扁桃体供血。后者的主要血供来源于咽上动脉、腭升动脉,偶尔脑膜垂体干的垂体下支也参与其中。

(3)下颌下腺分支:一个细小的分支或到达下颌下腺的分支。可起自颏下动脉,并且与舌动脉及甲状腺上动脉有吻合。

(4)颏下动脉:颏下动脉通常较粗,沿下颌骨下缘走行,与舌动脉共同供应口底。颏下动脉通过下颌下支与舌动脉吻合,并与对侧的颏下动脉吻合。其终末支弯向上至颏下与颏中动脉、下唇动脉相吻合。

(5)下咬肌动脉:此血管向上沿下咬肌走行,沿途供应下咬肌。可分出少量的侧支血管供应上颌动脉的上咬肌支。

(6)颧动脉干:自拉丁文的"jugalis"衍生而来,意思指面颊、颧动脉是颊部软组织的 3 条主要的上-下吻合通路之一。

分支:两条主要分支造影时可见自颧动脉干发出。

①颊-咬动脉(又名颊动脉)在头侧支水平处自主干发出,然后深入面颊。发出颊支供应黏膜及面颊深部,发出咬支供应同名肌肉。颊动脉经上颌动脉的颊支和上咬肌支与上颌动脉远端吻合。咬肌支与面横动脉、眶下动脉吻合。在造影的侧位片上,与面横动脉呈直角交叉。

②颧后支。此分支斜向前上并与上颌动脉的眶下支、上牙槽动脉、面横动脉相吻合。

(7)颏中动脉:沿下颌骨体走行的细小水平分支,供应皮肤及皮下组织,与附近的上颌动脉的面支、下牙槽支相吻合。

(8)下唇动脉:此动脉走向前内侧,是下唇的主要供血动脉。与对侧的同名动脉相吻合,与同侧的上唇动脉和颏下动脉有潜在的吻合。在 10% 的造影片中,此动脉与上唇动脉共干。

(9)颧中动脉:此动脉是不恒定的分支,与颧前、颧后干有潜在的吻合。

(10)上唇动脉:向前内走行至上唇,与下唇动脉平行但常比其粗大。发出间隔支及翼支至鼻。与对侧的上唇动脉自由吻合,与眼动脉的鼻支吻合属危险吻合。

(11)颧前动脉:颊部最前上的血管,供应鼻旁颊部及鼻外侧,参与鼻弓动脉。与眼动脉的鼻支及眼睑下支的吻合属危险吻合。

(12)鼻外侧(又名鼻翼)动脉:这支细小的动脉行向前方,供应鼻翼,与对侧的同名动脉相吻合。

(13)鼻弓:这些动脉是越过鼻部的吻合通路。聚集并连接双侧的面动脉、眼动脉分支。

(14)角动脉:在鼻部的外侧上行,并因此而得名。供应面颊前部、鼻唇部的外侧,组成鼻弓。并与眼动脉及面动脉存在危险吻合。

2. 供血区 面动脉是面部浅表组织的主要供血动脉,并且参与咬肌、腮腺、腭、扁桃体、口底、颊黏膜的血供,供应面神经远段分支的滋养血管。面动脉分支之间、面部其他区域的动脉之间有丰富的吻合,包括上颌动脉、面横动脉、重要的侧支至眼动脉的远端分支。

3. 变异　Lasjaunias 提出了在面部的血流动力学的平衡理论,以解释在临床实践中遇到的各种血管形态问题。面部的 6 个区域(颧、眶下、眼上、下颌、唇、鼻下),该区域是哪支血管主要供血决定着面动脉各分支的走行及管径。比如:在面部的后外侧存在颊支及咬肌支的平衡,中部有眶下及面横支的平衡。可能存在多种变异。

(1)面动脉经常与舌动脉共干(20%的病例)。

(2)近端的面动脉经"颧"点向后外侧走行。

(3)面动脉亦可经"唇"点向前内走行。

(4)在 68%的尸检病例中,左右双侧的面动脉不对称。

(5)面动脉终止于:

①角动脉(68%)。

②鼻外侧支(26%)。

③上唇动脉(4%)。

五、枕动脉

枕动脉是颈外动脉后部的大分支,行向后上,在行经颈上部时相对平直,在头皮后部走行迂曲(图 1-10)。

1. 分支

(1)胸锁乳突肌支(又名肌支):可以有很多的肌支,舌下神经走行在该动脉的下方,然后行向前方进入舌。枕动脉节段性地参与椎动脉的血供,与枕动脉共同供血给胸锁乳突肌、二腹肌和茎突舌骨肌。肌支常发自枕动脉,亦可发自耳后动脉或直接发自颈外动脉。

(2)茎乳动脉:20%～50%的病例中,茎乳动脉发自枕动脉,供应面神经及中耳。

与鼓室前动脉及鼓室下、上动脉相吻合。

(3)乳突支:这支血管发自枕动脉的头侧及中部,向前内侧成角,在进入枕骨孔前发出肌支供应邻近的头皮及软组织。

①分支:在进入颅骨孔后,乳突支一般分为 3 组分支。

a. 降支:接近颈静脉孔,与咽升动脉的颈静脉支相吻合。

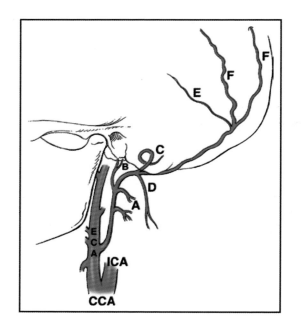

图 1-10 枕动脉
A. 胸锁乳突肌支;B. 茎乳突动脉;C. 乳突支;D. 降支;E. 侧脑膜支;F. 枕支

　　b. 升支:接近内耳道,与小脑下前动脉相吻合。

　　c. 后内支:分散进入颅后窝的外侧硬脑膜,与咽升动脉舌下支的分支或起自椎动脉(或小脑下后动脉)的脑膜后支相吻合。

　　②供血区:乳突动脉供应颞骨区的浅表软组织,骨质及乳突部的硬膜。可供应颅后窝大面积的硬膜。

　　③变异:乳突动脉可缺如或发育不良。在这种情况下,由脑膜中动脉、舌下支、颈静脉及椎动脉的脑膜支供应该区域。

　　(4)降支:最头侧的在枕-C_1结合部的肌支,与椎动脉有粗大吻合,还有一下降支与颈深动脉吻合。

　　(5)脑膜外侧支:在乳突支起源的远端,可有一支或多支经小的顶孔进入颅骨供应幕上的硬脑膜。通常与脑膜中动脉相吻合。

　　(6)枕支:多支头皮血管,呈弯曲的"之"字形弯曲,发自枕动脉,供应头皮、肌肉及骨膜,与对侧的枕动脉分支相吻合,与耳后动脉的头皮支及颞浅动脉相吻合。

　　2. 供血区　枕动脉走行于枕外隆凸点外侧 3cm 处,供应头皮的后 1/3 处,枕额肌、斜方肌、胸锁乳突肌、部分枕骨、乳突、颞骨、硬脑膜、第Ⅶ对及第Ⅸ对脑神经和头部几对脊神经,与对侧枕动脉、同侧咽升动脉、椎动脉、脑膜中动脉、颞浅动脉、耳后动脉、颈深动脉及小脑下前动脉有着无数的吻合。

3. 变异

(1)咽升动脉可发自枕动脉。

(2)枕动脉及耳后动脉可共干(12.5%的病例)。

(3)枕动脉可发自颈内动脉。

(4)枕动脉可成为永存的颈-椎动脉吻合的一部分,如永存的寰椎前吻合。

(5)枕动脉可发自椎动脉的 C_1、C_2 段分支,或发自颈升动脉。

六、耳后动脉

颈外动脉远端的后支,通常较小,在造影片上一般仅可见耳后蜿蜒上行的头皮支。

1. 分支

(1)胸锁乳突肌支(又名肌支):耳后动脉近端的分支,与枕动脉共同供血给胸锁乳突肌、二腹肌和茎突舌骨肌。

(2)腮腺支:耳后动脉近端至腮腺的小分支,可供应面神经的一部分。

(3)茎乳突支:在 50%～70% 的病例中,此动脉发自耳后动脉,其次是枕动脉;亦可直接发自颈外动脉。供应面神经和中耳,乳突气房及内耳的一部分。与鼓室前动脉(来自脑膜中动脉)及鼓室下动脉相吻合。

(4)耳支:在 65% 的病例中,耳支是相当稳定的分支。供应后部耳郭的大部分。分支形成一个致密的耳部血管网。

(5)枕支(又名耳后支):又一支在 65% 的病例中稳定出现的血管,供应耳后的头皮。

(6)顶支:相当不恒定的分支,仅在颞浅动脉没有主顶支的情况下可以见到,有典型的迂曲上升的头皮血管特征。

2. 供血区　耳后动脉供应耳郭,自后方进入耳中部,是耳部的主要供血动脉。

可参与腮腺、面神经、胸锁乳突肌、二腹肌、茎突舌骨肌的供血。对耳后、上郭的头皮有不同程度的供血,取决于颞浅动脉、枕动脉是否为主要供血动脉。与颞浅动脉、枕动脉经头皮和耳支相吻合,亦与鼓室前动脉(来自脑膜中动脉)、鼓室下动脉(来自咽升动脉)经乳突动脉相吻合。

3. 变异

(1)与枕动脉共干,称之为枕-耳干,占 12.5%。

(2)耳后头皮与颞浅动脉及枕动脉有血流动力学平衡,如果一支发育差,邻近的血管就增粗,反之亦然。

七、颞浅动脉

颈外动脉的两终支之一(另一支为上颌动脉),延续于颈外动脉并上行。颞浅动脉起自下颌骨颈后部的腮腺内,可轻易在耳屏前触摸到。颞浅动脉有两分支,弯曲走向头侧,是典型的头皮血管特征。

1. 分支

(1)面横动脉:发自颞浅动脉前部腮腺,在颧弓及腮腺导管之间稍向下走行,供应面部结构。在侧位造影中,呈直角越过颊动脉。如果面动脉不发育或发育不良,此动脉成为面部的主要供血动脉。

①分支:面横动脉有很多分支,但只有一支(上咬肌支)被很好地描述而具有正式的名称。

a. 腮腺支:供应腮腺及腮腺导管,参与面神经供血。

b. 上咬肌支:至咬肌的主要分支,与颊动脉(面动脉分支)相吻合。

c. 颊支:一支或较多的分支至面颊部,与面动脉的颊支相吻合。

d. 颧骨支:在面部分散分布,与颞浅动脉的颧-眶支有潜在吻合。在远端,这些终支可与眶下动脉和泪腺动脉相吻合。

②供血区:面横动脉供应上面部的表浅软组织。与颞浅动脉和面动脉的分支自由吻合,亦与眶下动脉及眼动脉之间存在潜在的侧支吻合。

③变异:面横动脉可直接起自颈外动脉。

(2)耳前动脉:此动脉是颞浅动脉的近端分支,主要供应耳前部。有 3 个分支,最上一支向后上绕过耳郭与耳后动脉的分支吻合,下面的两支向耳前提供有限的供血。

(3)眶颧动脉(又名颧颞动脉):直径可有显著的变化,颞浅动脉向前的分支,在颧弓之上行向眶外侧部,供应头皮及眼轮匝肌。与颞浅动脉的额支、面横动脉、眶上动脉、额动脉、眼睑动脉和眼动脉的泪支有潜在吻合。

　　(4)颞中动脉:亦有学者称之为颞后深动脉,是一支相对细小的分支,供应颞肌,尤其是颞肌的后半部分。与上颌动脉的颞深支有着潜在的沟通。

　　(5)额支:颞浅动脉的两大终末血管之一,在额部的头皮蜿蜒上升,供应皮肤及骨膜。超越中线可与对侧的同名动脉沟通,与同侧的颞浅动脉的额眶支、眼动脉的眶上支、滑车上支吻合。额支的远端亦可经容纳导静脉的骨孔与脑膜中动脉分支相吻合。这就是颞浅动脉有时可以供应如脑膜瘤等颅内病变的原因。

　　(6)顶支:另一支较粗大的颞浅动脉的终末支,通常比额支粗大。向后供应顶部皮肤。与对侧顶支吻合。与同侧的额支、耳后动脉及枕动脉分支吻合。也可穿过颅骨与脑膜中动脉吻合。

　　2.供血区　颞浅动脉是头皮的主要供血动脉并且与枕动脉和耳后动脉存在血流动力学平衡。在颞浅动脉分支、枕动脉、耳后动脉、脑膜中动脉、眼动脉、面动脉之间有广泛的吻合。

　　3.变异　主要浅表血管的管径及供血区有相当大的变异。在颞浅动脉各分支之间、颞浅动脉与其他头皮供血动脉之间存在平衡。如果某支血管粗大并供应较大范围,则邻近血管则较细或缺如。

八、上颌动脉

　　上颌动脉(MA)是 ECA 两支较粗大的终末血管之一。之前上颌动脉被称为颌内动脉(IMA)因为早期面动脉被误认为是颌外动脉。尽管如此,颌内动脉(IMA)一词现在仍被广泛使用。MA 在下颌颈后方,成直角自 ECA 主干发出并向前行。从解剖角度来说,IMA 分为 3 段:①下颌近端,水平走行向后,再沿下颌骨内侧走行;②翼中段,稍斜行,向前、头侧,靠近翼外肌(依深浅变异、行于翼外肌的内侧或外侧);③翼腭远端,穿行于翼外肌的上下两头之间,弯向内侧。穿过翼上颌裂进入翼腭窝。

MA 有两种"构型"。

(1)浅表型 MA:走行在翼外肌的外侧。在此种变异中,脑膜副动脉发自脑膜中动脉,下牙槽动脉、颞深中动脉单独自 MA 发出(图 1-11)。

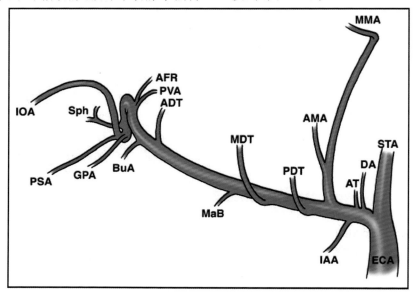

图 1-11　上颌动脉,浅表类型的变异

上颌动脉(MA)走行在翼外肌的外侧,以单独发出下牙槽动脉(IAA)及颞深中动脉(MDT)为特征。脑膜副动脉(AMA)自脑膜中动脉(MMA)发出。其他的 MA 分支包括耳深动脉(DA)、鼓室前动脉(AT)、颞后深动脉(PDT)、翼支(未显示)、咬肌支(MaB)、颊动脉(BuA)、颞深前动脉(ADT)、上牙槽后动脉(PSA)、眶下动脉(IOA)、腭大动脉(GPA)、翼动脉(PVA)、圆孔动脉(AFR)、蝶腭动脉(Sph)

(2)深型 MA:走行在翼外肌的内侧。发出下牙槽动脉及颞深中动脉的共干。脑膜副动脉在这种变异中直接发自 MA。注意:深型 MA 具有下牙槽动脉及颞深中动脉的共干(图 1-12)。

1. **分支**　MA 的下颌段发出耳深动脉、鼓室前动脉、脑膜中动脉、脑膜副动脉、下牙槽动脉(如经过孔或裂的分支)。翼中段有颞深动脉、翼状动脉、咬肌动脉及颊支(如肌支)。

翼腭段有上牙槽后动脉、眶下动脉、圆孔动脉、翼鞘动脉、腭大动脉、翼管动脉和蝶腭动脉。

(1)耳深动脉:

①靠上颌动脉的细小分支。

②分支:没有命名的分支。

③供血区:供应外耳道、鼓膜、颞下颌关节。

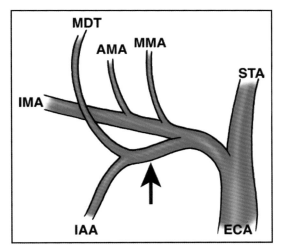

图 1-12　上颌动脉,深型变异

深型上颌动脉(MA)走行在翼外肌的内侧。这种变异有发出下牙槽动脉(IAA)及颞
深中动脉(MDT)的共干(箭头)。亦示脑膜副动脉(AMA)、脑膜中动脉(MMA)各
自单独的起始,颞浅动脉(STA)及颈外动脉(ECA)亦显示

④变异:可与鼓室前动脉共干。

(2)鼓室前动脉:

①靠近上颌动脉一支极小的分支。

②分支:没有命名的分支。

③供血区:供应鼓室并与茎乳动脉、上颌动脉的翼鞘分支及发自岩段 ICA 的
颈鼓动脉相吻合。

④变异:

a.在一组包含 104 例尸检的报道中,鼓室前动脉的变异非常大。

b.可能与耳深动脉、脑膜中动脉、脑膜副动脉或颞深后动脉共干。

c.右侧的鼓室前动脉 78% 发自上颌动脉,而左侧为 45%。

d.次常见的起源:颞浅动脉。

e.1%～4% 直接发自 ECA。

f.极少见的,如双干、三干或缺如等。

(3)脑膜中动脉(图 1-13):

①上颌动脉经破裂孔进入颅内的第一支实质性上升支。成特征性的直角,矢
状面向前,冠状面向外。

②分支:

a.脑膜副动脉:可以是 MMA 的颅外分支,亦可单独发自上颌动脉。详述
于后。

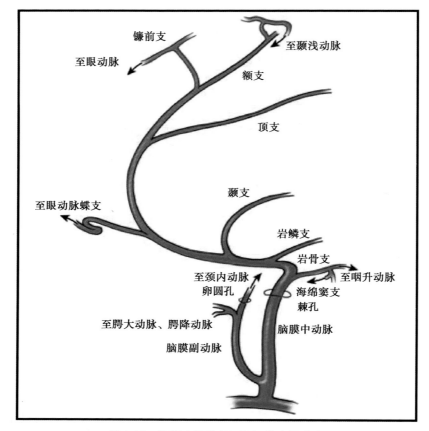

图 1-13　脑膜中动脉 (MMA)：分支及吻合

MMA 通常有一支粗大的额外分支，脑膜副动脉 (AMA)，在经卵圆孔进颅之前，依次与腭大动脉 (Gr. palatine)、腭降动脉 (Asc. palatine) 相吻合，入颅后与颈内动脉 (ICA) 的海绵窦分支相吻合。MMA 经棘孔入颅，入颅后的第一支分支是岩骨支 (Petrous Br.)，并与咽升支在颞骨处吻合，亦经海绵窦支 (CB) 与 ICA 吻合。岩鳞支 (PSB)、颞支、顶支、额支，供应前颅中窝的硬膜。亦显示与颞浅动脉 (STA) 的穿颅吻合，中线部位与眼动脉 (Ophth.) 的镰前支 (AFA) 相吻合。蝶支 (Sph. Br.) 向眼动脉代偿供血的主要侧支通路

　　b. 岩支：一支细小但重要的分支，发出海绵窦内侧支至海绵窦，与下外侧干的后支吻合，随后发出幕底后支，与 MMA 的岩鳞支、ICA 的海绵窦支有潜在吻合。沿岩大神经，发出鼓室上支至面神经和膝神经节。此动脉的这部分与茎乳动脉相吻合。

　　c. 岩鳞支：MMA 颅内近段的分支，行向后方，可有幕底支参与供应颅后窝的硬膜，与咽升动脉的颈静脉支有潜在的吻合。

d. 蝶支：供应沿蝶骨平台的硬膜，之后经眶上裂进入眶部。

与眼动脉吻合。16％的尸检病例发现蝶支与眼动脉之间有侧支通路。

e. 脑膜泪腺支：发自原始镫骨动脉的上支，通过颅眶孔（Hyrtl）进入眶部，直接供应泪腺动脉。MMA 这类分支见于 43％的尸检病例中。

f. 颞枕（又名颞）支：通常发自蝶支起点的远端，弯向后行。供应颅中窝的颅骨及硬膜并可沿颅盖延展至中线，有时参与大脑镰后部及天幕的供血，但这支常在病理状况下出现。其与 MMA 的岩鳞支及顶支相吻合，并经穿颅骨侧支与头皮血管吻合。

g. 顶支：MMA 的两终末支之一，参与颅前窝的血供。管径及分支变化较大，与额支及颞枕支之间存在血流动力学平衡，而且和后两者之间存在吻合，顶支到达头顶供应上矢状窦壁及大脑镰壁。在中线部位，与对侧的 MMA 分支吻合，亦可穿经颅骨与头皮血管吻合。在 20 例尸检标本中几乎均可见到。

h. 额支：MMA 的终末支，与顶支之间存在血流动力学平衡，因此，其大小及分布变化很大，是颅前窝主要供血动脉之一。可到达中线，与眼动脉的镰前支吻合。还可与同侧顶支、对侧额支、经颅与头皮血管尤其是颞浅动脉的额支相吻合。

③供血区：MMA 主要供应颅盖骨及颅前、颅中窝的硬膜（表 1-5）。与 ICA 之间有重要的侧支吻合。MMA 通过海绵窦支参与海绵窦内脑神经的供血，通过鼓室上支参与面神经供血。

④变异：

a. MMA 发自胚胎镫骨动脉，镫骨动脉发自后来被命名为岩段 ICA 的动脉，穿过后来成为镫骨（因此得名）的间充质。镫骨动脉发出眶上支、上颌支、下颌支，这 3 支后来并入 ECA，眶上支与发育中的眼动脉相吻合。部分应该退化的胚胎血管变成永存或应该永存的血管发生退化从而导致多种组合性先天变异。

表 1-5　颅内硬脑膜的血供

经脑膜结构/区域	供血动脉	一般来源
颅后窝	岩鳞支	脑膜中动脉
	岩支	脑膜中动脉
	乳突支	枕动脉
	颈支	咽升动脉
	舌下支	咽升动脉
	脑膜后动脉	椎动脉
	脑膜前动脉	椎动脉
小脑幕	Bernasconi 和 Cassinari 动脉	颈动脉海绵窦段
	幕基底动脉	颈动脉海绵窦段
	岩鳞支	脑膜中动脉
	乳突支	枕动脉
	Davidoff 和 Schechter 动脉	大脑后动脉
大脑镰	镰前动脉	眼动脉
	额顶支	脑膜中动脉
	Davidoff 和 Schechter 动脉	大脑后动脉
颅前窝	筛支	眼动脉
	脑膜返动脉	脑膜中动脉
	镰前动脉	眼动脉
	蝶支	脑膜中动脉
	额顶支	脑膜中动脉
颅中窝	下外侧干	颈内动脉海绵窦段
	脑膜副动脉	脑膜中动脉
	颞枕支	脑膜中动脉
	脑膜返动脉	眼动脉
	颈动脉支	咽升动脉

在评估硬膜或其周围病变时,要考虑这些血管

　　b. MMA 起自眼动脉远端。

　　c. MMA 发自 ICA。

　　d. 眼动脉发自 MMA。

　　e. 数量不等的颅外动脉发自 MMA,包括腭支及后牙槽动脉。

　　f. 小脑幕支(通常发自 ICA 海绵窦段),发自 MMA。

　　g. 偶尔见 MMA 发自基底动脉。

　　h. MMA 的远端分支直径及走行变异较大。

　　i. 来自 MMA 分支的血流,可以经硬膜-软膜与大脑前及大脑中动脉分支吻合。但这种变异常在闭塞性病变(颈动脉闭塞而侧支循环较差)或高流量病变(脑动静脉畸形)时才可以见到。这似乎是后天形成的连接,归因于对高流量的需求及释放的血管因子的作用,而不是真正的先天变异。

（4）脑膜副动脉：

①这支细小的血管发自 MMA 的近段或 MA 上 MMA 起点稍远处，具有特征性的形状，向上、向前走行，与其名字不符的是，只有 10%（0～40%）的血液供应颅内。

②分支。

a. 脑膜副动脉的终末支管径、形态变化较多，在文献中的命名亦有不同。通常按照各分支自脑膜副动脉的发出方向来大致命名为升动脉、降动脉、回返动脉。

b. 外侧区分支（后干）。

c. 内侧区分支（下内侧支）。

d. 颅内升支（颅内支）。

e. 经卵圆孔入颅的细小分支。

f. 前降支（腭下支），脑膜副动脉的延续，可供应软腭及鼻腔。

③供血区：供应外、内及颅内区。大部分血液供应颅外，供应翼内、外肌，腭帆提肌、翼板、蝶骨大翼、上颌神经及耳神经节。偶尔可供应后鼻腔并可成为鼻出血的来源。向颅内供血较少，多经卵圆孔或蝶骨的导静脉孔（Vesalius 孔）入颅（22% 的病例）。颅内供应大小范围不等的颅中窝硬膜，部分海绵窦包括三叉神经及三叉神经节。可与颈内动脉海绵窦段的下外侧干的后支相吻合。

④变异。

a. 当 MA 位于翼外肌的外侧时（浅表型 MA），通常发自 MMA。

b. 当 MA 位于翼外肌的内侧时（深型 MA），通常发自 MA 的主干。

c. 可有多支脑膜副动脉（25% 的病例），但是缺失的少见（4% 的病例）。

d. 在少见的情况下即永存的三叉动脉，脑膜副动脉可与小脑上动脉吻合。

（5）下牙槽动脉：

①此分支自 MA 近端发出后，向前下成角，进入下颌孔，沿下颌管走行。

②分支。

a. 下颌舌骨支。此支是一细小的起自下牙槽动脉至下颌舌骨肌的小分支，与面动脉的颏下支相吻合。

b. 切牙支。下牙槽动脉的两终末支之一。在切牙下方,穿过中线,与对侧的切牙支吻合。

c. 颏支。经颏孔出下颌骨,与面动脉的颏下支、唇下支相吻合。

③供血区:下牙槽动脉供应下颌舌骨肌、下颌骨、下颌骨上的牙齿、下牙槽神经及下颌的软组织。

④变异。

a. 当 MA 为深型的时候下牙槽动脉可与颞深中动脉共干。

b. 下牙槽动脉可直接起自 ECA。

(6)颞深中动脉:有学者称其为颞深后动脉,但大多数学者称之为颞深中动脉。于颞浅动脉蜿蜒上行不同,颞深中动脉垂直上升,颞深中动脉提供颞肌50%的血液供应。与颞浅动脉相吻合,该动脉的穿颅侧支偶与脑膜中动脉分支。下牙槽动脉与颞深中动脉共干是 MA 深型变异的因素之一。

(7)翼状肌支:MA 的翼部远端的下行分支,至翼状肌。在造影片上常不显影。

(8)咬肌动脉:行向下方的细小分支,至咬肌,与面动脉的咬肌支及面横动脉相吻合。

(9)颊动脉:向下走行的细小分支,与面动脉的颏干相连,供应颊部黏膜到皮肤的软组织,连接远端 MA 及面动脉。亦与面横动脉相连。

(10)颞深前动脉:该血管向头侧成角,走行相对平直,供应颞肌30%的血液。与眼动脉的泪腺支有重要吻合。

(11)上牙槽后动脉:在上颌骨后方行向上,发出分支至骨、牙和上颌骨后半部的牙龈。

(12)眶下动脉:

①MA 最前方的分支,经眶下裂进入眶下管,显示出上颌窦的顶部轮廓。

②分支。

a. 上牙槽中动脉。参与供血下颌骨的牙槽突。

b. 上牙槽前动脉。参与供血上颌骨的牙齿。

c. 眶支。此分支主要供应眶下部的脂肪组织,可与眼动脉相吻合。

d. 眼睑动脉。至下眼睑的远端分支。于眼动脉的鼻背支相吻合。

e. 鼻眶动脉。至眶前下部及鼻旁的细小分支,与眼动脉相吻合。

f. 颧支。一支或数支供应面颊部的外侧支,可与面横动脉及面动脉的颧干吻合。

③供血区:眶下动脉供应相邻的眶下神经(又名上颌神经),上颌窦黏膜及骨边缘。其远端分支参与下睑及上颌骨前面的面颊软组织供血。眶支及眶下动脉远端(睑支)与眼动脉自由吻合,如果在眶下动脉内注射有毒药物,都可能对视力造成影响。该血管亦与上牙槽后动脉、蝶腭动脉及面动脉吻合。

④变异。

a. 可发育不良或过度发育,取决于面动脉的管径。

b. 可与上牙槽动脉共干。

(13)翼鞘动脉:此细小分支自 MA 发出后,行向后方,进入翼管,与脑膜副动脉及咽升动脉的分支在咽鼓管区吻合,与 ICA 岩骨段相连。

(14)翼管动脉:此动脉可能发自翼鞘动脉,或直接起自 IMA,进入翼管,与颈内动脉岩骨段的翼管分支相吻合。

(15)圆孔动脉:细小的分支,走向后方,在穿过圆孔时形成特征的形态,供应上颌神经及邻近颅底,是到达源自 ICA 海绵窦段下外侧干的重要血管侧支。

(16)腭降动脉:

①这支大动脉发出后行向斜下,行于翼腭(又名腭大)管,在上颌牙内侧突然转为水平向前供应腭部。

②分支。

a. 腭小动脉。细小的分支,或与腭大动脉平行的分支,走行于单独的骨管内,通常没有远端的水平段。可单独起自 MA。

b. 腭支。这是一支细小的分支,行向后方,供应软腭,与咽中动脉和(或)腭升动脉相吻合。

c. 隔支。隔支是腭大动脉在切牙管内的终末支。供应鼻中隔,与蝶腭动脉及筛动脉相吻合。

③供血区:腭降动脉是硬腭的主要供血动脉。亦参与向黏膜、牙龈、软腭及扁桃体的供血。与对侧的腭大动脉,同侧的咽中动脉、腭升动脉、蝶腭动脉甚至眼动脉的筛支都有吻合。

④变异。

a. 单侧或双侧的腭大动脉可发育不良或缺失。

b. 双侧发育不良的腭大动脉见于腭裂综合征(cleft palate syndrome)。

(17)蝶腭动脉：

①蝶腭动脉是 MA 的主要终末支,进入蝶腭孔供应鼻腔,是大多数鼻出血的主要来源,蝶腭动脉亦供应鼻腔内的血管性病变如幼稚型鼻咽血管纤维瘤。

②分支。

a. 隔支。这是一个细小的分支,开始时直行向内,成直角转向内侧,之后分成数支供应鼻中隔,有 72％ 的病例可见其亦供应上鼻甲。

b. 鼻外侧动脉(又名鼻后外侧动脉)。该血管行向下,然后沿鼻甲供应鼻腔黏膜。

③供血区:蝶腭动脉供应鼻腔黏膜,是特发性鼻出血最常见的出血源。于眼动脉的筛支、腭大动脉、唇上动脉的隔支相吻合。

④变异:无描述。

2. 供血区(MA)　MA 供应下面部、咀嚼肌、鼻黏膜、腭部、多组脑神经(Ⅲ～Ⅶ对脑神经)及大片硬膜。与 ICA、眼动脉及头面部的多支动脉之间存在潜在吻合。

3. 变异(MA)

(1)浅表型 MA 与深型 MA(见 MA 开始的章节)。

(2)少见的,MA 与面动脉共干。

九、ECA 的其他分支

可见到许多未命名的 ECA 分支,通常较细小并且在造影片上不易见到,除非它们与畸形或肿瘤相关。偶尔起自 ECA 的有名字的分支,在正常情况下,大多起自 ECA 的主要分支。

1. 细小的颈动脉体支,发自 ECA 的近端,或 ECA 近端分支的起始部附近。

2. 胸锁乳突肌支,可发自 ECA,但在正常情况下,发自甲状腺上动脉、枕动脉或耳后动脉。

3. 咽上动脉正常发自甲状腺上动脉,但亦可单独发自 ECA。

4. 咽返支至上部口咽及腭部,可直接发自 ECA。

5. 至茎乳突肌的细小分支可直接起自 ECA 远端。

6. 细小的咀嚼支可发自 ECA 的远端。

7. 腭升动脉通常发自面动脉，但也可直接起自 ECA 的近端。

8. 面横动脉一般单独起自 ECA 远端，尽管是颞浅动脉的分支。

第四节 颈 内 动 脉

对于 ICA 的分段，有多种方法，包括不同的数字标识系统（图 1-14）。多种数字标识系统容易让人在日常的临床工作中混淆。本书的作者倾向于用下述简单的分段系统（与 Gibo 及其同事所描述的分段法相同）。

1. 颈段。

2. 岩骨段。

3. 海绵窦段。

4. 床突上段。

Bouthillier 及其同事节段性的命名用于本书的解剖描述。

Fischer 在 1938 年建立的命名系统，为了描述被颅内肿瘤挤压产生位移的颅内血管的造影特点而逆脑血流方向命名，并且剔除了颅外段。随后的命名系统则包含了颈段并且顺血流方向命名 ICA 各段。

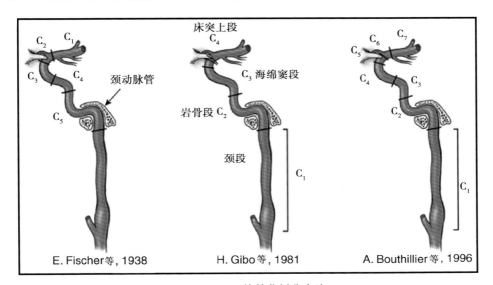

图 1-14　ICA 的某些划分方法

造影-解剖相关性！颈动脉分叉（图 1-15）

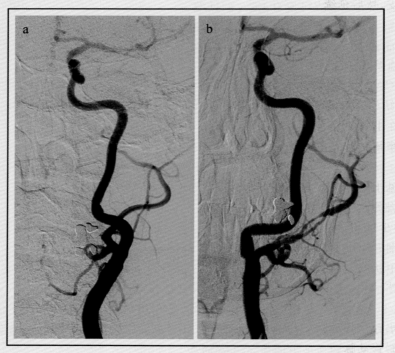

图 1-15　ICA 常发自 ECA 的外侧面，并且出生后是不变的。但是，也有例外。此例红斑狼疮患者，经过 4 个月大剂量类固醇药物治疗后，ICA 从外侧面转向了内侧面

一、颈段（C_1）

此节段始于颈动脉分叉部，终止于颅底，常无分支。颈动脉分叉部常位于 C_3 水平。ICA 接受来自颈总动脉 80% 的血液，ICA 环绕着交感神经纤维，走行于颈动脉鞘，并伴行于含有颈内静脉与迷走神经。在动脉鞘的最上方（鼻咽部上方）也含有第Ⅸ、Ⅺ、Ⅻ对脑神经。

1. 分段

（1）颈动脉球：ICA 的起始部局部扩张，平均管径为 7.4mm，CCA 的平均管径为 7.0mm，ICA 在颈动脉球部远端管径为 4.7mm。

（2）颈段上升部：管径相对恒定，造影时 15% 的此段可见打折或完全成襻。

2. 分支　无。

3. 变异

（1）起源位置：颈动脉分叉位置最低可在 T_2，最高可在 C_1 水平，少数情况下，

ICA 直接发自主动脉弓,在这种情况下,不分叉的颈动脉发出所有本该由 ECA 发出的分支,然后延续为 ICA。

(2)发育不全及缺如:

①ICA 先天性发育不全及缺如可与其他先天性发育异常共存,如无脑儿或基底毛细血管扩张症。67%的病例在这种情况下可发生颅内动脉瘤。

②ICA 缺如的发生率为 0.01%,通过颅底成像可与 ICA 闭塞相鉴别,在先天性 ICA 缺如的病例中,动脉鞘亦不存在,并且多发生于左侧。

③在 ICA 缺如的病例中,双侧 ICA 缺如的比例小于 10%,并且约 25%的病例与动脉瘤相关。

④ICA 先天性发育不全发生率约为 0.079%,应该与 ICA 弥漫性变细相鉴别,该病常见于肌纤维发育不良、动脉夹层或者重度动脉粥样硬化。先天性发育不良可通过岩骨段较细与狭窄相鉴别。

(3)少见的异常分支:

①咽升动脉。

②甲状腺上动脉。

③枕动脉。

④脑膜后动脉。

⑤永存镫骨动脉。

⑥翼管动脉。

(4)颈段 ICA 的双干及开窗亦见报道。

(5)颈动脉-椎基底动脉的吻合。

二、颈动脉-椎基底动脉的吻合

在胚胎发育过程中,颈动脉与后循环间有短暂的吻合。这些吻合大部分在后交通动脉出现时消失,很少保留至成年。其中最常见的是胚胎源性大脑后动脉,在普通人群中的患病率为 18%~22%(见下文)。其他 4 种类型中的 3 种胚胎型血管以其伴行的脑神经来命名。自上至下,这些持续存在的胚胎型血管(胚胎型 PCA 除外)包括:三叉动脉、耳动脉、舌下动脉和寰前节间动脉(图 1-16)。使用这些动脉第一个字母 TO(h)P 有助于记忆:这些原始吻合血管出现在脊髓枢椎的“上部[TO(h)P]”。

1. 永存三叉动脉

(1)最常见的颈-基动脉吻合,在造影病例中占 0.1%~0.2%。

(2)常自海绵窦段 ICA 穿过鞍背至基底动脉的顶端。

因为原始三叉动脉供应大部分 PCA 及 SCA 的血流,基底动脉上部的椎-基底动脉系统可能发育不良。

图 1-16　颈动脉-椎基底动脉吻合

图为最常见的先天性颈动脉-椎基底动脉吻合方式。胚胎型PCA见图1-20。a. 永存三叉动脉；b. 永存耳动脉；c. 永存舌下动脉；d. 寰前节间动脉，Ⅰ型(实线)和Ⅱ型(虚线)

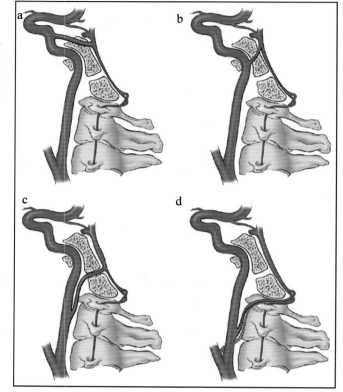

(3)两种主要的变异。这两种变异的发生率几乎相等。

①Saltzman Ⅰ型：永存三叉动脉供应 PCA 和 SCA 的供血区，后交通动脉及近端基底动脉发育不良。

②Saltzman Ⅱ型：PCA 由后交通动脉供血，永存三叉动脉在 SCA 水平汇入基底动脉。

(4)少见的原始三叉动脉包括自颈内动脉发出的小脑上动脉。

(5)与颅内动脉瘤相关。

(6)可有蝶鞍内部分，切勿误认为鞍内占位。

2. 永存耳动脉

(1)最少见的颈动脉-基底动脉吻合，许多资深神经介入专家坦言，他们从未见过所谓的"永存耳动脉"。

(2)有报道该动脉从 ICA 的岩骨段发出经内耳道至基底动脉。

(3)已发表的所谓原始耳动脉造影图像被认为是低位原始三叉动脉，Lasiaunias 认为其不具有胚胎学发生基础，不会单独存在。

3. 永存舌下动脉

(1)第二常见的颈动脉-基底动脉吻合，造影病例中 0.03%～0.26%可以见到。

（2）自颈段 ICA 经舌下神经管至基底动脉系统。

①发自 ICA 的颈动脉分叉至 C_1 水平。

②后交通动脉可能缺失。

③同侧椎动脉可能发育不良。

（3）可能与动脉瘤相关。

4. 寰前节间动脉

（1）极少见，发自颈段 ICA 或 ECA 经枕骨大孔至椎-基底动脉系统。

（2）枕动脉有时也会从寰前节间动脉发出，或与其同干。

（3）约 50% 的病例椎动脉发育不全或不发育。

（4）Ⅰ型。

①发自 ICA 的 $C_{2\sim3}$ 水平，在寰椎上方走行并发出同侧的椎动脉。

②比Ⅱ型常见。

（5）Ⅱ型。

发自 ECA 并且在 C_1 水平汇入同侧椎动脉。

三、岩段（C_2）

岩段自颅底颈动脉管开口至破裂孔后缘。通过岩段 ICA 膝部，经过 90°转弯 ICA 由垂直转变为水平走向。在颈动脉管入口处，颈动脉鞘分为两层，内层延续为颈动脉管的骨膜，外层延续为颅底表面的骨膜。节后交感神经纤维（颈内神经）与 ICA 伴行。静脉丛亦围绕岩段 ICA。静脉丛的存在被认为有效缓解了颈动脉搏动对附近听器的影响。事实上，解剖标本证实静脉丛在朝向迷路的一侧最丰富，这一发现支持了上述假说（图 1-17）。

1. 亚段

（1）垂直段：平均长度为 10.5mm。

（2）水平段。

①长度约为垂直段的 2 倍，平均长度为 20.5mm。

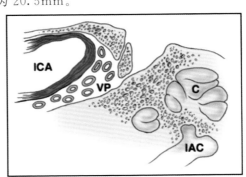

图 1-17　颈动脉周围静脉丛与耳蜗的关系
图为经颞骨的组织切片，图示：颈动脉（ICA）
周围静脉丛（VP）在颈动脉与耳蜗（C）、内听道
（IAC）之间最发达

②大约1cm长的此段血管暴露于颅中窝底，在三叉神经的外侧，被覆有硬膜结缔组织。

2. 分支

(1)23%的造影病例中可以见到ICA的岩段分支。在38%的尸检病例中可见到岩段分支(其中翼管动脉为30%，骨周围支为8%)；无一例发现颈鼓动脉。

(2)骨周围支：发自ICA进颈动脉管处，8%的尸检病例可见到。

(3)颈鼓动脉：

①尽管仍有一些学者就其是否存在有争议，但一般被认为是岩段ICA的分支。

②发自岩段ICA的膝部，行向后上，至中耳腔。

③经鼓室下动脉与咽升动脉相吻合。

(4)翼管动脉：

①发自岩段ICA水平段的细小分支，在翼管内水平前行至翼腭窝。

②翼管在蝶窦底部，包含翼神经管。

翼神经由岩深神经(含有围绕ICA的交感神经纤维)和岩浅大神经(含副交感和感觉神经)组成。翼管、神经和动脉由16世纪内科医师、解剖学家Vidi Vidii命名。

③翼管动脉与MA的分支吻合。

3. 变异

(1)迷走ICA：ICA在外耳道后方进入颞骨，行走于面神经管及颈静脉球之上，在中耳腔内穿行。

①可表现为中耳内搏动性包块，或听力丧失；注意这种变异一定不要做活检以避免严重后果的发生。

②女性好发(67%的患者为女性)；15%为双侧。

③通过以上讨论，所谓的"迷走ICA"应该更恰当地称之为咽升动脉，其为阶段性闭塞的ICA提供侧支血流。

(2)永存镫骨动脉(图1-18)：

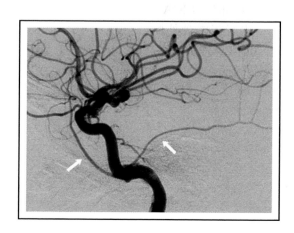

图1-18 永存镫骨动脉
脑膜中动脉(箭头)起自ICA岩段

①解剖学名词,永存舌骨—镫骨动脉起自岩段 ICA,行经中耳,形成脑膜中动脉。

②1000 例颞骨解剖研究其发生率为 0.48%。

③结合中耳内所谓"迷走 ICA"的概念,可更好地反映其为发育低下的 ICA 提供侧支循环,咽升动脉的分支鼓室下动脉也参与其中。

(3)咽升动脉(与其他的颈动脉-基底动脉吻合系统一并描述,见上)。

四、破裂孔段(C₃)

破裂孔段是自岩段至海绵窦段很短的一段血管,走行于破裂孔中。破裂孔大概 1cm 长,被纤维韧带充填,ICA 走行于其中。破裂孔并非真正的孔洞,没有重要的结构(除翼管神经)通过。破裂孔段与海绵窦段的分界是岩舌韧带。岩舌韧带是一个小的骨膜转折,自蝶骨舌至岩骨嵴,是颈动脉管骨膜的延续。破裂孔段位于三叉神经节的下方,故有作者称之为三叉神经段。在经皮手术如经皮卵圆孔穿刺治疗三叉神经痛,穿刺针或者电极可能会无意中穿破卵圆孔。在颅底骨折的患者中,破裂孔段与海绵窦段连接处是颈动脉管骨折的好发部位(62% 的颈动脉管骨折发生于此)。

1. 亚段　无。
2. 分支　无。
3. 变异　无。

五、海绵窦段(C₄)

海绵窦段呈 S 形,起自岩舌韧带的上缘,经过海绵窦,到达近端硬膜环(图 1-19)。这部分的 ICA 被腔隙组织、脂肪及交感节后纤维和海绵窦内的静脉所环绕。ICA 走行于蝶骨外侧面的颈动脉沟内,该沟决定着海绵窦段 ICA 的走向。此段 ICA 亦紧贴海绵窦壁走行;在 90% 的病例中,海绵窦和动脉被一不足 0.5mm 的骨板隔开,而在 10% 的病例中则没有。在一些病例中,ICA 可延长至蝶窦内,在蝶窦手术中,应该注意此种变异。海绵窦段 ICA 组成了颈动脉虹吸弯的大部(图 1-20)。

1. 亚段
(1)后直。
(2)后弯。

图 1-19 颈内动脉海绵窦段

海绵窦段 ICA 侧面观。主要分支:后干:天幕动脉(1)。垂体下动脉(2)。脑膜背侧动脉(3)。外侧干:前内侧分支(4)。前外侧分支(5)和后支(6),天幕分支(7)有时候亦发自海绵窦段的这一部分。内侧组的分支:因发自示意图的内侧面,故其无法显示

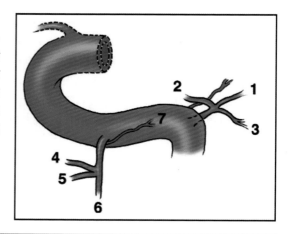

图 1-20 颈动脉虹吸部

颈动脉虹吸部是一段成 S 形的 ICA;发自海绵窦段的后弯,终于 ICA 的分叉。可为开环形(a)或闭环形(b),可显著影响血管内介入器材的穿行。闭环形的虹吸部可归因于 ICA 的高度迂曲,如一些高龄及肌纤维发育不良的患者。一个闭环形虹吸段眼动脉段动脉瘤患者的 CTA 成像(b)

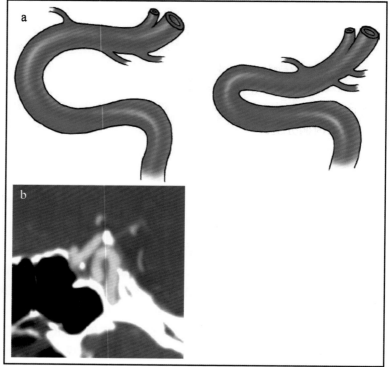

(3)水平。

海绵窦段 ICA 最长部分。

(4)前弯。

(5)前直。

2. 分支 常见的海绵窦段 ICA 分支常被分成 3 组。这些分支常有很多变异;后干和侧干较为稳定。

(1)后干(脑膜垂体干)发自 ICA 海绵窦段后弯,破裂孔远端 10mm 处。70%的解剖标本可以见到下述 3 个分支。

①天幕动脉。后干最稳定的分支,在解剖标本中,100%可以见到。它有两个分支。

a. 天幕缘动脉(又名 Bernasconi 和 Cassinari 动脉)。沿天幕内侧缘向后。该动脉亦可直接起自 ICA。

b. 天幕底动脉。向外侧沿天幕与岩骨嵴之间的边界行向后,与脑膜中动脉和颅后窝的硬脑膜动脉相吻合。

②垂体下动脉。行向内上方,供应腺垂体后叶。与垂体上动脉、内侧组分支及对侧的垂体下动脉相吻合。

③脑膜背侧动脉。在 75%的尸检标本中可见穿过 Dorello 管。两分支供应颅底硬膜。

a. 斜坡外侧动脉:供应 Dorello 管周围的硬脑膜及展神经。

b. 斜坡背(又名内侧)动脉:供应大部分斜坡上硬膜。

④破裂孔返动脉:管径较细可与咽升动脉的颈支相吻合。

(2)外侧干(又名后外侧干、下外侧干)发自海绵窦段 ICA 的水平段,走行于展神经的上方,供应海绵窦内的颅神经。在 66%的尸检标本中可以见到。

a. 前内侧分支。可与眼动脉的脑膜回返支吻合。

b. 前外侧支。可与圆孔动脉吻合。

c. 后支。可与脑膜中动脉、脑膜副动脉的海绵窦支吻合。

d. 上支。可与眼动脉吻合的一支非常细小的分支。

(3)内侧组的分支(又名 McConnell 囊动脉)发自海绵窦最上端,供应腺垂体。仅在 28%的解剖标本中可见。

(4)ICA 海绵窦段的其他分支。

①眼动脉发自海绵窦段(而不是发自眼动脉段),大约 8%的病例可见。

②破裂孔返动脉。

③Gasserian 节动脉。

3. 变异

(1)ICA 的鞍内相邻:海绵窦段 ICA 可扩展超过海绵窦的内侧壁至蝶鞍的中线。

在海绵窦内,双侧 ICA 距离小于 4mm 的情况见于 10%的病例中,与肢端肥大症相关。

(2)ICA 海绵窦段内的吻合:发育不良或缺如的 ICA 可与海绵窦内的 ICA 吻合相关,一根大血管连接两侧的海绵窦段颈动脉。

(3)永存三叉动脉:见上述颈动脉-椎动脉系统吻合。

造影-解剖相关性! 侧支吻合(图 1-21)

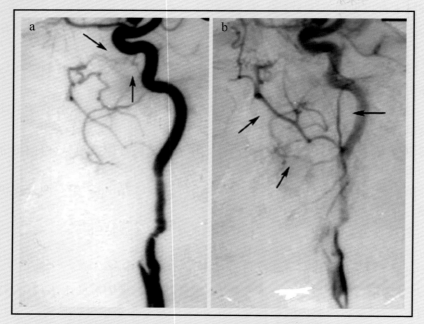

图 1-21 显示 ICA 海绵窦段与 ECA 分支的潜在侧支吻合
该图显示在 ECA 主干结扎后,颈动脉造影可见 ICA 海绵窦段前侧后动脉分
支显影(a),动脉晚期可见 ECA 分支逆行充盈(b)

六、床突段(C₅)

床突段是一个小的位于远、近端硬膜环之间的楔形部分(图 1-22)。前床突位
于床突段 ICA 的上外方,在硬膜环分开的最宽的上面。该段被认为在硬膜内,本
段 ICA 被硬膜环包绕,硬膜环内含有海绵窦的静脉属支,即床突静脉丛。这些静
脉丛延伸至远端硬膜环,并对该区域的手术产生影响。

1. 亚段 无。
2. 分支 在少数病例中,眼动脉可自此发出。
3. 变异 无。

七、眼动脉段(C₆)

眼动脉段是 ICA 硬膜内的第一段,起自远端硬膜环至后交通动脉的起点,平
均长度 9.6mm。视神经起于该段 ICA 的内上,蝶窦位于其前下。视柱是一个前床

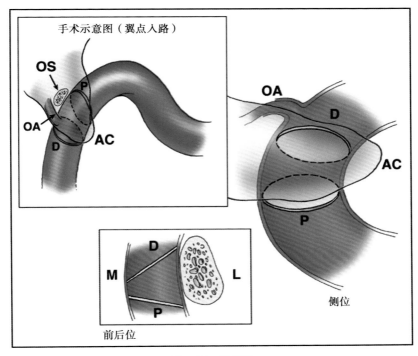

图 1-22　床突段

床突段位于近端(P)-远端(D)硬膜环之间,两者之间呈一角度,就像两个紧挨着的盘子。两个硬膜环之间外侧较宽,内侧因两环接近而较窄。远端硬膜环不完整;该区域包括 ICA 眼动脉段的近端,即"颈动脉窝"亦是动脉瘤形成的部位。前床突(AC)在床突段形成指状突起;前床突与硬膜环的关系是易变的。OA. 眼动脉;OS. 眶窝;M. 内侧;L. 外侧

突底部至蝶骨体的骨性突起,将视神经管与眶上裂分开,在 CT 上辨认视柱有助于辨认海绵窦段动脉瘤或眼动脉段动脉瘤。

1. 亚段　无。

2. 分支

(1)眼动脉(图 1-23):

①眼动脉发自 ICA 的前壁,前床突的内侧,90％以上的病例眼动脉发自远端硬膜环或以远,大概 8％的病例发自海绵窦段。在视神经管内,眼动脉走行于视神经的外下方。在眶部,83％的病例在眼动脉视神经的下外方成襻,在眼球内侧进入眼球。

在 17％的病例中,眼动脉走行于视神经的下内方。

②眼动脉在其起始部的管径为 1.4mm(范围为 0.9～2.1mm)。

③眼动脉的分支:眼动脉分支变异很大,与颈外动脉的吻合较多。眼动脉分支可分为 3 组:

a. 眼球组。

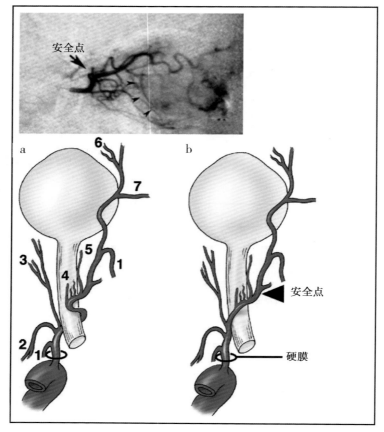

图 1-23 眼动脉

动脉超选造影的侧面图（a 图）和眼动脉（OA）的详细视图（a）。在造影片中,标注出眼动脉穿行过视神经（箭头）的过程及脉络膜染色（小箭）。在 83% 的病例中,眼动脉走行在视神经的外侧（b,左图）;剩下的病例中,眼动脉走行于视神经的内侧（b,右图）。主要的分支有:1. 脑膜返动脉;2. 筛后动脉;3. 肌支;4. 视网膜中央动脉;5. 睫状动脉;6. 泪腺动脉;7. 镰前动脉。眼动脉可分为 3 段:①节段 1,始于眼动脉入眶处,至于 OA 改变方向行于视神经上或下;②节段 2,走行于视神经上或下较短的部分;③节段 3,始于视神经管内侧的血管转弯,至眶缘的安全点,在此安全点远端进行栓塞,误栓视网膜中央动脉的机会较小,一般认为在节段 2 以远

- 视网膜中央动脉

——单独或者与睫状动脉共同起自眼动脉,然后穿过视神经鞘供应视网膜。视网膜中央动脉是眼动脉的终末支,是真正的终末血管,没有侧支循环代偿。视网膜中央动脉堵塞通常引起失明。

——平均内径为 $400\mu m$（范围 $300\sim600\mu m$）。

•睫状动脉：分为睫状前动脉与睫状后动脉，这些血管在造影的侧位像上，可出现眼脉络膜染色。

b. 眶组。

•泪腺动脉

——泪腺动脉发自眼动脉靠近视神经处，沿外直肌走行，供应泪腺和结膜，与颞浅动脉及上颌动脉的多个分支吻合。

——泪腺动脉一个显著的分支是脑膜回返动脉，向回走行，经眶上裂出眶后与脑膜中动脉吻合。

——颧部分支与一些颞深动脉和面横动脉分支相吻合。

•肌支

——供应眼外肌及眶部的骨膜；每一个分支都根据其供应的结构命名（内直肌的分支）。

c. 眶外组。

•筛动脉

——这组血管供应鼻黏膜的上部并且与上颌动脉的蝶腭支相吻合。亦可穿过筛板供应颅前窝的硬膜。

——筛前动脉：发出镰前动脉并经过盲管进入颅腔。

——筛后动脉：与蝶腭动脉的分支相吻合。

•眼睑动脉

——分为内、内上、内下眼睑动脉支。这些分支与颞浅动脉的额支、上颌动脉的眶下支相吻合。

•眼动脉的终末段

——眼动脉的终末段分为滑车上支、鼻背动脉。这些分支分别与颞浅动脉分支、面动脉分支吻合。

④眼动脉的变异：几种异常起源的眼动脉被描述。最常见的是脑膜中动脉起源，解剖标本的16%可以见到（此种变异占造影病例的0.5%）。其他报道的异常起源是海绵窦段ICA、MCA、PCA和基底动脉。

（2）垂体上动脉：平均有1.8支垂体上动脉发自ICA，大部分发自眼动脉起点的5mm内。垂体上动脉有两种形式：42%的是一个粗大主干，然后发出分支，另一种形式是出现2～3条垂体上动脉。然后血管走向垂体柄的起点，然后与对侧的垂体上动脉及后交通动脉相沟通，形成一个环漏斗的血管吻合，垂体上动脉及环漏斗动脉供应垂体柄及腺垂体（脑膜垂体动脉的下支供应后叶）。

(3)穿支:有数支发自眼动脉段而不归入垂体上动脉的穿支。它们发自 ICA 的后壁或内侧壁,主要供应视交叉、视神经、三脑室底和视束。

3. 变异　眼动脉 ICA 解剖变异的讨论一般集中在眼动脉起始部的变异(如上),亦有报道称在此段 ICA 可出现开窗。

八、交通段(C₇)

交通段起自后交通动脉起点的后端,止于 ICA 分为 MCA 及 ACA 的分叉部。平均长度为 10.6mm。

分支

(1)后交通动脉。

①后交通动脉发自 ICA,与眼动脉起点距离为 9.6mm,与颈内动脉分叉部距离 9.7mm。走向后内,平均穿行距离 12mm,然后在 P1,P1 的分界部汇入 PCA。

②分支。分支血管的数量在 4～14 条,平均 7.8 条。这些血管终于第三脑室的底部、后穿质、视束、垂体柄和视交叉。这些分支到达丘脑、下丘脑、内囊被称为前丘脑穿支,应把它们与发自 P1 段的丘脑穿支相区别。最大最恒定的分支血管是乳头体前动脉。

③变异。

a. 永存胚胎型起源。胚胎型是指后交通明显粗大,供应大脑后动脉的 P2 段(图 1-24)可见于 18%～22% 的造影病例。同侧的 P1 段常发育不良。

b. 漏斗。PcomA 的起始部可呈漏斗形(见下)。

c. 发育不良。虽然 PcomA 发育不良约占解剖标本的 34%,但完全缺如的则非常少见。

d. 缺如。完全缺如约占解剖标本的 0.6%。

e. 开窗。PcomA 的开窗曾有报道。

(2)脉络膜前动脉。

①脉络膜前动脉(图 1-25)发自 ICA 的后外侧壁,距离后交通动脉的起点为 2～4mm,距离 ICA 分叉部平均为 5.6mm。血管管径平均 1mm,双干者约占 4%。脉络膜前动脉分成两段。

a. 脑池段。自 ICA 发出后,走向后,先向内,后向外绕过大脑脚,然后向上呈角进入侧脑室颞角。脑池段平均长度为 24mm,发出平均为 8 支的穿支;这些穿支是脉络膜前动脉发出的供应最重要的生命结构的血管,一旦脉络前动脉闭塞,这些结构对缺血十分敏感。

图 1-24 永存胚胎型后交通动脉
后交通动脉是"胚胎型"变异（箭头），其
血管管径等于其连接的 P2 血管管径

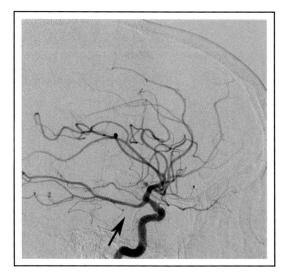

图 1-25 脉络膜前动脉
侧位造影，脑池段的脉络膜前动脉有一
特征性的柔和的弯，是绕过大脑脚的形
状。在进入颞角时有一个扭折（脉络
点）（黑箭）。后交通动脉在其下方伴行
（白箭）

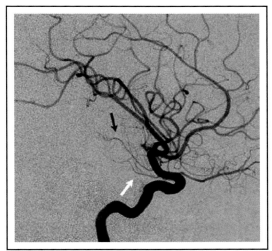

b. 脑室内段。在脑室内，脉络膜前动脉走行于脉络丛内，与此区域内脉络膜后外侧动脉的分支吻合，然后弧形向上，绕过丘脑，在有些病例中，最远可到达 Monro 孔与脉络膜后内侧动脉（来自后脑）的分支相吻合。脑室内的分支供应视束、外侧膝状体、丘脑。

②供血区域：脉络膜前动脉发出分支，按照出现高低排列，依次频率到达视束、大脑脚、外侧膝状体、沟回、颞叶。被这些分支供血的脑结构包括视放射、苍白球、中脑、丘脑、内囊后肢。脉络膜前动脉闭塞可引起对侧偏瘫、偏侧感觉缺失、偏盲、失忆、嗜睡。在 CT 片上，脉络膜前动脉闭塞后受影响的脑区域有内囊后肢、豆状核后部的内囊、苍白球内侧、丘脑外侧。此血管闭塞后，神经病学表现

及严重程度的差异很大,和其与脉络膜后动脉及 PCA(亦有少见的 ACA、MCA)的吻合程度相关。功能神经外科医师 Irving S. Cooper 曾经描述了脉络膜前动脉闭塞的多种表现。在颞下入路行大脑脚切除治疗帕金森病时,Cooper 无意中损伤了脉络膜前动脉而闭塞。患者术后清醒后,颤抖及强直症状完全缓解,并无永久性偏瘫。在 20 世纪 50 年代,出现了单纯闭塞脉络膜前动脉治疗帕金森病的方法。

③变异。

a. 异位起源。在 4% 的解剖标本中可以见到。

• 脉络膜前动脉可起源于 MCA 或 PCA。

• 脉络膜前动脉起自后交通动脉起点的近端。少见。

b. 在造影病例中,3% 的脉络膜前动脉缺如。

c. 过度发育,供应 PCA 的部分区域,见于造影病例的 2.3%。

(3)穿支:自交通段发出的穿支供应视束、第三脑室底部及前穿质。

九、漏斗:正常的变异

漏斗是动脉起始部圆锥形、三角形及漏斗形的扩张,最常见于后交通动脉从 ICA 发出的起始部(图 1-26)。在此处,漏斗的定义是 PcomA 起始部对称性的突起,最大直径不超过 3mm。类似漏斗也存在于在 Pcom-PCA 结合部、P2 段、前交通复合体、眼动脉起始部、脉络膜前动脉起始部。有报道称,在正常造影中漏斗的发现率为 7%～15%。大概 25% 的病例有双侧的 Pcom 漏斗。漏斗样扩张诊断标准为:圆形或圆锥形,最大直径≤3mm,无动脉瘤颈,后交通动脉起自其顶端。

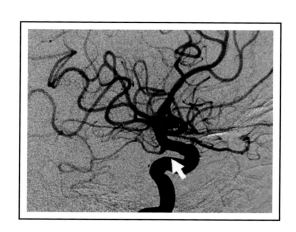

图 1-26 后交通动脉漏斗(箭头)

第五节 Willis 环

Willis 环是环绕垂体柄相互连接而形成的血管环,可以为颈动脉与椎-基底动脉之间提供重要的侧支血流(图 1-27)。它是一个九边形结构,而不是一个环。虽然后来它被命名为 Thomas Willis(Lower 为了纪念老师 Willis 而命名),但早在 1664 年出版的由 Sir Christopher Wren 绘制插图的书中,早期的解剖学家就已经认识到在颅底有这样的动脉环。虽然在 90% 的病例中可以见到完整的 Willis 环,但发育完全、对称的 Willis 环不到 50%。大约 60% 的病例,至少一支发育相对不良,使供应侧支血流的能力下降。Willis 环的发育不对称导致血流不对称,这是动脉瘤及缺血性卒中发生的重要因素之一。患有动脉瘤的患者更容易有 Willis 环的不对称或异常。

对于 ICA 闭塞的患者,如果 Willis 环的前侧支通路无功能,发生缺血性卒中的机会将大增。关于 Willis 环的单独讨论将分散在本书其他章节中进行讨论。引起 Willis 环的解剖变异列于表 1-6。

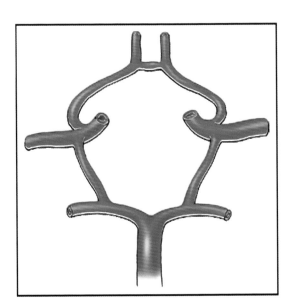

图 1-27　Willis 环

表 1-6　Willis 环发育不对称的来源

血管	变异	发生率
A1 段	发育不良	10%
	缺如	1%～2%
前交通动脉	缺如	5%
后交通动脉	发育过度（胚胎型）	18%～22%
	发育不良	34%
	缺如	0.6%
ICA	发育不良	0.079%
	缺如	0.01%
P1 段	发育不良	15%～22%
	缺如	少见

一、大脑前动脉

ACA 的划分方法有多种。最简单最常用的划分为以下 3 段（图 1-28）。

1. A1　自 ICA 至前交通动脉。

2. A2　自前交通动脉至胼周、胼缘动脉的起点。

3. A3　远端的分支。

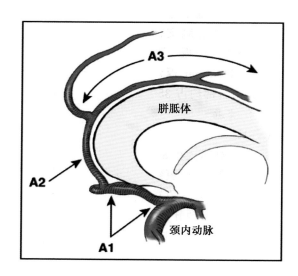

图 1-28　大脑前动脉
左侧 ACA 的左侧斜位图

二、A1 段及前交通动脉复合体

A1 段（交通前段）起自 ICA 的分叉，向前上至前交通动脉，或前纵裂下方。走行在视交叉或者视神经的上方，前穿质的下方。前交通复合体的变化很大，常见的是以下 4 种中的 1 种（图 1-29）。前交通动脉平均长度 4mm，直径为 1.7mm。

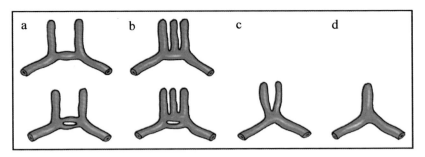

图 1-29　前交通动脉复合体

在大部分病例中,前交通动脉复合体为以下 4 种之一。a. 单支或双支前交通动脉形成两侧 ACA 的桥梁;b. 单支大分支起自前交通动脉;c. 前交通动脉缺如,双侧大脑前动脉直接相连;d. 单支 ACA

1. 分支

(1)A1 的穿通支可分为上支和下支。

①2～15 支内侧豆纹动脉的上支血管走向后上方进入前穿质,供应下丘脑的前部、透明隔、前连合、穹窿及前纹状体。

②下支供应视交叉和视神经。

(2)前交通动脉的分支:前交通动脉的穿通支按其供血区域的不同可分为:胼胝体下支、下丘脑支、视交叉支。胼胝体下支是最大的分支,常为单干;供应透明隔、穹窿体及终板。下丘脑支为多支,较细。视交叉支只见于 20% 的造影病例中。

(3)Heubner 返动脉,常为 A2 的分支,约有 17% 起于 A1 段,起于 ACA-A-comm 结合部约占 35%(Heubner 将在下面详述)。

2. 变异

(1)A1 变异。

①不对称。在 80% 的病例中,左右 A1 的管径不对称。右侧 A1 相对于左侧 A1 更长、更曲折、更细。约 10% 的 A1 段发育不良(指管径≤1.5mm)。

②缺如。A1 段缺如占 1%～2% 的病例。

③永存嗅动脉。少见的异常的原始动脉,发自 ICA。沿嗅束供应远端的 ACA 供血区。可能与动脉瘤相关。

④视下 ACA。少数的病例 A1 段可穿过或者在视神经下走行,与动脉瘤相关(图 1-30)。

⑤A1 段开窗少见,与动脉瘤相关。

⑥副 ACA,非典型的 ACA 分支,行走于视神经及 ACA 的下方,发出眶额动脉和额极动脉。

⑦也有报道,AI 起始部发自 ICA 海绵窦段,发自眼动脉近端的 ICA,或发自对侧 ICA。

图 1-30　视下 ACA

视下 ACA 发自 ICA 的不寻常的近端
位置（箭头）

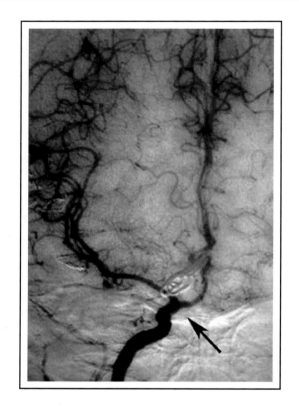

（2）前交通动脉变异：据报道共有 227 种前交通复合体的变异。一条"正常"的前交通动脉，即一条单一的前交通动脉连接两条无异常的 ACA 的病例仅占 40％。在其余的 60％病例中，前交通动脉解剖异常。这些异常有：丛状（如多发多支血管通路，占 33％），浅凹（不完全开窗，占 33％），开窗（21％），融合（12％），胼胝体中央动脉（6％），单 ACA（3％）。前交通动脉缺如约占病例的 5％。

三、A2 段

自前交通动脉发出后，A2 垂直向上，至胼胝体膝部附近，分成胼周及胼缘动脉，按照相似的定义，A2 与 MCA 的 M1 段相似。本书认为 M1 终止于其分出上干及下干处。虽然本书作者倾向于此种分法，但仍有一些问题，大概 18％的半球没有确切的胼缘分支，有的作者定义 A2-A3 的连接处为胼胝体膝前或膝部嘴部结合处的 ACA 部分。

如果把 A2 段定义为自前交通动脉至胼缘动脉的话，那么它的长度是 43mm。左右两侧的 A2 段常在大脑间隙内并行，但在矢状位片上，72％病例的右侧 A2 较左侧 A2 位置偏前。

1. 分支

(1)穿支：A2 段的穿支在 A2 段近端 5mm 处发出，进入直回和嗅沟。

(2)Heubner 返动脉：这是一只较粗大的豆纹动脉，在 57%～78% 的病例中起自 A2 段。沿 A1 逆行走向外侧，至 ICA 分叉的外侧，进入前穿质。该动脉供应尾状核头、内囊前肢、壳核的前 1/3。有时在造影片上，因其不够粗大而不显影(图 1-31)，但常在做前交通动脉复合体的手术时见到，在额叶牵拉时，可能因压迫而闭塞。该处的梗死可无临床症状，亦可出现面部及上肢的明显偏瘫。

(3)眶额动脉：该动脉是 A2 的第一皮层分支，常以两三条血管的形式出现，而不是单条。该血管在中线旁前行，至直回、嗅沟、额底内侧。

(4)额极动脉：该动脉亦是多支起自 A2 的远端，在胼胝体下，行向前上至额极。

2. 变异

(1)双半球 ACA：在此种变异中，一侧 A2 发育不良，另一侧 A2 发育粗大，供应双侧半球血供，约占 7%。

(2)单 ACA：即 A2 为不成对的单干，起自双侧的 A1 连接处(图 1-32)。在普通人群中的发生率≤1%；在单干 ACA 的病例中 41% 的末端有动脉瘤出现。这种变异也与前脑无裂畸形相关。

(3)多支 A2：有 1 支以上的 A2，约占 13% 的病例。在有些病例中，这些代表着永存的胼胝体原始中间动脉。该动脉见于 6% 的病例。

(4)上位前交通动脉：上位前交通动脉是胼胝体周围异常的交通动脉，与动脉瘤的发生相关。

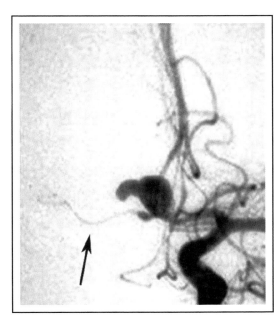

图 1-31　Heubner 返动脉

左颈动脉造影，A2 段通过前交通动脉显影。Heubner 返动脉因为未被其他动脉遮蔽而显影(箭头)。夹闭动脉瘤时，该血管有损伤的风险

图 1-32　单一的大脑前动脉

在单支大脑前动脉的患者中,两支 A1
段汇合成单一的 A2 段

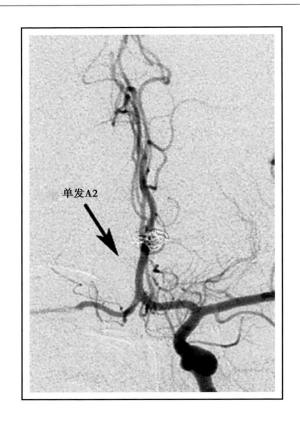

单发A2

四、A3 分支

A3 段包括胼周动脉及胼缘动脉远端所有的分支(图 1-33)。有人将 ACA 远端进一步分为 A4、A5;A3 被定义为胼胝体膝部周围的 ACA 分支,A4 和 A5 则为胼胝体后上方的 ACA 分支。A4、A5 被冠状缝所划分。远端的 ACA 分支与远端的 MCA、PCA 之间有广泛的吻合。这些血管起自颅内最远端,构成分水岭地带;脑组织的相应区域极易受到因血流动力学异常所致的缺血性损害。

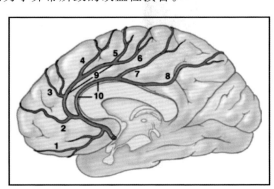

图 1-33　远端的 ACA 分支

1. 额眶动脉;2. 额极动脉;3. 额内前
动脉;4. 额内中动脉;5. 额内后动脉;
6. 旁中央动脉;7. 顶上动脉;8. 顶下动
脉;9. 胼缘动脉;10. 胼周动脉

1. 分支

(1)胼周动脉:胼周动脉是 ACA 主干的延续,在胼胝体上方向后走行。发出许多分支(短胼胝体动脉),沿胼胝体行向外侧(图 1-34),与压部动脉(后胼周的分支),PCA 的分支相吻合。长胼胝体动脉偶可见到,它是胼周动脉的分支并与之伴行。

(2)胼缘动脉:胼缘动脉是胼周动脉之外 ACA 的第二大分支。在扣带回上的扣带沟内走行。约占 18% 的半球缺如。

(3)额内分支:这些动脉按其供应额上后的部分命名。它们发自胼周或胼缘动脉。

①额内前动脉。

②额内中动脉。

③额内后动脉。

(4)旁中央动脉:这支血管发自胼周或胼缘动脉,胼胝体膝部、压部的中点部,供应旁中央小叶。

(5)顶动脉:这些血管是 ACA 的终末分支,胼胝体上半球的内侧面和楔前叶的大部。与 PCA 的顶枕支相吻合。可以分为:

①顶上动脉。

②顶下动脉。

2. 变异

(1)有分支至对侧大脑的约占脑标本的 64%。

(2)尽管 ACA 的远端分支高度变异,但该区域真正的发育异常却少见。

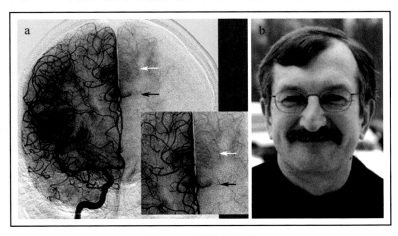

图 1-34　微笑和短髭

在前后位照相的动脉晚期(中间为放大的图像)胼周动脉的分支沿胼胝体表面上行,形成一个微笑状(a 图,黑箭)。胼缘动脉的分支先下弯曲,形成短髭状(a 图,白箭)。此图像类似于本书中一位高级作者的头像(b 图)。眼部涂黑是为了保护作者的个人隐私,亦遵守了 HIPAA 规则

ACA 皮层分支的英文记忆方法

On **f**rontal **i**maging,**f**ind **p**eace and **p**rosperity

Orbitofrontal artery

Frontopolar artery

Internal **f**rontal branches(anterior,middle,and posterior)

Paracentral artery

Parietal arteries(superior and inferior)

最后的两个 P 也用来记忆与 ACA 的远端分支相吻合后胼周动脉(posterior pericallosal artery)

第六节 大脑中动脉

大多数划分系统将大脑中动脉分为 4 段,本书作者倾向于以下分法(图 1-35)。

1.M1 起自 ICA 末端两分叉(或三分叉)。

2.M2 自 M2 分段至岛叶环沟。

3.M3 自岛叶环沟至侧裂表面。

4.M4 皮层支。

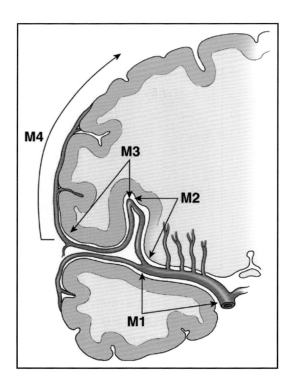

图 1-35 大脑中动脉

一、M1 段

M1 段(又名水平段或蝶骨段)。起自 ICA,平行蝶骨翼向外走行,终于分成 M2 处。M1 的起始部直径通常是 A1 段的 2 倍。虽然较多解剖学研究认为 M1 在侧裂的 90°转弯处终于 MCA 的分支(包括分叉前段、分叉后段),但大多数临床学者认为分叉点就是 M1、M2 的分界点。MCA 71%为双分支、20%为三分支、9%为四分支。M1 段的平均长度为 16mm。

1. 分支

(1)外侧豆纹支:约80%的豆纹支发自 MCA 的 M1 段。平均为 10 支,大多发自 M1 段的上部。它们进入前穿质,供应前连合、内囊、尾状核、壳核、苍白球和无名质。

(2)颞前动脉:典型的颞前动脉发自 M1 中点附近,少数发自下干(M2 段),或者作为 M1 的三分叉的一段。沿颞尖行向前下,一般不进入侧裂,供应颞叶的前部。

2. 变异

(1)双干 MCA:该变异含一支大的起自 ICA 分叉近端的 MCA 分支。其发生率为 0.2%～2.9%。这支血管走行在 M1 主干的下方并与之伴行,主要供应颞叶前部,这种变异与动脉瘤相关。

(2)副 MCA:副 MCA 起自 ACA 于 M1 段并行,发生率为 0.3%～4%。副 MCA 分型如下:1 型,起自 ICA;2 型,起自 A1 段;3 型,起自 A2 段。副 MCA 主要供应额眶区,亦与动脉瘤相关,这种异常不能与 Heubner 返动脉混淆。

(3)发育不良:MCA 的发育不良少见,并且与动脉瘤发生相关。

(4)开窗:M1 的开窗亦有报道。

二、M2 段

M2 段(又名脑岛段)是 M1 段分叉后的延续,在侧裂内的岛叶表面,终止于岛叶环沟。在 18%的半球中,MCA 供应皮层的分支管径是一致的;上干管径偏大(主导)的约占 28%,下干管径偏大的约占 32%。上干供应的皮层区域为额眶部至顶后区,下干供应的皮层区为颞极至角回区。在成为 M3 之前,M2 有 6～8 支血管。

三、M3 段

M3 段(该部段)起始于岛叶环沟而终于侧裂的表面。这些血管行于额叶岛盖和颞叶岛盖的表面,到达侧裂的外表面。M3 分支与 M2 的血管共同发出干动脉,然后发出皮层支,通常每侧有 8 支干动脉,每条干动脉发出 1~5 条皮层支。

四、M4 支

M4 支(又名皮层支)始于侧裂表面,向半球表面扩散(图 1-36,图 1-37)。最小的皮层支发自侧裂前,而最大的皮层支发自侧裂后。皮层支可按照其供血区域分组;有一些区域可有一支或多支动脉供血。以下的 12 组分组系统是最常用的。虽然每一支血管都作为一支单独的动脉来描述,其实任何指定的皮层动脉实际上是以发自一支主干动脉的多支(最多可达 5 支)动脉形式存在的。

1. 眶额动脉 可发自 M1 或 M2 段,可与额前动脉共干。行于侧裂的前水平支供应额叶的眶面。

2. 额前动脉 可与眶额动脉共干,供应额下回的盖部及大部分的额中回。

3. 中央前动脉 走行于中央前沟内,供应一部分额下回及中央前回的下部。

4. 中央沟动脉(又名 Rolandic 动脉) 行于中央沟。可与顶前动脉共干。为到达额叶的最大 MCA 分支。供应中央前回上部及中央后回下半部。

5. 顶前动脉 可与中央沟动脉或顶后动脉共干。行于中央后沟内。供应中央后回上部,中央沟上部,顶下小叶前部,顶上小叶前下部。

6. 顶后动脉 MCA 最靠后的上升支。可与顶前动脉、角回动脉共干,供应顶上下小叶的后部,包括缘上回。

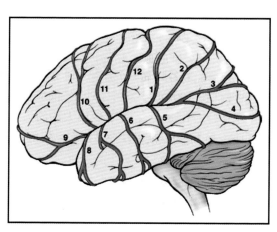

图 1-36 MCA 的分支

图示的是最常见的 MCA 部分分支。1. 顶前动脉;2. 顶后动脉;3. 角回动脉;4. 颞枕动脉;5. 颞后动脉;6. 颞中动脉;7. 颞前动脉;8. 颞极动脉;9. 额眶动脉;10. 额前动脉;11. 中央前动脉;12. 中央沟动脉

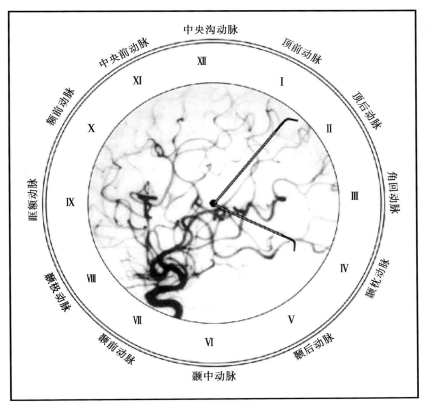

图 1-37　MCA 皮层分支的记忆方法

正好巧合的是 MCA 有 12 个皮层分支,而钟表亦有 12 个小时,故可以用记忆钟表时间的方式来记忆皮层分支。中央动脉占据钟表的中央位置,即正午。角回动脉为 3 点钟,说明该动脉十分重要,因为我们都知道,3 点钟是孩子放学的时间。颞中动脉是 6 点钟,在钟表的最下方。额眶动脉作为 MCA 最前边的分支,在钟表的 9 点钟方向

　　7. 角回动脉　MCA 的最大终末支。出于侧裂的最后端,终于枕叶上部,行于颞上回表面。供应颞上回的后部,缘上回、角回的一部分,枕叶的外侧上部。

　　8. 颞枕动脉　可与角回动脉共干。供应颞上回后半部分,颞中回、颞下回向后延续部分,枕叶下部的外侧。

　　9. 颞后动脉　离开侧裂之后,经过颞上、颞中回的表面。供应颞上回的中后部,颞中回的后 1/3,颞下回向后的延伸部分。

　　10. 颞中动脉　出现在外侧裂的中部。供应颞回的中部。

　　11. 颞前动脉　经颞叶行向前下,终于中央沟。供应颞上、中、下回的前部。

　　12. 颞极动脉　供应颞极的前部。

按照皮层分支供应脑叶的分支将其分组。

1. 额叶 眶额动脉、额前动脉、中央沟前动脉、中央沟动脉。

2. 顶叶 顶前、顶后动脉及角回动脉。

3. 颞叶 颞前、中、后动脉及枕颞动脉。

4. 枕叶 颞枕动脉。

皮层支亦可按照其所发出的 M2 段分组。

1. 上干 额眶动脉、额前动脉、中央沟前动脉、中央沟动脉。

2. 下干 颞极动脉,颞前、中、后动脉,颞枕动脉。

3. 主侧干(这些分支可出自任一干,但常出自 MCA 较粗大的那一干) 顶前动脉、顶后动脉。

　　软脑膜侧支 这是一组皮层远端直径最大 1mm 分支的动脉吻合网。Otto Heubner 首先在 1874 年描述了它们的存在。从那时起,它们被描述为缺血性卒中患者的重要结构。它们在管径大小及分布区域方面变化很大。这些吻合亦是诸如脑血管痉挛或其他原因脑缺血调节血压治疗的靶点。

　　造影-解剖相关性! 软脑膜侧支(图 1-38)

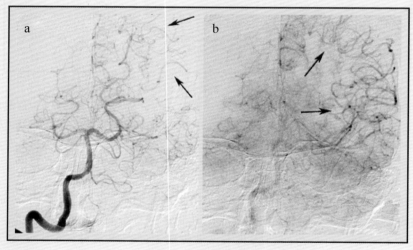

图 1-38　软脑膜侧支

软脑膜侧支在造影中很难见到,除非有闭塞事件发生。该图为左侧大脑中动脉重度狭窄患者。a. 显示右侧椎动脉造影相早期:软脑膜侧支随大脑后动脉(箭头)显影。b. 显示动脉相晚期:狭窄远端大脑中动脉随之显影(箭头)

第七节　大脑后动脉

多数学者将其分为 3～4 段,以下是最常见的分法(图 1-39)。

1. P1　自基底动脉分叉部至后交通动脉连接处。

2. P2　自后交通动脉至中脑的后部。

3. P3　自中脑后部至距状裂。

4. P4　PCA 距状裂前段之后的终末分支。

一、PCA 分支

PCA 的分支(图 1-40)可分为 3 类。

1. 穿支:到达脑干和丘脑。

2. 脑室支。

3. 皮层支。

穿支血管发自 P1 和 P2 段。脑室支大部分起源于 P2 段。皮层支发自 P2、P3、P4 段。穿支可分为直接进入脑实质的直穿支及环绕脑干不同距离后进入脑实质的环支。

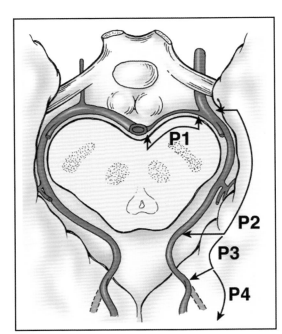

图 1-39　大脑后动脉

左侧为最常见的大脑后动脉,右侧为永存胚胎型大脑后动脉

图 1-40 PCA 的主要分支

1. 后交通动脉；2. 海马动脉；3. 脉络膜后动脉；4. 颞前动脉；5. 颞中动脉；6. 颞后动脉；7. 脉络膜后外侧动脉；8. 夹肌动脉；9. 顶枕动脉；10. 距状裂动脉

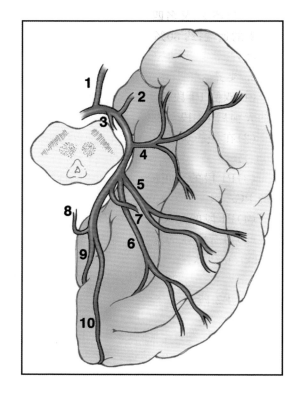

二、P1 段

P1 段（又名交通前段、中脑或水平段）位于动眼神经及滑车神经的上方，平均长度 6.6mm。如果为胚胎型大脑后动脉，则平均长度为 8.6mm。

1. 分支

（1）穿支。

①直穿支（后丘脑穿支动脉）起自 P1 段，直接进入脑干。它们被称为后丘脑穿支以区分发自后交通动脉的前丘脑穿支。这些动脉平均为 2.7 支，发自 P1 段的后方与上方，但偶尔它们也在 P1 的前方发出。进入大脑内侧角和后穿质，供应部分丘脑、脑干及内囊后部。

②环支（又名大脑脚动脉、中脑或丘脑被盖穿动脉）发自 P1 和 P2 段，在 PCA 的内侧与之并行并环绕中脑。再分为长环支及短环支动脉，在每侧半球长短环支的动脉数目为 0.8 支及 1.3 支。

a. 短环支：一支或多支短环支动脉环绕中脑一小段距离后进入脑实质，最远可至膝状体，大多数短环支发自 P1 段终止于大脑脚的后外侧。

b. 长环支(又名四叠体动脉):可多至 3 根,绕过脑干,供应膝状体和上丘。发自短环支的远端;约 80％来自 P1 段,其余来自 P2 段。并且与小脑上动脉的分支吻合。

(2)脉络膜后动脉:这支血管常起自 P2 段(见下),但起自 P1 段的约占 12％。

2. 变异

(1)双侧 P1 段的不对称占造影病例的 52％。当胚胎型后交通动脉存在时,一侧的大脑后 P1 段常发育不良,在造影时常不明显显影,表现起来像缺如或闭塞。

(2)在一些永存的颈动脉-椎基底动脉的吻合中,PCA 可由颈动脉的分支供应(见上)。

(3)P1 段的真正异常少见,占解剖标本的 3％。这些异常包括:双干、开窗、一侧的 PCA 或 SCA 共同起源。

(4)P1 段的先天缺如少见。

(5)可有明显的穿支供应同侧或对侧的丘脑,或者还有中脑,该穿支被称作 Percheron 动脉。

三、P2 段

P2 段(又称为环池段)相对偏长,平均长度 50mm。一些学者为了手术入路方便将其细分为前部分和后部分。P2 段起自后交通动脉结合部,走行于环池内、中脑旁,在 Rosenthal 基底静脉下与之伴行。其他的邻近结构有:滑车神经、小脑幕游离缘、小脑上动脉。

1. 分支

(1)穿支。

①直接穿支。

a. 丘脑膝状体动脉发自 P2 段的中段,向上外侧方走行,穿入膝状体上表面。每侧半球有 1～3 支,供应下丘脑后外侧的一部分、内囊的后肢及视束。

b. 大脑脚穿支动脉直接进入大脑脚,供应脑干内的各结构及动眼神经的一部分。平均每侧半球有 2.8 支。

②环支动脉。环支动脉大部分起自 P1 段。约有 20％的长环支动脉起自 P2 段。

(2)脉络膜后动脉(图 1-41):这支动脉(又名脉络膜后内侧动脉)54％是单干,亦有双干或三干。大多数情况下,该动脉发自 P2 段。其他的起自 PCA 的是 P1 段(12％),P3 段(4％),顶枕动脉(10％),距状裂动脉(3％),少见的发自基底动脉。脉络膜后动脉有两部分。

图 1-41　脉络膜后内侧动脉

在该动脉经过四叠体上面时，出现弯曲，形成特征性的"3"字形（箭头）

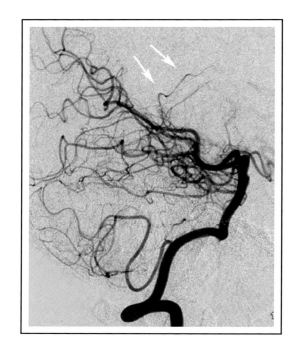

①环池段。此段平均长度 42mm，发出后，于 PCA 的主干内侧绕中脑而行，发出小的被盖支，在松果体区转向前，然后进入第三脑室顶部。被盖支供应中脑后部、顶盖、松果体、丘脑及内侧膝状体。

②丛段。此段在丘脑的中间帆内前行，毗邻大脑内静脉及对侧的脉络膜后动脉。经过 Monro 孔进入侧脑室脉络丛，与脉络膜后外侧动脉终末支吻合。丛段的分支供应三脑室脉络丛、丘脑及髓纹。

（3）脉络膜后外侧动脉：与脉络膜后内侧动脉不同，该动脉多数（84％）为多支血管，最多 9 支（平均 4 支）。它们 51％ 发自 P2 段；其他的起源包括：顶枕动脉（13％），颞前动脉（10％），海马动脉（8％），颞后动脉（9％），脉络膜后内侧动脉（4％），距状裂动脉（2％）或颞中动脉（2％）。这些动脉的管径大小与脉络膜前动脉的管径成反比。脉络膜后外侧动脉从外侧进入脉络膜，分成两段。

①脑池段。脑池段平均长度 23mm，发出分支到丘脑、膝状体、大脑脚、松果体、胼胝体、被盖部及颞枕皮层。

②丛段。该段起自环池外的颞角水平，即脉络膜后外侧动脉进入脉络裂时，沿侧脑室脉络丛的内侧缘走行，最终在脑室体部和 Monro 孔处与脉络膜后内侧动脉汇合。丛段的血管分支供应脉络丛并穿过脑室壁进入丘脑和穹窿。

（4）海马动脉：海马动脉约 64％发自 P2 段；当其存在时，是 PCA 的第一个皮层分支。供应钩、海马回、齿状回。亦有作者认为海马动脉是颞下动脉的分支。

（5）颞下动脉：颞下动脉应区别于 MCA 的分支颞动脉。

颞下动脉的变异较多，可以单干的形式自 P2 段发出，称之为颞总动脉（又名 PCA 的外侧支或枕外侧动脉）约占 16％。

①颞下前动脉。PCA 的第二支皮层分支。可出现双干。在海马回的外下侧，向前走行。与 MCA 的颞前部分支相吻合。

②颞下中动脉。38％的半球有此动脉，供应颞叶的下表面。

③颞下后动脉（图 1-42）。颞下后动脉是 PCA 的一个主要分支，通常发自 P2 段的下外侧壁，斜行走向枕极。供应颞下和枕叶的表面。这支血管有 6％发自 P3 段。

（6）顶枕动脉：以单干起自 P2 段的概率稍高于 P3 段。在区分顶叶和枕叶的顶枕沟内向后走行。供应旁矢状后区、楔前叶和枕外侧回。约 24％的病例，发出分支经脉络膜进入侧脑室。

（7）距状裂动脉：该动脉发自 P2 段的概率稍低于 P3 段（见下文）。

（8）压部动脉：该动脉起自 P2 段的概率仅占 4％（见下文）。

（9）Davidoff 和 Schechter 动脉（硬脑膜支）：25％的了解中发现，该动脉起自 P2 段，在小脑上动脉和滑车神经下方走行，进入小脑幕下表面，供应小脑幕的顶端，Galen 的静脉壁，后沿大脑镰的游离缘向头侧弯曲前行。亦可提供一些侧支供

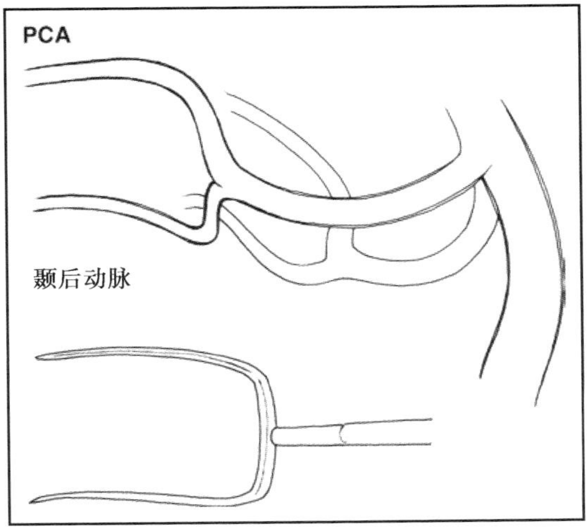

图 1-42　PCA 的草耙样分叉
在侧位相上，PCA 的独特的明显标志是颞后动脉像一把扬起的草耙，从 PCA 的主干发出。看见这个特征就可以在其他纷乱的血管中分辨出 PCA

应上蚓部及下丘。造影时 Davidoff 和 Schechter 动脉很难看清（由于和 PCA 其他分支重叠），甚至在病理情况下扩张时亦难看清。平均直径约为 0.8mm，12mm 长左侧可以见到的概率大一些。

2. 变异 皮层支的异常起源。在少数情况下，顶枕动脉、颞后动脉、距状裂动脉可直接发自 ICA。亦有报道称异常的脉络膜前动脉供应通常由 PCA 供应的颞叶、顶叶和枕叶区。

造影-解剖相关性！副大脑后动脉（图 1-43）

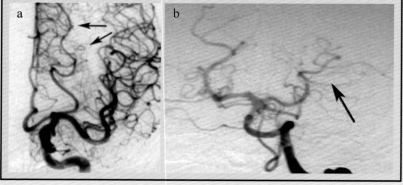

图 1-43 颈动脉造影（a）显示副大脑后动脉看起来像胚胎型大脑后动脉供应 PCA（箭头）供应的大脑后及后顶叶区。椎动脉造影（b）显示 PCA（箭头）的后颞部分支血管

四、P3 段

P3 段（又名四叠体段）起自四叠体部，走向内后，至距状裂前方，平均长度 20mm。双侧的 P3 段向彼此靠近。双侧 PCA 最接近的点成为丘点或四叠体点。该段距离平均 8.9mm。在四叠体及距状裂之间，PCA 常分出两终末支（距状裂动脉及顶枕动脉）。

分支血管

（1）顶枕动脉：顶枕动脉起自 P3 段，约占 46%（见上）。

（2）脉络膜后外侧动脉：该动脉约 11% 发自 P3 段（见上）。

五、P4 段

P4 段起始于距状裂的前端,包括 PCA 的两条主要终末分支之一的距状裂动脉。PCA 的另一主要分支是顶枕动脉。通常起自 P2 或 P3 段。

分支

(1)距状裂动脉:距状裂动脉在距状裂内向后内走行,终于枕极。其 10% 为双干,10% 起于顶枕动脉。该动脉发出分支至舌回和下楔叶;主要供应视皮质。

(2)压部动脉:压部动脉(又名后胼周动脉)62% 起自顶枕动脉,12% 起自距状裂动脉,8% 起自脉络膜后动脉,6% 起自颞后动脉,各 4% 起自 P2、P3 或脉络膜后外侧动脉。压部动脉相对稳定,沿胼胝体压部上行,与胼周动脉相吻合。

第八节　椎　动　脉

椎动脉有 4 段(图 1-44)。

1.V1　自锁骨下动脉至 C_6 横突孔。

2.V2　自 C_6 至 C_1 横突孔。

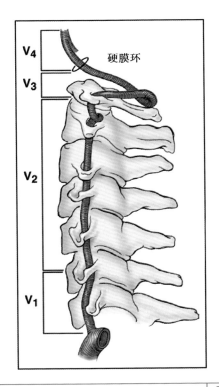

图 1-44　椎动脉

3. V3 自 C_1 至硬膜。

4. V4 椎动脉硬膜内部分。

一、V1 段

V1 段(骨外段)起自锁骨下动脉的后上壁(图 1-45),然后走向后上,经过前斜角肌后进入 C_6(90%)、C_5(7%)、C_7(3%)。供应星状神经节。

变异

(1)异常起点:0.5%~5.8%的左侧椎动脉直接起自主动脉弓。约 3%的右侧椎动脉直接起自主动脉弓。双侧椎动脉起自主动脉弓及右侧椎动脉起自右侧颈总动脉亦有报道。

(2)椎动脉可直接从甲状腺下动脉、最上肋间动脉、颈深动脉或枕动脉发出。

(3)发育不良:定义为直径<2mm,不对称比≤1:1.7 称为发育不良。可见于 15.6%的病例,其中,66%见于右椎。

(4)双干及开窗:在解剖标本中,双干及开窗的报道≤1%。

二、V2 段

V2 段(椎间孔段)在椎间孔内上行,通常自 C_6 至 C_2,被星状神经节的交感神经纤维(现在存在争议)及静脉丛(经椎静脉向锁骨下静脉及颈内静脉回流)包绕,

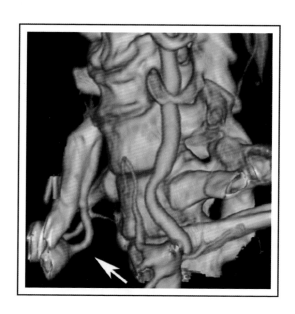

图 1-45 椎动脉起始
颈椎 CT 血管成像前外侧观。图示:右侧椎动脉(箭头)发自锁骨下动脉后壁。最好的造影投射角度是前后位加 20°~30°Townes 位

椎静脉常粗大并紧贴于椎动脉前。

分支

(1)脊髓支：这些分支(又名根髓支)，发自 $C_{1\sim5}$ 的椎动脉。有不同的数目及始发侧。供应脊髓、椎体及骨膜。

(2)肌支：发自 V2 的一些小的分支血管，供应颈部肌肉。

扩张的颈部动脉。颈部扩张的动脉通常起自双侧椎动脉 $C_{4\sim6}$ 的区域并且与脊髓前动脉吻合供应脊髓腹侧，这支动脉亦可起自甲状颈干(脊髓动脉解剖的一般原则见下)。

(3)脑膜前动脉：起源于 V2 段的远端。供应枕骨大孔区的硬膜，直至斜坡。与咽升动脉的齿突弓及硬膜支形成吻合，与 ICA 的脑膜垂体干形成吻合。

(4)脑膜后动脉：发自枕骨大孔附近，供应枕内侧的硬膜及小脑镰(图 1-46)。

(5)PICA：PICA 个别发自 C_1 水平。

三、V3 段

V3 段(又名脊髓外段)开始于椎动脉与外直肌内侧的 C_1 出口处。在寰椎后方转为水平，在寰枕后筋膜下方走向内侧，再行向上方穿过筋膜。

分支

(1)小脑后下动脉：5％～20％的病例，小脑后下动脉发自硬膜外，通常起于 V3 段。在这些情况下，小脑后下动脉可发自 V3 段的任何位置。

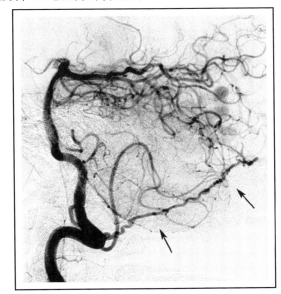

图 1-46　脑膜后动脉

脑膜后动脉(箭头)在 C_1 水平发自椎动脉，供应小脑镰。此例特殊病例，脑膜后动脉因为硬脑膜动静脉瘘的存在而异常增大

（2）Salmon 枕下动脉：一支至多达 3 支肌支供应枕下的肌肉，约 67％的病例可以见到。

四、V4 段

V4 段是椎动脉的硬膜内段，自入硬膜处至与对侧椎动脉混合处。入硬膜处的硬膜增厚，并形成硬膜环，环绕椎动脉。V4 段平均长度 22mm。左右两侧的椎动脉通常在桥延结合部汇合。硬膜内段椎动脉分支分为内侧支（包括脊髓前动脉、盲孔支）及外侧支，外侧支最明显的是小脑后下动脉。V4 段之间有广泛的血管吻合。

1. 分支　小脑下后动脉（PICA）：PICA 是最大、最复杂的小脑动脉（图 1-47）。发自距椎-基底动脉混合处 16～17mm 处。平均距枕骨大孔 8.6mm。PICA 供血区域包括延髓下部、第四脑室底部、小脑扁桃体、蚓部、小脑半球下外侧。PICA 发自椎动脉，沿延髓行向后外侧。在脑干的背侧，血管下行不同的距离，最远可达C₂，

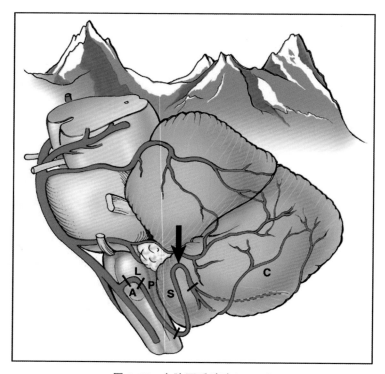

图 1-47　小脑下后动脉（PICA）

脑干及小脑的侧面观。PICA 的分段有延髓前段（A）、延髓外侧段（L）、延髓后段（P）、扁桃体上段（S）和皮层段（C），箭头所指为脉络点。作者艺术性地将阿尔卑斯山作为图的背景

然后形成襻(尾襻),回转 180°上行至小脑扁桃体附近。然后上行再成襻(颅襻),之后行向下外,现于小脑半球表面(图 1-48)。PICA 被分为 5 段,具体如下。前四段可用首字母缩写来记忆:ALPS。

①延髓前段(anterior medullary segment)。自发出点至下橄榄突。40%的病例中,此段缺如,这是因为 PICA 起自延髓的外侧,而不是前方。此段平均发出一支穿支动脉。

②延髓外侧段(lateral medullary segment)。自下橄榄突至第Ⅸ、Ⅹ、Ⅺ对脑神经的起点。平均有 1.8 条穿支。

③延髓后段(posterior medullary segment)。此段 PICA 始于后组脑神经后方,终于扁桃体内侧中部水平。紧挨第四脑室下部脑室顶后部,平均有 3.3 条穿支。

④扁桃体上段(supratonsillar segment)。起于扁桃体中部,包括颅襻,至PICA 穿出蚓部、扁桃体、小脑半球之间的裂隙处为止。在侧位造影片上,扁桃体上段描绘出扁桃体的前上后部。

⑤皮层段。此段亦称之为皮层支,PICA 常出现在小脑的下表面,分成内侧干和外侧干。内侧干发出蚓部、扁桃体支;外侧干发出半球支。

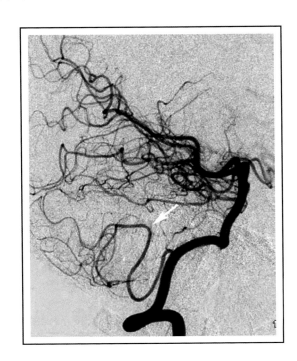

图 1-48　脉络点
神经介入医师最关注的 PICA 相关的最重要的解剖位点就是颅襻(箭头),又名脉络点。脉络点是 PICA 最重要的解剖位点。PICA 在脉络点之前发出至脑干的分支,而在此后,就无至脑干的分支。在脉络点远端 PICA 闭塞一般不会引起明显的缺血性损害。因为其皮层支与AICA 及 SCA 之间有广泛吻合

⑥PICA 分支。

a. 穿支。

• 直接穿支。这些穿支直接进入脑干,并在 3 个扁桃体段均有发现。

• 环形穿支。这些穿支环绕脑干一段距离后进入脑干。这些穿支通常起自延髓外侧及后侧段。

b. 脉络丛动脉。去往第四脑室脉络丛的分支发自扁桃体上段及后段。

c. 皮层动脉。

• 蚓支。

• 扁桃体支。

• 半球支。

d. 脑膜分支。脑膜后动脉及小脑幕动脉可起自 PICA。

⑦PICA 变异。

a. 异常起源。硬膜外的 PICA 起源见于 $5\%\sim20\%$ 的病例(见上),其他起源于 ICA、脑膜后动脉、舌下动脉和寰椎前动脉亦见报道。

b. 双干。$2.5\%\sim6\%$ 的病例,PICA 为双干。

c. 发育不良。$5\%\sim16\%$ 的半球,PICA 发育不良。

d. 缺如。PICA 单侧缺如占 $15\%\sim26\%$,双侧缺如约占 2%。

e. PICA-AICA(小脑下前动脉)共干是正常的变异。

f. 椎动脉终止于 PICA 约占 0.2%。

2. 穿支 每侧椎动脉平均直接发出 4.2 条穿支,供应延髓外侧、小脑下脚、小脑的延髓面。

(1)脊髓前动脉:在距椎-基底动脉的结合处 6.5mm 附近发出。下行供应延髓及脊髓的前面。约有 50% 的病例在延髓表面可见小交通支(脊髓前交通动脉)连接左右两侧的脊髓前动脉。

(2)盲孔动脉:约 1/3 的病例,椎动脉的分支上行在脑桥底部供应盲孔。

(3)脊髓外侧动脉:脊髓外侧动脉发自椎动脉 V4 段或 PICA,在造影时很难见到。发自延髓外侧,在脊髓后根前,齿状韧带后。行向尾侧。分支通过供血 $C_{1\sim4}$ 的脊神经,供应第Ⅺ对脑神经及脊髓后外侧面。

(4)脑膜支:脑膜后动脉及小脑幕动脉起自 PICA。

第九节　基底动脉

基底动脉起自脑桥与延髓连接部,走行于脑桥的前方,止于脑桥与中脑的连接部。基底动脉的平均长度为 32mm,98% 位于中线及斜坡外缘以内。45% 走行较直,35%走行弯曲,20%走行迂曲。正常情况下外径较恒定,成人基底动脉平均直径 4.1mm,约 16%的病例可见分叉部增宽,呈现"眼镜蛇样外观"。

1. 分支

(1)小脑下前动脉(AICA):AICA 发自基底动脉,其发出点距椎-基底动脉汇合部平均距离为 9.6mm。走向后下、外方,经脑桥至小脑脑桥角,发出分支至小脑半球前外侧面。通常是 3 对小脑动脉中最细小的。AICA 与 SCA 及 PICA 的灌注及吻合关系是负相关的。与 SCA 有吻合。第Ⅵ对脑神经在距 AICA 起点 6～7mm 处与之交叉经过。该动脉在小脑脑桥角区与第Ⅶ、第Ⅷ对脑神经毗邻。AICA 分为 3 段:

①耳道前段。自发出至与第Ⅶ、第Ⅷ对脑神经毗邻处。

②耳道段。此段 AICA 与内耳道相关。

③耳道后段。典型的 AICA 在展神经附近分成头内侧干和尾外侧干。头侧干行向外侧经绒球到达小脑中脚和小脑半球的前外侧面(岩骨面)上部。AICA 和它的头内侧干在脑桥侧方形成一个明显的环。环的后下部分距离脑桥、中脑结合部 2～5mm。尾侧干供应前外侧面的下部。

④AICA 分支。

a. 穿支。脑干接受来自耳道前段的分支和耳道段的折返分支供血。

b. 内听动脉(迷路动脉)。约 45%发自 AICA。该血管亦可起自于耳道前段或耳道段,或耳道后段的外侧支。内听动脉与第Ⅶ、第Ⅷ对脑神经一起进入内耳道并分布于内耳。其他起源:小脑上(24.4%);基底动脉(16%);AICA 与小脑上动脉(SCA)吻合支(6.7%);PICA(5.4%);SCA 与 PICA 吻合支(1.3%);SCA 与 BA 吻合支(0.8%)。

c. 弓形动脉。弓形动脉发自内耳道 AICA 的内侧,穿过颞骨后表面覆盖弓形窝的硬膜,供应半规管区的骨质。

d. 小脑皮质分支。

—头内侧干分支:升支沿水平列分布;降支,沿后侧裂分布。

—尾外侧干分支:下半月叶分支;二腹小叶分支,常与 PICA 分支吻合,在后者纤细时代偿其小脑半球供血范围。

⑤AICA 变异。

a. 尺寸:AICA 根据其最终的供血分布而尺寸变化发生。据此分为三种类型。

—小型(41%):非常细小,主要供应脑桥侧面,延髓侧面,内听动脉供血区域以及很小一部分小脑半球。

—中型(34%):中等大小,主要越过小脑脑桥角沿水平裂供血小脑侧面。

—大型(25%):粗大,供应整个小脑半球侧面,甚至底面。代偿了许多 PICA 的供血范围。

b. 双干。此动脉单干起源者占 72%,双干占 26%,三干占 2%。

c. 缺如。单侧 AICA 缺如占 4%,而双侧缺如者罕见。

d. 异常起源。曾有 AICA 起自 ICA 的报道。

(2)基底动脉穿支:基底动脉自起始部至 SCA 处,平均发出 17 支穿支血管。而且,在基底动脉远端至 SCA 起源处的后壁上,还平均发出 2.5 支小的水平走向的穿支进入脑干。但却没有穿支血管自基底动脉尖部直接发出。基底动脉穿支供应后穿支及脑干结构,如皮质脊髓束、皮质核束、桥核、丘系、传导束及中脑脑桥的运动核。

①内侧穿支。内侧穿支平均长度为 5.8mm,在基底沟及其周围几毫米处进入脑桥。

②环形穿支。环形穿支实际长度为 16mm,在进入脑干之前,环绕脑干走行不同的长度。

(3)小脑上动脉(SCA):小脑上动脉是最恒定的小脑动脉,发自基底动脉的分叉前。SCA 在第Ⅲ、第Ⅳ对脑神经下方,第Ⅴ对脑神经的上方,环绕脑干行向后方。SCA 与第Ⅴ对脑神经相接触的情况约占 50%,故而成为微血管减压术治疗三叉神经痛的靶血管(AICA 和毗邻静脉亦可与三叉神经接触)。在距起源点平均 18.5mm 处,SCA 分成头侧干及尾侧干。头侧干继续环绕脑干走行,发出直接和环形穿支,分别供应下丘、蚓部上表面,小脑半球的内侧旁区。尾侧干供小脑半球的上外侧表面、小脑上脚、齿状核、桥壁。SCA 分成 4 段:

①脑桥中脑前段。此段(又称脑桥前段)自发出点至脑干的前外侧缘。

②脑桥中脑外侧段。此段(又称环池段)自脑干的前外侧缘至小脑中脑沟的前缘。此段与 PCA 及 Rosenthal 基底静脉平行。第Ⅳ对脑神经经过该段的中部。

③小脑中脑段。此段(又名四叠体段)走行于小脑中脑沟及小脑上脚之间。

④皮层段。包括小脑蚓部及小脑半球的上部皮层面。

⑤SCA 分支。

a. 穿支。SCA 的主干平均发出 2 条穿支,头侧干发出 5 条,尾侧干发出 2 条,SCA 发出的直接穿支比环形穿支少见。

b. 小脑前动脉。小脑前动脉发自半球支(平均 4 支)和蚓支(平均 2 支)。供应小脑深部神经核、下丘及上髓帆。

c. 皮层动脉。

• 半球支。

• 蚓支。

• 边缘支。

d. 内侧小脑幕分支。一般只见于病理状态下,比如动静脉瘘。常沿小脑幕水平向后,向内到达小脑幕切迹后方的中线附近。可与小脑幕后部分支(Davidoff 动脉、Schechter 动脉)发生吻合。

e. 内听动脉。这支血管通常发自 AICA(见上)。亦有 25% 发自 SCA。

⑥SCA 变异。

a. 双干。约 14% 的半球,SCA 为双干,这时,双干分别对应着头侧干和尾侧干。

b. 缺如。虽然少见,但 SCA 的缺如确有报道。

c. 在出现永存三叉动脉变异时可发自 ICA 的海绵窦段。

(4)内听动脉:该血管通常发自 AICA(见上),但有 16% 直接发自基底动脉。

2. 变异　基底动脉开窗见于 1.33% 的解剖病例和 0.12% 的造影病例。

开窗或节段性双干是少见的先天性异常。在一项 5190 例脑血管造影的回顾中,发现 37 例(0.7%)动脉开窗,其中所有的开窗与之相关的动脉瘤的发生率为 7%。表 1-7 是有报道的颅内开窗的汇总表。

表 1-7　颅内动脉开窗

血管
ICA
A1 段
单支大脑前动脉
Ml 段
后交通动脉
P1 段
椎动脉
基底动脉

第十节 静脉系统

关于颅颈静脉系统最重要的事实是：

1. 静脉解剖的高度变异性。

2. 颅颈静脉结构的广泛连接。

3. 颅内静脉系统无静脉瓣。

4. 在颈部,有几个相对特定的位置存在静脉瓣。

另有两个实用的一般规律是：

1. 静脉结构的大小与其他的静脉结构呈负相关。例如,如果 Labbes 静脉较粗大,则 Troland 静脉通常较细。

2. 除解剖变异之外,任意静脉的粗细及其血流方向随患者的头颈位置、是否存在病变等而有很大的变化。

由于静脉系统的变化如此之大,下面的论述集中在最常见的静脉解剖形态及与临床有关的变异。完全描述已知的变异,将是乏味的和无用的。

一、颅外静脉

(一)头皮静脉

头皮静脉与颅骨的导静脉有广泛的吻合,尽管在正常情况下造影时看不见这些吻合(图 1-49)。

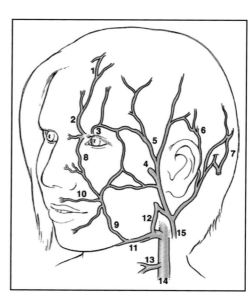

图 1-49 颅外浅静脉

1. 额静脉；2. 滑车上静脉；3. 眶上静脉；4. 颞中静脉；5. 颞浅静脉；6. 耳后静脉；7. 枕静脉；8. 角静脉；9. 面静脉；10. 唇静脉；11. 颏下静脉；12. 下颌后静脉；13. 甲状腺静脉；14. 颈内静脉；15. 颈外静脉

1. 额静脉　引流颅骨前部、前额,与滑车上静脉和眶上静脉连接。

2. 滑车上静脉　引流额部皮肤、前额,在眶上静脉内侧下行。

3. 眶上静脉　引流额部头皮、前额,于眼眶上缘,滑车静脉外侧,与眶静脉及角静脉吻合。

4. 颞中静脉　引流颞前区,汇入颞浅静脉。

5. 颞浅静脉　通常与相对应的颞浅动脉伴行。在耳前下行,穿过腮腺,收集上颌静脉,形成下颌后静脉,最后引流入颈内静脉(IJ)或颈外静脉(EJ)。

6. 耳后静脉　引流耳后区,与 IJ 或 EJ 连接。

7. 枕静脉　收集枕部、颈后区,与颈深静脉、椎静脉吻合,通过乳突导静脉与横窦吻合。汇入 EJ 或 IJ。

(二)眶静脉

眶静脉包含一个重要的颅内外静脉系统的吻合。在颈动脉海绵窦瘘时,将明显增粗。

1. 眼上静脉(SOV)　最大、最恒定的眶静脉。起自眶顶内侧下方的滑车附近,行向后内,汇入海绵窦。眼静脉内正常的血流方向是从颅外到颅内,如果 SOV 内的血流方向相反,说明可能有颅内静脉高压。SOV 与眶上静脉、角静脉相吻合。

2. 眼下静脉　较 SOV 显著细小,通过几支吻合静脉(前、内、后吻合静脉)与 SOV 相通,也向海绵窦引流或直接汇入眼上静脉。

3. 眼内静脉　存在于部分病例。

(三)面静脉(图 1-49 和图 1-50)

1. 角静脉　角静脉由滑车上静脉和眶上静脉汇合而成。在鼻旁眶内侧下行,与眶静脉相连,下继于面静脉。

2. 面静脉　面静脉(又名面前静脉)是角静脉的延续。起自眼睑角,斜经面部,于下颌骨下缘与颏下静脉及下颌后静脉汇合,回流入 IJ。在行程中接受眶部、面肌、颏下区的侧支。与面深静脉、翼丛、海绵窦有广泛的吻合。

3. 翼丛　翼丛是网状静脉巢,在颞肌及翼外肌之间。经面深静脉与面静脉相连,接受面深静脉及咽喉部的大量静脉侧支。通过行经棘孔、卵圆孔的导静脉与海绵窦相连。通过上颌静脉汇入 IJ。

图 1-50 颅外深静脉

1. 眶上静脉;2. 眶下静脉;3. 角静脉;
4. 面静脉;5. 翼丛;6. 面深静脉;7. 上
颌静脉;8. 面总静脉;9. 枕下静脉;
10. 咽静脉

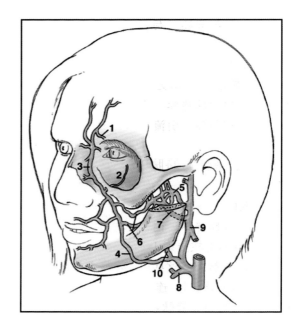

4. 面深静脉　连接面静脉及翼丛。

5. 上颌静脉　连接翼丛,行向后方,汇入颞浅静脉,形成下颌后静脉。

6. 唇静脉　上下唇静脉分别引流上下唇,汇入面静脉。

7. 下颌后静脉(又名颞上颌静脉)　由上颌静脉与颞浅静脉合并而成,行经腮腺内,汇入面静脉。

8. 面总静脉　由面静脉、下颌后静脉的前舌支及交通静脉汇成,接受来自颏下、舌、甲状腺支流回流入 IJ。

9. 颏下静脉　引流口底,行于下颌下方,汇入面静脉。

(四)颈静脉

1. 颈内静脉(IJ)　IJ 起自颈静脉窝,是乙状窦的延续。IJ 起始部的扩大被称为颈静脉球。IJ 行于颈动脉鞘内,在颈总动脉的后外侧,与两侧的锁骨下静脉汇合后,形成头臂静脉。在 IJ 与锁骨下静脉汇合处,可有静脉瓣。通常右侧 IJ 为主侧。

2. 颈外静脉(EJ)　由下颌静脉的后支及耳后静脉汇合而成。起于下颌角下方,经胸锁乳突肌回流入锁骨下静脉。在 EJ 与锁骨下静脉汇合处,可存在静脉瓣。

3. 枕下静脉　引流枕下区,与椎静脉丛及颈深静脉相连。

4. 颈深静脉　与颈深动脉伴行,引流枕动脉和颈部肌肉血供,终止于椎静脉尾侧。

5. 椎静脉　起自高颈段复杂静脉丛、接髁导静脉,沿横突孔伴随椎动脉下行,出 C~6~ 横突孔,汇出无名静脉。

6. 甲状腺静脉　甲状腺上、下静脉引流甲状腺,汇入 IJ。

7. 咽静脉　引流咽后区汇入 IJ。

二、颅骨的静脉结构

颅内、外静脉系统由一吻合丰富的静脉网连接。

1. 板障静脉　内外板之间的骨松质包含有吻合丰富的静脉网,但一般不越过骨缝,且不能在造影上显影。与脑膜静脉、骨膜静脉、硬膜窦有丰富的吻合。

2. 导静脉　这些静脉连接颅外静脉与颅内静脉窦。

(1)顶导静脉:连接头皮静脉及上矢状窦。

(2)乳突导静脉:连接枕静脉、耳后静脉与乙状窦。

三、脑膜静脉

脑膜静脉位于硬膜外表面,每支与同名脑膜动脉伴行。脑膜前静脉汇入侧裂浅静脉形成蝶顶窦。

四、颅内静脉窦

硬膜窦是静脉管道,位于脑膜与硬膜的骨内层之间,较硬且无瓣膜,可有小梁、束带、条索、桥接,以及蛛网膜颗粒;蛛网膜颗粒(pacchionian granulations)在大体观为突入静脉窦的蛛网膜粒。其直径最大可达 1cm,在造影时勿将其误认为血栓(图 1-51)。硬膜窦也存在于大脑镰及小脑幕上,共有上、下两组硬膜静脉窦。

五、上组

上组主要引流大脑及颅骨大部(图 1-52)。

1. 上矢状窦(SSS)　SSS 位于大脑镰及颅骨内板下的硬膜汇合处、正中矢状浅沟内。起自鸡冠,止于窦汇。SSS 的横径在额区为 4mm,枕区为 10mm。"1/3 法则"认为治疗时闭塞前 1/3 上矢状窦一般是安全的,多无明显的静脉梗死风险

图 1-51　蛛网膜颗粒
静脉造影显示横窦内的一个蛛网膜颗
粒(箭头)。蛛网膜颗粒在静脉造影像
上呈圆孔状,与腔内血栓所致的血流
"流空"相似

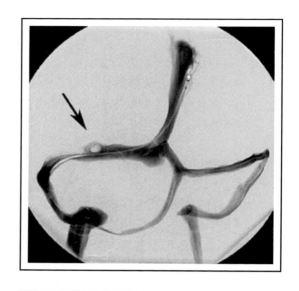

图 1-52　上组硬脑膜静脉窦
1. 上矢状窦;2. 下矢状窦;3. 直窦;
4. 枕窦;5. 横窦;6. 乙状窦

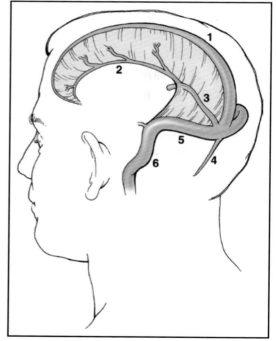

(前 1/3 上矢状窦缺如并不少见,常出现于旁正中额叶皮层静脉发达,提供侧支引
流到冠状缝附近的上矢状窦的病例)。皮层静脉属支主要集中在中 1/3,而后 1/3
属支数目及管径相对下降。

静脉连接：

①面及鼻静脉。盲孔静脉：尽管有学者否认它的存在，但是确有盲孔静脉收集鼻静脉血流经颅前窝底汇入额叶皮层静脉，最后流入上矢状窦的情况。最为典型的盲孔静脉仅见于新生儿。

②头皮静脉。

③皮层静脉。

④"中间静脉"板障静脉、脑膜静脉、导静脉。在静脉窦闭塞的情况下，这些结构可提供重要的侧支通路。

⑤SSS优势引流方向：最多见于右侧横窦（59％），左侧横窦（25％），均势（16％）。

2. 下矢状窦　下矢状窦相对较小，行于大脑镰内侧稍上方。起自大脑镰的前中 1/3 交汇处，胼胝体上方，终于镰幕顶，与 Galen 静脉汇合形成直窦。该窦在婴儿和儿童较明显，成年少见。

静脉连接：经由镰状静脉与大脑镰、胼胝体、大脑半球内侧面及 SSS 相连接。

3. 直窦　直窦由下矢状窦和 Galen 静脉组成。在胼胝体压部下方，行向后下，至枕内隆突。直窦的平均长度为 5cm，引流入窦汇，或主要引流入一侧的横窦，通常是左侧。直窦在多数情况下为一支，约 15％ 为双干或三干。

静脉连接：①蚓部静脉；②脑幕窦；③小脑半球静脉。

4. 枕窦　65％ 的病例有枕窦，行于中线，小脑幕附着缘内，连接窦汇及边缘窦。

5. 窦汇（torcular Herophili，图 1-53）　由 SSS、直窦、横窦、枕窦汇合而成。不对称，变异较多。SSS 优势引流入右侧横窦，而直窦则优势回流入左侧横窦。10％～15％ 的病例，SSS 回流入一侧横窦，且左右侧横窦无直接的连接。

6. 横窦　横窦（又名侧窦）行于小脑幕外缘。自枕内隆凸至颞骨岩底。

50％ 的病例左右不对称，右侧横窦通常较粗大。20％ 的病例一侧横窦部分或全部发育不全，常为左侧，这时，血流通过 Labbé 静脉回流至乙状窦。

静脉连接：

①SSS，对侧横窦及直窦。

②颞叶和枕叶的下、外侧静脉，包括 Labbé 静脉。

③岩上窦。

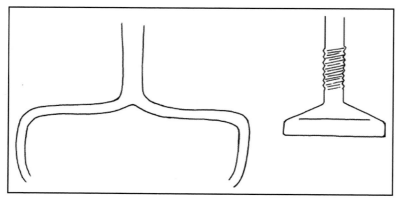

图 1-53 窦汇

窦汇是以解剖学家 Herophili Chalcedon 的名字命名的。"torcular"一般认为源自古希腊文字"wine press(酿酒用榨汁机)",4 支静脉汇合一处,其形状就像"wine press"(右图)。

而有的学者认为这是一个误译。窦汇就是指枕骨内板的凹陷处,该处容纳静脉汇合点

④脑幕窦。

⑤小脑静脉。

⑥乳突导静脉。

⑦枕导静脉。

⑧岩鳞窦。见于 19％的病例。起自横窦发出岩上窦之前。越过岩骨上外侧,经一或两条通路出颅骨。

• 前下方向,经颧弓下方后关节孔入颌下静脉。

• 前内方向。经卵圆孔入翼丛。

7. 乙状窦 乙状窦起自横窦离开脑幕缘,形成柔和的 S 形弯曲,终于颈静脉球,延续为颈内静脉。

静脉连接:①横窦和颈内静脉;②枕下肌和头皮静脉及椎静脉丛,经过乳突及髁突导静脉。

8. 小脑幕窦 小脑幕窦是位于小脑幕中间及外侧边缘的静脉通道,在胎儿发育期常见,亦可见于 12％～83％的成人。常以蜡烛底座的形式收集单一通道、多通道或静脉湖的血流。

静脉连接:①横窦;②直窦;③基底静脉(Rosenthal vein)中间脑幕窦的最常见形式;④颞叶皮层静脉;⑤Labbé 静脉引流外侧脑幕窦,见于 56.4％的病例;⑥小脑静脉。

六、下组

下组主要引流侧裂静脉、脑的下表面及眶部静脉(图 1-54)。

1. 海绵窦复合体　尽管文中将海绵窦作为一个整体结构描述,但事实上它是一个被静脉通路分隔开来的复杂结构。每一侧的海绵窦位于蝶骨体外侧,自眶上裂至岩尖。海绵窦的前后部由海绵间窦(又称环窦)连接,环绕蝶鞍,并与基底静脉丛相连。海绵间窦由位于鞍前的前腔窦和位于鞍后的后腔窦组成,有时还包括下腔窦。第Ⅲ、Ⅳ对脑神经及第Ⅴ对脑神经的第 1 和 2 支穿行海绵窦的外侧壁,ICA、交感神经丛和第Ⅵ对脑神经被海绵窦内的纤维条索悬挂在窦内。

(1)静脉连接:输入静脉。

①眶静脉包括眼上、眼下静脉。

②大脑中浅静脉。

③蝶顶窦。

④钩静脉。

⑤海绵间窦。

⑥脑膜静脉。

⑦圆孔静脉。

(2)静脉连接:输出静脉。

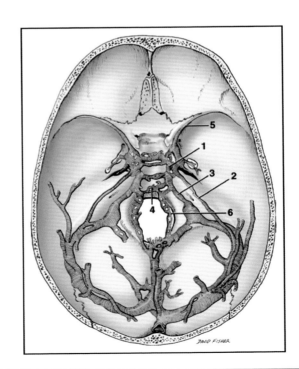

图 1-54　硬脑膜静脉窦的下组
1. 海绵窦;2. 岩上窦;3. 岩下窦;4. 基底静脉丛;5. 蝶顶窦;6. 边缘窦

①岩上窦。

②岩下窦。

③基底静脉丛。

④翼丛,经过卵圆孔、破裂孔、Vesalius 孔的导静脉。

⑤岩枕窦和(或)岩斜窦。

⑥颈内动脉静脉丛(Rektorzik)。

2. 海绵侧窦 为海绵窦侧壁硬膜内静脉通路。在尸检标本中 24.1% 可见。是大脑中浅静脉系统常见引流途径,也可不如钩静脉常见。

可能的引流途径:①经颅底血管吻合到达翼丛(如卵圆孔静脉),占 21.4%～27%;②到达岩上窦,占 18%～71%;③到达海绵窦后部,占 7%～32%;④与海绵窦后部合并,占 23%;⑤直接到达海绵窦主体,63.5%。

3. 副海绵窦 是在颅中窝海绵窦侧方走行的一组静脉,主要引流侧裂静脉(中浅静脉),39%～46.5%病例可见。

引流变异:①经颅底血管吻合到达翼丛(如卵圆孔静脉),占 44%;②到达岩上窦,33%;③到达海绵窦主体,5%;④与海绵窦主体合并,18%。

4. 岩上窦 岩上窦起自横窦,止于海绵窦。沿颞骨岩部上缘的脑幕附着带走行。文献认为血流方向是自后向前。

静脉连接:①横窦;②岩静脉;③中脑外侧静脉;④小脑静脉;⑤鼓室腔的引流静脉;⑥海绵窦。

5. 蝶顶窦 蝶顶窦(又名 Breschet 窦)是行于蝶骨小翼之下,汇入海绵窦、翼丛、岩下窦或横窦。主要的引流方向存在争议。传统教课书认为是侧裂静脉的延续。而另外一些血管造影及病理资料表明"蝶顶窦"实际上错误地包含了脑膜中静脉前支,以及连接中静脉前支到海绵窦的蝶骨小翼静脉窦。大脑中浅静脉独立引流至海绵窦。只有当窦的两端均有其他静脉结构存在时,才是真正的"蝶顶窦"。

6. 岩下窦 岩尖及斜坡之间的浅沟内(Dorello 管)。自海绵窦后部至颈静脉球的前上部。约 39% 的病例,左右两侧的岩下窦明显不对称,8% 的病例,岩下窦缺如或至少一侧缺如。

静脉连接：

①海绵窦。

②基底静脉丛。

③内听静脉。

④小脑和脑干静脉。

⑤颈内静脉球。

——副颈内静脉：岩下窦向颅外的延续。与颈内静脉平行向下,在颅底下方约 40cm,C_4 水平汇合,约 34.6％双侧可见(图 1-55)。

——髁前静脉到椎静脉丛(非常常见)。

——髁侧静脉到椎静脉丛(不常见)。

——直接到椎静脉丛,不与颈内静脉汇合(少见)。

7. 岩枕下静脉(图 1-56)　是连接颈内动脉静脉丛和颈内静脉球的主要颅外静脉通路。该静脉普遍存在,占 83.3％。与岩下窦(IPS)伴行,中间隔以一薄骨片。当岩下窦不通,微导管无法通过时,该静脉是到达海绵窦的一个选择途径。

(1)静脉连接：输入静脉。①颈内动脉静脉丛(Rektorzik);②海绵窦,约 10％;③与 IPS 小沟通;④斜坡区板障静脉。

(2)输出静脉。①颈静脉球;②颈静脉球上方的岩下窦,15％;③髁前静脉,20％。

8. 基底静脉丛(又名斜坡静脉丛)　指铺展于斜坡背面的硬膜静脉网。

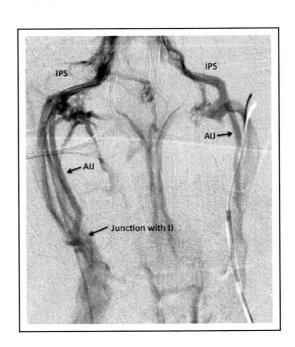

图 1-55　副颈内静脉

造影(后前位)可见双侧岩下窦(IPS)引流入平行走行的副颈内静脉(AIJS),后者在颅底下方汇入颈静脉

图 1-56 岩枕下静脉
侧位造影可见岩枕下静脉（IPOV）与岩
下窦（IPS）平行走行

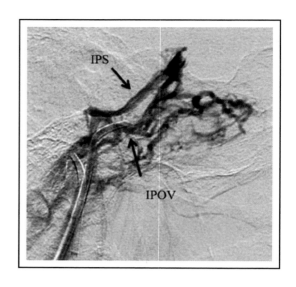

静脉连接：①海绵窦；②岩下窦；③边缘窦。

9. 边缘窦 位于枕骨大孔边缘，引流入颈静脉球，与枕窦和椎静脉丛吻合。

10. 髁前静脉丛（图 1-57） 见于几乎所有的病例。在舌下神经管前方引流颅内静脉入椎静脉（直立位）。

图 1-57 髁前静脉丛
左侧造影（后前位）可见髁前静脉丛
（ACC）、髁前静脉（ACV）、髁侧静脉
（LCV）、髁后静脉（PCV）。岩下窦（IPS）
非常细小或闭塞

静脉连接：①髁前静脉（又称舌下神经静脉丛）：双侧可见占 96%。连接椎前静脉丛，被认为是脊髓根静脉吻侧部。②髁侧静脉：79% 双侧可见，连接颈内静脉与椎静脉丛。③髁后静脉（髁突导静脉）：引流到颈深静脉和椎静脉水平段。④颈内静脉。⑤岩下窦。⑥从颈内动脉静脉丛引流入岩枕下静脉。

11. 椎前内静脉丛　该静脉丛常存在于颈椎内椎动脉前内侧。

静脉连接：①髁前静脉；②椎动脉静脉丛；③约 37.5% 的病例现与基底静脉丛有吻合。

12. 椎动脉静脉丛　该丛是位于椎动脉周围的静脉网。其水平部位于枕下区域，围绕着椎动脉形成网格，有学者称这为枕下海绵窦。椎动脉静脉丛加上椎前内静脉丛为直立位情况下颅内静脉引流起重要作用。

静脉连接：①髁侧静脉；②髁后静脉；③椎前内静脉丛；④枕下静脉丛；⑤与颈深静脉吻合；⑥无名静脉。

七、幕上皮层静脉

皮层静脉引流外表面 1～2cm 深的皮层及皮层下白质（图 1-58）。无静脉瓣。相互之间呈负相关，如当一侧的静脉比较粗大，其他静脉通常较细小。脑皮层静脉回流通常有 3 个主要途径。

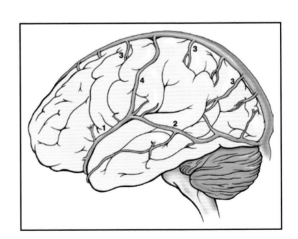

图 1-58　皮层浅静脉
1. 侧裂静脉（Sylvian 静脉）；2. Labbé 静脉；3. 凸面上静脉；4. Trolard 静脉

1. 侧裂静脉　侧裂静脉(又名大脑中浅静脉)起自外侧裂的后 1/3。
行经侧裂的外侧部,引流侧裂周围脑岛叶、岛盖部皮质和部分额叶、颞叶血液。
(1)吻合:
①经钩静脉或岛静脉进入深静脉。
②与 Labbé 或 Trolard 静脉吻合进入皮层静脉。
③经脑膜中静脉入硬膜静脉。
(2)变异:
①19%的病例中浅静脉缺如。
②变异或小且直的平行通道经小脑幕窦入横窦。
③经典的引流入海绵窦仅占 20%。
④引流入副海绵窦占 39%。
⑤引流入海绵侧窦见于 22%的病例。

2. 颞枕静脉　引流颞叶、枕叶、部分顶叶皮层静脉入横窦。
Labbé 静脉(又名枕颞静脉)是自侧裂静脉并跨越颞叶凸面到横窦的最粗大静脉。可见于 83%的一侧或双侧半球解剖标本上,在优势半球尤为常见。行于枕颞沟,可与小脑幕硬膜窦有重要吻合。

3. 凸面上静脉　每侧半球平均约 14 支,引流上外侧、上内侧皮层血液入上矢状窦。在前部额区,静脉与上矢状窦成直角汇入;而在顶枕区,汇入角度逐渐变锐(与上矢状窦内的血流方向相反)。枕区的静脉在进入窦前,多在蛛网膜下隙内走行相当长的距离,可被误认为静脉畸形。
(1)Rolando 静脉行于中央沟内。
(2)Trolard 静脉(又名额顶静脉)是连接侧裂及上矢状窦最大的吻合静脉。在非优势半球最为明显。

八、深静脉系统

深静脉系统引流脑室周围白质、基底节及丘脑区的血液(图 1-59)。与离心型引流的皮层静脉系统不同,深静脉系统为向心性引流。深静脉可分为脑室组(室管膜下静脉和大脑内静脉)、脑池组(主要包括 Rosenthal 基底静脉及其属支)。

1. 髓静脉　髓静脉是引流脑白质的一系列静脉,起点为距皮层 1~2cm 深处,回流入室管膜下静脉,走行平直,与室管膜下静脉成直角。

2. 室管膜下静脉
(1)隔静脉:起自侧脑室额角的外侧部,沿透明隔行向后内。在大多数病例,隔静脉汇入丘纹静脉形成大脑内静脉。静脉角是隔静脉与丘纹静脉之间的夹角。虽然认为在造影上的静脉角是 Monro 孔的大致位置,但约 47.6%的半球,隔静脉汇

图 1-59 深静脉系统

1. 髓静脉；2. 室管膜下静脉；3. 隔静脉；4. 尾状核前静脉；5. 丘纹静脉；6. 大脑内静脉；7. 基底(Rosenthal)静脉；8. 大脑大(Galen)静脉

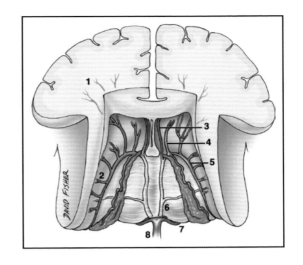

入大脑内静脉的位置在 Monro 孔之后平均 6mm 处。隔静脉引流额叶白质深部及胼胝体前部血液。

(2)尾状核前静脉(又名尾状核长静脉、尾状核前下静脉)：尾状核前静脉是尾状核内侧面的一组静脉属支，回流入丘纹静脉。

(3)丘纹静脉：尾状核及丘脑间沟的静脉属支汇合成为丘纹静脉，行向内侧的 Monro 孔，与隔静脉汇合而成大脑内静脉。引流额叶后部、顶叶前部、尾状核、内囊的血流。与其名称不符的是，丘纹静脉并不主要引流丘脑属支。

(4)内、外侧脑室三角区静脉：引流三角区的脑室壁，可直接汇入大脑内静脉、Rosenthal 基底静脉或 Galen 静脉。

3. 大脑内静脉 由隔静脉及丘纹静脉在 Monro 孔之后汇合而成。向后与对侧的大脑内静脉汇合形成 Galen 静脉。大脑内静脉接受室管膜下静脉属支，在 Galen 静脉之前，还接受同侧 Rosenthal 基底静脉。平均长度 30.2mm，引流额叶后部、顶叶前部、尾状核、豆状核及内囊血流。

4. Rosenthcl 基底静脉(又名基底静脉) 是深静脉通路的终点，在胚胎发育过程中收集来自端脑深部、间脑腹侧、中脑的血液，最终引流入 Galen 大静脉。尽管存在很多变异，基底静脉一般起自大脑前穿支下方，向后内越过颞叶钩状回上方，继续向后经大脑脚前方进入环池，围绕脑干急转向上，越过钩状回后部向后、向内、向上进入 Galen 大静脉。

(1)节段：

①直段(又名第一段，或前段)起于前穿支下方的静脉属支，向后延伸到大脑脚前方。

②大脑脚段(又名第二段或中段)：起自大脑脚前方，止于中脑旁静脉前方中脑

沟水平。

③中脑段(又名第三段或后段):从中脑沟水平到 Galen 大静脉。

(2)属支。

①第一段。

a. 大脑前静脉:起源于视交叉附近,胼周静脉和终板旁静脉属支汇合而成,经前交通静脉与对侧同名静脉相互沟通。

b. 大脑中深静脉:在岛叶附近由岛前静脉、旁中央岛静脉、中央岛静脉、岛后静脉汇合而成。

c. 纹状体下静脉。

d. 嗅静脉。

e. 额眶静脉。

f. 颌前静脉(又名 Durernay 中长结节静脉)。

g. 来自视交叉:视束的静脉。

②第二段。

a. 大脑脚静脉(又名脚间静脉):接受来自丘脑下静脉血液,与脑桥中脑前静脉沟通。提供一个潜在的左右基底静脉侧支循环(又名后交通静脉)。

b. 侧脑室下静脉:由侧脑室室管膜下、脉络膜下、海马前、海马前纵、钩静脉属支组成。后者可以与海绵窦吻合。

③第三段。

a. 中脑外侧静脉与岩静脉吻合。

b. 丘脑后静脉。

c. 颞叶内侧/颞枕静脉。

d. 其他属支:内侧静脉、室管膜下外侧静脉、小脑旁中央静脉、蚓上静脉、胼胝体压部静脉、丘脑上静脉偶尔可见。

(3)变异:基底静脉的任何一段均可被拆分,形成吻合通路。此外,胚胎型小脑幕窦可不退化,引流基底静脉各个节段。根据基底静脉流出通道的不同分为以下几组变异。

①端脑组(43%):自前交通静脉、钩静脉引流,更多的是向大脑中深静脉引流。

②间脑组(35%):向侧脑下和(或)大脑脚静脉引流。

③被盖脑桥组(11%):向中脑外侧静脉引流。

④顶盖组(6%):向蚓上静脉和(或)颞枕内侧静脉引流。

⑤永存小脑幕窦(12%):向端脑或间脑组引流。

⑥10%与 Galen 大静脉无沟通。

⑦36.9%的病例第一段与第二段无连接。

⑧典型的基底静脉:三段齐全,均向 Galen 大静脉引流。

5. Galen 静脉（又名大脑大静脉） Galen 静脉起自四叠体池，由大脑内静脉汇合而成。先行向后上至小脑幕顶，汇入直窦。长度 5～20mm。

静脉连接：

①胼周后静脉；②下矢状窦；③大脑内静脉；④小脑上静脉；⑤小脑旁中央静脉；⑥四叠体静脉；⑦中脑后静脉；⑧直窦。

九、幕下静脉系统

颅后窝的静脉可按照引流方向进行分组（图 1-60）。

1. 上（Galen 静脉）组 这些静脉引流小脑半球上部、蚓部、中脑的供血。

（1）小脑旁中央静脉：小脑旁中央静脉位于中线、非成对，接受小脑半球上部及蚓部的静脉属支，行向后上，与第四脑室顶平行，在下丘后部汇入 Galen 静脉。

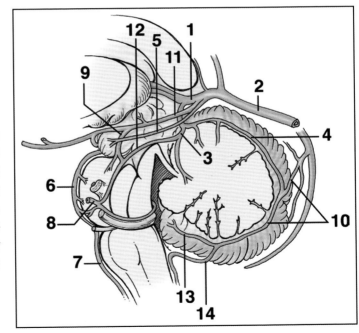

图 1-60 幕下静脉系统
1. 大脑大（Galen）静脉；
2. 直窦；3. 小脑旁中央静脉；4. 蚓上静脉；5. 基底（Rosenthal）静脉；6. 中脑脑桥前静脉；7. 髓前静脉；8. 岩静脉；9. 中脑外侧静脉；10. 蚓下静脉；11. 中脑后静脉；12. 臂静脉；13. 扁桃体后上静脉；14. 扁桃体后下静脉

（2）蚓上静脉：成对，起自小脑旁中央静脉后的顶部分支。上行与小脑旁中央静脉同时或在之前汇入 Galen 静脉。

（3）中脑后静脉：起自脚间窝，绕中脑汇入 Galen 静脉或大脑内静脉。

2. 前（岩静脉）组　引流脑干及小脑前部，回流至岩上窦及岩下窦。脑干的静脉与脊髓静脉相似，有横、纵两部分，最后引流入脊髓静脉。

（1）脑桥中脑前静脉：沿脑桥前突走行，位于中线的非成对静脉，连接下方中线的髓前静脉（下继于脊髓前静脉）和大脑脚静脉（位于脚间池），也可能连接岩静脉和 Rosenthal 基底静脉。

（2）岩静脉（又名 Dandy 静脉）：岩静脉由来自脑桥、延髓、小脑的无数小静脉汇合而成，长 2～2.5cm。行于三叉神经的前外侧，在内耳道上方汇入岩上窦。

（3）中脑外侧静脉：行于中脑外侧沟，与中脑后侧静脉及岩静脉相吻合。

3. 后（小脑幕）组　这些静脉的引流方向是小脑幕。

蚓下静脉：成对，由上下扁桃体后静脉汇合而成。接受蚓部及小脑半球的属支，沿下蚓部行向后上，回流入小脑幕、直窦、横窦。

十、颅内静脉系统的变异

颅内静脉系统变异很大，只详述几种。

1. 发育性静脉异常　又称静脉瘤或脑静脉畸形，是一种正常变异，由小的髓样静脉网汇合成单一的粗大中央静脉（第 16 章），约占尸检病例的 2%。影像上有特征性的放线状表现。推测是髓样静脉过度增生以代偿邻近的其他静脉结构的缺如或闭塞。常在海绵状血管畸形附近被发现，在海绵状血管畸形患者中，29% 有相关的发育性的静脉异常。实际上，在发育性静脉异常的局部静脉淤血，被认为有助于海绵状血管畸形的形成。

2. Galen 静脉畸形　该畸形包括明显扩张的永存前脑中间静脉，即 Galen 静脉的胚胎前体（第 14 章）。起自脉络膜前动脉、脉络膜后动脉及大脑前动脉的多支供血动脉直接流入曲张的静脉。畸形的发生先于 Galen 和直窦的形成。静脉经镰状窦回流入上矢状窦，直窦发育不良或缺如。深静脉系统一般不与畸形相通，但确有病例报道发现在 Galen 静脉畸形得到治疗后，有与正常深静脉的沟通。

3. Chiari Ⅱ畸形　在 Chiari Ⅱ畸形中（图 1-61），颅后窝狭小，直窦成直角向下。窦汇在枕骨大孔水平或以下。

4. Dandy-Walker 复合畸形　先天性的综合征包括第四脑室囊状扩张,颅后窝扩大(图 1-62)。直窦及窦汇位置高起,横窦向下成角。

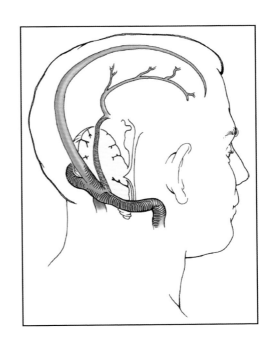

图 1-61　Chiari Ⅱ 畸形
特点是异常狭小的颅后窝,直窦向下成角,
横窦低位

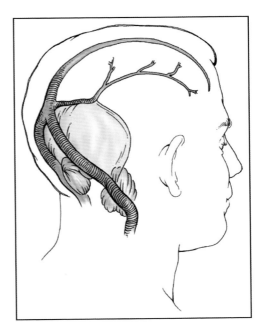

图 1-62　Dandy-Walker 复合体
第四脑室囊性扩张使颅后窝异常变大,并使
得小脑幕、直窦和窦汇上移

第十一节 脊椎神经血管解剖

脊椎,尤其是脊髓,由一组相对细小且变异较大的动脉供血,引流静脉也同样细小且多变。脊椎血供较为恒定的构筑学特征有:节段动脉供应脊椎的相应节段,也可能供应脊髓外的动脉,后者再进一步供应脊髓内的内在动脉。同样,脊髓内的静脉回流入脊髓外表面的静脉,然后进入硬膜外的静脉和椎旁静脉结构。

当评价脊椎血管病时,这些血管都应考虑在内(表 1-8)。

表 1-8 脊椎的供血动脉

椎体节段	供血动脉	通常源自
$C_{1\sim2}$	咽升动脉	颈外动脉
	枕动脉	颈外动脉
	椎动脉	锁骨下动脉
	颈升动脉	甲状颈干
	颈深动脉	肋颈干
$C_{3\sim7}$	椎动脉	锁骨下动脉
	颈升动脉	甲状颈干
	颈深动脉	肋颈干
$T_{1\sim3}$	肋间上动脉	肋颈干
$T_{3\sim4}$	T_4(上)肋间动脉	主动脉
$T_{5\sim12}$	$T_{5\sim12}$肋间动脉	主动脉
$L_{1\sim4}$	腰动脉	主动脉
L_5	骶中动脉	主动脉下部分叉
	髂腰动脉	髂内动脉
骶椎	骶中动脉	主动脉下部分叉
	髂外侧动脉	髂内动脉

一、脊髓血供的一般特点

1. 节段动脉供应纵向长轴系统。
2. 节段静脉引流是自纵向脊髓系统至纵向硬膜外及椎旁静脉系统。
3. 节段间及两侧的吻合很常见。
4. 节段血管与纵向系统的连接形式多样(表 1-9)。

表 1-9 脊髓血管吻合

吻合源自	吻合通向	注释
腰动脉和肋间动脉	根髓动脉或根软膜动脉	侧-侧及节段间吻合常见
肋颈干	颈膨大动脉	脊髓动脉可单独起自肋颈干或锁骨下动脉
颈升动脉	脊髓前动脉	
颈深动脉	脊髓后外侧动脉	
脊椎节段动脉	脊髓前或脊髓后外侧动脉	
枕动脉,肌支	脊髓动脉经脊椎节段动脉	
咽升动脉,肌支	脊髓动脉经脊椎节段动脉	

二、脊髓动脉解剖总论

1. 椎动脉供应脊髓

(1)脊髓前动脉:自两侧椎动脉远端各发出一短支,向下成 V 形汇合于中线,形成单干,自椎基底结合部下行于脊髓腹侧沟内。有时 V 字的一支发育不良,则脊髓前动脉起自一侧的椎动脉远端。

(2)脊髓后外侧动脉:起自每侧椎动脉远端或小脑下后动脉(PICA)近段,沿脊髓后面下行。供应脊髓后部的椎动脉分支主要分两部分。每一部分的变异与椎动脉远段的粗细、行程有关,也与 PICA 的起点高低有关。

①脊髓后动脉:起自椎动脉颅外段的远端或起于颅外的 PICA 近段(较常见)。脊髓后动脉在脊神经后根的背侧、沿脊髓后部下行。

②脊髓外侧动脉:也起自椎动脉远段或 PICA 近段。但在 $C_{1\sim4}$ 脊神经后根的腹侧、脊髓的后外侧下行。在 C_4 或 C_5 水平,脊髓外侧动脉汇入同侧的脊髓后动脉。

(3)节段性分支:小的成对的血管供应颈部的肌肉和骨骼。可供应随神经根走行的前或后根髓支。这些根髓动脉可连接脊髓前或脊髓后外侧动脉以对这些纵向的脊髓动脉进行节段性供血。但常低于 C_3 水平。

(4)颈膨大动脉:输入颈段脊髓前动脉的最粗大的根髓动脉,有时被称为颈膨大动脉。常起自椎动脉,也可起自肋颈干(图 1-63),或直接起自锁骨下动脉。

2. 颈深动脉
起自肋颈干或直接起自锁骨下动脉的第二部分,是一成对的纵向供血系统,位于脊椎横突后方。广泛分布于肌肉,与椎动脉吻合,并向 C_7 和 C_8 根髓动脉供血。也是低位颈髓的潜在血供来源。

3. 颈升动脉
甲状颈干的分支,位于脊椎横突前的脊椎纵向血管系统。供应肌肉,并与椎动脉吻合,也可向根髓动脉供血。

4. 肋间上动脉
起自甲状颈干或直接起自锁骨下动脉。下行供应数个脊髓节段,一般供应 C_7、C_8 的根髓动脉或其下 1~2 个节段。分支供应颈胸结合部的骨骼、结缔组织、肌肉,一般是 T_1 和 T_2,并与 T_3 存在侧支吻合。该动脉偶尔直接起自主动脉。

图1-63 颈膨大动脉

颈膨大动脉常通过肋颈干造影显影。而图示的颈膨大动脉是通过甲状颈干注射而显影。注意连接脊髓前动脉时动脉的发卡形转向（箭头所指）

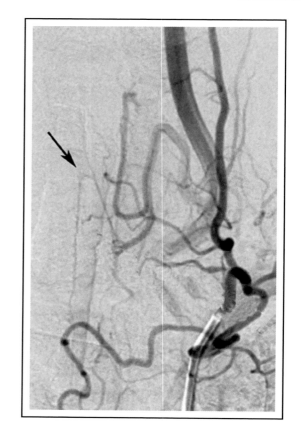

5. **肋间动脉（又名肋间后动脉）** 通常,有9对肋间动脉起自主动脉,偶尔也见共干起始。肋间动脉发出分支至脊髓、椎旁组织,然后,在肋下进入肋沟。在相邻的肋间动脉之间有很多吻合。肋间动脉有几个基本分支。

(1)背侧支:分出脊椎支供应骨髓和硬膜,然后,再发出根髓支供应神经并可能供应脊髓。外侧和内侧肌皮支供应后部的肌肉及其表面的皮肤。

(2)肋间动脉吻合支:这些分支连接邻近的肋间动脉。

(3)肌支:供应外侧及前胸壁肌肉,与腋动脉的胸外侧分支相吻合。

(4)外侧皮支:供应肋间神经及胸壁外侧皮肤。

(5)到达肋骨及胸壁深部组织数量较多的小分支。

6. **腰动脉** 通常有4对腰动脉起自主动脉。在同侧腰动脉之间及对侧腰动脉之间有吻合支,腰动脉分支与肋间动脉分支相似。

（1）背侧支：背侧支发出骨骼支供应椎体，然后通过中央后支，发出脊椎支供应椎管前区的骨骼及硬膜，发出板前支供应椎管后部。在两者之间，脊椎动脉发出根动脉，供应神经并可能供应脊髓。背侧支也有内侧、外侧肌皮支，供应腰部后面的肌肉和相应表面的皮肤。

（2）腰动脉侧支：相邻腰动脉之间的自由吻合。

（3）肌支：供应外侧、后侧肌肉，并与低位肋间动脉、腰动脉、髂腰动脉、腹壁下动脉、髂动脉深环支存在吻合。

7. 髂腰动脉　髂内动脉的后干分支，有分支供应腰大肌，与第 4 腰动脉及 L_5 根动脉相吻合，供应臀肌及腹壁肌肉。

8. 骶外侧动脉　成对的髂内动脉分支供应上部的骶根动脉，与骶内侧动脉有吻合。

9. 骶内侧动脉　下降单支，起自腹主动脉分叉，供应骶骨多个节段。与骶外侧动脉、髂腰动脉吻合。是胚胎发育之前的尾侧主动脉。

三、神经分布区的节段性供血

（一）根动脉（前和后）

沿脊神经进入脊髓的血管，包括腹侧根的前根动脉、背侧根的后根动脉。理论上存在于各个节段，但不一定在每个节段都对脊髓供血。研究表明，在颈段脊髓平均有 2～3 支根动脉连接脊髓，包括 2～3 支前根动脉及 1 支或 2 支后根动脉。在胸腰段，80％的脊髓血供来源于 2 支根动脉。在脊髓全长，供应脊髓的前根动脉为 3～15 支，后根动脉为 14～25 支。最常提及的供应脊髓的根动脉有两类：根髓动脉、根软膜动脉。

1. 根髓动脉　根动脉分支中的前根髓动脉直接连接脊髓前动脉。

（1）Adamkiewicz 动脉（又名根髓大动脉或腰膨大动脉）：在胸腰段供应脊髓前动脉，占下部脊髓血供量的 6.8％，平均管径 0.7mm。它有典型的"发卡样"外观。自根动脉上行，在进入脊髓前动脉处突转下行。

（2）起源变异：几乎所有病例，均起自肋间动脉或腰动脉（T_8～L_2），左侧占 80％。Adamkiewicz 动脉起自腰动脉占 70％。在 4000 例脊髓造影中，仅 3 例主根髓动脉起自 L_3 以下。当起自 T_8 以上或 L_2 以下的情况时，可能有第二主根髓动脉向上或向下供血。

2. 根软膜动脉　根动脉连接软膜血管网,而后根髓动脉连接脊髓后外侧动脉。63%的病例,根髓动脉也会有后根髓动脉供应脊髓后动脉。

（二）虽然很不可思议,但却是真实的历史

Albert Wojciek Adamkiewicz 固执地认为脊髓痨是一种血液传播性疾病,所以他要研究脊髓的血管解剖,以了解细菌的感染途径。剩下的,就是脊髓血管解剖知识了。

四、髓外动脉

下列动脉沿脊髓表面走行(图 1-64)。

1. 脊髓前动脉　脊髓前动脉是纵行动脉,起自椎动脉末端并在脊髓前正中沟内下行,沿途接受根髓动脉的血供。偶尔分成两支,但大多在 $C_{5\sim6}$ 以上。

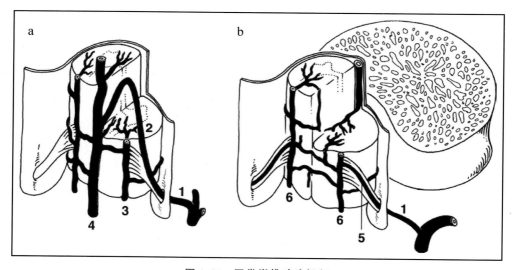

图 1-64　正常脊椎动脉解剖

a. 前面观,根动脉(1),根髓动脉(2),软膜动脉丛(3),脊髓前动脉(4);b. 后面观,根动脉(1),
根软膜动脉(5),后外侧动脉(6)

2. 脊髓后外侧动脉　成对的纵行动脉,起自椎动脉 PICA 起点之前(或 PICA 上)。沿脊髓后外侧断续下行,偶尔接受根软膜动脉的血供输入。在颈段,可能有两对纵行血管,即神经背根腹侧的脊髓外侧动脉及背根背侧的脊髓后动脉;这两个系统在 $C_{4\sim5}$ 平面汇合。一对后部纵行动脉大多数存在于脊髓全长。

3. 软膜血管网　纵向的血管及轴向的连接血管组成的规模不等的血管网,主要与 PSA 吻合,而与 ASA 吻合较少。

4. 圆锥"篮"

(1)ASA 和 PSA 系统在脊髓圆锥下部汇合。

(2)圆锥的重要血供来源是 Desproges-Gotteron 动脉(又名圆锥动脉)。该动脉变化多样,可能来自区间内的髂动脉或其分支,沿着 L_5 或 S_1 的神经根与圆锥"篮"相吻合。

五、脊髓髓内动脉

1. 沟联合动脉　起自 ASA,深入中间沟,营养灰质结构。

2. 放射状穿动脉　起自软膜血管网,行向深部,主要营养白质传导束。

3. 内在吻合　轴向及纵向前毛细血管联合,连接所有平面,还连接该平面的头侧及尾侧血管。

六、脊髓静脉系统

静脉系统在很多方面与相应的动脉系统有类似之处,但也有许多不同,Lasjaunias 把静脉系统描述为"一样,但不同"。

1. 髓内静脉　放射状分布的小静脉,在轴向、纵向均有吻合,全长分布较为均匀。连接腹侧、背侧沟静脉。

2. 髓外静脉

(1)腹内侧静脉和背内侧静脉:多少较为连续的头尾纵行静脉通路,管径或较为一致。与动脉不同的是,腹侧的静脉不是主侧。

（2）腹侧和背侧软膜网：连接髓内放射状静脉与纵向静脉的小静脉。

（3）背侧及腹侧根静脉：连接髓静脉及硬膜外静脉的规模不等的静脉。无明显根静脉的平面可有一纤细的静脉残余。静脉穿硬膜处有相对的缩窄。

（4）在胸段：纵向的腹内侧及背内侧静脉常分成 3 条通路。与颈段及腰段相比，胸段的根静脉常通畅存在。上胸髓向头侧引流，下胸髓向尾侧引流，在胸髓的某个平面可能形成潜在的分水岭区。

3. 硬膜外和椎管外静脉

（1）硬膜外静脉丛：自颅底至骶骨密集的多吻合的静脉网。有外侧的纵向通路及在同一平面的侧-侧吻合。腹侧通路更加显著，无瓣膜。

（2）背侧及腹侧根导静脉：连接硬膜外静脉丛和纵向的椎管静脉（椎静脉、奇静脉、半奇静脉、腰静脉、骶静脉）。

（3）颈区：椎静脉上连枕下静脉丛，下接颈内静脉、颈深静脉。

（4）胸区：右侧，奇静脉；左侧，上下半奇静脉。

（5）腰区：奇静脉，直接进入下腔静脉或左肾静脉。

（6）骶区：髂内静脉。

参 考 文 献

［1］　Osborn AG. Diagnostic cerebral angiography. 2nd ed. Phliadelphia：Lippincott Williams & Wilkins；1999.

［2］　De Garis CF，Black IB，Riemenschnedider EA. Patterns of the aortic arch in American white and negro stocks，with comparative notes on certain other mammals. J Anat. 1933；67：599-618.

［3］　Freed K，Low VH. The aberrant subclavian artery. AJR Am J Roentgenol. 1997；168：481-4.

［4］　La Barbera G，La Marca G，Martino A，et al. Kinking, coiling, and tortuosity of extracranial internal carotid artery：is it the effect of a metaplasia？ Surg Radiol Anat. 2006；28：573-80.

［5］　Reiner A，Kasser R. Relative frequency of a subclavian vs. a transverse cervical origin for the dorsal scapular artery in humans. Anat Rec. 1996；244：265-8.

［6］　Morris P. Practical neuroangiography. Philadelphia：Lippincott，Williams & Wilkins；2013.

［7］　Standring S. Gray's anatomy. 39th ed. New York：Elsevier；2015.

［8］　Handa J，Matsuda M，Handa H. Lateral position of the external carotid artery. Report of a case. Radiology. 1972；102：361-2.

［9］　Teal JS，Rumbaugh CL，Bergeron RT，Segall HD. Lateral position of the external carotid artery：a rare anomaly？ Radiology. 1973；108：77-81.

［10］　Dahn MS，Kaurich JD，Brown FR. Independent origins of the internal and external carotid arteries—a case report. Angiology. 1999；50：755-60.

［11］　Aggarwal NR，Krishnamoorthy T，Devasia B，Menon G，Chandrasekhar K. Variant origin of superior thyroid artery，occipital artery and ascending pharyngeal artery from a common trunk from the cervical segment of internal carotid artery. Surg Radiol Anat. 2006；28：650-3.

［12］　Kaneko K，Akita M，Murata E，Imai M，Sowa K. Unilateral anomalous left common carotid artery：a case report. Ann Anat. 1996；178：477-80.

[13] Zumre O, Salbacak A, Cicekcibasi AE, Tuncer I, Seker M. Investigation of the bifurcation level of the common carotid artery and variations of the branches of the external carotid artery in human fetuses. Ann Anat. 2005;187:361-9.

[14] Lasjaunias PBA. Functional anatomy of craniofacial arteries. New York: Springer-Verlag; 1987.

[15] Monfared A, Kim D, Jaikumar S, Gorti G, Kam A. Microsurgical anatomy of the superior and recurrent laryngeal nerves. Neurosurgery. 2001;49:925-32; discussion 32-3.

[16] Liu JL, Liang CY, Xiang T, et al. Aberrant branch of the superior laryngeal artery passing through the thyroid foramen. Clin Anat. 2007;20:256-9.

[17] Delattre JF, Flament JB, Palot JP, Pluot M. Variations in the parathyroid glands. Number, situation and arterial vascularization. Anatomical study and surgical application. J Chir (Paris). 1982;119:633-41.

[18] Lo A, Oehley M, Bartlett A, Adams D, Blyth P, Al-Ali S. Anatomical variations of the common carotid artery bifurcation. ANZ J Surg. 2006;76:970-2.

[19] Hacein-Bey L, Daniels DL, Ulmer JL, et al. The ascending pharyngeal artery: branches, anastomoses, and clinical significance. AJNR Am J Neuroradiol. 2002;23:1246-56.

[20] Haffajee MR. A contribution by the ascending pharyngeal artery to the arterial supply of the odontoid process of the axis vertebra. Clin Anat. 1997;10:14-8.

[21] Mercer NS, MacCarthy P. The arterial supply of the palate: implications for closure of cleft palates. Plast Reconstr Surg. 1995;96:1038-44.

[22] Lasjaunias P, Moret J. Normal and non-pathological variations in the angiographic aspects of the arteries of the middle ear. Neuroradiology. 1978;15:213-9.

[23] Lasjaunias P, Santoyo-Vazquez A. Segmental agenesis of the internal carotid artery: angiographic aspects with embryological discussion. Anat Clin. 1984;6:133-41.

[24] Huang MH, Lee ST, Rajendran K. Clinical implications of the velopharyngeal blood supply: a fresh cadaveric study. Plast Reconstr Surg. 1998;102:655-67.

[25] Lasjaunias P, Berenstein A, Doyon D. Normal functional anatomy of the facial artery. Radiology. 1979;133:631-8.

[26] Djindjian RMJ. Superselective arteriography of the external carotid artery. New York: Springer-Verlag; 1978.

[27] Niranjan NS. An anatomical study of the facial artery. Ann Plast Surg. 1988;21:14-22.

[28] Moreau S, Bourdon N, Salame E, et al. Facial nerve: vascular-related anatomy at the stylomastoid foramen. Ann Otol Rhinol Laryngol. 2000;109:849-52.

[29] Tubbs RS, Salter G, Oakes WJ. Continuation of the ascending cervical artery as the occipital artery in man. Anat Sci Int. 2004;79:43-5.

[30] Lasjaunias P, Berenstein A, ter Brugge KG. Surgical neuroangiography, volume 1: clinical vascular anatomy and variations. Berlin: Springer; 2001.

[31] McKinnon BJ, Wall MP, Karakla DW. The vascular anatomy and angiosome of the posterior auricular artery. A cadaver study. Arch Facial Plast Surg. 1999;1:101-4.

[32] Pinar YA, Ikiz ZA, Bilge O. Arterial anatomy of the auricle: its importance for reconstructive surgery. Surg Radiol Anat. 2003;25:175-9.

[33] Imanishi N, Nakajima H, Aiso S. Arterial anatomy of the ear. Okajimas Folia Anat Jpn. 1997;73:313-23.

[34] Burggasser G, Happak W, Gruber H, Freilinger G. The temporalis: blood supply and innervation. Plast Reconstr Surg. 2002;109:1862-9.

[35] Lauber H. Ueber einige Varietaeten im Verlaufe der Arteria maxillaris interna. Anat Anz. 1901;19;444-8.

[36] Lurje A. On the topographical anatomy of the internal maxillary artery. Acta Anat. 1947; 2;219-31.

[37] Wasicky R, Pretterklieber ML. The human anterior tympanic artery. A nutrient artery of the middle ear with highly variable origin. Cells Tissues Organs. 2000;166;388-94.

[38] Diamond MK. Homologies of the meningeal-orbital arteries of humans: a reappraisal. J Anat. 1991;178;223-41.

[39] Erturk M, Kayalioglu G, Govsa F, Varol T, Ozgur T. The cranio-orbital foramen, the groove on the lateral wall of the human orbit, and the orbital branch of the middle meningeal artery. Clin Anat. 2005;18;10-4.

[40] Yoshioka N, Rhoton AL Jr, Abe H. Scalp to meningeal arterial anastomosis in the parietal foramen. Neurosurgery. 2006;58;ONS123-6; discussion ONS-6.

[41] Tolosa E. Collateral circulation in occlusive vascular lesions of the brain. The role of the middle meningeal artery in the collateral circulation in compensating for occlusions of the internal carotid artery or its branches. Prog Brain Res. 1968;30;247-54.

[42] Dilenge D, Ascherl GF Jr. Variations of the ophthalmic and middle meningeal arteries: relation to the embryonic stapedial artery. AJNR Am J Neuroradiol. 1980;1;45-54.

[43] Gabriele OF, Bell D. Ophthalmic origin of the middle meningeal artery. Radiology. 1967; 89;841-4.

[44] McLennan JE, Rosenbaum AE, Haughton VM. Internal carotid origins of the middle meningeal artery. The ophthalmic-middle meningeal and stapedial-middle meningeal arteries. Neuroradiology. 1974;7;265-75.

[45] Kawai K, Yoshinaga K, Koizumi M, Honma S, Tokiyoshi A, Kodama K. A middle meningeal artery which arises from the internal carotid artery in which the first branchial artery participates. Ann Anat. 2006;188;33-8.

[46] Brucher J. Origin of the ophthalmic artery from the middle meningeal artery. Radiology. 1969;93;51-2.

[47] Hiura A. An anomalous ophthalmic artery arising from the middle meningeal artery. Anat Anz. 1980;147;473-6.

[48] Watanabe A, Hirano K, Ishii R. Dural caroticocavernous fistula with both ophthalmic arteries arising from middle meningeal arteries. Neuroradiology. 1996;38(8);806.

[49] Liu Q, Rhoton AL Jr. Middle meningeal origin of the ophthalmic artery. Neurosurgery. 2001;49;401-6. discussion 6-7.

[50] Anderson RJ. A palatine branch from the middle meningeal artery. J Anat Physiol. 1880; 15;136-8.

[51] Kresimir Lukic I, Gluncic V, Marusic A. Extracranial branches of the middle meningeal artery. Clin Anat. 2001;14(4);292.

[52] Silvela J, Zamarron MA. Tentorial arteries arising from the external carotid artery. Neuroradiology. 1978;14;267-9.

[53] Seeger JF, Hemmer JF. Persistent basilar/middle meningeal artery anastomosis. Radiology. 1976;118;367-70.

[54] Lasjaunias P, Moret J, Manelfe C, Theron J, Hasso T, Seeger J. Arterial anomalies at the base of the skull. Neuroradiology. 1977;13;267-72.

[55] Waga S, Okada M, Yamamoto Y. Basilar-middle meningeal arterial anastomosis. Case re-

port. J Neurosurg. 1978;49:450-2.

[56] Hofmeijer J, Klijn CJ, Kappelle LJ, Van Huffelen AC, Van Gijn J. Collateral circulation via the ophthalmic artery or leptomeningeal vessels is associated with impaired cerebral vasoreactivity in patients with symptomatic carotid artery occlusion. Cerebrovasc Dis. 2002; 14:22-6.

[57] Baumel JJ, Beard DY. The accessory meningeal artery of man. J Anat. 1961;95:386-402.

[58] Vitek JJ. Accessory meningeal artery: an anatomic misnomer. AJNR Am J Neuroradiol. 1989;10:569-73.

[59] Duncan IC, Dos Santos C. Accessory meningeal arterial supply to the posterior nasal cavity: another reason for failed endovascular treatment of epistaxis. Cardiovasc Intervent Radiol. 2003;26:488-91.

[60] Lasjaunias P, Theron J. Radiographic anatomy of the accessory meningeal artery. Radiology. 1976;121:99-104.

[61] Komiyama M, Kitano S, Sakamoto H, Shiomi M. An additional variant of the persistent primitive trigeminal artery: accessory meningeal artery—antero-superior cerebellar artery anastomosis associated with moyamoya disease. Acta Neurochir. 1998;140:1037-42.

[62] Khaki AA, Tubbs RS, Shoja MM, Shokouhi G, Farahani RM. A rare variation of the inferior alveolar artery with potential clinical consequences. Folia Morphol (Warsz). 2005;64: 345-6.

[63] Chien HF, Wu CH, Wen CY, Shieh JY. Cadaveric study of blood supply to the lower intraorbital fat: etiologic relevance to the complication of anaerobic cellulitis in orbital floor fracture. J Formos Med Assoc. 2001;100:192-7.

[64] Traxler H, Windisch A, Geyerhofer U, Surd R, Solar P, Firbas W. Arterial blood supply of the maxillary sinus. Clin Anat. 1999;12:417-21.

[65] Markham JW. Sudden loss of vision following alcohol block of the infraorbital nerve. Case report. J Neurosurg. 1973;38:655-7.

[66] Osborn AG. The vidian artery: normal and pathologic anatomy. Radiology. 1980;136:373-8.

[67] Tubbs RS, Salter EG. Vidius Vidius (Guido Guidi): 1509-1569. Neurosurgery. 2006;59: 201-3; discussion 201-3.

[68] Amin N, Ohashi Y, Chiba J, Yoshida S, Takano Y. Alterations in vascular pattern of the developing palate in normal and spontaneous cleft palate mouse embryos. Cleft Palate Craniofac J. 1994;31:332-44.

[69] Lee HY, Kim HU, Kim SS, et al. Surgical anatomy of the sphenopalatine artery in lateral nasal wall. Laryngoscope. 2002;112:1813-8.

[70] Pretterklieber ML, Krammer EB, Mayr R. A bilateral maxillofacial trunk in man: an extraordinary anomaly of the carotid system of arteries. Acta Anat (Basel). 1991;141:206-11.

[71] Gibo H, Lenkey C, Rhoton AL Jr. Microsurgical anatomy of the supraclinoid portion of the internal carotid artery. J Neurosurg. 1981;55:560-74.

[72] Bouthillier A, van Loveren HR, Keller JT. Segments of the internal carotid artery: a new classification. Neurosurgery. 1996;38:425-32; discussion 32-3.

[73] Fischer E. Die Lageabweichungen der vorderen Hirnarterie im Gefässbild. Zentralbl Neurochir. 1938;3:300-13.

[74] Kerber CW, Know K, Hecht ST, Buxton RB. Flow dynamics in the human carotid bulb. Int J Neuroradiol. 1996;2:422-9.

[75] Morimoto T, Nitta K, Kazekawa K, Hashizume K. The anomaly of a non-bifurcating cer-

vical carotid artery. Case report. J Neurosurg. 1990;72;130-2.

[76] Pascual-Castroviejo I, Viano J, Pascual-Pascual SI, Martinez V. Facial haemangioma, agenesis of the internal carotid artery and dysplasia of cerebral cortex; case report. Neuroradiology. 1995;37;692-5.

[77] Lee JH, Oh CW, Lee SH, Han DH. Aplasia of the internal carotid artery. Acta Neurochir. 2003;145;117-25; discussion 25.

[78] Chen CJ, Chen ST, Hsieh FY, Wang LJ, Wong YC. Hypoplasia of the internal carotid artery with intercavernous anastomosis. Neuroradiology. 1998;40(4);252.

[79] Quint DJ, Boulos RS, Spera TD. Congenital absence of the cervical and petrous internal carotid artery with intercavernous anastomosis. AJNR Am J Neuroradiol. 1989;10;435-9.

[80] Tasar M, Yetiser S, Tasar A, Ugurel S, Gonul E, Saglam M. Congenital absence or hypoplasia of the carotid artery; radioclinical issues. Am J Otolaryngol. 2004;25;339-49.

[81] Cali RL, Berg R, Rama K. Bilateral internal carotid artery agenesis; a case study and review of the literature. Surgery. 1993;113;227-33.

[82] Teal JS, Rumbaugh CL, Segall HD, Bergeron RT. Anomalous branches of the internal cartoid artery. Radiology. 1973;106;567-73.

[83] Glasscock ME 3rd, Seshul M, Seshul MB Sr. Bilateral aberrant internal carotid artery case presentation. Arch Otolaryngol Head Neck Surg. 1993;119;335-9.

[84] Chess MA, Barsotti JB, Chang JK, Ketonen LM, Westesson PL. Duplication of the extracranial internal carotid artery. AJNR Am J Neuroradiol. 1995;16;1545-7.

[85] Pedroza A, Dujovny M, Artero JC, et al. Microanatomy of the posterior communicating artery. Neurosurgery. 1987;20;228-35.

[86] Saltzman GF. Patent primitive trigeminal artery studied by cerebral angiography. Acta Radiol. 1959;51;329-36.

[87] McKenzie JD, Dean BL, Flom RA. Trigeminal-cavernous fistula; Saltzman anatomy revisited. AJNR Am J Neuroradiol. 1996;17;280-2.

[88] Uchino A, Sawada A, Takase Y, Kudo S. MR angiography of anomalous branches of the internal carotid artery. AJR Am J Roentgenol. 2003;181;1409-14.

[89] Richardson DN, Elster AD, Ball MR. Intrasellar trigeminal artery. AJNR Am J Neuroradiol. 1989;10;205.

[90] Lie AA. Congenital Anomolies of the carotid arteries. Amsterdam; Excerpta Medica Foundation; 1968.

[91] Patel AB, Gandhi CD, Bederson JB. Angiographic documentation of a persistent otic artery. AJNR Am J Neuroradiol. 2003;24;124-6.

[92] Lasjaunias PLBA. Surgical neuroangiography; functional vascular anatomy of brain, spinal cord and spine. New York; Springer-Verlag; 1991.

[93] De Caro R, Parenti A, Munari PF. The persistent primitive hypoglossal artery; a rare anatomic variation with frequent clinical implications. Ann Anat. 1995;177;193-8.

[94] Brismar J. Persistent hypoglossal artery, diagnostic criteria. Report of a case. Acta Radiol Diagn (Stockh). 1976;17;160-6.

[95] Kanai H, Nagai H, Wakabayashi S, Hashimoto N. A large aneurysm of the persistent primitive hypoglossal artery. Neurosurgery. 1992;30;794-7.

[96] Lasjaunias P, Theron J, Moret J. The occipital artery. Anatomy—normal arteriographic aspects—embryological significance. Neuroradiology. 1978;15;31-7.

[97] Suzuki S, Nobechi T, Itoh I, Yakura M, Iwashita K. Persistent proatlantal intersegmental

artery and occipital artery originating from internal carotid artery. Neuroradiology. 1979; 17:105-9.

[98] Kolbinger R, Heindel W, Pawlik G, Erasmi-Korber H. Right proatlantal artery type I, right internal carotid occlusion, and left internal carotid stenosis: case report and review of the literature. J Neurol Sci. 1993;117:232-9.

[99] Gumus T, Onal B, Ilgit ET. Bilateral persistence of type 1 proatlantal arteries: report of a case and review of the literature. AJNR Am J Neuroradiol. 2004;25:1622-4.

[100] San Millan Ruiz D, Fasel JH, Gailloud P. The petrosquamosal venous channel. AJNR Am J Neuroradiol. 2002;23:739-40.

[101] De Ridder D, De Ridder L, Nowe V, Thierens H, Van de Heyning P, Moller A. Pulsatile tinnitus and the intrameatal vascular loop: why do we not hear our carotids? Neurosurgery. 2005;57:1213-7.

[102] Paullus WS, Pait TG, Rhoton AI Jr. Microsurgical exposure of the petrous portion of the carotid artery. J Neurosurg. 1977;47:713-26.

[103] Quisling RG, Rhoton AL Jr. Intrapetrous carotid artery branches: radioanatomic analysis. Radiology. 1979;131:133-6.

[104] Windfuhr JP. Aberrant internal carotid artery in the middle ear. Ann Otol Rhinol Laryngol Suppl. 2004;192:1-16.

[105] Silbergleit R, Quint DJ, Mehta BA, Patel SC, Metes JJ, Noujaim SE. The persistent stapedial artery. AJNR Am J Neuroradiol. 2000;21:572-7.

[106] Rodesch G, Choi IS, Lasjaunias P. Complete persistence of the hyoido-stapedial artery in man. Case report. Intrapetrous origin of the maxillary artery from ICA. Surg Radiol Anat. 1991;13:63-5.

[107] Pahor AL, Hussain SS. Persistent stapedial artery. J Laryngol Otol. 1992;106:254-7.

[108] Moreano EH, Paparella MM, Zelterman D, Goycoolea MV. Prevalence of facial canal dehiscence and of persistent stapedial artery in the human middle ear: a report of 1000 temporal bones. Laryngoscope. 1994;104:309-20.

[109] Tauber M, van Loveren HR, Jallo G, Romano A, Keller JT. The enigmatic foramen lacerum. Neurosurgery. 1999;44:386-91; discussion 91-3.

[110] Ziyal IM, Salas E, Wright DC, Sekhar LN. The petrolingual ligament: the anatomy and surgical exposure of the posterolateral landmark of the cavernous sinus. Acta Neurochir. 1998;140:201-4; discussion 4-5.

[111] Ziyal IM, Ozgen T, Sekhar LN, Ozcan OE, Cekirge S. Proposed classification of segments of the internal carotid artery: anatomical study with angiographical interpretation. Neurol Med Chir (Tokyo). 2005;45:184-90; discussion 90-1.

[112] Marshman LA, Connor S, Polkey CE. Internal carotid-inferior petrosal sinus fistula complicating foramen ovale telemetry: successful treatment with detachable coils: case report and review. Neurosurgery. 2002;50:209-12.

[113] Resnick DK, Subach BR, Marion DW. The significance of carotid canal involvement in basilar cranial fracture. Neurosurgery. 1997;40:1177-81.

[114] Rhoton AL Jr. The sellar region. Neurosurgery. 2002;51:S335-74.

[115] Inoue T, Rhoton AL Jr, Theele D, Barry ME. Surgical approaches to the cavernous sinus: a microsurgical study. Neurosurgery. 1990;26:903-32.

[116] Tran-Dinh H. Cavernous branches of the internal carotid artery: anatomy and nomenclature. Neurosurgery. 1987;20:205-10.

[117] Bernasconi V, Cassinari V. Angiographical characteristics of meningiomas of tentorium. Radiol Med (Torino). 1957;43;1015-26.

[118] Rhoton AL Jr. The cavernous sinus, the cavernous venous plexus, and the carotid collar. Neurosurgery. 2002;51;S375-410.

[119] Tsitsopoulos PD, Tsonidis CA, Petsas GP, Hadjiioannou PN, Njau SN, Anagnostopoulos IV. Microsurgical study of the Dorello's canal. Skull Base Surg. 1996;6;181-5.

[120] Parkinson D. Collateral circulation of cavernous carotid artery; anatomy. Can J Surg. 1964;7;251-68.

[121] Hayreh SS. Orbital vascular anatomy. Eye. 2006;20;1130-44.

[122] Renn WH, Rhoton AL Jr. Microsurgical anatomy of the sellar region. J Neurosurg. 1975;43;288-98.

[123] Sacher M, Som PM, Shugar JM, Leeds NE. Kissing intrasellar carotid arteries in acromegaly; CT demonstration. J Comput Assist Tomogr. 1986;10;1033-5.

[124] Midkiff RB, Boykin MW, McFarland DR, Bauman JA. Agenesis of the internal carotid artery with intercavernous anastomosis. AJNR Am J Neuroradiol. 1995;16;1356-9.

[125] Kobayashi S, Kyoshima K, Gibo H, Hegde SA, Takemae T, Sugita K. Carotid cave aneurysms of the internal carotid artery. J Neurosurg. 1989;70;216-21.

[126] Gonzalez LF, Walker MT, Zabramski JM, Partovi S, Wallace RC, Spetzler RF. Distinction between paraclinoid and cavernous sinus aneurysms with computed tomographic angiography. Neurosurgery. 2003;52;1131-7; discussion 8-9.

[127] Tsutsumi S, Rhoton AL Jr. Microsurgical anatomy of the central retinal artery. Neurosurgery. 2006;59;870-8; discussion 8-9.

[128] Gray H. Gray's anatomy. 1901st ed. Philadelphia; Running Press; 1901.

[129] Lang J, Kageyama I. The ophthalmic artery and its branches, measurements and clinical importance. Surg Radiol Anat. 1990;12;83-90.

[130] Krisht AF, Barrow DL, Barnett DW, Bonner GD, Shengalaia G. The microsurgical anatomy of the superior hypophyseal artery. Neurosurgery. 1994;35;899-903; discussion 903.

[131] Alvarez H, Rodesch G, Garcia-Monaco R, Lasjaunias P. Embolisation of the ophthalmic artery branches distal to its visual supply. Surg Radiol Anat. 1990;12;293-7.

[132] Saeki N, Rhoton AL Jr. Microsurgical anatomy of the upper basilar artery and the posterior circle of Willis. J Neurosurg. 1977;46;563-78.

[133] Alpers BJ, Berry RG, Paddison RM. Anatomical studies of the circle of Willis in normal brain. AMA Arch Neurol Psychiatry. 1959;81;409-18.

[134] Rhoton AL Jr, Fujii K, Fradd B. Microsurgical anatomy of the anterior choroidal artery. Surg Neurol. 1979;12;171-87.

[135] Tripathi M, Goel V, Padma MV, et al. Fenestration of the posterior communicating artery. Neurol India. 2003;51;75-6.

[136] Morandi X, Brassier G, Darnault P, Mercier P, Scarabin JM, Duval JM. Microsurgical anatomy of the anterior choroidal artery. Surg Radiol Anat. 1996;18;275-80.

[137] Cooper IS. Surgical occlusion of the anterior choroidal artery in parkinsonism. Surg Gynecol Obstet. 1954;92;207-19.

[138] Moyer DJ, Flamm ES. Anomalous arrangement of the origins of the anterior choroidal and posterior communicating arteries. Case report. J Neurosurg. 1992;76;1017-8.

[139] Takahashi S, Suga T, Kawata Y, Sakamoto K. Anterior choroidal artery; angiographic analysis of variations and anomalies. AJNR Am J Neuroradiol. 1990;11;719-29.

[140] Taveras JM, Wood EH. Diagnostic neuroradiology. 2nd ed. Baltimore: Williams & Wilkins; 1976. p. 584-7.

[141] Waga S, Morikawa A. Aneurysm developing on the infundibular widening of the posterior communicating artery. Surg Neurol. 1979;11:125-7.

[142] Ohyama T, Ohara S, Momma F. Fatal subarachnoid hemorrhage due to ruptured infundibular widening of the posterior communicating artery—case report. Neurol Med Chir (Tokyo). 1994;34:172-5.

[143] Saltzman GF. Infundibular widening of the posterior communicating artery studied by carotid angiography. Acta Radiol. 1959;51:415-21.

[144] Wollschlaeger G, Wollschlaeger PB, Lucas FV, Lopez VF. Experience and result with postmortem cerebral angiography performed as routine procedure of the autopsy. Am J Roentgenol Radium Ther Nucl Med. 1967;101:68-87.

[145] Willis T. Cerebri anatome: cui accessit nervorum descriptio et usus. London: J. Flesher; 1664.

[146] Wolpert SM. The circle of Willis. AJNR Am J Neuroradiol. 1997;18:1033-4.

[147] Krabbe-Hartkamp MJ, van der Grond J, de Leeuw FE, et al. Circle of Willis: morphologic variation on threedimensional time-of-flight MR angiograms. Radiology. 1998;207:103-11.

[148] Hendrikse J, van Raamt AF, van der Graaf Y, Mali WPTM, van der Grond J. Distribution of cerebral blood flow in the circle of Willis. Radiology. 2005;235:184-9.

[149] Alpers BJ, Berry RG. Circle of Willis in cerebral vascular disorders. The anatomical structure. Arch Neurol. 1963;8:398-402.

[150] Rhoton AL Jr, Saeki N, Perlmutter D, Zeal A. Microsurgical anatomy of common aneurysm sites. Clin Neurosurg. 1979;26:248-306.

[151] Hoksbergen AW, Legemate DA, Csiba L, Csati G, Siro P, Fulesdi B. Absent collateral function of the circle of Willis as risk factor for ischemic stroke. Cerebrovasc Dis. 2003;16:191-8.

[152] Serizawa T, Saeki N, Yamaura A. Microsurgical anatomy and clinical significance of the anterior communicating artery and its perforating branches. Neurosurgery. 1997;40:1211-6; discussion 6-8.

[153] Dunker RO, Harris AB. Surgical anatomy of the proximal anterior cerebral artery. J Neurosurg. 1976;44:359-67.

[154] Gomes FB, Dujovny M, Umansky F, et al. Microanatomy of the anterior cerebral artery. Surg Neurol. 1986;26:129-41.

[155] Zurada AMDP, St Gielecki JMDP, Tubbs RSMSPACP, et al. Three-dimensional morphometry of the A1 segment of the anterior cerebral artery with neurosurgical relevance. Neurosurgery. 2010;67:1768-82.

[156] Marinkovic S, Milisavljevic M, Kovacevic M. Anatomical bases for surgical approach to the initial segment of the anterior cerebral artery. Microanatomy of Heubner's artery and perforating branches of the anterior cerebral artery. Surg Radiol Anat. 1986;8:7-18.

[157] Moffat DB. A case of persistence of the primitive olfactory artery. Anat Anz. 1967;121:477-9.

[158] Nozaki K, Taki W, Kawakami O, Hashimoto N. Cerebral aneurysm associated with persistent primitive olfactory artery aneurysm. Acta Neurochir (Wien). 1998;140:397-401; discussion 4012.

[159] Bollar A, Martinez R, Gelabert M, Garcia A. Anomalous origin of the anterior cerebral artery associated with aneurysm—embryological considerations. Neuroradiology. 1988; 30:86.

[160] Maurer J, Maurer E, Perneczky A. Surgically verified variations in the A1 segment of the anterior cerebral artery. Report of two cases. J Neurosurg. 1991;75:950-3.

[161] Given CA 2nd, Morris PP. Recognition and importance of an infraoptic anterior cerebral artery: case report. AJNR Am J Neuroradiol. 2002;23:452-4.

[162] Minakawa T, Kawamata M, Hayano M, Kawakami K. Aneurysms associated with fenestrated anterior cerebral arteries. Report of four cases and review of the literature. Surg Neurol. 1985;24:284-8.

[163] Suzuki M, Onuma T, Sakurai Y, Mizoi K, Ogawa A, Yoshimoto T. Aneurysms arising from the proximal (A1) segment of the anterior cerebral artery. A study of 38 cases. J Neurosurg. 1992;76:455-8.

[164] Choudhari KA. Fenestrated anterior cerebral artery. Br J Neurosurg. 2002;16:525-9.

[165] Ladzinski P, Maliszewski M, Majchrzak H. The accessory anterior cerebral artery: case report and anatomic analysis of vascular anomaly. Surg Neurol. 1997;48:171-4.

[166] Singer RJ, Abe T, Taylor WH, Marks MP, Norbash AM. Intracavernous anterior cerebral artery origin with associated arteriovenous malformations: a developmental analysis: case report. Neurosurgery. 1997;40:829-31; discussion 31.

[167] Spinnato S, Pasqualin A, Chioffi F, Da Pian R. Infraoptic course of the anterior cerebral artery associated with an anterior communicating artery aneurysm: anatomic case report and embryological considerations. Neurosurgery. 1999;44:1315-9.

[168] Burbank NS, Morris PP. Unique anomalous origin of the left anterior cerebral artery. AJNR Am J Neuroradiol. 2005;26:2533-5.

[169] Busse O. Aneurysmen und Bildungsfehler der A. Communicans Anterior. Virchows Arch Pathol Anat. 1927;229:178-89.

[170] Perlmutter D, Rhoton AL Jr. Microsurgical anatomy of the anterior cerebral-anterior communicating-recurrent artery complex. J Neurosurg. 1976;45:259-72.

[171] Marinkovic S, Milisavljevic M, Marinkovic Z. Branches of the anterior communicating artery. Microsurgical anatomy. Acta Neurochir. 1990;106:78-85.

[172] Perlmutter D, Rhoton AL Jr. Microsurgical anatomy of the distal anterior cerebral artery. J Neurosurg. 1978;49:204-28.

[173] Ostrowski AZ, Webster JE, Gurdjian ES. The proximal anterior cerebral artery: an anatomic study. Arch Neurol. 1960;3:661-4.

[174] Baptista AG. Studies on the arteries of the brain. Ii. The anterior cerebral artery: some anatomic features and their clinical implications. Neurology. 1963;13:825-35.

[175] Huber P, Braun J, Hirschmann D, Agyeman JF. Incidence of berry aneurysms of the unpaired pericallosal artery: angiographic study. Neuroradiology. 1980;19:143-7.

[176] Cinnamon J, Zito J, Chalif DJ, et al. Aneurysm of the azygos pericallosal artery: diagnosis by MR imaging and MR angiography. AJNR Am J Neuroradiol. 1992;13:280-2.

[177] Osaka K, Matsumoto S. Holoprosencephaly in neurosurgical practice. J Neurosurg. 1978; 48:787-803.

[178] Yasargil MG, Carter LP. Saccular aneurysms of the distal anterior cerebral artery. J Neurosurg. 1974;40:218-23.

[179] Gloger S, Gloger A, Vogt H, Kretschmann HJ. Computer-assisted 3D reconstruction of

the terminal branches of the cerebral arteries. Ⅱ. Middle cerebral artery. Neuroradiology. 1994;36:181-7.

[180] Umansky F, Gomes FB, Dujovny M, et al. The perforating branches of the middle cerebral artery. A microanatomical study. J Neurosurg. 1985;62:261-8.

[181] Grand W. Microsurgical anatomy of the proximal middle cerebral artery and the internal carotid artery bifurcation. Neurosurgery. 1980;7:215-8.

[182] Komiyama M, Nakajima H, Nishikawa M, Yasui T. Middle cerebral artery variations: duplicated and accessory arteries. AJNR Am J Neuroradiol. 1998;19:45-9.

[183] Umansky F, Dujovny M, Ausman JI, Diaz FG, Mirchandani HG. Anomalies and variations of the middle cerebral artery: a microanatomical study. Neurosurgery. 1988;22:1023-7.

[184] Uchino M, Kitajima S, Sakata Y, Honda M, Shibata I. Ruptured aneurysm at a duplicated middle cerebral artery with accessory middle cerebral artery. Acta Neurochir. 2004;146:1373-4; discussion 5.

[185] Takahashi T, Suzuki S, Ohkuma H, Iwabuchi T. Aneurysm at a duplication of the middle cerebral artery. AJNR Am J Neuroradiol. 1994;15:1166-8.

[186] Jain KK. Some observations on the anatomy of the middle cerebral artery. Can J Surg. 1964;7:134-9.

[187] Abanou A, Lasjaunias P, Manelfe C, Lopez-Ibor L. The accessory middle cerebral artery (AMCA). Diagnostic and therapeutic consequences. Anat Clin. 1984;6:305-9.

[188] Morioka M, Fujioka S, Itoyama Y, Ushio Y. Ruptured distal accessory anterior cerebral artery aneurysm: case report. Neurosurgery. 1997;40:399-401; discussion 401-2.

[189] Takahashi S, Hoshino F, Uemura K, Takahashi A, Sakamoto K. Accessory middle cerebral artery: is it a variant form of the recurrent artery of Heubner? AJNR Am J Neuroradiol. 1989;10:563-8.

[190] Han DH, Gwak HS, Chung CK. Aneurysm at the origin of accessory middle cerebral artery associated with middle cerebral artery aplasia: case report. Surg Neurol. 1994;42:388-91.

[191] Ito J, Maeda H, Inoue K, Onishi Y. Fenestration of the middle cerebral artery. Neuroradiology. 1977;13:37-9.

[192] Raybaud C, Michotey P, Bank W, Farnarier P. Angiographic-anatomic study of the vascular territories of the cerebral convolutions. In: Salamon G, editor. Advances in cerebral angiography. Berlin: Springer; 1974. p. 2-9.

[193] Van Der Zwan A, Hillen B. Araldite F as injection material for quantitative morphology of cerebral vascularization. Anat Rec. 1990;228:230-6.

[194] Vander Eecken HM, Adams RD. The anatomy and functional significance of the meningeal arterial anastomoses of the human brain. J Neuropathol Exp Neurol. 1953;12:132-57.

[195] Heubner O. Die luetischen Erkrankungen der Hirnarterien. Leipzig: F. C. Vogel; 1874. p. 170-214.

[196] Brozici M, van der Zwan A, Hillen B. Anatomy and functionality of leptomeningeal anastomoses: a review. Stroke. 2003;34:2750-62.

[197] Margolis MT, Newton TH, Hoyt WF. Gross and roentgenologic anatomy of the posterior cerebral artery. In: Newton TH, Potts PC, editors. Radiology of the skull and brain. St. Louis: C.V. Mosby; 1974. p. 1551-76.

[198] Margolis MT, Newton TH, Hoyt WF. Cortical branches of the posterior cerebral artery.

Anatomic-radiologic correlation.Neuroradiology. 1971;2:127-35.

[199] Caruso G, Vincentelli F, Rabehanta P, Giudicelli G, Grisoli F. Anomalies of the P1 segment of the posterior cerebral artery: early bifurcation or duplication, fenestration, common trunk with the superior cerebellar artery. Acta Neurochir. 1991;109:66-71.

[200] Percheron G. Arteries of the human thalamus. Ⅱ. Arteries and paramedian thalamic territory of the communicating basilar artery. Rev Neurol (Paris). 1976;132:309-24.

[201] Raphaeli G, Liberman A, Gomori JM, Steiner I. Acute bilateral paramedian thalamic infarcts after occlusion of the artery of Percheron. Neurology. 2006;66:E7.

[202] Matheus MG, Castillo M. Imaging of acute bilateral paramedian thalamic and mesencephalic infarcts. AJNR Am J Neuroradiol. 2003;24:2005-8.

[203] Milisavljevic MM, Marinkovic SV, Gibo H, Puskas LF. The thalamogeniculate perforators of the posterior cerebral artery: the microsurgical anatomy. Neurosurgery. 1991;28:523-9; discussion 9-30.

[204] Berland LL, Haughton VM. Anomalous origin of posterior choroidal artery from basilar artery. AJR Am J Roentgenol. 1979;132:674-5.

[205] Fujii K, Lenkey C, Rhoton AL Jr. Microsurgical anatomy of the choroidal arteries: lateral and third ventricles. J Neurosurg. 1980;52:165-88.

[206] Galloway JR, Greitz T. The medial and lateral choroid arteries. An anatomic and roentgenographic study. Acta Radiol. 1960;53:353-66.

[207] Griessenauer CJ, Loukas M, Scott JA, Tubbs RS, Cohen-Gadol AA. The artery of Davidoff and Schechter: an anatomical study with neurosurgical case correlates. Br J Neurosurg. 2013;27:815-8.

[208] Wollschlaeger PB, Wollschlaeger G. An infratentorial meningeal artery. Radiologe. 1965;5:451-2.

[209] Ono M, Ono M, Rhoton AL Jr, Barry M. Microsurgical anatomy of the region of the tentorial incisura. J Neurosurg.1984;60:365-99.

[210] Bojanowski WM, Rigamonti D, Spetzler RF, Flom R. Angiographic demonstration of the meningeal branch of the posterior cerebral artery. AJNR Am J Neuroradiol. 1988;9:808.

[211] Furuno M, Yamakawa N, Okada M, Waga S. Anomalous origin of the calcarine artery. Neuroradiology.1995;37:658.

[212] Abrahams JM, Hurst RW, Bagley LJ, Zager EL. Anterior choroidal artery supply to the posterior cerebral artery distribution: embryological basis and clinical implications. Neurosurgery. 1999;44:1308-14.

[213] Kubikova E, Osvaldova M, Mizerakova P, El Falougy H, Benuska J. A variable origin of the vertebral artery.Bratisl Lek Listy. 2008;109:28-30.

[214] Tubbs RS, Salter G, Wellons JC 3rd, Oakes WJ. Blood supply of the human cervical sympathetic chain and ganglia.Eur J Morphol. 2002;40:283-8.

[215] Yamaki K, Saga T, Hirata T, et al. Anatomical study of the vertebral artery in Japanese adults. Anat Sci Int.2006;81:100-6.

[216] Lemke AJ, Benndorf G, Liebig T, Felix R. Anomalous origin of the right vertebral artery: review of the literature and case report of right vertebral artery origin distal to the left subclavian artery. AJNR Am J Neuroradiol.1999;20:1318-21.

[217] Goray VB, Joshi AR, Garg A, Merchant S, Yadav B, Maheshwari P. Aortic arch variation: a unique case with anomalous origin of both vertebral arteries as additional branches of the aortic arch distal to left subclavian artery.AJNR Am J Neuroradiol. 2005;26:93-5.

[218] Palmer FJ. Origin of the right vertebral artery from the right common carotid artery: angiographic demonstration of three cases. Br J Radiol. 1977;50:185-7.

[219] Thierfelder KM, Baumann AB, Sommer WH, et al. Vertebral artery hypoplasia: frequency and effect on cerebellar blood flow characteristics. Stroke. 2014;45:1363-8.

[220] Goddard AJ, Annesley-Williams D, Guthrie JA, Weston M. Duplication of the vertebral artery: report of two cases and review of the literature. Neuroradiology. 2001;43:477-80.

[221] Tubbs RS, Loukas M, Remy AC, Shoja MM, Salter EG, Oakes WJ. The vertebral nerve revisited. Clin Anat.2007;20:644-7.

[222] Brink B. Approaches to the second segment of the vertebral artery. In: Berguer R, Bauer R, editors. Vertebrobasilar arterial occlusive disease. New York: Raven Press; 1984. p. 257-64.

[223] Diaz FG, Ausman JI, Shrontz C, et al. Surgical correction of lesions affecting the second portion of the vertebral artery. Neurosurgery. 1986;19:93-100.

[224] Kim MS. Developmental anomalies of the distal vertebral artery and posterior inferior cerebellar artery: diagnosis by CT angiography and literature review. Surg Radiol Anat. 2016;38(9):997-1006.

[225] Fine AD, Cardoso A, Rhoton AL Jr. Microsurgical anatomy of the extracranial-extradural origin of the posterior inferior cerebellar artery. J Neurosurg. 1999;91:645-52.

[226] D'Antoni AV, Battaglia F, Dilandro AC, Moore GD. Anatomic study of the suboccipital artery of Salmon with surgical significance. Clin Anat. 2010;23(7):798-802.

[227] de Oliveira E, Rhoton AL Jr, Peace D. Microsurgical anatomy of the region of the foramen magnum. Surg Neurol.1985;24:293-352.

[228] Akar ZC, Dujovny M, Slavin KV, Gomez-Tortosa E, Ausman JI. Microsurgical anatomy of the intracranial part of the vertebral artery. Neurol Res. 1994;16:171-80.

[229] Lister JR, Rhoton AL Jr, Matsushima T, Peace DA. Microsurgical anatomy of the posterior inferior cerebellar artery. Neurosurgery. 1982;10:170-99.

[230] Ahuja A, Graves VB, Crosby DL, Strother CM. Anomalous origin of the posterior inferior cerebellar artery from the internal carotid artery. AJNR Am J Neuroradiol. 1992;13: 1625-6.

[231] Ogawa T, Fujita H, Inugami A, Shishido F, Higano S, Uemura K. Anomalous origin of the posterior inferior cerebellar artery from the posterior meningeal artery. AJNR Am J Neuroradiol. 1991;12:186.

[232] Margolis MT, Newton TH. The posterior inferior cerebellar artery. In: Newton TH, Potts DG, editors. Radiology of the skull and brain. St. Louis: Mosby; 1974. p. 1710-74.

[233] Salamon G, Huang YP. Radiologic anatomy of the brain. Berlin: Springer-Verlag; 1976. p. 305-6.

[234] Lasjaunias P, Vallee B, Person H, Ter Brugge K, Chiu M. The lateral spinal artery of the upper cervical spinal cord.Anatomy, normal variations, and angiographic aspects. J Neurosurg. 1985;63:235-41.

[235] Smoker WR, Price MJ, Keyes WD, Corbett JJ, Gentry LR. High-resolution computed tomography of the basilar artery: 1. Normal size and position. AJNR Am J Neuroradiol. 1986;7:55-60.

[236] Torche M, Mahmood A, Araujo R, Dujovny M, Dragovic L, Ausman JI. Microsurgical anatomy of the lower basilar artery. Neurol Res. 1992;14:259-62.

[237] Shrontz C, Dujovny M, Ausman JI, et al. Surgical anatomy of the arteries of the posterior

fossa. J Neurosurg. 1986;65(4):540.

[238] Amarenco P, Rosengart A, DeWitt LD, Pessin MS, Caplan LR. Anterior inferior cerebellar artery territory infarcts. Mechanisms and clinical features. Arch Neurol. 1993;50: 154-61.

[239] Naidich TP, Kricheff Ⅱ, George AE, Lin JP. The anterior inferior cerebellar artery in mass lesions. Preliminary findings with emphasis on the lateral projection. Radiology. 1976;119:375-83.

[240] Naidich TP, Kricheff Ⅱ. The anterior inferior cerebellar artery in profile anatomic-radiographic correlation in the lateral projection. In: Salamon G, editor. Advances in cerebral angiography. Berlin: Springer-Verlag;1975.p. 74-81.

[241] Brunsteins DB, Ferreri AJ. Microsurgical anatomy of Ⅶ and Ⅷ cranial nerves and related arteries in the cerebellopontine angle. Surg Radiol Anat. 1990;12:259-65.

[242] Wende S, Nakayama N. Anatomical variations of the internal auditory artery. In: Salamon G, editor. Advances in cerebral angiography. Berlin: Springer-Verlag;1975. p. 69-73.

[243] Martin RG, Grant JL, Peace D, Theiss C, Rhoton AL Jr. Microsurgical relationships of the anterior inferior cerebellar artery and the facial-vestibulocochlear nerve complex. Neurosurgery. 1980;6:483-507.

[244] Scialfa G, Bank W, Megret M, Corbaz JM. Posterior fossa arteries. In: Salamon G, editor. Advances in cerebral angiography. Berlin: Springer-Verlag; 1975. p. 55-61.

[245] Ito J, Takeda N, Suzuki Y, Tekeuchi S, Osugi S, Yoshida Y. Anomalous origin of the anterior inferior cerebellar arteries from the internal carotid artery. Neuroradiology. 1980; 19:105-9.

[246] Caruso G, Vincentelli F, Giudicelli G, Grisoli F, Xu T, Gouaze A. Perforating branches of the basilar bifurcation.J Neurosurg. 1990;73:259-65.

[247] Pedroza A, Dujovny M, Ausman JI, et al. Microvascular anatomy of the interpeduncular fossa. J Neurosurg.1986;64:484-93.

[248] Hardy DG, Rhoton AL Jr. Microsurgical relationships of the superior cerebellar artery and the trigeminal nerve. J Neurosurg. 1978;49:669-78.

[249] Hardy DG, Peace DA, Rhoton AL Jr. Microsurgical anatomy of the superior cerebellar artery. Neurosurgery. 1980;6:10-28.

[250] Byrne JV, Garcia M. Tentorial dural fistulas: endovascular management and description of the medial duraltentorial branch of the superior cerebellar artery. AJNR Am J Neuroradiol. 2013;34:1798-804.

[251] Stopford JSB. The arteries of the pons and medulla oblongata. J Anat. 1916;50:131-64.

[252] De Caro R, Serafini MT, Galli S, Parenti A, Guidolin D, Munari PF. Anatomy of segmental duplication in the human basilar artery. Possible site of aneurysm formation. Clin Neuropathol. 1995;14:303-9.

[253] Sanders WP, Sorek PA, Mehta BA. Fenestration of intracranial arteries with special attention to associated aneurysms and other anomalies. AJNR Am J Neuroradiol. 1993;14: 675-80.

[254] van Rooij SB, van Rooij WJ, Sluzewski M, Sprengers ME. Fenestrations of intracranial arteries detected with 3D rotational angiography. AJNR Am J Neuroradiol. 2009; 30: 1347-50.

[255] Uchino A, Nomiyama K, Takase Y, Kudo S. Anterior cerebral artery variations detected by MR angiography.Neuroradiology. 2006;48:647-52.

［256］ Kobayashi S，Yuge T，Sugita Y，et al. Azygos anterior cerebral artery aneurysm associated with fenestration of the anterior cerebral artery. Kurume Med J. 1986;33:149-53.

［257］ Huber P. Cerebral angiography. 2nd ed. New York：Thieme；1982.

［258］ Osborn AG. Craniofacial venous plexuses：angiographic study. AJR Am J Roentgenol. 1981;136:139-43.

［259］ San Millan Ruiz D，Fasel JH，Rufenacht DA，Gailloud P. The sphenoparietal sinus of breschet：does it exist? An anatomic study. AJNR Am J Neuroradiol. 2004;25:112-20.

［260］ Andrews BT，Dujovny M，Mirchandani HG，Ausman JI. Microsurgical anatomy of the venous drainage into the superior sagittal sinus. Neurosurgery. 1989;24:514-20.

［261］ Curé JK，Van Tassel P，Smith MT. Normal and variant anatomy of the dural venous sinuses. Semin Ultrasound CT MR. 1994;15:499-519.

［262］ San Millan Ruiz D，Fasel JH，Gailloud P. Unilateral hypoplasia of the rostral end of the superior sagittal sinus. AJNR Am J Neuroradiol. 2012;33:286-91.

［263］ Boyd GI. The emissary foramina of the cranium in man and the anthropoids. J Anat. 1930;65:108-21.

［264］ Thewissen JG. Mammalian frontal diploic vein and the human foramen caecum. Anat Rec. 1989;223:242-4.

［265］ San Millan Ruiz D，Gailloud P，Rufenacht DA，Yilmaz H，Fasel JH. Anomalous intracranial drainage of the nasal mucosa：a vein of the foramen caecum? AJNR Am J Neuroradiol. 2006;27:129-31.

［266］ Ayanzen RH，Bird CR，Keller PJ，McCully FJ，Theobald MR，Heiserman JE. Cerebral MR venography：normal anatomy and potential diagnostic pitfalls. AJNR Am J Neuroradiol. 2000;21:74-8.

［267］ Hasegawa M，Yamashita J，Yamashima T. Anatomical variations of the straight sinus on magnetic resonance imaging in the infratentorial supracerebellar approach to pineal region tumors. Surg Neurol. 1991;36:354-9.

［268］ Browder J，Kaplan HA，Krieger AJ. Anatomical features of the straight sinus and its tributaries. J Neurosurg.1976;44:55-61.

［269］ Das AC，Hasan M. The occipital sinus. J Neurosurg. 1970;33:307-11.

［270］ Hacker H. Superficial supratentorial veins and dural sinuses. In：Newton TH，Potts DG，editors. Radiology of the skull and brain：veins. St. Louis，MO：Mosby；1974. p. 1851-902.

［271］ Marsot-Dupuch K，Gayet-Delacroix M，Elmaleh-Berges M，Bonneville F，Lasjaunias P. The petrosquamosal sinus：CT and MR findings of a rare emissary vein. AJNR Am J Neuroradiol. 2001;22:1186-93.

［272］ Chung JI，Weon YC. Anatomic variations of the deep cerebral veins，tributaries of basal vein of rosenthal：embryologic aspects of the regressed embryonic tentorial sinus. Interv Neuroradiol. 2005;11:123-30.

［273］ Muthukumar N，Palaniappan P. Tentorial venous sinuses：an anatomic study. Neurosurgery. 1998;42:363-71.

［274］ Guppy KH，Origitano TC，Reichman OH，Segal S. Venous drainage of the inferolateral temporal lobe in relationship to transtemporal/transtentorial approaches to the cranial base. Neurosurgery. 1997;41:615-9；discussion 9-20.

［275］ Miabi Z，Midia R，Rohrer SE，et al. Delineation of lateral tentorial sinus with contrast-enhanced MR imaging and its surgical implications. AJNR Am J Neuroradiol. 2004;25:

1181-8.

[276] Green HT. The venous drainage of the human hypophysis cerebri. Am J Anat. 1957;100: 435-69.

[277] Benndorf G. Dural cavernous sinus fistulas. Diagnostic and endovascular therapy. Berlin: Springer-Verlag; 2010.

[278] San Millan Ruiz D, Gailloud P, de Miquel Miquel MA, et al. Laterocavernous sinus. Anat Rec. 1999;254:7-12.

[279] Gailloud P, San Millan Ruiz D, Muster M, Murphy KJ, Fasel JH, Rufenacht DA. Angiographic anatomy of the laterocavernous sinus. AJNR Am J Neuroradiol. 2000;21:1923-9.

[280] Wolf BS, Huang YP, Newman CM. The superficial sylvian venous drainage system. Am J Roentgenol Radium Therapy, Nucl Med. 1963;89;398-410.

[281] Tubbs RS, Salter EG, Wellons JC 3rd, Blount JP, Oakes WJ. The sphenoparietal sinus. Neurosurgery.2007;60:ONS9-12; discussion ONS.

[282] Gebarski SS, Gebarski KS. Inferior petrosal sinus: imaging-anatomic correlation. Radiology. 1995;194:239-47.

[283] Gailloud P, Fasel JH, Muster M, Desarzens F, Ruefenacht DA. Termination of the inferior petrosal sinus: an anatomical variant. Clin Anat. 1997;10:92-6.

[284] Zhang W, Ye Y, Chen J, et al. Study on inferior petrosal sinus and its confluence pattern with relevant veins by MSCT. Surg Radiol Anat. 2010;32:563-72.

[285] Tubbs RS, Watanabe K, Loukas M, Cohen-Gadol AA. Anatomy of the inferior petro-occipital vein and its relation to the base of the skull: application to surgical and endovascular procedures of the skull base. Clin Anat. 2014;27:698-701.

[286] Kurata A, Suzuki S, Iwamoto K, et al. A new transvenous approach to the carotid-cavernous sinus via the inferior petrooccipital vein. J Neurosurg. 2012;116:581-7.

[287] San Millan Ruiz D, Gailloud P, Rufenacht DA, Delavelle J, Henry F, Fasel JH. The craniocervical venous system in relation to cerebral venous drainage. AJNR Am J Neuroradiol. 2002;23:1500-8.

[288] Braun JP, Tournade A. Venous drainage in the craniocervical region. Neuroradiology. 1977;13:155-8.

[289] Arnautovic KI, al-Mefty O, Pait TG, Krisht AF, Husain MM. The suboccipital cavernous sinus. J Neurosurg.1997;86:252-62.

[290] Galligioni F, Bernardi R, Pellone M, Iraci G. The superficial sylvian vein in normal and pathologic cerebral angiography. Am J Roentgenol Radium Therapy, Nucl Med. 1969; 107:565-78.

[291] Sener RN. The occipitotemporal vein: a cadaver, MRI and CT study. Neuroradiology. 1994;36:117-20.

[292] Di Chiro G. Angiographic patterns of cerebral convexity veins and superficial dural sinuses. Am J Roentgenol Radium Therapy, Nucl Med. 1962;87:308-21.

[293] Ture U, Yasargil MG, Al-Mefty O. The transcallosal-transforaminal approach to the third ventricle with regard to the venous variations in this region. J Neurosurg. 1997;87: 706-15.

[294] Huang YP, Wolf BS. The basal cerebral vein and its tributaries. In: Salamon G, editor. Advances in cerebral angiography.Berlin: Springer-Verlag; 1975. p. 82-92.

[295] Suzuki Y, Ikeda H, Shimadu M, Ikeda Y, Matsumoto K. Variations of the basal vein: identification using threedimensional CT angiography. AJNR Am J Neuroradiol. 2001;22:

670-6.

[296] Duvernoy H. The superficial veins of the human brainstem. In: Salamon G, editor. Advances in cerebral angiography.Berlin: Springer Verlag; 1975. p. 93-9.

[297] Garner TB, Del Curling O Jr, Kelly DL Jr, Laster DW. The natural history of intracranial venous angiomas. J Neurosurg. 1991;75:715-22.

[298] Wilms G, Bleus E, Demaerel P, et al. Simultaneous occurrence of developmental venous anomalies and cavernous angiomas. AJNR Am J Neuroradiol. 1994;15:1247-54; discussion 55-7.

[299] Abe T, Singer RJ, Marks MP, Norbash AM, Crowley RS, Steinberg GK. Coexistence of occult vascular malformations and developmental venous anomalies in the central nervous system: MR evaluation. AJNR Am J Neuroradiol. 1998;19:51-7.

[300] Mullan S, Mojtahedi S, Johnson DL, Macdonald RL. Embryological basis of some aspects of cerebral vascular fistulas and malformations. J Neurosurg. 1996;85:1-8.

[301] Raybaud CA, Strother CM, Hald JK. Aneurysms of the vein of Galen: embryonic considerations and anatomical features relating to the pathogenesis of the malformation. Neuroradiology. 1989;31:109-28.

[302] Gailloud P, O'Riordan DP, Burger I, Lehmann CU. Confirmation of communication between deep venous drainage and the vein of Galen after treatment of a vein of Galen aneurysmal malformation in an infant presenting with severe pulmonary hypertension. AJNR Am J Neuroradiol. 2006;27:317-20.

[303] Lewis SB, Chang DJ, Peace DA, Lafrentz PJ, Day AL. Distal posterior inferior cerebellar artery aneurysms: clinical features and management. J Neurosurg. 2002;97:756-66.

[304] Siclari F, Burger IM, Fasel JH, Gailloud P. Developmental anatomy of the distal vertebral artery in relationship to variants of the posterior and lateral spinal arterial systems. AJNR Am J Neuroradiol. 2007;28:1185-90.

[305] Chakravorty BG. Arterial supply of the cervical spinal cord (with special reference to the radicular arteries). Anat Rec. 1971;170:311-29.

[306] Schalow G. Feeder arteries, longitudinal arterial trunks and arterial anastomoses of the lower human spinal cord.Zentralbl Neurochir. 1990;51:181-4.

[307] Rodriguez-Baeza A, Muset-Lara A, Rodriguez-Pazos M, Domenech-Mateu JM. The arterial supply of the human spinal cord: a new approach to the arteria radicularis magna of Adamkiewicz. Acta Neurochir. 1991;109:57-62.

[308] Biglioli P, Roberto M, Cannata A, et al. Upper and lower spinal cord blood supply: the continuity of the anterior spinal artery and the relevance of the lumbar arteries. J Thorac Cardiovasc Surg. 2004;127:1188-92.

[309] Lo D, Vallee JN, Spelle L, et al. Unusual origin of the artery of Adamkiewicz from the fourth lumbar artery.Neuroradiology. 2002;44:153-7.

[310] Tveten L. Spinal cord vascularity. Ⅲ. The spinal cord arteries in man. Acta Radiol Diagn (Stockh). 1976;17:257-73.

[311] Adamkiewicz A. Die Blutgefasse des menschlichen Ruckenmarkes. Ⅰ. Theil. Die Gefasse der Ruckenmarkssubstanz. Sitzungsberichte der Kaiserlichen Akademie der Wissenschaften, mathematisch-naturwissenschaftliche Classe.1881;84:469-502.

[312] Adamkiewicz A. Die Blutgefasse des menschlichen Ruckenmarkes. Ⅱ. Theil. Die Gefasse der Ruckenmarks-Oberflache. Sitzungsberichte der Kaiserlichen Akademie der Wissenschaften, mathematisch-naturwissenschaftliche Classe. 1882;85:101-30.

[313] Desproges-Gotteron R. Contribution á l'étude de la sciatque paralysante (thése). Paris: 1955.

[314] Gregg L, Gailloud P. Transmedullary venous anastomoses: anatomy and angiographic visualization using flat panel catheter angiotomography. AJNR Am J Neuroradiol. 2015;36: 1381-8.

[315] Habel RE, Budras KD. Bovine anatomy: an illustrated text. Hanover: Schlütersche GmbH & Co.; 2003.

[316] Layton KF, Kallmes DF, Cloft HJ, Lindell EP, Cox VS. Bovine aortic arch variant in humans: clarification of a common misnomer. AJNR Am J Neuroradiol. 2006;27:1541-2.

[317] Pickhardt PJ, Siegel MJ, Gutierrez FR. Vascular rings in symptomatic children: frequency of chest radiographic findings. Radiology. 1997;203:423-6.

[318] Gottfried ON, Soleau SW, Couldwell WT. Suprasellar displacement of intracavernous internal carotid artery: case report. Neurosurgery. 2003;53:1433-4; discussion 4-5.

[319] Hayreh SS, Dass R. The ophthalmic artery. II. Origin and intracranial and intra-canalicular course. Br J Ophthalmol.1962;46:165-85.

[320] Marinkovic S, Kovacevic M, Gibo H, Milisavljevic M, Bumbasirevic L. The anatomical basis for the cerebellar infarcts. Surg Neurol. 1995;44:450-60; discussion 60-1.

[321] Acar F, Naderi S, Guvencer M, Ture U, Arda MN. Herophilus of Chalcedon: a pioneer in neuroscience.Neurosurgery. 2005;56:861-7; discussion 861-7.

[322] Zouaoui A, Hidden G. Cerebral venous sinuses: anatomical variants or thrombosis? Acta Anat (Basel). 1988;133:318-24.

第2章　诊断性脑血管造影

一、指征

1. 原发的神经血管疾病的诊断(如颅内动脉瘤、动静脉血管畸形、硬脑膜动静脉瘘、粥样硬化性狭窄、血管病、脑血管痉挛、急性缺血性卒中)。

2. 神经介入治疗前。由美国神经放射介入及治疗学会(ASITN)、神经外科脑血管分会和美国神经放射学会(ASNR)制订的训练指南提出:在开始正式的神经介入训练之前,至少要做 100 例诊断性脑血管造影。

3. 动脉瘤手术中的辅助造影。

4. 治疗后的随访(如动脉瘤栓塞或夹闭后、动静脉瘘治疗后)。

二、脑血管造影简史

X 线血管成像的报道最早出现于 1896 年的维也纳,E. Haschek 和 O. T. Lindensal 通过向尸体手臂注射汽油、生石灰、硫化汞的混合液获得血管的 X 线片。葡萄牙神经科医师 António de Egas Moniz 被冠以脑血管造影术的先驱。Moniz 醉心于研发"脑动脉成像",并拟将之用于脑肿瘤定位。他用溴化锶和碘化钠的混合液注入尸体,获得脑血管的 X 线片。这些早期研究显示了颅内动脉的多种分支模式,这与当时基于尸体解剖研究普遍认可的颅内血管分支模式大相径庭。在完成了狗和猴的动物实验后,1927 年,Moniz 和同事 Almeida Lima(神经外科医师)共同完成了世界上第一例活体脑血管造影术,患者是一名有卒中和偏瘫史的 53 岁男性。先用外科技术显露颈段的颈内动脉并临时结扎,再用 25% 的碘化钠溶液 5ml 注入血管。撤掉结扎恢复血流的同时进行 X 线摄片。经过 9 次尝试,成功地显示了颅内血管。Moniz 报道说:"我们发现了我们迫切需要的东西。"虽然没有术中并发症的记录且颅内循环显示良好,2 天后,患者死于癫痫持续状态。Moniz 相继成功地获得了其他病例如癫痫、脑瘤、脑炎后帕金森综合征的脑动脉图像。在 1931 年获得了第一幅脑静脉图像,当时是无意的延迟,使摄片时间处于静脉期,Moniz 命名为"脑静脉相片"。

到 20 世纪 30 年代,该技术全面成熟。那时,脑血管造影术包括经皮直接穿刺颈动脉及注射有机碘造影剂。

尽管在随后的 10 年中有大量的脑血管造影的文章发表，其中多数源自 Moniz。但脑室造影及脑照相术仍然是那个年代最常用的显示颅内病变的成像方法。1949 年，Moniz 因其在额叶白质切断术治疗精神疾病方面的贡献（而不是脑血管造影）获得医学界的广泛承认而被授予诺贝尔生理学或医学奖。到 20 世纪 50 年代，脑血管造影术才得到广泛开展，并成为主要的颅内成像的诊断方式。著名的神经外科医师 Gazi Yasargil 在 1953—1964 年就做了约 1 万例脑血管造影术。

在 20 世纪 50 年代和 60 年代，直接经皮穿刺颈动脉来进行脑血管造影是主要的技术手段。1956 年，出现了直接穿刺椎动脉的报道；也有穿刺右侧头臂动脉并逆向注射造影剂进椎动脉从而显示后循环的报道。电影 *The Exorcist*（1973 年）描写了颈动脉直接穿刺的步骤。在 20 世纪 60 年代后期，开始由颈部血管直接穿刺过渡到股动脉穿刺，在 20 世纪 70 年代股动脉穿刺得到普及。

20 世纪 70 年代，随着 CT 的引入，对脑血管造影术的需求显著减少，尽管该领域由于心脏介入及其他介入领域的发展仍在前进，Metrizamide 在 20 世纪 70 年代引入非离子等渗碘造影剂。非离子造影剂显著提高了造影术的安全性及患者术中的舒适度。

数字减影血管造影（DSA）出现在 20 世纪 80 年代。经静脉注射造影剂显示动脉的图像，由于造影剂在经静脉注射后再到达动脉系统后，显著稀释，用一般的 X 线摄影很难显影。在随后的数十年 DSA 的空间分辨率显著改善，已经接近非减影的 X 线片。近些年的技术进步包括旋转造影、3D 造影、平板监视器造影等。在过去的十年中 CTA 与 MRA 技术的快速发展，使 DSA 在蛛网膜下腔出血评估与血管内治疗随访中的地位已经过时，但令人失望的是血管造影仍在许多中心被广泛运用于动脉瘤的常规随访。

全球瑰宝

欧洲是脑血管造影的摇篮。自从 Moniz 在葡萄牙发明了脑血管造影后，无数先驱为早期的技术进步做出了贡献，其中包括 Herbert Olivecrona，Erik Lysholm，Georg Schönander，Sven-Ivar Seldinger（瑞典）；Norman Dott（苏格兰）；Arne Torkildsen（挪威）；Sigurd Wende（德国）；Fedor Serbinenko（俄罗斯）；Georg Salamon，René Djindjian（法国）；George Ziedses des Plantes（荷兰）。

三、脑血管诊断造影术的并发症

术前应就手术的风险及并发症问题得到患者的知情同意。

（一）24 小时内卒中和死亡风险＜1%

（二）主要并发症的总体风险＜2%

（三）神经系统并发症

1. 神经系统并发症最常见于血栓或气栓栓塞。较少见于造影剂相关性短暂皮质盲和健忘症。

2. 一项包含 2899 例诊断性造影病例的研究，是近期的迄今为止最大宗的病例报道，其神经系统的总并发症率为 1.3%。其中，0.9% 是短暂的和可逆的，0.5% 是永久性的。

3. 症状性颈动脉粥样硬化研究（Asymptomatic Carotid Atherosclerosis Study，ACAS）报道造影通常的神经系统并发症发生率为 1.2%，但其中造影数据均为 20 年前的数据，多数患者使用离子型造影剂，并伴有进展性动脉粥样硬化。

4. 并发症风险与以下疾病进程相关危险因素：①颈动脉粥样硬化；②近期脑缺血事件；③高龄；④造影时间过长。

5. 美国联合卒中认证委员会基本指标为 DSA 的 24 小时内卒中和死亡风险 >1%。

6. 介入放射学会联合标准操作规范，美国神经放射介入治疗学会及美国神经放射学会回顾了相关临床报道的并发症，并制定了神经血管造影可能并发症的发生率指南（表 2-1）。指南中的数据可以在知情同意中向患者交代。

表 2-1　成人诊断性神经系统血管造影质量控制指南

		建议的并发症发生率(%)
神经系统并发症	可逆性神经损害	2.5
	永久性神经损害	1
非神经系统并发症	肾衰竭	0.2
	需要外科手术开通或溶栓治疗的　动脉闭塞	0.2
	动静脉瘘、假性动脉瘤	0.2
	需输血或手术清除的血肿	0.5
所有主要并发症		2

经许可改编自 Citron 等

（四）非神经系统并发症

1. 腹股沟区和腹膜后血肿是最常见的非神经系统并发症。通常需要住院和（或）手术治疗。

2. 过敏反应风险为 0.1%。

3. 感染风险很低，为 0.1%。

四、脑血管造影：基本概念

（一）术前评估

1. 简单的神经系统查体必须作为术前常规，以备术中和术后发生变化时作为对照。

2. 患者术前必须确认是否有碘造影剂过敏史。

3. 检查股动脉、足背动脉、胫后动脉搏动。

4. 血液检查,包括肌酐水平和凝血功能。

(二)造影前医嘱

1. 术前 6 小时禁食禁水,不禁药。

2. 建立 1 条静脉通路(如果预期进行介入治疗则建立 2 条)。

3. 留置导尿(只有预期进行介入治疗时)。

(三)造影剂

非离子型造影剂相较于离子型造影剂更安全,过敏更少。碘海醇(欧乃派克®,GE Healthcare,Princeton,NJ)是一种相对便宜的低渗透压非离子型造影剂,在脑血管造影中最常用。

1. 诊断性造影　欧乃派克®,300mgI/ml。

2. 神经介入手术　欧乃派克®,240mgI/ml。

肾功能正常患者能够耐受 400~800ml 欧乃派克®,300mgI/ml,不会有不良反应。

(四)股动脉鞘(*vs*.无鞘)

经股动脉造影可选择经鞘和无鞘。

1. 经鞘的优点

(1)可以快速交换导管和减少潜在的穿刺点创伤。

(2)随机对照试验显示,能够减少穿刺过程中穿刺部位的出血频率和导管进入的难度。

(3)短鞘(10~13cm 动脉套管)是最常用的。

(4)长鞘(25cm)用于髂股动脉迂曲或粥样硬化严重而影响导管进入时。

(5)技术:5F 鞘(Check-Flo® Performer® Introducer set;Cook,Bloomington,IN)用缓慢持续的动脉压肝素盐水(10 000U 肝素每升盐水)冲洗。

(6)鞘的尺寸 4~10F 或更大,其规格是指内径,外径通常比标示大1.5~2.0F。

2. 无鞘的优点

(1)较小的动脉切口,能够较早下地。

(2)使用 4F、5F 或 3.3F 的导管。

(3)技术:18g 穿刺针送入股动脉后,用 0.035in 的 145cm 长的 J 形头导丝(通常配合 4F 导管)或 0.038in 的 145cm 长 J 形头导丝(通常配合 5F 导管)代替短的 J 形头导丝送入。穿刺针与合适尺寸的扩张器交换,然后交换为诊断导管。

(4)说明：如果准备无鞘时使用 4F 或者更小尺寸的导管，则穿刺时使用合适大小的微穿刺装置，因为标准的 18g 穿刺针切口比导管直径更大，可以造成导管周围的持续出血。

(五)镇静/镇痛

1. 咪达唑仑(Versed®)1～2mg 静脉镇静；持续约 2 小时。

2. 芬太尼(Sublimaze®)25～50μg 静脉镇痛；持续 20～30 分钟。

应尽可能少使用镇静，因为过度镇静后，难以发现手术过程中细微的神经功能变化。高达 10.2% 的患者有异常焦虑，特别是老年患者、存在酗酒或有心理问题的患者。氟马西尼(Romazicon®)0.2～0.3mg 静脉使用可以改善焦虑。

(六)脑血管造影使用的导丝和导管

1. 亲水导丝

(1)0.035in 带角度的 Glidewire®(Terumo Medical，Somerset，NJ)导丝，柔软、灵活、可控。

(2)0.038in 带角度的 Glidewire®(Terumo Medical，Somerset，NJ)导丝，比 0.035in 导丝略硬，使用时有助于提高支撑力。

(3)加硬度的导丝可用来获取更大的支撑力，但在使用时应格外小心，因为其头端可能造成血管损伤。

2. 导管　许多导管都适合行脑血管造影(图 2-1)。一般来说，根据主动脉弓形态来选择头端不同弯曲的 100cm 长导管。单弯导管(如 Berenstein 弯曲)适用于很多解剖情况，特别是血管较直的年轻患者。

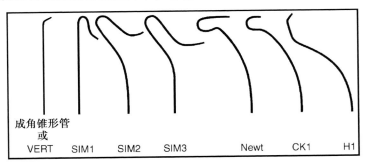

图 2-1　推荐诊断用导管

5F 带角度的锥形导管是良好的通用型诊断导管。4F 或 5F 的 Vertebral 导管，也是良好的通用诊断导管，比带角度的锥形导管略硬，但形状相似。4F 或 5F 的 Simmons 1 适用于脊髓血管造影。4F 或 5F 的 Simmons 2 或 3 适用于左侧颈总动脉、牛角型弓上动脉、主动脉弓迂曲或年龄＞50 岁的患者。5F 的 CK-1(又名 HN-5)适用于左颈总动脉或右椎动脉。5F 的 H1(又名猎人头)适用于右锁骨下动脉和右椎动脉。4F 或 5F 的 Newton 适用于解剖结构迂曲、年龄＞65 岁的患者更复杂的导管弯曲(如 Simmons 弯曲)有助于穿过解剖结构更加困难的主动脉弓。

测量系统
穿刺针:规格较难掌握,规格标号越大,针越细,这个难以理解的标准来自英国。
导管:F,定义为导管外径 3F 为 1mm(F 值/3=外径的毫米数)。
导丝:以千分之几英寸为单位(0.035 导丝代表 0.035in)。

全球瑰宝! F 值计量系统

　　F 值计量系统来源于 19 世纪巴黎手术器械的制造商 Joseph-Frédéric-Benoit Charrière。5mm 直径导尿管是由 15mm 宽的橡胶条带卷成的。直径数值(周长/π 或约为 15mm/3.14)约等于胶水粘在一起的条带宽度数值的 1/3。

　　3. 导管导引　诊断导管通常应在亲水导丝导引下推进。导丝可以防止导管头端与血管壁摩擦引起夹层。在从股动脉推进导丝和导管至主动脉弓的过程中,导丝头端应在透视的监视下。导丝头端距离导管头端不应该小于 8～10cm,导丝头端露出长度过短就好比形成了一个矛,从而容易造成血管内膜损伤。导丝只伸出几厘米的导管/导丝组合就像罗马短剑一样锋利(图 2-2)。

　　4. 路径图　在导管进入椎动脉及颈内、颈外动脉时应使用路径图。路径图在颅内导引中必不可少。在一些血管造影单元,可以使用普通数字减影血管造影创建一个"假路径图",从造影序列中选择一帧,然后反转(即血管变成黑色背景下的白色)。这种技术可以减少造影剂使用量和降低辐射。

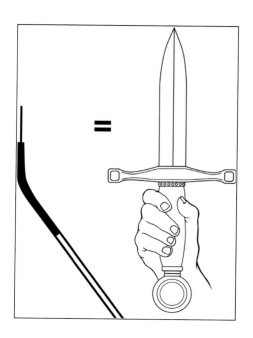

图 2-2　罗马短剑

5. **双冲洗**　双冲洗由一个含肝素盐水的 10ml 注射器来抽吸导管内容物,接着通过另一个注射器用生理盐水抽吸和冲洗。每次注射造影剂前应导丝从导管内移除后进行抽吸和冲洗。可以清除导管内血块和气泡,需要特别注意的细节是防止血液在导管内停留,从而避免潜在血栓形成风险。系统中的气泡如果注入血管内也能够造成小血管闭塞。

6. **持续生理盐水冲洗**　造影导管通过一个三通或复式接头管连接肝素盐水持续滴注。在造影剂注射间隔期内可以有效地防止血栓形成。在导丝进出及导管腔内有血液时仍需要进行双冲洗。在治疗干预时必须使用三通并持续滴注。

（七）手推注射

将含有造影剂的 10ml 注射器连接到导管,用中指轻弹注射器,从而去除其内壁上的气泡。注射器应保持垂直位置,活塞朝上,使气泡远离导管(图 2-3)。对于较大血管,如颈总动脉,需要较大的力量,应使用手心力量推注射器活塞;对于椎动脉等较小的血管,拇指的力量就足够了。单次快速注射 4～6ml 的造影剂(70％)与盐水(30％)混合液就可以获得清晰的图像。患者应屏住呼吸("别动,憋一口气,不要吞咽")数秒,然后告知患者开始呼吸。

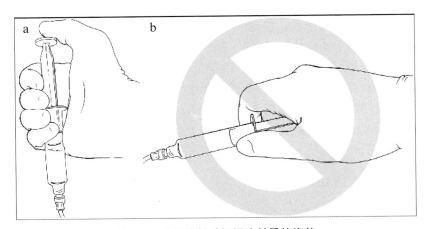

图 2-3　手推注射时把握注射器的姿势
a. 正确的方法:手掌握住连接好导管的注射器,保持注射器尾部活塞垂直
向上,使气泡远离导管连接处;b. 不正确方法:注射器处于水平位置,就成
了一件武器。气泡可以进入任何地方

一首英文短诗

Bubbles

I love 'em in my lager.
I love 'em in my stout.
But when they get inside my head
I want to get them out!
I hate them in carotids.
I hate them in the "verts."
They end up doing something bad.
Oh yes, it really hurts!
The small ones make me stupid.
The big ones make me dead.
'Cause when they get inside me
They dance around my head!
The little doctors search and search
And shake out all they find.
The ones they missed
(It makes me pissed!)
Will make me lose my mind!
They find them in my saline.
They find them everywhere!
And superficial temporal ones
Will make me lose my hair!

(八)预防空气栓塞

1. 用细腻的手法冲洗和注射造影剂(见上文)。

2. 尽可能在降主动脉内冲洗导管,使气泡远离脑血管系统。

3. 抽满注射器后,静置几分钟,有助于发现悬浮气泡。

4. 缓慢冲洗相比于快速冲洗,不容易产生气泡。

5. 盐水或造影剂管道内使用 $1.2\mu m$ Intrapur® 滤器(B. Braun Medical,Bethlehem,PA)或 Posidyne® 滤器(Pall Medical,Port Washington,NY)可以减少空气栓塞的风险。

(九)空气栓塞的处理

1. 预防是最好的,但如果怀疑有空气栓塞,急诊治疗可以防止由空气和血液接触所产生的表面张力引起的血管闭塞性卒中。

2. 如果透视下可发现大的气栓,并且所在血管容易进入,可用微导管吸出气栓并用肝素盐水冲出剩余的气泡。

3. 快速简单的(虽然未经证实)方法包括使用经颅多普勒(震动并震碎气泡)、肝素化(防止气栓引起的血液停滞性血栓)、吸氧和升高血压(如治疗血管痉挛)。

4. 如果条件许可,高压氧已被证实(个案和小样本)具有较好的效果。一篇报道指出即使在晚期进行高压氧治疗也可以获益。

5. 然而,一项更大的病例研究显示:在症状出现后 6 小时内开始高压氧治疗,67％的患者可获益,而延迟治疗只有 35％的患者获益。

6. 压力下通过静脉逆行注入动脉血,可起到减轻大脑缺血损伤作用。

7. 如果存疑,可同时使用多种方法,包括高压氧加逆行脑血流,加巴比妥酸盐诱导的昏迷以保护大脑。

8. 最重要的是要认识到发生了气栓,然后使用目前可用的任何治疗方式。

（十）机械注射

主动脉弓造影必须通过高压注射器,有些术者在其他血管也倾向于使用高压注射器。机械注射可以降低对操作者手和身体的辐射。注射过程中压力（磅每平方英尺,PSI）和流速不应超过导管的额定压力与流速。同样的,如果使用三通,PSI 也不应超过额定压力和流速。选择 5F 导管进行脑血管造影时通用高压注射器设置,见表 2-2。术语"速率上升（rate rise）"是指达到最高流速所需要的时间,是一种高压注射器设置的参数。高压注射器在注射过程中逐渐增加造影剂流速,以防止导管头端被弹出血管。如果血管较细、闭塞或者导管在血管内位置不稳定,速率上升应设为 0.3～0.5 秒。3D 血管造影高压注射器的设置是不同的（延长）；通常设置是 3ml/s,共 18ml 或 4ml/s,共 24ml。

表 2-2 标准高压注射器设置

血管	高压注射器设置
主动脉弓	20ml/s;共 25ml
颈总动脉	8ml/s;共 12ml
锁骨下动脉	6ml/s;共 15ml
颈内动脉	6ml/s;共 8ml
颈外动脉	3ml/s;共 6ml
椎动脉	6ml/s;共 8ml

使用 5F 导管进行造影

（十一）血管的选择

脑血管造影应从感兴趣血管开始,从而使最重要的血管成像,以免由于设备或患者问题造成整个过程无法完成。紧接着的血管造影顺序,通常由右至左（即,右椎动脉,其次是右颈动脉,等等）。

（十二）血管造影图像与标准视图

1. 双 C 型臂血管造影是脑血管造影的标准。它允许一次造影剂注射同时获得垂直的两个平面的图像，节省了时间和造影剂用量。在没有双 C 型臂血管造影设备的情况下，单平面的脑血管造影也是可以接受的；单平面的脑血管造影不能自动光学校准和同时获取两个垂直平面图像。

2. 当查看血管造影图像时，应进行对比度和亮度调整，使血管处于半透明；这可以让动脉瘤、分支血管或充盈缺损（例如，腔内血栓）充分显示，否则可能无法发现。

3. 脑血管造影中其他值得关注的影像学特征：

（1）血管的走行和粗细（"血管构筑"）。

（2）造影剂的弥散。

（3）血管忽隐忽现。

（4）静脉期（不要忘记检查静脉期）。

（5）骨性解剖。

标准头颅视图见图 2-4。"标准"前后位（PA）球管投影通常向头部方向成 15°～20°角，使眶上缘和岩骨嵴重叠。这一直是传统的颈动脉造影视图，因为无论

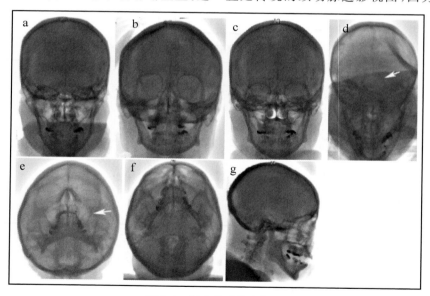

图 2-4　标准前后位和侧位

a. 标准 PA 位。岩骨与眶上缘在同一水平线。老的造影医师习惯于这种传统的颅内前循环血管造影图像。b. 垂直 PA 位。无头侧或尾侧角度。本病例，岩骨在眶下缘。年轻的造影医师喜欢把这种图像作为标准 PA 位。c. Caldwell 位。25°尾侧角度。岩骨在眼眶上 1/3。d. Towne 位。35°头侧角度。枕骨大孔（箭头）通过颅骨可见。e. Water 位。视图是从下方 45°尾侧角度可以清楚地看到上颌窦（箭头）。f. 颏顶位（submentovertex 位）。视图是从下方投射，向尾侧尽可能的最大角度；颅顶部应该被下颌骨包绕。g. 侧位。直线侧位图，左侧和右侧颅前窝直接重叠

患者头部成什么角度,都可以通过标准投射获得动脉结构的优质整体图像。垂直的 PA 视图可以将岩骨嵴与眶上缘重叠于不同的位置,根据患者的体位显示不同的颅内血管。这一视图因为不要求 C 型臂角度而被经常使用。Caldwell 位投影通常大约与球管尾部成 25°角,使岩骨嵴与眶下缘 1/3 重合,排除岩骨的干扰,来更好地获取眶内和幕上结构图像。Towne 位投影,通常头部方向 30°～40°角度,使岩骨嵴低于眶上缘,可以充分延展大脑后动脉,是观察颅后窝的标准 PA 视图。可以要求患者向胸部方向收下颌,从而更加优化图像。Water 位视图尾部倾斜 45°,岩骨嵴距眼眶下一定距离,能很好地观察上颌窦,并能够显示出整个基底动脉的长度。Submentovertex 位(又名基本位或颏顶位)视图需要非常大的尾部角度,使得增强器通常接触患者的胸部。通常通过患者头后仰来获得图像。这是显示大脑中动脉分叉部和前交通动脉一个非常有用的视图。侧位像应重合颅前窝和两侧外耳道,以确保是真正的横向视图。

Haughton 位视图是侧位像有助于观察颈动脉虹吸部和大脑中动脉分叉(图 2-5)。患者的头部向造影动脉的对侧倾斜,这一位置展开了颈动脉虹吸部。特定部位视图通常用于优化显示特定的解剖结构,见表 2-3。所有这些位置视图应准确将

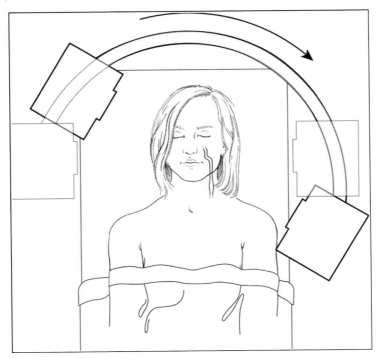

图 2-5 Haughton 位成像左侧颈内动脉虹吸段和大脑中动脉的蜡台动脉

颈动脉虹吸段和大脑中动脉的蜡台动脉,通过弧形侧位就像把头远离造影侧动脉一样,可以被更清楚地定位。助记:"X 射线球管应该紧靠感兴趣血管侧的肩膀"

表 2-3 标准视图位置

目标	最佳视图位置	补充视图位置/评价
颈动脉分叉	标准 PA 位	同侧斜位
	侧位	
颅内前循环	标准 PA 位	眶斜位
	侧位	
ICA 海绵窦段	Caldwell 位	Haughton 位
	侧位	
ICA 眼动脉段	Caldwell 位	眶斜位
	侧位	
后交通动脉瘤	Haughton 位	侧位
	眶斜位	
ICA 分叉	眶斜位	
前交通动脉瘤	眶斜位	有时颏顶位
大脑中动脉瘤	眶斜位	
	颏顶位	
大脑中动脉蜡台动脉	侧位带 Haughton 位	
	Waters 位带斜位	
椎动脉起始部	Towne 位	椎动脉起自锁骨下动脉后方
后循环	Waters 位	同侧斜位
	侧位	
基底动脉	Waters 位	同侧斜位
	侧位	Waters 位能"拉长"基底动脉主干
PCA、SCA、AICA、PICA	Towne 位	Towne 位能够拉长 PCA,同侧斜位可以辅助
	侧位	限制:成对的血管重叠
基底动脉尖动脉瘤	Waters 位	同侧斜位
	侧位	

常用解剖部位的造影视图位置。ICA. 颈内动脉;PCA. 大脑后动脉;SCA. 小脑上动脉;AICA. 小脑下前动脉;PICA. 小脑下后动脉

X 射线投射至感兴趣的区域,以限制辐射的散射,并将接收平板尽可能靠近头部,从而获取放大的几何图像,尽量减小图像衰减。

拾遗

标准 PA 位的相对位置助记:

Water(s)位在 Town(e)位下方。Caldwell 位介于两者之间。

(十三)数字减影血管造影帧频

大多数脑血管造影可用 2～5 帧/秒(fps)来完成。较高的帧频(例如,8～20fps)

对于动静脉畸形等高流量病变成像比较有意义。通常,可变帧频可用于限制辐射剂量,由于动脉期需要高帧频(3/s),而静脉期可使用较低帧频(0.5～1/s)。对于标准的脑血管造影,10～12 秒成像序列就可以观察动脉、毛细血管和静脉全阶段。

(十四)校准和测量

双 C 型臂血管造影设备能够对同时获取的正交图像进行自动校准。单平面血管造影设备需要在患者体内或表面放置标记。一枚 10 美分硬币直径为 18mm,可贴于患者面部或头部;然而由于患者身体表面的标志物和内部结构位置不同,造成两者的放大倍数是不同的,测量结果是不准确的。放大倍数误差最大可能会导致 13% 的误差。使用血管内导管和导丝做标记,距离目标部位较近,因而也更准确。ATW™ 标记导丝(Cordis,Miami Lakes,FL)的不透 X 线标记宽 1mm,间距 10mm。用于释放弹簧圈的"双标"微导管,头端有间隔 3cm 的两个标记。为了最大限度地提高精度,用于校准的标记和被测量的结构应尽可能地靠近图像中心,以减少由于 X 射线照射所引起的差异。

减少放射线暴露的要点

减少放射线暴露始于整个神经介入团队对放射线暴露认识的持续提高。

1. 通路建立后使用透视和路径图(代替 DSA)来显示股动脉。
2. 使用 2fPS 帧频。
3. 除非绝对需要,尽量避免做主动脉弓造影。
4. 颅内造影选择颈总动脉造影(代替颈内与颈外动脉超选造影)。
5. 根据需要来修改工厂设定值。

五、造影步骤

(一)股动脉穿刺

1. 腹股沟区准备和铺单。

2. 触摸腹股沟缝处股动脉搏动,局部麻醉(2% 利多卡因),首先麻醉药打出皮丘,然后沿动脉方向注射。警告:不要过于侧方注射麻醉药,直接注入神经可以导致持续数小时的股神经麻痹。

3. 用 11 号刀片平行于腹股沟缝开 5mm 切口。

4. 穿刺针头斜面朝上,以 45°角指向对侧肩部方向进针。

5. 尽量通过观察穿刺针中的回血,尝试单壁穿刺,尤其是在使用肝素或抗血小板药物时。第一次回血后,可将针头再进入 1～2mm。

6. 透壁穿刺时穿刺针穿过动脉前后壁后,取出针芯,再慢慢退出穿刺针,直到出现搏动回血。

7. 当出现鲜红的搏动回血后,通过穿刺针轻轻推进 J 形导丝 8~10cm。

8. 穿刺针交换 5F 动脉鞘,并用丝线缝合固定。

拾遗

如果动脉搏动难以定位,请尝试以下窍门。

1. 插入穿刺针后,松手。如果穿刺针向内侧或旁侧搏动,动脉通常位于穿刺针搏动指向的那一侧。

2. 透视骨性标志。在正位透视下,股动脉位于股骨头中心内侧 1cm 处(图 2-6)。

3. 使用微穿刺包(见下文说明)。股动脉粥样硬化伴有严重钙化情况下,大针穿刺比较困难;更细的穿刺针有助于穿刺成功。

4. 使用带有多普勒超声探头的穿刺针(Smart-needle®,Vascular Solutions,Minneapolis,MN)(20 号或更小),可穿刺难以触及的血管。

5. 尝试穿刺对侧腹股沟或上肢。

6. 由于大量的瘢痕组织,穿刺人造血管比较困难。可能需要使用 Amplatz 硬引导丝,使用比导管或动脉鞘大一个尺寸的扩张器,不能使用某些软导管,因为它们可能会被折断。一般情况下,GoreTex® 人造血管(W. L. Gore,Flagstaff,AZ)穿刺后最好使用血管鞘。

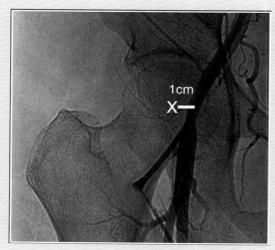

图 2-6 透视下股动脉穿刺点标记

股动脉位于股骨头中心内侧大约 1cm。X 表示股骨头中心。动脉穿刺点指向股骨头内下 1/3

微穿刺技术

1. 选取适当尺寸的微穿刺包(4F 或 5F)。
2. 用 21 号针与普通穿刺针同样的方式穿刺。
3. 导入 0.018in 微导丝。
4. 交换 21 号针头的扩张器。
5. 交换扩张器为导管鞘。

(二)超声引导穿刺

体型肥胖或伴有动脉闭塞性疾病的患者股动脉搏动弱,难以穿刺成功。相较于传统的触摸或透视穿刺,超声引导穿刺更加方便、快捷。

1. 超声系统

(1)造影单元便于放置便携设备。

(2)有多家厂商的多种设备可供选择。

(3)Site-Rite 6(Bard Access,Salt Lake,UT)具有 5～10MHz 可变频探头,探头可附加消毒穿刺导向器,能够三维显示穿刺针方向。

2. 技术方法

(1)超声开机。

(2)腹股沟区消毒铺单后,超声探头涂超声凝胶后套无菌透明塑料保护套,保护套通过无菌弹力带包裹探头,并保证保护套与探头间无空气。

(3)检查探头的方向,使其便于保持轴位操作。

(4)腹股沟区涂无菌超声凝胶(常于右侧),左手握探头于轴向位扫描。

(5)确认卵圆型股总动脉的搏动,股深与股浅动脉交叉,和并于压缩的股静脉。

(6)动脉前皮下局部麻醉,15 号刀片在探头尾部行皮肤小切口。无菌穿刺导向器选择便于穿刺的角度。

(7)右手置入 22g 微穿针。

(8)超声下探测穿刺针。穿刺针移动时可见一模糊移动的超声影像。如有必要可轻微地前后调整超声探头角度。

(9)定位于更粗的股总动脉,如果穿刺针位于分叉部以下,向头部调整穿刺针角度。

(10)缓慢向前推针,直到针头推压股总动脉前壁,然后穿过前壁。超声引导下可在 98.5% 的病例中实现单壁穿刺。

(11)针透壁后可见回血,置入导丝,超声导引确认导丝到达髂动脉并进入大动脉。

(12)交换扩张器,并置入鞘和(或)导管。

（三）主动脉弓成像

1. 通过亲水导丝引导 4F 或 5F 猪尾导管进入升主动脉。

2. 将图像增强器（Ⅱ）置于低放大倍数并左旋 30°。

3. 患者的头部向左侧旋转，脸正对增强器（Ⅱ）（此位置有助于颈部血管的显示）。

4. 使用高压注射器注射造影剂。

5. 侧位增强器（Ⅱ）向右旋转 30°可以用来补充标准左前斜（LAO）位。

（四）颈动脉插管

1. 通过亲水导丝导引诊断单弯导管经主动脉弓至无名动脉近端。

2. 导丝退入导管，轻轻地回拉导管，导管的头端朝上，进到无名动脉。送导丝至右颈总动脉，然后跟进导管。

3. 进左颈总动脉，导管平稳和缓慢地拉出无名动脉，导丝退入导管，导管末端朝着患者的左侧，直到导管"弹入"到左颈。抽出导丝，然后跟上导管。

4. 对于老年患者（＞50 岁）和那些牛弓患者，Simmons Ⅱ 导管有助于进入左颈。

5. 如果选择颈内动脉插管，首先对颈段颈动脉系统进行造影，排除颈内动脉粥样硬化狭窄的风险。颈内动脉插管应在路径图指导下进行。

6. 患者的头部转向远离准备进入血管方向，可以更容易地进入该动脉中。

7. 一旦进入颈总动脉，患者向被插管对侧转头，有利于进入颈内动脉，向同侧转头有利于进入颈外动脉。

8. 当导丝或导管不容易进到目标血管时，要求患者咳嗽。导管往往会弹入需放入的位置。

（五）椎动脉插管

1. 将诊断性单弯导管通过亲水导丝送入锁骨下动脉。间歇性"冒烟"确定椎动脉开口。

2. 做一个路径图，导丝进入椎动脉，导丝头端进到椎动脉颈段的上 1/3。导丝进入椎动脉比较高的位置，可以更容易进导管，同时有助于理顺椎动脉开口附近的动脉扭曲，也将有利于导管顺利通过 C_6 椎体横突孔。C_6 横突孔是椎动脉从自由浮动过渡到固定状态的交界点，是导管刮擦血管壁造成医源性夹层的危险区域。

3. 谨记,椎动脉在 C_2 椎体直角转向外侧,所以在此部位要小心导管、导丝不要损伤血管。

4. 抽出导丝,双冲洗,血管造影用的导管头部在视野中,检查导管进入过程中是否造成血管壁夹层。

5. 如果患者存在动脉粥样硬化的风险,先进行椎动脉开口造影确认有无狭窄。

6. 少数患者左侧椎动脉直接起自主动脉弓,在左侧锁骨下动脉无法找到椎动脉时,应注意这种可能。

7. 当血管迂曲或呈襻无法插管时,要求患者头偏向造影对侧,进行插管。

当患者存在血管迂曲(通常是无名动脉)导致插管困难时,有几个方法可供选择。

①同侧斜 Towne 位的路径图,有助于显示椎动脉起始,并从颈总动脉中分开椎动脉。

②尝试 Headhunter 导管。它非常适合导引通过迂曲的无名动脉。

③其他导管如椎形导管和 DAV 导管可以有助于进入右侧椎动脉。

④当大血管因为迂曲、动脉粥样硬化或狭窄不可能行椎动脉插管时,患侧上肢血压计袖带充气后,高压注射器注入 100% 的造影剂进入锁骨下动脉,膨胀的袖带将直接阻断手臂血液进入椎动脉。谨记,不要将导管头端置入甲状颈干或肋颈干。大量造影剂注入这些小血管可以造成剧痛,并且如果大的脊髓动脉源于这些分支或锁骨下动脉,可能会导致脊髓损伤。如果导管头端不能在锁骨下动脉的椎动脉开口近端保持稳定,将导管头置于椎动脉开口远端。

⑤将高压注射器设置为能够完成造影而且不会造成导管弹出:6ml/s,共 25ml,线性上升速率:0.5 秒。

(六)Simmons2 导管再成形

Simmons2 导管有助于左颈总造影,特别是在"牛弓",主动脉弓迂曲,患者年龄>50 岁等情况下。导管可以在左锁骨下动脉、主动脉弓或主动脉弓分叉(图 2-7 和图 2-8)部进行再成形。在左锁骨下动脉或主动脉弓分叉部成形优于主动脉弓成形,可将动脉粥样硬化斑块脱落栓入颅内循环风险降至最低。

谨记,Simmons 导管的头端在导管被回拉时进入目标血管,在导管被送入时退出目标血管。这种效果与单弯或成角导管相反。Simmons 导管也可以顺导丝前进,可以选择性进入颈内或颈外动脉。

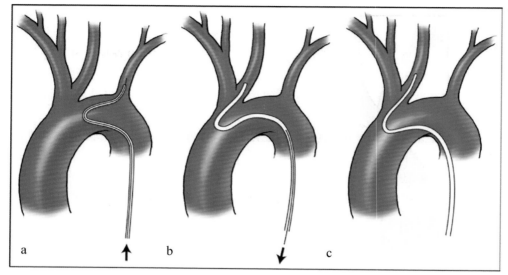

图 2-7　Simmons 导管在左锁骨下动脉再成形

导管沿亲水导丝前行使导管头端位于左侧锁骨下动脉(a)中,导管主弯曲部分(肘部)在主动
脉弓。然后抽出导丝,直到导丝头端靠近肘部(b),然后向前推动导管,直到肘部移动到主动
脉弓的近心端部分(c),导管的头端退出锁骨下动脉,向后朝向管身

(七)股动脉穿刺部位的处理

血管造影后动脉穿刺点处理的"金标准"是手工压迫止血。

1. 拔鞘并压迫腹股沟皮肤切口上 1～2cm 处。

2. 压迫 15 分钟:通常为 5 分钟的闭塞压力,接着 10 分钟的稍轻压力。

对于口服阿司匹林和(或)氯吡格雷患者,必须压迫较长的时间,通常 40 分钟。

3. 结束时,缓慢地减小腹股沟区压力,并加压包扎。

4. Chito-seal™ pad (Abbott Laboratories, Abbott Park, IL) 和 Syvek® NT Patch(Marine Polymer Technologies, Inc. , Danvers, MA)是局部止血药,可加速鞘移除之后切口的止血。

(1)在动物模型中,Syvek® NTPatch 被发现止血效果优于 Chito-seal™。

(2)这些外用制剂止血的安全效果不能与下述的闭合装置相比,特别是针对大于 5F 的鞘。

5. 球囊压力包扎敷料(FemoStop® plus Femoral Compression System, Radi Medical Systems, Wilmington, MA)球囊压迫穿刺点,但球囊必须 1 小时后解除,以防止压伤皮肤。然后敷料留在原处,如果伤口渗血,可再次加压球囊。

6. 压迫后,患者应保持平卧 5 小时,然后下床,但仍需观察 1 小时,方可自由活动。

7. 注意:一项冠状动脉造影的研究表明,止血后卧床休息 2 小时、4 小时或 6 小时,即使使用了抗血小板药阿昔单抗,血管相关并发症也无明显差异。

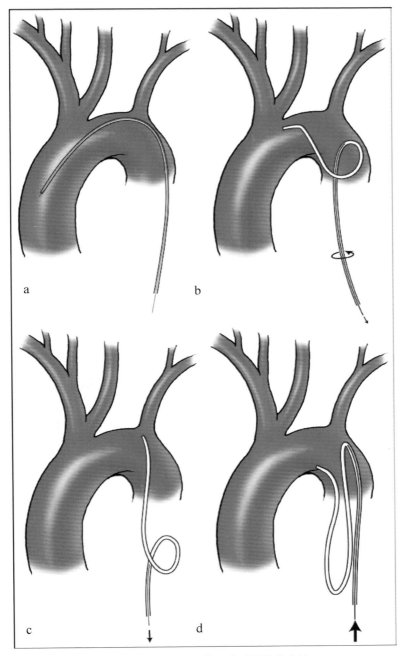

图 2-8　Simmons 导管再成形的替代方法

导管沿亲水导丝前行使导管头端位于升主动脉(a)中,然后抽出导丝,直
到导丝头端位于肘部近端,并且顺时针旋转导管,同时回撤导管,使导管
成形于降主动脉(b,c)。然后迅速送导丝(d),导管再成形

8. 早期下床活动,甚至在止血后 1.5 小时的下床活动并不增加血肿发生风险,但明显降低了背部疼痛主诉的发生率。

9. 使用局部止血药,患者一般应保持平卧 2 小时,可以 3 小时后下床活动。

(八)闭合装置

经皮股动脉闭合装置与压迫技术相比,可以让患者更早下地活动,并且对进行抗血小板或抗凝血治疗的患者是有益的。大多闭合装置的说明书推荐进行穿刺部位动脉造影(图 2-9),因为如果穿刺部位位于分叉部或斑块形成部位,是禁忌使用闭合装置的。当使用闭合装置时,患者应保持仰卧 1 小时。然而,使用闭合装置的并发症发生风险更高。在一项评估经皮冠状动脉介入患者使用闭合装置的安全性的荟萃分析中,结论倾向于机械压迫优于闭合装置。

(九)可供选择的股动脉闭合装置

1. Perclose®Pro-glide™(Abbott Vascular,Abbott Park,IL,Inc.)

(1)闭合方法:在动脉切开处放置脯氨酸缝线。

(2)需要进行股动脉造影;穿刺部位距离主要分支至少 1cm 远,如股动脉分叉(图 2-8)。

(3)优点:如果必要,同一动脉可以立即重新穿刺。

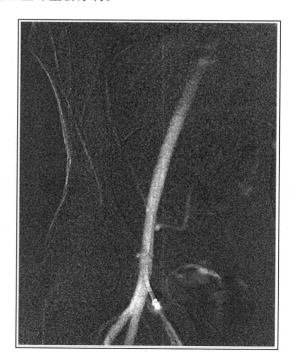

图 2-9　使用闭合装置之前进行股动脉造影

经鞘注射造影剂显示,该鞘进入点位于股动脉分叉近端。股动脉分叉的最佳可视位置是同侧或对侧斜位造影

2. Angio-Seal™(St. Jude Medical,St. Paul,MN)

(1)闭合方法:该装置通过机械封堵,像三明治一样将动脉切开处夹在可以60～90 天溶解的生物吸收垫和胶原海绵之间。

(2)可以用在股动脉分叉部。

(3)若 90 天之内必须重新穿刺同侧股动脉,穿刺点必须距离前一次穿刺点近心端 1cm 以上。

3. Mynx™ Cadence(AccessClosure,Mountain View,CA)

(1)闭合方法:该装置在动脉切开部位放置不断扩张的乙醇酸密封胶。

(2)在一项 135 例患者使用 146 个闭合装置的病例研究中,18% 的病例在后续血管造影中被发现血管内有 Mynx 胶,11% 被发现有假性动脉瘤。另一项研究与 Angio-Seal 比较,Mynx 被发现具有较高的封堵失败率。

（十）血管造影术后医嘱

1. 卧床休息与穿刺侧下肢伸直,头部抬高不超过 30°,5 小时后,下床 1 小时(如果使用闭合装置,卧床,头部抬高不超过 30°,1 小时后,下床 1 小时)。

2. 生命体征:到达恢复室,每小时检查 1 次,直至离开。如果收缩压＜90 mmHg 或降低 25mmHg 以上;脉搏＞120 次/分则呼叫医师。

3. 抵达恢复室后,检查穿刺部位和远端动脉搏动,然后每 15 分钟 1 次,共 4 次,然后每 30 分钟 1 次,共 2 次,然后每 1 小时 1 次,直至出院。如果出现以下情况,呼叫医师。

(1)穿刺部位出血或血肿进展。

(2)穿刺部位远端动脉搏动消失。

(3)肢体变蓝或发凉。

4. 下地后检查穿刺部位。

5. 静脉输液:生理盐水持续输液,直到转出。

6. 恢复术前饮食。

7. 恢复使用日常药物。

8. 口服液体 400ml。

9. 出院前停止静脉输液。

六、特殊的技术和情况

（一）肱动脉和桡动脉穿刺

上肢动脉是进行诊断性脑血管造影和部分神经介入治疗时可以替代股动脉的有效途径。经肱动脉或桡动脉途径,可以避免股动脉穿刺相关的腹膜后出血的风险及术后几个小时的卧床休息。另外,当血管迂曲使得股动脉途径进椎动脉困难时,上肢途径可能更有利。相较于桡动脉,笔者更倾向于肱动脉途径,因为肱动脉途径不需要进行 Allen 试验,手部缺血的风险及患者丧失优势手功能的潜在风险较低。

(二)从手臂进入大血管途径

上肢途径很适合于到达同侧椎动脉。颈总动脉和左锁骨下动脉可以从右臂通过 5F Simmons2 导管通过主动脉瓣反折从而进入(图 2-10)。

(三)肱动脉途径

患者的上肢置于臂板上,伸直并远离造影台。造影台旋转约 20°,以方便透视上肢。在肘部近端触诊肱动脉,然后使用手持多普勒装置绘制出血管。预选位置消毒并铺一个无菌洞单在穿刺部位。局部注射麻醉药,并使用微穿装置在肱动脉放置 4F 或 5F 鞘。鞘连接肝素盐水压力袋。置鞘后,立即进行血管造影,以排除夹层,并确认置鞘后动脉内保持顺行血流。如果有明显血管痉挛,考虑注入桡动脉鸡尾酒(见下文)。

(四)桡动脉途径

在桡动脉穿刺之前,必须通过 Allen 试验来确保尺动脉有足够的侧支循环供应手部。患者拇指放置脉搏血氧仪,指导患者反复握紧拳头。同时压住桡动脉和尺动脉,直到脉搏血氧饱和度波形变平,然后松开尺动脉。正常的毛细血管再充盈时间为 5 秒或更短;再充盈时间大于 10 秒是不正常的,说明尺动脉经由掌弓供应手部的侧支循环较差。在一组行冠状动脉导管插入的病例研究中,Allen 试验发现提示侧支循环差的比例为 27%。

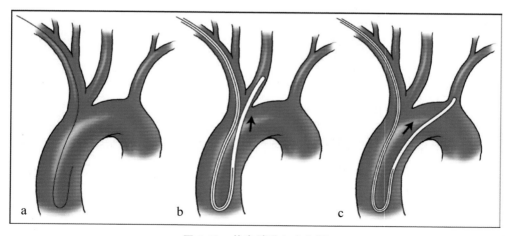

图 2-10 从右臂进入大血管

0.035in 的亲水导丝进到升主动脉,通过主动脉瓣反折(a)。Simmons2 导管沿导丝推进并进入右侧或左侧颈总动脉(b)或左锁骨下动脉(c)中

Allen 试验证实有足够的侧支循环后,前臂消毒铺单。注入局部麻醉药,并使用微穿装置在桡动脉放置 4F 或 5F 鞘。如果桡动脉很难定位,可使用多普勒探头定位血管。此外,在手腕上贴的硝酸盐补片,会增加 10% 动脉径向直径。鞘插入后,短时间打开鞘后的活塞,可见动脉搏动回血,以确认鞘位于动脉内。注入 10ml "桡动脉鸡尾酒",以尽量减少血管痉挛和桡动脉血栓形成的风险。与股动脉鞘不同,桡动脉鞘因为其产生压力和疼痛,不用持续肝素盐水冲洗。另一种方法是使用 3F Angioptic™导管(Angiodynamics,Queensbury,NY)直接桡动脉置入。血管造影完成后,取出鞘和(或)导管,压力敷料置于手腕。患者可以马上坐起。

(五)桡动脉鸡尾酒

10ml 盐水含肝素(5000U),维拉帕米(2.5mg),心脏用利多卡因(2%,1.0ml)和硝酸甘油(0.1mg)(十分可靠)。

(六)特殊患者的注意事项

1. 接受肝素患者　血管造影前 6 小时,肝素应停止输注。

紧急情况下,可以对使用肝素患者或者低危凝血功能障碍患者进行血管造影。最初的穿刺应使用微穿装置,以最小化潜在的出血风险。

2. 口服华法林患者　停华法林(如必要,使用肝素或低分子肝素替换),直到国际标准化比值(INR)≤1.4。

3. 口服二甲双胍患者　见下文。

4. 血小板减少症　最低血小板计数要达到 $75 \times 10^9 / L$。

5. 糖尿病患者

(1)使用胰岛素患者:当患者禁食禁水时,术晨减少胰岛素量至平常的半量。手术应尽可能早完成,以便患者能正常饮食和恢复使用胰岛素。

(2)患者口服含二甲双胍降糖药:见下文。

(3)如果患者使用了中性鱼精蛋白锌胰岛素[低精蛋白胰岛素(NPH)],就不用鱼精蛋白来中和肝素。

6. 孕妇患者　孕妇患者尽量使用无创检查方法。有时,血管造影是必要的(例如,头部和颈部外伤造成可疑血管损伤,自发鼻出血,颅内 AVM)。妊娠期间,脑血管造影可以安全地进行。

(1)患者或监护人应知情同意包括理论上对胎儿的损伤风险。

(2)目前对胎儿的辐射暴露建议最大剂量为 0.5rem(人体伦琴当量)。

①通过铅围裙遮蔽子宫部位,脑血管造影时胎儿受到最大照射剂量小于 0.1rem。

②一般来说,只有超过 $100\sim200$ mGy($10\sim20$ rem)的阈值剂量,胎儿畸形才会发生。

(3)含碘造影剂是生理惰性,并不会对胎儿造成太大的风险。

(4)补充足够的水分,避免胎儿脱水。

(5)透视:在操作过程中最大限度地减少时间,并调低脉率。

(6)在诊断造影中,最大限度降低帧频。

7. 儿童患者 见下文。

七、造影剂诱发的肾病

碘造影剂诱发的肾病,通常会在术后 $3\sim4$ 天出现急性肾功能不全。造影剂诱发的肾病通常定义为血清肌酐比基准值增加 25%～50%或以上,或绝对值上升$5\sim10$ mg/L。肾功能不全患者使用碘造影剂后,发生肾衰竭的风险最高是一般人群的 10 倍。肾功能不全患者(肌酐≥15mg/L)需要采取措施,尽量减少血管造影过程中造影剂相关肾损伤的风险。非离子型低渗透压造影剂,如碘克沙醇(Visipaque™,GE Healthcare,Princeton,NJ)和碘普胺(Ultravist®,Schering,Berlin),相比碘海醇(Omnipaque®)被证实有较低的肾毒性。手术过程中应尽量减少造影剂使用量。本书的一位作者,通过使用生理盐水稀释过的造影剂,在颈动脉血管成形和支架置入术中总共只使用了 27ml Visique™。如果需要连续使用碘造影剂,两次之间最好间隔 48 小时。抗氧化剂,N-乙酰半胱氨酸(Mucomyst®,Bristol-Myers Squibb,New York)被认为能清除自由基并能舒张肾血管。在一项使用非离子型低渗性造影剂进行放射介入手术的随机试验中,乙酰半胱氨酸能降低患者血清肌酸酐水平。在使用造影剂前后,预防性给予乙酰半胱氨酸(600mg 口服,2/d)和 0.45%氯化钠溶液静脉滴注,比单纯生理盐水静脉滴注,降血肌酐作用明显增强。同时,在接受冠状动脉血管成形术患者中,静脉滴注等渗盐水在降低患者造影剂肾病的发病率方面要优于静脉滴注半等渗盐水。钆剂也被作为脑血管造影的非碘造影剂用于造影剂过敏的患者,但尚缺乏广泛的钆化合物对脑血管的安全性测试。另外,有证据表明钆剂的使用与造成肾衰患者后期虚弱及潜在致命的肾源性系统硬化症的进展相关,这也限制了其在肾衰竭患者中的应用。造影后血滤已被证实可以降低肌酐升高。对于依赖透析的肾衰竭患者,应与患者的肾病科医师共同预先安排血管造影后的透析。

(一)造影剂诱发肾病的危险因素

1. 血清肌酐水平≥15mg/L。

2. 糖尿病。

3. 脱水。

4. 心血管疾病使用利尿药。

5. 年龄≥60 岁。

6. 副蛋白血症(例如,多发性骨髓瘤)。

7. 高血压。

8. 高尿酸血症。

肾功能不全的糖尿病患者是发生造影剂肾毒性最高危人群。

(二)降低造影剂诱发的肾病风险方法

1. 尽量减少造影剂用量。

2. 使用威视派克™(270ml I/ml)替代欧乃派克™。

3. 饮水(术前 500ml,术后 2000ml)。

4. 静脉滴注生理盐水。

5. 静脉滴注碳酸氢钠。

6. 术前、术后一日口服乙酰半胱氨酸 600mg(3ml),2/d。

八、二甲双胍

二甲双胍是一种口服降糖药,并有多个制剂(见下文)。二甲双胍相关乳酸中毒很罕见,但据报道,其病死率高达 50%。应保持术后 48 小时内不使用二甲双胍,应术后复查血肌酐保持不变后,再继续使用。即使患者手术当天早些时候已口服二甲双胍,仍可继续手术。虽然使用二甲双胍似乎与乳酸酸中毒相关,但最近一篇系统回顾文献质疑二者是否存在因果关系。

含二甲双胍药物

1. 二甲双胍(通用名)。

2. Glucophage®(格华止)。

3. Avandamet®(文达敏)。

4. Glucovance®(新药)。

5. Metaglip®(新药)。

九、造影剂过敏反应:预防与管理

虽然碘造影剂静脉给药的过敏反应总体发生率为 0.7%~2%,但脑血管造影的过敏反应发生率要低得多。这被认为是由于静脉用药时,注射的造影剂经过肺血管系统更容易诱发过敏反应,而动脉造影时经过肺血管系统的造影剂则相对被稀释。

大样本脑血管造影报道的过敏反应的发生率如下:

1358 例中 0 例(0/1358),0/2154,1/2924 和 0/3636。

（一）造影剂反应的危险因素

1. 有碘造影剂反应史（除面部潮红,还有感觉发热或偶发单独的恶心等症状）。

2. 有严重的其他材料过敏反应史。

3. 哮喘。

4. 肾功能不全。

5. 明显的心脏疾病（如心绞痛、充血性心力衰竭、重度主动脉瓣狭窄、原发性肺动脉高压、严重心肌病）。

6. 焦虑。

既往有造影剂反应是预测不良事件的最重要的危险因素。既往有离子型造影剂过敏反应的患者,可对非离子型造影剂没有反应。有海鲜过敏史,而无碘过敏的特定病史,通常表示对海鲜中过敏原有超敏反应,并不表示患者不耐受造影剂。

术前使用类固醇可减少严重造影剂反应的风险。即使进行术前用药,既往有碘造影剂过敏史的患者再次发生造影剂反应的比例仍在 $10\%\sim18\%$。

钆剂已被用于对碘造影剂过敏患者的脑血管造影。但是,动脉内注射钆剂造影产生的图像质量相较于碘剂差,同时患者进行冠状动脉血管造影时,使用钆剂的并发症,如心律失常和血流动力学紊乱,发生率相对较高（21%）。

（二）术前用药方案

1. 注射造影剂前 13 小时、7 小时和 1 小时口服泼尼松 50mg（或氢化可的松 200mg 静脉滴注）。

2. 苯海拉明（Benadryl®）50mg,注射造影剂前 1 小时静脉推注、肌内注射或口服。

类固醇激素应至少在注射造影剂前 6 小时给予,在术前 3 小时内给予,并不能减少不良反应发生的风险。

（三）急性造影剂反应:症状和体征

1. 皮肤的表现（潮红、荨麻疹、瘙痒）。

2. 黏膜水肿。

3. 全身水肿。

4. 突然意识丧失。

5. 低血压＋心动过速（过敏反应）。

6. 低血压＋心动过缓（血管迷走神经反应）。

7. 呼吸窘迫。

（四）急性造影剂反应:治疗

有效治疗取决于及时发现问题,并快速给予处理（表2-4）。

表 2-4 成人急性造影剂反应处理

荨麻疹
1. 如果手术未完成,终止手术
2. 在大多数情况下无须处理
3. 给予 H$_1$ 受体阻滞药:苯海拉明(Benadryl®)口服 /肌内注射/静脉推注 25～50mg。如果严重或范围广:α 受体激动药(小动脉和静脉收缩)肾上腺素(1∶1000)0.1～0.3ml(＝0.1～0.3mg)皮下注射(如果没有心脏禁忌证)
面部或喉头水肿
1. α 受体激动药(小动脉和静脉收缩)肾上腺素(1∶1000)0.1～0.3ml(＝0.1～0.3mg)皮下或肌内注射,或如果明显低血压,肾上腺素(1∶10 000)缓慢静脉推注 1ml(＝0.1mg)。根据需要可反复注射最多 1mg
2. 吸 O$_2$ 6～10L/min(通过面罩)
3. 如果治疗无效或有明显的急性喉头水肿,寻求适当的帮助(如心肺复苏团队)
支气管痉挛
1. 吸 O$_2$ 6～10L/min(通过面罩)
2. 监测:心电、氧饱和度(脉搏血氧仪)、血压
3. 给予吸入的 β 受体激动药[支气管扩张药,如沙丁胺醇(Proventil® 或 Ventolin®)],通过定量雾化吸入器喷 2～3 次。可重复给药。如果吸入无效,皮下、肌内或静脉注射肾上腺素
4. 皮下或肌内注射肾上腺素(1∶1000)0.1～0.3ml(＝0.1～0.3mg),或如果明显低血压,肾上腺素(1∶10 000)1ml(＝0.1mg)缓慢静脉推注
5. 根据需要可反复注射最多 1mg
另外:给氨茶碱:6mg/kg 溶于 5% 葡萄糖注射液,静脉滴注 10～20min(负荷剂量),然后根据需要,0.4～1mg/(kg·h)(注意:低血压)
严重支气管痉挛或持续氧饱和度<88%时,应寻求帮助(如心肺复苏团队)
低血压并心动过速
1. 把腿抬高 60°以上(首选)或头低脚高位
2. 监测:心电、脉搏血氧饱和度、血压
3. 吸 O$_2$ 6～10L/min(通过面罩)
4. 快速静脉滴注大量等渗乳酸林格液或等渗生理盐水
如果反应不佳:肾上腺素(1∶10 000)1ml(＝0.1mg)缓慢静脉推注(如果没有心脏禁忌证)。根据需要可反复注射最多 1mg
如果仍然反应不佳,应寻求合适帮助(如心肺复苏团队)
低血压并心动过缓(迷走神经反应)
1. 监测生命体征
2. 把腿抬高 60°以上(首选)或头低脚高位
3. 通畅气道:吸 O$_2$ 6～10L/min(通过面罩)
4. 建立静脉通路:快速静脉滴注乳酸林格液或生理盐水
5. 给予阿托品 0.6～1mg 缓慢静脉推注,如果患者没有反应,快速重复步骤 2～4
6. 成人的最大剂量,可重复注射阿托品至 0.04mg/kg(2～3mg)
7. 确保出院前彻底解决低血压和心动过缓
严重高血压
1. 吸 O$_2$ 6～10L/min(通过面罩)
2. 监测心电、脉搏血氧饱和度、血压
3. 给予 0.4mg 硝酸甘油片剂,舌下含服(可重复 3 次);或者外用 1in(0.25cm)长条状 2% 硝酸甘油软膏
4. 转移到重症监护病房或急救室
5. 对于嗜铬细胞瘤:酚妥拉明 5mg 静脉给药

续表

惊厥或抽搐
1. 吸 O_2 6～10L/min(通过面罩)
2. 考虑地西泮(Valium®)5mg(或更多,根据需要)或咪达唑仑(Versed®)0.5～1mg 静脉给药
3. 如果需要长效,建议会诊;考虑苯妥英钠(Dilantin®)15～18mg/kg 按 50mg/min 速度输注。密切监测生命体征,特别是氧分压,因为苯二氮䓬类药物有呼吸抑制的风险
4. 如果需要的话,考虑心肺复苏团队插管
肺水肿
1. 抬高躯干;旋转止血带(静脉压缩)
2. 吸 O_2 6～10L/min(通过面罩)
3. 给予利尿药——呋塞米(Lasix®)20～40mg 缓慢静脉推注
4. 考虑给予吗啡(1～3mg 静脉给药)
5. 转移到重症监护病房或急救室
6. 可使用皮质醇激素

摘自:Manual on Contrast Media Version 10.Reprinted with permission of the American College of Radiology

十、术中造影

术中造影被一些神经外科医师在颅内动脉瘤和动静脉畸形手术中使用。在动脉瘤手术中,术中造影的发现(如动脉瘤残留或载瘤动脉损伤),可以指导高达 12.4％的病例进行再探查和调整动脉瘤夹。需要再探查的因素包括大型动脉瘤的大小、垂体上动脉和床突段动脉瘤的位置及术中动脉瘤破裂。术中造影必须依靠移动式 C 型臂数字减影血管造影机,虽然不透 X 射线的硬件也可以完成满足术中需要的血管造影图像,但可以透射线的头架(Ohio Medical Instruments, Cincinnati,OH)和手术台(Skytron,Grand Rapids,MI)更有助于成像。术前应放置股动脉鞘。使用编织鞘可以防止患者置鞘后移动所造成的鞘扭曲。持续输注肝素盐水(5000U 肝素加入 500ml 生理盐水在压力袋压力下以3ml/h输注)可保持鞘通畅并且对全身凝血无明显影响。有报道术中通过颞浅动脉注射造影剂技术显示前循环动脉瘤。

儿童专区！小儿脑血管造影

尽可能使用无创成像方式。虽然神经功能并发症比较罕见,但儿童股动脉穿刺并发症发生率高于成年人。在一项包含 176 例小儿的脑血管造影研究中,无神经系统并发症发生,但穿刺部位并发症(腹股沟血肿、出血、足背动脉搏动减弱)发生率为 4.5％。

1. 通路

(1)铺单:使用小洞巾覆盖腹股沟,常规股动脉造影铺单方法覆盖造影台的其余部分。

(2)新生儿:如果易于置管,脐动脉和脐静脉可以用作造影评估动脉和静脉循环的通路。

(注意:大多数新生儿造影是血管内治疗的一部分,见第 4 章)。

(3)股动脉十分表浅。

（4）儿童的股动脉容易发生导管诱发的血管痉挛，因此应尽量简化操作和缩小器材的尺寸（例如，使用微穿刺包和细导管）。

（5）如果可能，无鞘造影。

（6）警告：股动脉的初次置管有时十分困难，因为有完整的结缔组织围绕股动脉；确保所使用的导引导丝与诊断导管的尺寸相匹配，以方便推进。

（7）旋转操作有助于导管进入股动脉。

（8）20 号或 22 号蝴蝶针可用于最初的股动脉穿刺（提示：切除干净蝴蝶针尾部塑料管）。

（9）有时候超声引导穿刺针（例如，Smart-needle®，Vascular Solutions，Minneapolis，MN）（20 号或更小）是有帮助的。

（10）股动脉穿刺点的处理。

①拔除导管后压迫动脉时，密切注意下肢远端，以确保有足够的灌注。过度的手压或股动脉损伤会导致长期的股动脉狭窄或闭塞，导致肢体萎缩。

②压迫后，臀部和下肢可以用胶带或绷带固定到输液板。

2. 导管

（1）应使用管径较小的短导管（尽可能减少导管内无效腔）（≤60cm）。

（2）新生儿和小婴儿。

3F Harwood-Nash 导管。

①非常独特的弯曲可以很容易地进入左锁骨下动脉，但难以进入主动脉弓。

②需要一个细的导丝（例如 0.018～0.025in 可控的亲水导丝）。

③较小的导管内径限制了快速注射造影剂的能力。

（3）较大婴儿和幼儿。

①4F Pediatric Berenstein 导管。

②4F Harwood-Nash 导管。

3. 所有儿科患者

3F Angioptic™（Angiodynamics，Queensbury，NY）。

①蒸汽成形的直头或弯头的形状。

②使用 21 号针和细导丝（例如：0.018～0.025in 可控的亲水导丝）。

4. 盐水、造影剂剂量和血容量的相关注意事项

（1）冲管水中加少量肝素：1ml 生理盐水加 2 个单位肝素。（a）警告：低浓度肝素盐水冲洗预防血栓的能力并不优于单纯盐水冲洗。

（2）肝素盐水双冲洗：尽可能少回抽血，减少失血和肝素用量。

（3）用小的注射器（3ml 或 5ml）以限制入量。

（4）限制造影剂欧乃派克®300（Omnipaque®300）量为 4ml/kg。

（5）限制入量，在儿童尤其是 Galen 静脉畸形的患儿尤为重要，因为他们通常伴有一定程度的高输出性充血性心力衰竭。

5. 成像参数和辐射暴露

（1）图像增强器。

①使用小视野。

②如果可能,取下过滤器。

③尽可能地调低 X 射线剂量。

(2)限制透视时间。

(3)降低透视时帧率(例如,3～6fps)。

(4)尽量对准照射部位,以减少散射。

(5)如果设备有相关功能,使用"低剂量透视选项"。

(6)如果可能的话,使用铅遮板覆盖性腺。

(7)使用最新造影设备。

(8)造影使用可变帧率,动脉期使用快帧,毛细血管期及静脉期使用慢帧。

十一、特殊血管结构及病变的成像注意事项

(一)颈动脉和椎基底动脉疾病

1. 主动脉弓血管造影:确定主动脉和颈总动脉粥样硬化病变情况,有助于规划可能的颈动脉成形和支架术。

2. 颈动脉分叉部正侧位造影时,把下颌角置于图像的中心。

3. 有时为了获得粥样硬化斑块的最佳图像需要斜位造影。

4. 当高度狭窄造成造影剂无法充分充盈颈内动脉时,狭窄的程度可以通过对侧 ICA 的直径估计。

5. 椎动脉起始部最好通过前后位加 Townes 位来观察,由于椎动脉起自锁骨下动脉的后壁(见第 1 章图 1-44)。

6. 颅内椎动脉、基底动脉最好通过前后位加 Waters 位来观察,因为基底动脉走行平行于斜坡,在矢状面上前倾。

(二)颅内动脉瘤

1. 蛛网膜下腔出血患者,应进行完整的 4 根血管造影,因为 15%～20%患者会发现 2 个或更多的动脉瘤。

2. 选择性插管将防止 ECA 的分支干扰颅内血管成像。

3. 在动脉瘤的情况下,如果预计进行颅内外动脉旁路搭桥手术治疗,可能需要颈外动脉血管造影,以显现可能的供体血管。

4. 如果蛛网膜下腔出血的造影分析完成后,颈内动脉造影未发现动脉瘤,需进行颈外动脉造影来排除动静脉瘘(见下文)。

5. 动脉瘤顶、瘤颈、载瘤动脉和邻近血管都应该观察清楚。

6. 三维血管造影有助于确定动脉瘤颈的结构。

7. 选择性微导管造影有助于大动脉瘤和巨大动脉瘤成像。

(三)脑动静脉畸形

1. 确认所有的供血动脉和引流静脉,这通常需要一个完整的双侧颈内动脉、颈外动脉及椎动脉造影。

2. 高速照相(＞5fps)可以帮助分清动静脉畸形的解剖结构,因为它们通常是高血流量病变。高速照相还可以更精确地测量动静脉通过时间。

3. 血管巢内动脉瘤可以被识别并通过其位于病灶的动脉侧而区别于扩张的静脉。相反,病灶内"假性动脉瘤"在病灶的动脉或静脉侧都可以出现,当它们在随后的血管造影过程中出现新的表现而可以被识别。

4. 小的模糊不清的动静脉畸形,有时可通过患者强力过度换气数分钟,从而在造影时更易被发现。而正常血管将收缩,AVM 血管将保持不变。

(四)脑血管增殖性疾病(见第 13 章)

1. 应进行完整的 6 支血管造影(双颈内、颈外动脉和椎动脉),以确定经常存在的脑膜供血。

2. 供血血管(如颈内动脉和大脑中动脉 M1 段)应该成像清晰,以便寻找动脉狭窄的存在。

(五)硬脑膜动静脉瘘

1. 确认所有的供血血管,通常需要颈外动脉分支选择性插管。

2. 每次注射造影剂后,应持续摄像,直到引流静脉(或静脉窦)显影。

3. 在颈内动脉和椎动脉造影时,必须确定正常脑组织的静脉引流途径与瘘的静脉引流途径之间的关系。

(六)直接(高流量)颈动脉-海绵窦瘘

1. 高速照相(＞5fps)通常是有帮助的。

2. Huber 操作:同侧椎动脉造影时,手工压迫颈动脉;逆向进入颈动脉的造影剂可以显示颈动脉海绵窦的缺损。

3. 在压迫导管头端下面颈动脉的同时,慢速颈内动脉注射造影剂也可以显示颈动脉海绵窦的缺损。

4. 应特别注意静脉回流情况,并确定是否有逆行皮质静脉引流。

（七）主动脉弓

1. 主动脉弓血管造影最好使用高压注射器和置于升主动脉的猪尾导管。最佳位置是左前斜 30°，患者的头部转向左侧，面对图像增强器。高压注射器设置是 20ml/s；总量 25ml。

2. 对于这些高剂量注射应注意，注射压力不超过导管和任何连接阀的额定值。

（八）Willis 环的评估

1. Huber 操作可评估后交通动脉是否开放和其直径：同侧椎动脉造影时，手工压迫颈动脉；逆流进入颈动脉的造影剂，可以显示后交通动脉。

2. 前交通动脉可以通过"交叉压迫"颈动脉来评估。同侧颈内动脉注射造影剂期间戴着铅手套，手工压迫对侧颈总动脉，将有助于显示前交通动脉。

（九）颈动脉虹吸段和 MCA 烛台动脉

"Haughton"位可以用来展开颈动脉虹吸段（用于显示后交通动脉和脉络膜前动脉的起始），并可展开外侧裂内的 MCA 分支。此位置也有助于 ICA 和 MCA 动脉瘤的成像。侧位弧度位置相当于患者的头部向造影侧远端倾斜并远离 X 射线管（见图 2-5）。

参 考 文 献

〔1〕　Higashida RT，Hopkins LN，Berenstein A，Halbach VV，Kerber C. Program requirements for residency/fellowship education in neuroendovascular surgery/interventional neuroradiology：a special report on graduate medical education. AJNR Am J Neuroradiol. 2000；21；1153-9.

〔2〕　Haschek E，Lindenthal OT. Ein Beitrag zur praktischen Verwerthung der Photographie nach Röntgen. Wien Klin Wschr. 1896；9；63-4.

〔3〕　Krayenbühl H. History of cerebral angiography and its development since Egaz Moniz. Egas Moniz Centenary：Scientific Reports. Lisbon：Comissao Executiva das Comemoracoes do Centenario do Nascimento do Prof. Egas Moniz；1977. p. 63-74.

〔4〕　Bull JW. The history of neuroradiology. Proc R Soc Med. 1970；63；637-43.

〔5〕　Norlén E. Importance of angiography in surgery of intracranial vascular lesions. Egas Moniz Centenary：Scientific Reports. Lisbon：Comissao Executiva das Comemoracoes do Centenario do Nascimento do Prof. Egas Moniz；1977. p. 31-9.

〔6〕　Lima A. Egas Moniz 1874-1955. Surg Neurol. 1973；1；247-8.

〔7〕　Dámasio AR. Egas Moniz, pioneer of angiography and leucotomy. Mt Sinai J Med. 1975；42；502-13.

〔8〕　Moniz EL. L'angiographie cérébrale. Paris：Masson & Cie；1934.

〔9〕　Dagi TF. Neurosurgery and the introduction of cerebral angiography. Neurosurg Clin N Am. 2001；12；145-53. ix

［10］ Ligon BL. The mystery of angiography and the "unawarded" Nobel Prize: Egas Moniz and Hans Christian Jacobaeus. Neurosurgery. 1998;43;602-11.

［11］ Sheldon P. A special needle for percutaneous vertebral angiography. Br J Radiol. 1956;29; 231-2.

［12］ Gould PL, Peyton WT, French LA. Vertebral angiography by retrograde injection of the brachial artery. J Neurosurg.1955;12;369-74.

［13］ Kuhn RA. Brachial cerebral angiography. J Neurosurg. 1960;17;955-71.

［14］ Hinck VC, Judkins MP, Paxton HD. Simplified selective femorocerebral angiography. Radiology. 1967;89;1048-52.

［15］ Commission TJ. Requirements for comprehensive stroke center certification. Oakbrook Terrace, IL. 2014.

［16］ Citron SJ, Wallace RC, Lewis CA, et al. Quality improvement guidelines for adult diagnostic neuroangiography: cooperative study between ASITN, ASNR, and SIR. J Vasc Interv Radiol. 2003;14;S257-62.

［17］ Mentzel H-J, Blume J, Malich A, Fitzek C, Reichenbach JR, Kaiser WA. Cortical blindness after contrast-enhanced CT: complication in a patient with diabetes insipidus. AJNR Am J Neuroradiol. 2003;24;1114-6.

［18］ Saigal G, Bhatia R, Bhatia S, Wakhloo AK. MR findings of cortical blindness following cerebral angiography: is this entity related to posterior reversible leukoencephalopathy? AJNR Am J Neuroradiol. 2004;25;252-6.

［19］ Yildiz A, Yencilek E, Apaydin FD, Duce MN, Ozer C, Atalay A. Transient partial amnesia complicating cardiac and peripheral arteriography with nonionic contrast medium. Eur Radiol. 2003;13(Suppl 4);L113-5.

［20］ Willinsky RA, Taylor SM, TerBrugge K, Farb RI, Tomlinson G, Montanera W. Neurologic complications of cerebral angiography: prospective analysis of 2,899 procedures and review of the literature. Radiology. 2003;227;522-8.

［21］ Young B, Moore WS, Robertson JT, et al. An analysis of perioperative surgical mortality and morbidity in the asymptomatic carotid atherosclerosis study. ACAS Investigators. Asymptomatic Carotid Artheriosclerosis Study. Stroke. 1996;27;2216-24.

［22］ Heiserman JE, Dean BL, Hodak JA, et al. Neurologic complications of cerebral angiography. AJNR Am J Neuroradiol. 1994;15;1401-7. discussion 8-11.

［23］ Hankey GJ, Warlow CP, Molyneux AJ. Complications of cerebral angiography for patients with mild carotid territory ischaemia being considered for carotid endarterectomy. J Neurol Neurosurg Psychiatry. 1990;53;542-8.

［24］ Cloft HJ, Joseph GJ, Dion JE. Risk of cerebral angiography in patients with subarachnoid hemorrhage, cerebral aneurysm, and arteriovenous malformation: a meta-analysis. Stroke. 1999;30;317-20.

［25］ Mani RL, Eisenberg RL. Complications of catheter cerebral arteriography: analysis of 5, 000 procedures. Ⅲ. Assessment of arteries injected, contrast medium used, duration of procedure, and age of patient. AJR Am J Roentgenol. 1978;131;871-4.

［26］ Dion JE, Gates PC, Fox AJ, Barnett HJ, Blom RJ. Clinical events following neuroangiography: a prospective study. Stroke. 1987;18;997-1004.

［27］ Kelkar PS, Fleming JB, Walters BC, Harrigan MR. Infection risk in neurointervention and cerebral angiography. Neurosurgery. 2013;72;327-31.

［28］ Katholi RE, Taylor GJ, Woods WT, et al. Nephrotoxicity of nonionic low-osmolality versus ionic high-osmolality contrast media: a prospective double-blind randomized comparison in human beings. Radiology. 1993;186:183-7.

[29] Barrett BJ, Parfrey PS, Vavasour HM, O'Dea F, Kent G, Stone E. A comparison of nonionic, low-osmolality radiocontrast agents with ionic, high-osmolality agents during cardiac catheterization. N Engl J Med. 1992;326:431-6.

[30] Barrett BJ, Parfrey PS, McDonald JR, Hefferton DM, Reddy ER, McManamon PJ. Nonionic low-osmolality versus ionic high-osmolality contrast material for intravenous use in patients perceived to be at high risk: randomized trial. Radiology. 1992;183:105-10.

[31] Barrett BJ, Carlisle EJ. Metaanalysis of the relative nephrotoxicity of high- and low-osmolality iodinated contrast media. Radiology. 1993;188:171-8.

[32] Rosovsky MA, Rusinek H, Berenstein A, Basak S, Setton A, Nelson PK. High-dose administration of nonionic contrast media: a retrospective review. Radiology. 1996;200:119-22.

[33] Moran CJ, Milburn JM, Cross DT III, Derdeyn CP, Dobbie TK, Littenberg B. Randomized controlled trial of sheaths in diagnostic neuroangiography. Radiology. 2001;218:183-7.

[34] Kiyosue H, Okahara M, Nagatomi H, Nakamura T, Tanoue S, Mori H. 3.3F catheter/sheath system for use in diagnostic neuroangiography. AJNR Am J Neuroradiol. 2002;23:711-5.

[35] Weinbroum AA, Szold O, Ogorek D, Flaishon R. The midazolam-induced paradox phenomenon is reversible by flumazenil. Epidemiology, patient characteristics and review of the literature. Eur J Anaesthesiol. 2001;18:789-97.

[36] Mancuso CE, Tanzi MG, Gabay M. Paradoxical reactions to benzodiazepines: literature review and treatment options. Pharmacotherapy. 2004;24:1177-85.

[37] Thurston TA, Williams CG, Foshee SL. Reversal of a paradoxical reaction to midazolam with flumazenil. Anesth Analg. 1996;83:192.

[38] Iserson KV. The origins of the gauge system for medical equipment. J Emerg Med. 1987;5:45-8.

[39] Markus H, Loh A, Israel D, Buckenham T, Clifton A, Brown MM. Microscopic air embolism during cerebral angiography and strategies for its avoidance. Lancet. 1993;341:784-7.

[40] Bendszus M, Koltzenburg M, Bartsch AJ, et al. Heparin and air filters reduce embolic events caused by intra-arterial cerebral angiography: a prospective, randomized trial. Circulation. 2004;110:2210-5.

[41] Dexter F, Hindman BJ. Recommendations for hyperbaric oxygen therapy of cerebral air embolism based on a mathematical model of bubble absorption. Anesth Analg. 1997;84:1203-7.

[42] Branger AB, Lambertsen CJ, Eckmann DM. Cerebral gas embolism absorption during hyperbaric therapy: theory. J Appl Physiol. 2001;90:593-600.

[43] Calvert JW, Cahill J, Zhang JH. Hyperbaric oxygen and cerebral physiology. Neurol Res. 2007;29:132-41.

[44] LeDez KM, Zbitnew G. Hyperbaric treatment of cerebral air embolism in an infant with cyanotic congenital heart disease. Can J Anaesth. 2005;52:403-8.

[45] Bitterman H, Melamed Y. Delayed hyperbaric treatment of cerebral air embolism. Isr J Med Sci. 1993;29:22-6.

[46] Blanc P, Boussuges A, Henriette K, Sainty JM, Deleflie M. Iatrogenic cerebral air embol-

ism: importance of an early hyperbaric oxygenation. Intensive Care Med. 2002;28:559-63.

[47] Shrinivas VG, Sankarkumar R, Rupa S. Retrograde cerebral perfusion for treatment of air embolism after valve surgery. Asian Cardiovasc Thorac Ann. 2004;12:81-2.

[48] Gregoric ID, Myers TJ, Kar B, et al. Management of air embolism during HeartMate XVE exchange. Tex Heart Inst J. 2007;34:19-22.

[49] Hughes DG, Patel U, Forbes WS, Jones AP. Comparison of hand injection with mechanical injection for digital subtraction selective cerebral angiography. Br J Radiol. 1994;67:786-9.

[50] Haughton VM, Rosenbaum AE, Baker RA, Plaistowe RL. Lateral projections with inclined head for angiography of basal cerebral aneurysms. Radiology. 1975;116:220-2.

[51] Elisevich K, Cunningham IA, Assis L. Size estimation and magnification error in radiographic imaging: implications for classification of arteriovenous malformations. AJNR Am J Neuroradiol. 1995;16:531-8.

[52] Levitt MR, Osbun JW, Ghodke BV, Kim LJ. Radiation dose reduction in neuroendovascular procedures. World Neurosurg. 2013;80:681-2.

[53] Kahn EN, Gemmete JJ, Chaudhary N, et al. Radiation dose reduction during neurointerventional procedures by modification of default settings on biplane angiography equipment. J Neurointerv Surg. 2016;8:819-23.

[54] Schneider T, Wyse E, Pearl MS. Analysis of radiation doses incurred during diagnostic cerebral angiography after the implementation of dose reduction strategies. J Neurointerv Surg. 2017;9:384-8.

[55] Gedikoglu M, Oguzkurt L, Gur S, Andic C, Sariturk C, Ozkan U. Comparison of ultrasound guidance with the traditional palpation and fluoroscopy method for the common femoral artery puncture. Catheter Cardiovasc Interv. 2013;82:1187-92.

[56] Kurisu K, Osanai T, Kazumata K, et al. Ultrasound-guided femoral artery access for minimally invasive neurointervention and risk factors for access site hematoma. Neurol Med Chir (Tokyo). 2016;56:745-52.

[57] Fischer TH, Connolly R, Thatte HS, Schwaitzberg SS. Comparison of structural and hemostatic properties of the poly-N-acetyl glucosamine Syvek patch with products containing chitosan. Microsc Res Tech. 2004;63:168-74.

[58] Vlasic W, Almond D, Massel D. Reducing bedrest following arterial puncture for coronary interventional procedures—impact on vascular complications: the BAC Trial. J Invasive Cardiol. 2001;13:788-92.

[59] Hoglund J, Stenestrand U, Todt T, Johansson I. The effect of early mobilisation for patient undergoing coronary angiography: a pilot study with focus on vascular complications and back pain. Eur J Cardiovasc Nurs. 2011;10:130-6.

[60] Nikolsky E, Mehran R, Halkin A, et al. Vascular complications associated with arteriotomy closure devices in patients undergoing percutaneous coronary procedures: a meta-analysis. J Am Coll Cardiol. 2004;44:1200-9.

[61] Applegate RJ, Rankin KM, Little WC, Kahl FR, Kutcher MA. Restick following initial Angioseal use. Catheter Cardiovasc Interv. 2003;58:181-4.

[62] Medical SJ. Restick following initial Angio-seal device use shown to be safe. Minnetonka, MN. 2008.

[63] Fields JD, Liu KC, Lee DS, et al. Femoral artery complications associated with the mynx closure device. AJNR Am J Neuroradiol. 2010;31:1737-40.

[64] Azmoon S, Pucillo AL, Aronow WS, et al. Vascular complications after percutaneous coronary intervention following hemostasis with the Mynx vascular closure device versus the AngioSeal vascular closure device. J Invasive Cardiol. 2010;22:175-8.

[65] Uchino A. Selective catheterization of the brachiocephalic arteries via the right brachial artery. Neuroradiology.1988;30:524-7.

[66] Levy EI, Boulos AS, Fessler RD, et al. Transradial cerebral angiography: an alternative route. Neurosurgery. 2002;51:335-40; discussion 40-2.

[67] Benit E, Vranckx P, Jaspers L, Jackmaert R, Poelmans C, Coninx R. Frequency of a positive modified Allen's test in 1,000 consecutive patients undergoing cardiac catheterization. Catheter Cardiovasc Diagn. 1996;38(4):352.

[68] Hildick-Smith DJ, Ludman PF, Lowe MD, et al. Comparison of radial versus brachial approaches for diagnostic coronary angiography when the femoral approach is contraindicated. Am J Cardiol. 1998;81:770-2.

[69] Stewart WJ, McSweeney SM, Kellett MA, Faxon DP, Ryan TJ. Increased risk of severe protamine reactions in NPH insulin-dependent diabetics undergoing cardiac catheterization. Circulation. 1984;70:788-92.

[70] Cobb CA 3rd, Fung DL. Shock due to protamine hypersensitivity. Surg Neurol. 1982;17:245-6.

[71] Measurements NCoRPa. Recommendations on limits for exposure to ionizing radiation (NCRP report no. 91). 1987.

[72] Piper J. Fetal toxicity of common neurosurgical drugs. In: Loftus C, editor. Neurosurgical aspects of pregancy. Park Ridge, IL: American Association of Neurological Surgeons; 1996. p. 1-20.

[73] Kal HB, Struikmans H. Pregnancy and medical irradiation: summary and conclusions from the International Commission on Radiological Protection, Publication 84. Ned Tijdschr Geneeskd. 2002;146:299-303.

[74] Dalessio D. Neurologic diseases. In: Burrow G, Ferris T, editors. Medical complications during pregnancy. Philadelphia: W.B. Saunders; 1982. p. 435-47.

[75] Dias MS, Sekhar LN. Intracranial hemorrhage from aneurysms and arteriovenous malformations during pregnancy and the puerperium. Neurosurgery. 1990;27:855-65; discussion 65-6.

[76] Morcos SK. Contrast media-induced nephrotoxicity—questions and answers. Br J Radiol. 1998;71:357-65.

[77] Barrett BJ, Parfrey PS, editors. Clinical aspects of acute renal failure following use of radiocontrast agents. New York: Marcel Dekker; 1992.

[78] Solomon R. Contrast-medium-induced acute renal failure. Kidney Int. 1998;53:230-42.

[79] Rudnick MR, Goldfarb S, Wexler L, et al. Nephrotoxicity of ionic and nonionic contrast media in 1196 patients: a randomized trial. The Iohexol Cooperative Study. Kidney Int. 1995;47:254-61.

[80] Porter GA. Radiocontrast-induced nephropathy. Nephrol Dial Transplant. 1994;9(Suppl 4):146-56.

[81] Sharma SK, Kini A. Effect of nonionic radiocontrast agents on the occurrence of contrast-induced nephropathy in patients with mild-moderate chronic renal insufficiency: pooled analysis of the randomized trials. Catheter Cardiovasc Interv. 2005;65:386-93.

[82] Cohan RH, Ellis JH. Iodinated contrast material in uroradiology. Choice of agent and man-

agement of complications. Urol Clin North Am. 1997;24;471-91.

[83] Tepel M, van der Giet M, Schwarzfeld C, Laufer U, Liermann D, Zidek W. Prevention of radiographic-contrastagent-induced reductions in renal function by acetylcysteine. N Engl J Med. 2000;343;180-4.

[84] Mueller C, Buerkle G, Buettner HJ, et al. Prevention of contrast media-associated nephropathy: randomized comparison of 2 hydration regimens in 1620 patients undergoing coronary angioplasty. Arch Intern Med. 2002;162;329-36.

[85] Nussbaum ES, Casey SO, Sebring LA, Madison MT. Use of gadolinium as an intraarterial contrast agent in digital subtraction angiography of the cervical carotid arteries and intracranial circulation. Technical note. J Neurosurg.2000;92;881-3.

[86] Arat A, Cekirge HS, Saatci I. Gadodiamide as an alternative contrast medium in cerebral angiography in a patient with sensitivity to iodinated contrast medium. Neuroradiology. 2000;42;34-7; discussion 7-9.

[87] Natalin RA, Prince MR, Grossman ME, Silvers D, Landman J. Contemporary applications and limitations of magnetic resonance imaging contrast materials. J Urol. 2010;183;27-33.

[88] Marenzi G, Marana I, Lauri G, et al. The prevention of radiocontrast-agent-induced nephropathy by hemofiltration.N Engl J Med. 2003;349;1333-40.

[89] Parfrey PS, Griffiths SM, Barrett BJ, et al. Contrast material-induced renal failure in patients with diabetes mellitus,renal insufficiency, or both. A prospective controlled study. N Engl J Med. 1989;320;143-9.

[90] Schwab SJ, Hlatky MA, Pieper KS, et al. Contrast nephrotoxicity: a randomized controlled trial of a nonionic and an ionic radiographic contrast agent. N Engl J Med. 1989; 320;149-53.

[91] Huber W, Huber T, Baum S, et al. Sodium bicarbonate prevents contrast-induced nephropathy in addition to theophylline:a randomized controlled trial. Medicine (Baltimore). 2016;95;e3720.

[92] Wiholm BE, Myrhed M. Metformin-associated lactic acidosis in Sweden 1977-1991. Eur J Clin Pharmacol.1993;44;589-91.

[93] Manual on Contrast Media Version 10. 5.0 ed. Reston: American College of Radiology. 2010.

[94] Lalau JD, Race JM. Lactic acidosis in metformin therapy: searching for a link with metformin in reports of 'metformin-associated lactic acidosis'. Diabetes Obes Metab. 2001;3; 195-201.

[95] Thomsen HS, Bush WH Jr. Adverse effects of contrast media: incidence, prevention and management. Drug Saf. 1998;19;313-24.

[96] Davenport MS, Cohan RH, Caoili EM, Ellis JH. Repeat contrast medium reactions in premedicated patients: frequency and severity. Radiology. 2009;253;372-9.

[97] Horowitz MB, Dutton K, Purdy PD. Assessment of complication types and rates related to diagnostic angiography and interventional N euroradiologic procedures. A four year review (1993-1996). Interv Neuroradiol. 1998;4;27-37.

[98] Leonardi M, Cenni P, Simonetti L, Raffi L, Battaglia S. Retrospective Study of Complications Arising during Cerebral and Spinal Diagnostic Angiography from 1998 to 2003. Interv Neuroradiol. 2005;11;213-21.

[99] Dawkins AA, Evans AL, Wattam J, et al. Complications of cerebral angiography: a prospective analysis of 2,924 consecutive procedures. Neuroradiology. 2007;49(9);753.

[100] Fifi JT, Meyers PM, Lavine SD, et al. Complications of modern diagnostic cerebral angi-

ography in an academic medical center. J Vasc Interv Radiol. 2009;20:442-7.

[101] Bettmann MA, Heeren T, Greenfield A, Goudey C. Adverse events with radiographic contrast agents: results of the SCVIR Contrast Agent Registry. Radiology. 1997;203:611-20.

[102] Osborn AG. Diagnostic cerebral angiography. 2nd ed. Philadelphia: Lippincott Williams and Wilkins; 1999.

[103] Dewachter P, Trechot P, Mouton-Faivre C. "Iodine allergy": point of view. Ann Fr Anesth Reanim. 2005;24:40-52.

[104] Lasser EC, Berry CC, Mishkin MM, Williamson B, Zheutlin N, Silverman JM. Pretreatment with corticosteroids to prevent adverse reactions to nonionic contrast media. AJR Am J Roentgenol. 1994;162:523-6.

[105] Freed KS, Leder RA, Alexander C, DeLong DM, Kliewer MA. Breakthrough adverse reactions to low-osmolar contrast media after steroid premedication. AJR Am J Roentgenol. 2001;176:1389-92.

[106] Sakamoto S, Eguchi K, Shibukawa M, et al. Cerebral angiography using gadolinium as an alternative contrast medium in a patient with severe allergy to iodinated contrast medium. Hiroshima J Med Sci. 2010;59:15-6.

[107] Kalsch H, Kalsch T, Eggebrecht H, Konorza T, Kahlert P, Erbel R. Gadolinium-based coronary angiography in patients with contraindication for iodinated x-ray contrast medium: a word of caution. J Interv Cardiol.2008;21:167-74.

[108] Cohan RH, Leder RA, Ellis JH. Treatment of adverse reactions to radiographic contrast media in adults. Radiol Clin N Am. 1996;34:1055-76.

[109] Tang G, Cawley CM, Dion JE, Barrow DL. Intraoperative angiography during aneurysm surgery: a prospective evaluation of efficacy. J Neurosurg. 2002;96:993-9.

[110] Chiang VL, Gailloud P, Murphy KJ, Rigamonti D, Tamargo RJ. Routine intraoperative angiography during aneurysm surgery. J Neurosurg. 2002;96:988-92.

[111] Nanda A, Willis BK, Vannemreddy PS. Selective intraoperative angiography in intracranial aneurysm surgery: intraoperative factors associated with aneurysmal remnants and vessel occlusions. Surg Neurol. 2002;58:309-14;discussion 14-5.

[112] Lee MC, Macdonald RL. Intraoperative cerebral angiography: superficial temporal artery method and results.Neurosurgery. 2003;53:1067-74; discussion 74-5.

[113] Fung E, Ganesan V, Cox TS, Chong WK, Saunders DE. Complication rates of diagnostic cerebral arteriography in children. Pediatr Radiol. 2005;35:1174-7.

[114] Vucevic M, Tehan B, Gamlin F, Berridge JC, Boylan M. The SMART needle. A new Doppler ultrasound-guided vascular access needle. Anaesthesia. 1994;49:889-91.

[115] Koenigsberg RA, Wysoki M, Weiss J, Faro SH, Tsai FY. Risk of clot formation in femoral arterial sheaths maintained overnight for neuroangiographic procedures. AJNR Am J Neuroradiol. 1999;20:297-9.

[116] Dix JE, McNulty BJ, Kallmes DF. Frequency and significance of a small distal ICA in carotid artery stenosis.AJNR Am J Neuroradiol. 1998;19:1215-8.

[117] Bjorkesten G, Halonen V. Incidence of intracranial vascular lesions in patients with subarachnoid hemorrhage investigated by four-vessel angiography. J Neurosurg. 1965;23:29-32.

[118] Marks MP, Lane B, Steinberg GK, Snipes GJ. Intranidal aneurysms in cerebral arteriovenous malformations:evaluation and endovascular treatment. Radiology. 1992;183:355-60.

[119] Garcia-Monaco R, Rodesch G, Alvarez H, Iizuka Y, Hui F, Lasjaunias P. Pseudoaneurysms within ruptured intracranial arteriovenous malformations: diagnosis and early endovascular management. AJNR Am J Neuroradiol.1993;14:315-21.

[120] Cure JK. Personal communication. Birmingham: Alabama; 2007.

[121] Lasjaunias PL, Landrieu P, Rodesch G, et al. Cerebral proliferative angiopathy: clinical and angiographic description of an entity different from cerebral AVMs. Stroke. 2008;39: 878-85.

[122] Huber P. A technical contribution of the exact angiographic localization of carotid cavernous fistulas. Neuroradiology. 1976;10:239-41.

[123] Mehringer CM, Hieshima GB, Grinnell VS, Tsai F, Pribram HF. Improved localization of carotid cavernous fistula during angiography. AJNR Am J Neuroradiol. 1982;3:82-4.

第3章 脊髓血管造影

一、脊髓造影适应证

1. 评估患有脊髓疾病,并可疑有硬脊膜动静脉瘘的患者(最常见的指征)。

2. 评估已知或可疑有脊髓动静脉畸形或血管性肿瘤的患者(如脊髓内出血或蛛网膜下腔出血)。

3. 很少运用于评估可疑的脊髓缺血(因为脊髓供血多样,脊髓缺血的治疗方法有限,造影主要是为了排除症状性瘘的原因)。

4. 脊柱或脊髓神经介入治疗前准备。

5. 脊髓或主动脉手术前评估脊髓血管闭塞的风险。

6. 脊髓血管病变术中造影。

7. 术后影像学随访(如动静脉瘘或畸形术后)。

(一)脊柱影像学方法的选择

脊髓血管造影为有创检查并在技术上有一定挑战性,特别是老年患者。辅助断层影像学技术可作为脊髓血管造影的替代或补充。并且脊髓 MRA 或 CTA 能在血管造影前直接发现相关的节段动脉,从而节省可观的造影时间。

1. 脊髓 MRA。

2. 脊髓 CTA。

CTA 结合 DSA:这种方法把 DSA 的解剖精确性与薄扫 CT 高分辨骨窗像相结合。技术:将猪尾导管置于感兴趣区域的近端主动弓,注射期间进行两次扫描来获得动脉期与静脉期图像从而区分动脉与静脉结构。根据 DSA/CT 结果再进行选择性插管造影。

二、诊断性脊髓血管造影的并发症

血管造影前知情同意应包括手术风险和并发症内容。

(一)神经系统并发症

脊髓血管造影的神经系统并发症可能包括与颈部区域的脑血管造影一样的并发症,如发生缺血性事件的风险(见第 2 章)。此外,还有血管夹层的风险、血栓性闭塞、动脉粥样硬化斑块或空气栓子闭塞脊髓血管而引起脊髓病。Forbes 等报道,134 例脊髓造影中有 3 例(2.2%)神经系统并发症,均为一过性的。最近两项超过 300 例患者的病例研究中,脊髓血管造影神经系统并发症为 0。脊髓供血动脉内注射大剂量的造影剂(虽然不是脊髓血管造影的必需部分)可以产生暂时或永久的脊髓损伤。

(二)非神经系统并发症

经股动脉途径脊髓造影的非神经系统并发症包括与脑血管造影相同的局部和全身并发症。最近报道,穿刺部位并发症为 1%,全身并发症为 0.7%。

三、选择性脊髓血管造影:基本概念

(一)术前评估

1. 进行简要神经查体,作为参照基准,对照术中或术后发生的神经系统变化。
2. 询问患者有无碘造影剂过敏史。
3. 检查股动脉及足背和胫后动脉搏动。
4. 血液检查,包括血清肌酐水平和凝血功能。

(二)造影前医嘱

1. 术前 6 小时禁食禁水,但不禁药。
2. 建立外周静脉通路(预计进行治疗则建立 2 条)。
3. 留置导尿(几乎所有患者,与脑血管造影不同)。

(三)镇静/镇痛/麻醉

脊髓血管造影时根据情况选择全身麻醉或镇静。全身麻醉能够保持患者不动,包括在成像胸腰段微小血管时延长呼吸中断时间。全身麻醉还避免了患者在长时间血管造影过程中的潜在不适感。如果患者配合,使用非离子型等渗造影剂,造影可以在局部麻醉下用少量镇静药,获得足够满意的图像。局部麻醉的优点是避免了全身麻醉潜在的并发症,并且术中可以观察患者的神经功能状态。全身麻醉过程中不利于观察患者神经功能状态,但可以通过使用神经生理监测,如体感和(或)运动诱发电位来作为弥补。然而,神经生理监测增加了手术的成本和复杂性,并且在有些机构可能不具备相关条件,结果也不一定可靠。

（四）造影剂

目前脊髓血管造影几乎都使用非离子型造影剂,由于其渗透压较低,当注入小的脊椎供血动脉时,耐受性更好。碘克沙醇(Visipaque™,GE Healthcare,Princeton,NJ)为等渗的非离子型造影剂,比其他通常使用的造影剂更昂贵和黏稠,但对于脊髓血管造影患者具有最好的耐受性。

1. 诊断性造影　欧乃派克®,300mgI/ml,或威视派克™,320mgI/ml。

2. 神经介入治疗　欧乃派克®,240mgI/ml,或威视派克™,270mgI/ml。

肾功能正常的患者可耐受高达 400～800ml 欧乃派克® 300mgI/ml,而无不良反应。脊髓血管造影由于造影血管数量较多,造影剂的用量经常可以接近这些限制量。

（五）股动脉鞘 vs.无鞘

经股动脉脊髓血管造影几乎都需要带鞘操作。

1. 有鞘

(1)优点:可以快速交换导管和减少潜在的穿刺点创伤。脊髓血管造影每个患者通常需要几种不同导管。

(2)与脑血管造影不同,导管在超选血管内的位置往往不稳定,而动脉鞘有利于更精确的操作和定位导管。

(3)最常用短鞘(10～13cm 动脉鞘)。

(4)当髂动脉或股动脉迂曲,以及动脉粥样硬化影响导管前进时,使用长鞘(25cm)是有用的。当需要选择性插管同侧的髂内动脉时,长鞘可能需要回撤,部分拉出髂动脉。

(5)技术:使用标准动脉穿刺技术。通常使用 5F 或 6F 鞘(Pinnacle® Sheath;Terumo Medical,Somerset,NJ)。鞘的管腔(和血管造影导管)在动脉压力下缓慢持续的肝素盐水(5000U 肝素每升盐水)冲洗。

2. 无鞘

(1)无鞘脊髓造影的优点是穿刺点较小,但很少选择。

(2)某些情况下可以无鞘,如需要较小的动脉穿刺口的儿童患者和只需要一根导管的非常有限的快速随访造影。

（六）诊断性脊髓血管造影使用的导丝和导管

1. 导丝

（1）鞘内使用 0.035in 或 0.038in J 形头导丝。

（2）0.035in 带角度的Glidewire®（Terumo Medical，Somerset，NJ）导丝，柔软、灵活、可控。

（3）0.038in 带角度的 Glidewire®（Terumo Medical，Somerset，NJ）导丝，比 0.035in 导丝略硬，使用时有助于增加支撑力。

2. 导管 一般情况下，虽然脑型导管可用于头臂动脉插管，但脊髓血管造影通常使用与内脏血管造影形状相同的导管（表 3-1 和图 3-1）。偶尔，在特殊的需要时，直导管可以通过蒸汽塑形成适当的弯曲。直导管也可以原样使用，用于主动脉弓逆行造影（见下文）。

表 3-1 脊髓血管造影使用的导管

导管	功能
5F 成角锥形管	适合弓上血管的良好的全功能诊断导管
5F Mikaelsson	适合肋间动脉和腰动脉的良好的全功能导管
5F Simmons 1	可替代 Mikaelsson 导管
4F 或 5F Cobra	适合年轻患者的肋间动脉和腰动脉
5.5F RDC	非常稳定和可操控，但较硬
5F 有形管	用于主动脉弓逆行造影

（七）血管插管

选择性脊髓血管造影可以是完整的脊髓血管造影，或部分重点研究某一特殊部位的病变。完整的脊髓血管造影是一项大工程，所有与脊髓相关的动脉都选择性插管和研究。通常用于评估疑似硬脊膜动静脉瘘引起脊髓病患者。血管病变可以位于从头部至骶骨之间的任何部位，所有这些结构的供血动脉都要被评估（表 3-2）。当病灶明显局限在脊柱某个特定的区域，有重点的研究可能更合适。其中应该包括感兴趣区域的所有供血动脉，以及病变水平上方和下方，可能间接供血的相邻脊髓血管。另一个有用的规则是观察病变上方和下方正常脊髓血管。评估脊髓血液供应可能需要选择性椎动脉造影（图 3-2），甲状颈干和肋颈干，锁骨下动脉，肋间动脉（图 3-3），腰动脉（图 3-4），骶外侧和骶正中动脉。

（八）路径图

路径图有助于弓上动脉插管，例如椎动脉、甲状颈干和肋颈干。由于呼吸运动降低了图像质量，路径图对导管进入肋间动脉和腰动脉用处不大。

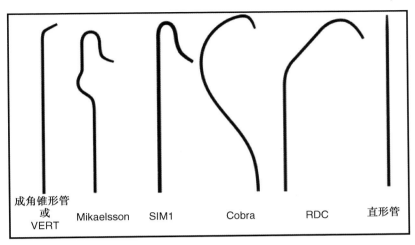

成角锥形管
或
VERT   Mikaelsson   SIM1   Cobra   RDC   直形管

图 3-1 脊髓血管造影推荐使用的诊断导管

表 3-2 脊髓区域的血供

水平	供血动脉
上颈段	椎动脉、咽升动脉、枕动脉、颈深动脉
下颈段	椎动脉、颈深动脉、颈升动脉
上胸段	肋间最上动脉、肋间上动脉
中下胸段	肋间动脉
上中腰段	腰动脉
下腰段	髂腰动脉
骶段	骶前动脉和骶外侧动脉

（九）双冲洗

导管冲洗技术在第 2 章已经讨论过。虽然有些术者提倡只在弓上血管造影时进行双冲，但细致冲洗技术应使用在任何血管系统。这样可以确保在最需要时能够使用最好的技术。而且，脊髓血管的血栓或空气栓塞与脑缺血一样致残。

（十）持续生理盐水冲洗

造影导管通过一个三通或复式接头管连接肝素盐水持续滴注。这对于耗时较长的脊髓血管造影特别有用。生理盐水滴管内嵌空气滤器（B. Braun，Bethlehem，PA）可以额外防止气泡（在第 4 章讨论）。管阀上旋转接头可以防止管阀影响自由操控。导管连接旋转三通阀和旋转止血阀可以形成两个旋转点，从而允许导管自由旋转。这是非常重要的，因为导管在小的肋间动脉和腰动脉内不够稳定。

图 3-2 椎动脉侧位造影显示脊髓前
动脉（箭头）

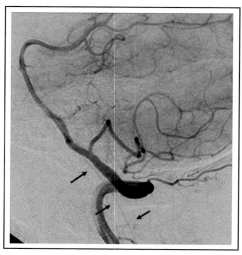

图 3-3 典型的肋间动脉

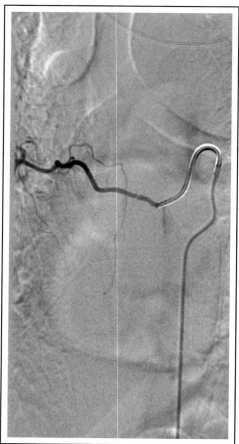

图 3-4 典型的腰动脉

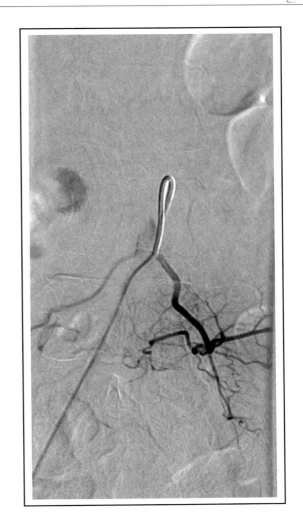

(十一)手推造影

频繁的少量手推造影剂("冒烟"),有助于操作导管进入目标腰动脉和肋间动脉。一个 20ml 装有造影剂的注射器连接于导管,然后立即手推造影剂并造影。与脑血管造影相同,注射器保持垂直放置,防止气泡进入导管。大多数脊髓血管手推注射可以很好地成像,可以调节注射速度和造影剂的量,同时取决于血管的直径和导管的稳定性。单次 2～3 秒注射 4～6ml 造影剂(100%)就可以完成造影过程。目的是充分显示感兴趣的血管,并且导管不移位或造影剂不过多地反流入主动脉或通过侧支循环进入其他脊髓血管。告知患者,注射血管供血区域可能会感觉热和(或)束缚感,造影时屏住呼吸,但在哪个阶段屏住呼吸取决于脊髓造影的节段(见下文)。

（十二）机械注射

胸腰段主动脉及诸如锁骨下或髂动脉等大血管造影需要高压注射器。如第 2 章所述,压力和流速的设置不应超过管阀或导管的高限。表 3-3 列出了使用 5F 导管进行脊髓血管造影时高压注射器设置。注意,需要根据血管的大小、导管的稳定性及测试注射时造影剂的弥散速度来增加或减少速率和总量。导管楔入血管时要特别小心,可能有脊髓血管分支发自注射部位,高压注射可损伤脊髓。如果有疑问,应采用精细的手推造影。

表 3-3　标准高压注射器设置[a]

血管	高压注射器设置
主动脉弓	20ml/s;总量 25ml
主动脉弓逆行造影	10ml/s;总量 30ml
髂动脉	10ml/s;总量 20ml
锁骨下动脉	6ml/s;总量 15ml
椎动脉	6ml/s;总量 8ml
腰或肋间动脉	2ml/s;总量 6ml
3D 成像	0.5～2ml/s;总量 7～30ml(高流量动静脉瘘剂量增大)

[a] 针对使用 5F 导管进行数字减影血管造影

（十三）血管的选择

如果通过无创成像已知病变的精确节段,脊髓血管造影应从该节段供血血管开始。然后插管感兴趣的血管,随后系统地行病变上下附近包括正常区域的血管造影。脊髓病变本身通常需要标记出脊髓病变上方和下方的供血动脉。完整的脊髓血管造影,重要的是按顺序进行肋间动脉和腰动脉造影,防止遗漏或重复。手术过程中使用一个工作表是十分有帮助的,列出每次造影的左右和血管。患者身下的造影台上可以放置不透射线的标记尺,或在患者的背部贴标记带,稍微偏离中线作为每次造影的参照,以帮助确认节段。此外,骨性标志,如第 12 肋,也有助于定位要研究的血管。

（十四）血管造影图像与标准视图

脊髓血管造影的多项特点,使其不太需要使用常规双 C 型臂成像。相比于脑血管,脊髓血管解剖通常相当简单。此外,当侧位成像时,需要较高剂量的 X 射线才能充分穿透胸椎或腰椎区,才能较好地显示相关结构。因此,为了限制患者和术者的辐射剂量,以及防止 X 射线管过热,通常只使用一个平板,通常只取胸、腰、骶段的正位相。发现病变的血管时才照侧位。此外,当发现复杂的血管病变时,3D 旋转成像可提供有用的信息。对于确定动静脉畸形病变与脊髓的关系和发现血管巢内的动脉瘤,3D 成像优于常规血管造影。3D 成像需要全身麻醉,以保证 15 秒的图像采集时间内患者不动。造影剂必须缓慢注入感兴趣的血管,持续 15～17 秒,提前 1 秒注射,以保证血管在机架旋转的全过程中都显影。

1. 查看脊髓血管造影图像时,应当识别正常解剖的特征。脊髓的节段血管有供应此节段椎体的骨支,根支,连接脊髓前动脉的可变的根髓支,为后外侧脊髓动脉供血的软脊膜支,肌支,并与对侧、头侧和尾侧相邻节段分支相吻合。

2. 脊髓血管造影时值得注意的其他影像学特征。

(1)血管走行和管径(血管构筑)。

(2)有无明显对脊髓的供血。查找 Adamkiewicz 动脉的发卡样转弯(图 3-5),在椎管内直的上升和(或)下降的血管。

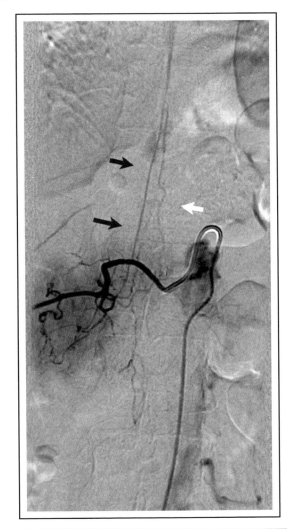

图 3-5　L₁ 腰动脉造影显示 Adamkiewicz
动脉(黑箭),特征性发卡样转弯,之后是
脊髓前动脉(白箭)

（3）是否存在异常或不常见的血管（新生血管）。

（4）是否存在异常血管染色。需要注意的是，正常的肌肉和骨骼的血管染色。

（5）早期静脉充盈表示存在动静脉分流。

（6）当有分流时，必须清楚静脉的引流方向。

（7）肋间或腰动脉造影，发现脊髓前动脉时，注射造影剂 15 秒之后，应检查脊髓冠状静脉丛的形态。如果沿脊髓或神经根的静脉与硬膜外静脉吻合无显影或延迟显影，则可以认为存在严重的脊髓静脉高压。

拾遗

请记住，脊髓前动脉在中线上。脊髓后外侧动脉稍微偏离中线。

（十五）数字减影血管造影帧频

大多数脊髓造影可用 1～2 帧每秒（fps）的相对较慢的帧频来完成。大多数脊髓动静脉瘘充盈缓慢。只有非常高流量的动静脉分流才需要 3fps 或更快的成像。常规使用较快的帧频成像颈段以下的脊髓很快可以使 X 射线管过热，甚至也不能再使用较低质量的成像序列。对于大多数脊髓造影，10～12 秒成像序列就可以观察动脉、毛细血管和静脉阶段成像。然而，筛选脊髓静脉高压的原因时，如硬脊膜 AVF，造影 Adamkiewicz 动脉的供血动脉节段，可能需要持续照像 20 秒，观察脊髓血管系统的静脉期。

（十六）校准和测量

测量和校准可如第 2 章中描述的进行。在脊髓血管造影，不透射线的标尺可以放置在患者身下用于校准和作为参考。

（十七）脊髓血管造影过程

1. 股动脉穿刺
（1）进行标准股动脉穿刺（见第 2 章）。
（2）放置股动脉鞘（5F 或 6F）。

2. 肱/腋/桡动脉插管

(1)极少数情况下,如果股动脉、髂动脉或主动脉闭塞,脊髓血管造影可通过手臂途径。

(2)如果必须使用上肢动脉途径成像下腰动脉,采用腋动脉途径,因为从桡动脉或肱动脉途径,100cm 导管可能无法到达目标血管。

3. 主动脉成像

(1)主动脉内通过猪尾导管造影筛选,可以获得胸腰椎区域血管解剖的一个粗略的印象。

(2)特别有助于主动脉粥样硬化或主动脉瘤的老年患者,可发现闭塞的节段血管。

(3)通常,主动脉造影不能很好地显示小的脊髓血管,因此不能用来代替选择性脊髓血管造影。

(4)在腰部区域,猪尾导管造影可显示所有内脏血管及腰动脉。这可以掩盖明显的脊髓血管异常。

(5)大多数情况下,不值得浪费时间或造影剂来进行主动脉造影。

4. 逆行主动脉造影

(1)与标准的猪尾导管造影不同,逆行主动脉造影可以更好地显示节段性脊髓动脉。

(2)双侧股动脉置鞘(5F 或 6F)。

(3)每侧髂总动脉置入直导管(5F 或 6F)。

(4)两根导管高压注射器同步注射。无菌 Y 形连接器,可以在高压力下从高压注射器分两个管路到造影导管。也可以使用两个单独的高压注射器来替代。

(5)注射速度 20ml/s,总量 50ml,通过两个导管平均注射。

(6)造影剂通常冲向后壁或主动脉,可显示腰动脉和较低的肋间动脉,可减少位于前部的内脏动脉的影响。

(7)更黏稠的造影剂,如欧乃派克 350 或威视派克 320 效果更佳。

(8)此方法一般可以较好显示不超过 5 个椎体节段血管。如果要观察高胸段,导管可能需要被置于上腰段主动脉。

(9)这种方法仍然不能替代选择性脊髓血管造影。

(10)因为有夹层或斑块破裂的风险,主动脉逆行造影禁忌于非常迂曲的主动脉或髂动脉,表现为广泛的动脉粥样硬化,或主动脉、髂动脉瘤样病变。

5. 肋间动脉和腰动脉置管

(1)对于完整的脊髓血管造影,这些节段血管是主要的研究血管。

(2)除非从其他影像已获知病变的确切部位,应系统地插管所述节段脊髓血管,以确保造影所有的血管。

（3）使用 Mikaelsson 或 Simmons 导管，通常最有效的顺序是从尾到头，以避免导管的弯曲被拉直。

（4）其他大多数导管，如 Cobra 导管，最好从头到尾。

（5）从一个节段到下一个节段，节段血管一般发自主动脉壁类似的部位，所以最好是单侧从一个节段到下一个节段，然后返回做另一侧。这比每个层面从一侧转动导管到另一侧要快得多。

（6）导管缓慢旋转并向前或向后移动的同时"冒烟"，直到进入所需的血管。

（7）轻轻回拉导管，以确保固定在开口处。

（8）导管应用手固定于适当的位置，以防止它旋转出血管，造影时嘱患者屏住呼吸。

（9）保持导管旋转角度不变，然后轻推（Mikaelsson 或 Simmons 导管）或回撤（Cobra）从血管中脱离。

（10）保持相同的旋转角度，移动导管到下一个椎体水平，弹入腰动脉或肋间动脉分支。

（11）也可以将导管留在分支内，然后慢慢向右或向左旋转，进入对侧同椎体节段水平的分支。

（12）按顺序进行，完成所有血管造影。

6. 通过减小呼吸幅度或其他运动来优化图像 全身麻醉可以防止患者活动。不论是否全身麻醉，肋间动脉和腰动脉造影都应屏气完成。对于下腰段动脉成像，患者可以在吸气或呼气时造影，以使充气肠影远离感兴趣的区域。上腰段和下胸段成像最好在呼气相屏气，使肺和膈肌的影远离图像区域。膈肌上的中胸段，患者应吸气相屏气，保持膈肌低于感兴趣的区域。在上胸段区域，导管的位置十分不稳定，深呼吸屏气会造成导管移位。在这个区域，最好让患者正常呼吸中屏气。

在腰段，肠蠕动有时可降低成像质量。摄影前可通过静脉注射 1mg 的高血糖素或 40mg 的丁溴东莨菪碱（Buscopan®；Boehringer Ingelheim GmbH，Germany）来减慢肠蠕动。

拾遗

为了方便肋间动脉和腰动脉插管,需记住以下事实:

1. 越靠近尾部,节段血管的起源越靠后,右、左侧血管越对称。

2. 上胸段右侧肋间动脉起源于主动脉侧壁;左侧靠后部。右侧和左侧下段腰动脉同起自主动脉后壁(图 3-6)。

3. 右侧和左侧下段腰动脉可从主动脉共同起源。

4. 在腰段和下胸段,节段分支往往发自椎弓的下缘。

5. 在胸部节段越靠近头侧,肋间动脉越近,并且向头端倾斜给动脉发出节段以上椎体节段供血。

6. 最高肋间动脉彼此靠近,开口角度常难以保持导管稳定地待在血管内。

7. 肋间上动脉位于主动脉弓正下方,并在发出点之上供应 2～3 个胸段椎体水平(图 3-7)。

8. 切记,最上肋间动脉位于肋颈干(由此得名"肋-颈"干),并给最近颅的 2～3 个胸椎水平供血。

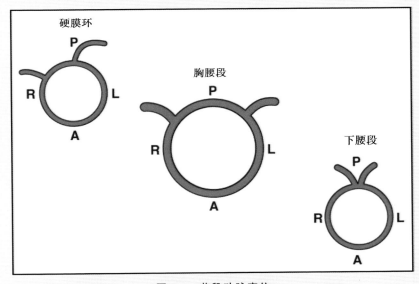

图 3-6　节段动脉定位

上胸段:右侧肋间源于主动脉侧方,左侧发自后表面。胸腰段:肋间/腰动脉均源于主动脉的外侧面。下腰段:双侧腰动脉发自主动脉后壁。A. 前;P. 后

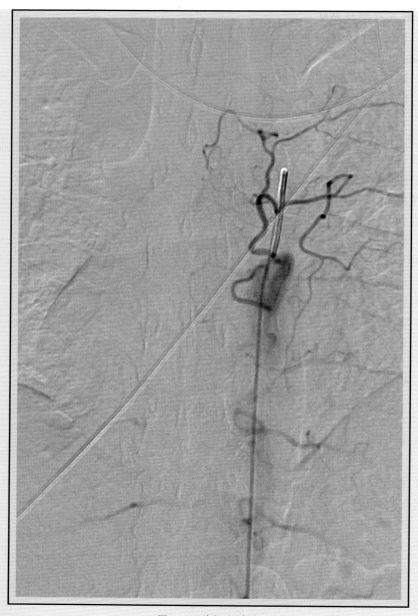

图 3-7 肋间上动脉

这是从主动脉发出的最靠近头侧的肋间动脉,顺序供血多个椎体水平。不要与发自肋颈干的最上肋间动脉混淆

7. 骶和髂腰段动脉插管

(1)骶前动脉发自主动脉分叉,通常使用反向弯曲导管(Mikaelsson 或 Simmons 导管)。

(2)髂腰动脉和骶外侧动脉起自髂内动脉。

(3)髂总动脉造影可以定位要超选的脊髓血管。

(4)股动脉穿刺部位对侧髂动脉及其分支先用导管进入髂动脉,然后亲水导丝向下进入对侧股动脉。导管沿导丝进到髂外。"冒烟"的同时慢慢地回撤和旋转导管,直到导管进入所需血管。

(5)股动脉穿刺同侧髂动脉则需要 Mikaelsson 或 Simmons 导管在主动脉内成形,慢慢回撤并旋转,使其头端指向同侧髂动脉。"冒烟"的同时慢慢地回撤和旋转导管,直到导管进入所需血管。

(6)同侧髂动脉也可以通过导管或鞘的头端在远端髂外动脉逆行造影,来获得清晰的图像。

(7)如果使用鞘,回撤至髂外,以插管髂动脉分支。

(8)髂腰动脉和骶外侧动脉真正超选造影,可能需要通过头端位于髂内动脉起始部的 5F 导管内同轴使用微导管/微导丝。

(9)髂腰动脉起自髂内动脉起始端,骶外侧动脉起于髂内远端后侧。

(10)提醒患者,在髂动脉及其分支造影时,他们会感到会阴部发热。

8. 椎动脉插管

(1)完整的脊髓血管造影,椎动脉造影必须包括在内。

(2)椎动脉插管在第 2 章中进行了详细讨论。

(3)椎动脉在椎基底动脉结合部发出脊髓前动脉,在 PICA 近端或直接从 PICA 上发出脊髓后外侧动脉。

(4)椎动脉的节段分支也可以向脊髓供血。如果导管头端过高,较低的节段动脉可能会被遗漏。

9. 甲状颈干/肋颈干插管

(1)完整的脊髓血管造影,锁骨下动脉分支造影必须包括在内。

(2)大多数情况下,使用简单弯曲的导管(Angled Taper,Vertebral,或者 Berenstein curve)。

(3)导管在导丝引导下进入椎动脉开口以远的锁骨下动脉。

(4)双冲导管,然后慢慢回撤,导管头端指向头侧,同时"冒烟",直到导管进入所需的血管。

(5)肋颈干在甲状颈干稍远端,甲状颈干在椎动脉稍远端。

（6）有可能直接从锁骨下动脉发出颈膨大部位的异常供血动脉。

（7）如果血管迂曲或解剖结构紊乱，同侧斜位的锁骨下动脉造影有助于显示。

10. 颈动脉插管

（1）完整的脊髓血管造影，颈动脉分支造影必须包括在内。

（2）颈动脉插管在第 2 章中进行了详细讨论。

（3）颈外和颈内动脉造影，并且需要咽升和枕动脉超选造影。脑膜中动脉也可能参与引流至脊髓静脉的动静脉瘘的供血。

11. Mikaelsson 导管成形　Mikaelsson 导管类似 Simmons 导管，具有反向弯曲，导管进入主动脉后必须成形。Simmons 2 导管在第 2 章中进行了详细讨论。如果导丝前进进入对侧髂动脉或肾动脉，Mikaelsson 导管可以成形。导管沿导丝前进，直到主弯曲刚进入髂动脉或肾动脉。然后后撤导丝，并且轻推导管，成形反向弯曲。导管继续前进，导管头会退出肾动脉或髂动脉，在主动脉内成形。有时如果导管被推进到远离左锁骨下动脉的主动脉弓，然后旋转，导管可自动成形。在左锁骨下或主动脉瓣处成形通常不可取，由于导管的长度有限。

请记住，回拉 Mikaelsson 导管可能挂住肋间动脉、腰动脉和那些麻烦的内脏血管，如果进一步回拉，可能被拉直。导管应在透视下缓慢回撤，并不断旋转以绕过沿途血管。

12. 股动脉穿刺点的处理　动脉穿刺点处理及闭合技术和设备在第 2 章中进行了详细讨论。

13. 造影术后医嘱

（1）卧床休息与穿刺侧下肢伸直，头部抬高不超过 30°，6 小时后，下床 1 小时（如果使用闭合装置，卧床，头部抬高不超过 30°，1 小时后，下床 1 小时）。

（2）生命体征：到达恢复室，每小时检查 1 次，直至离开。如果收缩压 <90mmHg 或降低 25mmHg 以上；脉搏>120 次/分则呼叫医师。

（3）抵达恢复室后，检查穿刺部位和远端动脉搏动，然后每 15 分钟 1 次，共 4 次，然后每 30 分钟 1 次，共 2 次，然后每 1 小时 1 次，直至出院。如果出现以下情况，呼叫医师。

①穿刺部位出血或血肿进展。

②穿刺部位远端动脉搏动消失。

③肢体变蓝或发凉。

（4）下地后检查穿刺部位。

（5）静脉输液：生理盐水 100ml/h 持续输液直到下地。

(6)恢复术前饮食。

(7)恢复使用日常药物。

(8)口服液体 500ml。

(9)出院前拔除尿管,停止静脉输液。

(10)如果使用了大量的造影剂,手术后 24～48 小时检查尿素氮和肌酐。

四、特殊的技术和情况

(一)术中脊髓血管造影

在脊髓动静脉瘘和动静脉畸形术中可行脊髓血管造影。术中脊髓血管造影有助于定位微小病灶和确认完全切除病灶。与术后造影结果高度一致,并能在高达 33％病例中发现意外的残留动静脉分流。相比于术中脑血管造影,术中脊髓血管造影更具挑战性。

1. 患者通常术中俯卧位。

(1)这需要在患者摆俯卧位之前,股动脉放置长鞘(至少 25cm)。鞘只插入很短的距离并固定,中心置于臀部的外侧面,这样当患者俯卧位后可以进导管。

(2)经桡动脉途径可作为替代,经桡动脉能够插管颈段或上胸段血管,但腰段血管插管可能需要加长导管。

(3)腘动脉途径是插管腰段和低胸段血管更优的选择。超声引导下使用 4F 鞘俯卧位穿刺腘动脉很容易。

2. 由于大多数手术台都不透射线,通过合适的 C 型臂角度来显示导管和所需的血管是一个挑战。

如果可能的话使用 Jackson 框架来代替手术台。

3. 俯卧位也给造影术者造成困惑进而增加所需血管的插管困难。

一个简单的有助于插管的方法是俯卧位插管时,翻转透视图像。

4. 这些挑战虽然可以克服,但这只是术中脊髓血管造影没有普遍开展的一个原因而已。

(二)特殊病变的成像要点

1. Ⅰ型硬脊膜动静脉瘘

(1)到目前为止,脊髓血管造影最常见的病因。

(2)无创成像如 MRI 可提示诊断,但 MR 诊断瘘的灵敏度只有 51％。

(3)即使通过临床症状和无创成像已知脊髓的病变区域,动静脉瘘的部位可能远离受影响的区域,所以必须进行完整的脊髓血管造影。

（4）大多数情况下要寻找从腰动脉或肋间动脉根部发出的粗大的引流静脉。

（5）偶尔，瘘可出现在颅颈交界区、颅内或椎旁区域。

（6）发现并仔细研究供应 Adamkiewicz 动脉（图 3-5）的供血动脉。

（7）硬脊膜动静脉瘘（dAVF）引起的胸段脊髓病变，Adamkiewicz 动脉显影后期无明显冠状静脉丛和根静脉显影，则证实存在静脉高压，并暗示存在动静脉瘘。

（8）反之，Adamkiewicz 动脉显影后 15 秒内可见正常脊髓静脉，则诊断动静脉瘘的可能大大下降。注意：25% 的 dAVF 仍然可以看到静脉相。

（9）本原则的一个例外是颅内 dAVF 通过脊髓静脉引流。Adamkiewicz 动脉显影可正常。

2. 脊髓髓内或髓周动静脉畸形

（1）确认所有的供血动脉和引流静脉，这需要显影病变节段及病变上下数个节段的脊髓血管。

（2）显影病灶上方和下方的正常脊髓动脉，以确保显影所有的供血动脉。

（3）双 C 型臂放大成像有助于评估血管构筑与脊髓关系。

（4）3～5fps 的快速成像率有时可以更好地显示病变的血管构筑。

（5）图像应仔细评估，以确定病变与脊髓前和脊髓后动脉的关系。

（6）寻找血管巢内动脉瘤和假性动脉瘤。

（7）三维成像可能有帮助。

3. Ⅳ型脊髓髓周动静脉瘘

（1）这是罕见的先天性瘘，通常通过无创检查就可以显示。

（2）如同其他血管畸形，显影病灶上方和下方的正常脊髓动脉，以确保显影所有的供血动脉。

（3）双 C 型臂放大成像有助于评估血管构筑与脊髓关系。

（4）这是高流量病变，需要 3～15fps 的快速成像率。

（5）三维成像可能有帮助。

4. 脊髓髓内血管性肿瘤

（1）脊髓血管网状细胞瘤是行脊髓血管造影的最常见适应证，通常在术前和（或）栓塞前准备。

（2）确认所有的供血动脉；需要显影病变节段及病变上下数个节段的脊髓血管。

（3）双 C 型臂放大成像有助于评估血管构筑与脊髓关系。

5. 脊髓硬膜外血管性肿瘤

（1）通常适应证是术前评估动脉瘤性骨囊肿或血管性转移，如肾癌或甲状腺癌。

（2）确认所有的供血动脉；显影病变节段双侧及病变上下数个节段的脊髓

血管。

(3)显影病变节段正常血管及病变上下数个节段的脊髓血管,以便在栓塞或外科手术时加以保护。

6. 可能闭塞脊髓供血动脉的手术术前造影

(1)大的脊柱手术、主动脉瘤修复术或者支架移植物手术,如果有可能造成脊髓前动脉的根髓动脉及邻近节段的侧支血管堵塞,则有造成脊髓病变的风险。

(2)术前脊髓血管造影可以发现变异的脊髓血管。如果优势脊髓供血动脉位于手术风险区,应好好保护或将供血的肋间动脉或腰动脉重新吻合到主动脉。

(3)另一方面,一个超过 100 例病例的研究中显示,当血管基于术前造影结果被保留或再植,对神经系统的结果没有影响。

参 考 文 献

[1] Yamamoto S,Kanaya H,Kim P. Spinal intraarterial computed tomography angiography as an effective adjunct for spinal angiography. J Neurosurg Spine. 2015;23;360-7.

[2] Forbes G,Nichols DA,Jack CR Jr,et al. Complications of spinal cord arteriography: prospective assessment of risk for diagnostic procedures. Radiology. 1988;169;479-84.

[3] Niimi Y,Sala F,Deletis V,Setton A,de Camargo AB,Berenstein A. Neurophysiologic monitoring and pharmacologic provocative testing for embolization of spinal cord arteriovenous malformations. AJNR Am J Neuroradiol.2004;25;1131-8.

[4] Chen J,Gailloud P. Safety of spinal angiography: complication rate analysis in 302 diagnostic angiograms.Neurology. 2011;77;1235-40.

[5] Moseley IF,Tress BM. Extravasation of contrast medium during spinal angiography: a case of paraplegia.Neuroradiology. 1977;13;55-7.

[6] Ramirez-Lassepas M,McClelland RR,Snyder BD,Marsh DG. Cervical myelopathy complicating cerebral angiography. Report of a case and review of the literature. Neurology. 1977;27;834-7.

[7] Miller DL. Direct origin of the artery of the cervical enlargement from the left subclavian artery. AJNR Am J Neuroradiol. 1993;14;242-4.

[8] Rosovsky MA,Rusinek H,Berenstein A,Basak S,Setton A,Nelson PK. High-dose administration of nonionic contrast media: a retrospective review. Radiology. 1996;200;119-22.

[9] Prestigiacomo CJ,Niimi Y,Setton A,Berenstein A. Three-dimensional rotational spinal angiography in the evaluation and treatment of vascular malformations. AJNR Am J Neuroradiol. 2003;24;1429-35.

[10] Rauste J,Somer K. Semiselective renal angiography,a useful method for evaluating the vascular supply in both kidneys. Radiol Clin (Basel). 1977;46;281-8.

[11] Ogawa R. Semiselective renal and lumbar angiography: experimental and clinical evaluation of this new angiographic method. Nippon Igaku Hoshasen Gakkai Zasshi. 1995;55;20-33.

[12] Kozak RI,Bennett JD,Brown TC,Lee TY. Reduction of bowel motion artifact during digital subtraction angiography:a comparison of hyoscine butylbromide and glucagon. Can Assoc Radiol J. 1994;45;209-11.

[13] Shimizu S,Tanaka R,Kan S,Suzuki S,Kurata A,Fujii K. Origins of the segmental ar-

teries in the aorta: an anatomic study for selective catheterization with spinal arteriography. AJNR Am J Neuroradiol. 2005;26:922-8.

[14] Barrow DL, Colohan AR, Dawson R. Intradural perimedullary arteriovenous fistulas (type IV spinal cord arteriovenous malformations). J Neurosurg. 1994;81:221-9.

[15] Schievink WI, Vishteh AG, McDougall CG, Spetzler RF. Intraoperative spinal angiography. J Neurosurg.1999;90:48-51.

[16] Lang SS, Eskioglu E, Mericle RA. Intraoperative angiography for neurovascular disease in the prone or three-quarter prone position. Surg Neurol. 2006;65:283-9; discussion 9.

[17] Barbetta I, van den Berg JC. Access and hemostasis: femoral and popliteal approaches and closure devices-why,what, when, and how? Semin Intervent Radiol. 2014;31:353-60.

[18] Benes L, Wakat JP, Sure U, Bien S, Bertalanffy H. Intraoperative spinal digital subtraction angiography: technique and results. Neurosurgery. 2003;52:603-9; discussion 8-9.

[19] Pulido Rivas P, Villoria Medina F, Fortea Gil F, Sola RG. Dural fistula in the craniocervical junction. A case report and review of the literature. Rev Neurol. 2004;38:438-42.

[20] Li J, Ezura M, Takahashi A, Yoshimoto T. Intracranial dural arteriovenous fistula with venous reflux to the brainstem and spinal cord mimicking brainstem infarction—case report. Neurol Med Chir (Tokyo). 2004;44:24-8.

[21] Willinsky R, Lasjaunias P, Terbrugge K, Hurth M. Angiography in the investigation of spinal dural arteriovenous fistula. A protocol with application of the venous phase. Neuroradiology. 1990;32:114-6.

[22] Eckart Sorte D, Obrzut M, Wyse E, Gailloud P. Normal venous phase documented during angiography in patients with spinal vascular malformations: incidence and clinical implications. AJNR Am J Neuroradiol. 2016;37:565-71.

[23] Trop I, Roy D, Raymond J, Roux A, Bourgouin P, Lesage J. Craniocervical dural fistula associated with cervical myelopathy: angiographic demonstration of normal venous drainage of the thoracolumbar cord does not rule out diagnosis. AJNR Am J Neuroradiol. 1998;19: 583-6.

[24] Minatoya K, Karck M, Hagl C, et al. The impact of spinal angiography on the neurological outcome after surgery on the descending thoracic and thoracoabdominal aorta. Ann Thorac Surg. 2002;74:S1870-2; discussion S92-8.

第4章　神经介入规程概论

一、术前准备

神经介入操作的一般准备

1. 日常术前准备工作的建立：

(1)病史和体检。

(2)神经科查体。

(3)影像。

(4)血液检查(全血细胞计数,肌酐,凝血酶原时间,部分凝血酶原时间)。

(5)心电图。

(6)如果需要的话,麻醉评估。

2. 知情同意。

3. 一条或两条外周静脉通路。

4. 导尿：

(1)清醒的患者在病房或术前准备区域。

(2)不清醒的患者麻醉诱导后在血管造影室。

5. 午夜后或术前 6 小时禁食水,不禁药。

6. 双腿使用高位连续加压器袖带预防深静脉血栓。

7. 术前确保所有需要使用的设备可用。

8. 术前用药：

(1)双抗治疗:适用于任何情况下的支架置入患者,是其他介入治疗的可选治疗,如颅内动脉瘤栓塞和液体栓塞。剂量见下文(抗血小板治疗)。

(2)肾功能不全患者(肌酐≥1.5mg/dl)防止肾损害。

①饮水(术前 500ml 和术后 2000ml)。

②静脉注射 0.9%氯化钠。

③乙酰半胱氨酸 600mg(3ml)术前一天和手术当天口服,2/d。

(3)防止有造影剂过敏史的患者过敏。

①泼尼松 50mg 术前 13 小时、7 小时和 1 小时口服(或氢化可的松 200mg 静脉滴注)。

②苯海拉明（Benadryl®）50mg 术前 1 小时静脉、肌内注射或口服。

③类固醇应该至少术前 6 小时使用；术前 3 小时以内给药并不减少不良反应的风险。

9. 常规类固醇术前用药：①地塞米松可以减小肿瘤相关肿胀；②然而一些研究提示类固醇对缺血有保护作用，而另一些研究则认为无作用甚至有害；③长期使用类固醇加重缺血影响，但短期术前使用可减少相关损害；④本书作者认为除了肿瘤患者，并不需要常规术前使用类固醇。

10. 术前确保造影室所有需要使用的设备可用。

二、清醒还是全身麻醉

一些术者喜欢使用全身麻醉进行大多数神经介入操作，而另一些人喜欢保持患者清醒。每种方法都有其优点和缺点。全身麻醉可避免某些操作带来的手术不适，如液体栓塞剂栓塞和颅内血管成形术。它还有助于患者耐受长时间手术，在颅内操作时保持不动，并简化手术过程，省去了对清醒患者的训练和神经学评估。全身麻醉可以暂停呼吸，得到精确的血管造影和路径图。然而，全身麻醉难以检查患者神经系统的变化，虽然脑电图和体感和（或）运动诱发电位可以有助于解决这个问题。另外，全身麻醉期间的生理监测造成造影室拥挤，并且可靠性较差。

清醒神经介入操作消除了全身麻醉的风险，可以持续监测患者的神经功能状态，并减少了手术时间和房间周转时间。偶有患者由于心脏或肺部疾病无法耐受全身麻醉。然而，患者清醒状态下进行复杂的颅内介入操作，需要术者的耐心和技巧，并最好进行镇静和镇痛。任何中心内的诊疗活动，都应该给术者（尤其是那些正在接受培训的术者）为清醒患者做手术的机会，以便保持术者在清醒患者手术时的技巧和对患者的舒适度。

（一）清醒技术

1. 在进造影室前建立静脉通路和留置导尿。

2. 术前进行简单的神经查体的预练习［例如，要求患者说："Methodist Episcopal（译者注：标准发音此词组时，需露出牙龈，且舌头需抵住上齿龈）"，示齿和牙龈，活动足趾，用手术侧对侧手挤小黄鸭（图 4-1）］。

3. 整个过程，患者要保持完全不动。患者的头部可以用塑料带绕过额头轻轻地固定在头架上，以此提醒其保持不动。将一块非黏附 Telfa™ 敷料（Kendall/Covidien，Mansfield，MA）置于塑料带和前额之间，防止皮肤损伤。

图 4-1 橡胶鸭(小黄鸭)
如果没有,也可用其他可吱吱发声的玩具来
取代

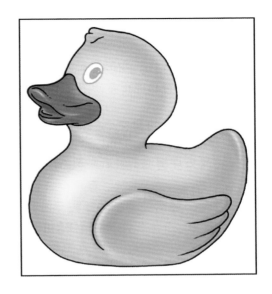

4. 在注射造影剂或进行可能不适的导管操作之前提醒患者,以减少反应。

5. 轻轻问患者问题,并在整个手术过程不断提醒患者。

6. 最低限度镇静和镇痛,以便与患者合作。

镇静方法如下。

①咪达唑仑(Versed®)1～2mg 静脉镇静;持续约 2 小时。

②芬太尼(Sublimaze®)25～50μg 静脉镇痛;持续 20～30 分钟。

(二)全身麻醉技术

1. 患者在造影台处于全身麻醉。

(1)最常用气管内麻醉。喉罩麻醉也可用,但患者不能有药物麻痹和随呼吸运动。

(2)如果诱导过程中需要监测动脉血压(例如,动脉瘤破裂的患者插管时),可有几个选择:

①桡动脉(SAH 患者通常带 A-line 监测仪到达造影室)。

②股动脉鞘。鞘可在诱导麻醉前放置,用于传导血压。股动脉鞘不如桡动脉的 A-line 舒适。

2. 诱导过程中密切注意血压。

3. 如果使用神经生理监测,治疗前首先获得诱发电位基线。根据病变位置,脑电图或体感、运动、视觉、听觉诱发电位有助于手术。本书作者常规在包括脊髓手术在内的手术中使用监测。

4. 麻醉师要报告术中的血压或心率的突然变化,这可能提示颅内出血。

5. 麻醉后,进行神经功能状态评估。

三、造影剂

1. 大多数情况下使用碘海醇（Omnipaque®，GE Healthcare，Princeton，NJ）240mgI/ml。肾功能正常患者能耐受高达 400～800ml Omnipaque®，300mgI/ml 而无不良影响。

2. 对于肾功能不全患者使用碘克沙醇（Visipaque™，GE Healthcare，Princeton，NJ）270mgI/ml。

3. 要更详细地了解造影剂、肾功能不全和碘化造影剂过敏，参见第 2 章。

四、血管通道

所有神经介入操作包括：①通道建立过程；②干预治疗过程。通道建立过程通常包括经股动脉将导引导管置于颈动脉或椎动脉。

1. 患者平躺于血管造影台。

2. 评估和记录足背和胫后动脉搏动。

3. 双侧腹股沟区备皮，消毒，铺单。

（1）备皮剪优于剃，剪对皮肤刺激小。

（2）准备双侧腹股沟区以备一侧无法完成穿刺时改为另一侧或需要双侧置鞘。

（3）对于年轻患者或敏感的患者，EMLA®（AstraZeneca，Wilmington，DE），局部麻醉泡沫在穿刺之前和敷料包扎前 30 分钟涂于穿刺部位。

4. 前后 C 型臂归位，方便在穿刺时可能需要透视股动脉。

5. 股动脉置鞘（大多数病例）。

鞘的大小取决于手术。大多数颅内情况需要 6F 鞘，7F 鞘在足以容纳 6F 导引导管的同时可以通过有创血压监测管。

6. 股动脉穿刺可考虑使用超声引导。

7. 鞘有各种长度可供选择，最常用的为 10cm 或 25cm。25cm 的鞘具有能绕过曲折的髂动脉的优点。鞘的远端位于主动脉可以防止导管穿过鞘时损伤髂动脉的风险。

8. 置鞘时用 0.038in J 形头导丝（"安全导丝"）。

9. 如果准备使用股动脉闭合装置，鞘置入后做一个股动脉造影，因为 C 型臂此时就在股动脉处。

10. 如果需要，介入治疗前先行诊断性血管造影。

介入治疗前，做颅内前后位和侧位造影，以作为手术期间和术后的对照，检查过程中颅内是否有血栓形成或出血。

11. 获取通道血管（颈动脉或椎动脉）影像。双 C 型臂成像是最佳选择。

12. 导引导管的选择。

（1）传统导引导管。

有四种主要种类的导引导管适用于神经介入治疗。

传统导引导管为 5—7F 的大内径支撑导管，通常长 90 或 100cm，置于颈动脉或椎动脉近端。导引鞘内径为 5～8F,长度 80～100cm,比传统导引导管更加稳定。复合导引/中间导管与传统导引导管一样具有支撑力较好的 6F 近端大内径节段,但远端节段逐渐变软易曲,以便于安全地置于颅内血管。它们可以通过股动脉短鞘使用,或通过长的导引鞘来增加支撑力。中间导管远端柔软,易曲,能够安全地置入颅内血管,以便获得更大的稳定性;然而这些导管的近端也很柔软,易曲。所以它们只能配合传统导引导管或导引鞘使用以增加稳定性。

①6F Guider Softip™XF 导引导管(Stryker Neurovascular,Fremont,CA)。

—优点:柔软,无创的头端。最大限度地减少穿过狭窄弯曲的血管时,造成血管痉挛及夹层的风险。成角度的头端易于一次到位。

—缺点:支撑力较弱,通过曲折的血管时容易落入主动脉弓。

②6F Envoy®(Codman Neurovascular,Raynham,MA)。

—优点:相对较硬,为迂曲的血管提供了一个良好的支撑平台,内腔大。适于颈外动脉的操作。成角度的头端易于一次到位。

—缺点:僵硬,头端边缘锐利。

③6F Northstar® Lumax® Flex 导管(Cook,Inc.,Bloomington,IN)。

—优点:器械包装内自带内部扩张器,导丝、内部扩张器和导管之间有平滑、锥形的过渡,可以做到对血管壁损伤最小化。扩张器可以在置入时不使用腹股沟鞘。相对较硬,能提供稳定的支撑。

—缺点:远端比较生硬。非常光滑,可能会导致导管滑出血管。

(2)导引鞘。

①6F 90cm Flexor® Shuttle®(Cook,Inc.,Bloomington,IN)。

—非常大而稳定的平台。

—可供选择 4～8F 尺寸。

—技术:

需要 8F 鞘,或一个较小的鞘交换(例如,颈动脉支架病例)。如果第一次置入较小的鞘(例如,5F 或 6F 鞘),诊断导管被置入通道动脉,诊断导管通过亲水交换长度导丝(260～300cm)交换为 Flexor® Shuttle®,内芯必须保持不动。当 Flexor® Shuttle® 头端距离最终位置约 2cm 时,撤出内芯,回抽几毫升的血液,以除去气泡或血凝块。在前循环病例,交换导丝置于颈外动脉分支,并在颈外动脉进行首次冲洗,然后将鞘置入最终位置。这样可以将过程中夹层和栓塞的风险最小化。注意:内芯透射线。

提示:Cook 鞘在主动脉弓到位后,进入大血管可以通过亲水导丝和鞘内置的 125cm Vitek 导管推送。Vitek 导管形状类似于 Simmons2 导管,可用于导引 Cook 放入颈动脉或锁骨下动脉。

②Neuron™ MAX 088 大内径导管(Penumbra,Inc.,SanLeandro,CA)。

—大尺寸导管,可作为长鞘(像 CookShuttle® 一样使用)或作为导引导管。4cm 远侧头端比 Cook 更加柔软,易曲。

—有 80cm、90cm 和 100cm 长度。

—技术:

先使用诊断导管进入靶血管（颈动脉或椎动脉），然后使用亲水交换导丝交换MAX088 到位。MAX088 配备了一个内部扩张器。6F Neuron Select™单弯导管也可以在它内部使用。

③Pinnacle®Destination®（Terumo Medical,Somerset,NJ）。

——优点：设计类似于导引导管的 90cm 长鞘。尺寸 6～8F。内部扩张器和导丝之间在推进时有平滑的过渡。相对较硬，能提供稳定的支撑。内腔较大。能够内置导引导管以提供额外的稳定性（塔形支撑"Tower of Power"）。

——缺点：可以造成夹层，刚性鞘不宜放置于远端和迂曲血管。相比其他系统，稳定性稍差。

（3）复合导管/中间导管。

①6F 0.053in Neuron™颅内通道系统（Penumbra,Inc.,San Leandro,CA）。

Neuron™和 Benchmark™一样是介于传统导引导管和远端通道导管之间的复合导管。外径 6F 的支撑力较强的近端结合柔软的远端部分为导管提供了更好的顺应性。通常使用时不需要额外的支撑。

——远端：5F 外径,3.9F 内径。形状为直形或带角度。

——优点：非常柔软和易曲；能够置于颈内动脉或椎动脉颅内段非常远的位置。

——缺点：比其他导管滑,不太稳定。如果不置于足够远的位置可以被推出通道血管。只有远侧头端不透射线,透视下很难看清管身。微导管到位后,管腔内径狭窄造影困难。

——技术和技巧：

通常必须通过交换到位。

两种长度：105cm(适用大多数患者)和 115cm(患者高于 6ft)。

两种远端灵活区域的长度：6cm(大多数情况下)和 12cm(针对必须通过的非常迂曲的颈内动脉或椎动脉,如 360°弯曲的颈内动脉)。

标准亲水导丝用于 Neuron™初始到位。

通过同轴微导管技术进行 Neuron™0.053 导管的最终定到位：Neuron™内通过微导丝推进微导管进入目的血管最终所需位置的远端,然后沿微导管推进 Neuron™到最终位置。较硬的微导管如 Velocity®（Penumbra,Inc.,San Leandro,CA）,Renegade®（Stryker Neurovascular,Fremont,CA）或 Prowler® Plus（Codman Neurovascular,Raynham,MA）配合加硬 0.016in 导丝。导丝能提供良好的支撑,利于 Neuron™远端到位。

头端越远,Neuron™越稳定；例如,头端位于 ICA 岩骨段水平或椎动脉 V4 段可提供最大的稳定性。最佳定位是远端在血管内至少有两个 90°弯曲,以给同轴的微导管提供足够的支撑。

因为导管相对狭窄的管腔,微导管在导引导管内造影时图像质量较差。用 3ml 的注射器而不是 10ml 的,注射 100%造影剂,可能会产生更好的造影图像。

Neuron™053 可通过多数微导管,但在使用 18 系或更粗的微导管时,如 Excelsior ®XT 27®（Stryker Neurovascular,Fremont,CA）或 Prowler® Plus（Codman Neurovascular,Raynham,MA）,可能难以注入造影剂。

注意：当 Neuron™ 颅内到位以后，冲洗或注射造影剂时要小心。使用更小的总量和更低的压力，因为压力直接传到颅内血管。当导管头端附近有动脉瘤时，这就特别危险。当 Neuron™ 内有微导管时，避免使用高压注射器。

②6F 0.71in Benchmark™ 颅内通道系统（Penumbra,Inc.,San Leandro,CA）。

—远端：6F 外径，0.071in（约 5.4F）内径。套装内包含一根带角度的 Neuron Select™ 导管以便于平滑通过亲水导丝。

—优点：内腔大，能够容纳两根微导管（例如，球囊辅助塑形时十分有用）。即使粗微导管到位后也能很好地造影。大的管腔及适度的稳定性，使其适用于大多数神经介入治疗。

—缺点：相对较硬，相较于较细的 Neuron 通过性较差。

—技术和技巧：

能够通过交换到位，但经常通过先将 Neuron Select™ 导管内芯置入感兴趣血管来完成。

有两种长度可供选择：95cm 和 105cm，搭配 Neuron Select™ 长度 120cm 或 130cm。

头端形状也分为直形或多功能角度形。

③Envoy® DA Guiding Catheters（Codman Neuro,Raynham,MA）。

—6F 外径，0.071in 内径。长度有 95cm 和 115cm。头端形状也分为直形或多功能角度形。

— Envoy DA XB 远端节段更硬，可增加额外的支撑力。

—优点：内腔大，能够容纳多根微导管。相比于其他复合导引/远端通道导管，支撑力更大。

—缺点：较硬的远端部分不能像其他导管系统一样安全置入血管远端。尺寸和长度可选范围小。远端不透射线标记位于实际头端的近侧。

—技术：类似于 Neuron™ 导管。

（4）中间导管。

①DAC™ 导管（Stryker Neurovascular,Fremont,CA）。

— DAC™038 外径 3.9F，内径 0.038in。长度 125 和 136cm。

— DAC™044 外径 4.3F，内径 0.044in。长度 115、130 和 136cm。

— DAC™057 外径 3.9F，内径 0.057in。长度 115 和 125cm。

— DAC™070 外径 3.9F，内径 0.070in。长度 105 和 120cm。

—优点：十分柔软易曲，能够在迂曲的血管中安全推进到远端位置，从而为工作的微导管提供稳定的支撑。可选尺寸和长度多。当介入治疗需要多根微导管时，如栓塞 AVM 时，远端到位的 DAC™ 导管可以使微导管便捷快速地进出远端血管。

—缺点：导管较软，支撑力差，除非通过数个弯曲置于血管较远位置，并且近端需要导引导管或导引鞘支撑。导管可以推进到远端细小血管，从而造成闭塞断血。如果选择的 DAC™ 导管过长，内部的微导管可能由于过短而无法到位。需要增加一条加压冲洗通路。

—技巧：导引导管到位后，DAC™ 内通过微导丝推进微导管进入目的血管最终所需位置的远端。然后沿微导管推进 DAC™ 到最终位置。较硬的微导管如 Velocity®（Penumbra，Inc.，San Leandro，CA），Renegade®（Stryker Neurovascular，Fremont，CA）或 Prowler® Plus（Codman Neurovascular，Raynham，MA）配合加硬 0.016in 导丝。导丝能提供良好的支撑，利于 DAC™ 远端到位。

②Navien™ 颅内支撑导管（Medtronic PLC，Minneapolis，MN）。

—Navien™058 外径 5.2F，内径 0.058in。长度 105、115、125 和 130cm。

—Navien™072 外径 6.3F，内径 0.072in。长度 95、105、115、125 和 130cm。有 25°头端导管可供选择。

—优点：十分柔软易曲，能够推进到血管十分远端位置，相比于 DAC™ 导管能提供更稳定的支撑力。可选尺寸和长度多。

—缺点：导管近端较软，需要导引鞘支撑。相比于 DAC™ 导管，可选尺寸较少。

—技巧：导引导管到位后，Navien™ 内通过微导丝推进微导管进入目的血管最终所需位置的远端。然后沿微导管推进 Navien™ 到最终位置。较硬的微导管如 Marksman（Medtronic PLC，Minneapolis，MN）配合加硬 0.016in 导丝。导丝能提供良好的支撑，利于 Navien™ 远端到位。

③AXS Catalyst™ 远端通道导管（Stryker Neurovascular，Fremont，CA）。

—CAT6 外径 6F，内径 0.060in。长度 132cm。

—CAT5 外径 5F，内径 0.058in。长度 132cm。

—优点：相比于其他远端通路导管，远端可视性强，并且不容易打结、扭曲。

—缺点：可选尺寸和长度少。

—技巧：类似于 DAC™。

④SOFIA® 和 SOFIA® Plus 远端通道导管（Microvention/Terumo，Tustin，CA）。

—外径 6F，内径 0.070in。SOFIA® 长度 110cm，SOFIA® Plus 长度 125 和 131cm。

—优点：远端十分柔软，能够推进到血管十分远端位置。内部管腔大。

—缺点：导管近端支撑力差，必须要导引鞘支撑。可选尺寸和长度较少。

—技巧：类似于 DAC™ 导管。

⑤Revive™ IC（Codman Neurovascular，San Jose，CA）。

—REVIVE044：4.1F 外径，0.044in（3.3F）内径。

—长度有 115cm 和 130cm（可用）。

—能够置入 Neuron™6F 070 导引导管。

—REVIVE056（4.3F 内径，5.0F 外径）。

—长度有 115cm 和 125cm（可用）。能勉强能进入 070Neuron™。

⑥Fargo 和 FargoMAX（Balt Extrusion，Montmorency，France）：通过 CE 认证，但在美国无法使用。

—Fargo6F 外径 6.0F，内径 4.2F。

—长度有 105cm、115cm、125cm 和 135cm。

—有直形或预成形多用途弯曲形。

—Fargo MAX 外径 6.0F,内径 5.3F。

—长度有 105cm、115cm 和 125cm。

—有直形或预成形多用途弯曲形。

13. 导引导管的尺寸。

(1)使用 Wingspan 支架系统时导引导管 90cm 长(不能再长)。

(2)大多数情况下使用 6F。

(3)如果血管直径较细,侧支循环有限,使用 5F。

①例如,在较细的椎动脉,并且对侧椎动脉发育不全。

②缺点:因为导引导管内的空间有限,在微导管和球囊到位后造影比较困难。

14. 直的或成角的导引导管。

(1)直的导引导管适合相对较直的血管,或者将导引导管轻轻通过扭转的血管。

①通常需要交换(见下文)。

②首选用于椎动脉。

(2)成角的导引导管适用于最后导管的头端位于血管弯曲处。

(3)成角的导管相较于直导管更容易通过主动脉弓。

15. 传统导引导管置入技巧。

(1)导引导管通常在肝素化后置于 ICA 或椎动脉(通常在静脉给负荷剂量 5 分钟以后)。

(2)交换方法。

①通常适用于 Neuron™导引导管和其他直头导引导管,因为头端没有角度很难单独推进导管。交换可以减少夹层风险,交换也适用于扭曲的解剖构造,动脉粥样硬化或纤维肌发育不良等。

②通过交换长度(260cm)的 0.035in 或 0.038in 亲水导丝引导 5F 诊断导管进入 CCA 或椎动脉。可使用 0.035in Glidewire® Advantage®(Terumo Medical, Somerset,NJ)。

③亲水导丝的头端在路径图下进到 ECA 远端分支或椎动脉颅外段的远端(通常是在 C_2 水平血管第一个 90°转弯处)。

④亲水导丝头端持续透视下轻轻撤出诊断导管。

⑤用湿的 Telfa™(Kendall/Covidien,Mansfield,MA)海绵擦拭亲水导丝。

避免用干纱布擦拭亲水导丝,会在导丝上遗留大量导致血栓形成的棉纤维。

⑥亲水导丝头端持续透视下轻轻推进导引导管。

(3)直接到位的方法。

①在无血管扭曲,硬化的患者。

②轻轻通过 0.035in 或 0.038in 亲水导丝推进成角导引导管进入 CCA 或椎动脉。

(4)导引导管的位置。

①颈动脉:在路径图下,沿导丝推进导引导管到 ICA 的尽量远端。导引导管的"高位"可保持最大的稳定性,提高了微导管与微导丝的可控性。在一个非扭曲的正常颈动脉系统中,本书作者喜欢把导管的头端置于 ICA 岩骨段最高水平。在

ICA 颈段有明显弯曲的血管,导引导管可置于弯曲近端起始。血管中等的弯曲可以通过相对较硬的亲水导丝穿过扭曲部位绷直(例如,0.038in 导丝),然后推进导管,但是由于血管扭结或痉挛可能影响血流,可考虑使用远端较软的导管,如 Neuro™ 053 或使用软的中间导管穿过迂曲而不改变管腔形态。

②椎动脉:使用路径图,导引导管置于椎动脉颅外段远端,通常在第一个弯曲(C_2 水平)。

(5)一旦导引导管到位,透视下通过导引导管轻轻注射少量造影剂,检查头端周围的血管情况,检查是否有血管痉挛或夹层存在。如果导管头端诱发的血管痉挛影响了血流,导管头端回撤几毫米就足以恢复血流。

(6)治疗期间保持导引导管的头端位于一个或两个透视的视野内。纠正头端移位,如果导管呈现不稳定,考虑更换更稳定的导引导管系统。

16. 导引导管管理和维护。

(1)使用肝素盐水(10 000U 肝素每升生理盐水)导管内持续冲洗很重要。

(2)整个过程必须仔细观察 Y 形阀和导引导管,以确认是否有血栓或气泡。

17. 最大限度地减少或处理导引导管引起的血管痉挛的方法。

(1)当出现明显导管诱发的血管痉挛时,回撤导管到血管下段。

(2)可能的话,导管头端远离扭结和弯曲的血管。

(3)屈曲的颈动脉或椎动脉起始部有时可以通过患者的头扭向对侧肩部(图 4-2)来理顺。

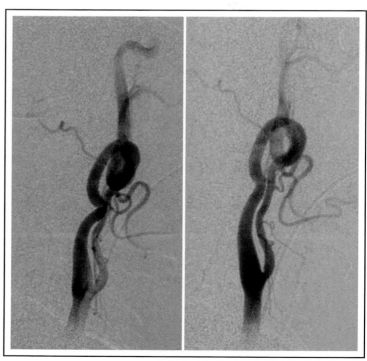

图 4-2　扭头技术
左颈系统在中立位置(左侧)和头部扭向对侧肩膀(右)时的侧位相

①选择性动脉注入硝酸甘油(每次 30μg)。

②如果怀疑夹层形成,这也可以帮助区分血管夹层和血管痉挛。

(4)根据厂家信息,使用威视派克™(GE Healthcare,Princeton,NJ)替代欧乃派克®可减少痉挛。

(5)使用软头导引导管,或者使用复合导引/中间导管(例如,Neuron™,Pencombra,Inc,San Leandro,CA)。

(6)使用具有内衬管的导引导管(例如,Northstar® Lumax® 柔性导管,Cook,Inc.,Bloomington,IN)。

五、儿童专区! 小儿血管通路建立

1.股动脉途径

(1)使用 4F 微穿刺套装,其中包含 22 号穿刺针。

(2)建议使用 SmartNeedle®(Vascular Solutions,Minneapolis,MN)或超声引导来提高穿刺可靠性。

(3)穿刺血管时要非常小心,以尽量减少血管痉挛的发生,痉挛可能导致儿童动脉闭塞。

(4)穿刺血管后,小心地将 0.018in 微穿导丝置入主动脉。

(5)将针交换为 3～4F 同轴扩张器。

(6)移除 3F 扩张器内芯,推进 0.038in J 形头导丝和头端置于降主动脉。

(7)撤出扩张器,沿导丝置入 4F 非编织 40cm 长的 Berenstein 导管(AngioDynamics,Queensbury,NY)。大龄儿童可能需要更长的导管。

(8)在置入和操作导管时要保持轻柔。

(9)按 50U/kg 推注进行肝素化。

(10)将 Y 形阀连接到导管上,并缓慢持续地用肝素盐水冲洗。

2. 脐动脉途径(图 4-3)　两根脐动脉与双侧髂动脉相连,在出生后 3～5 天可作为导管通路。

(1)脐部和邻近的腹部常规无菌消毒铺单。

(2)一开始置管,需准备 Argyle™ 单腔脐血管导管(UAC)和穿刺托架(Covidien,Mansfield,MA)。

(3)将导管和扩张器用肝素盐水冲洗(1U/ml)。

(4)估计到达主动脉所需的导管长度。UAC 导管有厘米刻度。

(5)在脐带根部周围轻轻地预置无菌止血带。

(6)用手术刀切开脐带的远端。

(7)单根、更粗、壁薄的血管是静脉,而成对的壁厚的血管是动脉。

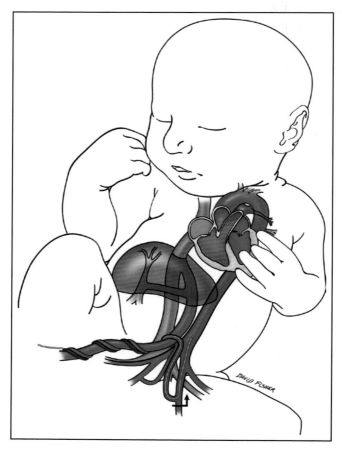

图 4-3 脐动脉途径

本图显示脐动脉(左)和新生儿(右)X射线透视下腹部脐导管先进入髂动
脉,然后经过一个急转弯,再向上进入主动脉的基本解剖

(8)助手用两个止血钳夹住脐带的外侧缘(Wharton's jelly)并保持其稳定。

(9)用扩张器轻轻探查并扩张动脉。

(10)用弯曲的虹膜镊将动脉的末端分开,并进一步扩张。

(11)用镊子将血管打开,用直钳夹住 UAC,每次轻轻插入几毫米,直到稳定的
进入血管 2cm。

(12)缓慢并轻轻地插入导管。如果遇到阻力,用持续轻柔地向前压 30 秒来克
服痉挛。

• 突然的落空感意味着出现了麻烦,可能预示着脐动脉穿孔,这需要切换到另
一条脐动脉。

(13)通常导管很容易进入主动脉,尽管有时它会向下进入股动脉。

（14）一般透视下无须造影剂就可以看到导管。

（15）当导管进入主动脉，置入 0.010in 或 0.014in 的 300cm 交换导丝到主动脉，对于较小的新生儿将 UAC 交换为带有微导管的 3F 鞘，对于较大的婴儿，交换为包含同轴微导管的 4F 65cm 的成角 Glidecath®（Terumo，Somerset，NJ）。较软的微导管更容易在髂内动脉内通过急转弯；亲水的 4F Glidecath® 可以通过微导管和导丝进入目标颈动脉或椎动脉。

（16）避免在脐动脉中使用 4F 鞘，因为其无法通过急转弯进入主动脉，并且不稳定。

（17）当在脐动脉进行导管交换时，需要助手负责保持脐带稳定，以避免失血过多和损伤通路。

（18）在手术过程中，导管周围的渗血可以通过轻轻地收紧脐带底部的止血带来控制。

（19）当手术完成后，可以取出导管，丝线结扎脐带止血，也可以交换为标准 UAC 导管，为儿科医师下一步治疗保留血管通路。

（20）对于重新置入 UAC 导管的患者来说，寻找脐动脉和导管置入的工作已经完成，但关键是要小心地移除所有固定导管在位的止血带和缝线。使用 0.014in 交换导丝将前述同轴微导管/导引导管复合体交换为 UAC 导管。小心不要使脐带受到损伤，也不要使导管发生扭曲或损坏。

儿童专区：儿科介入治疗的导引导管

导引导管是为成年人设计的，这些导管对于儿童则过大，因此儿童神经介入术者不得不就地取材。4F 65cm 直头导管或 Berenstein 单弯导管/Kumpe 单弯导管（例如，Soft-VuR，AngioDynamics，Latham，NY，或 GlidecathR，Somerset，NJ）可用做婴儿和小的儿童置入微导管时使用的导引导管。这些导管可以通过股动脉或脐动脉置入而不用鞘，因为使用鞘则给这些小而脆弱的血管增加了 2F（0.6mm）。对于较大的儿童，可以使用 5F 导管，甚至 5F 65 或 80cm 的鞘，以便能支持通过再灌注导管和支架等更大的器材。

儿童专区：儿童脑血管的发育

儿童是缩小的人类，但他们的血管到底有多小？最近的一项研究发现，新生儿的颈总动脉直径为 5.6mm，稍高的颈内动脉为 3.9mm，颈动脉末端为 3.1mm，大脑中动脉 M1 段为 2.6mm。这些血管的直径在 5 岁前平均每年增加 0.069mm，在此之后每年减慢到增加 0.005mm。与 15～18 岁的青少年动脉相比，5 岁儿童的脑动脉的直径为 94%，新生儿为 59%。这些发现表明，在儿童中，特别是在 5 岁以下的儿童，使用的器材应该更小。与成人相比，这些发育中的动脉更敏感，发生血管痉挛的风险也更大。

六、通路建立困难病例的注意事项及技巧

1. **股动脉无法进入**　使用其他替代途径(见下文)。

2. **主动脉弓或大血管迂曲**　在 ECA 固定导丝。

(1)在 CCA 放置诊断导管期间,使用 0.035in 的亲水导丝推进诊断导管到 ECA 的一个分支。

(2)然后取出导丝,用较硬的长交换导丝替换,如 0.038in 的亲水导丝或 Amplatz 硬导丝。

(3)然后用 90cm 鞘交换诊断导管。

(4)这种方法在左侧 CCA 用 Simmons 2 导管作为诊断导管比较适合。

3. **"塔形支撑(Tower of Power)"技术**　以增加 90cm 鞘的稳定性。

(1)6F 90cm 鞘内推进 6F 导引导管,例如,Envoy(Codman Neurovascular,Raynham,MA)。

(2)较大直径 90cm 鞘(例如,7F 或 8F)可增加稳定性。

(3)将一根中间导管(如DAC®,Stryker Neurovascular,Fremont,CA)置于导引导管内,再一起置于 90cm 鞘内,打造终极"塔形支撑"。

4. **锚定技术**

(1)使用这种技术即使在迂曲的血管中,导引导管也可以达到较远位置。

(2)使用 6F 90cm 的引导鞘(例如,Neuron™ Max,Penumbra,Inc.,Alameda,CA)。

(3)在 0.014in 微导丝导引下,通过柔软的顺应性球囊导管(例如,Scepter® XC,Medtronic,Minneapolis,MN,或 TransForm™,Stryker,Fremont,CA),同轴推进通过性好的导引导管(例如,Navien™,Medtronic,Minneapolis,MN 或 Neuron™,Penumbra,Inc.,Alameda,CA)。

(4)在颈内动脉较直的节段充盈球囊,当导引导管推进时轻轻牵拉球囊。

5. **双导丝技术**　使用较大直径 90cm 鞘(例如,8F 鞘),0.014in 或 0.018in 的导丝置入锁骨下动脉或 ECA 的分支。

趣事

肥胖病人神经介入过程的提示和技巧:

在许多地区,特别是美国南部,肥胖是一个流行病学的难题。这些病人对医务工作者,尤其是神经介入医师提出了许多挑战。肥胖的身躯可能会使你很难触及血管搏动,记住以下的建议可能会有很大帮助:

1.股动脉的位置上可能位于非常内侧。

2.腹部的皮肤褶皱可以用胶带粘住,以便穿刺腹股沟。

3.超声引导穿刺股动脉很有帮助。

4.注意,在患者出现低血压之前,股动脉穿刺部位的血肿可能并不明显(大的血肿可以隐藏在大腿上)。

5.病态肥胖病人可考虑桡动脉通路。

6.确保血管造影台能承受病人的体重。

附:替代通路途径

如果股动脉通路无法建立(例如,髂动脉或股动脉重度狭窄或闭塞,无名动脉或锁骨下动脉迂曲,患者无法躺平,病态肥胖或主动脉病)可选用其他途径。手臂途径适合进入同侧椎动脉。从手臂进入大血管,使用 5F Simmons 2 导管进入目标血管(图 2-7),然后通过 0.035in 或 0.038in 交换导丝推进导引导管到位。桡动脉途径技术细节见第 2 章。

1. 肱动脉

(1)优点。

①足够大到容纳 6F 和 7F 的鞘。

②手缺血风险较小。

③大到足以使用闭合装置。

在肱动脉使用 Perclose® Pro-glide™(Abbott Vascular,Abbott Park,IL,Inc.)是可行的(虽然说明书未标示)。

(2)缺点。

①正中神经损伤是潜在的并发症,因为正中神经在肱动脉附近。

②穿刺部位压迫止血相较于桡动脉,不太可靠。

2. 桡动脉

(1)优点。

①相比于肱动脉,拔鞘后止血更容易。

②较少潜在的神经损伤的风险。

(2)缺点。

①相比肱动脉,血管较细。通常只能使用 6F 鞘。

②有造成手缺血的可能。

③通常需要桡动脉鸡尾酒(见第 2 章)。

3. 腋动脉 可选,但腋动脉途径因为有神经损伤的风险,较少使用。

4. 颈动脉

(1)切开,直接穿刺颈总动脉。

(2)直接经皮穿刺能在并发症极少的情况下完成栓塞。

(3)颈动脉直接穿刺行支架辅助栓塞,可使用 Angio-Seal™闭合装置(St. Jude Medical,Minnetonka,MN)封堵。

七、神经介入手术期间抗血栓治疗

神经介入过程中的血栓栓塞并发症整体风险较大。动脉瘤栓塞发生,症状性血栓栓塞并发症风险为 $2\% \sim 8\%$。抗栓策略中药物应用差别较大。肝素抗凝在一定程度上是大多数手术最标准的程序。双重抗血小板治疗是所有支架手术的标准方法。一些术者也主张对许多神经介入手术常规抗血小板治疗(如阿司匹林),如动脉瘤栓塞。

（一）抗凝

1. 肝素冲洗和灌洗　使用肝素化生理盐水，每升盐水加 10 000U 肝素（除了在＜6 岁儿科患者，每升盐水用 1000U 肝素）。

2. 全身抗凝

（1）导引导管置入血管之前，静脉给予负荷剂量肝素（5000U/kg 或 70U/kg）。在操作过程中额外再增加肝素，如果需要的话，每小时 1000U 静脉注射。

（2）活化凝血时间（ACT）监测：静脉注射肝素 5 分钟后，从鞘内抽血 5ml 测 ACT。目标 ACT 范围为 250～300 秒。如果第一次 ACT 未达标，可额外给予肝素并重测 ACT。肝素化后才能将导引导管置于 ICA 或椎动脉（通常静脉给予负荷剂量之后 5 分钟以上，或之后测 ACT 在目标范围内）。手术进程较长时，可追加肝素（1000U/h）。

大多数有关神经介入时 ACT 的文献来自颈动脉支架置入术。一项 CAS 研究提示，ACT 的最佳范围是 250～299 秒。据报道，在 CSA 手术中 ACT 与斑块残渣成反比。

ACT 监测是一个神经介入习惯，缺乏科学依据，有些术者并不作为常规检查。

3. 肝素的替代

（1）阿加曲班（Novastan®，Abbott，North Chicago，IL）：适用于肝素诱导的血小板减少症患者的抗血栓治疗。冠状动脉介入时 350μg/kg 在 3～5 分钟推注的剂量标准已用于神经介入手术，监测 ACT 值 250～300 秒时，可产生充分抗血栓效果。10～25μg/(kg·min) 的连续滴注可用于较长的手术，或者（可选的）如果 ACT 低于 250 秒，150μg/kg 每隔一小时推注。通过导管或鞘腔输注的盐水必须不含任何肝素。阿加曲班无特效拮抗药，在活动性出血的情况下，唯一的办法是停止输注，等待失效。因此，必须谨慎使用。

（2）比伐卢定（Angiomax™，The Medicines Company，Cambridge，MA）：是一种直接合成的凝血酶抑制药，在心脏介入广泛使用，并且在神经血管内治疗中已被选择性使用。可以在不耐受肝素患者中使用，如肝素诱导的血小板减少症病例。然而，与阿加曲班一样，比伐卢定没有快速逆转药，常规患者的颅内治疗不推荐使用。

（3）可用于肝素禁忌证患者的其他抗血栓形成药物包括来匹卢定和达那肝素。

（4）在一些医院这些不常用的抗血栓药物可能有使用限制，可能需要血液科会诊才能从药房获得该药。

（二）抗血小板治疗

动脉系统形成的血栓是富含血小板的"白血栓"，因此，神经介入过程中的抗血小板治疗是有意义的。双抗治疗有助于患者在接受血管内支架置入术时防止支架内血栓形成，阿司匹林和氯吡格雷治疗通常用于任何行神经介入支架置入手术的患者。最近的证据表明，口服抗血小板治疗可减少颅内动脉瘤栓塞过程中血栓栓塞并发症，尽管可以增加出血的危险。

1. 阿司匹林　标准负荷和维持剂量：325mg 口服，1 天 1 次。可使用栓剂。

2. 氯吡格雷（Plavix®，Sanofi-Aventis，Bridgewater，NJ）　标准负荷剂量：

300mg 或 600mg,然后 75mg 1 天 1 次。

3.普拉格雷(Effient®,Eli Lilly,Indianapolis,IN)　标准负荷剂量:60mg,然后 10mg 1 天 1 次。体重超过 60kg 或年龄大于 75 岁的患者改用其他药物,或者每天口服 5mg 的较低剂量。普拉格雷对 ADP 受体 P2Y12 有不可逆转的抑制作用,其血小板抑制能力优于氯吡格雷,但出血率较高。体重超过 60kg 或年龄大于 75 岁的患者无法从中获益,只能单纯增加出血风险。少部分研究报道了普拉格雷成功应用于神经介入治疗,但其他研究发现,与阿司匹林和氯吡格雷相比,服用阿司匹林和普拉格雷的患者,出血性并发症更多。

4.替格瑞洛(Brilinta®,AstraZeneca,Wilmington,DE)　标准负荷剂量:180mg,然后 90mg 1 天 2 次。与氯吡格雷相比,快速、可逆的抑制 P2Y12,并且无耐药性。已应用于神经介入治疗,但相关数据有限。

5.噻氯匹定(Ticlid® Lilly,Indianapolis,IN)　术前≥3 天:不良反应包括皮疹、胃肠道副作用、中性粒细胞减少(2.4%)、血小板减少、再生障碍性贫血、血栓性血小板减少性紫癜。

2.4%的患者可能在几天内出现中性粒细胞减少。

对中性粒细胞减少的监测:在治疗开始前和 3 个月的治疗期间每 2 周查一次血常规的绝对中性粒细胞数和外周涂片检查。

6.沃拉帕萨尔(Zontivity™ Merck,Whitehouse Station,NJ)　一种有效的新型抗血小板药物,血小板凝血酶受体 PAR-1 靶向药。不过尽管在预防心血管相关死亡和缺血方面有很好的效果,但其会明显增加颅内出血风险,尤其是对于有卒中或 TIA 病史的患者。这可能会阻碍其广泛应用于神经脑血管病人。

7.双联抗血小板治疗

(1)阿司匹林 325mg,口服,手术前≥3 天,1 天 1 次。

(2)氯吡格雷 75mg,口服,手术前≥3 天,1 天 1 次。

(3)替代,可以术前一天或至少 5 小时给予负荷剂量阿司匹林 325mg 和氯吡格雷 600mg 口服。

(4)对于氯吡格雷抵抗的病人,可考虑至少术前 2 小时给予阿司匹林和负荷剂量 180mg 替格瑞洛。

8.糖蛋白ⅡB/ⅢA 抑制药

(1)以下两种情况可静脉注射或动脉注射给予血小板膜糖蛋白ⅡB/ⅢA 抑制药。

①当支架必须使用时快速抗血小板聚集并且患者没有预先双抗治疗。

②血管内治疗过程中治疗血栓栓塞并发症。

(2)阿昔单抗(ReoPro® Lilly,Indianapolis,IN)。

①剂量:0.25mg/kg 静脉快速推注,随后 125μg/(kg·min)输注(最大为 10mg/min)12 小时。

②注意事项:应避免阿昔单抗的局部用药,除非床旁监测确认有足够的受体封闭。笔者建议使用全负荷剂量加静脉滴注 12 小时,除非有出血并发症的风险。本

书的作者们亲历阿昔单抗诱发异常血小板活化作用伴随低水平血小板抑制,从而增加了血栓性并发症。

③阿昔单抗的效果是可以逆转的,如果需要的话,输注血小板。该药物是一种单克隆抗体,高度亲和血小板的糖蛋白ⅡB/ⅢA受体。

(3)依替巴肽(Integrilin® Merck & Co.,Whitehouse Station,NJ)。

①剂量:180μg/kg 静脉推注。

冠状动脉支架方案:180μg/kg 静脉推注,然后间隔 10 分钟再次 180μg/kg 静脉推注,接着 2μg/kg 输注 12 小时。

②小样本报道依替巴肽安全应用于神经介入。依替巴肽不能通过输注血小板来逆转。它是一种小分子药物与糖蛋白ⅡB/ⅢA受体的亲和力低。作用消除只能停止输注并等待。血浆半衰期接近 2.5 小时。

(4)替罗非班(Aggrastat® Medicure,Somerset,NJ)。

①剂量:25μg/kg 静脉推注。冠状动脉支架方案:25μg/kg 3 分钟内静脉推注,然后 0.15μg/kg 输注 12～24 小时。

②在小样本中,替罗非班已经安全地用于处理腔内血栓。替罗非班不能通过输注血小板来逆转,必须通过停药后的自身耗损。半衰期为 2 小时。

(三)氯吡格雷抵抗和血小板功能检测

氯吡格雷是一种噻吩并吡啶类抗血小板药物。它的起效是通过不可逆地抑制血小板表面 P2Y$_{12}$腺苷二磷酸(ADP)受体。P2Y$_{12}$受体阻断通过阻止糖蛋白ⅡB/ⅢA受体活化,可防止血小板聚集和纤维蛋白交联。氯吡格雷是一种前体药物;由十二指肠吸收之后,它是由肝细胞色素 P450 系统代谢为活性产物,R-130964。摄入氯吡格雷中5%～10%被转化为活性代谢物。涉及氯吡格雷的至少两个多态性基因已被发现影响药物的生物利用度或者血小板。多态性 ABCB1 基因,参与了氯吡格雷穿过十二指肠壁通道的一个糖蛋白编码,已发现影响氯吡格雷的生物利用度。CYP2C19 基因负责编码将氯吡格雷转换为活性代谢产物的肝酯酶;超过 33 个不同的 CYP2C19 基因的等位基因已被确认。每个等位基因通过 DNA 序列变化被确认,这可能会导致 CYP2C19 酶功能差异。CYP2C19 ＊ 1 等位基因在欧洲起源人种中十分普遍,CYP2C19 ＊ 2 等位基因表型分别存在于30%、15%和17%的亚洲、高加索和黑色人种。CYP2C19 ＊ 2 载体可减低氯吡格雷效果,并能够升高心血管事件和冠状动脉支架血栓的风险。由于这些发现,FDA 在 2009 年 5 月发布了安全警告,氯吡格雷在药物代谢较差的患者中可以减低效果。除遗传倾向,造成氯吡格雷效果差的原因包括依从性差,药物相互作用,吸收不足,体重指数,急性血栓性事件造成血小板活性增高。血小板活化是在神经介入中明确的威胁,造成急性血栓栓塞事件发生率高达 8%。

几种技术可用于抗血小板治疗反应差的所谓即时检验。其中最常用的是 VerifyNow™快速血小板功能检测(Accumetrics,San Diego,CA),Innovance® 血小板功能分析仪(Siemens Healthcare Diagnostics,Inc.,Deerfield,IL)和 Multiplate® 多电极聚合度装置(Dynabyte Medical,Munich)。即时检验是为了确定经皮介入治疗血栓栓塞并发症的高风险病例。即时检验已经成为一些心脏导管室和神经造影单元必备项目，但众多报道的即时检验的经验，绝大多数来源于心脏病学。

几个神经介入术中检测血小板功能的即时检验的研究已经发表。在一项包含414 例 pipeline 治疗的研究，氯吡格雷无效组病例血栓并发症发生率明显高于氯吡格雷有效组。在一个纳入 50 例颅内支架患者的系列研究中，28％的被归为氯吡格雷抵抗，氯吡格雷抵抗（检测使用Multiplate® device）与术中不良事件的发生显著相关。另一项 76 例接受颅内支架置入的脑血管病患者的研究中，51.9％患者氯吡格雷抵抗（检测使用 VerifyNow™）。186 例动脉瘤栓塞患者的研究中，氯吡格雷反应差（通过VerifyNow™）与血栓事件密切相关。另一项 216 例神经介入患者的研究发现，在13％服用阿司匹林和 66％服用氯吡格雷的患者被发现血小板抑制不足（通过 VerifyNow™）。然而，另一项 106 例神经介入患者的研究发现，42.9％的人氯吡格雷反应不佳（通过 VerifyNow™），以及术中血栓形成的病例都发生在反应不佳组。

（四）神经介入术前是否应常规检测血小板功能

血小板功能的即时检测是有争议的。在缺血性卒中的治疗中，最近的报道都争论和反对血小板功能检测。许多刊物认为，常规血小板功能检测是没有依据的。目前没有神经介入手术进行血小板功能检测的标准、指南或随机试验数据，但一些术者常规使用而另一些则不用。直到更确切的数据获得前，这种检测仍是一个备选项。

1. 支持常规血小板功能即时检测的观点

（1）氯吡格雷反应不良患者占显著的百分比（28％～66％）。

（2）血小板活化是急性血栓形成的一个显著的发病原因。

（3）即时检测简单易行。

（4）反应差可以提高对神经介入术中急性血栓形成的警惕性。

（5）可为这些患者准备应急计划，例如，其他抗血小板药物，如阿昔单抗，当血栓并发症发生时可快速提供。

（6）反应差者可进行替代治疗（例如，计划支架辅助栓塞，可改为球囊辅助成形，或患者可以进行颈动脉内膜切除术，而不是支架置入术）。

（7）如果可行的话，反应差者可以延长术前双抗治疗的时间。

（8）反应差者可选择替代药物如替格瑞洛。

（9）延长抗血小板药物治疗的时间（如＞7 天）与提高抗血小板活性有关。

2. 反对常规血小板功能即时检测的观点

（1）即时检测并未普及。

（2）抗血小板药物"反应差"的定义未达成共识。

（3）基于即时检测的最佳处理方法尚未确定，是增加氯吡格雷剂量，更换为替格瑞洛或普拉格雷，还是咨询医师。

（4）目前没有证据表明，基于即时检测的处置方法可改善结果。

（5）即时检测技术差别较大。

（6）使用 VerifyNow 设备的研究结果，例如不能适用于使用其他血小板功能检测方法的中心。

（7）在神经介入过程中,其他比氯吡格雷(如替格瑞洛)效果更好的药物可能获得更安全有效的证据。

（8）多学科回顾显示基于血小板功能检测的 Pipeline™栓塞预后无明显差异。

（五）氯吡格雷和质子泵抑制药

目前美国心脏协会指南建议,为了尽量减少胃肠道并发症,对双抗治疗的患者预先使用质子泵抑制药(PPI)。质子泵抑制药可抑制 *CYP2C19* 活性,奥美拉唑(Prilosec®,AstraZeneca,Wilmington,DE)相比于新的质子泵抑制药如泮托拉唑(Protonix®,Pfizer,New York,NY)效果更明显。相比于单独服用氯吡格雷的患者,同时服用奥美拉唑和氯吡格雷的患者,残留血小板活性显著增加。2009 年,美国 FDA 发布公告,建议不要同时使用氯吡格雷和奥美拉唑。然而,其他质子泵抑制药和氯吡格雷之间的相互作用的研究结果并不一致。虽然一些回顾性研究表明,同时使用质子泵抑制药和氯吡格雷,发生心血管不良事件和死亡的风险增加,但其他研究发现,没有证据表明风险增加。最近的一项口服氯吡格雷的 2765 例脑卒中患者的病例对照研究发现,质子泵抑制药和卒中复发风险增加之间没有关联。此外,质子泵抑制药的替代药,如 H_2 阻断药,没有发现能够像质子泵抑制药一样和阿司匹林或氯吡格雷合用而减少胃肠道出血风险。因此,考虑到相互矛盾的证据,双联抗血小板治疗的患者使用质子泵抑制药是合理的。

八、介入过程

介入过程通常包括微导管进入病变部位和根据病变的类型和位置进行相应的处理。本节将涵盖微导管的选择方法和操作技巧。

（一）设备

1. 微导管选择

（1）微导管的尺寸和设计各异。

（2）所有可用的微导管都具有亲水性涂层,从而降低了血栓形成。

（3）大多数微导管要么是纤维编织,要么是金属网状编织,以便于当导管弯曲时保持内腔,并增强可推动性。

（4）小的微导管有助于更好地用导引导管造影,尤其是使用小的导引导管(例如,5F)。

（5）有些情况下需要更大和(或)更硬的微导管来输送更大的装置:当导管进入病变途经的血管解剖较纤细时,增加微导管的硬度,可以增加稳定性。

（6）单头端标记与双头端标记的微导管:显然,动脉瘤栓塞时要使用双头端标记的微导管而不是单头端的。在动脉瘤栓塞时使用的双头端标记的微导管标记间隔为 3cm——这可用于校准和测量。

（7）微导管的选择。

①Excelsior® SL-10(Stryker,Fremont,CA)。

a. 外径近端 2.4F,远端 1.7F,内径 0.0165in。

b. 可用于 10 系和 14 系的弹簧圈。

c. 相较于其他微导管,蒸汽塑形后形状保持更好。

d. 与其他微导管相比,光滑的头端不易钩住分支血管或易于通过支架。

②Excelsior® XT-17™(Stryker Neurovascualor,fremot,CA)。

a. 外径近端 2.4F,远端 1.7F,内径 0.017in。

b. 相比于 SL-10 更有支撑力和稳定性。

③Echelon™10(Medtronic Neurovascular,Minneapolis,MN)。

a. 外径近端 2.1F,远端 1.7F 内径 0.017in。

b. 2.1F 的相对较小的近端的外径(Excelsior® SL-10 为 2.4F),当使用 5F 导引导管时允许更好地通过导引导管造影。

c. 兼容Onyx®。

d. 镍钛金属编织,使其尽管内径较小但能提供稳定支撑。

④Ultraflow™(Medtronic Neurovascular,Minneapolis,MN)。

a. 外径近端 3.0F,远端 1.5F 内径 0.012in。

b. 血流导向,非常细的单头端标记柔软导管。

c. Onyx® 栓塞中兼容 DMSO。

⑤Magic® 微导管(AIT-Balt,Miami,FL)。

a. Magic®1.8:外径近端 2.7F,远端 1.8F,内径 0.012in。

b. Magic®1.5:外径近端 2.7F,远端 1.5F,内径 0.010in。

c. Magic®1.2:外径近端 2.7F,远端 1.2F,内径 0.008in。

d. 目前为止,血流导向最好的微导管。

e. 导管仅与 nBCA 兼容。

f. Magic®1.8 和 1.5 的长度都有 155cm 和 165cm。Magic® 1.2 只有 165cm 长度,但头端柔软段长度有 3 或 12cm 可选。

⑥Marksman™(Medtronic Neurovascular,Minneapolis,MN)。

a. 外径近端 3.2F,远端 2.8F,内径 0.027in。

b. 结实的微导管,较少打弯。

c. 有助于Neuroform® EZ(Stryker,Fremont,CA)支架及 Pipeline™血流导向装置(Medtronic Minneapolis,MN)的释放。

d. 长度有 105cm、135cm、150cm 和 160cm。

⑦Phenom™027(Medtroinc Neurovasaday Minneapolis,MN)。

a. 外径近端 3F,远端 2.7F,内径 0.027in。

b. 导管远端为斜切光滑开口,便于释放 Pipeline™Flex。

c. 远端柔软节段长度有 15cm 和 30cm。

⑧Excelsior® 1018®(Stryker,Fremont,CA)。

a. 外径近端 2.6F,远端 2.0F,内径 0.019in。

b. 较大的微导管,可容纳 10 系、14 系和 18 系的弹簧圈。

c. 适合颗粒栓塞——大内径可减少堵塞的风险。

⑨Prowler® Select™ Plus(Codman,Raynham,MA)。

a. 外径近端 2.8F,远端 2.3F,内径 0.021in。

b. 大的微导管,为 Enterprise™ Vascular Reconstruction System(Codman,Raynham,MA)的使用设计。

c. 有 150cm 或 170cm 两种长度备选。

(8)可操控的微导管:在撰写本文时,在美国还尚未有可控的微导管。Plato™ Microcath 可控微导管(Scientia Vascular,Reno,NV)目前在欧洲上市。

(9)微导管形状:预成形 vs.直形 vs. 蒸汽塑形。

①成形后的微导管有利于在动脉瘤与载瘤动脉成锐角时进入动脉瘤,并在栓塞过程中稳定微导管。

②预成形的微导管形状保持要优于蒸汽塑形微导管。蒸汽塑形用来获得预成形导管所没有的形状。

③蒸汽塑形技术。

a. 导丝芯塑成所需的形状,其曲率要大于实际所需(因为微导管蒸汽塑形后将回缩)。

b. 在蒸汽上保持 10 秒。

c. 在无菌水中冷却并除去内芯。

④相比于金属圈编织(例如,Prowler 或 Echelon™)的微导管,纤维编织(例如,Excelsior®)微导管更易于保持蒸汽成形后的形状。

2. 微导丝

(1)目前可用的微导丝种类较多,性质各不相同,例如尺寸、柔软性、可透视性、可塑性、可操控性、可跟踪性和扭矩控制性。

(2)常用的微导丝。

①Synchro®-14 0.014in(Stryker Neurovascular,Fremont,CA)。

a. 非常柔软、灵活的远侧头端,有助于进入小动脉瘤或通过复杂的病变。

b. "最佳扭矩控制。"

②Transend™ EX 0.014in(Stryker Neurovascular,Fremont,CA)。

a. 光滑,无摩擦头端,类似于 Synchro®。

b. 分为标准型、软头型、柔软型、铂金型。

c. 相较于其他微导丝,具有良好的扭矩控制。

③Neuroscout™ 14 可控导丝(Codman Neurovascular,Raynham,MA)。

a. 无与伦比的扭矩控制。

b. 相较于其他导丝,更易于保持形状。

④Headliner™J 形头和双角度导丝(Microvention,Tustin,CA)。

a. J 形头对血管壁无创。

b. 适合于简单的血管解剖(趋向于较直的血管)。

c. 有双角度头端型,直径有 0.012in 和 0.016in,便于支撑较大的微导管。

d. 十分光滑。

　　⑤Glidewire® GT 和 Glidewire® Gold 0.018in. (Terumo Medical Corporation,Somerset,NJ)。

　　a.为更大内径的微导管提供支撑力。

　　b.GT 导丝独特的锥形头端可最大限度地减少血管损伤。

　　c.GT 有 90°头端和双角度头端,以便于通过复杂的血管解剖。

　　d.十分光滑。

　　3.微导丝交换技术

　　(1)多种微导丝都有 300cm 长度。这可以将细的微导管置于理想的位置,然后交换为一个更粗或更硬的工作导管或球囊导管。

　　(2)大多数情况下的首选微导丝:

　　①Synchro®-14 0.014in 300cm (Stryker Neurovascular,Fremont,CA)。

　　a. 远端头端非常柔软灵活,适合穿过复杂的解剖结构。

　　b."最佳扭矩控制。"

　　c.分柔软、标准或额外支撑型号来输送更硬的导管或器械。

　　②Synchro®-10 0.010in 300cm (Stryker Neurovascular,Fremont,CA):扭矩控制优于其他 0.010in 导丝。

　　③Transend™ EX 0.014in 软头 300cm(Stryker Neurovascular,Fremont,CA)。

　　a.柔软的无创头端。

　　b.增强的放射不透明度使得在透视上很容易看清头端。

　　c.导丝上光滑的涂层便于导管的交换。

　　d.柔软型或额外支撑型可选,以便输送更硬的导管或器械。

　　④Neuroscout™ 14 XL 300cm 导丝(Codman Neurovascular,Raynham,MA):分软的或标准的型号。

> **导丝延长**
> 　　有没有想过导丝只是稍微延长一点? 这可能发生在使用 0.014in 导丝或其他器械(例如,filter wires,stentrievers)和任何非快交设计的导管或球囊导管进行导管交换时。器械如 Trevo®-ProVue(Stryker Neurovascular,Fremont,CA))或 GuardWire® 暂时阻断和抽吸系统(Medtronic,Minneapolis,MN) 上的导丝有更细,稍微波浪形弯曲的近端,这非常适合使用 DOC® Guidewire Extension(Abbott,Abbott Park,IL)扩展线到 300cm。Asahi Guidewire Extension (Abbott,Abbot Park,IL)和 Runthrough® nextension Wire(Terumo Medical,Somerset,NJ)也都是与 0.014 导丝兼容的导丝延长系统。在导管交换过程中,要始终确保根据制造商的使用说明,正确地将延长系统连接到导丝上,以避免在导管交换过程中延长系统断开。

　　(二)微导管技术

　　1. 通过把导引导管置于最佳位置和工作视图进行造影。

　　2. 工作过程中导引导管必须在至少一个视野下可见。

　　3. 为前后位和侧位探测器找到最佳的工作视图。有时正交视图能够提供关键的补充信息。例如,即使前后位显示了理想的工作视图,不要让侧位"白白浪费"。

4. 使用路径图,在微导丝导引下推进微导管到位。手掌朝上抓住微导丝(图4-4)。在感兴趣血管内推进微导管时,固定住微导丝。当微导管推进不顺畅时,转动导丝减小摩擦力。

5. 保持导引导管头端在可视范围内,因为如果多重弯曲周围有摩擦力时,微导管可以推后导引导管。

6. 任何冗余(即松弛)的微导管应轻轻后拉将多余部分理顺。

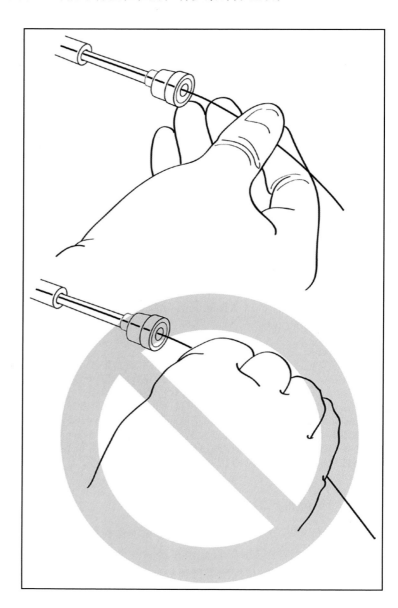

图 4-4　正确的微导丝技术

手掌朝上握住微导丝(上图)。这有利于手指精细地控制微导丝;手掌朝下(下图),操作微导丝的正确动作主要是依靠手腕动作

7. 一旦微导管头端目标位置定位,大多数的导引导管和微导管头端之间的距离需要回撤和前进几次微导丝。这个动作可以帮助理顺微导管剩余的冗余,消除可能导致微导管意外弹出的"势能"。

8. 当导引导管造影时,Y 形阀应围绕微导管拧紧、固定,防止造影时微导管被造影剂带到前方。

9. 当微导管置于 6F 0.053in Neuron™ 中时,导引导管造影时使用 3ml 的注射器。3ml 注射器效果优于 10ml 的注射器。

(三)通过复杂弯曲的技巧

1. 粗的导管(如 Penumbra 再灌注导管或 DAC)常在颈动脉虹吸弯部卡顿,特别是在眼动脉的起始部。为了粗导管能通过虹吸部,导引一个顺应性球囊导管[如 Hyperglide™(ev3,Irvine,CA)或 ScepterXC®(Microvention－Terumo Tustin,CA)]到虹吸弯,充盈球囊使其一半位于导管外;充盈的球囊会使粗导管变钝,让它滑过虹吸弯。

2. 试着微导管塑形,使其与动脉的弯曲相匹配。

3. 大脑前动脉导管置入。

(1)由于 A1 段起始部的急转弯,导丝进入可能比较困难。

(2)采用"成襻推进技术",操作 C 形弯头的微导丝通过颈动脉虹吸弯,以获得 U 形的襻。将襻推进到 MCA,直到导丝头端越过 A1 起始部。然后缓慢地回撤导丝,并转动导丝头端使其指向头侧。就像 Simmons 2 导管一样,回拉导丝,如果导丝头端定位在正确的方向,头端就会弹入 A1 段。

(3)可能需要尝试几次,但这种方法通常有效。

(4)导丝进入 A1 段足够多以消除导丝襻,配合推进微导管,将导丝推进到更远的大脑前动脉 A2 段,然后推进微导管进入大脑前动脉。

4. 大脑中动脉分支导管置入。

(1)大脑中动脉动脉瘤的支架辅助栓塞,可能需要从动脉瘤瘤颈处分支置入导管和支架,以防止在栓塞过程中不慎栓塞分支。

(2)特别是当大脑中动脉分支以锐角发出时,用常规的技术置入导管可能非常困难。

(3)"微导管成襻技术"是成襻推进技术的一种变体。在这种技术中,微导管(如 J 形头 Excelsior SL-10,Stryker,Fremont,CA)在颈动脉中成襻,然后向希望置入导管的分支推送。

(4)使成襻导管头端指向锐角分支,轻轻地向前推进 0.014in Synchro 导丝(Stryker,Fremont,CA)到分支中尽可能远的位置。

(5)回撤微导管,以拉直襻,然后将微导管沿导丝送分支。然后可以释放支架(LVIS Jr.,Microvention,Tustin,CA)。

(6)如有必要,微导管可通过 300cm 的交换导丝交换为更粗的微导管或球囊导管。

(四)血流导向微导管技术

1. 血流导向微导管常用于输送液体栓塞剂。AVMs 和 dAVFs 的高血流状态使得微导管能快速准确地置于理想位置。Onyx（ev3,Irvine,CA）必须与 DMSO 相兼容的微导管一起使用。

2. 大多数血流导向微导管都有一个长钢丝内芯,可以用来支撑导管,从而能够通过 Y 形阀置入导引导管。不要试图把内芯置于微导管头端外,也不要在血管系统内把它当作导丝使用。内芯较硬不能用于血管内。

3. 冲洗塑料套,浸润包装在其中的微导管亲水涂层。

4. 将导管从套内取出,浸入无菌的肝素盐水中。

5. 如果包装内有内芯,则从微导管中取出内芯。将微导管浸泡在生理盐水中操作,可以防止抽出内芯时导管内吸入空气。

6. 安装一个 Y 形阀并冲洗系统以排出所有空气。

7. 通过 Y 形阀置入一根微导丝(0.012in 或更细的)穿过微导管远端。本书作者倾向使用 0.012in 的 Headliner™(Microvention,Tustin,CA)或 0.010in 的 Synchro®-10(Stryker Neurovascular,Fremont,CA)。

8. 将微导管置入导引导管的 Y 形阀,并将微导管推进到导引导管的远端。无论是 Marathon™还是 Ultraflow™(ev3,Irvine,CA)在导管的轴上都有一个标记,表明导管头端已接近 90cm 导引导管的末端,以减少透视时间。

9. 沿路径图,在血管系统中推进血流导向微导管。

注意,大多数血流导向微导管的头端都很小,而且移动很快,因此需要良好的透视成像设备和敏锐的眼睛。

10. 让导管头端顺血流向前推进,并以足够快的速度向前推进微导管,以保持其移动,但不能过快,防止在近端血管中形成冗余。双平板系统中的一块平板路径图显示导引导管头端有助于确保不会出现微导管颈部冗余或导引导管移位。

11. 大部分时间保持微导丝在微导管内,不要超过导管头端。与软的导管相比,导丝更容易造成血管损伤或穿孔。

12. 可以在微导管内旋转头部弯曲的微导丝来导引微导管的头端。

13. 如果微导管管体在腹股沟处推进,而微导管的头端不前进,通常只要轻轻回撤微导丝,微导管头端就会向前移动。

14. 极少情况下,当必须通过锐角时,可能需要小心地向前推进微导丝露出血流导向微导管的头端,转动头端进入锐角弯曲或角度大的侧支。

15. 注意:软的微导管与微导丝之间可能存在相当大的摩擦力,尤其是使用 Magic® 微导管(AIT-Balt,Miami,FL)时。如果推进过度,可能会导致微导丝向前跳,或回撤导丝时导致导管出现"手风琴"现象(微导管本身打折)。这些问题可以通过轻轻地旋转微导丝或将其反复进出消除摩擦力来最小化。

微导丝不能安全地推出 Magic® 1.2 微导管 (AIT-Balt,Miami,FL)的头端:远端管腔只有 0.008in。

16. 另一种可用于微导管推进的技术是移除微导丝,通过微导管轻轻推出生理盐水或造影剂。这可以使微导管头端移动接近 1mm 或 2mm,并能够通过水流将导管头端移到另外的方向。

17. 在微导管上蒸汽塑一个 45°的角度,有助于转弯时保持微导管头端位于血管中间。

18. 另一个解决血流导向不足问题的方法是更换为不同的微导管。Ultraflow™(ev3,Irvine,CA)血流导向作用强于 Marathon™(ev3,Irvine,CA)。Magic® 标准微导管(AIT-Balt,Miami,FL)血流导向作用优于其他导管。非常柔软的 Magic® 1.2 微导管血流导向作用最佳。

19. 如果不能从较粗血管里转到一个锐角分支,可以在分支远端的主要血管内放置如 Hyperglide(ev3,Irvine,CA)之类的球囊导管。用球囊暂时封闭远端血流,使其流向侧支,从而血流携带微导管进入分支。这种技术增加了操作的复杂性,而血管内另一根导管的存在会增加摩擦力,并影响微导管的血流导向能力。因此,这种方法是不推荐的,除非在没有其他选择的特殊情况下。

20. 定期轻轻回拉微导管,以消除冗余。

21. 通过微导管注入少量的造影剂,以确认导管位置和通畅性。移除所有的冗余,行高分辨率的超选造影。

22. 行微导管造影以确定:

(1)到达了预期位置。

(2)没有正常的脑血管闭塞。

(3)流速,以选择栓塞剂和所需的注射速率。

(4)微导管近端到远端没有造影剂外渗。危险! 有外渗提示微导管已不可修复的损坏甚至破裂,不能用于栓塞!

23. 一旦微导管到位,可开始进行栓塞,必要时可进行诱发试验。

(五)可控微导管技术

1. 虽然美国目前没有市售的可控微导管,Plato™ 可控微导管(Scientia Vascular,Reno,NV)已经通过 CE 认证,目前已在欧洲上市。可控微导管往往比常规微导管硬。以下是可控微导管一般技巧,希望未来能可供使用。

2. 使用预塑形导管或蒸汽来给导管塑形。

3. 微导管内预置和塑形合适的微导丝,例如 0.014in Synchro™ 导丝(Stryker Neurovascular,Fremont,CA)。

4. 使用较稳定的导引导管,保证安全的情况下在颈动脉或椎动脉内尽量放高。

5. 通过导引器将微导管置入导引导管。

6. 在路径图指导下,通过微导丝小心地推进微导管。当遇到角度较大的血管,前进过程中旋转导管来转弯。

7. 保持导引导管的头端在工作路径图上可见,记住当可控微导管前进时导引导管会被推回。

8. 当旋转微导管时,握住微导管接口的边缘。保证微导管或导引导管内的任何冗余被移除,导引导管上 Y 形阀不能拧得太紧。

9. 如果在腹股沟推进时,微导管头端不前进,稍微旋转即可。

10. 要注意的是旋转时,微导管可突然前跳,尤其前推而头端反应较小时。所有前推时储存的能量在导管旋转时迅速释放。

11. 如果微导管不前进并且导引导管被推回,回拉微导管以释放张力,并再次尝试,采用各种方法正向推动和转动微导管,并轻轻旋转导引导丝。

12. 微导管的硬度可以撑直细的、大幅弯曲的血管,所以可以用一个较小的导管系统来置于很远的小血管。

(六)具体疾病的介入技术

1. 动脉瘤的治疗:第 5 章。

包括栓塞,支架辅助弹簧圈栓塞,球囊辅助栓塞和血流导向装置。

2. 颅内栓塞:第 6 章。

包括肿瘤及血管病变的液体栓塞和弹簧圈栓塞。

3. 颅外栓塞:第 7 章。

包括头颈部病变和脊髓病变动脉栓塞,经皮注射治疗。

4. 急性缺血性卒中的溶栓和取栓治疗:第 8 章。

5. 颅外血管成形和支架置入术:第 9 章。

6. 颅内动脉支架成形术:第 10 章。

包括动脉粥样硬化性狭窄和脑血管痉挛的治疗。

7. 静脉治疗:第 11 章。

九、中间导管技术

尺寸介于导引导管和微导管之间的远端通道导管(DAC®,Stryker Neurovascular,Fremont,CA)的出现,激发了所谓的"中间"(或三轴)导管技术的发展。DAC 最初是作为 MERCI 设备(Stryker Neurovascular,Fremont,CA)的支撑通道设计的,但很快发现,DAC 可以作为导引导管和微导管之间的桥梁和支撑,为进入颅内目标提供稳定的通道(图 4-5)。DAC 通过减少内部微导管的弯曲,减少了能够增加微导管和微导丝摩擦力与阻力的微导管的畸变力。DAC 是有益的,因为它具有相对较大的腔,并像其他微导管一样易于导引。中间导管技术有助于多种操作,包括动脉瘤和 AVM 栓塞、急性缺血性卒中和颅内血管狭窄的治疗。除了 DAC 以外,其他如 Penumbra 再灌注导管、CAT 5 和 6 Sophia 都可以作为中间导管使用。

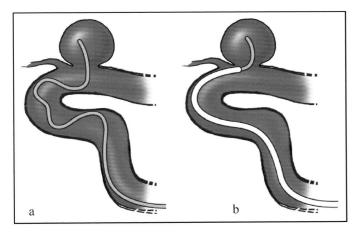

图 4-5　中间导管技术
不使用(a)与使用(b)远端通道导管(DAC)将微导管置于 ICA 眼动脉段动脉瘤。不使用 DAC,微导管的一些冗余存在于颈内动脉虹吸部,在急转弯处微导管弯曲和栓塞过程中微导管延长部分受到牵动,都减少了微导管的稳定性。位于 DAC 内的微导管的弯曲度减小,不受约束的微导管长度被最小化,提高了稳定性和可控制性

技术:

1. 病例选择

中间导管技术对某些情况有所帮助:

(1)近端解剖曲折和冗余。

(2)曲折的颅内解剖。

(3)需要进入较远的颅内(例如,远端 MCA AVM 供血动脉)。

(4)需要较大的微导管(例如,当一个较大的微导管无法通过颈内动脉虹吸部,DAC 有助于通过)。

(5)急性缺血性脑卒中的病例,即微导管操作必须反复前进和回撤,比如支架取栓的病例。

(6)抽吸颅内静脉窦血栓。

2. DAC™ 的选择

(1)仔细地选择一个 DAC™,既要小到能进入导引导管,又要大到足以内部容纳微导管。通常,需要较大的导引导管。DAC 有 4 种不同的尺寸,每个尺寸有 2～3 个长度。Excelsior® SL-10 适合放入所有的 DAC。

(2)DAC 尺寸。

①DAC™ 038(2.9F 内径,3.9F 外径):本型 DAC 可置于 Neuron™ 6F 053 导引导管内,但有困难。

②DAC™ 044(3.3F 内径,4.3F 外径):可置于 Neuron ™ 6F 070 导引导管内的最大尺寸 DAC。

③DAC™ 057(4.3F 内径,5.2F 外径):

a. 可置入 6F Envoy® 导引导管内的最大尺寸 DAC。

b. 可以适用于 Marksman™ 微导管的最小尺寸 DAC。

④DAC™ 070(5.3F 内径,6.3F 外径):需要大的导引导管,诸如 6F COOK Shuttle®。

(3)仔细选择 DAC 的长度,选择最短的必要长度。它必须足够长以延伸出导引导管并到达足够远以提供对微导管的支撑。然而,它也不能过长,不然微导管的长度不足以充分延伸出 DAC 的头端。

3. 三轴技术

(1)准备 3 个带肝素冲洗的 Y 形阀。

(2)导引导管放到位。

在导引导管内把微导丝、微导管和 DAC 作为一个单元一起推进。整个过程保持微导管和 DAC 连续肝素盐水冲洗。

4. 中间导管要点

(1)确保微导管足够长,和(或)DAC 足够短到微导管能延伸出 DAC 一个有效长度。

(2)使用 3ml 或 5ml 注射器在导引导管内造影。

(3)在 DAC 置入前尝试通过导引导管做一个路径图,这在整个过程都可以使用或移除微导管后通过 DAC 注射造影剂建立路径图。其后由于导引导管内空间狭窄,通过导引导管造影质量较差。

5. 常见三轴组合　使用中间导管技术最具挑战性的部分是指出哪些导管将适合置入其他导管内。下面是一些三轴组合。

(1)6F Cook shuttle/Penumbra 054/ Penumbra 032。

(2)Neuron 088 MAXX/Penumbra 054/Penumbra 032。

(3)Neuron 088 MAXX/Penumbra 041/SL-10。

(4)Neuron 070/DAC 044/任何微导管。

可能刚好送入 070Neuron™。

十、神经介入的成像技术

平板造影技术发展出了快速三维旋转血管造影、路径图及旋转平板计算机断层扫描。

1. 三维血管造影

(1)旋转平板的三维血管造影能够在工作站上创建一个可以旋转、编辑并测量的 3D 图像。特别有助于在治疗颅内病变时寻找最佳工作视图。

(2)技术。

①移除侧位 C 型臂。

②调整到尽可能窄的区域视图,把目标置于中心。

③等中心定位患者。

④连接高压注射器。颈动脉,设置:3ml/s,总量 15ml。

⑤由于有大量的辐射散射，如果可能的话，在采集图像的过程中，所有人员离开造影间进入控制室。

⑥后处理是自动的。根据需要在工作站上调整窗口，放大倍数，并查看图像。

⑦某些造影设备允许三维造影成为路径图的蒙片，如在西门子的 syngo iPilot 和飞利浦的 Dynamic 3D Roadmap。

2. 锥体束计算机断层扫描

（1）旋转平板 CT（又名"锥体束"CT）能采集生成精致的比传统的多排螺旋 CT 分辨率低的头部 CT 图像。有助于神经介入中确认新的颅内出血、脑积水、脑室穿刺导管位置和其他解剖信息。

①西门子版本：DynaCT。

②飞利浦版本：XperCT。

③GE 版本：Innova CT HD。

④东芝版本：低对比成像。

⑤岛律版本：SCORE CT。

（2）技术。

①移除侧位 C 型臂。

②调整到宽区域视图。

③等中心定位患者。

④工作站设定获得"低清晰度"的图像。低清晰度设定与"高清晰度"相比，能以较低的辐射剂量快速地采集图像。

⑤由于有大量的辐射散射，如果可能的话，在采集图像的过程中，所有人员离开造影间进入控制室。图像采集只需要几秒钟。

⑥CT 图像的后处理是自动的，需要几分钟。

十一、诱发试验

诱发试验（provocative testing）的目的是预测在闭塞脑动脉、血管或切除该血管供血区脑组织后，是否会出现临床功能缺失。机械性的诱发试验常用球囊临时闭塞，药理性的诱发试验即注射药物使脑、脊髓、神经的某一神经解剖区域暂时麻痹或功能障碍。当进行诱发试验时，要检查患者是否出现新的神经功能缺损症状，该症状可能由球囊闭塞血管后供血区血流量下降所引起，也可能由麻醉药注入该血管供血的脑组织所引起。诱发试验也可在全身麻醉下结合动作或体感诱发电位来完成。这些方法可作为术前诊断，或者作为介入手术的一部分以保证手术或介入闭塞血管的安全性。本章重点为动脉操作过程。静脉诱发试验参考第 11 章。

十二、球囊闭塞试验

（一）背景

血管被短暂闭塞是安全的，用该试验可预估永久性闭塞血管的后果。闭塞试验用来预测闭塞血管是否会导致负面血流动力学后果,即引起神经组织的缺血性损害和永久功能缺失。

临时闭塞血管以观察功能变化的想法最早是新奥尔良外科医师 Rudolph Matas 在 20 世纪初期提出的,所以闭塞试验有时被称为 Matas 试验。使用血管内球囊可以在可控的情况下可逆性地闭塞血管。球囊闭塞试验一般在血管内或外科闭塞大动脉处理动脉瘤、肿瘤或其他神经外科问题的手术前进行。

必须满足两个条件才能保证闭塞试验结果的可靠性:

1. 拟闭塞血管必须在适当的位置或水平,能模拟预期的永久性闭塞

(1)需要仔细检查有无侧支血管在闭塞时继续供血,若更远端闭塞后,这些侧支将不起作用。

(2)在颈动脉系统试验性闭塞颈动脉颅外段时,半数以上人群在造影时可见颈动脉颅内近端有明显的分支,可作为侧支血管向脑组织供血。

(3)许多患者的眼动脉是重要的侧支循环,许多患者在试验性闭塞眼动脉近处的颈动脉时,脑仍有供血,而当球囊阻塞眼动脉段,闭塞侧支血流后,就可能试验失败。一个简单的经验法则:在预计永久闭塞之处行球囊闭塞试验。

2. 试验必须准确地评价血管闭塞后的神经功能变化

(1)暂时闭塞血管可以显著降低其神经解剖区域血流,出现明显的神经功能缺损。

(2)如果试验异常,患者在试验中出现神经功能缺损,这种情况较为简单:患者很可能因永久闭塞血管而出现血流动力学相关的缺血性损伤。

(3)如果试验闭塞该血管,患者出现神经功能变化,这并不意味着永久闭塞该血管也一定会出现永久性的神经功能缺损,这要归因于闭塞后侧支循环代偿(动脉生成)的潜力。但是,忽视阳性的试验结果是不明智的。

(4)更成问题的是在试验性闭塞过程中没有神经功能障碍发生。是否就意味着永久性闭塞血管后,不会出现缺血性损害?有没有可能出现假阴性的试验结果?

(5)动脉闭塞试验过程中,神经系统检查还需要结合其他因素来证实临床所见,其他因素包括脑血流成像、乙酰唑胺负荷和药物降压的作用。

颈动脉闭塞试验比较常用,经验表明该试验确有较强的预判性。对 5 项研究中的共 254 例颈内动脉未做试验性闭塞就永久栓塞或夹闭的患者进行系统性回顾,发现卒中平均发生率为 26%,死亡率为 12%。而对 8 项研究共 262 例颈内动脉在完成闭塞试验后进行永久性闭塞患者的系统回顾中,卒中发生率为 13%,死亡率为 3%。卒中发生率及死亡率差异有显著统计学意义。即便在闭塞试验的基础上,施行颈内动脉闭塞后,也仍有部分患者发生卒中,表明闭塞试验并不够完美,有一定的假阳性率。结合辅助评估技术(上面提到的额外的试验)来评估神经功能,以降低闭塞试验的假阴性率。其理论基础是,在闭塞颈动脉或其他的血管后,导致该区域血流量下降,并发生卒中的风险,但在闭塞试验中的有限时间内,还没有达到发生可觉察的神经功能异常的程度。辅助试验可发现细微的神经功能异常,或在闭塞目标血管后,发现其供血区域脑血流的变化。

（二）神经功能的辅助试验

1. 低血压试验 降低血压可以放大闭塞血管的血流动力学效应，在侧支循环不足的情况下容易出现神经功能缺损。当闭塞颈动脉后，如果血压正常，患者可不出现神经功能异常，若用药物将血压降至目标血压（平均动脉压的 66%）时，或直至患者出现局部的神经功能缺损（或出现恶心、不适等症状而不能进行临床评估时）。用于降压的药物必须是起效快的、可逆转的，如硝普钠或艾司洛尔。

（1）优点：廉价易行，不必搬动造影室的患者。

（2）缺点：患者（和医师）常出现严重的头痛、恶心。一项小样本病例报道：有 15% 的假阴性率，与临床闭塞试验相比没有差异。

2. 神经心理测验 在短暂的闭塞试验期间，除了简单的神经系统查体外，还有一系列标准化的神经心理测验，以评价高级皮层功能。

（1）优点：廉价易行。可在导管室进行。标准化的皮层功能检查能够在患者尚未出现明显的运动感觉异常的情况下发现细微的神经功能的异常表现。

（2）缺点：需要熟练的专业人员，检查要准确并前后一致。在大多数中心这类检查的经验不多并且检查的准确性未明确。

3. 脑电图（EEG） 持续脑电图监测手术的全程。与基线相比慢波或其他异常可视为进展性缺血的次要征象。

（1）优点：球囊到位后不需要搬动患者。在较浅全身麻醉下仍可检查，可监测并记录结果供日后分析，可发现与术中对应的异常改变。

（2）缺点：增加手术的花费及复杂程度，要求术前安放 EEG 的导线。要求有经验的专业人士监测数据。在患者清醒可以配合神经系统检查时，EEG 异常时仔细进行神经功能检查几乎总是能够发现神经功能缺损，这样 EEG 就可有可无了。

4. 躯体感觉诱发电位（SSEP） EEG 的电极连好后，通电刺激待测大脑半球对侧的外周神经（通常是正中神经）并记录皮层的反应。反应时间及相应的幅度反映皮层的功能，一般测试在球囊充盈前、后进行。

（1）优点：球囊到位后不需要搬动患者，在较浅全身麻醉下仍可检查。可后期分析记录的结果，以发现术中对应的异常改变。

（2）缺点：增加手术的复杂性及花费。要求术前安放 EEG 电极及神经刺激电极，刺激神经令人不适并分散患者注意力。在有脊髓或外周神经病变的条件下，检查的结果较难判读。要求熟练的专业人士实时监测数据。与标准的神经功能检查相比，尚无其准确性的数据。

5. 脑血氧含量测定 市场上可供的脑血氧测定仪有 INVOS®（Somanetics，Troy，MI）置于前额，可测定额叶脑血氧含量。

（1）优点：球囊在位的情况下，不需搬动患者。结果似乎与神经功能缺损及 SPECT 图像有相应关系。

（2）缺点：仅仅测量额叶局部的脑血氧情况。检查结果受脑组织病变的影响，其敏感性、特异性尚未得到证实。

(三)血流的辅助试验

1. 血管造影　在球囊试验前或试验中进行脑血管造影可定量或半定量地评价脑血流,并明确已闭塞血管供血区的潜在侧支供血情况。研究表明后交通动脉管径<1mm,是颈动脉闭塞后继发卒中的危险因素之一。同理,前交通动脉缺失也是颈动脉闭塞后血流动力学改变而继发卒中的危险因素。半定量评价是指在试验性闭塞颈动脉时,行对侧颈动脉或椎动脉造影,观察同侧是否同时出现皮层静脉充盈,测量两侧半球静脉显影的时间差。对两侧半球平均通过时间的差异进行简单评价。

(1)优点:易行。球囊到位后不需要搬动患者,可缩短球囊充盈的时间,可在全身麻醉下进行。

(2)缺点:球囊充盈时需要放置另外的导管行颈动脉或椎动脉造影,需要双侧股动脉穿刺或将 GuardWire®(MedtronicVascular,SantaRosa,CA)球囊导丝及诊断导管置于同一股动脉鞘内(详述见后)。结果有一定的主观性。与直接测量血流相比,其准确性有待证实。

2. 反压(残端压力)测量　通过闭塞球囊以远的导管尾端测量血压,记录反压的绝对值,或者更好的是计算最小平均反压与系统平均动脉压的比率,如果比率≥60%说明侧支循环可以耐受闭塞。

(1)优点:简单快捷,球囊到位后不需要搬动患者。

(2)缺点:要求使用双腔球囊导管,中央腔用于穿行导丝及测压,另一腔用于充盈及去充盈球囊。充盈球囊后,残端压力数值可能随时间波动,并可能与氙 CT 的数据不一致。球囊导管处于血管弯曲段、导管末端开口扭曲或贴壁均可影响反压的数值。

3. 经颅多普勒(TCD)　在球囊充盈前后可以通过超声对大脑中动脉进行评估。如果平均血流速度及搏动指数下降不到30%,则高度预示着可耐受颈内动脉闭塞。

(1)优点:球囊到位后不需要移动患者,对于全身麻醉状态的患者也可以进行。

(2)缺点:增加手术的复杂性及花费。观察颅内血管可能耗费较长的时间,并分散注意力,如果有基础的血管病则检查结果不容易判读。需要专业人员进行操作,检查结果有可能因人而异。其价值与标准的神经功能检查无对照。

4. ^{133}氙成像　当患者颈动脉闭塞,放射性氙通过探测器能够计算血流相关数据。

(1)优点:能够提供量化的血流相关数据。

(2)缺点:只能提供整个脑组织的图像,仅能显示两侧半球大致的差异。放射性氙使用比较麻烦。

5. CT 灌注成像　静脉注射造影剂的动态增强 CT 扫描及后处理能够提供血流、血容量及平均通过时间的情况。同样可以在球囊充盈前了解患者的基础血流情况,通过重复扫描了解球囊充盈后对血流闭塞的影响。

同样也可以通过注射乙酰唑胺了解球囊充盈过程中患者的血管储备。详细内容参考第 9 章"卒中影像学基础"。

(1)优点:大多数的 CT 扫描较快。可以使用增强扫描中使用的普通含碘造影剂。血流量数据可被氙确认。能够在球囊充盈前后做重复性的扫描,同样在注射乙酰唑胺后也可以重复扫描。

(2)缺点:在球囊到位后可能需要将患者搬动至 CT 机,需要较大的静脉注射通道。复杂的灌注成像可能需要增加造影剂用量,产生的图像只能显示部分范围脑组织。

6. 正电子断层扫描(PET)　PET 扫描是通过对短暂性的放射性物质(如 ^{15}O H_2O)的追踪来完成的,后处理需要计算血流情况。可以在球囊充盈前了解患者的基础血流情况,通过重复扫描了解球囊对血流闭塞的效果。同样也是通过注射了解球囊充盈过程中患者的血管代偿情况。

(1)优点:可以获得精确的定量血流数据,能够得到整体的大脑影像,能够显影受损后的继发血流影像,如交叉性小脑神经功能障碍。

交叉性小脑神经功能障碍是由于突发一侧大脑半球血流量的急剧下降导致对侧小脑半球血流量反射性下降所致。PET 能够在球囊扩张前后行重复的扫描,同样在注射乙酰唑胺后也可以重复扫描。

(2)缺点:在球囊到位后可能需要将患者搬动至 PET 扫描室,PET 一般不是常规使用的检查项目,由于影像追踪剂(如 ^{15}O H_2O)的半衰期很短,需要立即建立相关的回旋加速器通道。回旋加速器比 PET 扫描仪更贵重。为了能够测量到准确的血流数据,需要使用大口径的动脉鞘,或建立单独的桡动脉通道。

7. 单光子发射断层计算机扫描(SPECT)　在球囊充盈后 5 分钟内静脉注射放射性追踪剂(^{99m}Technicium-HMPAO),通过追踪剂在脑组织的沉积情况计算相应区域的血流情况。在闭塞试验完成后,SPECT 扫描能够发现两侧半球的不对称性,也可以测量感兴趣区域的放射活性剂量。

(1)优点:简单快速,可以在术后进行检查,而无须在可视下球囊到位时进行。能够得到整体的大脑影像,能够显影继发性脑功能受损后的血流影像,如交叉性小脑神经功能障碍。

(2)缺点:不能进行准确的血流数据监测,不对称性特异性差(无脑血流量绝对值),可能出现假阳性或假阴性的结果。扫描仅能在球囊充盈或去充盈前后进行,不能得到过程中实时性逐帧的影像。

8. 磁共振(MR)灌注成像　在球囊充盈前后,静脉推注含钆造影剂,行弥散加权扫描,灌注成像,强化后的 T_1 加权像和 FLAIR 像。球囊充盈时,行弥散和强化后扫描,观察有无缺血征象,通过灌注成像在工作站上计算脑血流量及平均循环时间。详细内容参考第 8 章"卒中影像学基础"。

(1)优点:不会增加患者体内的含碘造影剂。能够得到整体的大脑影像。

（2）缺点：需要磁共振兼容性的球囊导管及监护探头。除非磁共振与介入造影设备在一起，否则需要在球囊到位后将患者搬动至 MR 室。定量血流数据准确性欠佳，可能随灌注成像及增强扫描的任何特征的改变而变化。

9. 计算机模拟　使用专用的软件能够通过 MR 及 DSA 的影像重建颅内循环的血流情况。

（1）优点：一些小样本研究表明，计算机血流模型显示在颈动脉闭塞过程中，大脑中动脉 M1 段及大脑前动脉 A3 段血流量下降 20％以上的，能准确预测闭塞试验中出现临床症状的患者。理论上，能够替代可视性球囊闭塞试验。

（2）缺点：其使用意义尚需进一步证实。

辅助试验本质：没有完美的试验。除神经系统评估外，只要可能，至少应用1～2 种辅助试验。大多数患者采用的辅助试验是血管造影及脑血流量影像分析。

（四）闭塞试验的适应证

治疗前，了解动脉闭塞的潜在安全性。

1. 颅内出血。

2. 动脉瘤。

3. 动静脉畸形。

4. 动静脉瘘。

5. 累及血管结构的肿瘤。

（五）球囊闭塞试验的并发症

试验实施前应取得患者的知情同意，告知可能的并发症风险。

1. 神经系统并发症

（1）血栓性脑梗死：一项 500 例的颈动脉闭塞试验报道显示有 1.6％的患者出现了神经系统并发症，其中 2 例（0.4％）是永久性的。

（2）靶血管夹层：有可能导致目标血管的夹层动脉瘤，在 Pittsburg 试验中报道，有 1.2％的夹层发生率及 0.2％的夹层动脉瘤发生率。

（3）颅内血管破裂：球囊过度充盈导致的颅内血管破裂。

（4）颈内动脉海绵窦瘘：在颈内动脉海绵窦段，球囊过度充盈可能导致颈内动脉海绵窦瘘。

2. 非神经系统并发症

（1）在颈内动脉球部及基底动脉充盈球囊可能导致迷走反射，引起血压下降，心率减慢，甚至发生心搏骤停。

（2）基底动脉充盈球囊可能导致意识丧失或呼吸停止。

（3）含碘造影剂及术中其他药物的过敏反应。

（4）与脑血管造影类似,腹股沟血肿、股动脉或髂动脉夹层。发生穿刺部位感染或其他入路并发症。

（5）药物控制血压可能加重心肌缺血。

（六）球囊闭塞试验

1. 术前准备

（1）签署知情同意书。

（2）静脉通道的建立。

（3）留置导尿。

（4）术前对患者进行简单必要的神经科查体。

（5）在颈动脉闭塞耐受试验进行时,对侧的手中握一个小黄鸭(参照图 4-1)。

（6）如果计划在闭塞试验中评估神经功能,则尽量减少镇静及镇痛药物的使用。

2. 血管通路的建立阶段　参考第 4 章通路建立技术总论。

（1）将 6F 鞘置于股动脉。

（2）如果需要在闭塞试验对侧支血管进行造影,则需在对侧股动脉穿刺置入 5F 的动脉鞘。

（3）导引导管的选择。

①6F 导管(Skyker Neurovascular,Fremont,CA)或是 Envoy®(Codman Neurovascular,San Jose,CA)置于颈总动脉可以提供足够的支撑力;当球囊导管到位后,内腔足以造影。

②90cm 动脉鞘(如:Shuttle® sheath,Cook Inc,Bloomingtoo IN)可以很好地替代导引导管,当闭塞试验进行时可增加其稳定性。

（4）导引导管的置入按常规方式进行。

（5）抗凝药物:在动脉鞘置入成功后或至少在闭塞试验前 5 分钟予以静脉注射肝素(5000IU/kg 或 70IU/kg)。

（6）计划实施颈动脉球部或基底动脉的球囊扩张时,当基础心率下降时给予 0.3～0.5mg 的阿托品。

3. 用于闭塞试验的装置选择　有 4 种用于闭塞试验的装置可选择。

（1）双腔球囊导管:中央腔是用来容纳导丝和测量压力的,另一腔用于充盈及去充盈球囊。这点与大多数血管成形球囊相似,但顺应性更好。所需压力较高、球囊顺应性差血管成形球囊,可能导致血管损伤,故不推荐用于闭塞试验[Scepter XC®(Microvention-Terumo,Tustin,CA)或 Asan™(Codman Neurovascu lar,San Jose,CA)球囊可以容纳 0.014in 导丝,用于颅内外血管]。

（2）导丝导引微球囊：TransForm™（Stryker Neurovascular，Fremont，CA）及 Hyperform™（ev3，Irvine，CA）（图 11-1）是其中典型代表。球囊导管为单腔，当适合管径的导丝露出导管头后，球囊导管有一个 O 形的环瓣可封住导管头，并可充盈或去充盈球囊。这类球囊的优点是柔软、无创、可控性强，用途较广。缺点在于仅为单腔的充盈球囊，不能测量血管闭塞后的压力。根据血管，将小球囊经由导引导管输送置于颈动脉或椎动脉近段。如果球囊在导引导管远端较近位置充盈，经导引导管测量的压力显示波形变"钝"。导丝必须伸出球囊导管一定的长度，导丝头位于球囊的远端。因此，需要一段平直的血管以容纳导丝头，还要注意导丝头不要进入旁支或急弯分叉部血管，以防止穿孔或夹层形成。将导丝头塑形成大角度 J 形弯可最大限度地减小其意外发生。单腔球囊导管中导丝的优点是，必要时可撤出导丝，使球囊快速去充盈。这些微球囊是目前最常见用于脑血管闭塞试验的球囊。

（3）可充盈的球囊导丝：典型的是 GuardWire®（Medtronic Vascular，Minneapolis，MN）。这类球囊最适合颈动脉闭塞试验。闭塞球囊安装在 0.014in 导管上（内腔为较细直径导丝），如安装 2.5～5mm 球囊，则外径为 0.028in；若为 3～6mm 球囊，则外径为 0.036in。较大的球囊也可轻易地在 6F 导引导管内穿行。使用可脱离导丝的充盈装置来充盈球囊。去除充盈装置依然可保持球囊处于充盈状态。

①在球囊闭塞目标血管的时候，可撤出导引导管，并经同一股动脉鞘上诊断导管，造影看有无侧支血管。

②球囊导丝的另一个优点是小外径，球囊在位的情况下，可搬动患者出导管室行 CT 灌注成像或核医学检查观察脑血流。

③球囊导丝的不足在于与导丝导引微球囊相似，不能测远段血管的压力，导丝头位于球囊以远数厘米处。GuardWire® 还有一个缺点是比微球囊稍硬，所以，一般不用于颅内血管或其他小血管。专用的充盈装置也意味着需要有学习曲线以达到熟练操作装置。这套器材的最烦琐之处是需要较长的充盈球囊时间。用稀释的对比剂（使用盐水稀释至 30% 的对比剂）充盈球囊，使充盈剂黏度降低，减少充盈及去充盈有关的问题。

（4）可解脱弹簧圈：在非常细小、迂曲的末梢血管中，即使是用最小的微球囊也很难在其中安全输送。但是 10 系外径纤细的微导管却有可能进入，可解脱弹簧圈通过微导管输送到血管目的位置而暂时阻断血流。这种方法只适用于直径<3mm 的血管，直径 2mm 或 3mm 且有一定硬度的弹簧圈可在该类血管中撤出，同时弹簧圈也要具备一定的柔软度，来保证其在阻断血管腔的同时不损伤血管内膜。建议尽量少使用弹簧圈来阻断血流。患者必须充分肝素化以预防操作过程中血管内血栓形成，而且血流阻断的时间要尽量短。鉴于操作过程中有可能造成血管内血栓形成，以及弹簧圈有可能因过度拉伸而意外解脱，该方法不能作为阻断血流的常规

方法,除非其余方法均不可行。

4. 球囊尺寸　球囊必须与要阻断的血管大小相对应,因此在术前应通过血管造影或者血管造影片测量目标血管的大小。

(1)大多数情况下,颈内动脉需要至少 5mm 的球囊。

(2)颈内动脉的颅外段阻断可应用 7mm×7mm Hyperform™ 球囊(Medtronic Neurovascular,Minneapolis,MN),或者 3~6mm GuardWire® (Medtronic Vascular,Santa Rosa,CA)。

(3)颈内动脉颅内段建议用 Hyperform™ 球囊(Medtronic Neurovascular,Minneapolis,MN)或者 Trans Form™(Stryker Neurovascular,Fremont CA)。

(4)椎动脉的阻断经常用直径 5mm 或者更大的球囊。

(5)颈部椎动脉较直的部分阻断可以用 7mm×7mm 的 Hyperform™ 或 TransForm™。

(6)在 C_2 以上的椎动脉由于侧向弯曲,因此具备柔韧性的球囊如 Hyperform™ 或 TransForm™ 可用。

(7)颅内血管如颈内动脉、椎动脉直径在 4~5mm,ICA 床突上端直径约 3.5mm,基底动脉直径通常为 3.2mm,更远端的血管直径大多在 3mm 以下。

(8)直径>4mm 的血管可用 7mm×7mm Hyperform™ 球囊或 7mm×7mm TransForm™(Stryker Neurovascular,Fremont,CA)。

(9)直径≤4mm 的血管可用 4mm×7mm Hyperform™(Medtronic Neurovascular,Minneapolis,MN),4mm×10mm Hyperglide™ 球囊(Medtronic Neurovascular,Minneapolis,MN),或者 4mm×10mm TransForm。

(10)易操控亲水性导丝如 0.035in 或 0.038in 的 Glidewire® (Terumo Medical,Somerset,NJ)可用来输送诊断性导管或导引导管至颈动脉或椎动脉。

(11)Transend™ 10(Stryker Neurovascular,Fremont,CA),X-pedion™ 10 (ev3,Irvine,CA)或其他的 0.010in 的微导丝可以用于输送 Hyperglide™ 或 Hyperform™ 微球囊导管至目标血管。

(12)TransForm™,Scepter™ 或 Ascent™ 可以容纳 0.014Transend™ 或其他 0.014in 或更细的导丝。

(13)Guardwire® (Medtronic Vascular,Santa Rosa,CA)球囊连接到 0.014in 的微导丝,可作为相对较软的导管的导丝。

5. 导管和球囊的操作

(1)将所有导管连接到 Y 形阀上,并肝素盐水(10 000U/L)持续灌注。

(2)通过股动脉(或肱动脉)鞘输送导引导管至颈内动脉或椎动脉。

(3)行血管造影以确定球囊放置的最佳角度及测量血管直径以选取合适型号的球囊。

(4)切忌在有动脉硬化斑块的部位充盈球囊。

(5)使用路径图以便于球囊调整位置和打开。

(6)提醒患者导管的操作和球囊的充盈可能会造成压迫感。

(7)在颅内血管中输送或充盈球囊时要千万小心。

(8)注意导丝头端位置以避免造成血管穿孔或夹层。

(9)当球囊到达既定位置后拉紧导管,以防止在球囊充盈时会向前方移动。

(10)充盈球囊以阻断血流。不要过度充盈球囊。

(11)测量闭塞血管时所需球囊的容积。当做辅助性血流动力学影像时,要求患者带着球囊转移。测量所需体积,去充盈或充盈球囊就不需要射线监视了。

6.单腔球囊导管操作技术

(1)准备好 Hyperform™ 或 Hyperglide™(ev3 Neurovascular,Irvine,CA),充分冲洗球囊无菌外包装,以活化其亲水涂层。

(2)将单向开关阀或 Flo-switch(BD Medical,Franklin Lakes,NJ)连接到旋转 Y 形阀上,然后将此连接到球囊导管上。

(3)将球囊导管用对比剂:生理盐水(1:1)的混合液冲洗。

(4)将合适微导丝通过 Y 形阀插入到球囊导管中。

(5)将导丝的头端塑成 J 形,降低导丝损伤血管壁或穿透血管的风险。

(6)将导引导管置于颈动脉或椎动脉。

(7)获取路径图。

(8)将球囊输送至目标位置。

(9)缓慢充盈球囊,使其恰好阻塞血管。

(10)通过导引导管注射对比剂来验证血流是否已阻断。可观察到对比剂在球囊附近的血管中滞留。

(11)检查患者是否有神经功能缺损症状,尤其要关注所阻断血管在 CNS 供血区域的相应功能。

(12)根据需要,可在目标血管阻断期间在对侧做动脉造影,观察是否有侧支循环供血。

(13)若患者可耐受该血流阻断,可以维持阻断状态更长时间(约 30 分钟),来验证患者对血流阻断的耐受性。

(14)球囊充盈后,可以用多种方法来检查血流动力学不足的表现(如下所示)。

(15)提示试验性血流阻断失败的表现。

①神经功能改变。

②血管造影证实侧支循环不足。

③其他试验证实侧支循环不足。

(16)患者血流阻断试验失败或耐受 30 分钟以上,均可结束手术,然后去充盈球囊。

（17）回收球囊前确认患者的症状是否缓解，若其症状持续，则提示可能发生了血管夹层或血栓，则需要通过导引导管行血管造影决定是否需要进一步补救措施。

（18）所有测试均结束后撤除球囊导管及导引导管。

7．双腔球囊导管操作技术

（1）球囊的预先准备，用装有 50：50 稀释的对比剂的 10ml 注射器吸出球囊内的空气，然后将对比剂注入球囊内。

（2）球囊充盈口连接上一单向通道开关，使用对比剂：生理盐水（1：1）的混合液充盈球囊，后边回抽边调整角度，以保证将球囊内的残留空气排干净。

（3）对于有排气孔的球囊（如：Scepter®，Microvention，Tustin，CA，或 Ascent® codman，Raynham，MA），将球囊置于生理盐水中，然后缓慢注入 50：50 对比剂直至所有空气被排出。

（4）将球囊准备后，选择合适的导引导管（足以容纳球囊）。将导引导管送入准备测试的颈动脉或椎动脉。

（5）注射对比剂以获取该血管的路径图。

（6）输送球囊至目标处。

（7）通过球囊导管的末端开口进行测量，也可以通过在球囊导管中心管腔的三通（或集合管）连接测压管或使用测压导丝。

（8）通过球囊导管的中心管腔测量压力的基线水平。

（9）缓慢充盈球囊至恰好能阻断血流。

（10）通过导引导管注射对比剂，若能观察到目标动脉处对比剂淤滞，则能确认血流阻断完全。

（11）再次通过球囊中心管腔测压，如果血管已被阻断，则可观察到其压力波形被抑制。如果平均压力下降 50％，则表明仍有不足的侧支循环血流供应远端区域。

（12）检查患者是否有神经功能缺损症状，尤其要关注所阻断血管的中枢神经系统供血区域的相应功能。

（13）根据需要，可在目标血管阻断期间在其对侧行动脉造影，观察是否有侧支循环供血。

（14）若患者可耐受该血流阻断，且球囊导管测得的残端压力下降超过 50％，可以维持阻断状态更长时间（约 30 分钟），来验证患者对血流阻断的耐受性。

（15）球囊充盈后，可以用多种方法来检查血流动力学不足的表现（如下所示）。

（16）提示试验性血流阻断失败的表现。

①神经功能改变。

②残端压力下降。

③血管造影证实侧支循环不足。

④其他试验证实侧支循环不足。

(17)患者血流阻断试验失败或耐受30分钟以上,均可结束手术,回抽球囊。

(18)回收球囊前先确认患者的症状是否缓解。若其症状持续,则提示可能发生了血管夹层或血栓,此时则需要留置球囊导管在原位,为血管造影或进一步补救措施提供入路。

(19)所有测试均结束后撤除球囊导管及导引导管。

8. 球囊导丝操作技术

(1)按照厂家说明书在 Guardwire®(Medtronic Vascular,Santa Rosa,CA)上准备好球囊。

①充分冲洗导丝无菌外包装。

②为压力泵填充30%~50%的对比剂。

③将注射器压力延长管与贝壳形的充盈装置连接起来。

④检查微导丝及提示插入充盈装置位置的金色标记点,然后将其慢慢输送入充盈装置。充盈装置上箭头指向患者。

⑤关闭贝壳形充盈装置并锁定。

⑥将充盈装置刻度调回到起始位。

⑦回抽压力泵并使其固定在最大吸力处,以排出球囊内空气。

⑧回抽几秒钟后,打开压力泵注射器活塞,释放负压,使对比剂进入球囊。

⑨重复"8""9"步骤,直至球囊中空气排净。

⑩调整充盈装置刻度充盈球囊,检查球囊的充盈、去充盈是否正常。

⑪准备好球囊后,回拉注射器活塞,彻底排空球囊。

⑫将导丝铂金头端塑成 J 形,以降低导丝损伤血管壁或穿透血管的风险。

(2)在颈动脉或椎动脉处放置6F导引导管。

(3)获取路径图。

(4)输送球囊至目标位置处。

(5)小心缓慢推动活塞以充盈球囊,使其恰能阻断血管。

(6)通过导引导管注射对比剂来验证血流是否已阻断。可观察到对比剂在球囊附近的血管中滞留。

(7)检查患者是否有神经功能缺损症状,尤其要关注所阻断血管供血区域的相应功能。

(8)若有必要在血流阻断时行血管造影以观察其他动脉通路的侧支循环情况,可通过另一侧股动脉穿刺置鞘或者使用导引导管。

①打开并撤除充盈装置,留下已充盈的 Guardwire® 球囊。小心地回撤导引导管的同时轻轻导入 0.014in 的微导丝。在操作过程中要保证 Guardwire® 球囊无移位。

②导引导管在动脉鞘中撤出之后,4F Glidecath®(Terumo Medical,Somerset,

NJ)即可在动脉鞘内与 0.014in Guardwire® 伴行。因此,这也要求动脉鞘至少为 5F(最好为 6F)。当操作 4F 导管时避免导丝打折。

③该导管便可在球囊充盈状态下对需要评价侧支循环的血管行选择性动脉造影。

(9)若患者可耐受该血流阻断,可继续进行闭塞试验。

(10)球囊充盈后,可以用多种方法来检查血流动力学不足的表现。

(11)如果患者出现神经系统功能缺损症状或者血管造影提示侧支循环较差,表明该血流阻断试验失败。

(12)患者血流阻断试验失败或耐受 30 分钟以上,均可结束手术。将 Guardwire® 金色标记插入贝壳充盈装置适当位置,而后将刻度退至零刻度,去充盈球囊。

(13)回收球囊前先确认患者的症状是否缓解。若其症状持续,则提示可能发生了血管夹层或血栓,此时则需要导引导管造影来决定是否要进一步的补救措施路。

(14)所有测试均结束后撤除球囊导管和导引导管。

附:可充盈球囊 Guardwire® 的缺点

作者较多使用该球囊于颈动脉或椎动脉的试验性阻断。在 50 例病例中只有 1 例在球囊最后去充盈时出现故障,即使使用了稀释的对比剂。该病例的颈动脉较迂曲,可能是由于血管角度的原因,使球囊的充盈端口在血管壁的挤压下贴到了球囊上。这时需要轻轻回拉充盈的球囊以拉直迂曲的血管,以便于通过球囊端口回抽出对比剂。另外 1 例,一个热心的同事在完全充盈后折断了充盈端口部分的海波管,导致去充盈球囊时出现了一些小问题。因此不推荐破坏装置。

十三、静脉的试验性血流阻断

参考第 11 章静脉操作。

十四、药物激发试验:Wada 试验

(一)Wada 试验:发展简史

使用药物麻醉人类大脑特定区域技术在 20 世纪 40 年代首次报道。W. James. Gardner 报道:曾在颅骨上语言中枢相应部位钻孔并注射普鲁卡因。加拿大的神经学家 Juhn Wada 最初通过颈内动脉注射异戊巴比妥来治疗癫痫持续状态,也用于电击疗法的精神分裂患者。之后又用于语言和记忆功能的定位,特别是对于准备行癫痫手术治疗的患者。20 世纪 60 年代,该方法在蒙特利尔神经病学研究所(Montreal Neurological institute)改良后用于癫痫手术的术前准备。行颞

叶切除术治疗癫痫的患者有出现重大神经功能和神经心理损伤的并发症风险。颈内动脉注射异戊巴比妥可用于预测患者术后是否会出现语言功能或记忆功能损害。最初异戊巴比妥通过颈动脉穿刺注射,在20世纪六七十年代出现了经股动脉穿刺置管技术用于血管造影,后来Wada试验也采用了这一技术。20世纪八九十年代微导管的出现又使血管超选择性Wada试验成为可能。21世纪早期,当另一家公司获得了异戊巴比妥的生产权之后美国FDA要求对其生产设施重新审核,这也导致了异戊巴比妥的供应中断。人们便开始使用美索比妥、依托咪酯和丙泊酚等麻醉药物进行替代。现在异戊巴比妥已经很容易获得,而且颈内动脉注射异戊巴比妥仍是癫痫手术重要的术前准备。该项技术基本沿袭了20世纪中叶Dr. Wada发明时的操作步骤。

信不信由你

Dr. Wada同样还公布了一项试验结果:脑室或脑池内注射精神分裂患者的尿液提取物能够引起行为学和脑电图的改变。但是本书作者不建议常规使用该技术。

(二)Wada试验的记忆测试

Wada试验的神经心理学测试最初用于预测癫痫手术后的记忆缺损情况,而语言及视觉/空间记忆功能的损伤是通过异戊巴比妥麻醉一侧大脑半球来预测的。在麻醉期间向受试者展示一些物品,过一段时间后受试者能否回忆起这些物品就反映了对侧大脑半球记忆功能的强弱。如果在癫痫发生侧注射药物会造成相应功能的缺失,则提示癫痫手术可能会造成该功能的损伤。反过来说,若在癫痫发生的对侧注射药物,相应的功能仍保持完整,也提示术后功能损伤的风险较高。语言记忆功能通常定位于左半球,视觉记忆功能定位于右半球,而癫痫发生侧的病灶可能会导致功能区移位,若两侧大脑半球均有病灶,则很难定位功能区。

Wada试验中的记忆测试需严格标准化的操作,因为测试工具使用方式均可影响测试结果。只有达到标准统一,不同测试中心的结果才能进行比较。Wada使用记忆测试有两种标准化的方法:Montreal试验和Seattle试验。对于癫痫术后的记忆功能损害来讲,Montreal试验有46%的预测值、Seattle试验有76%的预测值。

1. Montreal试验 一侧大脑半球给予异戊巴比妥后,给予受试者一些单词卡片和实物,当异戊巴比妥药效退去之后要求受试者回忆出之前的物品。能够独立回忆起之前物品的相对于需要给予提示的受试者得分要高。回忆起的数字和刺激类型(言语或空间)反映的是注射药物的对侧大脑半球的功能。

2. Seattle试验 不断地向受试者展示有线条画或词语的卡片,让受试者对其命名并记住它们。在这些卡片中间有一张写有"recall",从这张开始回忆之前所看到的卡片。这项操作在注射异戊巴比妥之前就开始,在给药麻醉期间仍继续,直至药效结束。如果在给药期间受试者不能回忆起之前看到的物品,表明其记忆功能定位于给药侧大脑半球。

　　颞叶切除术用于难治性癫痫,包涵了颞叶广泛切除术及中颞叶病灶切除术(扁桃体海马回切除术)。前部海马区通常由脉络膜前动脉供血,后部海马由大脑后动脉供血,大脑的单光子发射计算机断层显像(SPECT)研究发现 Wada 试验中异戊巴比妥可使海马区失活 40%。海马区的供血特点使人们开始尝试通过脉络丛前动脉和大脑后动脉超选择性给药。当然若进行超选择性试验,需要特殊的设备和技术,且不一定能够定位到语言功能区,并发症的风险也相对较高。虽然常规Wada 试验是通过颈内动脉注射异戊巴比妥,并没有直接给药海马区,但是其对海马区功能仍有一定影响。额叶在记忆形成中也发挥重要作用,这也就解释了为什么颈内动脉给药能够定位主要的记忆功能。而且对需要行颞叶切除术的患者来说Wada 试验证实:主要记忆功能位于手术侧比位于对侧的更多发生术后功能缺损。因此,通过颈内动脉注射给药的经典 Wada 试验方法仍是癫痫患者术前评估的重要方法。

(三)影响 Wada 试验结果的混杂因素

　　1. 异戊巴比妥的注射间隔时间　注射间隔小于 40 分钟,就会影响对侧的试验。为防止第一次注射异戊巴比妥后的药物残留效应会影响对侧半球的试验,一些学者建议两侧注射时间不能在同一天内进行。

　　2. 注射顺序　多数试验中心先进行癫痫病灶侧试验。因此,即使受试者在第一次药物试验之后出现代谢失调、困倦或血管造影设备出现故障,仍可得到有效的数据。但有证据表明,注射异戊巴比妥后,有癫痫病灶的一侧大脑半球相较于正常侧的大脑半球恢复慢。这也是另一个为什么注射必须间隔 40 分钟以上的原因。

　　3. 行为异常　异戊巴比妥的局部麻醉作用可能会造成行为异常而影响试验的正常进行。不幸的是,这种混乱行为的爆发是不可预测的,但万幸的是很少发生。

　　4. 无单侧颞中叶参与的癫痫发作　若手术要切除的部分不包含颞叶,这时用Wada 试验来预测术后记忆功能损伤情况就不准确了。

　　5. 会讲多种语言的患者　对于该类患者可能每种语言都有相应的语言中枢定位,这时用 Wada 试验来预测术后语言功能损伤也是不准确的。

　　6. 碳酸酐酶抑制药　对于正在使用托吡酯、氢氯噻嗪或呋塞米等药物的患者,异戊巴比妥的作用时间明显缩短,甚至没有药效。该类患者在行 Wada 试验之前至少需停用上述药物 8 周。

（四）Wada 试验适应证

欲行手术治疗以下疾病的患者。

1. 难治性癫痫。

2. 动静脉畸形。

3. 肿瘤。

（五）Wada 试验的并发症

试验前须告知患者该试验的并发症相关风险。

1. 神经系统并发症

（1）导管所在部位有可能形成血栓，而造成卒中。

（2）可能会出现血管夹层，造成血管栓塞或假性动脉瘤形成。

（3）异戊巴比妥在基底动脉（例如永存三叉动脉患者）可能会产生意识障碍和窒息。

（4）抽搐发作。

（5）该药物使用不当可能会造成脑水肿。

2. 非神经系统并发症

（1）含碘造影剂及其他药物，同时伴血管内的操作，可能会出现过敏反应。

（2）腹股沟血肿、股动脉或髂动脉夹层、穿刺点感染及其他一些血管入路的并发症。

信不信由你

曾有报道 Wada 试验的另一类影响，1 例欲行癫痫手术的患者在 Wada 试验之后其痫性发作症状缓解，不必再行手术治疗。还有 1 例患者在操作过程中造成了癫痫病灶区供血动脉的栓塞，然而却治愈了癫痫。

（六）Wada 试验：技术准备

1. 试验前准备工作

（1）简要的一些神经系统功能检查，以确定基线水平。

（2）询问相关病史。

①患者是否服用过碳酸酐酶抑制药，如托吡酯、氢氯噻嗪或呋塞米等。如果患者近 8 周内用过该类药物，可能会导致异戊巴比妥无效。

②上次癫痫发作的时间,以排除正处于发作后状态的患者,因为该状态会干扰Wada 试验结果。

③近期睡眠情况。如果休息不好,会使患者在试验过程中难以集中注意力。

(3)评估患者的影像和脑电图资料,以确定癫痫病灶所在的大脑半球侧,该侧一般优先试验。

(4)签署知情同意书。

(5)若需同时行脑电图监测,试验操作前放置好脑电图探头。

(6)第一次注射给药。

(7)不需要留置导尿。

(8)不需要使用镇静药。

2. 人员要求

(1)已洗手消毒的血管造影术者。

(2)已洗手消毒的助手。

(3)巡回护士。

(4)放射技师。

(5)EEG 专业医师。

(6)进行神经心理学测试的神经心理学或神经科医师。

(7)试验结果记录人员。

(七)Wada 试验建议使用的导管、导丝

1. 血管造影和注射给药异戊巴比妥都用到诊断性血管造影导管(4/5F)。作者一般使用 4F$^{®}$ Vertebral 导管(cordis,Miamilakes,FL)或其他单弯导管。

2. 亲水性、易于操作的导丝,例如 0.035in 或 0.038in Glidewire$^{®}$(Terumo Medical,Somerset,NJ)对于安全、准确地放置导管是必需的。使用前确认导管与导丝的型号要配套。

(八)操作步骤

1. 血管入路

(1)将 4F 或 5F 动脉鞘置入股动脉。

(2)也可以不用鞘,直接用导管。

(3)血管入路建立之后,测量给药前的 ACT,然后给予肝素至 2 倍的基线 ACT 水平。肝素(50~100U/kg 静脉推注)一般可使 ACT 至 250~300。

2. 异戊巴比妥的准备

(1)准备好 500mg 的异戊巴比妥(Amytal$^{®}$ Lilly,Indianapolis,IN)和注射用水。

(2)无菌条件下将 500mg 异戊巴比妥与 20ml 无菌注射用水混匀。

(3)确保全部溶解。

(4)将溶液吸入20ml注射器。

(5)把该溶液(25mg/ml异戊巴比妥)用过滤针转移至无菌注射器,并做好标记。

3.异戊巴比妥剂量 大多数受试者每侧大脑半球给予125mg异戊巴比妥。一些给予2mg/kg,也有人25mg/s注射,直至对侧上肢偏瘫。如果在不同的试验中心、不同时间给予不同剂量,则其试验结果没有可比性。

4.导管的准备

(1)选择试验所需的导管,通常为4F或5F。

(2)打开导管包装后,连接上开关阀。

(3)开关阀连接上装有肝素盐水的注射器,然后推动注射器活塞至导管远端开口处肝素盐水流出,计算导管及阀门内腔的容量。连接上三通阀的4F导管其内容量约为1.2ml。

(4)记录管腔容量,然后彻底冲洗导管系统。

5.导管的操作

(1)将所有导管均连接上Y形阀,然后连接一个三通阀,并用10 000U/L的肝素盐水持续冲洗。

(2)将导管输送到ICA目标位置,先试验癫痫病灶一侧,后做对侧。

(3)先做脑血管造影检查,来预测所注射药物可能的血管分布,并检查ICA与BA之间是否有异常沟通(为ICA注射异戊巴比妥的禁忌证),也可以排除偶发的脑血管病。

6.手术方法:异戊巴比妥试验方法

(1)将装有异戊巴比妥溶液的注射器连接到导管的开关阀上,确保接头处无气泡。该注射器中至少有导管内腔容积+5ml的溶液。对于4F导管来说即6.2ml,这才可以确认单次推注125mg进入患者体内。

(2)保持注射器垂直,以使导管内气泡上浮,避免气泡进入血管。

(3)在无菌区及受试者胸部铺一无菌巾,防止试验过程中造成手术污染。

（4）嘱受试者抬起上肢，并握住试验人员手指。

（5）嘱受试者从 20 开始数数，直至 0。

（6）当受试者数到 15 时开始注射既定量的异戊巴比妥溶液至 ICA，注射时间约 25 秒。

（7）然后移下原注射器，换上 10ml 空注射器，回抽几毫升血液，以排出滞留在导管腔中的异戊巴比妥溶液。

（8）肝素溶液冲洗导管。

（9）如果患者在给药对侧出现轻偏瘫，将导管回撤至降主动脉。

（10）给药结束后即进行神经心理学测试、测试语言和记忆功能。

（11）测试后结束问患者一些问题，将受试者注意力转移开，同时也可据此判断异戊巴比妥的药效是否结束，在 EEG 上看波形是否回到基线水平。

（12）受试者休息 5～10 分钟后询问其是否能回忆起之前所展示的物品，若能主动回忆起，其得分要高于需要提示者。

（13）神经心理学测试结束时距离第一次给药约 20 分钟。

（14）两次给药间隔至少 40 分钟。

（15）对侧按同样步骤进行试验。

（九）其他可用于 Wada 试验的药物

1. 美索比妥（Brevital® JHP Pharmaceuticals，Parsippany，NJ）　美索比妥是一种超短效药物，即使连续注射也很少造成药效之后困倦。配制成 1mg/ml，注射 3mg 后测试语言功能。当偏瘫缓解之后第二次注射 2mg，进行记忆测试。如果在向受试者展示物品前药效已消失，可以再给药 1～2mg。本书作者之一 Wada 试验仅用美索比妥。

2. 依托咪酯　推注 $0.03 \sim 0.04 mg/kg$ 后给予 $0.003 \sim 0.004 mg/(kg \cdot min)$ 静脉滴注，直至所有用于记忆测试的物品向受试者展示完毕。停药 4 分钟后药效结束，一般很少出现并发症，但其对 EEG 的影响有混淆性。

3. 丙泊酚　将其 10mg 溶于 10ml 生理盐水中。推注 10mg 后再额外给予 3mg，可致对侧肢体出现偏瘫。在一项 58 例受试者的研究中，有 1/3 出现了不自主运动或肌紧张度增加，而这些改变会对神经心理学检查造成影响。

（十）超选择性 Wada 试验

1. 超选择性 Wada 试验适应证　超选择性 Wada 试验适应证中除标准 Wada 试验的适应证外还包括以下情况。

（1）由于颈动脉与基底动脉之间有异常沟通（如永存三叉动脉），不适宜行标准Wada 试验。

（2）由于标准的 Wada 试验使受试者过度困倦或注意力不集中，而使结果不准确。

（3）部分严重大脑半球外伤或动静脉畸形的病例，使得颈内动脉注射异戊巴比妥无临床反应，标准 Wada 试验结果不可信。

（4）可行大脑后动脉或脉络膜前动脉超选择性试验进行记忆测试。

（5）大脑中动脉置管用于语言或运动功能区的定位。

2. 并发症 超选择性 Wada 试验的并发症与标准 Wada 试验相似，但其造成血栓形成和局部血管损伤的风险更高。在一项 45 例行大脑后动脉超选 Wada 试验的研究中有 1 例术后出现了偏瘫。

3. 超选择性 Wada 试验技术操作 与标准 Wada 试验相似，以下是例外和说明。

（1）将 5F 或 6F 导引导管置于颈动脉或椎动脉。

（2）微导管选择：使用较软的漂浮导管，例如：Magic®（Balt/Advanced Interventional Technology，Miami，FL）或者 Ultraflow®（ev3，Irvine，CA）。

（3）选择与微导管相适应的微导丝，如果用 Magic® 或 Ultra flow 微导管，可选用 0.008in Mirage®（ev3，Irvine，CA）。

（4）操作过程中必须全身肝素化。

（5）将 Y 形阀、三通和肝素盐水与所有导管腔连接。

（6）在路径图指引下将微导管小心送至目标血管。

（7）做大脑后动脉试验时，将导管头端放在 P2 段；而对于大脑中动脉，则将其置于 M1 段远端。

（8）稍回撤微导管，以保持其拉紧状态。

（9）使用 3ml 注射器注射造影剂行超选择性动脉造影，以确定该动脉所灌注的脑实质区域。

（10）去除 Y 形阀，连接三通阀，可以减少微导管系统的内腔体积。

（11）将抽有异戊巴比妥溶液的 3ml 注射器连接到微导管开关阀上。

（12）1ml/s 的速度在目标血管注射 30～50mg 的异戊巴比妥（或 2～3mg 美索比妥），然后立即开始神经心理测试。

（13）对于大脑后动脉的试验，通过对侧偏盲的进展情况来判断是否充分麻醉，而对于大脑中动脉则通过对侧肢体偏瘫情况来判断。

（14）达到 Wada 试验的充分麻醉后，缓慢回撤导引导管和微导管，保留动脉鞘在原位。

（15）对侧行标准的 Wada 试验或超选 Wada 试验。

(十一)Wada 试验的替代方法

1. 语言功能测试　功能磁共振成像(fMRI)可以通过无创的方法来进行脑功能区的定位,其原理是在受试者完成该功能相关任务时脑内某一区域的耗氧量的增加来进行定位。该方法可用于语言功能区的定位。一项同时行 fMRI 与 Wada 试验研究中,100 名受试者有 91 名其结果一致。当有颞叶外的癫痫病灶时,假性的偏侧优势发生率最高。脑磁波描记法(MEG)已可以通过无创方法进行语言功能区的绘图,其结果与 Wada 试验有 87% 的一致性。研究表明,通过测定大脑中动脉血流速度增加程度的方法定位语言功能优势半球与 Wada 试验结果具有高度一致性。

2. 记忆功能测试　记忆功能区优势半球的定位可通过无创的^{18}F 脱氧葡萄糖 PET 影像检查的方法完成。低代谢的颞叶内侧即是 Wada 试验非记忆功能优势侧。近期研究已将 fMRI 应用于癫痫患者的语言记忆功能优势侧的定位。

3. 关键问题　Wada 试验现今仍在临床使用,而且常用于癫痫患者术前评估。其他的试验方法证据均不如 Wada 试验充分,且在硬件、软件、技术专家等方面有更高的要求。因此,其应用不如 Wada 试验广泛。然而,随着功能磁共振临床日益普及,临床诊断模式及准确性提高,正如磁共振血管成像在某些方面已经可以替代有创血管成像技术一样,功能磁共振在很多情况下可以替代 Wada 试验。

(十二)栓塞前诱发试验

在栓塞术中也可行诱发试验,以验证栓塞目标血管是否安全。栓塞前在目标动脉注射麻醉药物,如果没有神经功能缺损表现,则认为栓塞该血管是安全的。常用的药物是异戊巴比妥,也可用美索比妥或硫喷妥钠替代。判断动脉是否供血周围神经,可以通过注射利多卡因来确定。若向脑部供血动脉中给予利多卡因,可能引起抽搐。因此,可以先用异戊巴比妥行诱发试验,如果无功能缺损出现,再利用利多卡因做诱发试验,就可以降低出现不良反应的可能性,而且较单独使用异戊巴比妥可明显提高检测功能缺损的敏感性。可通过受试者的临床表现来判断新出现的神经功能缺损是否与目标血管相关。如果在注射异戊巴比妥过程中,采用神经生理学测试,便可明显增加试验的敏感性。临床试验评估超选择性异戊巴比妥诱发试验,应用 EEG 数据可以大幅提高试验准确性。有一项研究,在 AVM 栓塞前行异戊巴比妥试验的 109 人中,若用 EEG 标准有 23 例异常,但若用临床试验标准则只有 12 例异常,而且与临床试验对照,EEG 出现 3 例假阴性。在一项 52 例脊髓动静脉畸形的研究中发现异戊巴比妥和利多卡因试验联合神经心理监测和体感、运动诱发电位具有临床意义,其中只有 1 例出现了神经功能相关并发症。

在栓塞术前行诱发试验所面临的问题是：目前关于该试验对患者预后影响的证据不足。对于清醒合作的患者来说，诱发试验的结果更为可靠。但对于需要全身麻醉的栓塞术患者来说，该诱发试验（结合神经生理学监测）建议适用于发生语言功能并发症可能性较大的情况。

1. 操作步骤

药物准备：

（1）异戊巴比妥：

①准备 500mg 剂量的异戊巴比妥（Amytal® Lilly，Indianapolis，IN）和无菌注射用水。

②在无菌条件下，将 500mg 异戊巴比妥与 20ml 无菌注射用水混匀。

③待异戊巴比妥溶解完全。

④用 20ml 的注射器吸取该溶液。

⑤通过过滤针将该溶液（25mg/ml）转移至无菌注射器，并做好标记。

（2）美索比妥（备选）：

①准备 500mg 剂量的美索比妥（Brevital® JHP Pharmaceuticals，Parsippany，NJ）和无菌注射用水。

②在无菌条件下，将 500mg 美索比妥与 50ml 无菌注射用水混匀。

③待美索比妥溶解完全。

④用 10ml 注射器吸取 1ml，然后用无菌注射用水将其稀释到 10ml。

⑤通过过滤针将该溶液（1mg/ml）转移至无菌注射器，并做好标记。

（3）利多卡因：

①将 2% 浓度的利多卡因转移至无菌注射器，并做好标记。

②向溶液中加入 1ml 4.2% 的碳酸氢盐缓冲液，以降低溶液的酸度，减轻注射药物时的刺激。

2. 辅助试验 对于脑血管闭塞术，一般需要进行神经生理学试验、EEG 监测、诱发试验；而对于脊髓血管来说，则需要做感觉和运动诱发电位试验。这些试验均需要额外的时间和技术熟练的操作人员来完成。在神经生理学测试之前需要先做一个基线测试。同样在神经生理学测试时，导联应该贴覆良好，准确获取读数判定原始状态，只有这样这些试验才能准确。上述这些试验一般不作为颈外动脉诱发试验的常规方法。

3. 血管入路技术

（1）在股动脉置 6F 动脉鞘。

（2）沿动脉鞘送入导引导管。

（3）在路径图的指引下，将微导管送至目标血管。

（4）做超选动脉造影。

（5）观察超选动脉造影影像,判断其供血方式是直接供血还是通过危险吻合间接供血。

（6）如果为正常神经组织供血,可有以下几种选择:

①尝试其他血管,而不栓塞该血管。

②调整微导管至其与正常脑组织无联系的部位,然后做血管造影。

③如果微导管无法到达上述位置,可以考虑使用弹簧圈闭塞危险吻合血管,以切断其与正常脑组织供血的联系。该方法只能在原正常脑组织部分供血充足的情况下(即使阻断吻合血管)选择使用。

（7）当超选血管造影确定导管到安全位置之后,可以行诱发试验。

4. 超选择诱发试验技术

（1）去除 Y 形阀,连接三通阀到微导管上。

（2）连接 3ml 的异戊巴比妥注射器至微导管的开关阀上,注意避免接头处产生气泡。

（3）保持注射器垂直状态,以使导管中的气泡上升,避免其进入血管。

（4）在无菌区及受试者胸部铺一无菌巾,防止试验过程中造成手术污染。

（5）动脉注射异戊巴比妥(一般 30～50mg)约 5 秒。如果使用美索比妥钠,则注射 1～3mg,注射时间同样为 5 秒。

（6）然后移下原注射器,换上 3ml 空注射器,回抽几毫升血液,以排出滞留在导管腔中的异戊巴比妥溶液。

（7）询问患者是否有不适,做一个简要神经系统检查,尤其要关注所阻断血管在 CNS 供血区域的相应功能。

（8）如果患者出现新发功能缺损,神经生理学试验结果异常,则提示导管不能在该部位阻断血流。

（9）在巴比妥类药物注射的同时,神经生理学测试、EEG 监测等测试手段也应相应开始。如果上述测试结果不同于基线水平,该试验则被认定结果异常,提示导管不能在该部位阻断血流。

（10）如果神经系统测试等结果正常,则认定该试验结果正常,可以继续进行利多卡因试验。

（11）连接 3ml 利多卡因注射器至微导管的开关阀上。

（12）通过微导管动脉注射利多卡因(一般 20～50mg)约 5 秒。

（13）重复神经系统及其他测试。

（14）如果没有神经功能的改变,且受试者否认灼烧感、感觉缺失等,该试验认定正常,可以安全栓塞该血管。

（15）如果出现大脑、视网膜或脊髓功能缺损,该试验认定异常,不可以在导管所在位置栓塞该血管。如果患者诉灼烧感,提示利多卡因可能进入了脊髓,这也提示了栓塞该动脉的危险性。

（16）如果出现脑神经、周围神经功能缺损，那么使用较大的聚乙烯醇颗粒（＞350μm）或者弹簧圈栓塞该血管有可能是可行的。

（17）若异戊巴比妥和利多卡因试验均为阴性，在部分栓塞血管后，有可能观察到血流方式改变及新的血管出现。这时需在完全闭塞血管之前再次行诱发试验，以保证安全。

（18）在微导管到达新位置后即可重复诱发试验。但是如果短时间内重复做异戊巴比妥试验，患者会有困倦感。

十五、动脉内化疗

对于外科切除或静脉化疗效果不佳的富血运头颈部肿瘤可能适合动脉内化疗。单中心部分研究显示动脉内化疗具有较高的安全性及有效性。

（一）胶质母细胞瘤

1. 高级别神经胶质瘤治疗充满挑战，仅有短暂反应。存活期从不到 5 个月至 4 年，主要取决于肿瘤的基因。

2. 依据 化学治疗有一些益处。动脉内注射化疗可以给予肿瘤较高剂量药物同时减少全身反应。

3. 挑战。

（1）动脉内注射的药物必须既可以有选择性地抑制肿瘤的生长，而同时又能被正常的脑组织耐受。

（2）血脑屏障可以限制药物对肿瘤的转运。

• 通过对血脑屏障的渗透破坏，使动脉内化疗药物易于转运到肿瘤。

（3）在被注射的供血动脉中，层流模式导致整个区域分布不均。

• 脉冲式注射和基于血流量计算剂量分配可以克服这个问题。

4. 技术。

（1）区域注射。

• 颈动脉或椎动脉供应病灶最常见。

• 一些研究详细说明了在大脑中动脉、大脑后动脉及基底动脉的超选择注射。

（2）动脉内注射药物（系统回顾）。

• 尼莫司汀（ACNU）（4 项研究）

• 卡莫司汀（BCNU）（1 项研究）

• 卡铂（Carboplatin）（3 项研究）

• 顺铂（Cisplatin）（2 项研究）

• 依托泊苷（Etoposide）（3 项研究）

• 环磷酰胺（1 项研究）

- 贝伐单抗(血脑屏障开放)(1 项研究)

5．不良事件(频率的递减顺序)。

(1)恶心/呕吐。

(2)骨髓抑制。

(3)癫痫发作。

(4)意识模糊。

(5)局灶性神经缺损。

(6)动脉通路并发症。

(7)对于新诊断的肿瘤,与静脉化疗相比,动脉内化疗除了癫痫发作外,其余不良事件发生趋于减低。

6．对生存率的影响　与静脉化疗相比,没有看到生存获益。

7．概要　在广泛应用这项技术之前需要进一步的研究。

(二)头颈部鳞状细胞癌

1．虽然低级别头颈癌可能对治疗反应良好,但是不做手术(影响容貌),头颈部更高级别(Ⅲ和Ⅳ级)的癌症可能难以治疗。

2．依据　化学治疗有一定的益处,动脉内注射化疗药物用于给肿瘤施用更高剂量并减少全身效应。

3．挑战。

(1)动脉内注射这些药物必须选择性地抑制肿瘤生长,但很少有副作用。

(2)血管迂曲可限制药物向肿瘤的转运。

(3)在参与肿瘤供血颈外动脉分支中注射可能会有意外损害或对重要的脑血管造成栓塞的风险。

4．技术。

(1)注射范围。

- 最常见的是颈外动脉分支供血的病变。

- 对于累及颅底的鼻窦肿瘤,颈内动脉输注时,前颅底的复发较少。

- 一些研究列举了通过经皮逆行放置在颈外动脉的细鞘,微导管插入面部或舌动脉中的超选择注射。

- 经皮穿刺颞浅动脉,导管逆行导入颈外动脉分支化疗,神经并发症风险最小。

- 快速顺铂灌注技术首先需要血管造影评估在发生回流之前收缩期最大对比剂注射速率(动脉接受率)。

(2)动脉内药物:选项包括氨甲蝶呤、氟尿嘧啶、博来霉素、丝裂霉素和顺铂。

(3)在超选择性造影注射期间,利用血管造影机 C 型臂行锥形束 CT(例如岛津)检查,以确保对靶组织的良好分布。

5．不良事件。

（1）84 例患者治疗的事件。

• 恶心/呕吐（9）

• 骨髓抑制（7）

• 局部皮肤坏死（1）

• 致死性肺栓塞（1）

• 卒中（3）

• 短暂性神经功能缺损（3）

• 低血压（1）

（2）213 例患者有 3% 的神经并发症发生率。

6．结果。

（1）84 例不能切除的 3 级和 4 级鳞状细胞癌，采用动脉化疗加放射治疗，62% $N_{2\sim3}$ 淋巴结转移，92% 例有局部肿瘤反应，84% 例有淋巴结反应。

（2）多中心试验发现 80% 的患者化学治疗起效，无病生存率估计 1 年为 62%，2 年为 46%。

（3）一项荷兰研究比较动脉内化疗和静脉化疗加头颈癌放射治疗在局部或区域控制或总生存率方面没有显著差异。

• 对这项研究的批评包括高百分比的口咽癌（对化学治疗有效）和频繁使用双侧动脉输注（这可能是不太有效的）。

7．概要 在这项技术普及之前需要进一步的研究。

儿童专区！儿童视网膜母细胞瘤

1．视网膜母细胞瘤 视网膜母细胞瘤是最常见的眼睛恶性肿瘤，主要儿童受累。这个预后很差。

2．依据 化学治疗在控制疾病方面有一定的益处，在治疗患有双侧、家族性或其他播散性疾病的患者中尤为重要。相比静脉输液，动脉内注射化疗药物可提供更高的肿瘤内剂量，并减少全身反应。它也可以有效地治疗可能需要摘除的单侧疾病。

3．挑战 动脉内注射这些药物必须选择性地抑制肿瘤生长，但要被眼睛所接受。

• 操作需要在对儿科患者超选择性导管经验丰富的治疗中心进行。

4．技术

（1）不计划球囊辅助注射可以不用鞘，直接使用 4F 引导导管（见下文）。

（2）在化疗药物输注之前立即向同侧鼻腔应用导致血管收缩的鼻黏膜充血消除药，以减少眼部侧支对鼻黏膜的潜在损伤。

（3）眶动脉入路：

• 使用纤细的微导管（例如 Magic® 1.5，AIT-Balt，Miaimi，FL，或 Marathon™，Medtronic，Minneapolis，MN），将其置于在供应病变眼动脉的起始处。

眼部动脉太细或自颈内动脉锐角发出，只有 12.5% 的病例可以安全置入导管。转运化疗药物替代途径：

如果侧支丰富,超选择性化疗输注可通过脑膜中动脉蝶支(也称眼支)进行(7.8%的病例)。

用临时球囊阻断颈内动脉床突上段,注入颈内动脉,迫使药物进入眼部动脉(又名"日本技术"):在 4.7%的病例中,这种方法是最后的选择。日本技术需要 5F 鞘和 5F 导引导管,或者 4F 或 5F 长鞘(例如 Flexor® Shuttle®,Cook,Bloomington,IN)。

(4)动脉内注射药物:

· 美法仑(用过 275 次)

—剂量 2~7.5mg(平均 4mg)

—局部毒性增加 7.5mg

—3 岁儿童的常用剂量:5mg

· 托泊替康(97 次使用)

—与美法仑或卡铂合用

—剂量 0.15~1.5mg(平均 0.5mg)

—局部毒性 1.5mg

—3 岁儿童的常用剂量:0.4mg

· 卡铂(用过 18 次)

—单独使用或与美法仑或托泊替康联合使用

—剂量 15~50mg(模式 30mg)

—低剂量 15mg 无效,50mg 引起局部毒性

—3 岁儿童的常用剂量:30mg

· 氨甲蝶呤(两次使用)

—在剂量为 6mg 和 12mg 时发现无效

(5)必要时每 3~4 周可重复操作

· 需要 1~7 次操作(平均每个病人需要 3.2 次,每侧眼 3.1 次)。

5. 不良事件(系统回顾)

(1)恶心/呕吐 16.9%。

(2)中性粒细胞减少症 5.9%。

(3)支气管痉挛 5.8%。

(4)转移瘤。

· 9 项研究报道 13/613(2.1%)

· 另外 7 例已知但未报道的转移瘤

(5)继发性恶性肿瘤 2.4%。

· 所有患者都接受了放射治疗

· 肉瘤与白血病

(6)眼部并发症。

· 眶周肿胀 33.7%

· 视网膜脱离 19.3%

· 玻璃体积血 18.1%

· 上睑下垂 13.6%

· 睫毛缺失 10.5%

· 眼球运动障碍 6.5%

· 视网膜缺血 6.2%

- 视神经萎缩 3.4%
- 眼球结核(收缩、钙化、无功能球)2.7%

(7)死亡 2.1%。

- 视网膜母细胞瘤 11 例死亡
- 3 例继发恶性肿瘤

(8)动脉通路并发症 1/655。

6. 结果

(1)系统回顾报道 66% 的眼睛得到眼球保留。

(2)在晚期疾病患者中,57% 的患者获得了眼球保留。

(3)关于视力长期的结果报道不多:

- 伴中心凹受累的眼睛(54/95)有严重的视力丧失。
- 无中心凹受累的眼睛(55/107)有良好视力(优于 20/40)。

7. 概要 这项技术是有希望的,但应该谨慎使用,术前就家族风险、获益和不确定性进行充分的讨论。

全球疾病负担筛查——视网膜母细胞瘤花费

发达国家视网膜母细胞瘤的预后良好。在发展中国家,摘除可能是唯一的治疗方法。动脉内治疗需要大量的药物、设备和资金密集型血管造影设备的投资。即使在发达国家,动脉内化疗的花费是摘除的 10 倍。

十六、术后护理

神经介入术后的首要任务是评估患者的神经状态。对于清醒的病例,手术后的简单神经检查就足够了。如果使用全身麻醉以确保病人术中平稳的,应待清醒后评估病人。

在神经介入治疗后允许患者入院观察。紧急情况下(例如,急性脑卒中和破裂动脉瘤病例)和发生并发症的择期手术需要进入神经重症监护室(NICU)。接受简单择期治疗的患者可以进入看护病房进行观察,节约患者时间并降低花费,并且与 NICU 入院一样安全。

对于处理股动脉穿刺部位,缝合装置比徒手压迫更实用,因为大多数患者在神经介入术后抗凝和(或)抗聚。详见第 2 章关于股动脉穿刺部位管理的细节。

术后程序

1. 收入 NICU 或看护病房。

2. 神经检查每小时一次,病情变化随时呼叫医师。

3. 卧床休息,伸直腿,床头不超过 30°,持续 5 小时(卧床休息,床头不超过 30°,卧床休息 1 小时)。

4. 生命体征:到达恢复室后检查,然后是每小时一次直到出院。如收缩压小于 90mmHg 或减少 25mmHg、脉搏大于 120 次/分,通知医师。

5. 在到达时检查穿刺部位和远端脉搏,然后是 15 分钟检查一次(需要 4 次),

30 分钟检查一次(需要 2 次),然后每小时一次直到出院。有下列情况通知医师:

(1)穿刺部位出血或血肿。

(2)远端脉搏在穿刺部位之外减弱。

(3)肢体是紫色或冷的。

6. IVF:生理盐水维持。

7. 恢复常规药物治疗。

8. 用于 DVT 预防的顺序压迫装置。

十七、避免和管理并发症

一系列不幸事件

负面结果总是发生,因为与标准操作有一系列的小偏差,而且很少只发生在单个事件。在广泛的事业中,从登山到计算机网络到航空和太空飞行,人类已经注意这一简单的真理。

一系列的错误以正确的顺序出现,并且在恰当的时机就会发生灾难。

例如,神经介入手术后颅内血肿并不是患者的唯一死亡原因。

病人会死亡,因为 A)未能合适操作交换导丝,紧随其后的是 B) 在交换时,透视下未能仔细观察导丝头端,紧随其后的是 C)未能认识到直接的血压和心率变化由于导丝穿孔,紧随其后的是 D)未能认识到血管造影时从大脑中动脉分支远端对比剂小面积溢出。E)未能在及时逆转抗凝,等等。糟糕的结果总是来自一连串的失败,而不是一次失败。相反地,在早期识别这种串联部分时,可以避免灾难,避免做出那些姑息问题的决定。

(一)防止和阻止一连串错误的提示

1. 一定要确定择期手术指征明确,并且好处大于风险。

例子:栓塞小且未破裂的无症状性动脉瘤明智吗?

对于一个有蛛网膜下腔出血病史的年轻患者,可能是合理的;对于一个没有导致脑出血的其他危险因素老年患者,可能不合理。

2. 计划和准备是强制性的。

例子:航空公司的飞行员必须在每次飞行前提交一份书面清单。如果神经介入医师被要求做同样的事情,那么他们可能会更安全。

3. 总是有一个计划 B,有时还有一个 C 计划。

例子:如果计划 A 是将也可以夹闭的动脉瘤栓塞了,如果有栓塞过程中开始出现明显困难,则有一个合理的理由改为 B 计划(手术)。

4. 为了避免犯错误,你应该不断地假设一个人会犯一个。用一种谦逊的心态来对待每个手术,并且认识到任何可能出错的事情都可能出错。

例子:在栓塞破裂的基底动脉顶端动脉瘤过程中,通过止血阀注入对比完成导引导管造影。由于微导管中存在过多的冗余,并且由于 RHV 没有被紧紧地压紧(两个小的错误),对比剂注射导致微导管头端穿出动脉瘤顶部,尽管动脉瘤快速栓塞并放置脑室外引流,然而患者最终死了。

5. 及时收手! 当事情开始出错时,特别是对于常规手术,从第一个错误的地方整理思绪恢复正常。

例子:一例高风险的颈动脉支架手术,在股动脉穿刺后不久就会出现大的腹股沟血肿。

解决方法:停止手术,处理血肿,择日再进行支架手术。

6. 在术中鼓励和接受每个人的意见,包括护士、技术人员、麻醉师、住院医师、进修学员,以及合适的设备公司代表。

例子:在栓塞术中,在操作间,一名参观者是第一个注意到导引导管顶端形成血块的人,这在很大程度上帮助了术者。

（二）入路并发症

血管内手术变得越来越成功,使用频率也越来越高,而最不受关注的是股动脉通道。在一系列不幸事件中,动脉通路经常扮演重要角色:

1. 一个脆弱的患者接受血管内的手术来治疗脑缺血。

2. 抗血栓性药物用于治疗或预防血栓性并发症。

3. 患者在手术后会出现穿刺部位的出血。

4. 低氧血症、低血压和心脏损害可能随之而来,从而加重脑缺血。

5. 抗血栓、拟交感神经药物滴注和输血,低血压治疗都有其自身的潜在并发症,导致患者的病情恶性循环。

1. 股动脉穿刺点并发症

（1）出血。

（2）局部血肿。

（3）腹膜后出血。

①可能是致命的。

②百分之百与穿刺点过高有关(例如:高于上腹部的最低边缘)。

③临床表现。

a. 在腹股沟、腹部、下背部疼痛

b. 低血压

c. 红细胞比容下降

（4）血栓形成。

（5）远端栓塞。

（6）夹层。

（7）假性动脉瘤。

（8）动静脉瘘。

（9）感染。

（10）股神经损伤。

2. 腹膜后出血处理

(1)扩容。

(2)逆转肝素。

(3)停用糖蛋白Ⅱb/Ⅲa受体抑制药(例如阿昔单抗,替罗非班)。

(4)输血交叉配血。

(5)伴有严重的低血压:应用增压药物(例如,多巴胺、去氧肾上腺素)。

(6)考虑对不迅速复苏的低血压患者进行血管内治疗。

①对侧股动脉(通常是左侧)置入 6F 鞘。

②将西蒙斯弯曲或 SOS 弯曲反转导管导入到可疑的出血血管(通常是右髂或股动脉)。

③行动脉造影并确定出血部位。

a. 它通常是股动脉近端,或腹壁下动脉。

b. 大血管出血:球囊闭塞 20～30 分钟,应用尺寸合适(通常为 7～8mm 直径)的外周球囊填塞。

—如果球囊填塞不能止血,可以考虑覆膜支架植入或打开手术修复。

c. 小血管出血:送入微导管,应用吸收性明胶海绵或可脱弹簧圈堵塞出血部位。

3. 股动脉假性动脉瘤处理

(1)股动脉假性动脉瘤在诊断性冠状动脉造影后发生率为 0.1%～0.2%,在介入治疗之后 0.8%～2.0%。

(2)在腹股沟处有一个柔软的、有搏动的肿块,可以用彩色多普勒超声或该区域的 CT 来确认诊断。

(3)虽然一些假性动脉瘤会自发地解决,但有症状的动脉瘤会引起疼痛和活动的限制,或者扩大假性动脉瘤,需要治疗。

(4)外科手术修复动脉缺损是一种有效的治疗方法。

(5)超声引导的压迫也能有效地治疗假性动脉瘤。

①直接压迫可能需要一些时间来闭塞动脉瘤,对患者来说可能是非常痛苦的。

②接受抗血栓治疗的患者可能有 70% 的假性动脉瘤复发,整体并发症发生率为 3.6%,而在压迫治疗后,假性动脉瘤破裂率为 1%。

(6)超声引导注射低剂量的凝血剂(100～400U/L),闭塞所有的假性动脉瘤(超声引导的压迫治疗可以治愈 63% 的假性动脉瘤),患者耐受性好。

(三)空气栓子预防

任何进入动脉系统的空气都会引起缺血性并发症。在血液和空气之间表面张力足以阻止远端分支的血流。空气成分中最多的是氮,而且在水中不易溶解,所以气泡可以持续很长时间,导致永久性缺血。需要精细的技术来确保注射器,高压注射器及连接管,任何肝素化盐水冲洗里没有气泡。

在这些盐水输液管中安装了空气过滤器(B. Braun, Melsungen AG, Germany)的脑血管造影患者,MRI 的扩散加权损伤显著减少。

这些过滤装置便宜而且易于安装。本书作者常规使用 Posidyne® filter(Pall Medical，Port Washington，NY)空气过滤系统。

（四）注射器安全

本书在各项操作步骤中提及了多种需要注射器注射的药物，例如血管闭塞的诱发试验中就需要装有局部麻醉药、生理盐水、对比剂、异戊巴比妥、利多卡因、栓塞材料等的注射器。所以区分装有不同药物的注射器就很重要。混淆麻醉药物或者栓塞材料、对比剂、生理盐水等可能会造成灾难性后果。本书作者使用专门定制的带标签和颜色的各种型号注射器(Merit Medical，South Jordan，UT)，分别加载不同药物。建议每一种药物固定使用一种型号的注射器，并对团队新成员进行培训，以降低错误发生率。

十八、附录：神经介入单元

本节主要内容针对神经介入单元的设计、人员及监测和药物方面。其目标是给新进入造影间的住院医师及进修医师进行介绍，并为经验丰富的术者提供新造影单元的指南。

（一）组织构成和基本设备

神经介入单元应专用于神经介入操作。美国心脏协会关于周围和内脏血管造影及介入实验室的报道(AHA Intercouncil Report on Peripheral and Visceral Angiographic and Interventional Laboratories)中对神经介入单元的设计和所需的设备有详细的建议。虽然这些准则不是为神经介入单元专门设计的，但可以作为有用的参考资源。一旦新设备完成安装，应与医学工程师沟通，以确保所有的功能齐全，并且图像的质量能够满足需要。此外，每年由工程师进行检查，以保持图像质量并减少辐射剂量。

1. 尺寸　操作间应足够大，能够容纳麻醉人员和他们的设备，以及特殊手术需要的其他人员和设备。例如，Wada 试验中需要的脑电图及其他电生理监测装置。常规的介入单元的大小至少为 30ft×25ft(1ft＝0.3m)或 750ft²，距天花板高度为 10～12ft。

2. 入口　独立的入口便于患者运送和人员进入，通常与控制室入口不同，以便于快速周转减少拥挤。

3. 标准设备

(1)连接 PACS 能查看其他影像的高分辨率电脑显示器。

(2)通常至少两台显示器来显示患者的血流动力学数据。

(3)其他几台可用于麻醉、护理和其他人员访问医疗记录、治疗方案、本手册的电子版等的电脑。

(4)废弃物和清洁用洗涤槽。

(5)电话。

(6)存放设备和器材的玻璃门存储柜。

4. 麻醉的要求　房间应配备氧气管道、吸引管道、排气通道及麻醉人员专用电话。

5. 照明

(1)头顶的灯光可用变阻器控制,以方便房间的灯光调节。

(2)用脚踏板来控制灯光和聚光灯以照亮术野(如在导丝导管塑形和穿刺部位动脉闭合时)是有益的。

6. 台面

(1)手术台:手术台应该能够四向运动、长距离活动和沿轴旋转。还应该能够水平方向成 30°角,便于脊髓造影和在心血管急诊头低足高位(Trendelenburg 位)。承重至少为 500 磅或更高的数值,以便于在紧急情况下进行胸部按压。

(2)二台:第二个台子,术者身边,用于器械准备及放置术中使用的器械和材料。

(3)三台:放置一些材料,例如栓塞用的胶或颗粒,必须与其他器械分开放置。

7. 高压注射器

(1)高压注射器必须能够达到 50ml/s 的注射速率。

(2)吸顶安装或桌面安装的高压注射器优于地面安装。

8. 控制室

(1)包含用于操作血管造影设备的控制台。

(2)控制室应足够宽敞,以容纳辅助人员及医学生和参观者(至少为 130ft^2)。

(3)控制室的窗户应该足够大(大于 4ft×8ft)并配有活动百叶窗,以便在股动脉穿刺和留置导尿时保护患者的隐私。

(4)控制室应包含图像处理工作站来观察、存储和分析图像。

(5)一台或多台计算机用于查找电子医疗记录、日程计划、治疗方案、最新的足球比分等。

9. 储藏空间　经常在房间规划过程中被忽略了。无论是造影间还是邻近的其他房间,都应该有足够的空间来存储大量的设备器材。造影间中玻璃门存储柜有助于术中快速地选择器材。造影间外独立的存储空间应至少为 250ft^2。

10. 电源要求

(1)三相 220V 和 440V 交流电电源,每相至少 100A。

(2)应急电源(停电时足以保持室内运行至少几分钟)。

11. 必须保持恒温恒湿

(1)温度:72℃±10℃。

(2)湿度:45%±15%。

12. 机房　单独、冷却通风的房间内放置变压器、电源模块和相关设备。对于机房的推荐大小为 100ft^2。

(1)现代系统具有更加紧凑的发电机和电子设备。

(2)作为单独房间的替代可以使用壁龛,通过滑动或弹簧门部分封闭电气设备。空气循环的通风口置于电器柜上方,并设置独立的恒温器。

13. 数据处理

(1)数据存储:系统应能存储至少几周的有价值成像数据,以便急诊复查时快速对照既往图像,包括疑似血管痉挛的患者,如果可实时获得既往图像,则比较容易发现微小的管径变化。

(2)图像存档和通信系统(PACS):是可以采集、传输、存储、归档、演示和研读医学图像的计算机系统。多帧图像研究,如血管造影需要大量的存储容量,特别存储原始的 DICOM 数据。存储数据的优点是,传出血管造影间后可以进行后处理,以便更好地显示特定的病变。该数据也被嵌入位置信息,允许日后重复显示。一个经济的解决方案是只储存选择好的无进位加减法图像,储存类似屏幕截图的图像,但保存以后无法后处理。Badano 回顾了 PACS 显示系统,Samei 和同事讨论了 PACS 系统的安装和测试指南。

(二)血管造影设备

等中心双 C 型臂数字减影血管造影设备优于单一平面系统。双 C 型臂技术减少了手术时间,可降低辐射暴露,最大限度地减少造影剂用量,具有允许正位和侧位同时成像的技术优势。旋转 3D 造影有助于成像迂曲和复杂的神经血管解剖结构。安装在天花板上的设备,如视频显示器和高压注射器,相较于落地式或桌式更容易管理。

(三)技术特点

1. 发电机。

(1)应至少为 80kW,kV(p)≥125,100kV(p)时 800mA,或 80kV(P)时 1000mA,最小切换时间为 1ms。

(2)应为 80～100kW 额定功率的高频逆变器式发电机。

(3)自动补偿电压波动。

(4)应空间隔离和电隔离,并且需要屏蔽高压电缆。

2. X 射线球管。

(1)焦斑表示 X 射线源的尺寸。源越小,分辨率越大。虽然有些厂商只提供 2 个焦斑,最好有 3 个焦斑尺寸。

①小,0.3mm,千瓦等级 20～30kW。

②中等,0.8mm,千瓦等级 40～60kW。

③大,1.3mm,千瓦等级 80～100kW。

(2)热容量至少应为 80 万～100 万单位。

目前典型阳极热单位容量为 240 万单位;热单位太小可能导致长时间处于待机状态,导致手术过程冗长。

3. 图像增强器(Ⅱ)的尺寸范围为 9～12in,增强器越小,高倍率下分辨率越高(缺点:增强器越小,视野越小)。桌旁控制器可控制视野的大小。应选择高分辨率和高对比度增强器。

（1）在 80kW 测量,转换效率因子应该大于 250cd/(m² • mR • s)。

（2）增强器管上测量空间分辨率,9in 视野内应至少为 2.2 光谱线对/mm(line-pairs/mm),6in 视野至少为 3.3 光谱线对/mm(line-pairs/mm)。

（3）对比度至少为 20:1。

4. 平板技术可以代替影像增强器。有合适的软件,可以完成旋转锥束三维 CT,就像标准的 CT 扫描一样显示软组织。

（1）优点:无须校正磁场失真;辐射剂量降低情况下获得可接受的图像质量;视野更大和更多变;因为平板探测器具有更高的对比度分辨率,所以图像质量更好。矩阵大小限制空间分辨率;设备的使用寿命内图像质量保持时间较长,不像增强器,图像质量不可避免地降低。

（2）缺点:在透视模式下,显示的图像与增强器不同,这需要时间来适应。价格更昂贵。平板探测器可能损坏,替换成本更高。

5. 数字影像软件。

（1）现代高端系统实际可以同时处理透视和减影影像,优化边缘锐化,图像对比,并减少运动伪影。

（2）这样可以极大提高影像处置,同时可以大大降低 X 射线量。

（3）靶角≤12°。

（4）阳极盘通常由石墨组成,表面有钨/铼合金的涂层,最小直径 150mm。

6. 显示器。

（1）需要 5 台造影视频监视器,应安装在天花板上。

①2 台显示器用于查看数字减影血管造影或路径图;另外 2 台是在手术过程中用于实时透视成像。

②第五台是用于三维重建的显示器。

③还有一台监视器应紧挨着血管造影监视器显示血流动力学参数。

④显示器应该至少对角线距离 17in,并且具有防眩光涂层。大监视器可通过软件将单个屏幕分割为多个等效的显示窗口。两种显示器可供选择:CRT 和平板显示器。

（2）平板显示器。

①优点:良好的对比度和亮度。更轻,比旧的阴极射线管显示器体积小。

②缺点:较贵,可能有视角和噪点纹理限制。

③最小规格:1600×1200 分辨率,亮度≥700nit(cd/m²),对比度 700:1,视角 170°。

（3）监视器应能显示至少 1024×1024 的分辨率。

（4）在 9in 模式下,空间分辨率应至少为 1.8 光谱线对/mm。

（5）彩色显示用于显示 3D 成像,黑白显示用于显示透视和 DSA 图像。

7. 供应商。有 5 个血管造影设备制造商生产双 C 型臂 DSA、平板、三维成像设备。每个公司的优点或缺点列出如下。

(1)东芝:双 C 型臂成像设备采用了可变等中心——C 型臂定位更容易调整。东芝设备还具有其独特的直接 X 射线电子平板系统,该系统在理论上可降低系统的噪声。

(2)西门子:可能是全球最常见的双平板系统,有很好的三维成像方法。西门子 X 射线管具有相对较高的 X 射线热容量,较少出现因为过热而引起手术延迟的情况。西门子拥有的"Dynavision"可生成类似 CT 扫描的软组织成像。

(3)飞利浦:全方位的良好功能。飞利浦球管旋转速度快,在 3D 成像时,能比其他系统更快地采集图像。飞利浦设备"缺省 X 射线设置"可以减少对患者的 X 射线曝光量,但成像质量较差(但这些设置可以在需要时进行调整)。

(4)通用电气:令人满意的全面功能。过去,相对于其他厂商,通风电气公司往往成像矩阵密度较低,焦斑较大。

(5)岛津:采用了可变等中心,并具有直接转换平板探测器的设计。岛津设备具有独特的运动伪影校正功能。岛津制作的 3D 成像落后于其他供应商,但在改善。

(四)辐射安全

1. 患者的辐射暴露

(1)大多数神经介入治疗的总体辐射暴露不同,主要取决于手术过程。

①在已发表的 8 例神经介入总结中,平均有效辐射剂量是 1.67mSv(范围 0.44~3.44mSv)。

②由最高有效辐射剂量诱发癌症死亡的风险估计大约为每 6000 例手术中出现仅 1 例。

然而,在复杂的介入情况下 10 倍或以上剂量可以很容易达到,可导致脱发。

(2)另一个问题是,剂量是可以累积的,进行多种介入治疗加 CT 扫描的患者发生皮肤损伤或其他不利影响的风险更大。

(3)虽然对患者没有定义的最大辐射暴露剂量,秉持治疗获益应大于假定风险的原则,患者辐射暴露剂量应被最小化。

(4)最小化对患者的辐射剂量基本方法。

①减少曝光时间。限制透视时间。使用末次保存的图像来研究,而不是持续踩透视踏板。

②限制透视的脉率。

③动态采集(即持续动态造影)比简单的透视剂量大。只做所需的动态血管造影(进行一个 3D,而不是 6 个不同倾斜角度的动态造影)。

④使用尽可能低的必要帧率。可变采集率为使动脉期良好显像,采用快速电影模式,而在毛细血管期和静脉期采用较低采集帧数。

⑤使用荧光衰减功能(又名掩盖叠加),而不是标准的路径图,这样剂量较低。

⑥校准可以提高图像质量并只照射感兴趣的区域。

现代单元设有虚拟校准,允许无须使用透视而定位和校准。

⑦使用头顶和桌旁的屏蔽,以保护身体无须照射的部位。

⑧与 X 射线源距离最大化。

(5)国家辐射防护和测量委员会(NCRP)对结构屏蔽的设计和 X 射线设备提出了建议。

(6)引进最新的影像设备。厂商都在不断提高自己产品的效率和辐射防护方案。一项研究表明,安装新的神经介入单元后,皮肤的最大受照剂量从 4.1Gy 降低到 1.0Gy。

(7)现代单元使用自动定位,定位基于系统中的位置感,而不是透视。

(8)定位和采集的参数信息与每个图像一起存储,后期不要透视定位就能够复制位置。

(9)先进的系统可以从先前的 CT 或 MR 获取空间信息,用最少的附加辐射来指导导航。

(10)电子变焦功能可以电子放大,而无须额外的 X 射线剂量。

2. 工作人员的辐射暴露

(1)国家辐射防护和测量委员会已公布的医务人员辐射暴露指南定义为"合理的降低"。

(2)透视是职业辐射的主要来源。

(3)手术医师受照风险最大。

①位于造影台下的 X 射线管可以最大限度地减少射线散射到操作者的头部和颈部。

②在双 C 型臂系统,保持侧位球管远离操作者。

(4)可移动的安装在天花板上的透明铅玻璃防护罩,可用无菌塑料袋包裹置于患者身体上,保护患者的下半身和术者免受辐射。

(5)可移动的地面 X 射线防护屏可屏蔽保护麻醉或其他人员。

(6)铅围裙。

(7)应至少有 0.5mm 的铅当量的厚度。

(8)所有专职医师、技师、护士应穿定制合身的围裙,以确保最佳的覆盖范围和舒适性(图 4-6)。

麻醉工作人员和参观者可使用额外的围裙。

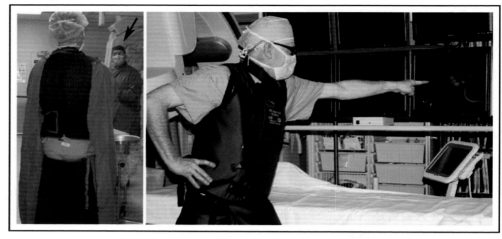

图 4-6　铅围裙技术

铅围裙穿着不当,发生在本手册低年资作者职业生涯早期(a),不幸的是被高年资作者(箭头)
发现。合适的铅围裙穿戴技术,由低年资作者摆出一个典型的英雄姿态的近照(b)来演示

(9)妊娠的工作人员。

①国家辐射防护和测量委员会推荐的最大妊娠期间辐射是每个妊娠期 5mSv,
或每月 0.5mSv。

②尽量减少胎儿辐射暴露的方法。

a. 穿 1.0mm 的铅等效厚度围裙(基本上是双层覆盖,但它们都非常重)。

b. 使用下垂自由站立或天花板悬吊的防护罩。

c. 穿环绕式围裙覆盖正面和背面。

d. 妊娠的工作人员应戴两个辐射剂量计,一个在围裙下监测胎儿剂量。

(10)其他个人辐射防护器材,包括甲状腺脖套、铅眼镜,也应该提供给所有工
作人员。

(五)生理监测

神经介入手术期间细致地监测患者的情况是很关键的。

1. 如果可能,术中应保持患者清醒以便进行神经状态的持续评估。

2. 常规监测生命体征和脉搏、血氧饱和度,必要时进行持续动脉压和颅内压
(ICP)的监测。

3. 设备。

(1)换能器应该具有从－10～400mmHg 的线性响应能力。

(2)应具有两个或两个以上的压力通道和两个心电图通道。

(3)顶置显示器可显示包括彩色编码示踪在内的临床数据,并紧挨着血管造影

监视器。

(4)动脉压监测。例如,蛛网膜下腔出血或颅内出血,应术前由桡动脉置管,连续动脉压监测生命体征。可替代的,可以通过动脉鞘监测,如血管内治疗颅内动脉瘤时。为了更好地获取数据,鞘必须大于导引导管;使用 6F 导引导管时,监测可以通过一个 7F 股动脉鞘完成。

(5)颅内压监测。脑室穿刺患者应进行颅内压连续监测。ICP 显示在造影显示器上,以便在手术过程中对 ICP 的突然变化可提供即时反馈,例如动脉瘤破裂时。

(六)人员

神经介入团队是一个具有神经介入专业知识、放射技术和放射防护安全知识的多学科小组。核心是介入医师、技师和护士。麻醉医师和麻醉监测人员是团队的补充。重要的是,团队内个人经验丰富、积极性高和灵活。神经介入的迅速发展,结合疾病和手术过程的复杂性,要求团队是一个有凝聚力的、适应性强的团体。此外,团队应该足够大,方便组织来电预约,提供连续 24 小时的服务,而不用担心主要成员"筋疲力尽"。

1. 神经介入医师　神经介入医师是神经外科医师、神经放射科医师或已经完成了神经介入放射学专科培训的神经内科医师。详细掌握神经血管疾病的病理生理学知识、神经解剖学、神经重症监护和介入技术。

2. 神经介入技师　在神经介入单元的技师,应在放射学的背景下,具有计算机数字减影影像学专业知识。他们负责手术过程中设备的设置调试、图像处理、故障排除、订购和储存器材。他们还负责在必要时提醒专业技术服务人员;技师通常不负责维护和修理影像设备。在一些中心,技师还可以负责患者定位,并建立和维护冲洗管路。

3. 护理人员　神经介入护士应是具有神经重症护理背景的注册护士。神经介入护士负责术前患者的准备,建立静脉通道,注射镇静药和镇痛药,监护患者的状况和维护冲洗管路。护理人员其他的具体职责包括预评估各项化验检查,观察过敏或药物反应,验证和确认知情同意的过程,留置导尿,脑室及腰椎穿刺引流的管理,桡动脉穿刺前进行 Allen 试验,外周血管脉搏监测,手术后穿刺点处理。在一些中心,第二护士作为术者的一助。

（七）药物的注意事项

某些药物应便于迅速存取（表 4-1）。术中应静脉注射肝素，鱼精蛋白应用一个无菌注射器抽好，术前准备时置于后面的台面，以备出血时快速给药。常规基础上使用的药物列于表 4-2。

表 4-1　常备急救药品

药物	使用
阿托品	颈动脉支架成形术治疗过程中心动过缓或心脏停搏
肾上腺素	血管升压药
芬太尼	镇痛
糖蛋白（GP）Ⅱb-Ⅲa 受体拮抗药（例如，epti-fibitide 或阿昔单抗）	当富血小板血栓发生时的抢救治疗
肝素	抗凝
盐酸拉贝洛尔	控制血压
利多卡因	局部麻醉
咪达唑仑	镇静
硝酸甘油	治疗导管引起血管痉挛
鱼精蛋白	逆转全身肝素抗凝
t-PA 或其他溶栓药	治疗急性卒中

表 4-2　常规药物

药物	使用
乙酰半胱氨酸	肾功能不全患者的治疗
阿司匹林（口服药和栓剂）	抗血小板治疗
苯海拉明	过敏反应的治疗
氯吡格雷	抗血小板治疗
多巴酚丁胺	维持血压和心率
多巴胺	维持血压和心率
氟马西尼	逆转苯二氮䓬类
呋塞米	治疗颅内压增高
高血糖素	脊髓血管造影时控制胃肠蠕动；对治疗 β 受体阻滞药过敏的患者可能有效
利多卡因（不含防腐剂，用于诱发试验）	视网膜或周围神经系统栓塞前的诱发试验
甘露醇	颅内压增高
纳洛酮	麻醉药逆转
去甲肾上腺素	血管升压药
昂丹司琼	止吐
去氧肾上腺素	维持血压和心率
丙泊酚	镇静和镇痛
异戊巴比妥钠（阿米妥钠）	中枢神经系统栓塞前诱发试验或 Wada 试验
美索比妥钠（Brevital）	中枢神经系统栓塞前诱发试验
硝普钠	控制血压
血管升压素	血管升压

(八)未来发展

众多正在发展中的技术进步,为神经介入单元的持续发展提供了美好的前景。超高分辨率数字减影血管造影提高了神经介入手术的图像质量。这种技术具有 $35\mu m$ 的像素尺寸,并且能够以高达每秒 30 帧的速率成像,而传统的平板探测器,只具有 $194\mu m$ 或更大的像素尺寸。磁性引导造影,目前一些中心已经引进,利用颅外磁铁帮助导管和导丝导航。这种技术,便于更精确的血管导航,同时缩短透视和手术时间。MRI 引导造影是一种正在发展的创新,有显示组织成像及消除辐射暴露的潜在优势。

参 考 文 献

[1] Mueller C, Buerkle G, Buettner HJ, et al. Prevention of contrast media-associated nephropathy: randomized comparison of 2 hydration regimens in 1620 patients undergoing coronary angioplasty. Arch Intern Med.2002;162;329-36.

[2] Tepel M, van der Giet M, Schwarzfeld C, Laufer U, Liermann D, Zidek W. Prevention of radiographic-contrastagent-induced reductions in renal function by acetylcysteine. N Engl J Med. 2000;343;180-4.

[3] Manual on Contrast Media Version 10. 5.0 ed. Reston, VA: American College of Radiology; 2010.

[4] Forster C, Kahles T, Kietz S, Drenckhahn D. Dexamethasone induces the expression of metalloproteinase inhibitor TIMP-1 in the murine cerebral vascular endothelial cell line cEND. J Physiol. 2007;580;937-49.

[5] Tuor UI, Simone CS, Barks JD, Post M. Dexamethasone prevents cerebral infarction without affecting cerebral blood flow in neonatal rats. Stroke. 1993;24;452-7.

[6] Zausinger S, Westermaier T, Plesnila N, Steiger HJ, Schmid-Elsaesser R. Neuroprotection in transient focal cerebral ischemia by combination drug therapy and mild hypothermia: comparison with customary therapeutic regimen. Stroke. 2003;34;1526-32.

[7] Tsubota S, Adachi N, Chen J, Yorozuya T, Nagaro T, Arai T. Dexamethasone changes brain monoamine metabolism and aggravates ischemic neuronal damage in rats. Anesthesiology. 1999;90;515-23.

[8] Koide T, Wieloch TW, Siesjo BK. Chronic dexamethasone pretreatment aggravates ischemic neuronal necrosis. J Cereb Blood Flow Metab. 1986;6;395-404.

[9] Rosovsky MA, Rusinek H, Berenstein A, Basak S, Setton A, Nelson PK. High-dose administration of nonionic contrast media: a retrospective review. Radiology. 1996;200;119-22.

[10] Kjonniksen I, Andersen BM, Sondenaa VG, Segadal L. Preoperative hair removal—a systematic literature review.AORN J. 2002;75;928-38. 40

[11] Binning MJ, Yashar P, Orion D, et al. Use of the outreach distal access catheter for microcatheter stabilization during intracranial arteriovenous malformation embolization. AJNR Am J Neuroradiol. 2012;33(9);E117-9.

[12] Said MM, Rais-Bahrami K. Umbilical artery catheterization. In: MacDonald MG, editor. Atlas of procedures in neonatology. Philadelphia: Lippincott, Williams, and Wilkins; 2013.

p. 156-72.

[13] He L, Ladner TR, Pruthi S, et al. Rule of 5: angiographic diameters of cervicocerebral arteries in children and compatibility with adult neurointerventional devices. J Neurointerv Surg. 2016;8:1067-71.

[14] Peeling L, Fiorella D. Balloon-assisted guide catheter positioning to overcome extreme cervical carotid tortuosity: technique and case experience. J Neurointerv Surg. 2014;6:129-33.

[15] Al-Mubarak N, Vitek JJ, Iyer SS, New G, Roubin GS. Carotid stenting with distal-balloon protection via the transbrachial approach. J Endovasc Ther. 2001;8:571-5.

[16] Bendok BR, Przybylo JH, Parkinson R, Hu Y, Awad IA, Batjer HH. Neuroendovascular interventions for intracranial posterior circulation disease via the transradial approach: technical case report. Neurosurgery. 2005;56:E626;discussion E.

[17] Yoo BS, Yoon J, Ko JY, et al. Anatomical consideration of the radial artery for transradial coronary procedures:arterial diameter, branching anomaly and vessel tortuosity. Int J Cardiol. 2005;101:421-7.

[18] McIvor J, Rhymer JC. 245 transaxillary arteriograms in arteriopathic patients: success rate and complications.Clin Radiol. 1992;45:390-4.

[19] Ross IB, Luzardo GD. Direct access to the carotid circulation by cut down for endovascular neuro-interventions.Surg Neurol. 2006;65:207-11; discussion 11.

[20] Nii K, Kazekawa K, Onizuka M, et al. Direct carotid puncture for the endovascular treatment of anterior circulation aneurysms. AJNR Am J Neuroradiol. 2006;27:1502-4.

[21] Friedman JA, Nichols DA, Meyer FB, et al. Guglielmi detachable coil treatment of ruptured saccular cerebral aneurysms: retrospective review of a 10-year single-center experience. AJNR Am J Neuroradiol. 2003;24:526-33.

[22] Saw J, Bajzer C, Casserly IP, et al. Evaluating the optimal activated clotting time during carotid artery stenting.Am J Cardiol. 2006;97:1657-60.

[23] Castellan L, Causin F, Danieli D, Perini S. Carotid stenting with filter protection. Correlation of ACT values with angiographic and histopathologic findings. J Neuroradiol. 2003;30:103-8.

[24] Matthai WH Jr. Use of argatroban during percutaneous coronary interventions in patients with heparin-induced thrombocytopenia. Semin Thromb Hemost. 1999;25(Suppl 1):57-60.

[25] Harrigan MR, Levy EI, Bendok BR, Hopkins LN. Bivalirudin for endovascular intervention in acute ischemic stroke: case report. Neurosurgery. 2004;54:218-22; discussion 22-3.

[26] Clayton SB, Acsell JR, Crumbley AJ 3rd, Uber WE. Cardiopulmonary bypass with bivalirudin in type Ⅱ heparininduced thrombocytopenia. Ann Thorac Surg. 2004;78:2167-9.

[27] Keeling D, Davidson S, Watson H. The management of heparin-induced thrombocytopenia. Br J Haematol.2006;133:259-69.

[28] Steinhubl SR, Berger PB, Mann JT 3rd, et al. Early and sustained dual oral antiplatelet therapy following percutaneous coronary intervention: a randomized controlled trial. JAMA. 2002;288:2411-20.

[29] Yamada NK, Cross DT 3rd, Pilgram TK, Moran CJ, Derdeyn CP, Dacey RG Jr. Effect of antiplatelet therapy on thromboembolic complications of elective coil embolization of cerebral aneurysms. AJNR Am J Neuroradiol.2007;28:1778-82.

[30] Kang HS, Han MH, Kwon BJ, et al. Is clopidogrel premedication useful to reduce thromboembolic events during coil embolization for unruptured intracranial aneurysms? Neurosurgery. 2010;67:1371-6; discussion 6.

［31］ Zhang XD，Wu HT，Zhu J，He ZH，Chai WN，Sun XC. Delayed intracranial hemorrhage associated with antiplatelet therapy in stent-assisted coil embolized cerebral aneurysms. Acta Neurochir Suppl. 2011;110:133-9.

［32］ Siller-Matula JM，Huber K，Christ G，et al. Impact of clopidogrel loading dose on clinical outcome in patients undergoing percutaneous coronary intervention: a systematic review and meta-analysis. Heart. 2011;97:98-105.

［33］ Mangiacapra F，Muller O，Ntalianis A，et al. Comparison of 600 versus 300-mg Clopidogrel loading dose in patients with ST-segment elevation myocardial infarction undergoing primary coronary angioplasty. Am J Cardiol.2010;106:1208-11.

［34］ Roe MT，Armstrong PW，Fox KA，et al. Prasugrel versus clopidogrel for acute coronary syndromes without revascularization. N Engl J Med. 2012;367:1297-309.

［35］ Wiviott SD，Braunwald E，McCabe CH，et al. Prasugrel versus clopidogrel in patients with acute coronary syndromes.N Engl J Med. 2007;357:2001-15.

［36］ Stetler WR，Chaudhary N，Thompson BG，Gemmete JJ，Maher CO，Pandey AS. Prasugrel is effective and safe for neurointerventional procedures. J Neurointerv Surg. 2013;5:332-6.

［37］ Akbari SH，Reynolds MR，Kadkhodayan Y，Cross DT 3rd，Moran CJ. Hemorrhagic complications after prasugrel (Effient) therapy for vascular neurointerventional procedures. J Neurointerv Surg. 2013;5:337-43.

［38］ Wallentin L，Becker RC，Budaj A，et al. Ticagrelor versus clopidogrel in patients with acute coronary syndromes.N Engl J Med. 2009;361:1045-57.

［39］ Hanel RA，et al. Safety and efficacy of ticagrelor for neuroendovascular procedures. A single center initial experience.J Neurointerv Surg. 2014;6(4):320-2.

［40］ Schleinitz MD，Olkin I，Heidenreich PA. Cilostazol，clopidogrel or ticlopidine to prevent sub-acute stent thrombosis:a meta-analysis of randomized trials. Am Heart J. 2004;148:990-7.

［41］ Bennett CL，Weinberg PD，Rozenberg-Ben-Dror K，Yarnold PR，Kwaan HC，Green D. Thrombotic thrombocytopenic purpura associated with ticlopidine. A review of 60 cases. Ann Intern Med. 1998;128:541-4.

［42］ Morrow DA，Braunwald E，Bonaca MP，et al. Vorapaxar in the secondary prevention of atherothrombotic events.N Engl J Med. 2012;366:1404-13.

［43］ Gruberg L，Beyar R. Optimized combination of antiplatelet treatment and anticoagulation for percutaneous coronary intervention: the final word is not out yet! [letter; comment.]. J Invasive Cardiol. 2002;14:251-3.

［44］ Yi HJ，Gupta R，Jovin TG，et al. Initial experience with the use of intravenous eptifibatide bolus during endovascular treatment of intracranial aneurysms. AJNR Am J Neuroradiol. 2006;27:1856-60.

［45］ Ries T，Siemonsen S，Grzyska U，Zeumer H，Fiehler J. Abciximab is a safe rescue therapy in thromboembolic events complicating cerebral aneurysm coil embolization: single center experience in 42 cases and review of the literature. Stroke. 2009;40:1750-7.

［46］ Song JK，Niimi Y，Fernandez PM，et al. Thrombus formation during intracranial aneurysm coil placement: treatment with intra-arterial Abciximab. AJNR Am J Neuroradiol. 2004;25:1147-53.

［47］ Steinhubl SR，Talley JD，Braden GA，et al. Point-of-care measured platelet inhibition correlates with a reduced risk of an adverse cardiac event after percutaneous coronary intervention: results of the GOLD (AU-Assessing Ultegra) multicenter study. Circulation. 2001;

103:2572-8.

[48] Company Ma. Integrelin prescribing information. 1998.

[49] Bruening R, Mueller-Schunk S, Morhard D, et al. Intraprocedural thrombus formation during coil placement in ruptured intracranial aneurysms: treatment with systemic application of the glycoprotein IIb/IIIa antagonist tirofiban. AJNR Am J Neuroradiol. 2006;27: 1326-31.

[50] McClellan KJ, Goa KL. Tirofiban. A review of its use in acute coronary syndromes. Drugs. 1998;56:1067-80.

[51] Fontana P, Dupont A, Gandrille S, et al. Adenosine diphosphate-induced platelet aggregation is associated with P2Y12 gene sequence variations in healthy subjects. Circulation. 2003;108:989-95.

[52] Farid NA, Kurihara A, Wrighton SA. Metabolism and disposition of the thienopyridine antiplatelet drugs ticlopidine, clopidogrel, and prasugrel in humans. J Clin Pharmacol. 2010; 50:126-42.

[53] Simon T, Verstuyft C, Mary-Krause M, et al. Genetic determinants of response to clopidogrel and cardiovascular events. N Engl J Med. 2009;360:363-75.

[54] Taubert D, von Beckerath N, Grimberg G, et al. Impact of P-glycoprotein on clopidogrel absorption. Clin Pharmacol Ther. 2006;80:486-501.

[55] Anderson CD, Biffi A, Greenberg SM, Rosand J. Personalized approaches to clopidogrel therapy: are we there yet? Stroke. 2010;41:2997-3002.

[56] Ellis KJ, Stouffer GA, McLeod HL, Lee CR. Clopidogrel pharmacogenomics and risk of inadequate platelet inhibition: US FDA recommendations. Pharmacogenomics. 2009; 10: 1799-817.

[57] Hulot JS, Bura A, Villard E, et al. Cytochrome P450 2C19 loss-of-function polymorphism is a major determinant of clopidogrel responsiveness in healthy subjects. Blood. 2006;108 (7):2244.

[58] Mega JL, Close SL, Wiviott SD, et al. Cytochrome p-450 polymorphisms and response to clopidogrel. N Engl J Med. 2009;360:354-62.

[59] Sofi F, Giusti B, Marcucci R, Gori AM, Abbate R, Gensini GF. Cytochrome P450 2C19 * 2 polymorphism and cardiovascular recurrences in patients taking clopidogrel: a meta-analysis. Pharmacogenomics J. 2011;11:199-206.

[60] Administration USFaD. FDA drug safety communication: reduced effectiveness of Plavix (clopidogrel) in patients who are poor metabolizers of the drug. Rockville, MD; 2010.

[61] Lau WC, Waskell LA, Watkins PB, et al. Atorvastatin reduces the ability of clopidogrel to inhibit platelet aggregation; a new drug-drug interaction. Circulation. 2003;107:32-7.

[62] Nguyen T, Frishman WH, Nawarskas J, Lerner RG. Variability of response to clopidogrel: possible mechanisms and clinical implications. Cardiol Rev. 2006;14:136-42.

[63] Lee DH, Arat A, Morsi H, Shaltoni H, Harris JR, Mawad ME. Dual antiplatelet therapy monitoring for neurointerventional procedures using a point-of-care platelet function test: a single-center experience. AJNR Am J Neuroradiol. 2008;29:1389-94.

[64] Feher G, Koltai K, Alkonyi B, et al. Clopidogrel resistance: role of body mass and concomitant medications. Int J Cardiol. 2007;120:188-92.

[65] Soffer D, Moussa I, Harjai KJ, et al. Impact of angina class on inhibition of platelet aggregation following clopidogrel loading in patients undergoing coronary intervention: do we need more aggressive dosing regimens in unstable angina? Catheter Cardiovasc Interv.

2003;59;21-5.

[66] Qureshi AI, Luft AR, Sharma M, Guterman LR, Hopkins LN. Prevention and treatment of thromboembolic and ischemic complications associated with endovascular procedures: part Ⅱ —clinical aspects and recommendations. Neurosurgery. 2000;46:1360-75; discussion 75-6.

[67] Seidel H, Rahman MM, Scharf RE. Monitoring of antiplatelet therapy. Current limitations, challenges, and perspectives. Hamostaseologie. 2011;31:41-51.

[68] Bonello L, Tantry US, Marcucci R, et al. Consensus and future directions on the definition of high on-treatment platelet reactivity to adenosine diphosphate. J Am Coll Cardiol. 2010; 56:919-33.

[69] Adeeb N, Griessenauer CJ, Foreman PM, et al. Use of platelet function testing before pipeline embolization device placement: a multicenter cohort study. Stroke. 2017;48: 1322-30.

[70] Müller-Schunk S, Linn J, Peters N, et al. Monitoring of clopidogrel-related platelet inhibition: correlation of nonresponse with clinical outcome in supra-aortic stenting. AJNR Am J Neuroradiol. 2008;29;786-91.

[71] Prabhakaran S, Wells KR, Lee VH, Flaherty CA, Lopes DK. Prevalence and risk factors for aspirin and clopidogrel resistance in cerebrovascular stenting. AJNR Am J Neuroradiol. 2008;29;281-5.

[72] Kang H-S, Kwon BJ, Kim JE, Han MH. Preinterventional Clopidogrel response variability for coil embolization of intracranial aneurysms: clinical implications. AJNR Am J Neuroradiol. 2010;31:1206-10.

[73] Pandya DJ, Fitzsimmons BF, Wolfe TJ, et al. Measurement of antiplatelet inhibition during neurointerventional procedures: the effect of antithrombotic duration and loading dose. J Neuroimaging. 2010;20:64-9.

[74] Alberts MJ. Platelet function testing for aspirin resistance is reasonable to do: yes! Stroke. 2010;41;2400-1.

[75] Eikelboom JW, Emery J, Hankey GJ. The use of platelet function assays may help to determine appropriate antiplatelet treatment options in a patient with recurrent stroke on baby aspirin: against. Stroke. 2010;41;2398-9.

[76] Selim MH, Molina CA. Platelet function assays in stroke management: more study is needed. Stroke. 2010;41;2396-7.

[77] Järemo P, Lindahl TL, Fransson SG, Richter A. Individual variations of platelet inhibition after loading doses of clopidogrel. J Intern Med. 2002;252:233-8.

[78] Skukalek SL, Winkler AM, Kang J, et al. Effect of antiplatelet therapy and platelet function testing on hemorrhagic and thrombotic complications in patients with cerebral aneurysms treated with the pipeline embolization device: a review and meta-analysis. J Neurointerv Surg. 2016;8:58-65.

[79] Bhatt DL, Scheiman J, Abraham NS, et al. ACCF/ACG/AHA 2008 expert consensus document on reducing the gastrointestinal risks of antiplatelet therapy and NSAID use: a report of the American College of Cardiology Foundation task force on clinical expert consensus documents. Circulation. 2008;118:1894-909.

[80] Ogilvie BW, Yerino P, Kazmi F, et al. The proton pump inhibitor, omeprazole, but not Lansoprazole or pantoprazole, is a metabolism-dependent inhibitor of CYP2C19: implications for Coadministration with Clopidogrel. Drug Metab Dispos. 2011;39(11):

2020-33.

[81] O'Donoghue ML, Braunwald E, Antman EM, et al. Pharmacodynamic effect and clinical efficacy of clopidogrel and prasugrel with or without a proton-pump inhibitor: an analysis of two randomised trials. Lancet.2009;374;989-97.

[82] Ho PM, Maddox TM, Wang L, et al. Risk of adverse outcomes associated with concomitant use of clopidogrel and proton pump inhibitors following acute coronary syndrome. JAMA. 2009;301;937-44.

[83] Kwok CS, Loke YK. Meta-analysis: the effects of proton pump inhibitors on cardiovascular events and mortality in patients receiving clopidogrel. Aliment Pharmacol Ther. 2010;31: 810-23.

[84] Bhatt DL, Cryer BL, Contant CF, et al. Clopidogrel with or without omeprazole in coronary artery disease. N Engl J Med. 2010;363;1909-17.

[85] Juurlink DNMDP, Gomes TM, Mamdani MMPMBAMPH, Gladstone DJMDP, Kapral MKMDM. The safety of proton pump inhibitors and clopidogrel in patients after stroke. Stroke. 2011;42;128-32.

[86] Lanas A, Garcia-Rodriguez LA, Arroyo MT, et al. Effect of antisecretory drugs and nitrates on the risk of ulcer bleeding associated with nonsteroidal anti-inflammatory drugs, antiplatelet agents, and anticoagulants. Am J Gastroenterol. 2007;102;507-15.

[87] Kallmes DF, McGraw JK, Evans AJ, et al. Thrombogenicity of hydrophilic and nonhydrophilic microcatheters and guiding catheters. AJNR Am J Neuroradiol. 1997;18;1243-51.

[88] Abe T, Hirohata M, Tanaka N, et al. Distal-tip shape-consistency testing of steam-shaped microcatheters suitable for cerebral aneurysm coil placement. AJNR Am J Neuroradiol. 2004;25;1058-61.

[89] Kiyosue H, Hori Y, Matsumoto S, et al. Shapability, memory, and luminal changes in microcatheters after steam shaping: a comparison of 11 different microcatheters. AJNR Am J Neuroradiol. 2005;26;2610-6.

[90] Takahira K, Kataoka T, Ogino T, Endo H, Nakamura H. Efficacy of a coaxial system with a compliant balloon catheter for navigation of the penumbra reperfusion catheter in tortuous arteries: technique and case experience. J Neurosurg. 2017;126;1334-8.

[91] Graves VB. Advancing loop technique for endovascular access to the anterior cerebral artery. AJNR Am J Neuroradiol. 1998;19;778-80.

[92] Cho YD, Kang HS, Kim JE, et al. Microcatheter looping technique for coil embolization of complex configuration middle cerebral artery aneurysms. Neurosurgery. 2012;71;1185-91; discussion 91.

[93] Engelhorn T, Struffert T, Richter G, et al. Flat panel detector angiographic CT in the management of aneurysmal rupture during coil embolization. AJNR Am J Neuroradiol. 2008;29;1581-4.

[94] Struffert T, Richter G, Engelhorn T, et al. Visualisation of intracerebral haemorrhage with flat-detector CT compared to multislice CT: results in 44 cases. Eur Radiol. 2009;19; 619-25.

[95] Doelken M, Struffert T, Richter G, et al. Flat-panel detector volumetric CT for visualization of subarachnoid hemorrhage and ventricles: preliminary results compared to conventional CT. Neuroradiology. 2008;50;517-23.

[96] Struffert T, Eyupoglu IY, Huttner HB, et al. Clinical evaluation of flat-panel detector compared with multislice computed tomography in 65 patients with acute intracranial hem-

orrhage: initial results. Clinical article. J Neurosurg. 2010;113:901-7.

[97] Sato K, Matsumoto Y, Kondo R, Tominaga T. Usefulness of C-arm cone-beam computed tomography in endovascular treatment of traumatic carotid cavernous fistulas: a technical case report. Neurosurgery. 2010;67:467-9;discussion 9-70.

[98] Namba K, Niimi Y, Song JK, Berenstein A. Use of Dyna-CT angiography in neuroendovascular decision-making.A Case Report. Interv Neuroradiol. 2009;15:67-72.

[99] Söderman M, Babic D, Holmin S, Andersson T. Brain imaging with a flat detector C-arm: technique and clinical interest of XperCT. Neuroradiology. 2008;50:863-8.

[100] Matas R. Some of the problems related to the surgery of the vascular system: testing the efficiency of the collateral circulation as a preliminary to the occlusion of the great surgical arteries. Presidential address. Trans Amer Surg Assoc. 1910;28:4-54.

[101] Allen JW, Alastra AJ, Nelson PK. Proximal intracranial internal carotid artery branches: prevalence and importance for balloon occlusion test. J Neurosurg. 2005;102:45-52.

[102] Lesley WS, Bieneman BK, Dalsania HJ. Selective use of the paraophthalmic balloon test occlusion (BTO) to identify a false-negative subset of the cervical carotid BTO. Minim Invasive Neurosurg. 2006;49:34-6.

[103] Linskey ME, Jungreis CA, Yonas H, et al. Stroke risk after abrupt internal carotid artery sacrifice: accuracy of preoperative assessment with balloon test occlusion and stable xenon-enhanced CT. AJNR Am J Neuroradiol.1994;15:829-43.

[104] Dare AO, Gibbons KJ, Gillihan MD, Guterman LR, Loree TR, Hicks WL Jr. Hypotensive endovascular test occlusion of the carotid artery in head and neck cancer. Neurosurg Focus. 2003;14:e5.

[105] Marshall RS, Lazar RM, Pile-Spellman J, et al. Recovery of brain function during induced cerebral hypoperfusion. Brain. 2001;124:1208-17.

[106] Standard SC, Ahuja A, Guterman LR, et al. Balloon test occlusion of the internal carotid artery with hypotensive challenge. AJNR Am J Neuroradiol. 1995;16:1453-8.

[107] Dare AO, Chaloupka JC, Putman CM, Fayad PB, Awad IA. Failure of the hypotensive provocative test during temporary balloon test occlusion of the internal carotid artery to predict delayed hemodynamic ischemia after therapeutic carotid occlusion. Surg Neurol. 1998;50:147-55; discussion 55-6.

[108] Marshall RS, Lazar RM, Mohr JP, et al. Higher cerebral function and hemispheric blood flow during awake carotid artery balloon test occlusions. J Neurol Neurosurg Psychiatry. 1999;66:734-8.

[109] Cloughesy TF, Nuwer MR, Hoch D, Vinuela F, Duckwiler G, Martin N. Monitoring carotid test occlusions with continuous EEG and clinical examination. J Clin Neurophysiol. 1993;10:363-9.

[110] Schellhammer F, Heindel W, Haupt WF, Landwehr P, Lackner K. Somatosensory evoked potentials: a simple neurophysiological monitoring technique in supra-aortal balloon test occlusions. Eur Radiol. 1998;8(9):1586.

[111] Takeda N, Fujita K, Katayama S, Tamaki N. Cerebral oximetry for the detection of cerebral ischemia during temporary carotid artery occlusion. Neurol Med Chir (Tokyo). 2000; 40:557-62; discussion 62-3.

[112] van Rooij WJ, Sluzewski M, Slob MJ, Rinkel GJ. Predictive value of angiographic testing for tolerance to therapeutic occlusion of the carotid artery. AJNR Am J Neuroradiol. 2005; 26:175-8.

[113] Abud DG, Spelle L, Piotin M, Mounayer C, Vanzin JR, Moret J. Venous phase timing during balloon test occlusion as a criterion for permanent internal carotid artery sacrifice. AJNR Am J Neuroradiol. 2005;26:2602-9.

[114] Schomer DF, Marks MP, Steinberg GK, et al. The anatomy of the posterior communicating artery as a risk factor for ischemic cerebral infarction. N Engl J Med. 1994;330:1565-70.

[115] Miralles M, Dolz JL, Cotillas J, et al. The role of the circle of Willis in carotid occlusion: assessment with phase contrast MR angiography and transcranial duplex. Eur J Vasc Endovasc Surg. 1995;10:424-30.

[116] Barker DW, Jungreis CA, Horton JA, Pentheny S, Lemley T. Balloon test occlusion of the internal carotid artery: change in stump pressure over 15 minutes and its correlation with xenon CT cerebral blood flow. AJNR Am J Neuroradiol. 1993;14:587-90.

[117] Kurata A, Miyasaka Y, Tanaka C, Ohmomo T, Yada K, Kan S. Stump pressure as a guide to the safety of permanent occlusion of the internal carotid artery. Acta Neurochir. 1996;138:549-54.

[118] Morishima H, Kurata A, Miyasaka Y, Fujii K, Kan S. Efficacy of the stump pressure ratio as a guide to the safety of permanent occlusion of the internal carotid artery. Neurol Res. 1998;20:732-6.

[119] Eckert B, Thie A, Carvajal M, Groden C, Zeumer H. Predicting hemodynamic ischemia by transcranial Doppler monitoring during therapeutic balloon occlusion of the internal carotid artery. AJNR Am J Neuroradiol. 1998;19:577-82.

[120] Marshall RS, Lazar RM, Young WL, et al. Clinical utility of quantitative cerebral blood flow measurements during internal carotid artery test occlusions. Neurosurgery. 2002;50:996-1004; discussion 1004-5.

[121] Jain R, Hoeffner EG, Deveikis JP, Harrigan MR, Thompson BG, Mukherji SK. Carotid perfusion CT with balloon occlusion and acetazolamide challenge test: feasibility. Radiology. 2004;231:906-13.

[122] Wintermark M, Thiran JP, Maeder P, Schnyder P, Meuli R. Simultaneous measurement of regional cerebral blood flow by perfusion CT and stable xenon CT: a validation study. AJNR Am J Neuroradiol. 2001;22:905-14.

[123] Brunberg JA, Frey KA, Horton JA, Deveikis JP, Ross DA, Koeppe RA. [15O]H$_2$O positron emission tomography determination of cerebral blood flow during balloon test occlusion of the internal carotid artery. AJNR Am J Neuroradiol. 1994;15:725-32.

[124] Tomura N, Omachi K, Takahashi S, et al. Comparison of technetium Tc 99m hexamethylpropyleneamine oxime single-photon emission tomograph with stump pressure during the balloon occlusion test of the internal carotid artery. AJNR Am J Neuroradiol. 2005;26:1937-42.

[125] Nathan MA, Bushnell DL, Kahn D, Simonson TM, Kirchner PT. Crossed cerebellar diaschisis associated with balloon test occlusion of the carotid artery. Nucl Med Commun. 1994;15:448-54.

[126] Yonas H, Linskey M, Johnson DW, et al. Internal carotid balloon test occlusion does require quantitative CBF. AJNR Am J Neuroradiol. 1992;13:1147-52.

[127] Michel E, Liu H, Remley KB, et al. Perfusion MR neuroimaging in patients undergoing balloon test occlusion of the internal carotid artery. AJNR Am J Neuroradiol. 2001;22:1590-6.

[128] Charbel FT, Zhao M, Amin-Hanjani S, Hoffman W, Du X, Clark ME. A patient-specific computer model to predict outcomes of the balloon occlusion test. J Neurosurg. 2004;101: 977-88.

[129] Mathis JM, Barr JD, Jungreis CA, et al. Temporary balloon test occlusion of the internal carotid artery: experience in 500 cases. AJNR Am J Neuroradiol. 1995;16:749-54.

[130] Gardner W. Injection of procaine into the brain to locate speech area in left-handed persons. Arch Neurol Psychiatr. 1941;46:1035-8.

[131] Wada J. Clinical experimental observations of carotid artery injections of sodium amytal. Igaku To Seibutsugaku. 1949;14:221-2.

[132] Wada JA. Clinical experimental observations of carotid artery injections of sodium amytal. Brain Cogn. 1997;33:11-3.

[133] Rovit R, Gloor P, Rasmussen T. Effect of intracarotid injection of sodium amytal on epileptiform EEG discharges: a clinical study. Trans Am Neurol Assoc. 1960;85:161-5.

[134] Rovit RL, Gloor P, Rasmussen T. Intracarotid amobarbital in epileptic patients. A new diagnostic tool in clinical electroencephalography. Arch Neurol. 1961;5:606-26.

[135] Branch C, Milner B, Rasmussen T. Intracarotid sodium amytal for the lateralization of cerebral speech dominance; observations in 123 patients. J Neurosurg. 1964;21:399-405.

[136] Milner B, Branch C, Rasmussen T. Study of short-term memory after intracarotid injection of sodium amytal. Trans Am Neurol Assoc. 1962;87:224-6.

[137] Jack CR Jr, Nichols DA, Sharbrough FW, Marsh WR, Petersen RC. Selective posterior cerebral artery Amytal test for evaluating memory function before surgery for temporal lobe seizure. Radiology. 1988;168:787-93.

[138] Jack CR Jr, Nichols DA, Sharbrough FW, et al. Selective posterior cerebral artery injection of amytal: new method of preoperative memory testing. Mayo Clin Proc. 1989;64: 965-75.

[139] Wieser HG, Muller S, Schiess R, et al. The anterior and posterior selective temporal lobe amobarbital tests: angiographic, clinical, electroencephalographic, PET, SPECT findings, and memory performance. Brain Cogn. 1997;33:71-97.

[140] Grote CL, Meador K. Has amobarbital expired? Considering the future of the Wada. Neurology. 2005;65:1692-3.

[141] Buchtel HA, Passaro EA, Selwa LM, Deveikis J, Gomez-Hassan D. Sodium methohexital (brevital) as an anesthetic in the Wada test. Epilepsia. 2002;43:1056-61.

[142] Jones-Gotman M, Sziklas V, Djordjevic J, et al. Etomidate speech and memory test (eS-AM): a new drug and improved intracarotid procedure. Neurology. 2005;65:1723-9.

[143] Takayama M, Miyamoto S, Ikeda A, et al. Intracarotid propofol test for speech and memory dominance in man. Neurology. 2004;63:510-5.

[144] Mikuni N, Takayama M, Satow T, et al. Evaluation of adverse effects in intracarotid propofol injection for Wada test. Neurology. 2005;65:1813-6.

[145] Wada J, Gibson WC. Behavioral and EEG changes induced by injection of schizophrenic urine extract. AMA Arch Neurol Psychiatry. 1959;81:747-64.

[146] Mader MJ, Romano BW, De Paola L, Silvado CE. The Wada test: contributions to standardization of the stimulus for language and memory assessment. Arq Neuropsiquiatr. 2004;62:582-7.

[147] Dodrill CB, Ojemann GA. An exploratory comparison of three methods of memory assessment with the intracarotid amobarbital procedure. Brain Cogn. 1997;33:210-23.

[148] Serafetinides EA，Falconer MA. The effects of temporal lobectomy in epileptic patients with psychosis. J Ment Sci. 1962;108:584-93.

[149] Wieser HG，Yasargil MG. Selective amygdalohippocampectomy as a surgical treatment of mesiobasal limbic epilepsy. Surg Neurol. 1982;17:445-57.

[150] Setoain X，Arroyo S，Lomena F，et al. Can the Wada test evaluate mesial temporal function? A SPECT study. Neurology. 2004;62:2241-6.

[151] Urbach H，Kurthen M，Klemm E，et al. Amobarbital effects on the posterior hippocampus during the intracarotid amobarbital test. Neurology. 1999;52:1596-602.

[152] Ojemann JG，Kelley WM. The frontal lobe role in memory: a review of convergent evidence and implications for the Wada memory test. Epilepsy Behav. 2002;3:309-15.

[153] Lacruz ME，Alarcon G，Akanuma N，et al. Neuropsychological effects associated with temporal lobectomy and amygdalohippocampectomy depending on Wada test failure. J Neurol Neurosurg Psychiatry. 2004;75:600-7.

[154] Selwa LM，Buchtel HA，Henry TR. Electrocerebral recovery during the intracarotid amobarbital procedure: influence of interval between injections. Epilepsia. 1997;38:1294-9.

[155] Grote CL，Wierenga C，Smith MC，et al. Wada difference a day makes: interpretive cautions regarding same-day injections. Neurology. 1999;52:1577-82.

[156] Bengner T，Haettig H，Merschhemke M，Dehnicke C，Meencke HJ. Memory assessment during the intracarotid amobarbital procedure: influence of injection order. Neurology. 2003;61:1582-7.

[157] Terzian H. Behavioural and Eeg effects of intracarotid sodium amytal injection. Acta Neurochir. 1964;12:230-9.

[158] Masia SL，Perrine K，Westbrook L，Alper K，Devinsky O. Emotional outbursts and post-traumatic stress disorder during intracarotid amobarbital procedure. Neurology. 2000;54:1691-3.

[159] de Paola L，Mader MJ，Germiniani FM，et al. Bizarre behavior during intracarotid sodium amytal testing (Wada test): are they predictable? Arq Neuropsiquiatr. 2004;62:444-8.

[160] Kanemoto K，Kawasaki J，Takenouchi K，et al. Lateralized memory deficits on the Wada test correlate with the side of lobectomy only for patients with unilateral medial temporal lobe epilepsy. Seizure. 1999;8:471-5.

[161] Rapport RL，Tan CT，Whitaker HA. Language function and dysfunction among Chinese- and English-speaking polyglots: cortical stimulation，Wada testing，and clinical studies. Brain Lang. 1983;18:342-66.

[162] Gomez-Tortosa E，Martin EM，Gaviria M，Charbel F，Ausman JI. Selective deficit of one language in a bilingual patient following surgery in the left perisylvian area. Brain Lang. 1995;48:320-5.

[163] Kipervasser S，Andelman F，Kramer U，Nagar S，Fried I，Neufeld MY. Effects of topiramate on memory performance on the intracarotid amobarbital (Wada) test. Epilepsy Behav. 2004;5:197-203.

[164] Bookheimer S，Schrader LM，Rausch R，Sankar R，Engel J Jr. Reduced anesthetization during the intracarotid amobarbital (Wada) test in patients taking carbonic anhydrase-inhibiting medications. Epilepsia. 2005;46:236-43.

[165] Ammerman JM，Caputy AJ，Potolicchio SJ. Endovascular ablation of a temporal lobe epileptogenic focus—a complication of Wada testing. Acta Neurol Scand. 2005;112:189-91.

[166] Urbach H，Von Oertzen J，Klemm E，et al. Selective middle cerebral artery Wada tests

as a part of presurgical evaluation in patients with drug-resistant epilepsies. Epilepsia. 2002;43;1217-23.

[167]　Woermann FG, Jokeit H, Luerding R, et al. Language lateralization by Wada test and fMRI in 100 patients with epilepsy. Neurology. 2003;61;699-701.

[168]　Papanicolaou AC, Simos PG, Castillo EM, et al. Magnetocephalography: a noninvasive alternative to the Wada procedure. J Neurosurg. 2004;100;867-76.

[169]　Knake S, Haag A, Hamer HM, et al. Language lateralization in patients with temporal lobe epilepsy: a comparison of functional transcranial Doppler sonography and the Wada test. NeuroImage. 2003;19;1228-32.

[170]　Salanova V, Morris HH 3rd, Rehm P, et al. Comparison of the intracarotid amobarbital procedure and interictal cerebral 18-fluorodeoxyglucose positron emission tomography scans in refractory temporal lobe epilepsy.Epilepsia. 1992;33;635-8.

[171]　Hong SB, Roh SY, Kim SE, Seo DW. Correlation of temporal lobe glucose metabolism with the Wada memory test. Epilepsia. 2000;41;1554-9.

[172]　Rabin ML, Narayan VM, Kimberg DY, et al. Functional MRI predicts post-surgical memory following temporal lobectomy. Brain. 2004;127;2286-98.

[173]　Richardson MP, Strange BA, Thompson PJ, Baxendale SA, Duncan JS, Dolan RJ. Pre-operative verbal memory fMRI predicts post-operative memory decline after left temporal lobe resection. Brain. 2004;127;2419-26.

[174]　Vinuela F, Fox AJ, Debrun G, Pelz D. Preembolization superselective angiography: role in the treatment of brain arteriovenous malformations with isobutyl-2 cyanoacrylate. AJNR Am J Neuroradiol. 1984;5;765-9.

[175]　Pelz DM, Fox AJ, Vinuela F, Drake CC, Ferguson GG. Preoperative embolization of brain AVMs with isobutyl-2 cyanoacrylate. AJNR Am J Neuroradiol. 1988;9;757-64.

[176]　Peters KR, Quisling RG, Gilmore R, Mickle P, Kuperus JH. Intraarterial use of sodium methohexital for provocative testing during brain embolotherapy. AJNR Am J Neuroradiol. 1993;14;171-4.

[177]　Han MH, Chang KH, Han DH, Yeon KM, Han MC. Preembolization functional evaluation in supratentorial cerebral arteriovenous malformations with superselective intraarterial injection of thiopental sodium solution. Acta Radiol. 1994;35;212-6.

[178]　Horton JA, Kerber CW. Lidocaine injection into external carotid branches: provocative test to preserve cranial nerve function in therapeutic embolization. AJNR Am J Neuroradiol. 1986;7;105-8.

[179]　Usubiaga JE, Wikinski J, Ferrero R, Usubiaga LE, Wikinski R. Local anesthetic-induced convulsions in man—an electroencephalographic study. Anesth Analg. 1966;45;611-20.

[180]　Deveikis JP. Sequential injections of amobarbital sodium and lidocaine for provocative neurologic testing in the external carotid circulation. AJNR Am J Neuroradiol. 1996;17;1143-7.

[181]　Moo LR, Murphy KJ, Gailloud P, Tesoro M, Hart J. Tailored cognitive testing with provocative amobarbital injection preceding AVM embolization. AJNR Am J Neuroradiol. 2002;23;416-21.

[182]　Rauch RA, Vinuela F, Dion J, et al. Preembolization functional evaluation in brain arteriovenous malformations;the superselective Amytal test. AJNR Am J Neuroradiol. 1992;13;303-8.

[183]　Paiva T, Campos J, Baeta E, Gomes LB, Martins IP, Parreira E. EEG monitoring during

endovascular embolization of cerebral arteriovenous malformations. Electroencephalogr Clin Neurophysiol. 1995;95:3-13.

[184] Niimi Y, Sala F, Deletis V, Setton A, de Camargo AB, Berenstein A. Neurophysiologic monitoring and pharmacologic provocative testing for embolization of spinal cord arteriovenous malformations. AJNR Am J Neuroradiol. 2004;25:1131-8.

[185] Rauch RA, Vinuela F, Dion J, et al. Preembolization functional evaluation in brain arteriovenous malformations:the ability of superselective Amytal test to predict neurologic dysfunction before embolization. AJNR Am J Neuroradiol. 1992;13:309-14.

[186] Buckner JC. Factors influencing survival in high-grade gliomas. Semin Oncol. 2003;30: 10-4.

[187] Kroll RA, Neuwelt EA. Outwitting the blood-brain barrier for therapeutic purposes: osmotic opening and other means. Neurosurgery. 1998;42:1083-99; discussion 99-100.

[188] Burkhardt JK, Riina H, Shin BJ, et al. Intra-arterial delivery of bevacizumab after blood-brain barrier disruption for the treatment of recurrent glioblastoma: progression-free survival and overall survival. World Neurosurg.2012;77:130-4.

[189] Gobin YP, Cloughesy TF, Chow KL, et al. Intraarterial chemotherapy for brain tumors by using a spatial dose fractionation algorithm and pulsatile delivery. Radiology. 2001; 218:724-32.

[190] Theodotou C, Shah AH, Hayes S, et al. The role of intra-arterial chemotherapy as an adjuvant treatment for glioblastoma.Br J Neurosurg. 2014;28:438-46.

[191] Cloughesy TF, Gobin YP, Black KL, et al. Intra-arterial carboplatin chemotherapy for brain tumors: a dose escalation study based on cerebral blood flow. J Neuro-Oncol. 1997; 35:121-31.

[192] Yokoyama J, Ohba S, Fujimaki M, et al. Impact of intra-arterial chemotherapy including internal carotid artery for advanced paranasal sinus cancers involving the skull base. Br J Cancer. 2014;111:2229-34.

[193] Ii N, Fuwa N, Toyomasu Y, et al. A novel external carotid arterial sheath system for intra-arterial infusion chemotherapy of head and neck cancer. Cardiovasc Intervent Radiol. 2017;40(7):1099-104.

[194] Mitsudo K, Shigetomi T, Fujimoto Y, et al. Organ preservation with daily concurrent chemoradiotherapy using superselective intra-arterial infusion via a superficial temporal artery for T3 and T4 head and neck cancer. Int J Radiat Oncol Biol Phys. 2011;79:1428-35.

[195] Kerber CW, Wong WH, Howell SB, Hanchett K, Robbins KT. An organ-preserving selective arterial chemotherapy strategy for head and neck cancer. AJNR Am J Neuroradiol. 1998;19:935-41.

[196] Homma A, Onimaru R, Matsuura K, Robbins KT, Fujii M. Intra-arterial chemoradiotherapy for head and neck cancer. Jpn J Clin Oncol. 2016;46:4-12.

[197] Robbins KT, Kumar P, Wong FS, et al. Targeted chemoradiation for advanced head and neck cancer: analysis of 213 patients. Head Neck. 2000;22:687-93.

[198] Kakeda S, Korogi Y, Miyaguni Y, et al. A cone-beam volume CT using a 3D angiography system with a flat panel detector of direct conversion type: usefulness for superselective intra-arterial chemotherapy for head and neck tumors. AJNR Am J Neuroradiol. 2007;28: 1783-8.

[199] Robbins KT, Kumar P, Harris J, et al. Supradose intra-arterial cisplatin and concurrent radiation therapy for the treatment of stage IV head and neck squamous cell carcinoma is

feasible and efficacious in a multi-institutional setting: results of radiation therapy oncology group trial 9615. J Clin Oncol. 2005;23:1447-54.

[200] Rasch CR, Hauptmann M, Schornagel J, et al. Intra-arterial versus intravenous chemoradiation for advanced head and neck cancer: results of a randomized phase 3 trial. Cancer. 2010;116:2159-65.

[201] Kivela T. The epidemiological challenge of the most frequent eye cancer: retinoblastoma, an issue of birth and death. Br J Ophthalmol. 2009;93:1129-31.

[202] Zanaty M, Barros G, Chalouhi N, et al. Update on intra-arterial chemotherapy for retinoblastoma.Scientific World Journal. 2014;2014:869604.

[203] Gobin YP, Dunkel IJ, Marr BP, Brodie SE, Abramson DH. Intra-arterial chemotherapy for the management of retinoblastoma: four-year experience. Arch Ophthalmol. 2011; 129:732-7.

[204] Klufas MA, Gobin YP, Marr B, Brodie SE, Dunkel IJ, Abramson DH. Intra-arterial chemotherapy as a treatment for intraocular retinoblastoma: alternatives to direct ophthalmic artery catheterization. AJNR Am J Neuroradiol.2012;33:1608-14.

[205] Yamane T, Kaneko A, Mohri M. The technique of ophthalmic arterial infusion therapy for patients with intraocular retinoblastoma. Int J Clin Oncol. 2004;9:69-73.

[206] Yousef YA, Soliman SE, Astudillo PP, et al. Intra-arterial chemotherapy for retinoblastoma: a systematic review. JAMA Ophthalmol. 2016.

[207] Suzuki S, Yamane T, Mohri M, Kaneko A. Selective ophthalmic arterial injection therapy for intraocular retinoblastoma: the long-term prognosis. Ophthalmology. 2011; 118: 2081-7.

[208] Aziz HA, Lasenna CE, Vigoda M, et al. Retinoblastoma treatment burden and economic cost: impact of age at diagnosis and selection of primary therapy. Clin Ophthalmol. 2012; 6:1601-6.

[209] Richards BF, Fleming JB, Shannon CN, Walters BC, Harrigan MR. Safety and cost effectiveness of step-down unit admission following elective neurointerventional procedures. J Neurointerv Surg. 2012;4(5):390-2.

[210] Mold JW, Stein HF. The cascade effect in the clinical care of patients. N Engl J Med. 1986;314:512-4.

[211] Woolf SH, Kuzel AJ, Dovey SM, Phillips RL Jr. A string of mistakes: the importance of cascade analysis in describing, counting, and preventing medical errors. Ann Fam Med. 2004;2:317-26.

[212] Schulz K. Being wrong: adventures in the margin of error. New York: Harper Collins; 2010.

[213] Schwartz J. Who needs hackers? New York Times. 2007;12:2007.

[214] Sherev DA, Shaw RE, Brent BN. Angiographic predictors of femoral access site complications: implication for planned percutaneous coronary intervention. Catheter Cardiovasc Interv. 2005;65:196-202.

[215] Samal AK, White CJ. Percutaneous management of access site complications. Catheter Cardiovasc Interv.2002;57:12-23.

[216] Messina LM, Brothers TE, Wakefield TW, et al. Clinical characteristics and surgical management of vascular complications in patients undergoing cardiac catheterization: interventional versus diagnostic procedures. J Vasc Surg. 1991;13:593-600.

[217] Eisenberg L, Paulson EK, Kliewer MA, Hudson MP, DeLong DM, Carroll BA. Sonographically guided compression repair of pseudoaneurysms: further experience from a sin-

gle institution. AJR Am J Roentgenol.1999;173;1567-73.

[218] Danzi GB, Sesana M, Capuano C, et al. Compression repair versus low-dose thrombin injection for the treatment of iatrogenic femoral pseudoaneurysm: a retrospective case-control study. Ital Heart J. 2005;6;384-9.

[219] Bendszus M, Koltzenburg M, Bartsch AJ, et al. Heparin and air filters reduce embolic events caused by intraarterial cerebral angiography: a prospective, randomized trial. Circulation. 2004;110;2210-5.

[220] Cardella JF, Casarella WJ, DeWeese JA, et al. Optimal resources for the examination and endovascular treatment of the peripheral and visceral vascular systems: AHA Intercouncil report on peripheral and visceral angiographic and interventional laboratories. J Vasc Interv Radiol. 2003;14;517S-30.

[221] Larson TCI, Creasy JL, Price RR, Maciunas RJ. Angiography suite specifications. In: Maciunas RJ, editor. Endovascular neurological intervention. Park Ridge, IL: American Association of Neurological Surgeons; 1995.

[222] Badano A. AAPM/RSNA tutorial on equipment selection: PACS equipment overview: display systems.Radiographics. 2004;24;879-89.

[223] Samei E, Seibert JA, Andriole K, et al. AAPM/RSNA tutorial on equipment selection: PACS equipment overview: general guidelines for purchasing and acceptance testing of PACS equipment. Radiographics. 2004;24;313-34.

[224] Neuroradiology ASoIaT. General considerations for endovascular surgical Neuroradiologic procedures. AJNR Am J Neuroradiol. 2001;22;1S-3.

[225] Bergeron P, Carrier R, Roy D, Blais N, Raymond J. Radiation doses to patients in neurointerventional procedures.AJNR Am J Neuroradiol. 1994;15;1809-12.

[226] Hayakawa M, Moritake T, Kataoka F, et al. Direct measurement of patient's entrance skin dose during neurointerventional procedure to avoid further radiation-induced skin injuries. Clin Neurol Neurosurg. 2010;112(6);530.

[227] Moskowitz SI, Davros WJ, Kelly ME, Fiorella D, Rasmussen PA, Masaryk TJ. Cumulative radiation dose during hospitalization for aneurysmal subarachnoid hemorrhage. AJNR Am J Neuroradiol. 2010;31;1377-82.

[228] Measurements NCoRPa. Limitation of Exposure to Ionizing Radiation: Recommendations of the National Council on Radiation Protection and Measurements. Bethesda, MD1993 March, 1993. Report No.: 116.

[229] Measurements NCoRPa. Radiation dose Management for Fluoroscopy-Guided Interventional Medical Procedures.Report number 168. 2010.

[230] Pearl MS, Torok C, Wang J, Wyse E, Mahesh M, Gailloud P. Practical techniques for reducing radiation exposure during cerebral angiography procedures. J Neurointerv Surg. 2015;7;141-5.

[231] Wong SC, Nawawi O, Ramli N, Abd Kadir KA. Benefits of 3D rotational DSA compared with 2D DSA in the evaluation of intracranial aneurysm. Acad Radiol. 2012;19;701-7.

[232] Given CA, Thacker IC, Baker MD, Morris PP. Fluoroscopy fade for embolization of vein of Galen malformation.AJNR Am J Neuroradiol. 2003;24;267-70.

[233] Measurements NCoRPa. Structural Shielding Design for Medical X-Ray Imaging Facilities. Bethesda, MD2004.Report No.: NCRP report 147.

[234] Measurements NCoRPa. Medical X-ray, Electron Beam, and Gamma-Ray Protection for Energies up to 50 MeV/G(Equipment Design, Performance, and Use): Recommendations of the

National Council on Radiation Protection and Measurements. Bethesda，MD1989. Report No.：NCRP report 102.

[235] Mooney RB，Flynn PA. A comparison of patient skin doses before and after replacement of a neurointerventional fluoroscopy unit. Clin Radiol. 2006；61；436-41.

[236] Measurements NCoRPa. Implementation of the Principle of as Low as Reasonable Achievable（ALARA）for Medical and Dental Personnel：Recommendations of the National Council on Radiation Protection and Measurements. Bethesda，MD：The Council；1990. Report No.：NCRP report 107.

[237] Edwards M. Development of radiation protection standards. Radiographics. 1991；11：699-712.

[238] Boone JM，Levin DC. Radiation exposure to angiographers under different fluoroscopic imaging conditions. Radiology. 1991；180；861-5.

[239] Wang W，Ionita CN，Keleshis C，et al. Progress in the development of a new angiography suite including the high resolution micro-angiographic fluoroscope（MAF），a control，acquisition，processing，and image display system（CAPIDS），and a new detector changer integrated into a commercial C-arm angiography unit to enable clinical use. Proc SPIE. 2010；7622

[240] Binning MJ，Orion D，Yashar P，et al. Use of the micro-angiographic fluoroscope for coiling of intracranial aneurysms.Neurosurgery. 2011；

[241] Schiemann M，Killmann R，Kleen M，Abolmaali N，Finney J，Vogl TJ. Vascular guide wire navigation with a magnetic guidance system：experimental results in a phantom. Radiology. 2004；232；475-81.

[242] Chu JC，Hsi WC，Hubbard L，et al. Performance of magnetic field-guided navigation system for interventional neurosurgical and cardiac procedures. J Appl Clin Med Phys. 2005；6；143-9.

[243] Seppenwoolde JH，Bartels LW，van der Weide R，Nijsen JF，van Het Schip AD，Bakker CJ. Fully MR-guided hepatic artery catheterization for selective drug delivery：a feasibility study in pigs. J Magn Reson Imaging. 2006；23；123-9.

[244] Wacker FK，Hillenbrand C，Elgort DR，Zhang S，Duerk JL，Lewin JS. MR imaging-guided percutaneous angioplasty and stent placement in a swine model comparison of open- and closed-bore scanners. Acad Radiol.2005；12；1085-8.

[245] Wacker FK，Hillenbrand CM，Duerk JL，Lewin JS. MR-guided endovascular interventions：device visualization，tracking，navigation，clinical applications，and safety aspects. Magn Reson Imaging Clin N Am. 2005；13；431-9.

第二部分

介 入 技 术

第5章　颅内动脉瘤的治疗

第一节　颅内动脉瘤栓塞

一、适应证和禁忌证

血管内治疗颅内动脉瘤适应证将在第12章进行深入讨论。

(一)一般适应证

(1)动脉瘤性蛛网膜下腔出血。

(2)未破裂颅内动脉瘤。

(3)不适合手术的患者。

①老年患者。

②具有显著医疗问题的患者。

③需要长期全身抗凝的患者(即心房颤动患者)。

(4)后循环动脉瘤。

(5)海绵窦段ICA动脉瘤。

(二)相对禁忌证

(1)血管解剖禁忌(例如,一些巨大的宽颈动脉瘤,血管扭曲严重)。

(2)严重的粥样硬化疾病或影响载瘤动脉的异常(颈动脉分叉部显著动脉粥样硬化性狭窄)。

(3)凝血功能障碍或肝素过敏。

(4)细菌感染活动期(即血管内治疗期间的菌血症)。

二、患者准备

（一）评估

1. 病史和体格检查。

2. 神经学检查。

3. 影像学。

（1）头颅 CT。

（2）CTA、MRA 或血管造影。

本手册的作者对几乎所有患者都进行 CTA 检查，即使已经做过血管造影。如果开颅的话，CTA 可以提供血管造影的补充信息，诸如精确的测量、三维视图、腔内血栓的成像和颅底成像等。

（3）影像方面的因素。

①动脉瘤的位置、大小、形状和瘤颈大小。

②载瘤动脉解剖。

③有无腔内血栓。

④通路血管解剖（如椎动脉或 ACA 优势侧与发育不全，血管扭曲的程度）。

⑤通路血管存在或不存在动脉粥样硬化或纤维肌发育不良。

（二）治疗策略

治疗前，特别是术前一天，评估患者并回顾所有影像学资料。提前制订总的治疗方案，便于准确地选择器材，术中做到平稳高效。计划应包括：

1. 通路血管选择。

2. 血管内技术（即单纯栓塞，或支架辅助，或球囊辅助栓塞，或血流导向装置）。

3. 器材的类型和型号。

（三）术前准备

1. 知情同意书。

2. 两条静脉通道。

3. 导尿。

4. 午夜后或术前 6 小时禁食不禁药。

5. 确保术前备齐所有可能需要的器材。

6. 抗血小板治疗。

（1）如果计划支架辅助栓塞，必须双抗。球囊辅助时也可进行抗血小板治疗。有些推荐建议所有动脉瘤的血管内治疗前都进行抗血小板治疗。

（2）如果需要的话进行血小板功能检测（见第 4 章）。

7. 蛛网膜下腔出血患者。

（1）术前建立动脉压和中心静脉通路。

（2）如果有脑室引流，导管连接到监视器，连续监测 ICP。

①ICP 是进行栓塞过程中动脉瘤破裂或再破裂的"早期预警系统"。

②脑室穿刺外引流是为了"监视"（而不是"引流"），如果可能的话，术中连续监测。如果在手术过程中必须引流脑脊液，可间断引流。

第二节　血管内技术

动脉瘤血管内治疗方法各不相同，视情况而定。以下是本手册作者对大多数患者的手术过程的一般概要。手术分为通路期和干预期，通路期是将导引导管放置入颈内动脉或椎动脉内的过程，干预期是指微导管治疗动脉瘤过程。

一、清醒还是睡眠

一些术者喜欢使用全身麻醉治疗动脉瘤，而另一些喜欢患者清醒。每种方法都有优势。患者清醒进行血管内治疗可以连续神经监测，消除了全身麻醉的风险，可缩短手术时间，并被证明是安全可行的。但患者清醒状态不适用于意识下降的患者和那些小动脉瘤患者（其中少量患者活动可导致动脉瘤破裂）。全身麻醉可以防止患者活动，使术者专于手术，而不用叮嘱和评估患者，更适合于焦虑患者，并能严格地控制血压。本手册的作者喜欢使用全身麻醉，除非有麻醉能升高风险的内科疾病（例如，严重的心脏疾病）。

（一）清醒

（1）在整个过程，患者保持完全不动。患者的头部可以使用塑料带将头架与整个前额轻轻地贴在一起，提醒他或她保持不动。

将一块无黏性 Telfa™ 敷料（Covidien，Mansfield，MA）放在塑料带与皮肤之间，防止胶带引起皮肤过敏。

（2）尽量少用镇静和镇痛药，以便于患者的充分合作。

（二）睡眠

（1）麻醉诱导时必须严格控制血压，尽量减少动脉瘤破裂的风险。

（2）未破裂动脉瘤患者麻醉诱导之前先行桡动脉穿刺并监测血压。

（3）如果有必要诱导前监测血压，患者清醒时放置 7F 股动脉鞘。股动脉鞘较桡动脉鞘舒适性差。7F 鞘足够容纳 6F 导引导管,并仍然能够监测动脉压。

(4)麻醉师应报告血压或心率的任何突然变化,这可以提示颅内出血。

二、血管入路阶段

见第 4 章通路技术的总论。

1. 股动脉置 7F 鞘 7F 鞘足够容纳 6F 导引导管,并仍然能够监测动脉压。如果准备用 6F Cook Shuttle 使用 8F 鞘。

2. 导引导管的选择 本手册的作者喜欢所有病例用 Neuron™颅内通路系统(Penumbra,Inc.,Alameda,CA)。

(1)Neuron™0.053in 导引导管:简单的单纯栓塞使用此导管。

(2)Benchmark™0.071in 导引导管:预期球囊辅助时使用该导管,或当微导管到位后,需要高质量造影,因为其管腔更大可以注射造影剂。

(3)Neuron™MAX 0.088in 导引导管:大的内腔和可用内衬管使得它本质上是一个长鞘[类似于 Shuttle®(Cook Inc.,Bloomington,IN)]。充足的管腔可使用多微导管/球囊。

3. 导引导管以常规方式到位。

4. 抗血栓药物。血栓栓塞并发症可发生在栓塞期间,尤其是导引导管造成载瘤动脉血流减慢时。Qureshi 和同事们回顾了这些并发症的预防和处理。动脉瘤栓塞期间常规预防性全身抗凝很重要,然而,目前尚不确切。静脉肝素全身抗凝对未破裂动脉瘤患者的风险相对较小,并且破裂动脉瘤患者使用肝素也似乎相对风险较低,特别是可通过迅速静脉或动脉注射鱼精蛋白来逆转。

(1)未破裂动脉瘤:静脉注射负荷剂量肝素(5000U/kg 或 70U/kg)。

(2)破裂动脉瘤。

①存在争议。

②一些术者直到被认为大多数动脉瘤破裂处的动脉瘤顶被置入足够的弹簧圈后才会使用肝素,然后给全部或部分负荷剂量的肝素(50~70U/kg)。

(3)鱼精蛋白备用——关键。

①抽好足以扭转肝素量的鱼精蛋白,放在后方台面,方便术者在发生大出血的情况时取用。

②逆转肝素所需的鱼精蛋白剂量:每 1000U 肝素需 10mg 的鱼精蛋白。

③本手册的作者经常把抽取 50mg 的鱼精蛋白的无菌注射器放在后台备用。当发生颅内出血时将药物注入导引导管或鞘内。

5. 其他抗血栓药。抗血小板药物。一些术者主张未破裂动脉瘤患者常规给予阿司匹林或阿司匹林和氯吡格雷。一项研究报告认为,预抗血小板治疗可减少血栓栓塞并发症。

三、动脉瘤的治疗阶段

一旦导引导管到位就准备进行栓塞。必须获得一个良好的"工作角度",通过导引导管几次造影通常可以找到最佳的角度。可替换的三维血管造影可以在图像工作站旋转动脉瘤,以获得理想的工作角度,相应地确定 X 射线管的位置。理想的状态是,工作位应该在高倍率下,清晰地显示出动脉瘤、载瘤动脉、导引导管。整个过程中保持导引导管在至少一个视图上可见(前后位或侧位)很重要,进微导管时,导引导管可能被推下(不常见),或变得不稳定。工作角度还应该能分清动脉瘤顶、瘤颈和载瘤动脉(图 5-1)。

四、器材

1. 微导管的选择

(1)使用能够容纳预期使用的弹簧圈尺寸的最小的微导管。

①小的微导管更柔软而头端更有弹性,能够接近"画笔"效果,放置弹簧圈时头端前后移动,使弹簧圈在动脉瘤内更均匀地分布。

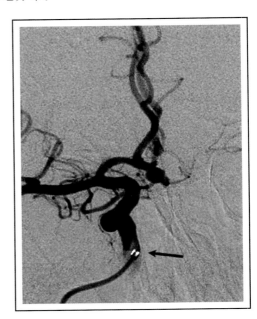

图 5-1　工作角度栓塞
导引导管(箭头)可见,同时可见动脉瘤、
动脉瘤颈和载瘤动脉

②更小的微导管能更好地通过导引导管造影,尤其是使用细的导引导管(例如,5F)。

③微导管的内径和弹簧圈的直径更紧密地匹配,弹簧圈在微导管内屈曲的可能性就越小(例如,10 系弹簧圈最适合在 10 系的微导管)。

(2)有些情况下需要更大和(或)更硬的微导管。

大的动脉瘤或预计使用 18 系弹簧圈的动脉瘤或 Penumbra 400 弹簧圈。

(3)动脉瘤栓塞使用双头端标记的微导管,而不是单头端标记的微导管。动脉瘤栓塞使用微导管的两个头端不透明标记之间距离始终为 3cm,作为弹簧圈推进导丝的标记——该功能也可以被用于校准和测量。

(4)大多数情况下使用的微导管。

①Excelsior® SL-10(Stryker Neurovascular,Fremont,CA)。

a. 可适配 0.010in 和 0.014in 微导丝。

b. 可用 10 系和 14 系的弹簧圈。

②Echelon™ 10(Medtronic Neurovascular,Minneapolis,MN)。

a. 近端外径相对较小 2.1F(Excelsior® SL-10 为 2.4F),使用 5F 导引导管时能更好地通过导引导管造影。

b. 能够容纳 18 系的弹簧圈(虽然较紧密)。

c. 使用 10 系也非常稳定。

③Excelsior® XT-17®(Stryker Neurovascular,Fremont,CA)与 SL-10 相似,但稳定性有提高。

④Phenom™027(Medtronic Neurovascular,Minneapolis,MN)用于释放 Pipeline™ 栓塞装置。与 Marksman™ 相比,Phenom™ 027 头端设计可以释放 Pipeline™ Flex(等二代产品)。

⑤Excelsior® 1018®(Stryker Neurovascular,Fremont,CA):可使用 10 系和 18 系弹簧圈。

⑥ Marksman™(Medftonic Neurovascular,Irvine,CA):用于 Pipeline™(Medtronic Neurovascular, Minneapolis, MN)栓塞装置及 Neuroform® EZ(Stryker Neurovascular,Fremont,CA)支架释放。

⑦Headway®(Microvention/Terumo,Tustin,CA)。

a. 多种选择:Headway 17 有均匀的、额外的支撑力和先进的模式增加了硬度和稳定性,是栓塞和释放 LVIS® Jr 支架(Microvention,Tustin,CA)的稳定平台。

b. Headway® 21 版本可用于 Enterprise™ 血管重建系统(Codman Neurovascular,Raynham,MA)及 LVIS® 支架(Microvention,Tustin,CA)。

c. Headway® 27 可以用来放置 Neuroform® EZ(Stryker Neurovascular,Fremont,CA)或 Pipeline™ 装置(Medtronic Neurovascular,Irvine,CA)。

⑧Prowler® Select™ Plus(Codman Neurovascular,Raynham,MA):为 Enterprise™ 血管重建系统(Codman Neurovascular,Raynham,MA)设计。

⑨PX 400™(Penumbra,Inc.,Alameda,CA):具有 0.025in 内径,可以用较大

的 Penumbra Coil 400™(Penumbra,Inc.,Alameda,CA)。

(5)微导管塑形。微导管有几种预塑形(直的,45°,90°,J 形和 S 形)。蒸汽塑形能够根据目标形态来塑形微导管。蒸汽塑形在床突旁动脉瘤(图 5-2)中特别有用。

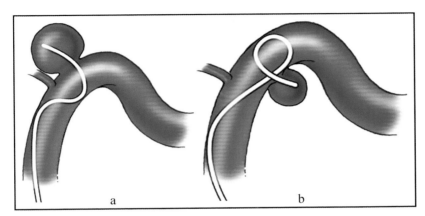

图 5-2 床突旁动脉瘤使用的微导管形状
S 形的微导管常常适合瘤顶指向上的动脉瘤(a),猪尾形状适合垂体上动脉瘤(b)(源自:Kown et al.,with permission)

蒸汽塑形技术:

a. 将导丝内芯塑成所需的形状,其曲率要大于所需形状(蒸汽塑形之后,微导管在某种程度上回弹)。

b. 蒸汽上熏 10 秒。

c. 无菌水冷却后去除内芯。

d. 非编织和纤维编织(如 Excelsior®)的微导管比金属丝编织(如 Prowler® 和 Echelon™)的微导管更容易保留蒸汽塑形后的形状。

e. 厂家预塑形微导管形状保持比蒸汽塑形微导管要好。

f. 在动脉瘤内,长而复杂的弯头(如 S 形)比短而简单的弯头更稳定。

2. 微导丝 大多数情况下优先选择的微导丝。

(1)Synchro®-14 0.014in(Stryker Neurovascular,Fremont,CA)。

①非常柔软、灵活的远侧头端,有助于进入小动脉瘤或通过复杂的解剖。

②"最佳扭矩控制。"

(2)Neuroscout®-14 0.014in(Codman,Raynham,MA)。

①非常柔软、灵活的远侧头端,有助于进入小动脉瘤或通过复杂的解剖。

②"良好扭矩控制",类似 Synchro®。

③头端形状保持更好。

(3)Transend™ EX 0.014in 软头(Stryker,Fremont,CA)。

①光滑,无摩擦头端。

②良好的扭矩控制。

（4）Transend™ EX 0.014in 铂金头端（Stryker，Fremont，CA）。

①相较于其他微导丝，具有良好的扭矩控制。

②增强的辐射不透明度，透视下头端易见。

（5）Headline™J 形头 0.012in（Microvention/Terumo，Tustin，CA）。

①J 形头对血管壁无创。

②适合于简单的血管解剖（趋向于较直的血管）。

（6）Traxcess™ 0.014in（Microvention/Terumo，Tustin，CA）。

①导丝逐渐变细，远端 0.012in。

②具有可连接导丝，能增加 100cm，达到交换长度。

3. 弹簧圈

（1）市售弹簧圈种类繁多，大小、形状、设计、硬度、有无"生物活性"物质、解脱系统都不相同。目前没有严格、科学的弹簧圈比较数据。选择弹簧圈最重要的原则是术者的经验和对弹簧圈的熟悉程度。

（2）可脱弹簧圈的设计基础：弹簧圈由细铂丝紧密缠绕在较粗的铂丝上。弹簧圈被连接到"推送导丝（pusher wire）"，附着点就是解脱位置，解脱方法可以是电解、热解、机械解或液压解脱。制造商将弹簧圈和推送导丝置于超薄塑料输送鞘内；鞘置于 Y 形阀尾端，弹簧圈和推送导丝一起送入微导管。术者控制推送导丝连接在一起的弹簧圈，可前进和回撤弹簧圈，在动脉瘤内弹簧圈呈现所需的形状。弹簧圈被推出微导管后，成形为预先设计的一种或多种形状（图 5-3）。弹簧圈的最初设计为简单螺旋，所有祥同一直径。

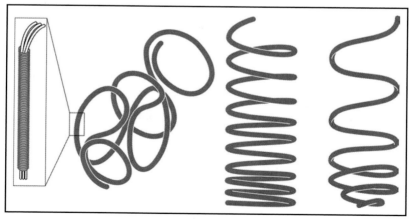

图 5-3　弹簧圈基本形状

三维成篮弹簧圈（左），标准螺旋填充弹簧圈（中）和二维软"终末弹簧圈"
（右）。插图显示弹簧圈通过细铂丝紧紧缠绕的内丝

（3）成篮 *vs.* 填充 *vs.* 最末弹簧圈。

①成篮弹簧圈。这些三维弹簧圈被设计成动脉瘤内的"框架"，也就是说，这些弹簧圈是通过轻微的径向力使动脉瘤"椭圆化"或"球化"，以便于后续填入二维弹簧圈。理想的状态下，三维弹簧圈的某些部分跨越动脉瘤颈，有助于缩小瘤颈的区域，便于进一步填塞弹簧圈。标准设计包括一个大的 omega 圈后一个小的 omega 圈，再一个大的 omega 圈，以此类推，最终解脱后形成球形框架。一般的原则是，尽可能用最大的成篮圈栓塞以提高致密度。实际上，成篮圈占总体弹簧圈的比例越高，再通的风险峰就越小。如成篮圈比例≥32%，再通风险极低。

例如：Micrusphere® 弹簧圈，Target® 360 弹簧圈，Orbit Galaxy™ 复杂弹簧圈。

②填充弹簧圈。填充成篮后动脉瘤内的空间，这些弹簧圈通常为螺旋形状，中等硬度。

例如：Helipaq® 弹簧圈，Target® 360 软圈，Orbit Galaxy™ 填充圈，Hydrosoft 3D 圈。

③最末弹簧圈。最柔软的弹簧圈是专为最后填塞动脉瘤并封堵瘤颈设计的。

例如：Deltapaq® 弹簧圈和 Deltaplush® 弹簧圈，Target® Ultra 及 Nano 弹簧圈，Orbit Galaxy™ Xtrasoft 弹簧圈，Microplex™ HyperSoft 弹簧圈。

（4）10 系与 18 系。

①命名表示弹簧圈的两个尺寸，起源于用于 GDC 弹簧圈的微导管，Tracker-10 与 Tracker-18（现在 Stryker Neurovascular Fremont，CA），最初分别专门设计用于容纳 GDC-10 弹簧圈和 GDC-18 弹簧圈。GDC-10 弹簧圈的实际直径为 0.008in，GDC-18 弹簧圈是 0.016in。10 系弹簧圈足以满足大多数动脉瘤。18 系弹簧圈相较于 10 系弹簧圈通常更粗、更硬，就像螺纹钢（图 5-4），适合于较大的未破裂动脉瘤成篮。一个例外是 Orbit Galaxy 系列弹簧圈（Codman Neurovascular，Raynham，MA），直径 0.012in，还有 Target® 360°XL-soft 0.014in，但其柔软度能媲美 GDC-10 弹簧圈。Cashmere® 弹簧圈（Codman Neurovascular，Raynham，MA）直径 0.015in，也比较软。

②比 18 系弹簧圈更大的是 Penumbra Coil 400™（Penumbra，Inc.，Alameda，CA），直径 0.020in，具有更大的填充体积（是 10 系弹簧圈体积的 400%）。这些弹簧圈柔软性与 10 系弹簧圈不相上下，但需要更大内腔的微导管（0.025in）（如：Penumbra Pxslim™ 微导管，Penumbra Inc.，Alameda，CA）传送。

（5）铂金圈与"增强"弹簧圈：对裸铂金弹簧圈治疗后动脉瘤复发的连续观察，有助于促进研发新型弹簧圈的进度，这些新型弹簧圈可以促进动脉瘤内血栓形成和减少动脉瘤复发。目前市场上几种"增强"弹簧圈系统，一些含有聚乳酸聚羟基乙酸（PGLA），是类似可吸收缝合线材料的生物聚合物。聚合物水解生成羟基乙酸和乳酸，可促进纤维细胞增殖。Matrix2™（StrykerNeurovascular，Fremont，CA）

图 5-4　螺纹钢

精明的术者使用 18 系弹簧圈时,会想起钢筋浇
筑混凝土里面的螺纹钢

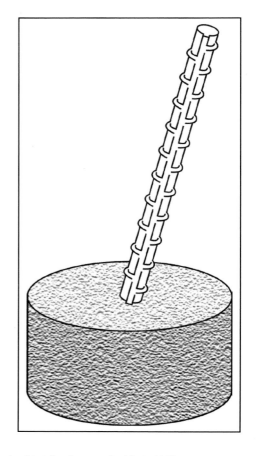

弹簧圈是覆盖 PGLA 的铂金弹簧圈。动物实验证实,相比于裸铂金弹簧圈,Matrix
弹簧圈能加速动脉瘤纤维化和新内膜形成。Cerecyte™(Codman Neurovascular,
Raynham,MA)和 Nexus(EV3,Irvine,CA)也使用了 PGLA。HydroCoil® 系统
(Microvention/Terumo,Tustin,CA)是涂有可膨胀的水凝胶(参见下文)的铂金弹
簧圈。

　　a. 注意:两项随机、多中心企业赞助的试验[涂层试验及铂金和基质研究
(MAPS)试验]未能证实 PGLA 处理后的弹簧圈有益处。

　　b. HELPS 试验表明水凝胶弹簧圈较裸铂金弹簧圈能降低动脉瘤复发率。

　　(6)抗拉伸性:弹簧圈的远端在动脉瘤内被卡住或打结时,强力回拉时会发生
弹簧圈拉伸,造成弹簧圈外层螺旋丝解旋。弹簧圈拉伸是个问题,因为弹簧圈失去
了控制,整个弹簧圈不能完全展开进入动脉瘤或撤回。改良设计是把一个增强纤
维(通常尼龙)置于弹簧圈内以抵抗拉伸。现有的大多数弹簧圈有"抗拉伸"型。抗
拉伸性不等于不能被拉伸,虽然被拉伸可能性减小,但依旧可能被拉伸。

（7）其他弹簧圈设计。

①"复杂形状"（3D、球形或随机成祥）。这些复杂形状弹簧圈相较于简单的螺旋弹簧圈能产生更高的填塞密度。

②Target®－360°（Stryker Neurovascular，Fremont，CA）。相比于大多数其他弹簧圈，具有更多的随机"折点"，更适合于复杂的分叶动脉瘤。

③Micrus Deltapaq™（Codman Neurovascular，Raynham，MA）。简单的螺旋形，但能在狭窄的空间里形成更多的随机祥。据报道，相比其他弹簧圈能产生更高的填塞密度。

④HydroCoil®（MicroVention/Terumo，Tustin，CA）。带水凝胶涂层的铂金弹簧圈，接触血液后膨胀。水凝胶比裸铂金弹簧圈提供了更高的填塞容积，可填塞弹簧圈团之间的空隙。

⑤Orbit Galaxy 弹簧圈（Codman Neurovascular，Raynham，MA）。弹簧圈具有较大的铂丝直径（0.012in 相比于 0.010in），可能有较高的填充密度。

⑥Micrus Presidio™ 弹簧圈（Codman Neurovascular，Raynham，MA）。成篮弹簧圈，是其他 3D 弹簧圈一倍左右的长度，可能比普通的 3D 弹簧圈更稳定。

⑦AXIUM™ Detachable Coil System（IRVINE，CA）。解脱系统是机械的"钩住/脱钩"原理。

⑧Penumbra Coil 400™（Penumbra，Inc.，Alameda，CA）。非常大但很柔软的白金弹簧圈，直径 0.020in。相比于标准的 10 系弹簧圈有 4 倍的填塞密度（因此标示"400"），使用机械解脱方式。

电解弹簧圈和心脏

GDC 弹簧圈解脱系统采用电流在患者体内产生的电场。使用 GDC SynerG 系统解脱时，无论是 1mA 还是 2mA 的电源设置都可观察到心电图干扰。这些干扰更频繁地发生在 2mA 时和在解脱将完成时。这一现象引起了担忧，对于有心脏起搏器的患者，有无可能发生危险的心律失常。但厂商的试验和丰富的临床经验表明，该电场产生的影响不足以影响心脏电生理。然而，存在一个理论上的风险，即置入自动除颤器的患者，自动除颤器可以感测到解脱时体内产生的电活动，并认为是心律失常，而激发自动除颤。尽管本手册的作者在装有心脏起搏器和除颤器的患者中使用过 GDC 弹簧圈而并未发生异常，但最好使用非电解脱弹簧圈系统，如 Codman Galaxy 系统。

五、动脉瘤到位技术

1. 路径图下，微导管在微导丝导引下到达载瘤动脉邻近动脉瘤的位置。

2. 对于末端动脉瘤（例如，基底顶端动脉瘤），微导丝通常可以轻轻地直接推进到动脉瘤，随后跟进微导管。

3. 对于侧壁动脉瘤(例如,ICA 眼段动脉瘤和 SCA 动脉瘤),微导丝和微导管有时可以直接进入动脉瘤。或者,如果用塑形微导管,可以引导微导丝和微导管头端通过动脉瘤瘤颈。回撤微导丝进入微导管,缓慢拉回微导管,使导管头端翻转进入动脉瘤(图 5-5)。

4. 导管头端在动脉瘤内的理想位置取决于手术的阶段(图 5-6)。当使用 3D 弹簧圈成篮时,微导管的头端通常最好在瘤颈部,以便弹簧圈成球形,防止弹簧圈突出到载瘤动脉,并使穿过瘤颈祥的数目最多。一旦动脉瘤框架成形,微导管头端摆在动脉瘤中心,距离瘤顶约 2/3 的位置以增加填塞期微导管稳定性。在收尾阶段,可能要重新定位微导管几次以填充动脉瘤内残留的空间。

5. 一旦微导管头端进入动脉瘤内,在导引导管和动脉瘤之间的距离推进和撤回微导丝几次。这个动作可以便于理顺冗余的微导管,消除可能导致栓塞中微导管突然弹出的微"势能"。

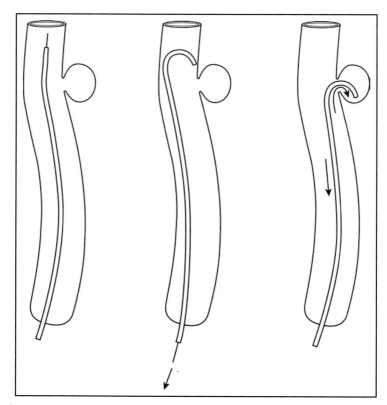

图 5-5　旁壁动脉瘤技术

J 形微导管用于进入侧壁动脉瘤的技术。推进微导管和微导丝跨过动脉瘤颈(左)。回撤微导丝几毫米到微导管(中),然后轻轻地回撤微导管,直到导管头端翻转进入动脉瘤(右)

图 5-6　对于大多数
动脉瘤的微导管
建议位置
为导管头端位于瘤
体中线及 2/3 之间。
释放弹簧圈时微导
管的头端像画笔(即,
来回晃动)一样

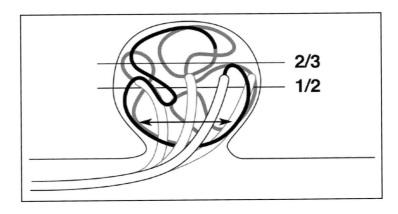

6. 当通过导引导管造影时,Y 形阀应围绕微导管拧紧、固定,以防止微导管被造影剂冲向前方。

7. 有时,动脉瘤和周边血管的解剖(例如,一些 SCA 动脉瘤)使其难以确认微导管的头端位于动脉瘤内。微导管造影可以明确微导管的位置,并显示动脉瘤颈的大小和形态。

(1)3ml 的注射器抽取 100% 的造影剂,除去连接到微导管 Y 形阀,阀直接微导管造影。

(2)显然,蛛网膜下腔出血时慎用"动脉瘤造影"。

六、栓塞技术

1. 微导管头端到位后释放成篮弹簧圈。第一个 3D 弹簧圈应直径等于或略大于动脉瘤体的直径。稍大的 3D 弹簧圈可以"椭圆化"动脉瘤和提高体颈比。

2. 成篮动脉瘤时轻轻前后移动微导管有助于弹簧圈在瘤体内成祥。

(1)"画笔",即微导管头端来回移动,提示微导管头端处于合适的位置,没有卡在弹簧圈之间,或弹簧圈与瘤壁之间。

(2)必须小心,防止新的弹簧圈置于圈团与瘤壁之间,因为可能撕裂动脉瘤壁。

3. 每个弹簧圈放置好解脱前,通过导引导管造影。

(1)弹簧圈位置。

(2)载瘤动脉内有无血栓。

(3)穿孔(即造影剂外溢)。

(4)应注意邻近的血管有无血流消失(例如,栓塞基底动脉顶端动脉瘤时,注意两侧 PCA 的血流),这些血管的血流不对称,可能是载瘤动脉受弹簧圈或血凝块影响的首先特征。

4. 根据厂商的使用说明解脱弹簧圈。

5. 解脱后,将推进导丝透视下缓慢抽出,以确保弹簧圈已成功分离。

6. 如果弹簧圈被拉回到导管,则弹簧圈并未解脱。重新填入,并尝试再次解脱,直到分离为止。

7. 较大的动脉瘤,动脉瘤内可放置几个三维弹簧圈,每一个比前一个更小("俄罗斯套娃"技术)。

8. 放入多个弹簧圈后,在先前放入弹簧圈中观察新放入弹簧圈变得更加困难。反转路径图有助于在其他弹簧圈之间使新弹簧圈可视。

反转路径图,激活路径图功能,但不注射造影剂。出现空白屏幕,随后透视,正在放置的弹簧圈会显示为黑色图像。

9. 栓塞过程中微导管的控制。

(1)记住透视下微导管近端标记点相对于头部骨性标志(图 5-7)的位置。

当反转路径图时,近端标记点改变位置时,屏幕上会出现一个"白点"。

(2)当推进微导管时,避免用力过度,引起载瘤动脉中的微导管"屈曲"。屈曲的微导管说明微导管头端力量有可能导致头端弹向前并刺破动脉瘤。

10. 在解脱一个或多个三维成篮弹簧圈后,放置填充弹簧圈,然后,临近结束,放置终末圈。

11. 确定何时从三维圈切换为填充圈,再到终末圈,取决于几个因素,如每个弹簧圈前进的阻力、在透视下弹簧圈团的大小,以及微导管的位置和稳定性。通常,任何类型的弹簧圈,可一直放置到阻力增大为止。阻力增加提示需更换较小尺寸或较软的弹簧圈。

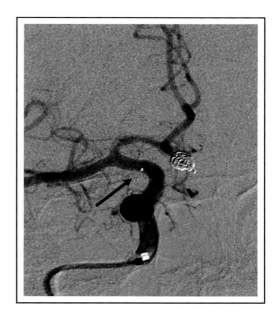

图 5-7　近端标记的位置

近端微导管标记(箭头)在 ICA 中。透视下注意近端标记位置及与头部骨性标志的关系,有助于提供关于微导管的头端在动脉瘤内的位置

12. 目标是最大限度填充动脉瘤,即栓塞动脉瘤直到推送弹簧圈时阻力变大。

填充密度(即每单位动脉瘤体积内放置的弹簧圈材料的总长度)与动脉瘤复发的风险成反比。

①然而,最近的研究表明,仅在相对松散填充动脉瘤时,填充密度差异才会影响动脉瘤的血流动力学。

②一旦填充密度接近 30%,继续填充弹簧圈对复发作用越来越小,这点也通过临床经验获得了证实。

13. 有时,复杂的分叶动脉瘤需要使用一根以上的成形微导管。取决于动脉瘤的解剖结构,一种形状的微导管可用于栓塞动脉瘤中的一个分叶,另一根微导管可用于其他分叶。

14. 栓塞完成后,高倍率前后位和侧位造影以确认栓塞完全,然后移除微导管。

15. 推进微导丝进入微导管以顺直微导管,防止从动脉瘤回撤时微导管头端钩住弹簧圈。导丝也可以防止弹簧圈的尾部突出到微导管,防止导管回撤时牵拉出弹簧圈。最后微导管和微导丝从动脉瘤一起抽出。

16. 最后前后位和侧位造影观察有无血管不显影或其他异常。

17. 回撤导引导管进入 CCA 或椎动脉的近端,造影检查有无血管夹层。

(一)Hydrocoil® 技术

1. Hydrocoil® 技术

(1)在许多情况下,动脉瘤最初成篮至少应用一种三维结构弹簧圈,如 Hydroframe®。然后使用 Hydrofill® 和 Hydrosaft® Hydrocoils® 弹簧圈填栏。

(2)在解脱时,Hydrocoil® 弹簧圈配套的电解脱系统:V-Trac® 系统,可以很方便地与弹簧圈末端导丝连接,快速可靠解脱。

(3)Hydrocoil® 弹簧圈在没入时已经开始膨胀,因此需要内腔至少 0.0165in 的微导管。

(4)膨胀圈水凝胶涂层既薄又软,因此不需要用蒸汽使其变软。

(5)将 Hydrocoil® 送入微导管,推送至动脉瘤内。

(6)即使是较短小的弹簧圈,弹簧圈在出微导管的同时也要开始计时。30 分钟后弹簧圈会膨胀很多以至于难以从微导管撤出。如果微导管内腔较大(0.021in),计时可适当延迟。

(7)虽然操作时间有限,但是在将较硬的 Hydrocoil® 填入动脉瘤腔内时应该小心轻柔。

(8)通过造影或路径图确认弹簧圈位置满意且未累及载瘤动脉后,解脱弹簧圈。

（9）如果解脱前必须移动弹簧圈，则必须小心。弹簧圈从微导管内回撤有阻力提示弹簧圈已经发生显著膨胀。膨胀的 Hydrocoil® 弹簧圈阻塞微导管，术者如果再用力拉拽，弹簧圈可能解脱。

（10）如果膨胀的 Hydrocoil® 弹簧圈阻塞微导管，唯一的办法是将弹簧圈和微导管一并撤出。小心不要拉伸弹簧圈或使先前释放的弹簧圈自动脉瘤内移出。

（11）为了避免推送弹簧圈时遭遇阻力问题，尽量使用多个短圈，而不是数量较少的长圈。

（12）用 Hydrocoil® 填充达到致密填塞时，可以使用较柔顺的 Hydrsoft™ 弹簧圈（含一层较薄水凝胶）或裸白金弹簧圈超软的抗拉伸的终末圈。

2. 可预防性给予地塞米松，密切监测生命体征，尤其是直径 10mm 以上的动脉瘤，因为有报道出现化学性脑膜炎和脑积水。

（二）Penumbra Coil 400™技术

1. 由于输送这些弹簧圈需要更粗的微导管，所以这些弹簧圈主要用于较大的动脉瘤（尤其直径在 6mm 以上）。

2. 较粗的微导管不易穿过支架，导致支架辅助栓塞技术变得困难，这时可以应用 Penumbra 弹簧圈技术（见下方）。

3. Penumbra 弹簧圈技术。

（1）微导管能否到达最佳位置取决于导管头端形态。PX400™（Penumbra，Inc.，Alameda，CA）微导管可以分别塑成 45°、90°及 J 字形，甚至可以塑成更为复杂的形态。

（2）将 PX400™ 微导管（Penumbra，Inc，Alameda，CA）沿着导丝送入动脉瘤腔。术者必须使用相当稳定的导丝，尤其是在较为迂曲的血管内。但是，大多数情况下，0.016 Headliner™（Terumo/Microvention，Tustin，CA）就足够了。

（3）微导管头端必须置于动脉瘤腔中心部。

①这套系统的微导管定位非常重要，因为微导管移动困难，不能如画笔一般来回摆动将弹簧圈填入瘤腔，可能导致微导管很难将弹簧圈均匀分布于整个动脉瘤。

②避免将微导管头端贴近动脉瘤壁，因为弹簧圈的祥会对不同区域给予不同压力，从而增加动脉瘤壁局部压力过高的风险。

（4）填入第一枚复杂形态的弹簧圈尺寸一定要等于或略小于动脉瘤尺寸。如果是复杂形态动脉瘤，弹簧圈选择：在动脉瘤最大直径与最小直径之间选择合适尺寸的弹簧圈。

（5）同其他弹簧圈一样，Penumbra 弹簧圈应该在双平面路径图下小心置于动脉瘤腔内。解脱弹簧圈前选取合适的位置，造影确认弹簧圈没有突入载瘤动脉。

（6）如果可能的话，至少前 1～2 个弹簧圈应该选 Penumbra Complex Standard

(i. e. stiffer)设计,这样可以稳定成篮,并置入剩余的弹簧圈。

(7)解脱弹簧圈:连接 Penumbra 弹簧圈与其解脱手柄,依据制造商说明拨动开关。当操作解脱手柄时,确认弹簧圈推送导丝没有被推出、拉拽或旋转。

(8)但动脉瘤腔内已经被弹簧圈稳定成篮时,可以继续填入更柔顺的 Penumbra Complex Soft 弹簧圈或者无定形的 J 形弹簧圈。

(9)微导管在动脉瘤填塞过程中可能向瘤颈回弹,确认弹簧圈没有完全膨出动脉瘤,因为通过较粗的 PX400 微导管很难将弹簧圈再次填入。

(10)用 1～2 枚螺旋形的 Penumbra Curved Extrasoft 弹簧圈收尾。

不要尝试使用 PX400 微导管填塞其他厂家的弹簧圈(尤其是 10 系列)进行收尾,因为巨大的内腔会使小圈折叠导致卡在微导管中或者在微导管内拉伸。

(11)令人吃惊的是,有时仅仅选取几枚较大直径的 Penumbra 400 弹簧圈就可以将动脉瘤致密填塞。

①每个病例需要更少的弹簧圈从而减少了手术时间。

②更大的圈和潜在的高填塞密度能否提高动脉瘤远期闭塞率仍有待观察。

(三)可控微导管栓塞动脉瘤技术

虽然目前可控微导管未在美国上市,但 Plato™ Microcath 可控微导管(Scientia Vascular,Reno,NV)在欧洲已经实现商用。可控微导管运转与常规的微导管完全不同。第 4 章已对可控微导管技术进行了详细讨论。

> **知道吗?**
> 对于瘤顶上发出分支的动脉瘤,进行栓塞也许不会出问题。在一项研究中,9 例瘤顶上发出分支的动脉瘤病例中,栓塞后 7 例的分支得以保留,无一例出现任何血栓栓塞并发症。

七、Onyx®

Onyx®(Medtronic,Irvine,CA)是一种由制造商提供的液体形式栓塞剂,溶解在有机溶剂二甲亚砜(DMSO)中。Onyx®——乙烯乙烯醇共聚物,通过微导管注入水性环境;DMSO 向外扩散到周围组织,使材料凝集成一个海绵样占位性铸型。Onyx® 被 FDA 批准用于颅内动静脉畸形的栓塞。Onyx® HD-500 栓塞治疗颅内动脉瘤属于人道主义器械豁免,它只能用于相应研究机构审查委员会批准的协议(IRB)。Onyx® 栓塞动脉瘤需要球囊辅助技术,允许注入材料至动脉瘤腔而不能闭塞远端血液循环。因此,它只能用于侧壁动脉瘤,在载瘤动脉应用球囊将瘤颈封堵,且因封堵时间较长而需要足够的侧支付偿。所有的设备都必须兼容 DMSO 溶液。随着血流导向装置治疗侧壁动脉瘤的技术进步,应用 Onyx® 治疗动脉瘤实际上已经过时了。

八、Neucrylate™ AN

Neucrylate™（Valor Medical，San Diego，CA）是一种由 1-己基正氰丙烯酸盐类制成的液态物质，接触血液发生聚合，用以治疗颅内动脉瘤。该物质与黄金颗粒混合以使其射线下可见。Neucrylate™，是球囊在动脉瘤颈部暂时充盈后通过微导管注射的，与 Onyx®（ev3 Neurovascular，Irvine，CA）技术相似。它比 Onyx 栓塞动脉瘤的优势在于注射和聚合更加快速。最初有项研究包含 12 例动脉瘤患者，所有动脉瘤夹闭或者栓塞均不是特别适宜。对这 12 例患者应用 Neucrylate™进行治疗。初次治疗闭塞 90％以上的动脉瘤患者达到 75％。其中 33％患者有神经系统并发症，并且 55％的患者在 6 个月内复发。需要注意的是，这些都是非常难以处理的动脉瘤。产品已经在 2011 年 5 月获欧洲统一（Conformity European，CE）认证应用于市场。在写这版书时，尚未获得 FDA 批准。如同 Onyx 一样，其已被逐渐普及的血流导向装置所淘汰。

九、术后管理

1. 全面神经查体。
2. 转入神经重症监护室后，每小时进行安全神经查体和观察腹股沟。
3. 大多数未破裂动脉瘤患者术后第一天可出院。
手术后第一天不出院与 30 天不良事件无关。
4. 常规影像学随访。在术后 6 个月和 18 个月进行 MRA 随访，之后每年复查MRA。MRA 常规复查栓塞后的动脉瘤既准确，性价比又高，对大多数栓塞后动脉瘤不必都复查导管造影，不用对比剂的 MRA 成像已经足够了，虽然应用钆制剂能得到更好的图像。如果 6 个月 MRA 显示无显著改变，每年 MRA 复查。请参阅附录 5A，颅内动脉瘤基础影像学。

十、栓塞小动脉瘤的要点及注意事项

栓塞小动脉瘤（<3mm）比较困难，动脉瘤栓塞失败及破裂的风险高于大一些的动脉瘤。一些技术的改良有助于降低并发症发生的风险。
• 原则 1：避免导丝进入动脉瘤。只要可能，用导丝将微导管导引至动脉瘤附近，导丝撤出微导管内，操作微导管进入动脉瘤。可以在导管内旋转导丝，头端弯曲的导丝常可将导管头调整至所要的方向。
• 原则 2：选用一弯头导管，使之适合动脉瘤解剖条件。理想状态下，导管口应自载瘤动脉垂直指向动脉瘤，而不应形成一个拐弯进入动脉瘤。有时导管弯头远离动脉瘤，通常说起来容易做起来难。

- 原则 3:无论何时,尽可能将微导管退入动脉瘤,而不是推入动脉瘤。前推微导管可能在微导管内储存动能,并可能突然释放,使微导管前跳。后撤微导管减少了微导管储存的能量。在导丝导引下,将微导管送至动脉瘤以远的载瘤动脉内,导丝撤出导管,缓慢后撤微导管。如果微导管头端的形状适当,可弹入动脉瘤,但没有前跳的趋势。

- 原则 4:不要将微导管深入动脉瘤。即使导管头端在瘤颈,甚至在载瘤动脉,只要导管头指向动脉瘤,也可通过尝试将小动脉瘤成功栓塞。这既阻止了微导管损伤动脉瘤,同时也使得弹簧圈进入瘤腔内,而且弹簧圈在进入瘤腔之前已经开始弯曲,以其宽大的弯曲表面与瘤壁相互作用,而不是弹簧圈尖锐的头端。

- 原则 5:时刻注意卸去微导管和导引导管的冗余。

- 原则 6:尽可能选用软的弹簧圈、尽可能慢地送入动脉瘤。一项研究展示了只用小的 Target® 360 Ultrasofe™ 弹簧圈(Stryker Neurovascular,Fremont,CA)成功治疗小动脉瘤。

- 原则 7:当弹簧圈进入瘤体时,轻柔调整微导管,以减轻弹簧圈对动脉瘤壁的压力,并确保弹簧圈施放于正确的方向。

- 原则 8:如果微导管倒退太多,考虑换用更软、更小的弹簧圈。

- 原则 9:如果弹簧圈脱入载瘤动脉,采用其他设计的弹簧圈(3D 或者螺旋构造),软或超软,或球囊塑形(见下)。

- 原则 10:当弹簧圈完全释放,要确定微导管无前移(当解脱弹簧圈、撤回导丝时可发生前移)。只要弹簧圈祥全在动脉瘤内,就可将微导管撤出动脉瘤。常常只需一枚弹簧圈就可以。

- 原则 11:在经导引导管推造影剂前,要仔细检查,微导管无弯曲、Y 形阀拧紧,最好低压手推造影剂,以防微导管前移。

- 原则 12:放置支架指征可适当放宽,如果宽颈,在弹簧圈解脱后仍可放支架。

- 原则 13:少量弹簧圈就可致微小动脉瘤的血栓形成,甚至一个圈也可让微小动脉瘤形成稳定血栓。

- 原则 14:使用中间导管,可以帮助控制微导管(见第 4 章)。

十一、填塞密度的计算

填塞的致密度与再通呈负相关。在弹簧圈栓塞过程中,可以用很多免费软件来评估其填塞密度。这种实时填塞密度数据通过增加填塞密度以帮助术者减少再通的概率。通过一些设备及栓塞技术可以使弹簧圈栓塞技术发展到更致密栓塞。

1. Angio Suite(www.angiosuite.com) 这种软件可以下载到带有摄像头的 iPhone 或者 iPad。可以通过摄像头获得的 2D 血管影像测量动脉瘤的大小。下拉菜单包含所有公司的可用弹簧圈的栓塞密度;在栓塞过程中可以根据弹簧圈的栓塞密度来选择合适的弹簧圈。

2. Angio Calc(www. angiocalc. com) 所有的计算都通过网站完成。相对于 AngioSuite 来说,其评估动脉瘤大小的方法较为原始;这个网站可以让我们选择多种形状动脉瘤(球形、椭圆形、分叶形等),并通过输入动脉瘤的尺寸算出其体积。然后再选择弹簧圈,以推算其栓塞密度。

第二节　治疗宽颈动脉瘤的辅助技术

宽颈动脉瘤,一般认为是体颈之比小于 2：1,单单只用弹簧圈栓塞比较困难。有几种辅助技术可以帮助我们对宽颈动脉瘤进行栓塞治疗。

(一)球囊辅助栓塞技术

1. 宽颈动脉瘤的"球囊塑形"技术是基于这样的一个概念:用球囊临时支撑,成篮弹簧圈可将瘤体撑大呈椭圆形,为弹簧圈的继续填塞建立一个稳定的结构(图 5-8)。其与支架辅助栓塞相比,有明显优势,载瘤动脉内金属少而可以避免双抗。经验丰富的术者其风险与单栓栓塞相当。

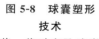

图 5-8　球囊塑形技术

将一临时充盈球囊置于宽颈动脉瘤附近(a),放置可以将瘤体撑大呈椭圆形的成篮弹簧圈,然后填塞其他弹簧圈(b,c)。球囊的存在迫使弹簧圈形成有助于弹簧圈稳定的特定形状,而非自然形成的形状。

(d)最终效果

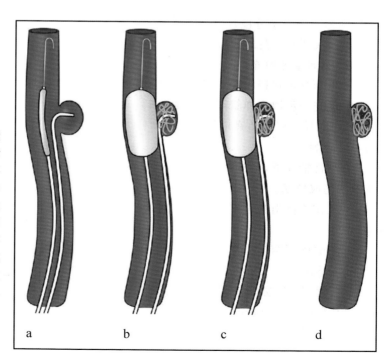

2. 患者必须给予全身肝素化,术前可考虑给予抗血小板治疗。导引导管必须足够大到能容纳球囊导管及微导管,一般需选用 6F 及以上导引导管(如:Benchmark)。

3. 导引导管上连接双头 Y 形阀,并且在 Y 形阀上连接肝素盐水持续冲洗。

4. 观察导管系统中有无气泡。

5. 将球囊导管(未充盈)(Hyper Glide™或 Hyper Form™ Medtronic,Minneapolis,MN),Transform™(Stryker Neurovascular Fremont,CA)置于动脉瘤附近的载瘤动脉。

6. 将微导管置入动脉瘤内。

另外,可用足够大的双腔球囊,以推送弹簧圈。在中心管腔推送弹簧圈的同时,Ascent™(Codman Neurovascular,Raynham,MA)球囊可以被充盈。

7. 将弹簧圈的一个袢推入,并使弹簧圈尖端背向瘤顶,在充盈球囊时,不至于将导管头顶在瘤顶,这样可以减少在推送弹簧圈时动脉瘤破裂的风险。

8. 在路径图引导下充盈球囊并放置成篮弹簧圈。

9. 在解脱前,需去充盈球囊,并评估弹簧圈的稳定性。当第一枚弹簧圈稳定后可进行解脱。

10. 还有一种方法可以在第一次充盈球囊时快速放置及解脱多个弹簧圈。

这种方法已经在球囊辅助快速间歇有序栓塞中描述,并且可以使多种弹簧圈缠绕成的弹簧圈团十分稳定。

11. 再次暂时充盈球囊时,另置入一成篮弹簧圈。

注意:在球囊暂时充盈时,由于微导管头的来回摆动受限,可影响弹簧圈的顺利释放。这种影响可在释放弹簧圈的同时,轻轻地抽拉、推送微导管、调整角度来减小。

12. 在进一步填塞弹簧圈时,每次放置弹簧圈后,球囊应去充盈或至少间断性地去充盈,这样可以避免在动脉瘤内积聚过多的弹簧圈及血液,也可以减少再灌注对循环的影响。

13. 通常情况下,当成篮弹簧圈稳定后,可以不必充盈球囊,而安全地将剩余的弹簧圈完成填塞。

14. 在需要撤出微导管时,最后一次充盈球囊,以确保撤出微导管时弹簧圈团稳定。

15. 球囊塑形窍门。

(1)成篮选择了 3D 圈,因其保持形态较 2D 圈好。

(2)球囊充盈次数与缺血事件的发生无相关性。

(3)高顺应性 HyperForm™球囊较低顺应性 HyperGlide™球囊能更好地适应血管解剖。这就使得 HyperForm 球囊成为在治疗如分叉部动脉瘤这种非侧壁动脉瘤最理想的球囊。

(4)球囊塑形的一个显著优势就是在术中动脉瘤破裂时可以暂时阻断血管。

（二）支架辅助栓塞

现在，美国有 3 种专门用于支架辅助栓塞颅内宽颈动脉瘤的支架：Neuroform3®
支架（Stryker Neurovascular，Fremont CA），Enterprise™ 血管重建设备和输送系统
（Godman Neurovascular，Raynham，MA），LVIS® /LVIS® Jr（Microvention，Tusin，CA）。
这三种装置都为自膨的镍钛合金支架，设计完全不同，可以放置于载瘤动脉的瘤颈附
近，支架可以像筛网一样将弹簧圈挡于动脉瘤内（图 5-9）。难以置信的是，支架系统
已引进推广多年，在全球范围内售出数万枚的 Neuroform 和 Enterprise 支架，三种支
架仍属于人道主义器械豁免；这三种装置只能被每个机构的审评委员会批准后才能
使用。这三种装置的设计不同，我们将在后面叙述。虽然较早的观点认为用支架
可增加动脉瘤长期闭塞的概率，但最近的一项研究认为支架辅助栓塞与球囊塑形、
双导管（见后）等其他栓塞技术无明显差异。较新的 LVIS 支架具有血流导向作
用，可提高闭塞率，应用这些装置需术前给予双抗，并且更适用于未破裂动脉瘤。
蛛网膜下腔出血患者，如果可能的话尽量避免应用支架辅助技术。由于双抗治疗，
增加支架辅助栓塞后的蛛网膜下腔出血患者的出血并发症。只有在其他技术甚至
部分栓塞（见后）也不能治疗蛛网膜下腔出血患者时，才考虑支架辅助技术。血流
导向装置，也可以与弹簧圈一起使用。

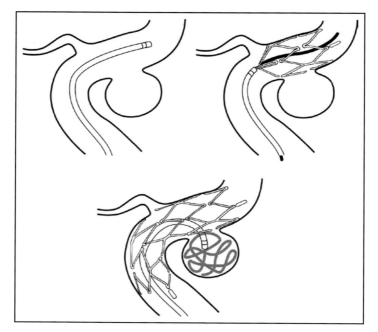

图 5-9 支架辅助栓塞技术

将微导管置入瘤颈远端（左上），跨越瘤颈释放支架（右上），通过支架网孔将微导管置入瘤内
并栓塞（下）

（三）Neuroform® *vs*. Enterprise™ vs. LVIS®

每种装置都有它的优缺点。

1. Neuroform®。

（1）优点。

①使用时间长,更成熟（2002 年就开始在美国应用）。

②标记线容易辨认。

③局部开环设计可以使支架更好地适用于曲度大的血管。

（2）缺点。

①相对于 Enterprise 更硬并且通过性差。

②局部开环设计导致支架易于突入瘤腔,尤其是 Neuroform2®。

2. Enterprise。

（1）优点。

①相对于 Neuroform 更柔软并且更容易导入及释放。

②主要用于释放,并且可以不使用交换导丝。

③在释放过程中,支架释放未超过 80% 时,需要调整位置时,可以将其撤入微导管（再捕获）。

④展开的支架末端可以使微导管更容易导入释放的支架腔内（而微导管容易被 Neuroform 支架的近端标记绊住）。

（2）缺点。

①闭环设计使得其位于弯曲度较大的动脉时易成为像颈动脉虹吸部一样"眼镜蛇颈"样改变（图 5-10）。其闭环设计使得其像金属管一样在弯曲大的血管内可以打结、变扁,这样就使支架释放后微导管难以通过。

②这种闭环设计可能会导致贴壁不全,迟发缺血事件风险增加。新的 Enterprise 2 支架设计贴壁性改进,但在弯曲的血管仍有这样的问题。

③相对于 Neuroform 来说,可选型号有限。

④透视下难以看清标记。

⑤释放导丝末端直径大于近段（这部分位于支架内释放部之前）。这种形状的错位,使得有时在支架释放后,导丝容易将支架钩住。

⑥支架近端有时会出现迟发性移位,特别是在后循环。

3. LVIS®/LVIS Jr®。

（1）优点。

①最新的可用装置（美国 2014 年起开始应用）。

②单根镍钛丝编织的闭环支架。

③透视标记清晰可见,不透线的螺旋簧式编织支架。

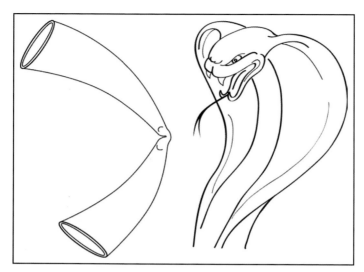

图 5-10　眼镜蛇与其颈部

像 Enterprise,Pipeline,Silk 支架的闭环设计容易使装置打结(像眼镜蛇颈部),在像颈动脉虹吸部这样的弯度大的血管内释放支架时,打结部分能阻碍导引通过支架

④瘤颈部更高的金属覆盖率(23％),虽然低于导向装置(如 Pipeline 30％～35％),但远高于 Enterprise(6％)。

⑤瘤颈部更高的金属覆盖率有一定血流导向作用,似乎可以提升动脉瘤完全或次全闭塞率。

⑥更小的网孔设计可以防止较小的弹簧圈突出支架网孔。

⑦LVIS Jr 可以通过 0.0165in 内腔的微导管释放。

⑧只要支架释放不超过 80％,可以重新收回并定位。

(2)缺点。

①支架打开不理想导致贴壁差。

②由于支架两端喇叭口式开放,故支架两端标记必须超过瘤颈两端至少 7mm。

(四)支架辅助栓塞的技术

1. 病例选择　宽颈动脉瘤指瘤颈宽度≥4mm,或者体颈之比<2。

2. 抗血小板治疗

(1)术前阿司匹林 325mg qd,3 天以上。

(2)术前氯吡格雷(Plavix®)75mg qd,3 天以上。

①术前一天或 5 小时可以负荷量给予阿司匹林 325mg＋氯吡格雷 300mg,PO 或 NG。

②如若在紧急情况下使用支架(急救需用支架,而术前未预料),可以滴注 GP Ⅱb/Ⅲa 抑制药,直至负荷量的阿司匹林和氯吡格雷生效。作者更喜欢使用阿昔

单抗,因为在需要时,可以输注血小板来中和药效。

阿昔单抗 0.025mg/kg iv,然后以 10μg/min 持续滴注 12 小时。

• 需注意:若想用胃管给予氯吡格雷,为减少鼻咽部出血的风险,要在给予阿昔单抗前置管。

3. 测量载瘤动脉及瘤颈的宽度以选择合适的支架。

4. 大多数病例中,可同时释放支架及栓塞动脉瘤。但在支架释放困难或手术时间较长时,可先返回患者,择期再进行栓塞。在几周后,支架已内皮化并更稳定,使得经支架栓塞更容易。

5. 术后管理。

(1)如果穿刺点拔鞘后手压或 C 形夹压迫,因为用了阿司匹林和氯吡格雷,压迫时间需延长。需压迫 40 分钟,而没有抗血小板治疗的患者,压迫时间为 15~20 分钟。

(2)支架术后,氯吡格雷 75mg qd,1 个月;阿司匹林 325mg 或 81mg qd,长期。

(五)Neuroform 技术

1. 装置

(1)Neuroform EZ® 支架包括一些透视下不可见的丝网,以及透视下可见的支架两端白金标记(头尾各 4 个)。支架完全释放后,其网眼足够容纳 2.5F 或者更小(实际＜2.0F)的微导管,以栓塞动脉瘤。

(2)Neuroform Atlas™ 可以通任何一种 0.0165in(或更大)内腔的微导管释放。它具有复合开环结构(支架远端),支架中级相互连接逐渐增多,近端变为闭环设计。这些设计提高了支架在通过微导管时的贴壁性及稳定性。

(3)支架型号 Neurofrom®。

①直径(mm):2.5,3.0,3.5,4.0,4.5。

②长度(mm):15,20,30。

(4)Neurofrom Atlas® 型号。

①直径(mm):3.0,4.0,4.5(适用于 2.0~4.4 血管)。

②长度(mm):15,21,24,30。

(5)支架的选择。支架的长度必须足够长,至少覆盖瘤颈远近段各 4mm 以上,以防止移位。

(6)微导管。

使用 Neuroform EZ 最好的微导管是 Excelsior® XT-27®(Stryker Neurova scular,Fremont,CA)或 Marksman™(Medtronic Neurovascular,Minneapolis MN)。这些微导管属于编织结构,较 Renegade® HI-FLO 微导管在过弯时不容易打折。

(7)器材准备

Neuroform EZ®:支架连于微导丝,置于透明塑料导引鞘内。将导引鞘的一半插入Y形阀并轻柔地关闭Y形阀。打开Y形阀的冲洗装置,直到肝素盐水从鞘的近端流出。不要在导引鞘处紧握Y形阀,以免损伤支架或其内的微导丝。Neuroform EZ导引鞘不如Enterpruse支架导引鞘耐压,它在挤压下极易折损。管鞘灌注肝素盐水后即刻将其头端置入Y形阀的孔内,并且通过微导丝将支架推送入推送导管内。

2. 释放技术

(1)在路径图指引下,将0.027in微导管及(0.014in或0.016in)微导丝送至动脉瘤远端。

(2)这些导管略硬,有时需通过使用较细的微导管到位后交换这些输送导管到位。

(3)撤出导丝,应用输送导丝将Neuroform EZ支架输送至微导管头端。

(4)始终保持输送导丝头端在透视下的视野内,以确保导丝头端没有进入小穿支或刺破血管。

(5)到位后紧紧固定输送导丝,然后后撤输送导管释放支架。当标记点完全打开表示支架撑开。

(6)当支架展开后,固定支架近端标记点位置。在支架释放过程中,如果整个系统内有任何不稳定,微导管及支架可能会移动,或近端跳跃。

(7)输送微导管及稳定器通过交换导丝撤除。标准微导管通过导丝导引至支架内,然后应用微导丝导入动脉瘤腔。

3. Neuroform 窍门

(1)用推送导丝将支架推送至最佳位置,伸直推送导管远端部分,可减少阻力,推送导管,然后释放支架。

(2)在解剖位置理想、导引导管能置入较远位置时,Neuroform支架可直接推送至主要位置(不用交换导丝)。而Neuron™导引导管(Penumbra,Inc.,San Leandro,CA)非常适合这种情况。

(3)Y形。单一地将Neuroform支架置入基底动脉顶部的动脉瘤颈处,可减少瘤颈的有效口径而利于栓塞。但有些基底动脉顶部动脉瘤瘤颈较宽,需放置两枚支架成Y形置入。这种技术,是将一个支架置入基底动脉,扩展到一侧P1段,另一枚支架通过第一枚支架的网眼,从基底动脉推送至对侧P1段(图5-11)。

(4)支架位置不正。不慎将支架释放,致一端接近瘤颈或快要进入瘤体,可用下面两种方法。

①有时候,支架的一部分进入动脉瘤内,栓塞也可成功完成,可以在填塞时将弹簧圈缠绕支架或压于支架上。

②通过第一个支架的内腔再释放一个Neuroform支架。这种方法最重要的是在释放第一枚支架后保持微导丝的位置不变。

(5)支架释放后栓塞动脉瘤过程中,选择较小和较短的弹簧圈减少微导管被踢出脉瘤腔的风险。

图 5-11　Y 形
基底动脉顶端的宽颈动脉瘤，一个 Neuroform
支架置入一侧 P1，另一个置入对侧 P1

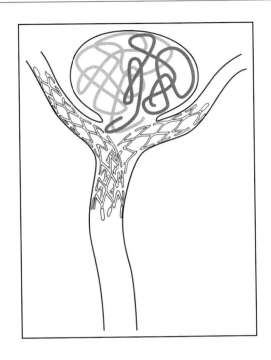

（六）Enterprise 技术

1. 装置

（1）厂家将 Enterprise™ 血管重建装置及输送系统（Codman Neurovascular，MA）装在塑料鞘内（投放管）。用普通微导丝将 Prowler Select Plus 微导管（Codman Neurovascular，MA）推送越过瘤颈；撤回微导丝，置入支架/推送导丝支架复合体至合适位置并释放。

（2）推送导丝。推送导丝预装于支架内，支架与推送导丝都被厂家装在投放管内。推送导丝有三个放射标记点：导丝近端，"支架位置标记"（标记未释放支架的位置及长度），导丝末端。

（3）支架。支架的网格无法在标准透视下看到；只能看到两端的 4 枚铂金标记点，但其标记显示不如 Neuroform 清楚。Enterprise 支架完全释放后，其网眼足以通过外径≤2.3F 的微导管来栓塞动脉瘤。

①支架型号。

a. 当载瘤动脉直径在 2.5～4.0mm 时，可使用 Enterprise 支架。

b. 直径：4.5mm。

②长度（mm）：14，22，28，37。

（4）支架的选择。为避免支架进入瘤内或移位，支架必须超过瘤颈远近两端各 4mm 以上。

（5）装置的准备。推送导丝的头端不能塑形。支架与微导丝置于透明的塑料投放管或鞘内。

2. 释放技术

（1）在路径图下，将 Prowler® Select® Plus 微导管（Codman Neurovascular，Raynham，MA）和微导丝（0.010in 或 0.014in）穿过瘤颈，置于远端。导管头必须距瘤颈12mm以上。Prowler 微导管相对硬，在有些情况下首先导入更细的微导管，然后交换 Prowler 微导管进入目标位置。

（2）撤出微导丝，将投放器的头端置入 Y 形阀并拧紧，将 Enterprise 支架置入 Prowler Select Plus 微导管中。

①拧紧 Y 形阀，用力逆向冲洗投放管，冲出管道系统中的气泡。

②冲洗投放管后，将其头端置入 Y 形阀孔中，并通过推送微导丝，将支架置入推送导管内。

（3）当推送导丝的标记线到达 Y 形阀之前，推送推送导丝不必在透视下进行。推送导丝的标记线距其末端有150cm。

（4）在路径图下将推送导丝及支架送入位，跨过瘤颈。

（5）为释放支架，通过调整推送导丝来调整支架位置标志线，置于合适位置。

（6）释放支架，在缓慢撤回微导管时要严格保持推送导丝不动。

（7）如果支架位置不合适，可以推送微导管回收支架，而不能通过拉拽推送导丝回收支架。并且支架在释放不超过80％才可收回，支架近端标记处即是回收极限位。换句话说，如果支架近端标记还在微导管内，则可回收支架。

（8）支架只能回收一次。如果还需要再次调整支架位置，则需撤回原支架并换一新支架。

当 Enterprise 支架释放后，撤出 Prowler Select Plus 微导管和导丝。推送新的微导管及微导丝来栓塞动脉瘤。

3. Enterprise 注意

（1）如果支架释放后被推送导丝钩住，可再上微导管回收推送导丝。

（2）Enterprise 支架在弯曲的血管内释放时会减弱其功能，它会产生两种问题。

①支架贴壁部分的血管壁会损伤。

②在弯曲的血管中，Enterprise 支架呈眼镜蛇颈样，导致穿越支架推送导管困难。

（七）LVIS®（Microvention，Tustin，CA）and LVIS® Jr（Microvention，Tustin，CA）技术

1.装置

（1）LVIS(纤薄可视腔内支撑装置)腔内支撑装置（Microvention /terumo，Tustin，CA）置于一个制造商的塑料包装盘管内。Headway 21 微导管（Microvention，Tustin，CA）来释放 LVIS，Headway 17 用于释放 LVIS Jr.首先用普通微丝将微导管置于动脉瘤颈远端 15mm 的位置。然后将微导丝撤出，将输送（支架）导丝置入，用以支架定位和释放。

（2）输送导丝:在支架内预装输送导丝，制造商预置支架和输送导丝于包装盘管内。将导丝和导入鞘从盘管中取出，并将其浸入无菌盐水中。小心地将支架释放5mm，并检查支架打开是否充分。轻轻抖掉支架上的气泡，然后把支架收回导入鞘。

（3）支架:LVIS 支架有 4 个近端和 4 个远端标记和 2 个钨螺旋标记贯穿整个支架，在标准的 X 光检查中很容易看到。LVIS® Jr 有 3 个近端、3 个远端和 3 个螺旋标记。因此，支架的完整长度可视化。支架的两端展开充分，使装置更牢固地锚定在适当的位置。完全扩张的 LVIS 支架的间隙大到足以容纳一个直径小于 2.3F的微导管头端。值得注意的是，根据目标血管的大小，支架可能会比标称长度缩短30%;或与微导管内支架长度相比，缩短 50%。工作长度比总长度少 4mm，因为喇叭的末端较少金属覆盖。

所列的直径和长度(完全打开)。

①支架尺寸 LVIS®。

• LVIS 用于载瘤动脉直径为 2.5～5.5mm。

• 直径(mm):3.5，长度(mm):17、22。

直径(mm):4.5，长度(mm):18、23、32。

• 直径(mm):5.5，长度(mm):30、33。

②尺寸 LVIS® Jr.。

• LVIS Jr.用于较细的动脉 2.0～3.5mm。

• 直径(mm):2.5，长度(mm):13、17、23、34。

• 直径(mm):3.5，长度(mm):18、23、28、35。

（4）支架选择:支架必须足够长，可以在动脉瘤颈的两端延伸至少 7mm，以完全覆盖颈部。在较粗的血管中会缩短一些。

（5）设备准备:输送导丝头端不要塑形。预装支架的导丝预置于透明的塑料盘管或导入鞘内。

2. 释放技术

（1）在使用路径图的情况下，通过微导丝（通常是 0.014in），将 Headway 21

（Microvention，Tustin，CA）或 Headway 17 微导管跨过动脉瘤颈，头端在动脉瘤颈远端至少 15mm。如果有必要的话，Headway21 较硬难以通过，可先通过较细的微导管，然后交换 Headway21 到位。

（2）撤除导丝，将导入鞘送入微导管止血阀，LVIS 支架导入 Headway 微导管内。

①当塑料盘管头端进入止血阀一半时，拧紧止血阀；用加压的盐水冲洗盘管内支架并排出小气泡。

②一旦导入鞘冲洗后，将其头端置于输送微导管尾端并固定，然后通过推送输送导丝将支架送入输送导管。

（3）输送导丝送入微导管过程中，直到装置的出现标记到达止血阀，此时开始透视。该标记表明支架正在接近微导管头端。

（4）在路图指引下，将输送导丝和支架的远端标记固定在超过动脉瘤颈 7mm 的位置。

（5）通过将支架在输送导丝上的定位标记与目标部位对齐，将支架释放位置确定。

（6）在小心地收缩微导管的同时缓慢推送输送导丝，缓慢而小心地将支架释放。

（7）观察支架是否完全打开（在透视可见），如果没有，则对微导管和导丝调整力量。

（8）不能迅速将其从微导管中释放出来。它可能会打开不完全。

（9）如果支架位置不满意，支架可以通过固定输送导丝的同时推进微导管来收回。不要试图回撤输送导丝来收回。如果支架释放少于 80%，都可以回收。如果支架近端定位标记仍然在微导管内，那么也可以回收支架。

（10）支架回收并再释放不得超过 3 次。

（11）确保支架的近端标记距离动脉瘤颈近端 7mm，然后完全释放支架。

（12）在支架释放后，小心地沿输送导丝推进微导管以回收导丝，然后回撤并丢弃。

（13）在路径困难的情况中，先用较细的微导管，然后用 300cm 的交换导丝交换 Headway。

（14）推进新的微导管和微导丝穿过支架进入动脉瘤腔内进行栓塞。确保支架标记在这个过程中不会移动。

（八）支架辅助平行栓塞技术

平行技术包含微导管放置动脉瘤内要先于支架的置入（图 5-12）。此技术的优点在于使螺旋微导管更稳定——使支架置于合适位置——不必在支架释放后再推送。

1. 导引导管必须足够大，以同时容纳支架导管及栓塞微导管［例如，6F Benchmark™ 070（Penumbra，Alameda，CI）或 6F 导引鞘如 6F Flexor® Shuttle®（cook，Bloomington，In）］。

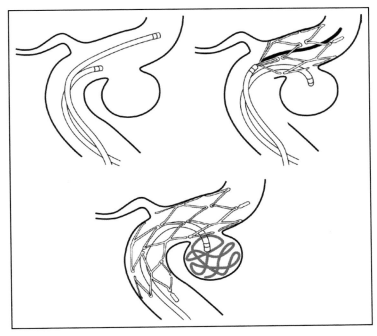

图 5-12　平行技术

当支架微导管放置到合适位置后,将栓塞微导管置入在瘤颈近端(左上)。然后将栓塞微导管置入动脉瘤内并释放支架(右上)。通过放置好的支架栓塞动脉瘤(下)。最后,在透视下缓慢撤回栓塞微导管

2. 在导引导管上附加一双头 Y 形阀。

3. 通过导引导管同时推送两根微导管。

4. 将栓塞微导管置入瘤颈近端,然后在瘤口释放支架。

可选方法:在释放支架之前,先放置一个单圈弹簧圈。在支架释放时该单圈弹簧圈可使栓塞微导管稳定。

5. 在释放支架时,保持栓塞微导管位置不变。

6. 栓塞结束后,导入导丝绷直微导管头端缓慢撤回栓塞微导管,确保支架不移位。

7. "半平行"技术包括支架部分释放,然后栓塞,最后再全部释放支架。这种平行技术的变化允许在栓塞的过程中操作栓塞微导管。可以回收的支架才可以半平行栓塞 Comaneci 桥接装置是这种技术的一种变化形式。

(九)可以辅助栓塞的其他支架

1. Liberty™ stent(Penumbra,Inc.,Alameda,CA) 拥有不透射线的螺旋标记,保证了良好的可视性及金属覆盖率。其对动脉瘤的金属覆盖率高于 Neuroform 及 Enterprise 系统,但低于 LVIS。

写本书的时候(译者注:本书英文版第3版),该装置仍在上市前试验,在美国尚未使用。

2. Leo stent(Balt,Montmorency,France)是一款镍钛金属编织支架,其内嵌有螺旋形的不透射线金属丝提高可视性。释放90%仍然可以收回。其径向支撑力高于其他辅助栓塞的支架。广泛分布于除美国外的世界各地。

> **全球瑰宝可控瘤颈桥**
>
> The Comaneci(Rapid Medical,Yokneam,Israel)是一款可回收的类支架形态的网状装置。其可以像球囊一样被充盈以适应载瘤动脉大小。在弹簧圈栓塞宽颈动脉瘤时,防止弹簧圈脱出。不同于球囊,在栓塞过程中始终有血流通过载瘤动脉;与支架不同的是,术后撤除,无须长期口服双抗药物。Comaneci可以展开至4.5mm,而Comaneci Petit 3.5mm,这两种装置可以通过0.021in微导管。Comaneci 17可以展开到2.5mm,通过0.0165in微导管释放。欧洲以及以色列可用。

(十)双导管栓塞技术

一些宽颈动脉瘤可以用同时放置两根微导管跨过瘤颈来进行治疗。一枚弹簧圈在瘤内解脱,另一枚仍连接在推送导丝上来稳定弹簧圈结构(图5-13)。该技术的主要问题是长期持续的闭塞动脉瘤可能效果不是很好,可能是因为在没用球囊或支架辅助的情况下,不能达到致密栓塞。

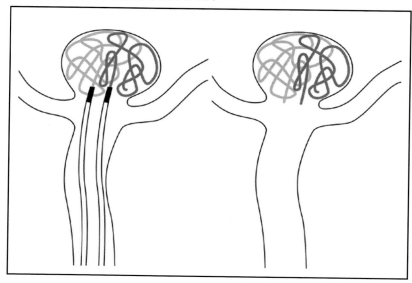

图5-13　宽颈动脉瘤的双导管栓塞技术

两根微导管置于动脉瘤内,其中一枚弹簧圈到位但不解脱,起到稳定器作
用,另一枚的弹簧圈经另一根微导管释放

1. 导引导管通常选择内腔较大的如 6F 或 7F Envoy®（Codman Neurcascular，Raynham，MA），6F 0.071in Benchmark 导管（Penumba，Inc.，Alameda，CA），或者 90cm Cook Shuttle®（Cook Inc.，Bloomington，IN）。

2. 连接双头 Y 形阀或贯续连接两个单头 Y 形阀于导引导管，并用肝素盐水持续冲洗。

3. 观察系统中的气泡。导管连接处越多，发现气泡的概率就越大。

4. 将两根预装微导丝的小口径微导管置入 RHV 阀。两根微导管以"蛙跳"方式交替推送、前进，直至进入动脉瘤内。

5. 通过一个微导管推送弹簧圈。挑选的弹簧圈要尽量大，但不能太大以致脱入载瘤动脉。

6. 在瘤内盘完多个祥之后，通过另一根微导管推送一大小相似的弹簧圈。

7. 两枚弹簧圈都在瘤内后，通过导引导管行血管造影。如果位置合适，解脱跨瘤颈祥最少的弹簧圈（通常为第二枚弹簧圈）。解脱后，撤出推送导丝。

8. 不要解脱另一枚弹簧，因为其是弹簧圈团的稳定器。

9. 通过微导管推送另一枚稍小的弹簧圈，位置满意后解脱。

10. 当弹簧圈结构稳定后，可交替使用两根微导管进行输送与解脱弹簧圈，以保证整个动脉瘤的均匀填塞。

11. 一定要保证动脉瘤内有一个未解脱的弹簧圈，在每个新的弹簧圈推送、到位、解脱时，可使整个系统稳定。

12. 有时可能会将已解脱与未解脱的弹簧圈混淆，可将未解脱弹簧圈的微导管末端用无菌巾盖起，以免被误解脱。

13. 注意如果用裸铂 Target®（Stryker Neurovascular，Fremont，CA）弹簧圈，当给一枚弹簧圈电解脱时，可能误将与之接触的另一枚弹簧圈一起解脱。这种情况虽然少见，但可以用涂层弹簧圈或其他类型的弹簧圈来避免发生。

14. 继续填塞，直至达到满意的密度，或微导管回跳，或弹簧圈开始进入载瘤动脉为止。

（十一）部分栓塞

当蛛网膜下腔出血时，用辅助技术栓塞宽颈动脉瘤增加了手术复杂性与风险性。另外，支架辅助栓塞要求抗血小板治疗以预防支架内血栓形成，但同时增加了再出血的风险。如果要辅以手术治疗，如脑室外引流，也要考虑出血风险。另一种方法是部分栓塞动脉瘤，以防止急性期内的再出血，如果将来需要，可再采取其他治疗措施。动脉瘤出血常发生在瘤顶或子囊的裂口（如果存在）。覆盖动脉瘤，或栓塞瘤顶之后，可减少短期内再出血的可能。患者在后期可以接受更有效的治疗。

第四节　血流导向装置

最近神经介入最流行的是血流导向装置。很多神经介入医师已经越过学习的阶段,使用过近来引进的血流导向装置来治疗颅内动脉瘤。对装置和发表文献的深入讨论见第13章。目前,只有Pipeline™栓塞器械(PED)(Medtronic Neurovascular,Minneapolis,MN)是FDA和CE批准上市的。Silk(Balt Extrusion,Montmorency France) Surpass™ (Stryker Neurovascular, Fremont, CA) p64 Flow Meodulated Device(Phenox,Bochum,Germany)是CE批准上市的。

(一)Pipeline 技术

Pipeline目前FDA批准用于治疗22岁以上的颈内动脉自岩骨段至垂体上段的大型或巨型宽颈颅内动脉瘤患者。Pipeline术语词汇表见表5-1。

表 5-1　Pipeline 术语表

捕捉线圈	与输送导丝相连,固定支架的远端于合适的位置。又名"防护圈"
雪茄	Pipeline装置的初始形状,因为已经释放的远端支架仍然限制在捕捉线圈内
瓶塞技术	通过回输推送导丝部分收回展开的支架,使支架固定于捕捉线圈与微导管头端之间
抖松	通过轻柔地交替推进输送导丝和回撤微导管,将支架置于最优位置
加载(或加载微导管)	在释放支架时推送微导管。这是必要的,部分展开的支架似乎被拉长或开始扭曲。加载微导管具有扩张并缩短毗邻微导管头端已部分展开的支架的效果
头端线圈	输送导丝超出捕捉线圈以远15mm长的部分

Pipeline支架释放是很复杂的。比Neuroform或Enterprise的使用更具挑战性。已经逐渐演化出一个简单的词汇表,帮助术者在进行Pipeline病例手术时可以清晰而简洁地沟通

1. 设备

(1)Pipeline™支架是一种由25%铂和75%钴镍合金组成的金属丝编织成的网管。它对靶血管表面覆盖率达到30%～35%,标准直径下孔隙大小为0.02～0.05mm^2。尾端连接一个不锈钢推送导丝,兼容3F(0.027in)微导管。推送导丝铂金圈头端向前延伸超过支架远端15mm。Pipeline出了一款Flex版,聚四氟乙烯(PTTE)制成的保护袖套覆盖装置,使其在输送导丝上闭合。该装置由制造商预置于一个导引鞘内,包装类似于Enterprise支架。

(2)支架的尺寸。

①完全释放后直径大于标准直径0.25mm。

②直径(mm):2.50,2.75,3.00,3.25,3.50,3.75,4.00,4.25,4.50,4.75,5.00。

③长度(mm):10,12,14,16,18,20,25,30,35。

（3）支架的选择。

①支架的直径选择近似载瘤动脉的直径，支架长度超出动脉瘤颈长度至少 6mm。

②当动脉瘤远端及近端载瘤动脉的直径不同时。

a. 依据两直径中更大者选择支架，或；

b. 使用两个 Pipeline 装置，分别适合近端或远端载瘤动脉的直径。先释放远端那个。

2. "一步到位"还是多支架结构

（1）"一步到位"方式指尝试一枚支架覆盖瘤颈。

①支持理由：成本低；单支架放置较多支架快速，较低的金属覆盖率减少了血栓并发症，包括侧壁血管。

②反对理由：单支架有不同的近端和远端着陆区，则必然造成在一个着陆区（通常是远端）支架尺寸过大。单支架血流导向作用不是最理想的。支架过长有很大可能性导致支架扭曲或打开不完全。

3. Pipeline 用不用圈

（1）尽管缺乏强有力的证据支持，但 Pipeline 结合弹簧圈栓塞动脉瘤已经变得非常普遍。

①支持栓塞理由。

a. 栓塞可能减少动脉瘤破裂的概率。有证据表明，迟发动脉瘤破裂往往发生在较大的动脉瘤（＞14mm）中，许多术者更倾向于将较大的动脉瘤中填入弹簧圈。

b. 与动脉瘤栓塞相比，血流导向作用与炎症相关的基因表达上调（例如肿瘤坏死因子 α 和单核细胞化学趋化蛋白-1）以及高活性酶的动脉瘤壁重塑（基质金属蛋白酶9）有关。

c. 栓塞会减少 Pipeline 置入后二期治疗的必要。一项回顾性研究发现，需要二期处理的病例中，未填塞弹簧圈组为 11.8％，而填塞弹簧圈组为 1.5％。

d. 为确保长期动脉瘤闭塞可能需要较少的 Pipeline。

②反对栓塞理由。

a. 填入弹簧圈增加了手术的成本及时间，也增加了风险的可能。

b. 填入弹簧圈不会起到减压作用，不能减轻动脉瘤的占位效应。

c. 不管是先栓塞还是栓塞支架同时进行，血流导向后有 17.8％的迟发出血。

（2）技术。

①微导管导入动脉瘤内。

②Pipeline 释放前填塞。

③在此情况下，尚不明确疏松填塞是否优于致密填塞，尽管大多数术者倾向于疏松填塞。

4. 释放技术

（1）导引导管：使用较大的导引导管，如 6F Benchmark™ 071（Penumbra, Inc., Alameda, CA）或 6F Cook Shuttle®（Cook, Inc., Bloomington, IN）。更大更

稳定的导引导管在支架释放时能保持稳定,同时也可以在 Marksman 微导管到位的情况下通过导引导管进行高质量的造影。

(2)工作角度:在前后位及侧位寻找可以充分显示载瘤动脉近端及远端支架覆盖区最佳工作角度。这不同于动脉瘤栓塞技术中最重要的是显示动脉瘤颈部。一旦导引导管到位,三维血管造影来找到最好的工作角度。

(3)微导管到位。

①Pipeline 支架设计配合使用 Marksman™ 微导管(Medtronic Neurovascular,Minneapolis,MN,Irvine,CA)。

Pipeline™ Flex 支架设计配合使用 Phenom™ 微导管(Medtronic Neurovascular,Minneapolis,MN,Irvine,CA)。

②路径图指导下,沿微导丝推进 Marksman™ 微导管,将微导管头端越过动脉瘤颈部远端边界至少 20mm,最好是位于动脉走行平直的节段(如 M1 段)。

③部分撤回微导丝,轻轻回撤并顺直微导管。

④撤出微导丝。

⑤将微导管置于巨大动脉瘤远端相当有挑战,因为无法通过导丝到达动脉瘤以远的血管,或微导管无法沿着导丝通过复杂的弯曲。

a. 具有直角头端导向性极好的导丝相当有用(如 Synchro ,Stryker Neurovascular,Fremont,CA)。

b. 考虑使用 0.016in 的双角度 Headliner(Microvention/Terumo,Tustin,CA)或 Fathom 16 (Boston Scientific,Marlborough,MA)到达远端血管。使用这些较粗较硬的导丝要非常小心。

c. 尝试将导管导丝以环绕地球的方式进入囊性动脉瘤,在瘤腔内环绕一周,可以有助于到达远端血管。

d. 导丝导入远端足够距离才能确保微导管向远端推进。

e. 如果微导管仍有较大袢,或在不缩短微导管在动脉瘤远端血管内合适的距离下,微导管的冗余仍难以减少,可考虑使用合适尺寸的取栓装置如 Solitaire FR(Medtronic,Minneapolis ,MN)作为锚定弯钩。在动脉瘤远端血管平直段通过微导管小心释放支架,然后缓慢回撤微导管逐渐拉直瘤腔内的袢并顺直微导管。保持支架不动,推送微导管回收支架并撤出。

(4)导入。

①导引鞘及输送导丝除去外包装。将导引鞘和输送导丝一起抓住,防止支架被无意中展开(也就是提前释放)。

②将导引鞘插入 Y 形阀约一半并旋紧阀门。导引鞘编织结构,可以在阀门承受很大的力。通过 Y 形阀冲洗,直至肝素化盐水从导引鞘近端滴出,然后推进鞘,直到紧紧顶住 Y 形阀。

③推送输送导丝将支架送入微导管。当支架通过微导管前进时,不要旋转或回撤输送导丝。

④轻轻将 15mm 提示线圈推出微导管头端,使支架的远端与微导管远端对齐。

⑤缓慢小心地把微导管回撤,开始释放支架。支架的远端应超过动脉瘤颈远端边界至少 3mm。

(5)释放(图 5-14)。

①慢慢回撤微导管露出 Pipeline,同时通过保持输送导丝稳定而保持 Pipeline 的位置稳定。随着支架开始张开而支架远端仍被捕捉线圈限制,会出现一个"雪茄",一旦出现雪茄,轻轻向前推动输送导丝继续展开。支架完全展开是通过交替的短暂回撤微导管及推送输送导丝完成的。轻轻地推雪茄,让它在载瘤动脉中心位置,而不是偏向血管一边。

②释放支架的远端。

a. 支架的远端被"捕捉线圈"(或"保护线圈")固定于距远端大约 15mm。这种捕捉线圈固定支架远端,当支架刚被释放时,导致雪茄出现。在大约一半的病例,在装置释放几个毫米后支架远端将自动展开。如果未展开,那么支架的远端可以通过顺时针旋转几圈输送导丝被释放。不要旋转输送导丝超过 10 圈。过度旋转可能会折断导丝。如果旋转 10 圈输送导丝,而支架远端不能释放,则支架、输送导丝和微导管应该作为一个整体完全撤出。

b. Pipeline Flex™从输送导丝释放容易些。在大部分病例中,当支架释放 7～14mm 后开始形成雪茄形态,血流会捕捉并翻转 Pipeline 装置的聚四氟乙烯保护袖套,然后 Pipeline 会自动打开。

如果 Pipeline Flex™远端未能迅速打开,推进微导管同时回撤输送导丝回收支架保证 Pipeline Flex™重新进入微导管并倒置聚四氟乙烯保护袖套以使其不再覆盖支架。当 Pipeline 重新释放时一出微导管就会立即展开。

不要回撤 Pipeline 入微导管过多,因为远端没有了聚四氟乙烯袖套保护,重新推出支架时可能损伤支架远端。支架远端磨损后很难打开。

支架缓慢展开是通过交替轻柔回撤微导管及推送输送导丝完成的。当支架释放时依据载瘤血管壁来支架塑形。至关重要的是,使支架与载瘤血管壁良好贴壁;支架和动脉壁之间的间隙可能会导致支架和动脉壁之间的空间血栓形成及侧支闭塞。

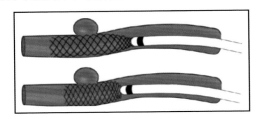

图 5-14　Pipeline 释放技术

当 Pipeline 支架开始被释放时,由于它退出微导管,因此形成一个漏斗的形状。
这个漏斗应该呈宽形(下图),而不缩窄(上图)。宽漏斗的形状确保支架理想地贴
覆载瘤动脉壁,同时保持支架网眼最小(面积覆盖率最大化)

③避免使支架扭结。容易发生在较长节段的支架,尤其在非常迂曲的血管内。扭结的 Pipeline 装置可能导致载瘤动脉闭塞。

④整个支架展开后,小心翼翼地将微导管穿过支架回收输送导丝。一旦微导管头端超出了展开的支架,在载瘤动脉走行较为平直的节段回收推送导丝。轻拉导丝并顺时针旋转,使捕捉线圈放松并进入微导管。

⑤如果捕捉线圈困在支架内,顺时针旋转同时推进输送导丝释放它。

⑥对于 Pipelin™ Flex,回收 PTFE 保护套一定要在平直的血管内。回撤导丝以确保微导管没有蓄积很多向前的势能,当保护套塞入微导管后,可能会出现微导管突然前跳。

(6)Pipeline 重塑形:Pipeline 已经完全释放后,透视下仔细检查 Pipeline 装置,以确保它没有扭曲,支架在血管壁完全贴壁。如果有扭结或贴壁不紧存在,支架应重塑。有两种方法。

①微导丝按摩。这只能用于贴壁不完美的支架(不是扭结的支架)。微导丝如 Transend® 0.014in(Stryker Neurovascular,Fremont,CA)或 0.016in"J"形头 Headliner®(Microvention,Tusin,CA),塑成 J 形头并通过微导管推进微导丝,进入支架。在支架范围内轻轻地来回移动 J 形头端以扩张支架。令人惊讶的是:用柔软的微导丝按摩来进一步扩大 Pipeline 装置是如此容易。

②球囊重塑。一个球囊可以用来进一步扩张贴壁欠佳的支架或扩大稍微扭曲的支架。使用一个顺应球囊,如 4mm 直径的 HyperGlide™(Medtronic,Minneapolis,MN)。轻轻将球囊导管推进支架,透视下扩张。

(7)使用一个以上的 Pipeline 支架。

①以下原因情况下必须使用多个支架。

a. 覆盖非常大的动脉瘤。

b. 载瘤动脉的直径在动脉瘤远段和近段显著不同。

c. 增加整个动脉瘤颈部的表面覆盖。

d. 当第一枚支架效果欠佳(但位置合适)。

②注:追加放置的支架在一个已经展开的支架内很难显示。Pipeline 装置在透视下比路径图下更容易显示。

(8)Pipeline 移除:Pipeline 支架偶尔在展开过程中或之后可能错位,或在载瘤动脉内发生不可逆转的扭结,这可能会导致载瘤动脉闭塞。有 3 种方法可以移除一个 Pipeline 支架。

a. 瓶塞技术。如果支架尚未完全展开,输送导丝可以拉回来而微导管和支架固定不动。输送导丝用于"塞住"(即困住)捕捉线圈和微导管远端之间的支架。输送导丝、支架和微导管作为一个整体撤出。

b. Alligator™ 回收装置(ev3,Irvine,CA)。如果 Pipeline 支架释放后必须撤

出，一个适当大小的 Alligator 装置通常经 Marksman 微导管推进 3mm 就可以抓住和移除支架。

c. 捕捉器。撤出一个完全展开支架的另一种方法是使用 3mm 捕捉器。捕捉器通过微导管捕捉和移除支架。如果支架部分释放，可以使用单轨捕捉器技术(图 5-14)。

5. 术后管理

(1)长期双抗血小板治疗(阿司匹林 325mg/d 和氯吡格雷 75mg/d)是必要的(至少 6 个月)。

(2)6 个月时血管造影随访。

①如果动脉瘤已经血栓化，停止口服氯吡格雷，但阿司匹林继续口服。

②如果动脉瘤尚未完全形成血栓，然后继续双抗血小板治疗 6 个月，然后血管造影随访。

(3)Pipeline 置入术后头痛常见，推测由于动脉瘤血栓形成。这些头痛通常对短疗程类固醇的治疗有效。

6. Pipeline 小技巧

(1)选择适合 Pipeline 治疗的病例。避免在不合适的解剖位置使用该装置，如动脉瘤远端及近端载瘤动脉严重狭窄。

(2)曾经置入不同支架系统的血管不能置入 Pipeline 支架。

(3)记住 Pipeline 在释放过程中透视下可见相当的短缩(50%～60%)。

(4)推送导丝只能沿顺时针方向旋转，仅限于第一代 Pipeline。

(5)透视下比 DSA 图像更容易看到支架。不减影"单次激发"血管造影图像显示 Pipeline 最佳。

(6)非常大和巨大的动脉瘤，在 Pipeline 置入前考虑用弹簧圈部分填充，有助于促进动脉瘤血栓形成。由于血栓形成导致对动脉瘤壁的炎症和侵蚀可造成动脉瘤迟发破裂，Pipeline 支架置入前的部分栓塞可以将动脉瘤迟发破裂的风险减到最小(第 13 章将进一步讨论这一现象)。

7. Pipeline™Flex 保护技术 这款血流导向装置表面涂有磷酰胆碱聚合物以减小支架血栓形成。是否可以低强度抗聚治疗仍需观察，在本书写作时，仍在临床试验。

(二)Surpass™ streamline™技术

Surpass 支架(Stryker,Fremont,CA)一款自膨式血流导向支架。该支架欧盟批准上市，除美国外遍及世界各地。目前在美国做临床试验。除了主要用于大或巨大动脉瘤，也可以用于难以夹闭或介入栓塞的小的侧壁动脉瘤。

1.设备

(1)Surpass 支架由钴铬和铂金丝编织组成,在 2mm 直径的装置中,有 48 根,在 3mm 和 4mm 的装置中有 72 根,在 5mm 的装置中有 96 根。12 根编织的铂丝增加了除了末端的标记外的支架不透射线性能。当与血管尺寸适当匹配时,支架金属表面覆盖率大约 30%。支架输送系统不同于其他血流导向装置,就像原来的 Neuroform 支架一样预置于输送导管末端。支架释放不超过 90%,都是可以收回重新释放。

(2)支架尺寸。

①Surpass™ 支架用于直径 2.0～5.3mm。

②长度:12～50mm。

2. 释放技术

(1) 导引导管。

①长鞘结合中间导管。因其只有 132cm,为防止浪费一段支架输送导管,首选 90cm 长鞘。

② 将 中 间 导 管 置 于 支 架 设 定 释 放 位 置 附 近 至 关 重 要。将 Neuron™ (Penumbra, Inc., Alameda, CA), Navien™ (Medtronic Neurovascular, Minneapolis,MN),或 DAC™(Stryker Neurovascular,Fremont,CA)置于载瘤动脉内靠近动脉瘤。中间导管至少应该有 0.053in 内腔。

③用同轴技术沿 Surpass™ 输送导管或标准的微导管,如 Excelsior® XT— 27®(Stryker Neurovascular,Fremont,CA) 或 Marksman™(Medtronic Neurovascular,Minneapolis,MN)推送中间导管。

(2)工作的角度。

①在导引导管就位后,获取 3D 血管造影影像,以找到最佳的工作角度。找到前后位和侧位工作视图,显示载瘤动脉的近端和远端区域的最佳角度。

(3)微导管到位。

①Surpass™ 支架预装于 3.9F 微导管中,头端逐渐变细(3.7F)。

a. 用于释放支架的推送装置也预装在输送微导管中,整个组装系统沿 0.014in 推进。

b. 在大多数情况下,输送微导管首先定位,尤其是中间导管位置良好的情况下。

c. 在困难的解剖结构中,将标准的微导管送至以远的地方,并使用 300cm 0.014in 交换导丝,交换为 Surpass™ 输送微导管。

d. 在路图指导下,沿 0.014in 导丝将输送微导管置于动脉瘤远端至少 10～ 20mm 且平直段血管。

e. 部分撤回导丝,并消除微管冗余。

f. 将导丝放置到位。

②释放。

a. 将支架的远端标记放置在设定的着陆点。

b. 通过在推动推送器时缓慢地回撤微导管,从而将自膨的 Surpass 支架植入。

c. 当支架展开大约 1cm 时,保持对推送器向前的压力,同时回撤微导管确保良好的贴壁性,尤其在血管弯曲处。

d. 密切关注导丝的头端,以避免给动脉造成创伤。

e. 所有动作缓慢和轻柔,以避免损坏血管或支架位置不良。

(4)释放支架。

a. 当支架的近端标记开始接近微导管的头端时,要确保支架在动脉瘤的颈部位置良好,而且没有扭结或扭曲。如果有必要,在这一点上仍有可能重新回收并移除或重新定位支架。

b. 特别是在小型的载瘤动脉中,在最后的释放前做血管造影是很有帮助的,因为如果它堵塞了载瘤动脉,支架仍然可以被移除。

c. 当 80% 的支架离开了微导管(近端支架标记位置可以显示),支架外形已完全形成,支架必须完全释放。

d. 当近端支架标记通过微导管远端标记时,支架释放。

e. 在支架释放后,小心地将微导管沿输送导丝穿过支架。

(5)Surpass™ 重塑。

a. 球囊血管成形术可以达到良好贴壁,42% 的病例可能需要球囊成形。根据需要重复。

b. 必须使用多重 Surpass 支架的情况很少:

在装置的一端贴壁不良。

大动脉瘤瘤颈需要一个以上的支架。

3. 术后管理

(1)长期的双抗治疗(阿司匹林 325mg QD 和氯吡格雷 75mg QD)推荐不少于 6 个月。

(2)在 6 个月后做一次血管造影。

①如果动脉瘤血栓形成,停止氯吡格雷,但长期继续服用阿司匹林。

②如果动脉瘤内仍有血流,则继续进行双抗血小板治疗 6 个月,到时再做血管造影。

③如果在随访影像中发现载瘤动脉狭窄的迹象,继续无限期双抗治疗。

(3)术后头痛是常见的,可以用短疗程的类固醇治疗。

(三)Silk 技术

Silk 支架(Balt Extrusion,Montmorency,France)是 CE 批准上市在美国以外大多数的国家可用的自膨式血流导向支架。很多美国医师考虑略过此章,因为 Silk 近期内不会被 FDA 批准。它通常不仅用于大型或巨型动脉瘤,还有夹闭或血管内栓塞困难的小的侧壁动脉瘤。

1. 装置

(1)最初的 Silk 支架有释放和贴壁问题,这促使其升级到当前 Silk+,径向力增加 15%。由 48 根镍钛合金和铂金丝编织形成。除 8 个正弦编织的铂金导丝增加支架的射线不透性外还有 4 个末端标记。完全展开的支架末端向外张开可提高释放支架的稳定性。正确地匹配血管时该支架表面覆盖率可达 35％～55％，孔隙 0.02mm。2.0～4.5mm 直径支架输送通过一个 2.4F 0.021in 编织微导管（Vasco＋21，Balt，Montmorency，France），5.0mm 和 5.5mm 支架则选用 3.0F 0.027in 导管（Vasco＋27，Balt，Montmorency，France）。支架及其输送导丝装于透明的塑料导引鞘内。推送导丝是不锈钢的，有一个柔软白金头端，超过支架远端 9mm。直到展开其长度的 90％以内支架都是可伸缩的。

（2）支架的尺寸。

①充分展开的 Silk 支架比标称直径大 0.5mm。

②直径（mm）：2.0，2.5，3.0，3.5，4.0，4.5，5.0，5.5。

③长度（mm）：15，20，25，30，35，40。

④注意支架释放后有显著的短缩；无限制的长度通常不超过释放导管内长度的 50％。

⑤有两种 30mm 长锥形支架。

a. 近端直径 4mm，远端直径 3mm。

b. 近端直径 4.5mm，远端直径 3.5mm。

（3）支架的选择。

①经验法则是尽可能选择支架标称直径接近或小于不超过 0.25mm 载瘤动脉的直径。

a. 血管直径可以比 Silk 支架标准直径小 0.5mm 或大 0.25mm。

b. 血管直径的允许范围已经印在支架的包装上。

②长度应该至少是动脉直径＋动脉瘤颈宽度的 3 倍。

③如果 3mm 及以下的支架，选择支架长度至少比动脉瘤颈长 15mm；如果 3mm 以上的 SILK＋，选择支架长度至少比动脉瘤颈长 20mm。

④SILK＋支架在梭形动脉瘤内短缩严重。因此，依照标签标记的完全展开的支架长度去选择。选择完全展开的长度较梭形动脉瘤长 5～10mm 的 SILK＋支架。

⑤当动脉瘤两端载瘤动脉直径差异显著时。

a. 考虑锥形支架。

—4.0/3.0 的支架适用于近端血管直径 3.5～4.25mm，远端 2.50～3.25mm。

—4.5/3.5 适用于近端 4.0～4.75mm，远端 3.0～3.75mm。

b. 依照远端较细的直径选择支架，但必须确保近端血管直径不能大于标称的最大展开支径。

c. 两个大小不同的支架，首选释放较细的远端支架，然后近端用更大的支架重叠。

⑥对于极度宽颈动脉瘤（直径 3 倍以上），首选常规支架如 LEO＋（Balt Extrusion，Montmorency，France）。当 SILK＋放置在常规支架内，常规支架起到脚手架作用阻止 SILK＋过度短缩。这种情况仅允许使用一个血流导向装置。

2. 释放技术

（1）导引导管。

①使用 80cm 鞘(IVA LONG,Balt Extrusion,Montmorency,France)因为这样可以避免工作导管鞘外长度的浪费。

②重要的关键点是导引导管要到位支架预计释放的位置。到位可用 Fargo(Balt Extrusion,Montmorency,France)或 Neuron™(Penumbra,Inc.,Sandyleandro,CA)到颅内动脉瘤附近的颈动脉或椎动脉。

使用 FARGO MAX 或者 070 Neuron™ 可以通过工作导管注射获取更清晰的路径图或使用第二根微导管平行栓塞动脉瘤。

(2)工作角度:一旦导管到位通过三维血管造影来找到最好的工作角度。在前后位及侧位寻找可以充分显示载瘤动脉近端及远端支架覆盖区的最佳工作角度。

(3)微导管通路。

①Silk 支架常配合使用 VASCO 微导管(Balt Extrusion,Montmorency,France)。每个支架包装内都搭配一根 45°头端预塑形的 VASCO 微导管。

a. VASCO+21 用于 2.0~4.5mm 直径支架,VASCO+27 用于 5.0mm 和 5.5mm 直径支架。

b. Marksman™(ev3 Neurovascular,Irvine,CA)或 Headway®(Microvention/Terumo,Tustin,CA)可被用作替代微导管。

c. 路径图指导下,0.014in 导丝导引下推进 Vasco 微导管至动脉瘤远端至少 10~20mm,动脉走行平直的位置。

d. 部分回撤导丝并顺直微导管。

e. 撤出导丝。

②导入。

a. 包含支架的导引鞘导入 Y 形阀,轻轻拧紧阀门,并用盐水冲洗导引鞘至少 30 秒。

冲洗期间前后推拉支架以助于排出气泡。

b. 将导引器送入微导管中心,并轻轻地拧紧 Y 形阀,防止回血。

c. 小心翼翼地通过推送导丝推进支架。

d. 切记不要旋转推送导丝。

e. 路径图指导下,将铂金头端置于微导管顶端的位置,时刻观察确保推送导丝头端不会损伤血管。

f. 慢慢地、小心地回撤微导管到支架展开的位置。确保支架集中在动脉瘤周围并且记住支架展开时将发生短缩。

③展开。

a. 慢慢回撤微导管释放自膨式 Silk 支架,同时推送导丝保持稳定。通常支架与微导管之间存在摩擦,需要一定的力量来稳定推送导丝。

b. 当支架展开的 1cm 时,开始稍微向前轻推导丝并后撤 VASCO 导管来确保支架具有良好贴壁性,尤其是在动脉弯曲段。

c. 合适的推送导丝头端,防止损伤血管。

d. 所有动作缓慢轻柔,防止损伤血管或支架移位。

④释放支架。

a. 随着支架的最后部分开始退出微导管,确保支架在动脉瘤颈部定位合理,而不是弯折或扭曲。如果必要的话,支架在这一点上仍然可能回收、移除或重新定位。

b. 特别是直径 3mm 以内的载瘤动脉,最后展开前行导引导管造影是有益的。因为假如支架闭塞载瘤动脉,支架仍然可以撤出。

c. 当 90% 的支架已经离开了微导管,即已超过支架的近端标记,木已成舟,支架必须完全展开。

d. 当支架近端标记越过 VASCO 导管远端标记,支架完全展开。

e. 支架已经展开后,小心翼翼地沿推送导丝推进微导管通过支架。

⑤Silk 重塑。

a. 在支架内推进 VASCO 导管,轻轻往回拉直 VASCO,这就是所谓的内部按摩,可以改善贴壁性。根据需要重复操作。

b. 支架贴壁性可通过在透视下观察 SILK 中编织的铂金丝的角度进行估计。当铂金丝角度超过 90° 时,说明支架位置良好。

c. 支架释放后,保持 VASCO 导管在位,行血管造影,仔细检查展开的支架贴壁情况。可以使用三种方法来处理没有完全展开的支架。

使用 VASCO 导管在前一枚支架内再置入一枚 SILK 支架。

球囊重塑:使用 0.010in 的交换导丝将 VASCO 导管替换为 Hyperglide™ 球囊(ev3Neurovasuclar,Irvine,CA),并送入支架轻轻地充盈球囊扩张血管,使支架成形。不要过度充盈,否则可能导致支架突入动脉瘤腔。

如果支架扭曲严重,血流缓慢,置入一枚大小适当的 Wingspan™ 支架可以恢复血管通畅。

d. 只有当支架贴壁满意时,才能够撤出穿过支架的 VASCO 导管和(或)导丝。

e. 可使用多个 Silk 支架,当:

增加动脉瘤颈部覆盖,减慢血流进入动脉瘤。

大动脉瘤的颈部需要不止一个支架。

载瘤动脉直径在动脉瘤近端和远端差异较大。

3. 术后管理

(1)长期双重抗血小板治疗(阿司匹林 325mg,每日 1 次和氯吡格雷 75mg,每日 1 次)建议大于 6 个月。

(2)应该在术后 6 个月进行血管造影随访。

①如果动脉瘤形成血栓,停氯吡格雷但继续服用阿司匹林。

②如果动脉瘤还有血流,继续双重抗血小板 6 个月,之后再次复查血管造影。

③如果在随访影像中有载瘤动脉狭窄的迹象,继续无限期双重抗血小板治疗。

(3)常见术后头痛,可以用短疗程的类固醇治疗。

4. Silk 技术

(1)在弯曲的血管使用 Silk 应该小心。在解剖位置迂曲的区域支架很难展开。

(2)永远记住会发生显著(50%～60%)缩短,选择相应长度的支架。

（3）曾经置入不同支架系统的血管，置入 Silk 支架可能造成贴壁不良。

（4）对于大和巨大动脉瘤，在支架置入前考虑用弹簧圈填充。对于血流方向已经改变的动脉瘤，希望可以降低可怕的迟发破裂风险（见第 12 章）。

（四）P64 血流调节装置（P64 Flow Modulation Device）技术

P64 支架（Phenox，Bochum，Germany）是一种血流导向性的自膨支架，已经通过 CE 批准，可在欧洲使用，但美国没有。美国医师建议跳过这个部分，因为它被 FDA 批准尚需时日。它适用于不容易被夹闭或栓塞的侧壁动脉瘤的血流导向治疗。

1.装置

（1）P64 由 64 根编织的镍钛合金和铂金丝组成。近端为 8 个编织成喇叭状的花瓣样结构，每个花瓣上都有一个透视下不透明的标记。释放后支架的近端向外展开，以提高所释放支架的稳定性。支架预装在不锈钢输送导丝上，喇叭口端通过聚合物海波管紧紧地固定在导丝上。在装置操作和释放时，使用扭矩装置将海波管锁定在导丝上。支架与输送导丝脱离之前，可以被推进或完全恢复。后撤海波管会释放支架的喇叭口端并与其分离。P64 根据血管直径提供 35%～49% 的表面金属覆盖率。类似于 Pipeline™，表面金属覆盖率随支架超过标识直径大小而降低。支架可通过 0.027in 内径编织微导管。输送导丝为不锈钢材质，有或没有软的铂金头端延伸到支架的远端。

（2）支架尺寸。

①P64 支架自然直径比标识直径大 0.3mm。

②直径（mm）：2.0，2.5，3.0，3.5，4.0，4.5，5.0。

③长度（mm）：9，12，15，18，21，24，27，30。

④注意支架在释放后明显缩短，自然无约束长度通常不超过释放导管内部长度的 50%。

⑤大于支架尺寸释放，可增加表面金属覆盖率，短缩支架。小于支架尺寸释放，可以更好保留穿支血管和延长支架。

（3）支架的选择：经验原则是选择标识直径尽可能接近或直径不小于载瘤动脉直径 0.3mm 的支架。

2.释放技术

（1）引导导管。

①首选 80cm 的长鞘（Neuron MAX，Penumbra，Alameda，CA），因为可以避免工作导管从腹股沟伸出段的长度浪费。

②重要的是导引导管通路要接近支架预计释放的位置。FARGO（Balt Extrusion，Montmorency，France）或 Neuron™（Penumbra，Inc.，Alameda，CA）置于颅内颈动脉或椎动脉靠近动脉瘤部位。

FARGO MAX（Balt Extrusion，Montmorency，France）或 071 Benchmark™（Penumbra，Inc.，Alameda，CA）允许通过工作导管更好的注射造影剂获取路径图或者使用第二根微导管对动脉瘤进行平行栓塞。

（2）工作角度。

一旦引导导管到位，进行 3D 血管造影，以找到最佳工作角度。在前后位及侧位寻找可以充分显示载瘤动脉近端及远端支架覆盖区的最佳工作角度。

（3）微导管通路。

①使用 0.027in 微导管释放 P64 支架。

a. Excelsior® XT-27®（Stryker Neurovascular，Fremont，CA）。

b. 替代微导管包括 Marksman™（ev3 Neurovascular，Irvine，CA）和 Headway® 27（Microvention / Terumo，Tustin，CA）。

c. 在路径图指导下，通过 0.014 或 0.016in 的微导丝将微导管推进到动脉瘤远端至少 10～20mm 处动脉的平直段。

d. 撤回部分微导丝并消除微导管中的冗余部分。

e. 撤出导丝。

②导入。

a. 准备好器械，将无菌塑料导引器护鞘浸入无菌盐水中，并推进护鞘，使其充分浸润。这有助于排出气泡和碎片。将装置拉回导引鞘。

b. 将含有支架的导引鞘部分插入 Y 形阀，并轻轻地拧紧阀门，让生理盐水冲洗导引鞘至少 30 秒。

在冲洗过程中轻轻地来回推拉支架有助于排出讨厌的气泡。

c. 将导引器推进微导管的中心，并轻轻拧紧 Y 形阀门，防止回血。

d. 通过推送导丝小心地推进支架。

e. 在路径图指导下，将铂金头端置于微导管的顶端位置，时刻观察确保推送导丝的尖端不会损伤血管。

f. 慢慢地、小心地回撤微导管到支架展开的位置。确保支架在动脉瘤周围，并记住支架释放时将发生短缩。

③展开。

a. 缓慢前推推送导丝并回撤微导管来展开 P64 自膨支架。

b. 当支架展开约 1cm 时，继续轻轻推动推送导丝，同时只需极少回拉微导管即可确保良好的贴壁，特别是迂曲部位。

c. 密切注意推送导丝的头端，以免损伤动脉。

d. 保持所有动作缓慢轻柔，以避免损伤血管或支架移位。

④释放支架。

a. 当支架的近端标记开始离开微导管时，确保支架良好覆盖动脉瘤颈部，而不是弯折或扭曲。如有必要，可以在此时再次回收并移除或重新定位支架。

b. 使用血管造影机平板进行局部平面成像或锥形束 CT 扫描，以确保支架完全张开。

c. 分离支架时，先将海波管近端 15mm 处扭矩装置拧紧，然后将海波管回拉到扭矩位置。这时喇叭口的近端张开。

d. 在支架最终分离后进行导管造影，以确保支架与血管壁完全贴合。

e. 支架展开后,小心地将微导管沿推送导丝穿过支架。

⑤P64 重塑。

有几种策略可用于处理张开不满意的支架:

轻轻操作支架内的 J 形头导丝和(或)微导管。

球囊重塑:将 HyperGlide™ 球囊(ev3 Neurovascular,Irvine,CA)推进支架并轻轻充盈至支架成形。不要过度充盈,这可能导致支架脱垂进入动脉瘤。

a. 只有在支架贴壁满意时才能移除支架通道内的微导管和(或)微导丝。

b. 在下列情况下,偶尔需要使用多个 P64 支架:

增加动脉瘤颈部的覆盖,减慢血流进入动脉瘤。

大动脉瘤的颈部需要不止一个支架。

载瘤动脉直径在动脉瘤近端和远端差异较大。

3. 术后管理

(1)建议长期双联抗血小板治疗(阿司匹林 325mg QD 和氯吡格雷 75mg QD)≥6 个月。

(2)应在术后 6 个月时进行血管造影随访。

①如果动脉瘤形成血栓,则停用氯吡格雷但继续服用阿司匹林。

②如果动脉瘤仍有血流,继续双联抗血小板治疗 6 个月,之后再次复查血管造影。

③如果随访影像中有载瘤动脉狭窄的迹象,则无限期地继续进行双联抗血小板治疗。

(3)常见术后头痛,可以短程类固醇治疗。

(五)FRED™ 腔内血流重导向装置(FRED™ Flow Redirection Endoluminal Device)技术

FRED™ 支架(Microvention,Tustin,CA)是一种血流导向自膨支架,已经通过 CE 标志认证,可在欧洲使用,目前正在美国进行临床试验。它适用于不容易被夹闭或栓塞的侧壁动脉瘤的血流导向治疗。

1. 装置

(1)FRED™ 是一种支架套叠支架。当支架通过微导管推送时,外部 16 根镍钛合金丝编织的支架用于减少摩擦力(与内部构造相比),并且为自膨支架提供额外的径向支撑力。内部 48 根镍钛合金丝编织构造提供最大的血流导向作用,并且这种双重覆盖存在于每个支架中间 80% 的部分。交织的钽丝将两个支架连接在一起,并提高了放射线下可视性。支架的近端和远端向外展开成喇叭口形,可增加展开支架的稳定性。该支架预装在不锈钢推送导丝上,该推送导丝具有柔软的铂金头端,该头端作为近端标记向远侧延伸到支架。

(2)支架尺寸。

①FRED™ 支架建议用于直径 3~5.5mm 的血管中。

②直径(mm):3.5,工作长度(mm):10,24。

③直径(mm):4.0,工作长度(mm):18,26。

④直径(mm):4.5,工作长度(mm):19,27。

⑤直径(mm):5.0,工作长度(mm):20,28。

⑥直径(mm):5.5,工作长度(mm):22,38。

⑦注意支架在释放后明显缩短,自然无约束长度通常不超过释放导管内部长度的50%。

(3)支架选择:经验原则是选择标识直径尽可能接近或直径不小于载瘤动脉直径0.5mm的支架。

2.释放技术

(1)引导导管。

①使用80cm的长鞘(IVA LONG,Balt Extrusion,Montmorency,France),因为可以避免工作导管从腹股沟伸出段的长度浪费。

②重要的是导引导管通路要接近支架预计释放的位置。Sofia®(Microvention,Tustin,CA)或Neuron™(Penumbra,Inc.,Alameda,CA)置于颅内颈动脉或椎动脉靠近动脉瘤部位。

Sofia®Plus(Microvention,Tustin,CA)或071 Benchmark™(Penumbra,Inc.,Alameda,CA)允许通过工作导管更好的注射造影剂获取路径图或者使用第二根微导管对动脉瘤进行平行栓塞。

(2)工作角度。

一旦引导导管到位,进行3D血管造影,以找到最佳工作角度。在前后位及侧位寻找可以充分显示载瘤动脉近端及远端支架覆盖区的最佳工作角度。

(3)微导管通路。

①使用0.027in微导管释放FRED™支架。

a. Headway® 27(Microvention,Tustin,CA)。

b. Excelsior® XT-27®(Stryker Neurovascular,Fremont,CA)。

c. Marksman™(ev3 Neurovascular,Irvine,CA)。

d. 在路径图指导下,通过0.014或0.016in的微导丝将微导管推送到动脉瘤远端至少10~20mm处动脉的平直段。

e. 撤回部分微导丝并消除微导管中的冗余部分。

f. 撤出导丝。

②导入。

a. 将含有支架的导引鞘部分插入Y形阀,并轻轻地拧紧阀门,让生理盐水冲洗导引鞘至少30秒。

在冲洗过程中轻轻地来回推拉支架有助于排出讨厌的气泡。

b. 将导引器推进微导管的中心,并轻轻拧紧Y形阀,防止回血。

c. 通过推送导丝小心地推进支架。

d. 在路径图指导下,将铂金头端置于微导管的头端位置,时刻观察确保推送导丝的头端不会损伤血管。

e. 在展开支架之前,缓慢并小心地回撤微导管到支架预定展开的位置。确保动脉瘤位于支架中间,内层支架至少覆盖动脉瘤颈两侧各几毫米,并记住支架释放时将发生短缩。

③展开。

a. 回撤微导管的同时缓慢前推推送导丝,使 FRED™ 自膨支架展开。

b. 当支架展开,远端标记露出并张开时,继续轻轻向前推动推送导丝,同时只需极少回拉微导管即可确保良好的贴壁,特别是迂曲部位。

c. 密切注意推送导丝的头端,以免损伤动脉。

d. 保持所有动作缓慢轻柔,以避免损伤血管或支架移位。

④释放支架。

a. 当支架的近端标记开始离开微导管时,确保支架良好覆盖动脉瘤颈部,而不是弯折或扭曲。只要支架被推送出长度不超过 80% 时,如有必要,就可以再次回收并移除或重新定位支架。

b. 使用血管造影机平板进行局部平面成像或锥形束 CT 扫描,以确保支架完全张开。

c. 通过推送最后一段支架来释放支架。分离后喇叭口样近端自动张开。

d. 在支架最终分离后进行导管造影,以确保支架与血管壁完全贴合。

e. 支架展开后,小心地将微导管沿推送导丝穿过支架。

⑤FRED 重塑。

a. 有几种策略可用于处理张开不满意的支架:

轻轻操作支架内的 J 形头导丝和(或)微导管。

球囊重塑:将 HyperGlide™ 球囊(ev3 Neurovascular,Irvine,CA)推进支架并轻轻充盈至支架成形。不要过度充盈,这可能导致支架脱垂进入动脉瘤。

b. 只有在支架贴壁满意时才能移除支架通道内的微导管和(或)微导丝。

c. 在下列情况下,偶尔需要使用多个 FRED 支架(仅占 6%):

增加动脉瘤颈部的覆盖,减慢血流进入动脉瘤。

大动脉瘤的颈部需要不止一个支架。

载瘤动脉直径在动脉瘤近端和远端差异较大。

3. 术后管理

(1)建议长期双联抗血小板治疗(阿司匹林 325mg QD 和氯吡格雷 75mg QD)≥6 个月。

(2)应在术后 6 个月时进行血管造影随访。

①如果动脉瘤形成血栓,则停用氯吡格雷但继续服用阿司匹林。

②如果动脉瘤仍有血流,继续双联抗血小板治疗 6 个月,之后再次复查血管造影。

③如果随访影像中有载瘤动脉狭窄的迹象,则无限期地继续进行双联抗血小板治疗。

(3)常见术后头痛,可以短程类固醇治疗。

（六）另一个血流导向装置

Derivo® 栓塞装置（Derivo® Embolization Device）（Acandis，Pforzheim，Germany）具有不透射线的螺旋丝，可透视下提供良好的可视性，并且表面经 BlueXide® 处理，据称可减少摩擦力从而可能降低血栓形成。此装置尚未在美国上市。

第五节 动脉瘤颈桥接装置

分叉部的动脉瘤很常见，分叉部宽颈动脉瘤治疗困难。以前的策略，如动脉瘤内球囊栓塞和 Trispan 瘤颈网桥（Boston Scientific，Natick，MA）成功治疗的病例有限，并已经成为历史。使用或不使用支架或球囊辅助的分叉部宽颈动脉瘤栓塞受限于相对较高的复发率。目前已经开发出了几种瘤颈部桥接装置，希望能为这些病变提供额外的血管内治疗工具。

（一）pCONus Bifurcation Aneurysm Implant（Phenox，Bochum，Germany）

支架辅助栓塞分叉部宽颈动脉瘤时，需要微导管进入分叉部的一个或多个分支。有时这可能很困难，特别是分支血管为锐角时。一种解决方案是"华夫饼锥技术（waffle－cone technique）"，其中支架放置在通向动脉瘤的载瘤动脉中，并且支架的远端延伸到动脉瘤体中。然后突入动脉瘤内支架的末端使弹簧圈保持在动脉瘤内。pCONus 原理有点类似于华夫饼锥技术。pCONus 是一种改良的支架设计，与支架相比，栓塞时在载瘤动脉中提供较少的金属覆盖，并改善对弹簧圈突出进入载瘤动脉的保护。它需要像其他支架一样使用双联抗血小板药物进行术前准备。

1.装置 pCONus 装置包括一个用于锚定装置的自膨式支架和一个镍钛合金丝编织的喇叭形头端翼瓣平台，该平台通过交叉聚合物纤维桥接瘤颈部，有助于防止弹簧圈移位。该支架具有较大网眼结构，其金属覆盖率小于 5%。它连接在推送导丝上，在电解分离前可以反复操作和取出：

（1）可用于 2～4mm 直径的血管。

（2）根据装置末端有或没有交叉聚合物纤维分两种类型。

（3）pCONus 4～25。

①平台尺寸：直径 5、6、8、10、12 和 15mm。

②25mm 的标识长度对应 20mm 的工作长度。

（4）pCONus 4～20。

①平台尺寸：直径 5、6、8、10、12 和 15mm。

②20mm 的标识长度对应 15mm 的工作长度。

（5）pCONus mini（用于 2.2～3mm 的血管）。

①平台尺寸：直径 4mm。

②20mm 的标识长度对应 15mm 的工作长度。

（6）pCONus 选择。

①一般情况下，平台直径选择正好覆盖或略大于动脉瘤颈。

②支架的长度应涵盖动脉瘤颈两侧≥3mm 的置入区，即支架的总长度应≥瘤颈长＋6mm。

2.释放技术

（1）导引导管。

①使用具有大内腔的系统来容纳 pCONus 输送微导管以及用于栓塞的较小微导管。

a. 6F 0.071in Benchmark™（Penumbra，Inc.，Alameda，CA）支撑力更好，可用于到达迂曲血管的远端。

b. 90cm 长鞘，如 6F Neuron™ MAX（Penumbra，Alameda，CA）、Shuttle®（Cook，Inc.，Bloomington，IN）或 Destination®（Terumo Medical，Somerset，NJ）可提供极佳的稳定性和巨大的内腔。

c. 使用两个 Y 形阀或双头 Y 形阀，这样可同时送入两根微导管。

（2）工作角度。

①在双平板获取工作角度，能良好显示通向动脉瘤的通路、近端载瘤动脉和动脉瘤颈部。为获得最佳工作角度，通常需要先进行 3D 旋转血管造影。

②获取动脉瘤的相关测量值，包括瘤颈宽度和载瘤动脉的直径。

（3）微导管通路。

①使用至少 0.021in 管腔的微导管。可以选择 Prowler® Select® Plus（Codman Neurovascular，Raynham，MA）或 Headway® 21（Microvention，Tustin，CA）微导管。

②为了方便推进支架，需要在动脉瘤瘤颈部或动脉瘤内建立微导管通路。优先选择 Synchro™0.014in 软头（Stryker，Fremont，CA）微导丝。

a. 对于近端血管相当直的动脉瘤，或者如果 Benchmark™ 071 导管（Penumbra，Inc.，Alameda，CA）能够置于动脉瘤附近，则微导丝可以主要从导引导管直接推进。这种情况下使用 200cm 的微导丝就足够了。

b. 在更具挑战性的复杂解剖结构中，使用 0.014in 微导丝搭配合适的微导管更容易使微导丝到位。使用 300cm 交换长度的微导丝来保持微导丝位置。

c. 微导丝保持在固定位置不动，直到微导管推送到动脉瘤中令人满意的位置。

d. 向后回拉微导管以消除冗余。

（4）用生理盐水浸泡的 Telfa™（Covidien，Mansfield，MA）擦拭微导丝。

（5）将导引器鞘插入 Y 形阀的大约一半，并将导引器鞘上旋转阀收紧。通过 Y 形阀冲洗直至肝素盐水从引导器鞘的近端滴出，然后推进引导器鞘，直至其紧密地插入 Y 形阀。

（6）将 pCONus 推送进微导管。

（7）在路径图指导下，小心地将 pCONus 的远端推至动脉瘤的中心，避免让装置接触动脉瘤顶。

（8）当远端翼瓣张开时，轻轻后撤推送导丝，以将翼瓣置于动脉瘤颈部。透视下观察，确保翼瓣准确定位在动脉瘤瘤颈部。如果所选择的装置尺寸合适，则翼瓣将完全覆盖瘤颈部但不接触动脉瘤弧形的侧壁。

(9)保持推送导丝不动,缓慢地回撤微导管,使支架张开。

(10)进行血管造影。确认支架位于合适位置。

(11)此时可以释放 pCONus,但在栓塞过程中保持装置连接到推送导丝有助于保持系统稳定。

(12)通过第二个 Y 形阀端口与 pCONus 伴行,通过 0.014in 微导丝推进一根较细微导管,例如 Excelsior® SL-10(Stryker Neurovascular,Fremont,CA)或 Echelon™ 10(Medtronic,Minneapolis,MN)。透视下确保 pCONus 在第二根微导管前进时保持不动。

(13)小心地操作第二根微导管穿过支架内部并进入动脉瘤。去除微导管中的冗余部分,然后撤出微导丝。

(14)使用至少一个 3D 弹簧圈和相对较软的填充弹簧圈栓塞动脉瘤。使用直径≥3mm 的弹簧圈,防止弹簧圈通过动脉瘤颈部 pCONus 编织丝之间相对较宽的网眼疝出。

(15)当动脉瘤栓塞完全时,撤出栓塞导管。

(16)解脱 pCONus 并取出其输送导管。

(17)进行血管造影。

3. 术后管理　建议长期使用双联抗血小板治疗。一种策略是阿司匹林每日 75~100mg,终身服用;氯吡格雷每日 75mg,口服 3 个月。如果血小板聚集试验显示氯吡格雷抵抗,可考虑使用替格瑞洛或普拉格雷作为替代药物。

(二)PulseRider®

PulseRider® 是由 Pulse Vascular(Los Gatos,CA)开发的用于分叉部动脉瘤的瘤颈部桥接装置,由 Codman Neuro(Raynham,MA)负责在全球销售。它已通过 CE 标志认证,但在美国仍处于研究阶段。与其他支架手术一样,需要双联抗血小板治疗。

1.装置　该装置是一种自膨镍钛合金瘤颈部桥接装置。它包括一个自膨的近端组件,用于将装置锚定在载瘤动脉中;远端为一个由聚合物丝构成的拱形末端,用于桥接动脉瘤瘤颈部以防止弹簧圈移位。该支架具有较大的网眼结构,并且比支架或 pCONus 装置具有更小的金属覆盖率。装置固定在输送导丝上,被电解分离前可以操作和收回:

(1)有两种尺寸,一种适用于直径 2.7~3.5mm 的血管,另一种适用于直径为 3.5~4.5mm 的血管。

(2)拱形末端为 8.6mm 或 10.6mm,用以支撑瘤颈部的弹簧圈。拱形末端的分支结构被设计成既可以放置在分支动脉中,也可以放置在动脉瘤中。

(3)根据动脉瘤瘤颈部的分支角度,可为瘤颈部提供 T 或 Y 构型的桥接。

2.释放技术

(1)导引导管:使用具有大内腔的系统来容纳 PulseRider 输送微导管以及用于

栓塞的较小微导管。

①6F 0.071in Benchmark™(Penumbra,Inc.,Alameda,CA)支撑力更好,可用于到达迂曲血管的远端。

②90cm 长鞘,如 6F Neuron™ MAX(Penumbra,Alameda,CA)、Shuttle®(Cook,Inc.,Bloomington,IN)或 Destination®(Terumo Medical,Somerset,NJ)可提供极佳的稳定性和巨大的内腔。

③使用两个 Y 形阀或双头 Y 形阀,这样可同时送入两根微导管。

(2)工作角度。

①在双平板获取工作角度,能良好显示通向动脉瘤的通路、近端载瘤动脉和动脉瘤颈部。为获得最佳工作角度,通常需要先进行 3D 旋转血管造影。

②获取动脉瘤的相关测量值,包括瘤颈宽度和载瘤动脉的直径。

(3)微导管通路。

①使用至少 0.021in 管腔的微导管。可以选择 Prowler® Select® Plus(Codman Neurovascular,Raynham,MA)或 Headway®21(Microvention,Tustin,CA)微导管。

②为了方便推进支架,需要在动脉瘤瘤颈部或动脉瘤内建立微导管通路。优先选择 Synchro™0.014in 软头(Stryker,Fremont,CA)微导丝。

a. 对于近端血管相当直的动脉瘤,或者如果 Benchmark™ 071 导管(Penumbra,Inc.,Alameda,CA)能够置于动脉瘤附近,则微导丝可以主要从导引导管直接推进。这种情况下使用 200cm 的微导丝就足够了。

b. 在更具挑战性的复杂解剖结构中,使用 0.014in 微导丝搭配合适的微导管更容易使微导丝到位。使用 300cm 交换长度的微导丝来保持微导丝位置。

c. 微导丝保持在固定位置不动,直到微导管推送到动脉瘤中令人满意的位置。

d. 向后回拉微导管以消除冗余。

(4)用生理盐水浸泡的 Telfa™(Covidien,Mansfield,MA)擦拭微导丝。

(5)将导引器鞘插入 Y 形阀的大约一半,并将导引器鞘上旋转阀收紧。通过 Y 形阀冲洗直至肝素盐水从引导器鞘的近端滴出,然后推进引导器鞘,直至其紧密地插入 Y 形阀。

(6)将 PulseRider 推送进微导管。

(7)在路径图指导下,小心地将 PulseRider 的远端推至动脉瘤的中心,避免让装置接触动脉瘤顶。

(8)当远端翼瓣张开时,轻轻后撤推送导丝,以将翼瓣置于动脉瘤颈部。透视下观察,确保翼瓣准确定位在动脉瘤瘤颈部。如果所选择的装置尺寸合适,则翼瓣将完全覆盖瘤颈部但不接触动脉瘤弧形的侧壁。

(9)如果设备不稳定或未覆盖颈部,收回设备并重新定位。

(10)当远端冠部位置最佳时,通过缓慢抽出微导管,同时保持推送导丝固定在适当位置,将支架的主体释放。

(11)进行血管造影,确认装置位置是否合适。

(12)此时可解脱 PulseRider,但在弹簧圈栓塞时保持装置连接到其推送导丝上有助于其稳定。

（13）通过第二个 Y 形阀端口与 PulseRider 伴行，通过 0.014in 微导丝推进一根较细微导管，例如 Excelsior® SL-10（Stryker Neurovascular，Fremont，CA）或 Echelon™10（Medtronic，Minneapolis，MN）。透视下确保 PulseRider 在第二根微导管前进时保持不动。

（14）小心地操作第二根微导管穿过支架内部并进入动脉瘤。去除微导管中的冗余部分，然后撤出微导丝。

（15）使用至少一个 3D 弹簧圈和相对较软的填充弹簧圈栓塞动脉瘤。使用直径≥3mm 的弹簧圈，防止弹簧圈通过动脉瘤颈部装置编织网之间相对较宽的网眼疝出。

（16）动脉瘤成功栓塞时，撤出弹簧圈导管。

（17）解脱 PulseRider 并撤出其推送导丝。

（18）随后行血管造影。

3. 术后管理　推荐长期服用双抗。阿司匹林 75～100mg，每日 1 次，终身服用；氯吡格雷 75mg，每日 1 次，服用 3 个月。

（三）Woven EndoBridge WEB™装置

WEB™装置（Microvention，Tustin，CA）是一种自膨式金属编织植入物，可以置入动脉瘤，阻断血流。可被认为是一种圆柱形或者球形的血流导向装置。最初的 WEB DL 有 2 个分隔，最新的 WEB SL 只有 1 个。目前已经被 CE 认证，但尚未被 FDA 批准在美国使用。

1. 装置　该装置由各种尺寸的镍钛金属丝通过复杂编织成圆柱或者球形，并连接推送导丝。远端和近端有不透射线的标记，以便在透视下观察。未电解脱前，可以操作或者撤回。

（1）有 2 个品种，圆柱形的 WEB SL 和球形的 WEB SLS。

（2）可用的 WEB SL 直径为 4～11mm，高度为 3～9mm。

（3）可用的 WEB SLS 直径为 4～11mm。

2. 释放技术

（1）导引导管。

①使用内径较大的导引导管，可以更好地进行导管造影，并有助于辅助器械（例如：弹簧圈，支架，血流导向装置）的通过。

a. 6F 0.071in Benchmark™（Penumbra，Inc.，Alameda，CA）在远端迂曲的血管中可提供更好的支撑性。

b. 90cm 鞘，例如 6F Neuron™ MAX（Penumbra，Alameda，CA），Shuttle®（Cook，Inc.，Bloomington，IN），或者 Destination®（Terumo Medical，Somerset，NJ）可提供良好的稳定性及较大的内腔。

c. 使用 2 个 Y 阀或双头 Y 阀，可同时推进 2 根微导管。

（2）工作角度。

①一旦导引导管到位，进行 3D 旋转造影，以找到最佳工作角度，可以显示通往动脉瘤的路径，并显示近端载瘤动脉及动脉瘤颈。

②测量动脉瘤。

（3）微导管通路。

①使用内径至少 0.027in 的微导管。可用 Excelsior® XT27® 微导管（Stryker Neurovascular，Fremont，CA）或者 Headway® 27（Microvention，Tustin，CA）。

②推送微导管时可能需要先推送微导丝进入动脉瘤腔内。可选择 Synchro™ 0.014in 软头微导丝（Stryker，Fremont，CA），但是可能需要 0.016in 导丝，例如 016 双弯 Headliner®（Microvention，Tustin，CA），提供额外支持。

a. 对于近端血管相当直的动脉瘤，或者如果 Benchmark™ 071 导管（Penumbra，Inc.，Alameda，CA）能够置于动脉瘤附近，则微导丝可以主要从导引导管直接推进。这种情况下使用 200cm 的微导丝就足够了。

b. 在更具挑战性的复杂解剖结构中，使用 0.014in 微导丝搭配合适的微导管更容易使微导丝到位。使用 300cm 交换长度的微导丝来保持微导丝位置。

c. 微导丝保持在固定位置不动，直到微导管推送到动脉瘤中令人满意的位置。

d. 向后回拉微导管以消除冗余。

（4）用生理盐水浸泡的 Telfa™（Covidien，Mansfield，MA）擦拭微导丝。

（5）将导引器鞘插入 Y 形阀的大约一半，并将导引器鞘上旋转阀收紧。通过 Y 形阀冲洗直至肝素盐水从引导器鞘的近端滴出，然后推进引导器鞘，直至其紧密地插入 Y 形阀。

（6）将 WEB 推送进微导管。

（7）在路径图指导下，仔细推送 WEB。

（8）观察路径图，确保设备上的标记恰好置于动脉瘤和动脉瘤颈处，如果大小选择合适、释放位置合适，可以完全覆盖瘤颈。

（9）如果影响载瘤动脉或者没有覆盖瘤颈，回撤装置并再次放置。

（10）如果装置太小或者太大，撤出并选择更为合适的型号。

（11）如果 WEB 位置满意，进行造影。有可能仍有血流进入动脉瘤，但只需确保瘤颈被覆盖。

（12）如果装置位置满意，释放。

（13）如果在瘤颈处仍有空隙，或边缘有血流进入，可以追加弹簧圈。

（14）当动脉瘤填塞完全，撤出释放导管。

（15）随后进行造影。

（16）装置解脱后，如果载瘤动脉受影响，可以追加支架。

3. 术后管理

（1）使用 WEB，一般不需要使用双抗。一种较稳妥的做法是阿司匹林 75～100mg，1 次／日，终身服用，氯吡格雷 75mg，1 次／日，服用 3 个月，尤其是使用了支架辅助或腔内血流导向装置。

（四）Medina™栓塞装置

Medina™栓塞装置（MED,Medtronic,Minneapolis,MN）是放置在动脉瘤内以排除血流的金属编织植入物。它是弹簧圈和血流导向装置的混合体，就像绑了很多床单的晾衣绳。当它被放置在动脉瘤中时，它倾向于形成球体。

1. 装置　该装置由螺旋芯导丝和连接到该螺旋芯导丝上的金属丝状小叶组成。附在推送导丝上，在电解脱之前，可以操作并可以回撤。

（1）两种规格：普通型和柔软型。

（2）与 3D 弹簧圈型号相似，大小型号表明其可在动脉瘤内形成的球形直径。

2. 释放技术

（1）导引导管。

如果需要辅助装置（例如：弹簧圈，支架，血流导向装置），使用内径较大的系统。

①Benchmark™（Penumbra,Inc.,Alameda,CA）的 6F 0.071 有助于为远端迂曲的血管提供更有力的支撑。

②90cm 鞘，例如 6 F Neuron™ MAX（Penumbra,Alameda,CA），Shuttle®（Cook,Inc.,Bloomington,IN），或者 Destination®（Terumo Medical,Somerset,NJ）可提供较大内腔和稳定的支持。

③使用 2 个 Y 阀或双头 Y 阀，可同时推进 2 根微导管。

（2）工作角度。

①一旦导引导管到位，进行 3D 造影，选择最佳工作角度。找前后位和侧位工作角度，以提供释放区载瘤动脉的远端及近端的最佳工作角度。

②测量动脉瘤。

（3）推送微导管。

①使用内径至少 0.021in 的微导管。可用 Prowler® Select® Plus 微导管（Codman Neurovascular,Raynham,MA）或者 Headway® 21（Microvention,Tustin,CA）。

②微导管需推进到动脉瘤的基底部，以便进一步推送装置。可选择软头 Synchro™ 0.014in（Stryker,Fremont,CA）微导丝。

a. 对于近端血管相当直的动脉瘤，或者如果 Benchmark™ 071 导管（Penumbra,Inc.,Alameda,CA）能够置于动脉瘤附近，则微导丝可以主要从导引导管直接推进。这种情况下使用 200cm 的微导丝就足够了。

b. 在更具挑战性的复杂解剖结构中，使用 0.014in 微导丝搭配合适的微导管更容易使微导丝到位。使用 300cm 交换长度的微导丝来保持微导丝位置。

c. 微导丝保持在固定位置不动，直到微导管推送到动脉瘤中令人满意的位置。

d. 向后回拉微导管以消除冗余。

（4）用盐水浸泡的 Telfa™（Covidien,Mansfield,MA）擦拭微导丝。

（5）将导引器鞘插入 Y 形阀的大约一半，并将导引器鞘上旋转阀收紧。通过 Y 形阀冲洗直至肝素盐水从引导器鞘的近端滴出，然后推进引导器鞘，直至其紧密地插入 Y 形阀。

（6）将 MED 推送进微导管。

（7）在路径图指引下，仔细推送 MED。

（8）观察路径图，确保装置的环路正确定位在动脉瘤颈部，如果尺寸合适、位置合适，MED 可以完全保护瘤颈。

（9）如果影响载瘤动脉或者没有覆盖瘤颈，回撤装置并重新定位。

（10）如果对 MED 位置满意，进行造影。

（11）如果装置在最佳位置，释放。

（12）查看造影结果。如果完全覆盖瘤颈，即使有少量血流进入动脉瘤，也说明位置满意。如果瘤颈部覆盖仍有空隙，或子囊显影，可以补充栓塞弹簧圈或再置入一个 MED。

（13）如果动脉瘤成功栓塞，撤出释放导管。

①随后进行造影。

②与其他血流导向装置类似，动脉瘤中可能会有血流，但是如果动脉瘤颈处缝隙较大并伴有向瘤底的冲击血流，提示需在载瘤动脉内放置血流导向装置。

③释放后，如果载瘤动脉受影响，需放置支架。

3. 术后管理　推荐长期进行双联抗血小板治疗，虽然一小部分研究未进行抗血小板治疗。一种相对稳妥的做法是阿司匹林 75～100mg，1 次/日，终身服用，氯吡格雷 75mg，1 次/日，服用 3 个月，即使没有使用支架辅助或腔内血流导向装置。

（五）Willis 覆膜支架

Willis® 覆膜支架（Microport，Shanghai，China）是一种外层包裹聚四氟乙烯（PTFE）可扩展膜的钴铬合金支架，该支架由球囊扩张展开，类似于 Jostent™（Abbott Vascular，Redwood city，CA）。作为覆膜支架，它有可能使支架覆盖的分支闭塞。可以考虑在预期支架置入的位置进行球囊闭塞试验，来评估侧支闭塞所造成的潜在损伤。

1. 装置

（1）Willis 支架可快速交换，不需要一个长的交换导丝。

（2）支架是由较细的 0.06mm 金属丝开环设计制成。由 30～50μm 厚聚四氟乙烯构成的膜也相对较薄。这些设计造就了其相当柔顺适合颅内走行。

（3）球囊支架的通过直径：3.8F（1.27mm）。

（4）支架尺寸。

①直径：3.5mm，4.0mm，4.5mm。

②长度：7mm，10mm，13mm 和 16mm。

（5）支架选择。

①一般情况下,选择匹配或大于靶动脉直径不超过 1mm 直径的支架。

②如果靶血管贴覆节段近端和远端直径差异较小,则支架选择靶血管两端的平均直径。

③如果靶血管两端直径差异＞1mm,先在远端置入较小的支架,然后在近端置入较大的支架。

④支架的长度应该覆盖并超过贴覆段两侧的动脉瘤颈部 3mm,即支架的总长度应大于颈部长度＋6mm。

2. 释放技术

（1）导引导管:在大多数情况下使用 6F Envoy® 导管（Codman Neurovascular, Raynham,MA）。

①Neuron™ 6F 0.070in（Penumbra,Inc. San Leandro,CA）在迂曲的血管内有助于为远端提供更多的支撑力。

②90cm 鞘如 6F Shuttle®（Cook,Inc.,Bloomington,IN）或 Destination®（Terumo Medical,Somerset,NJ）可给予高度的稳定性和非常大的内腔。

（2）工作角度。

①通过双 C 形臂选择工作视图来显示通向动脉瘤的路径,并将其延续至大脑中动脉的平直段。这将有助于导丝前进及支架推送导管定位。

②一旦微导丝到位,选择合适的工作角度清楚地显示支架在目标动脉的覆盖区域。至少一个投影包括导引导管,至少一个应该清晰显示微导丝的头端。

（3）微导管进入:微导丝充分横跨动脉瘤颈并到达一定位置才可以提供足够的支撑力来推送支架。首选 Transend™ EX 0.014in 软头（Stryker,Fremont,CA）导丝。

①对于动脉瘤血管近端很直,或 Neuron™ 6F 0.070（Penumbra,Inc. San Leandro,CA）能到达动脉瘤附近的位置,首选直接从导引导管推出微导丝。这种技术只需 200cm 导丝。

②即使在更具挑战性的解剖位置,微导丝在合适的微导管（容纳 0.014in 导丝）辅助下也很容易到位。使用 300cm 交换导丝可保持导丝的位置。

③固定导丝位置直到支架已经满意地展开。

（4）用盐水浸润的 Telfa™（Covidien,Mansfield,MA）擦拭微导丝,然后将装载 Willis 支架的输送球囊导管送入微导丝。

（5）左手开启 Y 形阀,右手仔细地定位支架推送导管到 0.014in 导丝,然后推进到 Y 形阀。

①打开 Y 形阀足以让支架进入而不伴有大量血流出需要一些技术。小心不要让 Y 形阀损坏支架。

②一旦支架完全进入 Y 形阀,阀门可以稍微拧紧,防止血液逆流,但不能太紧,以防损伤推进导管。

（6）沿导丝送入快速交换球囊导管,同时保持导丝稳定和透视下导丝头端可见。

（7）支架定位于横跨动脉瘤瘤颈的位置。

(8)轻轻回拉球囊导管及微导丝,保持顺直。透视下确保标记恰当的横跨动脉瘤颈两端。

(9)路径图下慢慢充盈球囊。在推荐的压力下展开支架,通常为 5 个大气压。

(10)去充盈球囊后血管造影。确认支架位置合适和动脉瘤内无造影剂渗入。

(11)内漏:如果有些造影剂填充动脉瘤,这称为"内漏"。以略高压力再充盈球囊以后扩支架。避免膨胀的球囊直径比靶动脉的直径大。如果内漏持续或加重,可考虑重叠放置第二个支架。仔细评估血管造影图像和内漏的位置。第二个支架应该以内漏的位置为中心。如果动脉瘤内对比剂缓慢淤滞,残余的小内漏可能会消失,因为这些内漏通常在随访时消失。

3. 术后管理

(1)Willis 支架开发者术后保持患者肝素化 48 小时。术后肝素化的益处不确定。

(2)建议长期双重抗血小板治疗(阿司匹林 325mg,1 次/日和氯吡格雷 75mg,1 次/日)(至少 6 个月)。

(3)6 个月后血管造影随访。

①如果动脉瘤形成血栓,停止氯吡格雷但继续长期服用阿司匹林。

②如果动脉瘤没有完全血栓化,继续双重抗血小板 6 个月,之后再次血管造影复查。

4. Willis 支架技术

(1)仔细选择使用 Willis 支架的病例。因为它是球扩支架,不应放置于非常迂曲的血管。因为它是一个带膜支架,可以预料将导致贴覆支架的血管所有分支闭塞。

(2)导引导管置于接近目标的位置,良好的稳定性极大地有助于支架轻松放置。

(3)始终保持导丝横跨动脉瘤颈,直到确定动脉瘤满意闭塞。当需要处理内漏而再次充盈球囊或叠放支架时,导丝的存在就使这一过程很方便。

(4)术前术后长期服用双重抗血小板制剂是绝对必要的,应该警告患者,不遵医嘱可能导致支架内血栓形成。

第六节　并发症:避免和处理

(一)栓塞并发症的概要及发生率

1. 最近几个大宗病例报道的总体并发症发生率为 8.4%～18.9%。

(1)并发症的危险因素。

①蛛网膜下腔出血。

②辅助技术(例如:支架辅助栓塞)。

(2)大、小动脉瘤。

2. 经验的累积,随着术者经验的增加,发生并发症的概率下降。每 5 例手术,风险比(OR 值)下降 0.69,$P = 0.03$。

（二）动脉瘤或血管穿孔

1. 机制　导丝、导管或弹簧圈挤破是最常见的；在导引导管造影的过程中，也有穿孔的情况出现。

2. 频率

一项包含 17 宗报道的荟萃分析发现破裂和未破裂动脉瘤的穿孔率有显著差异。

（1）破裂动脉瘤：4.1%。

（2）未破裂动脉瘤：0.5%（$P<0.001$）。

3. 危险因素

（1）小型动脉瘤是明确的动脉瘤穿孔危险因素。

（2）血管穿孔。在装置（球囊或支架）推送阻力相对高时出现。

4. 避免

（1）在治疗小动脉瘤时，小心操作。

（2）使微导管、微导丝向前的推力减至最小。

（3）当导引导管造影时，旋紧 Y 形阀以固定微导管（防止造影剂将微导管冲向前方）。

（4）避免过度填塞。

（5）不要将弹簧圈置于成篮圈与瘤壁之间。

（6）血管穿孔。

①尽量将微导丝置于近段管径相对较大的血管节段（如果可能置于 M3 段要好于 M4 段）。

②尽可能减少导丝的移动。

5. 处理

（1）第一步是识别：血压或 ICP 的突然升高，或心率突然下降，则立即行导引导管造影。

（2）一定要抑制住将导致穿孔的装置拉回来的冲动！导致穿孔的微导管或微导丝可闭塞或部分闭塞破孔，回撤装置将加重穿孔。

（3）鱼精蛋白中和肝素。

（4）如果可能，继续释放弹簧圈，有可能封闭穿孔。

如果微导管穿通动脉瘤壁，可将部分弹簧圈置于蛛网膜下隙，然后微导管回撤入瘤腔内，将剩余弹簧圈填入瘤腔内。

（5）第二微导管技术：保持导致穿孔的导丝或导管不动，再上一根微导管进入瘤腔并继续填塞。

（6）曾有报道注入 nBCA。

（7）偶尔，动脉瘤壁撕裂扩展至载瘤动脉。这时，弹簧圈闭塞载瘤动脉可能是止血的唯一选择。显然，这是抢救性的操作，患者的预后取决于有无侧支循环。

（8）当动脉瘤安全后，可能需要行脑室穿刺，尤其是血压持续较高（如颅内压持续升高）。

（9）一旦患者病情稳定,进行头颅 CT 检查。

提示:动脉瘤栓塞过程中破裂的患者术后急查头颅 CT,CT 总是看起来很惊人,CT 表现比患者实际情况严重,这是因为对比剂的存在所致(图 5-15)。

（三）血栓栓塞

1. 机制

（1）在术中应用的装置内形成富血小板的栓子。

一项与基底动脉顶端动脉瘤介入栓塞有关的血栓栓塞事件的 MRI 研究表明,在弥散加权成像上,大多数的病变分布于动脉瘤附近的动脉供血区,提示大多数栓子来源于导管、导丝、球囊。

（2）电解脱 GDC 时,在弹簧圈团内形成栓子。

（3）导引导管引起的载瘤动脉血管痉挛或闭塞可导致血流淤滞。

2. 危险因素

（1）宽颈动脉瘤。

（2）球囊辅助栓塞技术。

（3）弹簧圈袢突出至载瘤动脉。

（4）患者年龄≥65 岁。

3. 发生率

（1）症状性栓塞:占 2%～8%。

①由于血栓栓塞导致的神经系统并发症大多数是一过性的。

②"无症状"栓塞(MRI 显示):28%～61%。

（2）血栓在弹簧圈/载瘤动脉交界面上(如栓塞术中的瘤颈处)占 4.3%。

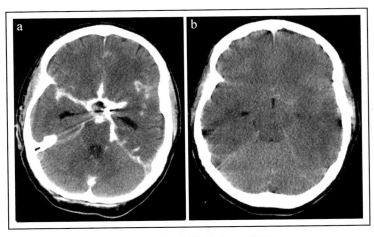

图 5-15　对比剂外渗的 CT 所见

后交通动脉瘤栓塞术中再次破裂,术后即刻 CT(a)、术后次日 CT(b)。在 CT 片上,由于渗出的对比剂的存在,使蛛网膜下隙的血量显得比实际的要多。典型的蛛网膜下隙对比剂一般会在 1 日内消失。该患者痊愈出院,无任何神经系统障碍

4．预防

（1）肝素盐水持续导管冲洗，注意有无气泡或血凝块，是基本要求。

（2）用不含棉绒的 Telfa™（Medtronic，Minneapolis，MN）擦拭所有导管及导丝。

（3）防止导引导管周围血流淤滞。

如果导引导管周围血管痉挛，并血流受限，调整导引导管位置。

（4）全身肝素抗凝。尽管许多术者在动脉瘤栓塞术中常规静脉抗凝，但支持数据还比较缺乏。

（5）预防性服用阿司匹林。有些术者术前常规服用阿司匹林。在一项回顾研究中，Qureshi 及其同事发现服用阿司匹林组的血栓栓塞事件率（6.4%）低于未服用阿司匹林组（8.9%）。其他学者确认阿司匹林或者氯吡格雷可以显著降低血栓并发症。

5．处理

（1）识别是第一步：反复导引导管造影以观察有无血栓形成，动脉瘤颈附近有无载瘤动脉的充盈缺损，或血管中断。

（2）在栓塞术中出现的大多数血栓物质，是富含血小板的，因此，抗血小板治疗是第一步。

①阿昔单抗（Abciximab）0.25mg/kg 静脉快速推注，继之 $125\mu g/(kg \cdot min)$（极量 10mg/min）连续泵入 12 小时。

②注意：阿昔单抗不要用半量。作者建议用全负荷量继以静脉泵入 12 小时，除非有出血性疾病，使抗血小板治疗成为禁忌。来自心脏介入文献的实验数据和证据确认，药物诱导的血小板活化作用与阿昔单抗对血小板的低水平抑制负相关，相应的血栓并发症也增多。实际上，作者观察到 2 例动脉瘤栓塞术中动脉内血栓形成的患者，在应用半量阿昔单抗后，血栓形成似乎有所加重。

（3）直径 2mm 的 Amplatz Goose Neck 微捕捉器（Microvena，White Bear Lake，MN）可用于回抽血栓，或将其切碎，以扩大栓子的表面积，便于与抗血小板药物结合。

（4）尝试 Penumbra 再灌注导管（Penumbra，Alameda，CA）吸出血栓。溶栓药由于有较高的出血风险，特别是在破裂动脉瘤的治疗中，应当避免。

（四）弹簧圈移位或栓塞

1．机制

（1）弹簧圈不稳定或位置不当。

（2）宽颈动脉瘤似乎更容易出现这种并发症。

2．发生率　少见——最近的一项研究为 0.5%。

3．避免　细致的栓塞技术及辅助技术治疗宽颈动脉瘤，如支架或球囊辅助栓塞。

4. 处 置　有几种装置可用于回收逃逸的弹簧圈。

①2mm 或 4mm Amplatz Goose Neck™捕捞器(Microvena，White Bear Lake，MN)。

②Alligator™回收装置(ev3 Neurovascular，Irvine，CA)。

③Micro™ Elite 捕捞器(Vascular Solutions，Minneapolis，MN)。

④Trevo® ProVue™回收装置 (Stryker Neurovascular，Fremont，CA)。

⑤Solitaire™ FR Retriever (Medtronic Neurovascular，Minneapolis，MN)。

⑥Penumbra System®再灌注导管 (Penumbra，Inc.，Alameda，CA)：柔软的弹簧圈有时可以被吸进再灌注导管。

(五)弹簧圈拉伸

1. 机 制　弹簧圈的远段被陷在动脉瘤内，如试图将其拉出，则弹簧圈被拉伸。当弹簧圈的一部分搅在弹簧圈团内、挤在弹簧圈团和瘤壁之间或钩在支架上，可使弹簧圈被卡住。如果在释放了大多数的弹簧圈后，微导管到了动脉瘤外，且又不能使其回到瘤内，也可使弹簧圈被卡住。Sugiu 及同事能够区别弹簧圈的拉伸(stretching)与解旋(unaveling)，前者弹簧圈远段被卡住，且弹簧圈被轻微拉长；后者弹簧圈被拉长至一定距离，弹簧圈失控。

2. 发生率　不常见。弹簧圈刚开始应用的年代(20 世纪 90 年代中期)，报道解旋发生率为 2% 以下。目前弹簧圈的设计使其发生率更低。

3. 避 免

(1)使用较短长度的弹簧圈，尤其使用支架辅助。

(2)释放弹簧圈的过程中，不允许弹簧圈的任何部分出现在已存在的弹簧圈团块与瘤壁之间。

(3)不要对弹簧圈施加强力，如果在释放过程中阻力突然明显增大，就要试图稍微回拉，然后再尝试释放，或变换微导管头的位置，或换以新的弹簧圈。

4. 处 理

(1)第一步：快速识别弹簧圈是否被卡住，不要再进一步拉长已经被拉长的弹簧圈，被拉伸但仍未解旋的弹簧圈可用下述技术重新释放。

①支架捕获。Neuroform、Enterprise 或 LVIS 支架可用于捕获一段不能被置入瘤体的弹簧圈(图 5-16)。

②"球囊救援术"。一枚非解脱球囊置于瘤颈附近，应用球囊辅助栓塞技术，剩余弹簧圈可以送入瘤腔内。

(2)如果一枚弹簧圈已经解旋至不能被推送也不能被拉回的程度，解旋拉长弹簧圈的长度可达 1～2m 或以上，有 3 种解决办法。

①单轨捕获技术。用微捕获器抓住并带出拉伸弹簧圈(图 5-17)。

②弹簧圈的拉长部分可自载瘤动脉被带至颅外段血管。例如，如果动脉瘤在前循环，解旋部分可送入颈外动脉，此处前向的血流可将弹簧圈稳定住而不会栓塞颅内。对于后循环动脉瘤来说，也可如此利用腋动脉。

图 5-16　支架捕捞突出弹簧圈袢

在栓塞后交通动脉动脉瘤过程中,弹簧圈袢脱出到载瘤动脉 ICA(a)。Neuroform 支架横跨动脉瘤颈(b);支架挤压弹簧圈袢,被迫退入动脉瘤。在 ICA 可以看到支架标记

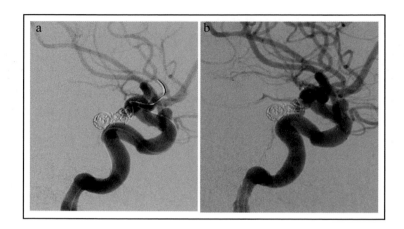

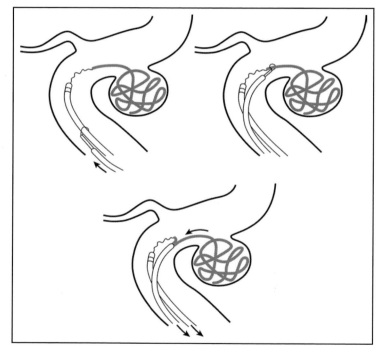

图 5-17　微捕获器技术取出拉伸的弹簧圈

将一枚 2mm Amplatz Goose Neck 微捕捞器(Microvena Corp.,White Bear Lake,MN)送入第二根微导管。用刀片切断载有拉伸弹簧圈的微导管的尾端,但要保留弹簧圈的推送导丝完整,撤掉切下的导管尾端。套圈沿有导丝的微导管外层上行(左上)。微导管/捕获器沿有导丝的微导管进入导引导管,至捕获器超出第一支微导管,套住弹簧圈未拉伸的部分(右上)。回抽捕获器抓住弹簧圈,将两微导管、弹簧圈整体撤出

③被拉长的弹簧圈也可拉至股动脉,并固定在此。

（六）血管夹层

1. 机制　导丝或导引导管对内膜的损伤。

2. 发生率

(1)0.6%～3.6%。

(2)椎动脉夹层比颈动脉夹层多见。

(3)这个并发症是报道不完全的,因为许多术者在手术结束时不常规做导管通道(即颈动脉或椎动脉)的血管造影,因此无法确定无症状的夹层。

3. 避免　采取措施使内膜损伤降至最低程度(见上面的导管放置技术)。

4. 措施

(1)手术结束时行导管通道血管的造影。

(2)抗血小板疗法通常要足够,在操作过程中或结束后给予阿司匹林 325mg,然后每日口服。如果可能,加用另一种抗血小板药(如氯吡格雷 75mg/d)。

(3)在抗血小板治疗以外,如果夹层限制血流且有血栓风险的话,考虑静脉肝素抗凝。

(4)如果受累的血管必须继续发挥作用,或狭窄限制血流,那么考虑放置一枚支架跨过病变。

(5)随诊影像学用 MRA/CTA,应该在 3～6 个月进行,或在常规弹簧圈栓塞后造影时进行,许多夹层用抗血小板药治疗 3～6 个月会治愈。

（七）动脉瘤复发

1. 动脉瘤复发被定义为动脉瘤影像学随访中发现并需要继续治疗的动脉瘤再通,虽然动脉瘤复发不是一种操作风险,但它是一种潜在的并发症,并且应该和患者在知情同意过程中交代。

2. 机制

(1)弹簧圈团块的压缩被认为是动脉瘤复发的最普遍原因。

(2)动脉瘤颈或顶的生长。

3. 频率

(1)UCLA 系:动脉瘤全部的复发率(定义为与即刻操作后造影比较,动脉瘤造影剂充盈增加大于 10%)在平均随访 11 个月的造影中是 20.9%。

(2)蒙特利尔系:主要复发率(定义为一个囊性的复发且允许用弹簧圈再治疗)在平均随诊 16.49 个月的造影中是 20.7%。

(3)15%:12 个(16%)其他的重复研究患者发现有明显的残余动脉瘤,或弹簧圈压缩或瘤颈部的再生长。

(4)系统性回顾,后循环:22.2%。

4. 避免

(1)紧密填塞动脉瘤。

(2)使用生物活性弹簧圈(有争议)。

(3)服用他汀类药物:一项研究表明,破裂动脉瘤服用他汀类药物可降低复发率(6.3% vs. 36.2% $P=0.02$)。

5. 措施 继续栓塞或手术。

八、血流导向装置并发症

血流导向装置具有很多与其他介入治疗动脉瘤一样的并发症。可是,由于大量使用双重抗血小板制剂以及血流导向装置的特殊性,也存在常见的或与其相关的特殊并发症。

1. 血栓性卒中

(1)发生率:9.2%,5.6%有症状。

(2)避免:双抗治疗。

①氯吡格雷抵抗患者,不良发生率高 (17.4% vs. 5.6%)。

②氯吡格雷抵抗患者的较高危的不良反应可通过更换为替格瑞洛或再次使用氯吡格雷而减轻。

③大剂量阿司匹林（>300mg）服用超过 6 个月血栓及出血并发症均较少。

④氯吡格雷服用小于或等于 6 个月,血栓性并发症较高。

2. 动脉瘤延迟破裂

(1)发生率:不常见 (0.6%)。

①巨大动脉瘤风险更高。

②76.6% 发生在 1 个月内。

③81.3%的致死率。

(2)机制:不明。

可能为载瘤动脉阻力改变导致动脉瘤内压力增加以及对血栓的炎症反应。

(3)避免。

①在一些大型动脉瘤(>10mm)内放置弹簧圈。

②警告:尽管先前放置了弹簧圈,仍有 17% 发生了破裂。

3. 脑实质延迟出血

(1)频率:2.4%。

①82.2％为治疗动脉瘤同侧。

②86％发生在 1 个月内。

（2）机制：不明。

可能机制为来自设备涂层的微栓子导致出血性卒中或者治疗血管顺应性降低导致远端压力增加（弹性存储器效应）。

（3）避免：负荷剂量的阿司匹林及氯吡格雷与出血负相关。

4. 延迟的移位或短缩

（1）发生率：一项单中心研究表明为 3.2％。

（2）可以导致动脉瘤破裂或血栓性闭塞。

（3）避免。

①获得好的血管壁匹配。

②释放时避免拖动设备。

③释放时避免拉伸设备。

④使用较长的设备。

⑤可避免血流导向装置进入动脉瘤内。

5. 载瘤动脉狭窄

（1）发生率 0.3％。

（2）避免。

①良好的贴壁性。

②进行双抗治疗。

- 可增加双抗治疗时间。

第七节　闭塞载瘤动脉

一、适应证及禁忌证

（一）普遍的适应证

1. 大型或巨大的动脉瘤如果不闭塞载瘤动脉，就不能治疗。

2. 某些海绵窦段的动脉瘤。

3. 动静脉瘘（如颈动脉海绵窦瘘）。

4. 血管相关肿瘤。

5. 颈动脉破裂综合征。

6. 外伤性损伤。

（二）相对的禁忌证

1. 球囊闭塞试验失败（在第 4 章讨论）。

2. 有其他的治疗方法，可以保留载瘤动脉的血流。

二、血管内技术

任何大血管(例如颈内动脉或椎动脉)闭塞中的关键步骤是暂时近端血流控制以避免在操作中误栓脑血管。一般来说,动脉应该在病变处,或在其附近闭塞,血管闭塞用可脱的弹簧圈、球囊或塞子,虽然目前可脱球囊在美国市场上无法获得,但它可以在欧洲或日本获得。

三、患者准备和血管通路

1. 通过球囊闭塞试验(第 4 章)显示侧支循环足够。如果计划外科旁路移植,那么血管内闭塞应该在外科手术后立即进行,以降低由于低血流量所致的桥血管血栓形成风险。

2. 将导引导管置于载瘤动脉。

3. 最好用 6F 的 90cm 的 Shuttle® 鞘(Cook Inc,Bloomington,IN),它有足够大的内径以容纳 2 根微导管。

可选:应用两根 5F/6F 导管。

缺点:需要进行双侧股动脉穿刺。

4. 静脉注射负荷量的肝素(5000U 或 70U/kg),5 分钟后,从鞘里抽出 5ml 血标本做 ACT。术中 ACT 应该保持在 250～300 秒。

四、弹簧圈栓塞

1. 在路径图导引下,将用于栓塞的微导管置于计划闭塞部位的动脉内。在动脉的近端放置不可脱球囊[Hyper Form®(Medtroinc nleurouascular,Mluueapolis,MN),Transform™(Stryker Neurovascular,Fremout,CA),或 Scepeer XC®(Microueution,Tustin,CA)]。

2. 充盈球囊,通过导引导管造影证明血流临时阻断。

3. Scepter XC® 球囊是一个双内腔系统,允许 10 系弹簧圈从中心腔插入,同时球囊保持充盈。该球囊 DMSO 兼容,因此 Onyx® 也可在球囊充盈时注入(注意:nBCA 不能用在此 balloon 导管)。

4. 放置第 1 个弹簧圈,直径为待闭塞血管管径 2 倍的 18 系 3D 弹簧圈经常是有效的。在解脱之前快速卸掉球囊证明第 1 个圈是稳定的。如果弹簧圈没有随着血流旋转而运动,将气囊再充盈,并且将第 1 个圈解脱。

5. 使用其他的弹簧圈,致密填充血管数厘米。

6. 去充盈球囊,并获得最后的血管造影图像。

五、Amplatzer™血管塞子

Amplatzer™血管塞子（St. Jude Medical，Plymouth，MN）是一种自膨式镍钛导丝网桶状装置，通过超过 135cm 的推送导丝在导管内推送，并快速扩张以闭塞大血管。型号为直径 4～8mm，长 7mm，使用 5F 导管释放；直径 10mm 的两种长度规格 12mm 和 8mm 使用 6F 导管释放；直径 14mm 和 16mm 的长度规格 8mm，使用 8F 系统释放。已经用于颈外动脉和椎动脉闭塞。

1. 推送一个合适型号的导管尽可能接近需要栓塞的近端，如 6F Envoy®（Codman Neuro，Raynham，MA），并进行造影。

2. 选择比需要栓塞血管粗 30％～50％的型号，确保紧密填塞不发生移位。

3. 冲洗装置，确保 Amplatzer 输送器彻底冲洗。

4. 松开 Amplatzer™输送器的鞘，将推送导丝前送。

5. 将输送器的一半插入 Y 阀，旋紧旋钮，以允许进一步冲洗输送器。

6. 冲洗时，将输送器完全放入导管内腔，推进 Amplatzer™的推送导丝。

7. 将装置放入目标血管。如果需要调整位置，小心不要旋转导丝，因为这可能会不小心释放设备。

8. 置入位置合适，逆时针方向旋转导丝，释放装置。

9. 轻柔地注入造影剂，明确血管已闭塞。

10. 如果没有，可以追加 Amplatzer™。

六、可拆卸球囊闭塞

Goldballoon™球囊（Balt Extrusion，Montmorency，France）能在美国以外的世界许多地方获得。美国术者积极争取在北美市场使用，金球囊（Balt Montmorency，France）能比弹簧圈更快达到血流的完全阻滞，但是需要更多的准备，用可拆卸球囊闭塞动脉应该用双球囊，首尾相接放置，近端球囊起一个保护球囊的功能以降低远端球囊移位的风险。依靠一个球囊闭塞一个大动脉从来都不保险，因为阀门会失灵，球囊会萎缩或移位。硅胶球囊即使完全充盈也可能移向远侧。而金球囊很少出现这种情况。

1. 使用较大导引导管并且选择 1 个球囊，其尺寸比要被闭塞的动脉的直径略大。

2. 准备 2 个球囊，根据厂家的推荐，用灭菌注射用水来检验球囊阀门，因为盐水或对比剂可能会损坏阀门。

3. 用他们推荐的推送导管连接球囊。Balt's Magic 或 Baltacci 等带有延伸尖端的微导管有很好的作用。同轴导管系统在解脱方面提供了稳定性。用 50：50 稀释的造影剂充填微导管管腔，在安装至微导管上时，小心不要损伤球囊及活瓣。

4. 连接 Y 形阀于球囊导管，再连单向阀门或 FloSwitch™（BD Medical，Franklin Lakes，NJ）至 Y 形阀。用 50：50 稀释的造影剂充盈整个系统。

5. 可预先同时上两个球囊导管至血管内，减少提前释放的风险。

6. 球囊尽可能被释放在较为平直的血管节段。这样，球囊前后移动的可能性较小，而如置于分叉或转弯处，球囊可能会移动。避免在靠近粥样硬化性斑块的地方充盈球囊。钙化斑可能刺破球囊，使之塌陷。

7. 当球囊位置适当，用 50：50 稀释的造影剂充盈球囊。如果大小合适，则球囊逐渐膨胀并延长。不要超出建议的最大充盈容积。

8. 即使已经做过球囊闭塞试验，球囊充盈后，观察一会儿（5 分钟）。观察数分钟，之后解脱，有助于确定球囊位置稳定。

9. 当球囊位置及其稳定性较满意，缓慢后撤远端球囊导管，解脱远端球囊。如果球囊不解脱，将其拖至近段球囊处，继续轻拉导管，解脱。

10. 解脱球囊后，撤出其导管。观察球囊几分钟，确认保持充盈、位置稳定。

11. 解脱近端球囊。

（1）如果通过拉拽球囊导管的方法不能轻易地解脱球囊，或发现球囊也随导管后退，可轻轻推进导引导管至球囊近端。这样，当回撤球囊导管时可稳住球囊。或者，将非解脱球囊置于保护球囊下方，充盈非解脱球囊并稳定释放保护球囊。

（2）另一种便于球囊解脱的方法是：在解脱球囊前，通过推送导管以同轴方式送入 4F 或 5F 导管，极大地方便了球囊解脱，因为这个同轴导管可稳住球囊。但是，在一个导引导管内用两个系统的导管几乎是不可能的。因此，需要双侧股动脉穿刺，用 2 个导引导管，同时放 2 枚球囊。

附 5A　颅内动脉瘤基础影像学

颅内动脉瘤的影像技术包括 CTA，MRA，导管血管造影，吲哚菁绿荧光血管造影。对怀疑动脉瘤性蛛网膜下腔出血评估从 CT 平扫开始。

一、计算机断层扫描

CT 平扫是怀疑 SAH 患者的首选检查。导致没能正确诊断 SAH 的最常见的诊断失误是没能做 CT 检查。使用腰椎穿刺脑脊液黄变作为金标准，第三代 CT 扫描对发病 12 小时的 SAH,其敏感性为 98％。CT 对蛛网膜下腔出血的敏感性随着出血时间延长,以及出血量少而降低。动脉瘤术后再出血最普遍的原因是没能闭塞责任动脉瘤,最常见是由于没能在造影中识别动脉瘤。颅内出血厚度、分布和动脉瘤的轮廓对于随后的血管造影中推测破裂动脉瘤的位置是有用的。在 CT 上蛛网膜下隙的出血量(Fisher 评分)与血管痉挛的发生相关。虽然大多动脉瘤破裂产生蛛网膜下腔出血,但贴附于脑表面的动脉瘤可导致蛛网膜下腔出血和脑实质内出血,或仅为脑实质内出血,或少见的原发脑室内出血。相当数量的非动脉瘤性蛛网膜下腔出血的特征是蛛网膜下腔出血包绕中脑,即所谓的"环中脑蛛网膜下腔出血"模式。

二、导管造影

常规导管数字减影血管造影(增补 3D 旋转造影),仍然是颅内动脉瘤影像的金标准。许多人认为它是蛛网膜下腔出血患者首选的评估方式,特别是在有专业神经介入团队值班的中心。DSA 能提供较高的立体分辨率(0.124mm 像素大小),对于动脉瘤解剖的术前评估和动脉瘤的形态学特征显示是最优的。在血管内或开颅手术治疗中,由各机构的神经介入医师操作的血管造影的并发症发生率估计为 0.3％。所有 SAH 患者,造影中未发现出血源的约占 25％,反复导管造影可在 1％~2％的病例中发现首次未发现的动脉瘤。

三、CT 血管造影(CTA)

CT 血管造影在快速静脉注射 80~120cm³ 对比剂后,用薄层高分辨螺旋 CT 快速进行脑扫描,在动脉充盈高峰期及明显静脉充盈之前成像。现代多层 CT 扫描(0.35mm 的最大像素尺寸)能获得亚毫米级厚度图。扫描时间依赖于可用的探测器数量,但是对于 1 台 64 排 CT 从枕骨大孔到头顶扫描不超过 1 分钟。目前的 CT 可达 320 排(Toshiba Aquilion One),其可应用单次 CT 旋转扫描获得全脑覆盖。最后,对于 CT 显示的 SAH,CTA 可以很快完成,这可能比神经介入团队更快,即使他们在最好的环境下用最短的造影时间。

获得的影像被重建并且在 CT 控制台上显示为多维和 3D 的图像大约需要 5 分钟,虽然通过 PACS 传输需要较长时间,但其结果是源图像可以在 PACS 工作站看到。随后可见分别在冠状位、轴位、矢状位,通过滑动平板调整 2D 最大密度像,继而通过 3D 工作站融合多层薄片而构建的 3D 容积成像影像。这些源图像和 2D 重建图像,特别有助于探测骨附近或骨内动脉瘤(例如颅底或前床突附近),2D 图像或 3D 旋转像能很好显示动脉瘤与毗邻血管的关系(如载瘤动脉、毗邻的穿支动脉)或骨性结构(例如前床突),但是源图像是基本的。

几项最新的研究已经支持 CTA 作为可疑动脉瘤的首选影像方式。一项近期研究显示,单中心 179 例蛛网膜下腔出血患者(有 239 个 DSA 显示的动脉瘤)做 DSA 和 CTA,CTA 的敏感性是 99.6%,特异性是 100%。值得注意的是,在这个研究中 19% 的动脉瘤直径≤2.9mm。最近一项对 45 个对比 CTA 和 DSA 对怀疑颅内动脉瘤的检出率研究的荟萃分析提示,发现 CTA 的总敏感性是 97.2%(95% CI 95.8%~98.2%),CTA 的特异性是 97.9%(95.7%~99%)。亚组分析显示 16 排或 64 排 CT 比单排或 4 排 CT 有明显好的敏感性,尤其是对于≤4mm 的动脉瘤,这最有可能与 16 排或 64 排 CT 可获得亚毫米级的扫描有关。影响 CTA 检出动脉瘤敏感性和特异性的因素包括:动脉瘤的大小及位置、血管迂曲、放射医师的经验、图像获得和显现的模式。与 DSA 相比,CTA 的优势包括能显示瘤壁的钙化、瘤腔内血栓、动脉瘤与脑实质出血的相关定位、动脉瘤与毗邻骨性结构的关系。缺点包括动脉瘤可能被骨或动脉瘤夹隐藏和显示小血管功能较差。

四、MR 血管造影(MRA)

3D 时间飞跃(3D TOF)MR 血管成像(MRA)是最常用的颅内动脉瘤成像的磁共振血管造影技术。这项技术是基于 T_1 加权三维傅立叶转化损坏性 MRI 梯度回波序列(3D-SPGR)。这里,联合应用短的重复间隔时间和小翻转角脉冲在静止的组织内特定的位置处于饱和状态,从而产生信号抑制。没有经历过这些重复的射频脉冲的流入血对比静止背景的组织呈现"明亮"。每个以这种方式获得的薄层图像经最大密度投影算法创建了一个三维血管造影。数据也可以进行三维立体绘制,类似于 CT 血管造影的后处理。

MRA 的优势包括不用注射对比剂(肾衰竭患者或妊娠有益)。MR 血管成像术可能会受到患者状态限制,检查时无法保持不动,或 MRI 的禁忌证,特别是外科手术置入铁磁植入物或心脏起搏器。虽然现代非磁性动脉瘤夹和血管内治疗的弹簧圈不是 MRI／MRA 的禁忌,动脉瘤夹产生的局部磁场扭曲和敏感性下降导致瘤夹邻近区域及其下游的血管分析受损。一项系统回顾 MRA 诊断动脉瘤敏感性和特异性分别为 95% 和 89%。较大的动脉瘤的灵敏度最大,对颅底及 MCA 的动脉瘤的敏感性最低。考虑到许多急性期不稳定患者扫描困难,一般选择更高灵敏度和空间分辨率的 CTA 和传统血管造影术,CTA 在大多数中心已经成为首选的无创动脉瘤诊断手段。

五、治疗后动脉瘤的随访

无论夹闭或栓塞治疗的动脉瘤的随访影像都是常规。图像必须能确定动脉瘤获得了充分的治疗,长期影像随访在鉴别新生动脉瘤形成方面有额外的优势,新生动脉瘤发生率在有动脉瘤性蛛网膜下腔出血病史的患者中每年为 1%～2%。DSA 仍是夹闭和栓塞动脉瘤随诊影像的金标准。CTA 能提供足够的曾经夹闭过的动脉瘤影像,但是人工植入物的伪影妨碍了对栓塞后动脉瘤的有效评估。MRA 能提供优秀的栓塞动脉瘤的影像,但对于夹闭的动脉瘤是无用的(因为人造物),本书的作者使用 DSA 做夹闭动脉瘤早期的术后评估,而 MRA 用于对栓塞的动脉瘤进行常规影像随访。动脉瘤常规影像随访多长时间见下文。

六、夹闭动脉瘤的随访:CTA

动脉瘤夹闭术后早期行血管造影术的目的包括评价动脉瘤是否完全闭塞,排除夹闭后载瘤动脉狭窄、闭塞,以及评估可能存在的血管痉挛。后期行夹闭动脉瘤影像学检查的目的在于评价动脉瘤夹闭的稳定性及排除颅内新发的动脉瘤。动脉瘤夹导致的磁敏感伪影限制了 MRA 在夹闭动脉瘤术后评估中的应用。动脉瘤夹的相关伪影可导致其下游解剖结构及血管内血流的图像失真。因此,DSA 及 CTA 被用于这些患者的随访。最近,CTA 在颅内动脉瘤夹闭术后观察疗效的随访中得到广泛应用。一些动脉瘤夹闭术后的随访研究发现,CTA 及 DSA 在发现动脉瘤残留方面结果有差异,这可能与使用的夹子类型、采用的 MDCT 系统以及扫描和后处理技术不同有关。CTA 不常用于颅内放置多个动脉瘤夹或放置含有钴合金夹子的患者。据文献报道,对于仅仅应用钛夹的动脉瘤,CTA 检出动脉瘤残留的灵敏度可以达到100%。最近有 31 例连续入组的颅内动脉瘤夹闭术后的患者,其应用的夹子材质不同(包括钴合金的夹子),并于术后行 DSA 及 64 排 CTA 检查,比较 CTA 的总体灵敏度及特异度分别为 50%和100%。如仅仅考虑 DSA 上检测到的大于 2mm 的动脉瘤残留,CTA 的灵敏度和特异度分别提高到67%和100%。文章作者提道:"传统的 DSA 检查在任何情况下仍然是评估夹闭质量最准确的术后影像学检测方法。"在评估夹闭动脉瘤邻近血管是否通畅方面,CTA 的灵敏度同样低于 DSA。CTA 的影像通过后处理技术用一种骨减影的软件包将夹子数字化"去除",这提高了 CTA 检测术后动脉瘤残留的灵敏度。

七、动脉瘤的随访:导管造影

由于 MRA 的准确性和优势,对介入治疗的动脉瘤行常规的血管造影随访已经过时。血管造影适用于预期需再次治疗的病例或较复杂的动脉瘤,如夹层动脉瘤。白领征(white collar sign)是 DSA 造影时弹簧圈和载瘤动脉之间的射线可透过的间隙;大约 15%的病例中可见,与动脉瘤栓塞完全有关。

八、栓塞动脉瘤的随访：MRA

MRA 适用于颅内栓塞动脉瘤的无创性随访,在 MRA 上弹簧圈伪影是轻微的,并且能被 3D 时间飞跃法 MRA 或增强 MRA 最小化。回波时间进行对比增强 MRA 检查可以使动脉瘤弹簧圈产生的磁化效应及湍流(体素内时相离散)导致的信号丢失最小化。基于同样因素,血管内注射对比剂也可以减少信号丢失。同时减少由于自旋磁化饱和而导致的流动缓慢的血液信号损失。最后,K 空间椭圆中心查看顺序采样的应用使填充至 K 空间中央部分的数据负责在钆剂注射早期动脉相图像对比,有助于减少静脉污染的影响。然而对于已栓塞的动脉瘤,一些研究没有发现对比剂增强的 MRA 有更多的益处。另外一些人已经发现对比剂增强中心阶段编码的 MRA 对栓塞后的动脉瘤内残余血流敏感,尤其是支架辅助栓塞的动脉瘤。由于不透射线的弹簧圈团块或减影伪影,已栓塞动脉瘤的残余动脉瘤充盈用 DSA("金标准")可能很难检测。所以,很难对比 MRA 及 DSA 的敏感度,一些研究已经观察到 3T 的对比增强 MRA 或 3D TOF MRA 比 DSA 能更清晰显示对比剂在弹簧圈团块内的充盈。最后,MRA(包括对比增强 MRA)在颅内动脉瘤栓塞术后的随访应用比 DSA 性价比更高。

栓塞后动脉瘤影像的 MRA 序列

1. NVPA 弹簧圈。
2. 横断位平面。
3. 射频序列:血管时间飞越法扰相稳态梯度回波。
4. 成像选项:不同带宽,快速 Zip512,Zip2,智能追踪。
5. 回波时间:最小。
6. 翻转角度:45°。
7. 带宽:41.67Hz。
8. 频率方向:320。
9. 相位方向:224。
10. 采集平均次数:1。
11. 相位方向采集视野:0.75(75%相对于采集视野)。
12. 扫描时间:1:01(1 分零 1 秒)。
13. 采集视野:22cm。
14. 层厚:1.4mm。
15. 每个区块层数:60。
16. 频率编码方向:前后。
17. 用户控制变量显示。
18. 最大检测周期:30。
19. 图像采集延迟:5 秒。

20. 加速模式:(1)块。

21. 椭圆中心技术:(1)开。

九、介入治疗后需常规随访多久

1. 常规行影像学随访弹簧圈或者支架栓塞动脉瘤的必要性有以下原因:

(1)复发动脉瘤需进一步治疗。

在 Barrow 破裂动脉瘤试验(BRAT)中,弹簧圈栓塞组 4.6% 的患者需要接受再次治疗。

(2)动脉瘤复发有再次出血的风险。

弹簧圈栓塞后每年的再出血风险是 0.08%。

(3)新发动脉瘤(即新检查出的)。

动脉瘤每年的新发率为 0.23%～1.14% 。

2. 如何随访。本书作者倾向于 MRA 作为常规影像随访,对于 MRI 禁忌或高度怀疑需再次治疗,选择导管造影。

3. 随访间隔时间。

(1)大多数动脉瘤初始治疗后再通发生在治疗后的前 18 个月。

(2)本书作者有如下的常规影像随访方案:初次治疗后 6 个月,进行 MRA 检查,之后每年检查 1 次。

4. 随访多久?

(1)栓塞动脉瘤的晚期复发(初次治疗后 3～5 年)不常见,但是可发生在 12.4% 的病例中。

再通的危险因素包括。

①动脉瘤＞10mm。

②初次治疗后瘤颈残留。

③初次治疗后接受过再次治疗。

(2)对于年轻患者不能确定具有再通重要危险因素时,需每年进行随访,并可以在适当的人群中考虑终止每年的随访,例如没有主要的再通危险因素的老年人。

(3)警告:本书作者曾见到因明确动脉瘤完全闭塞而结束随访多年后动脉瘤再破裂。

5. 如何处理血流导向装置?

对于血流导向装置治疗的动脉瘤患者随访间隔时间及随访多久,缺乏数据。血流导向装置治疗的动脉瘤的再通率可能比动脉瘤栓塞的要低。本书作者对常规 MRA 随访尚不确定,但是建议在初次治疗的 18 个月后,每 2～3 年进行一次影像检查。

十、吲哚菁绿荧光血管造影

在动脉瘤手术和其他种类神经外科手术过程中,显微镜集成吲哚菁绿(ICG)荧光血管造影是一个有用的影像技术。ICG是一种近红外荧光染料,这种染料在正常血管通透性下与血浆球蛋白紧密结合并保持在血管内。它的半衰期是3~4分钟,并能被肝完全代谢清除。ICG静脉注射后,在集成显微镜波长为700~850nm的光源下,荧光被激发,并被转化为图像被摄像机记录下来。在动脉瘤手术中用来检查夹闭后动脉瘤是否完全被清除和确保相邻的载瘤血管是否仍然通畅。ICG仅仅能在手术区域内的暴露血管下可见;通过组织层面,不能够显影。

1. 拓展应用 除可应用于动脉瘤手术外,ICG亦可应用于:

(1)硬脑膜动静脉瘘。

(2)颈外动脉-颈内动脉旁路移植。

(3)脑卒中去骨瓣减压术。

(4)脑肿瘤。

(5)脊髓血管病变。

2. 设备与药品

(1)显微镜(Zeiss Pentero)必须配置ICG荧光血管造影模块(FLOW 800,Carl Zeiss,Oberkochen,Germany)。

(2)IC-Green™(Akorn,Inc.,Buffalo Grove,IL)每瓶含吲哚菁绿25mg,药物包含5%的碘化钠。曾有对碘或碘对比剂过敏史的患者不能使用该药。

①剂量:每剂25mg,通用。

②替代剂量:0.2~0.5mg/kg,每天的剂量不能超过5mg/kg。

3. 技术

(1)知情同意。知情同意应该包括过敏反应的风险(1/500)。

(2)在手术暴露完成之前,请麻醉师准备ICG。

(3)在显微镜上打开视频记录。

(4)注射ICG。

(5)持续记录直到染料团经过感兴趣区。

(6)或者,在动脉瘤夹闭后行术中血管造影时,可以经动脉注射ICG,与经静脉注射获得的图像相比,得到的图像更亮和更清晰。

4. 提示

(1)前次注射给药后没有显著的残余荧光干扰时,可以在20分钟或更短时间内重复给药。

(2)当药物首次经过时,血氧饱和度测量可能显示虚假低值。

参 考 文 献

[1] Yamada NK, Cross DT 3rd, Pilgram TK, Moran CJ, Derdeyn CP, Dacey RG Jr. Effect of

antiplatelet therapy on thromboembolic complications of elective coil embolization of cerebral aneurysms. AJNR Am J Neuroradiol.2007;28:1778-82.

[2] Qureshi AI, Suri MF, Khan J, et al. Endovascular treatment of intracranial aneurysms by using Guglielmi detachable coils in awake patients: safety and feasibility. J Neurosurg. 2001;94:880-5.

[3] Ogilvy CS, Yang X, Jamil OA, et al. Neurointerventional procedures for unruptured intracranial aneurysms under procedural sedation and local anesthesia: a large-volume, single-center experience. J Neurosurg. 2011;114:120-8.

[4] Hwang G, Jung C, Park SQ, et al. Thromboembolic complications of elective coil embolization of unruptured aneurysms:the effect of oral antiplatelet preparation on periprocedural thromboembolic complication. Neurosurgery.2010;67:743-8; discussion 8.

[5] Kwon BJ, Im SH, Park JC, et al. Shaping and navigating methods of microcatheters for endovascular treatment of paraclinoid aneurysms. Neurosurgery. 2010; 67: 34-40; discussion 40.

[6] Kiyosue H, Hori Y, Matsumoto S, et al. Shapability, memory, and luminal changes in microcatheters after steam shaping: a comparison of 11 different microcatheters. AJNR Am J Neuroradiol. 2005;26:2610-6.

[7] Ishida W, Sato M, Amano T, Matsumaru Y. The significant impact of framing coils on long-term outcomes in endovascular coiling for intracranial aneurysms: how to select an appropriate framing coil. J Neurosurg.2016;125:705-12.

[8] Murayama Y, Tateshima S, Gonzalez NR, Vinuela F. Matrix and bioabsorbable polymeric coils accelerate healing of intracranial aneurysms: long-term experimental study. Stroke. 2003;34:2031-7.

[9] Molyneux AJ, Clarke A, Sneade M, et al. Cerecyte coil trial: angiographic outcomes of a prospective randomized trial comparing endovascular coiling of cerebral aneurysms with either cerecyte or bare platinum coils. Stroke.2012;43:2544-50.

[10] McDougall CG, Johnston SC, Gholkar A, et al. Bioactive versus bare platinum coils in the treatment of intracranial aneurysms: the MAPS (Matrix and Platinum Science) trial. AJNR Am J Neuroradiol. 2014;35:935-42.

[11] White PM, Lewis SC, Gholkar A, et al. Hydrogel-coated coils versus bare platinum coils for the endovascular treatment of intracranial aneurysms (HELPS): a randomised controlled trial. Lancet. 2011;377:1655-62.

[12] Wakhloo AK, Gounis MJ, Sandhu JS, Akkawi N, Schenck AE, Linfante I. Complex-shaped platinum coils for brain aneurysms: higher packing density, improved biomechanical stability, and midterm angiographic outcome.AJNR Am J Neuroradiol. 2007;28:1395-400.

[13] Quasar Grunwald I, Molyneux A, Kuhn AL, Watson D, Byrne JV. Influence of coil geometry on intra-aneurysmal packing density: evaluation of a new primary wind technology. Vasc Endovasc Surg. 2010;44:289-93.

[14] Kallmes DF, Fujiwara NH. New expandable hydrogel-platinum coil hybrid device for aneurysm embolization.AJNR Am J Neuroradiol. 2002;23:1580-8.

[15] Slob MJ, van Rooij WJ, Sluzewski M. Coil thickness and packing of cerebral aneurysms: a comparative study of two types of coils. AJNR Am J Neuroradiol. 2005;26:901-3.

[16] Kawanabe Y, Sadato A, Taki W, Hashimoto N. Endovascular occlusion of intracranial aneurysms with Guglielmi detachable coils: correlation between coil packing density and coil compaction. Acta Neurochir. 2001;143:451-5.

[17] Sluzewski M, van Rooij WJ, Slob MJ, Bescos JO, Slump CH, Wijnalda D. Relation between aneurysm volume,packing, and compaction in 145 cerebral aneurysms treated with coils. Radiology. 2004;231:653-8.

[18] Slob MJ, Sluzewski M, van Rooij WJ. The relation between packing and reopening in coiled intracranial aneurysms:a prospective study. Neuroradiology. 2005;47:942-5.

[19] Morales HG, Kim M, Vivas EE, et al. How do coil configuration and packing density influence intra-aneurysmal hemodynamics? AJNR Am J Neuroradiol. 2011;32(10):1935-41.

[20] D'Agostino SJ, Harrigan MR, Chalela JA, et al. Clinical experience with Matrix2 360 degrees coils in the treatment of 100 intracranial aneurysms. Surg Neurol. 2009;72:41-7.

[21] Meyers PM, Lavine SD, Fitzsimmons BF, et al. Chemical meningitis after cerebral aneurysm treatment using two second-generation aneurysm coils: report of two cases. Neurosurgery. 2004;55:1222.

[22] Brisman JL, Song JK, Niimi Y, Berenstein A. Treatment options for wide-necked intracranial aneurysms using a self-expandable hydrophilic coil and a self-expandable stent combination. AJNR Am J Neuroradiol.2005;26:1237-40.

[23] Lubicz B, Lefranc F, Levivier M, et al. Endovascular treatment of intracranial aneurysms with a branch arising from the sac. AJNR Am J Neuroradiol. 2006;27:142-7.

[24] Pakbaz RS, Kerber C, Ghanaati H, Akhlaghpoor S, Shakoori A. A new aneurysm therapy: Neucrylate AN. Neurosurgery. 2010;66:E1030.

[25] Pakbaz RS, Shakiba M, Ghanaati H, Akhlaghpoor S, Shakourirad A, Kerber CW. 1-Hexyl n-cyanoacrylate compound (Neucrylate AN), a new treatment for berry aneurysm. III: Initial clinical results. J Neurointerv Surg.2011;4(1):58-61.

[26] Richards BF, Fleming JB, Shannon CN, Walters BC, Harrigan MR. Safety and cost effectiveness of step-down unit admission following elective neurointerventional procedures. J Neurointerv Surg. 2012;4:390-2.

[27] Zakhari N, Lum C, Quateen A, Iancu D, Lesiuk H. Next day discharge after elective intracranial aneurysm coiling:is it safe? J Neurointerv Surg. 2016;8:983-6.

[28] Kwee TC, Kwee RM. MR angiography in the follow-up of intracranial aneurysms treated with Guglielmi detachable coils: systematic review and meta-analysis. Neuroradiology. 2007;49:703-13.

[29] Sprengers ME, Schaafsma JD, van Rooij WJ, et al. Evaluation of the occlusion status of coiled intracranial aneurysms with MR angiography at 3T: is contrast enhancement necessary? AJNR Am J Neuroradiol. 2009;30:1665-71.

[30] Agid R, Willinsky RA, Lee SK, Terbrugge KG, Farb RI. Characterization of aneurysm remnants after endovascular treatment: contrast-enhanced MR angiography versus catheter digital subtraction angiography. AJNR Am J Neuroradiol. 2008;29:1570-4.

[31] Schaafsma JD, Koffijberg H, Buskens E, Velthuis BK, van der Graaf Y, Rinkel GJ. Cost-effectiveness of magnetic resonance angiography versus intra-arterial digital subtraction angiography to follow-up patients with coiled intracranial aneurysms. Stroke. 2010; 41: 1736-42.

[32] Pierot LMDP, Barbe CMD, Spelle L, ATENA investigators. Endovascular treatment of very small unruptured aneurysms: rate of procedural complications, clinical outcome, and anatomical results. Stroke. 2010;41:2855-9.

[33] Brinjikji WBS, Lanzino GMD, Cloft HJMDP, Rabinstein AMD, Kallmes DFMD. Endovascular treatment of very small (3 mm or Smaller) intracranial aneurysms: report of a

consecutive series and a meta-analysis. Stroke.2010;41:116-21.

[34] Lum C, Narayanam SB, Silva L, et al. Outcome in small aneurysms (<4 mm) treated by endovascular coiling. J Neurointerv Surg. 2011;4(3):196-8.

[35] Jindal G, Miller T, Iyohe M, Shivashankar R, Prasad V, Gandhi D. Small intracranial aneurysm treatment using target ((R)) ultrasoft (™) coils. J Vasc Interv Neurol. 2016;9:46-51.

[36] Goddard JK, Moran CJ, Cross DT 3rd, Derdeyn CP. Absent relationship between the coil-embolization ratio in small aneurysms treated with a single detachable coil and outcomes. AJNR Am J Neuroradiol. 2005;26:1916-20.

[37] Pierot L, Cognard C, Spelle L, Moret J. Safety and efficacy of balloon remodeling technique during endovascular treatment of intracranial aneurysms: critical review of the literature. AJNR Am J Neuroradiol. 2012;33:12-5.

[38] Kirmani JF, Paolucci U. Ascent: a novel balloon microcatheter device used as the primary coiling microcatheter of a basilar tip aneurysm. J Neuroimaging. 2011;22(2):191-3.

[39] Modi J, Eesa M, Menon BK, Wong JH, Goyal M. Balloon-assisted rapid intermittent sequential coiling (BRISC) technique for the treatment of complex wide-necked intracranial aneurysms. Interv Neuroradiol. 2011;17:64-9.

[40] Phatouros CC, Halbach VV, Malek AM, Dowd CF, Higashida RT. Simultaneous subarachnoid hemorrhage and carotid cavernous fistula after rupture of a paraclinoid aneurysm during balloon-assisted coil embolization. AJNR Am J Neuroradiol. 1999;20:1100-2.

[41] Spiotta AMMD, Bhalla TMD, Hussain MSMD, et al. An analysis of inflation times during balloon-assisted aneurysm coil embolization and ischemic complications. Stroke. 2011;42:1051-5.

[42] Cekirge HS, Yavuz K, Geyik S, Saatci I. HyperForm balloon remodeling in the endovascular treatment of anterior cerebral, middle cerebral, and anterior communicating artery aneurysms: clinical and angiographic follow-up results in 800 consecutive patients. J Neurosurg. 2011;114:944-53.

[43] Lawson MF, Newman WC, Chi YY, Mocco JD, Hoh BL. Stent-associated flow remodeling causes further occlusion of incompletely coiled aneurysms. Neurosurgery. 2011;69:598-604.

[44] Hwang G, Park H, Bang JS, et al. Comparison of 2-year angiographic outcomes of stent- and nonstent-assisted coil embolization in unruptured aneurysms with an unfavorable configuration for coiling. AJNR Am J Neuroradiol.2011;32(9):1707-10.

[45] Wang C, Tian Z, Liu J, et al. Flow diverter effect of LVIS stent on cerebral aneurysm hemodynamics: a comparison with Enterprise stents and the Pipeline device. J Transl Med. 2016;14:199.

[46] Tumialán LM, Zhang YJ, Cawley CM, Dion JE, Tong FC, Barrow DL. Intracranial hemorrhage associated with stent-assisted coil embolization of cerebral aneurysms: a cautionary report. J Neurosurg. 2008;108:1122-9.

[47] Kim DJ, Suh SH, Kim BM, Kim DI, Huh SK, Lee JW. Hemorrhagic complications related to the stent-remodeled coil embolization of intracranial aneurysms. Neurosurgery. 2010;67:73-9.

[48] Kung DK, Policeni BA, Capuano AW, et al. Risk of ventriculostomy-related hemorrhage in patients with acutely ruptured aneurysms treated using stent-assisted coiling. J Neurosurg. 2011;114:1021-7.

[49] Heller R, Calnan DR, Lanfranchi M, Madan N, Malek AM. Incomplete stent apposition in

Enterprise stent-mediated coiling of aneurysms: persistence over time and risk of delayed ischemic events. J Neurosurg. 2013;118;1014-22.

[50] Kono K, Terada T. In vitro experiments of vessel wall apposition between the Enterprise and Enterprise 2 stents for treatment of cerebral aneurysms. Acta Neurochir. 2016;158: 241-5.

[51] Lubicz B, Francois O, Levivier M, Brotchi J, Baleriaux D. Preliminary experience with the enterprise stent for endovascular treatment of complex intracranial aneurysms: potential advantages and limiting characteristics.Neurosurgery. 2008;62:1063-9; discussion 9-70.

[52] Lavine SD, Meyers PM, Connolly ES, Solomon RS. Spontaneous delayed proximal migration of enterprise stent after staged treatment of wide-necked basilar aneurysm: technical case report. Neurosurgery. 2009;64:E1012;discussion E1012.

[53] Ge H, Lv X, Yang X, He H, Jin H, Li Y. LVIS stent versus enterprise stent for the treatment of unruptured intracranial aneurysms. World Neurosurg. 2016;91;365-70.

[54] Poncyljusz W, Bilinski P, Safranow K, et al. The LVIS/LVIS Jr. stents in the treatment of wide-neck intracranial aneurysms: multicentre registry. J Neurointerv Surg. 2015;7: 524-9.

[55] Cordis enterprise™ vascular reconstruction device: Instructions for use. Cordis Neurovascular, Miami Lakes, FL 2007.

[56] Heller RS, Malek AM. Parent vessel size and curvature strongly influence risk of incomplete stent apposition in enterprise intracranial aneurysm stent coiling. AJNR Am J Neuroradiol. 2011;32(9);1714-20.

[57] Hong B, Patel NV, Gounis MJ, et al. Semi-jailing technique for coil embollization of complex, wide-necked intracranial aneurysms. Neurosurgery. 2009;65;1131-9.

[58] Juszkat R, Nowak S, Smol S, Kociemba W, Blok T, Zarzecka A. Leo stent for endovascular treatment of broadnecked and fusiform intracranial aneurysms. Interv Neuroradiol. 2007;13;255-69.

[59] Fischer S, Weber A, Carolus A, Drescher F, Gotz F, Weber W. Coiling of wide-necked carotid artery aneurysms assisted by a temporary bridging device (Comaneci): preliminary experience. J Neurointerv Surg. 2016. https://doi.org/10.1136/neurintsurg-2016-012664.

[60] Baxter BW, Rosso D, Lownie SP. Double microcatheter technique for detachable coil treatment of large, widenecked intracranial aneurysms. AJNR Am J Neuroradiol. 1998;19: 1176-8.

[61] Terada T, Tsuura M, Matsumoto H, et al. Endovascular treatment of unruptured cerebral aneurysms. Acta Neurochir Suppl. 2005;94;87-91.

[62] Henkes H, Fischer S, Weber W, et al. Endovascular coil occlusion of 1811 intracranial aneurysms: early angiographic and clinical results. Neurosurgery. 2004; 54; 268-80; discussion 80-5.

[63] Rouchaud A, Brinjikji W, Lanzino G, Cloft HJ, Kadirvel R, Kallmes DF. Delayed hemorrhagic complications after flow diversion for intracranial aneurysms: a literature overview. Neuroradiology. 2016;58;171-7.

[64] Puffer C, Dai D, Ding YH, Cebral J, Kallmes D, Kadirvel R. Gene expression comparison of flow diversion and coiling in an experimental aneurysm model. J Neurointerv Surg. 2015; 7;926-30.

[65] Rouchaud A, Johnson C, Thielen E, et al. Differential gene expression in coiled versus flow-diverter-treated aneurysms:rna sequencing analysis in a rabbit aneurysm model. AJNR

Am J Neuroradiol. 2016;37:1114-21.

[66] Park MS, Nanaszko M, Sanborn MR, Moon K, Albuquerque FC, McDougall CG. Retreatment rates after treatment with the pipeline embolization device alone versus pipeline and coil embolization of cerebral aneurysms: a single-center experience. J Neurosurg. 2016; 125:137-44.

[67] Nossek E, Chalif DJ, Chakraborty S, Lombardo K, Black KS, Setton A. Concurrent use of the pipeline embolization device and coils for intracranial aneurysms: technique, safety, and efficacy. J Neurosurg. 2015;122:904-11.

[68] Siddiqui AH, Kan P, Abla AA, Hopkins LN, Levy EI. Complications after treatment with pipeline embolization for giant distal intracranial aneurysms with or without coil embolization. Neurosurgery. 2012;71:E509-13; discussion E513.

[69] Skukalek SL, Winkler AM, Kang J, et al. Effect of antiplatelet therapy and platelet function testing on hemorrhagic and thrombotic complications in patients with cerebral aneurysms treated with the pipeline embolization device: a review and meta-analysis. J Neurointerv Surg. 2016;8:58-65.

[70] Wakhloo AK, Lylyk P, de Vries J, et al. Surpass flow diverter in the treatment of intracranial aneurysms: a prospective multicenter study. AJNR Am J Neuroradiol. 2015;36: 98-107.

[71] Colby GP, Lin LM, Caplan JM, et al. Flow diversion of large internal carotid artery aneurysms with the surpass device: impressions and technical nuance from the initial North American experience. J Neurointerv Surg. 2016;8:279-86.

[72] Lubicz B, Collignon L, Raphaeli G, et al. Flow-diverter stent for the endovascular treatment of intracranial aneurysms: a prospective study in 29 patients with 34 aneurysms. Stroke. 2010;41:2247-53.

[73] Fischer S, Aguilar-Perez M, Henkes E, et al. Initial experience with p64: a novel mechanically detachable flow diverter for the treatment of intracranial saccular sidewall aneurysms. AJNR Am J Neuroradiol.2015;36:2082-9.

[74] Mohlenbruch MA, Herweh C, Jestaedt L, et al. The FRED flow-diverter stent for intracranial aneurysms: clinical study to assess safety and efficacy. AJNR Am J Neuroradiol. 2015;36:1155-61.

[75] Horowitz M, Levy E, Sauvageau E, et al. Intra/extra-aneurysmal stent placement for management of complex and wide-necked- bifurcation aneurysms: eight cases using the waffle cone technique. Neurosurgery. 2006;58:ONS-258-62; discussion ONS-62.

[76] Aguilar-Perez M, Kurre W, Fischer S, Bazner H, Henkes H. Coil occlusion of wide-neck bifurcation aneurysms assisted by a novel intra- to extra-aneurysmatic neck-bridging device (pCONus): initial experience. AJNR Am J Neuroradiol. 2014;35:965-71.

[77] Gory B, Spiotta AM, Mangiafico S, et al. PulseRider stent-assisted coiling of wide-neck bifurcation aneurysms:periprocedural results in an international series. AJNR Am J Neuroradiol. 2016;37:130-5.

[78] Pierot L, Moret J, Turjman F, et al. WEB treatment of intracranial aneurysms: clinical and anatomic results in the french observatory. AJNR Am J Neuroradiol. 2016;37:655-9.

[79] Papagiannaki C, Spelle L, Januel AC, et al. WEB intrasaccular flow disruptor-prospective, multicenter experience in 83 patients with 85 aneurysms. AJNR Am J Neuroradiol. 2014; 35(11):2106.

[80] Aguilar Perez M, Bhogal P, Martinez Moreno R, Bazner H, Ganslandt O, Henkes H. The

Medina Embolic Device：early clinical experience from a single center. J Neurointerv Surg. 2017；9：77-87.

[81]　Turk AS，Maia O，Ferreira CC，Freitas D，Mocco J，Hanel R. Periprocedural safety of aneurysm embolization with the Medina Coil System：the early human experience. J Neurointerv Surg. 2016；8：168-72.

[82]　Tan H-Q，Li M-H，Zhang P-L，et al. Reconstructive endovascular treatment of intracranial aneurysms with the Willis covered stent：medium-term clinical and angiographic follow-up. J Neurosurg. 2011；114：1014-20.

[83]　Li MH，Li YD，Tan HQ，Luo QY，Cheng YS. Treatment of distal internal carotid artery aneurysm with the willis covered stent：a prospective pilot study. Radiology. 2009；253：470-7.

[84]　Brilstra EH，Rinkel GJ，van der Graaf Y，van Rooij WJ，Algra A. Treatment of intracranial aneurysms by embolization with coils：a systematic review. Stroke. 1999；30：470-6.

[85]　Lozier AP，Connolly ES Jr，Lavine SD，Solomon RA. Guglielmi detachable coil embolization of posterior circulation aneurysms：a systematic review of the literature. Stroke. 2002；33：2509-18.

[86]　Murayama Y，Nien YL，Duckwiler G，et al. Guglielmi detachable coil embolization of cerebral aneurysms：11 years' experience. J Neurosurg. 2003；98：959-66.

[87]　Singh V，Gress DR，Higashida RT，Dowd CF，Halbach VV，Johnston SC. The learning curve for coil embolization of unruptured intracranial aneurysms. AJNR Am J Neuroradiol. 2002；23：768-71.

[88]　McDougall CG，Halbach VV，Dowd CF，Higashida RT，Larsen DW，Hieshima GB. Causes and management of aneurysmal hemorrhage occurring during embolization with Guglielmi detachable coils. J Neurosurg.1998；89：87-92.

[89]　Cloft HJ，Kallmes DF. Cerebral aneurysm perforations complicating therapy with Guglielmi detachable coils：a meta-analysis. AJNR Am J Neuroradiol. 2002；23：1706-9.

[90]　Ricolfi F，Le Guerinel C，Blustajn J，et al. Rupture during treatment of recently ruptured aneurysms with Guglielmi electrodetachable coils. AJNR Am J Neuroradiol. 1998；19：1653-8.

[91]　Doerfler A，Wanke I，Egelhof T，et al. aneurysmal rupture during embolization with guglielmi detachable coils：causes，management，and outcome. AJNR Am J Neuroradiol. 2001；22：1825-32.

[92]　Sluzewski M，Bosch JA，van Rooij WJ，Nijssen PC，Wijnalda D. Rupture of intracranial aneurysms during treatment with Guglielmi detachable coils：incidence，outcome，and risk factors. J Neurosurg. 2001；94：238-40.

[93]　Willinsky R，terBrugge K. Use of a second microcatheter in the management of a perforation during endovascular treatment of a cerebral aneurysm. AJNR Am J Neuroradiol. 2000；21：1537-9.

[94]　Farhat HI，Elhammady MS，Aziz-Sultan MA. N-Butyl-2-cyanoacrylate use in intraoperative ruptured aneurysms as a salvage rescue：case report. Neurosurgery. 2010；67：E216-E7.

[95]　Soeda A，Sakai N，Sakai H，et al. Thromboembolic events associated with Guglielmi detachable coil embolization of asymptomatic cerebral aneurysms：evaluation of 66 consecutive cases with use of diffusion-weighted MR imaging. AJNR Am J Neuroradiol. 2003；24：127-32.

[96]　Guglielmi G，Vinuela F，Sepetka I，Macellari V. Electrothrombosis of saccular aneurysms

via endovascular approach. Part 1: electrochemical basis, technique, and experimental results. J Neurosurg. 1991;75:1-7.

[97] Vinuela F, Duckwiler G, Mawad M. Guglielmi detachable coil embolization of acute intracranial aneurysm: perioperative anatomical and clinical outcome in 403 patients. J Neurosurg. 1997;86:475-82.

[98] Pelz DM, Lownie SP, Fox AJ. Thromboembolic events associated with the treatment of cerebral aneurysms with Guglielmi detachable coils. AJNR Am J Neuroradiol. 1998;19:1541-7.

[99] Workman MJ, Cloft HJ, Tong FC, et al. Thrombus formation at the neck of cerebral aneurysms during treatment with Guglielmi detachable coils. AJNR Am J Neuroradiol. 2002;23:1568-76.

[100] Soeda A, Sakai N, Murao K, et al. Thromboembolic events associated with Guglielmi detachable coil embolization with use of diffusion-weighted mr imaging. part ii. detection of the microemboli proximal to cerebral aneurysm. AJNR Am J Neuroradiol. 2003;24:2035-8.

[101] Derdeyn CP, Cross DT 3rd, Moran CJ, et al. Postprocedure ischemic events after treatment of intracranial aneurysms with Guglielmi detachable coils. J Neurosurg. 2002;96:837-43.

[102] Kang DH, Kim BM, Kim DJ, et al. MR-DWI-positive lesions and symptomatic ischemic complications after coiling of unruptured intracranial aneurysms. Stroke. 2013;44:789-91.

[103] Ross IB, Dhillon GS. Complications of endovascular treatment of cerebral aneurysms. Surg Neurol.2005;64:12-8.

[104] Kanaan HMD, Jankowitz BMD, Aleu AMD, et al. In-stent thrombosis and stenosis after neck-remodeling deviceassisted coil embolization of intracranial aneurysms. Neurosurgery. 2010;67:1523-33.

[105] Adeeb N, Griessenauer CJ, Moore JM, et al. Ischemic stroke after treatment of intraprocedural thrombosis during stent-assisted coiling and flow diversion. Stroke. 2017;48:1098-100.

[106] Rordorf G, Bellon RJ, Budzik RF Jr, et al. silent thromboembolic events associated with the treatment of unruptured cerebral aneurysms by use of Guglielmi detachable coils: prospective study applying diffusion-weighted imaging. AJNR Am J Neuroradiol. 2001;22:5-10.

[107] Bendok BR, Hanel RA, Hopkins LN. Coil embolization of intracranial aneurysms. Neurosurgery. 2003;52:1125-30; discussion 30.

[108] Qureshi AI, Luft AR, Sharma M, Guterman LR, Hopkins LN. Prevention and treatment of thromboembolic and ischemic complications associated with endovascular procedures: Part II—clinical aspects and recommendations. Neurosurgery. 2000; 46: 1360-75; discussion 75-6.

[109] Ng PP, Phatouros CC, Khangure MS. Use of glycoprotein IIb-IIIa inhibitor for a Thromboembolic complication during Guglielmi detachable coil treatment of an acutely ruptured aneurysm. AJNR Am J Neuroradiol.2001;22:1761-3.

[110] Steinhubl SR, Talley JD, Braden GA, et al. Point-of-care measured platelet inhibition correlates with a reduced risk of an adverse cardiac event after percutaneous coronary intervention: results of the GOLD (AU-Assessing Ultegra) multicenter study. Circulation. 2001;103:2572-8.

[111] Quinn MJ, Plow EF, Topol EJ. Platelet glycoprotein IIb/IIIa inhibitors: recognition of a two-edged sword? Circulation. 2002;106:379-85.

[112] Kleinman N. Assessing platelet function in clinical trials. In: Quinn M, Fitzgerald D, editors. Platelet function assessment, diagnosis, and treatment. Totowa, NJ: Humana Press; 2005. p. 369-84.

[113] Fourie P, Duncan IC. Microsnare-assisted mechanical removal of intraprocedural distal middle cerebral arterial thromboembolism. AJNR Am J Neuroradiol. 2003;24:630-2.

[114] Cronqvist M, Pierot L, Boulin A, Cognard C, Castaings L, Moret J. Local intraarterial fibrinolysis of thromboemboli occurring during endovascular treatment of intracerebral aneurysm: a comparison of anatomic results and clinical outcome. AJNR Am J Neuroradiol. 1998;19:157-65.

[115] Henkes H, Lowens S, Preiss H, Reinartz J, Miloslavski E, Kuhne DA. new device for endovascular coil retrieval from intracranial vessels: alligator retrieval device. AJNR Am J Neuroradiol. 2006;27:327-9.

[116] Sugiu K, Martin JB, Jean B, Rufenacht DA. Rescue balloon procedure for an emergency situation during coil embolization for cerebral aneurysms. Technical note. J Neurosurg. 2002;96:373-6.

[117] Cognard C, Weill A, Castaings L, Rey A, Moret J. Intracranial berry aneurysms: angiographic and clinical results after endovascular treatment. Radiology. 1998;206:499-510.

[118] Fessler RD, Ringer AJ, Qureshi AI, Guterman LR, Hopkins LN. Intracranial stent placement to trap an extruded coil during endovascular aneurysm treatment: technical note. Neurosurgery. 2000;46:248-51; discussion 51-3.

[119] Fiorella D, Albuquerque FC, Deshmukh VR, McDougall CG. Monorail snare technique for the recovery of stretched platinum coils: technical case report. Neurosurgery. 2005;57:E210; discussion E.

[120] Friedman JA, Nichols DA, Meyer FB, et al. Guglielmi detachable coil treatment of ruptured saccular cerebral aneurysms: retrospective review of a 10-year single-center experience. AJNR Am J Neuroradiol. 2003;24:526-33.

[121] Raymond J, Guilbert F, Weill A, et al. Long-term angiographic recurrences after selective endovascular treatment of aneurysms with detachable coils. Stroke. 2003;34:1398-403.

[122] Brinjikji W, Shahi V, Cloft HJ, Lanzino G, Kallmes DF, Kadirvel R. Could statin use be associated with reduced recurrence rates following coiling in ruptured intracranial aneurysms? AJNR Am J Neuroradiol. 2015;36:2104-7.

[123] Kang HS, Han MH, Kwon BJ, Kwon OK, Kim SH. Repeat endovascular treatment in post-embolization recurrent intracranial aneurysms. Neurosurgery. 2006;58:60-70; discussion 60-70.

[124] Adeeb N, Griessenauer CJ, Foreman PM, et al. Use of platelet function testing before pipeline embolization device placement: a multicenter cohort study. Stroke. 2017;48(5):1322-30.

[125] Kallmes DF, Hanel R, Lopes D, et al. International retrospective study of the pipeline embolization device: a multicenter aneurysm treatment study. AJNR Am J Neuroradiol. 2015;36:108-15.

[126] Cebral JR, Mut F, Raschi M, et al. Aneurysm rupture following treatment with flow-diverting stents: computational hemodynamics analysis of treatment. AJNR Am J Neuroradiol. 2011;32:27-33.

[127] Kulcsar Z, Houdart E, Bonafe A, et al. Intra-aneurysmal thrombosis as a possible cause of delayed aneurysm rupture after flow-diversion treatment. AJNR Am J Neuroradiol. 2011;32;20-5.

[128] Hu YC, Deshmukh VR, Albuquerque FC, et al. Histopathological assessment of fatal ipsilateral intraparenchymal hemorrhages after the treatment of supraclinoid aneurysms with the Pipeline Embolization Device. J Neurosurg.2014;120;365-74.

[129] Mitha AP, Mynard JP, Storwick JA, Shivji ZI, Wong JH, Morrish W. Can the windkessel hypothesis explain delayed intraparenchymal haemorrhage after flow diversion? A case report and model-based analysis of possible mechanisms. Heart Lung Circ. 2015;24;824-30.

[130] Chalouhi N, Tjoumakaris SI, Gonzalez LF, et al. Spontaneous delayed migration/shortening of the pipeline embolization device; report of 5 cases. AJNR Am J Neuroradiol. 2013;34;2326-30.

[131] McAuliffe W, Wenderoth JD. Immediate and midterm results following treatment of recently ruptured intracranial aneurysms with the Pipeline embolization device. AJNR Am J Neuroradiol. 2012;33;487-93.

[132] Mihlon F, Agrawal A, Nimjee SM, et al. Enhanced, rapid occlusion of carotid and vertebral arteries using the AMPLATZER Vascular Plug II device; the Duke Cerebrovascular Center experience in 8 patients with 22 AMPLATZER vascular plug II devices. World Neurosurg. 2015;83;62-8.

[133] Bederson JB, Connolly ES Jr, Batjer HH, et al. Guidelines for the management of aneurysmal subarachnoid hemorrhage; a statement for healthcare professionals from a special writing group of the Stroke Council, American Heart Association. Stroke. 2009;40;994-1025.

[134] Van der Wee N, Rinkel GJ, Hasan D, van Gijn J. Detection of subarachnoid haemorrhage on early CT; is lumbar puncture still needed after a negative scan? J Neurol Neurosurg Psychiatry. 1995;58;357-9.

[135] Provenzale JM, Hacein-Bey L. CT evaluation of subarachnoid hemorrhage; a practical review for the radiologist interpreting emergency room studies. Emerg Radiol. 2009;16;441-51.

[136] Hino A, Fujimoto M, Iwamoto Y, Yamaki T, Katsumori T. False localization of rupture site in patients with multiple cerebral aneurysms and subarachnoid hemorrhage. Neurosurgery. 2000;46;825-30.

[137] Karttunen AI, Jartti PH, Ukkola VA, Sajanti J, Haapea M. Value of the quantity and distribution of subarachnoid haemorrhage on CT in the localization of a ruptured cerebral aneurysm. Acta Neurochir. 2003;145;655-61; discussion 61.

[138] Tryfonidis M, Evans AL, Coley SC, et al. The value of radio-anatomical features on non-contrast CT scans in localizing the source in aneurysmal subarachnoid haemorrhage. Clin Anat. 2007;20;618-23.

[139] Fisher CM, Kistler JP, Davis JM. Relation of cerebral vasospasm to subarachnoid hemorrhage visualized by computerized tomographic scanning. Neurosurgery. 1980;6;1-9.

[140] Pasqualin A, Bazzan A, Cavazzani P, Scienza R, Licata C, Da Pian R. Intracranial hematomas following aneurysmal rupture; experience with 309 cases. Surg Neurol. 1986;25;6-17.

[141] Thai QA, Raza SM, Pradilla G, Tamargo RJ. Aneurysmal rupture without subarachnoid

hemorrhage: case series and literature review. Neurosurgery. 2005;57:225-9; discussion 225-9.

[142] Flint AC, Roebken A, Singh V. Primary intraventricular hemorrhage: yield of diagnostic angiography and clinical outcome. Neurocrit Care. 2008;8:330-6.

[143] Kallmes DF, Layton K, Marx WF, Tong F. Death by nondiagnosis: why emergent CT angiography should not be done for patients with subarachnoid hemorrhage. AJNR Am J Neuroradiol. 2007;28:1837-8.

[144] Moran CJ. Aneurysmal subarachnoid hemorrhage: DSA versus CT angiography—is the answer available? Radiology. 2011;258:15-7.

[145] Fifi JT, Meyers PM, Lavine SD, et al. Complications of modern diagnostic cerebral angiography in an academic medical center. J Vasc Interv Radiol. 2009;20:442-7.

[146] Prestigiacomo CJ, Sabit A, He W, Jethwa P, Gandhi C, Russin J. Three dimensional CT angiography versus digital subtraction angiography in the detection of intracranial aneurysms in subarachnoid hemorrhage. J Neurointerv Surg. 2010;2:385-9.

[147] Menke J, Larsen J, Kallenberg K. Diagnosing cerebral aneurysms by computed tomographic angiography: metaanalysis.Ann Neurol. 2011;69:646-54.

[148] Sailer AM, Wagemans BA, Nelemans PJ, de Graaf R, van Zwam WH. Diagnosing intracranial aneurysms with MR angiography: systematic review and meta-analysis. Stroke. 2014;45:119-26.

[149] Bruneau M, Rynkowski M, Smida-Rynkowska K, Brotchi J, De Witte O, Lubicz B. Long-term follow-up survey reveals a high yield, up to 30% of patients presenting newly detected aneurysms more than 10 years after ruptured intracranial aneurysms clipping. Neurosurg Rev. 2011;34:485-96.

[150] Wallace RC, Karis JP, Partovi S, Fiorella D. Noninvasive imaging of treated cerebral aneurysms, Part II: CT angiographic follow-up of surgically clipped aneurysms. AJNR Am J Neuroradiol. 2007;28:1207-12.

[151] Sagara Y, Kiyosue H, Hori Y, Sainoo M, Nagatomi H, Mori H. Limitations of three-dimensional reconstructed computerized tomography angiography after clip placement for intracranial aneurysms. J Neurosurg.2005;103:656-61.

[152] van der Schaaf IC, Velthuis BK, Wermer MJ, et al. Multislice computed tomography angiography screening for new aneurysms in patients with previously clip-treated intracranial aneurysms: feasibility, positive predictive value, and interobserver agreement. J Neurosurg. 2006;105:682-8.

[153] Dehdashti AR, Binaghi S, Uske A, Regli L. Comparison of multislice computerized tomography angiography and digital subtraction angiography in the postoperative evaluation of patients with clipped aneurysms. J Neurosurg.2006;104:395-403.

[154] Chen W, Yang Y, Qiu J, Peng Y, Xing W. Sixteen-row multislice computerized tomography angiography in the postoperative evaluation of patients with intracranial aneurysms. Br J Neurosurg. 2008;22:63-70.

[155] Thines L, Dehdashti AR, Howard P, et al. Postoperative assessment of clipped aneurysms with 64-slice computerized tomography angiography. Neurosurgery. 2010; 67: 844-53; discussion 53-4.

[156] Tomura N, Sakuma I, Otani T, et al. Evaluation of postoperative status after clipping surgery in patients with cerebral aneurysm on 3-dimensional-CT angiography with elimination of clips. J Neuroimaging. 2011;21:10-5.

[157] Fukuda K, Higashi T, Okawa M, Iwaasa M, Yoshioka T, Inoue T. White-collar sign as a predictor of outcome after endovascular treatment for cerebral aneurysms. J Neurosurg. 2017;126;831-7.

[158] Wallace RC, Karis JP, Partovi S, Fiorella D. Noninvasive imaging of treated cerebral aneurysms, part I: MR angiographic follow-up of coiled aneurysms. AJNR Am J Neuroradiol. 2007;28;1001-8.

[159] Khan R, Wallace RC, Fiorella DJ. Magnetic resonance angiographic imaging follow-up of treated intracranial aneurysms. Top Magn Reson Imaging. 2008;19;231-9.

[160] Kaufmann TJ, Huston J 3rd, Cloft HJ, et al. A prospective trial of 3T and 1.5T time-of-flight and contrast-enhanced MR angiography in the follow-up of coiled intracranial aneurysms. AJNR Am J Neuroradiol. 2010;31;912-8.

[161] Lubicz B, Levivier M, Sadeghi N, Emonts P, Baleriaux D. Immediate intracranial aneurysm occlusion after embolization with detachable coils: a comparison between MR angiography and intra-arterial digital subtraction angiography. J Neuroradiol. 2007;34;190-7.

[162] Ferre JC, Carsin-Nicol B, Morandi X, et al. Time-of-flight MR angiography at 3T versus digital subtraction angiography in the imaging follow-up of 51 intracranial aneurysms treated with coils. Eur J Radiol. 2009;72;365-9.

[163] Cure' JK. Brain MRA protocol for coiled aneurysms. Birmingham, AL. 2006.

[164] Spetzler RF, McDougall CG, Zabramski JM, et al. The barrow ruptured aneurysm trial: 6-year results. J Neurosurg. 2015;123;609-17.

[165] Molyneux AJ, Birks J, Clarke A, Sneade M, Kerr RS. The durability of endovascular coiling versus neurosurgical clipping of ruptured cerebral aneurysms: 18 year follow-up of the UK cohort of the International Subarachnoid Aneurysm Trial (ISAT). Lancet. 2015; 385;691-7.

[166] Lindgren AE, Raisanen S, Bjorkman J, et al. De novo aneurysm formation in carriers of saccular intracranial aneurysm disease in eastern finland. Stroke. 2016;47;1213-8.

[167] Wang JY, Smith R, Ye X, et al. Serial imaging surveillance for patients with a history of intracranial aneurysm: risk of de novo aneurysm formation. Neurosurgery. 2015;77;32-42; discussion 42-3.

[168] Campi A, Ramzi N, Molyneux AJ, et al. Retreatment of ruptured cerebral aneurysms in patients randomized by coiling or clipping in the International Subarachnoid Aneurysm Trial (ISAT). Stroke. 2007;38;1538-44.

[169] Lecler A, Raymond J, Rodriguez-Regent C, et al. Intracranial aneurysms: recurrences more than 10 years after endovascular treatment-a prospective cohort study, systematic review, and meta-analysis. Radiology.2015;277;173-80.

[170] Raabe A, Beck J, Gerlach R, Zimmermann M, Seifert V. Near-infrared indocyanine green video angiography: a new method for intraoperative assessment of vascular flow. Neurosurgery. 2003;52;132-9; discussion 9.

[171] Hanggi D, Etminan N, Steiger HJ. The impact of microscope-integrated intraoperative near-infrared indocyanine green videoangiography on surgery of arteriovenous malformations and dural arteriovenous fistulae. Neurosurgery.2010;67;1094-103; discussion 103-4.

[172] Schuette AJ, Cawley CM, Barrow DL. Indocyanine green videoangiography in the management of dural arteriovenous fistulae. Neurosurgery. 2010;67;658-62; discussion 62.

[173] Awano T, Sakatani K, Yokose N, et al. Intraoperative EC-IC bypass blood flow assessment with indocyanine green angiography in moyamoya and non-moyamoya ischemic

stroke. World Neurosurg. 2010;73:668-74.

[174] Woitzik J, Pena-Tapia PG, Schneider UC, Vajkoczy P, Thome C. Cortical perfusion measurement by indocyaninegreen videoangiography in patients undergoing hemicraniectomy for malignant stroke. Stroke. 2006;37:1549-51.

[175] Ferroli P, Acerbi F, Albanese E, et al. Application of intraoperative indocyanine green angiography for CNS tumors: results on the first 100 cases. Acta Neurochir Suppl. 2011; 109:251-7.

[176] Kim EH, Cho JM, Chang JH, Kim SH, Lee KS. Application of intraoperative indocyanine green videoangiography to brain tumor surgery. Acta Neurochir. 2011;153:1487-95; discussion 94-5.

[177] Killory BD, Nakaji P, Maughan PH, Wait SD, Spetzler RF. Evaluation of angiographically occult spinal dural arteriovenous fistulae with surgical microscope-integrated intraoperative near-infrared indocyanine green angiography: report of 3 cases. Neurosurgery. 2011;68:781-7; discussion 7.

[178] Trinh VT, Duckworth EA. Surgical excision of filum terminale arteriovenous fistulae after lumbar fusion: Value of indocyanine green and theory on origins (a technical note and report of two cases). Surg Neurol Int. 2011;2:63.

[179] Oh JK, Shin HC, Kim TY, et al. Intraoperative indocyanine green video-angiography: spinal dural arteriovenous fistula. Spine (Phila Pa 1976). 2011.

[180] Chen SF, Kato Y, Oda J, et al. The application of intraoperative near-infrared indocyanine green videoangiography and analysis of fluorescence intensity in cerebrovascular surgery. Surg Neurol Int. 2011;2:42.

[181] Hope-Ross M, Yannuzzi LA, Gragoudas ES, et al. Adverse reactions due to indocyanine green. Ophthalmology.1994;101:529-33.

[182] Kuroda K, Kinouchi H, Kanemaru K, et al. Intra-arterial injection fluorescein videoangiography in aneurysm surgery. Neurosurgery. 2013;72:ons141-50; discussion ons50.

[183] Raabe A, Beck J, Seifert V. Technique and image quality of intraoperative indocyanine green angiography during aneurysm surgery using surgical microscope integrated near-infrared video technology. Zentralbl Neurochir.2005;66:1-6; discussion 7-8.

第6章　颅内栓塞

第一节　颅内动静脉畸形栓塞

一、一般适应证

1. 外科手术前栓塞。
2. 放射治疗前治疗。
3. 治疗性栓塞(据报道占治疗患者的 4%～49%)。
4. 针对无法手术的 AVMs 进行姑息性栓塞(有争论)。
(1)减少动脉盗血和(或)静脉高压的神经系统并发症。
(2)难治性头痛的姑息疗法。
(3)针对 AVM 高风险病灶(如相关动脉瘤)的栓塞。

二、禁忌证

1. 血管解剖不允许(例如该血管供血大脑语言区或者血管非常迂曲)。
2. 重度动脉粥样硬化或高血流量的血管疾病(例如入路血管闭塞或者狭窄)。
3. 凝血异常或肝素高反应性。
4. 细菌感染活动期(例如血管内治疗期间菌血症)。

三、治疗策略

最好在术前一天或更早对患者的身体状况和影像学资料进行评估,以尽快确定治疗方案及血管闭塞在方案中的作用。治疗方案应该包含以下内容。

1. 未破裂 AVMs 是否需要有创治疗？虽然有争议，但是一项大型随机对照研究表明医疗干预后患者预后更好。

2. 如果计划治疗，介入治疗在整个治疗计划中的作用是什么？

3. 在开始治疗前，必须有 AVMs 治疗的整体规划。

例如：零碎随机的栓塞较大的 AVM 是不可取的。

4. 中型及大型 AVMs 不应该单次完全栓塞。这么做的话，有较高的出血风险。

5. 优先栓塞 AVMs 中流速较高的瘘口、巢内动脉瘤或静脉狭窄区域，而不是随机栓塞。

6. 脑 AVMs 栓塞可降低放射外科的治疗效果。

然而在某些情况下，放射外科手术后的栓塞仍然是合理的。

7. 程序性考量：

(1)入路血管的选择。

(2)导引导管的选择。

(3)微导管的选择(表 6-1)。

(4)微导丝的选择。

(5)确定要使用的栓塞剂。

(6)确定目标血管。

①对于大部分 AVMs：选择尽可能靠近血管巢又可供微导管进入的供血动脉。

②如果动脉入路不可行，也有关于静脉入路成功栓塞的报道(第 11 章)。

(7)分期多种方法操作还是单纯栓塞。

(8)确定神经功能检查的方法(例如诱发试验、神经生理学监测)。

表 6-1　颅内栓塞常见微导管

导管	厂家	长度(cm)	外径(F)	内径(in)	说明
Echelon™10	ev3	150	2.1～1.7 远端	0.017	DMSO 兼容。两种预塑形弯头 弧形可用
Echelon™14	ev3	150	2.4～1.9 远端	0.017	DMSO 兼容。两种预塑形弯头 弧形可用
Excelsior® SL—10	Stryker Neurovascular	150	2.4～1.7 远端	0.0165	5 种预塑形弯头 弧形可用
Excelsior® 1018®	Stryker Neurovascular	150	2.6～2.0 远端	0.019	5 种预塑形弯头 弧形可用
Prowler®10	Codman	70,150,170	2.3～1.7 远端	0.015	5 种预塑形弯头
Prowler®14	Codman	70,150,170	2.3～1.9 远端	0.0165	3 种预塑形弯头 弧形可用
Prowler® Plus	Codman	150,170	3.0～2.3 远端	0.021	3 种预塑形弯头 弧形可用

续表

导管	厂家	长度(cm)	外径(F)	内径(in)	说明
Scepter® XC 球囊闭塞导管	Microvention/ Terumo	150		0.017	弹簧圈和 DMSO 均兼容
Headway® 17	Microvention/ Terumo	150	2.4~1.7 远端	0.017	标准型和超支撑力 型提升远端支 撑力
Rebar® 18	Medtronic	110,153	2.8~2.3 远端	0.021	非常稳定
Rebar® 027	Medtronic	110,145	2.8	0.027	甚至更稳定
Renegade® 18	Stryker Neurovascular	150	3.0~2.5 远端	0.021	非常稳定

四、技术

脑 AVM 栓塞治疗技术根据病例的不同而做出相应的调整。下面所讲的操作技术和设备只是作者本人经常采用的方法和设备的概要。可以分为：血管入路阶段、微导管入路阶段和栓塞阶段。入路阶段在第 4 章有详细论述。

1. 术中患者全身麻醉还是清醒状态　因全身麻醉的优势（例如患者感觉舒适、保持患者不动、较低的全身血压），绝大多数患者使用。

2. 常规用 6F 鞘行股动脉穿刺入路。

3. 抗凝。

(1)颅内栓塞手术时的预防性抗凝方法是不固定的。有人建议在栓塞小 AVMs 时进行全身肝素化，但是在直径大于 3cm 的 AVMs 中不建议用。有些人从不用肝素，也有人常规用。本书作者建议使用肝素。

肝素的剂量：负荷剂量(IV 5000U 或者 70U/kg)。

(2)同时准备好鱼精蛋白。准备好足以中和所用肝素剂量的鱼精蛋白，并将装有鱼精蛋白的注射器放置于术者易于拿到的位置，以防在术中出现出血。

4. 导引导管进入适当的血管区域。

(1)选择足够稳定的导管，使用足够大的内腔以适应所需的微导管，并有足够的空间定期行造影剂注射。

(2)常用：6F 0.071 英寸 Benchmark™(Penumbra，Alameda，CA)。

(3)考虑使用中间导管（例如，DAC™，Stryker Neurovascular，Fremont，CA）以获得更高的稳定性并且有助于在使用液体栓塞剂后微导管撤回。

5. 做动脉造影以选择栓塞目标。

6. 行微导管推进的路图。

确保至少有一个角度包括导引导管头端。

7. 在选定的微丝上向目标血管推进微导管。

经常使用：Magic® 微导管(AIT-Balt，Miami，FL)，配备 0.012 英寸的 Headliner® 导丝(Microvention，Tustin，CA)。

8. 拉回微导管以消除松弛。

9. 使用微导管进行超选择性动脉造影并评估。

(1)适当的导管位置,远离供应正常脑实质的血管。

(2)注射期间导管的稳定性。

(3)包括动静脉转换时间的流量模式。

(4)微导管损伤的任何证据(罕见,但不得使用有损伤的微导管)。

①注射时异常阻力(可能是环结或扭结)。

②造影剂在导管头端(导管破裂)附近离开导管的证据。

10. 如果需要,进行药物激发试验(第4章)。

①尽管通常用于清醒患者,但可以在全身麻醉下使用脑电图(EEG),体感诱发电位(SSEP),脑干诱发反应(BAER)和(或)运动诱发电位(MEP)来完成。

②这些测试是否增加手术的安全性是有争议的,但使用EEG进行的激发试验已经显示可预测AVM栓塞中一些神经系统并发症。

11. 如果可以,请将选定的栓塞剂(通常为n-BCA)安全存放。

五、液体栓塞剂

该类材料均为液体制剂,便于通过微导管进行注射,是颅内栓塞术中最常用的栓塞剂。

1. **氰丙烯酸盐类(又叫"胶")** 这些丙烯酸盐在血中遇到羟离子之后发生聚合。以前它们是颅内栓塞的主要栓塞剂,但是近些年Onyx应用越来越多。一般认为栓塞胶是一种有效的永久性的栓塞剂,虽然也有发生血管再通的情况。在美国应用最多的丙烯酸类栓塞剂是α-氰基丙烯酸正丁酯nBCA Trufill®(Codman Neurovascular,Raynham,MA)。其聚合时间可以根据所加入的油基对比剂如碘化油(Ethiodol® Savage Laboratories,Melville,NY)或冰醋酸所调节。碘化油的疏水性介质隐藏于丙烯酸单体单元而避开羟基,冰醋酸与羟基相连。长链的单体可以延长聚合时间、改变其黏合特性。Neuracryl M 2-己基氰丙烯酸盐(Prohold Technologies,EI Cajon,CA)是一类很有发展前景的栓塞剂,但是目前还未被FDA批准。

(1)优势:nBCA可以发挥几乎永久性的栓塞作用。其聚合速度可以由Ethiodol®或冰醋酸所调节,且其加入Ethiodol®或者钽粉之后在透视下清晰可见。使用合适的方法,可以调成高低不同流动性的液体。在某些情况下,即使微导管距离病灶还有一段距离,nBCA也可以通过葡萄糖溶液推送到病灶部位。也可通过漂浮导管进行注射。

(2)不足:其聚合时间跟很多因素有关,例如温度、栓塞胶的组成、Ethiodol®、血流速率和注射速率等。液体制剂很容易进入一些危险吻合血管,因此需要术者受过专门培训和丰富的经验。该胶有可能将微导管与血管黏合在一起。多聚物胶相比于其他材料更加坚固,因而可能会增加患者外科手术时切除的难度。

2. 沉淀聚合物(又称非黏合性液体栓塞剂)　该类聚合物栓塞剂在血液和水中不溶解,溶于相应溶剂中以液体形式进行输送。当注射到血管中之后,其溶剂分散开来,该聚合沉淀物就形成了固体栓塞剂。Onyx®(ev3,Irvine,CA)是聚合沉淀栓塞剂的代表,已被 FDA 批准用于治疗 AVM。其由次乙烯醇异分子聚合物(又称 EVAL 或 EVOH)溶解于二甲基亚砜(DMSO)组成,再加入钽粉,使其透视下可见。可细分成不同的型号:Onyx®18 由 6％的次乙烯醇异分子聚合物组成,用于病灶深部的渗入;Onyx®34 由 8％的次乙烯醇异分子聚合物组成,适用于高血流量的AVF。当该混合物注入血管中之后,DMSO 分散,EVOH 沉淀形成非黏合性柔软的海绵状物质。另一种栓塞剂藻酸钙在注射之后形成稳定的凝胶,在 AVM 模型的栓塞试验中效果良好,但是该试验需要用双腔导管来同时注射藻酸盐和氯化钙。

(1)优势:Onyx® 可以形成柔软的海绵状的液体沉淀物,相比于胶更易于栓塞病灶的外科切除。相比于胶,该栓塞剂产生更少的炎性反应。其无黏合性,所以在长时间使用时不用像黏合胶那样担心微导管和血管黏合在一起。

透视下清晰可见。使用合适的方法,可应用于低流量和高流量病灶。

(2)缺点:Onyx® 需要使用 DMSO 兼容的微导管,而该类微导管不如 DMSO非兼容性导管(如 Magic®)柔韧。DMSO 对血管内皮有毒性,对于清醒状态的患者在快速注射时会造成疼痛。Onyx 会发出刺鼻的气味,注射入血管后 DMSO 分散,会导致患者在未来几天都会闻到令人讨厌的 DMSO 代谢物气味。注射时微导管必须非常靠近病灶。由于不用担心微导管会与血管粘连,操作者可能会过分自信而注射得较慢,从而可能会栓塞正常血管。

3. 硬化剂　硬化剂是液体材料,会导致血栓形成和内膜坏死。该类栓塞剂易于获得,但是在高浓度时具有毒性,低浓度时无毒性。这一特性就解释了为什么硬化剂在低血流量的情况(如肿瘤)下效果最好,而在高血流量的情况(如 AVFs)下效果最差。纯乙醇是指医疗纯度的酒精,完全脱水后达到 100％的浓度。纯乙醇很易诱发血栓形成,但是其毒性也很大。乙醇是颅内血管栓塞最常用的硬化剂。即使 30％的乙醇,混合特殊栓子之后也会诱发血栓,尽管其不如纯乙醇高效,但是对于术前的栓塞来说已足够。其他的颅内栓塞硬化剂包括 50％的葡萄糖溶液,用于低流量的 AVF;还有苯妥英钠溶液(25mg/ml)用于脑膜瘤。

(1)优势:价格低廉、易于获得。黏度较低,便于通过小微导管进行注射。因为注射之后硬化剂会被稀释,其毒性也会降低,因此其少量反流入大血管也是可以耐受的。高浓度乙醇可以形成永久性栓塞。

(2)缺点:如果注射的血管靠近硬膜表面,会对清醒的患者造成极大的疼痛。硬化剂在透视下不可见。栓塞的形成有滞后性,因此很难确定什么时间停止注射。对于高血流量的病灶可能需要大量的硬化剂,对高流量瘘可能无效。大量的乙醇造成全身系统毒性的风险很低,但是有报道会造成心脏血管闭塞。进入血管的乙醇会增大血管壁的通透性，也可使造影剂发生外渗。在一项使用乙醇栓塞脑 AVM 的研究中，其改变通透性的特性会造成 47％神经系统并发症和 11％的死亡率。本书作者不建议常规使用乙醇或其他硬化剂用于颅内血管栓塞。

六、栓塞颗粒

该类栓塞剂是固态的细颗粒，与造影剂混匀之后可以通过微导管进行注射。有很多种类的栓塞颗粒，但都大同小异。所有的栓塞颗粒均在有血管床的部位（例如肿瘤）效果最好，如果颗粒较大或者一次注射量过大都有阻塞微导管的可能。它们都使用类似的技术。

1. 聚乙烯醇（PVA）　PVA 不规则形状颗粒的代表有：Contour® emboli（Boston Scientific，Natick，MA）或者 PVA 泡沫栓塞颗粒（Cook Medical，Bloomington，IN）。这些颗粒与造影剂稀释混匀后，通过微导管注射使用。

（1）优点：价格低廉，使用方便。如果颗粒大小合适，即使微导管头端非常接近病灶，也可以通过血流将其注射入病灶。因为这些颗粒不规则，它们之间会像拼图一样互相聚合，因而发挥栓塞作用非常快。

（2）缺点：尽管 PVA 颗粒可以混合造影剂，但是这些颗粒透视下不可见，所以难以在透视下确定 PVA 颗粒的走向。血管的栓塞与颗粒周围的血栓形成相关，但是随着后期这些血栓的逐渐分解，血管有可能出现再通。一些不规则颗粒的聚集可能会阻塞微导管，尤其是直径较小的颗粒。这些颗粒在注射时可能会碎裂，因此可能会在血管目标位置的更远处阻断血管。该类栓塞剂不适用于高流量的动静脉瘘，当用于 AVMs 时相比 nBCA 胶，出血等并发症的风险更高。

2. 球形栓塞剂　该类栓塞剂呈球形，外表光滑，如 Spherical Contour SE™（Boston Scientific，Natick，MA），Bead Block™（Terumo Medical，Somerset，NJ）和 Embospheres（Medical，Rockland，MA）。这三种栓塞剂的特性相似，但是有一项回顾性研究发现 Bead Block™在造影剂中的悬浮特性比其他几种要好，因此更适于微导管输送注射。

（1）优点：与传统的 PVA 颗粒相比，不易在微导管内聚集而造成微导管阻塞，而且其阻塞血管的部位也不像 PVA 那样比预想的近。

（2）缺点：由于该颗粒光滑，因此有可能进入吻合血管或栓塞位置比预想的更远。如果颗粒过大或者过于密集，也有可能阻塞微导管。栓塞的血管有可能发生再通。该类栓塞剂不适用于高流量的动静脉瘘，且其栓塞操作时间相比于 PVA 更长。

3. 丝线　丝线一类的小栓塞材料可以通过注射造影剂或盐水而将其推进入血管中。其他种类的线性材料也可以通过该方法使用,但是其诱发血栓形成的能力差一些。

(1)优点:价格低廉,易于获得。小型的线性材料如 3-O、5-O 可以通过漂浮导管进行注射。诱发血栓形成的特性强于颗粒栓塞材料。

(2)缺点:切割、装载该类材料非常烦冗、耗时。该类栓塞材料也有可能阻塞微导管,且其注射时需要较高的压力,不适用于高流量的动静脉瘘。栓塞之后,机体可能会对丝线中的异物蛋白产生炎性反应,造成发热、寒战和疼痛。

4. 可解脱球囊　该类装置是由小球囊连接在微导管上而成,可以将其输送到既定栓塞的位置,然后充盈球囊以阻塞血管,然后将其在微导管上解脱,留置球囊在原位。球囊可以保持充盈状态是由于其解脱后开关阀就关闭了。球囊一般用造影剂充盈,以在透视下显影。球囊的构成和开口的密封性可以防止其漏气,但是几乎所有的球囊最终都会泄漏。用亲水性的聚合物如甲基丙烯-2-羟基乙酯(2-hydroxyethyl methacrylate,HEMA)充盈球囊可以保证其闭塞的长时间稳定性。在本书创作时 Balt Goldballoon(Balt,Monorency,France)已获得 CE 认证批准,在美国之外很多地区均可使用。但是 FDA 还没有批准任何可解脱球囊上市。

(1)优点:可以迅速、可控地栓塞大血管;可血液导流入高流量动静脉瘘。

(2)缺点:其输送需要较大型号的导引导管。在操作过程中,球囊可能发生意外提前解脱而栓塞血管。光滑、可变形球囊在解脱后可能移动到目的位点以远的位置。如果球囊过度充盈或在不规则血管表面充盈可能会使球囊破裂。事实上,所有的球囊最终都会泄漏。在球囊的准备阶段,其阀门易受损,而导致球囊泄漏。

5. 可推送弹簧圈　体积较小的铂金弹簧圈可以通过微导管进行输送。有很多家公司生产各个型号的弹簧圈,如 Cook,Boston Scientific,Codman。

6. 可解脱铂金弹簧圈　包括 Target®(Stryker Neurovascular,Fremont,CA)、类似的产品还有 Trufill® DCS(Codman Neurovascular,Raynham,MA)、ACT™ Spherical 或者 Helipaq™(Micrus/Codman,San Jose,CA)、Microplex™(Microvention/Terumo Medical,Tustin,CA)、Axium™(ev3,Irvine,CA)。这些是裸铂金弹簧圈,通过与其连接的导丝运送,直到操作者解脱。通过 150cm 头端双标记的微导丝导引微导管输送使用。关于可解脱弹簧圈的内容具体在第 5 章讨论。

(1)优点:易于定位和调整位置。铂金材质在透视下清晰可见。有很多不同的大小和形状。

(2)缺点:价格昂贵。弹簧圈需固定在目标位置,否则它容易穿过动静脉瘘或者在高血流的推动下移动到目标位点的更远端。高血流量动静脉瘘的栓塞需要非常多的弹簧圈。弹簧圈栓塞的血管有可能发生再通。不适合于很末端血管的栓塞,不适合于漂浮导管。

全球瑰宝

目前有很多种设备、材料用于头颈部、脊髓的血管内治疗,但是在美国的情况却不相同。其实之前美国的一些公司也有类似的产品,推测是由于售卖价格比较低,低于生产商的成本及 FDA 的要求,后来就不生产了。这些产品包括:铂金注射使用的弹簧圈(以前的 Berenstein 液体弹簧圈)、可解脱球囊(以前的硅树脂 DSB)和可操控微导管(以前的 Pivot)。Balt Extrusion(Montmorency,France)组成较为软的铂金血流弹簧圈,乳胶金球囊与 Scientia Vascular(Reno,NV)组成 Plato™可操控微导管,这些产品均获得 CE 认证的批准,并在全球范围内售卖。用于治疗动脉瘤的血流导向装置在除美国之外的地区应用较广泛,很多该类产品如 Silk stent(Balt Extrusion,Montmorency,France)、Willis 支架(Micro-Port,Shanghai,China)和 Surpass(Surpass Medical,Tel-Aviv,Israel)在美国是没有的。美国境内的公司计划在欧洲首推其革新产品,这些包括 Luma™(Nfocus,Palo Alto,CA)多层镍钛合金动脉瘤塞和 Trevo™(Stryker Neurovscular,Fremont,CA)支架取栓装置。

一方面需要很大的努力和花费才能获得 FDA 的批准,这意味着美国患者不能应用这些最新的产品或者首先报道他们的使用效果。但是另一方面,这也防止了后来被证明存在问题的产品应用在美国患者身上。例如,有一段时间用于血管内治疗的钨机械解脱弹簧圈(Balt,Montmorency,France)应用广泛,但是该产品时间久了之后会发生腐蚀和溶解。该类患者中期随访研究结果终止了钨弹簧圈的应用。而这类产品从未进入过美国医疗市场。

7. 可解脱纤维弹簧圈　这一类材料是纤维弹簧圈和可解脱弹簧圈的混合物,例如 Sapphire NXT™纤维弹簧圈(ev3,Irvine,CA)、Fibered GDC®(Styker Neurovascular,Fremont,CA),但是这些材料不易获得。

(1)优点:致血栓形成的性能强。

(2)缺点:硬度大,可能会导致微导管移位,不适用于迂曲的血管。其使用需要较大管腔的微导管,远比可推送弹簧圈昂贵。

七、nBCA 栓塞技术

1. 将微导管输送至目标血管。

(1)使用与 n-BCA 和碘油兼容的导管。

(2)Magic®(AIT-Balt,Miami,FL)是合适的,其他血流导向导管,见表 6-2。

(3)双腔 DMSO 兼容的球囊导管(如:Scepter®,Microvention,Tustin,CA)与用于胶栓塞的碘油不兼容。

2. 先建立一个空白路径图,以方便在数字减影下观察 nBCA 胶的注射。

3. 设立一个与其他无菌区隔离的无菌区,以防止 nBCA 胶与氯化钠离子在注射前接触。

所有靠近该无菌区的人均应该戴手套或其他的眼保护装置。如果在注射时该混合胶发生泄漏,它会粘连到其接触的物质。

4. 栓塞胶的准备。

(1)开始。

①5％葡萄糖无菌溶液。

②10～15 个 3ml 注射器。

③2 个 18 号的针头。

④一包蓝毛巾。

表 6-2　常见的漂浮微导管

导管	厂家	长度(cm)	外径(F)	远端腔内直径(in)	说明
Magic®	AIT-Balt	155,165	2.7～1.8 远端	0.013	多种远端超软段。最佳 AVM 导管
Magic® 1.5	AIT-Balt	155,165	2.7～1.5 远端	0.010	多种远端超软段。较小血管
Magic® 1.2	AIT-Balt	165	2.7～1.2 远端	0.008	多种远端超软段
Marathon™	Medtronic	165	2.7～1.5 远端	0.013	高爆破压。Apollo 导管是带有可分离头的 Marathon
Ultraflow™	Medtronic	165	3.0～1.5 远端	0.012, 0.013	血流导向性超过 Marathon,抗爆破力弱于 Marathon
Headway® Duo	Microveution/Terumo	156,167	2.1～1.6 远端	0.0165	顺应性高,导向性差,可用 0.014in 导丝

(2)栓塞胶的浓度。

①观察微导管造影过程,测量造影剂到达病灶所需的输送时间。

②切记:如果该输送时间<1 秒,栓塞剂至少要 70％浓度(3 份量 nBCA 与 1 份量碘油);如果输送时间>2 秒,则需要 50％(1 份量 nBCA 与 1 份量碘油)甚至更稀的混合胶。

③将该混合胶吸入 3ml 的栓塞剂兼容的注射器(不要使用聚碳酸酯塑料材料的注射器),并做好标记。

(3)将碘油吸入标记好的注射器中,并将适宜的量加入 nBCA 胶中,以达到目标浓度。

(4)金属钽粉末可以增加凝胶的透视可见性,但是其只有在混合胶浓度大于 70％时才需要。会使操作烦琐,所以一般不常用。

5. 将几个 3ml 的注射器装满 5％葡萄糖溶液。

6. 在微导管的开口连接一个与凝胶兼容的开关阀。Cook Medical(Bloomington,IN)可达到较高的压力,白色尼龙塑料单向阀和三通阀是胶注射时的常用装置。一般来说,注射时使用单向开关阀即可,但推荐使用三通阀,因为三通阀可使 nBCA 胶注射器连接上后,仍可再连接上葡萄糖溶液的注射器,这样就便于注射操作(见下述注射技术)。

7. 使用 3ml 注射器用 5％葡萄糖溶液彻底冲洗微导管。

8. 注射技术　有 4 种 nBCA 胶的注射技术(图 6-1)。

(1)持续注射操作技术(continuous full column technique)。

①持续注射操作技术是 nBCA 凝胶使用时最常用的方法。

②开始注射时,将锁紧接口处充满葡萄糖溶液,并连接上 3ml 装满混合胶的注射器。

③胶的注射要快,又要掌握节奏。通常在注射后几秒钟聚合就已开始。

④在路径图的指引下直观地观察栓塞过程,稳定地注射栓塞胶,确保栓塞胶在注射时持续地向前移动。

⑤将病灶中尽可能多的支线动脉注入凝胶。

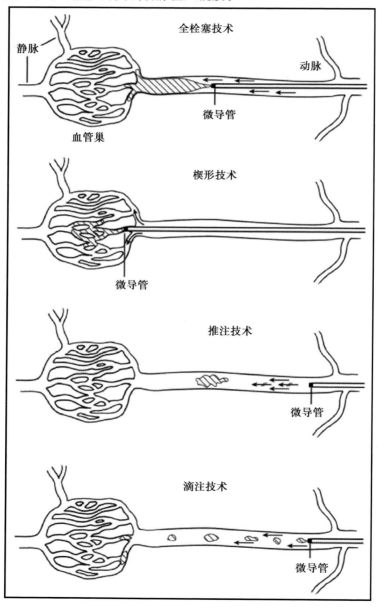

⑥注意观察有无凝胶沿导管反流、进入静脉或反流入病灶其他分支动脉。

⑦如果有以上情况出现，暂时停止注射，然后再谨慎地注射。在有些情况下，胶可能会通过另一条通路到达病灶。

⑧栓塞胶应该全部进入"安全区域"内。安全区域包括：AVM 病灶、正常供血动脉、引流静脉（详见图 6-2）。

⑨当注射结束或者胶出现反流或进入正常区域，立即停止注射，回抽注射器，在导管内形式负压，迅速平滑地撤回微导管并丢弃。

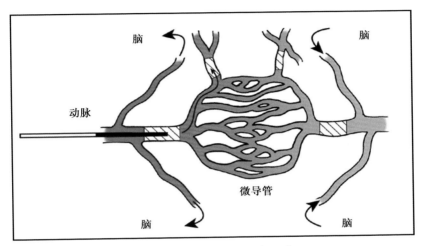

图 6-2　AVM 栓塞的安全区域

阻断向 AVM 的供血动脉，也可能同时会阻断该动脉远端向正常脑组织的供血动脉。阴影标记部分表明了动静脉内的安全区域。阻断安全区的近端可能会造成缺血性卒中。单纯栓塞病灶是安全的，因为它不会向正常脑组织供血。在栓塞胶进入正常脑组织静脉或 AVM 其他部分的静脉之前该病灶远端的静脉可能已被闭塞了。栓塞安全区域的下游部分有造成残余病灶或已栓塞静脉出血的风险

图 6-1　AVM 胶栓塞的 4 种方法

全栓塞技术（full column technique）：微导管的头端定位在距离目标很近的位置，且要越过所有的正常动脉。用恒定的速度稳定地注射凝胶，以填充血管腔。如果能够合适地掌握凝胶的聚合时间和注射速率，凝胶会在聚合之前到达病灶。如果凝胶到达静脉或者开始向微导管的头端反流，立刻停止注射。箭头表示血流方向。楔形技术（wedge technique）：缓慢地将微导管由血流导入病灶中的小血管中，微导管可以阻断导管头端的血流。然后慢慢地将稀释过的凝胶注射入病灶。缓慢聚合的胶不会被血流带入静脉，因为充作楔子的导管正在控制着血流速度。推注技术（push technique）：微导管的头端距离病灶还有一段距离，然后向血管中团注少量的胶（0.1ml）（阴影）和 5% 葡萄糖溶液。血流（箭头）和葡萄糖注射（阴影箭头）的势能会载着凝胶流入病灶内，直至聚合。这是注射高浓度 nBCA 凝胶最安全的方法，它不会将微导管粘连在血管内。滴注技术（dribble technique）：将微导管的头端靠近一个流量相对较低的病灶，即内有血管床或者细小通道的病灶。将全部稀释好的胶缓慢地注射，随着胶排出了微导管，它就会被血流分散。随后，这些胶会随着血流进入病灶，挤进病灶内部的小空间中。该方法主要用于术前肿瘤及小型 AVM 的栓塞

⑩检查导引导管的旋转 Y 形阀有无残余胶,然后再回抽并冲洗开关阀、Y 形阀和导引导管。

⑪通过导引导管做血管造影再次明确栓塞情况。

(2)楔子注射技术(wedge injection technique)。

①楔子注射技术与持续注射技术类似,但是前者需将微导管头端置入病灶或小血管内,并需要使用更加稀释的胶。

②微导管到位之后,可以缓慢注射稀释胶(小于 30% 浓度),一般需要注射几分钟。

③当胶开始进入静脉或者反流入微导管,应立即停止注射,等待胶聚合,并轻轻回抽注射器,然后撤除微导管。

(3)推注技术(push technique)。

①一般微导管距离病灶还有一些距离,但是必须已越过供应正常脑组织血管。

②准备开始注射时,先用葡萄糖溶液冲洗微导管。

③将三通阀连接到微导管的中心,三通阀一边连接上 5% 葡萄糖溶液注射器,另一边连接上混匀的胶。

④打开开关阀,在路径图的指示下开始注射胶,要注射 0.1~0.2ml 的胶混合物,此量根据栓塞血管的大小来确定,通过葡萄糖溶液将胶推入病灶血管内。

⑤一般来讲,此时就可以撤除微导管了。但是在有些情况下,暂时不能撤除,如团注的胶输送到距离微导管头端很远的位置或导引导管注射造影剂显示目标血管仍然开放。这时就需要再次团注胶和葡萄糖溶液。

(4)滴注技术(dribble injection technique):滴注技术与持续注射技术类似,但是滴注技术注射时要特别慢,以血流冲散凝胶,形成小凝胶粒。这些小颗粒随着血流前行,直至到达小 AVM 病灶或者毛细血管床。

9. 特殊情况:高浓度 nBCA(或纯 nBCA)胶的栓塞。

(1)只有在特殊情况下需要,如高流量的 AVF。

(2)使用纯胶进行栓塞好比是在赤手拿着易燃物:很容易烧伤自己。

(3)各项操作必须迅速,且有胶反流入近端血管或者将微导管粘连上血管的风险。

(4)如果该混合胶的碘油浓度小于 30%,那么必须加入钽粉,以使其透视下可见。

(5)在一些流量非常大的特殊情况下,不用或基本用碘油,使用纯 nBCA 胶时,胶有可能在微导管内就很快发生聚合。

(6)将胶置于冰块上或冰箱中保存,在使用前再取出或者使用 50% 葡萄糖溶液冲洗微导管(减慢胶的聚合,防止其阻塞微导管)前取出。

(7)将 0.1~0.3ml 的胶注入上述冲洗过的微导管,随即向微导管内注射葡萄糖溶液将胶推送入血管。

(8)立刻撤出微导管。最好有两名操作人员:一名注射,另一名人员同时回撤导引导管/微导管。

（9）行血管造影,评价栓塞情况。

10. 特殊情形　低浓度 n-BCA（或者"稀释胶"）栓塞。

（1）对颅内导管的楔紧位置非常有用。

（2）楔紧位置的意思是,从 AVM 来的快速血流不能迅速将胶冲入静脉。

（3）使用稀释胶混合物（20％～30％胶,其余碘油,不需要钽粉）,在导管被粘住风险很低的位置,缓慢连续注射相当巨大的体积。

（4）顺直微导管,缓慢注射造影剂,进行超选造影。在血管巢中造影剂滞留,确认被楔紧导管的位置。

（5）用 5％葡萄糖轻轻冲洗微导管。

（6）开始缓慢注射稀释的胶混合物。

（7）当胶缓慢进入血管巢时密切观察。

（8）如果要进入静脉,停止并等待 15～20 秒,然后继续注射,通常会进入血管巢的另一部分。

（9）提防沿导管的反流:停止注射并等待数秒,然后继续注射。如果仍存在反流,不再继续注射。

（10）需注意任何沿血管巢向其他供血动脉的反流。

（11）如果在注射中出现阻力,或者顺流的胶停止,不要尝试暴力推进胶。

（12）当预期的血管巢已填充,或者出现沿导管反流,或者胶反复进入静脉或供血动脉,或者注射时存在阻力,注射停止。

（13）等待 20～30 秒,用注胶的注射器回抽（为了避免胶滴出）,然后撤出微导管。

（14）如果太早回撤,胶可能尚未聚合,有被冲入静脉的风险。

（15）移出微导管,回抽并冲洗导引导管,随后进行造影。

11. 减慢胶聚合的方法。

（1）最常见的方法:加入碘油。

（2）加入少量的冰醋酸。加入 20ml 的冰醋酸相比几毫升的碘油对聚合时间的影响更大,而且不会像碘油一样增加凝胶的黏度。

（3）冷却胶也可以减慢其聚合,但是胶在室温下会很快升温。

（4）在注射 nBCA 胶时,通过导引导管注射 5％葡萄糖溶液可使局部循环充盈抑制胶黏合的葡萄糖。

八、Onyx 栓塞方法

1. 在进行其他操作的同时,将几瓶 Onyx®（Medvonic,MinneaPolis,MN）置于自动振动仪上振动至少 30 分钟。Onyx 的使用方法与 nBCA 大致相同,除了其需要使用 DMSO 兼容性的导管如 Rebar®（Medrotic MinueaPolis,MN）或更柔软的Marathon™（表 6-3）。对于 Onyx® 来说,诱发试验经常会有假阴性,因为 Onyx 胶易进入超选造影或异戊巴比妥试验无法预测到的血管部位。

表 6-3 Onyx/DMSO 兼容微导管

导管	厂家	长度(cm)	外径(F值)	内径（远端）直径（英寸）	评论
Marathon™	Medtronic	165	远端 2.7～1.5	0.013	小型并在合适的导丝上可追踪。爆破压力高。阿波罗是基于这个导管平台
Apollo™ Onyx™ Delivery catheter	Medtronic	165	远端 2.7～1.5	0.013	可拆卸的头端长度为 1.5 或 3.0cm。在 Onyx 铸件和近端标记带之间留出＞1.25mm 的间隙。n-BCA 也可使用
Headway® Duo	Microvention/Terumo	156 或 167	远端 2.1～1.6	0.0165	非常灵活并小型,可容纳 0.014in 导丝
Ultraflow™	Medtronic	165	远端 3.0～1.5	0.012 或 0.013	灵活。比 Marathon 更好的血流导向,更大的形状和更小的抗爆性
Scepter XC®	Microvention/Terumo	150		0.017	具有第二腔的球囊导管允许具有流量控制的 Onyx 注射。0.014in 导丝
Echelon™ 10	Medtronic	155 或 165	远端 2.1～1.7	0.017	45°和 90°弯曲头端。整体交换型可用
Echelon™ 14	Medtronic	155 或 165			45°和 90°弯曲头端。整体换型
Sonic	Balt	165 或 190	1.2 或 1.5	0.007 或 0.008	Fusecath® 可拆卸头端长度为 1.5cm、2.5cm 或 3.5cm。FDA 尚未批准,但在全球广泛使用非常小型
Rebar® 18	Medtronic or	110 或 153	远端 2.8～2.3	0.021	非常稳定
Rebar® 27	Medtronic	110 或 145	2.8	0.027	不适合远端插管
Progreat™		110,130 或 150	2.4、2.7 或 2.8 F	各种型号	非常硬,稳定的导管。通常用于颅外

2. 推送导管至预想部位,行血管造影以显示微导管头端与病灶供血动脉的走行关系、与其周围正常血管分支的关系及微导管头端是否已进入病灶。通过微导管造影来确定动静脉时相的过渡时间、目标供血动脉的形态学特征和 Onyx® 胶沉淀部位的静脉结构。

3. Onyx® 型号的选择根据供血动脉的大小和动静脉分流多少。较大的高血流量的供血动脉选择 Onyx® 34,较小的低血流量的动脉选择 Onyx® 18。

4. 使用 ev3 提供的注射器较为合适,吸取 1ml 的 DMSO。Onyx 注射器的使用方法已在图 6-3 中详细说明。

5. 使用空白路径图作为对照,在路径图指示下缓慢注射 Onyx® 胶,大约以 0.16ml/min 的速度。由于 DMSO 具有毒性,如果注射速度大于 0.3ml/min,就有造成血管损伤的风险。

6. 只要 Onyx 胶不断地进入异常血管的目标区域,就持续注射。

7. 如果出现沿导管反流、进入静脉附近区域或是反流入其他供血动脉,暂停注射 15 秒,然后继续注射。如果 Onyx 胶还是流向错误的方向,那再暂停 15～30 秒,然后再次尝试。如果 Onyx 胶通过另一条通道进入病灶,也可以持续缓慢地注射。

8. 每注射一段时间打一个路径图,这样就可以清晰地分辨出新注射的 Onyx 胶。通过导引导管造影也有帮助。

9. Onyx 胶的注射应当耐心地操作,可能要持续很多分钟。

10. 如果沿微导管头端有少量的反流也不会有问题,因为 Onyx 胶没有黏性。但是也要注意反流不能超过 1cm,因为大量的 Onyx 胶也有可能将微导管与血管黏在一起。

11. 中间暂停注射的时间不能超过 2 分钟,因为 Onyx 胶可能会固化而阻塞微导管。

12. 如果感觉到阻力很大,停止注射。因为如果导管已被阻塞,再用力注射,可能会使微导管爆裂。

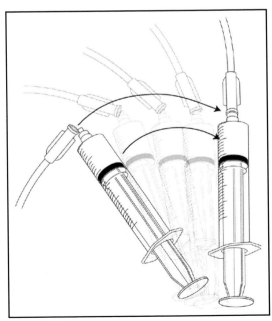

图 6-3　Onyx 的注射器吸入方法
①将 Onyx® 吸入特定的注射器,前后摇晃以保证在注射时钽粉仍悬浮其中。②微导管的接口直接连接上 DMSO 注射器,用 1～2 分钟的时间缓慢将 DMSO 注射液充满微导管的内腔(一般 0.2～0.3ml)。③在微导管接口处去除 DMSO 注射器,保持接口垂直,并将其充满 DMSO。④同时拿起微导管接口和 Onyx® 注射器,使两者成 45°,然后将两者连接,保持注射器垂直状态,注射器活塞在下。这样就保证了注射器中高密度的 Onyx® 与导管接口处低密度的 DMSO 之间有明确的分界。Onyx® 胶如果不被 DMSO 稀释,在透视下可见

13. 当病灶处已栓塞充分或者 Onyx 胶一直流向错误的方向,停止注射,回抽注射器,然后缓慢稳定地回撤微导管,使其与已沉淀的 Onyx 胶分离。一般来说,即使不回撤导引导管,也可以将微导管撤出。

14. 将微导管在导引导管中撤出后,检查导引导管的 Y 形阀上是否有残留的 Onyx 胶,然后回抽导引导管并冲洗。

15. 当导引导管彻底检查并冲洗过后,再通过导引导管造影。

九、碘油栓塞方法

尽管碘油不常规用于颅内血管栓塞,但是在其他方法不可行的情况下也可以使用。当将碘油加入栓塞颗粒混合物中时,这种方法就与标准的栓塞颗粒栓塞是相同的。当不用栓塞颗粒时,这种方法就更像是凝胶栓塞。有人建议预先放置 Swan-Ganz 导管,用来监测肺动脉高压。

1. 一定要使用遇碘油不会分解的注射器、开关阀和微导管。一般来说,可以用于胶或 DMSO 的器材都可以用于碘油,但是最好也要提前试验。因为碘油栓塞方法并未被 FDA 批准,所有生产商一般都在其产品说明上标明该产品不允许使用碘油。

2. 将微导管输送到位。在开始栓塞之前,先通过微导管造影来做测试性注射,以预测栓塞目标区域所需的注射量和注射速度。

3. 如果血流速度很快,可以考虑先置入一两个弹簧圈以减慢血流。

4. 用盐水冲洗微导管,因为碘油可以使造影剂发生沉淀。

5. 以造影剂填充血管时相似的速率注射碘油,但是注射量约为造影剂的一半。

6. 等待几分钟之后再次注射造影剂。如果血管仍然开放,再次推注碘油,然后再次重复以上操作。

7. 如果重复测试性注射时患者出现抽搐,等待抽搐缓解后再进行操作,并对注射的碘油减量。

8. 当注射了几次碘油之后,至少等待 5～10 分钟再检查病灶血管是否仍然开放。

9. 如果注射了 20ml 碘油之后仍无改变,可以考虑置入弹簧圈以减慢血流并增强碘油的栓塞作用,或者改用其他栓塞剂。

10. 切记碘油对血管内皮有影响,可以透过血管壁到达组织内,所以要尽量少使用碘油。1ml/kg 是最大使用量。

十、颗粒栓塞方法

1. 绝大多数术者已经不使用颗粒栓塞 AVM,仅少数仍使用 PVA 颗粒。

2. 尽量使用大内径的微导管,以避免颗粒阻塞微导管。

3. 微导管的头端应靠近欲栓塞的病灶,并在距离正常血管较远的稳定位置。

4. 在必要的情况下,使用微导管造影或者诱发试验来确定微导管的位置是否安全。

5. 根据病灶血管的大小来选择粒径。一般来说，肿瘤具有毛细血管床，使用粒径<300μm 的颗粒，而 AVMs 需要 300μm 以上的颗粒。

6. 将栓塞颗粒与造影剂按 50：50 的比例混合，将该栓塞剂吸入 10ml 注射器，该注射器作为栓塞剂容器。

7. 栓塞颗粒要彻底稀释混匀，以降低其阻塞微导管的风险。

8. 在高压三通阀上的一个内螺旋接口连接注射器，另一个内螺旋接口连接 3ml 注射器。该注射器通过微导管来注射栓塞剂混合物。

9. 开关阀连接到微导管的接口处。

10. 开关阀旋转到连接 10ml 和 3ml 的注射器。将造影剂与栓塞剂的混合液吸入 3ml 注射器，然后推入到 10ml 注射器，如此反复多次，以确保栓塞颗粒在混合液中悬浮。

11. 3ml 注射器吸入 1～2ml 栓塞剂混悬液。

12. 打一个空白路径图，在透视指示下缓慢注射栓塞剂，确保对比剂在微导管头端流动自由。

13. 注射速度的增减取决于微导管头端栓塞剂的流出速度。

14. 每注射 3～5ml 栓塞剂混悬液之后，或者栓塞剂在微导管的接头处聚集，取下 3ml 注射器，再连接上另一个装有 50% 浓度造影剂的注射器。

15. 在透视下用造影剂缓慢冲洗微导管，注意目前微导管中还充满着栓塞剂。

16. 当观察到造影剂流出通畅之后，再连接上 3ml 的栓塞剂注射器，并吸入栓塞剂混悬液，继续注射。

17. 当 10ml 注射器排空之后，可以考虑通过微导管做一次超选造影，以观察病灶处的血流模式是否已改变。

18. 如果一个单位剂量的栓塞剂注射完之后，血流模式仍未改变，可以尝试置入 1 个或 2 个弹簧圈，或者换用另一种栓塞剂。

19. 在注射时要尽量避免栓塞剂混悬液沿微导管反流。如果观察到反流，减慢注射速度或直接停止注射。

20. 如果在注射时感觉到阻力，停止注射，取下 3ml 的栓塞剂注射器，检查微导管的接口处。如果栓塞剂在接口处聚成一团，尝试用针头或者导丝将栓塞剂取出，并用造影剂冲洗。如果阻力仍然存在，不要尝试增加推力或者换用 1ml 注射器来增大压力。如果微导管已被栓塞颗粒阻塞，这时继续推送可能会导致微导管爆裂。

21. 当供血动脉的血流明显减慢时，停止注射栓塞剂。

22. 如果在颗粒栓塞结束之后仍追求完美栓塞，可以再置入一枚弹簧圈。切记在推送弹簧圈之前，微导管一定要用对比剂或者盐水冲洗。残留在微导管内部的栓塞颗粒会导致弹簧圈缠结。

23. 在欲栓塞另一供血动脉时，即使看起来微导管与栓塞颗粒无任何粘连，最好还是要将原微导管撤出，并换用新的微导管。

建议：颅内 AVM

1. 没有证据表明完全栓塞可以降低出血风险。

2. 大多数 AVM 栓塞是开颅术前栓塞。仅有少数脑 AVM 可以单独通过介入栓塞治愈。

3. 对于未破裂 AVM 的任何有创性治疗均存在争议，对于治疗的收益均需要与风险权衡。

4. 对于出血的 AVM 需要尽可能完全栓塞。

5. 大多数 Spetzler-Martin 评分较低的 AVMs 可以成功进行手术切除，无须栓塞。

6. 对于破裂 AVMs，栓塞治疗至少在出血 1 周后进行，以避免因出血导致的水肿叠加栓塞导致的脑水肿。

7. 术前栓塞应该栓塞开颅手术难以切除的部分。取决于开颅手术入路方案，可以包括来自大脑前动脉及中动脉的供血动脉，巨大穿支，高流速的瘘，或者伴发的动脉瘤。

开颅术前栓塞的风险低于激进的企图治愈 AVM 的栓塞。提前确定治疗目标，并坚持治疗计划。

8. 如果是放射外科前的栓塞，使用永久性液体栓塞剂，栓塞危险因素高的部分，如巢内动脉瘤，可尝试闭塞大的邻近血管巢的部分，而不是供血动脉，以防止形成分离的岛样血管巢。

9. 对于不能手术的 AVMs，可尝试分阶段栓塞并最终治愈 AVM，但是 AVMs 可单独通过栓塞完全闭塞不常见。

对于以治愈为目的的栓塞，其技术与放射外科前栓塞类似：闭塞大的邻近血管巢的部分，而不是供血动脉，以防止形成分离的岛样血管巢。

10. 虽然对比 Onyx 与 n-BCA 的多中心随机研究提示，就 AVM 体积缩小率，开颅切除时间或出血量而言，两者之间无差异，但是 Onyx 栓塞比 n-BCA 栓塞治疗脑 AVMs 更为有效。

11. 巢内注射稀释胶可能起到治愈效果。大剂量的碘油不影响 n-BCA 的生物效应及长期闭塞效果。

十一、术后管理

1. 在术后或在患者全身麻醉苏醒后立即行神经科检查。

2. 收入 NICU 或过渡病房，每 1 小时检查一次生命体征、神经系统查体、腹股沟区检查。颅内栓塞术后的患者常常会出现头痛。如果患者头痛剧烈应及时行头 CT 以排除脑出血。大多数栓塞后头痛可能是由于病灶处血栓所致的刺激和炎症所致。

3. 支架术后的患者应接受抗血小板治疗。

4. 严格控制血压将最大限度地减少术后出血的风险，同时也有利于术后头痛的管理。

5. 大多数术中操作简单的患者，术后 1 天即可出院。但是对于术前栓塞的患者应在医院接受观察直至手术完成。对于需要进行多次栓塞的患者每次栓塞的时间间隔至少为 7 天。

十二、并发症

（一）神经系统并发症

1. 入路相关的并发症包括颅内血管的穿孔和破裂，可导致蛛网膜下腔、脑实质或者比较少见的硬膜下出血。

2. 血栓形成或错误地使用栓塞材料可能会导致血管栓塞并发症。

3. 栓塞颅内引流静脉时，有导致 AVM 破裂或者相关脑实质出血的风险。出血可以立即发生或者延迟一段时间。

4. 栓塞高血流量的 AVF 或 AVM 可能会导致脑组织的恶性水肿。

5. 微导管可能会粘在血管上和（或）导管内，可能会损伤或栓塞正常脑动脉。

6. 有颅内栓塞之后造成脑脓肿的报道。

7. 颅内栓塞之后可能会导致抽搐。

8. 栓塞后肿瘤可能会水肿甚至出血，导致患者相关神经功能急剧下降。

（二）非神经系统并发症

1. 弹簧圈、胶、栓塞颗粒或其他栓塞材料均有可能造成肺循环栓塞。

2. 碘造影剂和所用药物的过敏反应可与血管系统并发症同时发生。

3. 同样，腹股沟血肿或其他动脉损伤均可与血管系统并发症同时发生。

4. 可能发生深静脉、肺循环血栓。

5. 可发生麻醉药相关的并发症。

6. 患有血管脆性综合征，如 Ehlers Danlos 综合征的患者可能发生一系列与结缔组织脆性相关的并发症，包括腹膜后血肿和内脏穿孔。

（三）脑 AVM 栓塞并发症：整体统计

截至 1995 年，系统性地回顾 1246 例 AVM 栓塞病例发现：短暂并发症发生率是 10%，永久并发症是 8%，病死率是 1%。近期的研究报道神经系统并发症发生率约 14%，永久性致残或致残性卒中发生率为 2%，病死率为 1%。另一项研究发现，永久性的非致残性卒中发生率为 2.6%，永久性致残性卒中或病死率为 1.6%。报道的并发症相关危险因素有年龄、栓塞操作次数、基底节区受累、侧支动脉的栓塞数、深静脉引流、Spetzler-Martin 分级 3～5 级和是否出血等。

还有一个重要的问题:栓塞是否会影响每年出血发生率? 但是目前还没有关于栓塞相关出血风险的随机对照试验。栓塞 AVM 内部的特殊区域,如巢内动脉瘤或狭窄静脉是否与出血相关目前还存在争议,有些学者相信上述操作可以降低 AVM 出血的风险。特殊部位的栓塞导致大约 3.6% 的出血发生率。而非特异性的栓塞治疗有 5.4% 的出血发生率和 1% 的病死率。小范围闭塞及栓塞前是否已发生出血是在随访期间是否发生出血的主要相关因素。

（四）一些并发症的处理

1. 血管穿孔

（1）机制:微导丝穿孔是最常见的原因。微导管头端或大力注射造影剂造成的血管穿孔稍微少见。

（2）发生率。

①经验丰富的团队使用血流导向的微导管发生微导丝穿孔的概率为:超过 150 例血管插管中 1 例。

②大宗病例显示胶栓塞的穿孔率为 1.9%,PVA 栓塞的穿孔率为 5.8%。用胶栓塞穿孔率较低可能是由于更多地使用血流导向微导管。

（3）风险因素。

①使用导丝导引微导管。

②术中使用相对高阻力的器材（如球囊、硬导管、支架）。

（4）预防。

①始终保持谨慎。

②始终使用路径图导引导管。

③始终透视下紧盯导丝头部。

④尽量减少微导管与微导丝头端的力量。如果有导丝弯曲,前方有阻力;再推进可能会导致问题。最好是回撤,然后稍微转动导丝绕过障碍。

⑤尽量使用头端 J 形弯曲的导丝。尽可能保持微导丝在最大直径动脉内。避免进入不必要进入的小分支（如豆纹动脉、基底动脉穿支）。

⑥在通过导引导管造影时拧紧微导管周围的 Y 形阀（防止注射造影剂时把微导管冲向前方）。

（5）治疗。

①发现是第一步:突然的血压或 ICP 上升,心率突然变慢,应及时通过导引导管造影。

②一定要控制撤回器材的冲动! 该器材可封闭或部分封闭穿孔,撤出器材可能会加重穿孔。

③鱼精蛋白拮抗肝素。

④必须迅速完成封堵,并且尽可能少闭塞正常血管。

⑤如果可能的话,快速穿刺对侧腹股沟和置入第二根导引导管进入穿孔血管。

合适的不可脱球囊(如 Hyperform™)置于穿孔近端,控制血流和减缓出血。为术者思考,采取措施和可控的形势下封闭穿孔赢得时间。

⑥有时候,异常的血管撕裂可延伸到正常血管。在这种情况下,弹簧圈闭塞供血动脉可能是止血的唯一途径。显然,这是救命的措施,预后结果将取决于是否存在侧支循环。

⑦如果患者没有麻醉,他或她可能需要插管来保持气道畅通。这也是为什么颅内动脉栓塞最好在全身麻醉下完成的原因。

⑧一旦穿孔被封堵,可能需要脑室穿刺,尤其是患者血压持续较高时(如果有 ICP 持续升高的证据)。

⑨一旦患者稳定,进行头部 CT 扫描。

⑩如果脑实质出血且有显著占位效应,应考虑紧急开颅减压。

2. 血栓栓塞

(1)机制。

①富血小板的血栓形成于术中使用的设备上。

②不当的冲洗技术造成血栓形成在导引导管或微导管。

③导引导管或微导管引起的血管痉挛或闭塞,使供血动脉的血流放缓。

④空气栓塞。

⑤栓塞剂或器材不慎栓塞正常区域的原因如下:

a. 过于用力注射造成液体栓塞剂或颗粒反流。

b. 导引导管或微导管由于不稳定性或弯曲,栓塞过程中发生移位。

c. 可脱弹簧圈或球囊操作过程中断裂、拉伸或过早脱离。

d. 微导管在注射液体或颗粒状栓塞剂的过程中破裂。

e. 微导管或微导丝操作过程中断裂或分离。

f. 微导管被胶粘在血管中,特别是如果在主动脉弓以上水平断裂,导管的近端可被血流冲向头侧。

(2)发生率。

①症状性血栓栓塞:9%~10%。

②nBCA 与 PVA 进行栓塞的对比研究发现:胶栓塞,卒中风险为 3.8%,血栓栓塞为 1.9%;PVA 栓塞卒中风险为 5.8%,血栓栓塞为 1.9%。

(3)预防。

①肝素盐水连续冲洗全部导管,注意所有器材内无气泡和血块。

②采取措施防止导引导管周围血流淤滞。

调整导管的位置,如果导引导管引起周围的血管痉挛并且血流受阻。

③全身肝素抗凝。虽然栓塞术中大多数术者常规静脉注射肝素抗凝,但缺乏前瞻性的数据来支持。

④预防性给予抗血小板药物。一些术者推荐神经介入过程中常规抗血小板治疗。

⑤栓塞前消除导引导管和微导管的多余弯曲。

⑥如果怀疑任何导丝、导管或栓塞装置损坏，立即更换。

（4）处理。

①确诊是第一步：反复通过导引导管造影以检测有无血栓形成。

②确保患者血容量充足，并考虑升高血压，最大限度地增加受损区域的供血。

③栓塞过程中形成的血栓可能是富血小板的，因此，首选抗血小板治疗。

阿昔单抗 0.25mg/kg，静脉快速推注，随后 125μg/（kg·min）输注（最大为10mg/min）12 小时。详见第 4 章。

④2mm 直径的 Amplatz 鹅颈抓捕器（Microvena，White Bear Lake，MN），Trevo® Retriever（Stryker Neurovasular Freumoht，CA），或 Alligator™ 回收装置（Medtroniz Minnea polis MN），可以用来除去血凝块，断裂的导丝、导管或栓塞器材。

⑤偶尔球囊或支架可用来恢复血管中血流。

⑥每一步都评估潜在的风险和获益，是准备接受小卒中以避免可能更坏的后果，还是不惜一切代价开通血管。

⑦如果有一位经验丰富的神经外科脑血管病医师，有时可以行开颅手术切除栓塞材料。

⑧溶栓药与出血显著相关，尤其是最近有出血病史患者，更应谨慎使用。

3. AVM 破裂

（1）机制。

①AVM 栓塞后出血的普遍接受的原因是栓塞剂进入 AVM 静脉流出道，并使其狭窄或闭塞。

②另一种可能是，动静脉畸形的部分栓塞使血流进入了不适应高流量的区域。

③相关的动脉瘤可以在流量变化后破裂。

（2）发生率。

①AVM 栓塞后出血率为 1.6%～10.6%。

②栓塞后死残率为 3%～11%。

（3）预防。

①避免栓塞材料进入引流静脉。使用聚合更快的胶，或必要时近端放置弹簧圈，以减少血流。

②尽可能治疗相关动脉瘤。

③避免一次处理太多的 AVM。大中型动静脉畸形应分阶段栓塞。闭塞 AVM 病灶超过 60%，相关出血的风险高 18 倍。

（4）治疗。

①第一步：如前，及时发现是必不可少的。注意发现突发头痛，血压或 ICP 突然增加，逐渐恶化的神经功能状态。

②如果尚未插管，考虑插管保持气道畅通并可机械过度换气。

③紧急 CT 检查。

④必要时脑室穿刺。

⑤如颅内血肿造成高颅压,可使用过度通气和药物手段降低(如甘露醇、高渗盐水、丙泊酚等),但也要准备紧急血肿清除手术。

⑥如果必要的话,开颅和清除血凝块。

4. 栓塞后水肿或出血(又名正常灌注压突破综合征)　治疗动静脉畸形或高流量 AVF 期间突然阻断高流量动静脉分流后可发生脑水肿或出血。

(1)机制。

①长期 AV 分流突然闭塞,调节紊乱的血管扩张,以增加血流量。

②静脉血栓形成或闭塞也可能起一定的作用。

③残余 AVM 病灶也可解释一些情况。

(2)发生率。

①不常见。

②手术治疗 66 例 AVM 中出现 3 例。

(3)预防。

①对有 AVM 相关的盗血症状的患者做脑血流成像来评估自身调节能力。

②分阶段栓塞,给大脑利用间期恢复的机会。

③治疗期间和治疗后严密监测控制血压。

④避免闭塞静脉和残余动静脉分流。

(4)治疗。

①术中及术后严格控制血压。

②脑室穿刺监测颅内压,并积极治疗颅内高压。

③可以使用吲哚美辛,吲哚美辛能收缩脑血管。

④如果内科治疗效果欠佳,考虑手术减压。

5. 动脉夹层

(1)机制:导丝或导引导管引起的血管内皮损伤。

(2)发生率。

①一般为 1.9%。

②椎动脉夹层似乎比颈动脉夹层更常见。

③本并发症的报道并不完全,因为许多术者不在手术完成后进行路径血管(即颈动脉或椎动脉)的常规造影,因此遗漏了无症状的夹层。

(3)预防:采取措施尽量减少内膜损伤(第 4 章)。

(4)处理。

①手术最后通过导引导管造影路径血管。

②抗血小板治疗通常足够;术中或术后予栓剂阿司匹林 325mg,然后每天口服 1 次。如果可能的话增加第二种抗血小板药(如氯吡格雷 75mg,每日 1 次口服)。

③如果夹层阻碍血流并有血栓形成的风险,则除抗血小板治疗外,考虑静脉注

射肝素抗凝。

④如果需要继续在受累血管中操作,或者还要通过该血管到达更远的血管,考虑放置支架覆盖病变。

⑤3～6个月进行血管影像复查。通过抗血小板治疗,大多数夹层3～6个月后痊愈。

6. 粘管(又名胶固定微导管)　任何接触微导管的液体栓塞材料都可能粘管。这是 nBCA 栓塞一个众所周知的并发症,但也可能发生在 Onyx。向后拉微导管有时也会分离,但如果粘连牢固,拉动微导管就是在拉动颅内动脉,因此在某些情况下,最好在股动脉处切断微导管,并将微导管留在原位,永久置入。微导管留在原位的方式趋于稳定;血流倾向于向下拉紧降主动脉内的微导管,并随时间而内皮化。如果微导管在尝试移开时在主动脉弓水平以上断开,血流将断端冲入颅内血管并造成问题。目前有个案报道这种方法迟发的下肢局部并发症。

(1)机制。

①通常与技术有关——胶的混合物过浓,注射过快,未及时发现导管头端反流,撤管速度不够快。

②同样,Onyx 注入太快,反流过多、过长,也可能会卡住微导管。

(2)发生率。

①在 nBCA 对比 PVA 试验中,54 例用胶治疗患者中发生率为 7.4%。用 PVA 栓塞组中无微导管卡住。

②47 例 Onyx 治疗的病例中,8.5% 发生粘管。

(3)预防。

①避免导管周围的反流。

②注射液体栓塞剂时,选择良好的工作视角显示微导管头端。

③注射前,理顺微导管。

④栓塞材料接近导管头端时,快速撤出微导管。

⑤避免 Onyx 沿微导管反流超过 1.0cm,或接触微导管超过数分钟。

⑥撤出微导管时,一并撤出导引导管。

(4)处理。

①尝试持续轻微牵拉微导管5～10分钟,偶尔会安全弹出。

②单轨捕获器技术可用于拉回被困在 Onyx 中的微导管。

③中间导管可以提供帮助。如果中间导管可以向上推进至卡住微导管的栓塞材料部位,微导管回拉时向前推 DAC,可以获得反向力。这可以帮助抽出微导管。

④如果一切都失败了,拉紧微导管并在腹股沟区切断,永久置入。

⑤考虑手术取出,如果脑血流受损。

⑥如果一天左右的时间再手术去除是有问题的,因为导管会被纤维蛋白卡在

血管壁上,之后内皮化。

⑦如果导管在主动脉弓水平以上断裂,微导管可能成为栓子,被冲向颅内循环。微导管碎片可以被捕获器抓住,并拉直和最终断端拉到颈外分支,然后通过另一根微导管用球囊、弹簧圈或胶固定到位(当然,要小心不要粘住捕获器或第二根微导管)。更简便的方法是,在母动脉释放自膨胀式支架,沿血管周围固定微导管。这需要在手术后双抗治疗。

⑧无限期保留微导管后,患者需口服阿司匹林。

⑨置入导管的迟发并发症,如血管血栓形成或假性动脉瘤,可能需要外科手术来修复。

> 诗意的英文小插曲
> *Sticky*
> *It's old friends that stay and stay and stay and drink up all your beer,*
> *And the song that never ends but always stays inside your ear.*
> *It's the evidence the Lady can't just go and wash away,*
> *And your research fellows that won't write until it's Judgement Day.*
> *It's a ketchup spot that found its way onto your fav' rite tie,*
> *And the slimy, gooey stuff you find all over Baby's eye.*
> *It's the bubble gum that's always found beneath your fav' rite shoe.*
> *And the catheter you left inside because of too much glue.*
> *It's decisions made you hate to have, and hate to say you made'em,*
> *And the first path that was chosen has to be the one that's taken.*
> *It's the words that play again within the mind when you're alone,*
> *And the patient you should never treat who calls you on the phone.*

第二节　儿童专区! 软脑膜动静脉瘘 (又名非 Galen 的软脑膜动静脉瘘)

这些是沿着大脑软膜表面的动静脉分流。可能有一个或多个直接动静脉分流,但其之间没有血管巢。一般发生在儿童,平均年龄是 4.5 岁。

一、适应证

1. 高输出量心力衰竭(最常见的是新生儿)。引起呼吸急促、心动过速、低血压和(或)未能正常发育。

2. 头围增大(通常是年龄较大的婴儿)。

3. 癫痫,出血或局灶性神经功能缺损(年龄较大的儿童)。

二、禁忌证

1. 心脏功能不稳定,限制其转运至介入治疗中心。

2. 神经影像表明广泛的脑软化,提示因静脉高压导致脑部永久性损伤。

3. 血管解剖结构不具备手术条件(例如,供血动脉也供应功能区或者巨大的血管迂曲)。

4. 无法使用股动脉或脐动脉血管通路。

5. 凝血障碍或肝素过敏。

6. 处于活动期的败血症。

三、治疗策略

检查病人和影像学资料。

考虑因素包括:

1. 治疗的时机。

(1)高输出量心力衰竭的新生儿可以通过仔细地使用正性肌力药物进行管理,如地高辛,利尿药如呋塞米,以及可能的β-受体阻滞药如普萘洛尔和 ACE 药,但后者可能导致新生儿肾脏损害。

(2)重量小于 2.5kg 的婴儿血管通路并发症较高,最好暂缓这些小婴儿的手术。

(3)药物难以控制的心力衰竭,可能需要紧急血管内治疗。

2. 途径。

(1)体重>2.7kg 的患者行股动脉入路是可行的。

(2)新生儿≤2.2kg 行脐带通路。

3. 治疗的主要目标是保持心脏和大脑的功能正常,阻断动脉输入瘘管,以形成正常发育。

4. 确定是单孔还是多孔瘘。

5. 决定什么血管可以直接进入瘘。实际瘘口的位置通常在从动脉到静脉血管口径的突然变化处。

6. 避免闭塞供血动脉近端:可通过侧支血管导致瘘口再通。

7. 这些瘘通常是高流量的,必须小心以避免栓塞材料进入静脉。

四、技术

股动脉通路最常使用。在留置脐动脉导管(UAC)的新生儿中,可以使用脐带通路,但极罕见。脐带通路更常用于静脉 Galen 畸形栓塞并在下面进一步讨论。

股动脉进入技术:

1. 使用带 22 号针头的 4F 微穿刺套件。

(1)SmartNeedle®(Vascular Solutions,Minneapolis,MN)或超声引导有助于穿刺。

(2)非常小心地刺穿血管;如果痉挛,可能会闭塞。

2. 穿刺血管后,小心地将 0.018 微穿刺导丝推入主动脉。

3. 更换针头为 3~4F 的同轴扩张器。

4. 取下 3F 扩张器的内芯,推进 0.038in.J 形头端导丝,并将其头端置于降主动脉位置。

5. 取出扩张器并推进 4F,非编织的 40cm Berenstein 导管(Angiodynamics,Queensbury,NY)。年纪较大的儿童可能需要更长的导管。

6. 一定要轻柔地插入和操纵导管。

7. 考虑以 $50\mu/kg$ 的剂量给患者肝素化。

8. 将 Y 阀连接至导管并缓慢连续地以肝素化盐水冲洗。

9. 根据路图指导,通过 4F 导管,使用小的柔性导丝推进小而灵活的微导管。

10. 本手册的作者使用 1.8FMagic®(AIT-Balt,Miami,FL)进行胶单独栓塞,或 Headway® Duo(Microvention,Tustin,CA)进行胶或弹簧圈栓塞。

11. 对于导丝,J 头 0.012in. Headliner®(Microvention,Tustin)可以很好地寻找最小抵抗力路径,这通常是最高流量瘘口。如果有急转弯则可使用双角度 0.012in Headliner®。

12. 两种导管,特别是 Magic®,都是血流导向的,可以被送到流量最高的供血动脉。

13. 软脑膜 AVF 通常具有非常遥远和迂曲的供血动脉。

14. 当微导管就位后,稍微向后拉以消除松弛,然后行超选择性动脉造影。

15. 确保血流到瘘口,没有到正常的脑组织的分支。

16. 查看图像以估计动静脉通过时间。

17. 使用或不用微弹簧圈放置的高浓度胶是血管内治疗治疗软膜 AVF 的主要部分。

18. 使用血流导向导管时,请考虑使用"纯胶水"作为唯一药剂。

(1)注射高浓度胶("纯胶")时,尝试将微导管定位于血管转弯处的边缘:这将确保胶黏附在血管上,而不是射向静脉。

(2)使用 70%n-BCA 或更浓缩的胶水,并加入钽粉以确保透射下可见。

(3)助手准备随时撤回导管。

(4)将一个胶水兼容的开关连接到微导管上。用 5% 葡萄糖冲洗。

(5)通常最好使用高浓度胶的推注技术。

①在冲洗过的导管中注入 0.2ml 胶并关闭开关。

②立即用 1ml 5% 葡萄糖注射器将胶向前推。一旦胶流出导管,立即拔出导管,同时在注射器上抽吸以防止胶滴落。

③如果一切顺利,则微导管可顺利抽出。

④抽吸并冲洗 4F 导管,并行动脉造影。

19. 可以在供血动脉中放置弹簧圈,以便更可控地用更稀的胶水进行栓塞。弹簧圈可以与 Duo 导管一起使用,也可以与任何标准的微导管一起使用。

(1)使用比血管的直径稍大的 10 个系统的 3D 弹簧圈(例如,Target® 360 标准弹簧圈,Stryker,Fremont,CA)。

(2)将其插入血管时,请尽快完成,因为缓慢推进可以通过血流将其带入静脉。

(3)与真正的 AVM 不同,在 AVF 的静脉侧有一些线圈是可以接受的。静脉通常伴有曲张,一个直径大的环可以使弹簧圈锚在那里,但在动脉侧也需要一些弹簧圈环。

(4)将弹簧圈置于目标时,请在解脱前观察几分钟以确保弹簧圈是稳定的。

(5)在解脱之前,准备葡萄糖冲洗剂和胶水。通常50％的胶水/碘油混合物就足够了。

(6)如果弹簧圈移动并显得不稳定,请用5％葡萄糖迅速冲洗导管,然后注入胶水将其固定到位。

(7)如果分离的弹簧圈看起来很稳定,轻柔地注射造影剂,行超选择性造影观察动脉血流方式是否变化。有时可能需要另一个弹簧圈来进一步减缓流量。

(8)始终计划用胶水完成任何供血动脉栓塞,以确保稳定性。

(9)取出微导管并行动脉造影,寻找其他供血动脉。

五、提示

软脑膜动静脉瘘

1. 真正的软膜AVF(与AVM或硬脑膜AVF无关)很少见,发表的文献中少于200例。

2. 它们可能与遗传性出血性毛细血管扩张(Rendu-Osler-Weber)综合征相关,可能是多发的。由AVF引起的出血可能是该综合征的第一个征兆。

3. 对于血管内治疗,高流量AVF是一个挑战,因为任何沉积的栓塞装置都可能被冲入与这些病变相关的巨大静脉中。

六、术后管理

1. 住儿科重症监护病房。

2. 当瘘口成功闭塞时,密切监测患者是否有脑水肿迹象(正常灌注突破)。

3. 让患者血压稍微低一两天可能有助于降低脑水肿风险。

4. 手术后头痛和神经功能衰退的另一个原因是引流瘘口的曲张的大静脉血栓形成。用类固醇和肝素治疗可能有帮助。

5. 即使成功关闭瘘口,也需要长期随访:25％可能出现新的硬膜AVF,但并非所有患者都需要进一步治疗。

七、并发症

1. 2岁以前出现复杂多孔瘘结局较差。

2. 预测死亡率增加的因素。

(1)存在ICH:死亡率为18.2％,而无ICH者为6.5％。

(2)存在CHF:死亡率为26.1％,而非CHF则为4.7％。

3. 并发症。

(1)并发症率25％。

(2)手术后颅内出血12.6％。

①ICH 5.9％。

②IVH 3.0%。

③SAH 2.2%。

④SDH 1.5%。

(3)新的功能缺失 7.4%。

4. 使用导丝导引导管系统时,在导丝操作(与血流导向相反)时,尤其是在婴儿中,经常会发生血管穿孔。围生期并发症高达 85%,小于 2 岁的婴儿有 39%。

第三节　儿童专区！Galen 静脉畸形

Galen 静脉畸形是引流入扩张的 Galen 静脉的动静脉短路(见第 13 章附录)。最常发生于幼儿。

一、适应证

1. 高输出量心力衰竭(大多数是新生儿)。

2. 头围增大(通常是年龄较大的婴儿)。

3. 发育迟缓或局灶性神经功能缺损。

二、禁忌证

1. 心脏功能不稳定,无法转移至介入治疗单元。

2. Bicêtre 评分<8(见第 13 章,表 13-4)显示总体预后不佳。

3. 血管解剖条件不允许(例如,通过供血动脉,也供应功能区脑组织,或血管迂曲)。

4. 无法使用股动脉或脐动脉血管通路。

5. 凝血障碍或肝素过敏。

6. 活动性的细菌感染(即血管内治疗时存在菌血症)。

三、治疗策略

1. 应提前熟悉无创影像资料(如超声、MRI、MRA),这些影像资料一般会显示供应动静脉瘘的主要动脉。

2. 由于与婴儿侵入性手术相关的并发症,术前不建议进行导管造影,除非作为介入手术的一部分完成。

3. 治疗时机。

(1)新生儿高输出量心力衰竭可以通过小心使用地高辛,利尿药(如呋塞米),以及可能的 β 受体阻滞药(如普萘洛尔),甚至 ACE 抑制药进行处理,但后者在新生儿中可能会导致肾功能损害。

(2)重量小于 2.5kg 的婴儿血管通路并发症较高。只要有可能,最好暂缓这些小婴儿的手术。

(3)如果心力衰竭对治疗不起作用,可能需要紧急血管内治疗。

4. 血管通路。

(1)体重>2.7kg 的患者可使用股动脉通路。

(2)小于或等于 2.2kg 新生儿使用脐带通路。

5. 治疗的主要目标是维持心脏和大脑功能,并通过阻断瘘管的动脉输入来促进正常发育。

6. 分阶段治疗是安全的,应避免单次血管造影完成治疗。

7. 经动脉胶栓塞是治疗的主要方式。

经静脉栓塞可能在技术上更容易,但预后更差。正常的大脑静脉可能会流入异常的静脉袋,该静脉袋是弹簧圈栓塞的目标。通常,经静脉栓塞只能通过疏松地放置一两个线圈来防止经动脉的栓塞剂通过瘘管进入静脉或者通过逆行插管,通过静脉途径闭塞供血动脉。

8. Galen 静脉畸形婴儿和儿童的脑积水治疗应通过栓塞导致 CSF 动力学受损的动静脉瘘来完成。在 Galen 静脉畸形治疗之前或未治疗时行脑积水引流,结果不佳。

四、技术

1. 股动脉通路

(1)使用带 22 号针头的 4F 微穿刺套件。

①SmartNeedle™(Vascular Solutions,Minneapolis,MN)或超声引导可以方便进入。

②在刺破血管壁时要非常小心;如果它进入痉挛状态,可能会闭塞。

(2)穿刺血管后,将 0.018 微穿刺线小心推入主动脉。

(3)更换 3～4F 同轴扩张器的针头。

(4)取下内部 3F 扩张器,推进 0.038in 的 J 形头端导丝,并将其头端放置在降主动脉。

(5)取出扩张器并推进 4F,非编织的 40cm Berenstein 导管(Angiodynamics,Queensbury,NY)。年纪较大的儿童可能需要更长的导管。

(6)插入和操作导管时一定要轻柔。

(7)尽管有些操作者不推荐在 Galen 栓塞手术时静脉使用肝素,建议每千克使用 50 单位进行肝素化。

(8)将 Y 阀连接至导管并肝素盐水缓慢连续冲洗。

(9)在路图指导下,通过 4F 导管沿小而灵活的导丝推进小而灵活的微导管。

(10)本手册的作者使用 1.8 FrMagic®(AIT-Balt,Miami,FL)进行胶栓塞,或使用 Headway®Duo(Microvention,Tustin,CA)进行胶或弹簧圈栓塞。

(11)对于导丝,J-形头 0.012in 的 Headliner®(Microvention,Tustin)可以很好地寻找阻力最小的路径,这通常是流量最高瘘口。如果有急转弯需要通过,可以使用双角度 0.012in 的 Headliner®。

(12)两种导管,特别是 Magic®,都是血流导向的,并且可以送入流量最高的供血动脉。

（13）当微导管就位时，稍微向后拉以消除松弛，然后进行超选择性动脉造影。

（14）确保仅供应瘘口，没有向正常脑组织的分支。

（15）检查图像以估计动静脉通过时间。

（16）如果通过瘘的血流量是迅速的，那么考虑使用"纯胶"。

①当注射高浓度胶（"纯胶"）时，试着将微导管转动一圈沿血管边缘放置：这样可确保胶水黏附在血管上，不会直接进入静脉。

②使用 70％n-BCA 或更浓缩的胶，并加入钽粉以确保投视可见。

③准备好助手以回撤导管。

④将一个胶兼容的活塞连接到微导管上。用 5％葡萄糖冲洗。

⑤对于高浓度胶通常最好使用推进技术。

⑥在冲洗的导管中注入 0.2ml 胶并关闭旋塞。

⑦立即用 1ml 5％葡萄糖注射器将胶水向前推。一旦它离开导管，就说"拉！"导管，同时在注射器上抽吸以防止滴落。

⑧如果一切顺利，则微导管自由地从患者身上出来。

⑨抽吸并冲洗 4F 导管，随后进行动脉造影。

（17）或者可以将线圈放置在供血动脉中以允许用更稀释的胶进行更可控的栓塞。弹簧圈可以与 Duo 导管一起使用。

①使用比血管稍大的标准的 10 系统 3D 弹簧圈。

②将其插入血管时，请尽快插入，因为如果缓慢前进，会让血流将其携带入静脉。

③将弹簧圈置于标靶时，请在解脱前观察几分钟以确保其稳定。

④解脱前，准备葡萄糖冲洗和胶。一般 50％的胶/碘油混合物就足够了。

⑤如果弹簧圈移动并显示不稳定，请用 5％葡萄糖快速冲洗导管并注入胶将其固定到位。

⑥如果解脱的弹簧圈看起来很稳定，轻柔的注射造影剂进行超选择性动脉造影以查看血流模式是否已经改变。有时可能需要再置入一个弹簧圈来进一步减缓血流。

⑦始终用胶来使供血动脉完全闭塞，以确保稳定性。

2. 脐动脉通路

（1）消毒脐部和邻近的腹部。

（2）如果为第一次放置导管，应该使用 Argyle™ 单腔脐动脉导管（UAC）和插入底座（Covidien，Mansfield，MA）。

（3）用肝素盐水冲洗导管和扩张器（1U/ml）。

（4）估计到达主动脉所需导管的长度。UAC 导管按厘米分级。

（5）绕脐带的基部轻柔放置一根无菌止血带。

（6）用手术刀切除脐带的远端。

（7）单个较大的薄壁血管是静脉，成对的较厚壁的血管是动脉。

（8）让助理用两个止血钳钳住脐带的外缘（Wharton's jelly）并使其稳定。

（9）用扩张器轻轻探查动脉以扩张血管。

（10）用弯曲的虹膜镊子轻柔张开进一步扩张动脉末端。

（11）用镊子使血管保持开放，用直镊子夹住 UAC，缓慢并轻柔插入直到稳固进入血管 2cm。

（12）慢慢地，用手轻柔插入导管。如果遇到阻力，保持缓慢前进的推力 30 秒，以试图克服痉挛。

（13）突然落空感可能是麻烦。这表明可能进入血管外，这需要从另一个动脉进入。

（14）通常导管很容易通过主动脉，尽管有时会向下进入股动脉。

（15）可以在不使用造影剂的情况下可直接在屏幕看到导管。

（16）然后将 300cm 长度 0.010 或 0.014in 的交换导丝插入主动脉中，并且可以将 UAC 更换为单独的在较小新生儿中使用的微导管或 4F 65cm 成角的 Glide-cath@ 的微导管同轴组件（Terumo，Somerset，NJ）。较软的微导管可以很容易地通过髂内动脉附近的急转弯（图 4-3）。可以将亲水性 4F 导管通过微导管及导丝推进到期望的颈动脉或椎动脉。

（17）有些手术者将一个薄壁 4F 护套插入脐动脉，但该护套不会使急转弯进入主动脉，因此可能不稳定。

（18）无论何时在脐动脉内进行导管更换，请助手稳定脐带以避免失血过多和（或）失去通路。

（19）在手术过程中导管周围的任何血液渗漏都可以通过在脐带底部轻轻收紧止血带来控制。

（20）手术完成后，取出导管，用丝线缝扎止血带，或更换标准的 UAC 导管，以保持血管通路。

（21）如果对住院 UAC 患者进行手术，所有查找和脐动脉内插入导管的工作已经完成，但需小心地将固定导管的胶带和缝线去除。注意不要损伤脐静脉，也不要扭结或损坏导管。

五、建议

Galen 静脉畸形

1. 血管内治疗是目前治疗 Galen 静脉畸形最安全的方法。

2. 年轻患有高输出量心力衰竭的患者可能需要紧急治疗。

3. 可能发生瘘口自发闭塞。当血管造影出现缓慢的 AV 分流和静脉出口狭窄时可预测这种情况。自发治愈患者有很好的预后。然而，自发性治愈仅发生在 2.5% 的病例中，并且其中一半有认知障碍。

4. Galen 静脉畸形有时可伴有出血，但这并不一定意味着预后不良。

5. 在新生儿中，手术受输液量和造影剂剂量的限制，应将冲洗和造影剂注射控制在最低限度。

6. 心力衰竭婴儿的麻醉和重症监护管理很具有挑战性。肺高血压可通过吸入性一氧化氮治疗。

7. 使用无创影像(超声和 MRA)获得血管解剖结构,以尽量减少诊断和治疗所需的血管造影。

8. 使用 4F 儿童导管作为导引导管和血流导向微导管进行颅内导引。

9. 在某些情况下,通过微导丝导引微导管可直接从腹股沟通路(或脐带通路)在颅内进行导引,但这意味着治疗只需一次胶注即可完成,无须再次进入动脉系统。

10. 由于麻醉时间的限制和儿童的造影剂负荷,最高流量供血动脉应首先栓塞,并且每个环节应在安全前提下,尽可能多的栓塞供血动脉。

11. 与任何颅内栓塞一样,栓塞远离正常脑分支的供血动脉。

12. 可能需要高浓度的胶和(或)弹簧圈来减缓高流量的供血动脉的流量。

13. 一次完全闭塞畸形与静脉血栓形成和出血的风险明显相关。

14. 必要时根据孩子的神经认知发育和生长阶段进行栓塞,并检查定期 MRI 以排除脑积水或白质软化和萎缩的发展。如果孩子表现良好,进一步的栓塞可以推迟,直至有证据显示静脉高压影响大脑发育。

15. 一般来说,行分阶段栓塞,每次需要间隔 3～6 个月。

16. 平均需要 2.4 次手术。

17. 因为经动脉栓塞可以降低静脉高压和静脉的占位效应并改善脑脊液动力学,所以可能不需要进行分流手术来治疗脑积水。一些患有 Galen 静脉畸形的儿童在分流后仍可能有神经功能衰退。

六、术后管理

1. 至少在儿科(或新生儿)重症监护室过夜以监护患儿。

2. 心力衰竭患儿可能仍需要几天的重症医学监护。

3. 在一次治疗中出乎意料地完全闭塞的 Galen 静脉畸形,可能需要插管和深度镇静 24 小时以减少静脉血栓形成的影响。

4. 病情稳定的患儿可术后一两天后回家。

5. 应该仔细随访神经功能状态、头围、认知发育和营养状况。

6. 如果有发育迟缓或未能发育的迹象,应立即进行另一次栓塞。否则,在栓塞之间等待 3～6 个月。

七、并发症

1. 死亡率
(1)手术相关:2%。
(2)其他原因或合并症:6%。
2. 并发症
(1)短暂性神经功能缺陷 1.6%。
(2)永久性神经功能缺损 2.1%。
(3)非神经性非致残性并发症 6.7%。
(4)出血 5.6%。

3．股动脉通路并发症

(1)下肢缺血。

(2)出血。

(3)主动脉血栓形成。

4．脐动脉导管并发症

(1)臀部和下肢缺血。

(2)主动脉血栓形成。

(3)肠缺血。

(4)脊髓缺血伴截瘫。

(5)高血压。

(6)出血。

(7)败血症。

(8)死亡。

第四节　颈动脉海绵窦瘘(CCF)

任何引流入海绵窦的动静脉瘘都称为颈动脉海绵窦瘘。流行的 Barrow 分类将直接与间接瘘区分开。颈动脉和海绵窦之间的直接瘘通常是一个单孔,是高流量的,通常症状进展迅速并且较重,如复视、突眼、结膜和眼眶杂音等。这些 CCF 通常是创伤或颈动脉海绵窦段动脉瘤破裂引起的。直接 CCF 不同于硬脑膜动静脉瘘,硬脑膜动静脉瘘由于硬脑膜动脉和海绵窦之间存在多个小的连接,流动较低。

一、适应证

1．突眼、球结膜水肿和眼眶杂音三联征。

2．影像学检查证实扩张的海绵窦和眼静脉,通过血管造影证实颈动脉海绵窦瘘。

3．创伤后急性起病的症状,或少见的"pop"感觉为颈动脉海绵窦段动脉瘤破裂(与海绵窦硬脑膜 AV 瘘的症状缓慢起病相反)。

4．直接高流量瘘应紧急治疗。

(1)迅速发展的视力丧失。

(2)高眼压。

(3)颅内压升高。

(4)动脉假性动脉瘤或静脉曲张的迹象,特别是静脉回流到大脑皮质或脑干静脉的血管造影征象。

二、禁忌证

1．血管解剖结构不允许(例如,由于近端血管闭塞或严重的迂曲而不可能到达瘘口部位)。

2．显著的动脉粥样硬化疾病或影响母血管的高流量血管病变(例如,通路血管的闭塞或狭窄）。

3. 凝血障碍或肝素过敏。

4. 活动性细菌感染（即血管内治疗时的菌血症）。

5. 创伤后瘘，严重低血压或其他首先必须解决的疾病。

三、治疗策略

1. CCF 可以通过经动脉，经静脉或联合手段治疗。

2. 低流速海绵窦硬脑膜瘘可能自发消退，定期用手压迫颈动脉和颈部加压可促进瘘口闭合。

3. 直接 CCF 的弹簧圈栓塞可能是有效的，尤其是那些瘘孔小的。

4. 支架辅助弹簧圈通常是有效的，但高流量瘘口也可能需要在弹簧圈内灌注液体栓塞剂来闭塞分流。

5. Pipeline™辅助弹簧圈也可能有效，特别是当瘘口是由海绵窦段动脉瘤破裂引起时。然而，单独的血流导向是不够的，除非海绵窦（或动脉瘤）也被栓塞，否则从 ICA 的管腔到海绵窦的高血流量将持续存在。

（1）在海绵窦 ICA 中放置一个或多个血流导向装置后，在海绵窦处放置微导管，然后弹簧圈栓塞动动脉瘤和海绵窦。

（2）具有讽刺意味的是，CCF 可能是 Pipeline 栓塞海绵窦段动脉瘤的并发症。

6. 当使用液体栓塞材料时，应在 ICA 中放置球囊，以便在注射过程中暂时阻塞瘘口部位的动脉血流，防止栓塞材料反流至动脉。

7. 将纤维弹簧圈或 Hydrocoil 加到弹簧圈团中可加速栓塞。

8. 对于困难或不安全的动脉通路患者，尤其是对于胶原蛋白缺乏综合征患者，直接 CCFs 的经静脉闭塞是一种选择。参见第 11 章。

9. 经静脉栓塞可能是海绵窦硬脑膜动静脉瘘的治疗选择。

10. 直接 CCF 予覆膜支架治疗是一种非常快速、精妙的解决方案，但适合颅内使用的覆膜支架未经 FDA 批准；可用的支架是僵硬的并且难以在颅内导引。

11. 在严重损伤 ICA 的情况下，例如创伤后 CCF，母动脉闭塞可能是唯一的选择。确保球囊闭塞试验有足够的侧支血流进入闭塞的半球。球囊必须在瘘口远端充气，因为通过瘘口盗血可能会发生假阳性结果。

12. 在极少数情况下，高流量瘘口可能会将血流从脑循环中分流出去，并且在很长一段时间内，受影响的大脑区域会形成侧支循环代偿。在这种情况下，患者进行 ICA 闭塞测试可能会失败，但远期随着侧支血流改善而通过测试。

13. 对于血管内牺牲 ICA，ICA 必须在瘘远端闭塞，然后也在瘘的近端闭塞。仅靠近端闭塞，通过 ICA 远端向瘘的回流会使瘘仍然存在。

四、技术

直接 CCF 的经动脉栓塞术（参见第 11 章关于经静脉途径的选择）：

1. 使用 6F 鞘建立股动脉通路。

2. 放置一个大内腔的导管,如 6F 071 Benchmark™(Penumbra,Alameda,CA)。

3. 更好的是,使用 6F 长鞘,如 Neuron™ Max(Penumbra,Alameda,CA)或 Shuttle(Cook,Bloomington,IN)。

五、可解脱弹簧圈技术

1. 可解脱弹簧圈的使用详见第 5 章。

2. 这些弹簧圈需要使用 150cm 双头标记微导管。

3. 一般来说,将弹簧圈从远端向近端方向放置。

4. 确保首先阻塞任何向大脑皮质静脉和眼眶静脉的血流。

5. 阻塞或更改了一些向大脑或眼睛的引流,但留下一些动静脉分流可能是灾难性的。

6. 另一条规则:从最大和最长的弹簧圈开始。从尺寸与被栓塞空间直径相同的弹簧圈开始。如果弹簧圈到位时不稳定,请勿解脱,将其移除并尝试更大直径的弹簧圈或 3D 结构弹簧圈。

7. 用尽可能柔软的弹簧圈以最大限度地提高填塞密度,并尽量减少海绵窦脑神经的损伤。

8. 海绵窦有许多隔室。确保弹簧圈放在靠近瘘口入口处的隔室中。

9. 海绵窦内有许多敏感的神经,因此对于没有全身麻醉的患者,使用机械性可解脱的弹簧圈(例如 Codman Orbit Galaxy 弹簧圈,Penumbra 弹簧圈或 ev3 / Medtronic 弹簧圈),这些弹簧圈比电解脱弹簧圈痛苦少。

10. 如果微导管足够大,使用它来放置一些纤维圈以诱发血栓形成。小心不要使用更硬的纤维弹簧圈使微导管移位或将弹簧圈堵塞在微导管中。使用可解脱的纤维弹簧圈代替可压缩弹簧圈来提高栓塞的精度和可控性。

11. 对于大血管或高流量瘘口,需要许多弹簧圈来阻止血流。

12. 考虑使用液体栓塞剂来完成闭塞。总是在颈动脉中放置一个球囊以覆盖瘘口并防止液体栓塞的回流。

13. 定期进行导管血管造影以评估血管内的血流情况并确定何时停止弹簧圈栓塞。

六、支架辅助治疗直接 CCF 的技术

支架辅助弹簧圈可用于治疗直接颈动脉海绵窦瘘。第 5 章详细讨论了支架辅助技术。

1. 支架的优点是它有助于防止弹簧圈通过瘘口进入颈动脉。

2. 任何支架手术前都需要双重抗血小板治疗(见第 4 章)。

3. Neuroform™ EZ,Enterprise™ 或 LVIS® 装置可在弹簧圈之前放置,但血流导向或覆膜支架需要通过瘘口或通过静脉途径将置于海绵窦中的微导管固定在位。

4. Pipeline™ 或其他血流导向装置可以防止弹簧圈疝入颈动脉,并有额外的血流导向功能,尽管可能需要多个重叠装置才能闭塞瘘口。

5. 支架将有助于防止放置在海绵窦中的弹簧圈通过瘘口进入颈动脉。

6. 选择适合母动脉的支架尺寸（通常比母动脉稍宽一些），并可将病变进行支架覆盖（通常超出病灶两边至少各 5mm）。

7. 首先推进标准微导管（内径 0.027in），将 0.014in 导丝小心推向病灶远端。

8. 请始终将导丝头端保持在视野范围内，并确保它保持在较大的血管中，并且不会伤害血管壁。

9. 重要的是要有非常远端的微导管通路来提供支持，特别是对于高流量瘘。

10. 推进支架的输送导丝，注意微导管头端保持稳定的位置。

11. 一旦支架就位，请移除导丝和支架输送导管中的任何松弛部分。这对于获得简单而准确的释放至关重要。

12. 如果支架位置不正确，请改变位置并重复动脉造影。

13. 当支架处于良好位置时释放支架。

14. 随后行导管血管造影确认支架的位置是否合适。

15. 如果需要放置额外的装置，支架输送导管可以留在原位。

16. 如果通过支架栓塞，微导管通过支架进入瘘口，然后行瘘口栓塞。

17. 否则，如果微导管被固定在海绵窦，则通过该导管栓塞。

18. 特殊情况下，考虑在支架中充盈球囊，这可防止弹簧圈袢穿过支架进入母动脉。透视下当弹簧圈遮蔽了母动脉时，这么做是有帮助的。对于液体栓塞病例，球囊是必要的，以防止栓塞材料渗入动脉循环。

七、覆膜支架技术

1. Jostent® GraftMaster 覆膜支架（Abbott Vascular，Santa Clara，CA）是一款相当坚固的球囊支架。只有在人道主义器械豁免条件下才可在美国使用，用于治疗直径≥2.75mm 的冠状动脉的穿孔。已用于治疗 ICA 虹吸处的病变，尽管该设备的导引很具有挑战性。

2. 一种类似的装置是包埋球囊的 Willis® 颅内支架移植系统（MicroPort，Shanghai，China），该系统更灵活以便在颅内使用，并已成功用于治疗 CCF，但在美国尚不能使用。

3. 将 6F 长鞘如 NeuronTM Max 或 Shuttle® 放入颈动脉支撑，然后将 6F Benchmark™ 放置在瘘口近端的颅内 ICA 中。

4. 经 0.014in 的导丝推送支架输送导管，直至跨过瘘口。

5. 微丝远端尽可能富余以获得支持性。

6. 在路图指导下缓慢地膨胀球囊以使支架适合母动脉。不要超过最大推荐压力：

（1）当支架展开至适当大小时，释放球囊压力，将其在支架内撤出。球囊有可能卡在支架上，需要再次充盈/释放循环以分离球囊与支架。试图拉回球囊时小心不要移动支架。

（2）球囊释放压力并空瘪后，做一个导管血管造影。

（3）如果支架与血管壁不完全吻合，请将球囊重新插入支架并尝试进一步扩张。不要超过球囊的最大压力。如有必要,更换为新的尺寸与血管直径相同但长度不超过支架的非顺应性血管成形术球囊。

(4)请记住,支架的外径大于血管内腔的直径,因此血管将围绕支架扩张到比所使用球囊的尺寸大得多的程度。

(5)假设支架的大小和位置合适,应完全吻合血管并在完全展开时闭塞瘘口。如果不是,请考虑从静脉侧导航微导管,并放置一些弹簧圈以堵塞分流。

八、可解脱球囊技术

以前,可解脱球囊是直接 CCF 栓塞的主要方法,但目前在美国已不再使用。为了还在应用此技术的术者,球囊栓塞的基础知识如下。

1. 准备

(1)使用内腔非常大的导引导管(或 90cm 鞘),足够大以通过球囊,另一个球囊导管应位于 ICA 中。将双头 Y 阀(或两个 Y 阀串联)连接到导引导管。

(2)选择球囊的直径略大于需堵塞空间。

(3)使用连接至 3ml 注射器的钝头 25 号针头,向球囊注射灭菌水对球囊进行台架测试。

(4)非常小心地将针头插入球囊的阀门并注入 0.1～0.3ml,不能超过球囊的额定容量。

(5)拔出针头并确认球囊保持充盈状态。如果球囊不保持充盈状态,则更换新的球囊。

(6)重新插入钝针并将其抽瘪,确保在水被吸入时倾斜球囊,以除去任何气泡。

(7)用大约 50：50 的造影剂溶液使球囊膨胀。

(8)将 Y 阀和单向活栓连接到合适的球囊输送微导管。通常,头端的外径应＜2F。

(9)以 50：50 的造影剂冲洗 Y 阀和微导管。

(10)首先将微导丝刚硬的头端置入微导管中,并将其推进至导管头端。导丝应该足够小,使得造影剂可以通过导丝周围的微导管空隙注入。

(11)将准备好的球囊小心地装入微导管。当微导管进入球囊阀时,它可能会放气。

(12)将造影剂注射器连接到 Y 阀上的开放式活栓上,慢慢拉出导丝,注入造影剂填充微导管的无效腔。

(13)在其头端形成所需曲线后,首先将导丝软端重新插入微导管。将其推进到微导管的头端,但不要将其推进球囊。将一个扭矩装置连接到微导丝上。

2. 导引

(1)小心地将头端装有球囊的微导管插入一个 Y 阀,并将另一个不可拆卸的球囊导管,如 Hyperform™(ev3,Irvine,CA))插入另一个 Y 阀。或者,每个球囊可以单独通过腹股沟穿刺置入的较小的导引导管置入。

(2)将两个球囊推进至血管。

（3）如果可能，不将球囊充气推进可解脱球囊的导管至所需部位。

（4）可以通过旋转微导管内部的导丝来转动微导管的头端。

（5）避免使用导丝进入球囊，因为它可能会损坏或过早解脱球囊。

（6）在某些情况下，需要稍微给球囊充气以使血流将其向前推送。

（7）切勿拉回部分或完全充气的球囊：它可能会意外脱落。

（8）可以使用第二球囊来调整可解脱球囊的正确定位。它可以在可解脱的球囊旁边充气，以便将其轻轻转动，或者可以在瘘口的远端充气，以引导所有的血流，并将可解脱的球囊直接引导至瘘口。

（9）当球囊位于目标位置时，第二个球囊应位于可解脱球囊的近端，稍微膨胀以控制血流。

3. **充盈和分离**

（1）将可解脱球囊充盈。请记住，血流在球囊充盈时会向前携带球囊。因此，球囊应该在充气前稍微比所需位置略近，或者通过完全膨胀近端不可解脱球囊来阻止近端血流。

（2）导引导管造影以确认栓塞完成。如果没有，球囊应放气，移动到所需的位置，然后再充盈。

（3）如果确认所需位置，可以做一个闭塞测试（见第 4 章，激发试验）。

（4）将不可解脱的球囊充分膨胀到可解脱球囊的近端，以助于球囊稳定。

（5）缓慢持续回拉微导管，同时观察充盈的球囊。如果尺寸不够大或者没有使用近端支持球囊，在微导管上施加牵引力时，有机硅球囊倾向于滑回血管中。

（6）在某些情况下，当微导管被拉回时，可以看到球囊的瓣膜侧拉伸，当瓣膜从微导管滑出并且球囊解脱时突然松弛。

（7）将第二个球囊或一些线圈放置在第一个球囊附近，以确保在阀门泄漏时能够稳固闭塞。

九、建议

直接颈动脉海绵窦瘘

1. 高流量的 CCF 通常难以闭塞，它们可能需要结合弹簧圈填塞海绵窦，在弹簧圈中注射液体栓塞剂以及支架或血流导向来保持颈动脉的开放。

2. 高流量的 CCF 可能由于盗血现象导致半球局部缺血。相反，慢性高流量瘘可在突然闭塞后发生正常灌注突破。

3. 其他创伤后或术后瘘。

（1）除颈内动脉海绵窦瘘外，闭合或开放性创伤或医源性的颅内瘘很少见。

（2）最重要的步骤是首先了解血管解剖结构及其如何影响脑血流量。引流入脑膜静脉或硬脑膜窦的瘘可以观察，因为其中一些可能会自发性血栓形成。引流入脑静脉的患者需要紧急治疗。

（3）弹簧圈和（或）液体栓塞是血管内治疗的选择。

十、术后管理

1. 在手术后立即进行神经检查或在患者全身麻醉苏醒后立即进行神经检查。
2. 住 NICU 或过渡病房，每小时观察生命体征，行神经和腹股沟检查。
颅内栓塞术后患者常见头痛。

当头痛严重或精神状态改变或局灶神经功能缺失，行头部 CT 以排除出血。大多数栓塞后头痛是由于病变处血栓形成引起的刺激和炎症。

3. 支架患者应继续接受抗血小板治疗。考虑做血小板聚集测试以确保疗效。
4. 严格的血压控制可以将手术后出血的风险降至最低，并有助于头痛的治疗。
5. 大多数接受介入手术的患者在手术后第 1 天可以出院回家。有时，需要处理严重创伤后的患者应该继续住院治疗。
6. 成功栓塞 CCFs 后，大多数复视和突眼症状在 1 周内好转，但症状持续数月的情况也不罕见，因为水肿和占位效应消退需要时间。
7. 多达 44% 的患者长期随访（平均为 4.4 年）可能会出现一些脑神经功能障碍。
8. 由于海绵窦血栓形成，一些患者手术后症状可能会暂时恶化。
9. 如果症状恶化或不能快速恢复，并且有证据表明有水肿或患者听到搏动性耳鸣，则应做血管造影检查明确是否存在持续性或复发性瘘。

十一、并发症

1. 血栓栓塞性卒中。
2. 不当使用栓塞剂导致卒中。
3. 在 20% 的病例中出现眼部症状（通常是与海绵窦闭塞相关的一过性症状）恶化。
4. 复发性瘘。
5. 正常灌注突破脑水肿和出血（罕见）。通常与以下有关：
(1) 长期瘘。
(2) 瘘导致进行性盗血现象。
6. 任何血管内手术均可发生对碘化造影剂或任何所用药物的过敏反应。与任何血管内手术中一样，可发生腹股沟血肿或其他腹股沟动脉损伤。
7. 可能发生深静脉血栓和肺栓塞。
8. 可能会出现麻醉相关并发症。
9. 像 Ehlers-Danlos 这样的血管脆性综合征患者可能发生各种与其结缔组织脆性有关的并发症，包括腹膜后血肿和肠穿孔。

第五节 硬脑膜动静脉瘘

硬脑膜动静脉瘘(dAVFs)是硬膜内后天形成的动静脉分流,最常见的是海绵窦、横窦/乙状窦、小脑幕、上矢状窦或其他区域。一些人的 Cognard 或 Borden 评分较低,但其他人则因其出现脑静脉高压的倾向,Cognard 或 Borden 评分高,具有危险性。在第 14 章中讨论具体细节。

一、适应证

1. 无法耐受和(或)进行性症状

(1)搏动性耳鸣。

(2)头痛。

(3)眼部疼痛,突眼。

(4)视觉障碍。

(5)脑神经麻痹。

(6)脊髓病。

(7)颅内出血。

(8)认知功能下降。

2. 硬脑膜瘘的影像学证据

(1)颅内出血。

(2)脑萎缩。

(3)静脉淤血的迹象。

(4)脊髓水肿。

二、禁忌证

1. 血管解剖结构不允许(例如,不能通过动脉或静脉途径将导管放置在靠近瘘的位置)。

2. 显著的动脉粥样硬化疾病或其他影响母血管的血管病变(例如通路血管的闭塞或狭窄)。

3. 凝血障碍或肝素过敏。

4. 活动性细菌感染(即血管内治疗时的菌血症)。

5. 高龄。

6. 危及生命的严重并发疾病。

三、治疗策略

dAVFs 的治疗策略基于临床和造影表现,如何积极地治疗。瘘口的部位也决定了血管内介入治疗方法。

1. 保守治疗

(1)Borden Ⅰ 的 dAVF 无症状或轻度症状(无皮质静脉回流)。

（2）一些 dAVFs 可自愈。

2. 无意治愈瘘的对症治疗　分级低的 dAVF 中,无法耐受的症状,如搏动性耳鸣。

3. 治愈目的的治疗方案

（1）具有明显的症状且治愈患者在技术上很简单,即使为分级低的瘘。

①最主要的例子是间接海绵窦硬脑膜瘘。

②髁部 dAVFs。

（2）Borden 分级较高(皮质静脉引流)的症状明显的 dAVF 患者。

4. 基于 dAVF 部位的治疗方案

（1）海绵窦 dAVF。

①保守治疗:

• 可通过手动压迫同侧颈动脉来促进自发闭合。

②经静脉栓塞是一线治疗:

• 通过岩下窦。

• 通过面静脉。

• 通过特定情况下的特殊通路。

• 通过眼静脉直接插管。

③经动脉行 n-BCA 或 Onyx 栓塞:

• 选择动脉输入安全的病例。

• 脑神经缺血的风险较高。

④经动脉行颗粒栓塞:

• 降低神经损伤的风险。

• 治愈率低。

⑤立体定向放射外科手术:

• 闭塞海绵窦 dAVF 有效率为 90%。

（2）横窦/乙状窦 dAVFs。

①保守治疗:

• 没有皮质静脉回流的瘘。

• 自愈罕见。

②经动脉行颗粒栓塞:

• 很少治愈,但可能暂时缓解症状。

③经动脉行 n-BCA 或 Onyx 栓塞:

• 中等治愈率。

④经静脉栓塞:

• 治愈率高,但有静脉梗死的风险。

⑤经静脉置入支架:

• 可以辅助经动脉栓塞治疗。

⑥手术切除:

• 治愈率高。

• 术前栓塞可能有帮助。

（3）小脑幕 dAVFs。

①保守治疗：

• 由于出血风险高，一般不选择。

②经动脉行 n-BCA 或 Onyx 栓塞：

• 在特定病例中治愈率高。

③经静脉栓塞：

• 仅在特定情况下可能。

④手术切除：

• 治愈率高。

• 需要较高水平的手术技巧。

• 术前栓塞可能有帮助。

⑤立体定向放射外科手术：

• 可能栓塞不完全者有益。

（4）上矢状窦 dAVFs。

①手术切除：

• 治愈率高。

• 术前栓塞可能有帮助。

②经动脉行 BCA 或 Onyx 栓塞：

• 治愈率相当高。

• 未能完全治愈者可考虑手术。

③经静脉栓塞：

• 使用较少。

④保守治疗：

• 不适用于 Borden 分级较高者。

（5）其他部位。

①如果回流静脉是一条平行于硬脑膜静脉窦的易进入的静脉，经静脉栓塞有效。

②经舌下动脉栓塞治疗舌下神经管瘘。

③经静脉或经动脉途径行 n-BCA 栓塞可能治疗涉及边缘窦的瘘。

④岩上静脉窦瘘。

⑤岩下窦瘘很少见，但通常对经静脉栓塞有反应。

四、技术

经动脉 n-BCA 栓塞术：

1. 楔形导管技术的治愈机会最高。

2. 这些病例大部分是全身麻醉。

3. 使用 6F 鞘建立股动脉通路，并放置 6F 软头导管（Stryker，Fremont，CA）或其他导引导管。

4. 对于具有较大的脑膜中动脉和较小的附属动脉的瘘,首先考虑通过切断次级供血动脉降低流量。这将提高通过主要供血动脉进行栓塞的可控性。

5. 使用推进技术注入 PVA 颗粒或少量的稀释 n-BCA(见上文)。

6. 在治疗主要供血动脉时,应使用如 Excelsior® SL-10(Stryker,Fremont,CA)等小型微导管,通过柔软的导丝如 Synchro®(Stryker,Fremont,CA)导引,尽可能接近瘘口。

7. 当微丝回撤到微导管中时,稍微推进导管并尝试将其楔入血管中。

8. 注入造影剂,行超选择性动脉造影。如果导管楔入,动脉的排空会减慢。

9. 连接一个胶水兼容的开关。用 5% 葡萄糖轻轻冲洗。

10. 使用稀释的胶(20%～30% 的胶,用碘油稀释,不需要钽)可以缓慢地全柱式(full-column)注射相当大的体积,且胶粘导管的风险较小。

11. 开始时,缓慢注入,观察胶水逐渐填满血管巢。

12. 如果胶水接近静脉,不要担心,因为这是目标。尝试在瘘远端的近端静脉处进行全柱闭塞。如果胶水超出了近端部分,请停止并等待 15～20 秒,然后再次注射。通常这种操作会填补另一部分血管巢。

13. 如果胶沿着导管反流:停止注射并等待几秒钟,然后再次注射。如果继续反流,不要进一步注射。

14. 注意通过血管巢向其他供血动脉反流,尤其是反流入危险区域。

15. 如果在注射过程中有任何阻力,或者胶停止向前流动,请勿尝试继续向前推进胶。

16. 当想要填塞的病灶和近端部分静脉完成时,或者如果沿着导管反流,胶反复进入静脉或供血动脉,或者注射时有阻力,注射完成。

17. 等待 20～30 秒,然后从注射器中吸出胶水(以防止滴落),并迅速将微导管拉出。

18. 微导管回撤过早,可导致胶尚无聚合,被冲走进入静脉。

19. 取出微导管后,抽吸并冲洗导引导管,并做造影。

五、提示

颅内硬脑膜动静脉瘘(dAVFs):

1. 大多数硬脑膜瘘通过颈外动脉进入。

2. 颅内动脉供血罕见,包括非常远端的大脑前、中、后动脉供应的软脑膜。

3. 如果供血动脉相对较少,则可以通过动脉途径进行胶栓塞,经由血流导向微导管递送胶。在用胶治疗的 53 例 dAVF 患者中有 34 例完全治愈。

4. 连续 8 例报告采用皮层引流静脉的 Onyx 栓塞治愈 dAVFs。

5. 在 Onyx 栓塞过程中,Sceptre® 球囊(Microvention,Tustin,CA)可用于流量控制,以便更好地穿透瘘口。

(1)必须格外小心以避免球囊过度膨胀。6 例使用球囊栓塞的 dAVFs 中的 1 例因血管破裂而使病情复杂。

（2）像 Scepter® 和 Ascent®（Codman，Raynham，MA）的 DMSO 兼容球囊与 n-BCA-碘油混合物不相容，如果与胶一起使用会破裂。

6. 更常见的情况是，当软膜动脉供应硬脑膜瘘时，它们是多发的，并且不容易通过血管内途径进入。更明智的选择是经静脉栓塞（第 11 章）或开放手术切断。

7. 存在软脑膜动脉不是出血或神经功能缺失的危险因素；有无软膜静脉引流是决定是否积极治疗的一个更重要的因素。

六、术后管理

1. 在手术后立即进行神经检查或在患者全身麻醉苏醒后立即进行神经检查。

2. 进入 NICU 或过渡病房，每小时行生命体征检测、神经检查和腹股沟检查。

颅内 dAVF 栓塞术后患者头痛的情况很常见。当头痛严重时应该行 CT 以排除出血。大多数栓塞后头痛可能是由于病变处血栓形成引起的刺激和炎症。

3. 有时类固醇疗法有助于缓解不适。

4. 严格的血压控制可以将手术后出血的风险降至最低，并有助于头痛的治疗。

5. 大多数接受简单手术的患者可以在手术后的第 1 天出院回家。有时候，术前栓塞的患者应该留在医院观察直到手术完成。对于多次分期栓塞的患者，通常最好在两个阶段之间至少等待 7 天。

七、并发症

1. 与通路有关的并发症包括颅内血管穿孔或破裂，引起蛛网膜下腔，脑实质内或极少出现的硬膜下出血。

2. 血栓栓塞并发症可能由血凝块形成或错误的栓塞材料引起。

3. 如果闭塞颅内引流静脉，存在静脉梗死和相应脑实质出血的风险，可以是急性或延迟性出血。

4. 海绵窦硬脑膜瘘闭塞后可能会加重脑神经麻痹。

5. 微导管可能被粘住，和（或）导管可能破裂，胶或 Onyx 栓塞颅内动脉。

6. 颅内 dAVF 栓塞术后发生脑脓肿。

7. 任何颅内手术后都可能导致癫痫发作。

第六节　肿　瘤　栓　塞

一、适应证

1. 富血管性颅内肿瘤，计划手术切除。

2. 最常见的颅内肿瘤栓塞包括脑膜瘤、副神经节瘤和血管网状细胞瘤。

3. 栓塞仅适用于 DSA 上血管明显的肿瘤。

约 6% 的脑膜瘤,血管解剖结构不适合栓塞或少或缺乏血供。

4. 供血动脉必须使微导管安全通过以进行栓塞。

(1)向肿瘤供血容易并可安全栓塞的颈外动脉的分支。

(2)如果可以进入,也可是颈动脉和椎动脉或其远端供应颅内的分支。

二、禁忌证

1. 血管解剖条件不允许(例如,不能通过动脉或静脉途径将导管放置在靠近瘘的位置)。

2. 显著的动脉粥样硬化疾病或其他影响母血管的血管病变(例如,通路血管的闭塞或狭窄)。

3. 凝血障碍或肝素过敏。

4. 活动性细菌感染(即血管内治疗时的菌血症)。

5. 高龄。

6. 危及生命的严重并发症。

7. 因肿瘤占位效应可能因栓塞而加剧并导致脑疝。

三、治疗策略

1. 术前栓塞的潜在好处。

(1)减少失血。

(2)软化肿瘤。

(3)控制手术无法到达的供血动脉。

(4)缩短手术时间。

(5)更好地显露手术区域。

2. 对于肿瘤栓塞,尽管液体栓塞剂也可用于精确的血管闭塞,但最常使用颗粒来使肿瘤内的毛细血管床断流。

(1)对于每个供血动脉,应确定风险/收益比率。供血动脉是否容易安全插入导管?

闭塞是否能够充分降低手术风险来抵消栓塞风险?

(2)在肿瘤栓塞之前和之后用地塞米松治疗以控制肿瘤肿胀和脑水肿。

(3)选择栓塞剂。

①本手册的作者倾向对大多数肿瘤进行颗粒栓塞。PVA,Beadblock(Terumo Medical Corporation,Somerset,NJ),Embosphere(Biosphere Medical,Rockland,MA)和明胶粉末都可以产生足够的结果。栓塞后再通并不是一个威胁,因为栓塞后不久就要进行手术。

②明胶微球(如 Beadblock 和 Embosphere 颗粒)比 PVA 泡沫颗粒具有优势,因为它们是球形的并且能更好地穿透肿瘤血管系统。PVA 颗粒形状不规则并易形成附聚物,一般导致近端血管的闭塞。

③粒径选择:较小的粒子(<150μm)能够更深入地穿透肿瘤并导致更完全的断流。然而,另一项研究发现较小颗粒出血的风险较高。

④液体栓塞包括 Onyx® 和 n-BCA 在肿瘤栓塞中也很流行。

　　a. 由于其可以向肿瘤血管深部渗透,Onyx® 使用者喜爱用此进行肿瘤栓塞,并且少有严重并发症报道。

　　b. 其他人警告说,脑神经麻痹是在咽升动脉和近脑膜中动脉行 Onyx® 栓塞的严重危险。

　　c. 双腔 Scepter 球囊导管(Microvention,Inc.)已被用于神经节瘤术前栓塞,以实现 Onyx 的深部穿透性。

　　(4)较小至中等大小的颗粒(100~300μm)适用于大多数肿瘤。

　　(5)避免栓塞头皮供血动脉,如浅表的颞和耳后动脉。这些血管在手术中容易控制,而栓塞后可能会发生头皮坏死。

四、技术

1. 颗粒栓塞技术是肿瘤栓塞最常见的选择。

2. 局部麻醉和清醒镇静在大多数情况下优于全身麻醉。

3. 在股动脉中放置 6F 鞘并做血管造影以评估肿瘤的血液供应。放置 6F 软头导管 Guider™(Stryker,Fremont,CA)或其他导引导管。

4. 首先瞄准最大的供血动脉。

5. 通过颗粒栓塞技术注射 PVA 颗粒或球形颗粒(参见上文)。

6. 对于主要供血动脉,使用诸如 Excelsior® 1018(Stryker,Fremont,CA)或 Rapid Transit®(Codman,Raynham,MA)之类的大内腔微导管,通过灵活的导丝如 Synchro(Stryker,Fremont,CA)导引,使微导管尽可能接近肿瘤。

7. 推进微导管时,只要导管可以轻松前进,就轻轻推进导管,避免将导管楔入血管。

8. 注入造影剂行超选择动脉造影。如果导管楔入,动脉的排空会减慢。在这种情况下,将导管拉回来,直到其周围有造影剂流动。

9. 确保有向肿瘤的血流并没有危险的吻合。

10. 连接一个三通开关,并用盐水轻轻冲洗。

11. 用异戊巴比妥(或美索比妥)和利多卡因进行激发试验,以寻找向脑或脑神经供血的危险吻合迹象(见第 4 章)。

12. 如果激发试验表明大脑或眼睛有风险,不要栓塞。

　　(1)尝试将导管重新放置,没有向正常组织的血供。

　　(2)如果有证据表明存在危险的吻合口,考虑将导管插入吻合,并弹簧圈栓塞以保护正常组织。

13. 如果激发试验表明向脑神经供血,更大(>500μm)颗粒的栓塞可能仍然安全。

14. 如果激发试验表明没有神经功能缺失,则继续栓塞。

15. 根据目标病变中血管的大小选择粒径。一般而言,带有毛细血管床的肿瘤用直径<300μm的颗粒进行处理。

使用100μm以下的颗粒时,缺血性和出血性并发症可能更常见。

16. 将颗粒与50:50的造影剂混合,并用10ml注射器抽吸。注射器充当栓子的储存器。

17. 颗粒应相当稀释以避免堵塞微导管的风险。

18. 将注射器连接到高压三通活栓上的一个母头上,并将3ml Luer lock注射器连接到另一个母头上。该注射器用于通过微导管注入栓塞混合物。

19. 将旋转阀连接到微导管上并将其旋转以连接10ml和3ml注射器。冲洗3ml注射器中的对比剂/栓子混合物,然后回抽到10ml注射器中,来回几次,以确保颗粒均匀悬浮。

20. 然后将3ml注射器中填充1~2ml的栓塞悬液。

21. 采集空白路图并在透视下缓慢地一点一点(0.2ml)地注射的栓子,并确保造影剂在微导管头端自由流动。

22. 根据离开微导管的流速,增加或减少注射速度。

23. 每次注射3~5ml栓塞悬液后,或者如果发现栓子聚集在微导管的中心,则立即断开3ml注射器,并重新连接另一个3ml注射器,充满50:50稀释的造影剂。

24. 在透视下轻柔地冲洗微导管,记住微导管内仍然充满栓子。

25. 只要看到造影剂流出良好,重新连接3ml栓子注射器,并继续注射栓子。

26. 当10ml注射器空了,考虑通过微导管进行超选造影,以查看血流模式是否改变。

27. 如果整瓶栓子注射后,血流模式仍没有改变,可考虑用一两个弹簧圈改变血流量,或换用不同的栓塞剂。

28. 注射时避免使栓塞混合物沿微导管反流。如果发现有反流,请缓慢或停止注射。

29. 如果在注射期间遇到阻力,请停止并断开3ml栓塞注射器并检查微导管。如果栓子聚集在衬套中,可以用针头或导丝导引器将其冲洗干净,然后尝试用造影剂冲洗。如果抵抗力持续存在,不要试图强行注射,并且不要使用1ml注射器来获得更高的压力。强行通过微粒堵塞的微导管进行注射,会导致微导管破裂。

30. 当供血动脉中的血流显著减慢时,停止注射栓子。

31. 为了更确切地闭塞血管并防止颗粒栓塞后栓子的移位,可以放置一个弹簧圈来完成这项工作:

(1)在插入弹簧圈之前,一定要用造影剂或生理盐水轻柔冲洗微导管。微粒可导致弹簧圈阻滞在微导管中。

(2)即使微导管中似乎没有微粒,插入另一个供血动脉之前,最好撤回并丢弃使用过的微导管。

32. 本手册的作者在颗粒栓塞后,使用一滴胶密封供血动脉并稳定颗粒。

(1)使用胶混合物(50%的胶水和50%的碘油稀释;不需要钽)可用小量的胶将颗粒粘到位。

(2)用葡萄糖轻轻冲洗微导管。

（3）将 0.1～0.2ml 胶混合物注入导管中，并用 5％ 葡萄糖缓慢推入容器中。

（4）观察当胶离开微导管，停止注射，抽吸注射器并拉动微导管。

33. 取出微导管后，抽吸并冲洗导引导管，随后行动脉造影。

五、建议

颅内肿瘤

1. 在栓塞每个血管时始终考虑风险-效益比。

（1）术前肿瘤栓塞的目标是降低手术风险。

（2）术前栓塞仅有Ⅲ级证据支持其使用，所以应尽一切努力降低手术的风险。

2. 治疗前后的类固醇都很重要。

地塞米松，在栓塞前 10mg IV，栓塞后 24～48 小时，4mg PO／IV Q6 小时。

3. 一些支持使用 Onyx 栓塞血管外皮细胞瘤。

报告的益处包括通过中脑膜供血可以穿透整个瘤床，即使软脑膜远端分支可能有大量血供。

六、术后管理

栓塞后手术的时机

（1）争议：一些作者建议在栓塞后不久手术，而一些人则建议等待 1～2 周，以允许肿瘤坏死和软化。

（2）回顾 45 例脑膜瘤病人栓塞后手术，栓塞后 7～9 天行手术时可切除性最高。另一项研究发现延迟肿瘤切除可减少术中失血。

①然而，一些患者在栓塞后出现延迟的肿瘤水肿和（或）出血，需要紧急手术。

②栓塞后延迟手术的另一个争论是栓塞肿瘤，如脑膜瘤，由于栓塞引起的坏死和反应性改变，可能在组织学上错误地将病变分级过高，因为存在坏死及反应性改变。

③本手册的作者更喜欢在栓塞后立即进行手术。偶尔，等待手术的患者发生栓塞后水肿或肿瘤内出血，需要及时手术；对患者来说，通过早期手术使这种风险最小化比任何可能的肿瘤可切除性优化，具有更大的益处。

七、颅内肿瘤栓塞的并发症

1. 肿瘤栓塞最常见的并发症是发热和局部疼痛。

2. 研究生医学教育认证委员会对头部、颈部和脑肿瘤栓塞的总并发症率设定了 5％ 的阈值（术语"阈值"意味着如果任何中心的并发症发生率超过该水平，应被审查）。

3. 脑膜瘤：最常见的颅内栓塞肿瘤。

系统回顾术前脑膜瘤栓塞的总并发症率：4.6％～6.8％。

①缺血性神经系统并发症发生率为 3.2％。

②肿瘤出血或肿瘤周围出血为 3.2％。

③卒中风险似乎与危险吻合的存在,颅底肿瘤包绕颈动脉或椎动脉,以及使用较小的颗粒有关。

④其他潜在的并发症包括头皮坏死和视网膜动脉栓塞。

4. 副神经节瘤。

副神经节瘤栓塞后的并发症:13%。

脑神经麻痹是最常见的并发症。

5. 血管纤维细胞瘤。

(1)血管纤维细胞瘤栓塞的总并发症发生率为5.6%~12.5%。

(2)肿瘤出血或水肿是最常见的并发症。

(3)最近对报道病例的回顾发现,小脑血管母细胞瘤的颗粒栓塞总体并发症发生率为43%。

第七节 栓塞治疗急性出血

一、适应证

1. 创伤。

(1)颅内血管活动性出血。

(2)颅内血管创伤性动脉瘤。

2. 医源性血管损伤。

(1)经蝶窦垂体手术并发动脉损伤伴有0.9%的出血。

(2)经鼻内镜颅底手术在0.3%的病例中并发颈动脉损伤。

3. 感染性动脉瘤。

二、禁忌证

1. 血容量不足,并即将出现血流动力学崩溃。

2. 急性颅内出血伴有即将发生的疝。

3. 动脉闭塞性疾病,无法经血管内通路到达出血部位。

4. 考虑覆膜支架或血流导向时,无法服用抗血小板药物。

三、治疗策略

1. 在出血部位附近放置球囊导管或不可解脱球囊导管可以减缓出血,同时将微导管导向出血部位。

2. 有时使用弹簧圈和(或)胶进行母动脉闭塞是唯一可行的选择。保持动脉闭塞的长度最小,以尽可能增加潜在的侧支血流量,并尽量减少局部缺血的风险。

3. 避免仅在动脉缺损近端动脉闭塞。母血管闭塞必须在动脉开口的近端和远端完成。只行近端闭塞不会阻止侧支来源的出血,并因直接通路闭塞导致桥接血管崩塌。

4. 可以通过放置覆膜支架，如 Jostent® GraftMaster（Abbott Vascular，Santa Clara，CA）或 Willis 覆膜支架（参见上文）的来治疗颅内血管近端（例如颈动脉或椎动脉）的破裂。

（1）一项小型研究发现，在颅内 ICA 放置后的 1～2 年，中期通畅率良好。

（2）只有在人道主义设备豁免条款下，Jostent® GraftMaster 才可在美国获得，用于治疗冠状动脉穿孔。

（3）Willis 覆膜支架在美国尚不可用。

5. 血流导向 Pipeline™（Medtronic，Minneapolis，MN）已成功治疗颅内血管假性动脉瘤。

6. 应避免颈动脉出血性假性动脉瘤的弹簧圈栓塞（无辅助技术，如动脉支架置入或闭塞）。假性动脉瘤的易碎壁可能导致弹簧圈移动和再次出血。

四、技术

使用 6F 鞘建立股动脉通路，并放置 6F 071 Benchmark™（Penumbra，Alameda，CA）等大内腔导管。更好的是，使用 6 F 长鞘，如 Neuron™ Max（Penumbra，Alameda，CA）或 Shuttle®（Cook，Bloomington，IN）。

五、血管闭塞的可解脱弹簧圈技术

1. 第 5 章中详细讨论了可解脱弹簧圈的使用。

2. 首先对预期靶血管进行球囊闭塞试验，用临床或血管造影评估对闭塞的耐受程度（见第 4 章）。

3. 这些弹簧圈需要使用 150cm 双头端标记微导管，或者更好的是，使用 Sceptre®球囊（Microvention，Tustin，CA），使球囊充盈以控制出血。

4. 通常，从远端到近端的方向放置弹簧圈。

5. 确保远端和近端出血部位闭塞。

6. 另一条规则：从最大和最长的弹簧圈开始。从尺寸与被闭塞空间直径相同的弹簧圈开始。如果弹簧圈到位后不稳定，请勿解脱。将其移除并尝试更大直径的弹簧圈或 3D 弹簧圈。

7. 使用最柔软的弹簧圈以最大限度地提高填塞密度。

8. 考虑通过向线圈中加入液体栓塞来完成闭塞。保持动脉近端的球囊，以防止液体栓塞剂栓塞远端。Sceptre® 球囊允许弹簧圈放置后注射 Onyx®（Medtronic，Minneapolis，MN）。

9. 大血管闭塞的弹簧圈的替代方案是可解脱的 MVP™微血管塞（Medtronic，Minneapolis，MN）。它具有可扩张的镍钛骨架，被 PTFE 覆盖，可快速闭塞血管。

这些装置的规格：3mm，可通过 0.021in 的微导管，或 5mm，可通过 0.027in 的微导管。

10. 定期进行导管血管造影以评估血流并确定闭塞何时完成。

六、大型血管损伤的血流导向

1. 导管

(1)使用 6F Neuron™ MAX（Penumbra，Inc.，Alameda，CA）或 6F Cook Shuttle(Cook，Inc.，Bloomington，IN)等导引导管。

2. 工作角度 找到 PA 和侧面工作角度，最佳的显示母动脉近端和远端着陆区。

3. 微导管通路

(1)Pipeline™需要 0.027in 微导管，如 Phenom™或 Marksman™（Medtronic Neurovascular，Minneapolis，MN）或 XT-27™微导管(Stryker，Fremont，CA)。

(2)在路图指导下，小心地沿微丝推进微导管，并将微导管头端放置在出血位点或假性动脉瘤的远端边缘至少 20mm 处，优选在直线段（例如 M1）中。

(3)将微导管放置在出血部位的远端可能是具有挑战性的，因为损伤点处的非常脆弱的血管可能因导管插入而进一步受伤。

①具有直角头端的非常弯曲的导丝（例如，Synchro，Stryker Neurovascular，Fremont，CA)是有帮助的。

②考虑使用无创的 0.016in J-Tip Headliner™（Microvention/Terumo，Tustin，CA）。越过受伤部位时要小心。

③导丝良好地进入远端将确保微导管可以向远侧推进。

(4)部分撤回微丝并轻轻收回微导管以消除微导管中的松弛。

(5)撤出导丝。

4. 插入

(1)从包装中取出导引鞘和输送导丝。将导引鞘和输送导丝抓紧在一起，以防止支架无意中释放(deployus prematurus)。

(2)将导引鞘大约一半插入 Y 阀，并将旋转开关接在导引鞘上。通过 Y 阀冲洗，直到肝素化盐水从导引鞘的近端滴落，然后推进导引鞘，直到其紧密插入 Y 阀。

(3)推动输送导丝，将支架推进微导管。

(4)将输送导丝轻轻推进至超出微导管头端，并将支架的远端与微导管的远端对齐。

(5)小心并缓慢地将微导管拉回到位以开始释放支架。支架的远端应该距离出血部位或假性动脉瘤远端边缘至少 3mm。

5. 释放

(1)保持输送导丝稳定以保持 Pipeline 在位，慢慢回撤微导管，从而使 Pipeline 脱鞘。支架的释放通过短暂地推送输送导丝并短暂拉回微导管来完成。轻轻推动支架，使其位于母动脉内的中心位置，而不偏向血管的一侧。

(2)释放支架的远端。

①Pipeline™ Flex 通常易于从输送导丝上释放。在大多数情况下，当 7～

14mm 的支架脱鞘并开始形成雪茄时,血流捕获并冲击 PTFE 护翼离开装置,
Pipeline 将自动打开。

②如果 Pipeline™ Flex 的远端不能快速打开,再推送微导管时同时拉回输送
导丝以重新捕获装置,将允许 Pipeline™ Flex 重新进入微导管,并倒置 PTFE 护
翼,以使它们不再覆盖装置。然后,当 Pipeline 重新释放时,一离开微导管,几乎总
是立即打开。

• 不要将 Pipeline™ 拉入微导管太远,因为再次推进装置可能会损坏不再受
PTFE 护翼保护的支架远端。远端磨损,可能会阻止其完全打开。

(3)交替推进输送导丝并轻轻地拉回微导管,缓慢释放支架。出鞘时小心
地将支架塑形到母血管壁上。使支架非常接近血管壁是至关重要的;支架与
动脉壁之间的间隙会导致支架与动脉壁之间的空间形成血栓并导致侧支的
闭合。

(4)避免让支架自行扭曲。这可能会发生在较长的装置上,特别是在非常曲折
的血管中。扭曲的 Pipeline™ 设备会导致母血管闭塞。

(5)整个支架展开后,小心推送微导管穿过支架重新捕获输送导丝。一旦微导
管尖端超出展开的支架,重新捕获血管的直线段中的输送导丝。

(6)拉回导丝,确保微导管上没有太多向前的负载。当护翼最后挤入微导管
时,它可以突然向前跳跃。

(7)使用多个重叠的 Pipeline™ 支架的计划:使用多个支架可能是必要的,以提
高血管受损部位的血流导向。

七、提示

颅内血管出血:

1. 通常,血管内治疗颅内血管出血是治疗术后或创伤后出血所必需的。

2. 血管造影显示活动性出血比不出血的假性动脉瘤更加不祥。这是一种紧急
情况,因为如果不能迅速控制,无法控制的颅内出血可能会致命。

3. 脑室造瘘术可以缓解颅内压增高,如果颅内出血则可以挽救生命。

八、术后管理

1. 在手术后立即进行神经检查或在患者全身麻醉苏醒后立即进行神经检查。

2. 住 NICU 或其他单元,可频繁监测生命体征,每小时进行一次神经检查和
腹股沟检查。

即使出血源得到控制,这些患者可能因严重低血容量,需要大量液体复苏。

3. 支架患者应继续接受抗血小板治疗。考虑做血小板聚集测试以确保疗效。

4. 严格的血压控制对于有母动脉闭塞的患者很重要。可能需要使用液体及正性肌力药物以支持血压,确保闭塞的区域有充足的侧支血流。

5. 偶尔,需要处理严重创伤性损伤的患者将长期留在医院,直到好转。

> 栓塞治疗慢性硬膜下血肿。慢性硬膜下血肿有时会出现问题,随着时间的推移可能会增大,导致严重的神经系统症状,并在手术引流后反复出血。已发现它们与脑膜中动脉供应的脑膜充血有关。超选择性栓塞脑膜中动脉可能有助于控制引流后血肿的反复。一小部分患者行脑膜中动脉 PVA 颗粒栓塞后再出血明显减少,但与没有栓塞的硬膜下血肿患者相比,最终结果无显著差异。使用 PVA、吸收性明胶海绵、nBCA 或弹簧圈栓塞小型脑膜中动脉的报道似乎都显示了良好的结果,但没有报道并发症,但在注射栓塞剂之前必须谨慎地寻找危险的吻合。

九、并发症

颈动脉损伤血管内治疗的系统回顾:
(1)母动脉闭塞是最常见的治疗方法。
(2)伴有动脉闭塞的神经系统并发症发生率为 21.7%。
(3)覆膜支架的使用,有很高的技术性并发症发生率:41.7%。
(4)对少数患者下进行了血流导向治疗,结果似乎很好。

参 考 文 献

[1] Frizzel RT, Fisher WS 3rd. Cure, morbidity, and mortality associated with embolization of brain arteriovenous malformations: a review of 1246 patients in 32 series over a 35-year period. Neurosurgery. 1995;37;1031-9. discussion 9-40.

[2] Mounayer C, Hammami N, Piotin M, et al. Nidal embolization of brain arteriovenous malformations using Onyx in 94 patients. AJNR Am J Neuroradiol. 2007;28:518-23.

[3] Piotin M, Ross IB, Weill A, Kothimbakam R, Moret J. Intracranial arterial aneurysms associated with arteriovenous malformations: endovascular treatment. Radiology. 2001;220:506-13.

[4] Meisel HJ, Mansmann U, Alvarez H, Rodesch G, Brock M, Lasjaunias P. Effect of partial targeted N-butyl-cyano-acrylate embolization in brain AVM. Acta Neurochir. 2002;144:879-87. discussion 88.

[5] Mohr JP, Parides MK, Stapf C, et al. Medical management with or without interventional therapy for unruptured brain arteriovenous malformations (ARUBA): a multicentre, non-blinded, randomised trial. Lancet. 2014;383:614-21.

[6] Heidenreich JO, Hartlieb S, Stendel R, et al. Bleeding complications after endovascular therapy of cerebral arteriovenous malformations. AJNR Am J Neuroradiol. 2006;27:313-6.

[7] Yuki I, Kim RH, Duckwiler G, et al. Treatment of brain arteriovenous malformations with high-flow arteriovenous fistulas: risk and complications associated with endovascular embolization in multimodality treatment. Clinical article. J Neurosurg. 2010;113:715-22.

[8] Sure U, Surucu O, Engenhart-Cabillic R. Embolization before radiosurgery reduces the obliteration rate of arteriovenous malformations. Neurosurgery. 2008;63:E376. author

reply E

[9] Back AG, Vollmer D, Zeck O, Shkedy C, Shedden PM. Retrospective analysis of unstaged and staged Gamma Knife surgery with and without preceding embolization for the treatment of arteriovenous malformations. J Neurosurg. 2008;109(Suppl):57-64.

[10] Andrade-Souza YM, Ramani M, Scora D, Tsao MN, terBrugge K, Schwartz ML. Embolization before radiosurgery reduces the obliteration rate of arteriovenous malformations. Neurosurgery. 2007;60:443-52. https://doi.org/10.1227/01.NEU.0000255347.25959.D0.

[11] Kessler IMDP, Riva RMD, Ruggiero MMD, Manisor MMD, Al-Khawaldeh MMD, Mounayer CMDP. Successful transvenous embolization of brain arteriovenous malformations using onyx in five consecutive patients. Neurosurgery. 2011;69:184-93.

[12] Aletich VA, Debrun GM, Koenigsberg R, Ausman JI, Charbel F, Dujovny M. Arteriovenous malformation nidus catheterization with hydrophilic wire and flow-directed catheter. AJNR Am J Neuroradiol. 1997;18:929-35.

[13] Paiva T, Campos J, Baeta E, Gomes LB, Martins IP, Parreira E. EEG monitoring during endovascular embolization of cerebral arteriovenous malformations. Electroencephalogr Clin Neurophysiol. 1995;95:3-13.

[14] Kerber CW, Wong W. Liquid acrylic adhesive agents in interventional neuroradiology. Neurosurg Clin N Am. 2000;11:85-99. viii-ix

[15] Brothers MF, Kaufmann JC, Fox AJ, Deveikis JP. n-Butyl 2-cyanoacrylate--substitute for IBCA in interventional neuroradiology: histopathologic and polymerization time studies. AJNR Am J Neuroradiol. 1989;10:777-86.

[16] Wikholm G. Occlusion of cerebral arteriovenous malformations with N-butyl cyano-acrylate is permanent. AJNR Am J Neuroradiol. 1995;16:479-82.

[17] Spiegel SM, Vinuela F, Goldwasser JM, Fox AJ, Pelz DM. Adjusting the polymerization time of isobutyl-2 cyanoacrylate. AJNR Am J Neuroradiol. 1986;7:109-12.

[18] Barr JD, Hoffman EJ, Davis BR, Edgar KA, Jacobs CR. Microcatheter adhesion of cyanoacrylates: comparison of normal butyl cyanoacrylate to 2-hexyl cyanoacrylate. J Vasc Interv Radiol. 1999;10:165-8.

[19] Komotar RJ, Ransom ER, Wilson DA, Connolly ES Jr, Lavine SD, Meyers PM. 2-Hexyl cyanoacrylate (neuracryl M) embolization of cerebral arteriovenous malformations. Neurosurgery. 2006;59:ONS464-9. discussion ONS9.

[20] Becker TA, Preul MC, Bichard WD, Kipke DR, McDougall CG. Calcium alginate gel as a biocompatible material for endovascular arteriovenous malformation embolization: six-month results in an animal model. Neurosurgery. 2005;56:793-801. discussion 793-801.

[21] Akin ED, Perkins E, Ross IB. Surgical handling characteristics of an ethylene vinyl alcohol copolymer compared with N-butyl cyanoacrylate used for embolization of vessels in an arteriovenous malformation resection model in swine. J Neurosurg. 2003;98:366-70.

[22] Duffner F, Ritz R, Bornemann A, Freudenstein D, Wiendl H, Siekmann R. Combined therapy of cerebral arteriovenous malformations: histological differences between a non-adhesive liquid embolic agent and n-butyl 2-cyanoacrylate (NBCA). Clin Neuropathol. 2002; 21:13-7.

[23] Yakes WF, Krauth L, Ecklund J, et al. Ethanol endovascular management of brain arteriovenous malformations: initial results. Neurosurgery. 1997;40:1145-52. discussion 52-4.

[24] Pelz DM, Fox AJ, Vinuela F, Drake CC, Ferguson GG. Preoperative embolization of brain AVMs with isobutyl-2 cyanoacrylate. AJNR Am J Neuroradiol. 1988;9:757-64.

[25] Fox AJ, Pelz DM, Lee DH. Arteriovenous malformations of the brain: recent results of endovascular therapy. Radiology. 1990;177:51-7.

[26] Lylyk P, Vinuela F, Vinters HV, et al. Use of a new mixture for embolization of intracranial vascular malformations. Preliminary experimental experience. Neuroradiology. 1990; 32:304-10.

[27] Phatouros CC, Higashida RT, Malek AM, Smith WS, Dowd CF, Halbach VV. Embolization of the meningohypophyseal trunk as a cause of diabetes insipidus. AJNR Am J Neuroradiol. 1999;20:1115-8.

[28] Kasuya H, Shimizu T, Sasahara A, Takakura K. Phenytoin as a liquid material for embolisation of tumours. Neuroradiology. 1999;41:320-3.

[29] Wong GA, Armstrong DC, Robertson JM. Cardiovascular collapse during ethanol sclerotherapy in a pediatric patient. Paediatr Anaesth. 2006;16:343-6.

[30] Phatouros CC, Halbach VV, Malek AM, Meyers PM, Dowd CF, Higashida RT. Intraventricular contrast medium leakage during ethanol embolization of an arteriovenous malformation. AJNR Am J Neuroradiol. 1999;20:1329-32.

[31] Tadavarthy SM, Moller JH, Amplatz K. Polyvinyl alcohol (Ivalon)—a new embolic material. Am J Roentgenol Radium Ther Nucl Med. 1975;125:609-16.

[32] Wallace RC, Flom RA, Khayata MH, et al. The safety and effectiveness of brain arteriovenous malformation embolization using acrylic and particles: the experiences of a single institution. Neurosurgery. 1995;37:606-15. discussion 15-8.

[33] n-BCA Trail Investigators. N-butyl cyanoacrylate embolization of cerebral arteriovenous malformations: results of a prospective, randomized, multi-center trial. AJNR Am J Neuroradiol. 2002;23:748-55.

[34] Lewis AL, Adams C, Busby W, et al. Comparative in vitro evaluation of microspherical embolisation agents. J Mater Sci Mater Med. 2006;17:1193-204.

[35] Taki W, Handa H, Yamagata S, Ishikawa M, Iwata H, Ikada Y. Radiopaque solidifying liquids for releasable balloon technique: a technical note. Surg Neurol. 1980;13:140-2.

[36] Weill A, Ducros V, Cognard C, Piotin M, Letter MJ. "Corrosion" of tungsten spirals. A disturbing finding. Interv Neuroradiol. 1998;4:337-40.

[37] Reul J. Editorial comment. "Corrosion of tungsten spirals" by weill et al. Interv Neuroradiol. 1998;4:341-2.

[38] Peuster M, Kaese V, Wuensch G, et al. Dissolution of tungsten coils leads to device failure after transcatheter embolisation of pathologic vessels. Heart. 2001;85:703-4.

[39] Pelz D. Potential hazards in the use of tungsten mechanical detachable coils. Radiology. 2000;214:602-3.

[40] Park S, Hwang SM, Lim OK, Hwang C, Lee DH. Compliant neurovascular balloon catheters may not be compatible with liquid embolic materials: intraprocedural rupture of the protecting balloon during tumor embolization using n-butyl cyanoacrylate and lipiodol mixture. J Neurointerv Surg. 2015;7:740-3.

[41] Gounis MJ, Lieber BB, Wakhloo AK, Siekmann R, Hopkins LN. Effect of glacial acetic acid and ethiodized oil concentration on embolization with N-butyl 2-cyanoacrylate: an in vivo investigation. AJNR Am J Neuroradiol.2002;23:938-44.

[42] Lieber BB, Wakhloo AK, Siekmann R, Gounis MJ. Acute and chronic swine rete arteriovenous malformation models: effect of ethiodol and glacial acetic acid on penetration, dispersion, and injection force of N-butyl 2-cyanoacrylate. AJNR Am J Neuroradiol. 2005;26:

1707-14.

[43]　Moore C, Murphy K, Gailloud P. Improved distal distribution of n-butyl cyanoacrylate glue by simultaneous injection of dextrose 5% through the guiding catheter: technical note. Neuroradiology. 2006;48:327-32.

[44]　Raupp EF, Fernandes J. Does treatment with N-butyl cyanoacrylate embolization protect against hemorrhage in cerebral arteriovenous malformations? Arq Neuropsiquiatr. 2005;63:34-9.

[45]　Deruty R, Pelissou-Guyotat I, Amat D, et al. Complications after multidisciplinary treatment of cerebral arteriovenous malformations. Acta Neurochir. 1996;138:119-31.

[46]　Hartmann A, Mast H, Mohr JP, et al. Determinants of staged endovascular and surgical treatment outcome of brain arteriovenous malformations. Stroke. 2005;36:2431-5.

[47]　Van Rooij WJ, Sluzewski M, Beute GN. Brain AVM embolization with Onyx. AJNR Am J Neuroradiol 2007;28:172-177; discussion 8.

[48]　Weber W, Kis B, Siekmann R, Kuehne D. Endovascular treatment of intracranial arteriovenous malformations with onyx: technical aspects. AJNR Am J Neuroradiol. 2007;28:371-7.

[49]　Loh Y, Duckwiler GR. A prospective, multicenter, randomized trial of the Onyx liquid embolic system and N-butyl cyanoacrylate embolization of cerebral arteriovenous malformations. J Neurosurg. 2010;113:733-41.

[50]　Yu SC, Chan MS, Lam JM, Tam PH, Poon WS. Complete obliteration of intracranial arteriovenous malformation with endovascular cyanoacrylate embolization: initial success and rate of permanent cure. AJNR Am J Neuroradiol. 2004;25:1139-43.

[51]　Sadato A, Wakhloo AK, Hopkins LN. Effects of a mixture of a low concentration of n-butylcyanoacrylate and ethiodol on tissue reactions and the permanence of arterial occlusion after embolization. Neurosurgery.2000;47:1197-203. discussion 204-5.

[52]　Massoud TF, Hademenos GJ, Young WL, Gao E, Pile-Spellman J. Can induction of systemic hypotension help prevent nidus rupture complicating arteriovenous malformation embolization? Analysis of underlying mechanism achieved using a theoretical model. AJNR Am J Neuroradiol. 2000;21:1255-67.

[53]　Halbach VV, Higashida RT, Dowd CF, Barnwell SL, Hieshima GB. Management of vascular perforations that occur during neurointerventional procedures. AJNR Am J Neuroradiol. 1991;12:319-27.

[54]　Hademenos GJ, Massoud TF. Risk of intracranial arteriovenous malformation rupture due to venous drainage impairment. A theoretical analysis. Stroke. 1996;27:1072-83.

[55]　Spetzler RF, Wilson CB, Weinstein P, Mehdorn M, Townsend J, Telles D. Normal perfusion pressure breakthrough theory. Clin Neurosurg. 1978;25:651-72.

[56]　Pendarkar H, Krishnamoorthy T, Purkayastha S, Gupta AK. Pyogenic cerebral abscess with discharging sinus complicating an embolized arteriovenous malformation. J Neuroradiol. 2006;33:133-8.

[57]　Pelz DM, Lownie SP, Fox AJ, Hutton LC. Symptomatic pulmonary complications from liquid acrylate embolization of brain arteriovenous malformations. AJNR Am J Neuroradiol. 1995;16:19-26.

[58]　Kline JN, Ryals TJ, Galvin JR, Loftus CM, Hunter JH. Pulmonary embolization and infarction. An iatrogenic complication of transcatheter embolization of a cerebral arteriovenous malformation with polyvinyl alcohol sponge.Chest. 1993;103:1293-5.

[59] Chuman H, Trobe JD, Petty EM, et al. Spontaneous direct carotid-cavernous fistula in Ehlers-Danlos syndrome type IV: two case reports and a review of the literature. J Neuroophthalmol. 2002;22:75-81.

[60] Horowitz MB, Purdy PD, Valentine RJ, Morrill K. Remote vascular catastrophes after neurovascular interventional therapy for type 4 Ehlers-Danlos Syndrome. AJNR Am J Neuroradiol. 2000;21:974-6.

[61] Hartmann A, Pile-Spellman J, Stapf C, et al. Risk of endovascular treatment of brain arteriovenous malformations. Stroke. 2002;33:1816-20.

[62] Jayaraman MV, Marcellus ML, Hamilton S, et al. Neurologic complications of arteriovenous malformation embolization using liquid embolic agents. AJNR Am J Neuroradiol. 2008;29(2):242-6. Epub 2007 Nov 1.

[63] Kim LJ, Albuquerque FC, Spetzler RF, McDougall CG. Postembolization neurological deficits in cerebral arteriovenous malformations: stratification by arteriovenous malformation grade. Neurosurgery. 2006;59:53-9.discussion-9.

[64] Ledezma CJ, Hoh BL, Carter BS, Pryor JC, Putman CM, Ogilvy CS. Complications of cerebral arteriovenous malformation embolization: multivariate analysis of predictive factors. Neurosurgery. 2006;58:602-11. discussion-11.

[65] Hong JW, Baik SK, Shin MJ, Choi HY, Kim BG. Successful management with glue injection of arterial rupture seen during embolization of an arteriovenous malformation using a flow-directed catheter: a case report. Korean J Radiol. 2000;1:208-11.

[66] Qureshi AI, Luft AR, Sharma M, Guterman LR, Hopkins LN. Prevention and treatment of thromboembolic and ischemic complications associated with endovascular procedures: Part II—Clinical aspects and recommendations.Neurosurgery. 2000;46:1360-75. discussion 75-6.

[67] Kang HS, Han MH, Kwon BJ, et al. Is clopidogrel premedication useful to reduce thromboembolic events during coil embolization for unruptured intracranial aneurysms? Neurosurgery. 2010;67:1371-6. discussion 6.

[68] Hwang G, Jung C, Park SQ, et al. Thromboembolic complications of elective coil embolization of unruptured aneurysms: the effect of oral antiplatelet preparation on periprocedural thromboembolic complication. Neurosurgery. 2010;67:743-8. discussion 8.

[69] Carvi y Nievas M, Haas E, Hollerhage HG. Severe intracranial bleedings during endovascular procedures: outcome of surgically treated patients. Neurol Res. 2007;29:81-90.

[70] Luessenhop AJ, Ferraz FM, Rosa L. Estimate of the incidence and importance of circulatory breakthrough in the surgery of cerebral arteriovenous malformations. Neurol Res. 1982; 4:177-90.

[71] Spetzler RF, Martin NA, Carter LP, Flom RA, Raudzens PA, Wilkinson E. Surgical management of large AVM's by staged embolization and operative excision. J Neurosurg. 1987;67:17-28.

[72] Andrews BT, Wilson CB. Staged treatment of arteriovenous malformations of the brain. Neurosurgery.1987;21:314-23.

[73] Hansen PA, Knudsen F, Jacobsen M, Haase J, Bartholdy N. Indomethacin in controlling "normal perfusion pressure breakthrough" in a case of large cerebral arteriovenous malformation. J Neurosurg Anesthesiol. 1995;7:117-20.

[74] Bingol H, Sirin G, Akay HT, Iyem H, Demirkilic U, Tatar H. Management of a retained catheter in an arteriovenous malformation. Case report. J Neurosurg. 2007;106(3):481.

[75] Zoarski GH, Lilly MP, Sperling JS, Mathis JM. Surgically confirmed incorporation of a chronically retained neurointerventional microcatheter in the carotid artery. AJNR Am J Neuroradiol. 1999;20:177-8.

[76] Mizoue T, Arita K, Nakahara T, Kawamoto H, Kurisu K. A case of cerebral arteriovenous malformation with accidental migration of a microcatheter during endovascular procedure. No Shinkei Geka. 1997;25:443-6.

[77] Ruckert RI, Bender A, Rogalla P. Popliteal artery occlusion as a late complication of liquid acrylate embolization for cerebral vascular malformation. J Vasc Surg. 1999;29:561-5.

[78] Weber W, Kis B, Siekmann R, Jans P, Laumer R, Kuhne D. Preoperative embolization of intracranial arteriovenous malformations with Onyx. Neurosurgery. 2007;61:244-52. discussion 52-4.

[79] Kelly ME, Turner R, Gonugunta V, Rasmussen PA, Woo HH, Fiorella D. Monorail snare technique for the retrieval of an adherent microcatheter from an onyx cast: technical case report. Neurosurgery. 2008;63:ONSE89. discussion ONSE.

[80] Binning MJ, Yashar P, Orion D, et al. Use of the outreach distal access catheter for microcatheter stabilization during intracranial arteriovenous malformation embolization. AJNR Am J Neuroradiol. 2012;33(9):E117-9. https://doi.org/10.3174/ajnr.A2547. Epub 2011 Jul 14.

[81] Hetts SW, Keenan K, Fullerton HJ, et al. Pediatric intracranial nongalenic pial arteriovenous fistulas: clinical features, angioarchitecture, and outcomes. AJNR Am J Neuroradiol. 2012;33(9):1710.

[82] Lee JS, Oh CW, Bang JS, Kwon OK, Hwang G. Intracranial pial arteriovenous fistula presenting with hemorrhage: a case report. J Cerebrovasc Endovasc Neurosurg. 2012;14: 305-8.

[83] Hsu DT, Pearson GD. Heart failure in children: part II: diagnosis, treatment, and future directions. Circ Heart Fail.2009;2:490-8.

[84] Hurwitz RA, Franken EA Jr, Girod DA, Smith JA, Smith WL. Angiographic determination of arterial patency after percutaneous catheterization in infants and small children. Circulation. 1977;56:102-5.

[85] Komiyama M, Terada A, Ishiguro T. Neuro-interventions for the neonates with brain arteriovenous fistulas: with special reference to access routes. Neurol Med Chir (Tokyo). 2016;56:132-40.

[86] Wang YC, Wong HF, Yeh YS. Intracranial pial arteriovenous fistulas with single-vein drainage. Report of three cases and review of the literature. J Neurosurg. 2004;100:201-5.

[87] Itami H, Sugiu K, Tokunaga K, Ono S, Onoda K, Date I. Endovascular treatment of adult pial arteriovenous fistula.No Shinkei Geka. 2007;35:599-605.

[88] Limaye US, Siddhartha W, Shrivastav M, Anand S, Ghatge S. Endovascular management of intracranial pial arterio-venous fistulas. Neurol India. 2004;52:87-90.

[89] Garcia-Monaco R, Taylor W, Rodesch G, et al. Pial arteriovenous fistula in children as presenting manifestation of Rendu-Osler-Weber disease. Neuroradiology. 1995;37:60-4.

[90] Vinuela F, Drake CG, Fox AJ, Pelz DM. Giant intracranial varices secondary to high-flow arteriovenous fistulae. J Neurosurg. 1987;66:198-203.

[91] Paramasivam S, Toma N, Niimi Y, Berenstein A. De novo development of dural arteriovenous fistula after endovascular embolization of pial arteriovenous fistula. J Neurointerv Surg. 2013;5:321-6.

[92] Madsen PJ, Lang SS, Pisapia JM, Storm PB, Hurst RW, Heuer GG. An institutional series and literature review of pial arteriovenous fistulas in the pediatric population: clinical article. J Neurosurg Pediatr. 2013;12:344-50.

[93] Lasjaunias PL, Chng SM, Sachet M, Alvarez H, Rodesch G, Garcia-Monaco R. The management of vein of Galen aneurysmal malformations. Neurosurgery. 2006;59:S184-94. discussion S3-13.

[94] Mickle JP, Quisling RG. The transtorcular embolization of vein of Galen aneurysms. J Neurosurg. 1986;64(5):731.

[95] Gailloud P, O'Riordan DP, Burger I, Lehmann CU. Confirmation of communication between deep venous drainage and the vein of galen after treatment of a vein of Galen aneurysmal malformation in an infant presenting with severe pulmonary hypertension. AJNR Am J Neuroradiol. 2006;27:317-20.

[96] Gupta AK, Varma DR. Vein of Galen malformations: review. Neurol India. 2004;52:43-53.

[97] Said MM, Rais-Bahrami K. Umbilical artery catheterization. In: MacDonald MG, editor. Atlas of procedures in neonatology. Philadelphia: Lippincott, Williams, and Wilkins; 2013. p. 156-72.

[98] Yan J, Wen J, Gopaul R, Zhang CY, Xiao SW. Outcome and complications of endovascular embolization for vein of Galen malformations: a systematic review and meta-analysis. J Neurosurg. 2015;123:872-90.

[99] Hurst RW, Kagetsu NJ, Berenstein A. Angiographic findings in two cases of aneurysmal malformation of vein of Galen prior to spontaneous thrombosis: therapeutic implications. AJNR Am J Neuroradiol. 1992;13:1446-50.

[100] Nikas DC, Proctor MR, Scott RM. Spontaneous thrombosis of vein of Galen aneurysmal malformation. Pediatr Neurosurg. 1999;31:33-9.

[101] Meyers PM, Halbach VV, Phatouros CP, et al. Hemorrhagic complications in vein of Galen malformations. Ann Neurol. 2000;47:748-55.

[102] Ashida Y, Miyahara H, Sawada H, Mitani Y, Maruyama K. Anesthetic management of a neonate with vein of Galen aneurysmal malformations and severe pulmonary hypertension. Paediatr Anaesth. 2005;15:525-8.

[103] Lin SJ, Koltz PF, Davis W, Vicari F. Lower extremity ischemia following umbilical artery catheterization: a case study and clinical update. Int J Surg. 2009;7:182-6.

[104] Barrow DL, Spector RH, Braun IF, Landman JA, Tindall SC, Tindall GT. Classification and treatment of spontaneous carotid-cavernous sinus fistulas. J Neurosurg. 1985;62:248-56.

[105] Halbach VV, Hieshima GB, Higashida RT, Reicher M. Carotid cavernous fistulae: indications for urgent treatment. AJR Am J Roentgenol. 1987;149:587-93.

[106] Higashida RT, Hieshima GB, Halbach VV, Bentson JR, Goto K. Closure of carotid cavernous sinus fistulae by external compression of the carotid artery and jugular vein. Acta Radiol Suppl. 1986;369:580-3.

[107] Guglielmi G, Vinuela F, Duckwiler G, Dion J, Stocker A. High-flow, small-hole arteriovenous fistulas: treatment with electrodetachable coils. AJNR Am J Neuroradiol. 1995;16:325-8.

[108] Siniluoto T, Seppanen S, Kuurne T, Wikholm G, Leinonen S, Svendsen P. Transarterial embolization of a direct carotid cavernous fistula with Guglielmi detachable coils. AJNR

Am J Neuroradiol. 1997;18;519-23.

[109] Suzuki S, Lee DW, Jahan R, Duckwiler GR, Vinuela F. Transvenous treatment of spontaneous dural carotid-cavernous fistulas using a combination of detachable coils and Onyx. AJNR Am J Neuroradiol.2006;27:1346-9.

[110] Wakhloo AK, Perlow A, Linfante I, et al. Transvenous n-butyl-cyanoacrylate infusion for complex dural carotid cavernous fistulas: technical considerations and clinical outcome. AJNR Am J Neuroradiol. 2005;26:1888-97.

[111] Luo CB, Teng MM, Chang FC, Chang CY. Transarterial balloon-assisted n-butyl-2-cyanoacrylate embolization of direct carotid cavernous fistulas. AJNR Am J Neuroradiol. 2006;27:1535-40.

[112] Nossek E, Zumofen D, Nelson E, et al. Use of pipeline embolization devices for treatment of a direct carotid-cavernous fistula. Acta Neurochir. 2015;157:1125-9. discussion 30.

[113] Roy AK, Grossberg JA, Osbun JW, et al. Carotid cavernous fistula after Pipeline placement: a single-center experience and review of the literature. J Neurointerv Surg. 2017;9:152-8.

[114] Marden FA, Sinha Roy S, Malisch TW. A novel approach to direct carotid cavernous fistula repair: HydroCoil-assisted revision after balloon reconstruction. Surg Neurol. 2005;64:140-3. discussion 3.

[115] Russell EJ, Reddy V, Rovin R. Combined arterial and venous approaches for cure of carotid-cavernous sinus fistula in a patient with fibromuscular dysplasia. Skull Base Surg. 1994;4:103-9.

[116] Halbach VV, Higashida RT, Hieshima GB, Hardin CW, Pribram H. Transvenous embolization of dural fistulas involving the cavernous sinus. AJNR Am J Neuroradiol. 1989;10:377-83.

[117] Gomez F, Escobar W, Gomez AM, Gomez JF, Anaya CA. Treatment of carotid cavernous fistulas using covered stents: midterm results in seven patients. AJNR Am J Neuroradiol. 2007;28:1762-8.

[118] Wang W, Li MH, Li YD, Gu BX, Lu HT. Reconstruction of the internal carotid artery after treatment of complex traumatic direct carotid-cavernous fistulas with the Willis covered stent: a retrospective study with long-term follow-up. Neurosurgery. 2016;79:794-805.

[119] Debrun GM. Treatment of traumatic carotid-cavernous fistula using detachable balloon catheters. AJNR Am J Neuroradiol. 1983;4:355-6.

[120] Masaryk TJ, Perl J 2nd, Wallace RC, Magdinec M, Chyatte D. Detachable balloon embolization: concomitant use of a second safety balloon. AJNR Am J Neuroradiol. 1999;20:1103-6.

[121] Halbach VV, Higashida RT, Hieshima GB, Norman D. Normal perfusion pressure breakthrough occurring during treatment of carotid and vertebral fistulas. AJNR Am J Neuroradiol. 1987;8:751-6.

[122] Yang ZJ, Li HW, Wu LG, et al. Prognostic analysis and complications of traumatic carotid cavernous fistulas after treatment with detachable balloon and/or coil embolization. Chin J Traumatol. 2004;7:286-8.

[123] Bink A, Goller K, Luchtenberg M, et al. Long-term outcome after coil embolization of cavernous sinus arteriovenous fistulas. AJNR Am J Neuroradiol. 2010;31:1216-21.

[124] Debrun G, Lacour P, Vinuela F, Fox A, Drake CG, Caron JP. Treatment of 54

traumatic carotid-cavernous fistulas.J Neurosurg. 1981;55;678-92.

[125] Cognard C, Gobin YP, Pierot L, et al. Cerebral dural arteriovenous fistulas; clinical and angiographic correlation with a revised classification of venous drainage. Radiology. 1995; 194;671-80.

[126] Luciani A, Houdart E, Mounayer C, Saint Maurice JP, Merland JJ. Spontaneous closure of dural arteriovenous fistulas; report of three cases and review of the literature. AJNR Am J Neuroradiol. 2001;22;992-6.

[127] Kiyosue H, Hori Y, Okahara M, et al. Treatment of intracranial dural arteriovenous fistulas; current strategies based on location and hemodynamics, and alternative techniques of transcatheter embolization. Radiographics.2004;24;1637-53.

[128] Pan HC, Sun MH, Sheehan J, et al. Radiosurgery for dural carotid-cavernous sinus fistulas; Gamma Knife compared with XKnife radiosurgery. J Neurosurg. 2010;113(Suppl); 9-20.

[129] Olutola PS, Eliam M, Molot M, Talalla A. Spontaneous regression of a dural arteriovenous malformation.Neurosurgery. 1983;12;687-90.

[130] Lewis AI, Tomsick TA, Tew JM, Jr. Management of tentorial dural arteriovenous malformations; transarterial embolization combined with stereotactic radiation or surgery. J Neurosurg 1994;81;851-859.

[131] Halbach VV, Higashida RT, Hieshima GB, Wilson CB, Barnwell SL, Dowd CF. Dural arteriovenous fistulas supplied by ethmoidal arteries. Neurosurgery. 1990;26;816-23.

[132] Defreyne L, Vanlangenhove P, Vandekerckhove T, et al. Transvenous embolization of a dural arteriovenous fistula of the anterior cranial fossa; preliminary results. AJNR Am J Neuroradiol. 2000;21;761-5.

[133] Mironov A. Selective transvenous embolization of dural fistulas without occlusion of the dural sinus. AJNR Am J Neuroradiol. 1998;19;389-91.

[134] Okahara M, Kiyosue H, Tanoue S, et al. Selective transvenous embolization of dural arteriovenous fistulas involving the hypoglossal canal. Interv Neuroradiol. 2007;13;59-66.

[135] McDougall CG, Halbach VV, Dowd CF, Higashida RT, Larsen DW, Hieshima GB. Dural arteriovenous fistulas of the marginal sinus. AJNR Am J Neuroradiol. 1997;18; 1565-72.

[136] Ng PP, Halbach VV, Quinn R, et al. Endovascular treatment for dural arteriovenous fistulae of the superior petrosal sinus. Neurosurgery. 2003;53;25-32. discussion-3.

[137] Barnwell SL, Halbach VV, Dowd CF, Higashida RT, Hieshima GB. Dural arteriovenous fistulas involving the inferior petrosal sinus; angiographic findings in six patients. AJNR Am J Neuroradiol. 1990;11;511-6.

[138] Guedin P, Gaillard S, Boulin A, et al. Therapeutic management of intracranial dural arteriovenous shunts with leptomeningeal venous drainage; report of 53 consecutive patients with emphasis on transarterial embolization with acrylic glue. J Neurosurg. 2010;112; 603-10.

[139] van Rooij WJ, Sluzewski M. Curative embolization with Onyx of dural arteriovenous fistulas with cortical venous drainage. AJNR Am J Neuroradiol. 2010;31;1516-20.

[140] Chiu AH, Aw G, Wenderoth JD. Double-lumen arterial balloon catheter technique for Onyx embolization of dural arteriovenous fistulas; initial experience. J Neurointerv Surg. 2014;6;400-3.

[141] Oishi H, Arai H, Sato K, Iizuka Y. Complications associated with transvenous embolisa-

tion of cavernous dural arteriovenous fistula. Acta Neurochir. 1999;141:1265-71.

[142] Zurin AA, Ushikoshi S, Houkin K, Kikuchi Y, Abe H, Saitoh H. Cerebral abscess as an unusual complication of coil embolization in a dural arteriovenous fistula. Case report. J Neurosurg. 1997;87:109-12.

[143] Borg A, Ekanayake J, Mair R, et al. Preoperative particle and glue embolization of meningiomas: indications, results and lessons learned from 117 consecutive patients. Neurosurgery. 2013;73:ons244-51.

[144] Bendszus M, Klein R, Burger R, Warmuth-Metz M, Hofmann E, Solymosi L. Efficacy of trisacryl gelatin microspheres versus polyvinyl alcohol particles in the preoperative embolization of meningiomas. AJNR Am J Neuroradiol. 2000;21:255-61.

[145] Laurent A, Wassef M, Chapot R, Houdart E, Merland JJ. Location of vessel occlusion of calibrated tris-acryl gelatin microspheres for tumor and arteriovenous malformation embolization. J Vasc Interv Radiol. 2004;15:491-6.

[146] Kallmes DF, McGraw JK, Evans AJ, et al. Thrombogenicity of hydrophilic and nonhydrophilic microcatheters and guiding catheters. AJNR Am J Neuroradiol. 1997;18:1243-51.

[147] Ladner TR, He L, Davis BJ, Yang GL, Wanna GB, Mocco J. Initial experience with dual-lumen balloon catheter injection for preoperative Onyx embolization of skull base paragangliomas. J Neurosurg. 2016;124:1813-9.

[148] Shah AH, Patel N, Raper DM, et al. The role of preoperative embolization for intracranial meningiomas. J Neurosurg. 2013;119:364-72.

[149] Rangel-Castilla L, Shah AH, Klucznik RP, Diaz OM. Preoperative Onyx embolization of hypervascular head, neck, and spinal tumors: experience with 100 consecutive cases from a single tertiary center. J Neurointerv Surg.2014;6:51-6.

[150] Lanzino G. Embolization of meningiomas. J Neurosurg. 2013;119:362-3.

[151] Bendszus M, Monoranu CM, Schutz A, Nolte I, Vince GH, Solymosi L. Neurologic complications after particle embolization of intracranial meningiomas. AJNR Am J Neuroradiol. 2005;26:1413-9.

[152] Singla A, Deshaies EM, Melnyk V, et al. Controversies in the role of preoperative embolization in meningioma management. Neurosurg Focus. 2013;35:E17.

[153] Hanak BW, Haussen DC, Ambekar S, Ferreira M Jr, Ghodke BV, Peterson EC. Preoperative embolization of intracranial hemangiopericytomas: case series and introduction of the transtumoral embolization technique. J Neurointerv Surg. 2016;8:1084-94.

[154] Rodesch G, Lasjaunias P. Embolization of meningiomas. In: Al-Mefty O, editor. Meningiomas. New York: Raven Press; 1991. p. 285-97.

[155] Nelson PK, Setton A, Choi IS, Ransohoff J, Berenstein A. Current status of interventional neuroradiology in the management of meningiomas. Neurosurg Clin N Am. 1994;5:235-59.

[156] Ahuja A, Gibbons KJ. Endovascular therapy of central nervous system tumors. Neurosurg Clin N Am.1994;5:541-54.

[157] Kai Y, Hamada J, Morioka M, Yano S, Todaka T, Ushio Y. Appropriate interval between embolization and surgery in patients with meningioma. AJNR Am J Neuroradiol. 2002;23:139-42.

[158] Chun JY, McDermott MW, Lamborn KR, Wilson CB, Higashida R, Berger MS. Delayed surgical resection reduces intraoperative blood loss for embolized meningiomas. Neurosur-

gery. 2002;50;1231-5. discussion 5-7.

[159] Eskridge JM, McAuliffe W, Harris B, Kim DK, Scott J, Winn HR. Preoperative endovascular embolization of craniospinal hemangioblastomas. AJNR Am J Neuroradiol. 1996; 17;525-31.

[160] Ng HK, Poon WS, Goh K, Chan MS. Histopathology of post-embolized meningiomas. Am J Surg Pathol.1996;20;1224-30.

[161] Perry A, Chicoine MR, Filiput E, Miller JP, Cross DT. Clinicopathologic assessment and grading of embolized meningiomas: a correlative study of 64 patients. Cancer. 2001;92; 701-11.

[162] Head, neck, and brain tumor embolization. AJNR Am J Neuroradiol. 2001;22;S14-5.

[163] Chan RC, Thompson GB. Ischemic necrosis of the scalp after preoperative embolization of meningeal tumors.Neurosurgery. 1984;15;76-81.

[164] Turner T, Trobe JD, Deveikis JP. Sequential branch retinal artery occlusions following embolization of an intracranial meningioma. Arch Ophthalmol. 2002;120;857-60.

[165] Persky MS, Setton A, Niimi Y, Hartman J, Frank D, Berenstein A. Combined endovascular and surgical treatment of head and neck paragangliomas—a team approach. Head Neck. 2002;24;423-31.

[166] Friedrich H, Hansel-Friedrich G, Zeumer H. Intramedullary vascular lesions in the high cervical region: transoral and dorsal surgical approach. Two case reports. Neurosurg Rev. 1990;13;65-71.

[167] Takeuchi S, Tanaka R, Fujii Y, Abe H, Ito Y. Surgical treatment of hemangioblastomas with presurgical endovascular embolization. Neurol Med Chir (Tokyo). 2001;41;246-51. discussion 51-2.

[168] Cornelius JF, Saint-Maurice JP, Bresson D, George B, Houdart E. Hemorrhage after particle embolization of hemangioblastomas: comparison of outcomes in spinal and cerebellar lesions. J Neurosurg. 2007;106;994-8.

[169] Brinjikji W, Lanzino G, Cloft HJ. Cerebrovascular complications and utilization of endovascular techniques following transsphenoidal resection of pituitary adenomas: a study of the Nationwide Inpatient Sample 2001-2010.Pituitary. 2014;17;430-5.

[170] Gardner PA, Tormenti MJ, Pant H, Fernandez-Miranda JC, Snyderman CH, Horowitz MB. Carotid artery injury during endoscopic endonasal skull base surgery: incidence and outcomes. Neurosurgery 2013;73;ons261-ons269;discussion ons9-70.

[171] Saatci I, Cekirge HS, Ozturk MH, et al. Treatment of internal carotid artery aneurysms with a covered stent: experience in 24 patients with mid-term follow-up results. AJNR Am J Neuroradiol. 2004;25;1742-9.

[172] Amenta PS, Starke RM, Jabbour PM, et al. Successful treatment of a traumatic carotid pseudoaneurysm with the pipeline stent: case report and review of the literature. Surg Neurol Int. 2012;3;160.

[173] Sylvester PT, Moran CJ, Derdeyn CP, et al. Endovascular management of internal carotid artery injuries secondary to endonasal surgery: case series and review of the literature. J Neurosurg. 2016;125;1256-76.

[174] Zhuang Q, Buckman CR, Harrigan MR. Coil extrusion after endovascular treatment. Case illustration. J Neurosurg.2007;106;512.

[175] Struffert T, Buhk JH, Buchfelder M, Rohde V, Doerfler A, Knauth M. Coil migration after endovascular coil occlusion of internal carotid artery pseudoaneurysms within the

sphenoid sinus. Minim Invasive Neurosurg.2009;52:89-92.

[176] Beaty NB, Jindal G, Gandhi D. Micro Vascular Plug (MVP)-assisted vessel occlusion in neurovascular pathologies: technical results and initial clinical experience. J Neurointerv Surg. 2015;7:758-61.

[177] Mandai S, Sakurai M, Matsumoto Y. Middle meningeal artery embolization for refractory chronic subdural hematoma.Case report. J Neurosurg. 2000;93:686-8.

[178] Kim E. Embolization therapy for refractory hemorrhage in patients with chronic subdural hematomas. World Neurosurg. 2017.

[179] Tempaku A, Yamauchi S, Ikeda H, et al. Usefulness of interventional embolization of the middle meningeal artery for recurrent chronic subdural hematoma: five cases and a review of the literature. Interv Neuroradiol.2015;21:366-71.

第7章　颅外和脊髓栓塞

第一节　头颈部动脉栓塞

一、适应证

1. 出血
(1)特发性鼻出血(非常常见)。
(2)创伤后(常见)。
(3)手术后(偶尔)。
(4)肿瘤出血(偶尔)。
(5)放射治疗后变化(偶尔)。
2. 颈动脉突然出血综合征[主要是以上(3)～(5)问题]
3. 颅外血管性肿瘤,术前栓塞(常见)或姑息性栓塞(罕见)
(1)幼稚型鼻咽纤维血管瘤。
(2)副神经节瘤(又称化学感受器瘤、血管球瘤)。
(3)多种其他原发性和转移性血管瘤。
4. 颅外动静脉畸形(AVM)(少见)
(1)浅表的 AVM。
(2)骨内 AVM。
(3)弥漫 AVM。
(4)眶内 AVM。
5. 颅外动静脉瘘(AVF)
(1)先天性瘘(很少见)。
(2)硬脑膜动静脉瘘(参考第 11 章)。
(3)创伤后瘘(偶尔)。
(4)手术后瘘(偶尔)。

二、相对禁忌证

1. 供血动脉供应功能区(如脑、眼或脊髓)。
2. 血管解剖条件差,难以到位(例如,血管过度迂曲、血管发育异常)。
3. 显著的动脉粥样硬化病或高流量血管病变影响母血管(例如,路径血管闭塞或狭窄)。

4. 危及生命的造影剂过敏。

5. 凝血功能障碍或肝素过敏。

6. 活动期细菌感染(即在血管内治疗时存在菌血症)。

三、技术与器材

(一)评估

1. 病史和体格检查。

2. 神经系统检查。

3. 血液化验(CBC,BUN,Cr,PT,PTT)。

4. 影像学。

(1)病变部位的 CT 或磁共振。

(2)CTA 或 MRA。

(3)如果可能的话血管造影。

(4)影像方面的关注点。

①病变的位置,手术潜在的风险区域,病变的大小和形态。

②是否累及颅骨或脊柱。

③血流模式(例如,高流量还是低流量的动静脉分流)。

④母血管的解剖。

⑤病变的血管架构(例如,AVM 血管巢或高流量 AVF 或混合病变或肿瘤)。

⑥有无相关的血管病变存在(例如,动脉瘤、多发性动静脉畸形或动静脉瘘)。

⑦计划栓塞材料到位部位。

⑧路径血管解剖。

⑨路径血管有无狭窄。

(二)治疗策略

最好术前 1 天或更早,评估患者和影像资料。应提前制订整体治疗策略及明确栓塞在治疗中的作用。治疗计划应包括:

1. 路径血管的选择。

2. 导引导管的选择。

3. 微导管与微导丝的选择。

4. 要使用的栓塞剂。

5. 准备栓塞的目标血管。

6. 单次手术与分阶段手术。

7. 保护神经功能的术前准备(如诱发试验、神经电生理监测)。

(三)术前准备

1. 一个或两个外周静脉通道。

2. 术前 6 小时禁食不禁药。

3. 对胰岛素控制高血糖患者术前给予正常剂量的半量。

4. 留置导尿。

5. 术前确保备齐可能需要的所有器材。

6. 术前给予地塞米松，术前 2～3 天 2mg 口服/静脉，6 小时一次，减轻肿胀的风险。

7. 患者近期有出血。

（1）术前建立动脉通路和大口径静脉通路。

（2）如果气道受阻，应行气管插管，机械通气。

（四）清醒还是睡眠

1. 作为常规，颅外动脉栓塞手术应该清醒。

2. 例外，儿童患者气道不稳定（如鼻出血的患者）和手术时间预计会很长。

（五）血管通路阶段

路径技术概述见第 4 章。

1. 在股动脉放置 6F 鞘　如果通过鞘监测动脉压或者预计使用近端球囊导管，需要用 7F 鞘。如果要置入支架需要更大的鞘。

2. 全身抗凝　任何血管置入导管都可以发生血栓栓塞并发症。一些术者主张所有栓塞手术都使用肝素，而一些术者几乎从不使用肝素。

①谁是谁非：全身静脉肝素抗凝在没有活动性出血的患者中风险相对较小，比较明智的决定是使用肝素，因为其相对低风险并且可以快速地被鱼精蛋白逆转。

②静脉注射肝素剂量：5000U 或 70U/kg，然后每小时 1000U。

3. 导引导管的选择　大内径、较硬的导引导管最适合颈外动脉的定位和栓塞。大内径可以使用大的微导管，并能在微导管到位后通过导引导管进行高质量造影。

①Envoy® (Codman Neurovascular，Raynham，MA)

②Guider Softip™ XF 导引导管 (Stryker Neurovascular，Fremont，CA)

③Cook Shuttle® (Cook Medical，Bloomington，IN)

④4F Berenstein Ⅱ (Cordis Endovascular，Miami Lakes，FL)

比较适合颈外栓塞，因为它可以很容易地放置到颈远端外，甚至能以较小的创伤超选放入个别分支血管。它就像一个小的 Envoy®。

4. 导引导管到位

（1）颈动脉系统：使用路径图，通过亲水导丝推进导引导管进入 ECA，并进入病变供血动脉的直线段近端。导引导管尽量"高位"，可增加导引导管的稳定性并能够提高微导管和微丝的操控性。当目标为 ECA 的近端分支，如咽升动脉或甲状腺上动脉，导引导管的头端可能需要置于颈总动脉的远端。对于非常迂曲的 ECA，导引导管可置于迂曲近端。血管中等迂曲不宜通过较硬的导管拉直，因为导引导管可引起血管痉挛甚至夹层。因此，最好导引导管置于相对近端的位置。如果需要增强稳定性,相对较硬的 0.014in 导丝可以穿过导引导管作为"伴行导丝",如果导管管腔足够大,可并行微导管。双导丝将有助于保持导引导管位置。

(2)锁骨下动脉系统。

①使用路径图,导引导管置于目标分支的近端。甲状颈干和肋颈干有时可以直接置入导引导管,但更多的时候,导引导管必须放置在锁骨下动脉近端。

②导引导管在近端锁骨下动脉栓塞时常需要双导丝。

(3)导引导管到位后进行造影,检查导引导管头端是否存在血管痉挛或血管夹层。如果导管头端诱发的血管痉挛影响了血流,导管头端回撤几毫米就可以恢复血流。

(六)微导管到位阶段

一旦导引导管稳定到位,推进注射栓塞材料的微导管到目标位置。

1. 工作视角

(1)获得放大的 PA 位和侧位工作角度,并确保至少一个视野可见导引导管。

(2)导引中使用双平板路径图。

2. 微导管的选择

(1)有许多微导管,最佳选择取决于目标血管大小、距离,使用什么栓塞剂,以及操作者的训练和经验。更多微导管的细节见第 4 章。

(2)用于颅外动脉栓塞的微导管:这些是目前最常用的导丝微导管,可满足几乎所有的手术。

例如:Excelsior® 10-18(Stryker Neurovascular,Fremont,CA),Prowler®(Codman Neurovascular,Raynham,MA),Echelon™(ev3 Neurovascular,Irvine,CA)。

(3)血流导向微导管。这些导管头端非常柔软,可以无创伤地进入非常小的血管。然而,它们比较脆弱和不稳定,除在某些动静脉畸形情况下,很少用于颅外栓塞。

例如:Magic®(AIT-Balt,Miami,FL)Marathon™ 或 Ultraflow™(ev3 Neurovascular,Irvine,CA)。

(4)可操控微导管。最不常见,基本上是导丝导引导管,具有附加的易于操作的微导管头端。

例如:Plato™ Microcath(Scientia,Reno,NV)。

(5)使用弹簧圈时要用双标记导丝导引微导管,而不是单标记导管。在可脱弹簧圈中使用的微导管的两个标记之间距离为 3cm,可确定弹簧圈到位。这个功能也可用于校准和测量。双标记导管头端 3cm 相较于单标记导管较硬,但除可以释放弹簧圈外不影响使用栓塞剂。

3. 微导丝的选择

(1)有各种不同性质的微导丝可用,如尺寸、柔软性、可透视性、可塑性和可操控性、示踪性和扭矩控制性等。适用于神经血管内手术的微导丝一般有亲水涂层以减少摩擦。

(2)导丝头端可以塑形或可出厂时预成形。可塑形导丝头端通常是铂金,透视下可见。

(3)微导丝尺寸范围从 0.008in 微小的 Mirage™(ev3 Neurovascular,Irvine,CA) 到 0.010in,甚 至 0.014in,一 直 到 0.016in Headliner™(Microvention/Terumo,Tustin,CA)。较大直径导丝可用,但在一般常用微导管中比较紧,在小血管中导引较硬。

(4)一般情况下,0.014in 导丝被用于颅外栓塞,因为其扭矩可控性好,并与大多数微导管兼容。

(5)Synchro® 或 Transend® EX(Stryker Neurovascular,Fremont,CA)是常用的高效、灵活易控的导丝。

(6)在曲折的颈外动脉分支内使用光滑的无创 J 形头 Headliner™(Microvention/Terumo,Tustin,CA)导丝。

4. 微导管冲洗

(1)肝素盐水(每500ml 盐水 5000U 肝素)连续冲洗微导管及导引导管是十分重要的。肝素盐水冲洗确保了亲水涂层通过水合作用使微导丝摩擦力最小。

(2)全程注意微导管(和导引导管)及 Y 形阀,以确定无血栓或气泡形成。

(3)应定期观察肝素盐水滴注,以确保其缓慢滴注,而不是连续输注,且盐水袋仍有足够的液体。

5. 微导管/微导丝准备

(1)从包装中取出微导管和冲洗塑料鞘以滋润亲水涂层。

(2)必要时,微导管的头端可通过包装内的内芯蒸汽成形。

(3)将微导丝置入微导管,微导丝的头端超出微导管的末端,微导丝的头端塑形。扭矩设备连接到微导丝。

(4)拧紧 Y 形阀与微导管防止冲洗漏水,并便于操作微导丝。

6. 导引微导管

(1)小心地将微导管置入导引导管的 Y 形阀并推送到导引导管的头端。Echelon™ 和 Rebar®(ev3 Neurovascular,Irvine,CA)都有指示导管头端接近 90cm 的导引导管的头端的标记,可减少透视。

(2)小心在路径图指导下推进微导丝,然后跟进微导管。在血管较直的节段可直接推进微导管的头端。

(3)通过旋转微导丝小心地通过弯曲和血管分叉。

(4)固定微导丝,微导管沿导丝通过弯曲。

(5)为减少微导管和微导丝之间的摩擦,可以轻轻回拉和(或)旋转导丝。

(6)全程注意导引导管的位置,因为任何微导管的前进阻力都不可避免地传导成为后推导引导管的力量。

(7)不时轻轻小幅后拉微导管以消除冗余。

(8)不时检查连接到导引导管和微导管的肝素盐水冲洗线路的滴速和有无气泡。

(9)当微导管到位后,取出微导丝和透视微导管的头端,移动微导丝往往能释放储存在微导管的能量,使其移动(通常向前)。

(10)通过微导管造影确认微导管位置和通畅。造影过程中的阻力过大提示微导管有扭结。扭结可以通过向后轻拉导管得到解决。向扭结的导管注射造影剂或栓塞材料可导致导管破裂产生灾难性后果。

(11)微导管造影可显示。

①是否到位。

②是否有危险吻合。

③流速率用以选择栓塞剂和注射速度。

④微导管头部的近端到远端都没有造影剂影像。发生这种情况说明,该微导管存在无法修复的损伤,不能用于栓塞。

(12)一旦微导管到位,并完成微导管造影,可根据需要来进行诱发试验(见下文)。

(13)栓塞阶段可以开始(见下文)。

7. 血流导向微导管的导引　血流导向微导管通常用于输送液体栓塞剂,通常用于治疗动静脉畸形或动静脉瘘。这些情况下的高血流量状态极大地方便了微导管快速、准确的到位。但在颅外系统,即使是富血病变,流速也小于颅内循环。因此,这些微导管的血流导向特性在颅外循环不突出。这些导管仍可以使用,但技术上与导丝导引微导管几乎相同,所不同的是必须使用 0.010in 或更小的微导丝。如果要使用 Onyx®(ev3,Irvine,CA)栓塞,必须使用 DMSO 兼容微导管。

8. 可操控微导管的导引　颅外动脉栓塞很少需要可操控微导管。它们适合使用弹簧圈栓塞。它们的到位技术与导丝导引技术非常相似,但具有特殊的可操控特性。Plato™ Microcath(Scientia,Reno,NV)是一种完全不同的微导管,尽管写本书时,只批准了在欧洲上市。这几乎是唯一真正的可控微导管。这种微导管使用的进一步讨论在第 5 章。

9. 诱发试验(第 4 章)　是为了证实被栓塞血管没有危险吻合到中枢神经系统或脑神经。药物制剂,如异戊巴比妥和利多卡因栓塞之前将注入血管中,查看患者有无神经功能障碍。注射异戊巴比妥测试中枢神经系统神经细胞胞体的血供，注射利多卡因测试神经轴突等，如脑神经。大多情况下是在患者清醒时完成的，但也可在患者全身麻醉下利用神经电生理监测来完成，如脑电图（EEG）、躯体感觉诱发电位（SSEP）、脑干诱发电位（BAER）和（或）运动诱发电位（MEP）。监测也存在假阴性，因为药剂可以通过血流优先到达异常部位，所以即使试验表明，可以安全地栓塞，医师也不能盲目地产生安全的错觉。在高流量病变如 AVM 或 AVF 尤其如此。仔细观察微导管造影可能与诱发试验一样灵敏，排除高风险区域。异戊巴比妥和利多卡因试验阴性的血管栓塞后，在部分栓塞血管后，血流模式、影像或其他血管可能发生变化。可考虑重复诱发试验，如果诱发试验仍为阴性再进行进一步栓塞。

（七）注射器的安全

本书中所讨论的过程许多需要注射器来抽取多种试剂。例如，涉及诱发试验的栓塞过程需要有局部麻醉药、盐水、造影剂、异戊巴比妥、利多卡因、栓塞材料等，区分这些含有不同药剂的注射器十分必要。混淆了抽有麻醉药、造影剂、冲洗生理盐水或栓塞材料的注射器可能会导致灾难性的后果。使用不同尺寸和设计的自定义、标记的、彩色的注射器（Merit Medical，South Jordan，UT）抽取不同药剂。在任何时候使用相同类型的注射器抽取特定的药剂并教育团队新成员以减少混乱和避免失误。

（八）栓塞阶段

多种栓塞剂可用，一些可能比其他更有效。选择过程中的一个最重要原则是，术者使用他（她）最有经验和感到舒适的种类。

1. 栓塞材料的选择

（1）液体栓塞剂：最常用的颅内栓塞剂。

①氰基丙烯酸酯（又称胶）：这些丙烯酸剂是液体状态，当它们接触血液的氢氧根离子发生聚合，主要用于颅内栓塞。在美国最常见的丙烯酸剂是氰基丙烯酸正丁酯（nBCA）Trufill®（Codman Neurovascular，Raynham，MA）。聚合时间可通过加入油基造影剂，例如 Ethiodol®（Savage Laboratories，Melville，NY）或冰醋酸进行调整。胶注射在颅外血管可引起相当大的痛苦，因此主要是用于脊髓栓塞，用于头部罕见的高流量瘘和颈部血管活性出血或直接经皮穿刺栓塞血管性肿瘤。

②沉淀聚合物（又名非黏性液体栓塞剂）：这些是不溶于血液或水的聚合物，但能溶解在非水溶剂。当注射入血管系统，溶剂消散和聚合物沉淀形成固体栓塞剂。Onyx®（ev3，Irvine，CA）是沉淀聚合物的代表，并且 FDA 批准用于动静脉畸形使

用。该试剂通过微导管缓慢注射,所以不适合颅外循环大多数栓塞。Onyx 溶剂二甲基亚砜具有局部毒性可引起疼痛。Onyx® 另一个问题是用黑色的钽来使其不透射线,如果注入浅表血管可通过皮肤显现黑色。因此它像胶一样,罕见用于颅外治疗。

(2)硬化剂:硬化剂是液体制剂,通过促进血栓形成及内膜坏死,防止血管再通。无水乙醇是经脱水接近 100% 的纯乙醇。无水乙醇具有强致栓性和毒性。乙醇应避免或谨慎用于中枢神经系统附近的任何地方。患者在清醒时血管注射非常痛苦,如果用在浅表血管可导致皮肤坏死。因此,无水乙醇通常用于试图姑息栓塞的肿瘤和直接经皮硬化治疗头颈部的血管畸形或肿瘤。无水乙醇不应与 Absolut Vodka(Pernod Ricard,Paris,France)混淆,这是一个时尚的酒精饮料。

(3)颗粒:颗粒是头颈部颅外循环中最常用的栓塞剂。颗粒剂对于有毛细血管床病变如肿瘤,效果最好。如果颗粒太大或注入量过大可堵塞微导管。使用的技术都类似,与造影剂混合,由微导管注入。

①聚乙烯醇泡沫(又名 PVA)。是 PVA 的不规则形状的颗粒。例如:Contour® 栓塞颗粒(Boston Scientific,Natick,MA)或 PVA 泡沫栓塞颗粒(CookMedical,Bloomington,IN)。

②栓塞球:这些粒子被制造成光滑的、球形的形状。如 Spherical Contour SE™(Boston Scientific,Natick,MA)或 Bead Block™(Terumo Medical,Somerset,NJ)或 Embospheres®(Biosphere Medical,Rockland,MA)。

(4)缝合丝线:丝线的小段可以被置入微导管,然后通过注射造影剂或盐水推送到该血管。其他类型的缝线材料也可以以这种方式使用,但致栓效果稍差。

(5)可脱球囊:可脱球囊被连接到微导管,引导到需闭塞部位,充盈闭塞所述血管,然后从导管脱离并永久性置入。它们在颅外循环应用较少,一般用于高流量瘘或大血管闭塞。在写本文的时候,Goldballoon™ 球囊(Balt Extrusion,Montmorency,France)可在美国以外的大多数国家使用,但目前没有可脱球囊被批准用于北美市场。

(6)可推弹簧圈:铂金弹簧圈,通过微导管经推送导丝推送,有致栓纤维。例如Trufill® 可推弹簧圈(Codman Neurovascular,Raynham,MA),Hilal and Tornado® 微弹簧圈(Cook Medical,Bloomfield,IN),Fibered Platinum,Vortx® 弹簧圈(Boston Scientific,Natick,MA)。小的弹簧圈,例如 2mm 或 5mm 直弹簧圈或为 2mm×20mm 螺旋弹簧圈,可以通过微导管快速注射生理盐水或造影剂来快速输送至血管内。这些是用于颅外栓塞最常见的弹簧圈,可经济有效地闭塞血管。不过,颅外循环的中型血管闭塞罕见使用弹簧圈。弹簧圈最好用在颅外循环闭塞吻合血管,防止颗粒或液体栓子进入危险区域。

（7）可分离铂金弹簧圈：可分离铂金弹簧圈很少用在颅外栓塞。它们价格昂贵，并不能像可推弹簧圈一样有纤维可以有效地诱导血栓形成，并且释放也慢得多。更高的精确度和安全性在颅内循环之外通常不需要。它们在第 5 章讨论。

（8）可脱纤毛弹簧圈：这是可推纤维弹簧圈和可脱弹簧圈的混合体。

例如 Sapphire NXT™纤维弹簧圈（ev3，Irvine，CA）。它们与可推纤维弹簧圈有相同的功能，但增加了精度。但在颅外循环精度通常是不需要的。

（9）支架：支架很少用于栓塞颅外循环除了偶尔可能需要支架辅助弹簧圈栓塞的夹层动脉瘤或动静脉瘘。

Neuroform™（Stryker Neurovascular，Fremont，CA）和 Enterprise™（Codman Neurovascular，Raynham，MA）支架可以在小血管（最大 4.5mm 直径）使用，但说明书未标示用在颅外循环。当处理较大血管的 AVF 或假性动脉瘤，可用较大的颈动脉自膨胀支架包括 NexStent®（Boston Scientific，Natick，MA）或 Acculink™（Abbott Laboratories，Abbott Park，IL）在颈外栓塞的过程中保持大中型血管通畅。弹簧圈可放置在假性动脉瘤内或 AVF 的静脉端，而在动脉内支架可防止弹簧圈疝入载瘤动脉。本手册的作者们在外伤后颅外颈动脉宽颈假性动脉瘤或大创伤后颈动脉或椎动脉 AVF 的情况下使用支架辅助栓塞。临时在支架内使用不可拆卸球囊例如 Hyperform™（ev3，Irvine，CA），再在动脉瘤或瘘处使用弹簧圈或液体栓塞剂，可以防止弹簧圈或栓塞剂进入载瘤动脉。

标准的低覆盖率颅内支架像 Neuroform™或 Enterprise™有时可以从侧壁动脉瘤分流并诱导血栓形成而不需要使用弹簧圈。

AVF 由于血流较快，在支架置入后不会自发形成血栓。可使用覆膜支架，如 Jostent®（Abbott，Abbot Park，IL）。导丝导引的球扩覆膜支架可以迅速闭塞瘘，而不必使用弹簧圈。FDA-HDE 批准该支架用于修复破裂的 3～5mm 直径的冠状血管，说明书并未标示可用于其他部位。大血管（4～7.5mm）可用 Wallgraft™（Boston Scientific，Natick，MA）。自膨不锈钢支架比球扩支架创伤小，但需要更大的鞘（＞8F）。Viabahn®（W. L. Gore，Flagstaff，AZ）是有肝素涂层的自膨式镍钛合金支架，可兼容 MRI。这些后续支架，较小的需要 7F 鞘（5mm 或 6mm），较大的需要 8F（7mm 或 8mm）。所有这些覆膜支架都没有被美国 FDA 批准用于头颈部血管，但可用于血管活性出血的救急。

2. nBCA 栓塞技术 深入地讨论胶的注射技术见第 6 章。

(1)血流导引或导丝导引微导管到位以后,要排除脑、眼、脑神经或脊髓的任何潜在供血。此外,避免胶进入肌支或皮支,因为可能会造成剧痛。必要时做诱发试验。

(2)胶的准备。

①一个独立的无菌台准备 nBCA。所有人员在该台的操作应避免接触生理盐水,应戴防护眼镜。如果连接部位在注射过程中松脱,胶水可四溅并黏附。

②微导管造影,以确定多长时间造影剂能到达病变部位。经验法则:如果该时间<1 秒,使用至少 70% 浓度的胶(3 份 nBCA,1 份 Ethiodol®)。时间> 2 秒需要 50%(其中,1 份 nBCA,1 份 Ethiodol)或更稀。

③钽粉大大增加了胶的辐射不透明度,但不是必需的,除非该胶的浓度>70%。钽比较散乱,容易聚集,并且还能透过皮肤可见血管表浅的颜色,所以大多数术者在颅外循环从不使用。

④用标记的胶水兼容的 3ml 注射器抽取 Trufill® nBCA(Codman Neurovascular,Raynham,MA)(不要使用聚碳酸酯塑料的注射器,可能变软)。

⑤用带标记的注射器抽取 Ethiodol®,添加适当的量到抽胶的注射器以达到所需的浓度。

⑥准备 10~15 个标记的 3ml 注射器抽取 5% 葡萄糖溶液备用。

(3)注射技术。

①轻轻后拉微导管,以消除任何冗余,并轻轻旋转松开止血阀,至刚好防止导引导管内血液反流为止,而微导管不至于太紧。

②连接与胶兼容的阀门至微导管。Cook Medical(Bloomington,IN),耐高压的白色尼龙塑料单通道或三通道阀门,带有旋锁接口,注胶时口朝上。

③首选三通,因为连接注胶注射器时,可连接冲洗葡萄糖的注射器。这非常适用于推送技术(见下文)。

④用 5% 葡萄糖溶液彻底冲洗微导管。一般来说,5~10ml 就足以清除微导管内腔内所有盐水和(或)血液。

⑤当注入葡萄糖后,关闭旋塞,防止血液回流进入微导管。

⑥手持阀门使垂直,用葡萄糖注满接口。

⑦创建空白路径图,注胶时可见胶,同时连接好抽有 3ml 胶的注射器。

⑧迅速而稳定地注射,注意图像中胶的走向。胶尽量弥散到供血动脉及血管巢内。

⑨警惕胶沿导管的反流,是否进入静脉,以及是否从病灶反流到其他供血动脉分支。如果用的稀释胶发生以上情况,可暂停注射,然后再继续。有时胶会通过其他通道达到病灶。

⑩注胶速度可控。聚合发生在几秒钟之内。栓塞剂应滞留在"安全区",包括 AVM 血管巢、无任何正常分支的动脉、已闭塞血管巢以远无其他静脉汇入的静脉(图 7-2)。如果可疑胶回流、进入不该进的区域或者完成预设填充空间,应停止注射。连接注射器负压回抽,迅速、顺畅地完全退出微导管并丢弃。

⑪检查导引导管旋转止血阀有无残留胶,然后回抽和双冲洗开关、旋转止血阀和导引导管。

⑫彻底检查和冲洗导引导管后,将其重新插入所感兴趣的动脉内,进行动脉造影,以评价是否获得所需的结果。

3. Onyx® 栓塞技术

(1)准备。

①几小瓶 Onyx®[18 和(或)34]在自动混合器振荡 30 分钟,同时进行其他操作。Onyx 技术与使用 nBCA 胶技术类似,除需使用二甲基亚砜(DMSO)兼容的微导管,如 Rebar®(ev3,Irvine,CA)或更柔软的 Marathon™(ev3,Irvine,CA)。

②注意,诱发试验可导致假阴性,因为 Onyx® 可以很容易地进入无法通过微导管造影或巴比妥注射显示的区域。

③确认微导管到位,并微导管造影。选择一个角度显示微导管头端及其与以远所有动脉弯曲的关系、任何正常的近端分支及头端是否嵌顿。

④研究微导管造影,确定动静脉循环时间,观察目标血管的形态。

⑤根据供血动脉粗细和动静脉分流的程度选择预混合黏度。供血动脉粗,流速快需要 Onyx®34;供血动脉细,流速慢使用 Onyx®18。

⑥使用包装内专用注射器抽取 1ml DMSO 和 Onyx®。如果几分钟内没有使用,来回晃动 Onyx,防止钽粉沉淀。

⑦直接连接抽有 DMSO 的注射器到微导管尾端,轻推 1~2 分钟,填补微导管无效腔(通常是 0.2~0.3ml)。

⑧取下 DMSO 注射器,尾端朝上,DMSO 填充尾端。

⑨以 45°拿住导管尾端和 Onyx® 注射器,迅速将注射器连接到尾端,然后保持注射器垂直,注射器活塞向下(图 6-3)。使注射器内较重的 Onyx® 和微导管尾端较轻的 DMSO 之间分层,相较于两者混合,在图像上能显示地更清楚。

（2）Onyx注射技术。

①建立一个空白的路径图，以约为0.16ml/min的速率慢慢注入Onyx®。如果注射速率＞0.3ml/min，DMSO的毒性有损伤血管风险。

②只要能继续前进到异常血管区域，就继续注入Onyx®。如果沿导管反流、进入近端静脉或反流至其他供血动脉，暂停注射15秒，然后再恢复。如果Onyx®继续流向错误的方向，再次停顿15～30秒，然后再试一次。如果Onyx®流入更理想的途径，则继续缓慢注射。

③定期进行新的路径图。新的路径图去除了已经沉积的栓塞剂，更容易看到新注入的材料。在Onyx注射期间可进行导引导管造影，以确定是否仍有供血动脉或病灶，可通过微导管目前所在位置进行栓塞。

④注射Onyx®需要耐心，通常至少需要几分钟。

a. 由于性质是非黏性，部分沿导管末端的反流是没有问题的。但是要避免反流超过1cm，因为即使Onyx®也有可能粘住微导管。

b. 不要暂停注射超过2分钟，因为Onyx®可能凝固和堵塞微导管。

c. 切勿强行注入。如果强制注射，堵塞的微导管可能爆裂。

⑤当预期的血管空间填满，或Onyx®反复流入错的方向，停止注射，回抽注射器，从沉积Onyx®中缓慢回拉出微导管。

⑥从导引导管中抽出微导管，检查导引导管的Y形阀有无残留的Onyx®，然后回抽和冲洗开关、Y形阀、导引导管。

⑦检查完毕，通过导引导管造影，观察是否达到预期效果。

4. 乙醇栓塞技术

（1）乙醇栓塞很少用于颅外动脉栓塞。偶尔，微导管头端非常接近病变，以及直接穿刺浅表肿瘤或血管畸形（见下文）时可使用。

（2）一些术者使用乙醇栓塞AVM时，采用Swan-Ganz导管监测由于乙醇的肺效应引起的肺动脉高压。

（3）如果与颗粒混合，该技术本质上与标准颗粒栓塞（见下文）一样。当没有微粒时，该技术更像打胶。

（4）一定要检查注射器、三通和微导管尾端，在接触到乙醇后不会被降解。通常情况下，能承受胶或DMSO的器材都能承受乙醇，但最好首先进行测试。由于乙醇不是FDA批准的栓塞材料，厂商也指出，他们的产品未被批准用于注射乙醇。

（5）微导管到位后，根据需要做诱发试验。

（6）栓塞之前，通过微导管注射造影剂来估计目标血管所需的注射速率和体积。如果流速非常快，可以考虑置入一两个弹簧圈，以减缓血流。

（7）用生理盐水冲洗微导管，因为乙醇可能导致造影剂沉淀。

（8）用类似微导管造影的速度注入无水乙醇，但只使用大约微导管造影时50％造影剂的量。

（9）等待几分钟，然后重复造影。如果目标血管通畅，再团注少量乙醇，并再次等待。

（10）如果重复造影发现痉挛，等到缓解后，减少乙醇的量。

（11）之后反复团注，至少间隔 5～10 分钟，并检查血管通畅性。

（12）如果注射 20ml 乙醇后仍没有变化，考虑再置入弹簧圈，以减慢血流，便于乙醇起效，或尝试更好的栓塞剂。

（13）记住乙醇可以作用于内皮一段时间，也可以通过血管壁扩散到邻近组织，所以最好使用最小量乙醇。

5. 颗粒栓塞技术

（1）大多数颅外颗粒栓塞技术类似。

（2）最主要是避免颗粒堵塞微导管，尽量使用更大管腔的微导管，例如RapidTransit®（Codman Neurovascular，Raynham，MA）。

（3）微导管头端必须接近被栓塞病灶，并保持稳定，远离正常分支。

（4）选择的颗粒大小取决于病变目标血管的大小。一般情况下，肿瘤使用的颗粒<300μm，动静脉畸形使用的颗粒大于 300μm。

（5）如果有潜在的脑神经供血则使用大于 300μm 颗粒。

（6）用标记的 10ml 注射器抽取颗粒与经生理盐水稀释的造影剂［生理盐水:造影剂(50∶50)］的混合物，作为栓子库。

（7）颗粒必须稀释以减少堵塞微导管的风险。

（8）三通的一个内连接通道上连接注射器，另一个内连接通道上连接一个做好标记并带开关的 3ml 注射器。后者用于注射栓塞混合物。

（9）然后将三通连接到微导管的尾端。

（10）旋转开关，连通 10ml 和 3ml 注射器，造影剂/栓子混合物抽入 3ml 注射器，然后注入 10ml 注射器，来回几次，以确保颗粒悬浮液均匀。

（11）然后用 3ml 注射器抽取 1～2ml 的栓子悬浮液。

（12）在空白路径图指引下，以小的量(0.2ml)注入栓子并确保造影剂自由地在微导管头端流动。

（13）增加或减少注射的速率，取决于颗粒流出微导管的速度。

（14）每注射 3～5ml，或者微导管末端有颗粒聚集，暂停，然后断开 3ml 注射器，并重新连接另一个抽有用生理盐水以 50∶50 稀释的造影剂的 3ml 注射器。

（15）透视下轻轻冲洗微导管，请记住，微导管内仍然充满颗粒。

（16）只要造影剂流动通畅，就可以不断将 3ml 注射器内填满栓塞混合物，继续栓塞。

（17）10ml 注射器用完以后，经微导管超选造影观察血流是否改变。

(18)特别是动静脉畸形,可能需要一些时间和相当数量的颗粒才能闭塞。

(19)当整瓶颗粒用完而血流模式无变化,考虑用一两个弹簧圈减慢血流,或更换为不同的栓塞剂。

(20)注射时避免栓塞混合物沿微导管反流。如果看到反流,减缓或停止注射。

(21)如果注射遇到阻力,停止,断开3ml注射器,检查微导管尾端。如果栓子聚集在尾端,可用针或导丝导引器挑出,然后用造影剂轻轻冲洗。

(22)如果阻力仍然存在,不要试图强行注射,也不要用1ml的注射器,以达到更高的压力。强行注射颗粒堵塞的微导管可引起微导管破裂,甚至断成数段。

(23)当供血动脉血流显著放缓,停止注射。

(24)若颗粒栓塞后要达到更确切的闭塞,置入一个弹簧圈或吸收性明胶海绵。

(25)一定在送入弹簧圈前用造影剂或盐水冲洗微导管。在微导管内的颗粒可能会导致弹簧圈卡在微导管内。

(26)如果计划栓塞另一条供血动脉,即使微导管内似乎无颗粒了,最好回撤并丢弃之前的微导管,使用新的微导管。

6. 缝合丝线栓塞技术 见第6章。

7. 可脱球囊技术 见第6章。

8. 可推弹簧圈技术 见第6章。

9. 可脱弹簧圈技术 可脱弹簧圈使用的详细讨论在第5章颅内动脉瘤治疗。采用可脱弹簧圈治疗瘘在第6章。

10. AVF支架置入技术 支架在动脉瘤栓塞中的使用在第5章中讨论,在AVF中使用见第6章。

11. 覆膜支架置入治疗活动性出血

(1)首先置入较大的导引导管(最好使用6F Cook Shuttle)。对侧股动脉也可考虑置鞘,可以放置临时球囊导管在目标血管,节省支架准备时间。在通道阶段,血管内手术正在进行时,可临时行外包扎以控制出血。情急之下,可能需要手工压迫出血部位,直到出血被控制,但他们的手将暴露在X射线下并且可能影响透视成像。

(2)在外伤或颈动脉大出血时,不建议术前抗血小板药物治疗。只有在支架释放并止血后,给予患者负荷剂量的氯吡格雷(通常300~600mg)进行抗血小板治疗。

(3)支架的大小根据母动脉的直径(通常比母动脉稍宽)和病变长度(通常至少覆盖病灶两侧各4mm)。

(4)获得清晰的路径图,尽可能显示待处理出血部位的近端和远端。考虑在出血部位外部放置一个不透射线的标记,以确保即使患者移动,支架也能覆盖出血部位。

（5）300cm 0.014in 交换导丝配合微导管到达准备置入支架的病灶节段的尽可能远端。然后取出微导管留下交换导丝。小心不要损伤出血的血管。始终保持导丝头端视野内，并确保它在较大的血管中，不会损伤血管壁。

（6）沿导丝推进支架释放导管，轻轻后拉导丝，确保导丝头端保持在稳定的位置。

（7）一旦支架到位，去除导丝及支架释放导管的冗余。这是简单准确地释放支架的关键。

（8）导引导管造影。如果支架未处于合适的位置，改变位置，重新造影。

（9）到达横跨病变的合适位置，释放支架。

（10）自膨式支架技术。

①出血的血管放置自膨覆膜支架类似于颈动脉放置自膨式支架。

②Wallgraft™ 和 Viabahn® 支架需要较大的鞘。可用 6F Cook Shuttle™。

③一旦导引导管或鞘到位，推进 300cm 微导丝至病变的远端。

④沿微导丝推进支架输送导管，同时轻轻后拉导丝，以确保导丝头端保持在稳定的位置。

⑤与其他自膨式支架一样，覆膜支架通过固定输送导管的内部部分，回撤外部部分露出支架，并膨胀展开。

⑥退出支架输送导管，通过导引导管造影，确定覆膜支架是否已封闭出血部位。

⑦如果支架未贴壁，进行支架后成形术。使用球囊最小压力稍微扩张支架，不能使球囊膨胀到支架的外面。

⑧如果破口持续存在，考虑使用第二个自膨式支架或者覆膜支架。

12. 球囊扩张支架技术

①对于 Jostent®，路径图指导下，支架被球囊扩张到母动脉的大小。不超过推荐的最大压力，并注意不要损伤出血部位。

②当支架打开至适当大小，球囊泄气，小心地从支架脱离。球囊可能挂住支架，并且可能需要充气/放气循环来脱离。要注意，不要在撤球囊时移动支架。

③一旦球囊被放气和撤出，通过导引导管造影。

④如果支架未完全贴壁，重新把球囊置入支架，并进一步扩张。不要超过球囊最大压力。如果必要的话，更换一个新的适合动脉尺寸、长度小于支架的低顺应性的冠脉球囊。

⑤记住支架的外径大于血管内腔，因此支架周围血管的扩张程度大于所使用球囊的尺寸。

⑥如果支架大小和位置合适,释放后能很好地适应血管并闭塞病变。否则,可以考虑放置第二枚覆膜支架。

（九）术后处理

1. 进行神经学检查。

2. 转入 ICU,每小时 1 次检查生命体征,神经检查和腹股沟检查。
栓塞术后当天晚上,治疗区域经常有一些疼痛。

3. 静脉输液(正常盐水)100ml/h,直到患者正常饮水。

4. 支架置入的患者需要双重抗血小板治疗(每天氯吡格雷 75mg,阿司匹林 325mg)。其他栓塞术后患者不需要常规抗血栓药物治疗。

5. 高流量 AVF 或活动性出血动脉栓塞后,密切注意血压。

6. 颅外动脉栓塞后没有手术计划的患者,可以术后第一天出院回家。

7. 接受肿瘤栓塞患者应该观察几天,观察病变水肿和(或)静脉充血的情况。

8. 根据治疗的病变不同,决定是否需要常规影像学随访。大多数患者进行临床随访和选择性的影像学检查。

四、特殊疾病治疗的注意事项

（一）头颈部栓塞

1. 颅外动静脉畸形(AVM)

(1)适应证:手术前减少血流,缓解出血,预防面部畸形、疼痛或耳鸣。

(2)由于这些都是浸润病变,并影响正常结构,即使栓塞加根治术也极少完全治愈。

(3)颗粒栓塞是有效的术前栓塞,但并不是姑息性治疗,因为只是暂时的闭塞和短暂的临床改善。

(4)nBCA 胶栓塞是永久性的胶注入血管巢内。微导管头端必须尽可能靠近病灶。

(5)替代动脉栓塞方法是直接用胶穿刺栓塞或用乙醇硬化(见下文)。患者的颈外动脉已经术前结扎,仍可能通过直接穿刺供血血管用胶栓塞。

(6)如果用动脉栓塞或经皮穿刺注射来控制血流,可以注胶或乙醇时,通过外部压迫颈外引流静脉来实现。

(7)更复杂的解决方案是通过外科手术重建结扎血管,适用于结扎远端出现缺血症状。

(8)格外小心,不要让栓塞剂通过危险吻合进入大脑、脊髓或眼睛(见第1章危险吻合的列表)。

（9）保持胶、乙醇甚至小颗粒（小于 $300\mu m$）不在供给脑神经的血管内，如果可能的话，做诱发试验，或者至少保持栓塞剂在血管巢内。

（10）此外，液体栓塞剂或小颗粒远离颞浅动脉或面动脉的皮支。这些动脉的栓塞会引起疼痛、水疱及皮肤坏死。

（11）底线：少即是多。不要过于激进，并发症的风险就会降低。

2. 颅外动静脉瘘（AVF）

（1）先天性头颈部动静脉瘘较罕见，常表现为搏动性肿块、耳鸣或高输出性心力衰竭。经常起源于上颌动脉。

（2）这些先天性动静脉瘘以前使用可脱球囊治疗，但最近，已经成功使用 GDC 弹簧圈和胶栓塞。

（3）目标是直接封闭瘘口，因为面部吻合丰富，近端闭塞时必定复发。

（4）高流量动静脉瘘必须小心，弹簧圈（或球囊）要足够大，以防止穿过瘘口进入静脉并最终进入肺部。

（5）头颈部创伤后或手术后的动静脉瘘可发生在各部位，治疗取决于症状和血管解剖。

（6）扩张的血管，诸如颈外动脉分支，弹簧圈和（或）胶闭塞瘘和供血动脉是一种选择。如果可能的话应闭塞瘘和近端静脉，以防止侧支血管再通。

（7）如果脑有足够的侧支循环，闭塞颈动脉或椎动脉可以治疗一些瘘。在此之前必须进行闭塞试验（第 6 章）。

（8）个案报道，覆膜支架治疗颈动脉或椎动脉动静脉瘘至少能在急性期有效地闭塞瘘口并保持母动脉血流。然而，支架的长期通畅目前未知。

（9）椎静脉 AVF 通常是创伤后，但也可能是自发的，尤其是儿童或有胶原血管病基础的患者，如 Ehlers Danlos 或神经纤维瘤病。这些瘘的处理通常是在静脉侧通过球囊或弹簧圈来阻断血流。

3. 特发性鼻出血

（1）血管内治疗鼻出血包括鼻腔血管超选插管和颗粒栓塞，通常为蝶腭动脉。

（2）弹簧圈栓塞不应用于特发性鼻出血：弹簧圈阻塞了通路，再通后会再次出血。

（3）一项 70 例鼻出血的栓塞治疗研究发现，86％能有效地止血，只有 1 例（1.4％）有严重的神经系统并发症。

（4）另两项超过 100 例患者的研究则报告高达 17％的急性并发症发生率，1％～2％的长期神经功能缺损。

（5）并发症可通过仔细观察血管造影解剖和危险吻合来尽量减少。栓塞前异戊巴比妥和利多卡因诱发试验可增加安全性。

（6）即使出血明显是单侧的，也要造影检查对侧蝶腭动脉，因为可能存在侧侧吻合。本手册的作者几乎总是栓塞两侧蝶腭动脉。

(7)小的颗粒可以用在活动性出血的一侧,但使用大颗粒(不小于500μm)栓对侧,以减少鼻黏膜坏死的风险。但记住:大颗粒需要大的微导管。

(8)眼动脉筛前分支可能是上颌动脉栓塞后治疗失败的原因。已经有眼动脉栓塞治疗鼻出血的病例报道,但有视力丧失的风险,推荐更容易和安全的手术结扎相关血管。

(9)脑膜副动脉是少见的鼻出血的来源,并且可栓塞。

(10)一项对比栓塞与上颌动脉结扎效果的回顾报道认为结扎更有效,但并发症也更多,而栓塞的主要并发症(卒中)更严重。

(11)在一些中心,内镜下蝶腭动脉结扎成为治疗鼻出血的微创、安全、有效的首选治疗方法。

(12)栓塞可作为内镜结扎失败后的第二选择,或在无条件进行内镜结扎时进行。

4. 创伤后和手术后出血

(1)创伤后或手术后出血的治疗类似于创伤后和手术后的 AVF 的治疗(前述)。主要的区别是形势比较急迫。

(2)总体原则:必须闭塞受损出血血管,除非会导致明显的主要神经功能障碍。

(3)为迅速、彻底地封闭出血血管,可使用可脱弹簧圈(大型血管)、nBCA(较小的血管)和可脱球囊(如果可用)。

(4)在插管并栓塞时,可在母动脉近端采用球囊导管来控制出血。

(5)应该避免栓塞出血延伸到窦的假性动脉瘤。急性期以外,假性动脉瘤壁脆弱到并不能耐受弹簧圈的力量,并且弹簧圈不可避免地侵蚀假性动脉瘤壁。这本手册的作者处理过 1 例先前弹簧圈栓塞的 ICA 假性动脉瘤延伸到蝶窦的患者;术后 1 年,患者出现弹簧圈漏出到鼻腔和喉咙。

(6)如果大脑无侧支循环或闭塞试验阳性,不能闭塞颈动脉,覆膜支架可能是唯一的血管内治疗方法。

(7)闭塞任何大血管之前,如果解剖位置许可,优先考虑血管修复或旁路移植等手术方案。

5. 肿瘤出血

(1)肿瘤的栓塞通常使用颗粒,因为它们往往集聚在肿瘤床的小血管,便于手术切除时阻断血流。

(2)颗粒也可以用于肿瘤的活动性出血,但是,如果可能的话,nBCA 能更快和更确切地止血,只要微导管能靠近病灶并且无危险吻合存在。

(3)若微导管无法进入出血血管,也可直接穿刺注射胶。

6. 颈动脉突然出血综合征

(1)颈动脉突然出血综合征是头颈部恶性肿瘤术后,颈动脉灾难性的突发出血。通俗的说法,通常指的是突然的、自发的颈动脉出血。

(2)颈动脉突然出血在晚期癌症患者术后发生率小于 5%,并且似乎与术前放射治疗无关。虽然据称,放射治疗后短时间内可以发生。在任何情况下,颈动脉突然出血往往发生在覆盖较少健康结缔组织的颈动脉。

(3)颈动脉突然出血是可以想象到的最紧迫的病症之一,因为患者可因流血而致死,往往几分钟内淹没在自己的血中。

(4)如果没有气管插管,立刻插管保持气道通畅。

(5)出血部位加压止血,如果有时间,紧急血管造影,因为出血部位往往不确定。

(6)使用大内径鞘,便于选择介入器材。

(7)动脉造影时的非活动性出血的患者,出血部位的假性动脉瘤是常见的血管造影标志。

(8)通常闭塞母动脉,除非造影时侧支循环较差。如果患者的临床症状稳定,可以进行闭塞试验。

(9)延迟缺血并发症发生率占颈动脉闭塞病例的 15%～20%,所以条件允许可使用覆膜支架。

①研究的结果显示自膨式支架效果较好,但长期通畅率未知。在一项 3 例支架置入治疗颈动脉突然出血患者研究中,2 例出现血栓。

②最近的一项研究表明,放置 Viabahn® 覆膜支架(Gore,Flagstaff,AZ)可能是治疗头颈部肿瘤导致的急性致命性颈动脉出血的有效方法。

• 除非支架的壁未完全贴合,支架置入后血管再次出血不常见。

• 使用肝素浸渍的 Viabahn®,很少出现缺血性事件。

(10)颈动脉突然出血综合征在一些患者中反复发作,26%患者多次大量出血。

7. 大血管闭塞注意事项(见第 5 章)

(1)适应证。

①创伤后出血。

②颈动脉突然出血综合征。

③手术前闭塞涉及肿瘤的大血管。

④某些复杂动脉瘤、假性动脉瘤、动静脉瘘、动静脉畸形的治疗。

(2)只要有可能,先进行闭塞试验。

紧急情况下,大血管闭塞的耐受性可以通过造影评估侧支血管来估计。

(3)尽可能使用球囊导管近端血流控制。

8. 颅外血管性肿瘤

(1)幼稚型鼻咽血管纤维瘤。

①好发于年轻男孩的富血管肿瘤,常表现为鼻出血和鼻塞。女性中,血管外皮瘤可具有类似的临床表现。

②血管造影,病变表现主要是由上颌动脉远端分支、脑膜副动脉和咽升动脉供血的肿瘤浓染。较大的肿瘤可有颈内动脉岩骨段和海绵窦段、脑膜中动脉,甚至面动脉的供血。

③术前颗粒栓塞供血动脉可以有效减少失血,特别是在较大的肿瘤。

④视网膜中央动脉栓塞造成视力减退和面神经麻痹一直是血管纤维瘤栓塞的并发症。这些并发症提醒术者需要注意操作技巧,警惕危险吻合,并且进行诱发试验。

⑤这些肿瘤也可以直接穿刺瘤体并注射胶。肿瘤可能有颈动脉供血,胶可能逆流到颈动脉,所以注胶时要警惕危险侧支血管。

(2)副神经节瘤(又称化学感受器瘤、血管球瘤)。

①这些肿瘤包括颈静脉球瘤、鼓室球瘤、颈动脉体瘤、迷走神经球瘤或罕见的喉、眶、鼻窦或在头颈部其他地方的副神经节瘤。

②颈静脉、鼓室、颈动脉体和迷走神经肿瘤都倾向于有发自咽升动脉的一个或多个分支供血。血管造影时,这些病变有浓染的肿瘤染色,经常有动静脉分流。

③当肿瘤变得很大时,经常难以确定其起源。较大的肿瘤可向颅内甚至硬膜内延伸,通常进入颅后窝,由小脑前下动脉或颅后窝其他颅内分支供血。

④血管内介入治疗的主要指征是术前栓塞。少数情况下,姑息性栓塞对于不能手术的病变,可减缓肿瘤的进展。

⑤栓塞通常经动脉途径进行颗粒栓塞。供血动脉如果还供应脑神经(第 4章),应该做诱发试验。如果注射利多卡因后有神经功能缺失,仍可用较大的颗粒栓塞($>300\mu m$),因为这些颗粒大,无法进入重要脑神经分支。

⑥Onyx®同时栓塞动脉和静脉,可提供良好的止血,以便于外科医师切除大的副神经节瘤。

⑦也可以直接穿刺肿瘤,用 nBCA 注射。直接穿刺用胶栓塞仍然有胶反流到颈动脉分支,发生卒中的风险。

(3)其他血管肿瘤。

①术前或姑息性栓塞可用于血供丰富的转移瘤和其他罕见的头颈部肿瘤。

②经动脉颗粒栓塞最常用于有毛细血管床,能聚集小颗粒的病变。

③少数情况下，动脉途径受阻，可直接穿刺注胶。

（4）特殊情况。

Kasabach Merritt 综合征：Kasabach Merritt 综合征是一种消耗血小板和纤维蛋白原的消耗性凝血疾病，通常是头颈部大的血管病变。

①经典的，肿瘤被称为复杂婴儿血管瘤，但最近已被诊断为卡波西样血管内皮瘤（Kaposiform haemangioendotheliomas，KHE）。

②使用阿司匹林、类固醇、长春新碱和 α 干扰素有助于控制凝血功能障碍。

③使用颗粒经动脉栓塞主要供血血管是安全和有效的，如果需要，可进行再栓塞。

④一篇个案报道指出 Onyx 可以很好地处理 KHE。但是，黑色钽可以染色病变区的浅表皮肤，闭塞供血动脉妨碍了后续栓塞。

（二）头颈部栓塞的并发症

任何介入操作之前的知情同意必须包括并发症的风险。目前见诸文献的栓塞手术并发症数据并不能代表真实风险。大家天性急于宣传好的成绩，粉饰坏的结果。特别是在颅外栓塞，所使用的技术、试剂及所涉及区域差别较大，所以结果和并发症也不同，例如不能用鼻出血的颗粒栓塞并发症来预测 nBCA 栓塞面部的 AVM 的结果。可知的话，术者的个人经验和并发症发生率也应该公开。

（三）神经系统并发症

1. 头颈部栓塞有 $1\%\sim2\%$ 的栓塞相关卒中风险。因为栓塞材料反流或通过危险吻合，可能发生卒中、失明或脊髓缺血。

2. 栓塞材料进入脑神经的供血动脉可发生脑神经功能障碍。

3. 脊髓动静脉畸形和动静脉瘘，栓子进入静脉，或栓塞引起的血栓形成，可能会加剧静脉充血，引起症状恶化。

4. 有粗大引流静脉的动静脉瘘，栓塞后可能会肿胀并压迫神经结构。

5. 可能发生路径血管的夹层并发症，特别常见于颈动脉或锁骨下动脉。

6. 微导管或导丝可能断裂造成栓塞。

7. 使用液体栓塞剂可以引起微导管粘管。

（四）非神经系统并发症

1. 头部和颈部浅表血管栓塞可导致皮肤、黏膜和其他组织缺血、坏死。

2. 在 AVF，栓塞材料可能回流到肺循环。

3. 任何血管内手术都可能发生碘造影剂或使用药物的过敏反应。

4. 同样任何血管内手术，都可能发生腹股沟血肿或腹股沟动脉损伤。

5. 可能发生深静脉血栓和肺栓塞。

6. 如果全身麻醉,可能发生麻醉有关的并发症。

7. 在颈外循环使用 Onyx 可引起心动过缓和心搏骤停,推测是由 DMSO 的毒性作用,诱导的三叉神经心脏反射。Onyx 治疗硬脑膜动静脉瘘的自发缓慢性心律失常的发生率为 7.5%。

(五)避免颅外栓塞并发症的 10 个简单步骤

1. 仔细研究血管造影、病变的断层成像及周围结构,清楚地了解病变的解剖和病理。

2. 栓塞前,微导管超选造影,寻找有无正常区域的反流或充盈的危险吻合。

3. 熟悉手术期间可能会使用的器材操作,尤其是不常用的器材(如覆膜支架或可脱球囊)。

4. 专注于基本技术,如冲洗及导引微导管。

5. 清醒的患者做异戊巴比妥和利多卡因诱导试验。

6. 脊髓栓塞即使全身麻醉,也要使用神经电生理监测和诱发试验。

7. 任何栓塞剂,注入速度不要超过微导管造影时注射造影剂的速度。

8. 发生反流或其他的血管显影(潜在的危险吻合)时,立即停止注射。

9. 定期导引导管和微导管造影,监测进展情况以决定何时停止。

10. 时刻注意患者:生命体征、神经功能状态、神经电生理监测和舒适度。术者很容易将注意力集中在手术方面,而忘记了无菌单已经垂下。

第二节　经 皮 手 术

一、适应证

1. 浅表静脉和淋巴管畸形。

(1)这些病变通常是面容的问题,在出生时就显现,通常可以通过 MRI 确诊。

(2)这些病变无杂音和震颤,从而与动静脉畸形相鉴别。

(3)不同于动静脉畸形,任何形式的经动脉栓塞无效。可悲的是,本手册的作者见过很多被误诊,甚至以前被治疗的没有任何益处的动脉栓塞。

(4)经皮硬化和(或)激光治疗和(或)手术切除是有效的治疗方法。

2. 浅表动静脉畸形　这些病变是经皮穿刺可到达的血管性肿瘤。手术前栓塞(常见)或姑息治疗(少见)。

3. 鼻咽血管纤维瘤。

4. 副神经节瘤(又称化学感受器瘤、球瘤)。

5. 各种其他原发性和转移性血管肿瘤。

二、经皮硬化治疗:技术

该技术被用于治疗浅表动静脉畸形及静脉和淋巴管畸形。也被用于术前或彻底治疗血管瘤。动静脉畸形使用硬化技术,动脉导管造影用于定位目标病变和观察进展情况。治疗静脉或淋巴管畸形时不用血管造影。

1. 硬化剂

(1)乙醇。

①优点:便于获得、便宜、非常有效。

②缺点:需要高浓度、痛苦、局部并发症风险较高、高剂量时可有全身并发症。

(2)博来霉素。

①优点:比乙醇少得多的局部和全身的并发症,静脉及淋巴管畸形的首选。痛苦较小。

②缺点:必须用与化疗药相同的防护措施。通常必须在医院药房进行混合。需要多次硬化治疗才能达到同样的临床效果。

2. 麻醉

(1)经皮无水乙醇硬化几乎都是在全身麻醉下进行,因为注射乙醇痛苦较大。

(2)博来霉素痛苦较小,但许多医师仍然使用麻醉。

3. 通道

(1)病变的范围通过局部触诊、超声定位或对 AVM 供血动脉插管造影,生成路径图来指导经皮穿刺。

(2)对于 AVM,病变可以通过穿刺病灶附近动脉、病灶本身或病灶近端静脉来到达。静脉和淋巴管畸形,理想的穿刺部位是病灶内较大的海绵状的空间。病变表面皮肤消毒、铺巾、穿刺部位局部麻醉。

(3)使用 22 号腰椎穿刺针穿刺深部病变或蝴蝶针穿刺浅表性病变。针头到达预期的深度。检查有无血或淋巴液回流。如果回流欠佳,重新置针。AVM 为鲜红的搏动回血;深蓝色的血液表明为静脉畸形;草黄色或略带血性液体为淋巴畸形。一旦穿刺针回血良好,经穿刺针注射造影剂,做血管造影。

(4)对于静脉和淋巴管畸形,第二枚针可穿刺造影剂填充的畸形的另外一部分。第二枚针便于病变内液体引流,注射乙醇可以使稀释的血液或液体流出,减少病灶内乙醇压力过高的危险,防止沿针反流渗漏。

4. 注射

(1)研究造影图像以确保穿刺针在血管腔内,造影剂充盈病灶。估计填塞病变区所需的速率和体积。

(2)如果流速过快,考虑经针置入一两个弹簧圈,以减慢血流。10 系纤毛弹簧圈可通过 22 号针头;18 系弹簧圈可通过薄壁 19 号针或所有的 18 号针。大多情况下,不需要弹簧圈,特别是如果血流可以通过手压引流静脉来减慢,或者在病变区域表面皮肤上安置一个 O 形加压环。压迫引流静脉时,重复经皮血管造影,以评估血流量的变化,来检查充盈病变所需的速度和容积。

(3)用生理盐水冲洗针头,因为乙醇可能导致造影剂沉淀。控制通过穿刺针回血最简单的办法是连接一段短管,再在尾端连接一个单路阀门。

(4)按造影剂充盈血管的速率注入无水乙醇,但只使用大约 50% 的造影剂的量。如果在病变部位有第二枚针,注射乙醇过程中去除针芯,回血以减轻病灶内的压力。

(5)第一次注射后,至少等 5 分钟,释放静脉的压力,并检查穿刺针有无回血。如果仍有快速回血,再注入大约半量显影病变所需造影剂剂量的乙醇。再等 5 分钟后,再次检查回血。如果依然回血,重复注射造影剂。如果血管仍然通畅,推注少量乙醇(1ml 或 2ml),并再次等待。

(6)如果重复注射时发现血管痉挛,一直等到血管痉挛缓解并减少乙醇推注的体积。

(7)如果没有回血、皮肤变白或颜色改变,停止注射乙醇,以防止损伤软组织和皮肤。

(8)如注射 20ml 乙醇后没有变化,考虑置入弹簧圈,以减缓血流并促进乙醇起效,或尝试使用 nBCA 栓塞。

(9)记住,乙醇可作用于内皮一段时间,也可以通过血管壁扩散到相邻的组织中,所以最好最低限度使用乙醇。

(10)为了减少局部组织损伤,最好分阶段手术,而不是试图一次治愈。每次乙醇的最大推荐剂量为 1ml/kg。

(11)当穿刺腔形成血栓时,等 5 分钟,然后撤出针,局部加压 5~10 分钟,或直到止血为止。

(12)如果仅注射几毫升乙醇,另行穿刺(使用一个新的针)并注射乙醇。

(13)当穿刺部位肿胀、变色或乙醇剂量超过 20~30ml 或达到 1ml/kg 的极限量时,停止注射。

(14)当使用博来霉素时,一次注入体积约 1ml,计划用量与造影剂显影病灶所需的剂量相当。

(15)每次注射间隔时间 5 分钟,并要确认血液或体液可被吸出。注意血栓形成在博来霉素并不常见。

(16)每天博来霉素总用量小于 0.5U/kg。

三、经皮穿刺 nBCA 注射:技术

该技术包括直接穿刺,并用胶栓塞可能已被结扎的供血血管,或直接穿刺并栓塞动静脉畸形、头颈部或脊椎血管瘤的供血血管。

1. 通路

(1)动脉导管置于血管病变的供血动脉。

(2)目标区域皮肤消毒、铺巾并注入局部麻醉药(2％利多卡因)。

(3)路径图下,规划穿刺路径,直接进针目标血管或病变,避免重要结构。双 C 形臂平板或三维路径图特别有用。

(4)对于非常表浅的病灶,斜行进针,以便利用皮肤和组织来稳定针。

(5)使用 22 号带内芯腰椎穿刺针,在路径图指导下穿刺到位。当针进到指定深度,拔除针芯,观察有无回血。如果没有,则前推或回撤,直到回血良好。

(6)在头皮和面部,肿瘤血管可能会移位,可能需要一些技巧来穿刺病变,而不要忽视它。

(7)一旦回血良好,通过穿刺针做造影:

①确认到位。

②观察正常血管充盈或危险吻合。

③病变充盈时间和容积。

④确定动静脉转换时间。

2. nBCA 准备

(1)一个独立的无菌台准备 nBCA。所有人员在该台的操作应避免接触生理盐水,应戴防护眼镜。如果连接部位在注射过程中松脱,胶水可四溅并黏附。

(2)微导管造影,以确定多长时间造影剂能到达病变部位。经验法则:如果该时间＜1 秒,使用至少 70％浓度的胶(3 份 nBCA,1 份 Ethiodol®)。时间＞2 秒需要 50％(其中,1 份 nBCA,1 份 Ethiodol®)或更稀。

(3)钽粉大大增加了胶的辐射不透明度,但不是必需的,除非该胶的浓度＞70％。钽比较散乱,容易聚集,并且血管表浅时,还能透过皮肤可见,所以大多数术者在颅外循环从不使用。

(4)用标记的胶兼容的 3ml 注射器抽取 Trufill® nBCA(Codman Neurovascular, Raynham,MA)(不要使用聚碳酸酯塑料的注射器,可能变软)。

(5)用带标记的注射器抽取 Ethiodol®,添加适当的量到抽胶的注射器以达到所需的浓度。

(6)准备几个标记的 3ml 注射器抽取 5％葡萄糖溶液备用。

3. 注射技术

(1)注射少量造影剂,确认穿刺针到位。

(2)选择一个工作角度,能显示针尖与其以远供血动脉弯曲、与任何可见的正常分支,与病变之间的关系。

(3)穿刺针直接连接胶兼容开关。单通道开关足够,但首选三通,因其可同时连接冲洗用葡萄糖的注射器。要注意,安装开关或注射器时,不要移动针。

(4)用 5％葡萄糖溶液彻底冲洗穿刺针。2～3ml 足以清除针腔内所有盐水和(或)血液。注完最后 1ml 葡萄糖后,关闭开关防止血液回流入针。

(5)生成空白的路径图,使随后注射时的胶可见。

(6)三通上连接一个 3ml 装有混合好胶的注射器,空白路径图下,缓慢而稳定地注入胶。确保注射期间胶柱连续地向前移动。尽可能多地填满供血动脉、病灶、瘤床。

(7)警惕胶沿供血动脉的反流,是否进入静脉,以及是否从血管巢或肿瘤反流到其他危险供血动脉分支。如果用的稀释胶发生以上情况,可暂停注射,然后再继续。有时胶会通过其他通道达到病灶。

(8)对于高流量的动静脉畸形,注胶时可手压引流静脉或使用加压敷料或用O 形环压在浅表皮肤上来控制血流量。

(9)注胶完成后,关闭活塞并等待。聚合将在几分钟内完成。旋转针使之与胶分离,然后移除。

(10)取出针后,穿刺部位止血,进行动脉造影,以明确效果。如果其他部位存在病变,另行穿刺和注胶。

四、经皮穿刺注射术的并发症

(一)神经系统并发症

1. 可能发生神经损伤,特别是面神经,如果硬化剂注射在神经附近。
2. 栓塞材料进入神经的供血动脉可发生脑神经损伤。
3. 栓塞材料反流或穿过危险吻合,可能有卒中、失明和脊髓梗死的风险。
4. 大的病变治疗后可能会肿胀,压迫神经结构。

(二)非神经系统并发症

1. 头部和颈部硬化治疗可导致皮肤、黏膜和其他组织缺血、坏死。
2. 治疗 AVF 和静脉畸形的过程中可能发生肺栓塞。
3. 任何血管内手术都可能发生碘造影剂或使用药物的过敏反应。
4. 同样任何血管内手术,都可能发生腹股沟血肿或腹股沟动脉损伤。
5. 发生麻醉相关的并发症。

第三节 脊 髓 栓 塞

一、适应证:脊髓栓塞

1. Ⅰ型硬脊膜动静脉瘘(DAVF)(不常见,但并不罕见)
(1)术前栓塞。
(2)根治栓塞。

2. Ⅱ型脊髓髓内 AVM(罕见)

(1)术前栓塞。

(2)姑息性栓塞,减轻症状。

(3)重点栓塞相关出血因素(例如,血管巢内动脉瘤)。

3. Ⅲ型幼稚型 AVM(很少见)　姑息栓塞,减轻症状。

4. Ⅳ型髓周动静脉瘘(很少见)

(1)根治性栓塞。

(2)术前栓塞。

5. 脊髓血管性肿瘤:术前栓塞

(1)脊髓成血管细胞瘤(罕见)。

(2)原发骨骼病变(如瘤样骨囊肿)(少见)。

(3)血管转移性肿瘤(例如,肾细胞癌、甲状腺癌)(非常常见)。

二、清醒还是全身麻醉

使用胶或乙醇,由于这些药物的毒性,可能引起剧烈疼痛,疼痛使镇静的患者也难以保持不动。全身麻醉消除了这些不适,允许术者集中精力手术,不用训练和评估患者。全身麻醉也可以舒缓焦虑的患者。全身麻醉的另一个优点是,患者可保持不动,包括成像微小脊髓血管时长时间的中断呼吸。全身麻醉过程中监测患者的神经状态较困难,可使用神经生理监测,如躯体感觉和(或)运动诱发电位。神经生理监测增加手术费用和复杂性,并且因为单位条件限制,无法进行或结果欠可靠。然而,本手册的作者发现脊髓栓塞时,监测非常有用,几乎所有的栓塞都进行监测,甚至在清醒的患者。完成较简单的骨或椎旁软组织肿瘤栓塞时,对于合作的患者可在局部麻醉下给予少量镇静进行,同时可获得足够好的图像质量。

患者清醒的状态下栓塞,能够连续监测神经功能、消除全身麻醉的风险、缩短手术时间并能在许多中心完成。本手册的作者喜欢清醒镇静状态下进行大多数脊髓髓内栓塞,以便于进行诱发试验。颅外循环血管内置管也比颅内栓塞时要简单,所以患者保持不动的要求也就没有那么高。

三、用于脊髓栓塞的导引导管

脊髓治疗的导引导管有两个特点:①有复杂的弯曲,使导管能在横向走行的脊髓分支中保持位置稳定;②相对较短(60~80cm),因为长度已足够到达这些血管。

1. 标准脊髓血管造影导管,如 5F Mikaelsson 和 5F Simmons Ⅰ(Merit Medical,South Jordan,UT),有复杂弯曲的导管,可以很容易地进入主动脉旁支。

(1)优点:反向弯曲,能在主动脉横向分支内保持稳定。非亲水性涂层使导管在血管中更稳定。

（2）缺点：这些导管较柔软，当微导管在内部推进时，可回弹和脱离所在血管。微导管在这些导管内较紧，因此微导管到位后，就不能进行导引导管造影了。

2. 4F 弯头 Glidecath®（Terumo Medical，Somerset，NJ）或 4F Berenstein Ⅱ（Cordis Endovascular，Miami Lakes，FL）可以进到肋间或腰动脉远端。通常的方法，使用标准的脊髓血管造影导管进入脊髓动脉，然后使用交换导丝更换为 4F 的导管。

（1）优点：柔软、无创的头端。最大限度地减少在狭窄迂曲的血管内造成血管痉挛及夹层的风险。当被置入远端节段血管，对于推送 10 系微导管来说，是一个相当稳定的平台。

（2）缺点：相对较软，易脱位，尤其是当血管迂曲时。需要使用交换导丝才能到达腰动脉或肋间动脉。大口径微导管较难通过。即使是小的微导管也较紧，不能通过微导管的周围注入造影剂。

3. 6F 或 7F 冠脉导引导管，例如 Runway™（Boston Scientific，Natick，MA），弯曲形状多样，如 Amplatz left 或 allRight™ 的弯曲可进入脊髓节段血管。

（1）优点：非常稳定的平台。内腔较大，可容纳多种器材和微导管，并有足够空间注射造影剂。

（2）缺点：大的较硬的导管可以损伤血管，不易用于迂曲的血管。较难进入发自主动脉成锐角的血管。通常需要交换导丝才能进入感兴趣的血管。

4. 标准的 5F 或 6F 导引导管，如 Envoy®（Codman Neurovascular，Raynham，MA）或 Guider Softip™ XF（Stryker Neurovascular，Fremont，CA），特别是需要经锁骨下动脉进入颈段或上胸段脊髓动脉时。

四、导引导管技术：脊髓节段动脉

1. 直接放置　适用于年轻患者、无迂曲、无粥样硬化血管，使用复杂的，具有反向弯曲的导管。

（1）使用肝素盐水冲洗导管，连接 Y 形阀连续盐水冲洗。

（2）推进亲水导丝到导引导管的头端，使其变硬，便于通过鞘末端的瓣膜。使用可剥离的导引器把导管的头端插入鞘，但并不把它剥开，导引器滑到导管的尾端，避免影响导管，但如果需要可再次使用。

（3）在亲水导丝导引下推进导管进入腹主动脉。

使用以下两种方法之一成形导管。

①如果导丝可以很容易地被推进对侧髂动脉或肾动脉，复合弯曲的导管（例如 Mikaelsson 或 Simmons），可以通过推进导管进入肾动脉或髂动脉，然后，回撤导丝进入导管，轻推并转动导管，成形。

②也可将导管送入主动脉弓。回撤导丝，转动导管成形。

（4）撤出导丝，肝素盐水双冲导管。

（5）导管头端置于目标脊髓水平。轻推少量造影剂，轻轻转动和操作导管头端进入节段动脉的起始部。轻轻回拉导管，头端进入节段动脉 1～2cm，以获得一个稳定的位置。

如果回撤导管时,导管头不前进,可使其置于血管开口,尝试通过微导丝引导微导管进入动脉。可回撤、前推或旋转导引导管,使其位于更稳定的位置。如果动作太大,导引导管可回弹至主动脉。

(6)偶尔,年轻患者脊髓节段动脉较粗时,单弯的导引导管能在可操控导丝导引下直接进入节段动脉,如 0.035in 或 0.038in Glidewire®(Terumo Medical,Somerset,NJ)。

2. 交换方式　当使用一个 4F 导引导管或较大的冠脉型导引导管时十分有用。

(1)5F 脊髓诊断导管通过交换导丝(270～300cm)送入超选血管,通常是亲水导丝,如 Glidewire®(Terumo Medical,Somerset,NJ)。

(2)路径图下,将导丝头端推入动脉的远端分支。

(3)透视下交换诊断导管为导引导管。

3. 在脊髓术中优化导引导管的位置

(1)脊髓栓塞时导引导管的稳定性是一个大问题,由于呼吸的影响和许多时候不得不位于相当近端的导引导管位置,血管经常持续地活动。在腰动脉或肋间动脉近端有显著的弯曲,导引导管可以容易地深入选择的血管。通常中度弯曲的血管不能通过较硬的导引导管来顺直,并可能导致血管痉挛甚至夹层。如果导引导管需要额外的稳定性,一根相对较硬的 0.014in 导丝可以穿过导引导管,作为伴行导丝,并且如果导管的管腔足够大,可先进微导管。双导丝有助于导引导管到位。使用双导丝时不能使用 5F 以下的导引导管。

(2)很多时候,只有非常纤细的导管才能到位,而且术中必须盯紧导引导管的位置,并在必要时轻轻地调整其位置。

4. 导引导管冲洗　使用肝素盐水(每 500ml 生理盐水 5000U 肝素)持续冲洗导引导管是很重要的。

5. 造影剂注射　少量多次地注射造影剂可用来帮助导引导管进入脊髓节段动脉。将抽有 20ml 造影剂的注射器连接到导管,然后手推造影。与脑血管造影一样,注射器保持垂直,防止气泡进入导管。脊髓动脉最好手推造影,根据血管的粗细和导管的稳定性来控制注射的速率和量。

6. 保持导引导管的位置

(1)微导管到位阶段和栓塞阶段,定时透视导引导管的位置。

(2)导引导管在微导管导引时可能会移位,这可能会导致微导管扭曲,并可能导致微导管的突然移位。

(3)应当纠正导引导管头端的移位。如果导引导管变得不太稳定,考虑更换为更稳定的导引导管。

五、脊髓具体病变的栓塞技术和技巧

可参考第 20 章脊髓血管病变。

(一)Ⅰ型硬脊膜动静脉瘘(dAVF)

1. 注意! 14%的 dAVP 患者,供血动脉与脊髓前动脉或后动脉起自同一动脉节段。

2. dAVF 的颗粒栓塞已被证明治标不治本,必然复发,无一例外。用 nBCA 栓塞更有效,步态的改善率为 55%,复发率为 15%。Onyx 栓塞也有报道。

3. 栓塞的禁忌之一是:目前的情况下约 6%病例,供应脊髓的动脉与瘘的供血动脉起自同一动脉。

4. 血管内治疗包括全量 nBCA 注射入供应瘘的根动脉,胶要稀释到足以穿过瘘进入硬膜内静脉。

5. 本手册的作者经常在腰动脉或肋间动脉的根动脉分支放置一枚微弹簧圈,防止胶进入肌支。栓塞肌支可引起剧烈疼痛。

6. 栓塞术后复查 CT,证实胶柱位于硬膜内静脉,预测能否达到长期治愈。

7. 手术和血管内治疗都可以改善步态,如果治疗前的症状持续时间大于 1年,则膀胱功能障碍改善欠佳。

8. 一些学会主张首先尝试血管内介入治疗,然后栓塞失败的进行手术治疗。

9. 所有 dAVF 患者都需要严密的临床和影像学随访。成功治疗后症状复发的患者,应及时进行全面的血管造影,因为侧支血管可变粗供应瘘,甚至可能出现新的远处的瘘。

(二)Ⅱ型脊髓髓内 AVM

1. 仔细研究脊髓血管造影以确定所有供血动脉、引流静脉及动静脉畸形与正常脊髓血管的关系。寻找相关的供血动脉和血管巢内动脉瘤。不要处理病灶,直至完全理解解剖结构,并制订手术计划。

2. 有学者建议缓慢注射 PVA 颗粒栓塞治疗髓内动静脉畸形。颗粒栓塞可以通过进行诱发试验(诱发试验出现神经功能的变化时停止)和(或)微导管测压(微导管压力上升到 90%的系统血压时停止)来决定是否停止。然而,动静脉畸形颗粒栓塞治疗经常复发。

3. 有经验的术者使用 nBCA 栓塞,可能更有效且比颗粒栓塞更安全。

4. 用 SSEP 和 MEP 监测,以及栓塞前诱发试验,可减少并发症的风险。

5. 用血流导向微导管导入血管巢,诱发试验阴性后注胶。

6. 应特别注意并栓塞 AVM 相关的动脉瘤,以减少 AVM 出血的危险。

7. 一项 17 例使用 Onyx® 栓塞治疗髓内动静脉畸形的研究报道:37%的短期治愈率;82%具有良好的临床效果,无永久性神经并发症。

8. 一项脊髓动静脉畸形栓塞后患者功能和情感相关生活质量的研究表明：与创伤后脊髓病变的患者相比，栓塞评分更差。这表明，必须进一步改进治疗方法。

（三）Ⅲ型幼稚型 AVM

1. 这类弥漫分布的动静脉畸形包括脊髓、脊椎节段、椎旁病灶，很难治疗，无法治愈，好在极为罕见。

2. 有用胶或 Onyx® 姑息栓塞来缓解症状的报道。

3. 已经有栓塞后成功手术切除的报道。与 Cobb 综合征相关的大动静脉畸形，先进行联合的动脉和静脉栓塞，随后通过手术切除也有报道。

（四）Ⅳ型髓周动静脉瘘

1. 这种髓周瘘罕见，无血管巢。可以有出血或渐进性脊髓病。一般有多个供血动脉和明显的髓周静脉淤血，可以使血管造影看起来难以分析。

2. 与所有脊髓血管畸形一样，用高质量的脊髓血管造影来显示血管解剖和病理，然后才考虑治疗。

3. 经动脉途径术前栓塞已有成功报道，但只是几个小的病例研究。

4. 较容易达到的瘘和那些未能栓塞的瘘可进行手术治疗。

5. 圆锥和终丝部位的动静脉瘘最好手术治疗。

6. 有些大型瘘（所谓的Ⅳ-c 型病变）可由标准的经股静脉途径或外科手术进入扩张静脉，然后经静脉弹簧圈栓塞。

7. 有研究报道，使用可脱球囊腔内治疗巨型瘘 10 例，6 例获得了良好的临床效果，1 例发生了球囊的迁移进入引流静脉的并发症。

8. 一项法国的研究报道，经动脉途径 nBCA 栓塞，造影治愈率 67%；22% 有一过性神经功能缺损，但随访时都有改善。即使血管造影显示没有得到彻底治愈的病例，临床症状也在稳定改善。

9. 高流量瘘要使用高浓度 nBCA（不小于 70%）。

10. 这些患者需要仔细和全面的造影随访，因为可以出现新的Ⅰ型硬脊膜动静脉瘘，可能与静脉高压有关。

（五）硬膜外和椎旁 AVF

1. 是罕见的先天性或获得性瘘，通常表现为神经根病，偶尔因为静脉引流到脊髓静脉而表现为脊髓病。

2. 治疗可经动脉栓塞，或手术切断根静脉，阻断动脉化的血液流向髓内静脉的通道。

（六）脊髓血管性肿瘤：术前栓塞

1. 脊髓成血管细胞瘤已经有术前栓塞报道。1/4 接受术前栓塞治疗的胸段脊髓成血管细胞瘤的患者有一过性脊髓病恶化的症状。

2. 脊髓血管性肿瘤,最常见的是转移性肾细胞癌,稍微不常见的是甲状腺癌,也可从术前颗粒栓塞中大大受益。

3. 原发的骨骼病变(如瘤样骨囊肿)可以从术前颗粒栓塞中获益。

4. 血管造影后仔细寻找肿瘤的供血动脉是否有侧支连接正常的脊髓动脉。反复进行临床诱发试验和(或)SSEP 和 MEP 监测可降低栓塞材料不慎进入脊髓循环的风险。

5. 有症状的脊柱骨血管瘤可能会受益于经动脉术前栓塞或经皮椎体成形术。这些病变也可以直接穿刺,注射乙醇治疗,但总的乙醇体积应少于 15ml,以防止并发症。

参 考 文 献

[1] Deveikis JP. Sequential injections of amobarbital sodium and lidocaine for provocative neurologic testing in the external carotid circulation. AJNR Am J Neuroradiol. 1996;17:1143-7.

[2] Niimi Y, Sala F, Deletis V, Setton A, de Camargo AB, Berenstein A. Neurophysiologic monitoring and pharmacologic provocative testing for embolization of spinal cord arteriovenous malformations. AJNR Am J Neuroradiol.2004;25:1131-8.

[3] Katayama Y, Tsubokawa T, Hirayama T, Himi K, Koyama S, Yamamoto T. Embolization of intramedullary spinal arteriovenous malformation fed by the anterior spinal artery with monitoring of the corticospinal motor evoked potential—case report. Neurol Med Chir (Tokyo). 1991;31:401-5.

[4] Sala F, Niimi Y, Krzan MJ, Berenstein A, Deletis V. Embolization of a spinal arteriovenous malformation:correlation between motor evoked potentials and angiographic findings: technical case report. Neurosurgery.1999;45:932-7. discussion 7-8.

[5] Touho H, Karasawa J, Ohnishi H, Yamada K, Ito M, Kinoshita A. Intravascular treatment of spinal arteriovenous malformations using a microcatheter—with special reference to serial xylocaine tests and intravascular pressure monitoring. Surg Neurol. 1994;42:148-56.

[6] Lesley WS, Chaloupka JC, Weigele JB, Mangla S, Dogar MA. Preliminary experience with endovascular reconstruction for the management of carotid blowout syndrome. AJNR Am J Neuroradiol. 2003;24:975-81.

[7] Ryu CW, Whang SM, Suh DC, et al. Percutaneous direct puncture glue embolization of high-flow craniofacial arteriovenous lesions: a new circular ring compression device with a beveled edge. AJNR Am J Neuroradiol.2007;28:528-30.

[8] Deveikis JP. Percutaneous ethanol sclerotherapy for vascular malformations in the head and neck. Arch Facial Plast Surg. 2005;7;322-5.

[9] Gobin YP, Pasco A, Merland JJ, Aymard AA, Casasco A, Houdart E. Percutaneous puncture of the external carotid artery or its branches after surgical ligation. AJNR Am J Neuroradiol. 1994;15:79-82.

[10] Riles TS, Berenstein A, Fisher FS, Persky MS, Madrid M. Reconstruction of the ligated external carotid artery for embolization of cervicofacial arteriovenous malformations. J Vasc Surg. 1993;17:491-8.

[11] Halbach VV, Higashida RT, Hieshima GB, Hardin CW. Arteriovenous fistula of the internal maxillary artery: treatment with transarterial embolization. Radiology. 1988;168:

443-5.

[12] Gabrielsen TO, Deveikis JP, Introcaso JH, Coran AG. Congenital arteriovenous fistulas supplied by a single branch of the maxillary artery. AJNR Am J Neuroradiol. 1994;15: 653-7.

[13] Kim BS, Lee SK, terBrugge KG. Endovascular treatment of congenital arteriovenous fistulae of the internal maxillary artery. Neuroradiology. 2003;45:445-50.

[14] Redekop G, Marotta T, Weill A. Treatment of traumatic aneurysms and arteriovenous fistulas of the skull base by using endovascular stents. J Neurosurg. 2001;95:412-9.

[15] du Toit DF, Leith JG, Strauss DC, Blaszczyk M, Odendaal Jde V, Warren BL. Endovascular management of traumatic cervicothoracic arteriovenous fistula. Br J Surg. 2003;90: 1516-21.

[16] Schonholz CJ, Uflacker R, De Gregorio MA, Parodi JC. Stent-graft treatment of trauma to the supra-aortic arteries. A review. J Cardiovasc Surg (Torino). 2007;48:537-49.

[17] Yoshida S, Nakazawa K, Oda Y. Spontaneous vertebral arteriovenous fistula—case report. Neurol Med Chir (Tokyo). 2000;40:211-5.

[18] Passos Filho PE, Mattana PR, Pontalti JL, da Silva FM. Endovascular treatment of spontaneous vertebral arteriovenous fistula in children: case report. Arq Neuropsiquiatr. 2002; 60:502-4.

[19] Merland JJ, Reizine D, Riche MC, et al. Endovascular treatment of vertebral arteriovenous fistulas in twenty-two patients. Ann Vasc Surg. 1986;1:73-8.

[20] Halbach VV, Higashida RT, Hieshima GB. Treatment of vertebral arteriovenous fistulas. AJR Am J Roentgenol.1988;150:405-12.

[21] Tseng EY, Narducci CA, Willing SJ, Sillers MJ. Angiographic embolization for epistaxis: a review of 114 cases. Laryngoscope. 1998;108:615-9.

[22] Elden L, Montanera W, Terbrugge K, Willinsky R, Lasjaunias P, Charles D. Angiographic embolization for the treatment of epistaxis: a review of 108 cases. Otolaryngol Head Neck Surg. 1994;111:44-50.

[23] Shaw SM, Kamani T, Ali A, Manjaly G, Jeffree M. Sphenopalatine-sphenopalatine anastomosis: a unique cause of intractable epistaxis, safely treated with microcatheter embolization: a case report. J Med Case Reports.2007;1:125.

[24] Moser FG, Rosenblatt M, De La Cruz F, Silver C, Burde RM. Embolization of the ophthalmic artery for control of epistaxis: report of two cases. Head Neck. 1992;14:308-11.

[25] Duncan IC, Dos Santos C. Accessory meningeal arterial supply to the posterior nasal cavity: another reason for failed endovascular treatment of epistaxis. Cardiovasc Intervent Radiol. 2003;26:488-91.

[26] Cullen MM, Tami TA. Comparison of internal maxillary artery ligation versus embolization for refractory posterior epistaxis. Otolaryngol Head Neck Surg. 1998;118:636-42.

[27] Snyderman CH, Goldman SA, Carrau RL, Ferguson BJ, Grandis JR. Endoscopic sphenopalatine artery ligation is an effective method of treatment for posterior epistaxis. Am J Rhinol. 1999;13:137-40.

[28] Zhuang Q, Buckman CR, Harrigan MR. Coil extrusion after endovascular treatment. Case illustration. J Neurosurg. 2007;106:512.

[29] Borsanyi SJ. Rupture of the carotids following radical neck surgery in radiated patients. Eye Ear Nose Throat Mon. 1962;41:531-3.

[30] Marcial VA, Gelber R, Kramer S, Snow JB, Davis LW, Vallecillo LA. Does preoperative

irradiation increase the rate of surgical complications in carcinoma of the head and neck? A Radiation Therapy Oncology Group Report.Cancer. 1982;49:1297-301.

[31] Gupta S. Radiation induced carotid artery blow out: a case report. Acta Chir Belg. 1994; 94:299-300.

[32] Chaloupka JC, Putman CM, Citardi MJ, Ross DA, Sasaki CT. Endovascular therapy for the carotid blowout syndrome in head and neck surgical patients: diagnostic and managerial considerations. AJNR Am J Neuroradiol.1996;17:843-52.

[33] Warren FM, Cohen JI, Nesbit GM, Barnwell SL, Wax MK, Andersen PE. Management of carotid 'blowout' with endovascular stent grafts. Laryngoscope. 2002;112:428-33.

[34] Gaynor BG, Haussen DC, Ambekar S, Peterson EC, Yavagal DR, Elhammady MS. Covered stents for the prevention and treatment of carotid blowout syndrome. Neurosurgery. 2015;77:164-7.

[35] Chaloupka JC, Roth TC, Putman CM, et al. Recurrent carotid blowout syndrome: diagnostic and therapeutic challenges in a newly recognized subgroup of patients. AJNR Am J Neuroradiol. 1999;20:1069-77.

[36] Moulin G, Chagnaud C, Gras R, et al. Juvenile nasopharyngeal angiofibroma: comparison of blood loss during removal in embolized group versus nonembolized group. Cardiovasc Intervent Radiol. 1995;18:158-61.

[37] Onerci M, Gumus K, Cil B, Eldem B. A rare complication of embolization in juvenile nasopharyngeal angiofibroma. Int J Pediatr Otorhinolaryngol. 2005;69:423-8.

[38] Ikram M, Khan K, Murad M, Haq TU. Facial nerve palsy unusual complication of percutaneous angiography and embolization for juvenile angiofibroma. J Pak Med Assoc. 1999; 49:201-2.

[39] Tranbahuy P, Borsik M, Herman P, Wassef M, Casasco A. Direct intratumoral embolization of juvenile angiofibroma. Am J Otolaryngol. 1994;15:429-35.

[40] Valavanis A. Preoperative embolization of the head and neck: indications, patient selection, goals, and precautions. AJNR Am J Neuroradiol. 1986;7:943-52.

[41] Rimbot A, Mounayer C, Loureiro C, et al. Preoperative mixed embolization of a paraganglioma using Onyx. J Neuroradiol. 2007;34:334-9.

[42] Ladner TR, He L, Davis BJ, Yang GL, Wanna GB, Mocco J. Initial experience with dual-lumen balloon catheter injection for preoperative Onyx embolization of skull base paragangliomas. J Neurosurg. 2016;124:1813-9.

[43] Casasco A, Herbreteau D, Houdart E, et al. Devascularization of craniofacial tumors by percutaneous tumor puncture.AJNR Am J Neuroradiol. 1994;15:1233-9.

[44] Abud DG, Mounayer C, Benndorf G, Piotin M, Spelle L, Moret J. Intratumoral injection of cyanoacrylate glue in head and neck paragangliomas. AJNR Am J Neuroradiol. 2004;25: 1457-62.

[45] Chaloupka JC, Mangla S, Huddle DC, et al. Evolving experience with direct puncture therapeutic embolization for adjunctive and palliative management of head and neck hypervascular neoplasms. Laryngoscope.1999;109:1864-72.

[46] Harman M, Etlik O, Unal O. Direct percutaneous embolization of a carotid body tumor with n-butyl cyanoacrylate: an alternative method to endovascular embolization. Acta Radiol. 2004;45:646-8.

[47] Krishnamoorthy T, Gupta AK, Rajan JE, Thomas B. Stroke from delayed embolization of polymerized glue following percutaneous direct injection of a carotid body tumor. Korean J

Radiol. 2007;8:249-53.

[48] Mukerji SS, Osborn AJ, Roberts J, Valdez TA. Kaposiform hemangioendothelioma (with Kasabach Merritt syndrome) of the head and neck: case report and review of the literature. Int J Pediatr Otorhinolaryngol.2009;73:1474-6.

[49] Komiyama M, Nakajima H, Kitano S, Sakamoto H, Kurimasa H, Ozaki H. Endovascular treatment of huge cervicofacial hemangioma complicated by Kasabach-Merritt syndrome. Pediatr Neurosurg. 2000;33:26-30.

[50] Bornet G, Claudet I, Fries F, et al. Cervicofacial angioma and the Kasabach-Merritt syndrome. Neuroradiology.2000;42:703-6.

[51] Drucker AM, Pope E, Mahant S, Weinstein M. Vincristine and corticosteroids as first-line treatment of Kasabach-Merritt syndrome in kaposiform hemangioendothelioma. J Cutan Med Surg. 2009;13:155-9.

[52] Stanley P, Gomperts E, Woolley MM. Kasabach-Merritt syndrome treated by therapeutic embolization with polyvinyl alcohol. Am J Pediatr Hematol Oncol. 1986;8:308-11.

[53] Wolfe SQ, Farhat H, Elhammady MS, Moftakhar R, Aziz-Sultan MA. Transarterial embolization of a scalp hemangioma presenting with Kasabach-Merritt syndrome. J Neurosurg Pediatr. 2009;4:453-7.

[54] Cognard C, Miaux Y, Pierot L, Weill A, Martin N, Chiras J. The role of CT in evaluation of the effectiveness of embolisation of spinal dural arteriovenous fistulae with N-butyl cyanoacrylate. Neuroradiology.1996;38:603-8.

[55] Ricolfi F, Gobin PY, Aymard A, Brunelle F, Gaston A, Merland JJ. Giant perimedullary arteriovenous fistulas of the spine: clinical and radiologic features and endovascular treatment. AJNR Am J Neuroradiol. 1997;18:677-87.

[56] Pelz DM, Lownie SP, Fox AJ, Hutton LC. Symptomatic pulmonary complications from liquid acrylate embolization of brain arteriovenous malformations. AJNR Am J Neuroradiol. 1995;16:19-26.

[57] Pukenas BA, Satti SR, Bailey R, Weigele JB, Hurst RW, Stiefel MF. Onyx pulmonary artery embolization after treatment of a low-flow dural arteriovenous fistula: case report. Neurosurgery. 2011;68:E1497-500. discussion E500.

[58] Puri AS, Thiex R, Zarzour H, Rahbar R, Orbach DB. Trigeminocardiac reflex in a child during pre-Onyx DMSO injection for juvenile nasopharyngeal angiofibroma embolization. A case report. Interv Neuroradiol. 2011;17:13-6.

[59] Lv X, Jiang C, Zhang J, Li Y, Wu Z. Complications related to percutaneous transarterial embolization of intracranial dural arteriovenous fistulas in 40 patients. AJNR Am J Neuroradiol. 2009;30:462-8.

[60] Weiss I, TM O, Lipari BA, Meyer L, Berenstein A, Waner M. Current treatment of parotid hemangiomas. Laryngoscope. 2011;121:1642-50.

[61] Spence J, Krings T, TerBrugge KG, Agid R. Percutaneous treatment of facial venous malformations: a matched comparison of alcohol and bleomycin sclerotherapy. Head Neck. 2011;33:125-30.

[62] Puig S, Aref H, Brunelle F. Double-needle sclerotherapy of lymphangiomas and venous angiomas in children: a simple technique to prevent complications. AJR Am J Roentgenol. 2003;180:1399-401.

[63] Mason KP, Michna E, Zurakowski D, Koka BV, Burrows PE. Serum ethanol levels in children and adults after ethanol embolization or sclerotherapy for vascular anomalies. Radi-

ology. 2000;217:127-32.

[64] Han MH, Seong SO, Kim HD, Chang KH, Yeon KM, Han MC. Craniofacial arteriovenous malformation: preoperative embolization with direct puncture and injection of n-butyl cyanoacrylate. Radiology. 1999;211:661-6.

[65] Schirmer CM, Malek AM, Kwan ES, Hoit DA, Weller SJ. Preoperative embolization of hypervascular spinal metastases using percutaneous direct injection with n-butyl cyanoacrylate: technical case report. Neurosurgery.2006;59:E431-2. author reply E-2.

[66] Fanning NF, Pedroza A, Willinsky RA, terBrugge KG. Segmental artery exchange technique for stable 4F guiding-catheter positioning in embolization of spinal vascular malformations. AJNR Am J Neuroradiol. 2007;28:875-6.

[67] Adrianto Y, Yang KH, Koo HW, et al. Concomitant origin of the anterior or posterior spinal artery with the feeder of a spinal dural arteriovenous fistula (SDAVF). J Neurointerv Surg. 2017;9:405-10.

[68] Hall WA, Oldfield EH, Doppman JL. Recanalization of spinal arteriovenous malformations following embolization.J Neurosurg. 1989;70:714-20.

[69] Nichols DA, Rufenacht DA, Jack CR Jr, Forbes GS. Embolization of spinal dural arteriovenous fistula with polyvinyl alcohol particles: experience in 14 patients. AJNR Am J Neuroradiol. 1992;13:933-40.

[70] Song JK, Gobin YP, Duckwiler GR, et al. N-butyl 2-cyanoacrylate embolization of spinal dural arteriovenous fistulae. AJNR Am J Neuroradiol. 2001;22:40-7.

[71] Nogueira RG, Dabus G, Rabinov JD, Ogilvy CS, Hirsch JA, Pryor JC. Onyx embolization for the treatment of spinal dural arteriovenous fistulae: initial experience with long-term follow-up. Technical case report. Neurosurgery.2009;64:E197-8. discussion E8.

[72] Niimi Y, Berenstein A, Setton A, Neophytides A. Embolization of spinal dural arteriovenous fistulae: results and follow-up. Neurosurgery. 1997;40:675-82. discussion 82-3.

[73] Doppman JL, Di Chiro G. Paraspinal muscle infarction. A painful complication of lumbar artery embolization associated with pathognomonic radiographic and laboratory findings. Radiology. 1976;119:609-13.

[74] Song JK, Vinuela F, Gobin YP, et al. Surgical and endovascular treatment of spinal dural arteriovenous fistulas:long-term disability assessment and prognostic factors. J Neurosurg. 2001;94:199-204.

[75] Westphal M, Koch C. Management of spinal dural arteriovenous fistulae using an interdisciplinary neuroradiological/neurosurgical approach: experience with 47 cases. Neurosurgery. 1999;45:451-7. discussion 7-8.

[76] Van Dijk JM, TerBrugge KG, Willinsky RA, Farb RI, Wallace MC. Multidisciplinary management of spinal dural arteriovenous fistulas: clinical presentation and long-term follow-up in 49 patients. Stroke. 2002;33:1578-83.

[77] Horton JA, Latchaw RE, Gold LH, Pang D. Embolization of intramedullary arteriovenous malformations of the spinal cord. AJNR Am J Neuroradiol. 1986;7:113-8.

[78] Theron J, Cosgrove R, Melanson D, Ethier R. Spinal arteriovenous malformations: advances in therapeutic embolization.Radiology. 1986;158:163-9.

[79] Biondi A, Merland JJ, Reizine D, et al. Embolization with particles in thoracic intramedullary arteriovenous malformations: long-term angiographic and clinical results. Radiology. 1990;177:651-8.

[80] Meisel HJ, Lasjaunias P, Brock M. Modern management of spinal and spinal cord vascular

lesions. Minim Invasive Neurosurg. 1995;38;138-45.

[81] Sala F, Beltramello A, Gerosa M. Neuroprotective role of neurophysiological monitoring during endovascular procedures in the brain and spinal cord. Neurophysiol Clin. 2007;37; 415-21.

[82] Konan AV, Raymond J, Roy D. Transarterial embolization of aneurysms associated with spinal cord arteriovenous malformations. Report of four cases. J Neurosurg. 1999;90; 148-54.

[83] Molyneux AJ, Coley SC. Embolization of spinal cord arteriovenous malformations with an ethylene vinyl alcohol copolymer dissolved in dimethyl sulfoxide (Onyx liquid embolic system). Report of two cases. J Neurosurg.2000;93;304-8.

[84] Corkill RA, Mitsos AP, Molyneux AJ. Embolization of spinal intramedullary arteriovenous malformations using the liquid embolic agent, Onyx; a single-center experience in a series of 17 patients. J Neurosurg Spine.2007;7;478-85.

[85] Lundqvist C, Andersen O, Blomstrand C, Svendsen P, Sullivan M. Spinal arteriovenous malformations. Health-related quality of life after embolization. Acta Neurol Scand. 1994; 90;337-44.

[86] Miyatake S, Kikuchi H, Koide T, et al. Cobb's syndrome and its treatment with embolization. Case Rep J Neurosurg. 1990;72;497-9.

[87] Soeda A, Sakai N, Iihara K, Nagata I. Cobb syndrome in an infant; treatment with endovascular embolization and corticosteroid therapy; case report. Neurosurgery. 2003;52;711-5, discussion 4-5.

[88] Touho H, Karasawa J, Shishido H, Yamada K, Shibamoto K. Successful excision of a juvenile-type spinal arteriovenous malformation following intraoperative embolization. Case Rep J Neurosurg. 1991;75;647-51.

[89] Menku A, Akdemir H, Durak AC, Oktem IS. Successful surgical excision of juvenile-type spinal arteriovenous malformation in two stages following partial embolization. Minim Invasive Neurosurg. 2005;48;57-62.

[90] Kalhorn SP, Frempong-Boadu AK, Mikolaenko I, Becske T, Harter DH. Metameric thoracic lesion; report of a rare case and a guide to management. J Neurosurg Spine. 2010;12; 497-502.

[91] Fairhall JM, Reddy R, Sears W, Wenderoth JD, Stoodley MA. Successful endovascular and surgical treatment of spinal extradural metameric arteriovenous malformation. Case report. J Neurosurg Spine. 2010;13;784-8.

[92] Spiotta AM, Hussain MS, Masaryk TJ, Krishnaney AA. Combined endovascular and surgical resection of a giant lumbosacral arteriovenous malformation in a patient with Cobb syndrome. J Neurointerv Surg. 2011;3;293-6.

[93] Barrow DL, Colohan AR, Dawson R. Intradural perimedullary arteriovenous fistulas (type IV spinal cord arteriovenous malformations). J Neurosurg. 1994;81;221-9.

[94] Hida K, Iwasaki Y, Goto K, Miyasaka K, Abe H. Results of the surgical treatment of perimedullary arteriovenous fistulas with special reference to embolization. J Neurosurg. 1999;90;198-205.

[95] Sure U, Wakat JP, Gatscher S, Becker R, Bien S, Bertalanffy H. Spinal type IV arteriovenous malformations (perimedullary fistulas) in children. Childs Nerv Syst. 2000;16;508-15.

[96] Mourier KL, Gobin YP, George B, Lot G, Merland JJ. Intradural perimedullary arteriovenous fistulae; results of surgical and endovascular treatment in a series of 35 cases. Neuro-

surgery. 1993;32;885-91. discussion 91.

[97] Halbach VV, Higashida RT, Dowd CF, Fraser KW, Edwards MS, Barnwell SL. Treatment of giant intradural (perimedullary) arteriovenous fistulas. Neurosurgery. 1993;33; 972-9. discussion 9-80.

[98] Cho KT, Lee DY, Chung CK, Han MH, Kim HJ. Treatment of spinal cord perimedullary arteriovenous fistula; embolization versus surgery. Neurosurgery. 2005;56;232-41. discussion-41.

[99] Touho H, Monobe T, Ohnishi H, Karasawa J. Treatment of type II perimedullary arteriovenous fistulas by intraoperative transvenous embolization; case report. Surg Neurol. 1995; 43;491-6.

[100] Rodesch G, Hurth M, Alvarez H, Tadie M, Lasjaunias P. Spinal cord intradural arteriovenous fistulae; anatomic,clinical, and therapeutic considerations in a series of 32 consecutive patients seen between 1981 and 2000 with emphasis on endovascular therapy. Neurosurgery. 2005;57;973-83. discussion-83.

[101] Rodesch G, Hurth M, Alvarez H, David P, Tadie M, Lasjaunias P. Embolization of spinal cord arteriovenous shunts;morphological and clinical follow-up and results--review of 69 consecutive cases. Neurosurgery. 2003;53;40-9.discussion 9-50.

[102] Krings T, Coenen VA, Weinzierl M, et al. Spinal dural arteriovenous fistula associated with a spinal perimedullary fistula; case report. J Neurosurg Spine. 2006;4;241-5.

[103] Cognard C, Semaan H, Bakchine S, et al. Paraspinal arteriovenous fistula with perimedullary venous drainage.AJNR Am J Neuroradiol. 1995;16;2044-8.

[104] Silva N Jr, Januel AC, Tall P, Cognard C. Spinal epidural arteriovenous fistulas associated with progressive myelopathy. Report of four cases. J Neurosurg Spine. 2007;6;552-8.

[105] Tampieri D, Leblanc R, TerBrugge K. Preoperative embolization of brain and spinal hemangioblastomas.Neurosurgery. 1993;33;502-5. discussion 5.

[106] Eskridge JM, McAuliffe W, Harris B, Kim DK, Scott J, Winn HR. Preoperative endovascular embolization of craniospinal hemangioblastomas. AJNR Am J Neuroradiol. 1996; 17;525-31.

[107] Biondi A, Ricciardi GK, Faillot T, Capelle L, Van Effenterre R, Chiras J. Hemangioblastomas of the lower spinal region; report of four cases with preoperative embolization and review of the literature. AJNR Am J Neuroradiol.2005;26;936-45.

[108] Breslau J, Eskridge JM. Preoperative embolization of spinal tumors. J Vasc Interv Radiol. 1995;6;871-5.

[109] Guzman R, Dubach-Schwizer S, Heini P, et al. Preoperative transarterial embolization of vertebral metastases. Eur Spine J. 2005;14;263-8.

[110] Olerud C, Jonsson H Jr, Lofberg AM, Lorelius LE, Sjostrom L. Embolization of spinal metastases reduces peroperative blood loss. 21 patients operated on for renal cell carcinoma. Acta Orthop Scand. 1993;64;9-12.

[111] Smith TP, Koci T, Mehringer CM, et al. Transarterial embolization of vertebral hemangioma. J Vasc Interv Radiol.1993;4(5);681.

[112] Acosta FL Jr, Dowd CF, Chin C, Tihan T, Ames CP, Weinstein PR. Current treatment strategies and outcomes in the management of symptomatic vertebral hemangiomas. Neurosurgery. 2006;58;287-95. discussion-95.

[113] Doppman JL, Oldfield EH, Heiss JD. Symptomatic vertebral hemangiomas; treatment by means of direct intralesional injection of ethanol. Radiology. 2000;214;341-8.

第8章　急性缺血性卒中的治疗

第一节　机械取栓术

静脉注射阿替普酶是急性缺血性卒中患者的标准治疗方案。对部分大血管阻塞患者,机械取栓术现在已是标准治疗方案。

一、五大家族

2015 年的头几个月,急性缺血性卒中的治疗产生了巨大的变化,发表了 5 项 (是,5 项!)具有里程碑意义的随机试验,这些试验都是首次证明对前循环缺血性卒中患者,血管内治疗优于单独药物治疗。每个试验的基本要素和结果总结如下: 鼓励读者浏览所有 5 个试验总结,因为每个试验都有独特的方面,可分别为整体结果增色不少。迅速发表的 5 项大型并有影响力的研究让人想起纽约市五大犯罪家族集团。卒中试验与犯罪家族的相似之处在于数量相同,但本手册的作者并不是暗示进行这些重要研究的调查人员是暴力罪犯。

二、MR CLEAN(血管内治疗急性缺血性卒中荷兰多中心随机临床试验)

这是 5 项研究中的第一项,也是最重要的项目。在症状发作 6 小时内共有 500 名患有前循环缺血性卒中的患者被随机分配到常规治疗($n=267$)或常规治疗加血管内技术($n=233$)。如果 CTA、MRA 或 DSA 显示大血管闭塞,则纳入患者。中位 ASPECTS 评分为 9 分(范围 7~10)。大多数患者(89.0%)接受静注阿替普酶治疗。在血管内治疗组中,腹股沟穿刺必须在发病 6 小时内完成,支架回收率为 81.5%,距腹股沟穿刺的中位时间为 260 分钟,全身麻醉为 37.8%。主要终点是 90 天的 mRS。在五大研究中,MR CLEAN 是完成计划注册人数的唯一试验。主要研究结果:在 90 天内,就预后而言,血管内治疗具有显著益处。

1. 第 90 天的有利结果(mRS 0~2)。
(1)常规治疗:19.1%。
(2)血管内:32.6%(调整后的 *OR* 2.16;*CI* 1.39~3.38)。
2. 死亡率或症状性脑出血无显著差异。
(1)30 天内死亡率。
①常规治疗:18.4%。

②血管内:18.9%。

(2)症状性 ICH。

①常规治疗:6.4%。

②血管内:7.7%。

3. 在 2 年的随访期间,血管内治疗的有益作用持续存在。

4. 值得注意的方面和发现。

(1)血管内治疗的益处存在于所有预先设定的亚组中,包括老年人(年龄≥80岁),ASPECTS 0～4 和 5～7 以及所有 NIHSS 亚组。

(2)血管内治疗组 12.9%行颈动脉支架置入。

(3)血管内组允许动脉内输注溶栓剂。

①阿替普酶最大剂量。

• 如果没有先前的静注阿替普酶,则为 90mg。

• 如果先前给予阿替普酶治疗,则为 30mg。

②尿激酶最大剂量。

• 如果以前没有静注阿替普酶,则为 1 200 000IU。

(4)血管造影显示缺血区毛细血管充盈,提示存在侧支循环,与成功的血栓清除术后的较好预后相关。没有毛细血管充盈显示脑组织完全梗死。

(5)该研究包括荷兰全部 16 个血管内卒中中心。此外,从 2013 年起,对血管内卒中治疗报销的保险公司需要参与试验。MR CLEAN 的这些方面有助于最大限度地提高注册人数并减少试验以外的治疗。

5. 评论。

(1)MR CLEAN 是 5 个家族中唯一完成计划注册人数的研究。所有其他研究由于 MR CLEAN 的结果或因为在研究完成前血管内治疗组改善显著而停止。

(2)开始静脉注射阿替普酶的中位时间和随机化中位时间之间有 2 小时的时间间隔。

这使得研究者可以选择静脉注射阿替普酶治疗失败或对静脉注射阿替普酶治疗可能无效的患者。通过这种方式,MR CLEAN 患者的选择和治疗类似于"治疗并转移"的处置流程,在中转医院接受静脉注射阿替普酶治疗并随后转移到血管内治疗中心。

(3)对于≥80 岁的患者,血管内治疗的益处更大(老年人有利结果的比值比为3.24,而年轻患者为 1.60)。

三、ESCAPE(血管内治疗小核心和前循环近端闭塞小病灶性卒中的血管内治疗并强调最短化 CT 至再通时间临床试验)

国际上 22 个中心参与的随机试验,纳入 315 例症状发作 6 小时内的卒中患者,比较药物治疗($n=150$)和血管内治疗($n=165$)。排除 ASPECTS＜7,CT 或 CTA 表明在多相 CTA 上侧支循环不良的患者(见附录 8A 和 8B)。约 75%的受试者接受了静脉注射阿替普酶治疗。主要终点是 90 天的 mRSS。计划的注册人数为 500 人,但由于 MR CLEAN 结果以及血管内治疗组的强势表现,注册提前终止。主要研究结果：就 90 天内的愈后而言，血管内治疗具有显著益处。

1. 第 90 天的有利结果（mRSS 0～2）。

（1）对照组：29.3%。

（2）血管内组：53.0%（$P<0.001$）。

2. 90 天内的症状性脑内出血。

（1）对照：2.7%。

（2）血管内：3.6%（$P=0.75$）。

3. 90 天内死亡率。

（1）对照：19.0%。

（2）血管内：10.4%（$P=0.04$）。

4. 评论。

（1）发病后 12 小时内允许入组，但 6 小时后只有 15.5% 的受试者入组。此外，ESCAPE 是所有 5 项研究中要求影像检查到腹股沟穿刺时间最短的（<1 小时）。

（2）血管内组再灌注的中位时间为 4 小时，TICI 2b/3 率为 72%。

（3）ESCAPE 在 5 项研究中独一无二，因为血管内治疗组的死亡率明显较低。

四、REVASCAT（西班牙 8h 内支架取栓与内科治疗随机对照研究试验）

在西班牙进行的一项 4 中心随机试验中，206 例患者在症状发作后 8 小时内接受药物治疗（$n=103$）和使用 Solitaire 支架回收器（$n=103$）进行血栓清除术。排除 CT 上 ASPECTS<7 或 MRI 上 ASPECTS<6 的患者。主要终点是 90 天的 mRSS。计划注册人数为 690 人，但由于 MR CLEAN 的结果发表后导致组间平衡丧失而停止注册。主要研究结果：就 90 天的预后而言，血管内治疗具有显著益处。

1. 第 90 天的有利结果（mRSS 0～2）。

（1）对照组：28.2%。

（2）血栓清除术组：43.7%（调整后 OR 2.1；CI 1.1～4.0）。

2. 90 天内症状性脑内出血。

（1）对照：1.9%。

（2）血栓清除术组：1.9%（$P=1.0$）。

3. 90 天内死亡率。

（1）对照：15.5%。

（2）血栓清除术组：18.4%（$P=0.60$）。

4. 评论。

（1）值得注意的是，考虑仅完成了不到计划纳入的 1/3 人数，血栓清除术就已经获得了显著的益处。

（2）症状发作和腹股沟穿刺之间的中位时间为 4 小时 29 分钟，6 小时后的随机化人数占 12.6%。

五、SWIFT PRIME(血管内机械取栓治疗急性缺血性卒中试验)

国际 39 个中心随机对比临床试验,196 例卒中症状发作 6 小时内的患者,比较药物治疗(98 例)与采用 Solitaire 装置(98 例)行血栓清除术。基于 CT 或采用 RAPID 软件 CT 灌注(见附录 8A 和 8B)提示有大量可挽救组织来选择受试者。所有受试者接受静注阿替普酶治疗。主要终点是 90 天的 mRSS。由于疗效,注册提前停止。主要研究结果:就 90 天的预后而言,血管内治疗具有显著益处。

1. 第 90 天的有利结果(mRSS 0~2)

(1)对照组:35%。

(2)血管内组:60%(P<0.001)。

2. 90 天内的症状性脑内出血

(1)对照组:3%。

(2)血管内:0%(P=0.12)。

3. 90 天内死亡率

(1)对照组:19.0%。

(2)血管内:10.4%(P=0.5)。

4. 评论 这项试验在 5 项研究中是独一无二的,因为所有患者均接受静脉注射阿替普酶治疗,并且所有的血管内手术都使用了 Solitaire 支架回收器。

六、EXTEND-IA(延长急性神经功能缺损主动脉内溶栓时间的临床试验)

澳大利亚和新西兰的 14 个中心随机对照临床试验中,70 例在 ICA 或 MCA 闭塞症状发作 4.5 小时内的患者,比较单用阿替普酶(n=35)与阿替普酶联合血栓清除术(n=35)。患者进行 CT 灌注筛查,没有可挽救组织和缺血核心>70ml 的患者被排除在外。血管内治疗必须在发病 6 小时内开始,并在 8 小时内完成。共同主要终点是 24 小时再灌注率和早期神经功能改善(NIHSS≥8 点或第 3 天 NIHSS=0 或 1)。由于疗效,注册提前停止。主要发现:血管内治疗导致早期灌注和神经功能改善。

1. 再灌注率(定义为初始成像和 24 小时成像之间灌注-损伤体积的降低百分比)。

(1)对照组:37%。

(2)血管内治疗组:100%(P=0.001)。

2. 早期神经改善率。

(1)对照组:37%。

(2)血管内治疗组:80%(P=0.002)。

3. 第 90 天的有利结果(mRSS 0~2)。

(1)对照组:40%。

(2)血管内治疗组:71%(P=0.01)。

4. 90 天内症状性脑出血。

(1)对照组:0%。

(2)血管内治疗组:6%（$P=0.49$）。

5. 90 天内死亡率。

(1)对照组:9%。

(2)血管内治疗组:20%（$P=0.18$）。

6. 评论。

(1)五大研究中病例最少的,唯一依靠灌注成像进行患者选择。

(2)随机接受治疗的患者中有 11%在初始血管造影时发现有再通。

七、HERMES(评估在多个血管内卒中治疗试验中的高效再灌注)合作

HERMES 是五大研究中研究者之间的协作组织(即五大家族的首脑们),对所有数据进行汇总分析。共有 1287 例患者,血管内治疗组($n=634$),对照组($n=653$)。总体而言,>80%的患者接受了静注阿替普酶治疗。HERMES 的进一步报告如下。

1. 第 90 天的有利结果(mRSS 0～2)。

(1)对照组:26.5%。

(2)血管内治疗组:46.0%（$P<0.0001$）。

2. 90 天内的症状性脑内出血。

(1)对照组:4.3%。

(2)血管内治疗组:4.4%（$P=0.81$）。

3. 90 天内死亡率。

(1)对照组:18.9%。

(2)血管内治疗组:5.3%（$P=0.16$）。

4. 评论。血管内治疗具有统计学意义的优势存在于以下几个亚组,年龄≥80 岁的患者,症状发作后超过 5 小时,不适合静注阿替普酶治疗的患者。

第二节 血管内治疗急性卒中:一般概念

成功治疗急性卒中的因素如下:

1. 快速评估和决策。

2. 恰当地选择患者。

3. 快速有效的药物或机械取栓。

速度至关重要。对于任何潜在的适合血管内治疗的患者,首先静脉使用 t-PA,或尽快把患者转到造影室手术台。总体包括以下步骤:

1. 急性缺血性卒中确诊,并确定发病时间。

2. 集中精力查体,必要的检查和影像学检查。

3. 对于经动脉途径患者:

（1）尽快通知血管造影室技师和护士，准备手术间和设备。

（2）尽快建立血管内手术所需的血管通路。

如果患者清醒状态下不配合，应转移到造影间，置于手术台，呼叫麻醉的同时股动脉置鞘。麻醉诱导时进行快速诊断性血管造影；当患者插管时，如果必要，导管撤回主动脉弓。

（3）获取并尽快准备器材和溶栓药物。

将导管、导丝、溶栓药及其他可能用到的器材置于无菌台上。当患者进入造影间，或建立血管通路时就准备好。

（4）颅内循环的血管造影图像获得后，立刻决定采用的溶栓技术（即药物与机械取栓）。

（5）经动脉溶栓治疗往往需要多种技术（例如，溶栓药物灌注加血管成形术和支架置入术）的组合。每完成一步，就应当预见和规划下一步。

一、速度的要求

许多溶栓试验已经证明，越早治疗，效果越好的机会越大。在 90 分钟内治疗效果优于 3 小时，3 小时内治疗效果优于 6 小时内，依次类推。因此，每一位缺血性卒中患者都应该快速有效地评估和治疗。美国心脏协会于 2006 年发表了一篇题为《减少急性冠状动脉综合征和卒中患者求医延误的时间》的声明，强调了速度的重要性。

1. 推迟非必要的检查，并迅速准备治疗方法（即造影间或 t-PA）。

不做非必要的化验，如通常情况下要做 CXR，干扰了后续处理。CXR 对于大部分急性卒中患者是没有必要的。

2. 根据 2003 年的缺血性卒中患者的早期管理指南，适合药物溶栓的患者，应在到达急诊科 25 分钟内完成 CT 检查，并在另外 20 分钟内完成读片（就诊到完成读片为 45 分钟）。

3. 重要的是，在等待验血结果的同时完成 CT 灌注检查和（或）转运患者至造影间。

（1）血清肌酐测定通常需要在使用含碘造影剂之前完成。然而，2004 版美国放射学会手册造影剂部分建议仅对有造影剂肾病危险因素的患者检查肌酐。本手册的作者在验血结果之前，可能已经完成了急性缺血性卒中患者的 CT 灌注和血管造影，如果有必要，基于没有必要所有患者复查肌酐的理念，快速诊断和治疗的受益远大于肾病的风险。

（2）同样，如果准备动脉溶栓，血小板计数及凝血功能检查也不能耽误患者转运造影间的时间。在等待实验室结果的同时，可以启动血管内治疗程序，建立血管通路。

4. 实施有效分诊，停止或重新安排择期手术和其他诊疗活动，治疗急性卒中患者。可以在治疗完成后去星巴克喝一杯。

二、溶栓药物

有几种溶栓药物可供选择（表8-1），大多数是转换纤溶酶原为纤溶酶。纤溶酶溶解血栓的纤维蛋白网状结构，促进其溶解。尿激酶和链激酶是第一代溶栓药物，并且不是纤维蛋白（即血凝块）特异性的。尿激酶是天然的丝氨酸蛋白酶，具有低抗原性，由于制造问题从美国市场撤回数年，但最近已再次上市。链激酶，纤溶酶原活化剂，尽管名称叫酶，但不是酶，其用处有限，因为许多患者已经预先形成了抗链球菌抗体，有发生过敏性反应的潜在风险。第二代药物是纤维蛋白特异性药物，包括尿激酶原（又称 pro-UK 或沙芦普酶）和阿替普酶。它们能降低纤维蛋白原和纤维蛋白酶原的水平，可导致出血并发症风险增加。尿激酶原是尿激酶的前体，在血栓表面被与纤维素结合的纤溶酶原转换成为尿激酶，从而产生浅表的纤维素的特异的溶解效应。尿激酶原被用于重组尿激酶原在急性脑血栓栓塞中应用（PRO-ACT）试验，但当前无法在美国临床上使用。目前，t-PA 是 FDA 批准的专门用于静脉溶栓治疗缺血性卒中的唯一药物。第三代药物包括瑞替普酶和替奈普酶，理论上相比于第二代药物，半衰期更长，更大的进入血栓基质的穿透力。瑞替普酶是野生型 t-PA 分子的缺失突变体，指 t-PA 的 finger、表皮生长因子、kringle-1 结构域已被删除。替奈普酶也是一种 t-PA 突变体。

目前在美国上市的三个主要溶栓药物是：阿替普酶（Activase，Genentech，San Francisco，CA）、尿激酶（Abbokinase，Abbott Laboratories，Abbott Park，IL）和瑞替普酶（Retavase，Centocor，Malvern，PA）。5mg 阿替普酶相当于 1U 瑞替普酶。尽管每种药物都有其自己的理论优势，目前欠缺这些药在急性卒中效果的直接比较。在一项 t-PA 和尿激酶动脉溶栓的回顾性比较中，相对于药物或剂量，再通率没有差异。出现出血并发症的情况下，可以给予新鲜冷冻血浆中和溶栓药。

表 8-1 动脉内溶栓药

		半衰期（分钟）	动脉剂量	说明
第一代	尿激酶	14～20	500 000～1 000 000U	丝氨酸蛋白酶
第二代	尿激酶原（NA）	20	6～9mg	尿激酶酶原的前体
	阿替普酶（t-PA）	3～5	5～40mg	丝氨酸蛋白酶
第三代	瑞替普酶	15～18	4～8U	t-PA 的缺失突变体

NA. 不可用；t-PA. 重组组织纤溶酶原激活物

其他纤溶药物有替奈普酶。替奈普酶是对 t-PA 的基因修饰体,具有 14 倍的特异性纤维蛋白的结合力,具有较长的半衰期,纤溶酶原激活物抑制剂 1 型对替奈普酶的抑制作用减弱了 80 倍。已经发现,使用替奈普酶治疗可避免使用 t-PA 治疗常见的全身纤溶酶原激活和纤溶酶生成。此外,由于没有促凝效果,可降低早期再闭塞的风险。在试验剂量递增的研究中,75 例脑卒中患者,症状发作<3 小时,静脉使用替奈普酶治疗。患者选用三种剂量替奈普酶中的一种:0.1mg/kg,0.2mg/kg 和 0.4mg/kg。治疗后的第一个 72 小时内未发生症状性颅内出血。较大规模的静脉使用替奈普酶治疗卒中的ⅡB／Ⅲ期试验因为入组较慢被停止。

三、患者准备

1. 评估

(1)病史、查体和神经学检查。

(2)做出准确的诊断,明确出现卒中症状的时间。

对于有卒中症状的患者,清醒时,发病的时间被认定为无症状的最后时间。

(3)根据卒中症状进行定位并评估卒中的严重程度(见附录 8B 美国国立卫生研究院卒中量表)。

几种可与卒中混淆的疾病如下。

①转换障碍。

②复杂性偏头痛。

③癫痫发作。

④精神混乱状态。

⑤晕厥。

⑥中毒或代谢综合征。

⑦低血糖。

⑧硬膜下血肿。

⑨脑肿瘤。

(4)血液化验(CBC,Cr,PT,PTT)。

(5)心电图。

(6)影像学。

(7)必要的:普通头颅 CT。

①CT 的主要作用是检查颅内出血,约占急性卒中的 15%。其他 CT 可能的潜在发现都是次要的,如脑缺血的表现(见下文:急性卒中的影像学表现)。

②在一些情况下,快速的 CT 扫描可在造影间动脉术前完成(例如,应用 XperCT 或 DynaCT)。

(8)可选但有用:CT 灌注/CTA。

①2009 年的美国心脏协会建议血管成像不应耽误发作 3 小时内的缺血性卒中患者开始静脉溶栓的时间。

②血管成像(如 CT 灌注)可以筛选经动脉治疗的患者。常规联合 CT 平扫、CT 灌注和 CTA 检查,省去了两个单独的 CT 平扫,简化了决策过程。

2. 术前准备

(1)静脉溶栓:准备 t-PA。

(2)动脉取栓:通知造影间,并确保所有的护士、技术人员和可能需要的器材术前到位。

(3)建立两条外周静脉通路。

应该避免使用葡萄糖溶液。

(4)导尿。

(5)禁食不禁药。

3. 患者的选择 下列内容主要适用于治疗前循环卒中,基底动脉的患者下文单独讨论。

(1)适应证。

①急性缺血性脑卒中,症状出现 3～8 小时。

②明显的神经症状(NIHSS>4 分,除了单纯的失语或偏盲)。

③排除引起急性神经症状的其他原因(例如,颅内出血、癫痫发作、意识错乱、中毒或代谢疾病和脑肿瘤)。

(2)绝对禁忌证。

①急性颅内出血。

②CT 见大片低密度区域或占位效应。

(3)相对禁忌证。

①神经系统症状改善。

②腔隙性脑梗死。

③昏迷。

④抽搐。

⑤严重卒中(NIHSS>30 分)。

⑥最近有手术或颅内出血史。

⑦近期心肌梗死。

⑧溶栓药物或碘造影剂过敏史。

4. 决策:静脉还是动脉 虽然 FDA 批准静脉溶栓可有选择地用于急性缺血性脑卒中患者的治疗,动脉途径也是有效的方法,取决于临床实际。两种治疗之间的选择,需要考虑许多因素(表 8-2)。总之,最适合静脉溶栓治疗的患者受累大脑区域较小,并可在症状出现 4.5 小时内进行处理。最适合经动脉途径的患者是那些较大的血管阻塞,并可在症状发作 6～8 小时内治疗。每种方法的相关因素的详细讨论如下表。

表 8-2 经静脉或动脉途径患者的选择

静脉溶栓	
相对适应证	相对禁忌证
症状发作＜3 小时	大型卒中（NIHSS＞22 分）
症状轻度至中度（NIHSS＜20 分）	轻微的症状，如单纯感觉丧失、构音障碍或共济失调
小的、远端血管闭塞	神经系统症状改善
灌注成像显示有明显的可挽救区域（＞20％的受影响体积）	高血压：收缩压＞185mmHg 舒张压＞110mmHg
不耐受碘造影剂	脑外伤、既往卒中或 3 个月内心肌梗死
高麻醉并发症风险（如果动脉溶栓需要全身麻醉）	21 天内胃肠道或泌尿道出血
年龄＜75 岁	在 14 天内曾行大手术
	在 7 天内不可压迫的部位有动脉穿刺
	颅内出血史
	有活动性出血或急性外伤的证据
	血糖浓度＜50mg/dl(2.7mmol/L)
	年龄＞75 岁
	CT 显示缺血的早期征象（＞30％的半球面积）
	INR＞1.5 或血小板计数＜100 000/mm³
	最近（21 天内）有头部外伤或其他创伤,大手术,心肌梗死或出血史
	年龄＞75 岁
	发病时口服抗血小板药物
	通过 CT 发现 M1 段血栓长度＞8mm
ICA 或 MCA 闭塞，治疗前症状发作小于6～8 小时	细长的主动脉弓或血管到位困难
椎基底动脉闭塞，治疗前症状发作小于12～24 小时	高麻醉并发症风险（如准备采用全身麻醉）
灌注成像显示有明显的可挽救区域（＞20％的受影响体积）	估计延迟才能开始介入操作
造影间及工作人员可及时到位	碘造影剂不耐受
静脉溶栓治疗禁忌（例如，近期手术或头部外伤）	大型卒中（NIHSS＞22 分）
血管解剖条件允许	INR＞1.5
伴发动脉狭窄或夹层	最近发生更大的缺血性卒中病史（14 天以内）
MCA 高密度征	年龄＞80 岁
疑似"硬栓"（即钙化的碎片或其他栓塞性物质，机械取栓优于静脉溶栓）	
系统溶栓后无改善	
发病时在口服抗血小板药物	

资料来源：参考文献

长度很重要

最近的一项研究表明,大脑中动脉血栓的长度可以预测静脉溶栓的结果。普通非增强 CT 显示血栓长度超过 8mm,与静脉溶栓无法再通和后续预后差相关。这是否可以作为血管内介入治疗的一个信号?

5. 静脉溶栓患者的选择

静脉 t-PA 试验的亚组分析已经确定了一些静脉溶栓结果较好的预测因素: NIHSS＜10/分或 NIHSS＜20 分,CT 扫描正常,治疗前血糖水平正常,治疗前血压正常,年龄＜75 岁。

6. 动脉取栓患者的选择

在对动脉治疗急性卒中的评估时,可参考 PROACT 研究的临床纳入标准。 PROACT 纳入标准不应被视为日常决策的硬性标准,因为这是参考随机试验的要求而设置的,对于复杂病例,如并存动脉夹层,可能混淆试验的结果而被排除。患者入选 PROACT 研究的主导指标是症状出现的时间,一般为前循环闭塞 6 小时以内。在 PROACT 二期,从动脉输注溶栓药物到完成再通的时间间隔是 90～120 分钟;因此,在 6 小时治疗时间窗可以认为是 8 小时的再通时间窗。因此,如果可以比 PROACT 试验更快速地完成再通,如机械取栓,该时间窗可延长至 8 小时。患者的基底动脉闭塞,动脉溶栓可以延长至症状发作后 24 小时,当然在 6 小时内再通效果更好。进一步的 PROACT Ⅱ 的其他临床纳入标准有:除单纯失语或偏盲外,NIHSS 评分最小为 4 分,年龄 18～85 岁。

血栓清除术后造影结果根据 TICI 来进行分级,改良的 TICI 量表(mTICI)更容易记忆并运用(表 8-3)。mTICI 量表目前被广泛接受。

表 8-3　改良脑梗死溶栓修改(mTICI)量表

等级	定义
0	无前向性血流
1	少许造影剂渗透通过闭塞的部位,但远端闭塞
2a	远端有灌注,但远端血管充盈＜50%
2b	远端有灌注,但远端血管充盈＞50%并且＜70%
3	远端有灌注,远端血管灌注充足

第三节　急性缺血性卒中的静脉溶栓

静脉注射 t-PA 是目前唯一获得 FDA 批准用于特定急性缺血性卒中患者治疗的方法。

一、静脉注射 t-PA 规程

1. 0.9mg/kg(最多 90mg)至少 60 分钟滴完,其中在 1 分钟内推注 10％的量。记忆剂量的助记符:0-9-9-0(0.9mg/kg,最高 90mg)。

2. 患者转入重症监护病房或卒中单元。

3. 给药过程中,每 15 分钟神经查体 1 次,接下来的 6 小时内每 30 分钟 1 次,给药后 24 小时内则每小时 1 次。

4. 头 2 小时内每 15 分钟检查 1 次生命体征,6 小时内每 30 分钟 1 次,给药后 24 小时内则每小时 1 次。维持收缩压<180mmHg,舒张压<105mmHg。

抗高血压药物用法

(1)拉贝洛尔 10mg 静脉注射 1～2 分钟;根据需要每 10～20 分钟可以重复注射,最大剂量 300mg。或者,开始推注拉贝洛尔,然后用 2～8mg/min 输注。

(2)如果血压得不到控制,开始输注硝普钠 0.5mg/(kg·min)。

5. 如果患者出现严重头痛、急性高血压、恶心等症状,立即停药(如果仍在给药),复查头部 CT。

6. 避免放置 NG 管、导尿管或动脉内置管。

二、静脉溶栓的超声助溶

经颅多普勒(TCD)能促进静脉溶栓。超声可引起血栓团块内的可逆变化,建立穿过血栓的微血流促进 t-PA 运输和渗透到血凝块,使其更完全快速地溶解。目前已经研究了 3 种技术用于超声增强溶栓。

1. 低频超声(300kHz)。一项随机试验比较静脉 t-PA ＋低频超声和单纯静脉 t-PA 的效果,由于超声组显著较高的出血率而终止试验。

2. 高频率(2MHz)TCD 有或没有加入气态微泡。

(1)一项 t-PA 静脉溶栓治疗大脑中动脉闭塞患者的随机试验表明:用 2MHz 的 TCD 对照试验,TCD 组中再通率明显高于对照组,而症状性出血率无明显差异。

(2)接受静脉 t-PA 溶栓的近端颅内动脉闭塞患者,配合 2MHz 的 TCD 联合增加剂量的全氟丙烷脂质微球的随机 2 期临床试验表明,1.4ml 的全氟丙烷微球可以安全地联合超声增强静脉 t-PA 溶栓。然而,由于在第二剂量(2.8ml)组,症状性脑出血的发生率增加,出于安全性的考虑,提前终止了试验。

3. 高频彩色编码多普勒。一篇系统回顾发现,高频超声＋IV t-PA 相较于单纯静脉注射 t-PA,前者完全再通率较高,并且不增加症状性颅内出血的风险。

三、溶栓后患者的处理

1. 转入神经重症监护病房。
2. 密切监测血压。在溶栓后血压升高是颅内出血的征象。
3. 24 小时内不进行抗凝和抗血小板治疗。
4. 术后第 1 天复查头颅 CT,观察有无出血。

四、并发症(并发症的处理在下文中讨论)

对 15 项静脉注射 t-PA 治疗急性脑卒中研究中的 2639 例患者的汇总分析发现,症状性脑出血发生率为 5.2%。所有出血(有症状和无症状)的发生率为 11.5%。平均病死率为 13.4%,患者恢复良好的比例为 37.1%。其他报道的与静脉注射溶栓有关的风险包括:

1. 半侧口舌血管性水肿的发生率为 1.3%～5.1%。
2. 静脉溶栓患者可能在心肌梗死(MI)几天内发生肌破裂。一项进行静脉溶栓治疗心肌梗死患者的系列研究中,1.7%患者发生心肌破裂,大多数发生在心肌梗死 48 小时内接受溶栓的患者中,均死亡。

第四节　急性缺血性卒中的动脉内溶栓

介入技术

溶栓过程可以分成到位阶段和溶栓阶段。到位阶段包括:股动脉穿刺、简单诊断造影、导引导管置入颈动脉或椎动脉。溶栓阶段包括重新打开闭塞的颈段或颅内血管。

(一)清醒还是全身麻醉

大量证据表明全身麻醉与动脉内治疗卒中的较差预后相关。虽然并不清楚麻醉是否可以引起不良预后,全身麻醉可延长手术时间并增加麻醉的风险,因此尽量避免全身麻醉是有意义的。优势及非优势半球卒中患者一般经指导,可耐受紧急造影及溶栓。后循环卒中和其他无法充分配合的患者,也应尽量限制插管和镇静。为了节省时间,需要全身麻醉的患者应在急诊室行气管插管,或在造影间一边建立血管通路,一边插管。关键是,在麻醉诱导前完成血管通路和诊断造影。

(二)到位阶段

到位技术的总论见第 4 章。

1.右侧或左侧腹股沟消毒、铺巾和局部麻醉。

2.放置股动脉鞘。

(1)使用尽可能大的鞘(6F,7F 或 8F)。

(2)使用微穿刺装置:可能减少穿刺部位潜在出血的风险。

3.使用诊断导管进行诊断造影。目标是确诊主要动脉闭塞和明确相关的解剖结构。

4.受累的颈动脉或椎动脉颈段的正侧位视图、病变动脉系统正侧位视图通常是需要的。

5.当能够迅速地置管时,可行其他血管造影。如果时间允许,完整的 4 根血管血管造影,可以提供侧支循环和闭塞血管远端充盈的信息,但通常不需要,特别是已有 CTA。

6.主动脉弓造影对主动脉弓迂曲的老年患者很有帮助。

7.如果颅内动脉闭塞很难辨别,寻找"微量卒中图(stroke-o-gram)"(图 8-1)。观察颅内动脉造影的毛细血管相的数字减影图像,调整对比度和亮度,使受影响的区域更加明显。

8.交换诊断导管为 6F 导引导管,并尽可能置于颈动脉或椎动脉的高位。

9.导引导管的选择。

(1)Shuttle® 鞘(Cook Inc,Bloomington,IN):

①该鞘足够大,可以使用最大的 Penumbra 再灌注导管,并且如果准备行颅外血管成形术和支架置入术也需要。

②该鞘可通过与短的 6F 鞘交换而置入,或直接通过 8F 鞘置入。

③有 4F、5F、6F、7F、8F 多种规格。

④6F 和 7F 有 80、90、110cm 长度可选。

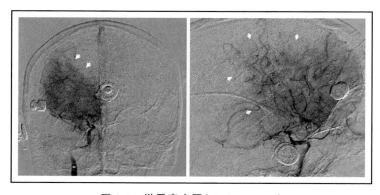

图 8-1 微量卒中图(stroke-o-gram)

1 例急性缺血性卒中患者,ICA 血管造影毛细管期(正位:左;侧位:右)呈现顶叶区充盈缺损,对应
MCA 远端分支闭塞。对比度调高和亮度调低,可突出充盈缺损(箭头)的区域

（2）Neuron™ MAX（Penumbra，Alameda，CA）：

①仅 6F 可用，但容易通过大的再灌注导管和颈动脉支架。

②比 Shuttle 更灵活，创伤更小。

③可提供 80、90 和 100cm 长度以及直线或多用途曲线头端。

（3）6F AXS Infinity LS™（Stryker Neurovascular，Fremont，CA）：

①另一个 6F 长鞘。

②0.088 内径。

③长度可达 70cm、80cm 和 90cm。

（4）Pinnacle® Destination®（Terumo，Somerset，NJ）：

①另一个长鞘。

②6F，7F 和 8F，90cm 长。

③只有鞘的最远端的轴具有亲水涂层。

10. 球囊导管。

（1）FlowGate2™ 球囊导管（Stryker Neurovascular，Fremont，CA）：

①推荐使用球囊导管进行血栓清除术，以防止在取回过程中血凝块意外栓塞远端。

②该导管是旧的 MERCI 球囊导管的后续产品，但更稳定。

③需要 8F 鞘。

④具有 0.084in 内径和 8F 外径；85 和 95cm 长度可用。

⑤内部带有 124cm 长的 Berenstein 曲线导管，有助于导管插入目的血管。

（2）Cello™（Medtronic，Minneapolis，MN）球囊导管：

①另一个可用于血栓清除期间血流控制的球囊导管。

②可用尺寸：

- 6F：需要 7F 鞘；导管 ID 0.051in. 长度 103cm。
- 7F：需要 8F 鞘；导管 ID 0.067in. 长度 103cm。
- 8F：需要 8F 鞘；导管 ID 0.075in. 长度 103cm。
- 9F：需要 9F 鞘；导管 ID 0.085in. 长 100cm。

11. 或者，为了节省时间，可以将导引鞘进到颈动脉或椎体系统，通过弯曲的导引器[例如 Neuron™ Select™ 导管（Penumbra，Alameda，CA）]，进行初始诊断性血管造影。这种策略通常用于有较直血管的年轻患者。

（三）肝素使用与否

一些术者在所有颅内手术时进行全身肝素化。急性卒中的溶栓治疗中，全身肝素化可能加重链激酶相关的潜在出血的风险。本手册的作者建议有选择性地进行全身肝素化，通常是导引导管引起血流淤滞的患者。如果使用肝素，5000U 推注，然后每小时 500U 滴注，并将抽有鱼精蛋白的注射器放在一旁，以便发生大出血时备用。

（四）溶栓阶段

一旦导引导管到位，选择良好的工作角度。工作角度应该在高倍率下显示出闭塞血管和清晰通往闭塞的血管内路径。同样在整个过程中，一定保持导引导管至少在一个视图上可见（PA 或侧位），以便在操作微导管时造成导引导管被下推（不常见）或不稳定时能够调整导引导管位置。在操作过程中实时 TCD 监测比较容易，并可以检测再闭塞、高灌注、血栓栓塞、空气栓塞。

器材选择

（1）微导管：微导管的选择取决于两个因素：微导管到位是否困难，计划单纯药物溶栓还是联合机械取栓。

①Penumbra 再灌注导管有 4 种尺寸，可以用来吸入血栓和（或）注入溶栓药（见下文）。

②UltraFlow™微导管（ev3，Irvine，CA）相对比较容易进入解剖迂曲的远端血管。它需要细微导丝，不能使用圈套器。

③如果准备使用圈套器，需要内径大于 0.018in，可选下面的微导管：

a. Rapid Transit™微导管（Codman Neurovascular，Raynham，MA）。

b. Prowler™ Plus 微导管（Codman Neurovascular，Raynham，MA）。

c. Excelsior™ 1018 微导管（Stryker Neurovascular，Fremont，CA）。

（2）微导丝：应使用相对软头微导管，以尽量避免血管穿孔。避免使用硬微导丝。大多数卒中病例可选的微导丝：

a. Mirage™0.008in（ev3，Irvine，CA）。适合与 Ultraflow™微导管一起使用。

b. J 形头 Headliner®0.012in（Microvention/Terumo，Tustin，CA）。

c. Synchro®-14 0.014in（Stryker Neurovascular，Fremont，CA）。

d. Transend™ EX0.014in 软头（Stryker Neurovascular，Fremont，CA）。

第五节　机械取栓术

一、Merci 回收装置

Merci®回收系统（Stryker，Fremont，CA）是除静脉使用的 t-PA 以外，FDA 批准的第一个用于急性卒中的治疗器材。Merci 回收装置是基于柔性镍钛合金丝，一旦从微导管的头端伸出后则变成螺旋状。微导管到达栓子以远，撤回微导管，螺栓状金属丝扣住血凝块，从血管内拉出。适合使用 Merci 装置取栓的动脉包括 ICA、M1、M2、椎动脉、基底动脉和 PCA。Merci 回收装置（X5 型和 X6 型）在 MERCI 试验基础上，首先于 2004 年 8 月获得 FDA 510（k）许可，在美国上市。在 2006 年 10 月医疗保险和医疗补助服务中心给 Merci 回收装置建立了 ICD-9 的过程代码（39.74）。根据 Multi-Merci 试验数据，L5 模型的 FDA 510（k）许可在 2007 年 2 月被授予。2011 年 Stryker 收购了开发商 Concentric Medical。在 2012 年，关于支架取栓的研究表明，Stryker 的 Trevo 和 Covidient（现代为 Medtonic）的 Solitaire 具有明显优势。Merci 已经被取栓支架代替,成为过时的技术。

二、Penumbra System™

Penumbra System™(Penumbra,Inc.,San Leandro,CA)是第二个 FDA 批准的处理急性卒中的机械器材。它通过连接到能产生 25mmHg 吸力的电动吸引泵的微导管进行血栓抽吸。Separator™是一柔软金属丝,其前端是 6mm 的类似泪滴形扩大,并通过微导管送入,物理切碎血凝块,保持微导管头端通畅。相比于 Merci 系统的一个主要优点是,Penumbra 系统在血凝块的近端面工作,微导管无须盲目置于闭塞的远端。

1. 器材

①导引导管。使用尽可能大的导引导管。

a. Penumbra 再灌注系统最好使用大的导引导管:6F Cook Shuttle 或 Neuron088 MAXX。

可以使用 ACE68 再灌注导管。

b. Neuron 053 6F 导引导管只能容纳 026 再灌注导管。

c. Neuron 070 6F 导引导管可容纳 032 再灌注导管。

②微导丝。任何软的微导丝都可以用于推送再灌注微导管进入目标血管,但要注意,使用比导管内径小得多的微导丝,可能在导管头端形成悬垂,这可能会导致导管挂在血管分支点。为了解决这个问题:

a. 在 026 和 032 的导管内使用较大直径的导丝(0.016in 或 0.018in)。

b. 使用 0.014in 微导丝时,在 041 再灌注导管内使用 Excelsior® SL-10(Stryker Neurovascular,Fremont,CA)微导管。

c. 对于 054 再灌注导管尝试同轴使用 032 再灌注导管。

③再灌注微导管。这些微导管包括近端不锈钢海波管,便于传导推力和增加稳定性,不锈钢丝加强的远端,以更具灵活性。不锈钢和其他材料一样不能抗弯曲,因此在弯曲的血管内穿行必须谨慎,以免导管打折。这些微导管头端具有单个不透射线标记。

a. 3MAX™再灌注微导管:153cm 长,4.7F 逐渐变细至远端为 3.8F,近端管腔 0.043in,远端管腔 0.035in。用于小的远端血管内取栓。可以 5MAX 或 ACE 同轴使用。

b. 4MX 再灌注微导管:139cm 长,6.1F 逐渐变细至远端为 4.3F,管腔 0.041in。用于管腔较大血管,近端血栓。

c. 5MX 再灌注微导管:132cm 长,近端管腔 0.064in 和远端管腔 0.054in。近端直径 6F,远端直径 5F。

d. ACE™ 60 再灌注微导管:132cm 长,近端管腔 0.068in 变细到远端 0.064in。近端直径 6F,远端直径 5.4F。能迅速吸出大量血栓。可以在颈动脉,其至近端 M1 段使用,但通常需要同轴置入 032 微导管,以防止如前述在血管弯曲或分支点挂住。

e. ACE™64 132cm 长,近端直径 0.068in,远端直径 0.064in,可以吸出大量血凝块,近端直径 6F,远端直径 5.7F。

f. ACE™68 132cm 长,通体直径 0.068in。

④Separator™。这些导丝用来切碎血块,并保持远端灌注导管畅通。在导丝前端约 6mm 处有泪滴状球形膨大,通过不透射线的黄金标记。不同 Separator 尺寸和相应的灌注导管匹配,均为 200cm 长,软头。Separator™ 为不锈钢芯,使用后短时间内无法复位。Separator™ Flex 为镍钛合金芯,十分坚硬。

a. 3MAX Separator。

b. 4MAX Separator。

c. 5MAX Separator。

⑤抽吸泵和连接管。必须消毒抽吸泵的连接管,与 Penumbra 系统一起包装。

2. 技术

①股动脉途径,诊断导管置于目标颈动脉、锁骨下动脉或椎动脉。

②确定闭塞血管的直径,并选择合适大小的再灌注导管和导引导管。

③静脉给予肝素(5000U 推注,每小时补 500U)。

抽有鱼精蛋白的注射器(50mg)置于台后,以备出血时使用。

④准备导引导管。通常必须使用 6F 或更大的导引导管。

⑤通过亲水导丝(0.035in 或 0.038in)交换诊断导管为导引导管。另外,导引导管也可直接在亲水导丝导引下进入颈动脉或椎动脉。导引导管越远越好。

⑥通过微导丝推进 J 形头弯曲的再灌注导管进入目标动脉。仅需要刚好接近血凝块。通过导引导管造影,以确认微导管头端处于血凝块的近端,并确认没有发生血管穿孔。

⑦建立再灌注导管通道的技巧。

a. 较大的导管(4MXA、5MAX 或 ACE)更容易以同轴的方式通过较小的微导管推进。

b. M1 段取栓,054 再灌注导管要想置于复杂的眼动脉段以上时,可使用"抓钩技术"向前拉导管:同轴推送 Trevo 18 微导管(Stryker,Fremont,CA)通过 054 导管,置于 M1 血凝块远端。在 M1 段血凝块处释放 Trevo 回收器,非常轻地回拉回收器就足以改变角度及张力,使灌注导管进入 M1 段。

c. 另一种平滑交换较大再灌注导管和导丝的方法是推送是一个顺应性球囊(例如,Scepter XC® Microvention,Tustin,CA),置于再灌注导管的头端之外,稍微充盈球囊,通过 0.014in 导丝推进系统,球囊能够使导管滑过弯曲和分支。

⑧通过微导管推进 Separator,直到不透射线的黄金标记刚刚露出微导管的不透射线头端。在迂曲的动脉内可存在显著的阻力。

⑨使用附带的无菌管道连接微导管与抽吸泵。肝素盐水冲洗管路并拧紧各连接处。

⑩打开抽吸泵,轻轻移动 Separator 进出微导管,切碎血栓,并保持导管的头端通畅。

⑪轻轻操作 Separator,切记 Separator 的头端延伸超过导管的头端可损伤血管,特别是将其推进到一个小分支或急弯时。

⑫每次短时间抽吸并随时进行导引导管造影,以评估进展。

⑬导管内大量的血液可能表明灌注导管末端太靠近端了。

⑭如果后续的导引导管造影显示不完全的动脉血管再通,考虑使用支架取栓,或增加动脉内溶栓药和(或)额外 Penumbra 系统通过。系统经常需要通过几次(2~3 次)。

⑮结实的闭塞对抽吸无反应,可能需要通过支架取栓及更大的 Penumbra 再灌注导管。

3. ADAPT 技术　直接回抽首次通过技术(ADAPT)是对 Penumbra 技术的修改,不使用 Separator。据报道再灌注率为 75%~94%。技术:

①将一个大口径导引导管定位在 ICA 或椎动脉尽可能远的位置。

②在微导管和微丝上推进大的 Penumbra 再灌注导管(ACE™ 64 或 68),并将导管置于血栓处。

③取下微丝和微导管,并对再灌注导管施加机械吸力 90 秒。没有血流表明导管接合血栓。将导管推进几毫米,然后慢慢地将导管全部拔出。

④随后行导管造影并根据需要重复几次,或使用其他技术。

4. 其他用于颅内血凝块抽吸的导管

①利用各种远端通路导管进行抽吸清除血栓已有零星报道。这些包括:

a. DAC(Stryker,Fremont,CA)。

b. CAT 6(Stryker,Fremont,CA)。

c. Navien(Medtronic,Minneapolis,MN)。

d. SOPHIA(Microvention,Tustin,CA)。

②只有 Penumbra 系统(Penumbra,Alameda,CA)被 FDA 批准用于颅内血栓切除术。FDA 的一封警告信指出,一些血管穿孔的死亡病例与使用其他远端通路导管进行抽吸清除血栓有关。

三、支架取栓

两个最流行的支架取栓装置是 Solitaire™ FR(Medtronic Neurovascular,Minneapolis,MN),和 Trevo® XP Provue(Stryker,Fremont,CA)。其他取栓装置在本节末列出。这些装置均有良好的取栓效果;在 MR CLEAN,这些取栓支架的效果无明显差异。

（一）Solitaire™ FR Device

Solitaire™装置（Medtronic Neurovascular，Minneapolis，MN）指自膨闭环设计支架，可完全释放完全回收，所述支架可被当作取栓装置，用于治疗急性缺血性卒中。目前欧洲和美国分别通过了 CE 认证和 FDA 批准。Solitaive™AB 可解脱，目前尚未在美国使用。Solitaive™FR 用于机械取栓（SWIFI）的研究与 MERCI 治疗急性卒中进行了比较，表明 Solitaire 临床疗效远优于 MERCI 装置，该研究使支架取栓装置成为卒中机械取栓的首选。

1. 器材　Solitaire™ 2 FR（Medtronic，Minneapolis，MN）具有近端和远端标记，但在透视下难以观察。它安装在 0.016in 的导丝上。

（1）4×15mm；4×20mm；4×40mm：

- 推荐的血管直径：2～4mm。
- 推荐的最小微导管 ID：0.021in。
- 举例：Rebar™ 18（Medtronic，Minneapolis，MN），Velocity™（Penumbra，Alameda，CA）。

（2）6×20mm；6×30mm：

- 推荐血管直径：3～5.5mm。
- 推荐的最小微导管 ID：0.027in。
- 举例：Marksman™或 Phenom™ 27（Medtronic，Minneapolis，MN）。

（3）Solitaire™ 3 FR（Medtronic，Minneapolis，MN）具有沿支架设置的额外铂金标志，在透视下可视。可用的型号较少。

①4mm×20mm；4mm×40mm：

- 推荐血管直径：2～4mm。
- 推荐最小微导管 ID：0.021in。
- 举例：Rebar™ 18（Medtronic，Minneapolis，MN），Velocity@（Penumbra，Alameda，CA）。

②6×20mm：

- 推荐血管直径：3～5.5mm。
- 推荐最小微导管 ID：0.027in。
- 举例：Marksman™ or Phenom™ 27（Medtronic，Minneapolis，MN）。

（4）Mindframe Capture™ LP（Medtronic，Minneapolis，MN）可以看成是 Solitaire 的微型版，具有相同的设计，但是小型化。可以用在更细的微导管中，并更柔软，顺应性更佳，可以用在远端血管。

①3×15mm；3×23mm：

- 推荐的血管直径：2～3mm。
- 推荐的最小微导管：0.017in。
- 举例：Echelon™ 10（Medtronic，Minneapolis，MN），Excelsior® XT-17™（Stryker，Fremont，CA）。

②4×15mm，4×23mm：

• 推荐的血管直径：2.5～4mm。

• 推荐的最小微导管：0.017in。

• 举例：Echelon™ 10（Medtronic，Minneapolis，MN），Excelsior® XT-17™ (Stryker，Fremont，CA)。

2. 技术

（1）使用 6F 或更大的导引导管。

（2）器材（图 8-2）。

（3）球囊导引导管：设计球囊导引导管，可在取栓时临时阻断颈动脉或椎动脉。FlowGate™仅可在 8F 导管中使用。Cello™球囊在 7F，8F 或 9F 导管中使用；一般而言，7F 推荐用于椎动脉，9F 用于颈动脉。球囊一般和内芯包装在一起，以便顺滑地进入血管腔，并能经股动脉置入，或通过交换置入股动脉，无须使用鞘。一般不推荐不使用鞘，因为取栓时，导引导管经常被血栓块堵塞，这时就需要取出导引导管。导引导管近端一般连接 Y 阀，Y 阀的直线管腔内通过支架，有角度的管腔通过球囊。一般在 Y 阀上连接一个三通，以便持续滴注肝素盐水，并在充气口连接旋塞开关。球囊最大可膨胀至直径 10mm，最大膨胀体积为 0.8ml。使用 3ml 注射器，用 50% 造影剂盐水充盈球囊。

（4）在 0.014 或者 0.016in 微导丝导引下推进微导管至目标血管，并通过血凝块。微导管头端刚好穿过血凝块远侧。

（5）把微导丝交换为 Solitaire 支架。

（6）缓慢回撤微导管，在血凝块内释放支架，直到支架完全展开。

（7）允许支架释放 1～2 分钟，然后轻轻拉动回收入微导管。

（8）撤回微导管和回收的支架到导引导管，同时连续回抽微导管和导引导管。如果使用球囊导引导管，操作时充盈球囊。

（9）一并撤出微导管及支架，冲洗清除 Solitaire 内的血块。

（10）可能必须要 1～3 次。Solitaire 释放和回收不能超过 3 次以上。

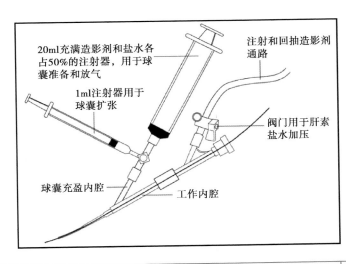

图 8-2 球囊导引步骤

（二）Trevo® XP Provue Stentriever

Trevo®装置（Stryker，Fremont，CA）是自膨闭环设计支架，可完全展开并完全回收。其尾端具有不透射线的标记，同时支架全长也是不透射线的。在打开过程中可以轻松观察设备，与仅尾端可视的Solitaire™支架不同。

1. 器材

支架：

①3×20mm

• 推荐微导管：Trevo® 14 或者 Trevo® 18 微导管（Stryker，Fremont，CA）。

②4×20mm

• 推荐微导管：Trevo® 18 微导管（Stryker，Fremont，CA）。

③4×30mm

• 推荐微导管：Trevo® 18 或者 Excelsior® XT-27®（Stryker，Fremont，CA）。

④6×25mm

• 推荐微导管：Excelsior® XT-27®（Stryker，Fremont，CA）。

2. 技术

（1）使用 6F 或者更大的导引导管。

①推荐使用球囊导引导管，例如 FlowGate™ 球囊导引导管（Stryker，Fremont，CA）。它有 85 或者 95cm 的长度。

②其他可用的有 Neuron Max 支持鞘和 ACE64 再灌注导管。

（2）通过 0.014 或 0.016in 微导丝推送微导管达到目标血管，并通过血凝块。

0.016in 的 J 形头 Headliner® 导丝（Microvention，Tustin，CA）是非常无损伤的导丝，可以在大多数情况下抵达血凝块。J 形头端倾向于沿阻力最小的路径，这与血凝块通常行进的路径相同。

（3）将微导管头端置于血凝块远端。

（4）把微导丝交换为 Trevo® 取栓支架。

（5）当 Trevo® 处于微导管中时，调整装置的位置以使其位于血栓的中心。如有必要，将微导管拉回至取栓器中心。

（6）缓慢回撤微导管以释放支架，直至支架部分释放。

（7）当支架锚定在血管中数毫米时，通过导丝给支架施加向前的力，并确保支架充分打开贴附于血管壁。类似 Pipeline™ 血流导向装置的充盈（详见第 5 章）。这样操作有助于完整取出血栓。

（8）当支架完全打开，将微导管的顶端置于恰好接近支架标志的近端。

（9）支架在血栓内停留 5min，使支架与血栓紧密结合。

（10）如果使用球囊导管，充盈球囊。

（11）连续回抽 ACE™ 再灌注导管或球囊导引导管。

（12）将微导管和取栓支架撤回到导引导管，并通过导引导管不断回抽。

（13）如果使用 Penumbra 作为导引导管，当取栓支架回撤进再灌注导管时，观察吸入筒中的血液。

①如果血流未中断,保持再灌注导管在位,并将微导管和支架一并拉动。

②如果血流停止,拉回再灌注导管,可能是大的血栓堵住了管腔。

(14) 将微导管和支架一并移动,冲洗并清洁 Trevo® 中的血栓。

(15) 每位患者最多可以进行 6 次通过。单独的 Trevo® 设备如果损坏不应重复使用,并且在大多数情况下在释放和回收超过 3 次后,需更换新设备。

(16) 如果支架卡在血管中,不要强行将其拉出。

(17) 再次沿支架推进微导管,然后移出微导管/支架组件。

(18) 如果 Trevo® 不能轻易地重新捕获到微导管中,请使用 DOC® 导丝延长器(Abbott,Abbott Park,IL)(参见第 4 章)并更换更大的微导管。装置上可能有一些血凝块,但它通常会进入内径为 0.027in 的微导管,如 Excelsior® XT-27®(Stryker,Fremont,CA)。

(19) 当取栓器取出时,抽吸并冲洗导引导管并将球囊放气。随后进行造影,评估血管通畅性,并决定是否还需要 Trevo® 通过。

(三)其他取栓器械

还有许多急性脑缺血的取栓器械在欧洲和美国以外的其他地区使用。

1. ERIC®(Microvention,Tustin,CA):ERIC (Embolis Retriever with Interlinked Cage) 器械是一串用来取栓的互连镍钛合金笼。小型研究提示该器械取栓效果良好。

2. pREset® Clot Retriever (Phenox,GmbH. ,Bochum,Germany)是一种连接到线芯上的镍钛合金取栓支架。有 4×20mm 和 6×30mm 的尺寸,可以通过 >0.021in内腔的微导管吸取堵塞颈内动脉的血栓。pREset Lite 具有 3×20mm 和 4×20mm 的尺寸,可以通过 0.016in 的微导管。小型临床研究表明,再通率高并发症率低。

3. The Catch(Balt-Extrusion,Montmorency,France) 是在血栓远端张开的风向袋一样的篮子,在拉回时可以除去血栓。Catch 具有 4mm×19mm 直径的篮子,使用 Vasco+21 微导管释放。Catch9 具有 9mm×37mm 的篮子,匹配 Vasco+35。与 Merci® 系统一对一相比较,Merci® 系统恢复血流成功率较高(90% vs. 70%),并且不容易产生血栓碎片。Catch 目前没有在美国上市。

4. EmboTrap® 取栓支架是由 Neuravi(Galway,IR)开发的复杂双支架设计,后来被 Codman(Raynham,MA)收购。ARISE II 期研究正在评估这种设备,预计将在不久的将来发表研究结果。

5. Separator™ 3D (Penumbra,Alameda,CA)是一种设计用于 Penumbra 再灌注导管的取栓支架。129 例使用该装置治疗的患者表明,该装置的治疗效果与并发症与其他取栓装置类似。

6. Revive™ SE(Codman Neuro,Raynham,MA)是一种自膨式镍钛筐,在远端有一个柔软的封闭端。一小部分患者具有 100%TICI 2b-3 等级再通。

7. Tigertriever 血运重建装置（Rapid Medical，Yokneam，Israel）是一种类似支架的编织装置，可由使用者随意释放和回收。在卒中有成功使用的单独报道。

8. Aperio（Acandis，Pforzheim/Germany）是一种自膨式开放取栓支架。一项 119 例病例的研究显示其成功应用的结果。

9. Lazarus Cover（Medtronic，Minneapolis，MN）是一种网状覆盖物，适合在血栓中释放的取栓支架，以提高取栓效果，减少远端栓塞。该装置在欧洲获得 CE 标志认证，可以在欧洲使用，但尚未在美国获得认证。

（四）机械取栓失败后使用颅内支架作为补救技术

放置颅内支架对尝试多次取栓仍持续存在闭塞的患者来说，是一种补救技术。这么做是有意义的，因为颅内动脉粥样硬化狭窄约占急性缺血性卒中的 10%～30%，并且很多破裂的粥样硬化斑块（和颅内夹层）预计不会通过机械取栓达到血管再通畅。近期一项对 45 例取栓失败病例的研究中，接受补救性颅内支架置入术的患者，mTICI 评分及愈后较好，并且症状性出血及死亡率没有增加。

第六节　药物溶栓

1. 微导管技术及溶栓药的输注

①微导丝的头端塑成 J 形头。

②使用路径图，轻轻导引微导丝进入闭塞血管和闭塞区域。避免微导丝进入小穿支血管。

③一旦微导丝头端处于或略微超出闭塞区域，固定微导丝，并轻轻推进微导管头端进入闭塞区域。

④推进微导管，使其头端看起来位于栓子或血栓远端。这个点通常在闭塞血管段的下一分支处（例如，M1 段闭塞，栓子通常卡在 MCA 分叉部）。

⑤撤回微导丝，轻轻地进行微导管造影，明确栓塞的程度和位置。

⑥接着，回撤微导管进入血管闭塞段并注入溶栓药。要慢慢地注入，持续几分钟。每次给药后，在血栓内后撤微导管，使药物在整个血凝块内均匀分布。

⑦每次给药后通过导引导管造影来观察溶栓的进展，并通过寻找有无造影剂外渗判断有无血管穿孔。定时微导管造影也是有益的。

警告：微导管注射造影剂可增加颅内出血的风险。

⑧机械取栓可作为药物溶栓的补充（见下文）。

2. 溶栓药物的选择　本手册的作者喜欢使用易于获得、准备方便的溶栓药。虽然每种药都有优点和缺点，没有药物之间优劣的直接比较。溶栓药见表 8-1。

3. 何时停止　血管已经再通、当溶栓药已达到最大剂量、已经施用所有其他方法如机械取栓，则可以停止手术。另一种停止手术的信号是出现可能提示出血的症状，如剧烈头痛或恶心、血压升高或心率的突然变化（虽然溶栓术后，患者可诉严重头痛）。

①血凝块移位。在一些情况下，大血管内血栓破碎后可迁移到远端分支。在这种情况下的想法是继续追踪到远端分支，继续溶栓。然而，近端血管再通后，远端分支往往会自发再通，这是由于血流增加和远端分支已经接触到了溶栓药。所以较大的血管再通之后，通常不值得继续冒险注入额外的溶栓药。

②再闭塞。血管溶栓后的再闭塞（诸如 M1 段）并不少见。这可能是由于血管痉挛、血小板丰富的血栓、既往存在的动脉粥样硬化、医源性夹层，甚至 t-PA 也有不确定的促凝效果。处理方法如下：

a. 受累区域 IA 输注硝酸甘油 30～60mg。如果存在血管痉挛，血管通常会很快重新开放。这既可以作为诊断方法，也可以作为有效的治疗方法。

b. 加一种抗血小板药，如 GPⅡb/Ⅲa 受体抑制药。药物和机械取栓可能破坏内皮并引起富血小板血栓的形成。血管造影可诊断，比如在闭塞区域可见蓬松的充盈缺损。动脉或静脉输注抗血小板药可以溶解血栓，然而，这会增加出血性并发症的风险。加用抗血小板药的明智方法是先权衡血管再闭塞的后果。

c. 动脉粥样硬化性狭窄或夹层可通过颅内血管成形术和支架置入来治疗。同样，这些操作也增加出血的风险，应当首先明确再闭塞的持久性和临床后果。见下文颈动脉狭窄合并卒中。

4. 术后处理

(1) 保留股动脉鞘，待溶栓药物代谢完后拔除。

(2) 复查头部 CT 检查出血。

(3) 转入重症监护病房接受观察和控制血压。

第七节　EKOS® Neurowave™微灌注系统

EKOS 系统（EKOS Corporation，Bothell，WA）使用超声能量和输注 t-PA 溶开缺血性卒中患者的血栓。超声波能量导致纤维蛋白变松，使 t-PA 能渗透得更深。该装置目前被美国 FDA 批准用于注射造影剂到神经血管，使用该装置注射 t-PA 治疗缺血性卒中是超标示范围的。但是该设备在美国尚未广泛使用。该设备目前正在进行卒中介入治疗Ⅲ（IMS-Ⅲ）试验。

1. 设备

①微量注射导管:150cm 一次性微导管由渐缩的近端 3.0F(1mm)过渡到远端的 2.8F。单一内径,可容纳 0.014in 微导丝。可通过微导丝导引,然后去除微导丝以便注射造影剂和 t-PA。在微导管远端有压电超声元件("尖端治疗区")。尖端治疗区 2mm 长,直径 1mm,并能垂直于导管的长轴成 360°发射 1.4~1.9MHz 频率的超声波能量。导管近端的电源连接器连接到插在控制单元中的导管接口电缆。

②控制单元:控制单元通过导管接口电缆连接到微量注射导管,并为尖端治疗区提供电力。控制单元还监测操作期间输送的电力、负载阻碍、导管末端的温度和术中射频泄漏。控制单元和所述导管接口电缆无须消毒,可重复使用。

2. 技术

①使用大于 6F 导引导管。

②使用一个足够大的导引导管(例如 Neuron 070 6F),以便微量注射导管到位后可以随时通过导引导管造影。

③静脉给予负荷剂量肝素。

④微量注射导管连接 Y 形阀并持续肝素盐水冲洗,路径图指导下沿 0.014in 微导丝推送到目标动脉。微量注射导管稍僵硬,单纯导管导引进入目标血管可能较困难。另一种方法是首先使用其他微导管到位,然后通过交换微导丝(例如,300cm Synchro-2)交换微导管为微量注射导管。

⑤推进微量注射导管的前端通过血栓,微导管造影确认头端超过血栓后,回拉微量注射导管,使其前端在血栓内。

⑥准备 t-PA:0.5mg/ml 盐水。

⑦4 分钟内人工轻轻注入 2.0mg(4ml)t-PA。注射开始后激活超声。

⑧以 10mg/h(最长 120 分钟,最大量 22mg t-PA)的速度继续在需要再通的动脉输注。每 15 分钟左右通过导引导管造影,以监测进展情况。

3. EKOS 技巧

①EKOS 的使用应限于相对较大的颅内动脉,如 ICA,MCA(M1 或 M2 段),椎动脉或基底动脉。EKOS 不应用在 ACA,PCA,SCA 或 PICA,AICA。EKOS 也应避免用在 0.014in 微导丝导引存在困难时,如动脉夹层、慢性动脉粥样硬化、血管炎、血管痉挛、烟雾病、动脉病及肌纤维发育不良。

②整个过程紧盯控制单元的显示器。控制单元上有许多报警图标用以提示各种问题。

③微量注射导管末端的温度是通过控制单元持续监测的。如果温度<32℃或>43℃,控制单元被编程断电。

④微量注射导管头端在空气中时不能通电。只有当导管在患者体内和管腔内

有液体流动时才能通电。

第八节　其他机械取栓设备

目前有许多设备可用于异物回收，或正在临床试验中评估其对急性缺血性卒中的效果。

1. En Snare®（Merit Medical，South Jordan，UT）　En Snare 设备被 FDA 批准用于异物回收。En Snare 设计有一个郁金香形状的祥，需要内径 0.027in 的导管。远侧张开，可能抓不紧栓子。

2. Angiojet®（Possis Medical，Inc.，Minneapolis，MN）　Angiojet 是结合局部吸引与机械切割的双腔器械，因而称之为吸引碎栓。多个逆行高压盐水射流，被导引到导管的初级抽空内腔产生涡流，负压吸引，切碎血栓。同时碎片通过抽吸作用经由回收腔移除。Angiojet 最初用于冠状动脉和外周动脉血管重建术；神经血管的使用基本上限于颈动脉或颅内静脉窦。5F Angiojet 可通过 6F 导引导管送入，并通过 0.014in 微导丝导引。

3. Neurojet（Possis Medical）　是可通过 3F 导管送入的较小的单腔装置。设计用于颅内循环，但这种设备在初步的可行性和安全性试验中造成了夹层，所以开发被叫停。

其他机械取栓技术

以往存在报道一系列机械取栓技术，但是大多已经过时，被新近的支架及再灌注导管方面所取得的进展而取代。这些技术对某些选择性病例仍能发挥作用，例如取出血管内异物：

1. 圈套器　微圈套器可用于收回异物，如分离的弹簧圈或导管片段，或治疗急性缺血性卒中。虽然圈套器可以取颅内动脉血栓，本手册的作者倾向圈套器与纤溶药物合用，打碎血栓，增加溶栓药作用的表面积。其他学者发现该设备治疗基底动脉闭塞的效果更好。

（1）器材。

①Amplatz Goose Neck® 微圈套器（ev3，Irvine，CA）。可用尺寸：2mm，4mm 和 7mm。

②微导管。任何不小于 0.018in 内径的微导管。可选下面的微导管：

• Rapid™ Transit 微导管（Codman Neurovascular，Raynham，MA）。

• Prowler™ Plus 微导管（Codman Neurovascular，Raynham，MA）。

• Excelsior™1018 微导管（Stryker Neurovascular，Fremont，CA）。

（2）技术。

①血块回收。微导管头端置于近端闭塞。用直径比闭塞血管稍大的圈套器伸出微导管,使得圈套器的环完全打开。把圈套器和微导管一起推入血栓。拉圈套器回撤到微导管,在透视下使圈套器只有一小部分可以在微导管头端的外部看到。退出微导管和圈套器几厘米至相对较直的血管。轻轻经导引导管造影,避免血栓的脱离。如果血凝块被圈套夹住,整体回撤微导管和圈套到导引导管,同时导引导管近端用 60ml 注射器回抽。

②血块切割。微导管置于闭塞血管并注入溶栓药。如果导引导管造影显示持续闭塞,推进微导管穿过闭塞和释放 4mm 的圈套器。轻轻地退出微导管和圈套器,使圈套器位于血栓内。来回移动微导管和圈套器,分割血凝块并增加药物溶栓的表面积。

软 J 形头导丝也可用于切割血栓。使用比微导管的内径小的导丝[例如 J 形头 Headliner®0.012in(Microvention/Terumo,Tustin,CA)],可以输溶栓药的同时持续、轻柔地切割血凝块。

2. Alligator™回收装置 这是通过微导管输送的爪形微型镊。它能很好地把握和回收错位的弹簧圈等血管内异物。它也可以被用于回收血栓。

(1)器材。

①Alligator™回收装置(ev3 Neurivascular,Irvine,CA)。现有尺寸:2mm、3mm、4mm 和 5mm。为获得最佳效果,标示尺寸应当与闭塞血管的内径匹配。

②导引导管:如果可能的话,用大内径 Merci® 球囊导引导管,以便取出血块时,能够临时阻断和抽吸。

③微导管。任何内径不小于 0.021in 的微导管。以下微导管可用:

• Merci® 18 L™微导管(Stryker Neurovascular,Fremont,CA)。

• Prowler™ Plus 微导管(Codman Neurovascular,Raynham,MA)。

• Renegade®微导管(Stryker Neurovascular,Fremont,CA)。

(2)技术。

①血块回收。微导管到位,头端置于近端闭塞。使用导引器将 Alligator 置入微导管。推进 Alligator 到微导管头端,但不进到血管。不要旋转装置。然后回撤微导管和稳定 Alligator 推进导丝,使 Alligator 的钳口张开。小心地向前推进 Alligator 至血块。然后,固定 Alligator 的推进导丝,推进微导管,使钳口关闭。保持 Alligator 推进导丝的张力,但不完全撤入微导管,因为这将释放已钳住的东西。整体撤回微导管和 Alligator。用 60ml 注射器回抽导引导管,保证 Alligator 和微导管撤出,而血凝块不脱离。完全从导引导管撤出微导管,彻底抽吸导引导管内任何的血凝块。如果血液不能自由回抽,可能存在大量血栓,撤出导引导管并彻底冲洗。

②异物回收。步骤与回收血栓一致,但在透视下更容易确定不透射线的弹簧圈或其他异物是否有效地被 Alligator 抓住。

3. 血栓抽吸 近端大血管闭塞可进行血栓抽吸治疗。

(1)技术。6F 或 7F 导引导管沿亲水性导丝置于血栓的近端 1/3 处。用 60ml 注射器吸住血栓,移动导引导管,使其进出血栓几次。每次吸约 10 秒。

(2)远端血栓抽吸使用 Penumbra 回收系统来完成(见下文)。

4. 颅内血管成形术 对于动脉粥样硬化狭窄或夹层引起的闭塞,球囊血管成形术可以促进溶栓。血管成形术在治疗 M1 段血栓形成最有效,M1 段易于在粥样硬化病变基础上叠加血栓形成,而相比之下,基底动脉远端闭塞,多直接由栓塞引起。这种情况下,血管成形术可以减少再次形成血栓的风险。几位作者已经报道了抢救性血管成形术较好的结果,主要是用于单纯药物溶栓无效的病例,实现了血管再通。两个回顾性分析报道了 16 例药物溶栓无效的病例,10 例通过血管成形再通。警告:药物溶栓失败后抢救性血管成形术,可增加蛛网膜下腔出血的风险。

(1)技术。首先进行溶栓药物灌注和机械取栓。如无法实现血管再通,造影片上测量闭塞动脉血管近侧的直径,以确定血管成形术使用球囊的大小。球囊尺寸始终小于血管内径。推进微导丝穿过闭塞到达血管远端;微导丝头端在保证安全的前提下,尽量置远。然后路径图下推进球囊于狭窄处,充盈至额定压。额定压基础上增加球囊 1~2 个大气压,持续 10~30 秒,去充盈。球囊撤回到较粗的近端动脉,以便后续血管造影。

(2)器材。小的、非顺应性的冠脉球囊比较适用,如 2mm×9mm Maverick2™ Monorail™球囊导管(Boston Scientific,Natick,MA)。

5. 颅内支架置入术 潜在的粥样硬化斑块可能是闭塞性血栓的来源,支架置入可能有助于防止再通成功后再次血栓形成。没有潜在的动脉粥样硬化狭窄,支架放置也可以把血栓挤到血管壁,并立即恢复血流。有报道其他方式失败后,抢救性支架置入可成功再通颅内血栓。

(1)技术。首先尝试溶栓药物输注和(或)机械取栓术。这些方法如果无法再通血管,通过血管造影图像测量闭塞动脉的近侧段直径,以确定选择合适大小的支架。自膨式支架的尺寸不要超过所测量的血管直径。球囊扩张型支架一定要小于血管直径。所述支架应尽可能覆盖整个血栓形成节段。推进交换导丝穿过闭塞远端到达远端血管;安全前提下,尽可能将微导丝头端置于最远端以获得最大的支撑力。然后路径图导引下推进球囊扩张支架到达闭塞位置,以正常压力非常缓慢扩张。如果使用的是自膨式支架,远端要刚好超出闭塞位置,并缓慢地释放。当支架完全释放,回撤输送导管至较大的近端动脉,以便后续血管造影。

(2)设备。目前有各种尺寸的球囊扩张冠脉支架可用,但可能难以在迂曲的血管中导引,并可能在正常加压释放时造成血管破裂。颅内循环专用自膨式支架对血管的创伤要小得多。Neuroform™(Stryker Neurovascular,Fremont,CA)和 Enterprise™(Codman Neurovascular,San Jose,CA)更容易释放,但其 HDE 状态,使超范围地在 FDA 批准的试验以外的卒中时使用,是存在问题的。Wingspan™支架(Stryker Neurovascular,Fremont,CA)可用于症状性动脉粥样硬化狭窄,但它也是一个 HDE 产品,其用于没有狭窄的血栓闭塞也需要仔细考虑这些监管问题。紧急情况下,在批准的范围之外使用 HDE 产品,要求立刻通报给医院 IRB、器材制造商及 FDA。Solitaire™ AB 是自膨式支架,用于支架辅助弹簧的栓塞。这允许支架在一个大的导引导管被收回,因此它可以被用于取栓,据报道有较高的血管再通成功率。本器材最近被美国 FDA 批准使用,仅用于 Solitaire™FR 不可拆开的部分。

第九节 动脉卒中治疗后处理

1. 患者进入 ICU 或卒中单元。

2. 输液期间,每 15 分钟查体一次,接下来的 6 小时内每 30 分钟一次,术后 24 小时内每小时一次。

3. 2 小时内每 15 分钟查生命体征一次,6 小时内每 30 分钟一次,术后 24 小时内每小时一次。维持收缩压<180mmHg,舒张压<105mmHg。

降压药物的使用:

①开始尼卡地平静脉输注 5mg/h,根据需要,最高 15mg/h 滴注。

②拉贝洛尔 10mg 静脉推注 1～2 分钟,根据需要每 10～20 分钟可以重复,最大剂量 300mg。另外,也可以拉贝洛尔推注后,2～8mg/min 输注。

③如果血压无法控制,使用硝普钠输注,速度 0.5mg/(kg·min)。

4. 如果患者出现严重头痛、急性血压升高、恶心,进行头部 CT 扫描。

在 PROACT Ⅱ,症状性脑出血平均发生在患者动脉溶栓治疗开始后 10.2 小时。这些患者中的病死率为 83%。

5. 对于进行溶栓治疗的患者,应避免放置 NG 管、Foley 导管或动脉内导管,直到溶栓治疗后的第 2 天。

6. 如静脉使用 t-PA,24 小时内避免使用抗血栓药物(例如,肝素、阿司匹林)。

7. 术后第 1 天复查头颅 CT,防止出血。

如果 CT 显示没有出血,可使用抗血栓药物。

一、并发症(并发症的处理将在下面讨论)

对于经动脉途径治疗的 27 项研究中的 852 例患者汇总分析发现,症状性颅内出血的发生率为 9.5%,病死率为 27.2%,取得了良好结果的患者所占比例为 41.5%。在 PROACT Ⅱ 试验中,手术并发症包括全身出血(主要在穿刺部位)占 7%,神经症状加重(1%),过敏反应(1%)。

二、动静脉联合治疗策略

治疗早期进行静脉溶栓,然后动脉取栓(又名桥接)已经进行了一些研究。正在进行的卒中介入治疗 Ⅲ(Interventional Management of Stroke Ⅲ,IMS Ⅲ)试验正在评估静脉 t-PA 治疗与机械取栓相结合的效果。主要的静脉 GPⅡB/ⅢA 受体拮抗药物联合动脉取栓的初步试验也已经完成或正在进行。

1. 静脉注射(IV)＋动脉注射(IA)使用 t-PA

(1)在卒中急救处理的桥接试验(Emergency Management of Stroke Bridging Trial)中,35 例患者随机分为静脉 t-PA(0.6mg/kg,30 分钟内最大 60mg)组或安慰剂组,然后 IA 注射 t-PA(平均剂量 11mg)。组间结果没有差别,但 TIMI 3 再通率,IV/IA 组高于安慰剂/IA 组(55% vs.10%,P＝0.03)。在 IV/IA 患者中只有 1 例发生症状性脑出血。

(2)在 NIH 卒中的介入治疗(IMS)试验中,80 例 NIHSS≥10 分,症状发作 3 小时内的患者静脉使用 t-PA(0.6mg/kg,30 分钟内最大剂量 60mg),然后经由微导管在血栓部位额外输注 t-PA,2 小时最大剂量为 22mg。与传统的静脉注射 t-PA 相对照,病死率和出血率没有显著差异。但在 3 个月时,IV/IA 组患者结果改善的趋势优于对照组(比值比≥2)。

(3)静脉阿替普酶联合神经介入治疗急性缺血性卒中的再通(Recanalization using Combined intravenous Alteplase and Neurointerventional Algorithm for acute Ischaemic StrokE,RECANALISE)试验通过非随机的前瞻性队列研究,把 160 例患者分为单纯静脉 t-PA(n＝107)治疗组和 t-PA 联合动脉治疗组(n＝53)。只纳入发病 3 小时内患者。

①再通率

a. IV:52%。

b. IV＋IA:87%(P＝0.0002)。

②症状性颅内出血

a. IV:11%。

b. IV＋IA:9%(P＝0.73)。

③较好的结果(90 日 mRS 评分 0～2 分)

a. IV:44%。

b. IV＋IA:57%(P＝0.35)。

(4)西班牙的一项病例对照研究比较了 IV 及 IV＋IA 溶栓对静脉用药无效的脑卒中患者效果。共 42 例静脉输注 t-PA 治疗无效(定义为大剂量的 t-PA 推注后缺乏临床改善或再通 1 小时以内)而接受 IA 治疗患者与 84 例单纯静脉用药患者进行比较。

①24 小时再通率

a. IV:25.3%。

b. IV＋IA:46.3%(P＝0.016)。

②症状性颅内出血

a. IV:6%。

b. IV＋IA:11.9%(P＝0.205)。

③较好的结果(3 个月 mRSS 评分 0～2)

a. IV:14.9%。

b. IV＋IA:40%(P＝0.012)。

2. 静脉 GPⅡB/ⅢA＋IA

(1)在局部纤溶联合静脉阿昔单抗治疗急性椎基底动脉卒中的研究(Combined Local Fibrinolysis and Intravenous Abciximab in Acute Vertebrobasilar Stroke Treatment study)中,47 例患者静脉推注阿昔单抗(0.25mg/kg),接着输注 12 小时[0.125μg(kg · min)],同时低剂量动脉输注 t-PA(中位数剂量:20mg)。其中 14 例患者做了血管成形术和(或)支架置入术。相较于动脉 t-PA 治疗(中位数剂量:40mg)的历史记录,症状性脑出血无显著差异,但 TIMI 3 再通和预后良好率显著高于对照组。

(2)德国的一项 75 例基底动脉闭塞的研究比较了单独 IA 溶栓与 IV 阿昔单抗＋IA 溶栓。联合治疗有更好的再通率(83.7% vs. 62.5%,P＝0.03)和较高的存活率(58.1% vs. 25%,P＝0.02)。症状性脑出血的发生率是两组相当(14% vs. 18.8%,P＝0.41)。

三、溶栓并发症:处理

1. 颅内出血

(1)头部 CT 平扫检查出血。

①IV 溶栓:任何主诉剧烈头痛或表现为神经系统变化的患者应进行头部 CT 平扫。溶栓术后第 2 天头部 CT 平扫在一些中心是常规标准。

②IA 溶栓:血管内治疗后立刻进行 CT 平扫,建立参照标准。受影响脑区经常可以看到造影剂外渗["造影剂病(contrastoma)"],特别是在基底节区,这往往不是出血的迹象。当然,任何患者出现严重头痛或神经功能改变需要进行头颅 CT 扫描。通常住院第 2 天常规进行 CT 扫描。

(2)无症状或小出血(＜30ml)进行保守治疗。

①逆转稀释血液的药物。

a. 如果患者肝素化,中和肝素(每 1000U 肝素静脉使用鱼精蛋白 10mg)。

b. 考虑输注新鲜冷冻血浆和血小板。

②严格控制血压(收缩压维持不超过 160mmHg)。

③反复神经查体,入住 ICU。

(3)症状性、明显的出血(＞ 30ml)。

①逆转稀释血液的药物。

a. 如果患者肝素化,中和肝素(每 1000U 肝素静脉使用鱼精蛋白 10mg)。

b. 考虑输注新鲜冷冻血浆和血小板。

②如果需要的话插管,以开通气道。

③甘露醇 50g 静脉给药。

④如果有脑积水的症状,考虑脑室穿刺引流。

⑤考虑开颅清血肿。

2. 股动脉出血

(1)IA 溶栓治疗时颅外出血的最常见部位。

(2)腹股沟出血的征象。

①明显的穿刺点出血或皮下血肿扩大。

②穿刺部位剧烈疼痛(夹层的表现)。

③低血压、心动过缓。

(3)处理。

①手压。

②盆腔及腹部 CT 扫描,检查出血。

③如果未拔鞘,换较大的鞘。

④如果需要,通过静脉输液或输血扩容。考虑血管外科会诊进行血管修复手术。

⑤如果出血危及生命,考虑中和抗凝和抗血小板药物(如输注血小板)。

⑥对于进展的假性动脉瘤在超声引导下经皮注射巴曲酶。

• 使用彩色多普勒定位假性动脉瘤,在透视下使用 22 穿刺针穿刺。牛巴曲酶溶液(1000U/mL)持续注入,直至在超声下观察到血栓形成。通常不超过 1.0ml 足够。

⑦参考第 4 章方案处理通路并发症。

3. 血管性水肿

(1)静脉溶栓开始后 6 小时内,出现舌、嘴唇或咽喉局部肿胀。

(2)症状通常是轻度的、一过性的,位于缺血半球的对侧;但是,在某些情况下急性发作,可以由于气道阻塞而危及生命。

(3)使用血管紧张素转化酶抑制药的患者似乎能增加这种并发症的风险。CT 表现为额叶和岛叶缺血也是相关的危险因素。

(4)处理。

① 准备气管插管或切开,如果需要开通气道。

②进行头面部 CT 平扫排除舌出血。

③考虑短疗程使用高剂量类固醇[如地塞米松(地卡特隆)10mg 静脉注射,然后每 6 小时 6mg,静脉注射至 24 小时]。

第十节　特殊情况

一、老年卒中患者

随着老龄化,老年在卒中患者中的比例呈上升趋势。老年卒中患者有其特殊性。

1. 老年卒中患者呈上升趋势,到 2050 年,超过 1/3 的卒中患者年龄超过 85 岁。

2. 与年轻患者相比,老年患者预后较差。

(1) 老年患者具有较多并发症,例如心脏疾病、高血压。

(2) 神经功能储备有限,因为与年龄相关的脑的改变,使他们不能耐受神经损伤。

3. 神经介入治疗后老年患者的预后汇总:

(1)总体而言,老年患者行动脉血栓清除术预后不佳。

①单中心回顾性研究发现与年轻患者相比,年龄≥80 岁的患者发病 90 天内,

失去独立能力或死亡的概率大 29 倍（P＝0.003）。

②分析北美登记的孤寡老人，年龄≥ 80 岁，预后明显变差。

（2）有时老年患者行动脉血栓清除术预后尚可。

动脉血栓清除术不增加年龄＞80 岁患者院内死亡的风险。

4．衰弱与年龄对比　越来越多地认识到年龄没有衰弱重要。一些年轻但体弱的患者不如一些衰弱不明显，基本无健康障碍的老年人，治疗效果好。

5．老年人行动脉血栓清除术的建议：

（1）一定要预先想到动脉内导引相对困难。

（2）在 CTA 上仔细研究主动脉及大血管，评估其迂曲程度。

（3）先用 Sim 2 或 Sim 3 导管。

> **KIDS KORNER：儿童卒中**
>
> 儿童卒中与成人卒中区别很大，数量稀少，并且儿童的照顾者可能将一些症状与行为异常归因于其他病症，以至于较晚就医。甚至一些内科医师也迟迟不能认识到卒中发生。机械取栓对儿童而言预后较好。可是经验并无太大价值，在成年人中的所有数据并不能转换至儿童。

二、基底动脉闭塞

急性基底动脉闭塞的发生率约为急性大脑中动脉闭塞的 25％。椎基底动脉闭塞综合征将在第 16 章进行详细讨论。

（一）影像学评估

后循环急性卒中影像与前循环卒中有所不同。当然，所有的患者必须排除颅内出血的存在，CT 平扫就能达到目的。由于骨的伪影，以及脑干、小脑成像困难，CT 灌注作用不大，但 PCA 供血区缺血，可以很好地在 CT 上显示。CT 血管成像（CTA）对基底动脉闭塞的患者非常有益，特别是判断闭塞的程度和评估侧支循环。CTA 可以在做初始筛选的 CT 时就获得，并且一些中心常规结合 CTA 与 CT 灌注对急性缺血性卒中患者进行评估。磁共振成像结合磁共振血管成像（MRA）很有帮助。

（二）溶栓患者的选择

基底动脉闭塞溶栓治疗患者选择标准是有争议的，主要是因为少见。有两种方法（IA 和 IV 溶栓）和所有现有数据来自小宗非随机对照研究。目前只有一项随机对照临床试验，也因病例太少而终止。基底动脉国际合作研究（Basilar Artery International Cooperation Study，BASICS）是包含 592 例急性基底动脉闭塞病例的国际前瞻性非随机观察研究。单纯抗凝对比静脉溶栓或 IA 治疗，评估 1 个月时的结果。结果十分差，整体不良率（mRS 评分 4，5 或死亡）为 68％。虽然治疗组中的某些亚组结果优于其他组，但作者得出结论，该研究结果"并不支持 IA 治疗明确优于静脉溶栓，IA 治疗和静脉溶栓的有效性需要随机对照试验进行评估"。

（三）入选标准

1. 治疗前 12～24 小时,急性或具有进行性加重的脑干、小脑或 PCA 供血区症状的患者。

在澳大利亚尿激酶卒中试验（Australian Urokinase Stroke Trial）中,24 小时时间窗与不良结局发生率增加无关。

2. CTA、DSA 或 MRA 显示基底动脉闭塞。

3. 相对纳入标准（如存在预测溶栓效果较好的因素）

（1）闭塞为栓塞性质。

（2）基底动脉远端闭塞或闭塞节段短。

（3）证实有良好的侧支循环。

（4）年轻患者。

（四）排除标准

1. 急性颅内出血。

2. 检查显示脑死亡或接近脑死亡。

3. 影像显示广泛、严重的缺血性损伤（如 CT 显示整个脑干、小脑低信号和脑水肿）。

4. 相对排除标准。

（1）动脉粥样硬化性闭塞。

（2）基底动脉近端闭塞,或闭塞节段较长。

（3）老年患者。

（五）技术

1. IA 治疗

（1）股动脉途径将诊断导管置于锁骨下动脉近端的椎动脉的起始部。

（2）选择较粗并且通畅的椎动脉。如果没有前期 CTA 或 MRA,可能需要双侧椎动脉造影。放置诊断导管显示动脉粥样硬化之前务必观察椎动脉开口图像。双侧 ICA 造影在某些情况下也是有帮助的,通过显示后交通动脉评估侧支循环。

（3）如果两侧椎动脉闭塞,进行甲状颈干、肋颈干和 ICA 血管造影。已经有报道通过 IA 注入 t-PA 到甲状颈干的上升支溶栓。

（4）给予肝素（5000U 推注,每小时追加 500U）。

含有鱼精蛋白（50mg）的注射器置于台后防止出血。

（5）交换诊断导管为导引导管,尽可能置于椎动脉远端。

（6）进行介入技术所述溶栓或取栓。

2. IV 溶栓

（1）IV 溶栓对基底动脉闭塞有效。一项系统回顾认为,IA 溶栓治疗患者的再通率高,但两种方式的临床结果相似。

（2）IV 使用 t-PA 的方案:在 60 分钟内以 0.9mg/kg（最多 90mg）输注,剂量的 10% 在 1 分钟内推注。

（六）结果和并发症

24～48h 的 NIH 卒中评分可准确预测基底动脉闭塞患者 1 个月后的结局及死亡率。

下面的数据来源于一项包括 420 例 IA（344 例）或 IV（76 例）溶栓的基底动脉闭塞患者的系统回顾。

1. 再通率

（1）IA：65%。

（2）IV：53%（$P=0.05$）。

2. 死亡或残疾

（1）IA：76%。

（2）IV：78%（$P=0.82$）。

3. 生存率

（1）IA：45%。

（2）IV：50%（$P=0.48$）。

4. 良好的预后率

（1）IA：24%。

（2）IV：22%（$P=0.82$）。

（3）未再通：2%。

三、颈动脉狭窄合并卒中

颈动脉粥样硬化性狭窄并发急性缺血性卒中，可通过 IA 溶栓和颈动脉支架成形术（CAS）取得良好的效果。CAS 过程详述于第 9 章。联合溶栓和 CAS 的关键问题是：

1. 如果血栓发生于颈段的 ICA，溶栓或取栓之前应先完成 CAS。

2. 治疗 ICA 近端狭窄仅使用血管成形术就足以使导管通过到达颅内循环。单独血管成形术可以避免使用支架时必需的抗血小板治疗。

3. 如果需要使用支架，抗血小板治疗是必须的，以避免急性期因血小板激活支架内形成血栓。通常，急性卒中患者之前已经服用阿司匹林或双重抗血小板治疗。肠道外的 GP ⅡB/ⅢA 抑制剂是最速效的抗血小板药物，但是它们在此种情况下具有较大风险。一项接受颈动脉支架及血栓清除术的急性脑卒中患者中，给予阿希单抗的患者颅内症状性出血率为 31%。对静脉注射 t-PA 的患者，GP ⅡB/ⅢA 抑制剂应该避免。术中或术后给予肝素，随后给予阿司匹林及氯吡格雷，足够预防急性期支架内血栓形成。

技术

1. 股动脉通路，诊断导管置于 CCA。

2. 如果造影显示颈段 ICA 显著狭窄（＞50%），准备行 CAS：

（1）给予抗血小板药物。

（2）选择和准备 CAS 器材。

3. 交换长度的亲水导丝置于 ECA［如果 ECA 到位困难，可使用 Amplatz Ex-traStiff Guidewire 0.035in（Cook Inc.，Bloomington，IN）］。通过导丝交换诊断导管为 6F 90cm 长鞘（如 Shuttle® 鞘，Cook Inc.，Bloomington，IN）或 8F 导引导管。

4. 静脉给予肝素（2000U 推注后每小时补 500U）。备好鱼精蛋白。

5. 导引微导丝和微导管穿过 ICA 狭窄的区域。行微导管造影明确狭窄远端解剖。症状性闭塞有两个可能的位置，每个位置需要不同的策略。

（1）颈段 ICA。如果颈段 ICA 闭塞由相对少量的血栓引起，可以选择性通过微导管注入溶栓药。大的闭塞性血栓形成可以通过多种方式进行处理。

①如果可能单独进行血管成形术，配合血栓保护装置。不要忘记应付在 ICA 近端行血管成形术时的可能出现的心动过缓或者心脏停搏（例如：备好多巴胺和阿托品）。

②血管成形术及随后支架植入。支架可使颅内血流更为顺畅。

③导引微导管进入颅内血管。轻轻导引微导丝（J 形头端）和微导管通过所述闭塞。

④抽吸血栓。ICA 大的血块可以通过导引导管抽吸血栓进行治疗。然而，注意当导引导管置于 ICA 起始部时，易碎的粥样硬化斑块可能会脱落，也可能会造成夹层。也可用 4F 或 5F 的诊断导管抽吸。

（2）颅内血管。如果解剖条件允许，导引微导丝和微导管通过 ICA 狭窄进入闭塞的颅内血管。使用溶栓药或机械取栓使血管再通后再进行 CAS。

①注意：一旦颈段颈动脉再通，前向血流改善，颅内闭塞和狭窄区域也可明显改善。有的 CAS 近端血管病变处理后远端狭窄自然就明显好转。

②如果 054 Penumbra 灌注导管可以导引穿过狭窄并用于抽吸大脑中动脉血凝块，然后可以用于 CAS 术中释放 EPD。

6. 一旦远端病变得到处理，标准 CAS 过程用于治疗狭窄性病变。

7. 术后，如果尚未进行抗血小板，给予患者服用负荷剂量阿司匹林和氯吡格雷（阿司匹林 325mg PO/NG/PR，氯吡格雷 300mg PO/NG），然后口服阿司匹林（325mg QD）和氯吡格雷（75mg QD）1 个月，然后终身单独口服阿司匹林。

四、颅外段颈动脉或椎动脉夹层合并卒中

颈部血管自发或创伤性夹层导致卒中可由于以下一种或两种机制：

1. 血栓栓塞（最常见）。

2. 血流动力学障碍（较少见）。

造影结果表明是夹层而不是动脉粥样硬化性狭窄的特征,包括锥形狭窄、线样征、双腔征和扇状征。颅外夹层综合征在第 18 章讨论。

在大多数动脉夹层,无须支架,溶栓就够了。血流无阻碍夹层经常在夹层部位形成一定程度的血栓,通常富含血小板(即,"白血栓"),抗血小板药物治疗有效。一个常见的情况是非闭塞性夹层合并有血栓栓塞或颅内血管闭塞。在这些情况下,本手册的作者通过 IA 或 IV 注射 GPⅡB/ⅢA 抑制药,然后长期(3 个月)联合抗血小板治疗(例如,阿司匹林和氯吡格雷),取得了良好的结果。

通常只在必要的时候进行支架置入。

1. 夹层限制血流,患者出现相关缺血症状。

2. 为治疗远侧病变提供必要通道。

技术

1. 经股动脉途径,诊断导管置于目标血管的病变近端。

2. 血管造影。如需要时使用支架。

3. 则更换诊断导管为导引导管。

(1) 6F 90cm 鞘(如 Shuttle® 鞘,Cook Inc.,Bloomington,IN)或 8F 导引导管。

(2)极少数情况下,夹层起源于主动脉弓或锁骨下动脉。这些情况下,通路导管应置于主动脉或锁骨下动脉夹层的近侧;可以通过"双导丝"进入锁骨下动脉或无名动脉以稳定导引导管。

4. 静脉给予肝素(5000U 推注,每小时补 500U)。鱼精蛋白备用。

5. 轻轻导引 J 形头微导丝和微导管穿过夹层区域。行微导管造影,确保微导管在真腔,而不是假腔。关键是要到达夹层远端的真腔。如果不慎支架置入假腔,会导致完全闭塞。

6. 如果夹层部位存在血栓,IA 注射 GPⅡB/ⅢA 受体抑制药或溶栓药物,可以溶解血栓,并为支架放置创造条件,而不增加栓塞的风险。

(1)注意:抗血小板药物除了能溶栓,也能增加出血的风险。因此,如果准备置入支架,尽量减少溶栓药物的使用。

(2)本手册的作者在这些情况下倾向于使用阿昔单抗。

如果出现出血并发症,阿昔单抗可通过输注血小板中和,而且其可以防止支架释放后的血小板活化。

阿昔单抗剂量:使用全身负荷剂量 0.25mg/kg,2mg/ml 盐水的浓度。注药时间为几分钟。动脉用药后以 10μg/min 的速度静脉输注 12 小时。

注意:避免部分负荷剂量阿昔单抗,因为有心脏病学文献数据显示部分负荷剂量阿昔单抗具有反常的促血栓形成效果。

7. 导引栓子保护装置通过病变,释放于夹层远端血管真腔。

如果可行,一定要使用栓子保护装置。即使看起来没有血栓或没有与狭窄相关的动脉粥样硬化,释放支架时仍可能出现不可见栓子。

8. 推进并释放自膨式支架。支架的大小和位置,以从夹层近端的正常血管延伸并覆盖尽可能多的夹层为目标。对于较长的夹层,尤其从 CCA 延伸到 ICA 的螺旋状夹层,覆盖夹层的近侧通常就足够了,把夹层瓣压在血管壁上,重新建立顺行血流。

9. 术后,如果尚未进行抗血小板,给予患者服用负荷剂量阿司匹林和氯吡格雷(阿司匹林 325mg PO/NG/PR,氯吡格雷 300mg PO/NG),然后口服阿司匹林(325mg PO/QD)和氯吡格雷(75mg PO/QD)1 个月,然后终身单独口服阿司匹林。

五、颅内动脉狭窄合并卒中

动脉粥样硬化性狭窄可能隐藏于急性闭塞。这种疾病的组合——狭窄病变的顶部急性形成血栓——可能影像学上立刻显现或溶栓时有一窄段无法溶开。急性卒中伴随狭窄的适应证影像学特征包括:

1. CT 或 CTA 显示受影响的血管壁有钙化。

2. 长节段闭塞。

3. 动脉粥样硬化的临床危险因素。

治疗方法包括血管成形术或血管成形加支架置入术。最佳策略在很大程度上取决于病变的大小和能否到位。血管成形术的优点:①不要求抗血小板治疗;②比支架容易和安全,特别是在血管迂曲的解剖条件下。支架置入术至少在短期内,更能保持血管的通畅,并且是治疗闭塞性夹层的最好选择。

技术

颅内血管成形术在第 10 章详细讨论。

1. 明确颅内动脉狭窄的诊断。一般通过初步尝试取栓或溶栓治疗后。

2. 一旦导引导管到位,推进微导丝和微导管通过狭窄区域。撤回微导丝,微导管造影,评估远端血管情况和狭窄区域的特征。

3. 准备。

(1)测量以确定所需血管成形球囊和(或)支架的尺寸。

(2)动脉粥样硬化性狭窄,可使用非顺应性的冠脉成形术球囊,如 Maverick2™ Monorail™ Balloon Catheter(Boston Scientific,Natick,MA)。

(3)如果是夹层造成的狭窄,无须成形的支架置入术可能就足够了。

（4）器材尺寸：选择直径比正常动脉直径略小的球囊。球囊的长度应相对较短，以便于球囊到达目标血管。

（5）准备球囊和压力泵（球囊扩张/收缩装置）。压力泵内抽取造影剂与肝素盐水 50/50。

4. 通过微导管推进交换微导丝，然后交换微导管为球囊导管。

5. 轻轻地导引球囊到达狭窄或闭塞的近心端，并充盈到额定压。保持球囊充盈 40～50 秒，然后去充盈。

6. 每次充盈后通过导引导管造影，重新评估病变，并检查有无造影剂外溢。往往需要几次充盈球囊才能扩开动脉粥样硬化性颅内动脉闭塞。

7. 置入支架的适应证为，血管成形术后不能保持通畅的粥样硬化性血管或一些夹层。

8. 如果计划置入支架，必须抗血小板治疗。

（1）一旦支架释放，静脉使用 GPⅡB/ⅢA 抑制药可以立刻提供抗血小板保护作用。然后，患者可给予阿司匹林和负荷剂量的氯吡格雷作为长期抗血小板治疗的方法。

（2）注意：加入抗血小板药物能显著增加出血性并发症的风险。

9. 支架的选择。

（1）自膨式支架，如 Wingspan™ 支架系统（Stryker Neurovascular，Fremont，CA），大多情况下是一线选择。该支架是专门为颅内动脉狭窄的治疗而开发，具有较好的示踪性和灵活性。Wingspan 技术将在第 11 章中详细讨论。也有 Neuroform 支架辅助血管重建治疗急性卒中的报道。

（2）人道主义豁免器械产品，如 Wingspan，Enterprise 和 Neuroform 支架当其使用于卒中或其他批准的范围之外时，必须有 IRB 协议，并必须及时向 IRB、制造商及 FDA 报告和递交超范围使用协议。

（3）冠状动脉球囊扩张型支架比较硬，不易安全通过颈动脉虹吸部或椎动脉远端。利用这些支架治疗颅内动脉狭窄的并发症发生率接近 20%～25%。使用球扩支架时仔细选择患者，是支架辅助再通时至关重要的方面，且只有无合适的自膨式支架时才可使用球囊扩张支架。

（4）支架尺寸：支架直径应约比血管的正常直径小 0.5mm。

10. 术后抗血小板治疗：任何支架手术的标准是双重抗血小板治疗，氯吡格雷 75mg PO/NG，连用 1 个月，阿司匹林 325mg PO/NG QD 终身服药。

六、视网膜中央动脉闭塞

视网膜中央动脉闭塞较罕见，每年每 10 万人中 1.3 人发生。视网膜主要由视网膜中央动脉供血。实验闭塞恒河猴视网膜中央动脉 97 分钟，没有发现可检测的损害。98 分钟以后缺血性损伤的发生与闭塞的时间相关，闭塞 240 分钟出现片状,不可逆的视网膜损伤。一些小的、回顾性研究报道,IA 溶栓治疗急性视网膜中央动脉闭塞,仅有 15%～30%的少数患者获益。IA 溶栓成功率随症状出现时间的延长而下降,发病 6 小时内治疗的患者,效果最好。虽然有报道症状出现＞14 小时治疗后也有约 9%患者获得较好的结果,但这个数据与自然病程无差别,约 8%的患者即便不治疗也能明显好转。欧洲眼部细胞溶解评估试验(European Assessment Group for Lysis in the Eye,EAGLE)的一项前瞻性、随机、多中心 IA 溶栓试验并没有显示出 IA 溶栓治疗有益处,然而,其开始治疗时间较长(12.78 小时,见下文)。IA 溶栓治疗效果良好的最重要预测指标包括:症状发作时间短和年轻。IA 溶栓治疗并发症的危险因素是高龄、同侧 ICA 动脉粥样硬化性高度狭窄。

(一)诊断

1. 视网膜中央动脉闭塞表现为突发性、无痛性、单侧视力丧失。

(1)与此相反,眼动脉闭塞除视觉丧失,还可引起眼眶和眼部疼痛及结膜充血。

(2)视网膜分支动脉阻塞最常影响颞侧视网膜血管,视力缺损不完全。

(3)视网膜中央静脉阻塞可表现为四个象限所有的视网膜静脉扩张和视网膜出血。视网膜中央静脉闭塞可与视网膜中央动脉闭塞并存。

一项病例研究指出 IA 溶栓治疗视网膜中央静脉闭塞,23%的患者视力改善。

2. 虽然突然的单侧视力的无痛丧失,几乎都是由于视网膜中央动脉阻塞,但要明确诊断,必须进行眼科检查。眼底检查可能发现缺血性黄斑水肿、樱桃红斑点、视网膜血流减少或消失。

3. 脑 MRI 可能会显示受影响的视神经远端弥散受限。

(二)欧洲眼部细胞溶解评估试验(EAGLE)

在德国和奥地利进行的比较视网膜中央动脉闭塞的 IA 溶栓(44 例)治疗和保守治疗(40 例)的多中心、随机对照试验。IA 组接受眼动脉注射 t-PA(最大值,50mg)。

1. 症状发作到治疗的间隔时间,IA 组为 12.78 小时,保守治疗组为 10.99 小时。

2. 两组视觉明显改善没有显著性差异。

3. 保守治疗组 2 例患者,IA 组 13 例患者有不良反应。

4. 本研究值得注意的发现是,保守治疗组患者比以前保守治疗的报道要好,这表明这项研究中使用的医疗管理(见下文)是有效的。

5. 本研究最大的限制是 IA 组间隔时间较长。

（三）技术:视网膜中央动脉闭塞的 IA 治疗

尽管存在 EAGLE 试验的结果,IA 治疗视网膜中央动脉闭塞仍然是年轻、发病时间相对较短,如 3～8 小时(参照 IA 治疗缺血性卒中的标准时间间隔)的患者的一种选择。

1. 进行诊断性脑血管造影。视网膜中央动脉的单纯闭塞通常不易通过诊断性血管造影发现,但应检查颈动脉或眼动脉的伴随异常,如腔内血栓或动脉粥样硬化。另外,参照性颅内血管造影是很重要的,可检查有无其他血管闭塞并建立参照,以备发生颅内血栓栓塞后进行对照。

2. 静脉给予肝素(5000U 推注)。鱼精蛋白备用。

3. 导引导管置入 ICA 越高越好。

4. 路径图导引下微导管进入眼动脉。微导管的头端不必位于通向视网膜中央动脉非常远端的位置。

(1)可用任何小的微导管和微导丝。本手册的作者倾向使用 Ultraflow™ 微导管(ev3,Irvine,CA)或 Magic®(AIT-Balt,Miami,FL)匹配 Mirage™ 0.008in 微导丝(ev3,Irvine,CA)。

(2)如果 ICA 或眼动脉闭塞,或者如果不能到位眼动脉,可超选颈内动脉远端注入溶栓药。

5. 进行微导管造影。

6. 注意:造影所见脉络丛染色不应与视网膜混淆。造影脉络丛染色发自睫状体动脉,脉络丛染色的存在与否对 IA 溶栓的结果没有影响。

7. 滴注溶栓药进入眼动脉约 1 小时。

t-PA 和尿激酶都报道具有较好效果。

①t-PA:15～50mg。

②尿激酶:100 000～1 000 000U。

8. 可在滴注溶栓药物的过程中进行眼科检查,有时在滴注过程中眼底可发现视网膜动脉再通。

9. 视力显著改善,或当溶栓药给到最大剂量(40～50mg 的 t-PA 或 900 000～1 000 000U 尿激酶)时停止。

10. 最后行术后颅内血管造影。

（四）非血管内治疗

与普遍的想法不同,视力和视野确实能自发改善,主要发生在最初的 7 天。有多种非介入处理方法,各种技术的效果存在争议。

1. 以下是 EAGLE 试验中保守治疗组技术使用的原则。

(1)等容血液稀释,保持血细胞比容不超过 40%。

(2)眼部按摩。眼球重复加压 10～15 秒,然后突然释放,并在三面镜观察下做按压动作 3～5 分钟。

（3）局部滴 1 滴 0.5％的噻吗洛尔。

（4）静脉使用乙酰唑胺 500mg。

（5）EAGLE 试验两组的所有患者使用双倍剂量肝素治疗 5 天,每天阿司匹林 100mg,至少 4 周。

2. 其他方法。

（1）前房穿刺术。前房穿刺放液可直接降低眼压。

（2）静脉使用 t-PA。静脉使用 t-PA 的随机试验,采用与静脉注射 t-PA 治疗缺血性卒中同样的剂量,由于缺乏疗效,并造成 1 例患者颅内出血而被提前终止。

七、静脉闭塞

颅内静脉闭塞的治疗方法在第 11 章讨论。

附录 8A　卒中影像学基础
Joel K. Curé,M. D

缺血性卒中影像学目标:

1. 确认缺血性卒中诊断,排除非血管（如肿瘤）性临床急症。

2. 排除出血,评估出血性转化的风险。

3. 选择合适的患者行再灌注治疗,从梗死组织中区分有生机的组织（即半暗带）,排除那些治疗风险远超过预期收益的患者。

4. 确定大血管闭塞,以简化或明确治疗的目标。

CT 是最实用的初筛检查,这可能会随着 MRI 的普及而改变。MRI 较 CT 检查急性梗死更灵敏,能够与 CT 一样有效地显示急性和慢性出血,并相较于 CT 提高了不同读片者之间诊断缺血性卒中的可靠性,甚至是经验较少的读片者。

根据影像上卒中的位置和分布可反映其发生机制。大多数卒中是血栓栓塞,影像学表现的闭塞区域由于侧支循环的存在,小于实际闭塞血管的充分供血区域。单发或多发的单一皮质或皮质/皮质下梗死可继发于心源性栓子或大动脉闭塞。心源性栓塞通常造成两侧的前后循环的同时急性梗死,特别是在 CTA,MRA 或经颅多普勒上没有明确的颅内动脉闭塞时。然而,多发同时梗死可能发生于有闭塞性血管病变（如 CNS 血管炎）或凝血性疾病的患者。腔隙性梗死是由于小动脉闭塞,一般较小（<1.5cm）,影像学异常对应于穿支动脉闭塞的区域。这些梗死最常发生于基底节、丘脑、脑干或小脑深部白质。分水岭梗死发生在主要动脉供血区之间的大脑区域。这些区域包括大脑半球的深部,如半卵圆中心、放射冠及 ACA 和 MCA、MCA 和 PCA 供血区之间的皮层区域。分水岭梗死也可能出现在双侧,一般发生在全脑缺血低灌注、单侧严重的颈内动脉或 MCA 狭窄伴有 A1 段动脉发育不全的患者。

一、急性梗死的 CT 平扫诊断

CT 扫描的描述中,"低衰减"和"高衰减"倾向于被称为"低密度"和"高密度"。衰减表示 X 射线在组织内被吸收的程度。脑卒中患者,低衰减组织往往是水肿,高衰减的组织往往是出血。与半球卒中有关的脑水肿可能在卒中发作 1～2 小时显现。卒中发生 6 小时内 CT 诊断缺血性损害的敏感性为 65%,特异性为 90%。然而,据报道 CT 对急性缺血性卒中症状发作后 3 小时内的灵敏度则低至 7%。CT 对小型急性梗死不敏感,尤其是颅后窝,在急性期敏感性低于 MRI 的弥散加权相。CT 确诊脑缺血的峰值期是卒中发生后 3～10 天,远远超出了溶栓的时间窗。急性脑卒中早期 CT 的价值主要不是诊断,而是评估预后。卒中发病后 6 小时内发现较大低密度区域提示不可逆的组织损伤,预示如果使用 rt-PA 治疗则出血性转化的风险增加,并且与致命性脑水肿的风险增加密切相关。对 ECASS-1 的 CT 和患者数据进行后续分析得出了"三分之一法则"。患者 CT 早期显示缺血性改变(EIC),少于 1/3 的 MCA 供血区的患者,相比于 EIC 超过 1/3 的 MCA 供血区或CT 上无 EIC 的患者,静脉溶栓后功能改善结果更好。不过,三分之一法则的体积估计并不可靠,并且缺乏证据支持治疗方法变化后疗效改变,导致 ASPECTS 评分系统的出现(图 8-3)。此评分系统将每一个点归到 MCA 供血区分割的 10 个区域

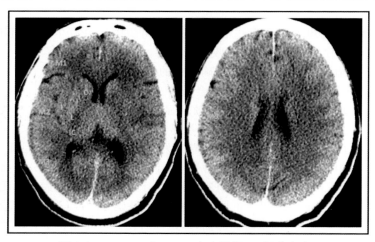

图 8-3 ASPECTS(Alberta 卒中早期 CT 评分方案)
该 CT 显示左侧 MCA 区缺血性卒中,ASPECTS 评分为 6 分的患者。右侧半球不受影响,正常 ASPECTS 评分(即没有缺血性卒中的证据)是 10。在两个标准 CT 切面(基底节水平,左,和基底节上方,右侧)中显示每 1 个区域显示缺血迹象减 1 分。在这种情况下,左半球缺血性改变的四个区域是内囊、豆状核、内囊和 M2。缩写:显示脑缺血性改变的区域:C 尾状核,I 岛状带,IC内囊,L 髓核,M1 MCA 前皮层,M2 MCA,M3 MCA 后皮层;位于基底节上方的切面:M4 区域:MCA 前皮层,M5 区域:MCA 外侧皮层,M6 区域:MCA 后皮质

之一。10 个区域内显示有 EIC 的每个点都要扣除。症状发作小于 3 小时接受静脉溶栓的患者,ASPECTS 评分基线≤7 预测其可能不会获得独立的功能恢复结果。CT 对急性颅内出血的灵敏度接近 100%。

提示梗死的早期 **CT** 表现

1. 82% 的 MCA 供血区出现缺血性卒中症状的患者,6 小时内可出现皮层灰白质之间的界限消失。细胞毒性水肿减少了灰质的衰减,并与白质的衰减相近,从而减小了灰白质的对比度。

（1）"岛叶缎带征":岛叶皮质灰白质界限模糊,可能是 MCA 缺血的早期征兆。

（2）豆状核模糊表明包含基底节区在内的区域细胞毒性水肿,造成灰白质界限模糊。

2. 脑回肿胀导致皮质脑沟消失。

3. "MCA 征"。M1 段（或其他颅内动脉,如大脑后动脉）由于血栓栓塞表现为高衰减（图 8-4）。

4. 侧裂点征。MCA 远端（M2 或 M3 分支）闭塞表现为侧裂内高衰减。敏感性 38%,特异性 100%,阳性预测值 100%,阴性预测值 68%。

合并出现岛叶缎带征（图 8-5）,半球脑沟变平,豆状核的衰减提示 ICA 闭塞。

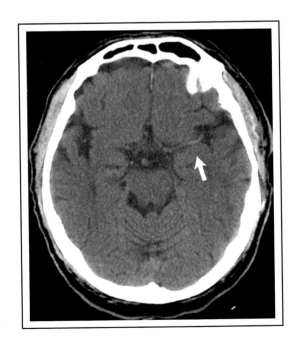

图 8-4　MCA 征
M1 段因血栓栓塞（箭头）导致高衰减

图 8-5 岛叶缎带征

岛叶灰白质界限(箭头)消失可能是 MCA 供

血区缺血的早期表现

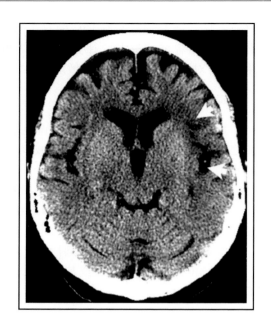

确定缺血半暗带可能对 3 种情形有益。

(1)对不符合当前指南(如超出了"时间窗口")的患者,进行治疗。

(2)确定在当前的时间范围内进行治疗,很可能无效的患者。

(3)确定的 IV t-PA 无效,可能需要进行血管内治疗的患者。

二、CT 血管成像

CT 血管成像(CTA)有助于确认大血管闭塞,并能配合 CT 灌注。对于急性缺血性卒中患者采集数据、处理数据和分析结果所需要的时间平均为 15 分钟。相比于导管造影,CTA 检测大血管闭塞的敏感性和特异性分别为 98.4% 和 98.1%。CTA 可能会有假阳性结果。在两项急性卒中的病例研究中,少数患者被 CTA 发现有病变,而导管造影时未发现。CTA 对椎基底动脉闭塞的评估特别有用,因为后循环区域 CT 灌注成像因为骨头伪影而受限。然而,相比于椎动脉病变 CTA 可更好地评估基底动脉病变。CTA 结合 CT 灌注显示梗死的面积、皮质受累情况和颅内动脉闭塞情况方面与 MRI 高度一致。最后,一些研究者发现其可应用于 AS-PECTS。评估 CTA 原始图像是一种早期发现不可逆的缺血和最终预测梗死体积的稳健方法(优于常规 CT 平扫的 ASPECT 分析)。多相 CTA 是另一种选择,该技术可以用来筛选纳入 ESCAPE 试验的患者。

三、CT 灌注

随着多排 CT 的普及,CT 灌注成像可以提供 CBF 的定量数据。CT 灌注包括静脉推注的碘造影剂在通过脑血管时重复进行螺旋 CT 扫描。通过测量造影剂推注后通过组织时的组织衰减变化来获取 CBF、CBV、达峰时间（TTP）或平均通过时间（MTT）。数据的采集和处理需要数秒至数分钟。CT 灌注的概念 20 多年前就被引入，但直到高速螺旋 CT、快速计算机和快速数据分析软件出现，该技术才应用于临床。

CBF 和 CBV 的正常值

脑血流量通常在小范围内自动调节维持。正常 CBF 在人类灰质约每分钟每 100g 组织 80ml，在白质大约每分钟每 100g 组织 20ml。全脑 CBF 和平均 CBF（灰质和白质各占一半），约每分钟每 100g 组织 50ml。CBF 低于每分钟每 100g 组织 35ml 时合成神经元不再合成蛋白质。CBF 低于每分钟每 100g 组织 20ml 时，电解质紊乱和神经元突触传导受阻，导致仍存活的神经元功能丧失。CBF 低于每分钟每 100g 组织 12ml 时，代谢衰竭和细胞死亡。CBV 定义为一定量脑组织内的血量。正常 CBV 为 4～5ml/100g 脑组织。脑缺血时 CBV 可以减少或增加，这取决于脑的自动调节能力和侧支循环通畅的程度。

（一）CT 灌注成像技术

1. 参数　CT 灌注产生以下数据。

（1）脑血流量（CBF），以每 100g 脑组织每分钟的毫升数[ml/（100g·min）]，或 100ml 脑组织每分钟的毫升数[ml/（100ml·min）]。

（2）脑血容量（CBV），计算单位 ml/100g 或 ml/100ml。

（3）达峰时间（TTP）是造影剂从到达成像区域主要动脉的时间与造影剂到达最大量时的延迟时间（以秒计）。

（4）平均通过时间（MTT）表示造影剂在颅内循环从动脉侧到静脉侧所需的时间（以秒为单位）。由于血液及造影剂在血管内穿过的血管长度和血管网的复杂程度不同。所有可能的通过时间的平均值为 MTT。

TTP 和 MTT 是 CBF 特有的技术参数（例如，CT 灌注或 MRI 灌注），利用血管内示踪剂通过脑循环的时间来确定 CBF。

2. 概念　有两种常用 CT 灌注的方法（表 8-4）。其中一种为首过推注示踪技术，主要是基于指示剂稀释原理，可提供相关的 CBF、CBV、MTT、TTP 信息。一定量非弥散示踪剂（例如，碘化造影剂）通过肘前静脉注入，首次通过颅内血管时，开始按时间序列重复测量其浓度。造影剂通过颅内血管时脑组织产生瞬时的强化改变。这种变化与造影剂的血清浓度成正比。通过螺旋 CT 扫描，这些变化可以在每个扫描层面被绘制成时间-密度曲线。

表 8-4 CT灌注方法

| | 首过技术 | | 全脑法 |
	去卷积方法	最大斜率法	
参数	CBF,CBV,MTT	CBF,CBV,TTP	PBV
脑成像数量	4～8 层	4～8 层	全脑
造影剂用量	40～50ml	50ml	100ml
造影剂注射速率	4ml/s	8ml/s	3ml/s
误差的主要来源	AIF 的选择,血脑屏障是否完整,造影剂的再循环	造影剂脑内延迟出现(如由于心排血量减少或近端血管闭塞)	心排血量减少,近端血管闭塞或狭窄

AIF. 动脉输入功能;CBF. 脑血流量;CBV. 脑血容量;MTT. 平均通过时间;TTP. 达峰时间;PBV. 脑灌注血容量

两种不同的数学方法通常用于通过时间-密度曲线来计算 CT 灌注数据:去卷积法和最大斜率法。去卷积法,图像区域动脉的衰减值(动脉输入功能),如大脑前动脉,与层面脑组织的时间-密度曲线相拟合。按照以下去卷积法公式:

$$C_t(t) = CBF \cdot [C_a(t) \otimes R(t)]$$

其中 $C_t(t)$ 是组织-密度曲线;$C_a(t)$ 是在动脉时间-密度曲线;$R(t)$ 是脉冲剩余函数,$\otimes$ 是卷积运算符。脉冲剩余函数是一种理想化的组织时间密度曲线,即所有团注(脉冲)的造影剂瞬间进入供应大脑给定区域的动脉。脉冲剩余函数平台期反映了造影剂(剩余)穿过毛细血管网的时间。可以测量 $C_t(t)$ 和 $C_a(t)$,利用去卷积公式来计算 CBF 和 CBV。然后利用中心容积原理得出 MTT,CBF,CBV 和 MTT 关系如下:

$$CBF = CBV/MTT$$

这种方法的精确度取决于完整的血脑屏障,因为漏出颅内血管的造影剂可导致假性高灌注参数。精度、参考动脉和造影剂的再循环也影响准确性。静脉输出功能作为参照对所述 CTP 的参数值进行标准化和比例化。由于 CBV 值受静脉输出功能选择的影响,所选择的静脉输出功能感兴趣区(ROI)的静脉输出功能应包括层面显示出的时间-密度曲线下区域最大面积和平均最小的部分体积。

最大斜率的方法中,所述时间-密度曲线的最大斜率被用来计算 CBF(图 8-6)。CBV 的值可由最大强化率得到,是给定层面时间-密度曲线最大强化值与矢状窦层面相比的数值。软件通过这种方法报告 TTP 而不是 MTT。这种方法的精度取决于造影剂快速团注,因为造影剂延迟进入颅内血管将导致时间-密度曲线的最大斜率减小,导致 CBF 被低估。

(二)有效性

与其他技术如微球、氙 CT 和 PET 的 CBF 测量值进行比较,CT 灌注的 CBF 测量值准确性得到了确认。使用去卷积技术获得的 CT 灌注成像不同个体之间差异性较小。CT 灌注确诊脑缺血的有效性已经在实验模型得到了验证。CT 灌注在人脑急性脑卒中时与其他成像技术的对比,其有效性将在下面进行广泛深入的讨论。

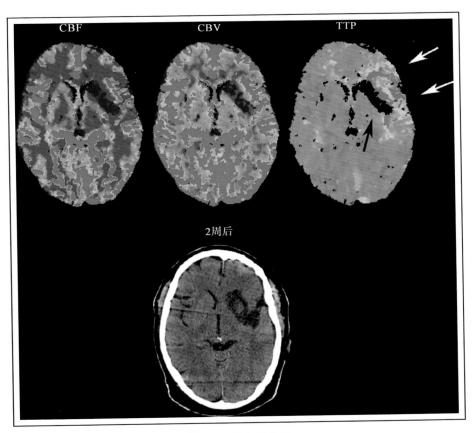

图 8-6 最大斜率法
最大斜率法的 CT 灌注(西门子),完全梗死区域显示为一个"黑洞"——CBF、CBV 和 TTP 图像显示高密度、黑色区域(黑箭)。异常区域的相邻区域不黑(白箭)提示为可挽救的组织区域。2 周后 CT 平扫显示黑洞区域已完全梗死

(三)不足之处

CT灌注成像有一些实际的不足。靠近颅骨区域大脑因为骨头伪影而难以成像,必须通过外周静脉注射造影剂,对一些重症监护病房患者较为困难。使用含碘的造影剂,可能对肾功能不全或造影剂过敏患者存在问题。

一个重要的不足是在首过CT灌注法中使用血管内指示剂。相对于旧的技术,如氙CT和PET,只使用弥散性示踪剂和仅测量毛细管灌注,CT灌注需要包含所有的颅内血管。这种差异导致在包括大血管的(如外侧裂)区域,CBF值被高估。此外,CT灌注的这一问题使得CT灌注结果难以与用其他的方法获得的CBF值进行比较。这种情况可通过阈值基线分割算法除去血管而得到改善。最后,不同CT灌注后处理软件包之间的定量差异限制了获取参数的阈值(例如,CBF阈值代表梗死中心)。

(四)CT灌注数据的解读

与其他CBF测量方法的比较,CT灌注有效性已被证明。但是,每种方法都有固有的局限性和系统误差来源,因此,CT灌注被一些学者认为是"半定量"的。使用CBF和CBV绝对值来评估脑灌注时应当谨慎。

在使用去卷积法的CT灌注时,有学者发现,持续动脉闭塞的情况下,相比于MRI的DWI/FLAIR,梗死高危组织相比于对侧大脑半球MTT值>145%。使用最大斜率法,相比非脑缺血区域CBV减少60%时,可确定脑缺血。

在脑缺血区域,平均通过时间延长。在一项MCA急性缺血性脑卒中的病例研究中,Eastwood和同事发现,受影响MCA供血区和正常MCA供血区,平均MTT分别是7.6秒和3.6秒。血流灌注减少区域被定义为MTT>6秒,因为此值表示比未受影响MCA供血区的平均MTT值大至少3倍的标准差。

正常脑组织的顺行血流未受干扰,TTP通常<8秒。在缺血区,TTP延长,反映通过其他途径灌注延迟,如软脑膜血管。TTP图对准确识别受损灌注区域非常有用。如果TTP>8秒,提示可疑脑缺血。然而,当颈动脉狭窄或闭塞时,CBF是通过侧支血管代偿灌注,TTP延长,TTP图可出现假阳性结果。

MTT和TTP图都可以用来识别脑缺血。MTT图比CBF和CBV图更具优势。MTT虽然特异性较差,但在缺血的早期阶段就受到影响,比CBF或CBV要早。彩色编码的TTP和MTT图似乎比CBF和CBV图更容易显示脑缺血区。TTP和MTT在显示正常脑组织时较一致,更易于识别异常血流动力学区域。此外,当ROI包含大血管,如MCA分支时,CBF和CBV数据可能被高估。

相比较而言,TTP 和 MTT 似乎不受感兴趣区大血管存在的影响。不存在
TTP 或 MTT 延长的区域通常能可靠地表明不存在缺血。

(五)缺血性脑卒中的 CT 灌注

CT 灌注可以在进行急性缺血性卒中的初步 CT 扫描筛选时同步完成,可以从
完全梗死区域内区分出活性脑组织。

1. CT 灌注可以用来排除溶栓治疗效果较差的患者,如腔隙性梗死和无动脉闭
塞的患者,分别占急性脑卒中患者中的 25% 和 29%。

2. CT 灌注成像可以提供患者预后信息,因为广泛大面积深部缺血的患者比那
些分水岭区缺血的患者预后差。

CT 灌注能够识别潜在的可治疗的有梗死风险的脑组织。使用去卷积法,局部
的 MTT、CBF、CBV 图之间存在不匹配,提示有缺血但可能被挽救的脑组织(半暗
带)。试图确定梗死核心参数的研究取得了不同的结果。Wintermark 和同事进行
的一项急性卒中患者的研究中,CBV<2.0ml/100g 是确诊不可逆的梗死损伤核心
区的最佳参数。与对侧半球镜像区域对照,MTT>145% 的区域,可确定所有的缺
血区(梗死核心+半暗带)。最近 Campbell 等的一项研究发现,相比于对侧半球平
均 CBF 小于 31%,是预测梗死核心的最佳数据。

"预后地图"共同显示缺血区(如 MTT>145% 对侧镜像区域包括核心区+半
暗带区)显示绿色,梗死核心区(CBV<2.0ml/100g 组织)显示红色,可以生成一个
反映这些参数的一目了然的图像(图 8-7)。

最大斜率法时,CBF 和 CBV 的相对值可用来区分缺血组织中的梗死。在一项
卒中发病 6 小时内接受 CT 灌注的病例研究中,鉴别梗死和非梗死组织之间阈值
的最佳指标为,CBF 为正常值的 48%,CBV 为正常值的 60%。在尚未发展成梗死
的大脑区域的最低相对 CBF 和 CBV 分别为正常值的 29% 和 40%。

快速软件是一个产生缺血阈值地图的自动技术。基于 SWIPT PRIMI 试验数
据下述阈值区间提供了非常准确的梗死体积预测。[数值以分数表示,以梗死区除
以对侧未受影响的半球(例如,>70% 梗死区 CBF 下降,表示为 rCBF<0.3)]:

rCBF 0.30~0.34

rCBF 0.31~0.34

(六)急性缺血性脑卒中 CT 灌注成像的有效性

通过与 CT 成像和 MR T_2 加权成像、弥散成像和灌注成像比较,去卷积法在
诊断急性缺血性卒中的有效性被确认(图 8-7)。在一项急性缺血性卒中的病例研
究中,入院时都进行灌注 CT 和 MRI 弥散成像,CBF 图像的梗死面积与弥散加权
成像(DWI)上异常面积的大小高度一致($r=0.968$)。同样缺血性卒中患者入院时

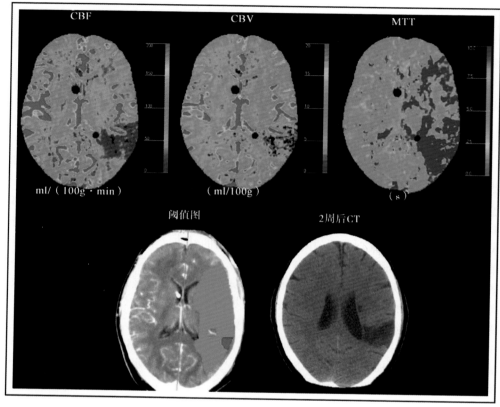

图 8-7 去卷积法

在去卷积法 CT 灌注（General Electric，Philips），"黑洞"技术不是识别完全梗死区域的可靠方法。阈值图可以提供同样的信息。此图中，缺血核心区（黑阈值区——彩图上的红色）被认为是绝对 CBV＜2ml/100g 组织，半暗带（亮阈值区——彩图上的绿色）定义为该区域 MTT 值是对侧半球相应区域 MTT 值的 1.45 倍。随访 CT 显示与缺血核心区域对应的梗死

进行 CT 灌注显示的梗死面积，与 3 天后 MRI-DWI 随访时的梗死面积高度相关（$r=0.958$）。然而，最近一项针对早期治疗的完全再灌注患者的研究发现，CTP 预后图并不能预测不可逆或可逆性神经功能缺失。

通过和 CT、MR、SPECT 比较，最大斜率法诊断急性卒中的有效性得到确认。在一项急性卒中的病例研究中，入院时都行灌注 CT 和 SPECT，CT 灌注的 CBF 图像所示的缺血区域与 SPECT 图像上梗死区域大小相符（$R=0.81$）。在一项入院时 CT 灌注图像的缺血区的研究中，与后续的 CT 或 MR 图像显示的最终梗死区域比较，发现如果 CBF 减少＞70%，则全部最终梗死，而如果 CBF 减少 40%～70%，则有 50% 的患者最终梗死。基于 CBF＜60% 的阈值（与正常血管区的 CBF

相比),脑血流量图预测梗死具有较高的灵敏度(93%)和特异性(98%)。同样,TTP>3 秒预测梗死的灵敏度为 91%,特异性为 93%。值得注意的是,在同一研究中,TTP>3 秒的阴性预测值为 99%,这表明如果 TTP 不延长,几乎可以完全排除缺血的存在。在一项发病 6 小时内的急性脑卒中进行 CT 灌注的病例研究中,与随访的 CT 或 MRI 检查进行比较,CBF 和 CBV 的阈值降幅分别为正常的 48% 和 60%,可以很好地区分梗死区域和非梗死区域。

四、MRI

磁共振成像是强大均匀的磁场、射频(RF)能量与身体组织相互作用的结果。质子从脉冲 RF 波(激发)吸收能量并在先行排列中偏转。原子核从激发态回到静息态,释放能量,信号被接收器接收并转换成诊断图像。在能量释放的过程中,利用特异性弛豫常数,并结合傅立叶变换重建,可以得到特定组织构造的加权图像。MRI 成像序列有多种(表 8-5)。大多数 MRI 图像基于 T_1 或 T_2 弥散,T_1 为纵向,自旋-晶格弛豫时间;T_2 是横向,自旋-自旋弛豫时间。在 T_1 加权像,脂肪为高信号(短 T_1),水表现为低信号(长 T_1)。在 T_2 加权像,水相对脑组织为高(长 T_2)信号。水肿、局部缺血和出血的区域脑组织含水量通常增加,在 MRI 上的组织信号发生改变。T_2 加权像通常用来显示严重和长期缺血时的组织变化——只在卒中发病 6~24 小时出现——因此不是评价急性缺血的最佳方法。

在 flair 上表现的急性再灌注标志高信号(HARM)提示早期血脑屏障破坏,由造影剂渗漏入 CSF 导致。

(一)弥散加权成像

弥散加权成像(DWI)测量水质子在组织中的布朗运动。水质子的正常无规律运动导致 DWI 信号的损失。缺血损伤导致 ATP 依赖性钠-钾泵异常,把水从细胞内迁移到细胞外空间。水质子随机运动的细胞外空间减小。脑组织严重缺血区域由于布朗运动减少,DWI 上表现为明亮的高信号。这些变化在缺血性卒中后(图 8-8)几分钟内出现。缺血急性期内 DWI 上为明亮的高信号,2 周左右逐渐不明显

表 8-5　脑梗死的 MRI 信号特征

发病时间	DWI	ADC 图	FLAIR	T_1	T_2
数分钟或更短	无表现	暗	无表现	无表现	无表现
数分钟至数小时	亮	暗	无表现	无表现	无表现
>6 小时	亮	暗	亮	模糊	亮
数小时至数天	亮	暗	亮	暗	很亮
1~2 周	亮	无表现	亮	暗	很亮
>2 周	无表现或暗	亮	亮	暗	亮

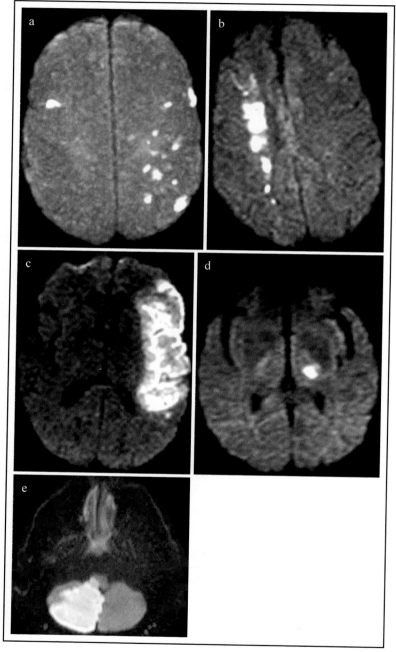

图 8-8　急性缺血性卒中的 MRI 表现类型

栓塞性卒中的弥散加权成像（a），动脉边缘区（又名分水岭区或"串珠"样）卒中（b），
大动脉（MCA）卒中（c），腔隙性脑梗死（d），后循环栓塞梗死（e）

或变暗。DWI 图像诊断急性缺血优于 CT 和常规 MRI。据报道,其诊断急性脑卒中的灵敏性为 88%～100%,特异性为 86%～100%。分析汇总几项研究的数据,灵敏性为 100%,特异性为 90.6%。

　　DWI 图像受包括自旋密度、T_1 及 T_2 弥散作用等其他参数的影响。计算表面弥散系数(ADC)可消除这些影响,提供"纯"的弥散信息。获取另外两个相同的图像序列,其中一个具有低(但非零)的 b 值,另一个 b 值=1000s/mm²。信号强度的自然对数与这两个 b 值的比值作图,图上直线的斜率被用来确定 ADC,用于每个层面的图像。所得的"图"代表计算出的每个像素的 ADC,信号强度与 ADC 的幅度成正比。急性梗死(抑制弥散)的区域弥散加权成像表现为明亮,ADC 图上为低 ADC 值(暗)。亚急性,DWI 上梗死区图像可能会由于"T_2 透过效应(T_2 shine through)"表现明亮,但相比于 ADC 图像,表明这是受 T_2 的影响,并不是真正的弥散抑制。约 2 周后,弥散变得容易。最后梗死区的信号 DWI 上降低,ADC 图上升高。降低的 ADC 值对 10 天以内的梗死,具有良好的敏感性(88%)和特异性(90%)。静脉梗死是相反的,急性期由于血管性水肿,ADC 值增加。后续阶段,ADC 图因为细胞毒性、血管性水肿和出血的共存,表现较为复杂。

　　弥散加权成像有助于 TIA 患者的后续处理。DWI 上的"点状高信号影",表明小的微梗死不至于造成永久性神经系统症状,可见于 40%～50% 的 TIA 患者。这使 TIA 的定义从临床症状转变到以组织为基础,特别是:"不伴有急性梗死的局限性的脑、脊髓或视网膜一过性缺血性神经功能障碍。"伴有无症状性弥散异常的临床短暂神经功能事件发生早期完全卒中的风险较高。

　　DWI 和 ADC 图是动态的。虽然大多数患者缺血性损伤区域在 24 小时,范围达到最大,但也有在发作 52 小时内范围扩大 43%。DWI 高信号和 ADC 图低信号区域并不一定是梗死,DWI 上的明亮区域可通过再灌注逆转。在一项急性卒中的病例研究中,19.7% 的 ADC 异常患者,再灌注后表现"正常化"。如果组织中 ADC 值为正常脑组织 ADC 值 75%～90% 则有可能进展成梗死,而 ADC 值＞90% 则更容易恢复正常。尽管如此,DWI 高信号是梗死的必要条件,DWI 异常的体积与临床严重程度相关。

(二)灌注成像

　　MRI 灌注成像采用首过示踪技术和去卷积法计算脑的灌注参数。磁共振成像灌注与前面详细描述的 CT 灌注使用相同的去卷积法。MRI 灌注,钆剂迅速团注到外周静脉,利用组织和动脉输入曲线生成 CBF、CBV、TTP 和 MTT 图像。其信息是不定量的,因为 MR 的信号变化与钆静脉注射后钆的血浆浓度是不成正比的。磁共振灌注成像与 CT 灌注一样受许多因素的限制,例如病灶体积受动脉输入函数选择的影响,反映受影响组织的最佳灌注参数仍存在争议。MRI 灌注成像的价值在于灌注-弥散不匹配假说。即灌注图像异常区域,DWI 可表现正常,此区域为半暗带,代表潜在的可挽救组织。灌注-弥散不匹配模式存在于 70% 的发病 6 小时内前循环卒中患者,与 MCA 近端闭塞密切相关,再灌注后消失。最近的一项小样本(N=8)研究中,灌注和弥散异常相匹配的患者,接受动脉溶栓后,其临床预后差、病死率高,尤其是那些大面积梗死患者。

灌注成像半暗带被定义为 DWI 正常,而 TTP>4 秒的区域,但出于实用的目的,那些灌注成像异常,但 DWI 正常的区域都代表可挽救组织。在 MRI 灌注参数中,CBF、MTT、TTP 似乎都可以较好地显示所有受影响的组织(与 DWI 对比后区分半暗带),而 CBV 似乎可以预测最终梗死体积。相比最终 MRI 成像上的梗死体积,CBF、CBV 和 MTT 诊断灌注异常的灵敏度分别为 84%、74% 和 84%,特异性分别为 96%、100% 和 96%。

总之,灌注成像和 DWI 可以判断有梗死风险,但通过血管再通可以挽救脑组织。在一项接受静脉溶栓治疗急性缺血性卒中的病例研究中,治疗前和治疗后 2 小时影像学对比发现,78% 的患者灌注异常消失,41% 的患者 DWI 病变异常消失。灌注-弥散成像已被用于临床试验,以选择适合溶栓治疗的患者。DWI-PWI 不匹配大于 20% 的患者给予静脉注射 desmoplase,被认为对于改善临床预后潜在有效。

五、磁共振血管成像

MRA 技术可以分为三类。

1. 时间飞跃 很常见的 MRA 技术。

取决于血流进入固定组织的饱和信号水平所表现出的强信号。

①优点:不需使用造影剂。

②缺点:在涡流区或磁敏感区(邻近顺磁性血液制品、强磁性物体、空气/骨界面)有自旋缺相,可能会导致信号缺失,高估狭窄的程度。

2. 相位对比 不经常使用。

图像通过梯度磁场内的动态自旋相位差积累生成。静态自旋积累没有空白相位。

①优点:不需使用造影剂。不易混淆新鲜血栓和血液流动,因为其与血流密切相关。

②缺点:采集时间相对较长。

3. 造影剂增强 MRA 常见 MRA 技术。

基于快速 3D 成像和静脉注射钆剂,缩短了 T_1 效应。

①优点:高信噪比,任何血流模式或速度下都具有较好的稳定性,图像采集速度快,可成像较大的血管节段(如从主动脉弓到 Willis 环)。

②缺点:要求静脉使用钆剂,有较低的并发症风险,特别是在肾功能不全患者(见下文)。

钆和肾源性系统纤维化

钆是原子量 64 的化学元素,外层有 7 个未配对电子,可缩短 T_1 弛豫,增强感兴趣区域的信号。纯钆是有毒的,但螯合剂无毒。有几种 FDA 批准的钆剂可用。研究表明在肾功能不全人群使用大剂量的钆剂,并没有发现药物相关的肾衰竭。过敏反应的发生率也非常低;在对 > 70 万接受钆剂患者的调查中,严重的过敏反应发生率 < 0.01%,大部分的反应仅限于轻微的恶心或荨麻疹。

肾源性系统纤维化(又名肾源性纤维化性皮肤病)与钆双胺(Omniscan™;GE Healthcare,Princeton,NJ)密切相关。虽然大多数患者具有钆双胺使用史,与其他钆剂也有关联。该病似乎只发生在肾功能不全,且需要透析的患者,是剂量依赖性的。病变表现为四肢的皮肤增厚和硬化,主要由于皮肤内胶原的过度沉积。病情可迅速发展,数周内导致轮椅依赖。也可能累及其他组织如肺、骨骼肌、心脏、膈肌和食管。发病机制尚不清楚。该综合征的发病率的估计值来源于丹麦以互联网为基础的医疗咨询机构,该报道中,约 400 例肾功能严重损害患者中,5% 确诊为肾源性系统纤维化。

治疗包括纠正肾功能(通常是透析),这可导致症状进展停止或逆转。

MRI 诊断出血

MRI 诊断急性出血与 CT 一样敏感。随着时间变化,部分血红蛋白从非顺磁性氧合血红蛋白变成顺磁性(脱氧血红蛋白、高铁血红蛋白和含铁血黄素),颅内出血的表现也随之变化。亚急性出血以高铁血红蛋白形式在 T_1 加权像表现为高信号。短 T_1 特征是由于被称为"偶极-偶极弛豫增强(PEDDRE)"现象的存在。短 T_2(相关的信号损失)依靠完整的细胞膜螯合细胞外隙血红蛋白的顺磁性部分,并建立局部的磁梯度。在实质出血的亚急性期(如高铁血红蛋白)红细胞通常发生裂解。早在裂解前阶段,血在 T_1(PEDDRE)表现为"亮",T_2 加权像表现为"暗"(顺磁效应)。红细胞裂解后,高铁血红蛋白占血肿的主要部分,在 T_1 像仍表现为亮(也是 PEDDRE),但由于红细胞裂解破坏了顺磁效应,T_2 加权像变"亮"。去氧血红蛋白(急性)和含铁血黄素(慢性)MRI 检查具有相似的 T_1(等信号,灰质)和 T_2(低信号,灰质)表现。然而,急性出血通常与血管性水肿相关,而慢性出血则无关(慢性出血与空洞形成、神经胶质增生、局灶性萎缩相关)。红细胞裂解后慢性血肿再次出现短 T_2(含铁血黄素)是由于含铁血黄素被巨噬细胞摄取。

MRI 上急性出血的特征总结于表 8-6。磁敏感加权 MRI 成像可帮助鉴别急性脑出血、"微出血"和血管内凝血。无症状性微出血可由高血压、血管淀粉样变引起,可发现于高达 6% 的老年患者和 26% 的缺血性卒中患者。急性缺血性卒中患者发现微出血,可以预测其溶栓后出现出血性转化的风险增加。在一项进行 IA 溶栓治疗的急性缺血性卒中的病例研究中,治疗前发现微出血的患者占 12%。之前

表 8-6　颅内出血的 MRI 信号特征

发病时间(天)	组织学特征	T_1	T_2	磁敏感加权成像
<1	氧合血红蛋白	等信号至暗	亮	等信号至暗
1～3	去氧血红蛋白的形成	等信号至暗	暗	暗
3～7	细胞内高铁血红蛋白	亮	等信号至暗	暗
数周	细胞破裂,细胞外高铁血红蛋白	亮	亮	暗
长期	含铁血黄素形成	等信号,可有黑边	很暗的黑边	暗

表 8-7　NIH 卒中量表

1a. 意识水平	清醒	0
	嗜睡	1
	昏睡	2
	昏迷	3
1b. 意识水平提问	两项均正确	0
	一项正确	1
	两项均不正确	2
1c. 意识水平指令	两项均正确	0
	一项正确	1
	两项均不正确	2
2. 凝视	正常	0
	部分凝视麻痹	1
	强迫凝视	2
3. 视野	无视野缺损	0
	部分偏盲	1
	完全偏盲	2
	双侧偏盲	3
4. 面瘫	正常	0
	轻微	1
	部分	2
	完全	3
5. 上肢运动	无晃动	0
	晃动	1
	不能完全抵抗重力	2
	完全不能抵抗重力	3
	无运动	4
	UN＝截肢或关节融合	

续表

	无晃动	0
	晃动	1
6. 下肢运动	不能完全抵抗重力	2
	完全不能抵抗重力	3
	无运动	4
	UN＝截肢或关节融合	
	无共济失调	0
7. 肢体共济失调	一个肢体有	1
	两个肢体有	2
	UN＝截肢或关节融合	
	正常	0
8. 感觉	轻-中度感觉障碍	1
	重度-完全感觉缺失	2
	正常	0
9. 语言	轻-中度失语	1
	严重失语	2
	不能说话或者完全失语	3
	正常	0
10. 构音障碍	轻-中度	1
	严重构音障碍	2
	UN＝气管插管或其他物理障碍	
	正常	0
11. 忽视	视、触、听、空间觉或个人的忽视	1
	严重的偏侧忽视或一种以上的偏侧忽视	2

摘自:http://www.ninds.nih.gov/doctors/NIH_Stroke_Scale.pdf

按列出的顺序评估卒中量表项目。在各子量表测试之后按类别记录得分。每个分数应该是患者能够完成,而不是检查者认为患者可以完成

有微出血证据的患者,有 20% 发生出血症状,没有微出血的患者只有 11%。卒中溶栓前影像的出血风险分析(Bleeding Risk Analysis in Stroke Imaging Before Thrombolysis,BRASIL)研究发现,归因于微出血的颅内出血风险很小,不可能超过溶栓治疗的获益。然而,这项研究无法获得患者多发微出血与出血风险的关系。

附录 8B　美国国立卫生研究院(NIH)卒中量表

NIH 卒中量表(NIHSS)被广泛使用,可以提供重要的预后信息。NIHSS 评分的详细描述可以在 www.ninds.nih.gov/disorders/stroke/strokescales.htm 下载。

得分越高表明卒中越严重(表 8-7 和表 8-8)。评分大于等于 16 分高度预测死

亡或重度残疾，而小于等于 6 分预测恢复良好。如果急性缺血性卒中患者的 NIHSS 评分基线小于 10 分，60%～70%患者 1 年后可获得较好的结果；而如果患者评分＞20 分这一比例只有 4%～16%。

表 8-8　NIH 卒中量表评分严重程度

组别	NIHSS 评分
轻	≤6
中	7～10
中等严重	11～15
严重	15～22
很严重	≥23

源自：Ezzeddine et al，with permission

参 考 文 献

[1] Powers WJ，Derdeyn CP，Biller J，et al. American Heart Association/American Stroke Association Focused Update of the 2013 Guidelines for the Early Management of Patients with Acute Ischemic Stroke Regarding Endovascular Treatment：A Guideline for Healthcare Professionals From the American Heart Association/American Stroke Association. Stroke. 2015;46;3020-35.

[2] Berkhemer OA，Fransen PS，Beumer D，et al. A randomized trial of intraarterial treatment for acute ischemic stroke. N Engl J Med. 2015;372;11-20.

[3] van den Berg LA，Dijkgraaf MG，Berkhemer OA，et al. Two-year outcome after endovascular treatment for acute ischemic stroke. N Engl J Med. 2017;376;1341-9.

[4] Al-Ali F，Berkhemer OA，Yousman WP，et al. The capillary index score as a marker of viable cerebral tissue：proof of concept-the capillary index score in the MR CLEAN (Multicenter Randomized Clinical Trial of Endovascular Treatment for Acute Ischemic Stroke in the Netherlands) Trial. Stroke. 2016;47;2286-91.

[5] Grotta JC，Hacke W. Stroke neurologist's perspective on the new endovascular trials. Stroke. 2015;46;1447-52.

[6] Goyal M，Demchuk AM，Menon BK，et al. Randomized assessment of rapid endovascular treatment of ischemic stroke. N Engl J Med. 2015;372;1019-30.

[7] Jovin TG，Chamorro A，Cobo E，et al. Thrombectomy within 8 hours after symptom onset in ischemic stroke. N Engl J Med. 2015;372;2296-306.

[8] Saver JL，Goyal M，Bonafe A，et al. Stent-retriever thrombectomy after intravenous t-PA vs. t-PA alone in stroke. N Engl J Med. 2015;372;2285-95.

[9] Campbell BC，Mitchell PJ，Kleinig TJ，et al. Endovascular therapy for ischemic stroke with perfusion-imaging selection. N Engl J Med. 2015;372;1009-18.

[10] Goyal M，Menon BK，van Zwam WH，et al. Endovascular thrombectomy after large-vessel ischaemic stroke：a meta-analysis of individual patient data from five randomised trials. Lancet. 2016;387;1723-31.

[11] Generalized efficacy of t-PA for acute stroke. Subgroup analysis of the NINDS t-PA Stroke Trial. Stroke.1997;28;2119-25.

[12] Marler JR，Tilley BC，Lu M，et al. Early stroke treatment associated with better outcome：

the NINDS rt-PA stroke study. Neurology. 2000;55:1649-55.

[13] Steiner T, Bluhmki E, Kaste M, et al. The ECASS 3-hour cohort. Secondary analysis of ECASS data by time stratification. ECASS Study Group. European Cooperative Acute Stroke Study. Cerebrovasc Dis. 1998;8:198-203.

[14] Hacke W, Donnan G, Fieschi C, et al. Association of outcome with early stroke treatment: pooled analysis of ATLANTIS, ECASS, and NINDS rt-PA stroke trials. Lancet. 2004;363:768-74.

[15] Mazighi M, Meseguer E, Labreuche J, et al. Dramatic recovery in acute ischemic stroke is associated with arterial recanalization grade and speed. Stroke. 2012;43:2998-3002.

[16] Moser DK, Kimble LP, Alberts MJ, et al. Reducing delay in seeking treatment by patients with acute coronary syndrome and stroke: a Scientific Statement from the American Heart Association Council on Cardiovascular Nursing and Stroke Council. Circulation. 2006;114: 168-82.

[17] Sagar G, Riley P, Vohrah A. Is admission chest radiography of any clinical value in acute stroke patients? Clin Radiol. 1996;51:499-502.

[18] Adams HP, Jr., Adams RJ, Brott T, et al. Guidelines for the early management of patients with ischemic stroke:A scientific statement from the Stroke Council of the American Stroke Association. Stroke 2003;34:1056-1083.

[19] Manual on Contrast Media. 5.0 ed. Reston, VA: American College of Radiology; 2004.

[20] Hopyan JJ, Gladstone DJ, Mallia G, et al. Renal safety of CT angiography and perfusion imaging in the emergency evaluation of acute stroke. AJNR Am J Neuroradiol. 2008;29: 1826-30.

[21] Lima HN, Cabral NL, Goncalves AR, Hauser A, Pecoits-Filho R. Association between albuminuria, glomerular filtration rate and mortality or recurrence in stroke patients. Nephron Clin Pract. 2011;117:c246-52.

[22] del Zoppo GJ, Higashida RT, Furlan AJ, Pessin MS, Rowley HA, Gent M. PROACT: a phase II randomized trial of recombinant pro-urokinase by direct arterial delivery in acute middle cerebral artery stroke. PROACT Investigators. Prolyse in acute cerebral thromboembolism. Stroke 1998;29:4-11.

[23] Furlan A, Higashida R, Wechsler L, et al. Intra-arterial prourokinase for acute ischemic stroke. The PROACT II study: a randomized controlled trial. Prolyse in acute cerebral thromboembolism. JAMA. 1999;282:2003-11.

[24] Eckert B, Kucinski T, Neumaier-Probst E, Fiehler J, Rother J, Zeumer H. Local intra-arterial fibrinolysis in acute hemispheric stroke: effect of occlusion type and fibrinolytic agent on recanalization success and neurological outcome. Cerebrovasc Dis. 2003;15:258-63.

[25] Davydov L, Cheng JW. Tenecteplase: a review. Clin Ther. 2001;23:982-97. discussion 1.

[26] Hoffmeister HM, Jur M, Ruf-Lehmann M, Helber U, Heller W, Seipel L. Endothelial tissue-type plasminogen activator release in coronary heart disease: Transient reduction in endothelial fibrinolytic reserve in patients with unstable angina pectoris or acute myocardial infarction. J Am Coll Cardiol. 1998;31:547-51.

[27] Haley EC Jr, Lyden PD, Johnston KC, Hemmen TM, the TNKiSI. A pilot dose-escalation safety study of tenecteplase in acute ischemic stroke. Stroke. 2005;36:607-12.

[28] Haley EC, Thompson JLP, Grotta JC, et al. Phase IIB/III trial of tenecteplase in acute ischemic stroke. Stroke.2010;41:707-11.

[29] Tsivgoulis G, Alexandrov AV, Chang J, et al. Safety and outcomes of intravenous throm-

bolysis in stroke mimics: a 6-year, single-care center study and a pooled analysis of reported series. Stroke. 2011;42:1771-4.

[30] Winkler DT, Fluri F, Fuhr P, et al. Thrombolysis in stroke mimics: frequency, clinical characteristics, and outcome.Stroke. 2009;40:1522-5.

[31] Latchaw RE, Alberts MJ, Lev MH, et al. Recommendations for imaging of acute ischemic stroke: a scientific statement from the American Heart Association. Stroke. 2009; 40: 3646-78.

[32] Becker RC, Hochman JS, Cannon CP, et al. Fatal cardiac rupture among patients treated with thrombolytic agents and adjunctive thrombin antagonists: observations from the Thrombolysis and Thrombin Inhibition in Myocardial Infarction 9 Study. J Am Coll Cardiol. 1999;33:479-87.

[33] Riedel CH, Zimmermann P, Jensen-Kondering U, Stingele R, Deuschl G, Jansen O. The importance of size: successful recanalization by intravenous thrombolysis in acute anterior stroke depends on thrombus length. Stroke.2011;42:1775-7.

[34] Demchuk AM, Tanne D, Hill MD, et al. Predictors of good outcome after intravenous tPA for acute ischemic stroke. Neurology. 2001;57:474-80.

[35] Tissue plasminogen activator for acute ischemic stroke. The National Institute of Neurological Disorders and Stroke rt-PA Stroke Study Group. N Engl J Med. 1995;333:1581-7.

[36] Brandt T, von Kummer R, Muller-Kuppers M, Hacke W. Thrombolytic therapy of acute basilar artery occlusion. Variables affecting recanalization and outcome. Stroke. 1996; 27: 875-81.

[37] Kirton A, Wong JH, Mah J, et al. Successful endovascular therapy for acute basilar thrombosis in an adolescent.Pediatrics. 2003;112:e248-51.

[38] Vergouwen MD, Algra A, Pfefferkorn T, et al. Time is brain(stem) in basilar artery occlusion. Stroke.2012;43:3003-6.

[39] Higashida RT, Furlan AJ. Trial design and reporting standards for intra-arterial cerebral thrombolysis for acute ischemic stroke. Stroke. 2003;34:109e-37.

[40] Zaidat OO, Yoo AJ, Khatri P, et al. Recommendations on angiographic revascularization grading standards for acute ischemic stroke: a consensus statement. Stroke. 2013; 44: 2650-63.

[41] Yoo AJ, Simonsen CZ, Prabhakaran S, et al. Refining angiographic biomarkers of revascularization: improving outcome prediction after intra-arterial therapy. Stroke. 2013; 44: 2509-12.

[42] Francis CW, Blinc A, Lee S, Cox C. Ultrasound accelerates transport of recombinant tissue plasminogen activator into clots. Ultrasound Med Biol. 1995;21:419-24.

[43] Daffertshofer M, Gass A, Ringleb P, et al. Transcranial low-frequency ultrasound-mediated thrombolysis in brain ischemia: increased risk of hemorrhage with combined ultrasound and tissue plasminogen activator: results of a phase II clinical trial. Stroke. 2005; 36:1441-6.

[44] Alexandrov AV, Molina CA, Grotta JC, et al. Ultrasound-enhanced systemic thrombolysis for acute ischemic stroke. N Engl J Med. 2004;351:2170-8.

[45] Viguier A, Petit R, Rigal M, Cintas P, Larrue V. Continuous monitoring of middle cerebral artery recanalization with transcranial color-coded sonography and Levovist. J Thromb Thrombolysis. 2005;19:55-9.

[46] Molina CA, Ribo M, Rubiera M, et al. Microbubble administration accelerates clot lysis

during continuous 2-MHz ultrasound monitoring in stroke patients treated with intravenous tissue plasminogen activator. Stroke. 2006;37:425-9.

[47] Alexandrov AV, Mikulik R, Ribo M, et al. A pilot randomized clinical safety study of sonothrombolysis augmentation with ultrasound-activated perflutren-lipid microspheres for acute ischemic stroke. Stroke. 2008;39:1464-9.

[48] Molina CA, Barreto AD, Tsivgoulis G, et al. Transcranial ultrasound in clinical sono-thrombolysis (TUCSON) trial. Ann Neurol. 2009;66:28-38.

[49] Eggers J, Koch B, Meyer K, Konig I, Seidel G. Effect of ultrasound on thrombolysis of middle cerebral artery occlusion. Ann Neurol. 2003;53:797-800.

[50] Eggers J, König IR, Koch B, Händler G, Seidel G. Sonothrombolysis with transcranial color-coded sonography and recombinant tissue-type plasminogen activator in acute middle cerebral artery main stem occlusion: results from a randomized study. Stroke. 2008;39:1470-5.

[51] Perren F, Loulidi J, Poglia D, Landis T, Sztajzel R. Microbubble potentiated transcranial duplex ultrasound enhances IV thrombolysis in acute stroke. J Thromb Thrombolysis. 2008;25:219-23.

[52] Tsivgoulis GMD, Eggers JMD, Ribo MMD, et al. Safety and efficacy of ultrasound-enhanced thrombolysis: a comprehensive review and meta-analysis of randomized and nonrandomized studies. Stroke. 2010;41:280-7.

[53] Butcher KMDP, Christensen SP, Parsons MPF, et al. Postthrombolysis blood pressure elevation is associated with hemorrhagic transformation. Stroke. 2010;41:72-7.

[54] Graham GD. Tissue plasminogen activator for acute ischemic stroke in clinical practice: a meta-analysis of safety data. Stroke. 2003;34:2847-50.

[55] Hill MD, Lye T, Moss H, et al. Hemi-orolingual angioedema and ACE inhibition after alteplase treatment of stroke. Neurology. 2003;60:1525-7.

[56] Hill MD, Buchan AM. Thrombolysis for acute ischemic stroke: results of the Canadian Alteplase for Stroke Effectiveness Study. CMAJ. 2005;172:1307-12.

[57] Engelter ST, Fluri F, Buitrago-Tellez C, et al. Life-threatening orolingual angioedema during thrombolysis in acute ischemic stroke. J Neurol. 2005;252:1167-70.

[58] Abou-Chebl A, Lin R, Hussain MS, et al. Conscious sedation versus general anesthesia during endovascular therapy for acute anterior circulation stroke. Stroke. 2010;41:1175-9.

[59] van den Berg LA, Koelman DL, Berkhemer OA, et al. Type of anesthesia and differences in clinical outcome after intra-arterial treatment for ischemic stroke. Stroke. 2015;46:1257-62.

[60] Abou-Chebl A, Yeatts SD, Yan B, et al. Impact of general anesthesia on safety and outcomes in the endovascular arm of interventional management of stroke (IMS) III trial. Stroke. 2015;46(8):2142.

[61] Jagani M, Brinjikji W, Rabinstein AA, Pasternak JJ, Kallmes DF. Hemodynamics during anesthesia for intraarterial therapy of acute ischemic stroke. J Neurointerv Surg. 2016;8:883-8.

[62] Hemmer LB, Zeeni C, Gupta DK. Generalizations about general anesthesia: the unsubstantiated condemnation of general anesthesia for patients undergoing intra-arterial therapy for anterior circulation stroke. Stroke.2010;41:e573.

[63] Kumpe DA. Thrombolysis of acute stroke syndromes. In: Krishna K, Aruny JE, editors. Handbook of interventional radiologic procedures. Philadelphia, PA: Lippincott Williams

& Wilkins; 2002. p. 47-62.

[64] Rubiera M, Cava L, Tsivgoulis G, et al. Diagnostic criteria and yield of real-time transcranial Doppler monitoring of intra-arterial reperfusion procedures. Stroke. 2010;41;695-9.

[65] Smith WS, Sung G, Starkman S, et al. Safety and efficacy of mechanical embolectomy in acute ischemic stroke;Results of the MERCI Trial. Stroke. 2005;36;1432-8.

[66] Smith WS. Safety of mechanical thrombectomy and intravenous tissue plasminogen activator in acute ischemic stroke. Results of the multi Mechanical Embolus Removal in Cerebral Ischemia (MERCI) trial, part I. AJNR Am J Neuroradiol. 2006;27;1177-82.

[67] Nogueira RG, Lutsep HL, Gupta R, et al. Trevo versus Merci retrievers for thrombectomy revascularisation of large vessel occlusions in acute ischaemic stroke (TREVO 2); a randomised trial. Lancet. 2012;380;1231-40.

[68] Saver JL, Jahan R, Levy EI, et al. Solitaire flow restoration device versus the Merci Retriever in patients with acute ischaemic stroke (SWIFT); a randomised, parallel-group, non-inferiority trial. Lancet. 2012;380;1241-9.

[69] Hui FK, Hussain MS, Spiotta A, et al. Merci retrievers as access adjuncts for reperfusion catheters; the grappling hook technique. Neurosurgery. 2012;70(2);456-60. https://doi.org/10.1227/NEU.0b013e3182315f22.

[70] Takahira K, Kataoka T, Ogino T, Endo H, Nakamura H. Efficacy of a coaxial system with a compliant balloon catheter for navigation of the Penumbra reperfusion catheter in tortuous arteries; technique and case experience. J Neurosurg. 2017;126;1334-8.

[71] Turk AS, Frei D, Fiorella D, et al. ADAPT FAST study; a direct aspiration first pass technique for acute stroke thrombectomy. J Neurointerv Surg. 2014;6(4);260.

[72] Blanc R, Redjem H, Ciccio G, et al. Predictors of the aspiration component success of a direct aspiration first pass technique (ADAPT) for the endovascular treatment of stroke reperfusion strategy in anterior circulation acute stroke. Stroke. 2017;48;1588-93.

[73] Jankowitz B, Grandhi R, Horev A, et al. Primary manual aspiration thrombectomy (MAT) for acute ischemic stroke; safety, feasibility and outcomes in 112 consecutive patients. J Neurointerv Surg. 2015;7;27-31.

[74] Lee HC, Kang DH, Hwang YH, Kim YS, Kim YW. Forced arterial suction thrombectomy using distal access catheter in acute ischemic stroke. Neurointervention. 2017;12;45-9.

[75] Stampfl S, Kabbasch C, Muller M, et al. Initial experience with a new distal intermediate and aspiration catheter in the treatment of acute ischemic stroke; clinical safety and efficacy. J Neurointerv Surg. 2016;8;714-8.

[76] Neurovascular thrombus retrieval catheters and guide catheters used during neurological interventional procedures; differences in FDA review and intended use-Letter to Health Care Providers. U.S. Food and Drug Administration; 2017. 2017, at https://www.fda.gov/MedicalDevices/Safety/LetterstoHealthCareProviders/ucm543890.htm.

[77] Dippel DW, Majoie CB, Roos YB, et al. Influence of device choice on the effect of intra-arterial treatment for acute ischemic stroke in MR CLEAN (Multicenter Randomized Clinical Trial of Endovascular Treatment for Acute Ischemic Stroke in the Netherlands). Stroke. 2016;47;2574-81.

[78] Henkes H, Flesser A, Brew S, et al. A novel microcatheter-delivered, highly-flexible and fully-retrievable stent, specifically designed for intracranial use. Technical note. Intervent Neuroradiol. 2003;9;391-3.

[79] Castano CMDP, Dorado LMD, Guerrero CMD, et al. Mechanical thrombectomy with the

solitaire AB device in large artery occlusions of the anterior circulation: a pilot study. Stroke. 2010;41;1836-40.

[80] Roth CM, Papanagiotou PM, Behnke SM, et al. Stent-assisted mechanical recanalization for treatment of acute intracerebral artery occlusions. Stroke. 2010;41;2559-67.

[81] Haussen DC, Rebello LC, Nogueira RG. Optimizating clot retrieval in acute stroke: the push and fluff technique for closed-cell stentrievers. Stroke. 2015;46;2838-42.

[82] Raoult H, Redjem H, Bourcier R, et al. Mechanical thrombectomy with the ERIC retrieval device: initial experience. J Neurointerv Surg. 2016;

[83] Schwaiger BJ, Kober F, Gersing AS, et al. The pREset stent retriever for endovascular treatment of stroke caused by MCA occlusion: safety and clinical outcome. Clin Neuroradiol. 2016;26;47-55.

[84] Brekenfeld C, Schroth G, El-Koussy M, et al. Mechanical thromboembolectomy for acute ischemic stroke: comparison of the catch thrombectomy device and the Merci Retriever in vivo. Stroke. 2008;39;1213-9.

[85] Behme D, Kowoll A, Mpotsaris A, et al. Multicenter clinical experience in over 125 patients with the Penumbra separator 3D for mechanical thrombectomy in acute ischemic stroke. J Neurointerv Surg. 2016;8;8-12.

[86] Rohde S, Haehnel S, Herweh C, et al. Mechanical thrombectomy in acute embolic stroke: preliminary results with the revive device. Stroke. 2011;42;2954-6.

[87] Kara B, Selcuk HH, Yildiz O, Cetinkaya D. Revascularization of acute basilar artery occlusion using the Tigertriever adjustable clot retriever. Clin Neuroradiol. 2017;27(2);241-3. https://doi.org/10.1007/s00062-016-0532-1.

[88] Kallenberg K, Solymosi L, Taschner CA, et al. Endovascular stroke therapy with the Aperio thrombectomy device.J Neurointerv Surg. 2016;8;834-9.

[89] Fargen KM, Mocco J, Gobin YP. The Lazarus Funnel: a blinded prospective randomized in vitro trial of a novel CE-marked thrombectomy assist device. J Neurointerv Surg. 2016;8; 66-8.

[90] Baek JH, Kim BM, Kim DJ, Heo JH, Nam HS, Yoo J. Stenting as a rescue treatment after failure of mechanical thrombectomy for anterior circulation large artery occlusion. Stroke. 2016;47;2360-3.

[91] Khatri P, Broderick JP, Khoury JC, Carrozzella JA, Tomsick TA. Microcatheter contrast injections during intraarterial thrombolysis may increase intracranial hemorrhage risk. Stroke. 2008;39;3283-7.

[92] The Interventional Management of Stroke (IMS) II Study. Stroke. 2007;38;2127-35.

[93] Nesbit GM, Luh G, Tien R, Barnwell SL. New and future endovascular treatment strategies for acute ischemic stroke. J Vasc Interv Radiol. 2004;15;103S-10.

[94] Opatowsky MJ, Morris PP, Regan JD, Mewborne JD, Wilson JA. Rapid thrombectomy of superior sagittal sinus and transverse sinus thrombosis with a rheolytic catheter device. AJNR Am J Neuroradiol. 1999;20;414-7.

[95] Bellon RJ, Putman CM, Budzik RF, Pergolizzi RS, Reinking GF, Norbash AM. Rheolytic thrombectomy of the occluded internal carotid artery in the setting of acute ischemic Stroke. AJNR Am J Neuroradiol. 2001;22;526-30.

[96] Molina CA, Saver JL. Extending reperfusion therapy for acute ischemic stroke: emerging pharmacological, mechanical, and imaging strategies. Stroke. 2005;36;2311-20.

[97] Chopko BW, Kerber C, Wong W, Georgy B. Transcatheter snare removal of acute middle

cerebral artery thromboembolism:technical case report. Neurosurgery. 2000;46:1529-31.

[98] Kerber CW, Barr JD, Berger RM, Chopko BW. Snare retrieval of intracranial thrombus in patients with acute stroke. J Vasc Interv Radiol. 2002;13:1269-74.

[99] Fourie P, Duncan IC. Microsnare-assisted mechanical removal of intraprocedural distal middle cerebral arterial thromboembolism. AJNR Am J Neuroradiol. 2003;24:630-2.

[100] Wikholm G. Transarterial embolectomy in acute stroke. AJNR Am J Neuroradiol. 2003; 24:892-4.

[101] Kerber CW, Wanke I, Bernard J Jr, Woo HH, Liu MW, Nelson PK. Rapid intracranial clot removal with a new device: the alligator retriever. AJNR Am J Neuroradiol. 2007;28: 860-3.

[102] Lutsep HL, Clark WM, Nesbit GM, Kuether TA, Barnwell SL. Intraarterial suction thrombectomy in acute stroke.AJNR Am J Neuroradiol. 2002;23:783-6.

[103] Chapot R, Houdart E, Rogopoulos A, Mounayer C, Saint-Maurice JP, Merland JJ. Thromboaspiration in the basilar artery: report of two cases. AJNR Am J Neuroradiol. 2002;23:282-4.

[104] Nedeltchev K, Remonda L, Do DD, et al. Acute stenting and thromboaspiration in basilar artery occlusions due to embolism from the dominating vertebral artery. Neuroradiology. 2004;46:686-91.

[105] Cross DT 3rd, Moran CJ, Akins PT, Angtuaco EE, Derdeyn CP, Diringer MN. Collateral circulation and outcome after basilar artery thrombolysis. AJNR Am J Neuroradiol. 1998;19: 1557-63.

[106] Nakayama T, Tanaka K, Kaneko M, Yokoyama T, Uemura K. Thrombolysis and angioplasty for acute occlusion of intracranial vertebrobasilar arteries. Report of three cases. J Neurosurg. 1998;88:919-22.

[107] Mori T, Kazita K, Mima T, Mori K. Balloon angioplasty for embolic total occlusion of the middle cerebral artery and ipsilateral carotid stenting in an acute stroke stage. AJNR Am J Neuroradiol. 1999;20:1462-4.

[108] Ringer AJ, Qureshi AI, Fessler RD, Guterman LR, Hopkins LN. Angioplasty of intracranial occlusion resistant to thrombolysis in acute ischemic stroke. Neurosurgery. 2001;48:1282-90.

[109] Shi ZS, Liebeskind DS, Loh Y, et al. Predictors of subarachnoid hemorrhage in acute ischemic stroke with endovascular therapy. Stroke. 2010;41:2775-81.

[110] Kase CS, Furlan AJ, Wechsler LR, et al. Cerebral hemorrhage after intra-arterial thrombolysis for ischemic stroke:the PROACT II trial. Neurology. 2001;57:1603-10.

[111] Lisboa RC, Jovanovic BD, Alberts MJ. Analysis of the safety and efficacy of intra-arterial thrombolytic therapy in ischemic stroke. Stroke. 2002;33:2866-71.

[112] Khatri P, Hill MD, Palesch YY, et al. Methodology of the interventional management of stroke III trial. Int J Stroke. 2008;3:130-7.

[113] Lewandowski CA, Frankel M, Tomsick TA, et al. Combined intravenous and intra-arterial r-TPA versus intraarterial therapy of acute ischemic stroke: emergency management of stroke (EMS) bridging trial. Stroke.1999;30:2598-605.

[114] The IMSSI. Combined intravenous and intra-arterial recanalization for acute ischemic stroke: The Interventional Management of Stroke Study. Stroke. 2004;35:904-11.

[115] Mazighi M, Serfaty JM, Labreuche J, et al. Comparison of intravenous alteplase with a combined intravenousendovascular approach in patients with stroke and confirmed arterial

occlusion (RECANALISE study): a prospective cohort study. Lancet Neurol. 2009;8 (9):802.

[116] Rubiera MMDP, Ribo MMDP, Pagola JMDP, et al. Bridging intravenous-intra-arterial rescue strategy increases recanalization and the likelihood of a good outcome in nonresponder intravenous tissue plasminogen activatortreated patients: a case-control study. Stroke. 2011;42:993-7.

[117] Eckert B, Koch C, Thomalla G, et al. Aggressive therapy with intravenous Abciximab and intra-arterial rtPA and additional PTA/stenting improves clinical outcome in acute vertebrobasilar occlusion: combined local fibrinolysis and intravenous Abciximab in acute vertebrobasilar stroke treatment (FAST): results of a multicenter study. Stroke. 2005; 36:1160-5.

[118] Nagel S, Schellinger PD, Hartmann M, et al. Therapy of acute basilar artery occlusion: intraarterial thrombolysis alone vs bridging therapy. Stroke. 2009;40:140-6.

[119] Friedman SG, Pellerito JS, Scher L, Faust G, Burke B, Safa T. Ultrasound-guided thrombin injection is the treatment of choice for femoral pseudoaneurysms. Arch Surg. 2002;137(4):462.

[120] Hill MD, Barber PA, Takahashi J, Demchuk AM, Feasby TE, Buchan AM. Anaphylactoid reactions and angioedema during alteplase treatment of acute ischemic stroke. CMAJ. 2000;162:1281-4.

[121] Howard G, Goff DC. Population shifts and the future of stroke: forecasts of the future burden of stroke. Ann N Y Acad Sci. 2012;1268:14-20.

[122] Chandra RV, Leslie-Mazwi TM, Oh DC, et al. Elderly patients are at higher risk for poor outcomes after intraarterial therapy. Stroke. 2012;43:2356-61.

[123] Di Carlo A, Lamassa M, Pracucci G, et al. Stroke in the very old : clinical presentation and determinants of 3-month functional outcome: A European perspective. European BIOMED Study of Stroke Care Group. Stroke.1999;30:2313-9.

[124] Castonguay AC, Zaidat OO, Novakovic R, et al. Influence of age on clinical and revascularization outcomes in the North American Solitaire Stent-Retriever Acute Stroke Registry. Stroke. 2014;45:3631-6.

[125] Willey JZ, Ortega-Gutierrez S, Petersen N, et al. Impact of acute ischemic stroke treatment in patients >80 years of age: the specialized program of translational research in acute stroke (SPOTRIAS) consortium experience. Stroke.2012;43:2369-75.

[126] Satti S, Chen J, Sivapatham T, Jayaraman M, Orbach D. Mechanical thrombectomy for pediatric acute ischemic stroke: review of the literature. J Neurointerv Surg. 2016.

[127] Brandt T. Diagnosis and thrombolytic therapy of acute basilar artery occlusion: a review. Clin Exp Hypertens. 2002;24:611-22.

[128] Brandt T, Knauth M, Wildermuth S, et al. CT angiography and Doppler sonography for emergency assessment in acute basilar artery ischemia. Stroke. 1999;30:606-12.

[129] Schellinger PD, Hacke W. Intra-arterial thrombolysis is the treatment of choice for basilar thrombosis: pro. Stroke. 2006;37:2436-7.

[130] Ford GA. Intra-arterial thrombolysis is the treatment of choice for basilar thrombosis: con. Stroke. 2006;37:2438-9.

[131] Macleod MR, Davis SM, Mitchell PJ, et al. Results of a multicentre, randomised controlled trial of intra-arterial urokinase in the treatment of acute posterior circulation ischaemic stroke. Cerebrovasc Dis. 2005;20:12-7.

[132] Schonewille WJ, Wijman CA, Michel P, et al. Treatment and outcomes of acute basilar artery occlusion in the Basilar Artery International Cooperation Study (BASICS): a prospective registry study. Lancet Neurol. 2009;8:724-30.

[133] Davis SM, Donnan GA. Basilar artery thrombosis: recanalization is the key. Stroke. 2006;37:2440.

[134] Hacke W, Zeumer H, Ferbert A, Bruckmann H, del Zoppo GJ. Intra-arterial thrombolytic therapy improves outcome in patients with acute vertebrobasilar occlusive disease. Stroke. 1988;19:1216-22.

[135] Wang H, Fraser K, Wang D, Alvernia J, Lanzino G. Successful intra-arterial basilar artery thrombolysis in a patient with bilateral vertebral artery occlusion: technical case report. Neurosurgery. 2005;57:-E398. discussion E.

[136] Lindsberg PJ, Mattle HP. Therapy of basilar artery occlusion: a systematic analysis comparing intra-arterial and intravenous thrombolysis. Stroke. 2006;37:922-8.

[137] Rangaraju S, Jovin TG, Frankel M, et al. Neurologic examination at 24 to 48 hours predicts functional outcomes in basilar artery occlusion stroke. Stroke. 2016;47:2534-40.

[138] Heck DV, Brown MD. Carotid stenting and intracranial thrombectomy for treatment of acute stroke due to tandem occlusions with aggressive antiplatelet therapy may be associated with a high incidence of intracranial hemorrhage. J Neurointerv Surg. 2015;7:170-5.

[139] Nesbit GM, Clark WM, O'Neill OR, Barnwell SL. Intracranial intraarterial thrombolysis facilitated by microcatheter navigation through an occluded cervical internal carotid artery. J Neurosurg. 1996;84:387-92.

[140] Hui FK, Hussain MS, Elgabaly MH, Sivapatham T, Katzan IL, Spiotta AM. Embolic protection devices and the Penumbra 054 catheter: utility in tandem occlusions in acute ischemic stroke. J Neurointerv Surg. 2011;3:50-3.

[141] Fisher CM, Ojemann RG, Roberson GH. Spontaneous dissection of cervico-cerebral arteries. Can J Neurol Sci. 1978;5:9-19.

[142] Steinhubl SR, Talley JD, Braden GA, et al. Point-of-care measured platelet inhibition correlates with a reduced risk of an adverse cardiac event after percutaneous coronary intervention: results of the GOLD (AU-Assessing Ultegra) multicenter study. Circulation. 2001;103:2572-8.

[143] Quinn MJ, Plow EF, Topol EJ. Platelet glycoprotein IIb/IIIa inhibitors: recognition of a two-edged sword? Circulation. 2002;106:379-85.

[144] Kleinman N. Assessing platelet function in clinical trials. In: Quinn M, Fitzgerald D, editors. Platelet function assessment, diagnosis, and treatment. Totowa, NJ: Humana Press; 2005. p. 369-84.

[145] Fitzsimmons BFM, Becske T, Nelson PK. Rapid stent-supported revascularization in acute ischemic stroke. AJNR Am J Neuroradiol. 2006;27:1132-4.

[146] Kessler IM, Mounayer C, Piotin M, Spelle L, Vanzin JR, Moret J. The use of balloon-expandable stents in the management of intracranial arterial diseases: a 5-year single-center experience. AJNR Am J Neuroradiol. 2005;26:2342-8.

[147] Kiyosue H, Okahara M, Yamashita M, Nagatomi H, Nakamura N, Mori H. Endovascular stenting for restenosis of the intracranial vertebrobasilar artery after balloon angioplasty: two case reports and review of the literature. Cardiovasc Intervent Radiol. 2004;27:538-43.

[148] Leavitt JA, Larson TA, Hodge DO, Gullerud RE. The incidence of central retinal artery occlusion in Olmsted County, Minnesota. Am J Ophthalmol. 2011.

[149] Hayreh SS, Zimmerman MB, Kimura A, Sanon A. Central retinal artery occlusion. Retinal survival time. Exp Eye Res. 2004;78:723-36.

[150] Beatty S, Au Eong KG. Local intra-arterial fibrinolysis for acute occlusion of the central retinal artery: a metaanalysis of the published data. Br J Ophthalmol. 2000;84:914-6.

[151] Weber J, Remonda L, Mattle HP, et al. Selective intra-arterial fibrinolysis of acute central retinal artery occlusion.Stroke. 1998;29:2076-9.

[152] Butz B, Strotzer M, Manke C, Roider J, Link J, Lenhart M. Selective intraarterial fibrinolysis of acute central retinal artery occlusion. Acta Radiol. 2003;44:680-4.

[153] Arnold M, Koerner U, Remonda L, et al. Comparison of intra-arterial thrombolysis with conventional treatment in patients with acute central retinal artery occlusion. J Neurol Neurosurg Psychiatry. 2005;76:196-9.

[154] Schmidt DP, Schulte-Monting J, Schumacher M. Prognosis of central retinal artery occlusion: local intraarterial fibrinolysis versus conservative treatment. AJNR Am J Neuroradiol. 2002;23:1301-7.

[155] Aldrich EM, Lee AW, Chen CS, et al. Local intraarterial fibrinolysis administered in aliquots for the treatment of central retinal artery occlusion: the Johns Hopkins Hospital experience. Stroke. 2008;39:1746-50.

[156] Mueller AJ, Neubauer AS, Schaller U, Kampik A. Evaluation of minimally invasive therapies and rationale for a prospective randomized trial to evaluate selective intra-arterial lysis for clinically complete central retinal artery occlusion. Arch Ophthalmol. 2003;121: 1377-81.

[157] Fraser SG, Adams W. Interventions for acute non-arteritic central retinal artery occlusion. Cochrane Database Syst Rev. 2009:CD001989.

[158] Schmidt D, Schumacher M, Wakhloo AK. Microcatheter urokinase infusion in central retinal artery occlusion. Am J Ophthalmol. 1992;113:429-34.

[159] Atebara NH, Brown GC, Cater J. Efficacy of anterior chamber paracentesis and Carbogen in treating acute nonarteritic central retinal artery occlusion. Ophthalmology. 1995;102: 2029-34. discussion 34-5.

[160] Schumacher M, Schmidt D, Jurklies B, et al. Central retinal artery occlusion: local intra-arterial fibrinolysis versus conservative treatment, a multicenter randomized trial. Ophthalmology. 2010;117:1367-75. el

[161] Ros MA, Magargal LE, Uram M. Branch retinal-artery obstruction: a review of 201 eyes. Ann Ophthalmol. 1989;21:103-7.

[162] Paques M, Vallee JN, Herbreteau D, et al. Superselective ophthalmic artery fibrinolytic therapy for the treatment of central retinal vein occlusion. Br J Ophthalmol. 2000;84: 1387-91.

[163] Kilani R, Marshall L, Koch S, Fernandez M, Postel E. DWI findings of optic nerve ischemia in the setting of central retinal artery occlusion. J Neuroimaging. 2011;

[164] Feltgen N, Neubauer A, Jurklies B, et al. Multicenter study of the European Assessment Group for Lysis in the Eye (EAGLE) for the treatment of central retinal artery occlusion: design issues and implications. EAGLE Study report no. 1: EAGLE Study report no. 1. Graefes Arch Clin Exp Ophthalmol. 2006;244:950-6.

[165] Richard G, Lerche RC, Knospe V, Zeumer H. Treatment of retinal arterial occlusion

with local fibrinolysis using recombinant tissue plasminogen activator. Ophthalmology. 1999;106;768-73.

[166] Hayreh SS. Acute retinal arterial occlusive disorders. Prog Retin Eye Res. 2011;30: 359-94.

[167] Beatty S, Au Eong KG. Acute occlusion of the retinal arteries: current concepts and recent advances in diagnosis and management. J Accid Emerg Med. 2000;17;324-9.

[168] Chen CS, Lee AW, Campbell B, et al. Efficacy of intravenous tissue-type plasminogen activator in central retinal artery occlusion: report from a randomized, controlled trial. Stroke. 2011;42;2229-34.

[169] Chalela JA, Kidwell CS, Nentwich LM, et al. Magnetic resonance imaging and computed tomography in emergency assessment of patients with suspected acute stroke: a prospective comparison. Lancet. 2007;369;293-8.

[170] Wessels T, Wessels C, Ellsiepen A, et al. Contribution of diffusion-weighted imaging in determination of stroke etiology. AJNR Am J Neuroradiol. 2006;27;35-9.

[171] von Kummer R, Bourquain H, Bastianello S, et al. Early prediction of irreversible brain damage after ischemic stroke at CT. Radiology. 2001;219;95-100.

[172] Mullins ME, Schaefer PW, Sorensen AG, et al. CT and conventional and diffusion-weighted MR imaging in acute stroke: study in 691 patients at presentation to the emergency department. Radiology. 2002;224;353-60.

[173] Lansberg MG, Albers GW, Beaulieu C, Marks MP. Comparison of diffusion-weighted MRI and CT in acute stroke. Neurology. 2000;54;1557-61.

[174] Larrue V, von Kummer RR, Muller A, Bluhmki E. Risk factors for severe hemorrhagic transformation in ischemic stroke patients treated with recombinant tissue plasminogen activator: a secondary analysis of the European-Australasian Acute Stroke Study (ECASS II). Stroke 2001;32;438-441.

[175] Kasner SE, Demchuk AM, Berrouschot J, et al. Predictors of fatal brain edema in massive hemispheric ischemic stroke. Stroke. 2001;32;2117-23.

[176] Menon BK, Puetz V, Kochar P, Demchuk AM. ASPECTS and other neuroimaging scores in the triage and prediction of outcome in acute stroke patients. Neuroimaging Clin N Am. 2011;21;407-23. xii

[177] Barber PA, Demchuk AM, Zhang J, Buchan AM. Validity and reliability of a quantitative computed tomography score in predicting outcome of hyperacute stroke before thrombolytic therapy. ASPECTS Study Group Alberta Stroke Programme Early CT Score. Lancet. 2000;355;1670-4.

[178] Castillo PR, Miller DA, Meschia JF. Choice of neuroimaging in perioperative acute stroke management. Neurol Clin. 2006;24;807-20.

[179] von Kummer R, Nolte PN, Schnittger H, Thron A, Ringelstein EB. Detectability of cerebral hemisphere ischaemic infarcts by CT within 6 h of stroke. Neuroradiology. 1996;38: 31-3.

[180] Truwit CL, Barkovich AJ, Gean-Marton A, Hibri N, Norman D. Loss of the insular ribbon: another early CT sign of acute middle cerebral artery infarction. Radiology. 1990; 176;801-6.

[181] Tomura N, Uemura K, Inugami A, Fujita H, Higano S, Shishido F. Early CT finding in cerebral infarction: obscuration of the lentiform nucleus. Radiology. 1988;168;463-7.

[182] Barber PA, Demchuk AM, Hudon ME, Pexman JH, Hill MD, Buchan AM. Hyperdense sylvian fissure MCA "dot" sign: a CT marker of acute ischemia. Stroke. 2001;32;84-8.

[183] Leary MC, Kidwell CS, Villablanca JP, et al. Validation of computed tomographic middle cerebral artery "dot" sign: an angiographic correlation study. Stroke. 2003;34:2636-40.

[184] Koga M, Saku Y, Toyoda K, Takaba H, Ibayashi S, Iida M. Reappraisal of early CT signs to predict the arterial occlusion site in acute embolic stroke. J Neurol Neurosurg Psychiatry. 2003;74:649-53.

[185] Selim MH, Molina CA. Conundra of the penumbra and acute stroke imaging. Stroke. 2011;42:2670-1.

[186] Lev MH, Farkas J, Rodriguez VR, et al. CT angiography in the rapid triage of patients with hyperacute stroke to intraarterial thrombolysis: accuracy in the detection of large vessel thrombus. J Comput Assist Tomogr.2001;25:520-8.

[187] Verro P, Tanenbaum LN, Borden NM, Sen S, Eshkar N. CT angiography in acute ischemic stroke: preliminary results. Stroke. 2002;33:276-8.

[188] Wildermuth S, Knauth M, Brandt T, Winter R, Sartor K, Hacke W. Role of CT angiography in patient selection for thrombolytic therapy in acute hemispheric stroke. Stroke. 1998;29:935-8.

[189] Graf J, Skutta B, Kuhn FP, Ferbert A. Computed tomographic angiography findings in 103 patients following vascular events in the posterior circulation: potential and clinical relevance. J Neurol. 2000;247:760-6.

[190] Wintermark M, Meuli R, Browaeys P, et al. Comparison of CT perfusion and angiography and MRI in selecting stroke patients for acute treatment. Neurology. 2007; 68:694-7.

[191] Coutts SB, Lev MH, Eliasziw M, et al. ASPECTS on CTA source images versus unenhanced CT: added value in predicting final infarct extent and clinical outcome. Stroke. 2004;35:2472-6.

[192] Camargo EC, Furie KL, Singhal AB, et al. Acute brain infarct: detection and delineation with CT angiographic source images versus nonenhanced CT scans. Radiology. 2007;244: 541-8.

[193] Menon BK, d'Esterre CD, Qazi EM, et al. Multiphase CT angiography: a new tool for the imaging triage of patients with acute ischemic stroke. Radiology. 2015;275:510-20.

[194] Axel L. Cerebral blood flow determination by rapid sequence computed tomography. Radiology. 1980;137:679-86.

[195] Mies G, Ishimaru S, Xie Y, Seo K, Hossmann KA. Ischemic thresholds of cerebral protein synthesis and energy state following middle cerebral artery occlusion in rat. J Cereb Blood Flow Metab. 1991;11:753-61.

[196] Astrup J, Symon L, Branston NM, Lassen NA. Cortical evoked potential and extracellular K+ and H+ at critical levels of brain ischemia. Stroke. 1977;8:51-7.

[197] Morawetz RB, Crowell RH, DeGirolami U, Marcoux FW, Jones TH, Halsey JH. Regional cerebral blood flow thresholds during cerebral ischemia. Fed Proc. 1979;38:2493-4.

[198] Morawetz RB, DeGirolami U, Ojemann RG, Marcoux FW, Crowell RM. Cerebral blood flow determined by hydrogen clearance during middle cerebral artery occlusion in unanesthetized monkeys. Stroke. 1978;9:143-9.

[199] Sakai F, Nakazawa K, Tazaki Y, et al. Regional cerebral blood volume and hematocrit measured in normal human volunteers by single-photon emission computed tomography. J Cereb Blood Flow Metab. 1985;5:207-13.

[200] Muizelaar JP, Fatouros PP, Schroder ML. A new method for quantitative regional

cerebral blood volume measurements using computed tomography. Stroke. 1997; 28: 1998-2005.

[201] Nabavi DG, Cenic A, Dool J, et al. Quantitative assessment of cerebral hemodynamics using CT: stability, accuracy, and precision studies in dogs. J Comput Assist Tomogr. 1999;23:506-15.

[202] Hatazawa J, Shimosegawa E, Toyoshima H, et al. Cerebral blood volume in acute brain infarction: a combined study with dynamic susceptibility contrast MRI and 99mTc-HM-PAO-SPECT. Stroke. 1999;30:800-6.

[203] Todd NV, Picozzi P, Crockard HA. Quantitative measurement of cerebral blood flow and cerebral blood volume after cerebral ischaemia. J Cereb Blood Flow Metab. 1986; 6: 338-41.

[204] Latchaw RE, Yonas H, Hunter GJ, et al. Guidelines and recommendations for perfusion imaging in cerebral ischemia: A scientific statement for healthcare professionals by the writing group on perfusion imaging, from the Council on Cardiovascular Radiology of the American Heart Association. Stroke. 2003;34:1084-104.

[205] Konstas AA, Goldmakher GV, Lee TY, Lev MH. Theoretic basis and technical implementations of CT perfusion in acute ischemic stroke. Part 1: Theoretic basis. AJNR Am J Neuroradiol. 2009;30:662-8.

[206] Klotz E, Konig M. Perfusion measurements of the brain: using dynamic CT for the quantitative assessment of cerebral ischemia in acute stroke. Eur J Radiol. 1999;30:170-84.

[207] Miles K. Measurement of tissue perfusion by dynamic computed tomography. Br J Radiol. 1991;64:409-12.

[208] Koenig M, Klotz E, Heuser L. Perfusion CT in acute stroke: Characterization of cerebral ischemia using parameter images of cerebral blood flow and their therapeutic relevance. Electromedica 1998;66:61-6.

[209] Steiger HJ, Aaslid R, Stooss R. Dynamic computed tomographic imaging of regional cerebral blood flow and blood volume. A clinical pilot study. Stroke. 1993;24:591-7.

[210] Hunter GJ, Hamberg LM, Ponzo JA, et al. Assessment of cerebral perfusion and arterial anatomy in hyperacute stroke with three-dimensional functional CT: early clinical results. AJNR Am J Neuroradiol. 1998;19:29-37.

[211] Wintermark M, Maeder P, Thiran JP, Schnyder P, Meuli R. Quantitative assessment of regional cerebral blood flows by perfusion CT studies at low injection rates: a critical review of the underlying theoretical models. Eur Radiol. 2001;11:1220-30.

[212] Gobbel G, Cann C, Fike J. Measurement of regional cerebral blood flow using ultrafast computed tomography. Theoretical aspects. Stroke. 1991;22:768-71.

[213] Gobbel GT, Cann CE, Fike JR. Comparison of xenon-enhanced CT with ultrafast CT for measurement of regional cerebral blood flow. AJNR Am J Neuroradiol. 1993;14:543-50.

[214] Wintermark M, Thiran JP, Maeder P, Schnyder P, Meuli R. Simultaneous measurement of regional cerebral blood flow by perfusion CT and stable xenon CT: a validation study. AJNR Am J Neuroradiol. 2001;22:905-14.

[215] Gillard JH, Minhas PS, Hayball MP, et al. Assessment of quantitative computed tomographic cerebral perfusion imaging with H2(15)O positron emission tomography. Neurol Res. 2000;22:457-64.

[216] Kudo K, Terae S, Katoh C, et al. Quantitative cerebral blood flow measurement with dynamic perfusion CT using the vascular-pixel elimination method: comparison with H2(15)

O positron emission tomography. AJNR Am J Neuroradiol. 2003;24:419-26.

[217] Nabavi DG, Cenic A, Craen RA, et al. CT assessment of cerebral perfusion: experimental validation and initial clinical experience. Radiology. 1999;213:141-9.

[218] Nabavi DG, Cenic A, Henderson S, Gelb AW, Lee TY. Perfusion mapping using computed tomography allows accurate prediction of cerebral infarction in experimental brain ischemia. Stroke 2001;32:175-83.

[219] Hamberg LM, Hunter GJ, Maynard KI, et al. Functional CT perfusion imaging in predicting the extent of cerebral infarction from a 3-hour middle cerebral arterial occlusion in a primate stroke model. AJNR Am J Neuroradiol.2002;23:1013-21.

[220] Roberts H. Neuroimaging techniques in cerebrovascular disease: computed tomography angiography/computed tomography perfusion. Semin Cerebrovasc Dis Stroke. 2001;1: 303-16.

[221] Kamalian S, Maas MB, Goldmacher GV, et al. CT cerebral blood flow maps optimally correlate with admission diffusion-weighted imaging in acute stroke but thresholds vary by postprocessing platform. Stroke. 2011;42:1923-8.

[222] Rother J, Jonetz-Mentzel L, Fiala A, et al. Hemodynamic assessment of acute stroke using dynamic single-slice computed tomographic perfusion imaging. Arch Neurol. 2000; 57:1161-6.

[223] Koenig M, Kraus M, Theek C, Klotz E, Gehlen W, Heuser L. Quantitative assessment of the ischemic brain by means of perfusion-related parameters derived from perfusion CT. Stroke. 2001;32:431-7.

[224] Sorensen AG. What is the meaning of quantitative CBF? AJNR Am J Neuroradiol. 2001; 22:235-6.

[225] Tomandl BF, Klotz E, Handschu R, et al. Comprehensive imaging of ischemic stroke with multisection CT. Radiographics. 2003;23:565-92.

[226] Wintermark M, Flanders AE, Velthuis B, et al. Perfusion-CT assessment of infarct core and penumbra: receiver operating characteristic curve analysis in 130 patients suspected of acute hemispheric stroke. Stroke.2006;37:979-85.

[227] Eastwood JD, Lev MH, Azhari T, et al. CT perfusion scanning with deconvolution analysis: pilot study in patients with acute middle cerebral artery stroke. Radiology. 2002;222: 227-36.

[228] Mayer TE, Hamann GF, Baranczyk J, et al. Dynamic CT perfusion imaging of acute stroke. AJNR Am J Neuroradiol. 2000;21:1441-9.

[229] Wintermark M, Reichhart M, Thiran JP, et al. Prognostic accuracy of cerebral blood flow measurement by perfusion computed tomography, at the time of emergency room admission, in acute stroke patients. Ann Neurol.2002;51:417-32.

[230] Chamorro A, Sacco RL, Mohr JP, et al. Clinical-computed tomographic correlations of lacunar infarction in the Stroke Data Bank. Stroke. 1991;22:175-81.

[231] Derex L, Tomsick TA, Brott TG, et al. Outcome of stroke patients without angiographically revealed arterial occlusion within four hours of symptom onset. AJNR Am J Neuroradiol. 2001;22:685-90.

[232] Ezzeddine MA, Lev MH, McDonald CT, et al. CT angiography with whole brain perfused blood volume imaging: added clinical value in the assessment of acute stroke. Stroke. 2002;33:959-66.

[233] Koroshetz WJ, Lev MH. Contrast computed tomography scan in acute stroke: "You can't

always get what you want but...you get what you need". Ann Neurol. 2002;51:415-6.

[234] Cenic A, Nabavi DG, Craen RA, Gelb AW, Lee TY. Dynamic CT measurement of cerebral blood flow: a validation study. AJNR Am J Neuroradiol. 1999;20:63-73.

[235] Campbell BC, Christensen S, Levi CR, et al. Cerebral blood flow is the optimal CT perfusion parameter for assessing infarct core. Stroke. 2011;

[236] Wintermark M, Reichhart M, Cuisenaire O, et al. Comparison of admission perfusion computed tomography and qualitative diffusion- and perfusion-weighted magnetic resonance imaging in acute stroke patients. Stroke. 2002;33:2025-31.

[237] Straka M, Albers GW, Bammer R. Real-time diffusion-perfusion mismatch analysis in acute stroke. J Magn Reson Imaging. 2010;32:1024-37.

[238] Mokin M, Levy EI, Saver JL, et al. Predictive value of RAPID assessed perfusion thresholds on final infarct volume in SWIFT PRIME (Solitaire With the Intention for Thrombectomy as Primary Endovascular Treatment).Stroke. 2017;48:932-8.

[239] Zhao L, Barlinn K, Bag AK, et al. Computed tomography perfusion prognostic maps do not predict reversible and irreversible neurological dysfunction following reperfusion therapies. Int J Stroke. 2011;6(6):544.

[240] Kohrmann M, Struffert T, Frenzel T, Schwab S, Doerfler A. The hyperintense acute reperfusion marker on fluidattenuated inversion recovery magnetic resonance imaging is caused by gadolinium in the cerebrospinal fluid.Stroke. 2012;43:259-61.

[241] Li F, Silva MD, Sotak CH, Fisher M. Temporal evolution of ischemic injury evaluated with diffusion-, perfusion-,and T2-weighted MRI. Neurology. 2000;54:689-96.

[242] Moseley ME, Cohen Y, Mintorovitch J, et al. Early detection of regional cerebral ischemia in cats: comparison of diffusion- and T2-weighted MRI and spectroscopy. Magn Reson Med. 1990;14:330-46.

[243] Kunst MM, Schaefer PW. Ischemic stroke. Radiol Clin North Am. 2011;49:1-26.

[244] Davis DP, Robertson T, Imbesi SG. Diffusion-weighted magnetic resonance imaging versus computed tomography in the diagnosis of acute ischemic stroke. J Emerg Med. 2006;31:269-77.

[245] Diffusion Imaging: From Basic Physics to Practical Imaging. RSNA, 1999. (Accessed February 17,2007, 2007, at http://ej.rsna.org/ej3/0095-98.fin/index.htm.)

[246] Schaefer PW, Grant PE, Gonzalez RG. Diffusion-weighted MR imaging of the brain. Radiology. 2000;217:331-45.

[247] Lansberg MG, Thijs VN, O'Brien MW, et al. Evolution of apparent diffusion coefficient, diffusion-weighted,and T2-weighted signal intensity of acute stroke. AJNR Am J Neuroradiol. 2001;22:637-44.

[248] Lovblad KO, Bassetti C, Schneider J, et al. Diffusion-weighted mr in cerebral venous thrombosis. Cerebrovasc Dis. 2001;11:169-76.

[249] Sitburana O, Koroshetz WJ. Magnetic resonance imaging: implication in acute ischemic stroke management. Curr Atheroscler Rep. 2005;7:305-12.

[250] Gass A, Ay H, Szabo K, Koroshetz WJ. Diffusion-weighted MRI for the "small stuff": the details of acute cerebral ischaemia. Lancet Neurol. 2004;3:39-45.

[251] Easton JD, Saver JL, Albers GW, et al. Definition and evaluation of transient ischemic attack: a scientific statement for healthcare professionals from the American Heart Association/American Stroke Association Stroke Council;Council on Cardiovascular Surgery and Anesthesia; Council on Cardiovascular Radiology and Intervention;Council on Cardiovas-

cular Nursing; and the Interdisciplinary Council on Peripheral Vascular Disease. The A-
merican Academy of Neurology affirms the value of this statement as an educational tool
for neurologists. Stroke. 2009;40:2276-93.

[252] Ay H, Koroshetz WJ, Benner T, et al. Transient ischemic attack with infarction: a
unique syndrome? Ann Neurol. 2005;57:679-86.

[253] Baird AE, Warach S. Magnetic resonance imaging of acute stroke. J Cereb Blood Flow
Metab. 1998;18:583-609.

[254] Schwamm LH, Koroshetz WJ, Sorensen AG, et al. Time course of lesion development in
patients with acute stroke: serial diffusion- and hemodynamic-weighted magnetic
resonance imaging. Stroke. 1998;29:2268-76.

[255] Fiehler J, Knudsen K, Kucinski T, et al. Predictors of apparent diffusion coefficient nor-
malization in stroke patients. Stroke. 2004;35:514-9.

[256] Desmond PM, Lovell AC, Rawlinson AA, et al. The value of apparent diffusion
coefficient maps in early cerebral ischemia. AJNR Am J Neuroradiol. 2001;22:1260-7.

[257] Kidwell CS, Saver JL, Mattiello J, et al. Thrombolytic reversal of acute human cerebral
ischemic injury shown by diffusion/perfusion magnetic resonance imaging. Ann Neurol.
2000;47:462-9.

[258] Thijs VN, Somford DM, Bammer R, Robberecht W, Moseley ME, Albers GW.
Influence of arterial input function on hypoperfusion volumes measured with perfusion-
weighted imaging. Stroke. 2004;35:94-8.

[259] Rivers CS, Wardlaw JM, Armitage PA, et al. Do acute diffusion- and perfusion-weighted
MRI lesions identify final infarct volume in ischemic stroke? Stroke. 2006;37:98-104.

[260] Barber PA, Davis SM, Darby DG, et al. Absent middle cerebral artery flow predicts the
presence and evolution of the ischemic penumbra. Neurology. 1999;52:1125-32.

[261] Staroselskaya IA, Chaves C, Silver B, et al. Relationship between magnetic resonance ar-
terial patency and perfusion-diffusion mismatch in acute ischemic stroke and its potential
clinical use. Arch Neurol. 2001;58:1069-74.

[262] Seitz RJ, Meisel S, Moll M, Wittsack HJ, Junghans U, Siebler M. Partial rescue of the
perfusion deficit area by thrombolysis. J Magn Reson Imaging. 2005;22:199-205.

[263] Sandhu GS, Parikh PT, Hsu DP, Blackham KA, Tarr RW, Sunshine JL. Outcomes of
intra-arterial thrombolytic treatment in acute ischemic stroke patients with a matched de-
fect on diffusion and perfusion MR images. J Neurointervent Surg. 2011;

[264] Sobesky J, Zaro Weber O, Lehnhardt FG, et al. Which time-to-peak threshold best iden-
tifies penumbral flow? A comparison of perfusion-weighted magnetic resonance imaging
and positron emission tomography in acute ischemic stroke. Stroke. 2004;35:2843-7.

[265] Kidwell CS, Alger JR, Saver JL. Beyond mismatch: evolving paradigms in imaging the is-
chemic penumbra with multimodal magnetic resonance imaging. Stroke. 2003; 34:
2729-35.

[266] Sorensen AG, Copen WA, Ostergaard L, et al. Hyperacute stroke: simultaneous meas-
urement of relative cerebral blood volume, relative cerebral blood flow, and mean tissue
transit time. Radiology. 1999;210:519-27.

[267] Parsons MW, Yang Q, Barber PA, et al. Perfusion magnetic resonance imaging maps in
hyperacute stroke: relative cerebral blood flow most accurately identifies tissue destined to
infarct. Stroke. 2001;32(7):1581.

[268] Schaefer PW, Hunter GJ, He J, et al. Predicting cerebral ischemic infarct volume with

diffusion and perfusion MR imaging. AJNR Am J Neuroradiol. 2002;23:1785-94.

[269] Neumann-Haefelin T, Wittsack HJ, Wenserski F, et al. Diffusion- and perfusion-weighted MRI. The DWI/PWI mismatch region in acute stroke. Stroke. 1999;30:1591-7.

[270] Chalela JA, Kang DW, Luby M, et al. Early magnetic resonance imaging findings in patients receiving tissue plasminogen activator predict outcome: Insights into the pathophysiology of acute stroke in the thrombolysis era.Ann Neurol. 2004;55:105-12.

[271] Hacke W, Albers G, Al-Rawi Y, et al. The Desmoteplase in Acute Ischemic Stroke Trial (DIAS): a phase II MRIbased 9-hour window acute stroke thrombolysis trial with intravenous desmoteplase. Stroke. 2005;36:66-73.

[272] Furlan AJ, Eyding D, Albers GW, et al. Dose Escalation of Desmoteplase for Acute Ischemic Stroke (DEDAS): evidence of safety and efficacy 3 to 9 hours after stroke onset. Stroke. 2006;37:1227-31.

[273] Prince MR, Arnoldus C, Frisoli JK. Nephrotoxicity of high-dose gadolinium compared with iodinated contrast. J Magn Reson Imaging. 1996;6:162-6.

[274] Murphy KP, Szopinski KT, Cohan RH, Mermillod B, Ellis JH. Occurrence of adverse reactions to gadolinium-based contrast material and management of patients at increased risk: a survey of the American Society of Neuroradiology Fellowship Directors. Acad Radiol. 1999;6:656-64.

[275] Thomsen HS. Nephrogenic systemic fibrosis: a serious late adverse reaction to gadodiamide. Eur Radiol.2006;16:2619-21.

[276] Collidge TA, Thomson PC, Mark PB, et al. Gadolinium-enhanced MR imaging and nephrogenic systemic fibrosis: retrospective study of a renal replacement therapy cohort. Radiology. 2007;245(1):168-75. 1070353

[277] Kuo PH, Kanal E, Abu-Alfa AK, Cowper SE. Gadolinium-based MR contrast agents and nephrogenic systemic fibrosis. Radiology. 2007;242:647-9.

[278] Cowper SE, Boyer PJ. Nephrogenic systemic fibrosis: an update. Curr Rheumatol Rep. 2006;8:151-7.

[279] Stenver DI. Investigation of the safety of MRI contrast medium Omniscan.: Danish Medicines Agency; 2006.

[280] Cowper SE. Nephrogenic systemic fibrosis: the nosological and conceptual evolution of nephrogenic fibrosing dermopathy. Am J Kidney Dis. 2005;46:763-5.

[281] Barkovich AJ, Atlas SW. Magnetic resonance imaging of intracranial hemorrhage. Radiol Clin North Am.1988;26:801-20.

[282] Hermier M, Nighoghossian N. Contribution of susceptibility-weighted imaging to acute stroke assessment. Stroke.2004;35:1989-94.

[283] Kidwell CS, Saver JL, Villablanca JP, et al. Magnetic resonance imaging detection of microbleeds before thrombolysis:an emerging application. Stroke. 2002;33:95-8.

[284] Fiehler J, Albers GW, Boulanger JM, et al. Bleeding risk analysis in stroke imaging before thromboLysis (BRASIL): pooled analysis of T2 *-weighted magnetic resonance imaging data from 570 patients. Stroke. 2007;38:2738-44.

[285] Muir KW, Weir CJ, Murray GD, Povey C, Lees KR. Comparison of neurological scales and scoring systems for acute stroke prognosis. Stroke. 1996;27:1817-20.

[286] Brott T, Adams HP, Jr., Olinger CP, et al. Measurements of acute cerebral infarction: a clinical examination scale.Stroke 1989;20:864-870.

[287] Goldstein LB, Bertels C, Davis JN. Interrater reliability of the NIH stroke scale. Arch

Neurol. 1989;46:660-2.

[288] Adams HP Jr, Davis PH, Leira EC, et al. Baseline NIH Stroke Scale score strongly predicts outcome after stroke:a report of the Trial of Org 10172 in Acute Stroke Treatment (TOAST). Neurology. 1999;53:126-31.

[289] Kwiatkowski TG, Libman RB, Frankel M, et al. Effects of tissue plasminogen activator for acute ischemic stroke at one year. N Engl J Med. 1999;340:1781-7.

[290] Diedler JMD, Ahmed NMDP, Sykora MMD, et al. Safety of intravenous thrombolysis for acute ischemic stroke in patients receiving antiplatelet therapy at stroke onset. Stroke. 2010;41:288-94.

[291] Adams HP, del Zoppo GJ, von Kummer R. Management of stroke:a practical guide for the prevention, evaluationc and treatment of acute stroke. 2nd ed. Caddo, OK: Professional Communications, Inc.; 2002.

[292] Agarwal P, Kumar S, Hariharan S, et al. Hyperdense middle cerebral artery sign: can it be used to select intraarterial versus intravenous thrombolysis in acute ischemic stroke? Cerebrovasc Dis. 2004;17:182-90.

第9章 颅外血管成形及支架置入术

第一节 颈动脉分叉部病变

一、适应证和禁忌证

颈动脉成形及支架术(CAS)适应证在不断变化过程中。原 CAS 试验和注册研究认为 CAS 适用于 CEA 并发症风险高的患者,因此,大多数 CAS 临床数据是基于这个前提的。由一些协作组中的国际神经放射学专家制定的指南(表 9-1)强调,CAS 适用于手术并发症高的患者。2004 年 8 月 30 日,FDA 批准了 Accunet™ 栓子保护装置和 Acculink™ 支架(Abbott Laboratories,Santa Clara,CA)用于需要颈动脉血流重建但 CEA 风险高的患者,并符合下列标准。

1. 患者有神经系统症状并且颈总或颈内动脉通过超声或血管造影显示狭窄≥50%,或患者没有神经系统症状并且颈总或颈内动脉通过超声或血管造影显示狭窄≥80%。

2. 患者目标病变区域内的参考血管直径必须在 4.0~9.0mm。

2004 年 9 月 1 日起,医疗保险和医疗补助服务中心(CMS)宣布,带 EPD 的 CAS 是合理和必要的,可用于以下患者。

①CEA 高风险,症状性,>70%(必须使用 FDA 批准的器材)。

②高风险,症状性,>50%(在承认的试验中注册过)。

③高风险,无症状,>80%(在承认的试验中注册过)。

CEA 高危患者定义为具有显著的并发症或解剖危险因素[如复发性狭窄和(或)既往根治性颈清术],外科医师认为不适合行 CEA 的患者。显著并发症包括但并不仅限于:

①充血性心力衰竭(CHF)Ⅲ/Ⅳ级。

②左室射血分数(LVEF)<30%。

③不稳定型心绞痛。

④对侧颈动脉闭塞。

⑤近期心肌梗死(MI)。

表 9-1　颈动脉成形与支架术适应证和禁忌证

A. CAS 可接受的适应证
1. 症状性重度狭窄,手术难以到位(例如,分叉高,需要脱臼颞下颌关节)
2. 症状性重度狭窄,有严重内科疾病的患者,手术风险高
3. 症状性重度狭窄并符合下列条件之一
(a)串联病变,可能需要血管内治疗
(b)放射治疗诱发的狭窄
(c)CEA 术后再狭窄
(d)了解知情同意后拒绝行 CEA
(e)狭窄继发于动脉夹层
(f)狭窄继发于肌纤维发育不良
(g)狭窄继发于多发性大动脉炎
4. 严重狭窄合并对侧颈内动脉闭塞,需要在心脏手术前接受治疗
5. 急性卒中溶栓治疗后(推测为治疗阻塞的病因)或可以溶栓治疗的急性卒中后颈动脉闭塞再通后,提示严重颈动脉狭窄
6. 假性动脉瘤
7. 无症状接近闭塞的患者,符合标准 1~3
B. 相对禁忌证
1. 无症状狭窄,任何程度,除非在特殊情况下,如上述(A4,A6,A7)
2. 症状性狭窄合并颅内血管畸形
3. 症状性狭窄合并有亚急性脑梗死
4. 症状性狭窄合并有显著的造影禁忌证
C. 绝对禁忌证
1. 颈动脉狭窄血管造影时可见腔内血栓
2. 无法安全到位或无法通过目标血管的狭窄

定义:重度狭窄是经 NASCET 标准测量,70%以上的直径狭窄。接近闭塞狭窄是 NASCET 标准定义为大于 90%的直径狭窄

来自:颈动脉成形及支架术的改进执行指南由美国神经放射介入治疗协会,神经放射协会,介入放射协会协作组制定。经美国神经放射协会同意使用

⑥既往 CEA 再狭窄。

⑦既往颈部放射治疗史。

⑧既往颈动脉支架试验和研究,如 ARCHER,CABERNET,SAPPHIRE,BEACH 和 MAVERIC Ⅱ 中认为是高风险 CEA 的其他状况。

通过回顾 CREST 研究结果,FDA 于 2011 年 5 月 6 日宣布批准使用 Acculink 支架(Abbott Laboratories,Santa Clara,CA)的适应证扩大到与 CEA 一样的标准风险。FDA 规定上市后患者随访 3 年。本手册写作时,还有其他一些支架被 FDA 批准用于 CAS,但这些都还只是批准用于 CEA 高危患者。此外,CMS 已明确哪种产品可以在美国报销。

这些中心的名单可在 www. cms. hhs. gov/coverage/carotidstent-facilities. asp 获得(表 9-1)。

二、患者准备

(一)评估

1. 病史和查体。
2. 神经系统查体。
3. 血液化验(RBC,Cr,PT,PTT)。
4. 心电图。
5. 影像学。
(1)颈动脉超声初筛。
(2)确诊检查(如 CTA、MRA 或 DSA)。

(二)术前准备

1. 双联抗血小板治疗。
(1)降低支架术的出血及缺血并发症发生而言,阿司匹林＋氯吡格雷优于阿司匹林＋肝素。
(2)如果需要的话进行血小板功能检测(第 4 章)。
2. 治疗术前的高剂量他汀药。术前口服阿托伐他汀能降低术后卒中、心肌梗死、死亡发生率,且与剂量相关。
3. 建立两条静脉通路。
4. 留置导尿。
5. 午夜后或术前至少 6 小时,禁食、禁水,不禁药。
6. 手术当日早晨继续口服降血压药物。
7. 确定手术可能需要使用到的所有器材都已经备齐。

(三)血管内技术

每例 CAS 技术差异不大,这个主要取决于临床情况。下述是本书作者应用于大多数患者的手术步骤。与任何神经血管内治疗一样,手术可分为到位阶段(access phase)及治疗阶段(intervention phase)。在 CAS 操作中,到位阶段包括将导引导管置入颈总动脉,大多数颈动脉狭窄患者存在广泛的粥样硬化病变且主动脉及大血管迂曲,很多技术及器材有助于将导引导管置入目标位置。治疗阶段包括通过狭窄病变、释放栓子保护装置、支架前的血管成形、释放支架、支架后成形、撤出栓子保护装置。在复杂的病例中,这些操作同样需要许多技巧。

(四)到位阶段

具体细节请参阅第 4 章。
1. 将患者置于造影台上,保持清醒。
2. 在铺单前,指导患者配合并进行简单的神经系统查体。
3. 确定临时体外起搏系统可用,以备心动过缓及心脏停搏时使用,在铺单前,心电监护准备好。

4. 股动脉置入 5F 鞘。

5. 通过静脉予以负荷剂量的肝素(5000U 或者 70U/kg)。

6. 以诊断导管做目标血管的正位、侧位及斜位造影,测量病变血管及狭窄处的直径。于患侧 CCA 内注射造影剂,行颅内动脉正位、侧位造影,以备术中及术后怀疑颅内循环有血栓时便于做对照。

7. 颈动脉分叉部的最佳工作角度——通常是侧位(双平面成像最好)。

8. 测量 CCA、ICA、最窄处的直径及病变长度(被支架覆盖的长度)。

9. 依据这些测量数据选择血管内材料:栓子保护装置、预扩张血管成形球囊、支架、后扩张成形球囊。

10. 诊断导管置入 CCA 内,交换导丝置入颈动脉系统内,撤出诊断导管,置入 6F 90cm 鞘(如 Flexor® Shuttle® 鞘,Cook Inc.,Bloomington,IN)或(Neuron™ MAX,Penumbra,Alameda,CA)。

11. 如果 ECA 粗大,在不接触斑块的情况下,可以将直径 0.035in、长 260~300cm 的新导丝(例如,Glide.wire Aclvantage®,Terumo,Somerset;NJ)通过诊断导管置入 ECA 远端分支内,例如上颌动脉或者枕动脉。

12. 如果 ECA 闭塞,或者动脉粥样硬化斑块延伸到 CCA 一定长度,可以使用较硬的 J 形导丝[如,Amplatz Extra Stiff Guidewire 0.035in(Cook Inc.,Bloomington,IN)]经诊断导管置入 CCA 远端,紧贴病变下方。

13. 当较硬的交换导丝到位后,撤出 5F 腹股沟动脉鞘,沿交换导丝置入 6F 90cm 鞘,鞘头端应该置入颈动脉分叉下 2cm(鞘的头端随着心脏的跳动会上下晃动,应该与病变有一定的安全距离。但是还应该保证鞘的头端在足够高的位置,尽可能提高稳定性,而且还应该保证在透视下看见鞘的头端)。交换导丝可以随鞘芯(锥形密封器)一并撤出,然后经 Y 形阀回抽 5~10ml 血,弃入污物碗内。

(1)只要有可能,将导引鞘头端置入颈外动脉,进行第一次冲洗。

(2)肝素盐水持续冲洗所有导管系统。

14. 6F 90cm 鞘的选择。

(1)Flexor® Shuttle®-SL (Cook Inc.,Bloomington,IN):

①坚韧、稳定。

②注意:卸下随包装附带的 Check-FLo® 瓣,换上标准的 Y 形止血阀。

(2)Neuron™ MAX(Penumra,Alameda,CA):

①柔韧、抗扭结。

②光滑的闭孔,即使在非常困难的解剖条件下,允许 6FNeuron 置入长鞘。

(3)AXS Infinity Ls™(Stryker,Fremont;CA):

①非常稳定。

②有 70,80,90cm 三种长度供选择。

(4)Super Arrow-Flex® Percutaneous Sheath(Arrow International,Reading,PA):

①编织鞘、耐弯折。

②不足:如果回撤时遇到阻力,可能被拉伸。

(5)Pinnacle® Destination™导引鞘(Terumo Medical Corp.,Somerset,NJ):

管身较细,灵活光滑。

（五）到位困难时的解决技巧

1. 股动脉路径受限制（如髂动脉或股动脉重度狭窄或者闭塞）

（1）股动脉分支路径。

（2）髂动脉或股动脉血管成形,必要时支架。

2. 主动脉弓或大血管迂曲

（1）利用 ECA 锚定导丝。

①在第一次诊断导管进入 CCA 时,用 0.035in 亲水导丝导引诊断导管进入 ECA 分支。

②撤出导丝,换上较硬的交换导丝,如 0.038in 导丝或者 Amplatz 加硬导丝（Cook Medical,Bloomington,IN）。

③撤下诊断导管,换上 90cm 鞘。

④这项技术的最佳适用范例是用 Simmons2 诊断导管进入左侧 CCA。

⑤"力量塔"技术增加 90cm 鞘的稳定性:

a. 90cm 的 Neuron™ MAX（Penumbra,Alameda,CA）内套 105cm 的 6F Benchmark™（Penumbra,Alameda,CA）,6F Benchmark 再套 120cm Simmons 弯的 Penumbra Select™导管,沿着 0.038 的 Glidewire®（Terumo,Somerset,NJ）送达目标血管,解剖面支架如 5~8mm 直径的 Precise®（Cordis,Miami Lakes,FL）能通过 Benchmark™。

b. 在 8F 90cm 鞘内,再上 8F 导引导管[8F 直头的 Envoy®（Codman Neurovascular,San Jose,CA）]。

（2）大管径 90cm 鞘（如 7F 或者 8F）可以增加稳定性。

（3）双导丝技术。

应用较大管径的 90cm 鞘（如 8F 鞘）,将一根 0.014in 或者 0.018in 导丝固定于 ECA 分支内。

（4）直接经皮 CAS。

（5）利用圈套辅助导丝置入导管（又称拖入技术）。

①微穿刺针刺入同侧颞浅动脉,经微穿刺针送入导丝到主动脉弓并保持稳定。

②经由股动脉或者其他途径放置的导引导管置入圈套器（如,Amplatz Gooseneck® ev3 Endovascular Plymouth,MN）,然后捕捉主动脉弓内导丝。

③回撤导丝,将圈套导丝及导引导管整体牵拉到颈动脉。

（6）在交换 90cm 长鞘时,不小心导丝失位,可用 105cm 6.5F Slipcath® 弯头亲水导管（Cook Inc. ,Blooming,IN）经鞘到位颈总动脉。

①弯头亲水导管用于选择性插管颈总动脉的开口,再上 0.038in 亲水导丝至颈总动脉或颈外动脉。

②导管和鞘再置入目标位置。

（7）串联狭窄（如在 CCA 起始和分叉部都有粥样硬化性狭窄）。

①CCA 起始部先行 CAS（见后）,然后行分叉部 CAS。

②注意:在起始部的 CAS 后,必须保持置入第一枚支架时所用的导丝在位。

③一旦开口处支架释放,支架尾端的一小部分会深入主动脉弓内(按照预先设计),较难用导丝再次通过刚释放的支架。

④如果在治疗起始部病变时放置了 EPD,当第一枚支架释放后,使用回收导管回收 EPD。

⑤撤出回收导管之前,将 90cm 长鞘或导引导管沿回收导管经过第一枚支架到位于 CCA。小心操作,不要卡在支架上。

(六)桡动脉入路

在一些股动脉入路困难的病患中可以选择桡动脉入路,尽管股动脉入路是主要的选择。

1. 一项前瞻性研究结果显示,针对颈动脉支架,两者在大多数病例中无明显差别。桡动脉入路患者住院周期短,但是放射线下暴露高。

2. Alle 试验测试掌弓动脉,阴性后穿刺桡动脉,置入 5F Gljde sheath slender®(Teuumo,Somerset,NJ)。

3. 支架系统通过 5F 鞘输送。
①Precise PRO RX® 的 5～8mm 的支架可以通过(Cordrs Msami Lakes FL)。
②Roaolscwer® 在美国不可使用。

4. 其他支架系统需要使用 6F 的鞘 6F GL desheath Slender®(Terum,Somerset,NJ)比标准 6F 稍小 1 French。

(七)治疗阶段

当导引导管到位后,开始进行 CAS 的四个步骤。每一步后,进行高分辨正侧位造影及神经系统查体,以便及时发现病情变化。

1. 置入 EPD
(1)路径图指引。
(2)选择 ICA 相对平直的血管节段放置远端保护装置,并使之与病变保持 2～3cm 的距离,或者更远。
(3)小心缓慢导引 EPD 经过狭窄节段,避免斑块脱落。

2. 释放 EPD
(1)EPD 的不透 X 线标记应在透视下清晰可见,且紧贴血管壁。
(2)EPD 的头端应位于透视视野下(不能移动太远到颅内段 ICA)。
(3)简单的神经查体。
(4)造影。

3. 预扩成形
(1)目的:打开狭窄段至可以容纳支架为止。
(2)用相对较小的球囊:一般是直径 2.0mm 或者 2.5mm 的血管成形球囊,其长度足以覆盖斑块。较小直径球囊预扩张与 CAS 预后正相关。

（3）在成形过程中，持续动态血压监测。

（4）巡回护士在床旁随时准备注射阿托品或者多巴胺。

（5）治疗前如果心率小于 60 次/分，阿托品 0.75mg 静脉注射，如果治疗前未应用阿托品，在血管成形时，如果患者心率减慢，静脉注射阿托品 0.75mg。

（6）如果血管成形时，血压明显下降（SBP 下降至基线值的 25% 以上，或者 SBP<110mmHg）给予多巴胺 $2\sim5\mu g/(kg \cdot min)$，可视情况增加至最大 $50\mu g/(kg \cdot min)$。

（7）球囊到位后，迅速充盈至密闭压并短暂维持（1～2 秒），然后去充盈。

（8）短暂充盈球囊足以"撕裂"斑块，并将引起心率下降和低血压的风险降至最小。

（9）撤出预扩球囊。

（10）简单神经查体。

（11）造影。

4. 支架成形

（1）造影（结合路径图），确定支架的最佳位置，精确定位支架远端的确切位置（确定在什么位置释放支架）。

（2）造影但不减影，确认释放支架的骨性标志（如 C_2 椎体中部）有助于精确释放支架，即使患者出现晃动或者路径图模糊也不影响支架释放。

（3）小心置入支架到目标位置。

（4）在操作过程中，要不断监视 EPD 位置。

（5）简单神经查体。

（6）造影。

（7）释放支架：轻柔释放。

（8）支架可覆盖 ECA 起始部。

（9）简单神经查体。

（10）造影。

5. 后扩张成形（如有必要）

（1）只有真正需要时才实施。记住：少即是多。支架后再成形是支架成形术中最危险的部分。

（2）目的。

①如果支架释放后，仍有显著狭窄（≥30%～40%），则可进一步扩张狭窄段。

②在初次释放支架后，如果支架和斑块之间没有紧密贴壁，可以进一步扩张将其贴覆。

（3）后扩张球囊直径大小的选择最为关键。

①球囊的直径应小于正常 ICA 节段的管径，减少心率下降、心脏停搏、夹层的风险。

②球囊的长度应小于已释放支架的长度，过长可能导致夹层。

（4）连续动态监测血压，护士在旁边准备阿托品和多巴胺。

（5）球囊到位后，应完全位于支架腔内，迅速充盈至命名压并短暂维持（1～2 秒），然后去充盈。

（6）撤出球囊。

(7)简单神经查体。

(8)造影。

6. 回收 EPD

(1)置入回收导管并小心通过支架。

(2)在 ICA 相对平直的血管节段腔内回收 EPD。

(3)简单神经查体。

(4)造影。

7. 进行最后的血管造影 颈段正侧位,颅内正侧位。

8. 撤出鞘

①股动脉穿刺点部位的处理。

②沿 150cm 0.035in 亲水导丝撤下 90cm 鞘,沿导丝上缝合装置。

③用短鞘(等于或者大于长鞘直径)替换 90cm 长鞘,然后待肝素代谢完再拔鞘,加压包扎。

④90cm 长鞘可以拔出一部分,仅在股动脉腔内保留 10~20cm 长,外露部分盘成圈,以胶布固定在腹股沟区,之后拔出,加压。

(八)术后处理

1. 全面神经系统查体。

2. 转入 NICU 或者苏醒室,每小时进行神经查体和腹股沟区检查。

3. 抗血小板治疗(见章节 4)。

①阿司匹林 325mg PO QD。

②氯吡格雷(Plavix®)75mg PO QD 术后 30 天。

③阿司匹林 325mg PO QD。

④噻氯匹定(Ticlid®)术后 30 天。

注意监测中性粒细胞减少(见上文)。

⑤阿司匹林 81mg PO QD。

⑥替格瑞洛(Ticlid®)口服,术后 30 天。

4. 低血压患者,应用多巴胺。

(1) CAS 术后低血压通常可自行恢复,一般在 1~2 天缓解。

(2)做心脏检查以排除心肌梗死。

①心电图。

②心肌酶。

5. 常规颈动脉超声随访。

(1)术后当天或术后第一天。

(2)术后一个月。

(3)6 个月后,每年一次。

(4)警告:使用闭环支架的患者在随访早期,多普勒图像上血流速度高,可能提示一定程度狭窄,这未必是有意义的。

（九）CAS 技巧

1. 术者的经验和仔细筛选是最关键的。每年≥6 例 CAS 的术者和更少经验的术者相比，有明显低的手术并发症发生率。有并发症危险因素的患者应该由经验丰富的术者实施，或者根本就不需要采取血管内治疗。

2. 颈动脉内膜剥脱术（CEA）至今仍是治疗粥样硬化性颈动脉狭窄的"金标准"手术。

3. 在股动脉穿刺前，准备好术中所需的所有器材。放在后台或者患者脚端的台子上，用无菌单包好，顺序摆放（EPD 放前边，其次预扩张球囊等），以便快速便捷取用。

4. 尽可能使用栓子保护装置。

5. 每一步骤后，均需进行手推造影，观察有无夹层，腔内栓塞及器材的位置，并记录存档。如果术中及术后出现并发症，完整的造影片段可提供线索，并有助于处理问题。

6. 每一步骤后，对患者进行检查（如对患者说："手术正在正确地进行，Smith 先生，感觉怎样？动动脚指头，挤压橡胶鸭、龇龇牙，跟我说'今天是晴天'等"）。

7. 在血管成形时，切勿过度扩张，扩张不足往往好于过度扩张，可减少心动过缓、低血压及栓塞并发症。

8. 同期一项研究显示，在狭窄段内腔足以通过支架释放导管的患者，以及钙化斑块不是十分严重的患者中，不伴有球囊预扩的直接支架成形术成功率达 79%。这个不是标准治疗，但是这样处理可以减少心动过缓、低血压、栓塞事件的发生率。

（十）处理复杂 CAS 的要点

1. 狭窄段太细，以至于远端栓子保护装置无法通过。

（1）可以考虑在没有远端保护装置的情况下，使用 2～3mm 的小球囊进行预扩张，然后再置入 EPD。

栓塞事件风险最大的时候是支架释放过程。同样，在 EPD 穿过狭窄段时也可以产生栓子，无论狭窄程度是否严重。因此，使用较小直径的球囊进行轻微预扩，可为使用 EPD 创造条件，由此产生的风险在某种条件下是可以接受的。

（2）如果条件许可，考虑使用近段球囊闭塞系统［如 MO. MA（Invatec, Roncadelle, Italy）或血流逆转装置［如 Prodi Anti-Emboli System（W. L. Gore & Associates, Newark, DE）］。

（3）即使狭窄以远表现为线样征的患者，支架置入可能是安全的。

2. EPD 无法回收（回收导管不能穿过支架，或 EPD 不能回缩进入回收导管）。

（1）如果可能，上 90cm 长鞘，并通过支架。

（2）回收入鞘。

（3）尝试头端弯曲的回收导管。

（4）使用较硬的导丝，通过支架，改变角度，以便回收导管通过。

3. 颈动脉过度迂曲不能放置 EPD。

（1）使患者头部向对侧肩部倾斜，拉直血管。

（2）考虑用球囊闭塞装置[如 Guardwire Temporary Occlusion and Aspiration System（Medtronic AVE，Santa Rosa，CA）]。

4. 支架内再狭窄。

（1）许多术者定期随访颈动脉支架的患者，为的是评估及时发现再狭窄。

（2）支架术后的长期影像随访，提示支架术后 1 年再狭窄≥50％的患者为 6％，2 年时 7.5％。

（3）大的回顾性研究显示，术后每年的再狭窄率为 1.49％，术后 5 年时为 6％。

（4）术后支架再狭窄的独立危险因素为年轻患者，术前狭窄＞85％，支架未覆盖狭窄两侧正常颈动脉。

（5）仅在支架内再狭窄出现症状时，才考虑血管内治疗。

CAS 改变了颈动脉疾病的生理功能。颈动脉粥样硬化最常见的风险是栓子脱落事件。CAS 手术稳定了斑块，其术后再狭窄的自然病史过程与既往的颈动脉狭窄可能是不一样的。

（6）如果必须治疗，可以考虑切割球囊。

切割球囊技巧

①再次术前口服抗血小板药物。

②以 6F 长鞘或者 8F 导引导管建立操作通道。

③静脉负荷剂量肝素。

④狭窄远端放置 EPD。

⑤选择 Flextome® 预扩张切割球囊（Boston Scientific，Natick，MA），大小与之匹配（≤支架直径）。

⑥球囊到位后，充盈至命名压，然后去充盈，撤除球囊。

（7）冷冻球囊（Polarcath™ Boston Scientific，Natick，MA）可延缓由于内膜增生引起的支架内再狭窄的发生。但在颈动脉和冠状动脉未得到验证。

（8）小数量的系列研究表明使用柴杉醇球囊治疗支架术后再狭窄是成功的。

（9）截止到 2016 的文献中，球囊成形术是报道最常规的处理措施，药物涂层球囊使用逐渐增加，但是仍没有充足的数据支持上述的治疗哪种是优选的。

（十一）CAS 并发症的危险因素

下述是导致 CAS 风险增加的患者方面因素。尽量减少这些因素，或改用药物疗法或 CEA。

1. 血管迂曲。

（1）无法到位和放置 EPD。

（2）影响血管内器材的稳定性。

2. 病变节段较长或多处病变。

斑块碎片可堵塞 EPD。

3. 串联病变。

（1）如 CCA 起始部狭窄合并分叉部病变。

（2）增加手术的复杂性。

4．溃疡性病变。

5．双侧颈动脉病变。

6．血管腔内栓子是已经公布的两种明确的禁忌证之一。

7．颈动脉超声提示低回声(灰阶中位值≤25)。

8．必须透析的肾衰竭。

在 ARCHeR 试验中,依赖透析的肾衰竭者,发生卒中、死亡、心肌梗死的比率为 28.6%。

9．无高胆固醇血症。

(十二)CAS 术中及术后神经系统并发症的处理

1．快速识别神经功能状态的变化最为关键。

2．当术中出现神经功能状态的变化时。

(1)做颈动脉系统和颅内循环的造影。

(2)寻找腔内血栓,颅内血管缺失,以及造影剂通过远端颅内血管时明显延续的征象(提示栓子散落进入多个小分支)。

(3)及时发现球囊引起的夹层或者 EPD 引起的远端夹层征象。

3．如果需要溶栓时的选择。

(1)静脉滴注 GPⅡb/Ⅲa 抑制药。

①优点:强力抗血小板药,特别适用于已释放支架腔内形成的富血小板血栓。

②缺点:半衰期较长,增加 ICH 的风险。

③阿昔单抗(abciximab):负荷时 0.25mg/kg,然后按照 10μg/min 的滴速维持12 小时。

④埃替非巴肽(eptifibitide):负荷量 135μg/min,然后按照 0.5μg/min 的滴速维持 12~24 小时。

⑤本书作者更倾向使用阿昔单抗,因为必要时可通过输注血小板来中和药效,而埃替非巴肽不行。

(2)动脉内溶栓(如 t-PA 或尿激酶)。

①优点:半衰期短。

②缺点:如果栓子富含血小板,则效果可能不如 GPⅡb/Ⅲa 抑制药,并有导致颅内出血的风险。

4．可疑颅内出血(ICH)。

(1)如果造影未发现可以解释神经功能改变的血管闭塞,或者发现有占位效应的征象。

(2)特别当患者主诉头痛,或出现库欣反应(血压高、心率慢)。

(3)如怀疑 ICH,急查头部 CT,带鞘送 CT 室。

①90cm 鞘可退至主动脉弓,露出体外部分盘成袢,胶带固定。

②CT 平扫,如没有 ICH,最好做 CT 灌注。

③以便确定缺血区,明确诊断。

④如果确诊 ICH:

a. 使用鱼精蛋白中和肝素(每 1000U 肝素需要静脉注射 10mg 鱼精蛋白)。

b. 严格控制血压并保持稳定。

5. 高灌注综合征。

(1)高灌注综合征占 CAS 病例的 5%,与之有关的 ICH 占 0.67%,其也是 CEA 的并发症之一。

(2)定义:有同侧头痛、恶心、局灶性癫痫、局部神经功能缺损的表现,但无梗死的影像学证据。

(3)可能的发病机制:颈动脉狭窄导致长期的低灌注状态,引起受累脑区的血管代偿性扩张,自动调节能力丧失。颈动脉开通后,血流量突然增加,而此时,自动调节机制尚未恢复。

(4)发生时间:CAS 后 6 小时至 4 天。

(5)危险因素(摘自 CEA 相关文献):

①ICA 狭窄≥90%。

②对侧 ICA 狭窄或闭塞。

③侧支循环代偿差。

④高血压。

⑤近期有脑缺血事件。

⑥年轻患者。

(6)治疗:严格控制血压,密切观察。

6. 神经功能变化,但造影无异常:考虑短暂性的造影剂脑病。

(1)头颅 CT:皮层强化合并水肿。

(2)症状多为自限,预后良好。

7. 术后神经功能状态的变化。

(1)CAS 术后,有 25%~30% 的缺血性事件发生在第 2~14 天。

(2)检查:

①头颅 CT。

②颈动脉超声。

③回到导管室进行诊断造影,视需要进行动脉溶栓。

因颅内动脉闭塞而行动脉内溶栓的患者中,80% 在影像学上改善,只有 40% 临床症状改善,60% 患者死亡。

8. 如果造影或 CT 仍不能解释神经功能状态的改变,可考虑做 MRI,弥散加权成像可提示微小的缺血性改变。

(十三)支架断裂

植入体内的支架断裂是不为人知的一种并发症,逐渐受到 FDA 的注意。包括支架框架的实际断裂,并不像是支架受压后的变形。

1. 发生率:3 个研究 201 支架病例中 8.9% 发生。

2. 发生时自支架术后到 37 个月。

3. FDA 共收到 55 例支架断裂报道,在 MAubE 研究。

（1）55％支架断裂发生在狭窄外。

（2）11％的支架断裂是有症状的。

（3）高密度的钙化斑块，是发生危险因素。

4. Xact 和 AccuLink 更容易断裂。

（1）在报道中 6 例诊断支架全是 AccuLink 支架。

（2）在开环和闭环支架中发生断裂概率没有明显差异。

5. 支架断裂的治疗：重新置入新的支架，无症状的断裂，观察或支球囊成形 CEA，搭桥，抗凝术后随访。

6. 转颈或吞咽会导致支架处于持续的变形状态，支架置入越多，支架越容易断裂。

（十四）CAS 拾遗

1. 在过去，CAS 术中常规应用 GP Ⅱ b/Ⅲ a 抑制药，但用药后，ICH 的风险增加。目前仅有选择的用于个别病例。

2. 预扩成形可降低长期的卒中风险。

可能的机制：在放置支架前，改善斑块的形状（再塑形），可能使斑块更稳定。

3. 用于 CAS 的自膨式支架与球囊扩张支架相比，对抗外来压力的能力较强。

4. 所有滤过装置的网眼孔径均为 $100\mu m$ 或以上，这就可以解释为何 Guardwire® 球囊系统能够捕捉到比滤网系统更多血栓的原因。

5. 腔内栓子影像在高速（7.5 帧或 15 帧）的非减影片上更容易被发现，而减影片较难。

6. 支架远端的血管痉挛并非没有，但可自行缓解。但要与支架未能覆盖到的残余狭窄或夹层相鉴别，可能需要放置第二枚支架来治疗残余狭窄。

第二节　栓子保护装置

CAS 术中斑块碎屑及血栓物质脱落引起的脑栓塞是 CAS 的主要并发症。栓子保护装置已经成熟到可以防止 CAS 术中栓塞。最先报道的栓子保护装置是一根远端带乳胶球囊的三轴导管。在释放支架时，ICA 被闭塞，支架释放后，冲洗并吸出碎屑。随后，出现了 ICA 滤器和血流逆转技术。自 2000 年以后，栓子保护装置得到了广泛应用。目前最常用的是滤过装置。

（一）过滤器材

滤过装置的主要优点是保留 ICA 内的血流，目前有几种滤过装置在售。

1. Accunet™（Abbott Laboratories，Santa Clara，CA）

（1）装置型号（目标血管管径）（mm）：4.5（3.25～4.0），5.5（4.0～5.0），6.5（5.0～6.0），7.5（6.0～7.0）。

（2）试验：ARCHeR、CREST、CAPTURE。

（3）评价：聚氨酯滤网，网孔 $150\mu m$，FDA 认可用于高风险或常规风险的 CAS。

2. FilterWire EZ™（Boston Scientific Corp，Natick，MA）

（1）型号：一种型号适合所有管径，适用 3.5～5.5mm 的血管直径。

（2）试验：BEACII、CABERNET。

（3）评价：聚氨酯滤网，网孔 $110\mu m$。在美国，禁止用于大隐静脉移植血管。

3. Angioguard™（Cordis Corp.，Miami Lake，FL）

（1）型号：（血管管径）（mm）：5（3.5～4.5），6（4.5～5.5），7（5.5～6.5），8（6.5～7.5）。

（2）实验：SAPPHIRE、CASES。

（3）评价：聚氨酯滤网，网孔 $100\mu m$。

4. Emboshield™（Abbott Labortories，Abbott PA rk，IL）

（1）型号：（血管管径）（mm）：5（2.5～4.8），7.2（4.0～7.0）。

（2）试验：SECuRITY、EXACT。

（3）评价：Nylon 网，网孔 $140\mu m$，3 种不同硬度的导丝可供使用。

5. SpiderFX™（ev3，Plymouth，MN）

（1）型号（mm）：3.0、4.0、5.0、6.0、7.0。

（2）试验：CREATEⅡ。

（3）评价：丝网滤器，设计思想是先用 0.014in 微导丝通过狭窄病变，再沿微导丝上滤器通过杆径 2.9F。

6. Interceptor® PLUS（Medtronic，Inc.，Santa Rosa，CA）

（1）提供的型号适合血管管径 4.25～6.25mm。

（2）试验：MAVErICⅢ。

（3）评价：镍合金丝网，杆径 2.7F，在欧洲市场有售。

7. Rubicon®（Rubicon Medical，Salt Lake City，UT）

通过杆径：2.1F、2.4F、2.7F。网孔 $100\mu m$。与 6F 导引导管相匹配。

（二）球囊闭塞装置

球囊闭塞技术：在支架术中充盈球囊使狭窄远端 ICA 血流中断。术后，吸出狭窄近段血液（含栓子物质），然后球囊去充盈。

1. Guardwire®临时闭塞和吸引系统（Medtronic AVE，Santa Rosa，CA）

（1）型号（mm）：2.5～5.0 和 3.0～6.0。

（2）试验：MAVErIC Ⅰ 和Ⅱ。

（3）通过杆径：2.9F。

（4）评价：正式的名称是 PercuSurge。在美国，可用于大隐静脉移植血管。Export® Catheter（Medtronic AVE，Santa Rosa，CA）设计用于辅助 Guardwire 吸引碎屑去充盈后症状自行缓解，有趣的是，随后扩张中不会再有症状。

（5）用远端球囊闭塞装置做 CAS，发生短暂神经变化的比率为 5%。

（6）又一项使用 Guardwire 远端保持装置的 CAS 手术中，43 例中 10 例患者在球囊扩张时出现缺血症状。其中 8 例是通过 Willis 环的代偿差。

2. MO. MA（Invatec，Roncadelle，Italy）

（1）血管内闭塞装置，行 CAS 时，模仿外科手术同时短暂闭塞颈总动脉（最大直径 13mm）和 ECA（最大直径 6mm），并在术中、术后吸出 ICA 血液。

（2）试验：MO. MA，PRIAMUS。

（3）评价：2006 年 10 月美国 FDA 批准。

3. Medicorp 闭塞球囊（Medicorp，Nancy，France）

评价：美国市场无货。

（三）血流逆转装置

血流逆转技术：在 CCA 和 ECA 内放置球囊，阻断两血管血流，使 ICA 血流逆转，防止栓子进入颅内循环。

Parodi 抗栓系统（W. L. Gore & Associates，Flagstaff，AZ）。

（1）在 CAS 中临时逆转 ICA 内的血流。充盈 CCA 和 ECA 内的球囊，体外连接一个连接器和滤网，在 CAS 手术过程中，形成"体外的动静脉瘘"。

（2）评价：需要一个 11F 的鞘。

（3）血流逆转装置使用过程中假定闭塞时可有代偿血流，从理论上讲，很可能显著能减少颅内血流量，但尚未被系统地验证过。

第三节　支　　架

当前应用于 CAS 的支架大多数是自膨式支架，有直形和锥形两种设计。开环支架的网格可突出至血管腔内，并可能干扰 EPD 回收管的通过，而闭环支架没有突出的网格，但是在迂曲的血管内没有良好的贴壁性。支架的选择取决于病变的长度及附近正常动脉的管径。支架应该比正常血管直径大 1～2mm，并能够完全覆盖病变。当支架的完全膨胀直径大于血管管径时，自膨式支架会对周围管壁产生外向的张力，维持支架的位置稳定。如果支架自 CCA 一直延续至 ICA，应按照较大管径的 CCA 来选择。目前的锥形支架，可适应锥形的血管。美国 FDA 目前批准了几种支架以及与之相匹配的 EPD 使用，伴随着医疗器械行业的兼并及需求刺激，市售支架也在不时地变化着。

（一）Acculink™（Abbott Laboratories，Santa Clara，CA）

1. 锥形支架的管径（近/远）（mm）：10/7,8/6。

2. 锥形支架长度（mm）：30,40。

3. 直形支架管径（mm）：5,6,7,8,9,10。

哪种支架更好,开环? 闭环?

颈动脉狭窄导致缺血卒中的机制,大部分是斑块破裂和血栓形成,支架能稳定斑块是手术的基础出发点。和开环支架比较,闭环支架在理论上能更大范围上覆盖斑块。另一方面开环支架具有更好顺应性及稳定性。一项关于开环支架(Precise)和闭环支架(Wallstent)对照试验,开环支架患者术后的 DWI 检查,显示有新发梗死灶的概率高。但是,开环支架术后 MRI 检查发生的病变,可能伴随着 TIA 或卒中,但是 30 天后的卒中和死亡事件在两组中没有差异。本质问题:目前还不明确哪一种支架更适合 CAS。

4. 直形支架长度(mm):20,30,40。

5. 材料:镍钛合金。

6. 试验:CREST,CREATE Ⅱ,ARCHcR。

7. 评价:开环设计,被 FDA 批准用于 CEA 高风险及一般风险的患者中。

8. 建议使用 Acculink™ EPD。

(二)Xact™(Abbott Laboratories,Abbott Park,IL)

1. 锥形支架管径(近/远)(mm):10/8,9/7,8/6。

2. 锥形支架长度(mm):30,40。

3. 直形支架管径(mm)7,8,9,10。

4. 直形支架长度(mm):20,30。

5. 材料:镍合金。

6. 试验:ACT I,SECuRITY,EXACT。

7. 评价:闭环设计,被 FDA 批准用于高风险 CEA 患者中。

8. 建议使用 Emboshield NAV。

(三)Precise®(Cordis Neurovascular,Miami Lakes,FL)

1. 直形支架管径(mm):5,6,7,8,9,10。

2. 直形支架长度(mm):20,30,40。

3. 材料:镍钛合金。

4. 试验:CASES,CREATE。

5. 评价:节段开环设计,被 FDA 批准用于高风险 CEA 患者。

6. 建议使用 Angioguard EPD。

(四)Wallstent®(Boston Scientific,Natick,MA)

1. 直形支架管径(mm):6,8,10。

2. 直形支架长度(mm):20,30,40。

3. 材料:Elgiloy®钴-铬-铁-镍-钼合金。

4. 试验:BEACH。

5. 评价:闭环设计,在 MRI 影像上产生明显伪影,被 FDA 批准用于高风险 CEA 患者中,唯一建议可双侧使用的支架。

6. 建议使用 FilterWire EZ™ EPD。

(五)NexStent(Boston Scientific,Natick,MA)

1. 锥形支架管径:自动锥形,适合 4~9mm 血管。

2. 锥形支架长度(mm):30,40。

3. 试验:CABERNET,SONAMA。

4. 评价:开环设计,被 FDA 批准用于高风险 CEA 患者。

5. 建议使用 FilterWire EZ™EPD。

(六)Protege®(ev3,Plymouth,MN)

1. 锥形支架的管径(近/远)(mm):10/7,8/6。

2. 锥形支架长度(mm):30,40。

3. 直形支架管径(mm):6,7,8,9,10。

4. 直形支架长度(mm):20,30,40,60。

5. 材料:镍钛合金。

6. 试验:CREATE。

7. 评价:开环设计,FDA 批准用于高风险 CEA 患者中。

8. 推荐 EPD:SpiderFX®。

(七)Roadsaver®(Terumo Europe,Leuven,Belgium)

1. 直形支架管径(mm):5,6,7,8,9,10。

2. 直形支架长度(mm):20,25,30,40,60。

3. 材料:镍钛合金。

4. 试验:CLEAR-ROAD。

5. 评价:双层设计。内层是具有 375～500 个细胞大小编织网。5F 的输送系统。CE 已经批准,FDA 还没有批准。警告:在急性卒中患者使用此支架会有 45% 的患者出现急性支架腔内闭塞,使用其他支架,只有 3.7% 闭塞。

6. 推荐 EPD:无。

第四节　颈动脉支架治疗夹层及假性动脉瘤

1. 适应证。在经过抗血小板或抗凝治疗后,仍存在临床症状,并伴有血流动力学改变的颈动脉夹层或假性动脉瘤。

2. 术前抗血小板非常关键。急诊情况下,静脉应用 GPⅡb/Ⅲa 受体抑制药可作为"桥接治疗",直到给予的负荷量阿司匹林和氯吡格雷起效为止(口服后 2～5 小时)。

3. 尽可能使用 EPD。

夹层内可能存在致栓物质,但在造影中可能显现不出。

4. 支架要尽可能覆盖全部的夹层区域。如达不到,则至少要覆盖夹层近段。

5. 手术技术与颈动脉分叉部的粥样硬化性 CAS 无大的差别,只是不需要血管成形。

6. 确保导丝和 EPD 在真腔内,而不是在内膜下,否则,支架置入将使夹层变得更糟。如果有疑问,将导管上至夹层远端,轻柔手推造影剂造影,看导管是否在真腔,并可见血管分支。

第五节　椎动脉狭窄

该章重点讨论症状性椎动脉起始部狭窄的治疗,而起始部以远的症状性颅外段狭窄不常见。

一、适应证

1. VBI 症状(必须包括下述至少两个症状)如下。

(1)运动或感觉症状。

(2)构音障碍。

(3)共济失调。

(4)头晕或眩晕。

(5)耳鸣。

(6)感觉异常。

(7)同向偏盲。

(8)复视。

(9)其他脑神经麻痹。

(10)吞咽困难。

2. 虽然传统上认为仅有头晕或眩晕而无其他症状时,不应考虑 VBI,但最近的证据表明恰好相反。

3. MRI 可见后循环缺血性损害的证据。

4. CTA、DSA 或 MRA 提示椎动脉狭窄≥50%。

5. 对侧椎动脉发育不良或者存在狭窄。

二、禁忌证

腔内血栓。

(1)通常可以先抗凝治疗,待血栓消失后再行椎动脉支架。

(2)文献曾报道 1 例成功治疗血栓性椎动脉狭窄的病例,术中应用了血流转向装置和一个 EPD。

三、患者准备

同颈动脉分叉部病变(见前)。

四、血管内技术(椎动脉起始病变)

椎动脉起始部狭窄的治疗技术与颈动脉分叉部的类似,最大的区别是椎动脉多用球囊扩张支架,因为这类支架比自膨式支架定位更精确,而且不易产生"西瓜子效应"(也就是从狭窄处挤出)。

1. 患者清醒,平卧于台上。

2. 消毒前,指导患者配合做简单的神经系统查体。检查应包括后循环的内容(如视野,眼外肌运动,面部是否对称)。

3. 可取股动脉途径,但有时同侧上肢(桡动脉或肱动脉)途径会更好,视解剖形态而定。

6F 或 7F 鞘。如果计划用小杆径的冠脉支架,5F 鞘也可行。

4. 先做诊断造影,包括同侧的锁骨下动脉和椎动脉。对侧椎动脉造影有助于明确椎基底动脉远端的血管解剖。

5. 静脉给予负荷量的肝素(5000U 或者 70U/kg)。

6. 6F 导引导管置于锁骨下动脉内,近椎动脉开口处。

(1)如要使导引导管更稳定,可经导引导管再上一根 0.014in 或稍粗的支撑导丝置于同侧腋动脉。

(2)要求用大的导引导管。

7. 如果可能,置入并释放栓子保护装置(EPD)。

(1)用 EPD 的前提是。

①椎动脉管径大于 3.5mm。

②溃疡病变。

(2)在病变以远 2cm 以上平直血管中释放 EPD。

(3)简单神经系统查体。

(4)造影。

8. 预扩成形。

(1)目的:仅在狭窄严重到支架不足以通过支架时再预扩张。

(2)用相对偏小的球囊:一般用直径 2.0mm 或 2.5mm 球囊成形,长度足以覆盖斑块。球囊到位后,充盈至命名压,然后去充盈。

球囊充盈后需要维持 1 分钟或者更长时间,以使斑块压缩。

(3)撤出预扩球囊。

(4)简单神经查体。

(5)造影。

9. 置入球扩支架并越过病变。

(1)可以考虑适应证之外的药物涂层冠脉支架。

①多项研究回顾显示,椎动脉开口支架术后平均随访 24 个月,发现金属裸支架再狭窄率为 30%,药物涂层支架为 11%。

(2)测量病变以远的看似正常的椎动脉管径作为参考,支架直径应大于参考段直径(0.3～1mm),支架长度能覆盖全部狭窄节段,远端超过病变 3～5mm。

(3)造影(及路径图)确定支架的最佳位置,精确定位支架远端的确切位置。

传统的释放技巧是固定支架,保证支架仅在锁骨下动脉露头。这种技巧也在开口处的冠状及肾动脉支架释放中常见。这种技巧被认为能最大限度地降低西瓜子效应发生率,降低再狭窄的风险。不利的是如果需要将导管经支架腔内送达远端将十分困难。但最近的一项 117 例病例的研究显示,作者成功将支架精确定位在椎动脉开口处,这样做有利于通过已释放的支架。

(4)不减影造影,确定支架释放处的骨性标志(如 T_2 的横突)。在患者移动或路径图不清的情况下,依据骨性标记,仍可精确释放支架。

(5)小心将支架置入到位,然后轻轻地回撤,使支架输送系统变得顺直。

(6)在手术过程中注意 EPD 位置。

(7)简单神经查体。

(8)造影。

10. 释放支架。

(1)充盈球囊至命名压,尽量维持 10～15 秒,以稳定支架。

(2)球囊去充盈。

(3)简单神经查体。

(4)造影。

11. 后扩成形(如必要)。

(1)目的。

①如果在支架释放后,狭窄程度仍然显著,可进一步扩张狭窄段。

②初次释放支架后,支架如果没有明显嵌入斑块或血管壁,可再扩张。

12. 撤出 EPD。

(1)上回收导管,小心通过支架。

(2)在相对平直的椎动脉节段内回收 EPD。

(3)简单神经查体。

(4)造影。

13. 最终造影:颈段前后位、颅内前后位、侧位造影。

14. 注意:一旦支架释放后,再想到位于远端椎动脉就比较困难(因支架伸出至锁骨下动脉)。如果必须到位椎动脉远端(如治疗多节段狭窄),椎动脉内的导丝要保留至所有手术步骤完成。

技术:

①用 EPD 回收导管来回收 EPD,但保留回收导管于支架以远,原位不动。

②将 EPD 回收导管当作导丝使用,沿回收导管,将导引导管置于支架近端开口处。

③上导丝经过支架,到达椎动脉远端。

④撤出 EPD 回收导管。

五、椎动脉起始以远颅外段狭窄

技巧

1. 支架术前行 CTA 检查,排除由于椎动脉受到外来压迫的因素(如骨质增生)。

2. 仔细研究椎动脉造影,确定脊髓血管是否起源于拟治疗的狭窄节段附近。必须防止这些血管被栓子或移动的斑块所闭塞。如果脊髓血管有被闭塞的风险,则在血管成形或支架置放前做球囊闭塞试验。

3. 有颈椎按摩或 VBI 症状病史,要怀疑椎动脉损伤。

4. 警告:位于椎动脉活动度较大的阶段(如 C_2 水平)的球扩支架,在转头或者颈部活动时有可能受到挤压或者扭结,而自膨支架在受压情况下,不易于扭结。

5. 如果头转至一边,可诱发 VBI 症状,考虑 Bow Hunter Stroke 综合征又名旋转性 VBI。

(1)特点是在头部旋转时,在椎动脉的 $C_{1\sim2}$ 水平出现狭窄或闭塞。

(2)通常由于椎动脉受到外来压迫,如骨质增生、纤维条索、椎间盘疝出。

(3)与终止于 PICA 的发育不良的椎动脉有关。

(4)可考虑外科减压。

第六节　颈动脉起始病变

一、适应证

1. CTA、造影或 MRA 狭窄≥50%,有症状。

2. 显著的 CCA 起始部狭窄,合并颈动脉远端狭窄,计划血管内治疗者。

二、禁忌证

腔内血栓形成。

三、患者准备

同颈动脉分叉部病变(见上文)。

四、血管内技术

治疗 CCA 起始部狭窄的技术与治疗椎动脉起始部狭窄相似,只不过是在更粗的血管内操作。多用球囊扩张支架,可满足精确定位,不致发生西瓜子效应。步骤如下:

1. 90cm 的 6F 鞘,上至主动脉弓或无名动脉的 CCA 起始部附近(关于技巧参见颈动脉分叉病变部分)。

为使 90cm 鞘更加稳定,可再上一加硬导丝置入右侧腋动脉。

①导丝:0.035in 或更粗的。

②要求管径较大的 90cm 鞘。

2. 输送并释放 EPD。

(1)离 CCA 内病变远端至少 2cm 以远较平直段释放 EPD,血管管径与 EPD

要匹配。如果 CCA 管径较大,可将 EPD 置入 ICA 内。

（2）简单神经查体。

（3）造影。

3. 预扩成形。

（1）目的。

（2）打开狭窄段,至恰好能够通过支架。

（3）用相对小的球囊:一般用 2.0mm 或 2.5mm 球囊成形,球囊长度要超过狭窄斑块长度。当球囊到位后,快速充盈(1～2 秒)至命名压,之后去充盈。

（4）快捷地充盈球囊至足以"打开"斑块即可,而不至于引起心率过缓和低血压。

（5）撤出成形球囊。

（6）简单神经查体。

（7）造影。

4. 球扩支架越过病变。

（1）测量病变远端正常的 CCA 管径,选择与该管径匹配的支架,支架长度要大于狭窄并至少两端各长出病变 1～2mm。

（2）在造影图像(和路径图)上,确定支架的最佳位置,并精确定位支架远端的确切位置。支架应伸出 1～2mm 在无名动脉或主动脉弓内。

（3）小心推送支架至指定位置,去除整个系统的张力。在操作过程中注意 EPD 的位置。

（4）进行简单的神经查体。

（5）造影。

5. 释放支架。

（1）充盈球囊至命名压,尽量维持充盈 10～15 秒,释放并稳定支架。

（2）去充盈球囊。

（3）简单神经查体。

（4）造影。

6. 后扩成形(如必要)。

目的:

①如果支架释放后,仍有重度的狭窄,可后扩张。

②在支架初次释放后,如果明显没有嵌入斑块或血管壁,则可后扩张支架。

③使突入到主动脉弓或者无名动脉内的支架进一步扩展开。

7. 撤出 EPD。

（1）上回收导管并小心通过支架。

（2）在 CCA 相对平直的节段内回收 EPD。

（3）简单神经查体。

（4）造影。

8. 最终造影:颈段 PA 位,颅内 PA 位,侧位。

9. 注意:动脉支架一旦释放,再想到达颈动脉远端就比较困难了(因为支架延展到主动脉弓或无名动脉）。如果必须到达颈动脉远端,则必须保留导丝在 CCA,直至手术完成。

技术：

①用回收导管回收 EPD,但要使 CCA 内的回收导管上至支架远端,且要远离支架。

②以 EPD 回收导管当作导丝,将导引导管置入支架开口处。

③上导丝经过支架到达 CCA 远端或 ECA 内。

④撤出 EPD 回收导管。

第七节　锁骨下动脉起始病变

一、适应证

1. CTA、造影或 MRA 狭窄≥50％,有症状。

（1）椎动脉开口近段锁骨下动脉狭窄或者闭塞表现为盗血症状:同侧肢体的抬高或者长时间运动导致短暂性后循环缺血症状。

（2）另外双侧血压不对称,上肢症状包括上肢无力、指端栓塞、上肢及手休息痛、麻木、萎缩。

（3）通过内乳动脉的冠脉旁路移植患者伴锁骨下动脉狭窄可能导致心绞痛。

2. 症状性锁骨下动脉闭塞,82％慢性锁骨下动脉闭塞,依然有希望成功再通。

3. 显著的锁骨下动脉狭窄,合并椎动脉病变,计划行血管内治疗者。

二、禁忌证

导丝不能通过的病变。

三、患者准备

同颈动脉分叉部病变（见上）。

四、血管内技术:经股动脉途径

锁骨下动脉起始部狭窄的治疗技术与颈总动脉起始部病变相似。从腹股沟穿刺顺行治疗,多用球囊扩张支架,像颈动脉近端支架术一样。可取上肢途径,也可以释放自膨支架（见下）。

1. 经腹股沟途径:90cm 的 6F 鞘上至主动脉弓或无名动脉近锁骨下动脉起始部附近。

2. 通常使用 EPD 来保护同侧的椎动脉。

(1)双重 EPD 通常运用于保护椎动脉及内乳动脉(内乳动脉向冠脉旁路移植患者)。

为防止 EPD 导丝被支架压在支架与血管壁之间,至少经上肢途径放置一枚 EPD,或者预扩张后移除一枚 EPD。

(2)于同侧椎动脉内、病变远端 2cm 以远较平直段释放 EPD,但注意血管管径与 EPD 要相当。如果双重 EPD,将其置入被保护的血管较平直段内。

(3)做简单的神经查体。

(4)造影。

3. 预扩成形。

(1)目的:打开狭窄段,至能够通过支架为止。

(2)用相对小的球囊:一般用 2.0mm 或 2.5mm 球囊成形,球囊长度要超过斑块长度。当球囊到位后,快速充盈(1~2 秒)至命名压,之后去充盈。

简洁短暂地充盈球囊至"打开"斑块就可,并不至于引起心动过缓和低血压。

(3)撤出成形球囊。

(4)简单神经查体。

(5)造影。

4. 置入支架越过病变。

(1)测量病变远端的正常的锁骨下动脉管径,选择与该管径匹配的支架,支架长度要大于狭窄并至少在两端各长出病变 1~2mm。

(2)在造影图像(和路径图)上,确定支架的最佳位置,并精确定位支架远端的确切位置。支架应伸出 1~2mm 到无名动脉或主动脉弓内。

(3)小心上支架至指定位置。在操作过程中注意 EPD 的位置。

(4)进行简单神经查体。

(5)造影。

5. 释放支架。

(1)充盈球囊至命名压,尽量维持充盈 10~15 秒,释放并稳定支架。

(2)去充盈球囊。

(3)做简单神经查体。

(4)造影。

6. 后扩成形(如必要)。

目的:

①如果支架释放后,仍有重度的狭窄,可进一步扩张。

②在初次释放支架后,支架如果没有明显嵌入斑块或血管壁,则可再扩张支架。

③使突入到主动脉弓或者无名动脉内的支架进一步展开。

7. 回收 EPD。

(1)上回收导管并小心通过支架。

(2)在相对平直的血管内回收 EPD。

（3）简单神经系统查体。

（4）造影。

8. 最终造影：颈段 PA 位，斜位、颅内 PA 位，侧位。

9. 注意：一旦动脉支架释放后，再想到达支架远端就比较困难了（因为支架伸展到主动脉弓或无名动脉）。如果必须到达支架远端血管，则必须保留导丝在锁骨下动脉，直至所有手术做完。

技术：

①用回收导管回收 EPD，但确保 EPD 在锁骨下动脉支架以远。

②将 EPD 回收导管当作导丝，引导导管直至支架近端腔内。

③上导丝经过支架到达锁骨下动脉支架远端或者同侧椎动脉内。

④撤出 EPD 回收导管。

五、血管内技术：经肱动脉途径

治疗锁骨下动脉起始部狭窄，经肱动脉较经股动脉途径操作更简单，特别是合并复杂血管及扭曲血管的患者。经肱动脉途径能有效释放自膨支架，并精确定位，且自膨支架有较低的再狭窄率。

1. 使用微穿系统穿刺同侧肱动脉（第 4 章）。

可以使用超声引导的穿刺针（Smart-needle®，Vascular Solutions，Minneaplolis，MN）（20G 或者更小），可以穿刺成功搏动不明显的血管。

2. 置入能通过球囊及支架的动脉鞘（6F 或者 7F）。

3. 经腹股沟途径置入 5F 鞘，主动脉弓内或者无名动脉、接近锁骨下动脉狭窄处置入导引导管，用于注射造影剂。

4. 如果可能，在治疗锁骨下动脉狭窄时，使用 EPD 来保护同侧的椎动脉。

（1）双重 EPD 通常运用于保护椎动脉及内乳动脉（内乳动脉冠脉旁路移植患者）。

（2）当经肱动脉途径置入球囊或者支架时，必须经独立导丝置入。

（3）于同侧椎动脉起始部以远较平直段释放 EPD，但注意血管管径与 EPD 要相当。

5. 预扩成形。

（1）目的：打开狭窄段，至能够通过支架为止。

（2）为了稳定，可在降主动脉内小心置入一根恰当尺寸的导丝（通常 0.014in）。

（3）以狭窄远端正常血管直径的 80% 来选择非顺应性球囊成形（代表性的为 6~8mm），球囊长度要超过斑块长度。当球囊到位后，在透视下缓慢充盈至命名压，不间断地询问患者有无不适，然后去充盈。

在高压扩张下，患者会出现一些疼痛，严重的疼痛可能预示着夹层或者动脉破裂。

（4）撤出预扩张成形球囊。

（5）简单神经查体。

（6）造影。

（7）如果狭窄已经解决，球囊成形术无夹层征象，可以考虑延迟支架置入。

6. 支架越过病变。

（1）测量病变远端的正常锁骨下动脉管径，选择与该管径相一致的支架，支架长度要大于狭窄并至少在两端各超过病变1～2mm。

（2）尽可能地避免支架覆盖椎动脉开口。

（3）在造影图像（和路径图）上，确定支架的最佳位置，并精确定位支架远端的确切位置。支架应伸出1～2mm在无名动脉或主动脉弓内，避免西瓜子效应。

（4）小心上支架至指定位置，头端要进入无名动脉内（或主动脉弓内）。

在操作过程中监测EPD的位置。

（5）进行简单神经查体。

（6）经肱动脉鞘逆行造影和经放置在主动脉内的导管顺行造影。

7. 释放支架。

（1）使用自膨支架，在无名动脉内（或主动脉弓内）少许释放支架，打开后，轻柔回撤，支架头端1～2mm位于无名动脉或主动脉弓内。

（2）然后缓慢地释放剩余的支架。

（3）如果使用球扩支架，充盈球囊至命名压，尽量维持充盈10～15秒，稳固支架。

（4）去充盈球囊。

（5）做简单神经查体。

（6）造影。

8. 后扩成形（如必要）。

（1）如果释放支架后，仍有重度狭窄，可进一步扩张。

（2）初次释放支架后，支架没有明显嵌入斑块或血管壁，则可再扩张支架。

（3）使突入到主动脉弓或者无名动脉内的支架进一步展开。

9. 撤出EPD。

（1）上回收导管并小心回收EPD。

（2）在相对平直的血管内回收EPD。

（3）简单神经系统查体。

（4）造影。

10. 最终造影：颈段PA位，斜位、颅内PA位，侧位。

六、技术

1. 在锁骨下动脉狭窄中，无足够证据证明支架成形术优于单纯成形术。

2. 如果锁骨下动脉完全闭塞：

（1）通常在主动脉弓放置一导管，经上肢在肱动脉内放置一导管，然后在病变两端行路径图。

（2）如果只使用股动脉途径，需要双侧腹股沟穿刺置鞘，一根导管放置主动脉弓内，一根放置闭塞对侧的椎动脉内，通过盗血途径辨别闭塞以远锁骨下动脉。

（3）通常锁骨下动脉闭塞段相对较短，可能一根较硬的导丝就能通过。

（4）小心探测斑块的中心，避免进入内膜下。

（5）如果导丝穿透斑块，小心送入导丝头端到病变远端正常血管内，以起到较好的支撑作用。

（6）在第一次扩张前通常不使用 EPD，除非已经建立经肱动脉途径。

（7）用相对小的球囊（一般用 2.0～3mm）基本成形，然后更换直径稍大球囊缓慢扩张，以确保 EPD 或支架能顺利通过。

（8）如果通过闭塞段的通道建立，至少在椎动脉放置 EPD，上肢动脉远端内可能的话，也可放置 EPD。

（9）一旦锁骨下动脉通道打开，可以考虑使用切割球囊扩大通道直径到 5～6mm。

（10）再通段要释放支架，以便稳定斑块。血流再通后的造影看起来可能较危险。

（11）如果遇到困难，可以考虑颈动脉-锁骨下动脉旁路移植手术。

参 考 文 献

［1］　McKevitt FM，Randall MS，Cleveland TJ，Gaines PA，Tan KT，Venables GS. The benefits of combined anti-platelet treatment in carotid artery stenting. Eur J Vasc Endovasc Surg. 2005;29:522-7.

［2］　Hong JH，Sohn SI，Kwak J，et al. Dose-dependent effect of statin pretreatment on preventing the periprocedural complications of carotid artery stenting. Stroke. 2017;48（7）:1890-4.

［3］　Al-Mubarak N，Roubin GS，Iyer SS，Gomez CR，Liu MW，Vitek JJ. Carotid stenting for severe radiation-induced extracranial carotid artery occlusive disease. J Endovasc Ther. 2000;7:36-40.

［4］　Perez-Arjona EA，DelProsto Z，Fessler RD. Direct percutaneous carotid artery stenting with distal protection: technical case report. Neurol Res. 2004;26:338-41.

［5］　Mitsuhashi Y，Nishio A，Kawakami T，et al. New pull-through technique using the superficial temporal artery for transbrachial carotid artery stenting. Neurol Med Chir（Tokyo）. 2009;49:320-4.

［6］　Ruzsa Z，Nemes B，Pinter L，et al. A randomised comparison of transradial and transfemoral approach for carotid artery stenting: RADCAR（RADial access for CARotid artery stenting）study. EuroIntervention. 2014;10:381-91.

［7］　Jin S-CMD，Kwon OKMD，Oh CWMD，et al. A technical strategy for carotid artery stenting: suboptimal prestent balloon angioplasty without poststenting balloon dilatation. Neurosurgery. 2010;67:1438-43.

［8］　Martin JB，Pache JC，Treggiari-Venzi M，et al. Role of the distal balloon protection technique in the prevention of cerebral embolic events during carotid stent placement. Stroke. 2001;32:479-84.

［9］　Vitek JJ，Roubin GS，Al-Mubarek N，New G，Iyer SS. Carotid Artery Stenting: Technical

Considerations. AJNR Am J Neuroradiol. 2000;21:1736-43.

[10] Pierce DS, Rosero EB, Modrall JG, et al. Open-cell versus closed-cell stent design differences in blood flow velocities after carotid stenting. J Vasc Surg. 2009; 49: 602-6. discussion 6.

[11] Calvet D, Mas JL, Algra A, et al. Carotid stenting: is there an operator effect? A pooled analysis from the carotid stenting trialists' collaboration. Stroke. 2014;45:527-32.

[12] Sadato A, Satow T, Ishii A, Ohta T, Hashimoto N. Use of a large angioplasty balloon for predilation is a risk factor for embolic complications in protected carotid stenting. Neurol Med Chir (Tokyo). 2004;44:337-42. discussion 43.

[13] Bussiere M, Pelz DM, Kalapos P, et al. Results using a self-expanding stent alone in the treatment of severe symptomatic carotid bifurcation stenosis. J Neurosurg. 2008; 109: 454-60.

[14] Al-Mubarak N, Roubin GS, Vitek JJ, Iyer SS, New G, Leon MB. Effect of the distal-balloon protection system on microembolization during carotid stenting. Circulation. 2001; 104:1999-2002.

[15] Barker CM, Gomez J, Grotta JC, Smalling RW. Feasibility of carotid artery stenting in patients with angiographic string sign. Catheter Cardiovasc Interv. 2010;75:1104-9.

[16] Groschel K, Riecker A, Schulz JB, Ernemann U, Kastrup A. Systematic review of early recurrent stenosis after carotid angioplasty and stenting. Stroke. 2005;36:367-73.

[17] De Donato G, Setacci C, Deloose K, Peeters P, Cremonesi A, Bosiers M. Long-term results of carotid artery stenting.J Vasc Surg. 2008;48:1431-40. discussion 40-1.

[18] Gaudry M, Bartoli JM, Bal L, et al. Anatomical and technical factors influence the rate of in-stent restenosis following carotid artery stenting for the treatment of post-carotid endarterectomy stenosis. PLoS One. 2016;11:e0161716.

[19] Tamberella MR, Yadav JS, Bajzer CT, Bhatt DL, Abou-Chebl A. Cutting balloon angioplasty to treat carotid instent restenosis. J Invasive Cardiol. 2004;16:133-5.

[20] Heck D. Results of cutting balloon angioplasty for carotid artery in-stent restenosis in six patients: description of the technique, long-term outcomes, and review of the literature. J NeuroIntervent Surg. 2009;1:48-50.

[21] Liistro F, Porto I, Grotti S, et al. Drug-eluting balloon angioplasty for carotid in-stent restenosis. J Endovasc Ther.2012;19:729-33.

[22] Pourier VE, de Borst GJ. Technical options for treatment of in-stent restenosis after carotid artery stenting. J Vasc Surg. 2016;64:1486-96.

[23] Barr JD, Connors JJ, Ⅲ, Sacks D, et al. Quality improvement guidelines for the performance of cervical carotid angioplasty and stent placement: developed by a collaborative panel of the American Society of Interventional and Therapeutic Neuroradiology, the American Society of Neuroradiology, and the Society of Interventional Radiology. AJNR Am J Neuroradiol 2003;24:2020-2034.

[24] Biasi GM, Froio A, Diethrich EB, et al. Carotid plaque echolucency increases the risk of stroke in carotid stenting:the imaging in carotid angioplasty and risk of stroke (ICAROS) study. Circulation. 2004;110:756-62.

[25] Wholey M. ARCHeR trial: prospective clinical trial for carotid stenting in high surgical risk patients-preliminary 30-day results. American College of Cardiology annual meeting; 2003; Chicago, IL.

[26] Qureshi AI, Luft AR, Janardhan V, et al. Identification of patients at risk for periproce-

dural neurological deficits associated with carotid angioplasty and stenting. Stroke. 2000；31：376-82.

[27]　Qureshi AI，Saad M，Zaidat OO，et al. Intracerebral hemorrhages associated with neurointerventional procedures using a combination of antithrombotic agents including abciximab. Stroke. 2002；33：1916-9.

[28]　Meyers PM，Higashida RT，Phatouros CC，et al. Cerebral hyperperfusion syndrome after percutaneous transluminal stenting of the craniocervical arteries. Neurosurgery. 2000；47：335-45.

[29]　Abou-Chebl A，Yadav JS，Reginelli JP，Bajzer C，Bhatt D，Krieger DW. Intracranial hemorrhage and hyperperfusion syndrome following carotid artery stenting：risk factors，prevention，and treatment. J Am Coll Cardiol.2004；43：1596-601.

[30]　Ouriel K，Shortell CK，Illig KA，Greenberg RK，Green RM. Intracerebral hemorrhage after carotid endarterectomy：incidence，contribution to neurologic morbidity，and predictive factors. J Vasc Surg. 1999；29：82-7. discussion 7-9.

[31]　Sbarigia E，Speziale F，Giannoni MF，Colonna M，Panico MA，Fiorani P. Post-carotid endarterectomy hyperperfusion syndrome：preliminary observations for identifying at risk patients by transcranial Doppler sonography and the acetazolamide test. Eur J Vasc Surg. 1993；7：252-6.

[32]　Dangas G，Monsein LH，Laureno R，et al. Transient contrast encephalopathy after carotid artery stenting. J Endovasc Ther. 2001；8：111-3.

[33]　Wholey MH，Wholey MH，Tan WA，et al. Management of neurological complications of carotid artery stenting.J Endovasc Ther. 2001；8：341-53.

[34]　Sfyroeras GS，Koutsiaris A，Karathanos C，Giannakopoulos A，Giannoukas AD. Clinical relevance and treatment of carotid stent fractures. J Vasc Surg. 2010；51(5)：1280.

[35]　Robertson SW，Cheng CP，Razavi MK. Biomechanical response of stented carotid arteries to swallowing and neck motion. J Endovasc Ther. 2008；15：663-71.

[36]　Bosiers M，Peeters P，Deloose K，et al. Does carotid artery stenting work on the long run：5-year results in high-volume centers (ELOCAS Registry). J Cardiovasc Surg. 2005；46：241-7.

[37]　Wholey MH. What's new in carotid artery stenting. J Cardiovasc Surg. 2005；46：189-92.

[38]　Wholey MH，Wholey MH，Tan WA，Eles G，Jarmolowski C，Cho S. A comparison of balloon-mounted and self-expanding stents in the carotid arteries：immediate and long-term results of more than 500 patients. J Endovasc Ther. 2003；10：171-81.

[39]　Reimers B，Corvaja N，Moshiri S，et al. Cerebral protection with filter devices during carotid artery stenting.Circulation. 2001；104：12-5.

[40]　Macdonald S，Venables GS，Cleveland TJ，Gaines PA. Protected carotid stenting：safety and efficacy of the MedNova NeuroShield filter. J Vasc Surg. 2002；35：966-72.

[41]　Theron J，Courtheoux P，Alachkar F，Bouvard G，Maiza D. New triple coaxial catheter system for carotid angioplasty with cerebral protection. AJNR Am J Neuroradiol. 1990；11：869-77.

[42]　Parodi JC，Schonholz C，Ferreira LM，Mendaro E，Ohki T. "Seat belt and air bag" technique for cerebral protection during carotid stenting. J Endovasc Ther. 2002；9：20-4.

[43]　Whitlow PL，Lylyk P，Londero H，et al. Carotid artery stenting protected with an emboli containment system. Stroke. 2002；33：1308-14.

[44]　Henry M，Henry I，Klonaris C，et al. Benefits of cerebral protection during carotid

stenting with the PercuSurge GuardWire system: midterm results. J Endovasc Ther. 2002; 9:1-13.

[45] Chaer RA, Trocciola S, DeRubertis B, Lin SC, Kent KC, Faries PL. Cerebral ischemia associated with PercuSurge balloon occlusion balloon during carotid stenting: Incidence and possible mechanisms. J Vasc Surg. 2006;43:946-52. discussion 52.

[46] Coppi G, Moratto R, Silingardi R, et al. PRIAMUS—proximal flow blockage cerebral protectIon during carotid stenting: results from a Multicenter Italian registry. J Cardiovasc Surg. 2005;46:219-27.

[47] Henry M, Amor M, Klonaris C, et al. Angioplasty and stenting of the extracranial carotid arteries. Tex Heart Inst J.2000;27:150-8.

[48] Siewiorek GM, Finol EA, Wholey MH. Clinical significance and technical assessment of stent cell geometry in carotid artery stenting. J Endovasc Ther. 2009;16:178-88.

[49] Tanaka N, Martin JB, Tokunaga K, et al. Conformity of carotid stents with vascular anatomy: evaluation in carotid models. AJNR Am J Neuroradiol. 2004;25:604-7.

[50] Park KY, Kim DI, Kim BM, et al. Incidence of embolism associated with carotid artery stenting: open-cell versus closed-cell stents. J Neurosurg. 2013;119:642-7.

[51] Yilmaz U, Korner H, Muhl-Benninghaus R, et al. Acute occlusions of dual-layer carotid stents after endovascular emergency treatment of tandem lesions. Stroke. 2017.

[52] Charbel F, Guppy K, Carney A, Ausman J. Extracranial vertebral artery disease. In: Winn H, editor. Youmans neurological surgery. 5th ed. Philadelphia, PA: Saunders; 2004. p. 1691-714.

[53] Kumar A, Mafee M, Dobben G, Whipple M, Pieri A. Diagnosis of vertebrobasilar insufficiency: time to rethink established dogma? Ear Nose Throat J. 1998;77:966-9. 72-4.

[54] Amole AO, Akdol MS, Wood CE, Keyrouz SG, Erdem E. Endovascular management of symptomatic vertebral artery origin stenosis in the presence of an acute thrombus. J NeuroIntervent Surg. 2011.

[55] Wehman JC, Hanel RA, Guidot CA, Guterman LR, Hopkins LN. Atherosclerotic occlusive extracranial vertebral artery disease: indications for intervention, endovascular techniques, short-term and long-term results. J Interv Cardiol. 2004;17:219-32.

[56] Stayman AN, Nogueira RG, Gupta R. A systematic review of stenting and angioplasty of symptomatic extracranial vertebral artery stenosis. Stroke. 2011;42:2212-6.

[57] Hatano TMDP, Tsukahara TMDP, Miyakoshi AMD, Arai DMD, Yamaguchi SMD, Murakami MMDP. Stent placement for atherosclerotic stenosis of the vertebral artery ostium: angiographic and clinical outcomes in 117 consecutive patients. Neurosurgery. 2011;68: 108-16.

[58] Rees CR, Palmaz JC, Becker GJ, et al. Palmaz stent in atherosclerotic stenoses involving the ostia of the renal arteries:preliminary report of a multicenter study. Radiology. 1991; 181:507-14.

[59] Tuttle KR, Chouinard RF, Webber JT, et al. Treatment of atherosclerotic ostial renal artery stenosis with the intravascular stent. Am J Kidney Dis. 1998;32:611-22.

[60] Henry M, Amor M, Henry I, et al. Stents in the treatment of renal artery stenosis: long-term follow-up. J Endovasc Surg. 1999;6:42-51.

[61] Fischell TA, Saltiel FS, Foster MT, Wong SC, Dishman DA, Moses J. Initial clinical experience using an ostial stent positioning system (Ostial Pro) for the accurate placement of stents in the treatment of coronary aorto-ostial lesions.J Invasive Cardiol. 2009;21:53-9.

［62］ Salazar M, Kern MJ, Patel PM. Exact deployment of stents in ostial renal artery stenosis using the stent tail wire or Szabo technique. Catheter Cardiovasc Interv. 2009;74:946-50.

［63］ Cagnie B, Barbaix E, Vinck E, D'Herde K, Cambier D. Extrinsic risk factors for compromised blood flow in the vertebral artery: anatomical observations of the transverse foramina from C3 to C7. Surg Radiol Anat.2005:1-5.

［64］ Cagnie B, Jacobs F, Barbaix E, Vinck E, Dierckx R, Cambier D. Changes in cerebellar blood flow after manipulation of the cervical spine using Technetium 99m-ethyl cysteinate dimer. J Manip Physiol Ther. 2005;28:103-7.

［65］ Mapstone T, Spetzler RF. Vertebrobasilar insufficiency secondary to vertebral artery occlusion froma fibrous band. Case Rep J Neurosurg. 1982;56:581-3.

［66］ Vates GE, Wang KC, Bonovich D, Dowd CF, Lawton MT. Bow hunter stroke caused by cervical disc herniation.Case Rep J Neurosurg. 2002;96:90-3.

［67］ Frisoni GB, Anzola GP. Vertebrobasilar ischemia after neck motion. Stroke. 1991;22: 1452-60.

［68］ Hanakita J, Miyake H, Nagayasu S, Nishi S, Suzuki T. Angiographic examination and surgical treatment of bow hunter's stroke. Neurosurgery. 1988;23:228-32.

［69］ Shimizu T, Waga S, Kojima T, Niwa S. Decompression of the vertebral artery for bowhunter's stroke. Case Rep J Neurosurg. 1988;69:127-31.

［70］ Matsuyama T, Morimoto T, Sakaki T. Comparison of C1-2 posterior fusion and decompression of the vertebral artery in the treatment of bow hunter's stroke. J Neurosurg. 1997;86:619-23.

［71］ Babic S, Sagic D, Radak D, et al. Initial and long-term results of endovascular therapy for chronic total occlusion of the subclavian artery. Cardiovasc Intervent Radiol. 2011.

［72］ Omeish AF, Ghanma IM, Alamlih RI. Successful stenting of total left subclavian artery occlusion post-coronary artery bypass graft surgery using dual left vertebral artery and left internal mammary artery protection. J Invasive Cardiol. 2011;23:E132-6.

［73］ Miyakoshi A, Hatano T, Tsukahara T, Murakami M, Arai D, Yamaguchi S. Percutaneous transluminal angioplasty for atherosclerotic stenosis of the subclavian or innominate artery: angiographic and clinical outcomes in 36 patients. Neurosurg Rev. 2011.

［74］ Burihan E, Soma F, Iared W. Angioplasty versus stenting for subclavian artery stenosis. Cochrane Database Syst Rev. 2011:CD008461.

［75］ Law MM, Colburn MD, Moore WS, Quinones-Baldrich WJ, Machleder HI, Gelabert HA. Carotid-subclavian bypass for brachiocephalic occlusive disease. Choice of conduit and long-term follow-up. Stroke. 1995;26:1565-71.

［76］ North American Symptomatic Carotid Endarterectomy Trial Collaborators. Beneficial effect of carotid endarterectomy in symptomatic patients with high-grade carotid stenosis. N Engl J Med. 1991;325:445-53.

第10章 颅内动脉狭窄及痉挛的血管内治疗

第一节 动脉粥样硬化性颅内动脉狭窄

一、SAMMPRIS

SAMMPRIS 是第一个关于颅内支架的最大宗、最突出的前瞻性、随机对照性研究。共计 451 例症状性颅内动脉狭窄患者,随机被分成 2 组,一组接受单纯加强药物治疗($n=227$),另一组接受药物治疗+支架成形术($n=224$),支架使用 Wingspan 系统(Stryker,Fremont,CA)。患者入组要求:30 天内出现过短暂性脑缺血或者非致残性的缺血性脑卒中,影像学检查提示 70%~99% 的颅内动脉狭窄。内科处理措施包括:阿司匹林 325mg 和氯吡格雷 75mg 每天一次,持续 90 天;严格血压控制(收缩压>140mmHg,糖尿病患者收缩压>130mmHg);低密度脂蛋白(LDL)水平(>70mg/L);血糖和胆固醇的管理;体重管理;戒烟;加强锻炼。参与试验的血管内医师必须具备 20 例颅内支架手术经验,并经过试验委员会认证。Wingspan 支架置入后在第 4 天、第 30 天,每 4 个月时进行评估。如果患者保持良好,随访 3 年,或者主要终点事件后 90 天结束随访。主要终点事件是入组后或者支架成形术后 30 天内的卒中或者死亡,或者目标血管支架术后再狭窄,或者单纯加强药物组患者选择了支架治疗,或者在入组 31 天到随访结束期间发生责任动脉供血区的缺血卒中事件。在试验早期,本试验独立数据和安全监测委员会考虑到支架治疗组围术期的卒中或死亡率,建议停止登记入组。委员会能预测到随访结束时的徒劳分析,将显示支架治疗无益于患者。主要发现:在症状性颅内动脉狭窄治疗中,强化药物治疗优于 Wingspan 支架治疗。

1. 整个试验中主要终点事件:卒中或者死亡率发生率明显不同

(1)30 天卒中或死亡:

①强化药物治疗组:5.8%。

②Wingspan stenting:14.7%。

③$P=0.002$。

(2)1 年卒中或死亡:

①强化药物治疗组:12.2%。

②Wingspan 支架组:20.0%。

③$P=0.009$。

2. 需要额外注意的研究方面和发现

(1)强化药物治疗组的卒中和死亡率低于预期值。

在 WASID 试验中类似患者的平均随访 1.8 年中,卒中、死亡、出血概率为 20%。

(2)支架治疗组围术期的卒中发生率高于预期。

在先前的颅内支架研究中,围手术期的不良事件发生率为 4.5%～6%。

(3)颅内动脉狭窄发生症状性事件后的治疗相对较快。

①在随机化前,从入组事件(卒中或 TIA)发生到支架手术的中位时间是 7 天。

②先前的颅外颈动脉疾病研究提示:斑块在发生卒中事件后的近期是不稳定的,支架治疗会导致更坏的结果。

(4)支架组围术期并发症的高发生率与操作经验不丰富的术者似乎没有关系,因为:

①大多数术者都是参加过先前的 Wingspan 登记注册试验的。

②入选试验的介入治疗医师都是基于先前的丰富经验。

③不良结果事件发生概率在高入组患者人数和低入组患者人数地点之间没有明显差异。

④随着研究的进展,不良事件发生概率没有发生改变。

(5)SAMMPRIS 入组患者在中位随访时间为 32.4 个月时,结果仍然显示强化药物治疗组患者受益。

①任何卒中:

a. 强化药物治疗组:19%。

b. Wingspan 支架组:26%。

c. $P=0.0468$。

②主要出血:

a. 强化药物治疗组:4%。

b. Wingspan 支架组:13%。

c. $P=0.0009$。

(6)即使当考虑到发生符合入组缺血事件的患者是否服用抗血栓药物来治疗时,强化药物治疗组患者仍是受益的。提示作为补救措施的支架治疗,患者不一定受益。

(7)大多数支架术后的缺血事件(11/14)和穿支动脉闭塞有关。

(8)支架手术相关的蛛网膜下腔出血最常见原因是导丝穿透血管。

(9)支架术后延迟性脑实质内出血与高级别动脉狭窄相关,术中 ACT>300 秒合并术前负荷量的氯吡格雷也是相关危险因素。

支架术后延迟性脑实质内出血也有可能与导丝穿透血管有关。

3. 评论

(1)强化内科治疗是症状性粥样硬化性颅内动脉狭窄选择治疗方法。

(2)更安全的实施 Wingspan 支架手术的经验教训:仔细选择患者,卒中后勿过早实施支架,避免在穿支丰富的动脉狭窄处实施支架术(比如基底动脉,M1段),在交换过程中警惕注意导丝的位置,口服氯吡格雷 5～7 天而不是支架术前予以负荷量,术中控制 ACT<300 秒。

(3)在参考 SAMMPRIS 试验结果,人道用途器材的免除规定下,FDA 更改了 Wingspan 支架的适应证。

二、VISSIT 试验

这是一个由公司赞助,关于球扩支架治疗颅内动脉狭窄的小宗病例试验研究。共计 112 例症状性颅内动脉狭窄患者,随机被分成 2 组,一组接受单纯加强药物治疗($n=53$),另一组接受药物治疗＋支架成形术($n=59$),采用 Pharos Vitesse 支架(Micrus/Codman,Raynham,MA)。患者入组要求:30 天内出现过短暂性脑缺血或者非致残性的缺血性脑卒中,责任缺血事件供血区的颅内动脉狭窄在 $70\% \sim 99\%$ 之间。内科处理措施包括:阿司匹林 $80 \sim 325$mg 和氯吡格雷 75mg 每天一次,持续 90 天;严格血压控制(收缩压>140mmHg)和 LDL 水平(>100mg/dl)、血糖和胆固醇的管理。参与试验血管内治疗医师在试验开始的 12 个月内治疗具备 10 例颅内动脉瘤或者颅内粥样硬化狭窄支架手术经验。Vitesse 支架在置入时及术后 24 小时,出院时,术后 30 天、90 天和 180 天以及 12 个月时进行评估。主要终点事件是入组后 1 年内的卒中或入组 2 天到 1 年之间的 TIA。所有支架成形术后 30 天内死亡或者出血原因同样被记录在案。在试验早期,当 SAMMPRIS 试验结果公布后,本试验赞助者建议停止登记入组,并形成了一个短期结果的分析。主要发现:此项研究不支持在症状性颅内动脉狭窄治疗中使用球扩支架。

1. 对置入支架的患者来说是更糟糕的结果

(1)1 年卒中或 TIA：

①强化药物治疗组:15.1%。

②Vitesse 支架成形术组:36.2%。

③$P=0.02$。

(2)30 天卒中或 TIA：

①强化药物治疗组:9.4%。

②Vitesse 支架成形术组:24.1%。

③$P=0.05$。

2. 需要额外注意的研究方面和发现　支架组死亡率为 5.2%,药物治疗组为 0,但是差异没有统计学意义($P=0.25$)。

3. 评论

(1)在症状性颅内动脉狭窄治疗中,又一项说明强化药物治疗优于侵袭性治疗的试验。

(2)这项研究不允许与自膨式 Wingspan 支架做对比研究。但是在治疗颅内粥样硬化狭窄中,至少一个单中心的研究已经显示自膨支架比球扩支架能显著减少血管并发症。

第二节　颅内血管成形及支架术的指征

ASTIN、SIR 和 ASNR 的关于颅内血管粥样硬化性狭窄的血管成形及支架置入术的立场声明:

1. 内科治疗无效的症状性颅内动脉狭窄＞50％病例,可考虑球囊成形和(或)支架成形术。

2. 无症状的颅内动脉狭窄应首先考虑内科治疗。无充分的证据支持对无症状的颅内粥样硬化性重度狭窄患者行血管内治疗。患者应该被告知疾病的性质及程度,监测有无新的神经症状,每6～12个月进行一次无创性的影像学检查(MRA或CTA),如果需要确诊,则行脑血管造影检查。应该进行专业的内科预防治疗,包括抗血小板和(或)他汀类药物治疗。

3. 应连续评价并改进药物治疗和血管内治疗的方法,以降低由颅内粥样硬化所引起的卒中发生率。

  ＊ ASITN(美国神经放射介入治疗协会),SIR(介入放射协会),ASNR(美国神经放射协会)。

第三节　最新 FDA 关于 Wingspan 支架指证

根据 SAMMPRIS 试验结果,FDA 在 HDE 设计下更改支架指证。

22～80 岁人群中,必须达到以下所有标准:

1. 在加强内科治疗下仍有 2 次或更多次的卒中发生。

2. 最近卒中发生在支架治疗前至少 7 天。

3. 血管狭窄在 70％～99％之间并导致责任供血区的 2 次卒中。

4. 改良 Rankin 评分≤3 分。

5. Wingspan 不建议在以下情况中使用:

(1)7 天以内的卒中患者

(2)单纯 TIAS 患者,不伴卒中病史。

一、其他禁忌证

1. 不能服用抗血小板药物和或抗凝药物的患者。

2. 高度钙化的病变,或解剖条件差影响导管到位的患者。

二、术前准备

1. 知情同意。

2. 双抗治疗。

如果需要,行血小板功能测试(第4章)。

3. 建立两条静脉通路。

4. 导尿。

5. 午夜后或术前 6 小时禁食不禁药。

6. 在造影室备齐术中所用的各种器材。

三、血管内技术

到位阶段包括导引导管到达颈内动脉或椎动脉。治疗阶段包括微导丝越过病变、血管成形和（或）支架置入。

四、清醒或睡眠

颅内血管成形术很不舒服，因为牵拉血管会引起疼痛。本书的作者在大多数情况下用全身麻醉，而且 SAMMPRIS 试验要求全身麻醉，虽然部分患者不用全身麻醉也能获得很好的结果。不用全身麻醉则可以动态观察神经系统变化，并避免了全身麻醉相关的风险。

1. 清醒的患者，应铺单前训练配合神经查体，之后再将一挤压发声玩具置于治疗侧对侧的手中。

2. 在一项包括 37 例局部麻醉下行血管成形及支架术的病例研究中，技术成功率达 100%。约 61% 的患者术中出现症状，使术者改变了血管内技术。头痛是最常见的症状，如果持续存在，提示有颅内出血。

五、到位阶段

颅内动脉粥样硬化病变的患者往往伴有颅外病变。读者可参考第 9 章，颅外动脉成形加支架置入术对到位技术有详细的论述，以及困难情况下的处理要点。与其他的颅内技术相比，血管成形要求导引导管有超强的支撑力。

1. 透视下将导引导管送到位（第 4 章）。

2. 全身抗凝。在血管成形术中，导引导管的存在、置入微导丝及球囊成形的过程中会出现目标血管的血流缓慢，从而发生血栓栓塞的并发症。

3. 静脉给予负荷量的肝素（5000U 或者 70U/kg），如手术需要数小时，则需要追加肝素。

4. 鱼精蛋白抽好备用——非常关键。

注射器抽好鱼精蛋白，其剂量足以中和患者体内的肝素总量，并置于后台术者可以随时取用的地方，防备出血。

中和肝素所需的鱼精蛋白的剂量：10mg 鱼精蛋白/1000U 肝素。

5. 导引导管的选择及到位。

（1）如果用 Wingspan 支架系统，则导引导管应为 90cm 长（不能再长）。

（2）与其他的颅内技术相比，颅内血管成形对导引导管的支撑力要求更高。血管成形球囊和支架相对较硬，置入相对困难。这类器材的前进会导致导引导管向下移动。因此，要加倍注意导引导管的选择及其置入位置。

（3）较硬的导引导管及导引导管的位置尽可能地高，是手术中获得最大稳定性的保证。

（4）导管头端伴随着心脏跳动会上下移动、摩擦血管壁，在置入导管过程中，我们应该注意。

六、血管内治疗阶段

一旦导引导管到位后，必须选好工作角度。好的工作角度应该满足以下要求：高倍放大状态下能清晰展示病变、病变以远血管及导引导管头端。在大多数情况下，微导管可以通过足够长的交换导丝穿过血管狭窄段。微导管的目的是防止损伤血管及辅助微导丝能平滑地通过狭窄到达病变以远血管。然后回撤微导管，沿微导丝置入球囊到达狭窄部位。如果计划置入支架，在预扩后，撤出球囊，沿微导丝置入自膨支架并释放（如Wingspan™，Stryker，Fremont，CA）。也可以选择球扩支架（如，PHAROS™ Vitesse™，Codman Neurovascular，San Jose，CA），沿导丝置入病变部位，然后释放。

七、器械材料的选择

颅内血管成形术需要的基本材料有足够长度的交换微导丝、微导管和球囊。Wingspan™支架系统和Gateway™ PTA球囊导管（Stryker，Fremont，CA）是为颅内血管成形及支架特殊设计的。最近被允许作为人道主义豁免设备使用。Wing-span系统的使用还需要机构认证委员会的批准。Wingspan器材及使用技术将专门讨论。PHAROS™ Vitesse™（Codman Neurovascular，San Jose，CA）球扩支架是替代Wingspan支架的选择，在以下章节将分开说明。

1. 微导丝

（1）对于颅内血管成形来说，微导丝应具备的最重要的特性是支撑好、良好的示踪性和扭控性。头端较软的导丝可减少远端血管痉挛及穿孔的风险。

（2）作者在大多数情况下惯用的导丝。

①Transend™0.014in 300cm Floppy Tip（Stryker）。

a. 与其他导丝相比，有很好的可控性。

b. 头端的X线标记在透视下清晰可见。

②X-Celerator™0.014in 300cm（ev3，Irvine，CA）。

软头，导丝体支撑相对好，非常柔滑。

2. 微导管

（1）小管径、直的微导管，一般常用的微导管已经足够。

（2）1.7F的Echelon-10微导管（ev3，Irvine，CA）在通过迂曲及狭窄血管优于其他导管。

3. 血管成形球囊

非顺应性的冠脉成形球囊设计初衷是能够产生足够的径向压力扩张因斑块增厚的血管（NC：非顺应性）。

备选球囊：

①Gateway™ PTA Balloon Catheter(与 Wingspan 支架配合使用)。

②Maverick2™ Monorail Balloon Catheter(Boston Scientific,Natick,MA)。

③NC Raptor™Balloon Catheter(Gordis,Miami Lake,FL)。

④大小。

a. 球囊的直径应该与正常血管的直径相称或稍小,2～2.5mm 直径的球囊通常较合适。

b. 球囊的长度应尽可能短,以保持示踪性。

4. 支架

(1)Wingspan 支架(见下)。

(2)冠脉球囊扩张支架在颅内循环中使用是有问题的,因为相对较硬,在迂曲的颅内血管中穿行较困难。更重要的是颅内动脉,自由地漂浮在脑脊液中,并不像冠脉那样周围有纤维结缔组织包围,因而更容易在释放球囊扩张支架过程中出现夹层或穿孔。据报道,球囊扩张支架并发症的发生率相对较高。

①如果必须使用球囊扩张支架,钴-铬冠脉支架是所有球扩支架中最容易输送的。

②最近上市的 PHAROS™Vitesse™(Codman Neurovascular,San Jose,CA)球扩支架是专为颅内循环设计的。

第四节　无须放置支架的单纯血管成形

与血管成形加球囊扩张支架相比,单纯血管成形术较为安全,是治疗症状性颅内动脉狭窄的有效方法。尤其是至今仍没有证据表明颅内支架能够降低卒中的风险,且支架(即使是 Wingspan 系统)增加了手术的复杂性和费用。所选球囊的长度应覆盖病变、直径小于正常血管直径。

一、Wingspan 使用技术

Wingspan™支架系统和 Gateway™ PTA 球囊导管的厂商获得美国 FDA 的人道主义器械豁免许可、可应用于内科治疗效果差、狭窄≥50％且系统可以到位的颅内血管狭窄,以改善脑缺血损害。使用该系统的机构必须经过机构认证委员会(IRB)的许可。

1. 器材

(1)导引导管≥6F,长度≤90cm。

(2)微导丝。建议使用 Synchro2™ 或 Transend™ 0.014in Floppy tip(Stryker,Fremont,CA),支架到位或者支架成形术后,保留 300cm 交换微导丝在位是有必要的。

(3)Gateway™ PTA 球囊导管。

①Gateway 是 Maverick2™球囊导管的改进版,球囊含有硅涂层,管身有亲水涂层便于行进。球囊的 X 线标记可在透视下看见球囊的两端。

②球囊型号。

a. 球囊直径(mm):1.5,2.0,2.25,2.75,3.0,3.25,3.5,3.75,4.0。

b. 球囊长度(mm):9,15,20。

c. 命名压:6atm。额定爆破压:12atm(14atm,仅适用于直径为 2.25～3.25mm 的球囊)。

③球囊大小的选择。

a. 预计扩张成形至正常管径的 80%。例如,如果正常血管管径为 3mm,扩张后达到 2.4mm 较为合适。

b. 如果目标病变血管远近管径不一致,按照较细的一端选择球囊。

④准备。

a. 用肝素盐水以 50%的比例稀释造影剂。

b. 准备抽吸器并连接一枚三通和空的 20ml 注射器于球囊导管。

c. 抽吸球囊,但不要预充盈。

d. 通过管阀或者 Y 形阀持续冲洗球囊导管。

(4)Wingspan™支架。

①Wingspan™是由 3.5F 的镍合金导丝导引(OTW)的自膨式支架。其设计类似于 Neuroform2™支架(Boston Scientific,Natick,MA);两端各有 4 枚铂金标记。通过"内体"自输送导管(也称"外体")内释放。内体与 Neuroform 支架的"稳定器"的作用类似,用于释放支架。

②型号。

a. 支架直径(mm):2.5,3.0,3.5,4.0,4.5。

b. 支架长度(mm):9,15,20。

③型号的选择。

a. 支架选择的长度应超过病变两端至少各 3mm。

b. 如果目标血管在病变远近的管径不一致,则支架型号应比照较大的一端。

c. 释放后,支架会缩短 2.4%(2.5mm 支架)到 7.1%(4.5mm 支架)。

④准备。

a. 按包装所示,用肝素盐水冲洗 Wingspan 系统。

b. 冲洗得越彻底越好。冲洗用肝素盐水经阀门和 Y 形阀连接在 Wingspan 释放导管("外体")和内体。

c. 轻轻松动内体的锥形头,内体的锥形头应距外体的末端约 1mm。便于冲洗,防止内体头堵塞外体管。在冲洗过程中,应该见到水自内腔的内、外体之间滴出。

2. 技术

(1)血管成形。

①如果解剖条件好,可不用交换微导丝来导引 Gateway 球囊导管。也可以先上微导管,再上交换长度微导丝至颅内远端血管,撤下微导管后,再上 Gateway 球囊。

②冲洗后,沿微导丝将球囊导管送入导引导管。球囊导管的管身上有一提示到达导引导管末端的标记,可减少透视。

③在路径图下上球囊,直至球囊的"标记"越过病变。导引导管造影,确定球囊的位置。

④透视下,按 0～1atm/10s 的速度,缓慢充盈球囊至命名压。球囊充分充盈,保持 10～20 秒后,去充盈。导引导管造影后,再移去球囊。

⑤大多数情况下,一次充盈已经足够。偶尔需要稍高的压力二次充盈(如8atm)。

(2)支架释放。

①拧紧内体上的 Y 形阀,防止其移位——沿交换导丝推送 Wingspan 系统的外体:

只能通过捏紧外体来推送支架输送系统,不要推送内体,因可导致支架的提前释放。

②推送外体越过狭窄段。

③观察标记以确定支架的位置,内体推送至支架近端。

④回撤外体,使外体的头端退至狭窄的远端,达到刚好位于狭窄远端,这是支架释放前的最后步骤。

⑤用右手稳定住内体,同时,左手缓慢回拉外体,释放支架。

在释放过程中不要尝试改变支架的位置。

⑥支架释放后,支架系统撤至血管近段或导引导管内,但微导丝保持原位。经导引导管造影。

3. Gateway 和 Wingspan 的注意事项

(1)不要过度拧紧球囊管四周的 Y 形阀。

(2)如果球囊充盈困难,更换新的。

(3)如果球囊出现西瓜子效应(在充盈过程中前后滑动):

①在充盈过程中,轻轻拉住球囊导管,稳定住球囊,防止在充盈过程中球囊向远端移位。

②选用较长的球囊。

(4)如果在穿行迂曲血管的过程中,发生支架系统与导丝缠结。

①确认内体和外体导管是否都有冲洗。

②更换较软的导丝(如Synchro2$^{®}$-14,Stryker Neurovascular,Fremont,CA)。

(5)谨记内体的尖头长出外体末端 10～12mm,且在透视下不可见(而 Neuroform 系统在释放导管前端无任何东西)。小心不要让系统的远端袭扰迂曲的血管。

(6)当沿微导丝上支架导管时,利用向前的动量,使标记先到达病变远端,系统自远向近移动比自近向远容易。

(7)如果支架释放的位置欠佳,考虑放第二枚支架。

二、术后处理措施

1. 全面神经系统查体。

2. 转入 NICU 或苏醒单元,每 1 小时进行一次神经检查并观察一次腹股沟区。

3. 抗血小板治疗。

(1)抗血小板治疗:终身服用阿司匹林 325mg PO QD。

(2)氯吡格雷(Plavix®)75mg PO QD 术后 30 天以上。

注意:有的学者坚持让患者服用上述两种抗血小板药 3～6 个月,这个时间长于颈动脉或 Neuroform 支架术后的服药时间。心脏病学专家最近也倾向于在冠脉成形或支架术后,延长服用两种抗血小板药的时间(3 个月、6 个月、12 个月)。有理由推测颅内动脉粥样硬化性病变在病变的大小和病理等方面与类似的冠脉疾病有相似之处。

(3)抗血小板治疗:阿司匹林 325mg PO QD 终身服用。

(4)噻氯匹定(Ticlid®)术后 30 天。

注意:中性粒细胞减少症。

4. 大多数患者可在术后 1～2 天出院。

三、颅内血管成形注意点

1. 关键在于术者的经验及患者的选择。还没有数据明确地提示颅内血管成形及支架术对患者有利,因此,必须以患者的利益为出发点,颅内血管成形应该由经验丰富的术者来完成,否则根本不要考虑行血管内治疗。

2. 预先备好术中需要的器材,在腹股沟穿刺之前放在后台,每种器材应该用无菌单分开,并按使用顺序排列好。在需要时,可立即拿到。

3. 每一步骤后,都要手推造影,以检查有无造影剂外漏、夹层、腔内血栓、器材的位置是否变化,并留档。如果在术中、术后出现并发症,全程造影有助于发现病变并采取相应措施。

4. 如果患者清醒,每一步骤后进行简单的神经查体。

5. 在血管成形中,避免过度扩张。扩张不全优于过度扩张。

6. 支架内再狭窄。

(1)仅在支架内再狭窄出现症状时,才考虑血管内治疗。

(2)如果治疗是必需的,可以考虑再次成形术和(或)再置入另一枚支架。

第五节　颅内血管成形术中、术后颅内并发症的处理

1. 及时发现是关键。

2. 如果有血压或心率的突然变化,或清醒患者神经检查发生变化。

(1)颅内正侧位造影。

（2）寻找造影剂外漏或其他血管破裂的迹象（如导丝头的位置异常）、腔内血栓、颅内血管不显影，或造影剂通过颅内血管远端缓慢（提示栓子分散入多个分支）。

（3）查看有无血管内器材引起的夹层迹象。

3. 溶栓方法的选择（如果需要）。

（1）静脉内 GPⅡb/Ⅲa 抑制药（如依替巴肽或阿昔单抗）

①优点：强抗血小板药物，对释放支架时出现的富血小板血栓特别有效。

②不足：有 ICH 的风险，半衰期偏长。

③作者习惯用阿昔单抗，它与依替巴肽不同，可在需要时通过输注血小板来中和。

a. 阿昔单抗：

负荷量 0.25mg/kg，再以 10mg/min 持续静脉滴注维持 12 小时。

b. 依替巴肽：

负荷量：135μg/min，再以 0.5μg/(kg·min)持续静脉滴注维持 20～24 小时。

（2）动脉内溶栓（如 t-PA 或尿激酶）

①优点：半衰期短。

②不足：如果是富血小板血栓，不如 GPⅡb/Ⅲa 抑制药有效。也有颅内出血的风险。

4. 颅内出血。

（1）当血压突然升高或心率下降，或清醒患者诉头痛，要怀疑出血。

（2）造影，观察有无造影剂外溢。

（3）如果确认有颅内出血，则：

①鱼精蛋白中和肝素（10mg 对应 1000U 肝素）。

②严格控制血压。

③输血小板（中和抗血小板药）。

（4）保留鞘并快速查头颅 CT。

5. 术后神经功能状态变化。

（1）查头颅 CT。

（2）考虑回到造影室，进行诊断造影，看有无可能动脉内溶栓。

6. 如果造影或 CT 仍不能解释神经功能状态的变化，考虑查 MRI 弥散加权成像，可发现小的缺血性改变。

第六节　脑血管痉挛的血管内治疗

一、脑血管痉挛的血管内治疗指征

1. 新出现的排除其他原因的神经功能改变。

2. 因血管痉挛引起的与临床神经缺损相符合的某脑区缺血的影像学证据，经过或未经扩容疗法治疗。

（1）首先给予高血流动力学疗法治疗，然后再考虑行血管成形。

（2）与急性缺血性卒中的治疗相反，即便 CT 可见梗死的证据，也不构成治疗的禁忌证。

一项有 17 例患者的研究中，尽管 CT 均有新发的低密度影，但都进行了血管成形术，无出血或症状加重。其中 5 例患者的 CT 低密度影消失，大多数患者的临床症状有改善。

3. 球囊血管成形是治疗症状性血管痉挛的方法之一，但目标血管的管径要大于 1.5mm，如 ICA、M1、A1、椎动脉、基底动脉、P1。

4. 动脉内药物注射也是治疗方法之一，适用于球囊不能到位或使用球囊不安全部位的血管，如 ACA 或 MCA 的远端分支，或 A1 段（球囊较难到位）。

二、清醒或睡眠

血管痉挛的典型临床表现为意识模糊及意识水平下降，让患者配合血管内治疗变得十分困难。全身麻醉将使手术更简单、更安全。替代全身麻醉的另一方法是术前气管插管（通常在 NICU），并予以机械通气，用肌肉松弛药及持续的镇痛、镇静。

三、技 术

（一）到位阶段

用于治疗血管痉挛的颈动脉或椎动脉的到位方法与上述用于治疗粥样硬化颅内血管狭窄的到位方法一样。但治疗血管痉挛需要注意以下几点。

1. 导引导管的位置取决于是计划行球囊成形，还是单纯动脉药物注射。球囊成形要求导引导管的位置越高越好，以提供最大的支撑力。而如果要经微导管注射药物，则导引导管可置于相对低位。

2. 肝素的应用。

（1）全身肝素化应限于特定患者人群，理论上，可增加开颅术后患者出血的风险。

①对于蛛网膜下腔出血并脑室外引流患者，术中抗凝和全身肝素化是安全的。

②近期开颅的患者全身肝素化，则大出血的风险为 1.8%。

（2）全身肝素化应限于这些病例：导引导管引起路径血管内的正向血流受阻或微导管及血管成形球囊阻断颅内血管的血流时间较长的病例。

静脉给予肝素负荷量 70U/kg，5 分钟后，自股动脉鞘内抽 5ml 血，测 ACT。在手术过程中，ACT 应维持在 250～300 秒。

（二）球囊血管成形术

1. 器材选择

关于治疗血管痉挛的球囊选择有两种观点，即顺应性和非顺应性球囊。支持与反对的意见综合于表 10-1。每种球囊都可获得好的结果。本书作者认为两者都行。

①顺应性球囊。

a. HyperGlide™（ev3，Irvine，CA）：型号：4mm × 10mm、4mm × 15mm、4mm×20mm、4mm×30mm。

b. HyperForm™（ev3，Irvine，CA）：型号：4mm×7mm、7mm×7mm。

c. 对大多数病例而言，HyperGlide 4mm×10mm 球囊最常用。

②微导丝。

a. X-Pedion™0.010in 微导丝（ev3，Irvine，CA）。该导丝与 HyperGlide 球囊包装在一起，适用于大多数病例。

表 10-1　治疗血管痉挛的成形球囊的选择

优点	不足
顺应性球囊	
容易到位于细的迂曲血管	球囊的直径因充盈量不同而有很大的差异。过度充盈后血管破裂的风险大于非顺应性球囊
球囊和导管软，对血管损伤小	
微导丝软、细不易损伤或刺穿血管	
球囊可多次充盈、去充盈，因可完全回抽（非顺应性球囊每次充盈后，会皱缩起褶）	低充盈压可能需要多次充盈才能适当扩张目标血管。偶尔，低压球囊不能打开目标血管
缓慢、小心、低压充盈，球囊可逐渐打开血管	
单腔球囊如 HyperGlide 和 Hyperform，可抽出导丝而快速去充盈（注意：抽回导丝后，球囊不能再次充盈）	
非顺应性球囊	
球囊大小与目标血管相匹配，不容易过度充盈和（或）撑裂血管。因到达命名径后，不再扩大	粗重，比顺应性球囊硬
与 0.014in、支撑力导丝配合应用，扭控性好，支撑力强于其他较细的导丝	需要较粗的微导丝以提供支撑，血管损伤及穿孔的风险加大
不易进入较细的远端血管，仅适用于近段较粗大的血管，而这类血管不易痉挛	非顺应性球囊每次充盈后，会皱缩起褶。操作已经充盈、去充盈的球囊，会增加血管损伤的风险

b. Synchro2®-10(Boston Scientific,Natick,MA)。该导丝较 X-Pedion 有更强的操控性,另一优点是稍细,在球囊充盈时,会有少量造影剂自球囊缓慢漏出,可防止球囊的过度充盈。

③非顺应性球囊。

a. Maverick2™Monorail™ Balloon Catheter(Boston Scientific,Natick,MA)。有多种型号:其中最常用的是 1.5mm×9mm 和 2.0mm×9mm。

b. NC Ranger™ Balloon(Boston Scientific,Natick,MA)。

c. NC Raptor™(Cordis,Miami,FL)。

2. 顺应性球囊 HyperGlide 系统的操作技术

(1)准备。

①Y 形阀连接到 HyperGlide 球囊导管,10ml 注射器抽取含 50%的造影剂的肝素盐水持续冲洗。

顺应性球囊导管的组装

②3ml 注射器抽取含 50%的造影剂的肝素盐水,连接在 Y 形阀的旁接口(图 10-1)。

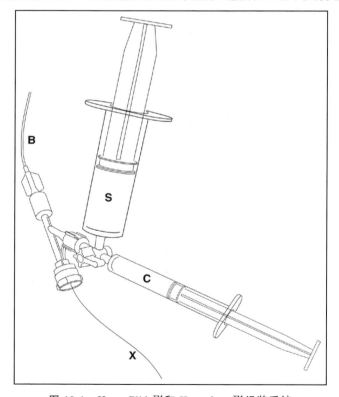

图 10-1 HyperGlide™和 Hyperform™组装系统
3ml 注射器(C)和 10ml 注射器(S),造影剂:肝素盐水为 50∶50,X-Pedion™微导丝(X)和球囊导管(B)

③经 Y 形阀插 X-pdeion 微导丝,直至导丝头露出球囊导管的头端,导丝头塑形。

④注意:微导丝露出导管头的长度不应超过 10cm,否则球囊不能正常工作。为防止头端过长,在露出 4～5cm 时,旋紧 Y 形阀处的旋钮,固定导丝。

⑤试验性充盈。将球囊导管远端置于无菌盐水的碗内,直视下,用 3ml 注射器充盈球囊(4mm×10mm HyperGlide 球囊的最大充盈容积是 0.16ml)。

初次充盈时,球囊一般是偏心性膨胀,这就是为什么需要试验性充盈的原因。随后,球囊对称性膨胀。

(2)成形技术。

①在路径图下,上微导丝和球囊至目标血管。

②在透视下,小心轻柔充盈球囊:对于 4mm×10mm HyperGlide 球囊,参照表 10-2 可找到要使球囊达到标定直径所需的注射容量。

③用注射器去充盈球囊:注意不要将微导丝撤入球囊导管的头端,除非要快速去充盈球囊,这样将使血液进入球囊导管;厂家建议,一旦出现这种情况,就不要再充盈球囊了。

④如果需要另外的成形,调整球囊位置。

3. 非顺应性球囊 Maverick 血管成形球囊的操作技术

(1)准备。

①用肝素盐水稀释造影剂至 1:1。

②准备吸入器与三通连接,再用 20ml 空注射器连于球囊导管。

③抽吸球囊,但不要预充盈。

④肝素盐水经三通连接球囊导管,持续冲洗。

(2)成形技术。

①如果目标血管较近(如 ICA、椎动脉或有的基底动脉),则不需要交换,就直接送球囊导管。如果要治疗 A1 或 M1 段和大多数的基底动脉,则先通过微导管送交换长度的微导丝。微导丝头位于远端血管,交换球囊导管。

表 10-2　HyperGlide 球囊充盈容积

充盈容量(ml)	球囊大小(mm)
0.02	2.0
0.04	2.6
0.06	3.0
0.08	3.3
0.10	3.5
0.12	3.7
0.14	3.9
0.16	4.1

4mm×10mm HyperGlide 球囊充盈容积

②在路径图引导下球囊到位,快捷充盈1～2秒至命名压。必须确保在球囊变换位置之前,完全被抽瘪。

Eskridge 和 Song 推荐 4 步血管成形技术,即球囊按序充盈、去充盈,逐渐充盈球囊,并前进一点点距离(25％充盈、去充盈、50％充盈、去充盈、75％充盈、去充盈、100％充盈)。

③视需要,如果需要另外的成形,调整球囊位置。

4. 血管成形注意事项

(1)一般来说,越小、越短的球囊越好。

(2)沿由近向远的顺序扩张,近段血管的管径改善后,远端血管管径可能自行改善。

(3)在严重痉挛时,目标血管过度收缩,球囊不能到位,可动脉内注射硝酸甘油20mg。微导管置于狭窄近段,缓慢滴注药物。极少量的罂粟碱通常可以安全有效地解决这一问题。其他可选药物有硝酸甘油、尼卡地平、维拉帕米。硝酸甘油解除血管痉挛比其他的药物(如尼卡地平、维拉帕米)起效快。

有的学者建议在血管成形之前,不要用药物扩张血管,理由是预扩将使血管成形的效果不明显。理论上,血管成形是因为扩张了血管壁,而成形前的血管扩张使得血管壁的扩张不大容易发生了。

(4)当 A1 和 M1 都需要治疗时,先做 A1 的血管成形。如果在 M1 成功扩张之后,再动脉注入血管扩张药到 A1,则药物会流向 M1。

还有一办法,用球囊临时闭塞 M1,可使药物流向 ACA。

(三)药物滴注

动脉内给予钙离子拮抗药尼卡地平、尼莫地平、维拉帕米均有报道,但没有一种药物被证明比其他药物更有效。胃肠外的尼莫地平在美国还没有供应。动脉内给药的方法用于不能或很难用球囊成形治疗的血管部位,如远端分支和 A1 段。不建议动脉内注射罂粟碱。读者可参考第 13 章颅内动脉瘤和蛛网膜下腔出血对已公布数据的讨论。

1. 尼卡地平　用法:尼卡地平(Cardene IV;ESP Pharma,Inc. ,Edison,NJ)用 0.9％盐水稀释至 0.1mg/ml。用 1ml 注射器经微导管注射,每支血管的最大量为 5mg。

2. 维拉帕米　用法:盐酸维拉帕米注射液。用 0.9％盐水稀释 5mg 至 1mg/ml。每根血管注射 10～20mg,每侧颈动脉最大量为 20mg。观察生命体征,如短暂低血压和心动过缓。

(四)与治疗有关的并发症

有一篇回顾指出,血管内治疗血管痉挛的主要并发症发生率为 5％,其中血管破裂为 1.1％。

报道的并发症包括:血栓栓塞、动脉夹层、再灌注后出血、腹股沟血肿和血管破裂。

参 考 文 献

[1] Chimowitz MI, Lynn MJ, Derdeyn CP, et al. Stenting versus aggressive medical therapy for intracranial arterial stenosis. N Engl J Med. 2011;365:993-1003.

[2] Chimowitz MI, Lynn MJ, Howlett-Smith H, et al. Comparison of warfarin and aspirin for symptomatic intracranial arterial stenosis. N Engl J Med. 2005;352:1305-16.

[3] Bose A, Hartmann M, Henkes H, et al. A novel, self-expanding, nitinol stent in medically refractory intracranial atherosclerotic stenoses: the wingspan study. Stroke. 2007;38:1531-7.

[4] Fiorella D, Levy EI, Turk AS, et al. US multicenter experience with the wingspan stent system for the treatment of intracranial atheromatous disease: periprocedural results. Stroke. 2007;38:881-7.

[5] Gray WA, Yadav JS, Verta P, et al. The CAPTURE registry: predictors of outcomes in carotid artery stenting with embolic protection for high surgical risk patients in the early post-approval setting. Catheter Cardiovasc Interv.2007;70:1025-33.

[6] Topakian R, Strasak AM, Sonnberger M, et al. Timing of stenting of symptomatic carotid stenosis is predictive of 30-day outcome. Eur J Neurol. 2007;14:672-8.

[7] Derdeyn CP, Chimowitz MI, Lynn MJ, et al. Aggressive medical treatment with or without stenting in high-risk patients with intracranial artery stenosis (SAMMPRIS): the final results of a randomised trial. Lancet.2014;383:333-41.

[8] Lutsep HL, Barnwell SL, Larsen DT, et al. Outcome in patients previously on antithrombotic therapy in the SAMMPRIS trial: subgroup analysis. Stroke. 2015;46:775-9.

[9] Derdeyn CP, Fiorella D, Lynn MJ, et al. Mechanisms of stroke after intracranial angioplasty and stenting in the SAMMPRIS trial. Neurosurgery. 2013;72:777-95. discussion 95.

[10] Fiorella D, Derdeyn CP, Lynn MJ, et al. Detailed analysis of periprocedural strokes in patients undergoing intracranial stenting in stenting and aggressive medical Management for Preventing Recurrent Stroke in intracranial stenosis (SAMMPRIS). Stroke. 2012; 43: 2682-8.

[11] Zaidat OO, Fitzsimmons BF, Woodward BK, et al. Effect of a balloon-expandable intracranial stent vs medical therapy on risk of stroke in patients with symptomatic intracranial stenosis: the VISSIT randomized clinical trial.JAMA. 2015;313:1240-8.

[12] Rohde S, Seckinger J, Hahnel S, Ringleb PA, Bendszus M, Hartmann M. Stent design lowers angiographic but not clinical adverse events in stenting of symptomatic intracranial stenosis-results of a single center study with 100 consecutive patients. Int J Stroke. 2013;8: 87-94.

[13] Intracranial Angioplasty & Stenting for Cerebral Atherosclerosis. A position statement of the American Society of Interventional and Therapeutic Neuroradiology, Society of Interventional Radiology, and the American society of neuroradiology. AJNR Am J Neuroradiol. 2005;26:2323-7.

[14] Narrowed Indications for Use for the Stryker Wingspan Stent System: FDA Safety Communication. 2015. at https:// www. fda. gov/MedicalDevices/Safety/AlertsandNotices/ ucm314600.htm.

[15] Abou-Chebl A, Krieger DW, Bajzer CT, Yadav JS. Intracranial angioplasty and stenting in the awake patient.J Neuroimaging. 2006;16:216-23.

[16] Kiyosue H, Okahara M, Yamashita M, Nagatomi H, Nakamura N, Mori H. Endovascular stenting for restenosis of the intracranial vertebrobasilar artery after balloon angioplasty: two case reports and review of the literature.Cardiovasc Intervent Radiol. 2004;27:538-43.

[17] Kessler IM, Mounayer C, Piotin M, Spelle L, Vanzin JR, Moret J. The use of balloon-expandable stents in the management of intracranial arterial diseases: a 5-year single-center experience. AJNR Am J Neuroradiol.2005;26:2342-8.

[18] Wingspan™ Stent System with Gateway™ PTA Balloon Catheter Product In-Service CD. 2005.

[19] Coolong A, Mauri L. Clopidogrel treatment surrounding percutaneous coronary intervention: when should it be started and stopped? Curr Cardiol Rep. 2006;8:267-71.

[20] Qureshi AI, Saad M, Zaidat OO, et al. Intracerebral hemorrhages associated with neurointerventional procedures using a combination of antithrombotic agents including abciximab. Stroke. 2002;33:1916-9.

[21] Macdonald RL. Management of cerebral vasospasm. Neurosurg Rev. 2006;29:179-93.

[22] Harrigan MR. Hypertension may be the most important component of hyperdynamic therapy in cerebral vasospasm.Crit Care. 2010;14:151.

[23] Jabbour P, Veznedaroglu E, Liebman K, Rosenwasser RH. Is radiographic ischemia a contraindication for angioplasty in subarachnoid hemorrhage? In: AANS annual meeting. San Francisco: American Association of Neurological Surge-ons; 2006.

[24] Mechanical and pharmocologic treatment of vasospasm. AJNR Am J Neuroradiol. 2001;22: 26S-7.

[25] Bernardini GL, Mayer SA, Kossoff SB, Hacein-Bey L, Solomon RA, Pile-Spellman J. Anticoagulation and induced hypertension after endovascular treatment for ruptured intracranial aneurysms. Crit Care Med. 2001;29:641-4.

[26] Hoh BL, Nogueira RG, Ledezma CJ, Pryor JC, Ogilvy CS. Safety of heparinization for cerebral aneurysm coiling soon after external ventriculostomy drain placement. Neurosurgery. 2005;57:845-9. discussion-9.

[27] Raabe A, Gerlach R, Zimmermann M, Seifert V. The risk of haemorrhage associated with early postoperative heparin administration after intracranial surgery. Acta Neurochir. 2001; 143:1-7.

[28] Terry A, Zipfel G, Milner E, et al. Safety and technical efficacy of over-the-wire balloons for the treatment of subarachnoid hemorrhage-induced cerebral vasospasm. Neurosurg Focus. 2006;21:E14.

[29] Eskridge JM, Song JK. A practical approach to the treatment of vasospasm. AJNR Am J Neuroradiol. 1997;18:1653-60.

[30] Murayama Y, Song JK, Uda K, et al. Combined endovascular treatment for both intracranial aneurysm and symptomatic vasospasm. AJNR Am J Neuroradiol. 2003;24:133-9.

[31] Ev3. Package insert. In: Occlusion balloon system; 2007.

[32] Hoh BL, Ogilvy CS. Endovascular treatment of cerebral vasospasm: transluminal balloon angioplasty, intra-arterial papaverine, and intra-arterial nicardipine. Neurosurg Clin N Am. 2005;16:501-16. vi.

[33] Sayama CM, Liu JK, Couldwell WT. Update on endovascular therapies for cerebral vasospasm induced by aneurysmal subarachnoid hemorrhage. Neurosurg Focus. 2006;21:E12.

第11章　静脉相关的血管内治疗

第一节　静脉途径:基本概念

一、术前评价

1. 简单的神经系统查体作为基线,以备术中、术后出现神经系统的变化。
2. 询问有无碘过敏史。
3. 检查腹股沟区。触摸股动脉搏动,作为股静脉穿刺的标志。
4. 有无深静脉血栓的病史,有可能使用特殊的静脉路径。
5. 验血,包括血肌酐、血糖、凝血各参数。

二、术前医嘱

1. 术前 6 小时禁食不禁药。
2. 胰岛素控制高血糖的患者,术前胰岛素正常用量减半。
3. 建立静脉输液通路。
4. 如果手术时间长或者预计手术时间长,导尿。

三、造影剂

非离子型造影剂耐受性好,常用于这类手术。Iohexol(Omnipaque®, GE Healthcare, Princeton, NJ)是低渗、非离子型造影剂,相对便宜,可能是最常用的静脉造影剂。对于有严重碘过敏史的患者,可替换使用小剂量的用于 MR 造影的钆剂。

四、镇静/麻醉

诊断静脉造影及颅内静脉测压只会造成轻微的不舒适感。颅内静脉血管内治疗,如静脉窦支架,会造成不舒适感,可能需要全身麻醉。

五、静脉途径

1. 股静脉途径

(1)最常用途径。

(2)技术。

①局部麻醉。

②可用 22 号针头连接半管肝素盐水的注射器,在股动脉搏动处近内侧定位穿刺。

③在刺入同时保持抽吸状态。

④如果动脉触不到股动脉搏动,透视下,股静脉位于股骨头最内侧的浅面。许多病例,股静脉位于股骨头的内侧。

⑤有的病例,可在超声引导下穿刺,或用多普勒辅助针头(Smart Needle™ Vascular Solutions,Minneapolis,MI)穿刺。

可根据静脉的血流声辨认股静脉。静脉血流声类似于风吹过树林的声音,而动脉血流是熟悉的较强搏动性的声音。

⑥当刺入静脉后,静脉血可能不会自动经针头反流到注射器,但是注射器很容易能回抽到血,说明在静脉腔内。

可以使用微穿针,导丝为 0.018in,穿刺成功后移除微穿针,经导丝置入扩张器,移除内芯。

⑦J 形头的 0.038in 导丝在透视下送入,如果透视下见导丝位于脊柱右侧的下腔静脉内,则确认在静脉内。

⑧将鞘置入静脉内

a. 6F、25cm Pinnacle® 长鞘(Terumo Medical,Somerset,NJ)适合大部分患者。

b. 较长的鞘通常很安全。

2. 其他静脉途径

(1)颈静脉常被用作同侧硬膜窦的静脉通道。

①可用一小的静脉通路系统轻易地进行颈静脉逆行穿刺。

②触及颈动脉搏动,用 22 号针头紧贴搏动外侧,针头向头侧。刺入同时持续抽吸,直至自由地抽出暗红色血液(如果血色鲜红并有搏动性,则进入了动脉,拔针,压迫 5~10min,再靠外些穿刺。)

③当针头进入静脉后,用穿刺盒内的 0.018in 钛头导丝向上置入颈静脉,拔出针头,同轴扩张穿刺点。

④可直接沿外径为 4F 的扩张器置入微导管(将一带有肝素盐水冲洗的 Y 形阀接到扩张器的尾端,可经此送入微导管)。

⑤如果要使用大的导管系统,可用 0.035in 或 0.038in 弯头导丝置换成 10cm 适当大小的鞘。因为颈内静脉周围软组织少,较短的导丝就可以进入颈内静脉。

（2）上肢或锁骨下静脉也可用作到达静脉系统的路径血管。但颈静脉汇入头臂静脉的转弯及该处的瓣膜成为经上肢途径到达颈静脉或更头侧静脉的障碍。在没有弯曲导丝情况下把鞘插入血管中还是很有挑战性。使用扩张器逐渐扩张,在沿导丝送入扩张器时,通过旋转的方式送入。

六、导管穿行

1. 导管应该沿可操控的亲水导丝上行。

2. 当自股静脉途径向头侧上导丝导管时,在直接透视下观察导丝头。当导丝头进入下腔静脉与右心房的连接部,使导丝头指向外侧,便于进入上腔静脉。

3. 保证导丝头不要触及右室壁以及进入右心室。时刻观察心电监护仪,当心室壁受刺激可出现心律失常。

4. 当导管进入上腔静脉后,即可直接向上进入右侧颈内静脉,或向左急转入左侧头臂静脉。如果想进入左侧颈内静脉,则必须向头侧推进。

5. 颈内静脉近段的瓣膜有时阻挡导丝进入颈内静脉。可用弯头 Glidewire® (Terumo Medical,Somerset,NJ)快速通过瓣膜。另外一种有用的导丝是 0.016in 的黄金导丝(Terumo Medical,Somerset,NJ),一旦导丝通过静脉瓣,沿导丝可以将导管送入更靠近头侧的颈内静脉。

6. 但更头端的静脉结构的插管需要同轴微导丝/微导管复合体来完成,所以通常用 5F 或 6F 的导引导管。

7. 当在导引导管内推送微导管时,要记住向前移动微导管时,必会产生使导引导管后退的力。

8. 试图把微导管送至远处或通过迂曲血管节段时可产生足以使导引导管向近段移动的力。这不仅使导引导管退出颈静脉内的适当位置,也可刺激右心房壁,导致短暂的心律失常。

（1）去掉导引导管多余的弯曲可解决心律失常。

（2）要解决导引导管容易弯曲的问题,可用硬些的导管如 6F 或 7F 的 North-star® Lumax®(Cook Medical Inc.,Bloomington,IN)或用"力量塔"即 90cm 鞘配合用 100cm 导管以提供更强的微导管支撑平台。

七、困难条件下导管穿行的注意点

1. 静脉比动脉更容易活动,支撑力弱。对导管的支撑力差,一般要用硬一些的导引导管。

2. 静脉一般是迂曲的,需要好的可操控的软头导丝协助到达目标血管。

3. 静脉的解剖变异多于动脉。静脉病理可能与静脉闭塞性疾病有关。

4. 当不确定导管头在哪里的情况下,在透视下经导管注射造影剂或者做路径图。

5. 静脉将血流引向心脏,由于瓣膜的存在和血管的轮廓,导管逆血流方向前行较困难。硬的、可操控导丝和可操控导管有利于静脉腔内操作。

6. 有时直接到位目标血管比较困难,而迂回的通道反而可能到达。在这种情况下,多导管、辅助捕获技术有助于到位目标(图 11-1)。

八、路径图

与动脉手术相比,静脉手术中路径图的作用较小。很难显影导管头远端较长距离的静脉结构,因造影剂是逆血流方向的。在经静脉途径栓塞动静脉瘘时,经另一置

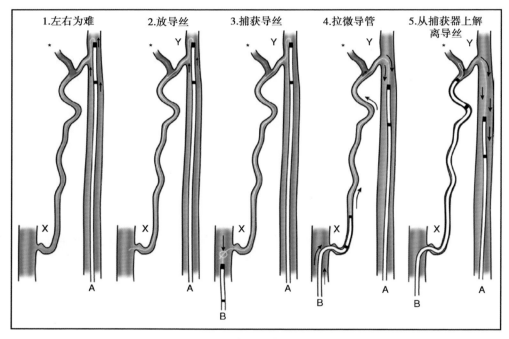

图 11-1　捕获器辅助的插管

1. 左右为难:试图经静脉途径到达瘘口(＊),但角度过大,不可能直接推送微导管进入(A)。微导管和微导丝都不能直接经小的静脉管道(X)推送。可将导丝送入间接通道(y),但微导管不能转过急弯,且过弯时易导致导丝回弹,并越过那个血管开口。2. 放置导丝:通过小心的操作,可将软导丝一直置入小静脉血管(X),甚至可以到达其下的大血管,但仍然不能提供足够的支撑,以引导微导管绕过弯曲。3. 捕获导丝:术者置入另一微导管(B),其头端位于微导丝头附近,经微导管上一小捕获器。套住微导丝头端。捕获器抓住微导丝撤进微导管。4. 拉微导管:轻轻且持续地将微导丝撤入微导管(A),上推微导管(B)使其上至小动脉处(X)。5. 从捕获器上解离导丝:轻轻推进捕获器,使微导丝松弛。微导丝和微导管(A)可顺利撤出。微导管(B)可沿捕获器或撤下捕获器,再上一微导丝,引导微导管至目标位置

于动脉内的造影导管注射造影剂,可获得清晰的目标静脉结构的路径图。在进行颅内静脉手术时,也可同时将一根诊断导管放置在颈内动脉,做静脉期路径图。

九、双冲洗

双冲洗已于第 2 章讨论过。虽然小血栓不容易引起静脉侧的临床症状,但最好始终使用双冲洗的造影技术,减少并发症的发生。

十、持续盐水冲洗

三通或单向阀必须用,以使肝素盐水滴入导管。旋转止血阀特别有用,保证导管的尾端不会暴露于空气中。当导管在静脉系统内,静脉低压可能使气泡进入导管。如果导丝插入或拔出后,或腔内有血液,都要小心进行双冲。旋转止血阀和持续冲洗对任何同轴插管都是必需的。

十一、抗凝

肝素化可预防导管系统内的血栓形成,从而减少这些导管系统内血栓造成的损害。而且,导管内或导管周围的栓子,可形成静脉血栓,进而可能引起深静脉血栓、肺栓塞和(或)插管的脑静脉内的血栓闭塞。但是还没有系统的比较研究,确定全身肝素化是否能够有效预防静脉手术的并发症的发生。

十二、手推注射

抽有造影剂的 10ml 注射器连接于导管的三通阀门,用中指轻弹注射器数次,使附于内壁上的气泡松动,注射器置于垂直位针尾指向上,气泡上浮,远离导管。如经微导管注射造影剂,则用 3ml 或者 1ml 注射器。

十三、机械注射造影

在静脉操作过程中,经静脉压力造影通常无用。

十四、穿刺点处理

当静脉手术完成后,股静脉拔鞘后,穿刺点手工压迫 5～10min。患者应严格卧床,下肢伸直至少 2h,取决于鞘的管径。SyvekExcel® 止血补片(Marine Polymer Technologies,Danvers,MA)有用。静脉穿刺点出血比动脉穿刺点少得多,缝合器械通常不用。

第二节　静 脉 造 影

一、背景

因效果很好的无创性技术的存在,直接插管的静脉造影在头颈部很少做,如研究静脉系统的 MRV。最常见的静脉系统直接插管造影仅作为静脉血管内治疗的一部分。

二、静脉造影适应证

1. 在静脉取样术中,证实导管位置,并评价静脉引流方式。
2. 怀疑有静脉高压的患者,观察有无静脉狭窄或闭塞。
3. 对不能解释的耳鸣,观察有无静脉狭窄或闭塞。
4. 对拟手术或血管内闭塞硬脑膜静脉窦者,观察侧支通路是否存在。
5. 评价有无静脉路径以用于经静脉栓塞。
6. 在经动脉栓塞治疗动静脉分流的手术中,静脉插管可测量静脉压力,确定静脉高压减轻的程度。

三、静脉造影并发症

(一)神经系统并发症

1. 由于静脉造影常作为静脉血管内治疗的一部分,应该告知患者手术涉及的更多潜在并发症。
2. 缺少单纯静脉造影并发症的统计,毕竟不是常规手术。
3. 理论上在处理颅内静脉结构时,总是存在静脉梗死和出血的风险,但这个比率还不知道,可能很低。

(二)非神经系统并发症

1. 对碘造影剂及术中任何所用药物造成的过敏反应。
2. 腹股沟血肿同样可能发生,但较动脉穿刺少见和程度轻。
3. 可出现静脉血栓,有深静脉栓塞或肺栓塞的症状。

四、静脉造影：步骤部分

推荐用于静脉造影的导丝和导管。

1. 亲水导丝

(1)0.035in 弯头 Glidewire®(Terumo Medical,Somerset,NJ)软、弹性好、可操控。

(2)0.038in 较 0.035in 稍硬,但支撑力强,因较硬而不常规用于小静脉或颅内。

(3)软的可扭控导丝,如 Headliner™(Microvention,Tustin,CA)或 Gold-tip Glidewire(Terumo Medical,Somerset,NJ)有时用于通过较困难带瓣膜的低段颈内静脉或用于到位颅内静脉窦。

2. 静脉造影导管　做静脉造影时应该记住一个规则:血流流向心脏。导管经股静脉路径置入到达头颈部静脉,经导管造影时,造影剂流向导管头尾侧的血管。特别是在大的硬脑膜窦,通过导管造影,仅能显示导引导管头端几厘米。

(1)软头单弯导管用于尾侧 IPS 或颈静脉球。

①4F 或 5F Berenstein curve Soft-Vu®(Angiodynamics,Queensbury,NY)。

②4F 或 5F 的 Angled Glide-catheter®(Terumo Medical,Somerset,NJ)。

(2)用于同轴通路的导引导管。

5F 或 6F 带角度的 Envory® 导引导管(Codman Neurovascular,Raynham,MA)。

(3)同轴输送的微导管是编织型的并应有相对大的内腔。

RapidTransit®(Codman Neurovascular,Raynham,MA)。

(4)如果需要研究成年人的上矢状窦,所用微导管的长度要 170cm。

①RapidTransit®(Codman Neurovascular,Raynham,MA)微导管有长度为 170cm 的外售,可当此用。

②记住要用 200cm 或更长的微导丝。

a.0.012in J 形头 Headliner®(Micovention,Tustin,CA)。

b.0.014in 软头 Transend™(Stryker,Neurovascular Fremont,CA)。

(5)可通过中间导管系统来达到硬膜窦。

DAC®(Stryker Neurovascular,Fremont,CA),038 和 044 系统有 136cm 长,对于大多数病例足够了。

五、技术

(一)股静脉途径

依据要使用导管直径大小来选择 5F 或者 6F 鞘,置入右侧股静脉或者左侧股静脉。

(二)导管操作

1. 导管连接旋转止血阀再连三通,肝素盐水(10 000U/L)持续冲洗。

2. 经股静脉鞘,上导管至术前既定的颈内静脉。

3. 到达颈内静脉后,导管指向上内侧,可进入岩下窦;指向上外侧,可进入颈静脉球。

4. 如果拟研究的静脉结构在颈静脉球或 IPS 的头侧,经导引导管的 Y 形阀同轴上一大腔的微导管。

5. 提示患者,操作导管可能引起一定程度的不适。

6. 沿软头导丝小心轻柔上微导管进入并越过静脉窦,进入想要进入的区域。

7. 试验性手推注射 1～2ml 造影剂,确认导管位置适当,并估计可能需要的造影剂用量。

8. 通过手推造影剂达到颅内静脉成像。

9. 大的硬脑膜窦可能需要造影剂 3～5ml 或以上,而诸如 IPS 的小窦,可能仅需 1～3ml。

10. 皮层静脉或深静脉如大脑内静脉应小心推注小剂量造影剂。

11. 用高质量的 DSA 成像系统做静脉成像,帧频为 2～4 帧/s。

(三)评价造影图像的注意事项

1. 当用微导管做大硬膜窦的造影时,不可避免的可见造影剂层流及来自属支的末段显影血流,形成静脉内可见的充盈缺损。

2. 这种充盈缺损在每一帧图像上可有大小、形态的变化,并有一模糊边缘,而真正的充盈缺损或狭窄是静止的、界线更清晰的。

3. 如果不清楚是不是真的充盈缺损,调整导管位置,重复造影摄片可有助于鉴别。

4. 记住大的蛛网膜粒可显影,通常在横窦侧方,在上矢状窦可见小的蛛网膜粒。

(四)静脉压测定

造影片上所见的狭窄也可能是没有显著血流动力学意义的狭窄。因此,对怀疑有静脉高压的患者进行全面检查,包括在狭窄近端、远端进行静脉压测量。最简单的方法是将一以盐水充盈的延长管接在导管尾端的三通或接头上,另一端连接标准的压力传感器。如要全面评价颅内静脉窦,可将微导管置入上矢状窦、同侧和对侧横窦及乙状窦、颈内静脉,获得各处的压力值,当然也包括狭窄两端的数值。微导管测得压力波形肯定是不精确的,但研究表明平均值有相当的准确性。如果压力波形完全扁平,则有必要调整监视器的显示范围,如果波形扁平,而数字又不太对劲,可能是微导管顶在血管壁上,或弯折,可试行稍后撤微导管,看情形有无改观。如果要精确地测量压力,插入 0.014in PressureWire® Certus(St. Jude Medical System,St. Paul,MI)于微导管内。

静脉测压也用于动静脉畸形或瘘的经动脉栓塞术中。特别是范围较大的病变,不可能治愈,但治疗的目的是减轻静脉高压的症状,颅内静脉测压可提供一客观的治疗目标。压力下降,越接近正常水平,越说明患者可从手术中获益。同样道理,置于动静脉分流的引流静脉内的多普勒导丝通过记录血流速度的变化,可反映供血动脉栓塞前后血流量的变化。

第三节　静脉闭塞试验

一、背景

　　静脉闭塞试验通常作为术前检查,可预测在闭塞静脉后是否出现负面的血流动力学后果。然而,动脉和静脉闭塞试验有明显的差异。在动脉侧,闭塞血管很快引起所供区域的血流量显著下降,引起短暂的神经功能缺失,意味着患者会出现明显的神经缺损。然而,血流量与静脉结构的通畅性并没有线性关系。因为神经缺损不可能很快出现,并在试验期间被发现。而且,某些静脉闭塞的症状和潜在致残性体征如顽固性头痛、视力下降有可能在闭塞后数周或数月后开始显现。有报道称:永久性闭塞已经通过闭塞试验的静脉窦后,闭塞试验没能预测到灾难性的静脉高压和脑肿胀。也有报道称:闭塞时若能在造影片上看见足够的侧支静脉,近段压力上升幅度小于 10mmHg 的前提下,静脉窦可安全闭塞。因此,静脉闭塞试验是通过测量闭塞前后的压力改变和造影所见的引流模式,以及患者的临床表现,来估计患者对闭塞的耐受程度。

二、静脉闭塞试验的指征

　　1. 为治疗肿瘤、AVM 或累及静脉窦的动静脉瘘,预计准备闭塞静脉之前,确定闭塞静脉结构是否安全。

　　2. 静脉结构位于手术入路,妨碍显露,拟予以闭塞之前,确定闭塞静脉结构是否安全。

　　3. 为无法解释的耳鸣,寻找静脉方面的病因。

三、静脉闭塞试验的并发症

(一)神经系统并发症

　　1. 导管到位的静脉结构形成血栓的风险,并致静脉梗死。

　　2. 球囊在颅内血管内过度扩张,撑破静脉结构,可导致硬膜外、硬膜下、蛛网膜下腔或脑内出血。

　　3. 单纯静脉闭塞的并发症尚缺乏统计数字,因该术不常做。

(二)非神经系统并发症

　　1. 对于颈内静脉或乙状窦内的球囊扩张,可引起广泛迷走反应,可能导致心动过缓、低血压,甚至心脏停搏。

　　2. 对碘造影剂或术中其他用药的过敏反应。

3. 腹股沟血肿可能发生,但较动脉穿刺少见且程度轻。

4. 静脉血栓可发生于静脉系统的任何地方。

四、静脉闭塞试验:步骤方面

(一)抗凝

肝素 50~70U/kg 经静脉推注,视需要每小时追加一次,使活化凝血时间至少达到基线值的 2 倍。还可以给将要进行闭塞试验的患者口服阿司匹林,以防止用球囊扩张导致的损伤而引起的血小板聚集。

(二)镇静/麻醉

最常见的情况是,静脉的试验性闭塞是在患者清醒的状态下进行,尽量少用镇静,以便于发现因短暂静脉闭塞引起的神经异常。但是如果插管位置到达颅底水平以上,可引起患者不适,所以也有学者提出在全身麻醉下进行。由于过分倚重测压和造影影像学,神经检查居次要地位。如果考虑到患者术中不适应性,全身麻醉下的静脉闭塞试验也是能提供不少有用信息的。另外一种替代方法是在术中插管期给予大量镇静镇痛,而当球囊充盈时,药物已自然代谢掉大部分。

(三)建议静脉闭塞试验使用的导丝导管

1. 到位导丝

(1)可操控的亲水 0.035in 或 0.038in 弯头 Glidewire® (Terumo Medical, Somerset,NJ)可引导导管进入颈内静脉。

(2)软些的但可扭控的导丝如 Headliner™ 或 Gold-tip Glidewire(Terumo Medical,Somerset,NJ)用于协助通过颈内静脉下段有瓣膜的静脉节段。

(3)软头 Transend™(Stryker,Kalamzoo,MI)或其他 0.014in 导丝用于引导球囊导管进入目标血管。

2. 用于静脉闭塞试验的导引导管及球囊

(1)用作通道的导引导管包括标准的 5F、6F 或 7F 大腔的导引导管,如 6F 弯头 Envoy®(Cordis Neurovascular,Raynham,MA)或 6F Northstar® Lumax®(Cook Medical,Inc.,Bloomington,IN)。必须保证导引导管的内径能够包容球囊导管的外径。球囊导管包装上通常标示推荐与之配套的导引导管型号。

(2)6F 90cm 长鞘(如 Shuttle®,Cook Medical,Inc.,Bloomington,IN)也可当作导引导管用于闭塞试验,如需要,可提供额外的稳定性。

(3)球囊的大小必须与血管管径相匹配。可测量先前的 MRV 影像而获得目标静脉管径,或静脉造影测量管径。

(4)如果目标血管管径在 6mm 以下,可用软的、有弹性的球囊如 7mm 的 Hyperform™(ev3,Neurovascular,Irvine,CA),但有一个显著的不足是不能用这种单腔球囊测量闭塞部位以远的压力。

（5）Accent®球囊（Codman Neurovascular，Raynham，MA）是双腔球囊，球囊到位、移除微导丝后，有一个内腔可经此腔测量远处的压力。此球囊充盈后直径为4～6mm。

（6）通过在整体交换的球囊导管尾端连接的测压装置，测试病变部位的压力。

（7）也可用 0.014in Pressure Wire®（St. Jude Medical System，St. Paul，MI）穿经球囊导管至远端血管内直接测压。

（8）球囊导管的管身一般至少 120cm 长，最好 150cm，以便到达目标血管。Savvy®球囊（Cordis Neurovascular，Miami，FL）有多种球囊管径及长度，并有较大的内腔便于测压。

（9）将一根 4F 或 5F 的诊断导管置于动脉系统，以在试验性闭塞期间做脑血管造影。当球囊充盈时，可以观察静脉引流的方式。

五、手术步骤

（一）股静脉途径

1. 按照上述描述的方法行股静脉穿刺。

2. 根据所用导管的管径，选择合适的鞘置入左侧或右侧股静脉。

3. 在对侧腹股沟区，做同样的操作，不同的是做动脉穿刺，并置入 4F 或 5F 诊断导管，暂时放置降主动脉，必要时上行做脑血管造影。

（二）导管的操作

1. 所有导管连接 Y 形阀及三通持续肝素盐水冲洗（10 000U/L 盐水）。

2. 经股静脉鞘，上导引导管至颈内静脉。如果需要，可先做动脉造影，以确定到达拟测试静脉结构的最佳路径。

3. 颈内静脉到位后，经导引导管的 Y 形阀置入一适当大小的球囊导管。

4. 告知清醒的患者，操作导管可能会引起不适感。

5. 在一软头微导丝导引下，上球囊导管至静脉窦内的拟闭塞部位处。

6. 经球囊导管的远口轻柔推 1～2ml 造影剂，确认导管位置适当。

（三）试验性闭塞

1. 当适当大小的球囊导管位于待测部位，经导管的中央腔注射造影剂，证实位置合适并获得血管的路径图。

2. 准备静脉测压，可以将压力线通过三通连接至球囊导管的中央腔，也可以通过球囊导管将压力传感导丝送至测压处。

3. 经球囊导管的中央腔测量基线压力。

4. 轻轻充盈球囊至刚好闭塞管腔为止，如果球囊大小适当，用不到一个大气压就可闭塞静脉。

5. 再次经球囊导管的中央腔测量压力，这是闭塞部位近段的静脉系统内的回压。

(1)如果压力变化不大,表明侧支代偿充分。

(2)压力升高,特别是升高 10mmHg 以上,提示侧支代偿不足,是试验"失败"的一个要素。

6. 临床检查患者,看有无神经缺损及有无新出现的细微体征和症状,包括头痛、眩晕、耳鸣、视力改变等。

7. 在闭塞试验期间的某些时间点,利用动脉导管做脑血管造影,观察静脉引流模式和静脉淤滞的造影征象。这些征象包括。

(1)动静脉循环时间减慢。

(2)皮层静脉淤血扩张。

(3)静脉窦内血流迟缓。

(4)可对比球囊闭塞前后的静脉结构的造影所见,应有所帮助。

8. 如果患者临床耐受充盈的球囊,而且球囊导管的近端压没有升高,维持闭塞 30 分钟——证实的确可耐受闭塞。

9. 球囊闭塞试验失败标准(一个或者多个表示失败)。

(1)患者逐渐出现症状。

(2)压力升高 10mmHg 以上。

(3)造影显示静脉淤滞。

10. 当患者没能通过闭塞试验,或者通过了 30 分钟的试验,结束手术,球囊去充盈。

(1)撤出球囊前,确认患者的症状已经完全缓解,静脉压力完全恢复至基线水平。否则,可能出现静脉血栓,维持球囊导管在位,以备血管内治疗。

(2)在大多数病例,去充盈球囊可缓解先前诱发的症状,撤出球囊导管。

第四节　静脉取样

一、背景

分泌型的内分泌肿瘤,尽管瘤体很小,但可使患者的生理状态发生很大的改变。影像检查可能未发现非常小的病变。本部分专注于库欣病的静脉取样。

二、岩下窦取样(IPSS)指征

1. ACTH 依赖的库欣综合征。

2. 腺垂体的生化检验和 MRI 影像不能清楚地鉴别 ACTH 来源(垂体源性或垂体外源性)。

3. MRI 不能明确定位肿瘤,但生化检查强烈提示肿瘤源自垂体。

4. 大量证据显示需要确定分泌 ACTH 的肿瘤,例如手术后复发的库欣综合征。

三、岩下窦取样的并发症

（一）神经系统并发症

1. 对于非常有经验的医学中心来说，永久的神经并发症很少，1：1200或 0.083％。

2. 事实上，经验较少的术者神经并发症发生率较高，但一般低于 1％。

3. 有报道的神经并发症包括：短暂或永久性的脑干缺血，脑干出血，蛛网膜下腔出血，短暂的第Ⅵ对脑神经麻痹。

（二）非神经系统并发症

1. 对碘造影剂或术中其他用药的过敏反应。

2. 可能会有腹股沟血肿，但发生率及严重程度都轻于动脉穿刺。

3. 可能发生静脉血栓。5.9％（2/34）IPSS 者出现深静脉血栓，其中 1 例死于继发的肺栓塞。

4. 理论上，库欣患者较其他患者发生感染的风险高，但文献中未报道静脉取样术后发生感染的比率。

四、岩窦取样步骤技巧

（一）术前准备

1. 术前，5ml 的红头取样管，标记患者的信息并编号。

2. 保证备好一支绵羊促肾上腺皮质释放激素（oCRH）。

3. 术前，储备冰盒用于将样本送至实验室。

（二）造影剂

对于静脉取样术来说，仅需少量的造影剂以确定导管位置。

1. 非离子型造影剂能很好耐受，通常用于这类手术。Iohexol（Omnipaque®，GE Healthcare，Princeton，NJ）是低渗的、非离子型造影剂，相对便宜，可能是静脉取样术最常应用的造影剂。

2. 对于有严重碘过敏病史的患者，作者用过小剂量的钆造影剂，结果还可以。

3. 理论不用造影剂也可行，可在透视下查看标记来确定导管已经到位。

（三）人员要求

静脉取样术和 IPSS 术需要好几名助手在术间内帮助取样，将样本放入取样管，并组织人员形成一种有意义的方式。

1. 需要 3 个人在 3 个不同位置同时取得 3 份样本。

2. 2～3 名其他非无菌人员拿着装有样本的注射器，一人负责检查样本是否放入相应的管子内，并置于冰盒再送至实验室。

（四）镇静/镇痛

尽可能少用镇静药,因许多药物可短时干扰 ACTH 的基线值。

五、建议岩下窦取样使用的导丝导管

（一）亲水导丝

1. 0.035in 弯头 Glidewire®（Terumo Medical,Somerset,NJ）软、弹性好、可操控。

2. 0.038in 弯头 Glidewire®（Terumo Medical,Somerset,NJ）比 0.035in 的稍硬,但支撑力强,因硬而不常规用于岩窦。

3. 可扭控软导丝,如 Gold-tip Glidewire®（Terumo Medical,Somerset,NJ）有时用于通过较困难的颈内静脉低段（带瓣膜）或用于到位岩下窦。

（二）用于岩下窦取样的导管

1. 较传统的方法是用软头、单弯 4F 或 5F 导管置于岩下窦的最尾侧。

2. 用 5F 导引导管置于颈内静脉的岩下窦的下口处,经导引导管置入同轴微导管至岩下窦内采集血样。

3. 例子。

（1）软头、单弯导管于岩下窦尾端取样:4F 或 5F Berenstein curve Soft-Vu®（Angiodynamics,Queensbury,NY）或 4F 或 5F Angled Glide-catheter®（Terumo Medical,Somerset,NJ）。

（2）用于同轴通道的导引导管包括标准的 5F 或 6F 的大腔导引导管,如 5F 或 6F 多用途弯头 Envoy®（Codman Neurovascular,Raynham,MA）。

（3）同轴到位的微导管是编织型的、大腔微导管,如 RapidTransit®（Codman Neurovascular,Raynham,MA）。

六、手术步骤

（一）股静脉途径

1. 按照上述描述的方法行股静脉穿刺。

2. 5F 或 6F 鞘置入左侧或右侧股静脉。根据所用导管的管径,如用 5F 导管,则一个鞘是 5F,另一个是 6F,可经大口鞘抽取导管周围的外周静脉血样。

（二）导管的操作

1. 两个 5F 导管分别连接 Y 形阀和三通,并用肝素盐水（10 000U/L 盐水）持续冲洗。

2. 经两个股静脉鞘上导管,进入对侧颈内静脉。这种交叉插管方法可最大限度地发挥插管的器械优势,从右侧的股静脉鞘插管进入较困难的左侧颈内静脉。

3. 到达颈内静脉后,将两个管头分别指向内上方,进入岩下窦。如果导管的弯曲正好与岩下窦的弯曲相匹配,导管可进入岩下窦下部。

4. 如果导管进入窦时有困难,上一可操控的、软头的 0.035in 或更细的导丝,非常小心地按照前—上—内顺序操作进入岩下窦,再轻柔跟进导管。

5. 告知患者,操作导管时会有些不适。

6. 在颈静脉球部注射造影剂可显示岩下窦的一部分,并可作为路径图。导管进入岩下窦后,可注射造影剂并获得对侧岩下窦的路径图,因同侧造影剂可反流至海绵窦,再经海绵间窦进入对侧海绵窦和岩下窦。

7. 看准海绵窦最大的静脉通道,因岩下窦可能包括数支血管。

8. 如果导丝和导管朝向内下,可能在髁静脉内,须调整导管位置。注意髁静脉和岩下窦可能在汇入颈内前已经融合为一体。

9. 当双侧岩下窦插管成功后,轻轻手推 2～5ml 造影剂超选造影。如果造影剂反流入海绵窦,说明导管位置合适。静脉造影片也可显示静脉的引流模式,可根据各岩下窦的激素水平判断肿瘤的侧别(例如两侧海绵窦主引流进入一侧岩下窦)。

10. 如果用微导管取样:用 5F 或 6F 的导引导管置于颈内静脉并朝向岩下窦,在路径图引导下,轻轻沿软头微导丝上一大腔(0.021in 或以上)微导管。头端位于岩下窦的平直段,最好在左右侧 IPS 之间的粗大连接静脉之上。

静脉到位小窍门

1. 库欣患者可能很胖,触摸股动脉很困难,而且在某些患者,股静脉很靠内侧。

2. 如果建立了一侧股静脉路径,另一侧还没有,可用一逆向弯曲的导管如 Simmons1 经鞘进入对侧髂静脉。上导丝进入对侧股总静脉,透视下定位静脉或沿导丝上导管进入对侧股静脉,注射造影剂,获得路径图,指引穿刺针进入静脉。

3. 有深静脉血栓形成的患者可能会有股静脉慢性闭塞。如一侧股静脉通畅,则常可容纳两支鞘,一支比另一支稍远。

4. 有可能一侧股静脉内置入两支鞘,一种情况是一侧腹股沟区浅表感染,另一种是静脉畸形如左侧髂静脉没有汇入下腔静脉。

5. 如果一侧颈内静脉闭塞或 IPS 与椎静脉系统有异常连接而没有汇入颈静脉球,则从该侧获取 IPS 血样是不可能的。但是,如果可以插管进入对侧 IPS,则有可能用微导管进入同侧海绵窦。然后,用另一置于同侧颈静脉的导管或经同一导引导管(6F 或 7F),再上另一微导管进入海绵窦,经后海绵间窦进入对侧海绵窦。至此,可行双侧海绵窦取样。

6. 如果岩下窦未在颈静脉处汇入,它可能存在平行通道,在颈部低位汇入颈静脉。在低于颅底 40mm 处,可见岩下窦汇入颈静脉(见第 1 章图 1-55)。

7. 不常用的。如果 IPS 不汇入颈静脉,可以使用岩枕静脉作为通路进入海绵窦。这条静脉通常在 IPS 内下侧连接海绵窦(见第 1 章图 1-56)。

（三）岩下窦窦取样

1. 同时抽取 3 处各 3ml 血样，分别在左右侧岩下窦导管、较粗的股静脉鞘。需要 3 个助手同时抽取。

2. 在取样前，连接注射器并抽出导管的无效腔，5F 导管约 2ml，微导管约 0.3ml。

3. 取一套或者更多套标本获得 ACTH 的基础值。

作者取 3 套基值标本，每间隔 5 分钟取一次，增加获得 ACTH 峰值的概率，因 ACTH 呈搏动性分泌。

4. 同时抽取 3 处的血样包括双侧岩下窦及外周静脉血。缓慢持续抽吸约 60 秒，防止静脉塌陷覆盖导管口，并防止大力抽吸使颈静脉或髁静脉的血液反流而稀释岩下窦内的静脉血。

5. 3 份样品血样交给巡回护士，放入标记的管内，再置于冰盒。

6. 注意不要弄混标本，必须要保证取样的注射器与取样管一一对应。

无菌的彩笔标记注射器是个好主意（表 11-1）。并在各相应的导管尾端标记不同颜色。事先在取样管上也标记好相应的数字。预先打印好的表格（表 11-2）应有取样管号码、取样时间、取样部位，这非常重要，便于日后对检查结果进行分析。

7. 在每次抽血后，用肝素盐水冲洗，清除导管腔内的血液。

8. 在操作过程中，特别要注意不要推、拉、扭导管。

9. 在获取基线血样后，经岩下窦导管超选造影，再次确认导管位置。

10. 经外周静脉通路给予 $1\mu g/kg$ 的 CRH，最大剂量 $100\mu g$。

11. 在 CRH 进入静脉后，隔时抽取至少两套血样，作者在 CRH 注射后的 1 分钟、3 分钟、5 分钟和 10 分钟时取血样。

（四）海绵窦取样

1. 步骤与岩下窦微导管取样步骤极其相似。

2. 双侧插入股静脉鞘，其中一侧的管径大于导引导管 1F，便于经鞘抽血样。

表 11-1 取样管的彩色标记标码

R=红	红＝右侧岩下窦（RIPSS）
L=黄	黄＝左侧岩下窦（LIPSS）
P=蓝	蓝＝外周

表 11-2 岩下窦样表工作表

	T:－10 分钟	T:－5 分钟	T:0 分钟	T:1 分钟	T:3 分钟	T:5 分钟	T:10 分钟
R-岩下窦							
L-岩下窦							
外周							

3. 5F、6F 甚至 7F 多用途弯头导引导管经股静脉鞘进入对侧颈内静脉,指向岩下窦。

作者用标准的 5F 软头导管置于岩下窦的下端,患者极少有不适感。较大、较硬的导管应在颈内静脉以减轻患者的不适。

4. 轻柔注射造影剂获得路径图。

5. 经导引导管的 Y 形阀,上大腔微导管如 RapidTransit®（Codman Neuro-vascular,Raynham,MA）。

6. 在可操控、软头的微导丝（如 0.014in Soft-tip Transend™（Stryker,Neuro-vascular Fremont,CA）导引下进入岩下窦。

7. 尽可能在窦的平直段,然后将微导丝缩回微导管内,推送微导管,避免微导丝刺破血管。

8. 告知患者在微导管进入岩下窦时,会有不适。

9. 将双侧微导管头到位于海绵窦后部。

10. 准备取样,步骤如上述岩下窦的取样步骤。

（五）颈静脉取样

如果岩下窦插入困难或术者不熟悉岩下窦插管技术,可于颈静脉球部取样。

1. 导管的穿行与岩下窦取样相同。自位于双侧颈静脉球部的 5F 导管内取样。

2. 像 IPS 一样,双侧 5F 造影管取血后,在一侧股静脉鞘内取外周血。

（六）穿刺部处理

获取标本后,撤出导管止血,如前述使用的压迫止血方法。库欣患者因高血糖而注射胰岛素,不建议用鱼精蛋白中和肝素,因注射鱼精蛋白可能引起低血压。除非患者没有用过 NPH 胰岛素,最好保留股静脉鞘,待 ACT 恢复至基线水平,拔鞘,手工压迫。静脉穿刺一般不必用闭合装置。根据鞘的大小,患者严格卧床并腿伸直至少 2h。

岩窦取样:避免并发症的小技巧

1. 用软头的导管和导引导管,在路径图下引导上下管,一定小心防止静脉损伤或穿孔。

2. 全身肝素化和谨慎的冲洗技术,防止血栓形成。

3. 注意患者的情况:严重疼痛、意识迷糊、恶心、面部及咽喉部麻木或复视提示有不良情况发生。

4. 不能解释的、不稳定的高血压可能是正在发生的脑干缺血的体征之一,提示应该撤出导管了。

七、静脉取样:结果的解读

（一）岩窦取样

库欣取样是为证实:①异常的 ACTH 是源于垂体（库欣病）还是异源性的 ACTH 产物过多;②肿瘤位于哪一侧。

1. 垂体性/异源性　为评价岩窦取样的结果,要计算 IPS 的 ACTH 值/外周血 ACTH 值的比例。

如 CRH 前 2∶1(IPS∶外周)、CRH 后 3∶1,则可诊断为垂体源性的ACTH。

(1)用 2∶1 的比例做阈值,在手术证实的 215 例库欣病中,基线 IPS 取样术发现了其中的 205 例,诊断的敏感性为 95%,无假阳性,特异性达到 100%。

(2)在注射 CRH 后,如果用 3∶1 作为阈值,可发现所有库欣病患者,敏感性为 100%,特异性为 100%,无假阳性。

(3)其他的病例数较少、技术成功率有些低的研究,也显示出敏感性和特异性都超过 90%。

(4)意大利的研究组发现基线的 IPS 诊断成功率最好的阈值是 2.1∶1;而CRH 后,最好的阈值是 2.15∶1;也有另外的报道支持 2∶1 和 3∶1 的阈值。

2. 垂体瘤侧别判断

(1)体内试验表明两侧海绵窦内的血液混合最少,因此,自岩窦取血可以准确判定标本是来自哪一侧的海绵窦。

(2)早先有这样的冲动认为岩窦取样可以精确定位腺瘤在垂体的哪一侧。

(3)NIH 组发现两侧的数值差异在 1.4 倍以上,则 ACTH 腺瘤的定位正确率在 68%(基线取样值)和 71%(CRH 后测量值)。

(4)IPS 取样法判断肿瘤侧别失败的原因之一是 IPS 发育不良,以及阈值相关的海绵窦的不对称引流至一侧的 IPS。

(5)当选择性静脉造影显示两侧海绵窦各自对称性地引流入各自的 IPS 时,侧-侧 IPS 比例可较好地判定病变的侧别。

(6)判断病变侧别的准确性是有限的,甚至在正常的个体中,有一种倾向就是可能一侧的垂体是主侧。

(7)其他的误诊侧别的原因可能是多发腺瘤,这在 660 例手术的库欣病患者中占 13 例(2%)。

(8)更少见的原因是海绵窦内的异位腺瘤,是不能诊断病变侧别的可能原因之一。

岩下窦取样:需要记住的比例

1. CRH 前,IPS∶外周的比例为 2 以上,提示垂体腺瘤产生 ACTH(库欣病)。

2. CRH 后,IPS∶外周的比例为 3 以上,提示库欣病。

3. IPS∶IPS 比例在 1.4 以上,可提示病变侧别。

4. 如果在 CRH 前后的侧别比值指向不同侧,则提示病变侧别的结果不可信。

（二）3 个典型病例的结果及分析

1. 病例 A

	T：−5min	T：0min	T：3min	T：5min	T：10min
R-岩下窦	561	823	12 823	5789	3792
L-岩下窦	26	29	611	319	299
外周	10	9	24	27	19

所有数值是 ACTH 浓度，单位 ng/L；T. 时间；min. 指 CRH 注射前或者注射后多少分钟

讨论很典型的结果，CRH 前，所有 IPS：外周＞2；CRH 后，所有 IPS：外周＞3。因此，病变位于垂体。右：左＞1.4，病变应该位于右侧。所有数值都超过诊断的阈值。

诊断：右侧垂体腺瘤成功定位，手术切除。

2. 病例 B

	T：−10min	T：−5min	T：0min	T：1min	T：3min	T：5min	T：10min
R-岩下窦	59	184	127	26	5154	1086	1159
L-岩下窦	321	236	405	266	4912	1757	1422
外周	28	27	26	322	26	50	74

所有数值是 ACTH 浓度，单位 ng/L；T. 时间；min. 指 CRH 注射前或者注射后多少分钟

讨论：MRI 提示右侧垂体腺瘤。数据提示 CRH 前，IPS：外周为 2：1；CRH 后，IPS：外周至少为 3：1。提示源自垂体的库欣病。注意 CRH 后 1 分钟，RIPS 的数值与 CRH 前的外周一样，提示血样可能弄混了。CRH 后 3 分钟，右侧 IPS 的 ACTH 水平较高，而其余时间点的数据显示 IPS 数值较高。有可能预测 ACTH 来自左侧垂体，这与 MRI 所见不一致。

诊断：右侧腺瘤，手术证实。所以 IPSS 在判断侧别方面不准确。造影术中，未发现静脉变异或不对称。这就暴露了 IPSS 的局性，因为在诊断病变侧别方面的准确性仅为 70%。

3. 病例 C

	T：−10min	T：−5min	T：0min	T：1min	T：3min	T：5min	T：10min
R-岩下窦	46	35	46	255	542	827	600
L-岩下窦	141	157	201	477	1185	1416	1419
外周	12	11	14	14	24	41	77

所有数值是 ACTH 浓度，单位 ng/L；T. 时间；min. 指 CRH 注射前或者注射后多少分钟

讨论：IPS 总是高于外周；左侧总是高于右侧。

诊断:左侧垂体腺瘤。切除后,血浆 ACTH 和皮质醇降至正常。

(三)海绵窦取样

海绵窦取样的结果是多变的。

1. 由经验丰富的血管内治疗人员成功插管海绵窦,无一例并发症且成功取样,共 93 例的病例组研究表明,在 CRH 前诊断垂体源性的 ACTH 准确性为 93%,而 CRH 后的准确性为 100%,对病变侧别的诊断准确性为 83%,病例组中 89% 的静脉解剖是对称的且导管位置良好。

这在安全性和诊断准确性方面与 IPS 取样较大样本的病例组研究结果相似,尽管海绵窦取样似乎可以更好地诊断病变的侧别。

2. 另一项也有 90 例以上的病例组研究(同样由经验丰富的血管内治疗人员完成取样且无并发症)但结果是海绵窦取样诊断库欣病的准确性为 86%,而 IPS 取样为 97%,两部位联合的准确率为 100%,但侧别的诊断准确率为 62%～68%。

3. 在 CRH 前不能取样和不能两侧同时取样的情况下,海绵窦取样的诊断准确性偏低。

4. 有一项研究报道,两侧出现了短暂的第Ⅵ对脑神经麻痹。

5. 大多数的医学中心采用 IPS 取样,因其简单、创伤小。

6. 当静脉解剖变异使得 IPS 取样很难或 IPS 取样的结果不明确时,本书作者仅对其做海绵窦取样。

(四)颈静脉取样

在缺乏岩窦插管技术的医学中心,颈静脉插管是简单的、较安全的替代方法。

1. 一项比较研究表明颈静脉取样的诊断敏感性为 83%、特异性为 100%,而 IPS 取样的敏感性为 94%、特异性为 100%。

2. 如果用颈静脉取样法诊断库欣病呈阳性,则患者应该对经鼻蝶手术有所反应,如果监测结果是阴性或不明确,则患者可转往有经验做 IPS 或海绵窦取样的医学中心。

(五)可疑异位 ACTH 分泌患者的静脉取样

如果 CRH 前 ACTH 比值(IPS/外周)小于 2 或 CRH 后比值小于 3,试验被认为是阴性,即非垂体源性的库欣病,就要怀疑有异源性的 ACTH。

首先要除外假阴性结果。

NIH 组的 IPSS 结果有 0.8% 的假阴性,与垂体腺瘤同侧的 IPS 发育不良有关。

首先应该复习术中的静脉造影片,如果有静脉变异,可考虑再做一次海绵窦取样。

如果 CRH 后 ACTH 确有升高,且全身其他部位的影像学检查没有发现 ACTH 来源,也可考虑手术探查鞍区。

如果体部成像仍然不能确定异源性的 ACTH 如支气管类癌,全身静脉系统取样可能有助于大致确定病变部位。

作者曾有过 1 例患者，IPSS 阴性，在复查术中，自颈静脉、面静脉、椎静脉、锁骨下静脉、下腔静脉取样，显示在一侧颈静脉的 ACTH 高，最高水平在同侧的面静脉。该患者有上颌窦病变，在 MRI 上类似于息肉，但在内镜术中发现是分泌 ACTH 的腺瘤。

(六)肢端肥大症的静脉取样

用与库欣综合征相同的技术，可对怀疑患有肢端肥大症，但化验及影像学不能确诊的患者进行 IPSS 取样测量生长激素水平。

1. 研究发现 IPSS 可用于诊断肢端肥大症中小部分影像学不能确诊的患者。

2. 生长激素两侧梯度差别的可靠性仍未被证实。

八、其他静脉取样步骤

静脉取样可用于分泌型腺癌的定位确诊，如甲状旁腺术后复发的甲状旁腺功能亢进症。该取样术包括不同的颈部静脉，如颈内静脉、颈外静脉、甲状腺下静脉、头臂静脉。有人建议胸内静脉和椎静脉取样以寻找异源性甲状旁腺瘤的位置。其他的内分泌肿瘤也可通过静脉取样来定位，但已经超出本书的范围。

第五节　经静脉栓塞

一、背景

有的动静脉瘘涉及多支供血动脉并汇合成单一静脉结构。在这种情况下，经静脉栓塞而不是栓塞多支供血动脉可能更有效。颈静脉栓塞动静脉瘘的安全性及有效性取决于以下解剖条件。

1. 目标静脉结构必须是该区域脑的和其他正常组织的静脉引流之外的结构。

(1)由于存在动静脉分流,静脉引流在理论上是背向而不是朝向病变引流静脉或窦。

(2)存在足够的侧支代偿静脉负责正常脑组织引流。

2. 目标静脉结构应该在供血动脉的入口处。

3. 对于软脑膜动静脉分流,在动脉和拟栓塞的静脉之间,没有动静脉畸形团存在。

(1)在闭塞供血动脉之前就闭塞真性动静脉畸形的引流静脉必然导致畸形团出血风险大增而致灾难发生。

(2)同样,存在供血动脉瘤的直接动静脉瘘,闭塞静脉将使动脉侧压力突然升高而致动脉瘤破裂。

4. 经静脉栓塞:目标静脉必须到位。

（1）软膜动静脉瘘常先引流入一系列极迂曲的皮层静脉,然后再进入海绵窦或横窦,使得经静脉到位于瘘口十分困难,甚至不可能。

（2）硬脑膜动静脉瘘可能与静脉闭塞性疾病合并有关并存在,也给直接经静脉到位瘘口增加困难。

有的瘘引流静脉先是迂曲而细小的静脉,然后再回流入直径粗的集合静脉结构。例如,尤其是硬脑膜瘘更被认为是因静脉血栓闭塞而引起的。而正是那些主静脉引流闭塞而反流入迂曲的皮层静脉的瘘是最危险的病变,也最需要迫切的治疗。

5. 经静脉血管内途径不能到位的瘘仍有可能用直接手术方法显露引流静脉,经静脉填塞弹簧圈或液态栓塞剂闭塞瘘口。

二、经静脉栓塞的指征

1. 海绵窦区硬脑膜动静脉瘘（dAVF）。

2. 直接颈动脉海绵窦瘘（CCF）,不适合做经动脉栓塞（Ehlers-Danlos 综合征、其他结缔组织病、最近创伤和动脉途径难以到位）。

3. 横窦、乙状窦、上矢状窦 dAVFs,邻近窦闭塞。

4. Galen 静脉动脉瘤样畸形,典型、无禁忌。

5. 椎静脉瘘（VVF）。

6. 有,但少见的直接软膜瘘。

7. 有,但少见的脊髓瘘。

三、经静脉栓塞的并发症

(一)神经系统并发症

1. 导管操作导致的并发症,包括颅内静脉系统的穿孔、破裂,引起蛛网膜下腔或硬膜下出血。

2. 如果闭塞了重要的颅内静脉结构,会有静脉梗死的风险及相关脑实质内出血。

3. 如果静脉出口被闭塞,动静脉瘘依然通畅,血流被导入其他的静脉通路,则静脉高压症状越发加重。

4. 作为手术一部分的动脉栓塞,也有动脉栓塞的相关风险。

5. 经静脉注胶治疗 AVF,如果注胶太激进或没有双平面透视设备,胶反流入供血动脉,进一步可能进入正常动脉。

6. 曾有报道经静脉栓塞出现脑脓肿的病例。

7. 由于这类手术不常做,并发症发生率只是粗略的估计。最近一项有 31 例经静脉栓塞的病例组,神经系统并发症发生率10%,但均是短暂的,未遗留永久缺损。

8. 在 135 例海绵窦区硬脑膜动静脉瘘的患者中,6%出现并发症,2%遗留永久缺损,但文中没有说明单纯动脉栓塞及动静脉联合栓塞的病例数。

9. 即使硬脑膜动静脉瘘经静脉栓塞成功,在其他部位延迟新发的瘘仍有可能发生。

(二)非神经系统并发症

1. 弹簧圈或其他栓塞剂可能造成肺栓塞。

2. 碘造影剂过敏或术中其药物过敏。

3. 腹股沟血肿,但与动脉穿刺相比,不常见且程度轻。

4. 在导管路径或肺循环可能发生静脉血栓。

5. 麻醉相关的并发症。

6. Ehlers-Danlos 综合征患者可能经历多种多样的并发症,但与结缔组织脆性有关,包括腹膜后出血和结肠穿孔。

四、经静脉栓塞:手术步骤方面

(一)静脉通路使用的鞘

1. 经静脉栓塞手术几乎总是用股静脉鞘,最常见的是 6F、25cm 鞘。

2. 另外也可以用 5F 或 6F 的 90cm 长鞘,如 Shuttle® sheath(Cook Inc,Bloomington,IN),可同时用作导引导管。

3. 在少见的情况下,为改善颅内静脉窦的到位,也可考虑用同侧逆向颈静脉途径。这时,用短的 10cm、4F 或 5F 鞘作为颈静脉鞘。

(二)抗凝

经静脉栓塞的术者对全身抗凝的看法不一。但是确有在不抗凝的状态下行瘘栓塞的患者出现颈静脉或股静脉血栓的报道。作者认为必须予以肝素化。术中,置入鞘后,静脉推注 50~70U/kg 的肝素。

(三)镇静/麻醉

经静脉栓塞术一般在全身麻醉下进行。颅底水平以上的任何插管操作都会引起明显的不适,手术时间较长,建议用全身麻醉。全身麻醉控制性降压能降低栓塞过程中的弹簧圈移位风险。术中栓塞也确实需要全身麻醉。

(四)用于经静脉栓塞的导丝导管

1. 到位导丝

(1)可操控的亲水导丝如 0.035in 或 0.038in 的弯头 Glidewire®(Terumo Medical,Somerset,NJ)可用于引导导引导管进入颈静脉。

(2)软的、易扭控的导丝如 Headliner™(Microvention,Tustin,CA)或 Gold-tip Glidewire®(Terumo Medical,Somerset,NJ)有时可用助于通过颈静脉下端的比较麻烦的瓣膜。

(3)软头 Transend™ 或 Synchro™(Stryker,Neurovascular Fremont,CA)或其他的 0.014in 导丝用于导引微导管至目标位。

(4)如果用 170cm 的微导管,则需用 200cm 的微导丝。

2. 导引导管

(1)如果要使用导引导管,用支撑力较强的,如 6F Northstar® Lumax®(Cook

Medical，Inc.，Bloomington，IN)用于经静脉栓塞，可置于颈静脉球。

(2)导引导管如要上至岩下窦或横窦，要求用小的更柔软的导管，如 4F 或 5F 的 Angled Glide-catheter®(Terumo Medical，Somerset，NJ)或 5F 的 Guider Soft-ip™ XF(Stryker，Neurovascular Fremont，CA)。

(3)在经静脉栓塞过程中，6F 的长鞘 Shuttle® sheath(Cook Inc，Bloomington，IN)可同时用作导引导管，能够提供较强的支撑性。

可以考虑使用中间导管，例如 DAC®(Stryker，Neurovascular Fremont，CA)进入静脉窦增加支撑性，038 及 044 系统长约 136cm，内腔可以容纳微导管。很明显，微导管的长度必须超过 DAC 的长度。

(4)Neuron™ MAX088(Penumbra，Inc，Alameda，CA)可以当作导引导管使用，6F 的 Neuron 可以作为中等程度的导引导管，可以置入更远的地方。

3．微导管

(1)大腔的微导管，如 RapidTransit®(Codman Neurovascular，Raynham，MA)或 Excelsior® 1018®(Stryker，Neurovascular Fremont，CA)可有助于经静脉途径栓塞，因为这些导管可配合多种微导丝到位至病变，也适用于多种栓塞材料，如可推的纤毛铂弹簧圈。

(2)如果有相关的静脉狭窄或迂曲时，有必要使用小口径的微导管，如 1.7F 的 Excelsior® SL-10®(Stryker，Fremont，CA)或 Echlon™ 10(ev3，Neurovascular，Irvine，CA)。

(3)如果需要到达上矢状窦前部，通常需要 170cm 长的微导管(见本章第二节)。但用于解脱弹簧圈的微导管设计长度是 150cm，使用长微导管有可能限制某些栓塞材料的使用。

(五)栓塞材料

1．可脱铂弹簧圈
(1)可控性好、微导管可重复使用。
(2)但是，如果是高流量瘘，需要大量弹簧圈。

2．可脱纤毛圈
(1)可控性好、致栓作用强于铂弹簧圈。
(2)但相对较硬，需要大腔微导管。

3．可推纤毛圈
(1)比裸铂弹簧圈的致栓作用强。
(2)如果释放的位置不合适，较难回收也需要大腔微导管。

4．液体栓塞剂
(1)可经小的微导管注射，可达到快速确实的闭塞效果。
(2)在高流量瘘很难控制，并可能反流至动脉结构。

五、手术步骤

(一)静脉路径

1．根据所用支架的类型及大小，选取一根鞘置于左或右侧的股静脉。

通常是 6F、90cm Shuttle®鞘(Cook Inc. ，Bloomington，IN)。

2. 90cm 鞘上至主侧颈静脉，或其他拟栓塞静脉结构的主引流静脉。

3. 也可将颈静脉作为穿刺通道，进入同侧静脉窦系统，在一般静脉穿刺通路讨论过。

4. 当穿刺针在静脉内，用铂金头的 0.018in 导丝小心向上送入颈静脉，撤出针，同轴插入扩张器。

5. 0.038in J 形头导丝或 Glidewire®(Terumo Medical，Somerset，NJ)轻柔逆向上至颈静脉，至尽可能高位，以便提供支撑。

6. 用 5.5F 的扩张器扩张通道，通道内的导丝保持在位，还要保证导丝不可伤及静脉壁。

7. 上一根 10cm 长、4F 或 5F 的鞘至颈静脉上段。

（二）动脉路径

在经静脉途径栓塞术中，动脉置管有助于路径图成像，定期动脉造影可监测栓塞的程度。

1. 在静脉通路的对侧建立动脉通路。

2. 插入 4F、10cm 长鞘至动脉内。

3. 通过鞘，上 4F 诊断导管进入拟治疗瘘口的供血动脉系统。

4. 连接三通并用肝素盐水持续冲洗。

5. 动脉血管造影以确定最佳的经静脉途径栓塞部位及静脉途径到瘘口的工作角度。

6. 定期经动脉导管注射造影剂，行静脉路径图，明确目标静脉起源哪里。在栓塞术中，定时动脉造影，观察是否按计划栓塞，是否可以停止栓塞。

（三）颅内路径

1. 通过颈静脉或者在颈静脉的导引导管，置入所需的大腔微导管，如 RapidTransit®(Codman Neurovascular，Raynham，MA)，在导丝如 0.012in J 形头 Headliner™(Terumo Medical，Somerset，NJ) 或 0.014in 软头 Transend™(Stryker，Neurovascular Fremont，CA)导引下，轻柔通过颈静脉至颅内静脉窦，上微导管至拟栓塞的静脉结构处。

2. 术者应定时抽出微导丝，并经微导管进行造影，以证实通路是否正确。甚至经动脉途径做路径图成像，在路径图上看起来是朝向目标病变的方向，而实际上有可能是平行靠得很近但走向非目标结构的静脉。

3. 将微导管置于拟栓塞的静脉结构处，首先做静脉造影，证实微导管位置适当。

4. 小心操作微导丝/微导管，尤其在超选深静脉结构、皮层静脉或小静脉时。相对于导管系统来说，静脉血管较脆弱，因微导管插入而容易变形。

5. 如果在造影上观察静脉窦似乎有血栓性闭塞，有可能用软头导丝探查并配合小口径微导管通过闭塞节段。

6. 如果引流瘘的静脉窦有狭窄或闭塞，可用微导管通过病变。也可考虑静脉内支架以缓解静脉高压,详见第七节。

7. 如果不能通过颈静脉球进入岩下窦,有可能在平行颈静脉处形成一个通道。在颅底稍低处连结岩下窦开口。

8. 记住,在一些病例中,下岩枕静脉可能是替代入路。

(四)弹簧圈栓塞

1. 一般来说,在拟闭塞的静脉系统内释放弹簧圈,应该自该静脉结构血管内到位点的最远处开始,自远到近的顺序可保证手术步骤的正确。

2. 同样,要保证闭塞潜在的流入皮层静脉或脑干静脉的流出道,只有如此,才能保证静脉高压得到缓解,甚至在没能完全闭塞瘘口的情况下也能解决静脉高压问题。

3. 在高流量瘘,最好在开始就用弹簧圈,弹簧圈的直径要大于拟闭塞静脉的管径。如果弹簧圈看起来不稳定,不要解脱。撤出后更换一枚更大直径或 3D 弹簧圈。

4. 如果弹簧圈静脉内成栏并稳定,解脱。

5. 置入更多的弹簧圈以进一步成栏及堵塞空腔。在填塞空腔时,最软的弹簧圈能更好地填充空腔。

6. 如果微导管的腔足够大,最好夹杂填塞纤毛圈,可促进形成血栓。注意较硬的弹簧圈可使微导管移位并注意勿使微导管卡在弹簧圈团内。

7. 如果使用 160cm 的微导管,就要用可推纤毛圈而不能用可解脱弹簧圈(这种弹簧圈需要用 150cm 长的微导管)。如果微导管行程迂曲或弹簧圈在进入血管时遇到阻力,用手推注射盐水的方法,将自由式弹簧圈推出微导管。可用 180cm 或更长的导丝推出弹簧圈,但导丝的管径必须足够大,否则可能与弹簧圈并行并嵌于管内。

8. 继续填塞弹簧圈以闭塞静脉结构。间断夹杂超软圈堵塞小腔,以及纤毛圈促进血栓形成。

9. 有的术者提议经微导管注射 5mm、2-0 的丝线线段,以促进血栓形成。但有堵塞导管的危险,而相对于可推的、可脱的、可注射的弹簧圈而言,更加不可预测也更加不可控。

10. 对于扩张的静脉窦或静脉球,可需要很多的弹簧圈。有时甚至是 20～40 枚或以上。

11. 术中定时做动脉造影可监测动静脉分流的减弱并最终停止。

(五)液态栓塞剂栓塞

在经静脉途径栓塞中有两种液态栓塞剂的使用方法。

1. 先经静脉途径用弹簧圈栓塞动静脉瘘的静脉出口。然后经置入到病灶供血动脉内的导管注射液态胶。

2. 是经静脉途径将导管置于瘘的静脉流出道并直接注射液态栓塞剂。

（六）经动脉注射 **nBCA**

1. 这项技术最常用于高流量瘘，与单纯静脉弹簧圈闭塞相比，可达到快速完全的闭塞。置于瘘静脉端的弹簧圈可作为滤器来挂住栓塞剂，防止其向远处漂移进入静脉系统。

2. 静脉途径。

（1）需要 5F 或 6F 导引导管。

（2）经静脉填弹簧圈于瘘的静脉流出道内，如上述。

（3）当已经达到要求的堵塞密度后，可作为静脉内的滤器，经静脉途径的微导管头可撤出弹簧圈团，以免被胶粘住。

3. 动脉途径。

（1）经动脉途径置入另一根血流导向微导管或导丝导引微导管至瘘的供血动脉。

（2）将微导管头端远离任何正常动脉分支。

（3）小心轻拉微导丝，卸去多余的弯曲，逐渐旋松 Y 形阀，刚好能防止导引导管内的血液反流，但不致挤压微导管。

（4）微导管超选造影证实导管位置合适。应该选择一个工作角度，显示导管头及其远端的血管弯曲的关系，与近端正常分支的关系，与静脉流出道的弹簧圈篮的关系。

（5）仔细研究超选动脉造影，估算动静脉循环时间，确定供血动脉的形态和拟注胶的静脉结构特征。

（6）准备 Trufill® nBCA 胶（Cordis Neurovascular，Miami Lakes，FL）并用 Ethildol 油稀释至与瘘的流速相匹配的浓度。必须记住，当 n-BCA 接触弹簧圈后，血流开始减慢，所以，所用的胶应比预期的稍稀释些。在静脉内有相当密度的弹簧圈团时，油：胶比为 4 : 1 就很合适了。

（7）微导管连接与胶相匹配的三通，Cook Medical（Bloomington，IN）生产耐高压的白色尼龙塑料三通，在注胶中极为稳定。

（8）用 5% 的葡萄糖溶液彻底冲洗微导管。在推注至最后 1ml 葡萄糖时，关闭三通，防止血液反流入微导管。

（9）保持三通使垂直，三通接口内注满葡萄糖溶液。

（10）生成路径图蒙片，在数字减影下可看见注胶。

（11）连接抽有胶混合物的 3ml 注射器。

（12）路径图下，缓慢持续注胶，保持胶流持续向前移动。

（13）充盈供血动脉及所要求的瘘的近端引流静脉部分。

（14）注意沿导管的反流胶、胶出现在弹簧圈团以远的静脉、从静脉反流到其他的供血动脉。

（15）如果出现上述情况之一，若所用的胶比较稀，可暂停注胶，然后再打。有时，胶可在弹簧圈内寻到其他通路。

(16)如果有任何疑问,即胶反流、流至他处或完成注胶,则停止注胶,回抽注射器使微导管内为负压,迅速地完全撤出微导管并丢弃。

(17)检查导引导管的 Y 形阀,看有无胶滴残留,然后回抽三通、RHV、导引导管。

(18)彻底检查导引导管、冲洗,插入感兴趣的动脉区域,复查造影,确认达到目的。

(七)经动脉注射 Onyx®

1. 手术前,于自动振荡器上放数支 Onyx®(ev3,Irvine,CA),振荡 30 分钟以上。

2. 经静脉途径:经静脉途径于瘘的静脉端置入弹簧圈,然后微导管头自弹簧圈团中撤出。

3. 动脉途径。

(1)这种经动脉技术类似于用 nBCA 栓塞供血动脉技术。但所用的微导管必须是与 DMSO 相匹配的:

①Rebar®(ev3,Neurovascular,Irvine,CA)

②Marathon™(ev3,Neurovascular,Irvine,CA)

③Echelon™(ev3,Neurovascular,Irvine,CA)

(2)经微导管超选造影证实导管位置合适。选择一个工作角度,可显示微导管头、微导管头以远的弯曲供血动脉的相互关系、微导管头近端供血动脉的正常分支、与静脉出口端堵塞的弹簧圈团之间的关系。

(3)研究超选造影片,估算动静脉循环时间、确定目标供血动脉和拟注 Onyx® 的静脉结构的形态特征。

(4)根据供血动脉的管径和动静脉分流的程度,选择一种黏度的预混胶。血流快的粗大供血动脉需要 Onyx®34,而供血动脉细小、分流量较慢的选 Onyx®18。

(5)用 ev3 公司提供的适当注射器抽 1ml DMSO,Onyx 注射器的使用方法见第 7 章,图 7-3。

(6)在空路径图下,缓慢注射 Onyx®,注射速率约为 0.2ml/min。

(7)只要胶继续向想要的方向流动,就继续注 Onyx®。

(8)如果沿导管反流,或超出了静脉近段,或反流入其他供血动脉,暂停 15 秒,再恢复注射。如果 Onyx® 继续流向错误方向,暂停 15～30 秒,再注射。如果 Onyx®流向更符合要求的通路,继续注射。

(9)当 Onyx® 充分填满所要求的血管空间或者 Onyx® 反复流向错误的方向,停止注射,回抽注射器,缓慢、持续后撤微导管,使之与沉淀的胶脱离粘连,并撤出体外。用于注射 Onyx 的微导管通常可以单独撤出体外,不必一并撤出导引导管。

(10)当微导管撤出导引导管后,检查导引导管的 Y 形阀有无 Onyx 残留,回抽双冲三通、Y 形阀、导引导管。

4. 彻底检查导引导管并冲洗,复查造影,确定完成治疗计划。

六、经静脉栓塞:特殊疾病的注意事项

直接颈动脉海绵窦瘘

(1)适应证

①当用颈动脉途径有技术困难时,可选用经静脉途径。

②对于有血管壁脆弱综合征的患者(如 Ehlers-Danlos),经动脉栓塞有一定风险,适用经静脉栓塞。

③因为静脉侧的压力低,经静脉栓塞可降低灾难性出血的概率。

(2)技巧

①经静脉途径进入海绵窦。

a. 通常是利用岩下窦作为静脉途径到达海绵窦。

b. 可直接切开眶部的眼上静脉(SOV)。

c. 经股静脉途径到达翼丛再进入海绵窦。

d. 如果其他途径失败,也可以外科手术显露海绵窦,以弹簧圈填塞海绵窦。

②一般的规则是闭塞那些流向危险的、引发症状的流出道的那部分窦。

a. 皮层静脉流出道(危险静脉流出道)。

b. 眼上静脉流出道(有症状的流出道)。

③先从距离静脉到位点最远的部分开始堵塞,由远向近,最后堵塞距窦的到位点最近处。

④当在实际的瘘处填弹簧圈时,要小心勿使弹簧圈经瘘口落入动脉侧。有时做到这一步比较困难,尤其在海绵窦异常扩张的情况下,大的弹簧圈团很容易堵塞颈动脉。

⑤术者可在颈动脉内放一球囊,如 Hyperform™(ev3,Neurovascular,Irvine,CA),并跨过瘘口,当向海绵窦内填圈时,充盈球囊,可降低弹簧圈经瘘口进入颈动脉的风险。

球囊的 0.010in 导丝必须到达 MCA 才能使球囊位置稳定,并防止球囊被高血流量吸进窦内。导丝需要做一 J 形弯,但又不能允许导丝进入分支,甚至刺穿动脉。

⑥比较简单的做法是在颈动脉内跨瘘放置一 Neuroform™ 支架(Stryker Neurovascular,Fremont,CA)预防海绵窦内的弹簧圈钻入颈动脉。

七、海绵窦区硬脑膜动静脉瘘

1. 海绵窦的 dAVF 的治疗通常是经静脉栓塞来完成的。

2. 经静脉途径到达海绵窦的最直接有效的方法是经岩下窦(IPS)。

(1)甚至在造影中发现 IPS 似乎闭塞或缺如的情况下,也可能成功到位。

(2)若轻柔小心地通过一 J 形亲水导丝,可经 IPS 插管到达海绵窦。

（3）经海绵间窦引流到对侧海绵窦的瘘，可经 IPS 插管到达海绵后窦，经海绵间窦到达引流瘘的窦。

3. 开始在海绵窦内施放弹簧圈之前，一定要明确瘘的确切位置。

如果不能肯定在哪里有分流，导致不完全闭塞瘘口，使血流转向，进入皮层静脉或脑干静脉，或可能加重眼静脉高压。

4. 有些海绵窦的 dAVF 是双侧的，双侧海绵窦都有动静脉分流。这就需要填塞双侧窦。但之前要：

（1）要绝对肯定是双侧引流，而不是仅从一侧海绵窦向另一侧引流。

（2）要有计划，不要在栓塞一侧海绵窦时，堵塞另一侧的血管内通道。

（3）记住，堵塞完毕一侧后，侧位像上，弹簧圈将遮挡对侧海绵窦。

（4）在侧位像上，试用头尾成角的方法，尽量避免两侧海绵窦重叠。使一侧海绵窦的弹簧圈尽量不要干扰对侧海绵窦的观察。

5. 可以通过眼上静脉作为入路。

（1）以外科手术直接显露 SOV，切开静脉，导入可脱球囊或弹簧圈将窦栓塞。

①经眼上静脉切开入路治疗 10 例此病患，9 例成功，未出现并发症。

②直接静脉切开只用于主要的间接血管内方法失败的情况下。静脉切开有局部血肿和神经损伤的风险，尤其当静脉较细时。

（2）经皮眶内 SOV 直接穿刺也有报道。

（3）经 SOV 到达海绵窦的途径可改由经面静脉而达到，不用直接切开。

该方法要求好的成像系统，软导丝和小杆径的微导管可绕过直角连接至松弛的上睑静脉再到 SOV。

（4）其他进入眼上静脉的途径也偶尔被使用。

①包括穿刺颈静脉或面静脉以改善路径。

②经皮穿刺前额的额静脉。

③穿刺颞部头皮的颞浅静脉。

6. 当经股静脉路径至 IPS 或切开 SOV 不可能时，选择其他路径也许可行。

（1）微导丝自颈静脉球部—乙状窦—岩上窦—海绵窦，在某些病例中可行。

（2）当所有方法失败，直接手术方法显露海绵窦。将微导管置入皮层静脉或者分支静脉，进入海绵窦。

作者将开放手术作为最后的办法，只用于有皮层静脉引流的高危瘘，且微创的血管内治疗失败者。必须理解那些高危瘘会有大量的皮层静脉淤血，而且在手术显露过程中可能会大量出血。

7. 大多数的经静脉栓塞使用弹簧圈。

8. 液态栓塞剂如稀释的 nBCA(Trufill®,Codman Neurovascular,Raynham,MA) 可以在海绵窦内缓慢、成功注射,时刻警惕反流至瘘的某些供血动脉,可能进一步反流至眼动脉甚至颈动脉,导致严重的神经系统并发症。

优点:可以调整凝聚,大多数导管系统可以使用,没有 DMSO 的异味。

9. Onyx®(ev3 Neurovascular,Irvine,CA)经微导管注入海绵窦并填塞海绵窦及瘘口。

优点:沉积较慢、可控性强,非黏附性。

10. 术者可在注胶的同时,在同侧颈内动脉海绵窦段充盈一枚球囊,但这并不能够防止反流进入眼动脉并致盲,或经鞍旁或斜坡的侧-侧吻合进入对侧的颈内动脉海绵窦段。

11. 这种手术应该由有丰富的处置两种胶经验的专业人士尝试进行。

12. 偶尔,真性眶内瘘可能与海绵窦硬脑膜瘘有相似的临床表现,甚至造影所见也与海绵窦的 dAVF 相似,向后引流至海绵窦、向前引流至 SOV。

(1)如果瘘口能够准确定位,这种眶内瘘可经静脉成功栓塞。

(2)眶瘘可直接与 SOV 相连接,故弹簧圈应置于瘘口,而不是像海绵窦 dAVF 那样放在海绵窦。这表明在制订计划并实施治疗前,仔细研究高质量造影片的重要性。

八、横窦/乙状窦 dAVF

1. 经静脉途径栓塞累及横窦/乙状窦的 dAVF 治愈率高,因此,这种方法通常被推荐为首选疗法。然而,大多数这类病变的自然病史是良性的,为一良性病变而闭塞主静脉窦的方案是激进的。

2. 曾有小宗病例报道在经静脉栓塞后有短期的静脉高压症状,但目前尚缺乏经静脉闭塞窦的长期随访数据。

3. 建议经静脉闭塞横窦/乙状窦应仅限于高危病变(即向脑皮质静脉反流)。

(1)在这种情况下,一项原则是,受累静脉窦的正常引流已经闭塞,经静脉闭塞只是将闭塞节段延长至瘘口处。

(2)经静脉闭塞的方法还可用于路径静脉窦似乎已经形成血栓性闭塞的病例。微导管穿过已经形成血栓的静脉窦,再用弹簧圈闭塞瘘口。

①应首先闭塞向皮层引流的流出道,之后,再闭塞静脉窦的瘘口处。

②当使用液态栓塞剂,按照下述原则将有所助益,弹簧圈置于皮层静脉的入口,之后用液态栓塞剂充填窦腔,这将避免 nBCA 或 Onyx® 扩散至皮层静脉中。

（3）某些高危瘘的供血动脉会汇入一段孤立的窦，而且经静脉路径无法到位。

①瘘两侧的窦可能闭塞，所有引流均进入皮层静脉。

②在这种情况下，有一种方法就是开放手术显露该孤立的窦节段，插入微导管，直接进入瘘，也可进入引流窦的静脉属支。

③可用弹簧圈或液态栓塞剂来闭塞该窦节段的瘘。

（4）dAVF 的发生发展被认为与静脉闭塞性疾病有关，可笑的是治疗方法居然也包括闭塞静脉窦。

①最接近生理的治疗可能有望解决静脉闭塞性疾病。

②受累窦的支架术被证明能缓解症状，有时候可以治愈动静脉瘘。

③治疗静脉窦狭窄或者闭塞的方法可能是经静脉栓塞治疗 dAVF 的一种不常用的疗法。

九、上矢状窦和其他颅前窝 dAVF

1. 上矢状窦的 dAVF，一般来说不建议闭塞窦，除非很靠前。所以，经静脉途径栓塞这类病变的手术仅限于某些颅前窝的 dAVF 且先引流入皮层静脉之后再进入静脉窦的病例。可在瘘口处闭塞皮层引流静脉。

2. 引流入上矢状窦前部的瘘需要用超长（170cm）的微导管自股静脉路径行静脉栓塞。作者曾成功地经静脉途径用弹簧圈栓塞瘘口的皮层静脉，之后经动脉途径注胶使静脉成形。静脉端的弹簧圈可防止胶飘入上矢状窦或他处。

3. 位置靠后的直接引流进入上矢状窦的瘘，与窦的狭窄有关，并导致皮层静脉扩张，应用静脉窦支架扩张狭窄的办法可能有效。

十、小脑幕 dAVF

1. 这种瘘有多支供血动脉汇合于幕上或幕下的小脑幕窦或皮层静脉。经常是高危性的病变，因为皮层静脉反流，甚至表现为出血。需要经过迂回才能到位于瘘口，经静脉可以有效、安全地栓塞直窦或者扩张的皮层静脉。

2. 需要经过迂曲的静脉途径到达瘘口。

（1）这就意味着需要在颈静脉有一非常稳定的导引导管（至少 6F）、一柔软的编织型的微导管以在过弯时不致发生扭结，还有不同的软导丝。

（2）应该小心操作导丝，尤其是在过弯时，以免刺破静脉。

（3）Echelon™10（ev3，Irvine，CA）和 0.012in J 形头的 Headliner™（Terumo Medical，Somerset，NJ）配合有用，但是不同的情况要求使用不同的系统以便于到位。

3. 经静脉途径于瘘口释放弹簧圈后,可能需要经静脉途径注胶于弹簧圈内以完全闭塞瘘口。这类高危病变必须治疗,并尽可能地完全闭塞瘘口。

4. 和其他 dAVF 一样,小脑幕瘘可能与静脉闭塞性疾病有关。可能需要通过静脉置入支架来治疗狭窄,以达到降低颅内静脉高压的目的。

十一、Galen 静脉瘤样扩张畸形

作为救命的方法,治疗高速的动静脉分流,出现了经窦汇用弹簧圈栓塞 Galen 静脉的方法。但这种方法需要开颅并直接穿刺静脉窦。经股静脉通路到达 Galen 静脉对患者造成的创伤小,故开颅术就显得不必要了。经股静脉通路到达 Galen 静脉后,还可逆行插管至较大的供血动脉,并可能用弹簧圈闭塞某些供血动脉。如果经静脉栓塞 VOGM,而不顾动静脉的解剖,就会出现并发症。如果有相关的动静脉血管巢样的病变,即 Yasargil Ⅳ 型病变,千万不要经静脉栓塞静脉流出道。盲目闭塞静脉,如果恰好有深静脉汇入闭塞静脉,则破坏了脑静脉引流。而且,在静脉内放置的大量弹簧圈会变成一永久性占位,可能压迫导水管而引起脑积水。因此,当今经动脉栓塞 VOGM 瘘的技术已经成熟,很少用经静脉瘘技术治疗这些病变。

十二、颅内其他 dAVF

1. dAVF 很少出现于。
（1）岩上窦。
（2）岩下窦。
（3）髁前静脉。
（4）颈静脉球。
2. 成功治疗的前提是仔细研究动脉造影、瘘的引流模式以及该区域的正常静脉回流方式,剩下的就是用微导管到位瘘的静脉端,再用弹簧圈栓塞。

十三、颅外的头颈 AVF

下颌 AVFs 汇集于下牙槽静脉,可引起异常的口腔出血、牙齿脱落、骨质吸收,但经静脉弹簧圈栓塞可以有效治愈。通常还可经动脉注射胶以完全闭塞瘘口,该手术可完全治愈并可恢复下颌骨形态。作者也曾用经皮直接穿刺静脉流出道、注射 n-BCA 胶来治疗头皮及面部的 AVMs。在注胶时,术者可手压静脉流出道,使胶可控地逆向充盈 AVM 血管巢,而不过多地栓塞静脉。

十四、脊椎 AVF

经静脉途径栓塞脊椎 AVF 极少见,因为脊椎的静脉结构十分迂曲。高流量的髓周瘘有报道术中到位于静脉流出端并经静脉注胶。硬膜外瘘用标准的经静脉途径血管内栓塞就相对容易。

第六节　静脉溶栓/取栓术

一、背景

脑静脉血栓(CVT)在第 15 章中讨论。对单纯治疗无效的患者,血管内治疗可能是有效的。

二、静脉溶栓/取栓术适应证

1. 有症状的 CVT 患者对内科治疗(脱水、肝素、处理颅高压)无效。
2. 使用肝素有禁忌证(最近有手术、外伤、出血体质、肝素抗体)的 CVT 患者。
3. 高死亡危险的 CVT 患者(抽搐、昏迷、意识障碍、深静脉血栓、颅后窝受累、进展性局部神经缺损)。

三、静脉溶栓/取栓术的并发症

(一)神经系统并发症

1. 新出现或已经存在的脑水肿和(或)出血(由静脉梗死引起)加重。
2. 导丝、硬导管、回收装置引起静脉穿孔并颅内出血。
3. 已经再通的静脉结构内,血栓再形成。
4. 有关脑静脉再通术的并发症发生率的统计数字尚缺乏,因为报道的病例数少,而且都知道谁都想报道最好的结果。

(二)非神经系统并发症

1. 碘造影剂过敏反应,或术中应用的其他药物的过敏反应。
2. 腹股沟血肿,特别是用肝素、抗血小板药物、溶栓药物后。
3. 导管沿途的任意位置均可能发生静脉血栓形成。
4. 硬膜静脉窦和颈静脉的机械碎栓可引起肺栓塞。

四、静脉溶栓/取栓术:技巧

(一)血管路径鞘

静脉再通术通常总是用股静脉鞘,常见 6F 或 7F Shuttle® sheath(Cook Inc.,Bloomington,IN)可用作导引导管。需要大腔的鞘以便于选用多种器材,包括微导管、球囊导管、血栓抽吸导管等。但如果用同侧颈静脉逆向路径,就需要用短的 10cm、6F 或 7F 鞘。

术前及术中的经动脉造影有助于静脉再通术。为了更好地观察静脉闭塞再通的实时效果,同时建议经动脉途径置管。

(二)建议在静脉溶栓/取栓术中使用的导丝、导管

1. 到位导丝

(1)可操控的亲水涂层导丝如 0.035in 或 0.38in 弯头导丝 Glidewire®(Terumo Medical,Somerset,NJ),可将导引导管导引至颈内静脉。

(2)柔软的可扭控导丝如 Headliner™(Micovention,Tustin,CA)或 Gold-tip Glidewire® 导丝(Terumo Medical,Somerset,NJ)有助于通过颈内静脉下部烦人的静脉瓣。

(3)软头的 Transend™ 或 Synchro™(Stryker Neurovascular,Fremont,CA)或其他 0.014in 导丝用于导引微导管至目标血管。

(4)用于穿过血栓较好的导丝有 0.012in J 形头 Headliner™(Micovention,Tustin,CA),不大容易进入小分支并刺穿血管。

(5)常常较强支持性的铂金头、不锈钢冠脉导丝可以用于较硬的取栓导管。

2. 导引导管

(1)用于这类手术的导引导管应具有较强的支撑力和较大的大腔,以适应多种治疗方法。

(2)90cm 长鞘如 Shuttle® 鞘(Cook In.,Bloomington,IN)效果好。

(3)另一替代办法是标准的 6F 或 7F 大腔导引导管如 6F 弯头 Envoy®(Codman Neurovascular,Raynham,MA)或 6F Northstar® Lumax®(Cook Medical,Inc.,Bloomington,IN)。必须保证内腔能够容纳拟使用的各种器材(如微导管、球囊、吸栓导管)的外径。这些器材的包装上常标明需要的导引导管的口径。

3. 微导管 大腔的微导管如 RapidTransit®(Codman Neurovascular,Raynham,MA)可用于颅内静脉造影(见第二节)。如果血栓在上矢状窦,则用 170cm 长度的导管。偶尔,用到小直径的系统来穿过致密血栓或通过血栓的狭窄段。远端头端直径为 1.7F 的微导管较合适,如 Echelon-10™(ev3 Irvine,CA)、Excelsior® SL-10(Boston Scientific,Natick,MA)、Prowler-10®(Codman Neurovascular,Raynham,MA)。

（三）用于静脉溶栓/取栓术的球囊

1. 球囊的直径必须小于目标静脉的管径。一般而言，可先用小直径球囊（如2～3mm）。

2. 比较适合这类手术的是导丝导引的低顺应性的血管成形球囊，它有一内腔可经此注射溶栓药，可辅助球囊的碎栓作用。

3. 球囊导管的管身一般应长至150cm以便于到位目标血管。导丝导引的 NC Ranger™（Boston Scientific，Natick，MA）或 NC Raptor™（Cordis Neurovascular，Miami FL）可用于此。

4. 可用软的弹性好的球囊如 3.5mm 直径的 Hyperglide™（ev3，Irvine，CA）来撑开血凝块，但非常软的球囊只能用于软的血凝块。

（四）取栓导管

1. Penumbra 再灌注导管（Penumbra，Inc.，Alameda，CA）有 0.054in、0.041in、0.032in 和 0.026in 的管腔型号。每一型号有预配套的分离导丝用来防止血栓堵塞导管。如果可能最好使用 ACE68 系统的 Penumbra，因为它能更有效地去除血栓。该导管系统需要使用 6F 的 90cm 长鞘，或者 Neuron™ MAX088（Penumbra，Inc，Alameda，CA）当作导引导管使用。

2. AngioJet® XMI® 导管（Possis Medical，Minneapolis，MN）有导丝导引版和快速交换版，AngioJet® Spiroflex™（Possis Medical，Minneapolis，MA）是一柔软的快速交换系统。这种导管是 4F 的，与 6F 导引导管相匹配，且软到足以到位颅内硬膜静脉窦。缺点是在一定的时间内只能吸取少量的血栓。但是较大的系统一般较硬，不易穿行于乙状窦。根据 Bernoulli 定理（Bernouilli principle）利用高速流动的盐水产生负压，这种吸栓导管可捣碎并吸出血栓，这就需要为该系统特制无菌连接设备和泵。

五、手术步骤

（一）静脉路径

1. 双侧腹股沟区消毒铺单。

2. 触摸股动脉搏动，搏动点内侧局部麻醉。

3. 用 11 号刀片平行腹股沟韧带做 5mm 切口。

4. 用 18 号 Potts 针尾端接上 20ml 注射器，针面朝上，针体与皮肤成 45°角边刺入边回抽。

5. 注射器回吸出暗红色血液，证实针头在股静脉内。

6. 用 0.038in J 形导丝在透视下进入下腔静脉。

7. 根据拟用导管口径，置鞘于左或右侧的股静脉内。

8. CVT 患者，有时合并股静脉或者髂静脉血栓，这时可以考虑换到对侧股静脉穿刺。

9. 如果股静脉通路不能建立，试行直接颈静脉穿刺，小心不要导致颈部血肿。特别是在使用溶栓药物时，如果颈部血肿过大，可能压迫气道。

（二）导管操作

1. 所有导管接上 Y 形阀和三通用肝素盐水（10 000U/L）持续冲洗。

2. 通常使用经股静脉路径，90cm 鞘，或在可操控的 Glidewire® 导丝（Terumo Medical，Somerset，NJ）导引下，上导管至颈内静脉。

3. 如果要治疗的静脉结构比颈静脉球或 IPS 更靠头侧，经导引导管的 Y 形阀同轴上微导管。

4. 告知清醒的患者导管的操作会引起不适。

5. 沿软头微导丝小心轻柔地上微导管，上至拟治疗静脉结构的头侧。作者习惯用 J 形头 Headliner™（Microvention，Tustin，CA）引导微导管以无创模式穿过血栓块。行至血栓块内尽可能远处，以处理尽可能多的血凝块。

6. 轻柔手推 1～2ml 造影剂做静脉造影，确认血栓存在，以及导管位置合适。

7. 皮层静脉和深静脉如大脑内静脉的插管要非常小心，仅用微量造影剂造影。

8. 用高质量的 DSA 成像系统做静脉造影，帧频为 2～4 帧/s。

（三）Penumbra 再灌注系统的使用

Penumbra 再灌注系统通过碎吸方式去除血栓，在第 8 章将进一步讨论。

1. 股静脉建立通道，6F 的 90cm 长鞘，或者 Neuron™/MAX088（Penumbra，Inc，Alameda，CA）置入颈内静脉。

可选择：同侧颈内动脉置入造影导管，术中造影——注意静脉期，可以评价静脉血流模式和帮助取栓。

2. 估算闭塞静脉的直径，选择相应直径大小的再灌注导管，对大多数病例来说，Penumbra 054 系统是最合适的。

3. 静脉给予肝素（2000U 负荷量或者 500U/h），50mg 鱼精蛋白抽好放在一边，以备出血急用。

4. 导引导管或者鞘在导丝引导下，置入颈内静脉，大多数目标血管为矢状窦的病例中，通常以右侧颈内静脉为操作路径，这是因为右侧颈内静脉较左侧粗大，矢状窦经常向右侧颈内静脉引流较多，导引导管头端置入越远越好。

5. 灌注导管经 J 形微导丝引导置入目标血管。灌注导管置入合并血栓的大血管近端。灌注导管或者经动脉造影。确认灌注导管位于血栓近端或者判断位置。

6. 小直径同轴微导管（如 SL-10 或者 032 导管）可以轻松通过大直径的灌注导管（如 041 或者 054）。

7. 小心将分离器经灌注导管置入，直至显示器上在微导管头端看见分离器黄金放射标记。如果微导管通过迂曲的血管壁时，在推送分离器时会出现阻力。

8. 灌注导管尾端的 Y 形阀通过提供的无菌管连接到吸引泵。连接管道保持紧密连接及持续无菌肝素盐水冲洗。

9. 打开吸引泵,轻柔移动分离器,保持在导管头端反复进出动作,目的在于破碎血块和防止堵塞微导管头端。

10. 分离器操作要轻柔,分离器头端过多超过微导管头端可能造成血管壁损伤,特别是在进入皮层静脉或者急弯处的血管。

11. 分离泵持续吸引 4~5 分钟后,通过动脉造影评估手术进程。

12. 如果出现大量的液态血液被吸出,说明微导管头端距离血栓远了。

13. 如果动脉造影显示闭塞静脉窦部分再通,可以考虑增加溶栓药物,或者进行另外的血栓碎吸。

14. 可以重复数次碎吸过程。

15. 如果出现较韧性的血栓不能被破碎,或者堵塞灌注导管,可以考虑置入 Merci 回收装置、球囊,或者直径更大的 Penumbra 再灌注系统,或许有效。

(四)溶栓

1. 抽好选定的溶栓药并将其置入特殊标记的 3ml 注射器内。大多术者使用 t-PA(Activase®,Genentech,South San Francisco,CA)混匀稀释成 1mg/ml,以 1ml/min 的速度注射。

2. 缓慢将微导管在血栓内来回进退,使药物与血栓相混。

3. 定时用软导丝深入血栓块,以产生裂隙,增加 t-PA 的作用面积。

4. 便利的技术是使用一大腔的微导管,如 Rapid Transit®(Codman Neurovasular,Raynham,MA)和 0.012in 的 J 形头 Headliner™(Microvention,Tustin,CA)或其他细导丝保持导丝在位,持续用导丝深入探查血凝块,t-PA 可经微导管与微导丝之间间隙持续灌入。

5. 定时(一般每 15 分钟)经微导管轻柔注射造影剂观察血栓有无裂解。

6. 每注射 10mg t-PA,可将微导管调整到血凝块的另一区域,继续注射 t-PA。

7. 一般 t-PA 用量不超过 0.9mg/kg 体重,一般患者注入 30~40mg t-PA 已经足够。

8. 不要期望,也不要尝试用溶栓剂将血栓完全溶解。手术的目的就是在血凝块内打开一个通道,t-PA 和内源性纤溶酶将会在术后持续作用数小时。

9. 如经过约 30 分钟 t-PA 输注和导丝探查后,血管内仍无明显血流改善,可考虑用球囊或血栓吸引导管来加快进程。

10. 虽然在有的病例中,经过许多小时的溶栓药滴注以彻底清除血栓,一般只要在静脉窦有某种程度的血流通过,则最好终止手术。一般在术后 1~2 小时可达此目的。

11. 如果恢复静脉血流后,发现了已存在的狭窄,可考虑放置自膨式支架(见第 11.7 节)。

(五)球囊辅助溶栓

1. 本方法仅限于大硬膜静脉窦。

2. 用软头 0.014in 交换导丝,如 Transend™ 或 Synchro™(Stryker Neurovascular,Fremont,CA)将头塑成大曲率的 J 形弯。

3. 尽可能将微导丝置入静脉窦血栓以远。

4. 将微导管换下，交换上一低顺应性、2～3mm 管径的血管成形球囊,如 NC Ranger™(Boston Scientific,Natick,MA)或 NC Raptor™(Cordis Neurovascular, Miami Lakes,FL)。

顺应性球囊也可以选择,例如 Hyperglide™(Mecltronic Minneapolis,MN 或者 Asent® balloon (Codman Neuroras cular Raynham MA)这类球囊容易通过导引导管进入血栓。

5. 当球囊到位于血栓内,低压缓慢充盈,生成一小通道。尽量使球囊位于窦中央,以免窦壁局部受压过大。

6. 保持导丝在位于窦中央,缓慢回撤血凝块内去充盈的球囊,在球囊回撤的过程中反复充盈,去充盈球囊。

7. 当球囊到达血栓近段的末端,要么再次进入血凝块并用稍大容量充盈球囊,或换用稍大直径的球囊。目的是缓慢轻柔地在血凝块全长内扩大一条通路以恢复血流。

8. 如果用导丝同轴的球囊或者 Ascent® 球囊,还可以间断抽出导丝或使用细导丝,以便通过球囊导管的中央腔进一步注射溶栓药。

9. 在静脉内恢复血流后,如果发现存在狭窄性病变,可考虑应用自膨式支架来改善血流(见本章第七节)。

(六)血栓抽吸导管的使用

血栓抽吸导管的主要好处是物理法移除血凝块,快速恢复血流,降低血栓碎片栓塞肺循环的可能性。该技术与溶栓药联合时,效果最佳。因为溶栓药可软化裂解血凝块使之更容易被吸入吸栓导管。但是,也可单纯使用吸栓导管,而不用溶栓药,尤其对最近有创伤、手术或广泛颅内出血的患者,使得与应用溶栓药有关的出血风险大增。相对偏硬的吸栓导管只适合于较大的静脉窦,如乙状窦、横窦、上矢状窦较大的后半部。

技巧:

(1)导引导管的位置必须稳定,内腔足够大,例如:6F 的 90cm Cook 长鞘,或者 Neuron™ MAX 088(Penumbra,Inc,Alameda,CA)可以当作导引导管使用。

(2)在微导管到位颅内静脉窦后,上一根 300cm 长 0.014in 交换导丝,经窦汇进入对侧横窦、乙状窦、对侧颈静脉。这样,导丝可提供极稳定的支撑。

(3)撤出微导管,保留 0.014in 交换导丝在位。

(4)按照厂家的说明准备吸栓导管。如果使用 AngioJet® XMI® 导管(Possis Medical,Minneapolis,MN),术者还要按照厂家推荐的安装程序准备驱动单元(Drive Unit)和泵(Pump Set)。不要疏漏任何一个步骤,否则系统不会正常工作。

(5)吸栓导管可沿交换导丝上行。

(6)如果遇到阻力,轻轻回撤导丝,旋转导丝或快速进退导管每次数厘米,以减小阻力。

（7）应该时刻注意导引导管的位置。如果被弹回右心房，可能引起心律失常。

（8）如果导引导管不够稳定，换用较大的、较硬的系统，或者用"力量塔"，即在90cm 鞘内上一根 100cm 导引导管。

（9）另一方法是上相对较软的导引导管，如 6F Neuron™ 070 Guide 导管（Penumbra，Inc.，Alameda，CA）置入乙状窦。到达尽可能远处，以越过这一区域的弯曲血管。

（10）如果导丝不稳定，用硬的冠脉交换导丝系统。

（11）当吸栓导管到达因血栓闭塞的窦时，术者应尽量使其穿过血栓、尽可能到达血栓远处血管。

（12）打开三通开关，按照说明开通吸引泵。吸引时，在血栓内开辟一通道。保持导丝在位。

（13）导管再次进入血凝块，反复吸引直至血流恢复。

（14）如果吸引无效，则导管可能被堵塞，撤出，换新的。

（15）如果吸出的只有纯血，则说明血栓内已经形成通道。可将导丝再置于另一处血栓部位，或换上一更大的导管系统，以扩大血栓内的通道。

（16）不要尝试吸出每块栓子，因为这将会吸出太多的血液。

（17）同样，在恢复静脉血流后，如果发现静脉狭窄，可考虑放置自膨式支架以改善血流（见本章第七节）。

（七）术后管理

术后，患者进入 ICU，监测生命体征，监测并控制颅内压。特殊病例，需要开颅减压和（或）巴比妥诱导昏迷。定期 CT 平扫检查以确定水肿是否消退、有无出血、静脉结构内有无再次血栓形成。如果可能，应该继续肝素治疗，之后华法林治疗，防止血栓再形成。可能需要长期抗凝，因为术后 3～6 个月，5.5%～26% 的患者可能再出现 CVT 或者其他静脉血栓。

第七节　经静脉支架

一、背景

血管内治疗症状性颅内静脉窦狭窄是有效的。与动脉病变不同的是，静脉窦狭窄极少对单纯球囊成形有效，因为窦壁的弹性回缩及血管内没有使之保持通畅的高压血流。所以，只有静脉支架可保证血管的持续畅通。静脉窦狭窄的另一特点是目标血管的正常管径相当大，需要很硬的输送系统，但颈静脉球和乙状窦的拐弯很锐，又不得不用较软的输送系统。所以，静脉窦支架血管内治疗的难度就在于此，进退两难。静脉窦狭窄的血管内治疗属于一个新领域，只有个别的病例或小宗病例报道。

二、静脉支架的指征

1. 由静脉狭窄引起的颅内静脉高压症状。
2. 在 dAVF 情况下,由静脉狭窄引起的颅内静脉高压。
3. 由静脉狭窄、曲张、颈静脉憩室引起的搏动性耳鸣。

三、静脉支架的并发症

(一)神经系统并发症

1. 常见短暂头痛。似乎由自膨式支架对静脉窦壁的持续牵张引起,可持续1~3 周。
小心选择支架的大小,避免选择过大尺寸的支架导致头痛。
2. 急性的或迟发的插管静脉结构的血栓形成,并可引起静脉梗死。
3. 颅内血管的支架过大或球囊过度扩张使静脉结构破裂,可引起硬膜外、硬膜下、蛛网膜下腔或脑内出血。
4. 因新生内皮过度增生而引起支架内再狭窄,导致静脉高压症状复发也有报道。
5. 有关静脉支架并发症的统计数字尚缺乏,因手术例数较少。

(二)非神经系统并发症

1. 颈静脉或乙状窦内的球囊扩张引起的过度迷走反射,有可能引起心率减慢、血压下降,甚至心脏停搏。
2. 对于碘造影剂及术中其他用药的过敏反应。
3. 可能出现腹股沟血肿,但发生率及程度均轻于动脉穿刺。
4. 深静脉血栓、肺栓塞及其他栓塞事件。

四、静脉支架:技术

(一)静脉路径

静脉支架术通常使用股静脉途径,最常用的是 6F 或 7F 的 Shuttle® 鞘(Cook, Inc.,Bloomington,IN)。但是,为改善颅内静脉窦的到位,也可用颈静脉穿刺,置入 10cm 的 6F 或 7F 鞘完成颈静脉路径。

(二)抗血栓的治疗

任何预计行支架术的患者,术前必须口服双重抗血小板聚集药物(第 4 章)。如果需要可以检测血小板功能(第 4 章)。在术中,静脉路径建立后,予以静脉推注50~70U/kg 肝素,每小时推注一次,视需要而定,使活化凝血时间维持在基线值的 2 倍以上。

（三）用于静脉支架的导丝导管

1. 到位导丝

（1）可操控的亲水导丝如 0.035in 或 0.038in 弯头 Glidewire®（Terumo Medical，Somerset，NJ）来引导导引导管到达颈静脉。

（2）软的、可扭控导丝如 Headliner™（Microvention，Tustin，CA）或 Gold-tip Glidewire®（Terumo Medical，Somerset，NJ）有助于通过较困难带瓣膜的低段颈内静脉或用于到位颅内静脉窦。

（3）软头 Transend™ 或 Synchro™（Stryker Neurovascular，Fremont，CA）或其他的 0.014in 导丝有助于引导支架输送导管到达目标血管。

（4）经常用到超硬的、铂金头的不锈钢冠脉导丝引导较硬的支架输送导管。

2. 静脉造影导管　大腔微导管，如 RapidTransit®（Cordis Neurovascular，Miami Lakes，FL）用于颅内静脉造影，之后再释放支架，并可辅助导丝通过狭窄。

（四）适合静脉的支架

1. 自膨式支架可以缓慢、无创地扩张狭窄部位。

2. 镍钛合金（而不是不锈钢）支架在 MRI 检查时，只引起有限的伪影，故可进行 MRV 随访。

3. 支架的大小应该可覆盖狭窄区域及两端，颅内静脉窦一般管径为 5～8mm。

4. 同轴支架输送导管需要交换长度（300cm）的导丝。同轴输送支架系统可能有点硬，但有时可轻易地通过锐角或狭窄，而常规的快速交换的支架则有些困难。

5. Precise® 支架（Cordis/Johnson and Johnson，Piscataway，NJ）有 5～10mm 管径的型号，有相对柔软的输送系统。也可以接受最粗至 0.018in 的导丝，以获得额外的支撑。

6. Acculink™ 支架（Guidant，Santa Clara，CA）也有大小不等的型号，并有一非常柔软逐渐变细的头端便于通过狭窄，但输送导管偏硬，通过窄弯较困难。

7. 一般不推荐球囊扩张支架用作静脉支架，因球囊的快速扩张有使血管破裂的风险。

五、步骤

（一）颅内到位

1. 长鞘可以达到有效支撑，例如 6F Neuro™（Penumbra，Alameda，CA），通过股静脉途径到达目标颈静脉，80cm 适合身高较矮患者，90cm 适合稍高患者。

2. 通过鞘，置入三轴系统，包括 6F、105cm 长的 Benchmark™（Penumbra，Alameda，CA）内套一根 5F、120cm 长的 Neuron™ Select Berenstein 导管，5F 管内再套入一根大腔微导管，例如，160cm 长的 Velocity™（Penumbra，Alameda，CA），三

轴系统使用 0.016 J 形头的 HeadLine™微导丝引导，（Microvention，Tustin，CA），这套装备可有效将 Benchmark 微导管送入颅内，有效支撑支架释放。

3. 在路径图引导下，导丝引导下小心轻柔地将大腔微导管通过颈内静脉，进入颅内静脉窦，并跨过拟支架的狭窄部位。

即使重度的狭窄，三轴装备系统通常也可以平滑地通过。

4. 术者需要定时撤出导丝，并经微导管注射造影剂获得路径图，以确定导管位置。另外，术者还可以通过置于动脉系统内的造影导管向供应窦的动脉内注射造影剂获得路径图。

5. 将 6F 导管越过狭窄部分，沿着 Benchmark 导管，尽可能地将长鞘送入最远端。

6. 移除微导管及 5F 导管，做静脉造影，确认狭窄及狭窄程度，测压确诊狭窄有血流动力学显著差异（有 10mmHg 以上的压差）。

7. 当确定狭窄部位、观察形态并测量后，选支架，要求支架长度足以覆盖狭窄长度及两端，支架大小按照狭窄近远端正常管腔直径选择。

（1）8mm 以下的 Precise 支架都可通过 6F 的 Benchmark™导管，有利于颅内释放。

（2）再大直径的支架置入，需要移除 6F 的导管，同时送入颅内也是比较困难的。

8. 如果使用导丝同轴支架，通过微导管将 0.014in 300cm 导丝置于离狭窄尽量远的远心端，快交支架只需要使用 200cm 导丝。

（1）如果拟支架的病变在横窦或乙状窦，将导丝通过窦汇，至对侧横窦、乙状窦、颈静脉，甚至更低的位置，以使导丝提供尽可能的支撑。

（2）如果狭窄位于上矢状窦或直窦，则导丝的可选范围非常有限。必须保证导丝头位于较大、较直的静脉内，不要顶住皮层静脉壁，以免血管破裂。

（3）当导丝位置合适后，撤出微导管，保持交换导丝在位。

（二）支架放置

1. 只有狭窄不能通过支架释放系统时，才可用小的、低顺应性的血管成形球囊进行预扩。通常为 3～4mm 球囊，低压下极缓慢充盈球囊，扩张病变使支架导管通过即可。

2. 按照厂家的说明彻底冲洗各管腔，支架输送导管连接 Y 形阀和持续肝素盐水冲洗。

3. 在导丝导引下，置入支架至狭窄段，并越过狭窄部分。

4. 上支架导管不像想象得那么容易，乙状窦的迂曲就会对支架的前进形成阻力。

5. 支架系统到位狭窄后，回撤 6F Benchmark，露出支架系统于狭窄段，6F 导管头端紧邻支架释放标记近端即可。

6. 支架通过狭窄或迂曲血管的解决办法。

(1)关键是将导引导管或者长鞘放在理想位置,尽可能地将导引导管置远点。

包含中间导管三轴系统导管(Neuro 或者 DAC)可以更好地稳定导引导管或者长鞘,可以将其置入到更远的位置。应用三轴系统导管,可以将导引鞘头端置入乙状窦。

(2)在推送支架导管时,旋转微导丝。

(3)力度稍大、较快推送支架,间以轻微的回撤动作。

(4)将患者头部转向对侧或同侧。

(5)依据支架系统能够容纳导丝直径的大小,试用稍硬的导丝,如 0.014in 不锈钢冠脉支撑导丝或 0.018in 导丝。

(6)如果可能,置入导丝通过窦汇到对侧颈内静脉,尽可能地远,以便获取足够的支撑。

(7)如果用股静脉路径失败,可改用颈静脉路径,以获得更大的推送力。

(8)如果 Benchmark 导管到达远端,上述办法很少用到。

7. 确定支架跨过病变。如果利用骨性标志或路径图仍不能对支架位置放心,可做动脉造影路径图。或者,如支架是沿导丝导引,撤出导丝,经支架输送导管的中央腔注射造影剂,使静脉显影获得路径图。但一定不要忘记再次插入导丝,之后才可释放支架,以保证支架的安全释放。

8. 小心释放自膨式支架于狭窄处。

9. 撤出输送导管,保留导丝在位。

10. 只在支架释放后存在重度狭窄情况下,或者支架未打开时,才可以选择低顺应性球囊进行后扩张,球囊长度小于支架长度,球囊直径小于病变处支架标注管径的 20%。

11. 另外,置入大腔微导管、穿过支架到远端血管。

12. 做静脉造影,确认支架的位置,复测支架两端有无压力差。

13. 如果支架型号合适,支架会逐渐扩张,不必担心残余的中度狭窄。

(三)术后注意事项

每日服抗血小板药物,通常包括氯吡格雷和阿司匹林,持续 90 天,然后,长期服用阿司匹林。

静脉窦支架的随访

针对静脉窦狭窄性颅高压患者的支架术后的临床随访是没有太多争议的,但是选择哪种影像学方式随访是有些争议的。如果静脉窦支架再狭窄患者无症状,没有证据证明再次治疗是有益于患者的,所以一些学者不建议做常规影像学的随访。

1. 23 例患者术后的随访,4 例发生轻度支架再狭窄(<25%),5 例再狭窄部位位于支架近心侧的静脉窦。尽管一些患者实施了分流手术,但是没有患者予以再次支架置入治疗。

2. 在一宗 52 例静脉窦支架患者报告中,6 例患者出现临近支架的狭窄,并出现症状。6 例患者再次置入支架,改善了静脉压力梯度和相关头痛。

3. 一中心报告了 32 例中 25% 的患者再次支架治疗。再次支架治疗的预判危险因素是:高体重指数和非裔美国人。

4. 不用考虑影像学的发现,静脉窦支架术后患者伴随顽固视盘水肿和术前脑脊液压力(平均 50mmHg),应该考虑行分流手术。

参 考 文 献

[1] Ayanzen RH，Bird CR，Keller PJ，McCully FJ，Theobald MR，Heiserman JE. Cerebral MR venography: normal anatomy and potential diagnostic pitfalls. AJNR Am J Neuroradiol. 2000; 21:74-8.

[2] Henkes H，Felber SR，Wentz KU，et al. Accuracy of intravascular microcatheter pressure measurements: an experimental study. Br J Radiol. 1999;72:448-51.

[3] Murayama Y，Massoud TF，Vinuela F. Transvenous hemodynamic assessment of experimental arteriovenous malformations. Doppler guidewire monitoring of embolotherapy in a swine model. Stroke. 1996;27:1365-72.

[4] Sekhar LN，Pomeranz S，Janecka IP，Hirsch B，Ramasastry S. Temporal bone neoplasms: a report on 20 surgically treated cases. J Neurosurg. 1992;76:578-87.

[5] Spetzler RF，Daspit CP，Pappas CT. The combined supra- and infratentorial approach for lesions of the petrous and clival regions: experience with 46 cases. J Neurosurg. 1992;76: 588-99.

[6] Schmid-Elsaesser R，Steiger HJ，Yousry T，Seelos KC，Reulen HJ. Radical resection of meningiomas and arteriovenous fistulas involving critical dural sinus segments: experience with intraoperative sinus pressure monitoring and elective sinus reconstruction in 10 patients. Neurosurgery. 1997;41:1005-16; discussion 16-18.

[7] Houdart E，Saint-Maurice JP，Boissonnet H，Bonnin P. Clinical and hemodynamic responses to balloon test occlusion of the straight sinus: technical case report. Neurosurgery. 2002;51:254-6; discussion 6-7.

[8] Doppman JL. There is no simple answer to a rare complication of inferior petrosal sinus sampling. AJNR Am J Neuroradiol. 1999;20:191-2.

[9] Miller DL，Doppman JL，Peterman SB，Nieman LK，Oldfield EH，Chang R. Neurologic complications of petrosal sinus sampling. Radiology. 1992;185:143-7.

[10] Sturrock ND，Jeffcoate WJ. A neurological complication of inferior petrosal sinus sampling during investigation for Cushing's disease: a case report. J Neurol Neurosurg Psychiatry. 1997;62:527-8.

[11] Bonelli FS，Huston J 3rd，Meyer FB，Carpenter PC. Venous subarachnoid hemorrhage after inferior petrosal sinus sampling for adrenocorticotropic hormone. AJNR Am J Neuroradiol. 1999;20:306-7.

[12] Lefournier V，Gatta B，Martinie M，et al. One transient neurological complication (sixth

nerve palsy) in 166 consecutive inferior petrosal sinus samplings for the etiological diagnosis of Cushing's syndrome. J Clin Endocrinol Metab. 1999;84:3401-2.

[13] Blevins LS Jr, Clark RV, Owens DS. Thromboembolic complications after inferior petrosal sinus sampling in patients with cushing's syndrome. Endocr Pract. 1998;4:365-7.

[14] Gailloud P, Fasel JH, Muster M, Desarzens F, Ruefenacht DA. Termination of the inferior petrosal sinus: an anatomical variant. Clin Anat. 1997;10:92-6.

[15] Kurata A, Suzuki S, Iwamoto K, et al. A new transvenous approach to the carotid-cavernous sinus via the inferior petrooccipital vein. J Neurosurg. 2012;116:581-7.

[16] Refetoff S, Van Cauter E, Fang VS, Laderman C, Graybeal ML, Landau RL. The effect of dexamethasone on the 24-hour profiles of adrenocorticotropin and cortisol in Cushing's syndrome. J Clin Endocrinol Metab.1985;60:527-35.

[17] Van Cauter E, Refetoff S. Evidence for two subtypes of Cushing's disease based on the analysis of episodic cortisol secretion. N Engl J Med. 1985;312:1343-9.

[18] Oldfield EH, Doppman JL, Nieman LK, et al. Petrosal sinus sampling with and without corticotropin-releasing hormone for the differential diagnosis of Cushing's syndrome. N Engl J Med. 1991;325:897-905.

[19] Bonelli FS, Huston J 3rd, Carpenter PC, Erickson D, Young WF Jr, Meyer FB. Adreno-corticotropic hormone-dependent Cushing's syndrome: sensitivity and specificity of inferior petrosal sinus sampling. AJNR Am J Neuroradiol. 2000;21:690-6.

[20] Kaltsas GA, Giannulis MG, Newell-Price JD, et al. A critical analysis of the value of simultaneous inferior petrosal sinus sampling in Cushing's disease and the occult ectopic adrenocorticotropin syndrome. J Clin Endocrinol Metab.1999;84:487-92.

[21] Colao A, Faggiano A, Pivonello R, Pecori Giraldi F, Cavagnini F, Lombardi G. Inferior petrosal sinus sampling in the differential diagnosis of Cushing's syndrome: results of an Italian multicenter study. Eur J Endocrinol.2001;144:499-507.

[22] Graham KE, Samuels MH, Nesbit GM, et al. Cavernous sinus sampling is highly accurate in distinguishing Cushing's disease from the ectopic adrenocorticotropin syndrome and in predicting intrapituitary tumor location. J Clin Endocrinol Metab. 1999;84:1602-10.

[23] Oldfield EH, Girton ME, Doppman JL. Absence of intercavernous venous mixing: evidence supporting lateralization of pituitary microadenomas by venous sampling. J Clin Endocrinol Metab. 1985;61:644-7.

[24] Manni A, Latshaw RF, Page R, Santen RJ. Simultaneous bilateral venous sampling for adrenocorticotropin in pituitary-dependent cushing's disease: evidence for lateralization of pituitary venous drainage. J Clin Endocrinol Metab. 1983;57:1070-3.

[25] Doppman JL, Chang R, Oldfield EH, Chrousos G, Stratakis CA, Nieman LK. The hypoplastic inferior petrosal sinus: a potential source of false-negative results in petrosal sampling for Cushing's disease. J Clin Endocrinol Metab. 1999;84:533-40.

[26] Mamelak AN, Dowd CF, Tyrrell JB, McDonald JF, Wilson CB. Venous angiography is needed to interpret inferior petrosal sinus and cavernous sinus sampling data for lateralizing adrenocorticotropin-secreting adenomas. J Clin Endocrinol Metab. 1996;81:475-81.

[27] Kalogeras KT, Nieman LK, Friedman TC, et al. Inferior petrosal sinus sampling in healthy subjects reveals a unilateral corticotropin-releasing hormone-induced arginine vasopressin release associated with ipsilateral adrenocorticotropin secretion. J Clin Invest. 1996;97:2045-50.

[28] Ratliff JK, Oldfield EH. Multiple pituitary adenomas in Cushing's disease. J Neurosurg.

2000;93:753-61.

[29]　Kim LJ, Klopfenstein JD, Cheng M, et al. Ectopic intracavernous sinus adrenocorticotropic hormone-secreting microadenoma: could this be a common cause of failed transsphenoidal surgery in Cushing disease? Case report. J Neurosurg. 2003;98:1312-7.

[30]　Miller DL, Doppman JL, Nieman LK, et al. Petrosal sinus sampling: discordant lateralization of ACTH-secreting pituitary microadenomas before and after stimulation with corticotropin-releasing hormone. Radiology. 1990;176:429-31.

[31]　Liu C, Lo JC, Dowd CF, et al. Cavernous and inferior petrosal sinus sampling in the evaluation of ACTH-dependent Cushing's syndrome. Clin Endocrinol. 2004;61:478-86.

[32]　Doppman JL, Nieman LK, Chang R, et al. Selective venous sampling from the cavernous sinuses is not a more reliable technique than sampling from the inferior petrosal sinuses in Cushing's syndrome. J Clin Endocrinol Metab. 1995;80:2485-9.

[33]　Fujimura M, Ikeda H, Takahashi A, Ezura M, Yoshimoto T, Tominaga T. Diagnostic value of super-selective bilateral cavernous sinus sampling with hypothalamic stimulating hormone loading in patients with ACTH-producing pituitary adenoma. Neurol Res. 2005; 27:11-5.

[34]　Teramoto A, Nemoto S, Takakura K, Sasaki Y, Machida T. Selective venous sampling directly from cavernous sinus in Cushing's syndrome. J Clin Endocrinol Metab. 1993;76: 637-41.

[35]　Lefournier V, Martinie M, Vasdev A, et al. Accuracy of bilateral inferior petrosal or cavernous sinuses sampling in predicting the lateralization of Cushing's disease pituitary microadenoma: influence of catheter position and anatomy of venous drainage. J Clin Endocrinol Metab. 2003;88:196-203.

[36]　Ilias I, Chang R, Pacak K, et al. Jugular venous sampling: an alternative to petrosal sinus sampling for the diagnostic evaluation of adrenocorticotropic hormone-dependent Cushing's syndrome. J Clin Endocrinol Metab.2004;89:3795-800.

[37]　Swearingen B, Katznelson L, Miller K, et al. Diagnostic errors after inferior petrosal sinus sampling. J Clin Endocrinol Metab. 2004;89:3752-63.

[38]　Doppman JL, Miller DL, Patronas NJ, et al. The diagnosis of acromegaly: value of inferior petrosal sinus sampling.AJR Am J Roentgenol. 1990;154:1075-7.

[39]　Crock PA, Gilford EJ, Henderson JK, et al. Inferior petrosal sinus sampling in acromegaly. Aust NZ J Med.1989;19:244-7.

[40]　Miller DL, Doppman JL, Krudy AG, et al. Localization of parathyroid adenomas in patients who have undergone surgery. Part II. Invasive procedures. Radiology. 1987;162: 138-41.

[41]　Chaffanjon PC, Voirin D, Vasdev A, Chabre O, Kenyon NM, Brichon PY. Selective venous sampling in recurrent and persistent hyperparathyroidism: indication, technique, and results. World J Surg. 2004;28:958-61.

[42]　Zurin AA, Ushikoshi S, Houkin K, Kikuchi Y, Abe H, Saitoh H. Cerebral abscess as an unusual complication of coil embolization in a dural arteriovenous fistula. Case Rep J Neurosurg. 1997;87:109-12.

[43]　Klisch J, Huppertz HJ, Spetzger U, Hetzel A, Seeger W, Schumacher M. Transvenous treatment of carotid cavernous and dural arteriovenous fistulae: results for 31 patients and review of the literature. Neurosurgery. 2003;53:836-56; discussion 56-57.

[44]　Meyers PM, Halbach VV, Dowd CF, et al. Dural carotid cavernous fistula: definitive en-

dovascular management and long-term follow-up. Am J Ophthalmol. 2002;134:85-92.

[45] Nakagawa H, Kubo S, Nakajima Y, Izumoto S, Fujita T. Shifting of dural arteriovenous malformation from the cavernous sinus to the sigmoid sinus to the transverse sinus after transvenous embolization. A case of left spontaneous carotid-cavernous sinus fistula. Surg Neurol. 1992;37:30-8.

[46] Yamashita K, Taki W, Nakahara I, Nishi S, Sadato A, Kikuchi H. Development of sigmoid dural arteriovenous fistulas after transvenous embolization of cavernous dural arteriovenous fistulas. AJNR Am J Neuroradiol.1993;14:1106-8.

[47] Horowitz MB, Purdy PD, Valentine RJ, Morrill K. Remote vascular catastrophes after neurovascular interventional therapy for type 4 Ehlers-Danlos syndrome. AJNR Am J Neuroradiol. 2000;21:974-6.

[48] Chuman H, Trobe JD, Petty EM, et al. Spontaneous direct carotid-cavernous fistula in Ehlers-Danlos syndrome type IV: two case reports and a review of the literature. J Neuroophthalmol. 2002;22:75-81.

[49] Halbach VV, Higashida RT, Hieshima GB, Hardin CW, Pribram H. Transvenous embolization of dural fistulas involving the cavernous sinus. AJNR Am J Neuroradiol. 1989;10:377-83.

[50] Goto K, Hieshima GB, Higashida RT, et al. Treatment of direct carotid cavernous sinus fistulae. Various therapeutic approaches and results in 148 cases. Acta Radiol Suppl. 1986;369:576-9.

[51] Halbach VV, Higashida RT, Dowd CF, Barnwell SL, Hieshima GB. Treatment of carotid-cavernous fistulas associated with Ehlers-Danlos syndrome. Neurosurgery. 1990;26:1021-7.

[52] Miller NR, Monsein LH, Debrun GM, Tamargo RJ, Nauta HJ. Treatment of carotid-cavernous sinus fistulas using a superior ophthalmic vein approach. J Neurosurg. 1995;83:838-42.

[53] Chun GF, Tomsick TA. Transvenous embolization of a direct carotid cavernous fistula through the pterygoid plexus.AJNR Am J Neuroradiol. 2002;23:1156-9.

[54] Barker FG 2nd, Ogilvy CS, Chin JK, Joseph MP, Pile-Spellman J, Crowell RM. Transethmoidal transsphenoidal approach for embolization of a carotid-cavernous fistula. Case report. J Neurosurg. 1994;81:921-3.

[55] Benndorf G, Bender A, Lehmann R, Lanksch W. Transvenous occlusion of dural cavernous sinus fistulas through the thrombosed inferior petrosal sinus: report of four cases and review of the literature. Surg Neurol. 2000;54:42-54.

[56] Monsein LH, Debrun GM, Miller NR, Nauta HJ, Chazaly JR. Treatment of dural carotid-cavernous fistulas via the superior ophthalmic vein. AJNR Am J Neuroradiol. 1991;12:435-9.

[57] Quinones D, Duckwiler G, Gobin PY, Goldberg RA, Vinuela F. Embolization of dural cavernous fistulas via superior ophthalmic vein approach. AJNR Am J Neuroradiol. 1997;18:921-8.

[58] Wolfe SQ, Cumberbatch NM, Aziz-Sultan MA, Tummala R, Morcos JJ. Operative approach via the superior ophthalmic vein for the endovascular treatment of carotid cavernous fistulas that fail traditional endovascular access. Neurosurgery. 2010; 66: 293-9; discussion 9.

[59] Oishi H, Arai H, Sato K, Iizuka Y. Complications associated with transvenous embolisati-

on of cavernous dural arteriovenous fistula. Acta Neurochir. 1999;141:1265-71.

[60] Goldberg RA, Goldey SH, Duckwiler G, Vinuela F. Management of cavernous sinus-dural fistulas. Indications and techniques for primary embolization via the superior ophthalmic vein. Arch Ophthalmol. 1996;114:707-14.

[61] Gupta N, Kikkawa DO, Levi L, Weinreb RN. Severe vision loss and neovascular glaucoma complicating superior ophthalmic vein approach to carotid-cavernous sinus fistula. Am J Ophthalmol. 1997;124:853-5.

[62] Benndorf G, Bender A, Campi A, Menneking H, Lanksch WR. Treatment of a cavernous sinus dural arteriovenous fistula by deep orbital puncture of the superior ophthalmic vein. Neuroradiology. 2001;43:499-502.

[63] Kohyama S, Kaji T, Tokumaru AM, Kusano S, Ishihara S, Shima K. Transfemoral superior ophthalmic vein approach via the facial vein for the treatment of carotid-cavernous fistulas--two case reports. Neurol Med Chir (Tokyo). 2002;42:18-22.

[64] Biondi A, Milea D, Cognard C, Ricciardi GK, Bonneville F, van Effenterre R. Cavernous sinus dural fistulae treated by transvenous approach through the facial vein: report of seven cases and review of the literature. AJNR Am J Neuroradiol. 2003;24:1240-6.

[65] Venturi C, Bracco S, Cerase A, et al. Endovascular treatment of a cavernous sinus dural arteriovenous fistula by transvenous embolisation through the superior ophthalmic vein via cannulation of a frontal vein. Neuroradiology.2003;45(8):574.

[66] Kazekawa K, Iko M, Sakamoto S, et al. Dural AVFs of the cavernous sinus: transvenous embolization using a direct superficial temporal vein approach. Radiat Med. 2003;21:138-41.

[67] Mounayer C, Piotin M, Spelle L, Moret J. Superior petrosal sinus catheterization for transvenous embolization of a dural carotid cavernous sinus fistula. AJNR Am J Neuroradiol. 2002;23:1153-5.

[68] Kuwayama N, Endo S, Kitabayashi M, Nishijima M, Takaku A. Surgical transvenous embolization of a cortically draining carotid cavernous fistula via a vein of the Sylvian fissure. AJNR Am J Neuroradiol. 1998;19:1329-32.

[69] Hara T, Hamada J, Kai Y, Ushio Y. Surgical transvenous embolization of a carotid-cavernous dural fistula with cortical drainage via a petrosal vein: two technical case reports. Neurosurgery. 2002;50:1380-3; discussion 3-4.

[70] Wakhloo AK, Perlow A, Linfante I, et al. Transvenous n-butyl-cyanoacrylate infusion for complex dural carotid cavernous fistulas: technical considerations and clinical outcome. AJNR Am J Neuroradiol. 2005;26:1888-97.

[71] Arat A, Cekirge S, Saatci I, Ozgen B. Transvenous injection of onyx for casting of the cavernous sinus for the treatment of a carotid-cavernous fistula. Neuroradiology. 2004;46:1012-5.

[72] Deguchi J, Yamada M, Ogawa R, Kuroiwa T. Transvenous embolization for a purely intraorbital arteriovenous fistula. Case report. J Neurosurg. 2005;103:756-9.

[73] Caragine LP Jr, Halbach VV, Dowd CF, Higashida RT. Intraorbital arteriovenous fistulae of the ophthalmic veins treated by transvenous endovascular occlusion: technical case report. Neurosurgery. 2006;58:ONS-E170; discussion ONS-E.

[74] Halbach VV, Higashida RT, Hieshima GB, Mehringer CM, Hardin CW. Transvenous embolization of dural fistulas involving the transverse and sigmoid sinuses. AJNR Am J Neuroradiol. 1989;10:385-92.

[75] Dawson RC 3rd, Joseph GJ, Owens DS, Barrow DL. Transvenous embolization as the primary therapy for arteriovenous fistulas of the lateral and sigmoid sinuses. AJNR Am J Neuroradiol. 1998;19;571-6.

[76] Roy D, Raymond J. The role of transvenous embolization in the treatment of intracranial dural arteriovenous fistulas.Neurosurgery. 1997;40;1133-41; discussion 41-44.

[77] Gobin YP, Houdart E, Rogopoulos A, Casasco A, Bailly AL, Merland JJ. Percutaneous transvenous embolization through the thrombosed sinus in transverse sinus dural fistula. AJNR Am J Neuroradiol. 1993;14;1102-5.

[78] Naito I, Iwai T, Shimaguchi H, et al. Percutaneous transvenous embolisation through the occluded sinus for transverse-sigmoid dural arteriovenous fistulas with sinus occlusion. Neuroradiology. 2001;43;672-6.

[79] Houdart E, Saint-Maurice JP, Chapot R, et al. Transcranial approach for venous embolization of dural arteriovenous fistulas. J Neurosurg. 2002;97;280-6.

[80] Liebig T, Henkes H, Brew S, Miloslavski E, Kirsch M, Kuhne D. Reconstructive treatment of dural arteriovenous fistulas of the transverse and sigmoid sinus: transvenous angioplasty and stent deployment. Neuroradiology.2005;47;543-51.

[81] Defreyne L, Vanlangenhove P, Vandekerckhove T, et al. Transvenous embolization of a dural arteriovenous fistula of the anterior cranial fossa: preliminary results. AJNR Am J Neuroradiol. 2000;21;761-5.

[82] Cloft HJ, Kallmes DF, Jensen JE, Dion JE. Percutaneous transvenous coil embolization of a type 4 sagittal sinus dural arteriovenous fistula: case report. Neurosurgery. 1997;41; 1191-3; discussion 3-4.

[83] King WA, Martin NA. Intracerebral hemorrhage due to dural arteriovenous malformations and fistulae. Neurosurg Clin N Am. 1992;3;577-90.

[84] Deasy NP, Gholkar AR, Cox TC, Jeffree MA. Tentorial dural arteriovenous fistulae: endovascular treatment with transvenous coil embolisation. Neuroradiology. 1999;41;308-12.

[85] Kallmes DF, Jensen ME, Cloft HJ, Kassell NF, Dion JE. Percutaneous transvenous coil embolization of a Djindjian type 4 tentorial dural arteriovenous malformation. AJNR Am J Neuroradiol. 1997;18;673-6.

[86] Troffkin NA, Graham CB 3rd, Berkmen T, Wakhloo AK. Combined transvenous and transarterial embolization of a tentorial-incisural dural arteriovenous malformation followed by primary stent placement in the associated stenotic straight sinus. Case report. J Neurosurg. 2003;99;579-83.

[87] Mickle JP, Quisling RG. The transtorcular embolization of vein of Galen aneurysms. J Neurosurg. 1986;64(5);731.

[88] Lasjaunias P, Garcia-Monaco R, Rodesch G, et al. Vein of Galen malformation. Endovascular management of 43 cases. Childs Nerv Syst. 1991;7;360-7.

[89] Lasjaunias P, Garcia-Monaco R, Rodesch G, Terbrugge K. Deep venous drainage in great cerebral vein (vein of Galen) absence and malformations. Neuroradiology. 1991;33;234-8.

[90] Levrier O, Gailloud PH, Souei M, Manera L, Brunel H, Raybaud C. Normal galenic drainage of the deep cerebral venous system in two cases of vein of Galen aneurysmal malformation. Childs Nerv Syst. 2004;20;91-7; discussion 8-9.

[91] Gailloud P, O'Riordan DP, Burger I, Lehmann CU. Confirmation of communication between deep venous drainage and the vein of Galen after treatment of a vein of Galen aneurysmal malformation in an infant presenting with severe pulmonary hypertension. AJNR

Am J Neuroradiol. 2006;27;317-20.

[92]　Ng PP, Halbach VV, Quinn R, et al. Endovascular treatment for dural arteriovenous fistulae of the superior petrosal sinus. Neurosurgery. 2003;53;25-32; discussion-3.

[93]　Kato S, Fujii M, Tominaga T, Fujisawa H, Suzuki M. A case of dural arteriovenous fistula of the inferior petrosal sinus successfully treated by transarterial and transvenous embolizations. No Shinkei Geka. 2002;30;981-4.

[94]　Ernst R, Bulas R, Tomsick T, van Loveren H, Aziz KA. Three cases of dural arteriovenous fistula of the anterior condylar vein within the hypoglossal canal. AJNR Am J Neuroradiol. 1999;20;2016-20.

[95]　Kiyosue H, Tanoue S, Okahara M, Mori M, Mori H. Ocular symptoms associated with a dural arteriovenous fistula involving the hypoglossal canal: selective transvenous coil embolization. Case report. J Neurosurg. 2001;94;630-2.

[96]　Tanoue S, Goto K, Oota S. Endovascular treatment for dural arteriovenous fistula of the anterior condylar vein with unusual venous drainage: report of two cases. AJNR Am J Neuroradiol. 2005;26;1955-9.

[97]　Manabe H, Hasegawa S, Takemura A, Shafiqul IM, Ito C, Nagahata M. Contralateral inferior petrosal sinus approach for transvenous embolization of a dural arteriovenous fistula at isolated jugular bulb. Technical case report. Minim Invasive Neurosurg. 2003;46;366-8.

[98]　Beek FJ, ten Broek FW, van Schaik JP, Mali WP. Transvenous embolisation of an arteriovenous malformation of the mandible via a femoral approach. Pediatr Radiol. 1997;27;855-7.

[99]　Kiyosue H, Mori H, Hori Y, Okahara M, Kawano K, Mizuki H. Treatment of mandibular arteriovenous malformation by transvenous embolization: a case report. Head Neck. 1999;21;574-7.

[100]　Kawano K, Mizuki H, Mori H, Yanagisawa S. Mandibular arteriovenous malformation treated by transvenous coil embolization: a long-term follow-up with special reference to bone regeneration. J Oral Maxillofac Surg.2001;59;326-30.

[101]　Touho H, Monobe T, Ohnishi H, Karasawa J. Treatment of type II perimedullary arteriovenous fistulas by intraoperative transvenous embolization: case report. Surg Neurol. 1995;43;491-6.

[102]　Chul Suh D, Gon Choi C, Bo Sung K, Kim KK, Chul Rhim S. Spinal osseous epidural arteriovenous fistula with multiple small arterial feeders converging to a round fistular nidus as a target of venous approach. AJNR Am J Neuroradiol. 2004;25;69-73.

[103]　Ferro JM, Canhao P, Stam J, Bousser MG, Barinagarrementeria F. Prognosis of cerebral vein and dural sinus thrombosis: results of the international study on cerebral vein and Dural sinus thrombosis (ISCVT). Stroke.2004;35;664-70.

[104]　Smith AG, Cornblath WT, Deveikis JP. Local thrombolytic therapy in deep cerebral venous thrombosis. Neurology. 1997;48;1613-9.

[105]　van Nuenen BF, Munneke M, Bloem BR. Cerebral venous sinus thrombosis: prevention of recurrent thromboembolism. Stroke. 2005;36;1822-3.

[106]　Tsumoto T, Miyamoto T, Shimizu M, et al. Restenosis of the sigmoid sinus after stenting for treatment of intracranial venous hypertension: case report. Neuroradiology. 2003;45;911-5.

[107]　Ducruet AF, Crowley RW, McDougall CG, Albuquerque FC. Long-term patency of venous sinus stents for idiopathic intracranial hypertension. J Neurointerv Surg. 2014;6;

238-42.

[108] Ahmed RM, Wilkinson M, Parker GD, et al. Transverse sinus stenting for idiopathic intracranial hypertension: a review of 52 patients and of model predictions. AJNR Am J Neuroradiol. 2011;32:1408-14.

[109] El Mekabaty A, Obuchowski NA, Luciano MG, et al. Predictors for venous sinus stent retreatment in patients with idiopathic intracranial hypertension. J Neurointerv Surg. 2016. https://doi.org/10.1136/neurintsurg-2016-012803.

[110] Goodwin CR, Elder BD, Ward A, et al. Risk factors for failed transverse sinus stenting in pseudotumor cerebri patients. Clin Neurol Neurosurg. 2014;127:75-8.

第三部分

疾病专论

第12章 颅内动脉瘤及蛛网膜下腔出血

第一节 动 脉 瘤

动脉瘤是指动脉血管壁的异常扩张。通俗地说,动脉瘤是指动脉血管壁的某一薄弱点在内在压力的作用下向外扩张,这就类似于水管在水压的冲击下,某一薄弱点出现异常膨胀扩张。大体上颅内动脉瘤可分为囊状、梭形和夹层动脉瘤。

第二节 颅内动脉瘤病理生理学

一、颅内动脉瘤病理学

颅内动脉瘤从定义上讲属于动脉结构。动脉瘤生长源于局部血流动力学剪切力、炎症和基因因素。

1. 发生机制

(1)动脉瘤形成源于血流动力学的剪切力,动脉瘤多位于血管分支处和血管转弯处。在这些位置血管壁的高剪切力导致血管内皮的异常。

(2)血管内皮的功能异常导致血管内皮细胞的一氧化氮合成酶降低和炎症介质及细胞因子的表达增加。

(3)动脉的炎症反应导致平滑肌细胞的凋亡和基质金属蛋白酶介导的细胞外基质的损伤。炎症在动脉瘤形成中包含两个机制。

①平滑肌细胞的游走和转化。正常情况下平滑肌细胞集中于中膜,同时是血管壁主要的基质合成酶细胞。在动脉瘤的形成过程中,由于内皮的损伤和增殖导致了平滑肌细胞迁移到血管内膜,从而引起内膜基层的增生。在这个过程中,平滑肌细胞的表型转化成分离状态,转变成胶原合成酶含量较低和收缩力下降的蜘蛛样细胞。在动脉瘤形成的晚期,动脉瘤壁平滑肌细胞的丢失导致中膜的变薄。

②巨噬细胞的参与。由于炎症介导,巨噬细胞活化并渗透入动脉壁内。巨噬细胞释放可以消化血管壁细胞外基质的炎症因子和基质金属蛋白酶,这个过程中

细胞外基质的减少导致动脉瘤的进展。巨噬细胞的渗入与动脉瘤破裂高度相关。髓过氧化物酶的表达也会增加,其也是预示动脉瘤破裂的一个指标。

(4)颅内动脉瘤内相对新生的Ⅰ型胶原蛋白的广泛存在,提示血管壁的胶原蛋白重构的发生。

(5)基因因素。数量众多的基因性的危险因素已经被证实,这些与动脉瘤相关的危险的位点存在于每条染色体上。目前这些基因和潜在基因在动脉瘤生成中扮演的角色仍然是模糊不清的,可以与环境因素有着复杂的关系。基因异常确定会引起动脉瘤的疾病包括遗传性出血性毛细血管扩张症和多囊肾,但只占颅内动脉瘤患者中很少的比例。

(6)炎症在动脉瘤形成中作用的临床意义。

①阿司匹林可以防止动脉瘤的形成,阿司匹林减少COX-2的生成,而COX-2在动脉瘤的形成中扮演重要角色。动物实验和初步的人体研究显示阿司匹林可以降低COX-2的表达和降低颅内动脉瘤的炎症反应。

②纳米氧化铁增强磁共振可以证实未破裂动脉瘤患者血管壁的炎症反应过程,也可以提示破裂风险增高。纳米氧化铁是顺磁性微球,被FDA批准用于治疗慢性肾衰竭导致的缺铁性贫血。纳米氧化铁增强磁共振在注射后72小时,可以标记颅内动脉血管壁的巨噬细胞,同时预测动脉瘤破裂的危险程度。

2. 大体解剖

(1)未破裂动脉瘤可呈现均一的粉红色外观,就像附近的动脉一样,或者有红色区域,是瘤顶部的接近透明的区域,可经该区域看到动脉血流。有些动脉瘤可有较厚的动脉硬化区域。

(2)破裂动脉瘤:动脉瘤典型的破裂部位在瘤顶部,开颅手术时可发现破裂处常被较厚的纤维帽。

3. 形态特征

(1)分叶状,约9%的未破裂动脉瘤和40%的破裂动脉瘤为分叶状。

(2)子瘤,约57%的破裂动脉瘤和16%的未破裂动脉瘤存在子瘤。有时也称为"Murphys tit"。

4. 位置分布情况(没有蛛网膜下腔出血病史的未破裂动脉瘤患者)

(1)海绵窦段颈内动脉16.9%。

ICA,24.8%。

(2)前交通动脉或大脑前动脉10.0%。

(3)大脑中动脉22.7%。

(4)后交通动脉13.9%。

(5)椎基底动脉或大脑后动脉6.6%。

(6)基底动脉顶端5.1%。

5. 单发或多发动脉瘤

(1)有 15%～30% 的患者可发现存在 2 个或 2 个以上动脉瘤。

(2)存在多发动脉瘤的危险因素包括:女性、吸烟史、高血压病史、脑血管病家族史和绝经后。

6. 组织病理学（图 12-1）

(1)在动脉瘤颈部边缘,可发现中膜及中弹力层的突然中断。

(2)动脉瘤囊常由胶原组织构成并且无细胞结构。

(3)然而,约 50% 的动脉瘤管腔侧的瘤壁存在纤维蛋白染色,29% 的动脉瘤壁存在大量的多核细胞。这些发现可能预示着"动脉瘤即将破裂"。

(4)其他的"动脉瘤即将破裂"的迹象包括。

①动脉瘤壁存在异常薄弱区。

②子瘤。

③纤维蛋白斑片状浸润。

④瘤腔内血栓。

⑤动脉瘤壁存在炎性细胞。

⑥动脉瘤壁内存在含血色素的巨噬细胞和红细胞。

二、独特的漏斗样结构

漏斗是指动脉起始部的锥形扩张（见第 1 章）。漏斗样扩张是良性的,多为偶然发现。有报道称少数后交通漏斗可发展为动脉瘤并且最终发生破裂。1998 年,Marshman 等人分析了 11 组报道后,发现漏斗发展为动脉瘤并破裂的危险因素,如女性(女：男＝9：1)、左侧病变(左侧：右侧＝9：2)、双侧病变(60%)。

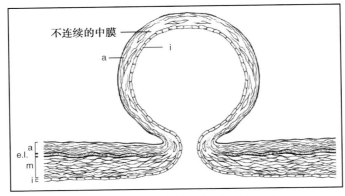

图 12-1　颅内动脉瘤的显微镜解剖结构

动脉瘤壁内弹力板缺少。在整个瘤壁结构中,中膜结构存在但不正常,表现为变薄及不连续。a:外膜;m:中膜;i:内膜;e.l.:外弹力板

第三节　未破裂颅内动脉瘤

流行病学

普通人群中颅内动脉瘤的流行病学

对近期的病例研究进行系统性回顾分析,在无 SAH 病史的成年人中,动脉瘤的发病率约为 3.2%。

(1)性别分布:男性：女性＝1：1.3。

(2)年龄分布:动脉瘤的患病率随年龄增长而增长,峰值年龄为 60~79 岁。

(3)患有多囊肾、动脉粥样硬化、脑瘤及伴有颅内动脉瘤家族史的人群发病率较高。

(4)未破裂动脉瘤的流行病学显示对比高加索人,中国人的动脉瘤破裂风险较低(2.3%)。

未破裂动脉瘤是头痛的明确原因吗?

18%~36%未破裂动脉瘤患者将头痛作为主要主诉。传统观点认为未破裂动脉瘤与头痛无关。但是一小部分研究显示,一定比例的动脉瘤患者治疗后,头痛明显缓解。最近的一项前瞻性研究,经夹闭或者血管内治疗的未破裂动脉瘤患者中,92.45%患者在平均术后 2.4 个月后,头痛都有不同程度的缓解。头痛改善与动脉的治疗方法(夹闭和栓塞)无相关性。

第四节　与动脉瘤相关的疾病

一、家族动脉瘤

1. 家族动脉瘤是指一级亲属中 2 人以上发现动脉瘤。

2. 排除了常染色体显性遗传的多囊肾(ADPKD),存在家族倾向是发生颅内动脉瘤明显的危险因素。

3. 流行病学特点:据估计家族性动脉瘤占所有颅内动脉瘤的概率为7%~20%。

4. 遗传模式和特点。

(1)虽然认为最可能的模式是常染色体显性遗传,但是在大多数家族谱系中,动脉瘤的遗传模式不明确。

(2)家族性动脉瘤好发于大脑中动脉。

(3)与散发动脉瘤不同,家族性动脉瘤发生破裂时常常较大,而且常为多发。

（4）与散发动脉瘤相比，家族性动脉瘤发生蛛网膜下腔出血的年龄明显年轻。

（5）家族性动脉瘤患者发生蛛网膜下腔出血后的预后较差。

5. 许多基因和染色体区域与颅内动脉瘤相关，不论家族性动脉瘤或散发性动脉瘤。

（1）通过分析 Nordic Twin 队列研究中的 509 例 SAH 患者，有趣的是，结论认为 SAH 的发生主要不是因为基因起源，家族性动脉瘤性 SAH 大多是因为环境危险因素导致。

6. 对于存在家族性动脉瘤史的家庭成员进行筛查（表 12-1）。

（1）存在争议。有理论模型认为即使对存在 2 位或以上的一级亲属发生过蛛网膜下腔出血的人群也不应进行筛查。在美国心脏学会（AHA）发表的颅内未破裂动脉瘤的治疗推荐（Recommendation of the Management of Patients with Unruptured Intracranial Aneurysms）中称：是否对于存在家族性动脉瘤病史的人群进行筛查因人而异。

（2）在大多数情况下，本书作者建议使用非侵袭的检查方式对 2 位或以上一级亲属存在动脉瘤的患者进行筛查。

通过这个策略发现动脉瘤的概率为 8%～10%。

7. 家族性颅内动脉瘤研究。

（1）对有颅内动脉瘤家族史的病例进行的国际性、多中心研究正在进行中。

（2）入选标准为一级亲属中 2 人以上发现动脉瘤。

（3）研究的官方网址为：http://www.fiastudy.org，完全免费电话 800-503-3427。

表 12-1　无症状的颅内动脉瘤的筛查结果

人群	存在动脉瘤的风险（%）
普通人群	2～3
一级亲属中有一位发现了动脉瘤	2～4
一级亲属中 2 位或 2 位以上发现了动脉瘤	10

二、结缔组织病

（一）常染色体显性遗传多囊肾（ADPKD）

1. 最常见的致死性遗传疾病，在美国和欧洲的发病率为 1/500

（1）其表达方式各异，但当患者年龄达 80 时显性表达率为 100%。

（2）2 个基因已被证实与此有关。这两个基因均在正常成人的血管平滑肌细胞内有明显表达。

①PKD1 与高达 85% 的 ADPKD 有关。它编码多囊蛋白 1，是一种介导细胞-细胞和细胞-基质的相互作用的膜蛋白。

②PKD2 与其余的大部分 ADPKD 有关。编码多囊蛋白 2，与电压激活的钙离子通道蛋白同源，与多囊蛋白 1 相互作用。

③多囊蛋白会参与血管平滑肌细胞与相邻的弹力组织或内皮细胞之间的相互

作用。这类蛋白的基因突变将影响这种相互作用,并使血管壁变薄弱。

(3)ADPKD 是一种系统性疾病。

①囊肿可发生在肾脏、肝脏、胰腺、脾脏、卵巢和精囊。

②全身表现:高血压(80％)、晚期肾病(年龄＞60 岁时,45％)肝囊肿(成年人的发生率为 60％)。其他的常见并发病有胰腺囊肿、二尖瓣脱垂和结肠憩室。

(4)神经系统表现。

①高血压性脑出血。

②缺血性卒中。

脑出血和缺血性卒中是最常见的表现。

③颅内动脉瘤。

④头颈动脉夹层。

⑤颅内动脉延长扩张症。

⑥颅内蛛网膜囊肿。

⑦脊膜憩室。

⑧慢性硬膜下血肿。

2. ADPKD 和颅内动脉瘤

(1)流行病学估算,在 ADPKD 患者中,颅内动脉瘤的发病率为 4％～40％。

①然而,ADPKD 患者仅占所有颅内动脉瘤患者的一小部分。

②ADPKD 患者随着年龄的增长,动脉瘤发生率逐渐升高。

③动脉瘤常见部位位于 ICA。

(2)ADPKD 患者发生蛛网膜下腔出血的概率为每年 1/2000 人,高出普通人群发病率的 5 倍。但是尚无基于 ADPKD 合并未破裂动脉瘤患者人群的、容易发生 SAH 的危险因素的报道。

(3)ADPKD 患者发生颅内动脉瘤的风险与其是否有动脉瘤家族史或 SAH 史有强相关性。

有三项大型前瞻性研究显示存在动脉瘤家族史的患病率为 15.6％,而无家族中的患病率为 5.9％。

(4)ADPKD 患者发生蛛网膜下腔出血的平均年龄为 41 岁。其中 10％的患者小于 21 岁。

(5)患有颅内动脉瘤的 ADPKD 患者往往会合并其他的动脉瘤。一项平均随访 15.2 年的研究显示,25％颅内动脉瘤患者被发现至少存在 1 个其他的动脉瘤。

相反的,影像学上没有发现颅内动脉瘤的 ADPKD 患者,不大可能再生长出动脉瘤。在平均随访 9.8 年的 ADPKD 患者,只有 2.6％的患者从影像学上发现有一个动脉瘤。

(6)对于 ADPKD 患者进行动脉瘤影像学检查。

对于以下患者进行常规筛查是合适的。

a. 有动脉瘤家族史或蛛网膜下腔出血史。

b. 患者有动脉瘤或有动脉瘤史或蛛网膜下腔出血史。

c. 每年或每 2 年选择非侵袭性影像学检查如 MRA 进行筛查是足够的。

d. 无动脉瘤家族史或个人史的患者不进行例行检查。

（7）对于伴有 ADPKD 动脉瘤患者进行血管内治疗。

①基于单中心的 19 例患者的研究，伴有 ADPKD 动脉瘤患者的围术期的并发症率与不伴有 ADPKD 的大致相同（症状性神经功能并发症率 4.5%）。

②同样的研究报道了术后肾功能不全的发生率是 9.1%。

然而，这项研究在进行弹簧圈栓塞时使用了惊人剂量的碘造影剂（平均剂量116ml），因此这项研究中的肾毒性率应该慎重考虑。

（二）Ehlers-Danlos 综合征（EDS）第四型

1. 遗传性结缔组织病的特点包括：关节的过度活动、皮肤弹性超强或脆弱、容易发生瘀斑以及异常瘢痕等。据报道存在 10 种亚型。

2. EDS 第四型（也称为血管型 EDS），虽然只占全部 EDS 病例的 4% 左右，但是却是最严重的类型。

（1）发病率：1/50 000～1/100 000。

（2）特点是胶原蛋白Ⅲ缺乏或无。

（3）常染色体显性遗传。

（4）中位生存期 48 岁。

（5）血管改变包括：自发性血管夹层、动脉瘤形成、大血管或中等血管破裂。动脉血管破裂是大多数死亡病例的原因。

（6）最常见的神经血管并发症为自发性的颈动脉海绵窦瘘，继发于颅内动脉瘤破裂、自发性颅内出血以及颈动脉夹层。

由于其血管壁的脆性，针对此类患者的一切有关血管操作如造影、血管内治疗或开颅手术都是有很大的风险的。一项相关报道显示血管造影的并发症发生率为22%，死亡率为 5.6%。

（7）由于治疗存在相关的高风险，对此类患者进行常规筛查存在争议。

（三）α_1-抗胰蛋白酶缺乏症

1. α_1-抗胰蛋白酶是在肝脏合成，其主要功能是防止肺部受中性粒细胞性弹性蛋白激酶损伤。该酶缺乏后的特征是弹性组织损伤，主要表现为肺气肿。该疾病为常染色体显性遗传，其基因位于 14 号染色体，目前已确定存在大量等位基因变异情况。

2. 与 α_1-抗胰蛋白酶缺乏有关的血管病包括动脉瘤、自发性动脉夹层和纤维肌肉发育不良。

3. 虽然一些研究并不支持，但是无论是杂合或纯合 α_1-抗胰蛋白酶缺乏均被怀疑是发生动脉瘤的危险基因学因素。

4. 为明确是否有无症状性颅内动脉瘤，不推荐对于此类患者进行常规性影像学筛查。

（四）马方综合征

1. 是一种因原纤维蛋白-1 的编码基因突变引起的常染色体显性遗传疾病。原纤维蛋白-1 是一种构成细胞外基质结构的重要糖蛋白。

2. 血管方面的表现有主动脉瓣或二尖瓣关闭不全、主动脉夹层、动脉破裂等。

3. 虽然有些报道认为马方综合征与颅内动脉瘤有关。但是临床证据显示,马方综合征并不增加颅内动脉瘤的发生率。

（五）Ⅰ型神经纤维瘤病

1. 因编码神经纤维素的基因——神经纤维瘤-1 基因突变引起的常染色体显性遗传疾病。神经纤维素可能在各种结缔组织发育中起调节作用。

2. 血管表现包括血管狭窄、动脉瘤、动脉瘘的形成以及大或中等血管破裂。

3. 目前并没有确实的证据显示神经纤维瘤病与动脉瘤有关。

（六）弹性纤维假黄瘤

1. 一种遗传性结缔组织疾病,其中皮肤、眼和心血管系统的弹性纤维发生缓慢钙化,有特征性的皮肤病,类似黄色瘤。

2. 发病率为 1/100 000。

3. 最常见的神经血管方面的表现是颈动脉或椎动脉狭窄-闭塞导致的卒中。

4. 有报道显示弹性纤维假黄瘤与动脉瘤有关,但是经过对 100 例弹性纤维假黄瘤患者的研究,并未发现有"症状性颅内动脉瘤"病史的病例。这种相关性在课本或在综述中被提及的频率明显高于报道中的频率。

（七）Loeys-Dietz 综合征

1. 常染色体显性疾病,具有三联征

（1）动脉扭曲,动脉瘤或者夹层。

（2）眼距过宽。

（3）悬雍垂裂或者腭裂。

2. 它是由于编码转化生长因子 $\beta1$ 或 $\beta2$ 的基因突变导致的。

3. 此类患者 32%～54% 存在颅内外动脉瘤。

4. 12% 患者存在动脉夹层。

5. 其他神经系统临床表现为脊柱不稳定、颅缝早闭、Chiari 畸形 Ⅰ 型、脑积水和硬脑膜膨出。

（八）Robert/SC PHOCMELIA 综合征

1. 常染色体显性疾病，表现为小头畸形、智力缺陷、脑积水及其他发育障碍。

2. 它是由于染色体 8p21 上 *ESCO2* 基因突变导致的。

3. Robert 在 1911 年时第一次描述此病。"S""C"是家庭的姓氏，在 1969 年，描述这两个家庭因此病备受折磨。PHOCMELIA 是指肢体发育畸形。

4. 最近一项病例报道中，伴有此综合征的 10 岁女孩存在颅内多发动脉瘤。

（九）其他的与颅内动脉瘤有关的疾病

1. 动静脉畸形　约 25% 的动静脉畸形（AVM）患者存在相关颅内动脉瘤。约半数的动脉瘤位于 AVM 的供血动脉或参与向 AVM 供血的主要动脉上，而其他的大部分动脉瘤位于畸形团内。这种动脉瘤对于 AVM 破裂出血的风险的影响并不清楚，但有些研究机构认为增加了出血的风险，而其他的一些研究并没得出类似结论。

供血动脉动脉瘤与颅后窝动静脉畸形更为相关，相比幕上的动静脉畸形的相关供血动脉瘤发生率为 18.5%，而颅后窝为 34.4%。相比其他位置动静脉畸形，颅后窝供血动脉瘤是导致出血的更为常见的原因（30% vs. 7.6%，$P<0.01$）。

2. 纤维肌发育不良　对 17 项研究报告进行系统回顾发现：颈段颈动脉或椎动脉肌纤维发育不良患者存在颅内动脉瘤的患病率为 7%。

3. 腹主动脉瘤　颅内动脉瘤与腹主动脉瘤之间存在相关性，若一级亲属中存在腹主动脉瘤的患者，其发生颅内动脉瘤的概率明显升高（相关危险性为 2.87～4.04）。

4. 镰状细胞性贫血　镰状细胞性贫血与颅内动脉瘤的发生有关。一项包括 44 例同时存在镰状细胞性贫血和动脉瘤患者的研究显示，57% 的患者为多发动脉瘤，约 31% 的动脉瘤位于后循环。

5. 自发性颅内低血压　一项回顾性病例对照研究显示，自发性颅内低血压患者颅内动脉瘤发生率为 8.6%。而对照组为 1.0%。

6. 二叶式主动脉瓣　二叶式主动脉瓣是先天性心脏发育畸形，发病率为 2%。一项回顾性病例对照研究，二叶式主动脉瓣患者颅内动脉瘤发生率为 9.8%。

第五节 动脉瘤形成、生长和蛛网膜下腔出血的危险因素

与颅内动脉瘤患者及家属讨论危险因素是动脉瘤治疗过程非常重要的部分。PHASES 评分是基于最重要的危险因素预测动脉瘤生长和破裂风险的(表 12-2)。

一、不可控危险因素

动脉瘤大小和位置是颅内动脉生长和破裂中最重要的两个不可控危险因素。

1. 动脉瘤形成的危险因素

(1)相关疾病(见上文的条目)。

(2)女性更容易伴发动脉瘤,同时动脉瘤更容易生长。

表 12-2 PHASES 评分系统用于预测动脉瘤生长和破裂的危险因素

因素	评分	
人种	北美或欧洲(排除芬兰)	0
	日本	3
	芬兰	5
高血压	否	0
	是	1
年龄	<70	0
	≥70	1
动脉瘤大小(mm)	<7.0	0
	7.0～9.9	1
	10.0～19.9	6
	≥20	10
其他位置动脉瘤是否有出血	否	0
	是	1
动脉瘤位置	颈内动脉	0
	大脑中动脉	2
	前交通/后交通/后循环	4

评分	5 年破裂风险	2.7 年生长风险(%)
0～1		7
≤2	0.4	8
3	0.7	
4	0.9	14
5	1.3	18
6	1.7	
7	2.4	
8	3.2	
9	4.3	
10	5.3	
11	7.2	
≥12	17.8	

（3）短暂性脑缺血的病史。

（4）天气和季节。

矛盾的是，虽然很多研究显示季节和天气因素与自发性蛛网膜下腔出血相关。但最近一项包括美国 155 家医院的研究显示，季节和天气与自发性蛛网膜下腔出血不相关。

2. 动脉瘤生长和破裂的危险因素

（1）动脉瘤大小。

对于小于 5mm 的动脉瘤，动脉瘤直径/载瘤动脉直径＞3.12 预示动脉瘤容易出现破裂。

（2）动脉瘤位置。

后循环动脉瘤。

（3）动脉瘤数量。

多发性动脉瘤是危险因素。

（4）动脉瘤形状。

①不规则或分叶状动脉瘤，非球型动脉瘤及包含子瘤提示与动脉瘤破裂高度相关。

②动脉瘤直径/瘤颈直径≥1.3

（5）年龄。

年轻人有更高的破裂风险。

（6）载瘤动脉瘤结构。

前交通动脉瘤的大脑前动脉 A1 段不对称占到了 40％。

全球瑰宝！动脉瘤的生长和破裂

相比其他地理位置的人群，日本人和高加索人有明显较高的动脉瘤破裂率。矛盾的是，日本人和高加索的动脉瘤生长率较低，虽然这些差异可能是源自不同的研究设计和不同动脉瘤防治方法。

二、可控危险因素

在以下危险因素中，吸烟、高血压、酗酒最有意义。

1. 吸烟（请看戒烟药物的有关内容）

吸烟对于颅内动脉瘤的影响很大。虽然其原因尚不清楚，但是吸烟者血清弹性蛋白酶与 α_1 抗胰蛋白酶比例失衡或弹性蛋白酶的增高均可导致动脉瘤的形成以及发生蛛网膜下腔出血。

①动脉瘤的形成。吸烟可以降低 α_1 抗胰蛋白酶对于弹性蛋白酶的抑制作用。吸烟者单发或多发动脉瘤的概率均较高。

②动脉瘤生长。吸烟与未破裂动脉瘤的生长增大密切相关。

③动脉瘤破裂。病例对照研究发现：吸烟者动脉瘤破裂的概率是不吸烟患者的 2 倍甚至更高。其他的研究显示吸烟是蛛网膜下腔出血的独立危险因素。

④血管痉挛。吸烟者蛛网膜下腔出血后发生症状性血管痉挛的概率增高。

⑤复发。栓塞后影像学随访显示吸烟更容易导致栓塞动脉瘤复发,特别是在女性中,而且复发后的动脉瘤更倾向需要进一步治疗。然而,一项最新的研究发现吸烟不是动脉瘤栓塞后多发的独立危险因素。

2. 高血压　高血压是蛛网膜下腔出血的危险因素。

3. 酗酒

与吸烟、高血压病史两危险因素并列,饮酒(＞2 次/d)会增加蛛网膜下腔出血的风险。尽管流行病学证据建议,1～2drinks/d 的饮酒有益健康,饮酒量超过生理需要量的患者,应劝其减量。

4. 口服避孕药和雌激素

(1)针对使用口服避孕药是否增加蛛网膜下腔出血的风险。目前的系统性研究显示既有支持也有反对的观点。

(2)雌激素替代治疗可能是动脉瘤性蛛网膜下腔出血的保护因素。

5. 动脉粥样硬化

(1)升高的胆固醇。

(2)冠状动脉疾病。

6. 可卡因

7. 阿司匹林　短期(＜3 个月)的应用阿司匹林升高动脉瘤破裂风险。

8. 咖啡　每天喝咖啡大于 5 杯是蛛网膜下腔出血的独立危险因素。

9. 性交　肯定的是,性交过程与动脉瘤性蛛网膜下腔出血相关,可以看 Reynolds 团队的综述中对于这一观点的深入讨论。

戒烟与戒烟药物

对于颅内动脉瘤患者来说,吸烟是单一的、最重要的、可纠正的危险因素。对于吸烟者,动脉瘤的治疗必须戒烟,必要时可提供帮助,助其戒烟。可助戒的药物有伐尼克兰(varenicline)和盐酸安非他酮(bupropion)。剂量和副作用详见第 16 章。

第六节　自　然　史

未破裂颅内动脉瘤自然史的研究集中于发表的几项前瞻性注册研究:ISUIA、UCAS 和 SUAVe。一项芬兰的著名的研究纳入了 142 例患者,进行了平均 21 年的随访,结果显示年破裂风险 1.1％。

一、国际性颅内未破裂动脉瘤研究(ISUIA)

ISUIA 是目前规模最大的研究未破裂动脉瘤自然史的研究。美国、加拿大及欧洲共 53 个中心参加了该项研究,收集了 4060 名患者的资料。该研究始于 1991 年,到目前仍在进行。有两篇文章分别在 The New England Journal of Medicine (1998)和 Lancet(2003)发表。第一篇文章既包括回顾性的也包括前瞻性的数据,因为其结果显示前循环小动脉瘤的年破裂率仅为 0.05％ 而饱受争议。第二篇文章仅为前瞻性研究,以更为翔实的证据证实了前循环小动脉瘤较低的年破裂率,同时文章也提供了治疗结果的详细数据。

二、2003 年 ISUIA 前瞻性研究

第二部分 ISUIA 研究纳入了 4060 名病例。为完全的前瞻性研究,其中 1692 例未予以治疗,1917 例接受了开颅手术治疗,451 例接受了血管内栓塞治疗。与一期研究一样,无 SAH 病史者分入第一组;因其他病变引起的 SAH 者分入第二组(表 12-3 和表 12-4)。最终结论:小动脉瘤的年破裂风险<1％,动脉瘤的破裂与动脉瘤的大小与位置相关。

1. 自然史　平均随访 4.1 年。未治疗组中有 51 例(3％)发生了确定性动脉瘤性蛛网膜下腔出血,死亡率为 65％。对于直径<7mm 的动脉瘤,第一组的破裂率低于第二组($P<0.001$)。但是,其他直径的动脉瘤破裂率组间差异无显著性(表 12-3)。

2. 治疗　开颅手术平均随访 4.0 年,血管内栓塞平均随访 3.7 年。总体的死亡率和致死率见表 12.4。评估危险因素可用作预测预后的方法。

(1)开颅手术组:年龄是预后的强预测因素(图 12-2)。年龄小于 50 岁、无症状的、直径≤24mm 的前循环未破裂动脉瘤,开颅手术的死亡率和致残率最低(5.6％,1 年随访)。结局较差的预测因素包括。

a. 年龄≥50 岁,RR=2.4($P<0.0001$)。

b. 动脉瘤直径>12mm,RR=2.6($P<0.0001$)。

c. 后循环动脉瘤,RR=1.6($P=0.025$)。

d. 既往有缺血性脑血管病,RR=1.9($P=0.01$)。

e. 存在非破裂出血的其他因动脉瘤导致的症状,RR=1.59($P=0.004$)。

(2)血管内栓塞组:年龄对于血管内栓塞治疗的预后影响较小。预后较差的因素包括。

a. 动脉瘤直径>12mm,RR=2.4($P<0.03$)。

b. 后循环动脉瘤,RR=2.25($P=0.02$)。

3. 评论　虽然在 ISUIA 第一次发表时,动脉瘤的低破裂率有很多争议。但这个结论也被其他的观察性研究证实,如 UCAS(年破裂风险 0.95％)和 SUAVe(年破裂风险 0.34％)。

表 12-3 ISUIA 中不同大小及部位的未破裂动脉瘤的年破裂率

	<7mm (%)		7~12mm (%)	13~24mm (%)	≥25mm (%)
	第一组	第二组			
前交通动脉、大脑中动脉、颈内动脉动脉瘤	0	0.3	0.52	2.9	8.0
后循环和后交通动脉瘤	0.5	0.68	2.9	3.68	10
颈内动脉海绵窦段动脉瘤	0	0	0	0.6	1.28

表 12-4 ISUIA 中手术治疗的预后情况

	开颅手术（%）		血管内栓塞（%）	
	第一组	第二组	第一组	第二组
30 天死亡率和致残率	13.7	11.0	9.3	7.1
1 年死亡率和致残率	12.6	10.1	9.8	7.1

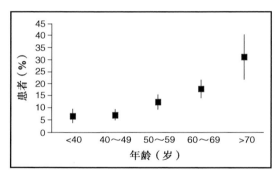

图 12-2 ISUIA 研究手术组队列中不同年龄患者预后差的情况分析
预后差定义为死亡、Rankin 评分 3~5 分或认知功能障碍。图中黑框代表
95％可信区间（再版自 Wiebers and International Study of Unruptured
Intracranial Aneurysms；2003 Elsevier Ltd，with permission）

三、动脉瘤研究的特殊情况和局限性

ISUIA 研究中最大的争议点是与实际情况不符的过低的年破裂率。通过下述计算，未破裂的颅内动脉瘤年发病率应为 3％。如果根据美国现有 3.07 亿人口计算，大约应有 560 万人存在动脉瘤。如果年破裂率为 ISUIA 报告的 0~0.1％，那么全美每年的破裂动脉瘤 SAH 患者为 9100 例，但是目前全美每年报道为 21 000~33 000 例破裂动脉瘤 SAH 患者。另外，目前分析破裂动脉瘤的直径大多为 6~7mm，而在 ISULA 报道中称该直径的动脉瘤的自然病程是良性。一个比较有趣的假设来解释这个现象，是所谓的动脉瘤缩水理论，即破裂后的动脉瘤直径变小了。然而这个解释已经被否定，两项具有动脉瘤破裂前后影像的研究发现，并没有证实破裂后的动脉瘤直径变小。这种差异的最可能解释是 ISUIA 研究结果受到选择偏倚和干预偏倚的影响，最明显的选择偏移被观察到的是，前交通动脉瘤是

破裂动脉瘤最常见的位置,在 ISUIA 研究中未手术组中只有 10.3％ 是前交通动脉瘤患者。这提示在 ISUIA 研究中,没有真正反映出前交通动脉瘤的患者破裂风险。所有入选 ISUIA 并被随访的患者均经过脑血管神经外科医生的评估和咨询。每个患者的治疗决策都是朝着希望的方向努力。可能会选择破裂风险小的患者进入不干预组,而且一旦患者得知他们有动脉瘤,极有可能与他们的医生一道,成功地纠正了一些破裂的危险因素,如戒烟和控制血压等。因此,ISUIA 的结果只适用于部分患者而不是全部患者。尤其不适合有出血风险因素的患者。对于未破裂动脉瘤的治疗应因人而异,应认真分析患者的情况,如预期寿命、出血的危险因素、与治疗有关的预计风险(表 12-5)。

表 12-5　预期寿命表及生存期内动脉瘤破裂的预期风险

| 年龄区间 | 平均剩余年龄[a] | 生存期内动脉瘤破裂的风险 | | | |
| | | ——根据动脉瘤的年破裂风险计算[b] | | | |
		0.50％	1％	2％	3％
20～24	59.6	0.26	0.45	0.70	0.84
25～29	54.9	0.24	0.42	0.67	0.81
30～34	50.1	0.22	0.39	0.64	0.78
35～39	45.4	0.20	0.37	0.60	0.75
40～44	40.7	0.18	0.34	0.56	0.71
45～49	36.1	0.17	0.30	0.52	0.67
50～54	31.6	0.15	0.27	0.47	0.62
55～59	27.3	0.13	0.24	0.42	0.56
60～64	23.2	0.15	0.21	0.37	0.51
65～69	19.3	0.09	0.18	0.32	0.44
70～74	15.6	0.08	0.15	0.27	0.38
75～79	12.2	0.06	0.12	0.22	0.31
80～84	9.1	0.04	0.08	0.17	0.24
85～89	6.6	0.03	0.06	0.12	0.18
90～94	4.6	0.02	0.05	0.09	0.13
95～99	3.2	0.02	0.03	0.06	0.09

[a] 平均剩余年龄,预期寿命的计算来自美国卫生和人类服务部;[b] 年破裂率来自 ISUIA。一生中动脉瘤破裂风险的计算公式为 $1-(无出血风险)^{[生命残余年]}$。假设包括一个破裂的风险常数,无混杂因素

四、日本未破裂颅内动脉瘤研究(UCAS)

这个大型的观察性研究与 ISUIA 相同,在 2001 年 1 月至 2004 年 4 月间 5720 例动脉瘤患者共有 6697 枚动脉瘤(≥3mm)被纳入研究,随访至 2010 年,共随访 11600 例动脉瘤。大多数动脉瘤(91％)是偶然发现的,平均动脉瘤的直径是 5.7mm。年破裂风险(<1％)与 ISUIA 研究相似,同时破裂风险与动脉瘤的大小和直径相关。

1. 动脉瘤年破裂风险:0.95％。

2. 随着直径增大,动脉瘤破裂风险显著升高。

对比 3～4mm 直径的动脉瘤,不同大小动脉瘤的风险比。

①5～6mm,*HR* 1.13 95％*CI* 0.58～2.22。

②7～9mm,*HR* 3.35 95％*CI* 1.87～6.0。

③10～24mm,*HR* 9.09 95％*CI* 5.25～15.74。

④≥25mm,*HR* 9.09 95％*CI* 32.76～177.54。

3. 前交通动脉瘤和后交通动脉瘤相比大脑中分叉部动脉瘤有更高的出血风险(*HR* 2.02 95％*CI*1.13～3.58;*HR* 1.90 95％*CI* 1.12～3.21)。

4. 存在子瘤的动脉瘤有更高的破裂风险(*HR* 1.63 ;95％*CI* 1.08～2.48)。

5. 在其他研究中被证实的传统的危险因素如蛛网膜下腔出血病史、多发性动脉瘤、吸烟、高血压没有在 UCAS 研究中发现。

6. 评论。

(1)日本人群的研究结果对于其他种族可能没有普遍性。

(2)仅有 4％的患者有蛛网膜下腔出血病史,对比 ISUIA 研究,未手术组 36％患者有蛛网膜下腔出血病史。这可能是 UCAS 的临床医师基于 ISUIA 研究的结果,不愿意对有蛛网膜下腔出血病史的患者放弃治疗。

五、小型未破裂颅内动脉瘤的验证研究(SUAVe)

在 2001 年 9 月至 2004 年 1 月间 446 例动脉瘤患者共有 540 枚动脉瘤(≤5mm)被纳入研究,平均随访 41 个月。平均动脉瘤直径 3.3mm。最终结论:小动脉瘤的年破裂风险较低。

1. 全部患者的年破裂风险:0.54％。

(1)单个动脉瘤年破裂风险:0.34％。

(2)多发动脉瘤的年破裂风险:0.95％。

2. 破裂风险显著升高的危险因素。

(1)年龄大于 50 岁(*P*=0.046)。

(2)动脉瘤直径≥4mm(*P*=0.023)。

(3)高血压(*P*=0.023)。

(4)多发动脉瘤(*P*=0.0048)。

3. 6.7％的患者在随访中动脉瘤增大(每年 2％)。

第七节 未破裂颅内动脉瘤的处理

一、医学管理

一项研究发现美国有 1/3 动脉瘤患者选择不进行治疗,医学管理聚焦于可控的危险因素。对于完成或未完成常规影像学随访的患者和家属进行破裂风险的冷静的评估。对于新发现动脉瘤的患者,戒烟和控制高血压非常重要。有新的发作性头痛和脑神经损伤的患者需要进行专业的指导,这些症状预示着可能发生的破裂。本书作者建议对于未处理非症状性的硬膜内动脉瘤进行 CTA 或 MRA 的随访，如果有可见的生长和新发的症状需要进行处理。对于有未处理动脉瘤或有动脉瘤病史的患者进行定期的影像学检查被证明是有效的。

通过影像学监测，动脉瘤生长和新发动脉瘤的概率是 2%～5%。

（1）动脉瘤生长，客观证据表明影像学监测显示动脉瘤生长与动脉瘤破裂风险有显著相关。日本的研究发现通过 MRA 发现动脉瘤生长的概率每年是 1.8%，动脉瘤发现增大后每年的破裂风险是 18.5%。

（2）新发动脉瘤。今年一些研究显示，通过影像学监测每年新发动脉瘤的概率是 0.23%、0.64%、1.14%、4.4%。越年轻的患者，新发动脉瘤的破裂风险越大。吸烟对于新发动脉瘤形成有较高的危险因素。

二、对于未破裂动脉瘤进行合理处理

1. 防止蛛网膜下腔出血。

2. 平和心态，患者被告知有未破裂动脉瘤会导致焦虑和抑郁。确实，研究发现对于未发现动脉瘤的个体，伴有未破裂动脉瘤的患者的生活质量较低。一个日本的研究发现对于非症状性的患者进行外科治疗可以提高患者生活质量。

第八节　治疗手术夹闭的结果

显微手术夹闭曾是治疗颅内动脉瘤的"金标准"。成功的手术可以有效将动脉瘤与血循环隔绝开，同时动脉瘤的复发并不常见。应在术中或术后复查脑血管造影，以判断动脉瘤是否有残留。对手术病例组的解读还存在问题，因为各种偏倚均可影响结果。例如，对未破裂动脉瘤进行手术夹闭的研究中，单中心的手术结果要好于多中心或基于社区的研究结果。作为目前最大型的、随机的多中心研究，ISUIA 和 ISAT 提供的治疗未破裂和破裂动脉瘤是最可靠的数据。

一、手术后的闭塞率、复发率和再出血率

1. 开颅夹闭术后动脉瘤残留的概率为 3.8%～8%。

2. 动脉瘤术后残留易导致术后出血或再出血。

（1）一项包括 715 例患者平均随访 6 年的研究结果显示，动脉瘤残留后的再出血率为 3.7%，而全部患者术后的再出血率为 0.14%。

（2）一项包括 12 例明确存在动脉瘤术后残留的随访结果显示，2 例患者（16.7%）复查造影显示残留部分出现增大（平均随访 4.4 年）。

3. 完全闭塞后动脉瘤复发。

（1）一项包括 220 例患者平均随访 9.9 年的结果显示，所有患者术后造影均证实动脉瘤完全闭塞，其中 3 例患者（1.4%）因动脉瘤复发造成蛛网膜下腔出血，另

外 2 例患者显示动脉瘤复发但未破裂(造影发现)。

(2)另外一组 135 例经术后造影证实动脉瘤夹闭完全的随访结果显示,2 例患者(1.5%)出现动脉瘤复发(平均随访 4.4 年)。

(3)在一项包括 9 个中心、711 例蛛网膜下腔出血后经手术夹闭动脉瘤的患者的队列研究中,在 2666 人年中,术后无动脉瘤再破裂。

二、开颅手术的并发症

1. 未破裂动脉瘤

(1)对 61 项研究(共计 2460 例行择期动脉瘤夹闭术的患者)进行系统回顾发现,永久致残率为 10.9%,死亡率为 2.6%。

(2)对 1990—1998 年全加利福尼亚州范围内的未破裂动脉瘤手术夹闭的病例进行分析显示,预后不良率(包括院内死亡、患者术后被送到疗养院或康复医院)为 25%,死亡率为 3.5%。

(3)ISUIA 治疗结果:手术 30 天致残率和死亡率之和为 13.2%,死亡率为 1.5%;1 年致残率和死亡率之和为 12.2%,死亡率为 2.3%。

(4)针对未破裂动脉瘤,出现手术并发症的危险因素包括:年龄大于 50 岁、动脉瘤直径大于 12mm 、后循环动脉瘤以及解剖条件复杂。

(5)术后癫痫,对于有癫痫病史、术后并发症和大脑中动脉瘤夹闭的患者,术后出现癫痫的概率较高。对于没有这些危险因素,术后 1 年内出现现癫痫的概率为 <0.01%。对于术后有并发症(mRS 评分>1)或大脑中动脉瘤的患者术后 1 年出现癫痫的风险为 1.4%。

(6)认知障碍。一个对于 109 例未破裂动脉瘤的进行手术夹闭研究显示,术后发现有轻度认知功能障碍,但情况不是很严重。认知障碍与磁共振显示的缺血改变相关。

2. 破裂动脉瘤

(1)由于蛛网膜下腔出血后患者的情况各异,手术夹闭后的并发症率较难统计。

(2)基于人口的统计结果为:术后 30 天内的死亡率为 13.4%,术后 1 年内的死亡率为 13.3%～17.9%。

(3)ISAT:1 年后随访显示死亡或生活不能自理的比率为 30.9%。

马戏团魔术

一位有才华和值得尊敬的血管神经外科医师报道 11 例通过对侧入路夹闭 MCA 动脉瘤的病例。这种自我评价为"极限显微外科技术"可能是在追求极限运动或其他有风险娱乐项目的乐趣。然而,由于这个入路有限近端和远端的控制,有更安全的选项及技术很难推广到更多神经外科医师,使这项技术变得是不切实际和不可取的。神枪手般的这类外科病例降低了以病人的利益至高无上为原则的神经外科医师的可信度。

第九节　治疗:血管内治疗的结果

一、血管造影结果

由于存在许多干扰因素,如不同的结果评判标准、动脉瘤的位置、大小、是否未破裂动脉瘤等,因此栓塞术后血管造影评判显示的手术效果统计比较困难(表 12-6)。图 12-3 列举了一种手术效果解剖分组方法。最近一项关于分级标准的共识方案见图 12-4。

二、术后即刻造影结果

1. 据报道完全栓塞率为 $50\%\sim60\%$,近全栓塞率为 90%。

表 12-6　栓塞术后判定手术效果的各种分级方法的比较

完全闭塞	"狗耳朵"(单侧瘤颈部少量残留)	瘤颈残留	动脉瘤腔仍显影	治疗失效
1 级(完全闭塞,无可见的瘤颈及瘤腔残留)	2 级($90\%\sim99\%$闭塞,"次全闭塞")	3 级($<99\%$闭塞,不完全闭塞)		
100%	$95\%\sim99\%$	$<95\%$		
1 级(完全闭塞)	2 级(瘤颈残留)	3 级(动脉瘤残留或复发)		
		较小	较大(残留或复发空间足以进行再栓塞治疗)	
完全闭塞(瘤顶、瘤颈、瘤体无造影剂充盈)	瘤颈残留(部分瘤颈造影剂充盈)	不完全栓塞(瘤体、瘤顶可被造影剂充盈)	试图栓塞(无法向瘤腔内推送弹簧圈)	

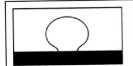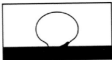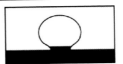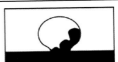

图 12-3　传统的动脉瘤栓塞术后,造影结果的分级法图示

"完全闭塞"指动脉瘤无造影剂充盈;"狗耳朵"是指一侧动脉瘤颈存在少量残留;"瘤颈残留"是指整个动脉瘤颈部均可见少量造影剂充盈;"动脉瘤充盈"是指动脉瘤内可见明显造影剂充盈;"治疗失败"(未列图说明)是指未能进行栓塞(改编自:Roy 等)

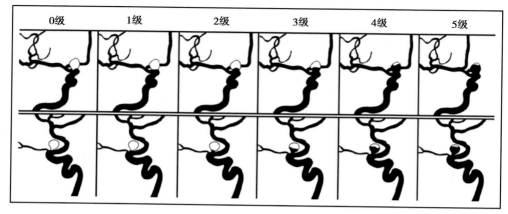

图 12-4 动脉瘤栓塞后分级标准的共识图示

血管内闭塞动脉瘤分级是根据正位造影图像在最佳投射角度，来评估动脉的外形尺寸。0级：完全闭塞；1级：≥90%瘤腔闭塞；2级：70%～89%瘤腔闭塞；3级：50%～69%瘤腔闭塞；4级：25%～49%瘤腔闭塞；5级：＜25%瘤腔闭塞（Joint Writing Group of the Technology Assessment Committe，Society of Neurointerventional Sutgery，Society of Interventional Radiology；Joint Section on Cerebrovascular Neurosurgery of the American Association of Neurological Surgeons and Congress of Neurological Surgeons；and Section of Stroke and Interventional Neurology of the American Academy of Neurology. 改编自：Meyeyrs et al.，with permission）

2. 治疗失败（未能进行栓塞）为 5%，虽然有报道显示比例更高。

3. 对 48 项研究进行系统回顾发现，术后即刻栓塞率与动脉瘤大小、位置、瘤颈形态以及是否为破裂动脉瘤无关。

三、长期随访结果

1. 一般来说，在术后的 3～6 个月进行第一次造影复查，然后每年复查。

2. 动脉瘤复发。由于动脉瘤栓塞后复发的定义多种多样，使得对各个研究结果进行比较十分困难。本书作者已经习惯了定义"显著复发"（significant recurrence），即瘤内的再通体积大至可以再次栓塞或开颅夹闭的程度［也就是 Raymond 等人确定的大型复发（Major recurrences）］。

最近的研究结果显示复发率（包括较小复发以及再通）为 13%～15%（1 年），长期复发率约为 20%。

3. 延迟再通。在一项对 400 例动脉瘤栓塞术后 6 个月的 MRA 随访中，再通率为 2.8%。前交通动脉瘤栓塞没有延迟再通现象。

4. 复发的预测因素包括：首次治疗未达到完全栓塞、动脉瘤直径大于 10mm、动脉瘤内疏松填塞等。

（1）弹簧圈填塞的致密程度与闭塞的持久性相关。一般情况下，动脉瘤内仅 23%～26%的动脉瘤空间才能保证栓塞效果的持久性。一些研究建议瘤腔容积至少填塞 25％～33％,才能达到永久闭塞。

(2)动脉瘤与载瘤血管的关系。与血管侧壁型动脉瘤相比,血管末端型动脉瘤的复发率较高。一组 100 例无症状动脉瘤栓塞术后的长期随访结果显示,侧壁型动脉瘤的复发率为 11％,而血管末端型动脉瘤的复发率为 38％。

四、血管内栓塞的临床效果

(一)并发症率

1. 栓塞术后总的并发症发生率为 8％～10％。对 48 项(共计 1383 例患者)研究进行系统回顾显示,栓塞术后永久并发症的发生率为 3.7％(95％ CI:2.7～4.9)。并发症的详细讨论见 5 章。

2. 并发症发生率高的情况

(1)支架辅助栓塞:在一项支架辅助栓塞的致残率和致死率高于单纯栓塞手术;在对 1109 例动脉瘤的系列研究中,支架辅助栓塞患者中 7.4％出现神经功能障碍,单纯栓塞为 3.8％。致死率分别为 4.6％和 1.2％。

(2)微小动脉瘤(≤3mm):一项系统性回顾分析发现,治疗过程中 8.3％破裂,围术期致死致残率为 7.3％。

(二)栓塞术后再破裂出血

栓塞术后再出血并不常见,发生的比例约为 3％。围术期的再出血多与首次栓塞不完全有关。围术期的再出血在近年下降。最近一项多中心的研究中,栓塞术后 30 天再出血的风险为 0.9％。远期再出血多出现在已经证明有不同程度复发的动脉瘤上,所以,凸显了栓塞术后例行影像学复查的重要作用。

在 ISAT 研究中,共 35 例患者(3.3％)在栓塞术后 1 年内发生再出血。在瘤体内填塞了弹簧圈的患者中,有 15 例(1.5％)在栓塞术后或 30 天内发生再出血。这 15 例患者中,7 例为不全栓塞,3 例为完全栓塞,5 例患者因操作相关的血栓栓塞并发症进行了溶栓治疗。

第十节　栓塞和夹闭进行比较的研究

一、未破裂动脉瘤:回顾性研究

1. 一项针对 1829 例血管内栓塞患者和 10541 例开颅夹闭患者进行的汇总分析显示,血管内栓塞的累积预后不良率为 8.8％(95％CI:7.6％～10.1％),而开颅夹闭为 17.8％(95％ CI:17.2％～18.6％)。

2. 一项针对 2001—2008 年全美住院患者研究(表 12-7)中发现动脉瘤栓塞患者的致残致死率比手术夹闭低,这项研究结果和 ISUIA 结果一致,并确认了

ISUIA 研究结果。另一项全美住院患者的研究发现,栓塞患者住院周期短、低并发症率、低致残率。

表 12-7　未破裂动脉瘤全美住院患者样本分析:栓塞与夹闭

		栓塞(%)	夹闭(%)	
年龄＜50 岁	致残率	3.5	8.1	$P<0.0001$
	致死率	0.6	0.6	$P=0.72$
年龄 50～64 岁	致残率	4.0	13.7	$P<0.0001$
	致死率	0.5	1.1	$P<0.0001$
年龄 65～79 岁	致残率	6.9	26.8	$P<0.0001$
	致死率	0.8	2.0	$P<0.0001$
年龄≥80 岁	致残率	9.8	33.5	$P<0.0001$
	致死率	2.4	21.4	$P<0.0001$

源自:Brinjikji et al. 经许可使用

二、未破裂动脉瘤:前瞻性研究

ISUIA:其中 1917 例患者接受开颅手术治疗,451 例患者接受血管内栓塞治疗。1 年随访总体致残率和死亡率分别为:开颅手术 12.2％,血管内栓塞 9.5％,具体讨论见前。

三、破裂动脉瘤:前瞻性研究

1. 一项单中心(109 例 SAH 患者,其中开颅夹闭 52 例、血管内栓塞 57 例)的随机对照研究结果显示,术后复查造影证实 ACA 动脉瘤经开颅夹闭的效果更好($P=0.005$),而后循环动脉瘤血管内栓塞的效果更好($P=0.045$)。随访 3 个月两组之间的临床结果无显著差异。

2. 一项"双向"队列研究对远期的再破裂率进行了评价,有 9 个中心的 711 例开颅夹闭和 299 例血管内栓塞的病例入组。其中开颅夹闭患者平均随访 4.4 年,血管内栓塞患者平均随访 8.9 年。结果显示,1 年后栓塞患者中出现 1 例动脉瘤破裂,在 904 人年随访期间(年再出血率为 0.11％),而手术组在 2666 人年内无再出血病例($P=0.11$)。1 年后需要再次治疗的病例中,以首次栓塞治疗的病例居多,但在二次治疗时发生严重并发症的病例罕见。

3. ISAT:针对 2143 例蛛网膜下腔出血患者的随机对照研究(夹闭 vs. 栓塞)。血管内栓塞治疗患者 1 年随访时死亡率和生活不能自理率低于开颅夹闭治疗的患者(23.5％ vs.30.9％,$P=0.0001$)。详细讨论见后文。

4. BRAT 408 例蛛网膜下腔出血患者的栓塞和夹闭的随机对照研究,详细讨论见后文。

5. CONSCIOUS-1:一项评估血管痉挛预防的包含 413 例患者的随机试验中,其中夹闭 199 例,栓塞 214 例,栓塞患者能有效降低血管痉挛发生率,迟发型缺血事件发生率也低于夹闭组。脑梗死及临床预后在两组中无差别。

患者应如何预期动脉瘤栓塞？

作者喜欢援引以下两数据，栓塞并发症的风险为 10%，而几年后动脉瘤复发率（需要再次治疗）为 20%。当然实际的比率可能会较低，但是在帮助患者及其家属制订治疗方案时，有时选择相对保守的治疗方案是明智的。在讨论选用其他治疗方法，包括夹闭在内时，谨慎一些、保守一些也是很重要的。

四、治疗选择：夹闭或栓塞？

许多动脉瘤选择手术和血管内治疗都可。患者相关因素汇总在表 12-8。术者相关的因素包括在特定情况下，医师的知识背景和手术舒适度。

表 12-8　栓塞或夹闭的患者选择

相对适应证	相对禁忌证
血管内治疗	
不适合手术病例	主动脉弓冗长或以其他原因难以建立血管通路
适合的动脉瘤解剖	颈段或颅内血管疾病（如闭塞、夹层、肌纤维发育不良、易碎的粥样硬化斑块）
适合的血管通路解剖	巨大动脉瘤
既往对侧开颅手术或半球受伤史	主动脉或股动脉闭塞
需要长期抗凝（如华法林治疗心房颤动）	腔内血栓
麻醉并发症风险高	不耐受碘造影剂
后循环动脉瘤	不耐受肝素和（或）抗血小板药物（如预期支架辅助栓塞）
无血管神经外科医师	患者不能或不愿进行常规放射影像学随访
手术治疗	
年轻的患者	高龄
很少内科病	多种内科病
既往无开颅手术史	既往有开颅手术史
大脑中动脉瘤	巨大动脉瘤
由于动脉瘤占位引起的症状	无专业神经外科护理
手术可显露	动脉瘤颈钙化或粥样硬化显著

第十一节　血流导向装置

血流导向装置阻断血流进入动脉瘤，保持载瘤动脉及其分支内血流的同时促进动脉瘤内血栓形成。虽然在过去的几年里推出了多种不同的血流导向装置，并且改变了血管内治疗动脉瘤的模式，但其全球经验仍然是非常有限的。目前仍只是血流导向装置时代的一丝曙光，可以预见在今后的几年里，产品的设计和技术都会改进很多。

一、概念和实验数据

血流导向,目前是基于放置于载瘤动脉内跨越动脉瘤颈的密网支架。丝网能减少血流进入动脉瘤而不影响正常的动脉分支血流。现有的血流导向装置有30%～35%的表面覆盖率(相比于此,Neuroform 支架只有 6%～9%的覆盖率)。

隔离动脉瘤的三个阶段:

1. 机械性　放置物理屏障使血流在载瘤动脉内流动并隔离动脉瘤腔。

2. 生理学

(1)减少血流进入动脉瘤导致动脉瘤内血栓形成。血栓形成的速率不同,可能需要数天到数月。

(2)在此期间可能会出现症状,如头痛或脑神经症状。

3. 生物学　支架内皮化和血栓吸收需要几个月时间。

计算流体动力学研究已经表明,低孔隙率支架可干扰血流进入动脉瘤,侧壁动脉瘤相比位于载瘤动脉弯曲部位动脉瘤血流量减少更显著。

密网支架的血流导向关键特征是保持血流进入支架覆盖的载瘤动脉分支。载瘤动脉和分支之间的压力梯度驱动血流进入分支血管。因为这种压力梯度,所属分支血管入口区域表面 50%以上的面积闭塞,才会造成血流量开始显著减少。组织学研究显示植入兔主动脉的 Pipeline 与新生长内皮连到一起,内皮除了在分支开口处中断,能够覆盖整个支架骨架。

二、器材

详情见第 5 章。

1. Pipeline™栓塞装置(PED)(EV3,IRVINE,CA)。在目前临床使用时间最长的装置。已通过 FDA 和 CE 标志认证。

2. Silk(Balt Extrusion,Montmorency,France)。

3. Willis 覆膜支架(Micro-Port,Shanghai,China)。带有聚四氟乙烯膜的球囊扩张型支架。

4. Surpass (Surpass Medical,Tel-Aviv,Israel)。

三、血流导向分级量表

O'Kelly 及其同事为血流导向装置开发了分级量表(图 12-5)。

四、血流导向装置结果和不良事件

1. 结果

(1)总的放置成功率≥95%。

(2)操作相关的并发症发病率 5%。

（3）操作相关致死率 4%。

Silk 表现出比 Pipeline 更高的并发症率。

（4）闭塞成功率 76%。

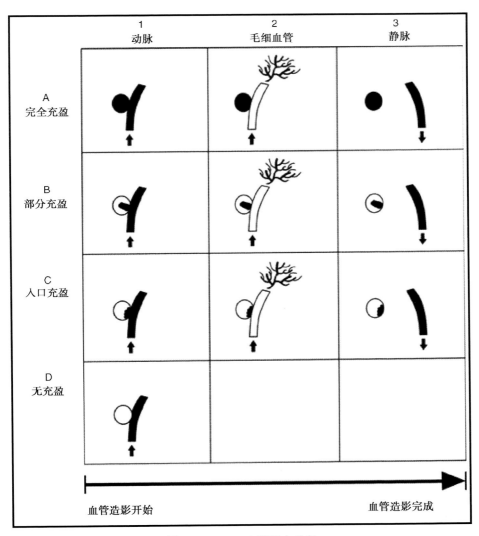

图 12-5 OKM 血流导向分级

O'Kelly-Marotta（OKM）分级量表用于血流导向方法处理动脉瘤。分级需要进行包含静脉期血管造影。动脉瘤根据初始充盈（A、B、C 或 D）和滞留的程度（1、2 或 3）进行分级。初始充盈的程度被定义为动脉瘤在动脉期充满造影剂的百分比。滞留的程度取决于造影剂是否从动脉瘤迅速清除：（1）无滞留（毛细血管期之前，动脉期之内清除）；（2）中度滞留（静脉期前清除）；（3）显著滞留（造影剂滞留至静脉期及以后）（重印自：

O'kelly et al.©2010 Centauro，with permission）

2. 不良事件

(1)缺血性卒中 6%。

(2)分支闭塞：发生率 3%。

①后循环病例更容易发生。

②很多病例与抗血小板药物不达标相关。

(3)术后动脉瘤破裂出血

①发生率 3%。

②近一半(46%)的动脉瘤延迟破裂出血发生在巨大动脉瘤,动脉瘤破裂出血多发生(76%)在术后 1 月以内。

③机制假说。

• 动脉瘤内血栓形成

对于一些病例,腔内的血栓通过一连串的生理变化导致血管壁结构的恶化。

包括去内皮化和血管壁的炎症反应。

• 血流动力学理论。

血流导向装置导致了动脉瘤内压力的升高,可能是通过球阀效应。

④预防方法。

• 对于大型或巨大动脉瘤(≥14mm)应用血流导向装置合并弹簧圈治疗,用于减少动脉瘤腔内血栓形成。

• 对可能由于血流剪切力导致术后破裂风险较高的动脉瘤,避免应用血流导向装置。例如动脉瘤合并近端载瘤动脉狭窄或载瘤动脉极度迂曲的病例。

(4)与破裂动脉瘤不相关的颅内出血。

①发生率 3%。

②血流导向装置导致的颅内出血的机制尚不清楚。出血与动脉瘤的直径与位置都不相关。假说机制包括:缺血性卒中的出血转化,血流动力学的改变(Windkessel 效应),双抗治疗等。

Windkessel 效应:穿过组织的动脉扮演着血流的容器作用,在收缩期扩张血管,在舒张期收缩血管。大血管的容器效应导致血流顺利而下。在动脉内植入一个僵硬的金属管后,血流导向装置会改变这段动脉的 Windkessel 效应,从而使动脉内血流量变异程度增加,这可能会导致脑出血。同时,巨大动脉瘤本身也可以储存血液,可能将动脉瘤排除在循环之外和降低 Windkessel 效应合并作用也可导致延迟脑出血。虽然,不同于动脉瘤延迟破裂,动脉瘤的直径与延迟脑出血不相关。

(5)延迟缺血性卒中:3.5%的患者在做完血流导向装置 4 个月后出现缺血性卒中,卒中发生的平均时间是 384 天,2 例患者由于分支阻塞,1 例患者由于血栓栓塞性卒中。

(6)支架内狭窄:回顾性研究发现 80 例接受 Pipeline 治疗的患者有 9.8%出现支架内狭窄,所有支架内狭窄的患者均无临床症状。

其他血流导向装置

1. Willis 覆膜支架(Micro-Port,Shanghai,China)　钴铬支架和可扩张聚四氟乙烯膜组成的球囊扩张型支架。

2. LEO(Balt Extrusion，Montmorency，France)　LEO 支架，被设计用于支架辅助动脉瘤栓塞，比 Neuroform 支架具有更大的金属覆盖率，已被用于血流导向作用。

3. 第 5 章具体讨论各种血流导向装置。

第十二节　颅内动脉瘤的类型和位置

一、表现为占位效应的未破裂颅内动脉瘤

1. 大约 20 年前的研究发现无出血颅内动脉瘤患者有占位效应的比例为 8%，目前这一比例可能因为颅内动脉瘤的无创检查的增多而降低。神经麻痹是有占位效应的未破裂动脉瘤的典型特征；后交通动脉瘤压迫第Ⅲ对神经造成动眼神经麻痹是最常见的情形。动眼神经麻痹临床症状存在于 7.2%～94% 的小的未破裂动脉瘤的患者中。脑神经麻痹历来被认为是由于神经的机械压迫，但脉搏的传导很可能也起到了作用。

(1)血管内治疗动脉瘤的占位效应：一些报道改善的程度高达 75%，但栓塞后完全症状缓解率为 32%～50%。

(2)搏动的衰减很可能是栓塞后症状缓解的主要机制。有趣的是，尽管栓塞后动脉瘤体积显著增加，3/4 的接受动脉瘤栓塞患者的脑神经功能障碍症状得到了改善。

(3)症状持续时间越短，通过外科手术和血管内介入治疗恢复的可能性就越高；研究发现，症状发作 5 天内治疗，症状可完全消失。

2. 后交通动脉瘤。

(1)瞳孔对光反射的存在与否，可以帮助区分是由于病变压迫造成的第三对脑神经麻痹(如后交通动脉瘤)，还是本身的损伤影响了神经(如糖尿病相关动眼神经麻痹)。神经表层的副交感神经，很容易被压迫造成损伤，从而表现为瞳孔对光反射消失。记忆方法："如果涉及了瞳孔，就涉及了我们！(即我们＝神经介入医师或神经外科医师)"。

反之，糖尿病导致的动眼神经功能障碍通常是由于供应神经的小血管缺血。由于供应神经的小血管是从外向内供血的，因此神经的中心部分更容易发生缺血性损伤，而外层的副交感神经不容易受到损伤。因此，瞳孔散大型的动眼神经麻痹一般不是后交通动脉瘤压迫造成的。

（2）比较其他位置动脉瘤，导致动眼神经麻痹的后交通动脉瘤与破裂动脉瘤有很多相似的特征，如大小、纵横比、复杂的形状等。因此，导致动眼神经麻痹的后交通动脉瘤被普遍认为有很高的破裂风险，应该被紧急处理。

（3）手术后动眼神经功能恢复过程是可预测的。上睑下垂通常是首先改善的症状，但完全恢复可能需要几个月。

（4）系统回顾研究显示通过夹闭手术解除第三对脑神经的压迫没有表现出获益。这个研究也发现功能恢复的程度与最初损伤的程度呈反比，恢复的最长时间是外科手术后 1 年。

（5）糖尿病、高龄、延迟干预及完全动眼神经麻痹是栓塞后预后不良的影响因素。

3. 颈内动脉海绵窦段动脉瘤：参见下文。

4. 作者倾向于应用手术治疗年轻的、手术条件好的、占位效应明显的硬膜内动脉瘤患者，而手术并发症风险较高的老年患者选择栓塞治疗。

二、海绵窦段动脉瘤

ICA 海绵窦段动脉瘤约占 4%。多为偶然发现，症状可表现为复视、疼痛或颈动脉海绵窦瘘。女性多发，女性比例高达 92%。

1. 影像学表现和解剖学特点。

（1）ICA 海绵窦段起自颈动脉岩骨处延伸至远侧硬膜环。大多位于远端硬膜环近端，比较容易识别。

（2）包含海绵窦段的动脉瘤可能与硬膜内动脉瘤难以区分。可利用 CTA 冠状位上视柱（图 12-6）作为解剖标志来区分硬膜内动脉瘤还是海绵窦段动脉瘤。视柱近端动脉瘤是海绵窦段动脉瘤，远端动脉瘤位于硬膜内。

（3）跨界动脉瘤同时累及海绵窦段和硬膜内。血管造影显示动脉瘤顶局限性狭窄或束腰征提示动脉瘤已延伸至蛛网膜下腔。

（4）脑神经在海绵窦内的位置，包括第Ⅲ、Ⅳ、Ⅵ对脑神经以及三叉神经的 V1 和 V2 分支，这些脑神经易受较大的海绵窦段动脉瘤或颈动脉海绵窦瘘的压迫而损伤。

2. 症状和查体发现。

（1）未破裂海绵窦段动脉瘤。

a. 海绵窦段动脉瘤通常影响脑神经功能而产生症状。三叉神经受累可产生颜面部剧烈疼痛和麻木。所述疼痛为持续的烧灼样疼痛，也可以引起剧烈的三叉神经痛。

b. 最常见的症状是复视（65%）和疼痛（59%）。出现复视的患者，通常是三支眼运动神经受累（18%），单纯展神经麻痹为 17%，单纯动眼神经麻痹为 12%。其他查体发现包括角膜反射减少或消失、三叉神经感觉迟钝、Horner 瞳孔以及压迫性视神经病变。

c. 相较于后交通动脉瘤引起的动眼神经麻痹，海绵窦段动脉瘤造成的动眼神经麻痹可无瞳孔改变。

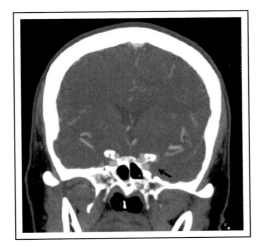

图 12-6　视柱和颈动脉动脉瘤

冠状位 CTA 最大强度投影(MIP)。左侧视柱清晰可见(箭头)。可见起自血管内侧
硬膜内,床旁"颈动脉窝"的动脉瘤

(2)海绵窦段破裂动脉瘤。

a. 最近的一项 185 例海绵窦段动脉瘤的研究显示,动脉瘤破裂占 6.5%。血管内治疗的症状性海绵窦段动脉瘤中,动脉瘤破裂的病例占 24.4%。

b. 海绵窦段破裂动脉瘤往往会形成自发的颈动脉海绵窦瘘。在一项针对 10 例破裂海绵窦段动脉瘤的研究中,所有患者都有搏动性杂音。突眼、眼肌麻痹及视力减退是常见的症状。重要的是,5 名患者被发现有皮层静脉引流,提示有颅内出血的危险。

c. 海绵窦段动脉瘤破裂发生鼻出血和 SAH 的较为罕见。

3. 自然史。

(1)小的海绵窦段动脉瘤破裂的风险极低。在 ISUIA 研究中,平均随访 4.1 年,没有＜13mm 的海绵窦段动脉瘤破裂。13～24mm 和≥25mm 的海绵窦段动脉瘤年破裂风险分别为 0.6% 和 1.28%。

(2)交界性和巨大海绵窦段动脉瘤存在 SAH 的风险。

(3)症状性海绵窦段动脉瘤的自然史差别较大。症状可能进展,也能自发消失。对 125 例未处理的表现为疼痛或复视症状的海绵窦段动脉瘤进行分析,56% 的患者疼痛得到了自发缓解或改善,56% 的患者复视也得到了缓解、恢复或痊愈。

4. 治疗(更多讨论在附录:颈动脉海绵窦瘘)。

(1)最初的主要治疗方法是弹簧圈栓塞或球囊闭塞试验后牺牲 ICA。可脱球囊常用于闭塞患侧颈内动脉,但目前尚未在美国上市。Acta Vascular Systems (Santa Clara,CA)正在努力申请可脱球囊得到 FDA 的批准。

(2)对于延伸到蛛网膜下腔和一些特定的症状性海绵窦段动脉瘤可进行治疗。

a. 一项针对 69 例有复视症状并接受弹簧圈栓塞治疗的海绵窦段动脉瘤患者的系统回顾显示,96%的患者复视好转,3.6%保持不变或加重。栓塞后,80%的动脉瘤栓塞程度超过 90%。

b. 疼痛可能比复视更容易缓解。在一个单中心的回顾性分析中,在接受血管内治疗的患者中 61%的复视得到了改善或治愈,但与没有治疗的患者比较,结果无显著差异(56%)。相比之下,治疗后疼痛治愈或改善的占 96%,与没有治疗的患者(56%)相比有明显差异($P=0.002$)。

(3)并发症:在一项系统回顾中,68 例弹簧圈栓塞治疗的患者未发生并发症。一个大样本单中心研究发现,卒中和 TIA 的发生率均为 5%,作者特别指出,所有并发症发生于 1993 年以前,并指出改进技术和器材可减少缺血性并发症的发生。

(4)症状性颈内动脉海绵窦段动脉瘤治疗的难点是,确有一部分患者症状可以自愈,但是在症状出现后最好早期进行治疗,特别是视野或动眼神经受到影响的患者,最好在症状发作后尽早治疗。

5. 本手册的作者倾向于对扩展进入蛛网膜下腔的未破裂海绵窦段动脉瘤、海绵窦段破裂动脉瘤并伴有令人烦躁的杂音、皮层静脉引流、复视或疼痛的患者进行栓塞治疗。其他症状性未破裂海绵窦段动脉瘤根据临床情况决定是否进行治疗。

6. 血流导向装置已成为处理海绵窦段动脉瘤最常用的方法。

三、床突旁段动脉瘤

从 ICA 硬脑膜环远端至后交通动脉之间的硬膜内动脉瘤,由于其靠近前床突,而被称为床突旁段动脉瘤。

双侧镜像动脉瘤的情况并不少见,存在于 23%的患者。该部位的动脉瘤命名和分类方法很多,容易造成混淆。该区域的两种主要类型动脉瘤是以其所关联的 ICA(即眼动脉和垂体上动脉)分支而命名的。一些不常见的该区域动脉瘤与动脉分支无明确关联,包括"颈动脉窝段"和"床突旁外侧"动脉瘤。

四、眼动脉段动脉瘤

眼动脉段动脉瘤发生在眼动脉起始部的远端,大多指向内上方。占床突旁段动脉瘤的 33%。

1. 临床表现　大约 50%的症状性眼动脉段动脉瘤有视力受损,其余表现为蛛网膜下腔出血。随着动脉瘤的增大,可能造成视神经受损,尽管视神经已经明显移位,但却没有明显的临床症状。视神经外侧受压,可产生单眼鼻侧上象限盲(尽管患者可能不会察觉),并存在晚期同侧视力完全丧失的可能。视力症状几乎总是发生于巨大动脉瘤(≥2.5cm)。尽管有报道巨大眼段动脉瘤可引起对侧颞侧上象限盲,由于其影响了"Wilbrand 前膝部"(鼻侧视网膜纤维交叉后在对侧视神经内前行很短距离),最近的数据表明,"Wilbrand 前膝部"实际上并不存在。

2. 外科手术注意事项　眼动脉段动脉瘤手术通常需要磨除前床突。暴露动脉瘤过程中视神经或视神经穿支血管受损,可能会出现视力丧失,其发生率为4%～8.7%。应通过术前 CT 检查瘤颈部是否存在钙化;明显的钙化可以使夹闭困难。尽可能保留眼动脉,但是有些患者血管闭塞后,由于存在颈外动脉分支的侧支循环而不发生视网膜缺血性损伤的症状。

3. 血管内治疗　因为手术治疗眼动脉段动脉瘤有视力丧失的风险,所以栓塞是一个有吸引力的选择。血管内治疗床突旁动脉瘤的并发症率是 1.4%～8.3%。然而,眼动脉段动脉瘤栓塞后容易复发。严格地说,眼动脉段动脉瘤属于侧壁动脉瘤,然而其发自 ICA 从海绵窦段发出后的弯曲位置,其血流动力学效应类似于终末端动脉瘤。据报道其栓塞后复发率相当高,在 18.9%～53%。正因为如此,眼动脉段动脉瘤栓塞后必须进行系统性影像学随访。

五、垂体上动脉动脉瘤

床突旁段动脉瘤中的 47% 起自垂体上动脉。这些动脉瘤起源于 ICA 的中下部并指向内下方。大多数此类型的动脉瘤是偶然发现的,或表现为蛛网膜下腔出血。很少见垂体上动脉动脉瘤变得很大而压迫垂体柄和视交叉。外科夹闭在技术上是有挑战性的,因为动脉瘤位于翼点入路暴露的 ICA 的对侧,并且动脉瘤顶可能黏附于鞍旁硬脑膜。

六、其他床突旁段动脉瘤

床突旁段动脉瘤约 20% 与 ICA 的分支无关联。这些大多发自 ICA 的内侧或外侧:

1. 内侧床突段动脉瘤(又称颈内动脉窝段动脉瘤)　术语"颈动脉窝"是指远侧硬膜环的内侧面延伸而来的冗余硬膜,其存在于 68%～77% 的患者。延伸到颈动脉窝的动脉瘤通常很小,在前后位指向内侧(图 12-6)。它们与垂体上动脉动脉瘤的区别在于它们的位置更低,并且与动脉分支无关。

2. 床突旁外侧动脉瘤　这些动脉瘤通常指向外上方,比较少见,仅占床突旁段动脉瘤的 8.2%。它们可出现 SAH。

七、床突上段动脉瘤

从后交通动脉至颈动脉末端之间 ICA 产生的动脉瘤被归为床突上动脉瘤,占全部颅内动脉瘤的 50%。

八、后交通动脉瘤

后交通动脉瘤通常位于后交通动脉起始的远端,指向外下。手术和介入治疗后交通动脉瘤都比较简单,并发症少。ISAT 研究中 25% 为后交通动脉瘤。

1. 临床表现　未破裂后交通动脉瘤是造成急性动眼神经麻痹的常见原因,已经在未破裂动脉瘤表现章节讨论了。后交通动脉瘤也是蛛网膜下腔出血的常见原因;CT 上出血通常集中在鞍上外侧池和环池。

2. 破裂风险　对比破裂和未破裂的动脉瘤,年轻的患者、瘤顶指向侧方、存在子瘤、直径≥7mm、瘤体/瘤颈>2 更容易出现破裂出血。

3. 外科手术注意事项　后交通动脉瘤的标准开颅手术方法是翼点入路;磨除前床突,便于显露 ICA 近端,后交通动脉瘤比其他动脉瘤易于发生术中破裂或再破裂,特别是术中牵拉颞叶时。

4. 血管内治疗　尽管后交通动脉瘤相对多为宽颈,血管内栓塞通常并不复杂。有时,动脉瘤的指向与载瘤动脉相反,因此需要微导管塑形成较大弯曲角度来进入动脉瘤。支架辅助栓塞适用于未破裂的宽颈后交通动脉瘤。在宽颈后交通动脉瘤发生 SAH 的患者,急性期可先行栓塞瘤顶部防止再破裂,后续再行支架辅助栓塞。

九、脉络膜前动脉动脉瘤

脉络膜前动脉瘤占所有颅内动脉瘤的 4%。它们往往较小(一个系列研究报道平均为 4mm),多指向后下方。虽然在 18% 的患者动脉瘤部分或完全起源自脉络膜前动脉本身,但在大多数情况下,它们起源自邻近或毗邻脉络膜前动脉的位置。在治疗时,保留脉络膜前动脉是至关重要的,因为该动脉是给侧支循环很差的脉络膜前部供血,尤为重要的是,该血管的一部分供血内囊。脉络膜前动脉闭塞引起的缺血性卒中,被描述为脉络膜前综合征,可引起对侧偏瘫、偏身感觉障碍和偏盲。在一项脉络膜前动脉动脉瘤手术相关缺血性并发症的研究中,患者运动障碍症状持续时间长于感觉和视力变化。

1. 临床表现　大多数脉络膜前动脉瘤表现为蛛网膜下腔出血,有时为偶然发现。少数以急性动眼神经麻痹或血栓栓塞导致脑缺血症状而就诊。

2. 外科手术注意事项　脉络膜前动脉瘤开颅手术一般经翼点入路。手术最大的技术挑战是动脉瘤通常位于手术入路侧 ICA 的对侧,同时如何辨识脉络膜前动脉起始。在一项 50 例手术治疗脉络膜前动脉瘤的研究中,16% 的患者出现了脉络膜前动脉供血区的缺血性卒中。大多数卒中发生在手术后 6～36 小时。

3. 血管内治疗　脉络膜前动脉瘤的尺寸小,动脉瘤的方向与 ICA 的轴线成直角,使栓塞治疗较棘手。然而目前公布的结果令人振奋。在一项 18 例接受栓塞治疗的脉络膜前动脉瘤的研究中,总体并发症发生率为 11%。1 例治疗相关的死亡是由于动脉瘤穿孔,而另 1 例患者出现一过性对侧偏瘫。平均随访 14 个月未发生再出血。

十、颈内动脉分叉部动脉瘤

颈内动脉分叉部动脉瘤占所有颅内动脉瘤的 5%,无男女差别。一些数据表明,此部位动脉瘤比其他位置的动脉瘤出血的年龄低。此部位动脉瘤往往出现在 A1 侧,ICA 中线和动脉瘤颈中线的平均距离为 1.6mm。

十一、大脑前动脉动脉瘤

大脑前动脉和前交通动脉瘤是动脉瘤最常见的位置,约占破裂动脉瘤的 1/3。

十二、豆纹动脉动脉瘤

豆纹动脉动脉瘤(又称 charcot-bouchard 动脉瘤)(图 12-7)是非常少见的一类动脉瘤。截至 2015 年一共报道了 48 例患者。

临床表现。

1. 破裂和丘脑出血是最常见的临床表现。

2. 平均大小:3.6mm。

3. 相关疾病。

(1)烟雾病。

(2)高血压。

(3)血管炎。

(4)脑动静脉畸形。

处理

1. 血管内治疗对于一些病例是可行的。

2. 在血管内治疗不可行时,外科手术(影像导航帮助发现动脉瘤)是一种合适的治疗方法,同时具有取出血栓的优势。

3. 保守处理可以用于没有反复出血的一些病例。

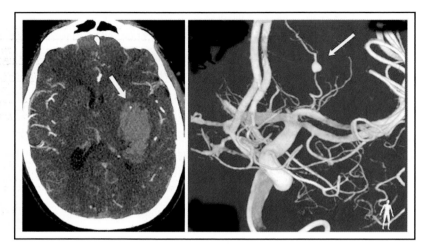

图 12-7　豆纹动脉动脉瘤

患者临床表现为左侧基底节出血伴有点征(左侧图)。血管造影发现豆纹动脉动脉瘤(箭头,右侧)。这个特别的病例,由于目前血管太小不能植入导管,栓塞是不可行的。患者进行了开颅手术和夹闭。大脑中动脉 M1 段双干

十三、前交通动脉瘤

前交通动脉是动脉瘤性 SAH 的最常见部位。与后交通动脉瘤一样,手术和血管内介入治疗前交通动脉瘤往往都比较简单,因此每种方法都可。重要的是,现存的数据显著地提示前交通动脉瘤在直径较小的时候的破裂风险较其他位置动脉瘤更高。

1. 临床表现　CT 上典型的表现纵裂内血肿。79％的患者存在脑室内出血,25％的患者发生急性脑积水。破裂的前交通动脉瘤(51％)比其他动脉瘤患者更容易发生低钠血症,可能由于前交通动脉复合体位置更接近下丘脑。破裂的前交通动脉瘤造成 SAH 的另一个常见的并发症是认知功能障碍,简称为"前交通动脉综合征"。这种综合征的特征包括短期记忆障碍、人格改变、妄想症,可能是由于扣带和穹窿损伤。有数据表明,手术患者出现记忆障碍和额叶执行功能障碍的概率比血管内治疗的患者高。

2. 外科手术注意事项　前交通动脉动脉瘤的标准手术方法是翼点入路开颅手术。术中打开外侧裂并部分切除直回,可以更好地暴露前交通动脉区域。

动脉瘤的方向直接影响手术的难度;对于下方生长的大动脉瘤,术中显露并近端控制对侧 A1 具有一定挑战性。

3. 血管内治疗　血管内介入治疗前交通动脉瘤的一些相关研究已经发表。限制血管内治疗的技术因素包括:A1 段相对于 ICA 成锐角(使导管到位困难)、相

对较小的前交通动脉动脉瘤、术中前交通动脉复合体透视下显示困难。最近一项针对 123 例前交通动脉瘤的研究指出,70% 的患者可以成功完成栓塞。栓塞尝试,但失败的患者占 9.8%。平均随访 8.6 个月,一定程度再通的患者占 33.3%。向前方突出的动脉瘤比指向下方或后方/上方动脉瘤更易于成功栓塞,指向下方的动脉瘤和宽颈瘤再通率显著较高。

4. 本手册的作者倾向于年轻患者行手术治疗,老年患者、复杂性、指向下方的前交通动脉瘤行血管内治疗。

十四、大脑前动脉远端动脉瘤

起自前交通动脉以远的大脑前动脉瘤约占颅内动脉瘤的 5%。大部分位于 A2～A3 的交界处(通常被称为胼周动脉瘤),但也常常位于 A2 和 A3 段。约 41% 的 ACA 远端动脉瘤患者伴发颅内其他部位动脉瘤。虽然 A2 单干在人群中的发现率<1%,但此解剖变异与动脉瘤的发生密切相关,单干 A2 段约 41% 伴发有终端动脉瘤。ACA 远端是常见的创伤性动脉瘤部位,外伤性动脉瘤的 25%～30% 位于 ACA 远端。

1. 临床表现　ACA 远端动脉瘤破裂 50% 会出现脑内血肿或硬膜下纵裂血肿。相比于其他部位动脉瘤,ACA 远端动脉瘤破裂患者往往较严重,60%～63% 的患者 Hunt-Hess 分级在 3 级以上。

2. 外科手术注意事项　手术方法取决于动脉瘤的位置。动脉瘤距离前交通动脉<1cm 可通过翼点入路夹闭。胼胝体膝部附近动脉瘤通常需要冠状切口,额部开颅纵裂入路。更远端的动脉瘤("胼胝体上部"动脉瘤)可以采用马蹄形皮瓣,额后开颅。

3. 血管内治疗　ACA 远端动脉瘤通常较小且位于 ACA 较远部位,使得血管内治疗有一定困难。胼周动脉瘤,特别是单干 A2 动脉瘤可选择介入治疗(图 1-32)。

十五、大脑中动脉动脉瘤

大脑中动脉瘤约占颅内动脉瘤的 20%,是蛛网膜下腔出血的第三常见原因。镜像 MCA 动脉瘤的发生率达 11%,MCA 动脉瘤伴发胼周动脉瘤的概率也增加。约 85% 的 MCA 动脉瘤出现在分叉部,10%～15% 位于 M1 段,剩余的 MCA 动脉瘤位于 M2～4 段,可能与感染或炎症相关。相比于其他常见的动脉瘤的位置,MCA 的解剖结构独特。约 80% 的病例,MCA 主干在分叉部分出两支 M2;12% 的患者分为 3 支 M2,其余分出多支。MCA 动脉瘤 45% 指向外侧,38% 指向下方。

1. 临床表现　未破裂 MCA 动脉瘤比其他位置的动脉瘤更不容易出现症状。相比于其他部位，MCA 动脉瘤更易出现脑缺血的症状，如 TIA 和卒中。有报道未破裂 MCA 动脉瘤可诱发癫痫症状。MCA 动脉瘤破裂通常出现脑内血肿，发生率约为 40%。

2. 外科手术注意事项　MCA 动脉瘤有三种手术入路。侧裂内侧入路可提前暴露 ICA 并进行近端控制，适合夹闭破裂 MCA 动脉瘤。侧裂外侧入路因为对额叶、颞叶牵拉较小，多应用于远端动脉瘤、前方生长动脉瘤以及 MCA 主干较长病例。需要清除脑内血肿时首选颞上回入路。

3. 破裂风险　虽然破裂动脉瘤与动脉瘤大小相关，但是大脑中动脉瘤的破裂与其他的解剖学指标更为相关，如纵横比、血流的角度、上级血管与下级血管的角度、非球型的形状。

4. 血管内治疗　M1 段末端动脉瘤通常是宽颈和偏一侧分支的偏心性动脉瘤，动脉瘤颈部可以累及一个或多个分支。弹簧圈栓塞动脉瘤的同时避免血管狭窄和分支闭塞的风险较为困难。发表于 1999 年的早期报道指出，尝试弹簧圈栓塞失败的情况达到 85%。最近报道通过改进技术、更好的病例选择和 3D 血管造影取得了更好的结果。最近的一项系统回顾发现针对未破裂和破裂 MCA 动脉瘤，82.4% 的患者能够通过栓塞完全或接近完全闭塞，栓塞相关的永久的并发症发生率和病死率分别为 5.1% 和 6.0%。

5. 其他　Doerfler 和他的同事报道了 38 例 MCA 动脉瘤通过栓塞处理完全闭塞了 33 例。5 例发生血栓（13%），4 例经溶栓治疗得到了闭塞血管再通。在一项栓塞处理 154 例 MCA 动脉瘤的研究中，栓塞并发症发生率为 13.4%，造影随访发现再通率为 20%（平均随访 15 个月）。3D 血管造影的出现极大地提高了介入治疗复杂性 MCA 动脉瘤的安全性。

未破裂动脉瘤和癫痫

未破裂动脉瘤较少引起癫痫。一项外科手术的研究中 347 例开颅夹闭的未破裂动脉瘤中 9 例（2.6%）患者有癫痫症状。所有的动脉瘤均位于前循环；其中 6 例 MRI FLAIR 成像上证实被胶质包围，6 例与前颞叶内侧结构联系密切。9 例患者中 7 例进行了夹闭，伴有或不伴有切除胶质组织，所有患者手术后无癫痫发作。两篇个案报道还描述了动脉瘤介入治疗后癫痫发作改善的病例。

十六、后循环动脉瘤

后循环动脉瘤约占颅内动脉瘤的 15％。

十七、基底顶端动脉瘤

所有后循环动脉瘤中约 50％位于基底动脉顶端。一篇血管内治疗后循环动脉瘤的系统回顾中，82％的病例为基底动脉顶端动脉瘤。

1. **临床表现**　如果足够大，未破裂基底顶端动脉瘤可能导致动眼神经麻痹或压迫脑干，极少数可影响视交叉。SAH 后 CT 影像类似于前循环动脉瘤破裂或环中脑动脉瘤性蛛网膜下腔出血。

2. **外科手术注意事项**　基底动脉顶端动脉瘤因为位置、脑干穿支血管的存在和近端控制困难手术存在一定困难。

（1）入路：有几种能够到达基底动脉顶端的手术入路，其选择通常取决于动脉瘤相对于后床突的高度。经侧裂入路通常用于相对"高"的基底动脉顶端动脉瘤，即位于蝶鞍的中段至后床突上约 1cm 之间的动脉瘤。颞下入路适用于较低和向后生长的动脉瘤。眶颧入路分离小脑幕，可以更好地暴露基底动脉顶端。术中应用低温和心脏停搏，可以减少缺血性损伤的机会，特别是针对大型和巨型动脉瘤。基底动脉手术的一个主要任务是保存这一区域众多的脑干穿支血管。

（2）并发症：术后常见动眼神经麻痹，发生率 32％～52.8％，但 80％的麻痹在 6 个月内可恢复。年轻患者和向后指向的动脉瘤是动眼神经麻痹的危险因素。

3. **血管内治疗**　由于手术难度大，相对导管到位较容易，栓塞已成为基底动脉顶端动脉瘤首选的治疗方法。目前随机数据欠缺；在 ISAT 研究中，仅 17 例（0.7％）位于基底动脉顶端。在对 6 项基底动脉顶端动脉瘤栓塞研究的回顾中，手术并发症率为 6.6％，病死率为 1.3％（包括破裂和未破裂动脉瘤）。在一项 316 例基底动脉顶端动脉瘤栓塞的研究中，86％的病例得到 90％～100％的栓塞，整体并发症发生率为 19％。基底动脉顶端动脉瘤的位置决定了其栓塞后更容易复发。在平均 19 个月的随访期间，弹簧圈压缩明显的占 24％。

有多少名称？

位于基底动脉顶端的动脉瘤有各种各样的名字，包括基底动脉顶端、基底动脉头、基底动脉尖、基底动脉末端和基底动脉分叉部动脉瘤。虽然本手册的作者习惯使用"顶端"和"头端"，他们更喜欢称为基底动脉尖动脉瘤。

十八、大脑后动脉动脉瘤

PCA 动脉瘤较少见,约占所有颅内动脉瘤的 1%。多发于 P1 和 P2 段,而且发病年龄相比其他部位动脉瘤早。另外,此部位动脉瘤多为大型或巨型,同时伴发血管发育异常的概率相对较高。

1. **临床表现** 大多数 PCA 动脉瘤表现为蛛网膜下腔出血。大约 25% 的表现为偏盲或动眼神经麻痹。P3 段巨大动脉瘤因压迫海马可导致记忆力减退。

2. **外科手术注意事项** P1 段动脉瘤可以经翼点入路开颅。大部分 P2 段动脉瘤可经颞下入路开颅。如 P2 段动脉瘤位于小脑幕上方,可经皮层-侧脑室颞角-脉络膜裂入路。P3 段动脉瘤可经枕叶半球间入路。最近一项枕动脉-大脑后动脉旁路移植治疗 PCA 远端动脉瘤的病例研究指出其并发症率比较高,故使作者不建议常规应用。

3. **血管内治疗** 血管内的策略包括弹簧圈栓塞或载瘤动脉闭塞。在一项 20 例介入治疗的 PCA 动脉瘤研究中,66% 采用保留载瘤动脉,其余的 33% 闭塞载瘤动脉。总的永久致残率为 10%,无死亡。闭塞 PCA 应在 P1 段以远,以保留重要的脑干和丘脑穿支。由于 PCA 的远端和前循环及椎基底动脉系统之间有良好的侧支循环,闭塞 PCA 往往耐受性较好。一组 9 例闭塞 P2 段动脉瘤的病例研究显示,闭塞后没有神经系统功能损害症状发生。

十九、小脑上动脉动脉瘤

大多数小脑上动脉动脉瘤起源于 PCA 和 SCA 起始部之间的基底动脉外侧壁。许多外科病例研究将 SCA 动脉瘤与基底动脉顶端动脉瘤分在一起。因为动脉瘤位于侧壁,SCA 动脉瘤手术相比于基底动脉顶端的动脉瘤更简单。此外,手术方法和术后动眼神经麻痹的风险(39%)也类似。SCA 动脉瘤通常较小,与基底动脉成直角,使血管内治疗难度较大。一组 12 例 SCA 动脉瘤栓塞处理的病例研究中,50% 得到完全栓塞,1 例出现手术相关 SCA 供血区梗死,但恢复良好。

二十、小脑上动脉远端动脉瘤

SCA 远端动脉瘤少见,通常表现为 SAH 或滑车神经功能障碍。多与动静脉畸形伴发或源于创伤。

载瘤动脉闭塞可以有效地治疗 SCA 远端动脉瘤,尤其是 SCA、AICA、PICA 之间的侧支循环良好,甚至 PCA 近端发育良好的病例。

二十一、基底动脉干动脉瘤

基底动脉主干动脉瘤较罕见,其占所有颅内动脉瘤<1%,占椎基底动脉瘤的 8%。其位于基底动脉上段是位于下段的大约 2 倍多。

1. 临床表现　典型表现为蛛网膜下腔出血;大型和巨型动脉瘤可出现脑干或脑神经症状。

2. 外科手术注意事项　手术受岩骨阻挡,较难直接进入到该区域。外科病例报道动脉瘤完全夹闭率从 34% 到 91%。

3. 血管内治疗　基底动脉主干动脉瘤首选栓塞,因为手术较困难,但导管到位比较容易。该部位介入治疗的平均操作时间仅为 61 分钟。多项介入病例报道的结果较好,尽管基底动脉干动脉瘤倾向于栓塞后复发。一组 14 例基底动脉干动脉瘤栓塞后平均随访 20 个月的研究报道中,4 例发生动脉瘤再通 (28.6%)。另一种策略是闭塞载瘤动脉。手术或血管内闭塞基底动脉主干对特定的患者是相对安全、有效的。本手册的作者提醒基底动脉闭塞后的处理是很有挑战性的。

二十二、小脑下前动脉动脉瘤

小脑下前动脉(AICA)动脉瘤通常发生在血管起始部。在一组手术治疗 3 500例动脉瘤的研究中,AICA 动脉瘤占 1.3%。大多数手术病例研究将小脑下前动脉动脉瘤与基底动脉主干动脉瘤并为一体。小脑下前动脉动脉瘤典型表现为蛛网膜下腔出血,20% 左右表现为脑干受压症状。类似于 SCA 动脉瘤,AICA 动脉瘤可伴有 AVM。外科治疗策略包括乙状窦后入路、经岩骨入路、远外侧入路、颞下经小脑幕入路。因为其发病率较低,小脑下前动脉动脉瘤血管内治疗的报道相对较少。4 例栓塞处理的基底动脉/小脑下前动脉动脉瘤效果较好,2 例完全栓塞。

AICA 远端动脉瘤罕见,通常发自血管的头侧分支。通常表现为蛛网膜下腔出血,可能由于内听动脉受累造成听力丧失。因为通常侧支循环发达,内听动脉起始以远闭塞载瘤动脉可用于治疗此部位动脉瘤。

二十三、椎基底动脉结合部动脉瘤

椎基底动脉交界处动脉瘤较少见,占所有后循环动脉瘤的 3%～4%。经常与椎基底动脉开窗有关。夹层动脉瘤好发于此位置。外科手术进入此区域较困难。血管内治疗包括单纯栓塞、支架置入、支架辅助栓塞和载瘤动脉闭塞。因为此位置动脉瘤可以从两侧椎动脉供血,其血流动力学应力容易导致栓塞后再通。在一项 VBJ 动脉瘤的研究中,5 例患者中的 3 例需要永久性闭塞一侧或两侧椎动脉。其潜在的危险是脑干穿支或脊髓前动脉闭塞,一组基底动脉动脉瘤病例研究中,3 例 VBJ 动脉瘤中 2 例出现缺血并发症。

二十四、椎动脉远端/PICA 近端动脉瘤

发自 PICA 起始部的椎动脉动脉瘤约占所有颅内动脉动脉瘤的 2%,约 80% 累及 PICA。它们往往相对较小(<12.5mm)。梭形,非囊状动脉瘤比较常见于椎动脉远端。夹层动脉瘤也较常见,在一项研究中约占颅内段椎动脉动脉瘤的 28%。

1. 临床表现　PICA 起源动脉瘤最常见的症状是蛛网膜下腔出血,超过 95% 的患者由于脑室内出血出现急性脑积水。有 9%～12% 椎动脉远端或 PICA 起始部动脉瘤会出现占位效应或缺血症状。

2. 外科手术注意事项　椎动脉与 PICA 结合部动脉瘤,通常会高出枕骨大孔 1cm 以上,动脉瘤起自 PICA 起始远端、椎动脉与 PICA 夹角处。枕下远外侧入路开颅通常可到达该部位。如果夹闭动脉瘤的同时无法保留 PICA 时,双侧 PICA 之间搭桥是一种选择。

3. 血管内治疗　最近血管内治疗该部位动脉瘤的报道令人鼓舞。一组 31 例 PICA 近端动脉瘤栓塞治疗的病例,30 例(97%)患者达到了影像学闭塞。3 例(10%)出现了手术相关并发症,包括 1 例术中动脉瘤破裂,1 例出现了轻微 PICA 缺血性卒中,1 例出现暂时性股骨神经损伤。造影随访平均 9 个月,没有发现动脉瘤再通。

二十五、PICA 远端动脉瘤

PICA 远端动脉瘤占颅内动脉瘤≤1%。它们可能发生在 PICA 的任何部分,但通常发生在分支部位和血管弯曲处,瘤体指向血流未转弯前的方向。它们通常与动静脉畸形和其他血管异常(如硬脑膜 AVF)伴发。颅内其他部位远侧动脉瘤多源于真菌或外伤,而 PICA 远端动脉瘤通常散发,几乎没有感染性病因。无性别差异。大多数学者推荐对于任何大小的未破裂 PICA 远侧动脉瘤均应进行治疗,大多数破裂的 PICA 远端动脉瘤直径<5mm。

1. 临床表现　PICA 远端动脉瘤最常见的表现为蛛网膜下腔出血和脑室出血及急性脑积水。

2. 外科手术注意事项　手术方法依赖于动脉瘤的位置；后枕部正中入路适用于 PICA 最远端、小脑扁桃体段和皮质段的动脉瘤。更近的延髓前段和外侧段的 PICA 动脉瘤，通常采用枕下远外侧入路。闭塞 PICA 也是治疗 PICA 远端动脉瘤的有效方法，在 PICA 分出重要的穿支血管（即脉络点或颅袢顶端以远）后闭塞其远端是安全的。对于夹闭后无法保留载瘤动脉的 PICA 远端动脉瘤，行 PICA-PICA 搭桥是一种选择。

3. 血管内治疗　由于微导管进入 PICA 远端较困难，并且 PICA 远端动脉瘤多为相对宽颈，介入治疗存在一定困难。因此，如果可能的话，闭塞载瘤动脉，通常是最可行的方法。比较远的动脉瘤可能需要使用液体栓塞材料，而不是弹簧圈，远端血管必须使用软的漂浮微导管。

第十三节　颅内动脉瘤介入治疗简史

第一例通过"电流诱导血栓"方法成功治疗颅内动脉瘤的报道在 1941 年，在 1 例 ICA 动脉瘤的治疗中，"通过一个特殊的针头穿过眼眶将 30in 的 34 号镀银漆包线导入动脉瘤"，导线被"加热至平均温度 80℃，持续 40 秒。撤出针后手术结束，动脉瘤不再出血"。

Sean Mullan 和同事在 1965 年报道进一步尝试通过钻孔立体定向引导下将穿刺针送入动脉瘤，并通过电流诱导血栓的方法治疗动脉瘤。

20 世纪 60 年代和 70 年代出现了几种创造性的方法来治疗动脉瘤。"pilojection"技术使用气动枪强行将生猪毛或马毛注入动脉瘤。还有研究涉及立体定向下磁性引导铁颗粒栓塞动脉瘤。

Alfred Luessenhop 和 A. C. Velasquez 在 1964 年首次发表了尝试通过血管内途径治疗颅内动脉瘤的报道。他们尝试用硅酮球囊闭塞床突上段动脉瘤。俄罗斯的神经外科医师 Fedor Serbinenko1959 年在莫斯科观看"五一"节庆祝活动时受到绳子拴住的氢气球的启发，开发出了最初用于诊断的硅胶和乳胶球囊导管。导管头端的球囊可通过血流导引导管前进并临时诊断性闭塞主要的脑动脉。1969 年 Serbinenko 第一次成功地完成了可脱球囊闭塞 ICA 来治疗颈动脉海绵窦瘘；该技术包括：当球囊置于目标部位后，使用硅酮聚合物充盈球囊，使用动脉导引针的刃切割断导管并释放球囊。之后，随着球囊解脱技术的进步，有学者曾将可脱球囊置入颅内动脉瘤内。

虽然颅内病变的球囊栓塞治疗在 20 世纪 70 年代末和 80 年代得到了普及，但该技术有几个缺点。因为没有导丝导引，球囊置于动脉瘤内存在困难；球囊的球形或椭圆形的形状不适于置入具有复杂形状的动脉瘤。此外，球囊放置在动脉瘤内可以产生球阀效应，导致动脉瘤内血液积聚、再通和破裂。由于以上问题，以及后来引进了可解脱弹簧圈,颅内病变的球囊栓塞逐渐被淘汰;因为低需求和 FDA 的监管问题,美国生产可脱性球囊的波士顿科学公司最后也停止在美国生产与销售可脱球囊。但可脱球囊继续在其他国家或地区提供,并可能会最终被重新引入美国,但其除了用于闭塞大血管或载瘤动脉,会否重新作为治疗动脉瘤的潜在方法,目前没有定论。

血管内可推送金属弹簧圈闭塞动脉起源于外周血管病变的治疗。虽然不少术者(包括本手册的作者)曾经用过可推弹簧圈治疗颅内动脉瘤,但可推弹簧圈太硬,送入动脉瘤内的弹簧圈无法控制,弹簧圈释放后无法根据需要回收,都严重阻碍了其应用。对于电流诱导血栓的继续研究最终导致了弹簧圈的发展。意大利的神经外科医师 Guido Guglielmi 在 20 世纪 80 年代初期无意间提出了可脱弹簧圈的概念。他在一次用不锈钢电极进行电流诱导血栓试验时,电极头意外发生分离。后来,在 Target Therapeutics 公司工程师帮助下,他开发出了电解可脱弹簧圈(GDC,Stryker Neurovascular,Fremont,CA)。GDC 弹簧圈系统是可通过微导管送入动脉瘤内的铂金弹簧圈;弹簧圈附着于推进导丝,可推送到令人满意的位置。然后操作者通过施加一个低振幅电流到推进导丝,将导丝和弹簧圈之间的连接电解,从而解脱弹簧圈。GDC 弹簧圈的临床使用始于 1991 年,并于 1995 年被美国 FDA 批准用于高风险、不能手术或破裂的颅内动脉瘤的治疗。

近 20 年来动脉瘤弹簧圈的设计技术出现了许多改进。出现了各种弹簧圈的形状和尺寸。抗拉伸弹簧圈内部包含一个连接弹簧圈两端的细丝,当弹簧圈受牵拉时,不会发生拉伸解旋。其他解脱方式也纷纷出现(包括 TruFill DCS,Cordis Neurovascular,Miami Lakes,FL),是通过水解,而不是电解。

动脉瘤栓塞最大的缺点是治疗后一段时间内动脉瘤过高的再通率,动脉瘤栓塞的 5 年再通率约 20%。增强弹簧圈(又名生物活性弹簧圈)引起大家很大的兴趣,因为其在动脉瘤内可以增强血栓形成和最终的纤维化,是减少动脉瘤再通的一种手段。增强弹簧圈包括 Matrix™(Stryker Neurovascular,Fremont,CA)和 Cerecyte™(Codman Neurovascular,Raytham,MA)系统,这两者都含有聚乙二醇-聚乳酸(PGLA),HydroCoil® 系统(Terumo Medical/MicroVention,Inc.,Tustin,CA),其表面涂有遇水接触后膨胀,并能填充动脉瘤内空间的凝胶。最新加入这个序列的是 AXIUM™ MicroFX™ PGLA 处理弹簧圈(EV3,IRVINE,CA)。PGLA 处理弹簧圈在 Cerecyte 试验和 Matrix And Platinum Science(MAPS)试验完成后已热度消退;这两项研究均未能证实相比于裸铂金弹簧圈,PGLA 处理的弹簧圈能够获益更大。

宽颈动脉瘤的治疗始终是难点,多种技术和器材被发展用来更好地栓塞这些病变。球囊塑形技术由 Jacques Moret 普及,使用临时球囊置入动脉瘤颈的载瘤动脉中。充盈该球囊,使动脉瘤内释放成巢的弹簧圈在球囊去充盈后保持稳定。支架辅助栓塞,是横跨动脉瘤颈在载瘤动脉内释放细金属丝编制的网状支架;然后微导管通过支架网眼置入动脉瘤腔进行栓塞。支架作为支撑防止弹簧圈进入载瘤动脉。Neuroform™ 支架(Stryker Neurovascular,Fremont,CA),是专为宽颈动脉瘤的治疗设计的,目前为第三代产品。另一个治疗动脉瘤的支架 Enterprise™ 血管重建装置(Codman Neurovascular,Raynham,MA)也于 2007 年获得了 FDA 的人道主义器械豁免。不幸的是,Stryker 或 Codman 都没有投入必要的资源,以获得完整的 FDA 批准,如今,Neuroform 支架推出的 10 多年后,并于世界各地销售数以万计的器材,它们仍然只适用于"人道主义豁免"。

国际动脉瘤性蛛网膜下腔出血试验(ISAT)(见下文)是第一个对比手术与栓塞治疗破裂动脉瘤的多中心、随机对照试验。试验结果显示栓塞在 1 年随访时结果具有显著优势,导致了越来越多的各类颅内动脉瘤开始使用弹簧圈栓塞。在美国,ISAT 结果公布之后,血管内治疗破裂动脉瘤的数量有一个显著的增加,相应的因蛛网膜下腔出血造成的住院病死率明显减少。

血流导向装置是血管内治疗动脉瘤的下一个模式转变。经过最初的欧洲使用 Pipeline 栓塞装置(EV3,IRVINE,CA)的成功经验,其在 2008 年获得了欧洲 CE 标志认证,2011 年获得 FDA 批准。另一个流量血流导向支架 Silk(Balt Extrusion,Montmorency,France),目前正在欧洲进行 CE 标志认证。

第十四节　蛛网膜下腔出血

本节将集中探讨动脉瘤性 SAH,其占全部非外伤性蛛网膜下腔出血病例的约 80%。自发性 SAH 的患者有 15%～20% 造影阴性。创伤性蛛网膜下腔出血下文单独讨论。剩下的约 20% 自发性蛛网膜下腔出血。

1. 未知原因的蛛网膜下腔出血。总的来说,相比动脉瘤性蛛网膜下腔出血,造影阴性的蛛网膜下腔出血患者,病情相对稳定同时有更好的预后。56 例患者的研究显示。

(1)28.9% 的患者需要脑室外引流,7% 的患者需要分流手术,7% 的患者伴有延迟的缺血。

(2)无再出血的发生。

(3)3 年随访显示,9.1% 的患者预后不佳(mRS>2)。

2. 中脑周围非动脉瘤性蛛网膜下腔出血(PMSAH)具有特征性的临床和影像学特征,并且预后良好。

(1)总的发病率:18 岁以上人口发病率为 0.5/10 万人,占所有蛛网膜下腔出血的约 5%。PMSAH 近年来的发病率明显增加,这种增长可能归因于抗栓药物的应用增多。

(2)诊断。

①一般表现为 H-H 分级 1 或 2 级。

②通常的 CT 表现:出血在脑桥前方中间位置(图 12-8),虽然也有位于脑桥后部,主要在四叠体池。

③影像学检查未发现动脉瘤。虽然很多人建议只行 CTA,但是如果没有脑血

管造影检查,对于 CT 表现为出血和临床影像高度符合 PMSAH 的一些病例,另一些人强烈警告不同的影像医师对于 PMSAH 在 CT 诊断上的一致性有限。

（3）发病机制不明,怀疑为静脉源性。PMSAH 与原始的静脉引流直接引流进入硬膜窦而不是 Galen 静脉有关,大多数 SAH 患者是通过 Galen 静脉引流的。

（4）预后:较好。在一组 24 例本综合征的病例研究中,只有 1 例出现了短暂的神经变化,无再出血发生。

3. 可逆性脑血管收缩综合征(Reversible Cerebrovascular Constriction Syndrome)(又名 Call-Fleming 综合征)。

（1）也见第 16 章。讨论此综合征导致缺血性卒中的原因。

（2）临床表现。

①爆炸性头痛最常见。

②20%～30%有 SAH,虽然大多数患者 CT 扫描无异常。

（3）流行病学:20 岁至 50 岁之间多发,平均为 42 岁。常见于女性。

（4）诊断:脑血管造影(DSA 或 MRA)表现为特征性的"节段性血管收缩"。

（5）治疗:钙通道阻滞药(如尼莫地平)是最常用的药物。

（6）预后:总体良好。症状和血管造影变化通常 1 周后消失。复发少见。

4. SAH 的其他原因。

（1）颅内动脉夹层。

（2）AVM。

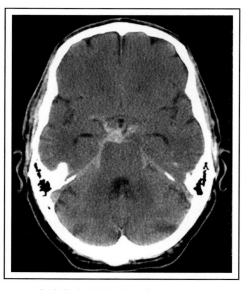

图 12-8　环中脑非动脉瘤性蛛网膜下腔出血 CT 表现出血
往往不对称,包括环池

（3）硬脑膜动静脉瘘。

（4）感染性动脉瘤。

（5）感染性心内膜炎。

（6）创伤。

（7）凝血功能障碍。

（8）可卡因滥用。

（9）颈部源性出血（如，脊髓动静脉畸形或瘘）。

（10）海绵状血管瘤。

（11）血管炎或其他血管病变。

（12）颅内肿瘤。

（13）镰状细胞贫血。

（14）垂体卒中。

（15）颅内静脉窦血栓形成。

一、动脉瘤性蛛网膜下腔出血

发生率

1. 动脉瘤性 SAH 全球每年的发病率约为 10/100 000。

2. 美国每年新发蛛网膜下腔出血病例为 21 000～33 000 例。

3. 平均发病年龄：55 岁。

4. 女性 SAH 风险是男性的 1.6 倍，非洲裔和拉美裔分别是白种人发病风险的 1.6 倍和 1.3 倍。蛛网膜下腔出血的其他危险因素包括结缔组织疾病和吸烟等，上文已经进行了讨论。

二、诊断

（一）临床表现

SAH 通常被描述为"一生中最可怕的头痛"。当出现恶心和呕吐、脑膜刺激征、意识减弱、局灶性神经功能损害症状和存在蛛网膜下腔出血的危险因素，应高度怀疑动脉瘤性 SAH 的可能。表 12-9 为 Hunt-Hess 分级。

表 12-9　Hunt-Hess 分级

级别	描述
1	无症状、轻度头痛、轻微的颈项强直
2	中度至剧烈头痛、颈项强直、除脑神经麻痹外无神经功能缺损等
3	嗜睡/谵妄和（或）轻度局灶性神经功能缺损
4	木僵、中度至重度偏瘫
5	深昏迷、去大脑强直

源自：Honda et al with permission

1. 以意识丧失发病的患者,高度怀疑动脉瘤破裂。

2. 动脉瘤性 SAH 中多达 70% 的患者有呕吐。

3. "固定时间性头痛"的病史存在于 10%～43% 的患者,而且可能是 SAH 的唯一临床症状。

4. 约 17% 的 SAH 患者会发生眼内出血。

(1)Terson 综合征,即玻璃体内出血,SAH 患者的发生率约 10%,并且与病死率的升高显著相关。眼内出血可以通过头颅 CT 发现,42% 的敏感性和 97% 的特异性。视网膜内出血比 Terson 综合征更为常见,发生于 18% 的病例。

(2)透明膜下(即视网膜前)出血见于 11%～33% 的患者,并在视盘周围充满了鲜红色的血掩盖了视网膜血管。

5. 蛛网膜下腔出血癫痫的发生率约 6%。

(二)影像学检查

1. 动脉瘤性 SAH 的典型 CT 表现是在脑池或脑沟内出现高密度的血。Fisher 分级见表 12-10 和 Hijdra 系统(表 12-11)。

表 12-10 蛛网膜下腔出血 Fisher 分级系统

Fisher 分级	CT 显示出血情况
1	未发现蛛网膜下腔出血
2	弥漫性或薄片状出血(垂直厚度<1mm)
3	局部血凝块和(或)垂直厚度≥1mm
4	弥漫性 SAH 或无,但有脑室或脑实质内血凝块

源自:Seoane et al

表 12-11 蛛网膜下腔出血后 CT 出血量的 Hijdra 分级系统

基底池和侧裂出血量	评分
无血液	0
少量的血液	1
中度充盈血液	2
完全充盈血液	3

2. 头颅 CT 对于发病 6 小时之内的 SAH 诊断非常准确。

(1)系统回顾发现。

①6 小时内假阴性率:0.146%。

②敏感性 0.987 和特异性 0.999。

(2)因为血液可以被脑脊液相对快速地清除,7 天后 CT 的敏感性下降到 50%。

(3)当临床高度怀疑为 SAH,但 CT 表现阴性时,进行腰椎穿刺(LP),检测脑脊液中的血液。

①如果要获得最佳结果,至少要在出血 6 小时后进行,最佳腰椎穿刺时间为头痛症状发作后 12 小时,这时血红细胞裂解,脑脊液外观变黄(离心后变黄)。对于

头痛小于 6 小时患者进行腰椎穿刺检查没有价值。

在 Walton Rule 于 1956 年发表的相关文章后，发病后 6～12 小时再进行脑脊液分析的惯例被称作 Walton 原则。但是黄色色变的分析和视觉观察及分光光度计都认为是不完美的。因此，对于一些高度怀疑 SAH，但是脑脊液检测阴性的病例，假阴性仍然要被考虑到，进一步的影像学检查也需要进行。

②腰椎穿刺技术：连续收集 4 管 CSF 标本。第 1 管和第 4 管用来细胞计数和分类。样本应该检测是否有黄色色变。

③SAH 的腰椎穿刺证据是存在黄变（离心后呈现淡黄色），并且第 1 管和第 4 管之间的红细胞计数显著降低（一项研究中认为≥25%）。

④动脉造影和 CT 检查阴性，而腰椎穿刺阳性的蛛网膜下腔出血的概率为 8.3%。

3.CT 血管成像（CTA）正在迅速取代导管造影，成为自发性蛛网膜下腔出血的首选检查方法。

（1）CTA 诊断颅内动脉瘤的敏感性，已经能够媲美甚至优于血管造影。

（2）CTA 风险与费用均比血管造影低，可显示颅骨解剖情况，这对手术计划有额外的帮助。

（3）SAH 患者深夜血管造影，第二天早上手术或栓塞的时代已经结束。

4. 血管造影仍是显示颅内血管的"金标准"。对 CTA 无法解释的出血应进行脑血管造影。

5. 血管造影阴性的 SAH。

（1）可选择头颈段 MRI 检查：蛛网膜下腔出血可能是脑血管造影无法发现的原因，包括海绵状血管瘤、血管炎、脊髓血管畸形或肿瘤。14%造影阴性的 SAH 患者磁共振成像有异常发现，6% 的患者因此而改变治疗方法。然而，最近对 179 例造影阴性的 SAH 患者分析的结论是，头颈部的磁共振成像并没有提供额外的获益，而且成本超过了其价值。

（2）可能需要复查血管造影：动脉瘤可以因为血栓或血管痉挛的原因，初始血管造影时不显影。系统回顾显示：8 个报道中，共 177 名患者通过第二次造影发现 30 例动脉瘤（17%）。

①重复血管造影的价值取决于 CT 显示的初始出血量。

中脑周围类型：重复造影能显示出血源的检出率为 2.0%。

非中脑周围类型：重复造影能显示出血源的检出率为 4%～10%。

②第二次检查的最优时间仍没有确定，第二次检查的时间在第一次之后的 1～6 周之内。

（三）病死率、致残率和预后

1. SAH 占卒中病死率的 4.4%，但在小于 65 岁的人群中，SAH 占所有卒中相关病死率的 27.3%。

2. 病死率。

(1)住院病死率为 26.3%，30 天病死率为 16%～38%。

(2)包括入院前死亡的前瞻性研究，显示了较高的病死率，56%～86%。

3. 大多数死亡发生在初次出血的 2 周内，61% 发生在 48 小时之内。

4. 后循环动脉瘤的患者入院前或首次出血 48 小时内病死率更高，是前循环动脉瘤的 3 倍。

5. 10%～20% 的蛛网膜下腔出血幸存者仍为残疾。

(四)再出血和治疗时机

1. 治疗前再出血。

(1)再出血率高峰在第一个 24 小时号称"死亡波峰"。

①最新研究显示全部的在 24 小时内再出血的概率为 5.8%。

②近年来的再出血概率似乎在降低。可能由于对于 SAH 的医学干预水平的提升。早期的研究显示 24 小时内再出血的概率为 17%～19%。

(2)2 周内再出血率约为 20%，1 个月为 40%。

每天再出血率是 2%～3%。

(3)Hunt-Hess 分级较高的患者和较大的动脉瘤出血后再出血的风险更高。

(4)SAH 后再出血的病死率高达 74%。

2. 抗纤溶治疗。

(1)氨基己酸(Amicar®，Wyeth-Ayerst，Carolina，PR)和氨甲环酸是人工合成的赖氨酸类似物，可阻断纤溶酶原分子上的赖氨酸结合位点，抑制纤维蛋白溶酶的形成，从而抑制纤维蛋白溶解。

(2)延长以上药物的疗程已被证明，可防止再出血，但总体结果因这些药物加重了血管痉挛和迟发性缺血，并未得到改善。此外，一些研究显示 ε-己氨基己酸有 24～48h 的滞后效应。

(3)使用抗纤溶药的兴趣正在重新兴起，特别是在预防从确诊到治疗的短时间内的再出血。但是这种治疗方法由于副作用和不明确的疗效仍有存在争议。一项荷兰的随机试验[蛛网膜下腔出血超早期应用氨甲环酸试验(ULTRA)]正在研究中，将于 2019 年公布最终结果。

①Leipzig 和同事使用负荷剂量氨基己酸来避免其滞后效应的缺陷，仅限于手术前的短期使用。整体再出血率为 1.3%，优于历史对照。

②最近的另一项氨基己酸的单中心研究报道，其总体再出血率为 1.4%，24 小时内的再出血率为 0.71%。

③一项多中心随机对照研究显示在夹闭或栓塞动脉瘤前短期使用抗纤溶药物，再出血率从 10.8% 降低至 2.4%($P<0.01$)，早期再出血的病死率减少 80%($P<0.05$)。

④不利影响。

脑积水。己氨基己酸治疗的患者脑积水率为 42.3%，同中心未用药患者约为 20%。

深静脉血栓形成。己氨基己酸治疗的患者 8 倍于不用药患者深静脉血栓形成发生率，但肺栓塞发生率未增加。另一项研究中并没有发现这种关联。

3. 治疗时机。

(1)20 世纪 70 年代和 80 年代的几个大规模研究表明，动脉瘤破裂的患者早期手术预后更好。

(2)最近的研究显示，如果 SAH 后 24 小时内治疗，患者病死率或致残率显著降低。栓塞治疗的预后不良相对风险降低率要高得多。

4. 动脉瘤破裂的早期治疗主要是为了最大限度地减少再出血的风险，并于血管痉挛发病前完成手术(手术或栓塞)，从而降低治疗并发症的风险。

5. 动脉瘤夹闭后蛛网膜下腔再出血的长期风险。在初次 SAH 后的第一个 10 年内，夹闭后再出血的累积风险为 3.2%，每年发病率约为 286 人每 10 万患者，22 倍于普通人群。

(五)脑积水

1. 蛛网膜下腔出血常伴有某种程度的脑室扩大，发生率约 20%。通常侧脑室颞角，发病后 1~2 天明显扩大，然后恢复正常。

50% 的临床脑积水患者在 24 小时内自愈。

2. 脑积水引起的意识水平下降约占 8%。

3. SAH 后急性脑积水的危险因素　脑室出血、意识水平下降、年龄增加、后循环动脉瘤和蛛网膜下腔出血量较大。

4. 动脉瘤破裂被处理之前，只有在患者的意识丧失和脑室扩大的情况下才能进行脑室外引流。

(1)重要提示：脑室外引流的患者，应避免脑脊液过度引流，防止颅内压突然改变而造成动脉瘤透壁压突然变化，这可能会增加再出血的风险：

脑室外引流的放置与再出血的发生率增加相关。

(2)脑室外引流后的 ICP 应维持在或高于 20~25mmHg，因为较低的 ICP 也增加再出血的发生率。

(3)进行开颅夹闭时进行脑室外引流，可使脑组织回缩，有利于暴露动脉瘤。

5. 慢性脑积水。

(1)报道结果不一，SAH 后需要分流的脑积水发生率为 10%~63.4%。

(2)BRAT 试验报道全部的分流率为 31.2%，手术夹闭与弹簧圈栓塞之间的分流率无显著性差异。

(3)脑室分流手术指征为持续性或进行性脑室扩张、慢性头痛以及 SAH 后神经功能无改善。

(4)在一项随机对照试验中，SAH 后外引流的逐渐拔除和快速拔除对慢性脑积水没有明显影响。

(5)本书作者倾向于 SAH 1 个月后定期进行头部 CT 检查，排除慢性脑积水。

（六）癫痫

1. SAH 后癫痫发作率约 8％，90％发生在动脉瘤破裂后的 24 小时内。

2. SAH 后癫痫发作的患者应行 CT 检查，以排除再出血。

3. 直到最近，许多中心仍常规行抗癫痫预防性治疗。通常使用苯妥英钠预防癫痫发作，被认为有助于降低再出血和慢性癫痫的风险。越来越多的证据表明，常规预防发作无益，原因如下。

（1）一项应用分数匹配的回顾性研究发现应用预防癫痫药物对于防止癫痫发作并没有获益。

（2）预防性应用抗癫痫药物与预后不佳相关。

（3）在一项多因素模型分析中，未发现癫痫发作与再出血的风险增加相关联。

（4）大部分癫痫发生在入院前，入院 7 天后很少见。

（5）苯妥英钠显示与 SAH 后的功能和认知障碍有关。

（6）早期癫痫发作（SAH 1 周内）不是迟发癫痫的危险因素。

（7）本手册的作者倾向于对发生过或可疑发生过癫痫的患者使用抗癫痫药。

4. SAH 后癫痫发作的治疗。

（1）活动性癫痫可以应用劳拉西泮控制，1～2mg 静脉注射。

（2）负荷量苯妥英钠 1g（或 17mg/kg）静脉注射，然后 3/d 维持剂量 100mg PO/NG/IV。

（3）左乙拉西坦（Keppra®，UCB Pharma，Inc.，Brussels，Belgium）是最近引入的抗癫痫药，副作用较小。虽然尚无该药物应用于 SAH 后癫痫发作患者的研究，但该药似乎是替代苯妥英钠的比较好的选择。典型的起始剂量为 2/d 500mg PO/NG；在需要时控制癫痫发作时可增大到 2/d 1500mg。左乙拉西坦的静脉用药已经应用于临床，剂量与口服药相同：2/d 500mg。不能监测血药浓度，剂量取决于临床效果（癫痫消除）。主要副作用是嗜睡，主要缺点是其相对于苯妥英钠和丙戊酸钠价格较高。

（4）按照惯例，SAH 后癫痫发作应保持抗癫痫药至少 6 个月，然后根据患者情况决定是否停药。

（5）在美国大多数州，SAH 后癫痫发作的患者至少 6 个月后，才能被允许恢复驾驶汽车。

5. SAH 后癫痫的发生率（SAH 后 1 周内至少发作 2 次）为 3％～8％。

在 ISAT 研究中，栓塞相比于开颅夹闭（见下文）的患者癫痫的发作显著减少。

（七）相关内科问题

相关内科问题是影响 SAH 患者预后的主要因素。在一项对 457 例蛛网膜下腔出血患者的研究中，40％的患者至少有一项危及生命的并发症，23％的患者死于并发症。发热、贫血、高血糖、急性缺氧和神经源性心脏损伤相关的低血压对病死率和功能恢复有显著的影响。大家越来越认识到，蛛网膜下腔出血患者最佳的治疗应严格控制血糖、电解质水平以及血容量等。最近的数据表明，动脉瘤性 SAH 早期可发现免疫抑制，并与肺炎的高风险密切相关。

(八)高血糖

高血糖常见于 SAH 患者，发生率约 30%，是预后不良的独立危险因素。高血糖原因可能是由于体内儿茶酚胺激增和全身应激反应。胰岛的缺血性损伤也与高血糖有关。

高血糖加重脑缺血性损伤。高血糖恶化脑酸中毒，导致自由基产生，并直接影响脑血管而加重缺血。对于外科 ICU 中病情严重的患者，应强化胰岛素治疗，以维持血糖等于或低于 110mg/dl，即使在非糖尿病患者，也被证实能够降低致残率和病死率。虽然欠缺大样本的研究结果，但一项研究初步表明血糖控制在 5.0～7.0mmol/L(90～125mg/dl)的目标范围内是安全的。

三、血电解质紊乱

(一)低钠血症

低钠血症发生在多达 30%～43% 的蛛网膜下腔出血患者中。虽然一般低钠血症出现在 SAH 后的数天，发生在 7 天后的占 21.4%。低钠血症与脑血管痉挛密切相关(低钠患者 84% 有症状性血管痉挛)，并且可能是病因。低钠血症也与颅内压升高相关。

1. SAH 后低钠血症的危险因素。

(1)动脉瘤性 SAH(相对于血管造影阴性的自发性蛛网膜下腔出血)。相较于其他位置的动脉瘤破裂，低钠血症更常发生于前交通动脉瘤(51%)。

(2)三脑室扩张。

(3)糖尿病、充血性心力衰竭、肝硬化和肾上腺皮质功能不全。

2. 中枢性盐耗(CSW)是颅内疾病导致的肾排钠过多而引起的低钠血症和细胞外液的减少。CSW 必须与 ADH 异常分泌(SIADH)综合征区分，因为 SIADH 主要治疗方法是限水，但限水会加重 CSW 患者的血容量不足，可能造成脑缺血的危险。

3. 神经外科患者出现 CSW 的概率比 SIADH 高。50% 的动脉瘤性蛛网膜下腔出血患者有超过 10% 的血量减少，这一发现支持血容量不足导致 CSW，同时低钠血症与低血容量比较常见于蛛网膜下腔出血的观点。

4. CSW 的机制尚未明确。颅内病理学认为是一个或多个利尿钠排泄因子的释放,引起了排钠和利尿。虽然早期的报道认为心钠素(ANP)是主要利钠因子,但最近的研究表明脑利钠因子(BNP)的增加与中枢性盐耗综合征有关。SAH患者的血清BNP水平持续升高。BNP由心室释放;在SAH时,或血管痉挛时交感神经受刺激可能会导致BNP释放。下丘脑也产生BNP,该部位损伤时也可能释放BNP。

5.诊断。

(1)区分SIADH和CSW的重要特征是血容量的状态;CSW患者为低血容量,表现为水负平衡、体重减少、中心静脉压降低,血浆渗透压、血尿素氮水平、红细胞比容可升高。与此相反,SIADH是等容或高容量状态。

(2)在CSW或SIADH尿钠浓度均可升高,因此鉴别时无意义。同样,血清ADH和ANP水平对区分SIADH和CSW也没有多少帮助。

6.处理。

(1)CSW可进行容量替代或维持正钠平衡治疗。静脉输0.9%氯化钠(至少100ml/h或保持出入量平衡)。对于大多数CSW性轻度和中度的低钠血症,口服NaCl片,2g PO / NG 3/d就足够了。对于症状明显或血钠水平<130mEq/L的CSW,可能需要静脉输注3%氯化钠。

(2)应避免纠正过度。快速纠正低钠血症与脑桥中央脱髓鞘有关。血钠水平升高不应快于0.7mgmEq/h,每天最大不超过20mgmEq/L。

(二)高钠血症

20%的SAH患者具有一定程度的高钠血症(血清钠>150mmol/L),是预后不良的独立预测因素。SAH患者的高钠血症通常与使用甘露醇、尿崩症或广泛的脑损伤有关。据报道,蛛网膜下腔出血患者的尿崩症发生率为0.04%。治疗高钠血症包括静脉输注低钠液来补充失液量,使用去氨加压素(ADH的人工合成类似物),通常1—2μg静脉、皮下或鼻腔给药。

(三)低钾血症

SAH患者低钾血症约为27%。低钾血症可导致QTc间期延长和严重的室性心律失常。女性SAH低钾血症的比例更高,女性和低钾血症是SAH后出现严重QTc间期延长的独立危险因素。在对1139例蛛网膜下腔出血的文献回顾中,5例室性扭转的患者均为低钾性。应每天检查血钾水平,并维持血钾水平≥3mmol/L(7.3mg/dl)。

(四)低镁血症

近40%的蛛网膜下腔出血患者有低镁血症(<0.70mmol/L或1.7mg/dl)。入院时的低镁血症与CT下的出血量多或病情严重程度密切相关,也与SAH患者心电图异常有关。虽然有学者发现SAH患者的低镁血症和缺血性脑损伤之

间相关联,但也有相反观点。一些中心注射硫酸镁来预防血管痉挛,但其结果存在争议。

四、心脏异常

(一)心电图异常

SAH 后常见心电图异常。ST 段改变(15%～51%),T 波(12%～92%),出现 U 波(4%～47%),QT 间期延长(11%～66%),窦性心律失常最常见。虽然心电图异常与 SAH 的严重程度相关,但通常会在 1 天内消失,不伴有神经或心脏的变化,一般不预示着严重的心脏并发症。

(二)心律失常

SAH 患者严重心律失常的发生率为 1%～4%,其中恶性室性心律失常(即尖端扭转和心室扑动或心室颤动)发生率为 4.3%;这些患者常伴有 QTc 间期延长和低钾血症。动脉瘤手术当天或第 2 天,心律失常频率会增加。交感神经兴奋和电解质紊乱似乎是主要的原因;岛叶损伤与心律失常的发生密切相关。SAH 后急性期持续心电监护是必不可少的。

(三)可逆性心肌病

可逆性心肌病综合征,也称为"顿抑心肌",发生在相当比例的 SAH 患者中。左心功能不全发生在大约 10% 的患者,20% 的 SAH 患者 cTI> 1.0μg/L。心脏功能障碍被认为是由于 SAH 后交感神经大规模兴奋,也可出现冠状动脉痉挛:

1. 危险因素　Hunt-Hess 分级>2 级、女性、体表面积大、左心室肥大、低收缩压及心率快是肌钙蛋白升高的独立危险因素。

2. 治疗原则

(1)SAH 后心肌肌钙蛋白 I 升高与心肺并发症、迟发性脑缺血、死亡或预后差的风险增加有关。

(2)在大多数情况下,心脏的变化是可逆的。

(3)心脏受累严重的患者,尚无较好的治疗方案。由于低心排血量可能会加剧脑缺血,正性肌力药如多巴酚丁胺可能有益。对于重度心功能不全、血管痉挛患者,主动脉内球囊反搏可能会增加脑灌注和辅助改善心脏功能。

(4)对于有心脏并发症和症状性血管痉挛的患者应避免过度扩容治疗。对于这些患者,血管成形术可能比扩容治疗更有益于血管痉挛的治疗。

(四)神经源性肺水肿

SAH 患者较常见肺部并发症。SAH 患者急性肺水肿的发生率是 20%～27%,严重的肺水肿患者大约占 6%。肺炎的发生率是 20%。神经源性肺水肿综合征可能是由于持续的交感神经兴奋导致儿茶酚胺诱导的肺毛细血管通透性增加和肺血管收缩。心脏舒张功能障碍也可能导致肺水肿。肺水肿的危险因素包括症状性血管痉挛、疾病的严重程度、临床出血量、输红细胞和败血症。虽然神经源性肺水肿于 1～14 天均可发生,但多发生于 SAH 后 3～7 天。

处理:

(1)必要时插管。机械通气参数选择时应尽量减少呼气末正压(PEEP),并维持氧分压> 96%。

(2)慎重地使用利尿药,要保持正常血容量,在不影响脑灌注的情况下改善肺功能。

(3)输注多巴酚丁胺也是有用的辅助措施,其具有不影响脑灌注的优点。

(五)垂体功能障碍

一项系统回顾发现动脉瘤性蛛网膜下腔出血的患者在发病 3～6 个月后出现垂体功能障碍的概率为 31%。生长激素降低是垂体功能障碍的最常见类型。垂体功能降低在蛛网膜下腔出血的患者很常见,同时是致残的主要原因。

第十五节 血 管 痉 挛

脑血管痉挛是指 SAH 后颅内大小动脉变窄。症状性血管痉挛(又名临床血管痉挛或迟发性缺血性神经功能障碍)是蛛网膜下腔出血死亡或致残的主要原因。血管痉挛的发病机制尚不明确。动脉出血包围着蛛网膜下腔内的动脉引起了动脉壁的一系列变化,导致出血数天后血管腔变窄。平滑肌细胞持续收缩似乎是血管痉挛的主要机制,但炎症、免疫激活、增生过程也被认为参与其中。红细胞是血管痉挛发生的必要条件,红细胞裂解所需的 3～5 天时间与临床上血管痉挛的发生时间相对应。血管收缩介导因子在血管痉挛中起重要作用;其中包括氧合血红蛋白及其他红细胞崩解产物、自由基、花生酸类、一氧化氮、内皮素,以及各种神经性因素。

一、发生率和进程

1. SAH 后第二周血管造影可发现约 70% 患者具有一定程度的血管痉挛。

2. 症状性血管痉挛占 20%～25%。

(1)血管痉挛可能无症状,除非动脉直径减少 50% 以上。

(2)血管造影发现血管痉挛导致的动脉直径降低＞50% 的患者占 23%～30%。

3. SAH 后 3 天内血管痉挛发生率很低。血管痉挛高发在 6～8 天,而且大多数患者 2 周内显著减少或消失。

(1)SAH 后 12 天后发生血管痉挛的患者只有不到 4%。

(2)有报道 SAH 后长达 35 天出现症状性血管痉挛。

二、危险因素

1. 血管痉挛的最好的预测因素是最初头部 CT 扫描显示的出血量,这与血管痉挛的发生率和严重程度相关。

2. 血管痉挛的其他危险因素包括:年龄＜50 岁、高血糖、高血压病史、较大动脉瘤、脑室内出血和可卡因使用史。然而,最近有数据显示年龄不是血管痉挛的危险因素。

3. 血管痉挛易发于夹闭还是栓塞,目前没有定论,因为不同的作者结论不一样。

三、临床表现及诊断

1. 血管痉挛症状通常表现为意识模糊和意识水平下降。也可出现局灶性神经功能缺损。

2. 症状发作可突然,也可隐匿。

3. 神经功能变化是诊断血管痉挛的最佳指标,因此,对 SAH 患者进行反复的神经系统查体是至关重要的。

每日间歇性停止镇静,可减少 ICU 住院时间并降低住院患者的并发症发生率。

4. 自动调节受损。

5. 影像学检查。

(1)导管造影。

a. 是诊断脑血管痉挛的金标准。

b. 动脉直径减少 25%～50%以上是明确诊断血管痉挛的标准。

(2)CTA：CTA 能够比较准确地诊断(90.7%)或排除(99.5%)血流动力学影响较大的颅内血管痉挛。用于评估远端血管和诊断轻度或中度血管痉挛不太准确。CTA 误差来源于窗宽过大和造影剂给药后的扫描过度延迟。

(3)CT 灌注：CT 灌注成像可以检测到局部 CBF 减少,提示症状性血管痉挛。使用去卷积技术的 CT 灌注有明显的缺点,包括必须选择参考动脉和依赖于两侧半球不对称来确定缺血,而可能是全脑的血管发生痉挛。笔者曾使用最大斜率法进行 CT 灌注获得了令人满意的结果。与 CTA 检查结合时,去卷积法 CT 灌注结果才有意义。参见第 8 章：卒中的影像学表现。

(4)经颅多普勒(TCD)超声检查。

a. 血管内流速与血流量成正比,与血管直径的平方成反比。因此,TCD 流速的变化是非特异性的,能够反映血管痉挛或血流量增加。TCD 的准确性也依赖于操作者的技术。

b. MCA 是 TCD 检查最可靠的血管,平均血流速度≥200cm/s 高度提示为显著的血管痉挛,而速度<100cm/s 可排除血管痉挛。

—大多数研究认为：MCA 流速>120cm/s 表明存在某种程度的血管痉挛。

—流速≥130cm/s 和≥110cm/s 分别提示 ACA 和 PCA 血管痉挛。

—椎动脉流速≥80cm/s 或基底动脉流速≥95cm/s 提示后循环血管痉挛。

—TCD 似乎诊断血管痉挛比排除血管痉挛更有效。系统回顾发现,MCA 流速诊断血管痉挛的阳性预测值为 97%,阴性预测值为 78%。

c. Lindegaard 比：通过计算 MCA 流速和 ICA 的流速之间的比值变化来校正 CBF。

比值<3 是正常的,比值>6 高度提示血管痉挛,中间值为不确定。

—对于基底动脉的血管痉挛使用"修正的 Lindegaard 比"：基底动脉与颅外段椎动脉的流速比。比值>2 可认为存在基底动脉痉挛,敏感性为 100%。

d. 本手册作者建议选择性使用 TCD。所有患者入院后行 TCD 检查作为对照,然后对于很难依靠神经学查体来确定血管痉挛的患者每日进行 TCD 检查来确定是否存在血管痉挛,如高级别蛛网膜下腔出血或使用呼吸机的患者。

四、预防血管痉挛引起的缺血性损伤

所有蛛网膜下腔出血患者的规范治疗应包括充分补液、维持血钠浓度以及必要时脑室外引流。低血容量和低钠血症已被证实能增加 SAH 患者脑缺血的风险。尼莫地平已经牢固确立为 SAH 患者的预防措施。最近的证据还表明,他汀类药物也有助于预防脑血管痉挛。一些证据也表明,输镁剂和腰大池引流可降低血管痉挛症状的发生率。虽然预防性高血流动力疗法可降低血管痉挛的风险,但其增加并发症的风险,因而大多数临床医师使用高血流动力疗法治疗血管痉挛,而不是预防。

1. 尼莫地平

(1)尼莫地平是一种电压门控钙离子通道拮抗药,能降低钙离子进入平滑肌细胞和神经细胞。尼卡地平是用于 SAH 患者的二氢吡啶钙通道阻滞药,但不如尼莫地平研究的深入。尼莫地平已被总共 8 项临床随机对照试验证实,对动脉瘤性SAH 的预后有显著的影响(非造影确认的血管痉挛)。

(2)样本最大的是英国动脉瘤尼莫地平试验(BRANT)。共有 554 例蛛网膜下腔出血患者随机接受安慰剂或尼莫地平(60mg PO Q 4h,共 21 天)。出血后 96 小时之内开始治疗。

①3 个月脑梗死的发生率。

a. 安慰剂组 33%。

b. 尼莫地平组 22%($P = 0.003$)。

②3 个月预后不良率(死亡、植物状态或重度残疾)

a. 安慰剂组 33%。

b. 尼莫地平组 20%($P < 0.001$)。

(3)口服尼莫地平三个随机对照试验的系统回顾显示,尼莫地平有显著的好处,死亡或致残的相对风险为 0.70($P = 0.0002$)。

(4)口服和静脉注射尼莫地平已经进行了评估,虽然静脉制剂无法在北美市场使用。口服尼莫地平最常见的副作用是一过性低血压,此问题可通过 30mg Q 2h应用药物,代替 60mg Q 4h 的给药方法来缓解。

脑室内应用尼莫地平。56%应用尼莫地平的患者会发生系统性低血压。脑室内注 EG-1962,此药物是含有尼莫地平的生物降解微球,具有直接释放尼莫地平到脑组织内而没有系统性低血压的副作用。EG-1962 的 1/2a 期随机临床研究显示,相比 PO/NG 尼莫地平没有系统性低血压风险,同时可以减少延迟缺血的发生。EG-1962 Ⅲ期随机对照试验(NEWTON2, http://clinicaltrials. gov/ct2/show/NCT02790632)正在进行中。

(5)尼莫地平的起效机制尚不清楚,因为口服尼莫地平并不能减少血管痉挛的发生。尼莫地平可能直接保护神经或通过扩张动脉增强脑微循环。

(6)虽然 BRANT 试验治疗持续时间为 21 天,但对于分级良好的患者或超出了血管痉挛标准风险期的患者最好早期停药。一项 90 例 Hunt-Hess Ⅰ～Ⅲ 的SAH 患者的回顾性病例研究显示:口服尼莫地平 15 天的患者没有发现任何延迟性神经功能缺损的证据。另外,尼莫地平较昂贵,并不是所有药房都能获得。笔者更倾向于对于神经功能正常的患者出院时就停用尼莫地平。

2. 他汀类药物

(1)羟甲戊二酰辅酶 A 还原酶抑制药(他汀类药物)除了影响胆固醇水平以外,还有一系列对于脑组织有益的作用。包括:提高内皮细胞血管收缩功能,提高硝酸的活性,抗氧化特性,抗栓作用等。临床研究结果显示他汀类药物对于动脉瘤性蛛网膜下腔出血有益。

(2)几项随机安慰剂对照研究已经评估了普法他汀和辛伐他汀对于蛛网膜下腔出血患者的影响。8 项前瞻性研究发现他汀可以明显地减少血管痉挛,但对于延迟缺血损伤、脑梗死、致死率无显著性影响。因此,他汀的作用可能与克拉唑坦相同,可以降低血管痉挛的发生率,但是对于预后没有明显改善。

(3)他汀的不良反应:虽然肌痛、肌病和肝毒性通常与他汀类药物的使用有关,但大规模的前瞻性研究发现服用普伐他汀 40mg QD 的患者相比于服用安慰剂的患者,这些症状的发生率无明显差异。英国的普伐他汀研究显示,并没有普伐他汀无不良事件的报告;谷丙转氨酶(ALT)的升高在药物组和安慰剂组相似。

①肌痛占普伐他汀治疗的所有患者的 2%。停药可逆。

②肌病肌酸磷酸激酶(CPK)升高>10 倍正常值的患者占普伐他汀治疗患者的<0.1%。

③肝毒性。ALT 升高(>3 倍正常值)占 1.4%。

(4)机制:许多潜在的机制已经被用来解释他汀类药物治疗蛛网膜下腔出血时的有益效果,包括独立的降胆固醇效果,如改善脑血管的反应性和降低对细胞因子的反应性来改善脑缺血。最近的研究表明,也可能通过胆固醇-依赖性机制起到脑保护作用。

3. 克拉唑坦 Clazonsentan(Actelion Pharmaceuticals, Allschwil, Switzerland)内皮素受体拮抗药。4 项随机安慰剂对照试验的系统回顾发现,虽然克拉唑坦可以降低血管痉挛和脑梗死的发生概率,但是没有改善神经系统的预后。

4. 腰大池引流　SAH 患者持续腰大池引流是基于加强脑池内积血的清除可减少血管痉挛风险的假设。两个回顾性研究报道了腰大池引流有益于蛛网膜下腔出血的患者。但是,腰大池引流有过度引流(有研究报道为 14%)的风险,应慎用。

5. 输镁剂

(1)低镁血症常见于 SAH 患者,可能与脑缺血和预后不良相关。SAH 试验研究中,补镁可逆转血管痉挛,并降低了脑梗死体积。补充镁剂可公认用于产科和心脏病,镁剂廉价且容易获得。镁可以通过抑制兴奋性氨基酸和阻断 N-甲基-D-天冬氨酸谷氨酸受体而发挥有益的作用。镁离子也是电压门控钙离子通道的拮抗剂,具有脑血管扩张作用。

(2)初步的临床数据表明,补充镁剂可改善 SAH 的预后。然而最新的数据对补充镁是否有帮助存疑。动脉瘤性蛛网膜下腔出血静脉注射硫酸镁(IMASH)试验为随机、双盲、多中心试验,没有发现输镁剂能改善临床结果。两个试验的后续分析反倒表明镁的较高血药浓度导致更差的预后。

（3）5 个临床研究的系统回顾显示镁剂没有获益。

（4）本手册的作者不推荐 SAH 患者为预防血管痉挛常规输镁剂,除非进一步的数据证实其获益。

6. 预防性高血流动力治疗

（1）高血流动力疗法,也被称为"3H"疗法（包括高血容量、高血压和血液稀释）通过改善血液的流变特性,以增加脑灌注。预防性高血流动力治疗可以在 SAH 后提高 CBF。

（2）对 4 个前瞻性研究中共 488 例患者进行系统回顾发现,预防性高血流动力治疗可降低症状性血管痉挛的发生率及病死率,但对迟发性缺血性神经损伤的发病率没有显著的影响。但是这些研究中只有一个是随机的。由于信息的缺乏和研究本身设计的限制导致该文章的作者无法得出结论确定预防的疗效,无法对使用预防性高血流动力治疗提出建议。同样的,其他两个高容量疗法的系统回顾也只确认了两个随机试验,并没有 SAH 患者使用这种技术的确凿证据。

（3）一个随机试验发现预防性血容量疗法并没有增加脑血流量;这项研究的作者推测,预防性扩容的有益作用很可能只是避免了低血容量的发生,而不是额外的液体体积有任何直接的好处。

（4）由于缺乏确切的有效证据,并且高血流动力疗法有明确增加并发症的风险（见下文）,本手册的作者倾向于仅在患者有血管痉挛症状的证据时使用高血流动力疗法。

7. 其他预防措施

（1）凝块清除和红细胞溶解。

①手术清除血块。

②溶栓。

脑室注射 tPA。

（2）丹曲林。

（3）输注高渗盐水被报道能改善高级别 SAH 患者脑血流和脑组织供氧。

五、血管痉挛的治疗

大血管的血流量计算公式为 Hagen-Poiseuille 方程:

$$Q = \Delta P \pi r^4 / 8L\eta$$

其中 Q 是血流量,ΔP 是压力梯度,r 是血管半径,L 为长度,η 为黏度。理论上讲,血管痉挛可以通过增加压力梯度（高血压或高血容量）、降低黏度（血液稀释）或者通过扩大血管半径（血管成形术）来治疗。

六、高血流动力疗法

"3H"治疗(高血压、高血容量、血液稀释)是治疗症状性血管痉挛的一线治疗方法,用于已完成治疗的动脉瘤破裂患者。高血压和高血容量似乎不会增加SAH患者未处理的未破裂动脉瘤出血的风险。为了避免促进脑水肿或出血性转化,高血流动力疗法不应该用于显著脑水肿或有较大梗死的患者;缺血性损伤缓解后尽快停止高血流动力治疗。

高血流动力治疗的三个组成部分中升高血压似乎是最有效的;增加血容量似乎有用,主要是避免低血容量,以防加剧迟发性脑缺血损伤。高血流动力治疗的方法和终止指征多种多样,没有特定的量化指标(如SBP对比CPP对比PCWP)能比其他指标显示出令人信服地显著优点。最重要的终止指征是临床症状的改善。

1. 高血压

(1)人工升高血压可扭转症状性血管痉挛患者的缺血性损害。

在一个小样本的包含25例伴有延迟缺血的蛛网膜下腔出血患者的对照研究中,升高血压后监测脑血流量的变化。

升高血压组平均血压显著性升高(12mmHg)。

虽然全脑CBF的变化在两组并不明显,但是局部脑组织CBF明显的灌注不佳也没有观察到,因此全脑的CBF可能不能充分地反应高血压组的获益。

(2)终止点。

①收缩压(SBP)。

a. 桡动脉置管有助于血压监测。

b. Giannotta及同事报道按以下方法治疗症状性血管痉挛,88%的患者症状显著改善:通过输血、血浆和白蛋白使CVP升高至8~10cmH$_2$O(6~7mmHg);如无改善,其收缩压仍<140mmHg,可使用多巴胺或去氧肾上腺素提高SBP到150~170mmHg。

c. Awad和他的同事们报道了先用积极的扩容疗法(10~12mmHg;14~16cmH$_2$O)可纠正60%神经功能缺损的患者,如果症状没有改善,升高血压。去氧肾上腺素或多巴胺被用来升高血压,直到症状消失或至最高200mmHg。

②脑灌注压(CPP)。

a. 显然需要进行颅内压监护。

b. 相比于扩容(CVP 10~15mmHg)或大幅升高血压(CPP>120mmHg),中度升高血压(CPP 90~120mmHg,CVP 5~10mmHg,血红细胞比容25%~40%),可使脑组织中PO$_2$有较大的增幅。

③肺毛细血管楔压(PCWP)。

a. 需要放置Swan-Ganz导管。

b. 建议PCWP的推荐目标值12~15mmHg至16~18mmHg。

(3)升高血压的方法。

①首先扩容,使用等渗盐水或5%白蛋白。

②强心药,如多巴酚丁胺和多巴胺,增加心排血量,是高血流动力疗法中最常使用的升压药。增加心排血量而不改变平均动脉压,可提升血管痉挛患者的 CBF。

强心药优于血管收缩药,如去氧肾上腺素和左旋去甲肾上腺素。但有发生全身缺血并发症的风险。

a. 多巴酚丁胺剂量:$2.5\sim10\mu g/(kg\cdot min)$,必要时可加到 $40\mu g/(kg\cdot min)$。

b. 多巴胺剂量:$5\mu g/(kg\cdot min)$,最高 $20\sim50\mu g/(kg\cdot min)$。

c. 去氧肾上腺素剂量:$0.1\mu g/(kg\cdot min)$,最高 $4\mu g/(kg\cdot min)$。

(4)本手册的作者倾向于治疗症状性血管痉挛控制血压时使用 SBP 作为主要量化的终止治疗点。收缩压的测量简单、直接,可以对所有的患者进行评估,而 CPP 需要颅内压监测、肺毛细血管楔压需要使用 Swan-Ganz 导管。所有的 SAH 患者和已治疗的动脉瘤破裂患者,收缩压可最高升至 200mmHg;对于症状性血管痉挛患者,可通过扩容和正性肌力药物维持收缩压>160mmHg。

2. 高血容量

(1)所有的动脉瘤性蛛网膜下腔出血患者应放置中心静脉压(CVP)导管。

(2)目标参数范围为 $6\sim12$ mmHg($8\sim16$ cmH$_2$O)。

(3)静脉输液:0.9% 盐水 $100\sim140$ ml/h。

(4)5% 白蛋白(250ml tid)可用于扩容。

输注 5% 白蛋白(CVP≤8mmHg 时根据需要每 2 小时静脉输注 250ml)可有效地维持 SAH 患者 CVP> 8mmHg。

(5)葡聚糖和羟乙基淀粉因为对凝血有潜在的影响,应避免使用。

(6)一项系统回顾研究并没有发现任何可靠的证据支持或反对 SAH 患者使用扩容疗法。作者认为根据需要适度扩容确保患者体液状态良好,有利于升高血压治疗。

3. 血液稀释

(1)扩容的同时均伴有某种程度的"血液稀释"。

(2)没有临床数据明确支持 SAH 时如何血液稀释。

(3)可控的等容血液稀释血细胞比容至 28%,将升高血管痉挛患者的全脑血流量,但供氧能力明显减少。

(4)一项系统回顾发现血液稀释对急性缺血性卒中无益。

(5)本手册的作者倾向于维持血细胞比容在 30% 左右。30% 的血细胞比容在一些动物模型中是减少脑梗死的最佳比容,如果>30% 可减少脑灌注和急性缺血性卒中患者的脑组织存活。

4. 高血流动力疗法的并发症

(1)与高血流动力疗法相关的并发症许多,总的并发症发生率为 24%～30%。肺水肿是最常见的并发症。

(2)颅内并发症包括梗死的出血性转化、颅内压增高、动脉瘤再出血和高血压脑病。

(3)颅外并发症包括肺水肿(17%)、心肌梗死(2%)、凝血障碍、血胸。Swan-

Ganz 导管的并发症详见 Rosenwasser 和同事的文章,包括败血症(13%)、充血性心力衰竭(2%)、锁骨下静脉血栓形成(1.3%)、气胸(1%)和血胸。

5. 作者对症状性血管痉挛的治疗建议 使用等渗盐水和 5% 白蛋白保持 CVP 8~10cm 水柱。维持收缩压≥160mmHg,根据需要使用正性肌力药物(多巴酚丁胺或多巴胺)。根据需要修改终止指征点,依据不同的临床情况,减少并发症的风险(例如,如果有显著肺水肿或脑水肿,可调低参数)。一旦临床缺血症状消失或血管痉挛的理论风险期已过(即出血>12d),停止高血流动力治疗。

七、血管成形术

1. 对症状性血管痉挛影响的颅内动脉直径>1.5mm 的患者可选择进行球囊血管成形术,如 ICA 颅内段、M1、A1、椎动脉和基底动脉、P1 段。具体技术见 11 章。

2. 血管成形术使血管弹力层和平滑肌细胞拉伸变薄。扩张的血管在血管痉挛期基本上能保持"永久性";血管痉挛一般不会在血管成形术后复发。

动脉内药物治疗。

(1)已报道,3H 治疗不佳的患者中 30%~70% 经血管成形术后神经功能缺损缓解。

(2)临床效果与治疗时间密切相关,据报道发病 24 小时内,或神经功能变化 2 小时内血管成形术可获得显著较好的预后。

3. 并发症。

(1)总的并发症发生率 5%~10%。

(2)并发症包括血管破裂、导丝穿孔、缺血性卒中、血管夹层、股动脉损伤、腹膜后出血、症状未改善。

4. 治疗策略。

(1)一些学者主张尝试在高血流动力疗法治疗血管痉挛试验之后进行血管成形术,而另一些则倾向于急诊行血管成形术。

(2)血管成形术与动脉瘤栓塞结合已被成功地用于伴有症状性血管痉挛的 SAH 患者。动脉瘤手术夹闭患者可选择术后立刻行血管成形术。

(3)一些术者,不建议当 CT 上显示受影响的区域有脑梗死表现时行血管成形术,因为有出血性转化的可能。但一项包括 17 例患者的研究显示,尽管术前 CT 扫描显示新的低密度影,但血管成形术后并没有出血或症状恶化。17 例患者中有 5 例 CT 低密度影术后得到了好转,大多数患者的临床症状也得到了改善。

(4)有单中心为预防血管痉挛而行血管成形术;然而,1 例患者在试验中死于血管破裂。

八、动脉内药物治疗

动脉内(IA)注射解痉药物可作为血管成形术的补充,也可用于血管内治疗由于动脉太细而不适合球囊血管成形术的小血管痉挛。虽然 IA 使用罂粟碱曾经一度比较流行,但近年来,由于效果短暂及副作用(如瞬间 ICP 升高、大脑供氧量下降、供血区增加缺血性梗死)而应用减少。IA 注射钙离子通道阻滞药的初步结果令人鼓舞。

1. IA 注射钙离子通道阻滞药

(1)尼卡地平。

①一项包含 18 例患者的研究结果显示:IA 注射尼卡地平治疗后,所有治疗的动脉造影显示痉挛改善,42%的患者神经系统症状改善。28%的患者发生瞬时 ICP 升高,1 例患者(6%)持续 ICP 升高,需要甘露醇治疗。

②治疗方法:尼卡地平(Cardene IV;ESP Pharma, Inc., Edison, NJ)加入 0.9%NaCl 稀释至 0.1mg/ml,以 1ml 为单位通过微导管注射,每条血管最大使用剂量为 5mg。每条血管的使用剂量根据造影后效果而定。

(2)尼莫地平。

①在一项包含 25 例患者的研究显示:IA 注射尼莫地平治疗后,76%的患者观察到临床症状的改善,43%的患者手术过程中可以观察到明显的血管扩张。

②方案:用生理盐水将尼莫地平稀释到 25%浓度。用电动泵以 2ml/min 的速度缓慢滴注。每次注射持续 10～30 分钟。每条血管总剂量为 1～3mg,每个患者总使用剂量≤5mg。

③注:美国无法使用非口服尼莫地平。

(3)维拉帕米。

①在 17 例单独 IA 注射维拉帕米的患者中,有 5 例(29%)神经功能改善。血管直径平均增加 44%±9%,无 ICP 升高。

②方案:平均每位患者使用维拉帕米的总剂量为 3mg,每个患者选择 2 根血管接受了注射。每根血管的平均剂量为 2mg,每根血管的单一最大使用剂量为 8mg。

一个 IA 注射高剂量维拉帕米(中位剂量 23mg)的研究报道:可升高 ICP 并减少 CPP。这些变化可持续到术后 6 小时。

2. IA 注射罂粟碱

(1)罂粟碱是一种生物碱,通过直接抑制平滑肌的收缩作用而引起脑血管扩张。IA 注射罂粟碱可纠正血管痉挛。罂粟碱的效果短暂,持续时间少于 3 小时。

(2)罂粟碱有显著的副作用,包括 ICP 增高、癫痫、可能恶化血管痉挛、注射过程中减少脑部供氧和永久性脑部灰质损害。

(3)一项对比罂粟碱和血管球囊成形术的研究显示,血管成形术能更持久地保持良好的效果。

(4)IA 注射罂粟碱在大多数中心已经停用。

3. 硝酸甘油

(1)在动物模型中,静脉内使用硝酸甘油能扩张脑血管的直径。鞘内输注也能成功预防动物模型的血管痉挛。

(2)已经公布的分散的小样本报道显示,其经动脉注射或经皮都能够治疗 EC-IC 旁路移植手术中的血管痉挛。

(3)临床实践中,许多术者在血管成形术中球囊无法到位时(如一些患者的 A1 段),可通过 IA 注射硝酸甘油(单次 30μg)来完成。然而,这种方法缺乏证据支持。

(4)硝酸甘油并非没有风险,硝酸甘油可导致低血压并被证实能增加颅内压。

4. 最佳选择　血管内 IA 注射尼卡地平或维拉帕米治疗弥漫性小血管痉挛(血管痉挛影响 M2 段或以远,其他治疗无效的 M1 段)。

第十六节　蛛网膜下腔出血的处理流程

1. 标准的医嘱列于表 12-12。
2. 过程。
(1)建立动脉通路及中心静脉通路。
(2)脑室外引流仅针对症状性脑积水。

表 12-12　SAH 治疗方案

入院医嘱	注释和参考
入住 NICU	神经重症治疗护理团队可以减少 NICU 患者的院内病死率和住院天数
诊断:蛛网膜下腔出血 病情:危急 过敏史:	
生命体征:Q 1h 结合神经查体	密切观察患者的神经功能状态有助于发现并处理病情变化,如动脉瘤再出血、血管痉挛、脑积水
活动:卧床休息	
护理:SAH 注意事项(调暗光照,减少刺激等),每小时记录 CVP 和 UOP	
禁食不禁药,直到动脉瘤的治疗方案确定	
尽快肠内营养(能耐受的高级别饮食),气管插管或不能进食患者使用鼻饲管(Dobhoff 管)	由于严重的应激反应和分解代谢增加,SAH 患者营养需求较高
静脉输液:氯化钾加到 0.9% 盐水配成浓度 20mg / L,以 120ml/h 速度输液	静脉使用等渗盐水可最大限度地减少低血容量和低钠血症的发生,这两者可增加 SAH 后脑缺血的风险
5% 白蛋白 250ml,静脉 Q 6h,保持CVP>12cmH$_2$O	白蛋白扩容也可防止低血容量。回顾数据表明 SAH 患者使用 5% 白蛋白可改善预后,降低住院费用
口服或鼻饲尼莫地平 60mg,Q 4h,使用 21 天	尼莫地平可改善预后
口服普伐他汀,40mg,QD,使用 14 天或直至出院	完成相关化验(肝功能和 CK),正常给予普伐他汀。普伐他汀可降低血管痉挛相关的脑缺血发生

续表

入院医嘱	注释和参考
吗啡 2~6mg 静脉推注,Q1hPRN(也可用其他 IV 麻醉药)	
口服或静脉使用埃索美拉唑 40mg QD(也可用其他预防应激性溃疡的药物)	建议所有 SAH 患者预防应激性溃疡
硫酸镁滴注(1000ml 无菌注射水中加入硫酸镁 40g,以 17ml/h 滴注),直到患者转出 NICU	一项随机试验发现,硫酸镁对治疗有益且没有大的不良反应
收缩压>160mmHg 时,静脉使用拉贝洛尔 5~20mg,Q20min PRN(动脉瘤治疗后 BP 要求放宽,收缩压可放宽到 200mmHg)	SBP≥160mmHg 时再出血率较高,入院时血压处于极端(MAP>130mmHg 或<70mmHg)的 SAH 患者预后差
静脉注射恩丹西酮 4mg,Q4~6h PRN(大多数其他镇吐药也可用)	
静脉 1 小时内给予负荷剂量 Amicar 5g,然后静脉 1 小时给予 Amicar 1g(24g 置入 1L 0.5%盐水中,以 42ml/h 速度静脉滴注)。动脉瘤处理后停用	短期使用抗纤溶药可减少再出血的风险,而不会增加缺血或脑积水发生,氨甲环酸没有在美国上市,在随机试验中能减少再出血的风险
避免使用华法林、氯吡格雷、噻氯匹定,低分子肝素,尤其准备行开颅手术、脑室外引流或存在脑出血时	
全程使用下肢外部充气加压装置	外部充气加压可减少深静脉血栓形成
入院检查:CBC、血清电解质、凝血功能、毒理学检查、肝功能检查、CK、CK-MB	
每日检查:CBC、血清电解质(除非特定情况需要复查)	监测电解质紊乱和感染
入院 12 导联心电图和胸部 X 线片	
TCD:入院当天或次日行 TCD 作为对照。对于 H-H 4 级和 5 级患者:每天进行 TCD	TCD 有助于监测症状性血管痉挛,特别是高级别 SAH 患者,意识模糊,无法确定的轻微神经功能改变时

　　3. 所有 SAH 患者保持充足血容量。只有当确诊症状性脑血管痉挛后才行高血流动力疗法("3H")。

　　4. 任何神经功能变化都应认真对待,包括检查电解质、生命体征、头部 CT。如果这些检查为阴性,初步诊断可能为症状性血管痉挛。

第十七节　国际动脉瘤性蛛网膜下腔出血试验
The International Subarachnoid Aneurysm Trial（ISAT）

　　对无治疗选择差别的颅内破裂动脉瘤患者进行血管内栓塞或手术夹闭治疗,为随机、前瞻性、多中心对照研究。这项研究开始于 1994 年,并于 2002 年继续增加样本。

　　1. 共对 9559 例患者进行了筛选,2143 例患者(22.4%)被随机分配到手术夹闭组($n=1070$)或血管内治疗组($n=1073$)。

2. 术后 2 个月和 1 年随访评估预后。中期结果分析表明血管内治疗明显获益后停止入组。

(1)1 年病死率或致残率。

①血管内治疗组 23.5%。

②手术组 30.9%。

③绝对风险降低 7.4%($P=0.0001$)。

④早期的高生存率优势保持长达 7 年,有显著差异($P=0.03$)。

(2)亚组分析显示,血管内治疗对以下患者更有益:年龄 50～69 岁、所有 Fisher 分级、动脉瘤直径≤10mm、ICA 动脉瘤患者。手术在所有亚组无一有明显优势。

(3)目标动脉瘤 1 年内确认再出血的人数在血管内治疗组稍多。

①血管内治疗组 45 例。

②手术组 39 例。

然而,手术组 28 例治疗之前发生再出血,血管内治疗组只有 17 例。

手术治疗组开颅前平均等待时间为 1.7 天,而血管内治疗组为 1.1 天,这可部分解释该结果差别。排除术前再出血病例,随访 1 年再出血分别为。

—血管内治疗组 35 例。

—手术组 13 例。

③血管内治疗组晚期再出血率(＞1 年)较高。

a. 血管内治疗组 7 例。

b. 手术组 2 例。

(4)出院 1 年内血管内治疗组癫痫发作率明显较低。

①血管内治疗组 27 例。

②手术组 44 例。

③与手术组相比血管内治疗组发生癫痫的相对危险度为 0.52(95%CI 0.37～0.74)。

(5)血管内治疗患者相比于手术治疗患者有较好的认知结果。

3. ISAT 长期随访(平均 9 年)。

(1)动脉瘤治疗后＞1 年再出血。

①血管内治疗组 10 例。

②手术组 3 例。

(2)5 年病死率。

①血管内治疗组 11%。

②手术组 14%($P=0.03$)。

(3)5 年时幸存者中独立生活比例。

①血管内治疗组 83%。

②手术组 82%($P=0.61$)。

4. 研究的局限性和争议。

(1)研究结果仅适用于动脉瘤既可以进行手术治疗也可进行栓塞治疗的患者。在

9559 例患者中按纳入条件 69% 被排除,因为动脉瘤并不能用两种方法进行治疗。

（2）大部分研究的中心位于欧洲,其结果可能并不适用于美国患者,因为两地专科的细分程度不同和神经血管外科医师的经验也不同。

（3）虽然 1 年的临床随访结果均显示血管内治疗组获益明显,但其治疗后的再出血率较高。远期再出血率增高可能会降低栓塞治疗的早期受益。

第十八节　Barrow 破裂动脉瘤试验(BRAT)

单中心对比破裂动脉瘤的血管内栓塞和外科夹闭治疗,研究那种治疗方法更适合。

1. 全部 725 例患者被检查,其中 500 例患者纳入研究并被分配进行手术治疗和栓塞治疗。

2. 403 例接受随访患者 1 年的不良预后概率(mRS>2)。

（1）血管内治疗组有 23.2% 预后不良。

（2）外科手术组有 33.7% 预后不良。

3. 336 例接受随访患者 6 年的不良预后概率(mRS>2)。

（1）血管内治疗组有 35.2% 预后不良。

（2）外科手术组有 41.4% 预后不良。

4. BRAT 值得注意的方面。

（1）很大比例的患者(38%)分配至血管内组患者合并进行了外科手术,1.9%的分配手术组患者合并进行了血管内治疗。这似乎既可以反映手术医师的技术和成长经历,也可以反映医疗中心的文化,这些也需要纳入研究。

（2）鉴于完全的动脉瘤闭塞在夹闭组为 96%,在血管内栓塞只有 48%。只有两例患者在最初的治疗后再出血,均在夹闭组。两组均未发现 6 年随访再出血的病例。提示血管内治疗对于再出血有保护作用,即使是不完全的闭塞。

5. 争议　BRAT 很多方面饱受批评,包括试验的设计,结果的分析,数据的缺口,随机化设计,大量分入血管内治疗组的患者进行杂交手术。实际上,最初的试验设计只是一个试验性的研究,不是一个最终的Ⅲ期临床试验。试验对于衡量早期预后的显著性差异是不够力度的。尽管如此,很多人解读此试验可以作为继续应用手术夹闭治疗动脉瘤的证据。

第十九节　颅内动脉瘤:特殊情况

小儿动脉瘤

小儿颅内动脉瘤较罕见,有一些特点与成人动脉瘤不同。

流行病学特点

1. 儿科病例约占所有颅内动脉瘤病例的<1%:

（1）迄今为止,文献报道的病例总数只有约 700 例。

（2）据估计，大多数中心通常每年只有 1 例。

2. 男孩发病率是女孩的 2 倍。

3. 发病年龄在临床上表现为双峰。

（1）从出生到 6 岁为第一个高峰，峰值为 6 个月。

（2）8 岁到青春期为第二个高峰。

4. 相比于成人，儿童的动脉瘤更容易发生在 ICA 或 MCA 分叉、后循环。

（1）据报道，2004 年所有儿童病例中最常见的部位是 ICA 分叉（26%）、前交通动脉（19%）、MCA 分叉（17%）和后循环（17%）。

（2）相较于成人，儿童颅内动脉瘤多位于外周血管，可能反映儿童中多为创伤性动脉瘤，其为典型的外周高发。

（3）一项针对＜1 岁儿童发生动脉瘤的系统回顾发现，MCA 动脉瘤的发病率是其他部位的近 3 倍，并且与其他年龄段不同，男孩女孩发病率无明显差别。

5. 病因和病理生理学。

（1）一些疾病与儿童动脉瘤相关（表 12-13）。

a. 有些学者建议对患有主动脉缩窄、多囊肾、Ehlers-Danlos 综合征的患儿，进行常规的颅内动脉瘤无创筛查。

b. 研究发现镰状细胞贫血患者有 2.8% 合并动脉瘤，有大多数（80%）是多发的。

（2）特发性小儿动脉瘤与成年人动脉瘤病理不同。成人动脉瘤的某些特征（如动脉粥样硬化性病变和动脉瘤颈的内弹力层的突然中断）在儿童动脉瘤的尸检中均未被发现。

（3）与成人不同，儿童动脉瘤更可能为复杂动脉瘤；一项研究显示梭形和延长扩张型动脉瘤占所有动脉瘤的 51%。

（4）闭合或穿透性颅脑损伤后产生的外伤性动脉瘤，占所有儿科动脉的 14%～39%。

（5）小儿动脉瘤中的 20% 为巨大动脉瘤。

6. 临床特点。

（1）儿童动脉瘤通常表现为症状性。

（2）SAH 是最常见的临床表现；儿童动脉瘤出现蛛网膜下腔出血是其他症状的 4 倍。

（3）儿童蛛网膜下腔出血后似乎具有较低的血管痉挛发生率，同时儿童对痉挛的耐受力也较高。

a. 儿童 SAH 后造影发现血管痉挛的大约占 50%。

b. 仅有 8.1% 的儿童蛛网膜下腔出血患者有症状性血管痉挛。

（4）SAH 后病死率较成人低，约为 10%～20%。

治疗

由于儿童颅内动脉瘤与成人动脉瘤根本不同，所有成人人群的临床数据不能外推到儿科人群。关于小儿动脉瘤治疗的文献回顾，因为病例较少和近年血管内介入治疗的显著发展而受到影响。一些病例报道还是发于神经介入刚出现的年代（即 20 世纪 70 年代）：

1. 尽管动脉瘤夹闭仅能治疗 30%～46% 的病例，手术结果总体还能够令人满意。经常需要用到如孤立、大血管闭塞或旁路移植等手术方法。

2. 血管内治疗也相继报道了较好的效果。

<table>
<tr><td colspan="1">表 12-13　与小儿颅内动脉瘤相关的疾病</td></tr>
</table>

表 12-13　与小儿颅内动脉瘤相关的疾病
细菌性心内膜炎
脑肿瘤
心脏黏液瘤
闭合或穿透性颅脑损伤
Ehlers-Danlos 综合征
肌纤维发育不良
G-6-PD 缺乏症
人类免疫缺陷病毒感染
放射损伤
马方综合征
烟雾病
多囊肾
弹性纤维假黄瘤
镰状细胞贫血
梅毒
地中海贫血
结节性硬化症
Ⅳ型胶原病
血管畸形

3. 最近的单中心回顾性研究发现,手术患者完全闭塞率为 94%,血管内治疗患者为 82%,均无死亡病例,新的神经功能障碍发生率相似(7.7%手术组对 6.3%介入治疗组)。

4. 多种方法相结合是很重要的,需要小儿神经外科、血管神经外科和神经介入医师一同决策和处理。

5. 手术和介入治疗后必须进行严格细致的终身随访。

(1)儿童相比于成人治疗后复发发生率更高:在一项手术治疗 35 例儿童动脉瘤患者的研究中,每年的复发率为 2.6%。

其复发率是成人动脉瘤的 6 倍。

(2)儿童患者治疗后新发动脉瘤的比例高达 19%。一项最近的研究发现儿童的新发和复发的动脉瘤的年发病概率为 1.9%。目前和既往的吸烟习惯是动脉瘤新发和复发的一个显著性的危险因素。

(3)应定期进行 MRA 成像随访。

一、妊娠和颅内动脉瘤

(一)未破裂动脉瘤与妊娠

女性未破裂动脉瘤患者妊娠期间动脉瘤破裂的风险是同年龄组非妊娠妇女的5倍。破裂风险随着产妇年龄的增长而增加,随妊娠时间而增加。基于这些发现,并结合 SAH 对母亲和胎儿的巨大影响,建议妊娠前治疗未破裂动脉瘤。

评估

1. 妊娠期间可安全地进行头部 CT 扫描和脑血管造影。胎儿的辐射暴露最大剂量建议为 0.5 rem。头部 CT 时通过用铅围裙屏蔽子宫,胎儿受到的最大剂量小于 0.05 rem。

2. 妊娠患者行脑血管造影在第 2 章已经讨论。动脉瘤性 SAH 的造影确诊率在妊娠期间高于普通人群。

(二)妊娠期间的蛛网膜下腔出血

1. 临床特点

(1)所有孕妇妊娠期间自发性蛛网膜下腔出血的发病率是 0.01%～0.05%。

(2)出血的风险随胎龄增加而增加,峰值在 30～34 周。

(3)总病死率为 35%,与非妊娠人群相当。

(4)分娩次数对蛛网膜下腔出血的影响目前尚不明确。最新的数据表明,初产妇比经产妇风险要高。

(5)动脉瘤性蛛网膜下腔出血的妊娠患者的临床表现与非妊娠患者相似。"一生中最剧烈的头痛"是最常见的主诉。50% 的病例可能存在前哨头痛病史。

(6)高血压是妊娠期间蛛网膜下腔出血的危险因素,29% 的产前动脉瘤出血和67% 的产后动脉瘤出血与高血压相关。

2. 鉴别诊断

(1)与一般人群中蛛网膜下腔出血相同,创伤是妊娠期间 SAH 最常见的原因。

(2)SAH 必须与更常见的先兆子痫和子痫相鉴别,其症状也类似。此外,动脉瘤性 SAH 可以诱发先兆子痫。

①先兆子痫指妊娠伴有高血压的患者,出现蛋白尿、水肿或两者均有。先兆子痫通常发生在妊娠后第 24 周,一般初产妇多发。严重的先兆子痫可包括血压骤升、反射亢进、神经功能改变和视觉障碍。

②子痫是指先兆子痫患者出现非其他原因所致的癫痫,可能导致颅内出血。致命性子痫患者中,尸检时 40% 能发现蛛网膜下腔出血或脑实质出血,但在非致

命性子痫中的发病率目前未知。子痫典型的 CT 表现为多个皮质下点状出血或单个脑内大血肿。

（3）妊娠期间自发性 SAH 的原因除了先兆子痫和动脉瘤性蛛网膜下腔出血外，最常见的原因是 AVM 破裂。在一项包含 154 例妊娠期间颅内出血的病例研究中，动脉瘤和动静脉畸形的原因分别占 77％和 23％。

（4）妊娠期间自发性蛛网膜下腔出血的其他原因还包括弥漫性血管内凝血、镰状细胞贫血、抗凝治疗、可卡因滥用、转移性绒癌、烟雾病和脊髓血管畸形。

3. 脑血管方面的治疗

（1）妊娠患者蛛网膜下腔出血后的标准内科治疗包括。

①动脉置管，以便持续监测血压，处理高血压和低血压。

避免低血压，因为胎儿被动地依赖于母体血压来获得足够的灌注，易受产妇低血压影响。

②持续胎心监测。

③充分镇痛、镇静、镇吐。

④与药剂师一起选择使用对胎儿无影响或影响小的药物。

（2）必须预防再出血。

①妊娠期间未行手术或介入治疗而发生再出血的概率为 33％～50％，相关的孕产妇病死率为 50％～68％。

②在一项包含 118 例妊娠期间动脉瘤性蛛网膜下腔出血的病例研究中，破裂动脉瘤经手术治疗后相比于保守治疗，显著降低了孕产妇和胎儿的病死率。

产前动脉瘤破裂行手术治疗的孕产妇病死率（11％）比不接受手术的产妇病死率（63％）显著降低。手术后胎儿病死率（5％）与不接受手术的胎儿病死率（27％）相比，也显著下降。

③动脉瘤治疗的决定应基于神经外科标准，分娩方式应基于产科的考虑。

神经外科手术前应优先处理一些产科问题，如先兆流产（可由 SAH 诱发）、子痫、胎儿窘迫等。这些情况，应及时行剖宫产，然后尽快行神经外科治疗。

（3）妊娠期间动脉瘤的治疗选择手术和介入治疗均可。

4. 产科处理

（1）分娩方法：应根据产科情况，而不是按神经外科的标准进行选择。阴道分娩和剖宫产均可，目前没有证据显示 SAH 患者选择哪种方法具有显著优势。阴道分娩并不比剖宫产显著减少出血的风险。两种分娩方式的产妇脑血管意外病死率也相似。

①阴道分娩时减少出血的产科方法包括：骶柱管内麻醉或硬膜外麻醉、缩短第二产程和低位产钳分娩。

②孕晚期产妇垂危时可通过剖宫产取出并保全胎儿。

（2）胎儿监护：应在产妇神经外科手术之前、期间、之后全程持续监测胎儿。如果经吸氧、变换体位或调整血压仍不能改善胎儿窘迫，应紧急剖宫产；如果开颅手术过程中临产，应暂停颅内手术，如果可能的话骨瓣临时复位，根据产科指征选择阴道分娩或剖宫产。颅内手术在分娩后继续。

（3）催产素可用来控制分娩后子宫出血：催产素在 SAH 患者中使用的安全性不明确。但催产素可引起产妇高血压，并且似乎对脑血管有收缩作用。因此，蛛网膜下腔出血时尽可能不使用催产素，特别是如果破裂动脉瘤尚未处理的患者和高度怀疑存在血管痉挛风险的患者。全麻分娩时应有新生儿科或儿科重症监护医师对新生儿进行处理。

5. 预后　Dias 和 Sekhar 发现孕产妇动脉瘤性蛛网膜下腔出血总的病死率为 35%，类似于非妊娠人群。胎儿病死率为 17%。

二、老年患者动脉瘤

老年患者通常指年龄超过 70 岁的患者。

（一）老年人未破裂动脉瘤

1. 随着寿命的增加，无创成像检查更便宜、更普及，越来越多的老年患者发现未破裂动脉瘤。

2. 手术效果与年龄相关。虽然对 1966 年至 1996 年间发表的手术相关报道进行系统回顾后，没有发现年龄和手术效果之间有显著的相关性，但其他一些研究发现高龄是未破裂动脉瘤手术后预后不良的预测因素之一。ISUIA 发现，50 岁开始未破裂动脉瘤手术后预后不良率与患者每 10 岁的递增率一致。对于年龄≥70 的患者，预后不良（死亡、Rankin 评分 3~5 或认知障碍）的发生率约为 30%；一个单中心接受治疗的老年未破裂动脉瘤患者的病例研究显示，6 个月预后为：优良，70%；良好，15%；一般，5%；较差，7.5%；死亡，2.5%。

3. 相比于手术，老年患者更耐受血管内治疗。单中心血管内治疗老年未破裂动脉瘤患者的病例报道显示其预后结果与年轻患者相似。在一项 22 例高龄行血管内治疗患者的研究中，20 例（91%）预后优良（改良 Rankin 量表评分 0 或 1）。

（1）虽然在 ISUIA 研究中，介入治疗组中年龄影响的效果与手术治疗组类似，可能由于血管内治疗组病例数（451 名患者）比手术治疗组（1917 例）小得多。此组的规模过小，不能得出明显的统计学差异。

（2）血管内技术治疗老年患者的一个优点是，因为其较短的预期寿命，对长期预后的要求可能不如年轻人那么重要。

4. 老年患者未破裂动脉瘤的治疗计划应考虑到患者的预期寿命（表 12.5）、破裂的风险以及治疗的致残率和病死率估计。

精心把握适应证的患者，通过手术或血管内治疗都能取得良好的结果。本手册的作者倾向于介入治疗，对于老龄的未破裂动脉瘤的治疗病例选择要慎重，选择相对健康的、动脉瘤较大的、症状性的、后循环的或随访影像学上逐渐增大的。

（二）老年人蛛网膜下腔出血

1. 近年来随着预期寿命的延长，老年 SAH 患者的比例逐渐升高。

2. SAH 患者预后与年龄密切相关。

（1）一项包含手术和血管内治疗蛛网膜下腔出血患者的病例研究中，21％的老年患者出院时生活无法自理。

（2）在一项随时间推移的病死率研究中，年轻患者生存率的改善逐渐被老年 SAH 患者的增加而抵消，因为老年患者没有类似的较好预后。

（3）有趣的是，日本的研究一致报道老年患者也有较好的预后，甚至患者年龄≥80。

3. 在老年人中，分级较差（Hunt-Hess4 或 5 级）预后很差。

在最近的一项老年患者行介入治疗的研究中，77％分级较差的患者预后也很差（改良 Rankin 量表得分，4～5）。类似地，在另一项研究中，62％的患者严重残疾或死亡。

4. 在血管内治疗的病例中，分级较好的老年 SAH 患者预后较好比例也较高。在一项研究中，89％的低分级 SAH（Hunt 和 Hess 分级 1 或 2）患者取得了较好的预后（改良 Rankin 量表评分，0～1）。

5. 作者倾向于对分级较好的老年蛛网膜下腔出血患者行介入治疗。分级较差的患者，向家属充分交代较差的预后并获得理解后，可考虑介入治疗。

三、感染性动脉瘤

感染性颅内动脉瘤的第一次报道出现在 1869 年,描述了一例 13 岁同时患有二尖瓣心内膜炎的男孩。尽管 mycotic 与 fungal 同义(真菌),术语 mycotic aneurysm 由 William Osler 提出,并最初用它来称呼细菌性心内膜炎引起的主动脉瘤,现用于泛指所有的感染性动脉瘤。

(一)流行病学和病因学

1. 在尸检中,感染性动脉瘤约占成人颅内动脉瘤的 $2.6\%\sim6\%$,但最近一家较大的脑血管病中心报道感染性动脉瘤占其所有治疗动脉瘤的比例不到 1%。感染性动脉瘤似乎较为多见于儿童,一些病例报道显示占儿童颅内动脉瘤的 $2\%\sim10\%$。

2. $65\%\sim80\%$ 的感染性颅内动脉瘤患者伴有心内膜炎。

(1)相应的,感染性心内膜炎患者中感染性动脉瘤的发生率为 $3\%\sim15\%$。

(2)其他诱发因素包括:脑膜炎、海绵窦血栓性静脉炎、颅骨骨髓炎和窦感染。

3. 感染性动脉瘤约 75% 表现为破裂出血,且 70% 被发现位于大脑中动脉供血区。20% 的患者为多发。

4. 感染性动脉瘤最常见的病原为链球菌,葡萄球菌第二常见。在最近的研究中,血培养鉴定中草绿色链球菌占 37.5%,金黄色葡萄球菌占 18.7%。

其他病原体包括肠球菌、假单胞菌、棒状杆菌。不明致病菌占 $12\%\sim19\%$。

(1)大多数感染性动脉瘤是细菌血管内播种的结果。感染似乎开始于外膜,然后向内侵袭内膜表面。所以,猜测感染的散播开始于小穿支血管的 Virchow-Robin 间隙。

(2)感染性动脉瘤通常壁较脆、梭形,并且难以从周围脑实质中分离。

5. 颅内真菌动脉瘤较罕见,通常发生在免疫功能低下的患者。曲霉菌是最常见的真菌病原体,其次是藻状菌和白色念珠菌。颅内的曲霉菌来源一般是从鼻窦或肺血行播散至颅内。

(二)治疗

图 12-9 是对感染性动脉瘤的治疗过程。

1. 对大多数未破裂和出血但不需要紧急手术的感染性动脉瘤,首选抗生素治疗。

一些感染性动脉瘤在进行抗生素治疗时,动脉瘤可以缩小或消失。然而,没有办法预测哪一个动脉瘤在不进行外科和血管内治疗的情况下会消失。对于只进行抗生素治疗的患者,在最初的医院就诊时非常重要的是进行影像学检查确认动脉瘤正在缩小和消失。对于没有进行外科手术、血管内治疗或影像学检查确认治愈的感染性动脉瘤患者,不应该出院。

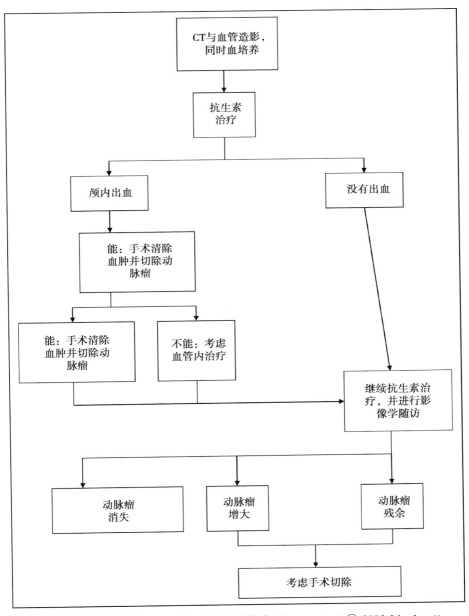

图 12-9　颅内感染性动脉瘤治疗流程(改编自:Phuong et al. ⓒ 2002 Lippincott Williams & Wilkins,with permission)

2. 抗生素治疗前抽血进行血培养,培养结果可调整指导抗生素用药。

CSF 培养对血行播散引起的感染性动脉瘤无意义,因为即使处于细菌活动期,其培养也多为阴性。

3. 通过临床检查和头颅 CT 可做出诊断。血管造影可明确诊断、了解解剖结构,并发现其他可能的病变。

4. 通常必须延长抗生素疗程,至少 4～6 周。

感染性动脉瘤的大小可在抗生素停药后继续减小。

5. 手术治疗。

(1)术中应针对手术可暴露的出血性病变,或保守治疗时病变无变化或扩大的病例。

(2)抗生素治疗可使瘤壁纤维化,可能更便于手术。

(3)手术策略包括孤立并切除、孤立并旁路搭桥、夹闭或动脉瘤包裹。

6. 血管内治疗。

(1)已经有报道血管内治疗颅内感染性动脉瘤。治疗策略包括动脉瘤栓塞或诱发试验后闭塞载瘤动脉。介入治疗适用于手术无法暴露或不耐受开颅手术的患者。由于动脉瘤和相邻血管较脆弱,可能增加了介入技术的风险。理论上介入治疗的缺点是细菌被隔离在病灶内,影响了全身抗生素治疗的效果,虽然这种现象尚未见诸报道。同时,看起来不太可能在血管内治疗前进行 IV 抗生素治疗。

(2)血管内治疗的结果(基于 11 个研究的系统性回顾)。

①完全闭塞:95.3%。

②治疗后复发:7.9%。

③再出血:5.8%。

④治疗相关致残率:12.6%。

⑤治疗相关的致死率:6.1%。

⑥长期好的神经功能预后:68.0%。

7. 影像学随访。尽管进行抗生素,甚至手术治疗,但感染性动脉瘤仍可能会收缩、稳定或增大,所以必须进行常规影像学随访。一些学者建议在治疗开始后 7 天、14 天、1 个月、3 个月、1 年进行一系列频繁的造影随访。本手册的作者倾向于在治疗后使用无创成像监测(如 CTA),至少 1 次后续导管造影随访,以确保病变完全消失。

(三)预后

1. 历史病死率接近 40%。

2. 最近一系列报道的总病死率为 10%～18.7%,80%的患者预后良好。

ICA 海绵窦段的感染性动脉瘤似乎预后最好,一项 18 例患者的报道中只有 1 例死亡 1 例预后差。

　　3. 真菌性动脉瘤的预后更差,病死率为 85%～90%。

四、巨大动脉瘤

　　颅内巨大动脉瘤定义为直径≥25mm。第一个巨大的动脉瘤的报道在 1875 年,由于可听到杂音而被诊断。巨大动脉瘤的形态可能是囊状或梭形,并且病变倾向位于后循环,病例大约 1/3 发生在椎基底动脉系统。瘤体内常存在血栓。巨大动脉瘤的发生有几种不同的机制。在注定要成为巨大动脉瘤的较小动脉瘤内,内皮和内弹力层损害,瘤体内血流停滞可能诱发附壁血栓的形成,随后瘤壁瘢痕化并进一步变薄。血栓的存在可能会加剧涡流,导致进一步的瘤壁损伤,并增加瘤壁的剪切应力。这些动脉瘤的生长,也可能因为动脉瘤壁内的反复再出血;巨大动脉瘤的增生血管壁会表现得像一个包裹着的不断增大的慢性硬膜下血肿。此外,血栓内毛细血管通道也可能是血栓性巨大动脉瘤生长的一个重要因素。

(一)流行病学

　　1. 巨大动脉瘤约占所有颅内动脉瘤的 5%。

　　2. 它们通常在 50 至 70 岁之间被发现。

　　3. 多见于女性。

(二)临床表现

　　1. 1/3～1/2 的巨大动脉瘤患者表现为 SAH。

　　2. 50%～70% 的患者可有占位效应或瘤腔内血栓形成所导致的脑水肿。

　　要注意的是,与颅内血肿时会促进血管性水肿一样,动脉瘤内急性血栓形成可导致周围脑组织水肿。

　　3. 8% 左右的患者表现为瘤腔内血栓引起的栓塞症状。

　　4. 下丘脑或额叶功能障碍也存在于某些患者。

　　5. 大多数巨大动脉瘤位于 ICA、MCA、椎基底动脉系统。位于 ACA 的巨大动脉瘤较罕见。

　　在一项 18 例巨大 ACA 动脉瘤的病例研究中,动脉瘤直径≥3.5cm 时,一般痴呆是由于对大脑的直接压迫而不是脑积水所导致的。直径较小并指着下方的巨大动脉瘤(2.7～3.2cm)可造成视神经压迫症状。

(三)评估

　　1.CT 和 CTA 可以确定动脉瘤的大小、瘤内血栓、瘤壁的钙化、周围的脑水肿以及相关的颅底解剖结构,这些对手术方案的确定很重要。

　　2. 血管造影是 CTA 的有益补充,可呈现精确的血管解剖、侧支循环以及相关血流动力学信息。

（四）自然史

1. 破裂风险

（1）ISUIA：巨大动脉瘤的年破裂风险较高。

a. 前交通动脉/ MCA / ICA：8.0%。

b. 后循环和后交通动脉：10%。

c. ICA 海绵窦段：1.28%。

（2）早期报道未经处理的巨大动脉瘤 2～5 年内病死率为 75%～100%。

（3）初次 SAH 后再出血的风险可能类似于较小的动脉瘤；最近的研究显示入院 14 天内再出血的累积风险为 18.4%。其中，1/3 在住院期间死亡。

2. 巨大动脉瘤破裂的 SAH 患者的病死率＞50%。

（五）治疗

1. 内科治疗　包括控制血压、戒烟以及抗血小板治疗（如果症状源于瘤腔内血栓，而手术或介入治疗并发症风险较高则适合抗血小板治疗）。老年患者、有显著合并症或极其复杂的病变可能更适用于保守治疗。

2. 手术治疗　多种外科手术策略适用于巨大动脉瘤，包括夹闭、孤立和（或）搭桥、近端载瘤动脉闭塞、颈总动脉手术闭塞，以减少病变血流并促进血栓形成。其他外科技术包括低温心脏停搏和各种颅底入路。

介入技术。

（1）载瘤动脉闭塞：介入闭塞载瘤动脉是治疗巨大动脉瘤的一种方法。颈动脉闭塞前应进行球囊闭塞试验。

注意：血管闭塞增加了其他脑动脉的血流动力学应力，这可能会导致新的动脉瘤形成。颈动脉闭塞后 20% 的患者发现新的动脉瘤。

（2）动脉瘤栓塞：通过弹簧圈栓塞巨大动脉瘤是一种选择，但通常存在困难，特别是对于非常大的动脉瘤或伴有瘤腔内血栓存在的病例。巨大动脉瘤完全栓塞需要大量的弹簧圈，较大的动脉瘤容易栓塞后复发，如果存在血栓，弹簧圈团可能陷入血栓（就像停在沙滩上的一辆凯迪拉克）。

（3）大多术者建议直接闭塞载瘤动脉，而不是单纯栓塞巨大动脉瘤。在两个病例研究中，栓塞后再出血发生率分别为 33% 和 6.4%，而载瘤动脉闭塞后，没有发生再出血。

（4）支架辅助栓塞：有些宽颈巨大囊状动脉瘤及梭形动脉瘤可以用支架辅助弹簧圈栓塞的方法治疗。

（5）覆膜支架：覆膜支架（也被称为"stent-grafts"）已被用于巨大和梭形动脉瘤的治疗。

（6）血路导向装置作为一种治疗方法进步很快。

五、颅内夹层动脉瘤

虽然自发性夹层动脉瘤比较少见(创伤性夹层动脉瘤下文单独介绍),但是与常见囊状动脉瘤有明显不同。夹层动脉瘤与其他病变(如梭状和扩张性动脉瘤)可能有类似的影像学特征,但也有其特征表现可用来鉴别。大多数夹层动脉瘤文献来自日本,虽然目前尚不清楚这些病变是否在日本人口中更为常见,还是只是因为发表的文章较多。

(一)临床表现

1. 主要的颅内动脉夹层(50%～70%)是表现为蛛网膜下腔出血的夹层动脉瘤。

2. 相对于囊状动脉瘤,夹层动脉瘤多发于男性。

3. 此外,与囊状动脉瘤不同,夹层动脉瘤绝大多数发生在椎基底动脉系统,而不是前循环系统。在一项日本全国范围内的 322 例夹层动脉瘤的研究中,93% 是椎基底动脉病变,只有 7% 位于前循环。

前循环中,ACA 病变比 MCA 更常见。

4. 临床表现。

(1)与大多数梭形和延长扩张形动脉瘤不同,夹层动脉瘤多急性起病和渐进发展。

(2)最常见的表现是蛛网膜下腔出血,在日本全国范围内的研究中占 53%。

(3)脑缺血或脑梗死也是常见表现。在一项延髓背外侧梗死(Wallenberg 综合征)的病例研究中,18% 是由于椎动脉颅内段夹层。前循环缺血症状较出血症状更为常见。

5. 影像学表现。

(1)夹层动脉瘤常常发自动脉干,如椎动脉、基底动脉、ICA,而相比之下,囊状动脉瘤,通常发自动脉分叉部。

(2)典型的夹层动脉瘤结构不规则,通常包括载瘤动脉管腔逐渐狭窄合并近端或远端局部扩张("串珠样"改变)。其他影像学特征包括:动脉闭塞、内膜片、双腔征、夹层延伸到远端分支、造影剂滞留到静脉晚期等。

(3)夹层动脉瘤的特异性标志是双腔征。

(4)95% 的夹层动脉瘤在增强 MRI 下可被强化。

6. 发病机制。

(1)相较于硬膜外血管,硬膜内正常动脉中膜和外膜相对较薄,弹力纤维较少,更容易形成夹层、出血和假性动脉瘤。此外,颅内动脉滋养血管较少,影响损伤后愈合。

（2）自发性硬膜内椎动脉夹层动脉瘤源于 Ro 及同事的研究，病变开始于局部中膜的变薄被称作局部动脉中膜裂解（图 12-10）。然后是内膜和弹力层的破裂，源于缺少中膜的支撑，导致血流流入假腔内。在动脉的压力下，同时没有其他层的支撑，外膜膨胀并在膨胀的最大程度时最终破裂。假说源于 50 例致死性破裂的硬膜内椎动脉动脉瘤的研究。这个研究有意义的发现。

①每一个破裂的夹层动脉瘤都有一个外膜破裂的点在外膜最大的膨胀处。平均的外膜缺损点大小为 1.9mm，平均位于椎基底结合部近端约 14.6mm。

②中膜的缺损是常见的，大于扩张段的长度，平均长度为 15.6mm。

（3）夹层动脉瘤是动态变化的，在 2～3 个月的时间内，血管造影可见特征性的变化过程。

大多数自发夹层动脉瘤为特发性，相关的危险因素包括：动脉粥样硬化、高血压、既往肿瘤切除史、动脉瘤夹闭史、头部外伤史、中膜黏液样变性、梅毒、偏头痛、肌纤维发育不良、高胱氨酸尿症、剧烈体力消耗、动脉周围炎、烟雾病、吉兰-巴雷综合征和马方综合征等。

（二）治疗

1. 出血性夹层动脉瘤

（1）相比于囊状动脉瘤，破裂的夹层动脉瘤再出血的风险较高。在一项包含 31 例有或没有进行手术的破裂椎基底动脉夹层动脉瘤的病例研究中，再出血率为 71.4%，破裂相关的病死率为 46.7%。

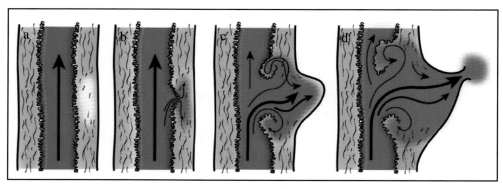

图 12-10　硬膜内椎动脉夹层动脉瘤破裂的发病机制

Ro 和同事提出夹层颅内椎动脉瘤自发性破裂源于局部中膜的薄弱点（a）。由于缺乏中膜的支撑，中膜和外膜发生缺损，导致血液流入扩张的假腔内（b）。外膜扩张（c）并在扩张的最大点处发生破裂（d）

（2）治疗：夹层动脉瘤的治疗存在争议；但大多数学者认为，无论手术还是介入治疗，防止再出血是最为关键的。在有关夹层动脉瘤破裂的研究中，治疗组病死率为 20%，而未治疗组为 50%。

血管内治疗是破裂的夹层动脉瘤的一线治疗方式，介入治疗选择包括近端闭塞和载瘤动脉闭塞。也有报道夹层动脉瘤行支架置入治疗。

最近的一项包含 29 例患者的病例报道总致残率和病死率分别为 13.8% 和 17.2%。载瘤动脉闭塞有 8.3% 的缺血性卒中风险，有非常低甚至没有复发风险。手术方法包括载瘤动脉近端闭塞、孤立和包裹动脉瘤。当预期闭塞的血管有重要血管分支时，可能需要进行搭桥。一般无法像囊状动脉瘤一样进行动脉瘤颈部夹闭。

2. 非出血性夹层动脉瘤　对于有症状的未出血夹层动脉瘤，保守治疗可能是最好的选择。在日本全国范围内夹层动脉瘤的研究中，大多数未行手术或介入治疗的非出血性夹层动脉瘤，预后良好率为 79%（Glasgow 预后量表）。

六、延长扩张形、梭形和蛇形动脉瘤

延长扩张形和梭形动脉瘤少见，约占所有颅内动脉瘤的 <2%。蛇形动脉瘤一般指瘤腔内有血栓形成的巨大延长扩张形动脉瘤，非常少见。有学者认为小的梭形动脉瘤和巨大的蛇形动脉瘤是相同的病理发展过程中的不同阶段而已，但这个概念存有争议。这两种动脉瘤都是非囊状的，病变都累及一段流入道和流出道分离的动脉血管。颈动脉和椎基底动脉系统发病率相似。病变与高血压密切相关。冠脉的扩张与基底动脉扩张高度相关，这提示是共同的发病机制。

（一）定义

Flemming 和同事提出了椎基底非囊性动脉瘤的以下的分类方式：

1. 梭型动脉瘤　动脉瘤扩张大于正常血管的 1.5 倍，没有一个可定义的瘤颈。

包含 30% 的椎基底动脉非囊性动脉瘤。

2. 延长扩张　基底动脉、椎动脉或两者共同的均匀的扩张。

包含 50% 的椎基底动脉非囊性动脉瘤。

3. 移行动脉瘤　均匀的动脉瘤样扩张同时累及椎基底动脉或椎动脉的两段。

20% 的椎基底动脉非囊性动脉瘤。

（二）临床表现

症状可能源于神经结构受压、脑缺血或破裂出血。压迫和缺血是最常见的临床症状。脑神经功能障碍和脑干受压症状的报道较多。一项包含 132 例"椎基底动脉延长扩张症"患者的病例研究中,31%有脑干或小脑压迫症状。基底动脉延长扩张症患者可出现脑积水。据报道缺血症状的发生率为 25%,可能由于穿支血管闭塞或血栓栓塞。相比于囊状动脉瘤,症状表现为破裂出血的相对较少,占18%～40%。

（三）发病机制

颅内梭形动脉瘤可分为两类:急性夹层动脉瘤和慢性梭形或延长扩张形动脉瘤。梭形动脉瘤很多源于动脉夹层,尤其是那些无动脉延长或迂曲的梭形动脉瘤。急性夹层可能是慢性梭形动脉瘤发病机制中的起始因素。在一项 4 例延长扩张症患者的研究中,MRI 成像均显示为夹层动脉瘤扩张。

动脉粥样硬化,虽然曾经被认为是延长扩张症的重要因素,但可能不是其共同特点。延长扩张形动脉瘤的病理研究发现,没有动脉粥样硬化或并不明显。然而,内部弹力层的缺损可发现于大多数延长扩张形动脉瘤。慢性梭形和延长扩张形动脉瘤可能实际上是始于内弹力层碎裂的渐进性病变,然后增厚的内膜内新血管增生,壁间形成血栓,血栓内新生血管造成反复的壁间出血。

（四）自然史

自然史数据大多来自椎基底动脉延长扩张症。一组 45 例椎基底动脉延长扩张症患者的队列研究发现,患者的卒中风险增加（$OR=3.6, P=0.018$）。一项包含 159 例椎基底动脉梭形动脉瘤或延长扩张症患者的前瞻性研究显示,在 1 年、5 年、10 年发生源于椎动脉病变的脑梗死风险分别为 2.7%、11.3%、15.9%。缺血症状复发的人均年风险为 6.7%。中位生存期为 7.8 年,缺血是死亡的最常见原因。一项平均随访 4.4 年的有关出血风险的前瞻性研究中显示,年破裂率为 0.9%,过渡性或梭形动脉瘤为 2.3%。动脉瘤增大是病变破裂的显著预测因素。

Sacho 和同事将梭形动脉瘤（前循环和后循环）分成非动脉粥样硬化和动脉粥样硬化性,同时证实在自然史和致死率上有显著不同。

1. 非动脉粥样硬化性梭形动脉瘤

（1）动脉瘤生长每年 1.6%。

(2)生长的危险因素:直径大于 7mm 和症状进展。

2. **动脉粥样硬化性动脉瘤**

(1)动脉瘤生长每年 12%。

(2)致死率每年 5.2%。

椎基底非囊性动脉瘤生长和破裂的概率如下。

①梭形。

每年生长率 6.4%。

每年破裂 1.7%。

②延长扩张。

年生长率:2.4%。

年破裂率:0.4%。

③移行动脉瘤。

年生长率 15.8%。

年破裂风险 3.5%。

(五)治疗

能耐受治疗过程的症状性动脉瘤患者可选择进行外科手术或血管内治疗。梭形和延长扩张形动脉瘤的开颅手术很复杂。一些患者可以通过叠加的复杂动脉瘤夹来实现载瘤动脉的重塑形。用棉片或其他材料包裹梭形动脉瘤效果尚不确切。外科孤立或近端闭塞、伴/不伴搭桥、伴/不伴动脉瘤切除减压可根据需要选择。孤立优于近端闭塞。因为此类病变少见,血管内治疗的报道仅限于个案报道和小样本。据报道,载瘤动脉闭塞和血管内支架辅助栓塞都能取得良好的效果。血流导向装置可能是更好的选择,但目前为初步结果。对于那些保守治疗的患者,一些学者主张给予抗凝或抗血小板治疗,以减少发生缺血症状的风险。

七、创伤性动脉瘤及创伤性蛛网膜下腔出血

(一)创伤性动脉瘤

1. 创伤性动脉瘤占所有颅内动脉瘤的<1%,但占所有儿童颅内动脉瘤的 1/3。

2. 临床表现

(1)创伤后动脉瘤常见的情况:头部外伤后延迟 SAH、不明原因的神经功能恶化、鼻出血、脑神经麻痹或不明原因的皮层出血。

(2)创伤性动脉瘤,通常在创伤后有 2~3 周的进展时间。

3. 诊断。

(1)必须有明确的头部外伤史。

(2)典型的血管造影表现包括：位于外周血管、动脉瘤腔内造影剂延迟填充和排空、轮廓不规则、无明显瘤颈和动脉分叉点无明显关系。

4. 创伤动脉瘤可分为头部闭合伤和贯通伤。闭合性颅脑损伤造成的创伤性动脉瘤更常见。

(1)闭合性颅脑损伤。

①闭合性颅脑损伤造成的创伤性动脉瘤通常是由于突然地减速运动，造成大脑突然运动，血管壁与静止结构作用造成损伤。儿童最常见的 ACA 远端外伤性动脉瘤多为镰旁胼周动脉损伤引起。

②大多数创伤性动脉瘤位于前循环。2002 年发表的综述称在全部英文文献中后循环创伤性动脉瘤只有 21 例。

③颅骨骨折是创伤性动脉瘤的先兆，并且 90％创伤性动脉瘤伴有颅骨骨折。皮层外伤性动脉瘤常毗邻颅骨骨折，ICA 岩骨段或海绵窦段创伤性动脉瘤几乎都伴有颅底骨折。

在一组 55 例颈动脉管骨折的病例研究中，ICA 损伤 6 例，其中 2 例为创伤性动脉瘤。

(2)贯穿性颅脑损伤。

①穿透伤造成的创伤性动脉瘤可能在伤后 2 小时就出现，多位于大脑中动脉的末梢分支，较少位于胼周动脉。后循环更为罕见，这可能是因为累及该部位的贯穿性创伤通常是致命的。

②约 20％为多发。

5. 治疗。

(1)外伤性动脉瘤推荐切除动脉瘤或闭塞载瘤动脉。保守治疗的病死率接近50％，如果出血前发现并处理创伤性动脉瘤，死亡风险比破裂后处理小 3 倍。

(2)临床研究显示在血管内闭塞试验后闭塞载瘤动脉预后较好。

(3)对于贯穿伤引起的创伤性动脉瘤，手术和血管内治疗都可以取得良好的效果。

（二）创伤性蛛网膜下腔出血

创伤是蛛网膜下腔出血的最常见独立原因。33％～60％脑外伤患者伴有蛛网膜下腔出血，并与不良预后相关。不过，目前尚不清楚 CT 发现创伤性 SAH 是否是预后不良的独立危险因素，因为＞90％的 CT 显示有蛛网膜下腔出血的轻度颅脑损伤患者预后良好。虽然经血管造影、TCD 及 CBF 监测表明，与动脉瘤性 SAH 相比，创伤性 SAH 发生血管痉挛的比例相似或较低，但其他研究表明，创伤性SAH 患者血管痉挛发生率低，且不会引起缺血性脑损伤。此外，外伤后血管痉挛的影响是由于头颅外伤引起还是血管痉挛引起的也较难判断。有几个试验评估了钙离子通道阻滞药对创伤性脑损伤的功效。对 6 个钙离子通道阻滞药的随机对照研究的系统回顾发现,钙离子通道阻滞药对预后较差的脑外伤患者有益(风险比 0.67,95%CI:0.46~0.98),但治疗组增加的不良反应可能抵消了获益。创伤性蛛网膜下腔出血后血管痉挛的血管内治疗仅限于注射罂粟碱的个案报道。

参 考 文 献

[1] Chalouhi N, Hoh BL, Hasan D. Review of cerebral aneurysm formation, growth, and rupture. Stroke.2013;44:3613-22.

[2] Wang Z, Kolega J, Hoi Y, et al. Molecular alterations associated with aneurysmal remodeling are localized in the high hemodynamic stress region of a created carotid bifurcation. Neurosurgery. 2009;65:169-77; discussion 77-8.

[3] Kadirvel R, Ding YH, Dai D, et al. The influence of hemodynamic forces on biomarkers in the walls of elastaseinduced aneurysms in rabbits. Neuroradiology. 2007;49:1041-53.

[4] Kosierkiewicz TA, Factor SM, Dickson DW. Immunocytochemical studies of atherosclerotic lesions of cerebral berry aneurysms. J Neuropathol Exp Neurol. 1994;53:399-406.

[5] Sakaki T, Kohmura E, Kishiguchi T, Yuguchi T, Yamashita T, Hayakawa T. Loss and apoptosis of smooth muscle cells in intracranial aneurysms. Studies with in situ DNA end labeling and antibody against single-stranded DNA. Acta Neurochir. 1997;139:469-74; discussion 74-5.

[6] Ali MS, Starke RM, Jabbour PM, et al. TNF-alpha induces phenotypic modulation in cerebral vascular smooth muscle cells: implications for cerebral aneurysm pathology. J Cereb Blood Flow Metab. 2013;33:1564-73.

[7] Chalouhi N, Ali MS, Jabbour PM, et al. Biology of intracranial aneurysms: role of inflammation. J Cereb Blood Flow Metab. 2012;32:1659-76.

[8] Aoki T, Kataoka H, Morimoto M, Nozaki K, Hashimoto N. Macrophage-derived matrix metalloproteinase-2 and -9 promote the progression of cerebral aneurysms in rats. Stroke. 2007;38:162-9.

[9] Frösen J, Piippo A, Paetau A, et al. Remodeling of saccular cerebral artery aneurysm wall is associated with rupture: histological analysis of 24 unruptured and 42 ruptured cases. Stroke. 2004;35:2287-93.

[10] Gounis MJ, Vedantham S, Weaver JP, et al. Myeloperoxidase in human intracranial aneurysms: preliminary evidence.Stroke. 2014;45:1474-7.

[11] Etminan N, Dreier R, Buchholz BA, et al. Age of collagen in intracranial saccular aneurysms. Stroke.2014;45:1757-63.

[12] Tromp G, Weinsheimer S, Ronkainen A, Kuivaniemi H. Molecular basis and genetic predisposition to intracranial aneurysm. Ann Med. 2014;46:597-606.

[13] Hasan DM, Chalouhi N, Jabbour P, et al. Evidence that acetylsalicylic acid attenuates inflammation in the walls of human cerebral aneurysms: preliminary results. J Am Heart Assoc. 2013;2:e000019.

[14] Starke RM, Chalouhi N, Ding D, Hasan DM. Potential role of aspirin in the prevention of aneurysmal subarachnoid hemorrhage. Cerebrovasc Dis. 2015;39:332-42.

[15] Hasan D, Chalouhi N, Jabbour P, et al. Early change in ferumoxytol-enhanced magnetic

resonance imaging signal suggests unstable human cerebral aneurysm: a pilot study. Stroke. 2012;43:3258-65.

[16] Hademenos GJ, Massoud TF, Turjman F, Sayre JW. Anatomical and morphological factors correlating with rupture of intracranial aneurysms in patients referred for endovascular treatment. Neuroradiology. 1998;40:755-60.

[17] Crompton MR. Mechanism of growth and rupture in cerebral berry aneurysms. Br Med J. 1966;5496:1138-42.

[18] Unruptured intracranial aneurysms—risk of rupture and risks of surgical intervention. International study of Unruptured intracranial aneurysms investigators. N Engl J Med. 1998; 339:1725-33.

[19] Qureshi AI, Suarez JI, Parekh PD, et al. Risk factors for multiple intracranial aneurysms. Neurosurgery. 1998;43:22-6; discussion 6-7.

[20] Juvela S. Risk factors for multiple intracranial aneurysms. Stroke. 2000;31:392-7.

[21] Kaminogo M, Yonekura M, Shibata S. Incidence and outcome of multiple intracranial aneurysms in a defined population.Stroke. 2003;34:16-21.

[22] Ellamushi HE, Grieve JP, Jager HR, Kitchen ND. Risk factors for the formation of multiple intracranial aneurysms.J Neurosurg. 2001;94:728-32.

[23] Marshman LA, Ward PJ, Walter PH, Dossetor RS. The progression of an infundibulum to aneurysm formation and rupture: case report and literature review. Neurosurgery. 1998; 43:1445-8. discussion 8-9.

[24] Vlak MH, Algra A, Brandenburg R, Rinkel GJ. Prevalence of unruptured intracranial aneurysms, with emphasis on sex, age, comorbidity, country, and time period: a systematic review and meta-analysis. Lancet Neurol.2011;10:626-36.

[25] Rinkel GJE, Djibuti M, Algra A, van Gijn J. Prevalence and risk of rupture of intracranial aneurysms: a systematic review. Stroke. 1998;29:251-6.

[26] Chan DY, Abrigo JM, Cheung TC, et al. Screening for intracranial aneurysms? Prevalence of unruptured intracranial aneurysms in Hong Kong Chinese. J Neurosurg. 2016; 124: 1245-9.

[27] Gabriel RABS, Kim HP, Sidney SMDMPH, et al. Ten-year detection rate of brain arteriovenous malformations in a large, multiethnic, defined population. Stroke. 2010;41:21-6.

[28] Qureshi AI, Suri MF, Kim SH, et al. Effect of endovascular treatment on headaches in patients with unruptured intracranial aneurysms. Headache. 2003;43:1090-6.

[29] Kong DS, Hong SC, Jung YJ, Kim JS. Improvement of chronic headache after treatment of unruptured intracranial aneurysms. Headache. 2007;47:693-7.

[30] Raps EC, Rogers JD, Galetta SL, et al. The clinical spectrum of unruptured intracranial aneurysms. Arch Neurol.1993;50:265-8.

[31] Choxi AABE, Durrani AKBE, Mericle RAMD. Both surgical clipping and endovascular embolization of unruptured intracranial aneurysms are associated with long-term improvement in self-reported quantitative headache scores. Neurosurgery. 2011;69:128-34.

[32] Lozano AM, Leblanc R. Familial intracranial aneurysms. J Neurosurg. 1987;66:522-8.

[33] Ronkainen A, Hernesniemi J, Puranen M, et al. Familial intracranial aneurysms. Lancet. 1997;349:380-4.

[34] Schievink WI, Schaid DJ, Michels VV, Piepgras DG. Familial aneurysmal subarachnoid hemorrhage: a community-based study. J Neurosurg. 1995;83:426-9.

[35] Schievink WI, Schaid DJ, Rogers HM, Piepgras DG, Michels VV. On the inheritance of

intracranial aneurysms.Stroke. 1994;25;2028-37.

[36] Bromberg JE, Rinkel GJ, Algra A, et al. Familial subarachnoid hemorrhage: distinctive features and patterns of inheritance. Ann Neurol. 1995;38;929-34.

[37] Ruigrok YM, Rinkel GJE, Algra A, Raaymakers TWM, van Gijn J. Characteristics of intracranial aneurysms in patients with familial subarachnoid hemorrhage. Neurology. 2004; 62;891-4.

[38] Bromberg JE, Rinkel GJ, Algra A, Limburg M, van Gijn J. Outcome in familial subarachnoid hemorrhage. Stroke.1995;26;961-3.

[39] Yamada S, Utsunomiya M, Inoue K, et al. Genome-wide scan for japanese familial intracranial aneurysms: linkage to several chromosomal regions. Circulation. 2004; 110; 3727-33.

[40] Ruigrok YM, Seitz U, Wolterink S, Rinkel GJE, Wijmenga C, Urban Z. Association of polymorphisms and haplotypes in the elastin gene in dutch patients with sporadic aneurysmal subarachnoid hemorrhage. Stroke. 2004;35;2064-8.

[41] Schievink WI. Genetics of intracranial aneurysms. Neurosurgery. 1997;40;651-62; discussion 62-3.

[42] Korja MMDP, Silventoinen KP, McCarron PMDP, et al. Genetic epidemiology of spontaneous subarachnoid hemorrhage;nordic twin study. Stroke. 2010;41;2458-62.

[43] Bederson JB, Awad IA, Wiebers DO, et al. Recommendations for the management of patients with unruptured intracranial aneurysms: a statement for healthcare professionals from the stroke council of the american heart association. Stroke. 2000;31;2742-50.

[44] Ronkainen A, Puranen MI, Hernesniemi JA, et al. Intracranial aneurysms: MR angiographic screening in 400 asymptomatic individuals with increased familial risk. Radiology. 1995;195;35-40.

[45] Raaymakers TW, Rinkel GJ, Ramos LM. Initial and follow-up screening for aneurysms in families with familial subarachnoid hemorrhage. Neurology. 1998;51;1125-30.

[46] Broderick JP, Sauerbeck LR, Foroud T, et al. The familial intracranial aneurysm (FIA) study protocol. BMC Med Genet. 2005;6;17.

[47] Hughes J, Ward CJ, Peral B, et al. The polycystic kidney disease 1 (PKD1) gene encodes a novel protein with multiple cell recognition domains. Nat Genet. 1995;10;151-60.

[48] Mochizuki T, Wu G, Hayashi T, et al. PKD2, a gene for polycystic kidney disease that encodes an integral membrane protein. Science. 1996;272;1339-42.

[49] Arnaout MA. The vasculopathy of autosomal dominant polycystic kidney disease: insights from animal models.Kidney Int. 2000;58;2599-610.

[50] Badani KK, Hemal AK, Menon M. Autosomal dominant polycystic kidney disease and pain—a review of the disease from aetiology, evaluation, past surgical treatment options to current practice. J Postgrad Med. 2004;50;222-6.

[51] Chapman AB, Johnson AM, Gabow PA. Intracranial aneurysms in patients with autosomal dominant polycystic kidney disease: how to diagnose and who to screen. Am J Kidney Dis. 1993;22;526-31.

[52] Bobrie G, Brunet-Bourgin F, Alamowitch S, et al. Spontaneous artery dissection: is it part of the spectrum of autosomal dominant polycystic kidney disease? Nephrol Dial Transplant. 1998;13;2138-41.

[53] Schievink WI, Torres VE, Wiebers DO, Huston J 3rd. Intracranial arterial dolichoectasia in autosomal dominant polycystic kidney disease. J Am Soc Nephrol. 1997;8;1298-303.

［54］ Schievink WI, Huston J 3rd, Torres VE, Marsh WR. Intracranial cysts in autosomal dominant polycystic kidney disease. J Neurosurg. 1995;83:1004-7.

［55］ Schievink WI, Torres VE. Spinal meningeal diverticula in autosomal dominant polycystic kidney disease. Lancet.1997;349:1223-4.

［56］ Widjicks EFM. Aneurysmal subarachnoid hemorrhage. The clinical practice of critical care neurology. 2nd ed.Oxford, UK: Oxford University Press; 2003. p. 185-220.

［57］ Fehlings MG, Gentili F. The association between polycystic kidney disease and cerebral aneurysms. Can J Neurol Sci. 1991;18:505-9.

［58］ Xu HWMDP, Yu SQMDP, Mei CLP, Li MHMDP. Screening for intracranial aneurysm in 355 patients with autosomal-dominant polycystic kidney disease. Stroke. 2011;42:204-6.

［59］ Schievink WI, Torres VE, Piepgras DG, Wiebers DO. Saccular intracranial aneurysms in autosomal dominant polycystic kidney disease. J Am Soc Nephrol. 1992;3:88-95.

［60］ Schievink WI. Intracranial aneurysms. N Engl J Med. 1997;336:28-40.

［61］ Pirson Y, Chauveau D, Torres V. Management of cerebral aneurysms in autosomal dominant polycystic kidney disease. J Am Soc Nephrol. 2002;13:269-76.

［62］ Chauveau D, Pirson Y, Verellen-Dumoulin C, Macnicol A, Gonzalo A, Grunfeld JP. Intracranial aneurysms in autosomal dominant polycystic kidney disease. Kidney Int. 1994; 45:1140-6.

［63］ Belz MM, Fick-Brosnahan GM, Hughes RL, et al. Recurrence of intracranial aneurysms in autosomal-dominant polycystic kidney disease. Kidney Int. 2003;63:1824-30.

［64］ Schrier RW, Belz MM, Johnson AM, et al. Repeat imaging for intracranial aneurysms in patients with autosomal dominant polycystic kidney disease with initially negative studies: a prospective ten-year follow-up. J Am Soc Nephrol. 2004;15:1023-8.

［65］ Byers PH. Ehlers-Danlos syndrome type IV: a genetic disorder in many guises. J Invest Dermatol. 1995;105:311-3.

［66］ Jung SC, Kim CH, Ahn JH, et al. Endovascular treatment of intracranial aneurysms in patients with autosomal dominant polycystic kidney disease. Neurosurgery. 2016;78:429-35; discussion 35.

［67］ Germain DP. Clinical and genetic features of vascular Ehlers-Danlos syndrome. Ann Vasc Surg. 2002;16:391-7.

［68］ Mitsuhashi T, Miyajima M, Saitoh R, Nakao Y, Hishii M, Arai H. Spontaneous carotid-cavernous fistula in a patient with Ehlers-Danlos syndrome type IV—case report. Neurol Med Chir (Tokyo). 2004;44:548-53.

［69］ Freeman RK, Swegle J, Sise MJ. The surgical complications of Ehlers-Danlos syndrome. Am Surg. 1996;62:869-73.

［70］ DeMeo DL, Silverman EK. {alpha}1-antitrypsin deficiency {middle dot} 2: genetic aspects of {alpha}1-antitrypsin deficiency: phenotypes and genetic modifiers of emphysema risk. Thorax. 2004;59:259-64.

［71］ Schievink WI, Katzmann JA, Piepgras DG, Schaid DJ. Alpha-1-antitrypsin phenotypes among patients with intracranial aneurysms. J Neurosurg. 1996;84:781-4.

［72］ Kissela BM, Sauerbeck L, Woo D, et al. Subarachnoid hemorrhage: a preventable disease with a heritable component.Stroke. 2002;33:1321-6.

［73］ Yoneyama T, Kasuya H, Akagawa H, et al. Absence of alpha-1 antitrypsin deficiency alleles (S and Z) in Japanese and Korean patients with aneurysmal subarachnoid hemorrhage. Stroke. 2004;35:e376-8.

[74] Schievink WI. Genetics of intracranial aneurysms. In: Winn HR, editor. Youmans neurological surgery. 5th ed.Philadelphia: Saunders; 2004. p. 1769-79.

[75] Conway JE, Hutchins GM, Tamargo RJ. Marfan syndrome is not associated with intracranial aneurysms. Stroke.1999;30:1632-6.

[76] Iqbal A, Alter M, Lee SH. Pseudoxanthoma elasticum: a review of neurological complications. Ann Neurol.1978;4:18-20.

[77] Munyer TP, Margulis AR. Pseudoxanthoma elasticum with internal carotid artery aneurysm. AJR Am J Roentgenol.1981;136:1023-4.

[78] Van den Berg JS, Hennekam RC, Cruysberg JR, et al. Prevalence of symptomatic intracranial aneurysm and ischaemic stroke in pseudoxanthoma elasticum. Cerebrovasc Dis. 2000;10:315-9.

[79] Loeys BL, Chen J, Neptune ER, et al. A syndrome of altered cardiovascular, craniofacial, neurocognitive and skeletal development caused by mutations in TGFBR1 or TGFBR2. Nat Genet. 2005;37:275-81.

[80] Loeys BL, Schwarze U, Holm T, et al. Aneurysm syndromes caused by mutations in the TGF-beta receptor. N Engl J Med. 2006;355:788-98.

[81] Rodrigues VJ, Elsayed S, Loeys BL, Dietz HC, Yousem DM. Neuroradiologic manifestations of Loeys-Dietz syndrome type 1. AJNR Am J Neuroradiol. 2009;30:1614-9.

[82] Van Den Berg DJ, Francke U. Roberts syndrome: a review of 100 cases and a new rating system for severity. Am J Med Genet. 1993;47:1104-23.

[83] Vega H, Waisfisz Q, Gordillo M, et al. Roberts syndrome is caused by mutations in ESCO2, a human homolog of yeast ECO1 that is essential for the establishment of sister chromatid cohesion. Nat Genet. 2005;37:468-70.

[84] Robers JB. A child with double cleft of lip and palate, protrusion of the intermaxillary portion of the upper jaw and imperfect development of the bones of the four extremities. Ann Surg. 1919;70:252-3.

[85] Wang AC, Gemmete JJ, Keegan CE, et al. Spontaneous intracranial hemorrhage and multiple intracranial aneurysms in a patient with Roberts/SC phocomelia syndrome. J Neurosurg Pediatr. 2011;8:460-3.

[86] Stapf C, Mohr JP, Pile-Spellman J, et al. Concurrent arterial aneurysms in brain arteriovenous malformations with haemorrhagic presentation. J Neurol Neurosurg Psychiatry. 2002; 73:294-8.

[87] Redekop G, TerBrugge K, Montanera W, Willinsky R. Arterial aneurysms associated with cerebral arteriovenous malformations: classification, incidence, and risk of hemorrhage. J Neurosurg. 1998;89:539-46.

[88] Meisel HJ, Mansmann U, Alvarez H, Rodesch G, Brock M, Lasjaunias P. Cerebral arteriovenous malformations and associated aneurysms: analysis of 305 cases from a series of 662 patients. Neurosurgery. 2000;46:793-800;discussion -2.

[89] Mansmann U, Meisel J, Brock M, Rodesch G, Alvarez H, Lasjaunias P. Factors associated with intracranial hemorrhage in cases of cerebral arteriovenous malformation. Neurosurgery. 2000;46:272-9; discussion 9-81.

[90] Orning J, Amin-Hanjani S, Hamade Y, et al. Increased prevalence and rupture status of feeder vessel aneurysms in posterior fossa arteriovenous malformations. J Neurointerv Surg. 2016;8:1021-4.

[91] Cloft HJ, Kallmes DF, Kallmes MH, Goldstein JH, Jensen ME, Dion JE. Prevalence of

cerebral aneurysms in patients with fibromuscular dysplasia: a reassessment. J Neurosurg. 1998;88:436-40.

[92] Norrgard O, Angqvist KA, Fodstad H, Forssell A, Lindberg M. Co-existence of abdominal aortic aneurysms and intracranial aneurysms. Acta Neurochir. 1987;87:34-9.

[93] Kanai H, Umezu M, Koide K, Hato M. Ruptured intracranial aneurysm associated with unruptured abdominal aortic aneurysm—case report. Neurol Med Chir (Tokyo). 2001;41: 260-3.

[94] Preul MC, Cendes F, Just N, Mohr G. Intracranial aneurysms and sickle cell anemia: multiplicity and propensity for the vertebrobasilar territory. Neurosurgery. 1998;42:971-7; discussion 7-8.

[95] Birkeland P, Gardner K, Kesse-Adu R, et al. Intracranial aneurysms in sickle-cell disease are associated with the hemoglobin SS genotype but not with moyamoya syndrome. Stroke. 2016;47:1710-3.

[96] Schievink WI, Maya MM. Frequency of intracranial aneurysms in patients with spontaneous intracranial hypotension. J Neurosurg. 2011;115:113-5.

[97] Schievink WI, Raissi SS, Maya MM, Velebir A. Screening for intracranial aneurysms in patients with bicuspid aortic valve. Neurology. 2010;74:1430-3.

[98] Backes D, Vergouwen MD, Tiel Groenestege AT, et al. PHASES score for prediction of intracranial aneurysm growth. Stroke. 2015;46:1221-6.

[99] Greving JP, Wermer MJ, Brown RD Jr, et al. Development of the PHASES score for prediction of risk of rupture of intracranial aneurysms: a pooled analysis of six prospective cohort studies. Lancet Neurol. 2014;13:59-66.

[100] Kang HG, Kim BJ, Lee J, et al. Risk factors associated with the presence of unruptured intracranial aneurysms. Stroke. 2015;46:3093-8.

[101] Backes D, Rinkel GJ, Laban KG, Algra A, Vergouwen MD. Patient- and aneurysm-specific risk factors for intracranial aneurysm growth: a systematic review and meta-analysis. Stroke. 2016;47:951-7.

[102] Chien A, Liang F, Sayre J, Salamon N, Villablanca P, Vinuela F. Enlargement of small, asymptomatic, unruptured intracranial aneurysms in patients with no history of subarachnoid hemorrhage: the different factors related to the growth of single and multiple aneurysms. J Neurosurg. 2013;119:190-7.

[103] Chyatte D, Chen TL, Bronstein K, Brass LM. Seasonal fluctuation in the incidence of intracranial aneurysm rupture and its relationship to changing climatic conditions. J Neurosurg. 1994;81:525-30.

[104] Inagawa T, Takechi A, Yahara K, et al. Primary intracerebral and aneurysmal subarachnoid hemorrhage in Izumo City, Japan. Part I: incidence and seasonal and diurnal variations. J Neurosurg. 2000;93:958-66.

[105] Abe T, Ohde S, Ishimatsu S, et al. Effects of meteorological factors on the onset of subarachnoid hemorrhage: a time-series analysis. J Clin Neurosci. 2008;15:1005-10.

[106] Buxton N, Liu C, Dasic D, Moody P, Hope DT. Relationship of aneurysmal subarachnoid hemorrhage to changes in atmospheric pressure: results of a prospective study. J Neurosurg. 2001;95:391-2.

[107] Beseoglu K, Hanggi D, Stummer W, Steiger HJ. Dependence of subarachnoid hemorrhage on climate conditions: a systematic meteorological analysis from the Dusseldorf metropolitan area. Neurosurgery. 2008;62:1033-8; discussion 8-9.

[108] Cowperthwaite MCP, Burnett MGMD. The association between weather and spontaneous subarachnoid hemorrhage: an analysis of 155 US hospitals. Neurosurgery. 2011;68:132-9.

[109] Wiebers DO, Whisnant JP, Huston J 3rd, et al. Unruptured intracranial aneurysms: natural history, clinical outcome, and risks of surgical and endovascular treatment. Lancet. 2003;362:103-10.

[110] Morita A, Kirino T, Hashi K, et al. The natural course of unruptured cerebral aneurysms in a Japanese cohort. N Engl J Med. 2012;366:2474-82.

[111] Sonobe M, Yamazaki T, Yonekura M, Kikuchi H. Small unruptured intracranial aneurysm verification study: SUAVe study, Japan. Stroke. 2010;41:1969-77.

[112] Bor AS, Tiel Groenestege AT, terBrugge KG, et al. Clinical, radiological, and flow-related risk factors for growth of untreated, unruptured intracranial aneurysms. Stroke. 2015;46:42-8.

[113] Kashiwazaki D, Kuroda S, Sapporo SAHSG. Size ratio can highly predict rupture risk in intracranial small (<5mm) aneurysms. Stroke. 2013;44:2169-73.

[114] Lindgren AE, Koivisto T, Bjorkman J, et al. Irregular shape of intracranial aneurysm indicates rupture risk irrespective of size in a population-based cohort. Stroke. 2016;47:1219-26.

[115] Backes D, Vergouwen MD, Velthuis BK, et al. Difference in aneurysm characteristics between ruptured and unruptured aneurysms in patients with multiple intracranial aneurysms. Stroke. 2014;45:1299-303.

[116] Lin N, Ho A, Gross BA, et al. Differences in simple morphological variables in ruptured and unruptured middle cerebral artery aneurysms. J Neurosurg. 2012;117:913-9.

[117] Juvela S, Poussa K, Lehto H, Porras M. Natural history of unruptured intracranial aneurysms: a long-term followup study. Stroke. 2013;44:2414-21.

[118] Kaspera W, Ladzinski P, Larysz P, et al. Morphological, hemodynamic, and clinical independent risk factors for anterior communicating artery aneurysms. Stroke. 2014;45:2906-11.

[119] Wermer MJ, van der Schaaf IC, Algra A, Rinkel GJ. Risk of rupture of unruptured intracranial aneurysms in relation to patient and aneurysm characteristics: an updated meta-analysis. Stroke. 2007;38:1404-10.

[120] Feigin VL, Rinkel GJE, Lawes CMM, et al. Risk factors for subarachnoid hemorrhage: an updated systematic review of epidemiological studies. Stroke. 2005;36:2773-80.

[121] Baker CJ, Fiore A, Connolly ES Jr, Baker KZ, Solomon RA. Serum elastase and alpha-1-antitrypsin levels in patients with ruptured and unruptured cerebral aneurysms. Neurosurgery. 1995;37:56-61; discussion -2.

[122] Gaetani P, Tartara F, Tancioni F, Klersy C, Forlino A, Baena RR. Activity of alpha 1-antitrypsin and cigarette smoking in subarachnoid haemorrhage from ruptured aneurysm. J Neurol Sci. 1996;141:33-8.

[123] Juvela S, Poussa K, Porras M. Factors affecting formation and growth of intracranial aneurysms: a long-term follow-up study. Stroke. 2001;32:485-91.

[124] Morris KM, Shaw MD, Foy PM. Smoking and subarachnoid haemorrhage: a case control study. Br J Neurosurg. 1992;6:429-32.

[125] Canhao P, Pinto AN, Ferro H, Ferro JM. Smoking and aneurysmal subarachnoid haemorrhage: a case-control study. J Cardiovasc Risk. 1994;1:155-8.

[126] Wermer MJH, Greebe P, Algra A, Rinkel GJE. Incidence of recurrent subarachnoid

hemorrhage after clipping for ruptured intracranial aneurysms. Stroke. 2005;36:2394-9.

[127] Lasner TM, Weil RJ, Riina HA, et al. Cigarette smoking-induced increase in the risk of symptomatic vasospasm after aneurysmal subarachnoid hemorrhage. J Neurosurg. 1997; 87:381-4.

[128] Weir BK, Kongable GL, Kassell NF, Schultz JR, Truskowski LL, Sigrest A. Cigarette smoking as a cause of aneurysmal subarachnoid hemorrhage and risk for vasospasm: a report of the cooperative aneurysm study. J Neurosurg.1998;89:405-11.

[129] Ortiz R,Stefanski M, Rosenwasser R, Veznedaroglu E. Cigarette smoking as a risk factor for recurrence of aneurysms treated by endosaccular occlusion. J Neurosurg. 2008;108: 672-5.

[130] Veznedaroglu E, Koebbe CJ, Siddiqui A, Rosenwasser RH. Initial experience with bioactive cerecyte detachable coils: impact on reducing recurrence rates. Neurosurgery. 2008; 62:799-805; discussion-6.

[131] Brinjikji W, Lingineni RK, Gu CN, et al. Smoking is not associated with recurrence and retreatment of intracranial aneurysms after endovascular coiling. J Neurosurg. 2015;122: 95-100.

[132] Isaksen J, Egge A, Waterloo K, Romner B, Ingebrigtsen T. Risk factors for aneurysmal subarachnoid haemorrhage:the Tromso study. J Neurol Neurosurg Psychiatry. 2002;73: 185-7.

[133] Rinkel GJ. Intracranial aneurysm screening: indications and advice for practice. Lancet Neurol. 2005;4:122-8.

[134] Juvela S, Hillbom M, Numminen H, Koskinen P. Cigarette smoking and alcohol consumption as risk factors for aneurysmal subarachnoid hemorrhage. Stroke. 1993; 24: 639-46.

[135] Longstreth WT Jr, Nelson LM, Koepsell TD, van Belle G. Cigarette smoking, alcohol use, and subarachnoid hemorrhage. Stroke. 1992;23(9):1242.

[136] Doll R, Peto R, Boreham J, Sutherland I. Mortality in relation to alcohol consumption: a prospective study among male British doctors. Int J Epidemiol. 2005;34:199-204.

[137] Johnston SC, Colford JM Jr, Gress DR. Oral contraceptives and the risk of subarachnoid hemorrhage: a metaanalysis.Neurology. 1998;51:411-8.

[138] Teunissen LL, Rinkel GJ, Algra A, van Gijn J. Risk factors for subarachnoid hemorrhage: a systematic review. Stroke. 1996;27:544-9.

[139] Adamson J, Humphries SE, Ostergaard JR, Voldby B, Richards P, Powell JT. Are cerebral aneurysms atherosclerotic? Stroke. 1994;25:963-6.

[140] Phan K, Moore JM, Griessenauer CJ, Ogilvy CS, Thomas AJ. Aspirin and risk of subarachnoid hemorrhage: systematic review and meta-analysis. Stroke. 2017;48:1210-7.

[141] Ferro JM, Pinto AN. Sexual activity is a common precipitant of subarachnoid hemorrhage. Cerebrovasc Dis. 1994;4:375.

[142] Reynolds MR, Willie JT, Zipfel GJ, Dacey RG. Sexual intercourse and cerebral aneurysmal rupture: potential mechanisms and precipitants. J Neurosurg. 2011;114:969-77.

[143] International study of Unruptured intracranial aneurysms I. Unruptured intracranial aneurysms—risk of rupture and risks of surgical intervention. N Engl J Med. 1998; 339: 1725-33.

[144] Association AH. Heart disease and stroke statistics—2005 update. American Heart Association: Dallas; 2005.

[145] Wiebers DO, Whisnant JP, Sundt TM Jr, O'Fallon WM. The significance of unruptured intracranial saccular aneurysms. J Neurosurg. 1987;66:23-9.

[146] Forget TR Jr, Benitez R, Veznedaroglu E, et al. A review of size and location of ruptured intracranial aneurysms. Neurosurgery. 2001;49:1322-5; discussion 5-6.

[147] Beck J, Rohde S, Berkefeld J, Seifert V, Raabe A. Size and location of ruptured and unruptured intracranial aneurysms measured by 3-dimensional rotational angiography. Surg Neurol. 2006;65:18-25; discussion-7.

[148] Rahman MMD, Ogilvy CSMD, Zipfel GJMD, et al. Unruptured cerebral aneurysms do not shrink when they rupture: multicenter collaborative aneurysm study group. Neurosurgery. 2011;68:155-61.

[149] Skodvin TO, Johnsen LH, Gjertsen O, Isaksen JG, Sorteberg A. Cerebral aneurysm morphology before and after rupture: nationwide case series of 29 aneurysms. Stroke. 2017;48:880-6.

[150] Jeong YG, Jung YT, Kim MS, Eun CK, Jang SH. Size and location of ruptured intracranial aneurysms. J Korean Neurosurg Soc. 2009;45:11-5.

[151] Alshekhlee A, Mehta S, Edgell RC, et al. Hospital mortality and complications of electively clipped or coiled unruptured intracranial aneurysm. Stroke. 2010;41:1471-6.

[152] Inoue T, Shimizu H, Fujimura M, Saito A, Tominaga T. Annual rupture risk of growing unruptured cerebral aneurysms detected by magnetic resonance angiography. J Neurosurg. 2012;117:20-5.

[153] Serrone JC, Tackla RD, Gozal YM, et al. Aneurysm growth and de novo aneurysms during aneurysm surveillance. J Neurosurg. 2016;125:1374-82.

[154] Lindgren AE, Raisanen S, Bjorkman J, et al. De novo aneurysm formation in carriers of saccular intracranial aneurysm disease in eastern Finland. Stroke. 2016;47:1213-8.

[155] Wang JY, Smith R, Ye X, et al. Serial imaging surveillance for patients with a history of intracranial aneurysm: risk of de novo aneurysm formation. Neurosurgery. 2015;77:32-42; discussion-3.

[156] Buijs JE, Greebe P, Rinkel GJ. Quality of life, anxiety, and depression in patients with an unruptured intracranial aneurysm with or without aneurysm occlusion. Neurosurgery. 2012;70:868-72.

[157] Yamashiro S, Nishi T, Koga K, et al. Improvement of quality of life in patients surgically treated for asymptomatic unruptured intracranial aneurysms. J Neurol Neurosurg Psychiatry. 2007;78:497-500.

[158] Yoshimoto Y. Publication bias in neurosurgery: lessons from series of unruptured aneurysms. Acta Neurochir. 2003;145:45-8.

[159] Macdonald RL, Wallace MC, Kestle JR. Role of angiography following aneurysm surgery. J Neurosurg. 1993;79:826-32.

[160] Thornton J, Bashir Q, Aletich VA, Debrun GM, Ausman JI, Charbel FT. What percentage of surgically clipped intracranial aneurysms have residual necks? Neurosurgery. 2000;46:1294-8; discussion 8-300.

[161] Sindou M, Acevedo JC, Turjman F. Aneurysmal remnants after microsurgical clipping: classification and results from a prospective angiographic study (in a consecutive series of 305 operated intracranial aneurysms). Acta Neurochir. 1998;140:1153-9.

[162] Feuerberg I, Lindquist C, Lindqvist M, Steiner L. Natural history of postoperative aneurysm rests. J Neurosurg. 1987;66:30-4.

[163] David CA, Vishteh AG, Spetzler RF, Lemole M, Lawton MT, Partovi S. Late angiographic follow-up review of surgically treated aneurysms. J Neurosurg. 1999;91:396-401.

[164] Tsutsumi K, Ueki K, Usui M, Kwak S, Kirino T. Risk of recurrent subarachnoid hemorrhage after complete obliteration of cerebral aneurysms. Stroke. 1998;29:2511-3.

[165] The CI. Rates of delayed rebleeding from intracranial aneurysms are low after surgical and endovascular treatment.Stroke. 2006;37:1437-42.

[166] Raaymakers TW, Rinkel GJ, Limburg M, Algra A. Mortality and morbidity of surgery for unruptured intracranial aneurysms: a meta-analysis. Stroke. 1998;29(8):1531.

[167] Johnston SC, Zhao S, Dudley RA, Berman MF, Gress DR. Treatment of unruptured cerebral aneurysms in California. Stroke. 2001;32:597-605.

[168] Ogilvy CS, Carter BS. Stratification of outcome for surgically treated unruptured intracranial aneurysms.Neurosurgery. 2003;52:82-7; discussion 7-8.

[169] O'Donnell JM, Morgan MK, Bervini D, Heller GZ, Assaad N. The risk of seizure after surgery for unruptured intracranial aneurysms: a prospective cohort study. Neurosurgery. 2016;79:222-30.

[170] Inoue T, Ohwaki K, Tamura A, Tsutsumi K, Saito I, Saito N. Subtle structural change demonstrated on T2-weighted images after clipping of unruptured intracranial aneurysm: negative effects on cognitive performance. J Neurosurg.2014;120:937-44.

[171] Ronkainen A, Niskanen M, Rinne J, Koivisto T, Hernesniemi J, Vapalahti M. Evidence for excess long-term mortality after treated subarachnoid hemorrhage. Stroke. 2001;32:2850-3.

[172] Britz GW, Salem L, Newell DW, Eskridge J, Flum DR. Impact of surgical clipping on survival in unruptured and ruptured cerebral aneurysms: a population-based study. Stroke. 2004;35:1399-403.

[173] Rodriguez-Hernandez A, Gabarros A, Lawton MT. Contralateral clipping of middle cerebral artery aneurysms:rationale, indications, and surgical technique. Neurosurgery. 2012;71:116-23; discussion 23-4.

[174] Raftopoulos C, Mathurin P, Boscherini D, Billa RF, Van Boven M, Hantson P. Prospective analysis of aneurysm treatment in a series of 103 consecutive patients when endovascular embolization is considered the first option. J Neurosurg. 2000;93:175-82.

[175] Ng P, Khangure MS, Phatouros CC, Bynevelt M, ApSimon H, McAuliffe W. Endovascular treatment of intracranial aneurysms with guglielmi detachable coils: analysis of midterm angiographic and clinical outcomes. Stroke.2002;33:210-7.

[176] Murayama Y, Nien YL, Duckwiler G, et al. Guglielmi detachable coil embolization of cerebral aneurysms: 11 years' experience. J Neurosurg. 2003;98:959-66.

[177] Gonzalez N, Murayama Y, Nien YL, et al. Treatment of unruptured aneurysms with GDCs: clinical experience with 247 aneurysms. AJNR Am J Neuroradiol. 2004; 25:577-83.

[178] Pouratian N, Oskouian RJ Jr, Jensen ME, Kassell NF, Dumont AS. Endovascular management of unruptured intracranial aneurysms. J Neurol Neurosurg Psychiatry. 2006;77:572-8.

[179] Goddard AJ, Annesley-Williams D, Gholkar A. Endovascular management of unruptured intracranial aneurysms:does outcome justify treatment? J Neurol Neurosurg Psychiatry. 2002;72:485-90.

[180] Brilstra EH, Rinkel GJ, van der Graaf Y, van Rooij WJ, Algra A. Treatment of intracra-

nial aneurysms by embolization with coils: a systematic review. Stroke. 1999;30:470-6.

[181] Raymond J, Guilbert F, Weill A, et al. Long-term angiographic recurrences after selective endovascular treatment of aneurysms with detachable coils. Stroke. 2003;34:1398-403.

[182] Gallas S, Pasco A, Cottier J-P, et al. A multicenter study of 705 ruptured intracranial aneurysms treated with guglielmi detachable coils. AJNR Am J Neuroradiol. 2005;26:1723-31.

[183] Li MH, Gao BL, Fang C, et al. Angiographic follow-up of cerebral aneurysms treated with guglielmi detachable coils: an analysis of 162 cases with 173 aneurysms. AJNR Am J Neuroradiol. 2006;27:1107-12.

[184] Iijima A, Piotin M, Mounayer C, Spelle L, Weill A, Moret J. Endovascular treatment with coils of 149 middle cerebral artery berry aneurysms. Radiology. 2005;237:611-9.

[185] Ferns SPMD, Sprengers MESMDP, van Rooij WJMDP, et al. Late reopening of adequately coiled intracranial aneurysms: frequency and risk factors in 400 patients with 440 aneurysms. Stroke. 2011;42:1331-7.

[186] Tamatani S, Ito Y, Abe H, Koike T, Takeuchi S, Tanaka R. Evaluation of the stability of aneurysms after embolization using detachable coils: correlation between stability of aneurysms and embolized volume of aneurysms. AJNR Am J Neuroradiol. 2002;23:762-7.

[187] Szikora I, Wakhloo AK, Guterman LR, et al. Initial experience with collagen-filled Guglielmi detachable coils for endovascular treatment of experimental aneurysms. AJNR Am J Neuroradiol. 1997;18:667-72.

[188] Zaroff JG, Rordorf GA, Newell JB, Ogilvy CS, Levinson JR. Cardiac outcome in patients with subarachnoid hemorrhage and electrocardiographic abnormalities. Neurosurgery. 1999;44:34-9; discussion 9-40.

[189] Soeda A, Sakai N, Sakai H, Iihara K, Nagata I. Endovascular treatment of asymptomatic cerebral aneurysms:anatomic and technical factors related to ischemic events and coil stabilization. Neurol Med Chir (Tokyo).2004;44:456-65; discussion 66.

[190] Piotin MMDP, Blanc RMDM, Spelle LMDP, et al. Stent-assisted coiling of intracranial aneurysms: clinical and angiographic results in 216 consecutive aneurysms. Stroke. 2010;41:110-5.

[191] Brinjikji WBS, Lanzino GMD, Cloft HJMDP, Rabinstein AMD, Kallmes DFMD. Endovascular treatment of very small (3 mm or smaller) intracranial aneurysms: report of a consecutive series and a meta-analysis. Stroke.2010;41:116-21.

[192] Friedman JA, Nichols DA, Meyer FB, et al. Guglielmi detachable coil treatment of ruptured saccular cerebral aneurysms: retrospective review of a 10-year single-center experience. AJNR Am J Neuroradiol. 2003;24:526-33.

[193] Lempert TE, Malek AM, Halbach VV, et al. Endovascular treatment of ruptured posterior circulation cerebral aneurysms. Clinical and angiographic outcomes. Stroke. 2000;31:100-10.

[194] Plowman RS, Clarke A, Clarke M, Byrne JV. Sixteen-year single-surgeon experience with coil embolization for ruptured intracranial aneurysms: recurrence rates and incidence of late rebleeding. J Neurosurg. 2011;114:863-74.

[195] Fleming JB, Hoh BL, Simon SD, et al. Rebleeding risk after treatment of ruptured intracranial aneurysms. J Neurosurg. 2011;114:1778-84.

[196] Byrne JV, Sohn MJ, Molyneux AJ, Chir B. Five-year experience in using coil embolization for

ruptured intracranial aneurysms: outcomes and incidence of late rebleeding. J Neurosurg. 1999; 90:656-63.

[197] Uda K, Goto K, Ogata N, Izumi N, Nagata S, Matsuno H. Embolization of cerebral aneurysms using Guglielmi detachable coils—problems and treatment plans in the acute stage after subarachnoid hemorrhage and long-term efficiency. Neurol Med Chir (Tokyo). 1998;38:143-52; discussion 52-4.

[198] Molyneux AJ, Kerr RS, Yu LM, et al. International subarachnoid aneurysm trial (ISAT) of neurosurgical clipping versus endovascular coiling in 2143 patients with ruptured intracranial aneurysms: a randomised comparison of effects on survival, dependency, seizures, rebleeding, subgroups, and aneurysm occlusion. Lancet.2005;366:809-17.

[199] Molyneux A, Kerr R, Stratton I, et al. International subarachnoid aneurysm trial (ISAT) of neurosurgical clipping versus endovascular coiling in 2143 patients with ruptured intracranial aneurysms: a randomised trial. Lancet.2002;360:1267-74.

[200] Lee T, Baytion M, Sciacca R, Mohr JP, Pile-Spellman J. Aggregate analysis of the literature for unruptured intracranial aneurysm treatment. AJNR Am J Neuroradiol. 2005;26: 1902-8.

[201] Brinjikji WBS, Rabinstein AAMD, Lanzino GMD, Kallmes DFMD, Cloft HJMDP. Effect of age on outcomes of treatment of unruptured cerebral aneurysms: a study of the national inpatient sample 2001-2008. Stroke.2011;42:1320-4.

[202] Vanninen R, Koivisto T, Saari T, Hernesniemi J, Vapalahti M. Ruptured intracranial aneurysms: acute endovascular treatment with electrolytically detachable coils—a prospective randomized study. Radiology. 1999;211:325-36.

[203] Vajkoczy P, Meyer B, Weidauer S, et al. Clazosentan (AXV-034343), a selective endothelin a receptor antagonist,in the prevention of cerebral vasospasm following severe aneurysmal subarachnoid hemorrhage: results of a randomized, double-blind, placebo-controlled, multicenter phase IIa study. J Neurosurg. 2005;103:9-17.

[204] Dumont ASMD, Crowley RWMD, Monteith SJMD, et al. Endovascular treatment or neurosurgical clipping of ruptured intracranial aneurysms: effect on angiographic vasospasm, delayed ischemic neurological deficit, cerebral infarction, and clinical outcome. Stroke. 2010;41:2519-24.

[205] Kallmes DF, Ding YH, Dai D, Kadirvel R, Lewis DA, Cloft HJ. A new endoluminal, flow-disrupting device for treatment of saccular aneurysms. Stroke. 2007;38:2346-52.

[206] Fiorella D, Woo HH, Albuquerque FC, Nelson PK. Definitive reconstruction of circumferential, fusiform intracranial aneurysms with the pipeline embolization device. Neurosurgery. 2008;62:1115-20; discussion 20-1.

[207] Sadasivan C, Cesar L, Seong J, Wakhloo AK, Lieber BB. Treatment of rabbit elastase-induced aneurysm models by flow diverters: development of quantifiable indexes of device performance using digital subtraction angiography.IEEE Trans Med Imaging. 2009;28: 1117-25.

[208] Fiorella D, Lylyk P, Szikora I, et al. Curative cerebrovascular reconstruction with the pipeline embolization device:the emergence of definitive endovascular therapy for intracranial aneurysms. J NeuroIntervent Surg. 2009;1:56-65.

[209] Aenis M, Stancampiano AP, Wakhloo AK, Lieber BB. Modeling of flow in a straight stented and nonstented side wall aneurysm model. J Biomech Eng. 1997;119:206-12.

[210] Kim YH, Xu X, Lee JS. The effect of stent porosity and strut shape on saccular aneurysm

and its numerical analysis with lattice Boltzmann method. Ann Biomed Eng. 2010；38：2274-92.

[211] Kim M，Taulbee DB，Tremmel M，Meng H. Comparison of two stents in modifying cerebral aneurysm hemodynamics.Ann Biomed Eng. 2008；36：726-41.

[212] Meng H，Wang Z，Kim M，Ecker RD，Hopkins LN. Saccular aneurysms on straight and curved vessels are subject to different hemodynamics：implications of intravascular stenting. AJNR Am J Neuroradiol. 2006；27：1861-5.

[213] Wakhloo AK，Tio FO，Lieber BB，Schellhammer F，Graf M，Hopkins LN. Self-expanding nitinol stents in canine vertebral arteries：hemodynamics and tissue response. AJNR Am J Neuroradiol. 1995；16：1043-51.

[214] Lopes DK，Ringer AJ，Boulos AS，et al. Fate of branch arteries after intracranial stenting. Neurosurgery.2003；52：1275-8；discussion 8-9.

[215] Sadasivan C，Cesar L，Seong J，et al. An original flow diversion device for the treatment of intracranial aneurysms：evaluation in the rabbit elastase-induced model. Stroke. 2009；40：952-8.

[216] Brinjikji W，Murad MH，Lanzino G，Cloft HJ，Kallmes DF. Endovascular treatment of intracranial aneurysms with flow diverters：a meta-analysis. Stroke. 2013；44：442-7.

[217] Lubicz B，Collignon L，Raphaeli G，et al. Flow-diverter stent for the endovascular treatment of intracranial aneurysms：a prospective study in 29 patients with 34 aneurysms. Stroke. 2010；41：2247-53.

[218] Byrne JV，Beltechi R，Yarnold JA，Birks J，Kamran M. Early experience in the treatment of intra-cranial aneurysms by endovascular flow diversion：a multicentre prospective study. PLoS One. 2010；5.

[219] Kulcsár Z，Ernemann U，Wetzel SG，et al. High-profile flow diverter（silk）implantation in the basilar artery：efficacy in the treatment of aneurysms and the role of the perforators. Stroke. 2010；41：1690-6.

[220] Nelson PK，Lylyk P，Szikora I，Wetzel SG，Wanke I，Fiorella D. The pipeline embolization device for the intracranial treatment of aneurysms trial. AJNR Am J Neuroradiol. 2011；32：34-40.

[221] Lylyk P，Miranda C，Ceratto R，et al. Curative endovascular reconstruction of cerebral aneurysms with the pipeline embolization device：the Buenos Aires experience. Neurosurgery. 2009；64：632-42；discussion 42-3；quiz N6.

[222] Szikora I，Berentei Z，Kulcsar Z，et al. Treatment of intracranial aneurysms by functional reconstruction of the parent artery：the Budapest experience with the pipeline embolization device. AJNR Am J Neuroradiol.2010；31：1139-47.

[223] Fischer S，Vajda Z，Aguilar Perez M，et al. Pipeline embolization device（PED）for neurovascular reconstruction：initial experience in the treatment of 101 intracranial aneurysms and dissections. Neuroradiology.2012；54（4）：369-82.

[224] Rouchaud A，Brinjikji W，Lanzino G，Cloft HJ，Kadirvel R，Kallmes DF. Delayed hemorrhagic complications after flow diversion for intracranial aneurysms：a literature overview. Neuroradiology. 2016；58：171-7.

[225] Kulcsár Z，Houdart E，Bonafe A，et al. Intra-aneurysmal thrombosis as a possible cause of delayed aneurysm rupture after flow-diversion treatment. AJNR Am J Neuroradiol. 2011；32：20-5.

[226] Turowski B，Macht S，Kulcsar Z，Hanggi D，Stummer W. Early fatal hemorrhage after

endovascular cerebral aneurysm treatment with a flow diverter (SILK-stent): do we need to rethink our concepts? Neuroradiology.2011;53:37-41.

[227] Cebral JR, Mut F, Raschi M, et al. Aneurysm rupture following treatment with flow-diverting stents: computational hemodynamics analysis of treatment. AJNR Am J Neuroradiol. 2011;32:27-33.

[228] Cruz JP, Chow M, O'Kelly C, et al. Delayed ipsilateral parenchymal hemorrhage following flow diversion for the treatment of anterior circulation aneurysms. AJNR Am J Neuroradiol. 2012;33:603-8.

[229] Safar ME, Blacher J, Mourad JJ, London GM. Stiffness of carotid artery wall material and blood pressure in humans: application to antihypertensive therapy and stroke prevention. Stroke. 2000;31:782-90.

[230] Hussein AE, Esfahani DR, Linninger A, et al. Aneurysm size and the Windkessel effect: an analysis of contrast intensity in digital subtraction angiography. Interv Neuroradiol. 2017;23(4):357-61.

[231] Guédon A, Clarencon F, Di Maria F, et al. Very late ischemic complications in flow-diverter stents: a retrospective analysis of a single-center series. J Neurosurg. 2016;125:929-35.

[232] John S, Bain MD, Hui FK, et al. Long-term follow-up of in-stent stenosis after pipeline flow diversion treatment of intracranial aneurysms. Neurosurgery. 2016;78:862-7.

[233] Li MH, Li YD, Gao BL, et al. A new covered stent designed for intracranial vasculature: application in the management of pseudoaneurysms of the cranial internal carotid artery. AJNR Am J Neuroradiol. 2007;28:1579-85.

[234] Li MH, Li YD, Tan HQ, Luo QY, Cheng YS. Treatment of distal internal carotid artery aneurysm with the willis covered stent: a prospective pilot study. Radiology. 2009;253:470-7.

[235] Li MH, Zhu YQ, Fang C, et al. The feasibility and efficacy of treatment with a Willis covered stent in recurrent intracranial aneurysms after coiling. AJNR Am J Neuroradiol. 2008;29:1395-400.

[236] Pumar JM, Blanco M, Vazquez F, Castineira JA, Guimaraens L, Garcia-Allut A. Preliminary experience with leo self-expanding stent for the treatment of intracranial aneurysms. AJNR Am J Neuroradiol. 2005;26:2573-7.

[237] Pumar JM, Lete I, Pardo MI, Vazquez-Herrero F, Blanco M. LEO stent monotherapy for the endovascular reconstruction of fusiform aneurysms of the middle cerebral artery. AJNR Am J Neuroradiol. 2008;29:1775-6.

[238] Solomon RA, Fink ME, Pile-Spellman J. Surgical management of unruptured intracranial aneurysms. J Neurosurg.1994;80:440-6.

[239] Malisch TW, Guglielmi G, Vinuela F, et al. Unruptured aneurysms presenting with mass effect symptoms: response to endosaccular treatment with Guglielmi detachable coils. Part I. Symptoms of cranial nerve dysfunction. J Neurosurg. 1998;89:956-61.

[240] Yanaka K, Matsumaru Y, Mashiko R, Hyodo A, Sugimoto K, Nose T. Small unruptured cerebral aneurysms presenting with oculomotor nerve palsy. Neurosurgery. 2003;52:553-7; discussion 6-7.

[241] Rodriguez-Catarino M, Frisen L, Wikholm G, Elfverson J, Quiding L, Svendsen P. Internal carotid artery aneurysms, cranial nerve dysfunction and headache: the role of deformation and pulsation. Neuroradiology.2003;45:236-40.

[242] Halbach VV, Higashida RT, Dowd CF, et al. The efficacy of endosaccular aneurysm occlusion in alleviating neurological deficits produced by mass effect. J Neurosurg. 1994;80: 659-66.

[243] Kazekawa K, Tsutsumi M, Aikawa H, et al. Internal carotid aneurysms presenting with mass effect symptoms of cranial nerve dysfunction: efficacy and imitations of endosaccular embolization with GDC. Radiat Med.2003;21;80-5.

[244] Chen PR, Amin-Hanjani S, Albuquerque FC, McDougall C, Zabramski JM, Spetzler RF. Outcome of oculomotor nerve palsy from posterior communicating artery aneurysms: comparison of clipping and coiling. Neurosurgery.2006;58:1040-6; discussion-6.

[245] Ahn JY, Han IB, Yoon PH, et al. Clipping vs coiling of posterior communicating artery aneurysms with third nerve palsy. Neurology. 2006;66:121-3.

[246] Tan H, Huang G, Zhang T, Liu J, Li Z, Wang Z. A retrospective comparison of the influence of surgical clipping and endovascular embolization on recovery of oculomotor nerve palsy in patients with posterior communicating artery aneurysms. Neurosurgery. 2015;76: 687-94; discussion 94.

[247] McCracken DJ, Lovasik BP, McCracken CE, et al. Resolution of oculomotor nerve palsy secondary to posterior communicating artery aneurysms: comparison of clipping and coiling. Neurosurgery. 2015;77;931-9; discussion 9.

[248] Lv N, Yu Y, Xu J, Karmonik C, Liu J, Huang Q. Hemodynamic and morphological characteristics of unruptured posterior communicating artery aneurysms with oculomotor nerve palsy. J Neurosurg. 2016;125:264-8.

[249] Guresir E, Schuss P, Seifert V, Vatter H. Oculomotor nerve palsy by posterior communicating artery aneurysms:influence of surgical strategy on recovery. J Neurosurg. 2012; 117;904-10.

[250] Stiebel-Kalish H, Kalish Y, Bar-On RH, et al. Presentation, natural history, and management of carotid cavernous aneurysms. Neurosurgery. 2005;57;850-7; discussion -7.

[251] Field M, Jungreis CA, Chengelis N, Kromer H, Kirby L, Yonas H. Symptomatic cavernous sinus aneurysms: management and outcome after carotid occlusion and selective cerebral revascularization. AJNR Am J Neuroradiol.2003;24;1200-7.

[252] Gonzalez LF, Walker MT, Zabramski JM, Partovi S, Wallace RC, Spetzler RF. Distinction between paraclinoid and cavernous sinus aneurysms with computed tomographic angiography. Neurosurgery. 2003;52;1131-7; discussion 8-9.

[253] Van Rooij WJ, Sluzewski M, Beute GN. Ruptured cavernous sinus aneurysms causing carotid cavernous fistula:incidence, clinical presentation, treatment, and outcome. AJNR Am J Neuroradiol. 2006;27;185-9.

[254] Hamada H, Endo S, Fukuda O, Ohi M, Takaku A. Giant aneurysm in the cavernous sinus causing subarachnoid hemorrhage 13 years after detection: a case report. Surg Neurol. 1996;45;143-6.

[255] Kupersmith MJ, Hurst R, Berenstein A, Choi IS, Jafar J, Ransohoff J. The benign course of cavernous carotid artery aneurysms. J Neurosurg. 1992;77;690-3.

[256] Linskey ME, Sekhar LN, Hirsch WL Jr, Yonas H, Horton JA. Aneurysms of the intracavernous carotid artery: natural history and indications for treatment. Neurosurgery. 1990;26;933-7; discussion 7-8.

[257] Van der Schaaf I, Algra A, Wermer M, et al. Endovascular coiling versus neurosurgical clipping for patients with aneurysmal subarachnoid haemorrhage. Cochrane Database Syst

Rev. 2005;4:CD003085.

[258] De Jesus O, Sekhar LN, Riedel CJ. Clinoid and paraclinoid aneurysms: surgical anatomy, operative techniques, and outcome. Surg Neurol. 1999;51;477-88.

[259] Tanaka Y, Hongo K, Tada T, et al. Radiometric analysis of paraclinoid carotid artery aneurysms. J Neurosurg. 2002;96;649-53.

[260] Day AL. Aneurysms of the ophthalmic segment. A clinical and anatomical analysis. J Neurosurg. 1990;72;677-91.

[261] Lee JH, Tobias S, Kwon J-T, Sade B, Kosmorsky G. Wilbrand's knee: does it exist? Surg Neurol. 2006;66;11-7.

[262] Yadla SMD, Campbell PGMD, Grobelny BBA, et al. Open and endovascular treatment of unruptured carotidophthalmic aneurysms: clinical and radiographic outcomes. Neurosurgery. 2011;68;1434-43.

[263] Iihara K, Murao K, Sakai N, et al. Unruptured paraclinoid aneurysms: a management strategy. J Neurosurg. 2003;99;241-7.

[264] Hoh BL, Carter BS, Budzik RF, Putman CM, Ogilvy CS. Results after surgical and endovascular treatment of paraclinoid aneurysms by a combined neurovascular team. Neurosurgery. 2001;48;78-89; discussion-90.

[265] Boet R, Wong GK, Poon WS, Lam JM, Yu SC. Aneurysm recurrence after treatment of paraclinoid/ophthalmic segment aneurysms—a treatment-modality assessment. Acta Neurochir. 2005;147;611-6; discussion 6.

[266] Kim JM, Romano A, Sanan A, van Loveren HR, Keller JT. Microsurgical anatomic features and nomenclature of the paraclinoid region. Neurosurgery. 2000;46;670-80; discussion 80-2.

[267] Matsukawa H, Fujii M, Akaike G, et al. Morphological and clinical risk factors for posterior communicating artery aneurysm rupture. J Neurosurg. 2014;120;104-10.

[268] Leipzig TJ, Morgan J, Horner TG, Payner T, Redelman K, Johnson CS. Analysis of intraoperative rupture in the surgical treatment of 1694 saccular aneurysms. Neurosurgery. 2005;56;455-68; discussion-68.

[269] Lawton MT, Du R. Effect of the neurosurgeon's surgical experience on outcomes from intraoperative aneurysmal rupture. Neurosurgery. 2005;57;9-15; discussion-9.

[270] Piotin M, Mounayer C, Spelle L, Williams MT, Moret J. Endovascular treatment of anterior choroidal artery aneurysms. AJNR Am J Neuroradiol. 2004;25;314-8.

[271] Friedman JA, Pichelmann MA, Piepgras DG, et al. Ischemic complications of surgery for anterior choroidal artery aneurysms. J Neurosurg. 2001;94;565-72.

[272] Miyazawa N, Nukui H, Horikoshi T, Yagishita T, Sugita M, Kanemaru K. Surgical management of aneurysms of the bifurcation of the internal carotid artery. Clin Neurol Neurosurg. 2002;104;103-14.

[273] Sakamoto S, Ohba S, Shibukawa M, et al. Characteristics of aneurysms of the internal carotid artery bifurcation. Acta Neurochir. 2006;148;139-43; discussion 43.

[274] Vargas J, Walsh K, Turner R, Chaudry I, Turk A, Spiotta A. Lenticulostriate aneurysms: a case series and review of the literature. J Neurointerv Surg. 2015;7;194-201.

[275] Heck O, Anxionnat R, Lacour JC, et al. Rupture of lenticulostriate artery aneurysms. J Neurosurg. 2014;120;426-33.

[276] Bijlenga P, Ebeling C, Jaegersberg M, et al. Risk of rupture of small anterior communicating artery aneurysms is similar to posterior circulation aneurysms. Stroke. 2013;44:

3018-26.

[277] Yock DH Jr, Larson DA. Computed tomography of hemorrhage from anterior communicating artery aneurysms, with angiographic correlation. Radiology. 1980;134;399-407.

[278] Sayama T, Inamura T, Matsushima T, Inoha S, Inoue T, Fukui M. High incidence of hyponatremia in patients with ruptured anterior communicating artery aneurysms. Neurol Res. 2000;22;151-5.

[279] Hong JH, Choi BY, Chang CH, et al. Injuries of the cingulum and fornix after rupture of an anterior communicating artery aneurysm; a diffusion tensor tractography study. Neurosurgery. 2012;70;819-23.

[280] Fontanella M, Perozzo P, Ursone R, Garbossa D, Bergui M. Neuropsychological assessment after microsurgical clipping or endovascular treatment for anterior communicating artery aneurysm. Acta Neurochir. 2003;145;867-72; discussion 72.

[281] Elias T, Ogungbo B, Connolly D, Gregson B, Mendelow AD, Gholkar A. Endovascular treatment of anterior communicating artery aneurysms; results of clinical and radiological outcome in Newcastle. Br J Neurosurg.2003;17;278-86.

[282] Birknes JK, Hwang SK, Pandey AS, et al. Feasibility and limitations of endovascular coil embolization of anterior communicating artery aneurysms; morphological considerations. Neurosurgery. 2006;59;43-52; discussion 43-52.

[283] Steven DA, Ferguson GG. Distal anterior cerebral artery aneurysms. In: Winn HR, editor. Youmans neurological surgery. Philadelphia; Saunders; 2004. p. 1945-57.

[284] Huber P, Braun J, Hirschmann D, Agyeman JF. Incidence of berry aneurysms of the unpaired pericallosal artery;angiographic study. Neuroradiology. 1980;19;143-7.

[285] Inci S, Erbengi A, Ozgen T. Aneurysms of the distal anterior cerebral artery; report of 14 cases and a review of the literature. Surg Neurol. 1998;50;130-9; discussion 9-40.

[286] Hernesniemi J, Tapaninaho A, Vapalahti M, Niskanen M, Kari A, Luukkonen M. Saccular aneurysms of the distal anterior cerebral artery and its branches. Neurosurgery. 1992;31;994-8; discussion 8-9.

[287] Pierot L, Boulin A, Castaings L, Rey A, Moret J. Endovascular treatment of pericallosal artery aneurysms. Neurol Res. 1996;18;49-53.

[288] Kassell NF, Torner JC, Haley EC Jr, Jane JA, Adams HP, Kongable GL. The international cooperative study on the timing of aneurysm surgery. Part 1; overall management results. J Neurosurg. 1990;73;18-36.

[289] Rinne J, Hernesniemi J, Niskanen M, Vapalahti M. Analysis of 561 patients with 690 middle cerebral artery aneurysms;anatomic and clinical features as correlated to management outcome. Neurosurgery. 1996;38;2-11.

[290] Stoodley MA, Macdonald RL, Weir BK. Surgical treatment of middle cerebral artery aneurysms. Neurosurg Clin N Am. 1998;9;823-34.

[291] Friedman J, Piepgras D. Middle cerebral artery aneurysms. In; Winn HR, editor. Youmans neurological surgery.Philadelphia; Saunders; 2004. p. 1959-70.

[292] Tokuda Y, Inagawa T, Katoh Y, Kumano K, Ohbayashi N, Yoshioka H. Intracerebral hematoma in patients with ruptured cerebral aneurysms. Surg Neurol. 1995;43;272-7.

[293] Raghavan ML, Ma B, Harbaugh RE. Quantified aneurysm shape and rupture risk. J Neurosurg. 2005;102;355-62.

[294] Regli L, Uske A, de Tribolet N. Endovascular coil placement compared with surgical clipping for the treatment of unruptured middle cerebral artery aneurysms; a consecutive se-

ries. J Neurosurg. 1999;90;1025-30.

[295] Doerfler A, Wanke I, Goericke SL, et al. Endovascular treatment of middle cerebral artery aneurysms with electrolytically detachable coils. AJNR Am J Neuroradiol. 2006;27; 513-20.

[296] Brinjikji WBS, Lanzino GMD, Cloft HJMDP, Rabinstein AMD, Kallmes DFMD. Endovascular treatment of middle cerebral artery aneurysms: a systematic review and single-center series. Neurosurgery. 2011;68;397-402.

[297] Hänggi DMD, Winkler PAMD, Steiger H-JMD. Primary epileptogenic unruptured intracranial aneurysms: incidence and effect of treatment on epilepsy. Neurosurgery. 2010; 66;1161-5.

[298] Patankar T, Hughes D. Resolution of temporal lobe epilepsy and MRI abnormalities after coiling of a cerebral aneurysm. AJR Am J Roentgenol. 2005;185;1664-5.

[299] Kuba R, Krupa P, Okacova L, Rektor I. Unruptured intracranial aneurysm as a cause of focal epilepsy: an excellent postoperative outcome after intra-arterial treatment. Epileptic Disord. 2004;6;41-4.

[300] Lozier AP, Connolly ES Jr, Lavine SD, Solomon RA. Guglielmi detachable coil embolization of posterior circulation aneurysms: a systematic review of the literature. Stroke. 2002;33;2509-18.

[301] Saliou G, Sacho RH, Power S, et al. Natural history and management of basilar trunk artery aneurysms. Stroke.2015;46;948-53.

[302] Drake CG. The treatment of aneurysms of the posterior circulation. Clin Neurosurg. 1979; 26;96-144.

[303] Al-Khayat H, Al-Khayat H, White J, Manner D, Samson D. Upper basilar artery aneurysms: oculomotor outcomes in 163 cases. J Neurosurg. 2005;102;482-8.

[304] Henkes H, Fischer S, Mariushi W, et al. Angiographic and clinical results in 316 coil-treated basilar artery bifurcation aneurysms. J Neurosurg. 2005;103;990-9.

[305] Nehls DG, Flom RA, Carter LP, Spetzler RF. Multiple intracranial aneurysms: determining the site of rupture. J Neurosurg. 1985;63;342-8.

[306] Kwon OK, Kim SH, Kwon BJ, et al. Endovascular treatment of wide-necked aneurysms by using two microcatheters:techniques and outcomes in 25 patients. AJNR Am J Neuroradiol. 2005;26;894-900.

[307] Benndorf G, Claus B, Strother CM, Chang L, Klucznik RP. Increased cell opening and prolapse of struts of a neuroform stent in curved vasculature: value of angiographic computed tomography: technical case report. Neurosurgery. 2006;58;ONS-E380; discussion ONS-E.

[308] Josephson SA, Dillon WP, Dowd CF, Malek R, Lawton MT, Smith WS. Continuous bleeding from a basilar terminus aneurysm imaged with CT angiography and conventional angiography. Neurocrit Care. 2004;1;103-6.

[309] Goehre F, Jahromi BR, Hernesniemi J, et al. Characteristics of posterior cerebral artery aneurysms: an angiographic analysis of 93 aneurysms in 81 patients. Neurosurgery. 2014; 75;134-44; discussion 43-4; quiz 44.

[310] Hamada J, Morioka M, Yano S, Todaka T, Kai Y, Kuratsu J. Clinical features of aneurysms of the posterior cerebral artery: a 15-year experience with 21 cases. Neurosurgery. 2005;56;662-70; discussion -70.

[311] Ciceri EF, Klucznik RP, Grossman RG, Rose JE, Mawad ME. Aneurysms of the posteri-

or cerebral artery: classification and endovascular treatment. AJNR Am J Neuroradiol. 2001;22:27-34.

[312] Honda M, Tsutsumi K, Yokoyama H, Yonekura M, Nagata I. Aneurysms of the posterior cerebral artery: retrospective review of surgical treatment. Neurol Med Chir (Tokyo). 2004;44:164-8; discussion 9.

[313] Chang SWMD, Abla AAMD, Kakarla UKMD, et al. Treatment of distal posterior cerebral artery aneurysms: a critical appraisal of the occipital artery-to-posterior cerebral artery bypass. Neurosurgery. 2010;67:16-26.

[314] Hallacq P, Piotin M, Moret J. Endovascular occlusion of the posterior cerebral artery for the treatment of P2 segment aneurysms: retrospective review of a 10-year series. AJNR Am J Neuroradiol. 2002;23:1128-36.

[315] Haw C, Willinsky R, Agid R, TerBrugge K. The endovascular management of superior cerebellar artery aneurysms.Can J Neurol Sci. 2004;31:53-7.

[316] Danet M, Raymond J, Roy D. Distal superior cerebellar artery aneurysm presenting with cerebellar infarction:report of two cases. AJNR Am J Neuroradiol. 2001;22:717-20.

[317] Eckard DA, O'Boynick PL, McPherson CM, et al. Coil occlusion of the parent artery for treatment of symptomatic peripheral intracranial aneurysms. AJNR Am J Neuroradiol. 2000;21:137-42.

[318] Drake CG, Peerless SJ, Hernesniemi JA. Surgery of vertebrobasilar aneurysms: London, Ontario, experience on 1767 patients. Vienna: Springer; 1996.

[319] Peerless SJ, Drake CG. Posterior circulation aneurysms. In: Wilkins RH, Rengachary SS, editors. Neurosurgery.New York: McGraw-Hill; 1996. p. 2341-56.

[320] Seifert V. Direct surgery of basilar trunk and vertebrobasilar junction aneurysms via the combined transpetrosal approach. Neurol Med Chir (Tokyo). 1998;38(Suppl):86-92.

[321] Van Rooij WJ, Sluzewski M, Menovsky T, Wijnalda D. Coiling of saccular basilar trunk aneurysms. Neuroradiology.2003;45:19-21.

[322] Uda K, Murayama Y, Gobin YP, Duckwiler GR, Vinuela F. Endovascular treatment of basilar artery trunk aneurysms with Guglielmi detachable coils: clinical experience with 41 aneurysms in 39 patients. J Neurosurg.2001;95:624-32.

[323] Wenderoth JD, Khangure MS, Phatouros CC, ApSimon HT. Basilar trunk occlusion during endovascular treatment of giant and fusiform aneurysms of the basilar artery. AJNR Am J Neuroradiol. 2003;24:1226-9.

[324] Gonzalez LF, Alexander MJ, McDougall CG, Spetzler RF. Anteroinferior cerebellar artery aneurysms: surgical approaches and outcomes—a review of 34 cases. Neurosurgery. 2004;55:1025-35.

[325] Akyuz M, Tuncer R. Multiple anterior inferior cerebellar artery aneurysms associated with an arteriovenous malformation:case report. Surg Neurol. 2005;64(Suppl 2):S106-8.

[326] Suzuki K, Meguro K, Wada M, Fujita K, Nose T. Embolization of a ruptured aneurysm of the distal anterior inferior cerebellar artery: case report and review of the literature. Surg Neurol. 1999;51:509-12.

[327] Yoon SM, Chun YI, Kwon Y, Kwun BD. Vertebrobasilar junction aneurysms associated with fenestration: experience of five cases treated with Guglielmi detachable coils. Surg Neurol. 2004;61:248-54.

[328] Rabinov JD, Hellinger FR, Morris PP, Ogilvy CS, Putman CM. Endovascular management of vertebrobasilar dissecting aneurysms. AJNR Am J Neuroradiol. 2003;24:1421-8.

[329] Hudgins RJ, Day AL, Quisling RG, Rhoton AL Jr, Sypert GW, Garcia-Bengochea F. Aneurysms of the posterior inferior cerebellar artery. A clinical and anatomical analysis. J Neurosurg. 1983;58;381-7.

[330] Yamaura A, Watanabe Y, Saeki N. Dissecting aneurysms of the intracranial vertebral artery. J Neurosurg.1990;72;183-8.

[331] Kallmes DF, Lanzino G, Dix JE, et al. Patterns of hemorrhage with ruptured posterior inferior cerebellar artery aneurysms; CT findings in 44 cases. AJR Am J Roentgenol. 1997;169;1169-71.

[332] Yamaura A. Diagnosis and treatment of vertebral aneurysms. J Neurosurg. 1988; 69; 345-9.

[333] Lemole GM Jr, Henn J, Javedan S, Deshmukh V, Spetzler RF. Cerebral revascularization performed using posterior inferior cerebellar artery-posterior inferior cerebellar artery bypass. Report of four cases and literature review. J Neurosurg. 2002;97;219-23.

[334] Mericle RA, Reig AS, Burry MV, Eskioglu E, Firment CS, Santra S. Endovascular surgery for proximal posterior inferior cerebellar artery aneurysms; an analysis of Glasgow outcome score by hunt-Hess grades. Neurosurgery.2006;58;619-25; discussion -25.

[335] Lewis SB, Chang DJ, Peace DA, Lafrentz PJ, Day AL. Distal posterior inferior cerebellar artery aneurysms; clinical features and management. J Neurosurg. 2002;97;756-66.

[336] Horiuchi T, Tanaka Y, Hongo K, Nitta J, Kusano Y, Kobayashi S. Characteristics of distal posteroinferior cerebellar artery aneurysms. Neurosurgery. 2003;53;589-95; discussion 95-6.

[337] Orakcioglu B, Schuknecht B, Otani N, Khan N, Imhof HG, Yonekawa Y. Distal posterior inferior cerebellar artery aneurysms; clinical characteristics and surgical management. Acta Neurochir. 2005;147;1131-9.

[338] Heros RC. Posterior inferior cerebellar artery. J Neurosurg. 2002;97;747-8; discussion 8.

[339] Werner S, Blakemore A, King B. Aneurysm of the internal carotid artery within the skull; wiring and electrothermic coagulation. JAMA. 1941;116;578-82.

[340] Mullan S, Raimondi AJ, Dobben G, Vailati G, Hekmatpanah J. Electrically induced thrombosis in intracranial aneurysms. J Neurosurg. 1965;22;539-47.

[341] Gallagher JP. Obliteration of intracranial aneurysms by pilojection. JAMA. 1963;183; 231-6.

[342] Alksne JF, Fingerhut AG. Magnetically controlled metallic thrombosis of intracranial aneurysms. A preliminary report. Bull Los Angel Neurol Soc. 1965;30;153-5.

[343] Luessenhop AJ, Velasquez AC. Observations on the tolerance of the intracranial arteries to catheterization. J Neurosurg. 1964;21;85-91.

[344] Teitelbaum GP, Larsen DW, Zelman V, Lysachev AG, Likhterman LB. A tribute to Dr. Fedor a. Serbinenko, founder of endovascular neurosurgery. Neurosurgery. 2000;46;462-9; discussion 9-70.

[345] Serbinenko FA. Balloon catheterization and occlusion of major cerebral vessels. J Neurosurg. 1974;41;125-45.

[346] Debrun G, Lacour P, Caron JP, Hurth M, Comoy J, Keravel Y. Detachable balloon and calibrated-leak balloon techniques in the treatment of cerebral vascular lesions. J Neurosurg. 1978;49;635-49.

[347] Hieshima GB, Grinnell VS, Mehringer CM. A detachable balloon for therapeutic transcatheter occlusions.Radiology. 1981;138;227-8.

［348］Kwan ES，Heilman CB，Shucart WA，Klucznik RP. Enlargement of basilar artery aneurysms following balloon occlusion—"water-hammer effect". Report of two cases. J Neurosurg. 1991；75：963-8.

［349］Gianturco C，Anderson JH，Wallace S. Mechanical devices for arterial occlusion. Am J Roentgenol Radium Therapy，Nucl Med. 1975；124：428-35.

［350］Higashida RT，Halbach VV，Dowd CF，Barnwell SL，Hieshima GB. Interventional neurovascular treatment of a giant intracranial aneurysm using platinum microcoils. Surg Neurol. 1991；35：64-8.

［351］Hilal SK，Solomon RA. Endovascular treatment of aneurysms with coils. J Neurosurg. 1992；76：337-9.

［352］Molyneux AJ，Clarke A，Sneade M，et al. Cerecyte coil trial：angiographic outcomes of a prospective randomized trial comparing endovascular coiling of cerebral aneurysms with either cerecyte or bare platinum coils. Stroke. 2012；43：2544-50.

［353］McDougall CG，Johnston SC，Gholkar A，et al. Bioactive versus bare platinum coils in the treatment of intracranial aneurysms：the MAPS（matrix and platinum science）trial. AJNR Am J Neuroradiol. 2014；35：935-42.

［354］Moret J，Cognard C，Weill A，Castaings L，Rey A. Reconstruction technic in the treatment of wide-neck intracranial aneurysms. Long-term angiographic and clinical results. Apropos of 56 cases. J Neuroradiol. 1997；24：30-44.

［355］Qureshi AI，Vazquez G，Tariq N，Suri MFK，Lakshminarayan K，Lanzino G. Impact of international subarachnoid aneurysm trial results on treatment of ruptured intracranial aneurysms in the United States. J Neurosurg.2011；114：834-41.

［356］Ellis JA，McDowell MM，Mayer SA，Lavine SD，Meyers PM，Connolly ES Jr. The role of antiplatelet medications in angiogram-negative subarachnoid hemorrhage. Neurosurgery. 2014；75：530-5；discussion 4-5.

［357］Elhadi AM，Zabramski JM，Almefty KK，et al. Spontaneous subarachnoid hemorrhage of unknown origin：hospital course and long-term clinical and angiographic follow-up. J Neurosurg. 2015；122：663-70.

［358］Flaherty ML，Haverbusch M，Kissela B，et al. Perimesencephalic subarachnoid hemorrhage：incidence，risk factors，and outcome. J Stroke Cerebrovasc Dis. 2005；14：267-71.

［359］Konczalla J，Kashefiolasl S，Brawanski N，Senft C，Seifert V，Platz J. Increasing numbers of nonaneurysmal subarachnoid hemorrhage in the last 15 years：antithrombotic medication as reason and prognostic factor？ J Neurosurg. 2016；124：1731-7.

［360］Kalra VB，Wu X，Forman HP，Malhotra A. Cost-effectiveness of angiographic imaging in isolated perimesencephalic subarachnoid hemorrhage. Stroke. 2014；45：3576-82.

［361］Brinjikji W，Kallmes DF，White JB，Lanzino G，Morris JM，Cloft HJ. Inter- and intraobserver agreement in CT characterization of nonaneurysmal perimesencephalic subarachnoid hemorrhage. AJNR Am J Neuroradiol.2010；31：1103-5.

［362］Van der Schaaf IC，Velthuis BK，Gouw A，Rinkel GJ. Venous drainage in perimesencephalic hemorrhage. Stroke.2004；35：1614-8.

［363］Call GK，Fleming MC，Sealfon S，Levine H，Kistler JP，Fisher CM. Reversible cerebral segmental vasoconstriction.Stroke. 1988；19：1159-70.

［364］Edlow BL，Kasner SE，Hurst RW，Weigele JB，Levine JM. Reversible cerebral vasoconstriction syndrome associated with subarachnoid hemorrhage. Neurocrit Care. 2007；7：203-10.

［365］ Ducros A，Fiedler U，Porcher R，Boukobza M，Stapf C，Bousser MG. Hemorrhagic manifestations of reversible cerebral vasoconstriction syndrome：frequency，features，and risk factors. Stroke. 2010；41：2505-11.

［366］ Ducros A. Reversible cerebral vasoconstriction syndrome. Presse Med. 2010；39；312-22.

［367］ Chen SP，Fuh JL，Lirng JF，Chang FC，Wang SJ. Recurrent primary thunderclap headache and benign CNS angiopathy：spectra of the same disorder? Neurology. 2006；67：2164-9.

［368］ Hajj-Ali RA，Furlan A，Abou-Chebel A，Calabrese LH. Benign angiopathy of the central nervous system：cohort of 16 patients with clinical course and long-term followup. Arthritis Rheum. 2002；47；662-9.

［369］ Labovitz DL，Halim AX，Brent B，Boden-Albala B，Hauser WA，Sacco RL. Subarachnoid hemorrhage incidence among whites，blacks and Caribbean Hispanics：the northern Manhattan study. Neuroepidemiology.2006；26；147-50.

［370］ Mayberg MR，Batjer HH，Dacey R，et al. Guidelines for the management of aneurysmal subarachnoid hemorrhage.A statement for healthcare professionals from a special writing group of the stroke council，American Heart Association. Stroke. 1994；25；2315-28.

［371］ Dupont SA，Lanzino G，Wijdicks EFM，Rabinstein AA. The use of clinical and routine imaging data to differentiate between aneurysmal and nonaneurysmal subarachnoid hemorrhage prior to angiography. J Neurosurg.2010；113（4）；790.

［372］ Van Gijn J，Rinkel GJE. Subarachnoid haemorrhage：diagnosis，causes and management. Brain. 2001；124；249-78.

［373］ Polmear A. Sentinel headaches in aneurysmal subarachnoid haemorrhage：what is the true incidence? A systematic review. Cephalalgia. 2003；23；935-41.

［374］ Frizzell RT，Kuhn F，Morris R，Quinn C，Fisher WS 3rd. Screening for ocular hemorrhages in patients with ruptured cerebral aneurysms：a prospective study of 99 patients. Neurosurgery. 1997；41；529-33；discussion 33-4.

［375］ Pfausler B，Belcl R，Metzler R，Mohsenipour I，Schmutzhard E. Terson's syndrome in spontaneous subarachnoid hemorrhage：a prospective study in 60 consecutive patients. J Neurosurg. 1996；85；392-4.

［376］ McCarron MO，Alberts MJ，McCarron P. A systematic review of Terson's syndrome：frequency and prognosis after subarachnoid haemorrhage. J Neurol Neurosurg Psychiatry. 2004；75；491-3.

［377］ Koskela E，Pekkola J，Kivisaari R，et al. Comparison of CT and clinical findings of Terson's syndrome in 121 patients：a 1-year prospective study. J Neurosurg. 2014；120：1172-8.

［378］ Tsementzis SA，Williams A. Ophthalmological signs and prognosis in patients with a subarachnoid haemorrhage.Neurochirurgia（Stuttg）. 1984；27；133-5.

［379］ Pinto AN，Canhao P，Ferro JM. Seizures at the onset of subarachnoid haemorrhage. J Neurol. 1996；243；161-4.

［380］ Dubosh NM，Bellolio MF，Rabinstein AA，Edlow JA. Sensitivity of early brain computed tomography to exclude aneurysmal subarachnoid hemorrhage：a systematic review and meta-analysis. Stroke. 2016；47；750-5.

［381］ Bambakidis N，Selman W. Subarachnoid hemorrhage. In：Suarez JI，editor. Critical care neurology and neurosurgery.Totowa，NJ：Humana Press；2004. p. 365-77.

［382］ Backes D，Rinkel GJ，Kemperman H，Linn FH，Vergouwen MD. Time-dependent test characteristics of head computed tomography in patients suspected of nontraumatic sub-arachnoid hemorrhage. Stroke. 2012;43;2115-9.

[383] Walton JN. Subarachnoid Haemorrhage. Edinburgh; E&S Livingtone; 1956.

[384] Marshman LA, Duell R, Rudd D, Johnston R, Faris C. Intraobserver and interobserver agreement in visual inspection for xanthochromia; implications for subarachnoid hemorrhage diagnosis, computed tomography validation studies, and the Walton rule. Neurosurgery. 2014;74;395-9; discussion 9-400.

[385] Ungerer JP, Southby SJ, Florkowski CM, George PM. Automated measurement of cerebrospinal fluid bilirubin in suspected subarachnoid hemorrhage. Clin Chem. 2004;50; 1854-6.

[386] Heasley DC, Mohamed MA, Yousem DM. Clearing of red blood cells in lumbar puncture does not rule out ruptured aneurysm in patients with suspected subarachnoid hemorrhage but negative head CT findings. AJNR Am J Neuroradiol. 2005;26;820-4.

[387] Wallace AN, Dines JN, Zipfel GJ, Derdeyn CP. Yield of catheter angiography after computed tomography negative, lumbar puncture positive subarachnoid hemorrhage [corrected]. Stroke. 2013;44;1729-31.

[388] Villablanca JP, Jahan R, Hooshi P, et al. Detection and characterization of very small cerebral aneurysms by using 2D and 3D helical CT angiography. AJNR Am J Neuroradiol. 2002;23;1187-98.

[389] Jayaraman MV, Mayo-Smith WW, Tung GA, et al. Detection of intracranial aneurysms; multi-detector row CT angiography compared with DSA. Radiology. 2004;230;510-8.

[390] Rogg JM, Smeaton S, Doberstein C, Goldstein JH, Tung GA, Haas RA. Assessment of the value of MR imaging for examining patients with angiographically negative subarachnoid hemorrhage. AJR Am J Roentgenol.1999;172;201-6.

[391] Maslehaty H, Petridis AK, Barth H, Mehdorn HM. Diagnostic value of magnetic resonance imaging in perimesencephalic and nonperimesencephalic subarachnoid hemorrhage of unknown origin. J Neurosurg. 2011;114;1003-7.

[392] Bakker NA, Groen RJ, Foumani M, et al. Repeat digital subtraction angiography after a negative baseline assessment in nonperimesencephalic subarachnoid hemorrhage; a pooled data meta-analysis. J Neurosurg.2014;120;99-103.

[393] Delgado Almandoz JE, Jagadeesan BD, Refai D, et al. Diagnostic yield of repeat catheter angiography in patients with catheter and computed tomography angiography negative subarachnoid hemorrhage. Neurosurgery.2012;70;1135-42.

[394] Johnston SC, Selvin S, Gress DR. The burden, trends, and demographics of mortality from subarachnoid hemorrhage. Neurology. 1998;50;1413-8.

[395] Qureshi AI, Suri MF, Nasar A, et al. Trends in hospitalization and mortality for subarachnoid hemorrhage and unruptured aneurysms in the United States. Neurosurgery. 2005;57;1-8; discussion 1-8.

[396] Fischer T, Johnsen SP, Pedersen L, Gaist D, Sorensen HT, Rothman KJ. Seasonal variation in hospitalization and case fatality of subarachnoid hemorrhage—a nationwide danish study on 9,367 patients. Neuroepidemiology.2005;24;32-7.

[397] Biotti DMD, Jacquin AMD, Boutarbouch MMD, et al. Trends in case-fatality rates in hospitalized nontraumatic subarachnoid hemorrhage; results of a population-based study in Dijon, France. From 1985 to 2006. Neurosurgery.2010;66;1039-43.

[398] Tsutsumi K, Ueki K, Morita A, Kirino T. Risk of rupture from incidental cerebral aneu-

rysms. J Neurosurg.2000;93:550-3.

[399] Broderick JP, Brott TG, Duldner JE, Tomsick T, Leach A. Initial and recurrent bleeding are the major causes of death following subarachnoid hemorrhage. Stroke. 1994; 25 (7):1342.

[400] Schievink WI, Wijdicks EF, Piepgras DG, Chu CP, O'Fallon WM, Whisnant JP. The poor prognosis of ruptured intracranial aneurysms of the posterior circulation. J Neurosurg. 1995;82(5):791.

[401] Van Donkelaar CE, Bakker NA, Veeger NJ, et al. Predictive factors for rebleeding after aneurysmal subarachnoid hemorrhage: rebleeding aneurysmal subarachnoid hemorrhage study. Stroke. 2015;46:2100-6.

[402] Fujii Y, Takeuchi S, Sasaki O, Minakawa T, Koike T, Tanaka R. Ultra-early rebleeding in spontaneous subarachnoid hemorrhage. J Neurosurg. 1996;84:35-42.

[403] Brilstra EH, Rinkel GJ, Algra A, van Gijn J. Rebleeding, secondary ischemia, and timing of operation in patients with subarachnoid hemorrhage. Neurology. 2000; 55: 1656-60.

[404] Steiger HJ, Fritschi J, Seiler RW. Current pattern of in-hospital aneurysmal rebleeds. A-nalysis of a series treated with individually timed surgery and intravenous nimodipine. Acta Neurochir. 1994;127:21-6.

[405] Khurana VG, Piepgras DG, Whisnant JP. Ruptured giant intracranial aneurysms. Part I. A study of rebleeding. J Neurosurg. 1998;88:425-9.

[406] Jane JA, Kassell NF, Torner JC, Winn HR. The natural history of aneurysms and arteriovenous malformations. J Neurosurg. 1985;62(3):321.

[407] Naidech AM, Janjua N, Kreiter KT, et al. Predictors and impact of aneurysm rebleeding after subarachnoid hemorrhage.Arch Neurol. 2005;62:410-6.

[408] Juvela S. Rebleeding from ruptured intracranial aneurysms. Surg Neurol. 1989;32:323-6.

[409] Fodstad H, Liliequist B, Schannong M, Thulin CA. Tranexamic acid in the preoperative management of ruptured intracranial aneurysms. Surg Neurol. 1978;10:9-15.

[410] Kassell NF, Torner JC, Adams HP Jr. Antifibrinolytic therapy in the acute period following aneurysmal subarachnoid hemorrhage. Preliminary observations from the cooperative aneurysm study. J Neurosurg. 1984;61:225-30.

[411] Vermeulen M, van Gijn J, Hijdra A, van Crevel H. Causes of acute deterioration in patients with a ruptured intracranial aneurysm. A prospective study with serial CT scanning. J Neurosurg. 1984;60:935-9.

[412] Burchiel KJ, Hoffman JM, Bakay RA. Quantitative determination of plasma fibrinolytic activity in patients with ruptured intracranial aneurysms who are receiving epsilon-aminocaproic acid: relationship of possible complications of therapy to the degree of fibrinolytic inhibition. Neurosurgery. 1984;14:57-63.

[413] Starke RM, Kim GH, Fernandez A, et al. Impact of a protocol for acute antifibrinolytic therapy on aneurysm rebleeding after subarachnoid hemorrhage. Stroke. 2008; 39: 2617-21.

[414] Harrigan MR, Rajneesh KF, Ardelt AA, Fisher WS 3rd. Short-term antifibrinolytic therapy before early aneurysm treatment in subarachnoid hemorrhage: effects on rehemorrhage, cerebral ischemia, and hydrocephalus.Neurosurgery. 2010;67:935-9; discussion 9-40.

[415] Hui FK, Schuette AJ, Lieber M, et al. Epsilon aminocaproic acid in angiographically neg-

ative subarachnoid hemorrhage patients is safe: a retrospective review of 83 consecutive patients. Neurosurgery. 2012;70(3):702-5; discussion 705-6.

[416] Germans MR, Post R, Coert BA, Rinkel GJ, Vandertop WP, Verbaan D. Ultra-early tranexamic acid after subarachnoid hemorrhage (ULTRA): study protocol for a randomized controlled trial. Trials. 2013;14:143.

[417] Leipzig TJ, Redelman K, Horner TG. Reducing the risk of rebleeding before early aneurysm surgery: a possible role for antifibrinolytic therapy. J Neurosurg. 1997;86:220-5.

[418] Hillman J, Fridriksson S, Nilsson O, Yu Z, Saveland H, Jakobsson KE. Immediate administration of tranexamic acid and reduced incidence of early rebleeding after aneurysmal subarachnoid hemorrhage: a prospective randomized study. J Neurosurg. 2002;97:771-8.

[419] Vale FL, Bradley EL, Fisher WS 3rd. The relationship of subarachnoid hemorrhage and the need for postoperative shunting. J Neurosurg. 1997;86:462-6.

[420] Malekpour M, Kulwin C, Bohnstedt BN, et al. Effect of short-term epsilon-aminocaproic acid treatment on patients undergoing endovascular coil embolization following aneurysmal subarachnoid hemorrhage. J Neurosurg.2017;126:1606-13.

[421] Foreman PM, Chua M, Harrigan MR, et al. Antifibrinolytic therapy in aneurysmal subarachnoid hemorrhage increases the risk for deep venous thrombosis: a case-control study. Clin Neurol Neurosurg. 2015;139:66-9.

[422] Haley EC Jr, Kassell NF, Torner JC. The international cooperative study on the timing of aneurysm surgery. The north American experience. Stroke. 1992;23:205-14.

[423] Ohman J, Heiskanen O. Timing of operation for ruptured supratentorial aneurysms: a prospective randomized study. J Neurosurg. 1989;70:55-60.

[424] Phillips TJ, Dowling RJ, Yan B, Laidlaw JD, Mitchell PJ. Does treatment of ruptured intracranial aneurysms within 24 hours improve clinical outcome? Stroke. 2011;42:1936-45.

[425] Suarez-Rivera O. Acute hydrocephalus after subarachnoid hemorrhage. Surg Neurol. 1998;49(5):563.

[426] Dehdashti AR, Rilliet B, Rufenacht DA, de Tribolet N. Shunt-dependent hydrocephalus after rupture of intracranial aneurysms: a prospective study of the influence of treatment modality. J Neurosurg. 2004;101:402-7.

[427] Hasan D, Vermeulen M, Wijdicks EF, Hijdra A, van Gijn J. Management problems in acute hydrocephalus after subarachnoid hemorrhage. Stroke. 1989;20:747-53.

[428] Pare L, Delfino R, Leblanc R. The relationship of ventricular drainage to aneurysmal rebleeding. J Neurosurg.1992;76:422-7.

[429] Voldby B, Enevoldsen EM. Intracranial pressure changes following aneurysm rupture. Part 3: recurrent hemorrhage.J Neurosurg. 1982;56:784-9.

[430] O'Kelly CJ, Kulkarni AV, Austin PC, Urbach D, Wallace MC. Shunt-dependent hydrocephalus after aneurysmal subarachnoid hemorrhage: incidence, predictors, and revision rates. Clinical article. J Neurosurg. 2009;111:1029-35.

[431] Komotar RJ, Hahn DK, Kim GH, et al. Efficacy of lamina terminalis fenestration in reducing shunt-dependent hydrocephalus following aneurysmal subarachnoid hemorrhage: a systematic review. Clinical article. J Neurosurg.2009;111:147-54.

[432] Adams H, Ban VS, Leinonen V, et al. Risk of shunting after aneurysmal subarachnoid hemorrhage: a collaborative study and initiation of a consortium. Stroke. 2016; 47: 2488-96.

[433] Zaidi HA, Montoure A, Elhadi A, et al. Long-term functional outcomes and predictors of

shunt-dependent hydrocephalus after treatment of ruptured intracranial aneurysms in the BRAT trial: revisiting the clip vs coil debate. Neurosurgery. 2015;76:608-13; discussion 13-4; quiz 14.

[434] Klopfenstein JD, Kim LJ, Feiz-Erfan I, et al. Comparison of rapid and gradual weaning from external ventricular drainage in patients with aneurysmal subarachnoid hemorrhage: a prospective randomized trial. J Neurosurg. 2004;100:225-9.

[435] Rhoney DH, Tipps LB, Murry KR, Basham MC, Michael DB, Coplin WM. Anticonvulsant prophylaxis and timing of seizures after aneurysmal subarachnoid hemorrhage. Neurology. 2000;55:258-65.

[436] Ibrahim GM, Fallah A, Macdonald RL. Clinical, laboratory, and radiographic predictors of the occurrence of seizures following aneurysmal subarachnoid hemorrhage. J Neurosurg. 2013;119:347-52.

[437] Panczykowski D, Pease M, Zhao Y, et al. Prophylactic antiepileptics and seizure incidence following subarachnoid hemorrhage: a propensity score-matched analysis. Stroke. 2016; 47:1754-60.

[438] Rosengart AJ, Huo JD, Tolentino J, et al. Outcome in patients with subarachnoid hemorrhage treated with antiepileptic drugs. J Neurosurg. 2007;107:253-60.

[439] Naidech AM, Kreiter KT, Janjua N, et al. Phenytoin exposure is associated with functional and cognitive disability after subarachnoid hemorrhage. Stroke. 2005;36:583-7.

[440] Baker CJ, Prestigiacomo CJ, Solomon RA. Short-term perioperative anticonvulsant prophylaxis for the surgical treatment of low-risk patients with intracranial aneurysms. Neurosurgery. 1995;37:863-70; discussion 70-1.

[441] Claassen J, Peery S, Kreiter KT, et al. Predictors and clinical impact of epilepsy after subarachnoid hemorrhage. Neurology. 2003;60:208-14.

[442] Lin CL, Dumont AS, Lieu AS, et al. Characterization of perioperative seizures and epilepsy following aneurysmal subarachnoid hemorrhage. J Neurosurg. 2003;99:978-85.

[443] Solenski NJ, Haley EC Jr, Kassell NF, et al. Medical complications of aneurysmal subarachnoid hemorrhage: a report of the multicenter, cooperative aneurysm study. Participants of the multicenter cooperative aneurysm study. Crit Care Med. 1995;23:1007-17.

[444] Wartenberg KE, Mayer SA. Medical complications after subarachnoid hemorrhage: new strategies for prevention and management. Curr Opin Crit Care. 2006;12:78-84.

[445] Sarrafzadeh AMD, Schlenk FMD, Meisel AMD, Dreier JMD, Vajkoczy PMD, Meisel CMD. Immunodepression after aneurysmal subarachnoid hemorrhage. Stroke. 2011;42: 53-8.

[446] Dorhout Mees SM, van Dijk GW, Algra A, Kempink DRJ, Rinkel GJE. Glucose levels and outcome after subarachnoid hemorrhage. Neurology. 2003;61:1132-3.

[447] Wartenberg KE, Schmidt JM, Claassen J, et al. Impact of medical complications on outcome after subarachnoid hemorrhage. Crit Care Med. 2006;34:617-23; quiz 24.

[448] Frontera JA, Fernandez A, Claassen J, et al. Hyperglycemia after SAH: predictors, associated complications, and impact on outcome. Stroke. 2006;37:199-203.

[449] Capes SE, Hunt D, Malmberg K, Pathak P, Gerstein HC. Stress hyperglycemia and prognosis of stroke in nondiabetic and diabetic patients: a systematic overview. Stroke. 2001;32:2426-32.

[450] Allport LE, Butcher KS, Baird TA, et al. Insular cortical ischemia is independently associated with acute stress hyperglycemia. Stroke. 2004;35:1886-91.

[451] Van den Berghe G, Wouters P, Weekers F, et al. Intensive insulin therapy in critically ill patients. N Engl J Med.2001;345:1359-67.

[452] Hasan D, Wijdicks EF, Vermeulen M. Hyponatremia is associated with cerebral ischemia in patients with aneurysmal subarachnoid hemorrhage. Ann Neurol. 1990;27:106-8.

[453] Kurokawa Y, Uede T, Ishiguro M, et al. Pathogenesis of hyponatremia following subarachnoid hemorrhage due to ruptured cerebral aneurysm. Surg Neurol. 1996;46:500-7; discussion 7-8.

[454] Qureshi AI, Suri MF, Sung GY, et al. Prognostic significance of hypernatremia and hyponatremia among patients with aneurysmal subarachnoid hemorrhage. Neurosurgery. 2002;50:749-55; discussion 55-6.

[455] Sherlock M, O'Sullivan E, Agha A, et al. The incidence and pathophysiology of hyponatraemia after subarachnoid haemorrhage. Clin Endocrinol. 2006;64:250-4.

[456] Morinaga K, Hayashi S, Matsumoto Y, et al. Hyponatremia and cerebral vasospasm in patients with aneurysmal subarachnoid hemorrhage. No To Shinkei. 1992;44:629-32.

[457] Moro N, Katayama Y, Kojima J, Mori T, Kawamata T. Prophylactic management of excessive natriuresis with hydrocortisone for efficient hypervolemic therapy after subarachnoid hemorrhage. Stroke. 2003;34:2807-11.

[458] Wijdicks EF, Vandongen KJ, Vangijn J, Hijdra A, Vermeulen M. Enlargement of the third ventricle and hyponatraemia in aneurysmal subarachnoid haemorrhage. J Neurol Neurosurg Psychiatry. 1988;51:516-20.

[459] Harrigan MR. Cerebral salt wasting syndrome. Crit Care Clin. 2001;17:125-38.

[460] Wijdicks EF, Vermeulen M, ten Haaf JA, Hijdra A, Bakker WH, van Gijn J. Volume depletion and natriuresis in patients with a ruptured intracranial aneurysm. Ann Neurol. 1985;18:211-6.

[461] MJ MG, Blessing R, Nimjee SM, et al. Correlation of serum brain natriuretic peptide with hyponatremia and delayed ischemic neurological deficits after subarachnoid hemorrhage. Neurosurgery. 2004;54:1369-73; discussion 73-4.

[462] Tomida M, Muraki M, Uemura K, Yamasaki K. Plasma concentrations of brain natriuretic peptide in patients with subarachnoid hemorrhage. Stroke. 1998;29:1584-7.

[463] Tung PP, Olmsted E, Kopelnik A, et al. Plasma B-type natriuretic peptide levels are associated with early cardiac dysfunction after subarachnoid hemorrhage. Stroke. 2005;36:1567-9.

[464] Sviri GE, Feinsod M, Soustiel JF. Brain natriuretic peptide and cerebral vasospasm in subarachnoid hemorrhage:clinical and TCD correlations. Stroke. 2000;31:118-22.

[465] Takahashi K, Totsune K, Sone M, et al. Human brain natriuretic peptide-like immunoreactivity in human brain.Peptides. 1992;13:121-3.

[466] Berendes E, Walter M, Cullen P, et al. Secretion of brain natriuretic peptide in patients with aneurysmal subarachnoid haemorrhage. Lancet. 1997;349:245-9.

[467] Takaku A, Shindo K, Tanaka S, Mori T, Suzuki J. Fluid and electrolyte disturbances in patients with intracranial aneurysms. Surg Neurol. 1979;11:349-56.

[468] Van den Bergh WM, Algra A, Rinkel GJE. Electrocardiographic abnormalities and serum magnesium in patients with subarachnoid hemorrhage. Stroke. 2004;35:644-8.

[469] Fukui S, Otani N, Katoh H, et al. Female gender as a risk factor for hypokalemia and QT prolongation after subarachnoid hemorrhage. Neurology. 2002;59:134-6.

[470] Fukui S, Katoh H, Tsuzuki N, et al. Multivariate analysis of risk factors for QT prolon-

gation following subarachnoid hemorrhage. Crit Care. 2003;7:R7-R12.

[471] Machado C, Baga JJ, Kawasaki R, Reinoehl J, Steinman RT, Lehmann MH. Torsade de pointes as a complication of subarachnoid hemorrhage: a critical reappraisal. J Electrocardiol. 1997;30:31-7.

[472] Van den Bergh WM, Algra A, van der Sprenkel JW, Tulleken CA, Rinkel GJ. Hypomagnesemia after aneurysmal subarachnoid hemorrhage. Neurosurgery. 2003;52:276-81; discussion 81-2.

[473] Collignon FP, Friedman JA, Piepgras DG, et al. Serum magnesium levels as related to symptomatic vasospasm and outcome following aneurysmal subarachnoid hemorrhage. Neurocrit Care. 2004;1:441-8.

[474] Brouwers PJ, Wijdicks EF, Hasan D, et al. Serial electrocardiographic recording in aneurysmal subarachnoid hemorrhage. Stroke. 1989;20:1162-7.

[475] Marion DW, Segal R, Thompson ME. Subarachnoid hemorrhage and the heart. Neurosurgery. 1986;18:101-6.

[476] Manninen PH, Ayra B, Gelb AW, Pelz D. Association between electrocardiographic abnormalities and intracranial blood in patients following acute subarachnoid hemorrhage. J Neurosurg Anesthesiol. 1995;7:12-6.

[477] Andreoli A, di Pasquale G, Pinelli G, Grazi P, Tognetti F, Testa C. Subarachnoid hemorrhage: frequency and severity of cardiac arrhythmias. A survey of 70 cases studied in the acute phase. Stroke. 1987;18:558-64.

[478] Kuroiwa T, Morita H, Tanabe H, Ohta T. Significance of ST segment elevation in electrocardiograms in patients with ruptured cerebral aneurysms. Acta Neurochir. 1995;133:141-6.

[479] Mayer SA, Lin J, Homma S, et al. Myocardial injury and left ventricular performance after subarachnoid hemorrhage.Stroke. 1999;30:780-6.

[480] Fink JN, Selim MH, Kumar S, Voetsch B, Fong WC, Caplan LR. Insular cortex infarction in acute middle cerebral artery territory stroke: predictor of stroke severity and vascular lesion. Arch Neurol. 2005;62:1081-5.

[481] Kono T, Morita H, Kuroiwa T, Onaka H, Takatsuka H, Fujiwara A. Left ventricular wall motion abnormalities in patients with subarachnoid hemorrhage: neurogenic stunned myocardium. J Am Coll Cardiol. 1994;24:636-40.

[482] Tung P, Kopelnik A, Banki N, et al. Predictors of neurocardiogenic injury after subarachnoid hemorrhage. Stroke.2004;35:548-51.

[483] Banki NM, Kopelnik A, Dae MW, et al. Acute neurocardiogenic injury after subarachnoid hemorrhage. Circulation.2005;112:3314-9.

[484] Schuiling WJ, Dennesen PJW, Tans JTJ, Kingma LM, Algra A, Rinkel GJE. Troponin I in predicting cardiac or pulmonary complications and outcome in subarachnoid haemorrhage. J Neurol Neurosurg Psychiatry.2005;76:1565-9.

[485] Jain R, Deveikis J, Thompson BG. Management of patients with stunned myocardium associated with subarachnoid hemorrhage. AJNR Am J Neuroradiol. 2004;25:126-9.

[486] Naval NS, Stevens RD, Mirski MA, Bhardwaj A. Controversies in the management of aneurysmal subarachnoid hemorrhage. Crit Care Med. 2006;34:511-24.

[487] Obata Y, Takeda J, Sato Y, Ishikura H, Matsui T, Isotani E. A multicenter prospective cohort study of volume management after subarachnoid hemorrhage: circulatory characteristics of pulmonary edema after subarachnoid hemorrhage. J Neurosurg. 2016;125:

254-63.

[488]　Kopelnik A, Fisher L, Miss JC, et al. Prevalence and implications of diastolic dysfunction after subarachnoid hemorrhage. Neurocrit Care. 2005;3;132-8.

[489]　Friedman JA, Pichelmann MA, Piepgras DG, et al. Pulmonary complications of aneurysmal subarachnoid hemorrhage.Neurosurgery. 2003;52;1025-31; discussion 31-2.

[490]　Kahn JM, Caldwell EC, Deem S, Newell DW, Heckbert SR, Rubenfeld GD. Acute lung injury in patients with subarachnoid hemorrhage; incidence, risk factors, and outcome. Crit Care Med. 2006;34;196-202.

[491]　Macmillan CS, Grant IS, Andrews PJ. Pulmonary and cardiac sequelae of subarachnoid haemorrhage; time for active management? Intensive Care Med. 2002;28;1012-23.

[492]　Knudsen F, Jensen HP, Petersen PL. Neurogenic pulmonary edema; treatment with dobutamine. Neurosurgery.1991;29;269-70.

[493]　Can A, Gross BA, Smith TR, et al. Pituitary dysfunction after aneurysmal subarachnoid hemorrhage; a systematic review and meta-analysis. Neurosurgery. 2016;79;253-64.

[494]　Findley JM. Cerebral vasospasm. In: Winn HR, editor. Youmans neurological surgery. Philadelphia; Saunders;2004. p. 1839-67.

[495]　Macdonald RL. Management of cerebral vasospasm. Neurosurg Rev. 2006. https://doi. org/10.1007/s10143-005-0013-5.

[496]　Haley EC Jr, Kassell NF, Apperson-Hansen C, Maile MH, Alves WM. A randomized, double-blind, vehiclecontrolled trial of tirilazad mesylate in patients with aneurysmal subarachnoid hemorrhage; a cooperative study in North America. J Neurosurg. 1997;86; 467-74.

[497]　Kassell NF, Haley EC Jr, Apperson-Hansen C, Alves WM. Randomized, double-blind, vehicle-controlled trial of tirilazad mesylate in patients with aneurysmal subarachnoid hemorrhage; a cooperative study in Europe, Australia, and New Zealand. J Neurosurg. 1996;84;221-8.

[498]　Weir B, Grace M, Hansen J, Rothberg C. Time course of vasospasm in man. J Neurosurg. 1978;48;173-8.

[499]　Dorsch NW, King MT. A review of cerebral vasospasm in aneurysmal subarchnoid hemorrhage; incidence and effects. J Clin Neurosci. 1994;1;19-26.

[500]　Yamaguchi M, Bun T, Kuwahara T, Kitamura S. Very late-onset symptomatic cerebral vasospasm caused by a large residual aneurysmal subarachnoid hematoma—case report. Neurol Med Chir (Tokyo). 1999;39;677-80.

[501]　Claassen J, Bernardini GL, Kreiter K, et al. Effect of cisternal and ventricular blood on risk of delayed cerebral ischemia after subarachnoid hemorrhage; the fisher scale revisited. Stroke. 2001;32;2012-20.

[502]　Howington JU, Kutz SC, Wilding GE, Awasthi D. Cocaine use as a predictor of outcome in aneurysmal subarachnoid hemorrhage. J Neurosurg. 2003;99;271-5.

[503]　Beadell NC, Thompson EM, Delashaw JB, Cetas JS. The deleterious effects of methamphetamine use on initial presentation and clinical outcomes in aneurysmal subarachnoid hemorrhage. J Neurosurg. 2012;117;781-6.

[504]　Behrouz R, Birnbaum L, Grandhi R, et al. Cannabis use and outcomes in patients with aneurysmal subarachnoid hemorrhage. Stroke. 2016;47;1371-3.

[505]　Ryttlefors MMDP, Enblad PMDP, Ronne-Engstrom EMDP, Persson LMDP, Ilodigwe DP, Macdonald RLMDP. Patient age and vasospasm after subarachnoid hemorrhage. Neu-

rosurgery. 2010;67;911-7.

[506] Hoh BL, Topcuoglu MA, Singhal AB, et al. Effect of clipping, craniotomy, or intravascular coiling on cerebral vasospasm and patient outcome after aneurysmal subarachnoid hemorrhage. Neurosurgery. 2004;55;779-86; discussion 86-9.

[507] Rabinstein AA, Pichelmann MA, Friedman JA, et al. Symptomatic vasospasm and outcomes following aneurysmal subarachnoid hemorrhage: a comparison between surgical repair and endovascular coil occlusion. J Neurosurg.2003;98;319-25.

[508] Schweickert WD, Gehlbach BK, Pohlman AS, Hall JB, Kress JP. Daily interruption of sedative infusions and complications of critical illness in mechanically ventilated patients. Crit Care Med. 2004;32(6);1272.

[509] Jaeger M, Soehle M, Schuhmann MU, Meixensberger J. Clinical significance of impaired cerebrovascular autoregulation after severe aneurysmal subarachnoid hemorrhage. Stroke. 2012;43;2097-101.

[510] Yoon DY, Choi CS, Kim KH, Cho BM, Multidetector-Row CT. Angiography of cerebral vasospasm after aneurysmal subarachnoid hemorrhage: comparison of volume-rendered images and digital subtraction angiography.AJNR Am J Neuroradiol. 2006;27;370-7.

[511] Harrigan MR, Leonardo J, Gibbons KJ, Guterman LR, Hopkins LN. CT perfusion cerebral blood flow imaging in neurological critical care. Neurocrit Care. 2005;2;352-66.

[512] Wintermark M, Ko NU, Smith WS, Liu S, Higashida RT, Dillon WP. Vasospasm after subarachnoid hemorrhage: utility of perfusion CT and CT angiography on diagnosis and management. AJNR Am J Neuroradiol. 2006;27;26-34.

[513] Clyde BL, Resnick DK, Yonas H, Smith HA, Kaufmann AM. The relationship of blood velocity as measured by transcranial doppler ultrasonography to cerebral blood flow as determined by stable xenon computed tomographic studies after aneurysmal subarachnoid hemorrhage. Neurosurgery. 1996;38;896-904; discussion-5.

[514] Lysakowski C, Walder B, Costanza MC, Tramer MR. Transcranial doppler versus angiography in patients with vasospasm due to a ruptured cerebral aneurysm: a systematic review. Stroke. 2001;32;2292-8.

[515] Aaslid R, Huber P, Nornes H. Evaluation of cerebrovascular spasm with transcranial Doppler ultrasound. J Neurosurg. 1984;60;37-41.

[516] Burch CM, Wozniak MA, Sloan MA, et al. Detection of intracranial internal carotid artery and middle cerebral artery vasospasm following subarachnoid hemorrhage. J Neuroimaging. 1996;6;8-15.

[517] Wozniak MA, Sloan MA, Rothman MI, et al. Detection of vasospasm by transcranial Doppler sonography. The challenges of the anterior and posterior cerebral arteries. J Neuroimaging. 1996;6;87-93.

[518] Sloan MA, Burch CM, Wozniak MA, et al. Transcranial Doppler detection of vertebrobasilar vasospasm following subarachnoid hemorrhage. Stroke. 1994;25;2187-97.

[519] Kumar G, Shahripour RB, Harrigan MR. Vasospasm on transcranial Doppler is predictive of delayed cerebral ischemia in aneurysmal subarachnoid hemorrhage: a systematic review and meta-analysis. J Neurosurg.2016;124;1257-64.

[520] Lindegaard KF, Nornes H, Bakke SJ, Sorteberg W, Nakstad P. Cerebral vasospasm after subarachnoid haemorrhage investigated by means of transcranial Doppler ultrasound. Acta Neurochir Suppl (Wien). 1988;42;81-4.

[521] Soustiel JF, Shik V, Shreiber R, Tavor Y, Goldsher D, Muizelaar JP. Basilar vasospasm

diagnosis: investigation of a modified "Lindegaard index" based on imaging studies and blood velocity measurements of the basilar artery * editorial comment: investigation of a modified "Lindegaard index" based on imaging studies and blood velocity measurements of the basilar artery. Stroke. 2002;33:72-8.

[522] Barker FG 2nd, Ogilvy CS. Efficacy of prophylactic nimodipine for delayed ischemic deficit after subarachnoid hemorrhage: a metaanalysis. J Neurosurg. 1996;84:405-14.

[523] Philippon J, Grob R, Dagreou F, Guggiari M, Rivierez M, Viars P. Prevention of vasospasm in subarachnoid haemorrhage. A controlled study with nimodipine. Acta Neurochir. 1986;82:110-4.

[524] Pickard JD, Murray GD, Illingworth R, et al. Effect of oral nimodipine on cerebral infarction and outcome after subarachnoid haemorrhage: British aneurysm nimodipine trial. BMJ. 1989;298:636-42.

[525] Rinkel GJ, Feigin VL, Algra A, van den Bergh WM, Vermeulen M, van Gijn J. Calcium antagonists for aneurysmal subarachnoid haemorrhage. Cochrane Database Syst Rev. 2005;3:CD000277.

[526] Sandow N, Diesing D, Sarrafzadeh A, Vajkoczy P, Wolf S. Nimodipine dose reductions in the treatment of patients with aneurysmal subarachnoid hemorrhage. Neurocrit Care. 2016;25:29-39.

[527] Hanggi D, Etminan N, Aldrich F, et al. Randomized, open-label, phase 1/2a study to determine the maximum tolerated dose of intraventricular sustained release nimodipine for subarachnoid hemorrhage (NEWTON [Nimodipine microparticles to enhance recovery while reducing toxicity after subarachnoid hemorrhage]). Stroke. 2017;48:145-51.

[528] Wong MC, Haley EC Jr. Calcium antagonists: stroke therapy coming of age. Stroke. 1990;21:494-501.

[529] Toyota BD. The efficacy of an abbreviated course of nimodipine in patients with good-grade aneurysmal subarachnoid hemorrhage. J Neurosurg. 1999;90:203-6.

[530] Endres M. Statins and stroke. J Cereb Blood Flow Metab. 2005;25:1093-110.

[531] Chen J, Zhang ZG, Li Y, et al. Statins induce angiogenesis, neurogenesis, and synaptogenesis after stroke. Ann Neurol. 2003;53:743-51.

[532] MJ MG, Pradilla G, Legnani FG, et al. Systemic administration of simvastatin after the onset of experimental subarachnoid hemorrhage attenuates cerebral vasospasm. Neurosurgery. 2006;58:945-51; discussion-51.

[533] Tseng MY, Czosnyka M, Richards H, Pickard JD, Kirkpatrick PJ. Effects of acute treatment with pravastatin on cerebral vasospasm, autoregulation, and delayed ischemic deficits after aneurysmal subarachnoid hemorrhage: a phase II randomized placebo-controlled trial. Stroke. 2005;36:1627-32.

[534] Lynch JR, Wang H, McGirt MJ, et al. Simvastatin reduces vasospasm after aneurysmal subarachnoid hemorrhage: results of a pilot randomized clinical trial. Stroke. 2005;36:2024-6.

[535] Chou SH, Smith EE, Badjatia N, et al. A randomized, double-blind, placebo-controlled pilot study of simvastatin in aneurysmal subarachnoid hemorrhage. Stroke. 2008;39:2891-3.

[536] Wong GK, Chan DY, Siu DY, et al. High-dose simvastatin for aneurysmal subarachnoid hemorrhage: multicenter randomized controlled double-blinded clinical trial. Stroke. 2015;46:382-8.

［537］ Shen J, Huang KY, Zhu Y, et al. Effect of statin treatment on vasospasm-related morbidity and functional outcome in patients with aneurysmal subarachnoid hemorrhage: a systematic review and meta-analysis. J Neurosurg.2016:1-11.

［538］ Shen J, Pan JW, Fan ZX, Xiong XX, Zhan RY. Dissociation of vasospasm-related morbidity and outcomes in patients with aneurysmal subarachnoid hemorrhage treated with clazosentan: a meta-analysis of randomized controlled trials. J Neurosurg. 2013; 119: 180-9.

［539］ Pfeffer MA, Keech A, Sacks FM, et al. Safety and tolerability of pravastatin in long-term clinical trials: prospective pravastatin pooling (PPP) project. Circulation. 2002; 105: 2341-6.

［540］ UpToDate. Pravastatin: Drug Information. Lexi-Comp, Inc.; 2007.

［541］ Tseng MY, Hutchinson PJ, Turner CL, et al. Biological effects of acute pravastatin treatment in patients after aneurysmal subarachnoid hemorrhage: a double-blind, placebo-controlled trial. J Neurosurg. 2007;107:1092-100.

［542］ Klimo P Jr, Kestle JR, MacDonald JD, Schmidt RH. Marked reduction of cerebral vasospasm with lumbar drainage of cerebrospinal fluid after subarachnoid hemorrhage. J Neurosurg. 2004;100:215-24.

［543］ Kwon OY, Kim YJ, Cho CS, Lee SK, Cho MK. The utility and benefits of external lumbar CSF drainage after endovascular coiling on aneurysmal subarachnoid hemorrhage. J Korean Neurosurg Soc. 2008;43:281-7.

［544］ Staykov DMD, Speck VMD, Volbers BMD, et al. Early recognition of lumbar overdrainage by lumboventricular pressure gradient. Neurosurgery. 2011;68:1187-91.

［545］ Van den Bergh WM, Zuur JK, Kamerling NA, et al. Role of magnesium in the reduction of ischemic depolarization and lesion volume after experimental subarachnoid hemorrhage. J Neurosurg. 2002;97:416-22.

［546］ Fawcett WJ, Haxby EJ, Male DA. Magnesium: physiology and pharmacology. Br J Anaesth. 1999;83:302-20.

［547］ Euser AG, Cipolla MJ. Resistance artery vasodilation to magnesium sulfate during pregnancy and the postpartum state. Am J Physiol Heart Circ Physiol. 2005;288:H1521-5.

［548］ Van den Bergh WM, On behalf of the MSG. Magnesium sulfate in aneurysmal subarachnoid hemorrhage: a randomized controlled trial. Stroke. 2005;36:1011-5.

［549］ Wong GK, Poon WS, Chan MT, et al. Intravenous magnesium sulphate for aneurysmal subarachnoid hemorrhage (IMASH): a randomized, double-blinded, placebo-controlled, multicenter phase III trial. Stroke. 2010;41:921-6.

［550］ Wong GKCF, Poon WSFF, Chan MTVF, et al. Plasma magnesium concentrations and clinical outcomes in aneurysmal subarachnoid hemorrhage patients: post hoc analysis of intravenous magnesium sulphate for aneurysmal subarachnoid hemorrhage trial. Stroke. 2010;41:1841-4.

［551］ Dorhout Mees SM, van den Bergh WM, Algra A, Rinkel GJ. Achieved serum magnesium concentrations and occurrence of delayed cerebral ischaemia and poor outcome in aneurysmal subarachnoid haemorrhage. J Neurol Neurosurg Psychiatry. 2007;78:729-31.

［552］ Dorhout Mees SM, Algra A, Wong GK, et al. Early magnesium treatment after aneurysmal subarachnoid hemorrhage: individual patient data meta-analysis. Stroke. 2015; 46: 3190-3.

［553］ Origitano TC, Wascher TM, Reichman OH, Anderson DE. Sustained increased cerebral blood flow with prophylactic hypertensive hypervolemic hemodilution ("triple-H" therapy) after subarachnoid hemorrhage. Neurosurgery. 1990; 27: 729-39; discussion 39-40.

[554] Treggiari MM, Walder B, Suter PM, Romand JA. Systematic review of the prevention of delayed ischemic neurological deficits with hypertension, hypervolemia, and hemodilution therapy following subarachnoid hemorrhage.J Neurosurg. 2003;98:978-84.

[555] Lennihan L, Mayer SA, Fink ME, et al. Effect of hypervolemic therapy on cerebral blood flow after subarachnoid hemorrhage: a randomized controlled trial. Stroke. 2000; 31: 383-91.

[556] Feigin VL, Rinkel GJ, Algra A, van Gijn J. Circulatory volume expansion for aneurysmal subarachnoid hemorrhage.Cochrane Database Syst Rev. 2000;2:CD000483.

[557] Rinkel GJ, Feigin VL, Algra A, van Gijn J. Circulatory volume expansion therapy for aneurysmal subarachnoid haemorrhage. Cochrane Database Syst Rev. 2004;4:CD000483.

[558] Egge A, Waterloo K, Sjoholm H, Solberg T, Ingebrigtsen T, Romner B. Prophylactic hyperdynamic postoperative fluid therapy after aneurysmal subarachnoid hemorrhage: a clinical, prospective, randomized, controlled study.Neurosurgery. 2001;49:593-605; discussion-6.

[559] Raabe A, Beck J, Berkefeld J, et al. Recommendations for the management of patients with aneurysmal subarachnoid hemorrhage. Zentralbl Neurochir. 2005;66;79-91.

[560] Ramakrishna RMD, Sekhar LNMDF, Ramanathan DMD, et al. Intraventricular tissue plasminogen activator for the prevention of vasospasm and hydrocephalus after aneurysmal subarachnoid hemorrhage. Neurosurgery.2010;67:110-7.

[561] Muehlschlegel SMDMPH, Rordorf GMD, Sims JMD. Effects of a single dose of dantrolene in patients with cerebral vasospasm after subarachnoid hemorrhage: a prospective pilot study. Stroke. 2011;42:1301-6.

[562] Al-Rawi PGB, Tseng M-YP, Richards HKP, et al. Hypertonic saline in patients with poor-grade subarachnoid hemorrhage improves cerebral blood flow, brain tissue oxygen, and pH. Stroke. 2010;41:122-8.

[563] Hoh BL, Carter BS, Ogilvy CS. Risk of hemorrhage from unsecured, unruptured aneurysms during and after hypertensive hypervolemic therapy. Neurosurgery. 2002;50:1207-11; discussion 11-2.

[564] Shimoda M, Oda S, Tsugane R, Sato O. Intracranial complications of hypervolemic therapy in patients with a delayed ischemic deficit attributed to vasospasm. J Neurosurg. 1993; 78:423-9.

[565] Raabe A, Beck J, Keller M, Vatter H, Zimmermann M, Seifert V. Relative importance of hypertension compared with hypervolemia for increasing cerebral oxygenation in patients with cerebral vasospasm after subarachnoid hemorrhage. J Neurosurg. 2005;103: 974-81.

[566] Harrigan MR. Hypertension may be the most important component of hyperdynamic therapy in cerebral vasospasm.Crit Care. 2010;14;151.

[567] Dankbaar JW, Slooter AJ, Rinkel GJ, Schaaf IC. Effect of different components of triple-H therapy on cerebral perfusion in patients with aneurysmal subarachnoid haemorrhage: a systematic review. Crit Care. 2010;14:R23.

[568] Gathier CS, Dankbaar JW, van der Jagt M, et al. Effects of induced hypertension on cerebral perfusion in delayed cerebral ischemia after aneurysmal subarachnoid hemorrhage: a

randomized clinical trial. Stroke.2015;46;3277-81.

[569] Giannotta SL, McGillicuddy JE, Kindt GW. Diagnosis and treatment of postoperative cerebral vasospasm. Surg Neurol. 1977;8;286-90.

[570] Awad IA, Carter LP, Spetzler RF, Medina M, Williams FC Jr. Clinical vasospasm after subarachnoid hemorrhage;response to hypervolemic hemodilution and arterial hypertension. Stroke. 1987;18;365-72.

[571] Rosenwasser RH, Delgado TE, Buchheit WA, Freed MH. Control of hypertension and prophylaxis against vasospasm in cases of subarachnoid hemorrhage; a preliminary report. Neurosurgery. 1983;12;658-61.

[572] Corsten L, Raja A, Guppy K, et al. Contemporary management of subarachnoid hemorrhage and vasospasm; the UIC experience. Surg Neurol. 2001;56;140-8; discussion 8-50.

[573] Joseph M, Ziadi S, Nates J, Dannenbaum M, Malkoff M. Increases in cardiac output can reverse flow deficits from vasospasm independent of blood pressure; a study using xenon computed tomographic measurement of cerebral blood flow. Neurosurgery. 2003; 53; 1044-51; discussion 51-2.

[574] Mayer SA, Solomon RA, Fink ME, et al. Effect of 5% albumin solution on sodium balance and blood volume after subarachnoid hemorrhage. Neurosurgery. 1998;42;759-67; discussion 67-8.

[575] Ekelund A, Reinstrup P, Ryding E, et al. Effects of iso- and hypervolemic hemodilution on regional cerebral blood flow and oxygen delivery for patients with vasospasm after aneurysmal subarachnoid hemorrhage. Acta Neurochir. 2002;144;703-12; discussion 12-3.

[576] Asplund K, Israelsson K, Schampi I. Haemodilution for acute ischaemic stroke. Cochrane Database Syst Rev.2000;8;CD000103.

[577] Allport LE, Parsons MW, Butcher KS, et al. Elevated hematocrit is associated with reduced reperfusion and tissue survival in acute stroke. Neurology. 2005;65;1382-7.

[578] Macdonald RL. Cerebral vasospasm. Neurosurg Q. 1995;5;73-97.

[579] Kassell NF, Peerless SJ, Durward QJ, Beck DW, Drake CG, Adams HP. Treatment of ischemic deficits from vasospasm with intravascular volume expansion and induced arterial hypertension. Neurosurgery. 1982;11;337-43.

[580] Amin-Hanjani S, Schwartz RB, Sathi S, Stieg PE. Hypertensive encephalopathy as a complication of hyperdynamic therapy for vasospasm; report of two cases. Neurosurgery. 1999;44;1113-6.

[581] Rosenwasser RH, Jallo JI, Getch CC, Liebman KE. Complications of swan-Ganz catheterization for hemodynamic monitoring in patients with subarachnoid hemorrhage. Neurosurgery. 1995;37;872-5; discussion 5-6.

[582] Mechanical and pharmocologic treatment of vasospasm. AJNR Am J Neuroradiol. 2001; 22;26S-7.

[583] Zubkov AY, Lewis AI, Scalzo D, Bernanke DH, Harkey HL. Morphological changes after percutaneous transluminal angioplasty. Surg Neurol. 1999;51;399-403.

[584] Bejjani GK, Bank WO, Olan WJ, Sekhar LN. The efficacy and safety of angioplasty for cerebral vasospasm after subarachnoid hemorrhage. Neurosurgery. 1998;42;979-86; discussion 86-7.

[585] Fujii Y, Takahashi A, Yoshimoto T. Effect of balloon angioplasty on high grade symptomatic vasospasm after subarachnoid hemorrhage. Neurosurg Rev. 1995;18;7-13.

[586] Rosenwasser RH, Armonda RA, Thomas JE, Benitez RP, Gannon PM, Harrop J. Ther-

apeutic modalities for the management of cerebral vasospasm: timing of endovascular options. Neurosurgery. 1999;44;975-9; discussion 9-80.

[587] Eskridge JM, Newell DW, Winn HR. Endovascular treatment of vasospasm. Neurosurg Clin N Am. 1994;5;437-47.

[588] Murayama Y, Song JK, Uda K, et al. Combined endovascular treatment for both intracranial aneurysm and symptomatic vasospasm. AJNR Am J Neuroradiol. 2003; 24: 133-9.

[589] Le Roux PD, Newell DW, Eskridge J, Mayberg MR, Winn HR. Severe symptomatic vasospasm: the role of immediate postoperative angioplasty. J Neurosurg. 1994;80;224-9.

[590] Jabbour P, Veznedaroglu E, Liebman K, Rosenwasser RH. Is radiographic ischemia a contraindication for angioplasty in subarachnoid hemorrhage? AANS annual meeting. San Francisco: American Association of Neurological Surgeons; 2006.

[591] Muizelaar JP, Zwienenberg M, Rudisill NA, Hecht ST. The prophylactic use of transluminal balloon angioplasty in patients with fisher grade 3 subarachnoid hemorrhage: a pilot study. J Neurosurg. 1999;91;51-8.

[592] Badjatia N, Topcuoglu MA, Pryor JC, et al. Preliminary experience with intra-arterial nicardipine as a treatment for cerebral vasospasm. AJNR Am J Neuroradiol. 2004; 25: 819-26.

[593] Biondi A, Ricciardi GK, Puybasset L, et al. Intra-arterial nimodipine for the treatment of symptomatic cerebral vasospasm after aneurysmal subarachnoid hemorrhage: preliminary results. AJNR Am J Neuroradiol.2004;25;1067-76.

[594] Feng L, Fitzsimmons B-F, Young WL, et al. Intraarterially administered verapamil as adjunct therapy for cerebral vasospasm: safety and 2-year experience. AJNR Am J Neuroradiol. 2002;23;1284-90.

[595] Stuart RMMD, Helbok RMD, Kurtz PMD, et al. High-dose intra-arterial verapamil for the treatment of cerebral vasospasm after subarachnoid hemorrhage: prolonged effects on hemodynamic parameters and brain metabolism.Neurosurgery. 2011;68;337-45.

[596] Vajkoczy P, Horn P, Bauhuf C, et al. Effect of intra-arterial papaverine on regional cerebral blood flow in hemodynamically relevant cerebral vasospasm. Stroke. 2001; 32: 498-505.

[597] McAuliffe W, Townsend M, Eskridge JM, Newell DW, Grady MS, Winn HR. Intracranial pressure changes induced during papaverine infusion for treatment of vasospasm. J Neurosurg. 1995;83;430-4.

[598] Carhuapoma JR, Qureshi AI, Tamargo RJ, Mathis JM, Hanley DF. Intra-arterial papaverine-induced seizures: case report and review of the literature. Surg Neurol. 2001;56: 159-63.

[599] Barr JD, Mathis JM, Horton JA. Transient severe brain stem depression during intraarterial papaverine infusion for cerebral vasospasm. AJNR Am J Neuroradiol. 1994; 15: 719-23.

[600] Stiefel MF, Spiotta AM, Udoetuk JD, et al. Intra-arterial papaverine used to treat cerebral vasospasm reduces brain oxygen. Neurocrit Care. 2006;4;113-8.

[601] Smith WS, Dowd CF, Johnston SC, et al. Neurotoxicity of intra-arterial papaverine preserved with chlorobutanol used for the treatment of cerebral vasospasm after aneurysmal subarachnoid hemorrhage. Stroke. 2004;35;2518-22.

[602] Elliott JP, Newell DW, Lam DJ, et al. Comparison of balloon angioplasty and papaverine

infusion for the treatment of vasospasm following aneurysmal subarachnoid hemorrhage. J Neurosurg. 1998;88;277-84.

[603] Fathi AR, Pluta RM, Bakhtian KD, Qi M, Lonser RR. Reversal of cerebral vasospasm via intravenous sodium nitrite after subarachnoid hemorrhage in primates. J Neurosurg. 2011.

[604] Fathi AR, Marbacher S, Graupner T, et al. Continuous intrathecal glyceryl trinitrate prevents delayed cerebral vasospasm in the single-SAH rabbit model in vivo. Acta Neurochir. 2011;153;1669-75; discussion 75.

[605] Qahwash OM, Alaraj A, Aletich V, Charbel FT, Amin-Hanjani S. Safety of early endovascular catheterization and intervention through extracranial-intracranial bypass grafts. J Neurosurg. 2012;116(1);201-7.

[606] Natarajan SK, Hauck EF, Hopkins LN, Levy EI, Siddiqui AH. Endovascular management of symptomatic spasm of radial artery bypass graft; technical case report. Neurosurgery. 2010;67;794-8; discussion 8.

[607] Ghani GA, Sung YF, Weinstein MS, Tindall GT, Fleischer AS. Effects of intravenous nitroglycerin on the intracranial pressure and volume pressure response. J Neurosurg. 1983;58;562-5.

[608] Molyneux AJ, Kerr RS, Birks J, et al. Risk of recurrent subarachnoid haemorrhage, death, or dependence and standardised mortality ratios after clipping or coiling of an intracranial aneurysm in the international subarachnoid aneurysm trial (ISAT); long-term follow-up. Lancet Neurol. 2009;8;427-33.

[609] Scott RBP, Eccles FD, Molyneux AJM, Kerr RSCMS, Rothwell PMF, Carpenter KDP. Improved cognitive outcomes with endovascular coiling of ruptured intracranial aneurysms; neuropsychological outcomes from the international subarachnoid aneurysm trial (ISAT). Stroke. 2010;41;1743-7.

[610] Harbaugh RE, Heros RC, Hadley MN. More on ISAT. Lancet. 2003;361;783-4; author reply 4.

[611] McDougall CG, Spetzler RF, Zabramski JM, et al. The barrow ruptured aneurysm trial. J Neurosurg.2012;116;135-44.

[612] Spetzler RF, McDougall CG, Zabramski JM, et al. The barrow ruptured aneurysm trial; 6-year results. J Neurosurg.2015;123;609-17.

[613] Darsaut TE, Raymond J. Barrow ruptured aneurysm trial. J Neurosurg. 2012;117;378-9; author reply 9-80.

[614] Molyneux A, Kerr R, Birks J. Barrow ruptured aneurysm trial. J Neurosurg. 2013;119; 139-41.

[615] Lanzino G. The barrow ruptured aneurysm trial. J Neurosurg. 2012;116;133-4; discussion 4.

[616] Harrison L. Clipping has advantages over coiling for ruptured aneurysms. Medscape; Medscape Medical News;2014.

[617] Huang J, McGirt MJ, Gailloud P, Tamargo RJ. Intracranial aneurysms in the pediatric population; case series and literature review. Surg Neurol. 2005;63;424-32; discussion 32-3.

[618] Fulkerson DH, Voorhies JM, Payner TD, et al. Middle cerebral artery aneurysms in children; case series and review. J Neurosurg. 2011;8;79-89.

[619] Sanai N, Quinones-Hinojosa A, Gupta NM, et al. Pediatric intracranial aneurysms; durability of treatment following microsurgical and endovascular management. J Neurosurg.

2006;104;82-9.

[620] Laughlin S, terBrugge KG, Willinsky RA, Armstrong DC, Montanera WJ, Humphreys RP. Endovascular management of paediatric intracranial aneurysms. Interv Neuroradiol. 1997;3;205-14.

[621] Khoo LT, Levy ML. Intracerebral aneurysms. In: Albright AL, Pollack IF, Adelson PD, editors. Principles and practice of pediatric neurosurgery. New York: Thieme Medical Publishers; 1999.

[622] Kanaan I, Lasjaunias P, Coates R. The spectrum of intracranial aneurysms in pediatrics. Minim Invasive Neurosurg.1995;38;1-9.

[623] Buis DR, van Ouwerkerk WJ, Takahata H, Vandertop WP. Intracranial aneurysms in children under 1 year of age;a systematic review of the literature. Childs Nerv Syst. 2006.

[624] Saini S, Speller-Brown B, Wyse E, et al. Unruptured intracranial aneurysms in children with sickle cell disease;analysis of 18 aneurysms in 5 patients. Neurosurgery. 2015;76; 531-8; discission 8-9; quiz 9.

[625] Batnitzky S, Muller J. Infantile and juvenile cerebral aneurysms. Neuroradiology. 1978; 16;61-4.

[626] Aryan HE, Giannotta SL, Fukushima T, Park MS, Ozgur BM, Levy ML. Aneurysms in children: review of 15 years experience. J Clin Neurosci. 2006;13;188-92.

[627] Ventureyra EC, Higgins MJ. Traumatic intracranial aneurysms in childhood and adolescence. Case reports and review of the literature. Childs Nerv Syst. 1994;10;361-79.

[628] Ostergaard JR, Voldby B. Intracranial arterial aneurysms in children and adolescents. J Neurosurg. 1983;58;832-7.

[629] Moftakhar P, Cooke DL, Fullerton HJ, et al. Extent of collateralization predicting symptomatic cerebral vasospasm among pediatric patients: correlations among angiography, transcranial Doppler ultrasonography, and clinical findings. J Neurosurg Pediatr. 2015; 15;282-90.

[630] Lasjaunias P, Wuppalapati S, Alvarez H, Rodesch G, Ozanne A. Intracranial aneurysms in children aged under 15 years: review of 59 consecutive children with 75 aneurysms. Childs Nerv Syst. 2005;21;437-50.

[631] Kakarla UK, Beres EJ, Ponce FA, et al. Microsurgical treatment of pediatric intracranial aneurysms: long-term angiographic and clinical outcomes. Neurosurgery. 2010;67;237-49; discussion 50.

[632] Koroknay-Pal P, Niemela M, Lehto H, et al. De novo and recurrent aneurysms in pediatric patients with cerebral aneurysms. Stroke. 2013;44;1436-9.

[633] Sawin P. Spontaneous subarachnoid hemorrhage in pregnancy and the puerperium. In: Loftus C, editor.Neurosurgical aspects of pregnancy. Park Ridge, IL: American Association of Neurological Surgeons; 1996.p. 85-99.

[634] Wiebers DO. Subarachnoid hemorrhage in pregnancy. Semin Neurol. 1988;8;226-9.

[635] Measurements NCoRPa, ed. Recommendations on limits for exposure to ionizing radiation (NCRP report no. 91).National Council on Radiation Protection; Bethesda, MD; 1987.

[636] Piper J. Fetal toxicity of common neurosurgical drugs. In: Loftus C, editor. Neurosurgical aspects of pregnancy.Park Ridge, IL: American Association of Neurological Surgeons; 1996. p. 1-20.

[637] Dias MS, Sekhar LN. Intracranial hemorrhage from aneurysms and arteriovenous malformations during pregnancy and the puerperium. Neurosurgery. 1990;27;855-65; discussion

65-6.

[638] Verweij RD, Wijdicks EF, van Gijn J. Warning headache in aneurysmal subarachnoid hemorrhage. A case-control study. Arch Neurol. 1988;45;1019-20.

[639] Lennon RL, Sundt TM Jr, Gronert GA. Combined cesarean section and clipping of intracerebral aneurysm. Anesthesiology. 1984;60;240-2.

[640] Meyers PM, Halbach VV, Malek AM, et al. Endovascular treatment of cerebral artery aneurysms during pregnancy; report of three cases. AJNR Am J Neuroradiol. 2000;21;1306-11.

[641] Piotin M, de Souza Filho CB, Kothimbakam R, Moret J. Endovascular treatment of acutely ruptured intracranial aneurysms in pregnancy. Am J Obstet Gynecol. 2001;185;1261-2.

[642] Kizilkilic O, Albayram S, Adaletli I, et al. Endovascular treatment of ruptured intracranial aneurysms during pregnancy; report of three cases. Arch Gynecol Obstet. 2003;268;325-8.

[643] Robinson JL, Hall CJ, Sedzimir CB. Subarachnoid hemorrhage in pregnancy. J Neurosurg. 1972;36;27-33.

[644] Srinivasan K. Cerebral venous and arterial thrombosis in pregnancy and puerperium. A study of 135 patients. Angiology. 1983;34;731-46.

[645] Heikkinen JE, Rinne RI, Alahuhta SM, et al. Life support for 10 weeks with successful fetal outcome after fatal maternal brain damage. Br Med J (Clin Res Ed). 1985;290;1237-8.

[646] Stolz-Born G, Widder B, Born J. Vascular effects of oxytocin on human middle cerebral artery determined by transcranial Doppler sonography. Regul Pept. 1996;62;37-9.

[647] Barker FG 2nd, Amin-Hanjani S, Butler WE, et al. Age-dependent differences in short-term outcome after surgical or endovascular treatment of unruptured intracranial aneurysms in the United States, 1996-2000. Neurosurgery. 2004;54;18-28; discussion-30.

[648] Khanna RK, Malik GM, Qureshi N. Predicting outcome following surgical treatment of unruptured intracranial aneurysms; a proposed grading system. J Neurosurg. 1996;84;49-54.

[649] Chung RY, Carter BS, Norbash A, Budzik R, Putnam C, Ogilvy CS. Management outcomes for ruptured and unruptured aneurysms in the elderly. Neurosurgery. 2000;47;827-32; discussion 32-3.

[650] Bradac GB, Bergui M, Fontanella M. Endovascular treatment of cerebral aneurysms in elderly patients. Neuroradiology. 2005;47;938-41.

[651] Cai Y, Spelle L, Wang H, et al. Endovascular treatment of intracranial aneurysms in the elderly; single-center experience in 63 consecutive patients. Neurosurgery. 2005;57;1096-102; discussion -102.

[652] Inagawa T. Trends in incidence and case fatality rates of aneurysmal subarachnoid hemorrhage in Izumo City, Japan, between 1980-1989 and 1990-1998. Stroke. 2001;32;1499-507.

[653] Shimamura N, Munakata A, Ohkuma H. Current management of subarachnoid hemorrhage in advanced age. Acta Neurochir Suppl. 2011;110;151-5.

[654] Sedat J, Dib M, Lonjon M, et al. Endovascular treatment of ruptured intracranial aneurysms in patients aged 65 years and older; follow-up of 52 patients after 1 year. Stroke. 2002;33;2620-5.

[655] Nieuwkamp DJ, GJE R, Silva R, Greebe P, Schokking DA, Ferro JM. Subarachnoid

haemorrhage in patients older than 75 years: clinical course, treatment and outcome. J Neurol Neurosurg Psychiatry. 2006;77(8):933-7.

[656] Lan Q, Ikeda H, Jimbo H, Izumiyama H, Matsumoto K. Considerations on surgical treatment for elderly patients with intracranial aneurysms. Surg Neurol. 2000;53:231-8.

[657] Ferch R, Pasqualin A, Barone G, Pinna G, Bricolo A. Surgical management of ruptured aneurysms in the eighth and ninth decades. Acta Neurochir. 2003; 145: 439-45; discussion 45.

[658] Jain R, Deveikis J, Thompson BG. Endovascular management of poor-grade aneurysmal subarachnoid hemorrhage in the geriatric population. AJNR Am J Neuroradiol. 2004;25: 596-600.

[659] Church W. Aneurysm of the right cerebral artery in a boy of thirteen. Trans Pathol Soc Lond. 1869;20:109.

[660] Osler W. Gulstonian lectures on malignant endocarditis. Lancet. 1885;1:415-8, 505-8.

[661] Clare CE, Barrow DL. Infectious intracranial aneurysms. Neurosurg Clin N Am. 1992;3: 551-66.

[662] Chun JY, Smith W, Halbach VV, Higashida RT, Wilson CB, Lawton MT. Current multimodality management of infectious intracranial aneurysms. Neurosurgery. 2001;48: 1203-13; discussion 13-4.

[663] Bohmfalk GL, Story JL, Wissinger JP, Brown WE Jr. Bacterial intracranial aneurysm. J Neurosurg. 1978;48:369-82.

[664] Phuong LK, Link M, Wijdicks E. Management of intracranial infectious aneurysms: a series of 16 cases.Neurosurgery. 2002;51:1145-51; discussion 51-2.

[665] Yao KC, Bederson JB. Infectious intracranial aneurysms. In: Winn HR, editor. Youmans neurological surgery.Philadelphia: Saunders; 2004. p. 2101-6.

[666] Ojemann RG. Surgical management of bacterial intracranial aneurysms. In: Schmidek HH, Sweet WH, editors.Operative neurosurgical techniques. New York: Grune & Stratton; 1988. p. 997-1001.

[667] Kojima Y, Saito A, Kim I. The role of serial angiography in the management of bacterial and fungal intracranial aneurysms—report of two cases and review of the literature. Neurol Med Chir (Tokyo). 1989;29:202-16.

[668] Molinari GF, Smith L, Goldstein MN, Satran R. Pathogenesis of cerebral mycotic aneurysms. Neurology.1973;23:325-32.

[669] Hurst RW, Judkins A, Bolger W, Chu A, Loevner LA. Mycotic aneurysm and cerebral infarction resulting from fungal sinusitis: imaging and pathologic correlation. AJNR Am J Neuroradiol. 2001;22:858-63.

[670] Morawetz RB, Karp RB. Evolution and resolution of intracranial bacterial (mycotic) aneurysms. Neurosurgery.1984;15:43-9.

[671] Barrow DL, Prats AR. Infectious intracranial aneurysms: comparison of groups with and without endocarditis.Neurosurgery. 1990;27:562-72; discussion 72-3.

[672] Petr O, Brinjikji W, Burrows AM, Cloft H, Kallmes DF, Lanzino G. Safety and efficacy of endovascular treatment for intracranial infectious aneurysms: a systematic review and meta-analysis. J Neuroradiol. 2016;43:309-16.

[673] Rout D, Sharma A, Mohan PK, Rao VR. Bacterial aneurysms of the intracavernous carotid artery. J Neurosurg.1984;60:1236-42.

[674] Hutchinson J. Aneurysms of the internal carotid within the skull diagnosed 11 years before

the patient's death:spontaneous cure. Trans Clin Soc (Lond). 1987;8;127.

[675] Choi IS, David C. Giant intracranial aneurysms: development, clinical presentation and treatment. Eur J Radiol.2003;46;178-94.

[676] Koyama S, Kotani A, Sasaki J. Giant basilar artery aneurysm with intramural hemorrhage and then disastrous hemorrhage: case report. Neurosurgery. 1996;39;174-7; discussion 7-8.

[677] Nagahiro S, Takada A, Goto S, Kai Y, Ushio Y. Thrombosed growing giant aneurysms of the vertebral artery: growth mechanism and management. J Neurosurg. 1995; 82: 796-801.

[678] Lawton MT, Spetzler RF. Surgical strategies for giant intracranial aneurysms. Neurosurg Clin N Am. 1998;9;725-42.

[679] Lemole GM Jr, Henn JS, Spetzler RF, Riina HA. Giant aneurysms. In: Winn HR, editor. Youmans neurological surgery. Philadelphia: Saunders; 2004. p. 2079-99.

[680] Gruber A, Killer M, Bavinzski G, Richling B. Clinical and angiographic results of endosaccular coiling treatment of giant and very large intracranial aneurysms: a 7-year, single-center experience. Neurosurgery. 1999;45;793-803; discussion-4.

[681] Drake CG, Peerless SJ. Giant fusiform intracranial aneurysms: review of 120 patients treated surgically from 1965 to 1992. J Neurosurg. 1997;87;141-62.

[682] Dengler J, Maldaner N, Bijlenga P, et al. Perianeurysmal edema in giant intracranial aneurysms in relation to aneurysm location, size, and partial thrombosis. J Neurosurg. 2015;123;446-52.

[683] Raymond LA, Tew J. Large suprasellar aneurysms imitating pituitary tumour. J Neurol Neurosurg Psychiatry.1978;41;83-7.

[684] Bokemeyer C, Frank B, Brandis A, Weinrich W. Giant aneurysm causing frontal lobe syndrome. J Neurol.1990;237;47-50.

[685] Lownie SP, Drake CG, Peerless SJ, Ferguson GG, Pelz DM. Clinical presentation and management of giant anterior communicating artery region aneurysms. J Neurosurg. 2000;92;267-77.

[686] Michael WF. Posterior fossa aneurysms simulating tumours. J Neurol Neurosurg Psychiatry. 1974;37;218-23.

[687] Kodama N, Suzuki J. Surgical treatment of giant aneurysms. Neurosurg Rev. 1982;5: 155-60.

[688] Barrow DL, Alleyne C. Natural history of giant intracranial aneurysms and indications for intervention. Clin Neurosurg. 1995;42;214-44.

[689] Elhammady MSMD, Wolfe SQMD, Farhat HMD, Ali Aziz-Sultan MMD, Heros RCMD. Carotid artery sacrifice for unclippable and uncoilable aneurysms: endovascular occlusion vs common carotid artery ligation. Neurosurgery. 2010;67;1431-7.

[690] Gobin YP, Vinuela F, Gurian JH, et al. Treatment of large and giant fusiform intracranial aneurysms with Guglielmi detachable coils. J Neurosurg. 1996;84;55-62.

[691] Otsuka G, Miyachi S, Handa T, et al. Endovascular trapping of giant serpentine aneurysms by using Guglielmi detachable coils: successful reduction of mass effect. Report of two cases. J Neurosurg. 2001;94;836-40.

[692] Briganti F, Cirillo S, Caranci F, Esposito F, Maiuri F. Development of "de novo" aneurysms following endovascular procedures. Neuroradiology. 2002;44;604-9.

[693] Ross IB, Weill A, Piotin M, Moret J. Endovascular treatment of distally located giant aneurysms. Neurosurgery.2000;47;1147-52. discussion 52-3.

［694］ Malisch TW, Guglielmi G, Vinuela F, et al. Intracranial aneurysms treated with the Guglielmi detachable coil: midterm clinical results in a consecutive series of 100 patients. J Neurosurg. 1997;87:176-83.

［695］ Higashida RT, Smith W, Gress D, et al. Intravascular stent and endovascular coil placement for a ruptured fusiform aneurysm of the basilar artery. Case report and review of the literature. J Neurosurg. 1997;87:944-9.

［696］ Islak C, Kocer N, Albayram S, Kizilkilic O, Uzma O, Cokyuksel O. Bare stent-graft technique: a new method of endoluminal vascular reconstruction for the treatment of giant and fusiform aneurysms. AJNR Am J Neuroradiol.2002;23:1589-95.

［697］ Mizutani T. Natural course of intracranial arterial dissections. J Neurosurg. 2011;114: 1037-44.

［698］ Sikkema T, Uyttenboogaart M, van Dijk JM, et al. Clinical features and prognosis of intracranial artery dissection.Neurosurgery. 2015;76:663-70; discussion 70-1.

［699］ Yamaura A, Ono J, Hirai S. Clinical picture of intracranial non-traumatic dissecting aneurysm. Neuropathology. 2000;20:85-90.

［700］ Kurino M, Yoshioka S, Ushio Y. Spontaneous dissecting aneurysms of anterior and middle cerebral artery associated with brain infarction: a case report and review of the literature. Surg Neurol. 2002;57:428-36; discussion 36-8.

［701］ Mizutani T, Kojima H. Clinicopathological features of non-atherosclerotic cerebral arterial trunk aneurysms.Neuropathology. 2000;20:91-7.

［702］ Okuchi K, Watabe Y, Hiramatsu K, et al. Dissecting aneurysm of the vertebral artery as a cause of Wallenberg's syndrome (in Japanese with English abstract). No Shinkei Geka. 1990;18:721-7.

［703］ Ojemann RG, Fisher CM, Rich JC. Spontaneous dissecting aneurysm of the internal carotid artery. Stroke.1972;3:434-40.

［704］ Bhattacharya RN, Menon G, Nair S. Dissecting intracranial vertebral artery aneurysms. Neurol India.2001;49:391-4.

［705］ Nagahiro S, Hamada J, Sakamoto Y, Ushio Y. Follow-up evaluation of dissecting aneurysms of the vertebrobasilar circulation by using gadolinium-enhanced magnetic resonance imaging. J Neurosurg. 1997;87:385-90.

［706］ Sasaki O, Ogawa H, Koike T, Koizumi T, Tanaka R. A clinicopathological study of dissecting aneurysms of the intracranial vertebral artery. J Neurosurg. 1991;75:874-82.

［707］ Clower BR, Sullivan DM, Smith RR. Intracranial vessels lack vasa vasorum. J Neurosurg. 1984;61:44-8.

［708］ Ro A, Kageyama N. Pathomorphometry of ruptured intracranial vertebral arterial dissection: adventitial rupture, dilated lesion, intimal tear, and medial defect. J Neurosurg. 2013;119:221-7.

［709］ Mizutani T, Aruga T, Kirino T, Miki Y, Saito I, Tsuchida T. Recurrent subarachnoid hemorrhage from untreated ruptured vertebrobasilar dissecting aneurysms. Neurosurgery. 1995;36:905-11; discussion 12-3.

［710］ Yuki I, Murayama Y, Vinuela F. Endovascular management of dissecting vertebrobasilar artery aneurysms in patients presenting with acute subarachnoid hemorrhage. J Neurosurg. 2005;103:649-55.

［711］ Benndorf G, Herbon U, Sollmann WP, Campi A. Treatment of a ruptured dissecting vertebral artery aneurysm with double stent placement: case report. AJNR Am J

Neuroradiol. 2001;22:1844-8.

[712] Chiaradio JC, Guzman L, Padilla L, Chiaradio MP. Intravascular graft stent treatment of a ruptured fusiform dissecting aneurysm of the intracranial vertebral artery: technical case report. Neurosurgery. 2002;50:213-6; discussion 6-7.

[713] Narata AP, Yilmaz H, Schaller K, Lovblad KO, Pereira VM. Flow-diverting stent for ruptured intracranial dissecting aneurysm of vertebral artery. Neurosurgery. 2012;70:982-8; discussion 8-9.

[714] Madaelil TP, Wallace AN, Chatterjee AN, et al. Endovascular parent vessel sacrifice in ruptured dissecting vertebral and posterior inferior cerebellar artery aneurysms: clinical outcomes and review of the literature. J Neurointerv Surg. 2016;8:796-801.

[715] Segal HD, McLaurin RL. Giant serpentine aneurysm. Report of two cases. J Neurosurg. 1977;46:115-20.

[716] Anson JA, Lawton MT, Spetzler RF. Characteristics and surgical treatment of dolichoectatic and fusiform aneurysms. J Neurosurg. 1996;84:185-93.

[717] Flemming KD, Wiebers DO, Brown RD Jr, et al. Prospective risk of hemorrhage in patients with vertebrobasilar nonsaccular intracranial aneurysm. J Neurosurg. 2004;101:82-7.

[718] Pico F, Labreuche J, Hauw JJ, Seilhean D, Duyckaerts C, Amarenco P. Coronary and basilar artery ectasia are associated: results from an autopsy case-control study. Stroke. 2016;47:224-7.

[719] Nasr DM, Brinjikji W, Rouchaud A, Kadirvel R, Flemming KD, Kallmes DF. Imaging characteristics of growing and ruptured vertebrobasilar non-saccular and dolichoectatic aneurysms. Stroke. 2016;47:106-12.

[720] Suzuki S, Takahashi T, Ohkuma H, Shimizu T, Fujita S. Management of giant serpentine aneurysms of the middle cerebral artery—review of literature and report of a case successfully treated by STA-MCA anastomosis only. Acta Neurochir. 1992;117:23-9.

[721] Flemming KD, Wiebers DO, Brown RD Jr, et al. The natural history of radiographically defined vertebrobasilar nonsaccular intracranial aneurysms. Cerebrovasc Dis. 2005;20:270-9.

[722] Resta M, Gentile MA, Di Cuonzo F, Vinjau E, Brindicci D, Carella A. Clinical-angiographic correlations in 132 patients with megadolichovertebrobasilar anomaly. Neuroradiology. 1984;26:213-6.

[723] Nishizaki T, Tamaki N, Takeda N, Shirakuni T, Kondoh T, Matsumoto S. Dolichoectatic basilar artery: a review of 23 cases. Stroke. 1986;17:1277-81.

[724] Nakatomi H, Segawa H, Kurata A, et al. Clinicopathological study of intracranial fusiform and dolichoectatic aneurysms: insight on the mechanism of growth. Stroke. 2000;31:896-900.

[725] Caplan LR, Baquis GD, Pessin MS, et al. Dissection of the intracranial vertebral artery. Neurology. 1988;38:868-77.

[726] Yu YL, Moseley IF, Pullicino P, McDonald WI. The clinical picture of ectasia of the intracerebral arteries. J Neurol Neurosurg Psychiatry. 1982;45:29-36.

[727] Mizutani T, Aruga T. "Dolichoectatic" intracranial vertebrobasilar dissecting aneurysm. Neurosurgery. 1992;31:765-73; discussion 73.

[728] Sacks JG, Lindenburg R. Dolicho-ectatic intracranial arteries: symptomatology and pathogenesis of arterial elongation and distention. Johns Hopkins Med J. 1969;125:95-106.

[729] Hegedus K. Ectasia of the basilar artery with special reference to possible pathogenesis. Surg Neurol. 1985;24:463-9.

[730] Ubogu EE, Zaidat OO. Vertebrobasilar dolichoectasia diagnosed by magnetic resonance angiography and risk of stroke and death: a cohort study. J Neurol Neurosurg Psychiatry. 2004;75:22-6.

[731] Sacho RH, Saliou G, Kostynskyy A, et al. Natural history and outcome after treatment of unruptured intradural fusiform aneurysms. Stroke. 2014;45:3251-6.

[732] Mawad ME, Klucznik RP. Giant serpentine aneurysms: radiographic features and endovascular treatment. AJNR Am J Neuroradiol. 1995;16:1053-60.

[733] Benoit BG, Wortzman G. Traumatic cerebral aneurysms. Clinical features and natural history. J Neurol Neurosurg Psychiatry. 1973;36:127-38.

[734] Parkinson D, West M. Traumatic intracranial aneurysms. J Neurosurg. 1980;52:11-20.

[735] Fleischer AS, Patton JM, Tindall GT. Cerebral aneurysms of traumatic origin. Surg Neurol. 1975;4:233-9.

[736] Uzan M, Cantasdemir M, Seckin MS, et al. Traumatic intracranial carotid tree aneurysms. Neurosurgery.1998;43:1314-20; discussion 20-2.

[737] Aarabi B. Management of traumatic aneurysms caused by high-velocity missile head wounds. Neurosurg Clin N Am. 1995;6:775-97.

[738] Steinmetz H, Heiss E, Mironov A. Traumatic giant aneurysms of the intracranial carotid artery presenting long after head injury. Surg Neurol. 1988;30:305-10.

[739] Nishioka T, Maeda Y, Tomogane Y, Nakano A, Arita N. Unexpected delayed rupture of the vertebral-posterior inferior cerebellar artery aneurysms following closed head injury. Acta Neurochir. 2002;144:839-45; discussion 45.

[740] Buckingham MJ, Crone KR, Ball WS, Tomsick TA, Berger TS, Tew JM Jr. Traumatic intracranial aneurysms in childhood: two cases and a review of the literature. Neurosurgery. 1988;22:398-408.

[741] Resnick DK, Subach BR, Marion DW. The significance of carotid canal involvement in basilar cranial fracture. Neurosurgery. 1997;40:1177-81.

[742] Haddad FS, Haddad GF, Taha J. Traumatic intracranial aneurysms caused by missiles: their presentation and management. Neurosurgery. 1991;28:1-7.

[743] Holmes B, Harbaugh RE. Traumatic intracranial aneurysms: a contemporary review. J Trauma. 1993;35:855-60.

[744] Luo C-B, Teng MM-H, Chang F-C, Lirng J-F, Chang C-Y. Endovascular management of the traumatic cerebral aneurysms associated with traumatic carotid cavernous fistulas. AJNR Am J Neuroradiol. 2004;25:501-5.

[745] Horowitz MB, Kopitnik TA, Landreneau F, et al. Multidisciplinary approach to traumatic intracranial aneurysms secondary to shotgun and handgun wounds. Surg Neurol. 1999;51:31-42.

[746] Kakarieka A, Braakman R, Schakel EH. Clinical significance of the finding of subarachnoid blood on CT scan after head injury. Acta Neurochir. 1994;129:1-5.

[747] Mattioli C, Beretta L, Gerevini S, et al. Traumatic subarachnoid hemorrhage on the computerized tomography scan obtained at admission: a multicenter assessment of the accuracy of diagnosis and the potential impact on patient outcome. J Neurosurg. 2003;98:37-42.

[748] Servadei F, Murray GD, Teasdale GM, et al. Traumatic subarachnoid hemorrhage: demographic and clinical study of 750 patients from the European brain injury consortium

survey of head injuries. Neurosurgery. 2002;50:261-7;discussion 7-9.

[749] Gomez PA, Lobato RD, Ortega JM, De La Cruz J. Mild head injury: differences in prognosis among patients with a Glasgow coma scale score of 13 to 15 and analysis of factors associated with abnormal CT findings. Br J Neurosurg. 1996;10:453-60.

[750] Shackford SR, Wald SL, Ross SE, et al. The clinical utility of computed tomographic scanning and neurologic examination in the management of patients with minor head injuries. J Trauma. 1992;33:385-94.

[751] Oertel M, Boscardin WJ, Obrist WD, et al. Posttraumatic vasospasm: the epidemiology, severity, and time course of an underestimated phenomenon: a prospective study performed in 299 patients. J Neurosurg. 2005;103:812-24.

[752] Macmillan CS, Wild JM, Wardlaw JM, Andrews PJ, Marshall I, Easton VJ. Traumatic brain injury and subarachnoid hemorrhage: in vivo occult pathology demonstrated by magnetic resonance spectroscopy may not be "ischaemic". A primary study and review of the literature. Acta Neurochir. 2002;144:853-62; discussion 62.

[753] Langham J, Goldfrad C, Teasdale G, Shaw D, Rowan K. Calcium channel blockers for acute traumatic brain injury. Cochrane Database Syst Rev. 2003;4:CD000565.

[754] Cairns CJ, Finfer SR, Harrington TJ, Cook R. Papaverine angioplasty to treat cerebral vasospasm following traumatic subarachnoid haemorrhage. Anaesth Intensive Care. 2003;31:87-91.

[755] Roy D, Raymond J, Bouthillier A, Bojanowski MW, Moumdjian R, L'Esperance G. Endovascular treatment of ophthalmic segment aneurysms with Guglielmi detachable coils. AJNR Am J Neuroradiol. 1997;18:1207-15.

[756] Mascitelli JR, Moyle H, Oermann EK, et al. An update to the Raymond-Roy occlusion classification of intracranial aneurysms treated with coil embolization. J Neurointerv Surg. 2015;7:496-502.

[757] Meyers PM, Schumacher HC, Higashida RT, et al. Reporting standards for endovascular repair of saccular intracranial cerebral aneurysms. J NeuroIntervent Surg. 2010;2:312-23.

[758] O'Kelly CJ, Krings T, Fiorella D, Marotta TR. A novel grading scale for the angiographic assessment of intracranial aneurysms treated using flow diverting stents. Interv Neuroradiol. 2010;16:133-7.

[759] Arias E, Heron M, Xu J. United States Life Tables, 2012. Natl Vital Stat Rep. 2012;65:1-38.

[760] Kondziolka D, McLaughlin MR, Kestle JR. Simple risk predictions for arteriovenous malformation hemorrhage.Neurosurgery. 1995;37:851-5.

[761] Hunt WE, Hess RM. Surgical risk as related to time of intervention in the repair of intracranial aneurysms. J Neurosurg. 1968;28:14-20.

[762] Hijdra A, Brouwers PJ, Vermeulen M, van Gijn J. Grading the amount of blood on computed tomograms after subarachnoid hemorrhage. Stroke. 1990;21:1156-61.

[763] Suarez JI, Zaidat OO, Suri MF, et al. Length of stay and mortality in neurocritically ill patients: impact of a specialized neurocritical care team. Crit Care Med. 2004;32:2311-7.

[764] Finn SS, Stephensen SA, Miller CA, Drobnich L, Hunt WE. Observations on the perioperative management of aneurysmal subarachnoid hemorrhage. J Neurosurg. 1986;65:48-62.

[765] Kasuya H, Kawashima A, Namiki K, Shimizu T, Takakura K. Metabolic profiles of patients with subarachnoid hemorrhage treated by early surgery. Neurosurgery. 1998;42:

1268-74; discussion 74-5.

[766] Suarez JI, Shannon L, Zaidat OO, et al. Effect of human albumin administration on clinical outcome and hospital cost in patients with subarachnoid hemorrhage. J Neurosurg. 2004;100;585-90.

[767] Allen GS, Ahn HS, Preziosi TJ, et al. Cerebral arterial spasm—a controlled trial of nimodipine in patients with subarachnoid hemorrhage. N Engl J Med. 1983;308;619-24.

[768] Mee E, Dorrance D, Lowe D, Neil-Dwyer G. Controlled study of nimodipine in aneurysm patients treated early after subarachnoid hemorrhage. Neurosurgery. 1988;22;484-91.

[769] Ohman J, Heiskanen O. Effect of nimodipine on the outcome of patients after aneurysmal subarachnoid hemorrhage and surgery. J Neurosurg. 1988;69;683-6.

[770] Petruk KC, West M, Mohr G, et al. Nimodipine treatment in poor-grade aneurysm patients. Results of a multicenter double-blind placebo-controlled trial. J Neurosurg. 1988;68;505-17.

[771] Flemming KD, Brown RD Jr, Wiebers DO. Subarachnoid hemorrhage. Curr Treat Options Neurol. 1999;1;97-112.

[772] Black PM, Crowell RM, Abbott WM. External pneumatic calf compression reduces deep venous thrombosis in patients with ruptured intracranial aneurysms. Neurosurgery. 1986;18;25-8.

第13章　动静脉畸形

第一节　病理生理学

一、病理

1. 大体观

(1)颅内动静脉畸形往往类似于红色和蓝色的面条团成的球体,Cushing 和 Bailey 将其描述为混乱缠绕的血管。

(2)动静脉畸形常常为锥形病变,底部位于或平行于皮层表面,尖端指向脑室。

(3)血管巢可以致密,也可以弥散,范围从几毫米到弥漫于整个半球。

(4)邻近的脑实质可被先前出血的含铁血黄素染色,覆盖的脑膜可增厚和纤维化。可以伴有广泛的胶质增生、纤维化、钙化。

2. 组织病理学特征

(1)动脉:动静脉畸形中的动脉异常扩张,某些区域血管壁变薄,变性并缺少中膜和弹性膜。存在退行性改变,可能由于高血流引起的高剪切力。局部血管壁不规则增厚、内皮细胞增生、中膜肥厚,增厚的基板分为多层。

(2)血管巢。

①血管巢血管可有肥大的中膜,难以区分动脉和静脉。

②血管巢内可存在动脉瘤和硬化岛样脑组织。

(3)静脉。

①"动脉化"的静脉由于细胞增生,静脉壁增厚。

②虽然增厚的动静脉畸形静脉类似于动脉,但缺乏有机弹性膜,因此并不是真正的动脉结构。

(4)即使是弥散的病变,虽然动静脉畸形之间会存在正常的脑组织,但其中的脑组织一般没有功能。

二、病因学

1. 据推测动静脉畸形在胚胎发育过程中的 4～8 周出现。

然而,一些证据表明,动静脉畸形也可在以后生涯中出现,因为宫内胎儿或婴儿极少检出动静脉畸形。一种假说认为,动静脉畸形先出现在宫内胎儿,但出生后继续成长。

2. 动静脉畸形的确切病因尚不清楚。但存在一些理论:

(1)动静脉畸形代表原始血管丛内的动脉和静脉之间的直接联通。

(2)动静脉畸形是动态变化的,来源于无序的血管生长,即"增殖性毛细血管病"。

(3)动静脉畸形源于重塑过程中的毛细血管和静脉结合部的功能障碍。

(4)动静脉畸形可能代表瘘性的脑静脉瘤。

三、生理学

1. 血流动力学特性

(1)动静脉畸形通常为高流低阻。

(2)盗血现象:在某些情况下,血液流过未破裂动静脉畸形高流量分流,导致邻近的正常脑组织灌注减少而产生症状。然而盗血现象作为产生症状的机制非常罕见。

①病变周围区域的 CBF 可以减少。

②病变周围脑组织可能发生自动调节的适应性改变。

③不支持盗血现象的证据:一项包含 152 例未破裂脑动静脉畸形的前瞻性研究中,只有 2 例(1.3%)出现了可能归因于盗血现象的局灶性神经系统症状。TCD 检查提示供血动脉压力或血流速度与神经功能损害之间没有关系;作者把这些结果作为证据,反对把盗血作为大多数病变的病理生理机制。

(3)供血动脉和引流静脉压力逐渐增高(流出道狭窄)与出血有关。

2. 功能区移位　脑内动静脉畸形的进展可能导致功能组织重构或位移。

第二节　临床特征

流行病学

1. 发病率。

(1)脑动静脉畸形在一般人群中的发病率为 0.005%～0.6%。

(2)直系亲属发生 AVM 概率稍高于正常人群。

(3)该研究并不推荐对直系亲属行影像学检查。

2. 动静脉畸形相关的出血　纽约岛动静脉畸形研究(New York Islands Arteriovenous Malformation Study)。动静脉畸形首次出血的发病率:0.51/10 万人每年。

3. AVM 致颅内出血概率　619177 例脑出血患者中仅 0.4% 存在 AVM。

4. 男性略高(占所有病例的 55%)。

5. 平均确诊年龄　31.2 岁。

第三节　解 剖 特 征

1. 部位

(1)左侧和右侧半球分布均衡。

(2)约 65% 的病变累及大脑半球。15% 累及中线深部结构,20% 位于颅后窝。

(3)累及功能区(感觉、运动、语言、视觉皮层,下丘脑或丘脑,内囊,脑干,小脑脚或小脑)的病例高达 71%。

2. 供血动脉　供血动脉被分为 3 种类型。

(1)终末:动脉近端可供应正常组织,但终止于动静脉畸形内。

(2)伪终末:即远端除供应动静脉畸形,还供应动静脉畸形以外的正常脑组织。

(3)间接(又名过路):通常以直角发自大的正常血管。

3. 多发

(1)高达 9% 的患者有多个动静脉畸形。

(2)大多数多发动静脉畸形患者经常合并相关的血管综合征,如遗传性出血性毛细血管扩张症(见下文)。

第四节　与动静脉畸形相关的情况

一、家族性颅内动静脉畸形

颅内动静脉畸形多为散发病例,"家族"性动静脉畸形少见(文献报道只有 25 个家庭 53 例患者)。对报道病例进行系统回顾发现:

1. 平均诊断年龄:27 岁,比散发动静脉畸形患者年轻。

2. 家族性动静脉畸形患者,性别倾向和发病模式与参考人群无明显不同。

3. 家族性动静脉畸形病史的家族后代中,儿童的确诊年龄比其父辈小,提示临床疑诊效应。

二、遗传性出血性毛细血管扩张症

遗传性出血性毛细血管扩张症(又名 Rendu-Osler-Weber 综合征)(HHT)是一种血管结构异常的常染色体显性遗传疾病,影响大脑及鼻、皮肤、肺和胃肠道。20 世纪初 Rendu,Osler,Weber 分别独立报道了类似的病例。

1. 诊断基于 4 个主要临床特征

(1)自发性反复鼻出血。

(2)黏膜-皮肤毛细血管扩张。

(3)内脏受累。

(4)有一级亲属患病。

①确诊:具备以上 3 个标准。

②疑似:具备以上 2 个标准。

③不支持:只满足以上 1 个标准。

2. 流行病学

(1)患病率为 1/8000～1/5000。

(2)男女无差别。

(3)各种族均有,但高加索人种高发。

3. 临床特点

(1)中枢神经系统:Brinjikji 等在 *Stroke* 杂志上发表了一篇关于 HHT 脑血管表现的综述。

(2)与 Rendu-Osler-Weber 综合征相关的脑血管异常包括:动静脉畸形、毛细血管扩张症、海绵状血管瘤、动脉瘤。

①一项 MRI 筛查研究发现,23% 患者被检出有脑血管病变。

②动静脉畸形是最常见的血管病变。HHT 占所有 AVMS 的 2.8%,颅内或脊髓的动静脉畸形存在于 8%～15% 的患者。

③软脑膜动静脉瘘(DAVFs,见"儿童角")是一种见于 HHT 的无中间血管巢的直接瘘(许多脑及脊髓 AVMS 伴随 HHT,可能实际上为 DAVFs)。

④肺动静脉畸形的存在是脑动静脉畸形的危险因素。

⑤脑动静脉畸形多为低级别(Spetzler-Martin 分级 1 级或 2 级),一般多发。多位于皮层。颅内多发 AVMS 高度指示 HHT 诊断,同时多发 AVMS 促进了对 HHT 的研究。

⑥HHT 的动静脉畸形出血和非 HHT 综合征的动静脉畸形出血发病率相当(或更低),女性出血概率高 6 倍。然而 HHT 再出血风险明显升高(10.07%～0.43%)。

⑦出血风险:1.3%/年·人或 0.7%/AVM·年。

⑧脑缺血性事件和脑脓肿可能与肺动静脉畸形右至左分流有关。

⑨有学者建议筛查 Rendu-Osler-Weber 综合征患者是否存在动静脉畸形。

⑩CTA 由于假阴性结果不适合筛选。

(3)鼻出血。

①由鼻腔黏膜的毛细血管扩张引起的自发鼻出血是最常见的临床表现。80% 的病例以鼻出血为首发临床症状。

②20 岁前超过 50% 的患者反复鼻出血。

③鼻出血的发生每天有两个高峰,早晨为主高峰,晚上为小高峰。

④局部或黏膜下注射血管内皮生长因子抑制剂贝伐单抗在治疗 HTT 患者仅对鼻出血方面可能有一定作用。

(4)皮肤：50％～80％的病例有皮肤和黏膜毛细血管扩张。

(5)肺。

①14％～33％的病例有肺动静脉畸形。

②血管内栓塞治疗肺动静脉畸形有脑栓塞的风险。

(6)胃肠道：少数患者反复发生消化道出血。

4.病理生理学　遗传性出血性毛细血管扩张症的最初形态学变化包括毛细血管后小静脉扩张伴毛细血管网减少。小静脉随着时间的推移逐渐扩张，变迂曲，并与扩张动脉连接，最终形成直接动静脉瘘。

5.遗传学

(1)常染色体显性遗传。

(2)受累患者为杂合体，纯合体均死亡。

(3)两个基因已经被确定。

①内皮因子（*ENG*），染色体 9q。

②激活素受体样激酶（*ALK*1），染色体 12q。

三、Wyburn-Mason 综合征

Wyburn-Mason 综合征（又名单侧视网膜边缘血管畸形或 Bonnet-Dechaume-Blanc 综合征）是大脑和视网膜同时具有动静脉畸形存在的一种少见病。Roger Wyburn-Mason 1943 年在伦敦首次发表这种综合征英文病例分析。Théron 和同事发表了 25 例临床分析。

1. Wyburn-Mason 综合征为先天性、非遗传并且没有性别或种族倾向。

2. 发现视网膜动静脉畸形时通常初步诊断该综合征。

3. 相关颅内血管病变是单侧的、与视觉通路相关，并且经常累及视神经、视交叉、视束和基底节。有的病例动静脉畸形可以延伸到枕叶。

四、Sturge-Weber 综合征

Sturge-Weber 综合征（又名脑三叉神经血管瘤病）是一种神经皮肤病。通常表现为累及软脑膜、视网膜和面部皮区（葡萄酒色痣）的血管瘤。软脑膜静脉血管瘤包含许多小的迂曲、薄壁血管在软脑膜表面和相邻的半球，通常位于后顶叶和前枕叶。也有颅内动静脉畸形的报道。

第五节　自然病史

自然病史数据来源于众多回顾性研究和一些前瞻性研究。动静脉畸形的年出血率估计＜2％～17.8％。动静脉畸形的出血风险强烈取决于是否有既往出血史。

1. 既往有出血史　最常报道的出血后第一年的再出血率约为7%。

(1)其他研究:3.9%,17.9%,17.8%。

(2)3～5年后风险降低到基准值。

2. 如果没有既往出血　大多数研究:每年2%～4%。

3. 自愈　罕见。在一项700例患者的回顾性报道中,共6例(0.9%)造影随访证实病灶消失。其中3例为病灶部分切除术后的患者。

一、生存期内的出血风险

假设恒定的年出血风险为2%～4%,生存期内出血的风险,可以通过以下公式估算:

$$生存期内风险 = 1 - (不出血的风险)^{剩余存活年限}$$

假定年风险为3%,生存期风险可近似如下:

生存期内风险(%) = 105 - 以年计的患者年龄(表13-1)。

表 13-1　预期寿命表,生存期内动静脉畸形出血风险

年龄区间	平均剩余年龄[a]	根据年破裂风险估计的生存期内破裂风险[b]		
		2%	3%	4%
5～9	74.4	0.78	0.90	0.95
10～11	69.4	0.75	0.88	0.94
15～19	64.5	0.73	0.86	0.93
20～24	59.6	0.70	0.84	0.91
25～29	54.9	0.67	0.81	0.89
30～34	50.1	0.64	0.78	0.87
35～39	45.4	0.60	0.75	0.84
40～44	40.7	0.56	0.71	0.81
45～49	36.1	0.52	0.67	0.77
50～54	31.6	0.47	0.62	0.72
55～59	27.3	0.42	0.56	0.67
60～64	23.2	0.37	0.51	0.61
65～69	19.3	0.32	0.44	0.55
70～74	15.6	0.27	0.38	0.47
75～79	12.2	0.22	0.31	0.39
80～84	9.1	0.17	0.24	0.31
85～89	6.6	0.12	0.18	0.24
90～94	4.6	0.09	0.13	0.17
95～99	3.2	0.06	0.09	0.12
100	2.3	0.05	0.07	0.09

[a]在年龄间期内剩余年的平均值。预期寿命数据来源于美国卫生和人类服务部

[b]年破裂率是根据既往无出血史的病例研究数据。生存期内破裂风险史计算如下:1-以年计余下生存年(不出血的风险)。假设破裂的风险为常数,并没有混杂因素

二、出血的危险因素

动静脉畸形患者的出血风险是不同的,依据患者临床特点的不同差异很大。但对风险因素的出血数据解读必须慎重。几乎每个与动静脉畸形出血相关的因素,至少有一个相关研究认为其没有显著相关性。

1. 既往出血是出血风险的一个强有力的预测因素。

2. 动静脉畸形的大小——有争议。

(1)小动静脉畸形增加出血的风险。

(2)相反,其他研究发现小动静脉畸形出血的风险较低或较大动静脉畸形风险较高。

(3)然而,其他研究没有发现大小和出血风险之间有关系。

3. 深静脉引流。

4. 单一引流静脉。

5. 静脉引流受限(即静脉狭窄或静脉反流)。

6. 幕下动静脉畸形。

7. 脑深部动静脉畸形。

8. 脑室周围。

9. 伴有颅内动脉瘤。

10. 有 MCA 穿支血管供血。

11. 存在非血管巢内动脉瘤。

12. 高龄。

13. 育龄妇女。

14. 高血压。

15. 拉美裔。

16. 炎性细胞因子 IL-6 多态性[即纯合的白细胞介素(IL)-6-174 G 等位基因患者]。

三、出血的预后

动静脉畸形出血的总病死率低于其他原因引起的颅内出血,可能是因为动静脉畸形是先天性病变,相邻脑组织已经适应了病变的存在。

1. 出血病死率 5%～30%。

2. 出血发病率 20%～30%。

3. 一项采用国际住院病例数据库进行的研究表明 由 AVM 导致的颅内出血与其他原因所致的颅内出血相比:

(1)AVM 出血院内死亡率的(12.9% vs. 29.5%)。

(2)更易于出院(46.9% vs. 19.7%)。

四、临床表现

1. 出血

（1）最常见的临床表现，占初诊断患者的约 53％。

（2）影像学证据表明 6.5％～12.4％的患者首发症状为非症状性出血（静态出血）。

2. 癫痫发作

（1）出血后癫痫发作是颅内动静脉畸形的第二最常见症状，占 20％～25％。

（2）动静脉畸形的年癫痫发病率为 1％～4％。

（3）颞叶和顶叶病变比其他地方高发。

（4）与顶叶动静脉畸形相关的癫痫一般都是局灶性的，而额叶动静脉畸形的癫痫发作一般为广泛性。

3. 头痛

（1）动静脉畸形患者头痛比一般人群常见，提示未破裂动静脉畸形可能引起头痛。

（2）多个报道显示动静脉畸形和偏头痛及其他头痛症密切相关。

4. 进展性学习障碍　动静脉畸形患者比其他颅内病变更可能出现进展性学习障碍，甚至在动静脉畸形确诊前多年。这可能是由于动静脉畸形对脑的细微损伤、功能组织位移或盗血引起。

第六节　特别部分：脑增殖性血管病

脑增殖性血管病（CPA）作为一种重要的临床疾病（又名弥漫性脑血管瘤病或弥漫性动静脉畸形）是由 Lasjaunias 及同事于 2008 年在 *Stroke* 杂志提出的。CPA（图 13-2）是一种易与经典脑动静脉畸形混淆的血管畸形，但有几个重要特征与经典脑动静脉畸形进行区分。此类病变占脑动静脉畸形的约 3.4％。此病的现有文献包含 Lasjaunias 最大的 49 例报道和几项个案报道。

1. CPA 与脑动静脉畸形的区分特征

（1）范围大（通常累及整个脑叶或半球）。

（2）缺乏主要供血动脉或血流相关的动脉瘤。

（3）存在脑膜支供血（经典脑动静脉畸形通常没有）。

（4）供血动脉近端狭窄。

（5）缺乏大的早期引流静脉。

（6）血管之间混有正常脑组织。

2. 流行病学和临床表现

（1）患者约 67％为女性（相比于脑动静脉畸形患者的 48％）。

（2）平均诊断年龄：22 岁。

（3）临床症状。

①癫痫发作（45％）。

②剧烈头痛(41%)。

③出血(12%)。

④卒中,TIA 或其他神经功能损害(16%)。

(4)伴有面部和舌的血管瘤。

3.病理生理学　与脑动静脉畸形不同,CPA 血管似乎为增殖型,这可能是对脑缺血的反应。与典型的脑动静脉畸形不同,血管生成和新生血管形成累及脑膜。灌注成像已经证明存在皮质缺血,39%的患者存在供血动脉狭窄。综合上述证据可以推测脑缺血促进了 CPA 病灶的形成。

4.影像学

(1)CPA 病变较大、弥漫性分布,血管与正常脑实质混杂。

(2)造影应该包括颈外动脉,由于常伴有脑膜支供血。

(3)引流静脉不明显,通常没有早期引流静脉。

5.治疗

(1)手术、放射治疗和栓塞治疗都较为困难,因为 CPA 病变较大和血管中混杂着正常脑组织。

建议选择性栓塞出血患者的"高危区"。

(2)Lasjaunias 的研究中 2 例患者通过钻孔硬脑膜切开术缓解了头痛。

(3)硬脑膜翻转颞肌贴敷术治疗 CPA 导致的脑缺血已有报道。

(4)对于未出血的癫痫发作患者,最谨慎的选择就是单纯内科抗癫痫治疗。

第七节　脑 AVM 影像

1. CT / CTA

(1)CT 仍然是检查急性出血的最好成像技术。

(2)未破裂动静脉畸形的 CT 平扫可能正常,静脉使用造影剂或 CTA 可增加灵敏度。动静脉畸形的 CT 表现:

①高血管信号。

②迂曲扩张的静脉。

③一些病例病变周围脑萎缩和(或)脑积水。

(3)CTA:MIP 像上可更好地显示动静脉畸形。

2. MRI

(1)确定微小病灶方面比 CT 更敏感。

(2)可以精确定位病变。

(3)检出相关动脉瘤的能力有限,尤其是血管巢内动脉瘤和不足 5mm 的动脉瘤。

3. 血管造影

(1)相对于其他成像技术,血管造影术可提供更多的动静脉畸形信息。其优点包括：

①更高的灵敏度。

②可以看清供血血管和引流静脉（例如，区分 ACA 和 MCA 对大脑凸面病灶的供血）。

③识别血管巢内动脉瘤的最佳成像技术。

④能够确定动静脉循环时间。

⑤造影仍然是评价动静脉畸形的金标准，本手册作者认为，每一位颅内动静脉畸形或可疑动静脉畸形性脑出血的患者都应进行血管造影。

⑥自发出血患者造影的阳性率（即，发现潜在血管畸形的概率）。

a. 患者年龄≤45 岁：50%。

b. 患者年龄>45 岁：18%。

c. 患者无高血压病史：44%。

d. 患者有高血压病史：9%。

⑦并发症：系统回顾发现，动静脉畸形患者造影并发症发生率（0.3%～0.8%）显著低于 TIA 或卒中患者（3.0%～3.7%）。

第八节　特别部分：动静脉畸形误诊

许多脑血管病变可以在影像学上误诊为脑动静脉畸形（图 13-1～图 13-4）。

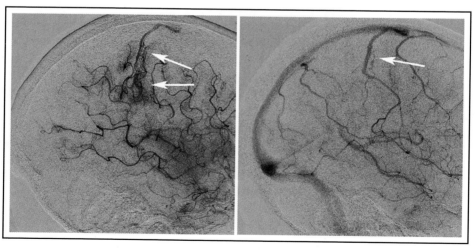

图 13-1　缺血性卒中伴动静脉分流

患者有栓塞性卒中。发病后几天，动脉期造影显示增多的血管，受影响区域（箭头，右）出现早期静脉引流。静脉期造影显示早期出现的静脉为正常的皮层静脉（箭头，左）

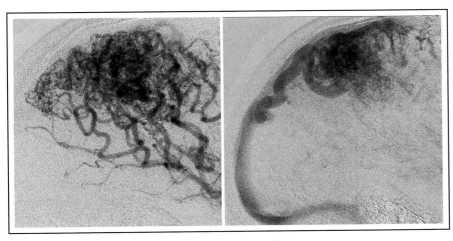

图 13-2　脑增殖性血管病

17 岁男孩表现为癫痫发作。与动静脉畸形对比具有脑增殖性血管病的典型特征,如范围大、弥漫性血管巢、缺乏早期引流静脉。侧位像,右顶叶区域,动脉期(左)和静脉期(右)

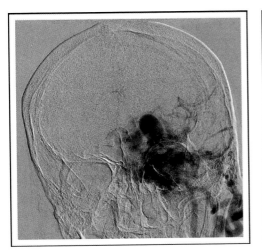

图 13-3　颅内硬脑膜动静脉瘘

此患者为较大的 Borden 3 型左侧横窦/乙状窦 dAVF,最初被误诊为脑动静脉畸形。左侧 CCA 造影正位像

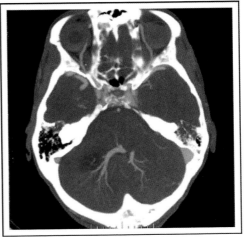

图 13-4　大的发育性静脉畸形

此患者,较大的颅后窝 DVA,最初误诊为脑动静脉畸形。左侧 ECA 注射后的轴位

第九节 治 疗

动静脉畸形患者的治疗。

1. 观察。

2. 手术。

3. 放射治疗。

4. 栓塞。

5. 栓塞、放疗治疗和(或)手术结合。

显然,动静脉畸形的患者差别较大,因此对于每例患者的治疗策略必须高度个性化。不论手术还是放射治疗达到影像学上治愈是很有必要的。目前主流思想主张大多数患者适于手术或放射治疗,栓塞通常作为手术前或放射治疗前的准备步骤。大型或难以治疗的病变以及高并发症病变倾向于非手术治疗。

一、观察

有些动静脉畸形患者适合非手术和非介入治疗。有些作者考虑到一些无症状性动静脉畸形的自然史以及相关的出血风险较低,反对对无症状的病例进行常规治疗。ARUBA(见下文)支持对未破裂 AVM 进行保守治疗,同时应对出血风险、癫痫发生的可能性以及合理血压控制进行综合评估。

未破裂动静脉畸形随机试验(ARUBA)

将来自 39 个中心的 223 例未破裂动静脉畸形患者随机分配到 AVM 手术治疗组($n=114$)和药物保守组($n=109$)。手术治疗组病例由医师对治疗方式进行选择,主要包括:外科手术、放射治疗、介入栓塞治疗和联合治疗。主要终点事件为死亡或者发生症状性卒中。原计划入组 800 例病例,但在中位随访时间约 33.3 个月时入组试验终止,原因在于在此时间对病例分析发现药物保守治疗组有明显优势。重要发现:对 AVM 患者不同治疗方案随访 33 个月后发现药物治疗更具优势。

1. 主要终点事件:死亡或者卒中发生。

(1)药物治疗组:10.1%。

(2)手术治疗组:30.7%(风险比值 0.33,95% CI 0.18~0.61)。

2. 手术组治疗方式。

(1)单纯外科手术($n=5$)。

(2)单纯栓塞($n=30$)。

(3)单纯放射外科治疗($n=31$)。

(4)栓塞＋外科手术($n=12$),栓塞＋放射外科治疗($n=15$)栓塞＋外科手术＋放射外科($n=10$)。

3. 药物治疗的优势不仅体现在治疗意向上,治疗后分析同样发现药物治疗优于外科治疗。

4. ARUBA 试验更远期的随访未被资助,因为预后的差异性过大导致结果不可信。

对于 ARUBA 试验的争论

ARUBA 试验是首次且唯一随机对照试验比较未破裂 AVM 患者手术治疗与保守治疗差异且公布临床数据的试验。至少有 31 篇评论或者质疑述评发表。该试验被指出存在选择偏移，缺少标准治疗组且入组病人大部分为欧洲中心的病例，这样造成试验结果在北美人群可能不准确。虽然入组病例很大比例采取了栓塞治疗（占治疗组 26%），但已经证实仅仅一小部分 AVM 患者可以从介入栓塞治疗中获益。通过 ARUBA 试验中单独采用栓塞治疗的范围真实反映了全球治疗 AVM 的现状。对 ARUBA 主要的质疑在于对 AVM 这种先天性且终生存在出血风险的疾病随访 33 个月太有限。

同强烈反对 Affordable Care Act 的批评者一样，对 ARUBA 试验结果质疑的学者表现出强烈的不满，然而他们却无法提出更为合理的试验方案。由于几乎每一位质疑者均是从手术治疗中获取利益，因此对 ARUBA 试验结果质疑的学者其观点的可信性进一步降低。虽然需要更进一步的对比研究，但该实验可能会改变治疗策略。例如，ARUBA 试验可能会减少对 AVM 进行单纯栓塞的应用。ARUBA 试验虽然有缺陷，但它仍然是仅有的比较手术和药物治疗未破裂 AVM 效果的前瞻性临床试验。

二、手术

手术切除是治疗小的、可到达的脑动静脉畸形的"金标准"。大多数患者的治疗决策分层是依据目前最常用的 Spetzler-Martin 分级系统（表 13-2）。决策分析模型显示，手术切除小的、无症状的脑动静脉畸形，如果主要神经系统致残率和病死率风险<6.8%，则相较于观察或放射治疗，患者的长期获益最大。

表 13-2　Spetzler-Martin 评分表

病变特点		分值
大小	小（<3cm）	1
	中（3~6cm）	2
	大（>6cm）	3
位置	非功能区	0
	功能区（感觉、运动、语言、视觉皮层，下丘脑或丘脑，内囊，脑干，小脑脚或小脑）	1
静脉引流方式	只有浅表静脉	0
	深静脉	1

源自：Spetzler and Martin，经许可使用

该分级系统是为了预测手术风险大，不是预后。大小指最大直径

分级系统中Ⅰ~Ⅴ级分别是上述分数之和，范围是 1~5 分

（一）手术效果

1. 切除率

（1）Spetzler-Martin Ⅰ～Ⅲ级：94％～100％。

Ⅰ～Ⅲ级病变占动静脉畸形的60％～80％。

（2）Spetzler-Martin Ⅳ～Ⅴ级：高级别的动静脉畸形手术后造影确诊的治愈率缺乏，部分由于此类病变经常使用综合治疗的方法。大动静脉畸形和综合治疗的方法下文单独讨论。

（3）手术与放射治疗的讨论，请参阅下文。

2. 复发 一项对600例AVM病例手术切除术后研究发现复发率为1.3％。

（1）低龄和存在深静脉引流是再出血的重要危险因素。

（2）虽然复发常见于儿童AVM患者，但一项对203例成人AVM患者研究发现其复发率为4％。

3. 并发症 综合25篇报道包括2425例患者的系统回顾显示，手术后的病死率为3.3％，永久致残率为8.6％。

（1）Spetzler-Martin Ⅰ～Ⅲ级。

①永久致残率0～5％。

②病死率0～3.9％。

（2）Spetzler-Martin Ⅳ～Ⅴ级。

①致残率12.2％～21.9％。

②病死率11.1％～38.4％。

4. 对癫痫发作患者的效果 手术后43.6％～81％的癫痫发作史患者无癫痫发作。

（二）手术：实际问题

1. 手术的时机 动静脉畸形的再出血风险低于破裂动脉瘤，因此，手术时机取决于再出血风险以及其他几个因素。大多数作者建议在充分选择的基础上手术，发病几天到几周后，便于患者恢复，并使血凝块液化。其他学者主张在大多数情况下早期手术。

（1）早期手术的指征。

①血凝块有显著的占位效应，患者可从血肿清除中受益。

②手术可达病变部位。

（2）晚期手术（出血后数周或更长）的指征。

①血凝块相对较小。

②首次出血后不久，患者基础条件较差。

③影像学检查无法显示清楚动静脉畸形，延迟的详细血管造影可更清晰地显示病灶。

2. 手术联合栓塞或放射治疗 请参阅下文的放射治疗及栓塞部分。

3. 术中、术后造影　无论是术中或术后造影,最后保证显示病变完全切除。

(1)术中造影。

①优点:术中可发现残余动静脉畸形,并切除。

②缺点:增加了手术时间;手术室血管造影通常成像质量比在专用的神经造影间成像质量差。

③结果:对已发表的术中造影报道回顾发现,术中血管造影的结果改变手术方式的病例占到 15%(范围:5.6%～57%)。

a. 术中造影相比于术后造影,假阴性率为 4.4%,假阳性率为 1.7%。

b. 报道的技术故障率为 2.5%,并发症率为 3.1%。

(2)术后造影

结果:一项包含 324 例开颅切除动静脉畸形进行术后造影患者的病例研究中,1.8%被发现有残存病灶。

4. 手术并发症

(1)癫痫发作。

①动静脉畸形术后患者新癫痫发病率 6.5%～22%。

②有些作者推荐对于接受动静脉畸形手术的患者,常规进行抗癫痫预防治疗。

(2)脑水肿。

①围术期脑水肿发生率≤3%,可以术中发生或至术后 11 天。动静脉畸形手术或栓塞治疗后都可能会出现脑水肿。

②术后脑水肿的原因可能为正常灌注压突破或闭塞性充血。

a. 正常灌注压突破:该理论认为,动静脉畸形周围组织因为血流进入动静脉畸形而慢性盗血,造成血管持续扩张和自动调节功能丧失。当动静脉畸形切除后正常灌注重新建立的情况下,有些病例组织中的血管无法自动调节,而导致水肿和出血。

b. 闭塞性充血:根据这一理论,动静脉畸形切除后的脑水肿是由于阻塞静脉的向外引流,相关血管充血,原供血动脉血流缓慢,随后灌注不足和缺血。

③治疗。

此情况下标准的控制脑水肿的措施包括:

a. 头颅 CT 排除出血(明显)。

b. 头部和颈部保持中立位,尽量减少脑脊液流出的颈静脉通路受压梗阻。

c. 静脉使用甘露醇。

d. 脑室外引流。

e. 如果患者的神经功能状态恶化,插管并机械通气。适当的过度通气可能有益,因为动静脉畸形切除后脑血管对二氧化碳的反应性仍然存在。

f. 开颅减压术（或去除骨瓣）。

g. 大剂量巴比妥麻醉。

（3）再出血。

①手术后早期再出血（约1周）的发生率为2％。再出血的危险因素有高级别的动静脉畸形和存在豆纹动脉供血。

②通常归因于残余的动静脉畸形。

③术后积极控制血压可以降低再出血风险。

（4）血管痉挛：症状性血管痉挛，多由于广泛的切除和颅内动脉的显露，发生率<1％。

（5）颅内血栓形成。

①供血动脉逆行血栓形成，有缺血发作使用尿激酶再通的报道。

②也有报道动静脉畸形切除后迟发静脉血栓形成和梗死。

三、放射治疗

放射治疗涉及多束射线的管理。每束射线来自不同的方向，所有射线聚于靶点或等中心点。等中心点的辐射剂量高，但非靶区结构受到的辐射剂量比较低。放射治疗的优点是微创、相对低风险且可用于治疗手术难以到达的病变。缺点为直到动静脉畸形闭塞前，血管的通畅期较长（一般2～3年），并且其对较小的病灶最有效。

（一）放射治疗技术

1. 伽马刀

（1）动静脉畸形放射治疗应用最广泛的平台。

（2）由^{60}Co发出的201束伽马射线束源穿过头罩孔（准直管），会聚于等中心点。剂量是通过准直管的大小和照射时间来控制的。

2. 直线加速器（LINAC） 直线加速器使用微波来加速电子，然后与靶碰撞，产生高能光子。直线加速器安装在台架上，利用弓形结构可旋转，集中辐射能量在等中心点。剂量通过多层弓和射线束来调整控制。目前的电子直线加速器设备包括 Novalis®（BrainLAB，Helmstetten，Germany），X-Knife™（Radionics，Burlington，MA），Trilogy™（Varian Medical Systems，Palo Alto，CA），CyberKnife®（Accuray，Sunnyvale，CA）。

3. 粒子束 释放带电粒子，而不是光子。粒子束优于光子束放射治疗的理论优势是由于Bragg峰效应能量沉积更加集中（靶位以外的组织受照量小）。另一个理论优势为，相对生物效应与其他技术相比较高。质子和氦核已被用于治疗动静脉畸形。缺点是粒子束放射治疗需要一个相对昂贵的回旋加速器或同步加速器。

（二）动静脉畸形放射治疗后闭塞的机制

放射治疗最主要影响是破坏动静脉畸形的血管内皮细胞。血管腔的逐渐闭塞过程类似于伤口愈合过程。内皮损伤诱导平滑肌细胞和成肌纤维细胞增殖，以及胞外胶原沉积，从而引起病灶狭窄闭塞。慢性炎症反应也有助于动静脉畸形区域肉芽组织的形成。

（三）放射治疗预后

1. 闭塞率　造影治愈率主要取决于病变的大小。

下列结果大多数是源于 2～5 年的随访。

（1）病灶直径＜3cm：75％～95％。

（2）病灶直径≥3cm：≤70％。

2. 对出血风险的影响

（1）在放射治疗后至动静脉畸形闭塞前的时期内仍然存在出血的风险，但相比放射治疗前的出血风险可能有所降低。潜伏期年出血率约为 2.0％。

（2）在通畅期内，如果存在近端动脉瘤则出血的风险明显增加。

（3）即使达到完全的造影闭塞，仍可能存在出血的危险，Shin 和同事们估计病灶完全闭塞后的再出血风险为每年 0.3％。

3. 对癫痫发作患者的影响

（1）放射治疗能有效地治疗动静脉畸形引起的癫痫。放射治疗后无癫痫率为50％～80％。

（2）对具有单一局灶性或次广泛的癫痫有效。

4. 并发症　对 755 例 γ 刀治疗病例随访 75 个月研究发现：

（1）总的放射不良反应：7％。

（2）永久神经功能缺失：3％。

（3）与其他部位（6％～8％）相比，放射治疗不良反应更加常见于（或更高出现在）脑干（22％）、丘脑（16％）。

（4）最常见症状：偏瘫、头痛、癫痫。

（四）放射治疗：实践策略

1. 剂量

（1）辐射剂量与被照射体积成反比。体积越小，闭塞概率更大。使用剂量/体积曲线确定辐射剂量。

（2）剂量-反应研究发现有意义的反应可高达 25Gy。超过后闭塞率增加很小，但并发症显著增加。

表 13-3 根据直径估计动静脉畸形体积[a]

直径（cm）	体积（cm³）
1	0.51
2	4.19
3	14.14
4	33.51
5	65.45
6	113.09

[a] 假定病变为球体体积 $= \dfrac{4\pi r^3}{3}$

（3）接受 12Gy（12Gy 体积）组织的体积与放射治疗并发症相关。大动静脉畸形放射治疗成功率较低的原因被认为是用小剂量以使 12Gy 体积最小。

（4）保护引流静脉。如果 AVM 只有一条引流静脉，当 AVM 巢消失之前引流静脉闭塞会增加出血风险。有推测认为血管巢失去引流静脉后产生的压力导致血管破裂。放疗中保护引流静脉可以减少此类风险发生。

2. 并发症的处理　部分患者放射治疗后一过性脑水肿可引起头痛和神经功能障碍。一些学者采用放射治疗后口服低剂量地塞米松 2 周的方法。脑水肿引起的迟发症状通常短疗程（2～3 天）静脉使用地塞米松。

3. 影像学随访　所有患者在动静脉畸形放射治疗后 2～3 年须进行造影随访，因为残留率很高（5％～25％），而且只有完全闭塞病变才能减少出血风险至最低。

4. 重复放射治疗　在治疗后 3 年内未获得病变的完全闭塞，可进行重复放射治疗。重复放射治疗的闭塞率可达 62％～70％。第一次和第二次放射治疗期间，AVM 巢体积减小 69％，这样有利于允许增加第 2 次放疗剂量，从而确保 AVM 远期闭塞。

四、手术与放射治疗对比

一些报道比较了手术和放射治疗，结果在意料之中。手术的治愈率较高、再出血风险较低，而放射治疗的并发症发生率低。

1. Pikus 及其同事将一组手术病例与已发表的放射治疗病例组报道相比较，发现手术在造影治愈率和降低再出血的风险方面具有明显优势，但手术增加了神经系统并发症。

2. Nataf 和同事也比较了两种治疗方式，所有病变被认为既适用于手术治疗也适用于放射治疗。虽然两组患者治愈率相似，但手术组神经系统并发症发生率较高，而放射治疗组再出血率较高。

五、栓塞

(一)颅内动静脉畸形栓塞简史

第一篇栓塞脑动静脉畸形的报道出现在 1960 年,手术暴露了一例左侧外侧裂大型动静脉畸形患者的颈段颈动脉后,血管内置入 4 枚直径 2.5～4.2mm 的甲基丙烯酸甲酯球来栓塞病变。造影显示病变接近完全闭塞,而附近正常血管充盈良好。20 世纪 60 年代,因为缺乏可用的导管和栓塞剂,限制了动静脉畸形栓塞技术的进一步发展。20 世纪 70 年出现了血流导向微粒栓塞、球囊栓塞和通过刺破微球囊释放栓塞材料(简称“校准球囊泄漏”技术)等技术的报道。这种技术后来演变为经股动脉途径置入大内径导管。再通过导管把球挨个送入脑循环。透视下球通过血管的路径非常令人期待,就像在看弹球游戏一样。始终充满着偶然因素,你永远无法确定球被冲到哪里。但因为血流优先流向动静脉畸形,所有大多数球最终会进入病变的供血动脉。

在 20 世纪 80 年代,导管的设计取得了巨大进步,使对动静脉畸形供血动脉进行选择性插管成为可能。

在 20 世纪 70 年代和 80 年代初许多栓塞剂开始使用,包括丝线、乙醇、聚乙烯醇(PVA)、异丁基-2-氰基丙烯酸酯(i-BCA)。有关 i-BCA 动物实验中的毒性和致癌性报道,导致这种材料退出了市场,并引进了正丁基-2-氰基丙烯酸酯(nBCA)。

20 世纪 90 年代,nBCA 和 PVA 成为动静脉畸形最常用的栓塞材料。与 PVA(容易再通)相比,nBCA 的主要优点是能够防止再通,但注射 nBCA 期间一定要小心粘管,尽量减少导管无法退出而留置的风险。一项随机试验比较了 nBCA 和 PVA 用于动静脉畸形的术前栓塞,并未发现明显差异,两种栓塞剂在减少病灶体积和栓塞供血动脉方面无差别。有趣的是,尽管两组总手术并发症发生率相似,PVA 治疗组的切除后出血率显著高于 nBCA 组(17.8% vs. 4.8%)。

乙烯醇聚合物溶于二甲亚砜溶液(Onyx, MicroTherapeutics, Inc., Irvine, CA)出现于 1990 年。Onyx 设计初衷为颅内动脉瘤栓塞剂,在一项北美的动脉瘤栓塞材料的随机对照试验中结果令人失望,但随后用于栓塞动静脉畸形的初步结果却令人鼓舞。Onyx 于 2005 年获得 FDA 的批准用于动静脉畸形的手术前栓塞治疗。

(二)栓塞的结果

动静脉畸形栓塞技术和策略已在第 7 章(颅内栓塞)中进行了详细讨论。

1. 治愈率

(1)已报道的完全动静脉畸形栓塞率为 5%～10%。

(2)单独栓塞的治愈率相对较低,可能是由于只有少数动静脉畸形是可置入导管的单只或多支供血形式。

2. 姑息治疗　以改善“盗血”引起的症状为目的的栓塞已有报道。

3. 栓塞结合手术或放射治疗(或两者)　术前栓塞十分常见,放射治疗前栓塞优势下降。

(1)手术前栓塞。

①手术前栓塞的目的是减少病灶的体积、闭塞深部手术难以到达的供血动脉。

②据报道,术前栓塞能缩短手术时间和减少失血。

③在一项比较动静脉畸形手术前栓塞与否的病例对照研究中,两组的并发症发生率和结果优良率相似,但栓塞组病变级别较高。

④Vinuela 和同事建议闭塞动静脉畸形血管巢的 75% 以上,以利于手术切除;如果闭塞率低于 50%,可能对手术无帮助。

(2)放射治疗前栓塞。

①放射治疗前栓塞是有争议的。放射治疗前栓塞可减低放射治疗的有效性。

②放射治疗前栓塞的目的是减少病灶的体积。

③较早的报道显示栓塞病变体积至小于 10cm,可提高动静脉畸形放射治疗的闭塞率。

体积-直径关系见表 13-3。

④不过,多个中心的最新数据显示,放射治疗前栓塞动静脉畸形降低了闭塞率。可能的机制。

a. 不透射线的栓塞材料可能降低了辐射剂量。

另外,一项体外研究表明,胶或 Onyx 的存在能减少高能量钴源对动静脉畸形的照射剂量的 0.01%~0.2%。

b. 栓塞可能造成组织局部缺氧而诱导增加动静脉畸形的血管生成活性。

c. 如果使用非黏性栓塞剂,可能会发生闭塞血管的再通。

4. 并发症　一项包含 25 个研究中 2425 例患者的系统回顾,发现术前栓塞相关的永久致残率为 4%~8.9%。

(1)总永久致残率:2%~14%。

(2)病死率:1.0%~3.7%。

第十节　特殊情况的处理

(一)伴发动脉瘤

动静脉畸形患者中颅内动脉瘤检出率为 15%~25%。一项超选造影研究报道,相关动脉瘤的发生率为 58%。

1. 动静脉畸形相关动脉瘤的分类和发病率

(1)供血动脉动脉瘤。

①源于动静脉畸形供血动脉的高血流量引起的壁剪切力。

②发病率:9%~17%。

③约是血管巢内动脉瘤的 2 倍多。

④与幕上 AVM 相比,供血动脉的动脉瘤多伴随颅后窝 AVM(1/3 为颅后窝 AVM)

⑤与幕上 AVM 中的动脉瘤相比,颅后窝 AVM 中的供血动脉瘤更易成为出血根源。

(2)血管巢内动脉瘤。

①真性血管巢内动脉瘤。

a. 真性血管巢内动脉瘤能够在造影的动脉早期就显影,可以借此与扩张的静脉相区分。

b. 发病率:5.5%～8%。

②巢内假性动脉瘤:不常见,只能靠组织病理学确诊。巢内假性动脉瘤可在随访造影中新发现。占动静脉畸形造影患者的 8%。巢内真性和假性动脉瘤之间的区别只有学术意义,并没有实际治疗意义。

(3)偶发动脉瘤:与动静脉畸形无关的动脉瘤在动静脉畸形人群中的发病率与一般人群中相似(0.8%)。

2. 出血风险

(1)存在与动静脉畸形相关联动脉瘤的患者(供血动脉或巢内)与单纯动静脉畸形患者相比,出血的风险增加。

年出血风险:7%。

(2)供血动脉动脉瘤:供血动脉瘤的存在是动静脉畸形患者出血的独立危险因素,虽然源于动脉瘤的风险只有 6%(即,只有 6% 的出血可能通过消除供血动脉动脉瘤而预防)。

(3)巢内瘤:年出血风险 9.8%。

3. 治疗

(1)对相关动脉瘤的治疗缺乏共识。一些学者主张首先治疗动脉瘤,而其他则认为应先治疗动静脉畸形,或同时治疗。

(2)动静脉畸形治疗对供血动脉动脉瘤的影响。

①有些供血动脉动脉瘤可能随动静脉畸形的治疗而消失。一项包含 23 例动静脉畸形供血动脉动脉瘤患者的报道显示,治疗后 18 例动脉瘤无变化,4 例变小,1 例完全消失。

②有报道称供血动脉动脉瘤可在切除 AVM 时破裂,也有报道在 AVM 治疗 3 周后破裂。

③近段未处理动脉瘤的存在是放疗后出血的危险因素。

(3)本手册作者推荐以下策略。

①出血患者,治疗引起出血的病变。

②未出血患者,如果可行,首先治疗供血动脉动脉瘤。

(二)大型和巨型脑动静脉畸形

大动静脉畸形,定义为 Spetzler-Martin Ⅳ～Ⅴ级病变,或病灶直径>3cm,体积>10～15cm^3。巨型脑动静脉畸形指直径>6cm。这些动静脉畸形存在很多问题,因为它们难以治疗并且自然史不明。

1. 自然史

(1)自然史相关研究报道中,Ⅳ级和Ⅴ级动静脉畸形患者出血率大相径庭。

①一项回顾性研究发现,年出血风险为1.5%,而另一项研究发现,治疗前所有患者的年出血率为10.4%(以出血为临床表现的患者为13.9%,无出血表现的患者为7.3%)。

②近期一项对大型AVMs研究发现,保守治疗组年出血率为2.7%。

治疗组出血风险更高达到4.1%。

③对301例脑动静脉畸形的前瞻性研究发现,病灶直径>3cm是出血的独立危险因素(风险比2.5,$P<0.0001$)。

(2)虽然一些证据表明,较大的动静脉畸形出血风险小于较小的病变,但大动静脉畸形的风险较高的观点似乎更可信,因为较大的病灶除更大以外,含有其他已确定的出血危险因素的可能更大,如深部病变或深静脉引流。

2. 手术 Ⅳ级和Ⅴ级动静脉畸形患者手术的致残率和病死率高达21.9%和38.4%。

3. 放射治疗

①大动静脉畸形单纯放疗完全闭塞率非常低。

②动静脉畸形≥15cm³闭塞率为25%。

③分体积放射治疗需要将AVMs分2个或多个体积并在6周内分期治疗。

a. 分割治疗闭塞率:4年50%~60%。

b. 分割治疗的永久性放射损伤风险较单次放射治疗低(6.5% vs. 15%,$P=0.3$)。

4. 局部治疗的效果

(1)多数学者认为完全闭塞病变才能消除出血风险。

(2)Han和同事发现,与不治疗相比,局部治疗的年出血风险增加(10.4% vs. 1.5%)。

(3)相反,Meisel和同事们发现局部栓塞后出血的风险降低。

5. 综合治疗策略

(1)栓塞、放射治疗和外科手术的结合可能有时更有效。

(2)在一项包含53例进行综合治疗的巨大动静脉畸形(>6cm)患者研究中,36%被完全治愈。患者进行手术治疗(51%)、栓塞(98%)和(或)放射治疗(89%)。治疗相关的长期致残率为15%。平均随访37个月,临床结果优良占51%,良好28%,较差6%,而死亡占15%。

6. 治疗建议

(1)大动静脉畸形的治疗目前缺乏共识。一些著名学者最近建议大多数患者行非手术治疗,而其他学者则主张给予治疗,尤其是表现为出血的患者。

(2)"姑息"治疗并不能减少出血的风险(实际上有可能增加)。因此,任何治疗大动静脉畸形的方向都是向着最终完全闭塞病变的方向。

儿童专区！儿童脑动静脉畸形

小儿颅内动静脉畸形与成人显著不同：儿童动静脉畸形治疗后复发率高，出血后的预后良好。

1. 儿童动静脉畸形的发病率

(1)10%～20%的新诊断脑动静脉畸形为儿童患者。

(2)儿童中的发病率为 0.014%～0.028%。

2. 出血风险　虽然有零散的报道称儿童动静脉畸形出血风险比成人高，但最近的一项研究发现，儿童的年出血风险(年龄＜20岁)和成人相似，或者更低，为 0.9%～2.2%。

3. 临床表现

(1)多达 75%的儿童动静脉畸形患者表现为出血，表现为癫痫发作的占 15%。

(2)出血。

①任何有自发性颅内出血的儿童，都应考虑是否有动静脉畸形，直到完全排除。

②儿童可能比成人更容易表现为出血。

③63%的儿童以出血症状就诊，13.4%以癫痫发作的症状就诊。

(3)出血的预后。

①17%的患者预后较差。

②处于昏迷状态的儿童动静脉畸形患者，病死率为 40%。然而，超过 50%的患者预后良好。

4. 治疗

(1)外科手术。

①切除率：90%～95%。

②并发症。

a. 围术期并发症发生率：19%。

b. 围术期病死率：≤5%。

(2)放射治疗。

a. 闭塞率：68%～95%。

b. 永久性神经系统并发症：＜3%。

5. 动静脉畸形治疗后复发

与成人 AVM 患者相比，小儿脑动静脉畸形患者治疗后复发的倾向更高

(1)一项包含 808 例手术完全切除的动静脉畸形患者的病例研究中，5 例(0.6%)术后造影阴性的患者复发都在儿童年龄组。近期研究发现，123 例 AVM 患者造影确认病灶消失，但 7 例复发，复发病例全位于＜18 岁的患者中。

(2)其他研究报道 AVM 术后的复发率为 2%～5.6%，深静脉引流是儿童 AVM 患者术后复发的重要危险因素。

6. 影像学随访　因为有复发的可能，大多数学者建议对儿童进行持续影像学随访，即使已经完全闭塞。

(三)妊娠和动静脉畸形

1. 妊娠期动静脉畸形出血

(1)动静脉畸形出血是孕妇 ICH 相对常见的原因。占妊娠和产褥期 ICH 病例的 21%～48%。

(2)虽然有研究发现妊娠期出血风险增高(5.7%～8.0%,同期未妊娠妇女年出血率为 1.1%～1.3%),但也有研究发现出血风险并未升高。

(3)出血时平均胎龄为 30 周。

(4)妊娠动静脉畸形出血患者中 17% 存在高血压。

(5)与非妊娠动静脉畸形患者相比,妊娠患者预后差。

①57% 的妊娠患者就诊时表现为意识不清或昏迷。

②孕妇病死率为 0～28%。

③胎儿病死率为 14%。

(6)妊娠患者再出血更频繁,25%～30% 的妊娠患者同一孕期内再出血。

(7)神经外科治疗。

①由于再出血率高,并且出血后的并发症发生率也较高,动静脉畸形的治疗以防止进一步出血为主要目标。

②大多数学者建议条件许可时尽量手术治疗,手术决策应基于神经外科标准。栓塞可以有选择地用于小病变,或可一次彻底完全栓塞病变。放射治疗和大多数情况下的栓塞治疗,不能迅速降低再出血的风险,因此并不适合于妊娠患者。

③外科手术风险较大或较困难的病例,可选择非手术治疗。Dias 和 Sekhar 发现手术与否对孕产妇或胎儿的病死率没有影响。

(8)产科处理:分娩方式的选择应根据产科,而不是神经外科的标准,因为剖宫产和阴道分娩无明显差异。

(9)在影像学诊断和介入治疗过程中应采取措施,最大限度地减小对胎儿的辐射剂量。

2. 伴发未破裂动静脉畸形的妊娠或准备妊娠患者

(1)应推迟妊娠到动静脉畸形治疗完成。

(2)有未破裂动静脉畸形的妊娠患者,对于高血压与出血相关的病例,严格控制血压可减少出血的风险。

儿童专区！Galen 静脉畸形

Galen 畸形与其他颅内血管畸形不同,其为先天异常。病情轻重不一,可能在出生时、婴儿期或童年后期发病。少见,据报道占颅内血管畸形的比例≤1%。病变治疗主要是由小儿神经外科医师和神经介入医师来完成。

一、血管造影分类

Lasjaunias 和同事将先天性 Galen 静脉病变分为 3 种类型:

1. 脉络丛型。供血动脉网,类似于血管巢,通过脉络丛动脉供血。

2. 壁型。一支或多支供血动脉直接连接到扩张的 Galen 静脉。

3. 继发型。Galen 静脉扩张是由于相邻的血管畸形、瘘或静脉梗阻。

Yasargil 提出了以下分型方案:

1. Ⅰ型供血动脉相对较少,主要来自胼周和大脑后动脉。

2. Ⅱ型供血动脉主要来自丘脑穿支和大脑后动脉。

3. Ⅲ型,又名真性或脉络丛型。最常见的类型。混合型供血动脉,源于胼周动脉、丘脑穿支和大脑后动脉。

4. Ⅳ型又称继发型。Galen 静脉瘤样扩张(曲张),继发于相邻脑实质的动静脉畸形,或硬脑膜动静脉瘘,或直窦流出口梗阻。

二、发育、解剖学和病理生理学

(一)胚胎学

正常 Galen 静脉的胚胎前体是前脑中静脉,其在原始血管床内有动静脉间的瘘管连接。该瘘管连接通常在胚胎发育的第 5~7 周闭合,在 3 个月时,前脑中静脉的后部汇入大脑内静脉和基底静脉,形成 Galen 静脉。前脑中静脉的永久化及其原始动静脉连接导致了 Galen 静脉畸形。高流量血流、低阻静脉引流导致供血动脉增多和扩张。

(二)解剖学

Galen 静脉畸形是中线结构,从室间孔延伸到脉络裂,外侧至三角区。

1. 动脉供血通常是双侧对称的。

(1)脉络膜动脉。在大多数病例,所有的脉络膜动脉都参与供血。

(2)起自 Willis 环后部室管膜下动脉网。

(3)丘脑穿支动脉少见。

2. 静脉引流到前脑中静脉,再进入镰窦,然后进入上矢状窦或后静脉窦。

3. 大多数患者没有直窦。

(1)可能存在静脉梗阻。

(2)与大脑深部静脉系统没有连接。

（3）正因为如此，脑深部结构才能使用另一静脉通路，通常包括丘脑、颞下或中脑外侧静脉，侧位造影呈现 E 形。

三、临床特点

Galen 静脉畸形患者的临床表现，可表现在心脏和神经系统。患者可分为三个年龄组：①新生儿，出生至 2 个月；②婴儿，2 个月至 2 岁；③青少年和成人。新生儿通常出现心力衰竭，婴儿通常出现脑积水和头部增大，稍大的患者常表现为脑积水、头痛、发育迟缓。

1. 高输出心力衰竭

（1）颅内动静脉分流的血流动力学表现显著，可造成右心房扩张、肺动脉高压、左侧心力衰竭。

（2）头部和胸部可闻及响亮的机器样杂音。

（3）可通过产前超声检查确诊，22％产前确诊的患儿因出生伴有不可逆的脑损伤而死亡。

（4）心脏症状的严重程度差异较大，从无症状性心脏扩大到心源性休克。

①在一些病例，出生后有一个相对稳定的时期（3 天），随后急性失代偿。

②有些患者需要急诊栓塞颅内病变，而另一些则可能需要稳定一段时间，再行栓塞治疗。

2. 神经系统表现

神经系统症状是由于：

（1）颅内动静脉分流和静脉流出受阻所致的颅内静脉压增高。

（2）心力衰竭，这可能导致产前和产后脑损伤。MRI 可显示脑白质病变或弥漫性脑损害（脑溶解综合征）。

（3）脑积水。

正常颅内静脉系统通常具有压力梯度，以便于脑脊液吸收。颅内静脉高压干扰了这一过程。

四、自然史和总体预后

虽然有许多包含关于 Galen 静脉畸形"自然史"内容的刊物，但关于未经治疗患者的预后几乎是不可能获得的。病例少、临床表现严重程度不一、目前治疗方法多（治疗与否、动脉还是静脉栓塞、脑室分流与否）等原因，使其结果很难概括。以下临床结果来源于法国 de Bicêtre 医院和多伦多 Sick Children 医院的大样本报道。

1. 新生儿 Galen 静脉畸形的总体成活率为 50％～76.9％。

2. Galen 静脉畸形自发性血栓形成比较少见，报道的发病率约 2.5％（其中 50％病例神经功能正常）。

五、治疗和预后

大多数学者认为严重程度两极的患者(完全无症状患者和那些症状严重合并多系统衰竭患者)可以观察随访。治疗基础包括栓塞＋分流术,放射治疗。

(一)新生儿

Lasjaunias 和同事设计了一套评分系统来帮助决策(表 13-4)。

1. 得分＜8,全身或神经系统预后较差,可以考虑放弃治疗。

2. 得分 8~12,神经功能状态正常,心力衰竭内科治疗无效,考虑给予紧急栓塞。

3. 得分＞12,患儿足够稳定,可以延迟至 5 个月后再行栓塞。

表 13-4 比塞特新生儿评价得分

分数	心脏功能	脑功能	呼吸功能	肝功能	肾功能
5	正常	正常	正常	—	—
4	超负荷,无内科治疗	亚临床,仅 EEG 异常	呼吸急促,可完成吹气	—	—
3	心力衰竭;内科治疗可稳定	无抽搐,间断性神经系统体征	呼吸急促,不能完成吹气	无肝大,肝功能正常	正常
2	心力衰竭,内科治疗不能稳定	单纯抽搐	辅助通气,正常饱和度 FiO_2 ＜25%	肝大,肝功能正常	短暂无尿
1	辅助呼吸	癫痫发作	辅助通气,正常饱和度 FiO_2 ＞25%	中度或短暂肝功能不全	治疗后不稳定,多尿
0	内科治疗无效	永久性神经系统体征	辅助通气,氧饱和度低	凝血异常,酶升高	无尿

改编自:Lasjaunias ⓒ 1997 Springer Science and Business Media,经许可使用

EEG. 脑电图;FiO_2.吸入氧气浓度。最高得分＝21

(二)新生儿治疗

1. 对 Galen 静脉畸形的新生儿评价应包括以下内容。

(1)体重和头围。

(2)肾功能和肝功能检查。

(3)头颅和心脏超声检查。

(4)脑 MRI 检查,可提供有关病变的解剖和髓鞘形成状态信息。

(5)除非计划栓塞,可不做血管造影。

2. 栓塞的最佳年龄是≥5 个月。治疗应尽可能延迟到这个时间。

3. 介入策略包括动脉栓塞,减少分流。

(1)新生儿经静脉栓塞并发症率较高,当动脉途径不可用时才考虑。

(2)胶(如 n-BCA)是比较合适的栓塞剂,因为其再通率比颗粒或弹簧圈低。

4. 分流量减少 30%,就足以改善心功能,撤除呼吸机。

病变没有必要达到造影治愈,控制症状并使大脑正常发育即可。

(三)新生儿预后

de Bicêtre 医院治疗的 23 例新生儿中,栓塞无效或相关的病死率为 52%,36.4%神经功能正常,63.6%中度或重度智力低下。

(四)婴儿

1. Galen 静脉畸形患者脑积水的原因是颅内静脉高压,病变治疗后,一般会好转。

2. 脑脊液分流术应在血管内介入治疗完成后。

(1)少于 50%的脑积水患者需要分流。

(2)这些患者进行脑脊液分流可能会出现问题。分流可导致静脉淤滞性脑水肿,并有出现硬膜下血肿的风险。

(3)对于部分患者,内镜下第三脑室造瘘可替代脑室分流。

(五)婴儿的预后

de Bicêtre 医院治疗的 153 例婴儿中,栓塞无效或相关的病死率为 7.2%,78.9%神经功能正常,21.1%中度或重度智力低下。

(六)儿童和成人

由于持续的长期颅内静脉高压和脑积水,未经治疗的症状性 Galen 静脉畸形的自然史中的一部分患者发育迟缓。

1. 所有 Galen 静脉畸形的患者都有颅内静脉高压。

2. 有些学者认为栓塞应该使静脉压正常,并治疗脑积水,之后进行脑脊液分流。

3. 成人非常少见。

(七)儿童的预后

治疗的 40 例儿童,无死亡病例,67.5%神经功能正常,32.5%中度或重度智力低下。

(八)栓塞的并发症

de Bicêtre 医院在 1981—2002 年共收治 196 例患者。

1. 一过性神经功能障碍:1.6%。

2. 永久性神经功能障碍:2.1%。

3. 非致残性非神经系统并发症:6.7%。

4. 出血:5.6%。

儿童专区！软脑膜动静脉瘘（PAVF）

软脑膜动静脉瘘（又称非 Galen 软脑膜动静脉瘘）是一种区别于其他颅内血管畸形的先天性的血管异常，但其常与动静脉畸形混淆。该疾病主要表现为皮层动脉与静脉直接吻合（无静脉巢）。该疾病常见于儿童患者。

一、流行病学特点

软脑膜动静脉瘘十分罕见，发病率与患病率不详。

1. 主要的国际转诊中心统计发现 pAVF 在先天性颅内动静脉畸形疾病中占 1.6%～8.4%。

2. 考虑到转诊中心实际病例要多于其分享的这些罕见病例数，我们可以推测在普通人群中其发病率在 1/1000000～1/100000。

二、造影特征

软脑膜动静脉瘘主要表现为以下特征：

1. 单孔瘘。

(1)一条大动脉与一条大静脉直接相连接。

(2)该类型多见于大于 2 岁的患者。

2. 多孔瘘。

(1)多条供血动脉汇聚到一条引流静脉。

(2)该类型多见于小于 2 岁的患者。

(3)该类型治疗困难且预后差。

3. 多瘘。

(1)20% 的病例存在多个且部位相互独立的瘘。

(2)多瘘型患者常存在基因异常例如 RASA1 基因突变或者 Osler－Weber－Rendu 综合征患者。

4. 静脉瘤。

(1)引流入瘘的扩张静脉直径在 14～70mm。

(2)90.6% 的儿童 pAVF 患者出现静脉瘤，而成人仅为 62.5%。

(3)占位效应明显。

(4)治疗后易于形成血栓，增加术后出血风险及死亡率。

5. 25% 患者存在颈静脉球发育不全或闭塞。

6. 相关供血动脉动脉瘤在大于 2 岁患者中可占 15%。

7. 75% 的 pAVFs 位于幕上。

三、胚胎学

在胚胎发育至 20mm 时动脉、静脉是简单的交错成直角的内皮管，从而使两者表面接触最小。如果这些内皮管交错形成增加接触面积的锐角，原始动脉与静脉之间便易于形成连接。如果这些连接在后期未形成成熟的交错毛细血管网就会导致瘘的形成。pAVFs 动静脉连接发育停止较动静脉畸形更早。因此可以推测像 HHT 这样以正常血管发育成熟受损为特征的综合征可能与 pAVFs 相关。

四、自然史

发病罕见、临床表现多变、治疗方式多样导致预后难以总结。

1. 有症状的高心输出量病例若不进行治疗后果是致命的。

2. 无症状的高流量瘘患者可能存在认知功能及发育的延缓。

3. pAVFs 自发闭塞罕见。

五、临床表现

pAVFs 临床表现可以分为心脏及神经系统损伤，可以将其分为 4 类：①新生儿（出生至 2 个月）；②婴儿（2 个月至 2 年）；③年龄较大儿童；④成人。

1. 高输出量心力衰竭

(1)新生儿典型表现为心力衰竭。

(2)新生儿颅内动静脉分流可能导致右心室扩张、肺动脉高压及左心力衰竭。

(3)头部及胸部可闻及响亮的机械性杂音。

(4)产前超声可确诊。

(5)心脏综合征严重程度不同，从无症状的心脏扩大至心源性休克均可发生。

①在一些病例中，出生后经历简短的稳定期（3 天），随即出现急性失代偿。

②一些病例需要急诊栓塞，然而有些病例暂时稳定可以后期栓塞。

2. 神经功能损伤

(1)婴儿主要表现为癫痫、出血或局灶性损伤。

(2)年龄较大患儿（小于 15 岁）主要表现为癫痫，大于 15 岁及成人患者主要表现为出血。

(3)神经系统症状可归因于以下方面。

①颅内静脉高压，多由动静脉分流及静脉流出道受阻引起。

②动脉盗血。

③静脉迂曲导致占位效应。

④脑水肿：颅内静脉系统正常存在压力梯度易于脑脊液吸收，而颅内静脉高压干扰了此过程。

六、相关综合征

1. pAVFs 患者中约 25% 存在 HHT。

(1)诊断 HHT 基于家族史，因为许多 HHT 临床表现并未发生。

(2)主要表现为鼻出血，皮层毛细血管扩张，脑、脊髓、肺、肝 AVM 及家族史。

2. 29% 的病例存在毛细血管畸形-动静脉畸形（CM-AM）伴随 *RASA1* 基因突变。脑脊髓由于高流量动静脉畸形可见葡萄酒样皮肤染色。

3. 其他并发症。

(1)Ehlers-Danlos 综合征。

(2)神经纤维瘤病 1 型。

(3)Klippel-Trenaunay Weber 综合征。

(4)脑血管脂肪瘤综合征。

(5)主动脉弓狭窄。

七、治疗

1. pAVFs 评估。

(1)颅脑 MRI 和 MRA 可以提供病变解剖及髓鞘形成状态。

(2)血管造影并非常规推荐,除非计划行手术治疗。

2. 栓塞最佳年龄为大于 12 个月。

3. 开颅治疗主要为切除瘘的血管组成,这基于治疗 AVM 的经验。

4. 一旦病变确诊,可以通过包括夹闭和烧灼为主的外科治疗阻断动静脉连接。

5. 血管内治疗包括动脉栓塞。

(1)有些病例通过包括单纯栓塞在内的不同技术可以成功治疗。

(2)治疗效果最佳的为 nBCA 胶,可同时应用(或者不采用)释放弹簧圈阻断动脉瘤或者供血动脉。

八、预后

1. 因疾病的罕见及报道的缺乏导致该疾病自然史不详。

2. 一篇对 pAVFs 治疗效果回顾分析发现 31 例外科手术患者术后 30 例血管闭塞,37 例血管内治疗患者 32 例血管闭塞。

九、治疗后并发症

1. 总体病残率为 33.7%。

(1)皮层 pAVFs 治疗后严重并发症为水肿及出血。

①早期文献报道损伤脑自主调节功能造成"正常压力突破",因此推荐术后降压治疗。

②近期研究发现严重术后并发症可能与静脉血栓相关,原因在于手术将高流量瘘快速闭塞后导致大的引流静脉阻塞。

(2)预防血栓策略:术后抗凝。血管内治疗较手术开颅更具优势。

2. 死亡率为 6%。

(1)死亡病例由于大静脉瘤血栓形成。

(2)死亡病例均存在静脉瘤。

参 考 文 献

[1] Cushing H, Bailey P. Tumors arising from the blood vessels of the brain: angiomatous malformations and and hemangioblastomas. Springfield, IL: Charles C. Thomas; 1928. p. 9-102.

[2] Mullan S, Mojtahedi S, Johnson DL, Macdonald RL. Embryological basis of some aspects of cerebral vascular fistulas and malformations. J Neurosurg. 1996;85:1-8.

[3] Suh DC, Alvarez H, Bhattacharya JJ, Rodesch G, Lasjaunias PL. Intracranial haemorrhage within the first two years of life. Acta Neurochir. 2001;143:997-1004.

[4] Yaşargil MG. AVM of the brain, history, embryology, pathological considerations, hemodynamics, diagnostic studies, microsurgical anatomy. Stuttgart: George Thieme Verlag; 1988.

[5] Lasjaunias P. A revised concept of the congenital nature of cerebral arteriovenous malformations. Intervent Neurorad. 1997;3:275-81.

[6] Mullan S, Mojtahedi S, Johnson DL, Macdonald RL. Cerebral venous malformation-arteriovenous malformation transition forms. J Neurosurg. 1996;85:9-13.

[7] Todaka T, Hamada J, Kai Y, Morioka M, Ushio Y. Analysis of mean transit time of contrast medium in ruptured and unruptured arteriovenous malformations: a digital subtraction angiographic study. Stroke. 2003;34:2410-4.

[8] Young WL, Pile-Spellman J, Prohovnik I, Kader A, Stein BM. Evidence for adaptive autoregulatory displacement in hypotensive cortical territories adjacent to arteriovenous malformations. Columbia University AVM study project. Neurosurgery. 1994;34:601-10; discussion 10-11.

[9] Mast H, Mohr JP, Osipov A, et al. 'steal' is an unestablished mechanism for the clinical presentation of cerebral arteriovenous malformations. Stroke. 1995;26:1215-20.

[10] Alkadhi H, Kollias SS, Crelier GR, Golay X, Hepp-Reymond MC, Valavanis A. Plasticity of the human motor cortex in patients with arteriovenous malformations: a functional MR imaging study. Am J Neuroradiol. 2000;21:1423-33.

[11] Jellinger K. Vascular malformations of the central nervous system: a morphological overview. Neurosurg Rev. 1986;9:177-216.

[12] Sarwar M, McCormick WF. Intracerebral venous angioma. Case report and review. Arch Neurol. 1978;35:323-5.

[13] van Beijnum J, van der Worp HB, Algra A, et al. Prevalence of brain arteriovenous malformations in first-degree relatives of patients with a brain arteriovenous malformation. Stroke. 2014;45:3231-5.

[14] Stapf C, Mast H, Sciacca RR, et al. The New York Islands AVM study: design, study progress, and initial results. Stroke. 2003;34:e29-33.

[15] Murthy SB, Merkler AE, Omran SS, et al. Outcomes after intracerebral hemorrhage from arteriovenous malformations. Neurology. 2017;88:1882-8.

[16] Hofmeister C, Stapf C, Hartmann A, et al. Demographic, morphological, and clinical characteristics of 1289 patients with brain arteriovenous malformation. Stroke. 2000;31:1307-10.

[17] McCormick WF, Rosenfield DB. Massive brain hemorrhage: a review of 144 cases and an examination of their causes. Stroke. 1973;4:946-54.

[18] Khaw AV, Mohr JP, Sciacca RR, et al. Association of infratentorial brain arteriovenous

malformations with hemorrhage at initial presentation. Stroke. 2004;35;660-3.

[19] Spetzler RF, Martin NA. A proposed grading system for arteriovenous malformations. J Neurosurg.1986;65;476-83.

[20] Valavanis A. The role of angiography in the evaluation of cerebral vascular malformations. Neuroimaging Clin N Am. 1996;6;679-704.

[21] Willinsky RA, Lasjaunias P, Terbrugge K, Burrows P. Multiple cerebral arteriovenous malformations (AVMs).Review of our experience from 203 patients with cerebral vascular lesions. Neuroradiology. 1990;32;207-10.

[22] Putman CM, Chaloupka JC, Fulbright RK, Awad IA, White RI Jr, Fayad PB. Exceptional multiplicity of cerebral arteriovenous malformations associated with hereditary hemorrhagic telangiectasia (Osler-weber-Rendu syndrome).Am J Neuroradiol. 1996;17; 1733-42.

[23] van Beijnum J, van der Worp HB, Schippers HM, et al. Familial occurrence of brain arteriovenous malformations; a systematic review. J Neurol Neurosurg Psychiatry. 2007;78 (11);1213-7.

[24] Rendu HJLM. Épistaxis répétées chez un sujet porteur de petits angiomes cutanés et muqueux. Bull Soc Med Hop.1896;13;731-3.

[25] Osler W. On family form of recurring epistaxis, associated with multiple telangiectasias of skin and mucous membranes.Bull Johns Hopkins Hosp. 1901;12;333-7.

[26] Weber EP. Multiple hereditary developmental angiomata (telangiectasia) of the skin and mucous membranes associated with recurring hemorrhages. Lancet. 1907;2;160-2.

[27] Shovlin CL, Guttmacher AE, Buscarini E, et al. Diagnostic criteria for hereditary hemorrhagic telangiectasia (Rendu-Osler-weber syndrome). Am J Med Genet. 2000;91;66-7.

[28] Dakeishi M, Shioya T, Wada Y, et al. Genetic epidemiology of hereditary hemorrhagic telangiectasia in a local community in the northern part of Japan. Hum Mutat. 2002;19; 140-8.

[29] Sadick H, Sadick M, Gotte K, et al. Hereditary hemorrhagic telangiectasia; an update on clinical manifestations and diagnostic measures. Wien Klin Wochenschr. 2006;118;72-80.

[30] Brinjikji W, Iyer VN, Sorenson T, Lanzino G. Cerebrovascular manifestations of hereditary hemorrhagic telangiectasia. Stroke. 2015;46;3329-37.

[31] Fulbright RK, Chaloupka JC, Putman CM, et al. MR of hereditary hemorrhagic telangiectasia; prevalence and spectrum of cerebrovascular malformations. Am J Neuroradiol. 1998; 19;477-84.

[32] Bharatha A, Faughnan ME, Kim H, et al. Brain arteriovenous malformation multiplicity predicts the diagnosis of hereditary hemorrhagic telangiectasia; quantitative assessment. Stroke. 2012;43;72-8.

[33] Woodall MN, McGettigan M, Figueroa R, Gossage JR, Alleyne CH Jr. Cerebral vascular malformations in hereditary hemorrhagic telangiectasia. J Neurosurg. 2014;120;87-92.

[34] Garcia-Monaco R, Taylor W, Rodesch G, et al. Pial arteriovenous fistula in children as presenting manifestation of Rendu-Osler-weber disease. Neuroradiology. 1995;37;60-4.

[35] Willemse RB, Mager JJ, Westermann CJ, Overtoom TT, Mauser H, Wolbers JG. Bleeding risk of cerebrovascular malformations in hereditary hemorrhagic telangiectasia. J Neurosurg. 2000;92;779-84.

[36] Yang W, Liu A, Hung AL, et al. Lower risk of intracranial arteriovenous malformation hemorrhage in patients with hereditary hemorrhagic telangiectasia. Neurosurgery. 2016;

78:684-93.

[37] Easey AJ, Wallace GM, Hughes JM, Jackson JE, Taylor WJ, Shovlin CL. Should asymptomatic patients with hereditary haemorrhagic telangiectasia (HHT) be screened for cerebral vascular malformations? Data from 22,061 years of HHT patient life. J Neurol Neurosurg Psychiatry. 2003;74:743-8.

[38] Kim H, Nelson J, Krings T, et al. Hemorrhage rates from brain arteriovenous malformation in patients with hereditary hemorrhagic telangiectasia. Stroke. 2015;46:1362-4.

[39] Romer W, Burk M, Schneider W. Hereditary hemorrhagic telangiectasia (Osler's disease). Dtsch Med Wochenschr.1992;117:669-75.

[40] Haitjema T, Balder W, Disch FJ, Westermann CJ. Epistaxis in hereditary haemorrhagic telangiectasia. Rhinology.1996;34:176-8.

[41] Sadick H, Fleischer I, Goessler U, Hormann K, Sadick M. Twenty-four-hour and annual variation in onset of epistaxis in Osler disease. Chronobiol Int. 2007;24:357-64.

[42] Karnezis TT, Davidson TM. Treatment of hereditary hemorrhagic telangiectasia with submucosal and topical bevacizumab therapy. Laryngoscope. 2012;122:495-7.

[43] Haitjema T, Disch F, Overtoom TT, Westermann CJ, Lammers JW. Screening family members of patients with hereditary hemorrhagic telangiectasia. Am J Med. 1995;99:519-24.

[44] Mager HJ, Overtoom TT, Mauser HW, Westermann KJ. Early cerebral infarction after embolotherapy of a pulmonary arteriovenous malformation. J Vasc Interv Radiol. 2001;12:122-3.

[45] Guttmacher AE, Marchuk DA, White RI Jr. Hereditary hemorrhagic telangiectasia. N Engl J Med. 1995;333:918-24.

[46] Snyder LH, Doan CA. Clinical and experimental studies in human inheritance. Is the homozygous form of multiple telangiectasia lethal? J Lab Clin Med. 1944;29:1211-367.

[47] McDonald MT, Papenberg KA, Ghosh S, et al. A disease locus for hereditary haemorrhagic telangiectasia maps to chromosome 9q33-34. Nat Genet. 1994;6:197-204.

[48] Johnson DW, Berg JN, Gallione CJ, et al. A second locus for hereditary hemorrhagic telangiectasia maps to chromosome 12. Genome Res. 1995;5:21-8.

[49] Wyburn-Mason R. Arteriovenous aneurysm of midbrain and retina, facial naevi and mental changes. Brain.1943;66:163-203.

[50] Théron J, Newton TH, Hoyt WF. Unilateral retinocephalic vascular malformations. Neuroradiology.1974;7:185-96.

[51] Laufer L, Cohen A. Sturge-weber syndrome associated with a large left hemispheric arteriovenous malformation.Pediatr Radiol. 1994;24:272-3.

[52] Brown RD Jr, Wiebers DO, Forbes GS. Unruptured intracranial aneurysms and arteriovenous malformations: frequency of intracranial hemorrhage and relationship of lesions. J Neurosurg. 1990;73:859-63.

[53] Ondra SL, Troupp H, George ED, Schwab K. The natural history of symptomatic arteriovenous malformations of the brain: a 24-year follow-up assessment. J Neurosurg. 1990;73:387-91.

[54] Mast H, Young WL, Koennecke HC, et al. Risk of spontaneous haemorrhage after diagnosis of cerebral arteriovenous malformation. Lancet. 1997;350:1065-8.

[55] Halim AX, Johnston SC, Singh V, et al. Longitudinal risk of intracranial hemorrhage in patients with arteriovenous malformation of the brain within a defined population. Stroke.

2004;35:1697-702.

[56] Itoyama Y, Uemura S, Ushio Y, et al. Natural course of unoperated intracranial arteriovenous malformations: study of 50 cases. J Neurosurg. 1989;71:805-9.

[57] Choi JH, Mast H, Sciacca RR, et al. Clinical outcome after first and recurrent hemorrhage in patients with untreated brain arteriovenous malformation. Stroke. 2006;37:1243-7.

[58] Fults D, Kelly DL Jr. Natural history of arteriovenous malformations of the brain: a clinical study. Neurosurgery.1984;15:658-62.

[59] Brown RD Jr, Wiebers DO, Forbes G, et al. The natural history of unruptured intracranial arteriovenous malformations.J Neurosurg. 1988;68:352-7.

[60] Fullerton HJ, Achrol AS, Johnston SC, et al. Long-term hemorrhage risk in children versus adults with brain arteriovenous malformations. Stroke. 2005;36:2099-104.

[61] Abdulrauf SI, Malik GM, Awad IA. Spontaneous angiographic obliteration of cerebral arteriovenous malformations.Neurosurgery. 1999;44:280-7; discussion 7-8.

[62] Kondziolka D, McLaughlin MR, Kestle JR. Simple risk predictions for arteriovenous malformation hemorrhage.Neurosurgery. 1995;37:851-5.

[63] Brown RD Jr. Simple risk predictions for arteriovenous malformation hemorrhage. Neurosurgery. 2000;46:1024.

[64] Stapf C, Khaw AV, Sciacca RR, et al. Effect of age on clinical and morphological characteristics in patients with brain arteriovenous malformation. Stroke. 2003;34:2664-9.

[65] Choi JH, Mohr JP. Brain arteriovenous malformations in adults. Lancet Neurol. 2005;4: 299-308.

[66] Stapf C, Mast H, Sciacca RR, et al. Predictors of hemorrhage in patients with untreated brain arteriovenous malformation.Neurology. 2006;66:1350-5.

[67] Duong DH, Young WL, Vang MC, et al. Feeding artery pressure and venous drainage pattern are primary determinants of hemorrhage from cerebral arteriovenous malformations. Stroke. 1998;29:1167-76.

[68] Guidetti B, Delitala A. Intracranial arteriovenous malformations. Conservative and surgical treatment. J Neurosurg.1980;53:149-52.

[69] Spetzler RF, Hargraves RW, McCormick PW, Zabramski JM, Flom RA, Zimmerman RS. Relationship of perfusion pressure and size to risk of hemorrhage from arteriovenous malformations. J Neurosurg. 1992;76:918-23.

[70] Langer DJ, Lasner TM, Hurst RW, Flamm ES, Zager EL, King JT Jr. Hypertension, small size, and deep venous drainage are associated with risk of hemorrhagic presentation of cerebral arteriovenous malformations.Neurosurgery. 1998;42:481-6; discussion 7-9.

[71] Albert P, Salgado H, Polaina M, Trujillo F, Ponce de Leon A, Durand F. A study on the venous drainage of 150 cerebral arteriovenous malformations as related to haemorrhagic risks and size of the lesion. Acta Neurochir.1990;103:30-4.

[72] Karlsson B, Lindquist C, Johansson A, Steiner L. Annual risk for the first hemorrhage from untreated cerebral arteriovenous malformations. Minim Invasive Neurosurg. 1997;40: 40-6.

[73] Stefani MA, Porter PJ, terBrugge KG, Montanera W, Willinsky RA, Wallace MC. Large and deep brain arteriovenous malformations are associated with risk of future hemorrhage. Stroke. 2002;33:1220-4.

[74] Crawford PM, West CR, Chadwick DW, Shaw MD. Arteriovenous malformations of the brain: natural history in unoperated patients. J Neurol Neurosurg Psychiatry. 1986;49:

1-10.

[75] Nataf F, Meder JF, Roux FX, et al. Angioarchitecture associated with haemorrhage in cerebral arteriovenous malformations: a prognostic statistical model. Neuroradiology. 1997; 39:52-8.

[76] Fleetwood IG, Marcellus ML, Levy RP, Marks MP, Steinberg GK. Deep arteriovenous malformations of the basal ganglia and thalamus: natural history. J Neurosurg. 2003;98: 747-50.

[77] Drummond JC, Patel PM. Cerebral physiology and the effects of anesthetics and techniques. In: Miller RD, editor.Anesthesia. 5th ed. Philadelphia, PA: Churchill Livingstone; 2000.

[78] Turjman F, Massoud TF, Vinuela F, Sayre JW, Guglielmi G, Duckwiler G. Correlation of the angioarchitectural features of cerebral arteriovenous malformations with clinical presentation of hemorrhage. Neurosurgery.1995;37:856-60; discussion 60-2.

[79] Miyasaka Y, Yada K, Ohwada T, Kitahara T, Kurata A, Irikura K. An analysis of the venous drainage system as a factor in hemorrhage from arteriovenous malformations. J Neurosurg. 1992;76:239-43.

[80] ApSimon HT, Reef H, Phadke RV, Popovic EA. A population-based study of brain arteriovenous malformation:long-term treatment outcomes. Stroke. 2002;33:2794-800.

[81] Kim H, Sidney S, McCulloch CE, et al. Racial/ethnic differences in longitudinal risk of intracranial hemorrhage in brain arteriovenous malformation patients. Stroke. 2007; 38: 2430-7.

[82] Pawlikowska L, Tran MN, Achrol AS, et al. Polymorphisms in genes involved in inflammatory and angiogenic pathways and the risk of hemorrhagic presentation of brain arteriovenous malformations. Stroke. 2004;35:2294-300.

[83] Hartmann A, Mast H, Mohr JP, et al. Morbidity of intracranial hemorrhage in patients with cerebral arteriovenous malformation. Stroke. 1998;29:931-4.

[84] Stapf C, Mohr JP, Pile-Spellman J, Solomon RA, Sacco RL, Connolly ES Jr. Epidemiology and natural history of arteriovenous malformations. Neurosurg Focus. 2001; 11:e1.

[85] Guo Y, Saunders T, Su H, et al. Silent intralesional microhemorrhage as a risk factor for brain arteriovenous malformation rupture. Stroke. 2012;43:1240-6.

[86] Abla AA, Nelson J, Kim H, Hess CP, Tihan T, Lawton MT. Silent arteriovenous malformation hemorrhage and the recognition of "unruptured" arteriovenous malformation patients who benefit from surgical intervention. Neurosurgery. 2015;76:592-600; discussion.

[87] Yeh HS, Kashiwagi S, Tew JM Jr, Berger TS. Surgical management of epilepsy associated with cerebral arteriovenous malformations. J Neurosurg. 1990;72:216-23.

[88] Wilkins RH. Natural history of intracranial vascular malformations: a review. Neurosurgery. 1985;16:421-30.

[89] Monteiro JM, Rosas MJ, Correia AP, Vaz AR. Migraine and intracranial vascular malformations. Headache.1993;33:563-5.

[90] Haas DC. Migraine and intracranial vascular malformations. Headache. 1994;34:287.

[91] Obermann M, Gizewski ER, Limmroth V, Diener HC, Katsarava Z. Symptomatic migraine and pontine vascular malformation: evidence for a key role of the brainstem in the pathophysiology of chronic migraine. Cephalalgia.2006;26:763-6.

[92] Lazar RM, Connaire K, Marshall RS, et al. Developmental deficits in adult patients with

arteriovenous malformations.Arch Neurol. 1999;56;103-6.

[93] Schreiber SJ, Doepp F, Bender A, Schmierer K, Valdueza JM. Diffuse cerebral angiomatosis. Neurology.2003;60;1216-8.

[94] Chin LS, Raffel C, Gonzalez-Gomez I, Giannotta SL, McComb JG. Diffuse arteriovenous malformations: a clinical,radiological, and pathological description. Neurosurgery. 1992; 31;863-8; discussion 8-9.

[95] Lasjaunias PL, Landrieu P, Rodesch G, et al. Cerebral proliferative angiopathy: clinical and angiographic description of an entity different from cerebral AVMs. Stroke. 2008;39; 878-85.

[96] Vargas MC, Castillo M. Magnetic resonance perfusion imaging in proliferative cerebral angiopathy. J Comput Assist Tomogr. 2011;35;33-8.

[97] Hong KS, Lee JI, Hong SC. Neurological picture. Cerebral proliferative angiopathy associated with haemangioma of the face and tongue. J Neurol Neurosurg Psychiatry. 2010;81; 36-7.

[98] Lv X, Wu Z, Jiang C, Li Y. Illustrative case: a patient with cerebral proliferative angiopathy. Eur J Radiol Extra.2011;78;e67-70.

[99] Soderman M, Rodesch G, Lasjaunias P. Transdural blood supply to cerebral arteriovenous malformations adjacent to the dura mater. Am J Neuroradiol. 2002;23;1295-300.

[100] Ducreux D, Meder JF, Fredy D, Bittoun J, Lasjaunias P. MR perfusion imaging in proliferative angiopathy.Neuroradiology. 2004;46;105-12.

[101] Berenstein A, Lasjaunias PL, TerBrugge KG. Surgical neuroangiography. 2nd ed. Heidelberg, Berlin: Springer;2004.

[102] Kono K, Terada T. Encephaloduroarteriosynangiosis for cerebral proliferative angiopathy with cerebral ischemia.J Neurosurg. 2014;121;1411-5.

[103] Korogi Y, Takahashi M, Mabuchi N, et al. Intracranial aneurysms: diagnostic accuracy of three-dimensional,Fourier transform, time-of-flight MR angiography. Radiology. 1994; 193;181-6.

[104] Huston J 3rd, Rufenacht DA, Ehman RL, Wiebers DO. Intracranial aneurysms and vascular malformations: comparison of time-of-flight and phase-contrast MR angiography. Radiology. 1991;181;721-30.

[105] Zhu XL, Chan MS, Poon WS. Spontaneous intracranial hemorrhage: which patients need diagnostic cerebral angiography? A prospective study of 206 cases and review of the literature. Stroke. 1997;28;1406-9.

[106] Cloft HJ, Joseph GJ, Dion JE. Risk of cerebral angiography in patients with subarachnoid hemorrhage, cerebral aneurysm, and arteriovenous malformation: a meta-analysis. Stroke. 1999;30;317-20.

[107] Stapf C, Mohr JP, Choi JH, Hartmann A, Mast H. Invasive treatment of unruptured brain arteriovenous malformations is experimental therapy. Curr Opin Neurol. 2006;19; 63-8.

[108] Mohr JP, Parides MK, Stapf C, et al. Medical management with or without interventional therapy for unruptured brain arteriovenous malformations (ARUBA): a multicentre, non-blinded, randomised trial. Lancet.2014;383;614-21.

[109] Mohr JP, Hartmann A, Kim H, Pile-Spellman J, Stapf C. Viewpoints on the ARUBA trial. Am J Neuroradiol.2015;36;615-7.

[110] Magro E, Gentric JC, Darsaut TE, et al. Responses to ARUBA: a systematic review and

critical analysis for the design of future arteriovenous malformation trials. J Neurosurg. 2017;126;486-94.

[111] Ogilvy CS, Stieg PE, Awad I, et al. AHA scientific statement: recommendations for the management of intracranial arteriovenous malformations: a statement for healthcare professionals from a special writing group of the stroke council, American Stroke Association. Stroke. 2001;32;1458-71.

[112] Fleetwood IG, Steinberg GK. Arteriovenous malformations. Lancet. 2002;359;863-73.

[113] Baskaya MK, Jea A, Heros RC, Javahary R, Sultan A. Cerebral arteriovenous malformations. Clin Neurosurg.2006;53;114-44.

[114] McInerney J, Gould DA, Birkmeyer JD, Harbaugh RE. Decision analysis for small, a-symptomatic intracranial arteriovenous malformations. Neurosurg Focus. 2001;11;e7.

[115] Pik JH, Morgan MK. Microsurgery for small arteriovenous malformations of the brain: results in 110 consecutive patients. Neurosurgery. 2000;47;571-5; discussion 5-7.

[116] Lawton MT. Spetzler-Martin grade III arteriovenous malformations: surgical results and a modification of the grading scale. Neurosurgery. 2003;52;740-8; discussion 8-9.

[117] Heros RC, Korosue K, Diebold PM. Surgical excision of cerebral arteriovenous malformations: late results.Neurosurgery. 1990;26;570-7; discussion 7-8.

[118] Schaller C, Schramm J, Haun D. Significance of factors contributing to surgical complications and to late outcome after elective surgery of cerebral arteriovenous malformations. J Neurol Neurosurg Psychiatry. 1998;65;547-54.

[119] Morgan MK, Patel NJ, Simons M, Ritson EA, Heller GZ. Influence of the combination of patient age and deep venous drainage on brain arteriovenous malformation recurrence after surgery. J Neurosurg. 2012;117;934-41.

[120] Ivanov AA, Alaraj A, Charbel FT, Aletich V, Amin-Hanjani S. Recurrence of cerebral arteriovenous malformations following resection in adults: does preoperative embolization increase the risk? Neurosurgery. 2016;78;562-71.

[121] Castel JP, Kantor G. Postoperative morbidity and mortality after microsurgical exclusion of cerebral arteriovenous malformations. Current data and analysis of recent literature. Neurochirurgie. 2001;47;369-83.

[122] Morgan MK, Rochford AM, Tsahtsarlis A, Little N, Faulder KC. Surgical risks associated with the management of grade I and II brain arteriovenous malformations. Neurosurgery. 2004;54;832-7; discussion 7-9.

[123] Russell SM, Woo HH, Joseffer SS, Jafar JJ. Role of frameless stereotaxy in the surgical treatment of cerebral arteriovenous malformations: technique and outcomes in a controlled study of 44 consecutive patients. Neurosurgery.2002;51;1108-16; discussion 16-8.

[124] Hamilton MG, Spetzler RF. The prospective application of a grading system for arteriovenous malformations. Neurosurgery. 1994;34;2-6; discussion -7.

[125] Hoh BL, Chapman PH, Loeffler JS, Carter BS, Ogilvy CS. Results of multimodality treatment for 141 patients with brain arteriovenous malformations and seizures: factors associated with seizure incidence and seizure outcomes.Neurosurgery. 2002;51;303-9; discussion 9-11.

[126] Solomon RA, Stein BM. Management of deep supratentorial and brain stem arteriovenous malformations. In: Barrow DL, editor. Intracranial vascular malformations. Park Ridge, IL: American Association of Neurological Surgeons; 1990. p. 125-41.

[127] Jafar JJ, Rezai AR. Acute surgical management of intracranial arteriovenous malforma-

tions. Neurosurgery.1994;34:8-12; discussion -3.

[128] Lefkowitz MA, Vinuela F, Martin N. Critical care management. In: Stieg PE, Batjer HH, Samson D, editors.Intracranial arteriovenous malformations. New York: Informa; 2007. p. 329-42.

[129] Hoh BL, Carter BS, Ogilvy CS. Incidence of residual intracranial AVMs after surgical resection and efficacy of immediate surgical re-exploration. Acta Neurochir. 2004;146:1-7; discussion.

[130] Morcos JJ, Heros RC. Supratentorial arteriovenous malformations. In: Carter LP, Spetzler RF, Hamilton MG, editors.Neurovascular surgery. New York: McGraw-Hill; 1995. p. 979-1004.

[131] Harrigan MR, Thompson BG. Critical care management. In: Stieg PE, Batjer HH, Samson D, editors. Intracranial arteriovenous malformations. New York: Informa; 2007. p. 383-92.

[132] Al-Rodhan NR, Sundt TM Jr, Piepgras DG, Nichols DA, Rufenacht D, Stevens LN. Occlusive hyperemia: a theory for the hemodynamic complications following resection of intracerebral arteriovenous malformations. J Neurosurg. 1993;78:167-75.

[133] Kader A, Young WL. Arteriovenous malformations: considerations for perioperative critical care monitoring. In:Batjer H, editor. Cerebrovascular disease. Philadelphia: Lippencott-Raven; 1997.

[134] Morgan MK, Johnston IH, Hallinan JM, Weber NC. Complications of surgery for arteriovenous malformations of the brain. J Neurosurg. 1993;78:176-82.

[135] Spetzler RF, Wilson CB, Weinstein P, Mehdorn M, Townsend J, Telles D. Normal perfusion pressure breakthrough theory. Clin Neurosurg. 1978;25:651-72.

[136] Wilson CB, Hieshima G. Occlusive hyperemia: a new way to think about an old problem. J Neurosurg.1993;78:165-6.

[137] Batjer HH, Devous MD Sr. The use of acetazolamide-enhanced regional cerebral blood flow measurement to predict risk to arteriovenous malformation patients. Neurosurgery. 1992;31:213-7; discussion 7-8.

[138] Morgan MK, Winder M, Little NS, Finfer S, Ritson E. Delayed hemorrhage following resection of an arteriovenous malformation in the brain. J Neurosurg. 2003;99:967-71.

[139] Sipos EP, Kirsch JR, Nauta HJ, Debrun G, Ulatowski JA, Bell WR. Intra-arterial urokinase for treatment of retrograde thrombosis following resection of an arteriovenous malformation. Case Rep J Neurosurg.1992;76:1004-7.

[140] Miyasaka Y, Yada K, Ohwada T, et al. Hemorrhagic venous infarction after excision of an arteriovenous malformation:case report. Neurosurgery. 1991;29:265-8.

[141] Schlienger M, Atlan D, Lefkopoulos D, et al. Linac radiosurgery for cerebral arteriovenous malformations: results in 169 patients. Int J Radiat Oncol Biol Phys. 2000;46:1135-42.

[142] Shin M, Kawamoto S, Kurita H, et al. Retrospective analysis of a 10-year experience of stereotactic radio surgery for arteriovenous malformations in children and adolescents. J Neurosurg. 2002;97:779-84.

[143] Maruyama K, Kawahara N, Shin M, et al. The risk of hemorrhage after radiosurgery for cerebral arteriovenous malformations. N Engl J Med. 2005;352:146-53.

[144] Karlsson B, Lax I, Soderman M. Risk for hemorrhage during the 2-year latency period following gamma knife radiosurgery for arteriovenous malformations. Int J Radiat Oncol

Biol Phys. 2001;49;1045-51.

[145] Bowden G，Kano H，Tonetti D，Niranjan A，Flickinger J，Lunsford LD. Stereotactic radiosurgery for arteriovenous malformations of the cerebellum. J Neurosurg. 2014;120: 583-90.

[146] Pollock BE，Flickinger JC，Lunsford LD，Bissonette DJ，Kondziolka D. Hemorrhage risk after stereotactic radiosurgery of cerebral arteriovenous malformations. Neurosurgery. 1996;38;652-9；discussion 9-61.

[147] Shin M，Kawahara N，Maruyama K，Tago M，Ueki K，Kirino T. Risk of hemorrhage from an arteriovenous malformation confirmed to have been obliterated on angiography after stereotactic radiosurgery. J Neurosurg.2005;102;842-6.

[148] Schauble B，Cascino GD，Pollock BE，et al. Seizure outcomes after stereotactic radiosurgery for cerebral arteriovenous malformations. Neurology. 2004;63;683-7.

[149] Lim YJ，Lee CY，Koh JS，Kim TS，Kim GK，Rhee BA. Seizure control of gamma knife radiosurgery for non-hemorrhagic arteriovenous malformations. Acta Neurochir Suppl. 2006;99;97-101.

[150] Przybylowski CJ，Ding D，Starke RM，et al. Seizure and anticonvulsant outcomes following stereotactic radiosurgery for intracranial arteriovenous malformations. J Neurosurg. 2015;122;1299-305.

[151] von der Brelie C，Simon M，Esche J，Schramm J，Bostrom A. Seizure outcomes in patients with surgically treated cerebral arteriovenous malformations. Neurosurgery. 2015; 77;762-8.

[152] Ditty BJ，Omar NB，Foreman PM，et al. Seizure outcomes after stereotactic radiosurgery for the treatment of cerebral arteriovenous malformations. J Neurosurg. 2017;126: 845-51.

[153] Kano H，Flickinger JC，Tonetti D，et al. Estimating the risks of adverse radiation effects after gamma knife radiosurgery for arteriovenous malformations. Stroke. 2017;48;84-90.

[154] Flickinger JC，Kondziolka D，Maitz AH，Lunsford LD. An analysis of the dose-response for arteriovenous malformation radiosurgery and other factors affecting obliteration. Radiother Oncol. 2002;63;347-54.

[155] Friedman WA，Bova FJ，Bollampally S，Bradshaw P. Analysis of factors predictive of success or complications in arteriovenous malformation radiosurgery. Neurosurgery. 2003; 52;296-307；discussion-8.

[156] Korytko T，Radivoyevitch T，Colussi V，et al. 12 Gy gamma knife radiosurgical volume is a predictor for radiation necrosis in non-AVM intracranial tumors. Int J Radiat Oncol Biol Phys. 2006;64;419-24.

[157] Pannullo SC，Abbott J，Allbright R. Radiosurgical principles. In: Stieg PE，Batjer HH，Samson D，editors.Intracranial arteriovenous malformations. New York: Informa; 2007. p. 177-88.

[158] Yen CP，Khaled MA，Schwyzer L，Vorsic M，Dumont AS，Steiner L. Early draining vein occlusion after gamma knife surgery for arteriovenous malformations. Neurosurgery. 2010;67;1293-302；discussion 302.

[159] Bose R，Agrawal D，Singh M，et al. Draining vein shielding in intracranial arteriovenous malformations during gamma-knife: a new way of preventing post gamma-knife edema and hemorrhage. Neurosurgery. 2015;76;623-31；discussion 31-2.

[160] Friedman WA，Bova FJ，Mendenhall WM. Linear accelerator radiosurgery for arteriove-

nous malformations: the relationship of size to outcome. J Neurosurg. 1995;82:180-9.

[161] Guo WY, Karlsson B, Ericson K, Lindqvist M. Even the smallest remnant of an AVM constitutes a risk of further bleeding. Case report. Acta Neurochir. 1993;121:212-5.

[162] Lee CC, Reardon MA, Ball BZ, et al. The predictive value of magnetic resonance imaging in evaluating intracranial arteriovenous malformation obliteration after stereotactic radiosurgery. J Neurosurg. 2015;123:136-44.

[163] Liscak R, Vladyka V, Simonova G, et al. Arteriovenous malformations after Leksell gamma knife radiosurgery:rate of obliteration and complications. Neurosurgery. 2007;60: 1005-14; discussion 15-6.

[164] Stahl JM, Chi YY, Friedman WA. Repeat radiosurgery for intracranial arteriovenous malformations. Neurosurgery.2012;70:150-4; discussion 4.

[165] Pikus HJ, Beach ML, Harbaugh RE. Microsurgical treatment of arteriovenous malformations: analysis and comparison with stereotactic radiosurgery. J Neurosurg. 1998;88: 641-6.

[166] Nataf F, Schlienger M, Bayram M, Ghossoub M, George B, Roux FX. Microsurgery or radiosurgery for cerebral arteriovenous malformations? A study of two paired series. Neurosurgery. 2007;61:39-49; discussion-50.

[167] Luessenhop AJ, Spence WT. Artificial embolization of cerebral arteries. Report of use in a case of arteriovenous malformation. JAMA. 1960;172:1153-5.

[168] Djindjian R, Houdart R, Rey A. Place of embolization in the investigation and therapy of cerebral and spinal malformations and vascular tumors. (Apropos of 50 cases). Ann Med Interne (Paris). 1973;124:365-75.

[169] Serbinenko FA. Balloon catheterization and occlusion of major cerebral vessels. J Neurosurg. 1974;41:125-45.

[170] Pevsner PH. Micro-balloon catheter for superselective angiography and therapeutic occlusion. Am J Roentgenol.1977;128:225-30.

[171] Ciapetti G, Stea S, Cenni E, et al. Toxicity of cyanoacrylates in vitro using extract dilution assay on cell cultures.Biomaterials. 1994;15:92-6.

[172] Brothers MF, Kaufmann JC, Fox AJ, Deveikis JP. N-butyl 2-cyanoacrylate—substitute for IBCA in interventional neuroradiology: histopathologic and polymerization time studies. Am J Neuroradiol. 1989;10:777-86.

[173] Mathis JA, Barr JD, Horton JA, et al. The efficacy of particulate embolization combined with stereotactic radiosurgery for treatment of large arteriovenous malformations of the brain. Am J Neuroradiol. 1995;16:299-306.

[174] The n BCATI. N-butyl cyanoacrylate embolization of cerebral arteriovenous malformations: results of a prospective,randomized, multi-center trial. Am J Neuroradiol. 2002;23:748-55.

[175] Statistical Review for PMA P030004, Onyx LES Liquid Embolic System, Micro Therapeutics, Inc. 2003.Accessed 3 Oct 2007.

[176] Jahan R, Murayama Y, Gobin YP, Duckwiler GR, Vinters HV, Vinuela F. Embolization of arteriovenous malformations with onyx: clinicopathological experience in 23 patients. Neurosurgery. 2001;48:984-95; discussion 95-7.

[177] Gobin YP, Laurent A, Merienne L, et al. Treatment of brain arteriovenous malformations by embolization and radiosurgery. J Neurosurg. 1996;85:19-28.

[178] Valavanis A, Yaşargil MG. The endovascular treatment of brain arteriovenous malformations. Adv Tech Stand Neurosurg. 1998;24:131-214.

[179] Sugita M, Takahashi A, Ogawa A, Yoshimoto T. Improvement of cerebral blood flow and clinical symptoms associated with embolization of a large arteriovenous malformation: case report. Neurosurgery. 1993;33:748-51;discussion 52.

[180] Debrun GM, Aletich V, Ausman JI, Charbel F, Dujovny M. Embolization of the nidus of brain arteriovenous malformations with n-butyl cyanoacrylate. Neurosurgery. 1997;40: 112-20; discussion 20-1.

[181] DeMeritt JS, Pile-Spellman J, Mast H, et al. Outcome analysis of preoperative emboliza-tion with N-butyl cyanoacrylate in cerebral arteriovenous malformations. Am J Neuroradi-ol. 1995;16:1801-7.

[182] Taylor CL, Dutton K, Rappard G, et al. Complications of preoperative embolization of cerebral arteriovenous malformations. J Neurosurg. 2004;100:810-2.

[183] Jafar JJ, Davis AJ, Berenstein A, Choi IS, Kupersmith MJ. The effect of embolization with N-butyl cyanoacrylate prior to surgical resection of cerebral arteriovenous malforma-tions. J Neurosurg. 1993;78:60-9.

[184] Vinuela F, Dion JE, Duckwiler G, et al. Combined endovascular embolization and surgery in the management of cerebral arteriovenous malformations: experience with 101 cases. J Neurosurg. 1991;75:856-64.

[185] Andrade-Souza YM, Ramani M, Scora D, Tsao MN, terBrugge K, Schwartz ML. Embo-lization before radiosurgery reduces the obliteration rate of arteriovenous malformations. Neurosurgery. 2007; 60: 443-52. https://doi. org/10. 1227/01. NEU. 0000255347. 25959.D0.

[186] Back AG, Vollmer D, Zeck O, Shkedy C, Shedden PM. Retrospective analysis of un-staged and staged gamma knife surgery with and without preceding embolization for the treatment of arteriovenous malformations. J Neurosurg.2008;109(Suppl):57-64.

[187] Sure U, Surucu O, Engenhart-Cabillic R. Embolization before radiosurgery reduces the obliteration rate of arteriovenous malformations. Neurosurgery. 2008;63: E376; author reply E.

[188] Ding D, Yen CP, Starke RM, Xu Z, Sheehan JP. Radiosurgery for ruptured intracranial arteriovenous malformations.J Neurosurg. 2014;121:470-81.

[189] Kano H, Kondziolka D, Flickinger JC, et al. Stereotactic radiosurgery for arteriovenous malformations after embolization:a case-control study. J Neurosurg. 2012;117:265-75.

[190] Oermann EK, Ding D, Yen CP, et al. Effect of prior embolization on cerebral arteriove-nous malformation radiosurgery outcomes: a case-control study. Neurosurgery. 2015;77: 406-17; discussion 17.

[191] Schwyzer L, Yen CP, Evans A, Zavoian S, Steiner L. Long-term results of gamma knife surgery for partially embolized arteriovenous malformations. Neurosurgery. 2012; 71: 1139-47; discussion 47-8.

[192] Lee CC, Chen CJ, Ball B, et al. Stereotactic radiosurgery for arteriovenous malformations after onyx embolization:a case-control study. J Neurosurg. 2015;123:126-35.

[193] Andrade-Souza YM, Ramani M, Beachey DJ, et al. Liquid embolisation material reduces the delivered radiation dose: a physical experiment. Acta Neurochir. 2008;150:161-4; discussion 4.

[194] Mamalui-Hunter M, Jiang T, Rich KM, Derdeyn CP, Drzymala RE. Effect of liquid em-bolic agents on gamma knife surgery dosimetry for arteriovenous malformations. Clinical article. J Neurosurg. 2011;115:364-70.

[195] Sure U, Butz N, Siegel AM, Mennel HD, Bien S, Bertalanffy H. Treatment-induced neoangiogenesis in cerebral arteriovenous malformations. Clin Neurol Neurosurg. 2001; 103:29-32.

[196] Akakin A, Ozkan A, Akgun E, et al. Endovascular treatment increases but gamma knife radiosurgery decreases angiogenic activity of arteriovenous malformations: an in vivo experimental study using a rat cornea model. Neurosurgery. 2010;66:121-9; discussion 9-30.

[197] Stapf C, Mohr JP, Pile-Spellman J, et al. Concurrent arterial aneurysms in brain arteriovenous malformations with haemorrhagic presentation. J Neurol Neurosurg Psychiatry. 2002;73:294-8.

[198] Morgan MK, Alsahli K, Wiedmann M, Assaad NN, Heller GZ. Factors associated with proximal intracranial aneurysms to brain arteriovenous malformations: a prospective cohort study. Neurosurgery. 2016;78:787-92.

[199] Orning J, Amin-Hanjani S, Hamade Y, et al. Increased prevalence and rupture status of feeder vessel aneurysms in posterior fossa arteriovenous malformations. J Neurointerv Surg. 2016;8:1021-4.

[200] Marks MP, Lane B, Steinberg GK, Snipes GJ. Intranidal aneurysms in cerebral arteriovenous malformations: evaluation and endovascular treatment. Radiology. 1992;183:355-60.

[201] Garcia-Monaco R, Rodesch G, Alvarez H, Iizuka Y, Hui F, Lasjaunias P. Pseudoaneurysms within ruptured intracranial arteriovenous malformations: diagnosis and early endovascular management. Am J Neuroradiol.1993;14:315-21.

[202] Murray RA, Russell EJ. Radiographic diagnosis. In: Stieg PE, Batjer HH, Samson D, editors. Intracranial arteriovenous malformations. New York: Informa; 2007. p. 95-113.

[203] Redekop G, TerBrugge K, Montanera W, Willinsky R. Arterial aneurysms associated with cerebral arteriovenous malformations: classification, incidence, and risk of hemorrhage. J Neurosurg. 1998;89:539-46.

[204] Thompson RC, Steinberg GK, Levy RP, Marks MP. The management of patients with arteriovenous malformations and associated intracranial aneurysms. Neurosurgery. 1998; 43:202-11; discussion 11-2.

[205] Piotin M, Ross IB, Weill A, Kothimbakam R, Moret J. Intracranial arterial aneurysms associated with arteriovenous malformations: endovascular treatment. Radiology. 2001; 220:506-13.

[206] Kondziolka D, Nixon BJ, Lasjaunias P, Tucker WS, TerBrugge K, Spiegel SM. Cerebral arteriovenous malformations with associated arterial aneurysms: hemodynamic and therapeutic considerations. Can J Neurol Sci.1988;15:130-4.

[207] Deruty R, Mottolese C, Soustiel JF, Pelissou-Guyotat I. Association of cerebral arteriovenous malformation and cerebral aneurysm. Diagnosis and management. Acta Neurochir. 1990;107:133-9.

[208] Batjer H, Suss RA, Samson D. Intracranial arteriovenous malformations associated with aneurysms. Neurosurgery.1986;18:29-35.

[209] Han PP, Ponce FA, Spetzler RF. Intention-to-treat analysis of Spetzler-Martin grades IV and V arteriovenous malformations: natural history and treatment paradigm. J Neurosurg. 2003;98:3-7.

[210] Jayaraman MV, Marcellus ML, Do HM, et al. Hemorrhage rate in patients with Spetzler-Martin grades IV and V arteriovenous malformations: is treatment justified? Stroke. 2007;38:325-9.

[211] Yang W, Wei Z, Wang JY, et al. Long-term outcomes of patients with giant intracranial arteriovenous malformations.Neurosurgery. 2016;79:116-24.

[212] Miyawaki L, Dowd C, Wara W, et al. Five year results of LINAC radiosurgery for arteriovenous malformations:outcome for large AVMS. Int J Radiat Oncol Biol Phys. 1999;44: 1089-106.

[213] Pan DH, Guo WY, Chung WY, Shiau CY, Chang YC, Wang LW. Gamma knife radiosurgery as a single treatment modality for large cerebral arteriovenous malformations. J Neurosurg. 2000;93(Suppl 3):113-9.

[214] Nagy G, Grainger A, Hodgson TJ, et al. Staged-volume radiosurgery of large arteriovenous malformations improves outcome by reducing the rate of adverse radiation effects. Neurosurgery. 2017;80:180-92.

[215] Pollock BE, Link MJ, Stafford SL, Lanzino G, Garces YI, Foote RL. Volume-staged stereotactic radiosurgery for intracranial arteriovenous malformations: outcomes based on an 18-year experience. Neurosurgery.2017;80:543-50.

[216] Meisel HJ, Mansmann U, Alvarez H, Rodesch G, Brock M, Lasjaunias P. Effect of partial targeted N-butyl-cyano-acrylate embolization in brain AVM. Acta Neurochir. 2002; 144:879-87; discussion 88.

[217] Chang SD, Marcellus ML, Marks MP, Levy RP, Do HM, Steinberg GK. Multimodality treatment of giant intracranial arteriovenous malformations. Neurosurgery. 2003;53:1-11; discussion-3.

[218] Heros RC. Spetzler-Martin grades IV and V arteriovenous malformations. J Neurosurg. 2003;98:1-2; discussion.

[219] Celli P, Ferrante L, Palma L, Cavedon G. Cerebral arteriovenous malformations in children. Clinical features and outcome of treatment in children and in adults. Surg Neurol. 1984;22:43-9.

[220] Millar C, Bissonnette B, Humphreys RP. Cerebral arteriovenous malformations in children. Can J Anaesth.1994;41:321-31.

[221] Garza-Mercado R, Cavazos E, Tamez-Montes D. Cerebral arteriovenous malformations in children and adolescents.Surg Neurol. 1987;27:131-40.

[222] Yang W, Anderson-Keightly H, Westbroek EM, et al. Long-term hemorrhagic risk in pediatric patients with arteriovenous malformations. J Neurosurg Pediatr. 2016; 18: 329-38.

[223] Greenfield JP, Souweidane MM. Diagnosis and management of pediatric arteriovenous malformations. In: Stieg PE, Batjer HH, Samson D, editors. Intracranial arteriovenous malformations. New York: Informa; 2007. p. 359-69.

[224] Bristol RE, Albuquerque FC, Spetzler RF, Rekate HL, McDougall CG, Zabramski JM. Surgical management of arteriovenous malformations in children. J Neurosurg. 2006;105: 88-93.

[225] Meyer PG, Orliaguet GA, Zerah M, et al. Emergency management of deeply comatose children with acute rupture of cerebral arteriovenous malformations. Can J Anaesth. 2000; 47:758-66.

[226] Hoh BL, Ogilvy CS, Butler WE, Loeffler JS, Putman CM, Chapman PH. Multimodality treatment of nongalenic arteriovenous malformations in pediatric patients. Neurosurgery. 2000;47:346-57; discussion 57-8.

[227] Fong D, Chan ST. Arteriovenous malformation in children. Childs Nerv Syst. 1988;4:

199-203.

[228] Cohen-Gadol AA, Pollock BE. Radiosurgery for arteriovenous malformations in children. J Neurosurg.2006;104:388-91.

[229] Kader A, Goodrich JT, Sonstein WJ, Stein BM, Carmel PW, Michelsen WJ. Recurrent cerebral arteriovenous malformations after negative postoperative angiograms. J Neurosurg. 1996;85:14-8.

[230] Ali MJ, Bendok BR, Rosenblatt S, Rose JE, Getch CC, Batjer HH. Recurrence of pediatric cerebral arteriovenous malformations after angiographically documented resection. Pediatr Neurosurg. 2003;39:32-8.

[231] Aboukais R, Vinchon M, Quidet M, Bourgeois P, Leclerc X, Lejeune JP. Reappearance of arteriovenous malformations after complete resection of ruptured arteriovenous malformations: true recurrence or false-negative early postoperative imaging result? J Neurosurg. 2017;126:1088-93.

[232] Sawin P. Spontaneous subarachnoid hemorrhage in pregnancy and the puerperium. In: Loftus C, editor. Neurosurgical aspects of pregnancy. Park Ridge, IL: American Association of Neurological Surgeons; 1996.p. 85-99.

[233] Dias MS, Sekhar LN. Intracranial hemorrhage from aneurysms and arteriovenous malformations during pregnancy and the puerperium. Neurosurgery. 1990; 27: 855-65; discussion 65-6.

[234] Gross BA, Du R. Hemorrhage from arteriovenous malformations during pregnancy. Neurosurgery. 2012;71:349-55; discussion 55-6.

[235] Porras JL, Yang W, Philadelphia E, et al. Hemorrhage risk of brain arteriovenous malformations during pregnancy and puerperium in a north American cohort. Stroke. 2017; 48:1507-13.

[236] Liu XJ, Wang S, Zhao YL, et al. Risk of cerebral arteriovenous malformation rupture during pregnancy and puerperium.Neurology. 2014;82:1798-803.

[237] Horton JC, Chambers WA, Lyons SL, Adams RD, Kjellberg RN. Pregnancy and the risk of hemorrhage from cerebral arteriovenous malformations. Neurosurgery. 1990;27: 867-71; discussion 71-2.

[238] Majewski T, Liebert W, Nowak S, Smol S. Conservative treatment of cerebral arteriovenous malformations.Follow-up study of 31 cases. Neurol Neurochir Pol. 1998;32:573-9.

[239] Sadasivan B, Malik GM, Lee C, Ausman JI. Vascular malformations and pregnancy. Surg Neurol. 1990;33:305-13.

[240] Drake CG. Cerebral arteriovenous malformations: considerations for and experience with surgical treatment in 166 cases. Clin Neurosurg. 1979;26:145-208.

[241] Lasjaunias P, Terbrugge K, Piske R, Lopez Ibor L, Manelfe C. Dilatation of the vein of Galen. Anatomoclinical forms and endovascular treatment apropos of 14 cases explored and/or treated between 1983 and 1986.Neurochirurgie. 1987;33:315-33.

[242] Yaşargil MG. AVM of the brain, clinical considerations, general and specific operative techniques, surgical results, nonoperated cases, cavernous and venous angiomas, neuroanesthesia. Microneurosurgery. Stuttgart: Georg Thieme; 1988. p. 317-96.

[243] Raybaud CA, Strother CM, Hald JK. Aneurysms of the vein of Galen: embryonic considerations and anatomical features relating to the pathogenesis of the malformation. Neuroradiology. 1989;31:109-28.

[244] Alvarez H, Garcia Monaco R, Rodesch G, Sachet M, Krings T, Lasjaunias P. Vein of

galen aneurysmal malformations.Neuroimaging Clin N Am. 2007;17:189-206.

[245] Lasjaunias PL, Chng SM, Sachet M, Alvarez H, Rodesch G, Garcia-Monaco R. The management of vein of Galen aneurysmal malformations. Neurosurgery. 2006;59:S184-94; discussion S3-13.

[246] Mickle JP, Mericle RA, Burry MV, Sohn WL. Vein of galen malformations. In: Winn HR, editor. Youmans neurological surgery. Philadelphia: Saunders; 2004. p. 3433-46.

[247] Zerah M, Garcia-Monaco R, Rodesch G, et al. Hydrodynamics in vein of Galen malformations. Childs Nerv Syst.1992;8:111-7. discussion 7.

[248] Chevret L, Durand P, Alvarez H, et al. Severe cardiac failure in newborns with VGAM. Prognosis significance of hemodynamic parameters in neonates presenting with severe heart failure owing to vein of Galen arteriovenous malformation. Intensive Care Med. 2002;28:1126-30.

[249] Lasjaunias P, Rodesch G, Terbrugge K, Taylor W. Arterial and venous angioarchitecture in cerebral AVMs in adults. Riv Neuroradiol. 1994;7:35-9.

[250] Li AH, Armstrong D, terBrugge KG. Endovascular treatment of vein of Galen aneurysmal malformation: management strategy and 21-year experience in Toronto. J Neurosurg Pediatr. 2011;7:3-10.

[251] Triffo WJ, Bourland JD, Couture DE, McMullen KP, Tatter SB, Morris PP. Definitive treatment of vein of Galen aneurysmal malformation with stereotactic radiosurgery. J Neurosurg. 2014;120:120-5.

[252] Lasjaunias P. Neonatal evaluation score (Bicêtre). Vascular diseases in neonates, infants and children: interventional neuroradiology management. Berlin: Springer; 1997. p. 49.

[253] Mickle JP, Quisling RG. The transtorcular embolization of vein of Galen aneurysms. J Neurosurg. 1986;64:731-5.

[254] Dowd CF, Halbach VV, Barnwell SL, Higashida RT, Edwards MS, Hieshima GB. Transfemoral venous embolization of vein of Galen malformations. Am J Neuroradiol. 1990;11:643-8.

[255] Charafeddine L, Numaguchi Y, Sinkin RA. Disseminated coagulopathy associated with transtorcular embolization of vein of Galen aneurysm in a neonate. J Perinatol. 1999;19:61-3.

[256] Lylyk P, Vinuela F, Dion JE, et al. Therapeutic alternatives for vein of Galen vascular malformations. J Neurosurg.1993;78:438-45.

[257] Andeweg J. Intracranial venous pressures, hydrocephalus and effects of cerebrospinal fluid shunts. Childs Nerv Syst. 1989;5:318-23.

[258] Mylonas C, Booth AE. Vein of Galen aneurysm presenting in middle age. Br J Neurosurg. 1992;6:491-4.

[259] Hassan T, Timofeev EV, Ezura M, et al. Hemodynamic analysis of an adult vein of Galen aneurysm malformation by use of 3D image-based computational fluid dynamics. Am J Neuroradiol. 2003;24:1075-82.

[260] Marques RM, Lobao CA, Sassaki VS, Aguiar LR. Vein of Galen aneurysm in an adult: case report. Arq Neuropsiquiatr. 2006;64:862-4.

[261] Hetts SW, Keenan K, Fullerton HJ, et al. Pediatric intracranial nongalenic pial arteriovenous fistulas: clinical features,angioarchitecture, and outcomes. Am J Neuroradiol. 2012; 33:1710-9.

[262] Paramasivam S, Toma N, Niimi Y, Berenstein A. Development, clinical presentation and

endovascular management of congenital intracranial pial arteriovenous fistulas. J Neurointerv Surg. 2013;5:184-90.

[263] Yang WH, Lu MS, Cheng YK, Wang TC. Pial arteriovenous fistula: a review of literature. Br J Neurosurg.2011;25:580-5.

[264] Padget DH. The cranial venous system in man in reference to development, adult configuration, and relation to the arteries. Am J Anat. 1956;98:307-55.

[265] Madsen PJ, Lang SS, Pisapia JM, Storm PB, Hurst RW, Heuer GG. An institutional series and literature review of pial arteriovenous fistulas in the pediatric population: clinical article. J Neurosurg Pediatr. 2013;12:344-50.

[266] Yu J, Shi L, Lv X, Wu Z, Yang H. Intracranial non-galenic pial arteriovenous fistula: a review of the literature.Interv Neuroradiol. 2016;22:557-68.

[267] Walcott BP, Smith ER, Scott RM, Orbach DB. Pial arteriovenous fistulae in pediatric patients: associated syndromes and treatment outcome. J Neurointerv Surg. 2013;5:10-4.

[268] Vinuela F, Drake CG, Fox AJ, Pelz DM. Giant intracranial varices secondary to high-flow arteriovenous fistulae.J Neurosurg. 1987;66:198-203.

[269] Gonzalez LF, Chalouhi N, Jabbour P, Teufack S, Albuquerque FC, Spetzler RF. Rapid and progressive venous thrombosis after occlusion of high-flow arteriovenous fistula. World Neurosurg. 2013;80:e359-65.

[270] Arias E, Heron M, Xu J. United States life tables, 2012. Natl Vital Stat Rep. 2012;65: 1-38.

[271] Graf CJ, Perret GE, Torner JC. Bleeding from cerebral arteriovenous malformations as part of their natural history. J Neurosurg. 1983;58:331-7.

第14章　硬脑膜动静脉瘘

颅内动脉静脉瘘〔又称为硬脑膜动静脉瘘（dural arteriovenous fistulas，dAVF），硬脑膜动静脉瘘畸形（dural arteriovenous fistulous malformation）〕是一种获得性病变，常常会累及颅内某一支静脉窦。它占到脑血管畸形的比例≤10％。典型的硬脑膜动静脉瘘是颈外动脉、颈内动脉、椎动脉的分支直接与脑静脉窦或脑静脉直接相连，所有脑静脉窦都有可能存在硬脑膜动静脉瘘。该病的临床特点、疾病进展过程、处理方式取决于病变累及的位置和解剖结构。病变引起的动脉化静脉（或软脑膜上的皮层静脉逆行充盈）经常会导致颅内出血。

第一节　病理生理学

一、解剖结构和分型

所有硬脑膜动静脉瘘由最终引流入脑静脉窦和脑静脉的一支或多支硬膜上的供血动脉组成。目前广泛应用的有两种分型方式，这两种方式都可以作为预测脑出血风险的标准。

Borden 团队

1. Ⅰ型　瘘口处于脑静脉窦或硬膜静脉且血液呈正向引流。
2. Ⅱ型　瘘口处于脑静脉窦且血液呈逆向引流入脑皮层静脉。
3. Ⅲ型　瘘口处于脑皮层静脉。
4. 各型硬脑膜动静脉瘘，根据单发或多发的瘘口进一步分为 a 和 b 亚型。

Cognard 团队

1. Ⅰ型　引流入脑静脉窦且为正向引流。
2. Ⅱ型　硬脑膜动静脉瘘呈反向引流。
（1）Ⅱa 反向引流入脑静脉窦。
（2）Ⅱb 反向引流入脑皮层静脉。
（3）Ⅱa＋b 反向引流入脑静脉窦和皮层静脉。
3. Ⅲ型　引流入皮层静脉，但不伴有静脉扩张。
4. Ⅳ型　引流入皮层静脉，伴有静脉扩张大于 5mm 或扩张大于脑静脉直径的 3 倍。

5. Ⅴ型　引流入脊髓周围静脉。

二、病因

很多证据支持硬脑膜动静脉瘘形成的三阶段假说(图 14-1)。

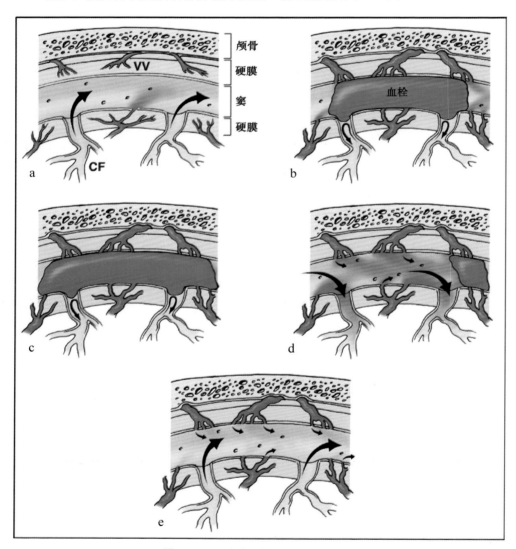

图 14-1　硬脑膜动静脉瘘形成的阶段

a. 脑静脉窦正常的解剖。b. 阶段 1,脑静脉窦内血栓形成,导致血液转向流入脑静脉窦壁的静脉分支。c. 阶段 2,脑静脉窦血栓为脑静脉窦与邻近滋养动脉瘘口的增大和扩张提供了条件。d. 阶段 3,部分再通,脑静脉窦内出现不完全的再通(或出现其他引起脑静脉窦回流障碍的因素,如脑静脉窦狭窄等),导致动脉血流转向流入蛛网膜下腔静脉系统。e. 阶段 4,正常静脉回流恢复,硬脑膜动静脉瘘继续保留或可能消失

1．第一阶段　脑静脉窦血栓是初始因素，可能还包括限制脑静脉流出的其他解剖因素，比如脑静脉窦狭窄。

2．第二阶段　初期的微小瘘口存在于脑静脉窦壁上，这些作为连接滋养动脉与微小静脉分支的瘘口出现扩张。脑动静脉瘘形成的过程可能是静脉系统反向压力形成导致，或血栓形成后的炎症反应，或者是血管生成因子过度表达的结果。

3．第三阶段　形成血栓的脑静脉窦发生再通，如果仅是部分再通形成，或脑静脉窦存在其他的回流障碍（如脑静脉窦狭窄），动脉的血流就会进入蛛网膜下腔静脉系统（出现软脑膜静脉逆向引流）。

三、支持三阶段假说的证据

1．硬膜动脉和静脉之间的微小瘘口是一种正常结构并且存在于整个硬脑膜上。

同时，硬脑膜具有丰富的动脉侧支结构，这也可以解释为什么在颈外动脉供血的瘘口被栓塞后，颈内动脉分支会迅速恢复对于瘘口的供血。

2．硬脑膜动脉与静脉之间异常交通支的增粗是出现硬脑膜动静脉瘘的必要条件。

3．硬脑膜动静脉瘘的瘘口存在于脑静脉窦的血管壁上或脑静脉窦周围 1cm 的范围内。

4．脑静脉窦血栓与硬脑膜动静脉瘘紧密相关。实验模型已证实脑静脉窦血栓或脑静脉窦高压与硬脑膜动静脉瘘相关。

5．脑静脉窦血栓可使动脉供血改道进入蛛网膜下腔静脉。

6．进展型脑静脉窦血栓可使Ⅰ型硬脑膜动静脉瘘转变为Ⅱ型。

第二节　临床特点

1．大多数硬脑膜动静脉瘘患者都是成年人，发病年龄在 50～60 岁。

2．良性硬脑膜动静脉瘘多见于女性患者，然而出现皮层静脉引流的硬脑膜动静脉瘘多见于男性患者。

3．多发性硬脑膜动静脉瘘占全部 dAVFs 患者的 6.7%。

4．临床表现：由于 dAVFs 的位置和解剖形态不同，疾病的症状和查体表现差异性较大。

（1）总的来说，搏动性耳鸣是最常见的症状，60% 的患者表现为搏动性耳鸣。见本节最后部分。

（2）50% 的患者表现为杂音。

（3）由于上矢状窦内高压，导致脑脊液吸收障碍，部分患者表现为脑积水。

5．dAVFs 的典型症状一般被分为出血性和非出血性神经功能缺失，非出血性症状一般都是源于颅内静脉高压。

（1）出血性神经功能缺失。

①一项脑血管畸形（包括脑动静脉畸形、海绵状血管瘤、硬脑膜动静脉瘘）引起

的颅内出血的回顾性研究显示,硬脑膜动静脉瘘是 6.4% 出血病例的主要原因。

②脑出血的危险因素。

a. 软脑膜静脉引流。

b. 迂曲或瘤样的静脉扩张。

c. 大脑大静脉引流。

d. 相关静脉窦狭窄或闭塞。

e. 颅前窝、颅中窝、小脑幕缘的病变。

③脑出血的致死率约为 20%。

(2)颅内静脉高压:由于颅内静脉没有静脉瓣,因此动脉化静脉窦或皮层静脉会将压力传导至整个脑静脉系统。由于脑静脉阻塞,磁共振可能会表现为弥散信号的变化。表观弥散系数(apparent diffusion coefficient,ADC)的降低在脑组织受到影响后会被发现,这种影响是由于皮层静脉血流的减少,同时也会引起相应的脑功能缺失。

颅内压升高引起的神经功能症状如下:

a. 进展型痴呆(脑静脉压升高引起的脑水肿、脑静脉阻塞性脑水肿或进展性认知功能障碍)。

b. 假性脑瘤。

c. 帕金森综合征。

d. 颈髓病变。

儿童 dAVFS:

儿童 dAVFs 较少见。

一项对 22 例儿童 dAVFs 病变的研究发现,dAVFs 占儿童颅内动静脉分流病变的 7%。

1. 小于 1 岁儿童易表现为心肺系统症状而年龄较大儿童则更易发生神经系统症状。

2. 与成年 dAVFs 不同,较大比重的儿童患者出现多发 dAVFs(29%),上矢状窦病变更常见(27%)。

3. 与成年患者相比,儿童 dAVF 患者更易表现为急性静脉窦血栓及相关的血管异常综合征。

4. 预后:较成人差。

(1)治疗后完全闭塞占 38%。

(2)年龄大于 1 岁预后良好(mRS≤2)占 77%。

(3)年龄小于 1 岁预后良好(mRS≤2)占 57%。

(4)死亡率:27%。

搏动性耳鸣:意味着什么

耳鸣患者中有 4% 表现为搏动性耳鸣(与心跳一致的耳鸣)。搏动性耳鸣一般是源于血液湍流的振动。dAVF 是一种独立的最为常见的引起搏动性耳鸣的原因,同时还有颈内动脉海绵窦瘘和颈动脉粥样硬化性狭窄也常常会引起搏动性耳鸣。在一组 24 例横窦乙状窦区 Borden I 型的 dAVFs 患者中,全部患者均表现为搏动性耳鸣。42% 的搏动性耳鸣患者表现为血管源性疾病,14% 的搏动性耳鸣患者表现为非血管源性疾病。

1. 血管源性病因

（1）dAVFs。

（2）颅内动脉狭窄或闭塞。

（3）颈动脉或椎动脉夹层。

（4）肌纤维发育不良。

（5）永存镫骨动脉。

（6）异常走行或单发颈内动脉。

（7）颅内静脉高压。

（8）高位颈静脉球。

（9）脑静脉窦狭窄。

（10）优势引流的颈内静脉湍流。

（11）椎旁动静脉瘘。

2. 非血管源性病因

（1）中耳疾病（中耳炎、咽鼓管脉络丛、胆脂瘤）。

（2）迷路疾病（迷路炎症）。

（3）心排血量增高性疾病（贫血、甲状腺功能亢进、心瓣膜病）。

（4）颅底肿瘤。

3. 处理

（1）搏动性耳鸣可为客观性耳鸣（检查者在颅骨或乳突部可听到杂音）或主观性耳鸣（只有患者可以闻及杂音）。客观性耳鸣高度怀疑是血管性异常引起，通过脑血管造影可以确诊。

（2）影像学表现。

①CT 对于搏动性耳鸣的诊断不敏感。

②MRI 诊断搏动性耳鸣比 CT 更为敏感。

a. 对于主观性搏动性耳鸣患者，63% 的患者可以通过 MRA/MRI 发现解剖上的异常。

b. 对于诊断困难的客观性耳鸣，MRA/MRI 是一种预先有效的诊断方式。

第三节　影像学表现

一、脑血管造影

脑血管造影是诊断颅内 dAVFs 最好的方式。

1. 技术要点

（1）必须要进行全部 6 根脑血管造影，一些病变可接受两侧脑动脉的供血，也可能来自颈动脉、椎动脉或颈外动脉。比如，横窦乙状窦区的动静脉瘘接受双侧脑膜中动脉的供血较为常见。

（2）为了明确脑静脉和静脉窦的解剖结构，每一例脑血管造影需要进行到静脉期。

2. 相关发现

（1）dAVFs 患者行脑血管造影检查最重要的目的是观察逆行的软脑膜静脉引流。

①静脉期清晰的影像是必要的。

②静脉期迂曲、增粗的静脉被命名为假性静脉炎征象，同时也是静脉阻塞的一种表现。81％皮层静脉逆向引流的患者会表现为假性静脉炎征象，只有 8％的患者表现为单独的脑静脉窦引流。

③脑静脉期微妙的异常表现包括：通过软膜或髓静脉的侧支静脉引流，脑局部的灌注延迟，眼眶静脉或板障静脉的再通。

（2）有无静脉流出道的梗阻（如静脉窦狭窄或血栓形成）。

（3）必须明确供血动脉。

偶尔，dAVFs 病例仅有一支（或二三支）可供介入治疗用的路径动脉，为经动脉的介入栓塞治疗提供条件。

二、MRI

磁共振成像可能可以显示一些 dAVFs，但是磁共振成像不能替代血管造影排除 dAVFs 的存在。谨记：一个正常的磁共振影像不能排除 dAVFs 的存在。

1. dAVFs 患者的磁共振成像表现

（1）多余软脑膜血管提示 dAVFs 有皮层静脉引流。

（2）磁敏感成像中的高信号提示存在皮层静脉引流。

2. MRI 可以补充显示脑血管造影不能提供的其他信息

（1）MRI 显示的脑白质水肿的迹象（脑白质弥漫性 T_2 高信号）可证实脑静脉阻塞。

（2）评估脑积水。

（3）通过动态磁敏感成像定量评估脑血容量可以提供逆行皮层静脉引流的定量信息。

（4）表观扩散系数（ADC）降低可提示皮层静脉逆行血流，同时表观扩散系数也与脑功能异常相关。

三、CTA

就像 MRI 一样，CTA 不能显示一些 dAVFs，同时不能被用于替换脑血管造影。

CTA 可以发现部分 dAVFs，特别是具有颅内静脉增粗的病例。

第四节　疾病进展过程

颅内 dAVFs 是动态变化的，对于 112 例保守处理的 dAVFs 研究显示，12.5％的病例会出现自发性闭塞（横窦和海绵窦位置最为常见），4％患者转变为更高级别的 dAVFs。

出血风险:dAVFs 患者每年的出血风险是 1.8%,出血患者的病死率是 20%。dAVFs 的自然史主要依据静脉引流的方式,大多数 Borden Ⅰ 型病变(Cognard Ⅰ型或 Cognard Ⅱ型)是良性病变,然而高级别病变是侵袭性病变。

一、Borden Ⅰ型 dAVFs:多数为良性

平均确诊年龄为 51 岁,女性多发(15∶9),最常见临床表现为耳鸣。

1. 对一组 112 例 Borden Ⅰ 型 dAVF 病例平均随访 27.9 个月,通过观察和(或)姑息治疗,结果显示良性和可耐受疾病的患者占 98.2%。

2. 一项研究报道了 54 例 Borden Ⅰ 型病变患者,在平均进行 33 个月随访的过程中,53 例患者预后良好(包括症状消失、改善、无变化),1 例死亡患者报道。这例患者是一例复杂的窦汇区 dAVFs。死亡原因是脑静脉高压和颅内压升高。

3. 13% 的 Ⅰ 型病变可自发消失。

4. 进展为更高级别 dAVF。在一段时间内具有皮层引流的,一小部分 Ⅰ 型 dAVF 患者进展为侵袭性 dAVF。

(1)对 23 例 Ⅰ 型 dAVF 患者进行平均 5～6 年随访发现 2 例患者转化为侵袭性病变。转化为高级别 dAVF 年转化率为 1.0%。此类患者未发生出血。

(2)一项荟萃分析发现,141 例 Ⅰ 型 dAVF 患者转化为高级别 dAVF 总概率为 1.4%。

二、Borden Ⅱ、Ⅲ型 dAVFs:侵袭性

高级别 dAVFs 患者有较高的脑出血或颅内静脉高压引起的神经功能病变的风险。男性多于女性(146∶100)。

1. 出血和非出血性神经功能缺失的风险。

到目前最大病例数量研究为 47 例 Borden Ⅱ型或Ⅲ型:①病例总的年出血率为 8.9%;②存在静脉扩张 dAVF 年出血率(Cognand Ⅳ型)为 27%。

2. van Dijk 等报道 20 例 Borden Ⅱ 型或 Borden Ⅲ 型患者,患者接受部分治疗或完全未接受任何治疗,全部进行了平均 4.3 年的随访。

年脑出血率是 8.1%,年非出血性神经功能缺失率是 6.9%,合计每年的临床事件率是 15%。

3. Davies 等报道了 14 例 Borden Ⅱ 型或 Borden Ⅲ 型病例,全部接受了平均 25 个月的随访和初步的治疗。

年脑出血率是 19.2%,年非出血性神经功能缺失率是 10.9%,全部年致残率是 19.3%。

4. 再次脑出血的风险。

(1)一组 81 例 Ⅰ 型和 Ⅱ 型出血病例中,年再出血率为 46%,而未出血病例年再出血率仅为 3.0%。

（2）在一组皮层静脉引流并发脑出血的 dAVFs 病例中,初次出血后 2 周内再次出血的概率是 35%。

5. 长期死亡率:一项对 dAVF 中位期 10 年的随访研究发现,皮层静脉引流与生存期降低密切相关。

6. 自发消失:Ⅱ型、Ⅲ型自发消失率为 3%。

第五节　治疗方式

dAVFs 患者的治疗方式如下。

1. 保守治疗。
2. 血管内治疗。
3. 外科治疗。
4. 放射外科治疗。
5. 应用血管内治疗、放射外科或外科治疗。

一、保守治疗

保守治疗(即不应用血管内治疗和手术治疗,进行或不进行严密随访观察)在一些情况下是合理的。没有皮层静脉引流的无症状或轻微症状的 Borden Ⅰ型病变,保守治疗可以获得理想的效果。dAVFs 的一些病例出现自发性闭塞已被明确。特别是对于海绵窦的 dAVFs,文献报道海绵窦 dAVFs 自发性闭塞率高达 73%。间断手压(海绵窦和横窦乙状窦 dAVFs)供血动脉被认为是有效的。

二、血管内治疗

总体来说,最为有效的处理 dAVFs 的方式是闭塞引流静脉。在大多数病例中,处理静脉侧病变是唯一可以完全闭塞 dAVFs 的方式。经静脉途径栓塞技术似乎在血管内治疗技术中具有最高的成功率。即使一些经动脉途径成功栓塞的病例经常出现,这只是由于微导管易于放置或接近畸形血管,栓塞材料可以通过畸形血管栓塞静脉侧的原因。如果只是供血动脉被闭塞,而不是引流静脉,侧支血管经常会生成导致动静脉瘘复发。同时,确保栓塞之后正常的静脉引流通畅也是非常重要的,以防止恶性颅内高压和脑出血风险。

单纯栓塞供血动脉只是姑息治疗的方式。靠近畸形栓塞供血动脉几乎一定会导致新的供血支出现,可能会导致引流静脉改变方向,提高脑出血风险。

三、外科治疗

外科治疗颅内 dAVFs 在过去 30 年中有显著的进步,从简单的结扎供血动脉 (有效率仅为 0~8%),到供血瘘口的切除和静脉窦的包裹,当切除有效时可以更好地阻断引流静脉。目前对多数 dAVFs,血管内治疗是一线治疗方式,外科治疗对颅前窝 dAVFs 是公认有效的。各种复合的外科和血管内治疗方式也进步很快,包括外科暴露眼上静脉栓塞海绵窦和开颅直接穿刺静脉窦。

四、放射外科治疗

放射治疗对于 dAVFs 是有效的,但放射治疗有两个缺点:在治疗和闭塞之间需要一个中间期,并且与 AVMs 相比,dAVFs 的放射治疗效果较差。然而,对于不能通过栓塞或外科手术有效治疗的 dAVFs,放射治疗可能有用,而且并发症发生率似乎很低。放射治疗总体的闭塞率在 58%~83% 之间。一项包含 19 个研究的系统回顾发现。

1. 总的平均闭塞率为 63%。

2. 存在皮层静脉引流 dAVFs 闭塞更低。

①存在皮层引流的 dAVF 平均闭塞率:50%。

②不存在皮层引流的 dAVF 平均闭塞率:75%($P=0.03$)。

3. 并发症率。

①放射治疗后出血:1.2%。

②新发或神经功能损伤恶化 1.3%。

③死亡:0.3%。

4. 有趣的是,一份研究显示 dAVFs 栓塞后放射治疗的闭塞率(83%)高于单纯放射治疗(67%),这与脑 AVMs 的放射治疗结果正好相反。

第六节　dAVFs 的位置分类

在北美和欧洲的研究中,dAVFs 最主要分布在横窦乙状窦区域。韩国的研究报道,dAVFs 主要分布在海绵窦,占大约 64%(图 14-2)。

dAVFs 分布最为常见的位置是:

1. 横窦乙状窦 35%。

2. 海绵窦 35%。

3. 小脑幕和岩上窦 5%。

4. 上矢状窦 5%。

5. 颅前窝 5%。

6. 舌下神经管 3%~4%。

图 14-2　硬脑膜动静脉瘘
最常见的部位
1.侧窦区;2.海绵窦区;3.小脑幕区;
4.上矢状窦区;5.前颅窝底

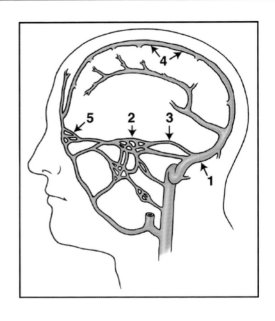

一、横窦乙状窦 dAVFs

横窦乙状窦(即侧窦)是最为常见的 dAVF 的位置,合计占颅内 dAVFs 的 38%。

(一)临床特征

1. 女性患者较男性患者更为多见,病变更多地发生在左侧。

2. Borden Ⅰ型横窦乙状窦 dAVFs(24 例患者分析)。

(1)74%患者为女性,患者的平均发病年龄为 54 岁。

(2)所有患者会表现为单侧搏动性耳鸣(患者可听到搏动性杂音)。

(3)所有患者的 MRI 是正常的。

3. 可能合并有脑膜瘤。

4. 解剖结构。

(1)供血动脉,可能是双侧的。

①颈外动脉分支是最常见的:枕动脉、耳后动脉、咽升动脉、脑膜中动脉、脑膜副动脉、颞浅动脉。

②颈内动脉分支:脑膜垂体干、海绵窦下外侧干。

③椎动脉分支:脑膜后动脉、小脑镰支和肌支。

(2)静脉引流。

①横窦或乙状窦在大多数病例会有狭窄或闭塞。

②逆行静脉引流,一旦出现,会引流入枕叶或顶叶的皮层静脉。

（3）Lalwani 等提出的分级可预测症状是否加重。

1 级：顺行的静脉窦血流无限制或无皮层反流。

2 级：顺行或逆行的静脉窦血流有/没有皮层反流。

3 级：逆行静脉窦血流有皮层反流。

4 级：仅存在皮层反流。

5. 临床表现。

（1）出血或颅内静脉高压：横窦乙状窦 dAVFs 患者表现为出血或其他严重症状的仅为 11％。

（2）无出血的症状可能包括：

①搏动性耳鸣（最为常见）。

②头痛。

③视力异常。

④乳突痛或耳痛。

⑤头晕。

⑥脑水肿。

⑦三叉神经痛。

（二）治疗方式

相对其他位置的 dAVFs，横窦乙状窦 dAVFs 一般为良性病变，治疗的目的多为缓解患者症状，如减轻搏动性耳鸣。合并侵袭性因素的病变，如合并逆行静脉引流和颅内静脉高压，需要及时治疗。

临床策略的制订需要权衡几个不同的因素，最重要的是静脉的解剖结构，其他因素还包括临床症状的严重性、动脉解剖结构和患者从血管内治疗或外科手术治疗中的获益程度。一篇 1997 年发表的系统回顾发现复合的治疗方式（血管内治疗合并外科治疗）明显比任何单独的治疗方式更有效（$P<0.01$）。

1. 人工按压

（1）操作方法：指导患者自行用手按压搏动枕动脉 30 分钟，一日 3 次。

（2）结果：4～6 周 25％的患者可能会出现完全血栓形成。枕动脉的按压可能也会引起 dAVFs 相关头痛的短暂性缓解。

2. 外科手术　早期的外科手术主要包括完全切除乙状窦周围的增生静脉，这是一种出血量较大的手术。近来，手术离断引流静脉也取得了较好的效果。

3. 栓塞

（1）静脉栓塞。

①静脉栓塞或静脉栓塞合并动脉栓塞，比单纯动脉栓塞具有较高的治愈率。静脉栓塞的成功主要依靠术前确认患者有合适静脉栓塞的解剖结构。如闭塞正常静脉引流功能的静脉窦会引起静脉梗死或脑出血。

②栓塞和有意的闭塞静脉窦产生并发风险大(33%),如果有可能应尽量避免。

③适合的静脉解剖结构。

a. 闭塞不再有正常脑组织回流功能的相关静脉窦是安全的。

b. 并行静脉引流,Caragine 等报道 10 例 dAVFs 患者供血动脉汇成了并行静脉引流。这些引流静脉与横窦乙状窦并行引流同时又相互交通。所有患者通过静脉途径栓塞了动静脉瘘,同时保留了静脉窦。

④静脉途径:股静脉途径是最常被报道的途径,同时还包括直接穿刺颈静脉和开颅静脉窦直接穿刺。

(2)动脉途径栓塞:由于很少能实现治愈,动脉途径栓塞作为姑息治疗方法被保留。也作为静脉途径栓塞和外科治疗的辅助治疗方式。

(3)栓塞结果。

①大多数病例报道显示一部分横窦乙状窦 dAVFs 患者栓塞采用静脉和动脉复合栓塞的方式,其他的采用静脉栓塞的方式。

②血管造影的治愈率:55%~87.5%。

③症状的改善和解决:90%~96%。

④一过性并发症:10%~15%。

⑤永久性并发症:0~5%。

4. 脑静脉窦成形和支架置入 通过脑静脉窦再通来治疗横窦 dAVFs,有文献报道脑静脉窦成形和支架置入的方法。

5. 放射外科方法 两个报道共 45 例患者显示了放射外科治疗横窦乙状窦 dAVFs 的效果。

(1)血管造影治愈率:55%~87.5%。

(2)症状改善和消失:74%~96%。

(3)无神经功能缺失的并发症报道。

二、海绵窦 dAVFs

颈内动脉海绵窦瘘(CCF)可以分为直接瘘和非直接瘘两种。直接 CCFs(又名高流量 CCFs)是由于颈内动脉血管壁的缺损,造成颈内动脉向海绵窦的分流(例如外伤性 CCFs 或海绵窦段动脉瘤破裂)。非直接 CCFs(又名低流量瘘)等同于海绵窦 dAVFs。海绵窦 dAVFs 占全部 dAVFs 的 35% 左右。Barrow 等建立下列的分级方式。

1. A 型 颈内动脉和海绵窦的直接分流(例如外伤性 CCFs 或海绵窦段动脉瘤破裂)。直接 CCFs 在本章附录部分讨论。

2. B 型 颈内动脉分支和海绵窦之间的非直接瘘口。

3. C 型 颈外动脉分支和海绵窦之间的非直接瘘口。

4. D 型 颈内动脉和颈外动脉分支和海绵窦之间的非直接瘘口。

(1)D1 型:单侧的 CCFs。

（2）D2 型：双侧 CCFs。

（一）非直接 CCFs 临床特点

1. 大多数患者为 60～70 岁女性。
男性占所有患者的 27%。
2. Barrow 分型的 D 型是最为常见的。
3. 病变轻度倾向于左侧。
4. 解剖。
（1）供血动脉。
①可能双侧。
②颈外动脉分支：上颌动脉、脑膜中动脉、脑膜副动脉、咽升动脉。
③颈内动脉：海绵窦段分支。
（2）静脉引流
①多变。
②异常的静脉引流是标志，增粗的眼上静脉经常被报道。
③皮层静脉引流存在于 31%～34% 患者。
（3）岩下窦 dAVFs
①海绵窦 dAVFs 的变异，占全部 dAVFs 患者的 3% 左右。
②临床表现与海绵窦 dAVFs 相同。
5. 临床表现。
（1）被一些学者称为"红眼分流综合征"。
（2）最为常见的临床表现
①球结膜水肿（94%）。
②突眼（87%）。
③脑神经麻痹（54%）。
④眼内压升高（60%）。
⑤复视（51%）。
⑥视力下降（28%）。
⑦搏动性耳鸣。
⑧50% 以上的患者有杂音。
（3）所谓的"白眼"CCF 是以后方静脉引流和痛性动眼神经麻痹表现为主，没有眶内充血表现。
6. 影像表现。
（1）CT：典型表现包括突眼和眼上静脉扩张。
（2）MRA：可能会发现扩张的眼上静脉。
（3）导管造影仍然是全面评估间接 CCF 的金标准，血管造影最为重要的是确定逆行皮层静脉引流的存在。也能描述供血动脉和静脉引流的准确模式。所有这些重要的 CCF 解剖特点都不能被无创性影像检查描述出来。

（二）非直接型 CCF：处理方式

非直接 CCF 的自发性闭塞比较常见，文献报道自发性缓解的概率为 5.6%～73%。部分本书资深作者倾向于对大多数非直接 CCF 采用保守处理。一些较为年轻的作者倾向于治疗大多数有严重症状的患者。Barrow 等提出了下面几项治疗的指征：①视觉减退；②严重复视；③难忍的耳鸣或头痛；④恶性突眼和难治性角膜暴露。逆行皮层静脉引流的存在也是一项明确的治疗指征。

治疗方法的选择：静脉栓塞是最为有效的治疗非直接 CCF 的方法，一项 1997年发表的系统回顾研究显示经静脉途径治疗全部的成功率为 78%，经动脉途径治疗的成功率为 62%。

1. 手工压迫

（1）技术方法：培训患者用对侧手压迫颈部中部气管旁颈内动脉搏动处。逐步增加力量直至可触及搏动消失。应用对侧的手压迫用以监测半球缺血出现。压迫维持每次 10～15 秒，每小时 2～3 次。

禁忌证：颈段颈动脉疾病（动脉粥样硬化、夹层），病窦综合征，患者耐受较差。

（2）结果：30% 的患者出现闭塞，平均发生于 41 天（数分钟至 6 个月）。

2. 栓塞

（1）静脉途径：最为有效的治疗方式，有几种不同进入海绵窦的路径可以被应用，最常被使用的是岩下窦和眼上静脉。

①股静脉／岩下窦。

a. 文献报道有 64% 的患者通过股静脉、岩下窦途径成功栓塞。

b. 一些病例显示血栓形成的岩下窦可以被打通。

c. 应用 0.035in 导丝通过并打通近期闭塞的岩下窦。

②眼上静脉。

a. 手术通过上眼睑暴露眼上静脉。

经皮穿刺眼上静脉也曾有文献报道。

b. 治疗成功率 92%～100%，明显高于经股静脉途径。

c. 有报道显示该手术路径存在脑神经麻痹和视力丧失的并发症，但随着经验的提高并发症率下降。

③其他可选择的技术方法。

a. 直接穿刺颈内静脉。

b. 经过面静脉进入。

c. 岩上窦。

d. 侧裂静脉。

e. 翼丛。

f. 额静脉。

④当从后方路径栓塞时，弹簧圈栓塞应从眼上静脉的后方开始，再扩展至海绵窦内。

（2）动脉途径：栓塞供血动脉治愈率较低，可以选择性用于一些病例的姑息性治疗。

（3）栓塞材料：可脱弹簧圈为最常用的栓塞材料，近来的报道显示 n-BCA 不论是单独应用还是与弹簧圈合并使用均有较高的治愈率。Onxy 栓塞亦有报道。

（4）血管内治疗的疗效：最近较大的两组病例研究的结果均较为理想。

①完全治愈：90%～94.5%。

瘘口的闭塞会导致眼内压的正常化，视力的改善需要较长时间且不太确定，因为几种不同的机制都会引起视力的损伤（例如，视神经病变、角膜炎、角膜溃疡、玻璃体积血、视网膜缺血、视神经萎缩）。

②治疗相关的永久致残率是 0～2.3%。

3. 放射外科　几篇有关放射外科治疗海绵窦区 CCF 的文献被发表，虽然结果总体是有效的，闭塞率大于 80%，但是较为广泛的技术应用（药物、栓塞、病灶解剖结构）使确认放射外科的有效性变得较为困难。

三、小脑幕 dAVFs

小脑幕 dAVFs（又称岩上 dAVFs），占所有颅内 dAVFs 的 5%，虽然在大多数病例病变存在于岩部并影响岩上窦，大多数文献将病变称为小脑幕 dAVFs。这些病变被认为容易出血同时很难通过外科和栓塞治疗。全部或几乎全部的小脑幕 dAVFs 是 Borden Ⅱ 型或 Borden Ⅲ 型。Picard 等将小脑幕 dAVFs 分类如下：

1. 小脑幕缘型　病变分布在小脑幕游离缘。
2. 小脑幕侧方型　病变与侧窦相连接。
3. 小脑幕中间型　病变与直窦和窦汇相连接。

（一）临床特点

1. 解剖
（1）供血动脉：主要是双侧供血。
典型，丛状供血动脉发自（按发出频率排序）：
a. 脑膜中动脉。
b. 脑膜垂体干。
c. 大脑后动脉。
d. 枕动脉。
e. 脑膜后动脉。
f. 小脑上动脉。

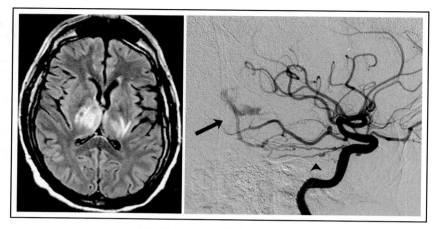

图 14-3　dAVF 所致丘脑痴呆

该病例由于 dAVF 导致进展性丘脑痴呆磁共振 FLAIR 相显示双侧丘脑水肿(左图)，
造影显示增生的脑膜垂体干分支导致 Galen 静脉动脉化(右图，箭头所指)

(2)静脉引流：所有病变均有逆行静脉引流。

a. 大脑和(或)小脑静脉。

b. Rosental 基底静脉。

c. 脑桥和环中脑静脉。

d. 颈部髓周静脉丛。

2. 临床表现

(1)80%～90%的患者表现为脑出血或有既往出血史。

(2)未破裂病变的患者可能表现为搏动性耳鸣、半侧面肌痉挛、脊髓型颈椎病、
三叉神经痛、偏身感觉障碍。

(3)丘脑痴呆。小脑幕区 dAVF 是进展性痴呆的最常见原因，由丘脑静脉高压
所致。占 dAVF 源性丘脑痴呆的 74%。

3. 影像表现

(1)CT：脑出血主要在环池和颅后窝。

(2)MRI：T_2 加权的高信号提示丘脑、中脑、小脑水肿。

(二)处理方法

小脑幕 dAVFs 属于侵袭性病变，当手术可行时应尽量治疗。应该避免不完全
治疗，防止出现供血动脉再通和引流静脉改道。目前尚无理想的简单治疗方案。
手术和栓塞方法的选择依靠临床情况(血管解剖、患者年龄和健康状况等)。因为
这类疾病的侵袭性特点，需要在治疗后 1～2 年进行血管造影复查，即使是造影性
治愈的患者。

1. 外科治疗

(1)外科手术对于合适的患者是最为有效的,同时对于单独的、外科手术易于处理的病变也很适合。

(2)技术:近年外科治疗小脑幕 dAVFs 进步显著。对于大多数病例,不必切除畸形血管巢;当手术能够完成的情况下,可以闭塞病变或分离动脉化引流静脉。在没有其他引流静脉的情况下,阻断引流静脉是有效的。然而 Lewis 等强调外科手术的重点是阻断供血动脉而不是引流静脉。动脉化静脉的位置决定了手术入路(例如选择枕后还是颞下入路)。术前的动脉栓塞对手术是有益的。

(3)外科手术结果:最近发表的几组小病例研究显示,可实现无并发症的血管造影治愈。

2. 栓塞

(1)静脉栓塞。

①对于大多数病例,迂曲的逆行皮层静脉未连接静脉窦,经静脉途径栓塞是困难或不可能完成的。然而有一些患者,具有适合经股静脉入路栓塞的解剖结构。

②只有动静脉瘘的引流静脉可以与正常组织的引流静脉区分开,同时微导管可以进入的时候,才可以进行经静脉途径栓塞。当应用白金弹簧圈能栓塞紧邻畸形血管团的静脉流出道,并保存有功能的引流静脉,则经静脉途径可以实现完全栓塞。

(2)经动脉途径栓塞。

①只有当微导管的头端放置在足够接近畸形血管团,可以使栓塞材料通过畸形血管团达到静脉侧时,经动脉途径栓塞才可以实现血管造影治愈。n-BCA 是可供选择的栓塞剂,Onyx 可能是一个很好的替代品。

②van Rooj 等推荐当微导管置入小脑幕动脉时应用球囊暂时阻塞颈内动脉,以求稳定微导管,实现注射栓塞剂时阻断血流,防止栓塞剂反流入颈内动脉。

③简要地说明,曾有报道显示栓塞过程中会出现三叉-心脏反射引起的可逆的心脏停搏。

④存在硬膜内供血可能是动脉栓塞过程出血的风险因素之一。6 例病人中有2 例发生术中出血。

3. 放射外科　一些学者声明坚决反对使用放射外科处理小脑幕 dAVFs,主要考虑到放射外科治疗后的潜伏期,非完全的治愈率、损伤邻近脑干和脑神经的风险。另外,曾有报道很多成功闭塞的病例,在两个放射外科治疗 dAVFs 的研究结果显示,小脑幕 dAVFs 是最常被治愈的种类。

四、上矢状窦 dAVFs

占颅内 dAVFs 的 5%。

(一)临床特点

1. 男性与女性的发病率相同。

2. 解剖结构　病变大多数位于上矢状窦中部,大多数病例为双侧供血。

(1)供血动脉(按降序排列)。

①脑膜中动脉。

②枕动脉。

③颞浅动脉。

④椎动脉。

⑤耳后动脉。

⑥镰前动脉。

(2)静脉引流。

①两种模式:直接引流入上矢状窦(大多数病例)或引流入皮层静脉。

②上矢状窦可能处于闭塞状态。

3. 临床症状

(1)超过 1/3 的患者表现为脑出血。

蛛网膜下腔出血、脑实质出血、硬膜下出血都可能会出现。

(2)非脑出血引起的症状多由静脉性颅高压引起(例如:心理状态变化、头痛)。

(3)可能会被错误地诊断为急性上矢状窦血栓形成。

(二)处理方式

有颅内出血或有明显症状的患者需要进行动静脉瘘闭塞手术。上矢状窦 dAVFs 合并下游静脉窦闭塞的患者被认为有较高的脑出血和静脉高压的风险。

1. 外科手术

(1)外科手术经常可以非常直接和有效地达到完全闭塞病变的目的。外科手术的技术包括:上矢状窦的开颅术(例如分离动脉化静脉),还包括在外科暴露的情况下,直视穿刺静脉窦并栓塞。

(2)外科方法闭塞上矢状窦应该被避免,或仅在上矢状窦的前 1/3 被病变累及的情况下完成,以减少静脉性梗死的风险。

2. 栓塞

(1)静脉途径栓塞:曾有文献报道成功经静脉途径栓塞上矢状窦 dAVFs 的病例。

（2）经动脉途径栓塞

①上矢状窦 dAVFs 位置在血管造影时距离股动脉较远,因此经股动脉达到病变栓塞较为困难。多数患者多发的或双侧发出的供血动脉进一步削弱了经动脉途径栓塞的成功率。

直接颈动脉穿刺(在患者处于镇静或全身麻醉状态下)可提高经动脉途径到达病变的成功率。

②病例报道或小宗病例报道血管造影治愈率约为 50%。

③动脉途径栓塞可以与外科手术或放射外科合并应用。

3. 放射外科　有文献报道显示上矢状窦 dAVFs 可以通过放射外科成功治疗。

五、颅前窝 dAVFs

颅前窝 dAVFs(又称为筛骨 dAVFs、筛状 dAVFs),约占颅内 dAVFs 的 5%,这种病变由于以下两个原因而非常独特。

1. 这种病变始终有逆行的皮层静脉引流。

由于这个原因,这种病变有较高的颅内出血的风险。

2. 这种病变的供血动脉主要是眼动脉筛前动脉分支的丛状血管。

由于这个原因,这个病变较难栓塞,因为医师很难只栓塞丛状供血动脉,而不栓塞远端的眼动脉和视网膜中央动脉。

（一）临床特点

1. 男性患者比女性患者的发病率更高。

2. 解剖特点　通常,多支供血动脉供血于颅前窝底或大脑镰硬膜,然后汇成单支增粗的引流静脉。

（1）供血动脉。

①84% 的患者通过眼动脉的筛前动脉供血。

②50% 的患者为双侧供血。

③有些供血动脉可能发自上颌动脉、脑膜中动脉、颞浅动脉。

④较为少见的是,有些供血动脉发自大脑前动脉。

（2）引流静脉:所有患者均引流入额部的硬膜静脉。

3. 临床表现。

（1）大多数患者表现为脑出血。

一项回顾性研究报道颅前窝 dAVFs 患者的脑出血率为 62%,全部颅内 dAVFs 的脑出血率仅为 15%。

（2）非脑出血的症状可能包括。

①视力缺失,推断可能为眼动脉的血液被分流。

②突眼和结膜水肿。

③嗅觉和味觉减退。

④颅内静脉高压和偏头痛。

(二)处理方式

颅前窝 dAVFs 的自然病史不太清楚。然而,大于 80% 的患者表现为出血或有出血病史,同时合并有始终不变的逆行皮层静脉引流,以上导致大多数学者认为这种类型 dAVFs 是侵袭性病变,尽量手术闭塞。

1. 外科治疗

(1)对于大多数患者外科治疗是一线治疗措施。由于有较高的出血风险,栓塞治疗较为困难。

(2)技术方法:通过翼点或额下入路到达颅前窝底,关键步骤是离断筛孔周围硬膜的动脉穿支与引流静脉之间的联系。闭塞病变必须要血栓化或离断相连的静脉,但是不必切除硬膜或进入眶内切除畸形血管团。

(3)外科手术效果:一项系统回顾研究显示,外科手术的闭塞率为 95%,Lawton 等报道 15 例患者接受手术治疗,全部患者均成功闭塞瘘口,无手术并发症,除一例术前表现为昏迷的患者外,全部患者预后良好。

2. 栓塞治疗

(1)静脉途径栓塞。

①虽然颅前窝 dAVF 静脉栓塞有成功的报道,但手术操作有难度(引流静脉过度迂曲)。

②曾有文献报道通过直接穿刺颈静脉的静脉途径栓塞的成功病例。

(2)动脉途径栓塞。

①视网膜中央动脉与筛前动脉相离较近造成动脉途径栓塞较为困难。然而,仍有数位学者曾报道了成功经动脉途径栓塞这类病变的病例。动脉栓塞可以作为缓解患者症状的一个治疗方法,同时也可以治疗一般情况较差、不适合进行外科治疗的患者。

②显而易见的是,栓塞微导管头端必须放置于视网膜中央动脉发出点以远的位置。

③栓塞前是否应用利多卡因或异戊巴比妥进行功能试验是有争议的。

④应用大于 $400\mu m$(视网膜中央动脉的平均直径)的栓塞颗粒可能减少视网膜缺血的概率。

3. 放射外科 有报道应用放射外科成功治疗颅前窝 dAVFs 的病例。

六、舌下神经管 dAVFs

占颅内 dAVFs 的 3%~4%。

(一)临床表现

1. 通常存在头部外伤史。
2. 耳鸣为常见症状。

3. 舌下神经麻痹、头痛、视觉系统症状。

4. 解剖与分类　典型舌下神经管 dAVFs 由咽升动脉、脑膜中动脉、枕动脉乳突分支汇集至髁前静脉。Spittau 等根据引流静脉不同提出分类系统。

(1)1 型:引流主要顺行进入咽静脉或者椎静脉丛,耳鸣为常见症状。

(2)2 型:引流逆行进入海绵窦和/或眼静脉,视觉系统症状常见,该类型临床表现与颈内动脉海绵窦瘘相似。

(3)3 型:引流进入皮层或髓周静脉,典型表现为出血或者脊髓病变。

治疗

1. 保守治疗　1 型病变可采取,5.8% 的患者可观察到自发性消失。

2. 经静脉栓塞　1 型和 2 型有效(总的闭塞率 92.7%,致残率 2.9%)。

3. 动脉栓塞或者外科手术　3 型病变或者存在较少静脉通路的病变可采用,致残率高达 16.7%。

附录:直接颈内动脉海绵窦瘘

一、直接颈内动脉海绵窦瘘:临床表现

1. 原因

(1)外伤(最常见原因)。3.8% 的颅底骨折患者可能出现海绵窦瘘。

(2)海绵窦段动脉瘤破裂(小于 20% 的病例)。

(3)Ehlers-Danlos Ⅳ 型(见下面章节)。

(4)肌纤维发育不良。

(5)弹性假黄瘤病。

(6)医源性因素。

①鼻窦内镜手术。

②经蝶窦垂体瘤手术。

③三叉神经半月节球囊压迫术。

④脑膜瘤术前栓塞脑膜垂体干。

⑤Pipelin 血流导向装置治疗(海绵窦段动脉瘤)。

(7)真菌性动脉炎合并成骨不全。

2. 解剖结构

(1)颈内动脉缺损。

①大多数直接瘘口是单个 2~6mm 直径的洞。

②大多数外伤病例的缺损位置在海绵窦段的水平段。

③有不止一个缺损的颈内动脉(又称为双洞瘘口),或颈内动脉完全断裂。

(2)有1%～2%的患者表现为双侧外伤性颈内动脉海绵窦瘘。

(3)静脉引流。

①海绵窦。

②9%的患者表现为逆行颅内静脉引流。

3. 临床表现

(1)经典描述:搏动性突眼。

(2)较为经常的表现 突眼伴搏动性结膜充血和血管杂音。

(3)症状的严重性依据瘘口和颈内动脉病变的严重性,一般表现包括:充血、结膜充血、突眼、眼压升高、眼肌麻痹、眶周杂音。

①展神经最容易受影响。

②动眼神经损伤,可能不伴有瞳孔变化(而由于后交通动脉瘤引起的动眼神经损伤,一定会伴有瞳孔变化)。

③较为少见但也有面神经功能异常的报道。

(4)80%的患者表现为耳鸣。

(5)可出现同侧半球的脑缺血,是由于颈内动脉血液转流入海绵窦(有称作功能性颈内动脉闭塞,即使血管在物理上仍存在)同时侧支代偿不充分。直接颈内动脉海绵窦瘘有时就像一个抽吸泵,可以通过后交通动脉转流其他主要脑动脉的血流。

4. 影像表现

(1)CT

①对于外伤的病例,应该进行头颅CT检查评估颅骨骨折情况。

7%～17%的外伤性颈内动脉海绵窦瘘患者表现为颅骨骨折。

②CTA表现为颈内动脉阻塞和海绵窦扩张。

(2)MRA:磁共振高时间分辨率动态增强磁共振血管造影可以为直接颈内动脉海绵窦瘘提供较好的影像。

(3)血管造影。

①导管造影为直接颈内动脉海绵窦瘘诊断的金标准。

对侧颈内动脉和椎动脉应该造影以评估侧支代偿情况。

②高流量动静脉瘘的解剖结构很难看清楚,特别是所有的造影剂转流入海绵窦内。有帮助作用的造影方法是:

a. Mehringer-Hieshima法:在压迫同侧颈内动脉同时低速注射造影剂(2～3ml/s),血液通过瘘口减慢可以使其易看清楚。

b. Huber方法:选择性对优势椎动脉造影同时压迫同侧颈内动脉,瘘口可以通过逆向充盈显影。

二、直接颈内动脉海绵窦瘘处理方法

直接颈内动脉海绵窦瘘曾有自发性闭塞的病例,但很少见。一些较小的非症状性直接颈内动脉海绵窦瘘可以不处理,但是大多数需要介入治疗,有关颈内动脉海绵窦段动脉瘤处理的进一步讨论见第 13 章。

1. 人工压迫

(1)技术要点:训练患者应用对侧手在气管旁,颈中部的位置按压颈动脉搏动点。逐步增加压力直到可感知的搏动消失。应用对侧手可以提示是否有脑半球缺血出现。压迫保持每次 10～15 秒,每小时 2～3 次。

禁忌证:颈部血管疾病(动脉粥样硬化、夹层),病态窦房结综合征,患者耐受不佳。

(2)结果:17%的直接颈内动脉海绵窦瘘患者完全闭塞,临床上和 1 年后血管造影显示都无复发。

2. 海绵窦栓塞

(1)经动脉途径。

①可脱球囊:应用可脱球囊行海绵窦栓塞,瘘口的闭塞率可以达到 90%,颈内动脉保留率达到 60%～88%,目前可脱球囊在美国没有提供,但是在其他国家仍然在使用。

②弹簧圈:弹簧圈栓塞对处理海绵窦段动脉瘤破裂引起的直接颈内动脉海绵窦瘘最为有效。经动脉途径栓塞外伤性颈内动脉海绵窦瘘是有争议的,特别是当颈内动脉血管壁缺损较大的时候。早期瘘口的闭塞是可以实现的,但是弹簧圈经过一段时间后可能会漂移到海绵窦内,从而引起瘘口的复发,本书的作者曾多次遇见这样的病例。

③弹簧圈或球囊＋液体栓塞剂:经动脉途径栓塞海绵窦应用弹簧圈,同时合并应用 n-BCA 胶或 Onyx,对一些病例是有效的。

④一些病例可以通过椎动脉进入海绵窦。

(2)经静脉途径。

①单独应用弹簧圈通过静脉途径栓塞似乎比单独应用弹簧圈通过动脉途径栓塞更为有效,可能是因为可以做到更好的微导管的位置和更紧密的海绵窦栓塞。

②经眼上静脉入路栓塞。

3. 支架

(1)支架辅助栓塞。

(2)覆膜支架修复颈内动脉。

(3)Pipeline 血流导向装置用于加强弹簧圈栓塞。尤其是对于由于海绵窦段动脉瘤破裂引起的 CCF 更有效。

4. 牺牲颈内动脉　闭塞病变的颈内动脉是一个有效的治疗方式,但在术前需先进行球囊闭塞试验。

三、Ehlers-Danlos Ⅳ 型

Ehlers-Danlos Ⅳ 型（又称血管型）是一种常染色体显性遗传的血管胶原异常的疾病。Ⅳ 型占 Ehlers-Danlos 患者 4％的病例，同时也是这种疾病中最严重的一类。

1. 诊断

(1)四项临床标准。

①容易擦伤。

②薄皮肤合并可见静脉。

③特征性面容。

④动脉、子宫、肠道的破裂。

(2)确定诊断标准：培养成纤维细胞合成非正常的 Ⅲ 型前胶原分子或确定 Ⅲ 型前胶原的基因突变。

2. 病理生理学

(1)Ⅲ 型胶原减少或缺失。

(2)受影响患者的血管胶原含量减少，同时还有不规则弹力纤维的薄血管壁和较少的血管横截面积。

3. 流行病学　非常少见，发病率不清楚。

4. 临床特点

(1)关节活动度升高，皮肤的延展性升高，其他分型的 Ehlers-Danlos 的临床特点与 Ⅳ 型不相同。

(2)平均的发病年龄是 48 岁。

①儿童期很少出现并发症，25％的患者在 20 岁时第一次出现并发症，80％的患者在 40 岁之前至少有一项并发症出现。

②大多数病例死因为动脉夹层或破裂。

(3)脑血管表现：大约有 10％的患者有中枢神经系统的动脉血管问题。

①直接颈内动脉海绵窦瘘。

②更容易出现脑血管病的并发症。

③女性患者占主导地位。

④可能为双侧病变。

⑤血管内治疗 Ehlers-Danlos Ⅳ 型的直接颈内动脉海绵窦瘘是非常危险的，因为动脉血管的易损性。

⑥一项回顾性研究报道显示，Ehlers-Danlos Ⅳ 型患者行诊断性脑血管造影，致残率 36％，致死率 12％。另一个报道，在神经介入的操作过程中，4 例患者中的 2 例死于远隔部位的血管损伤。

参考文献

[1] Borden JA, Wu JK, Shucart WA. A proposed classification for spinal and cranial dural arteriovenous fistulous malformations and implications for treatment. J Neurosurg. 1995;82: 166-79.

[2] Al-Shahi R, Bhattacharya JJ, Currie DG, et al. Prospective, population-based detection of intracranial vascular malformations in adults: the scottish intracranial vascular malformation study (SIVMS). Stroke. 2003;34:1163-9.

[3] Davies MA, TerBrugge K, Willinsky R, Coyne T, Saleh J, Wallace MC. The validity of classification for the clinical presentation of intracranial dural arteriovenous fistulas. J Neurosurg. 1996;85:830-7.

[4] Cognard C, Gobin YP, Pierot L, et al. Cerebral dural arteriovenous fistulas: clinical and angiographic correlation with a revised classification of venous drainage. Radiology. 1995; 194:671-80.

[5] Houser OW, Campbell JK, Campbell RJ, Sundt TM Jr. Arteriovenous malformation affecting the transverse dural venous sinus—an acquired lesion. Mayo Clin Proc. 1979;54: 651-61.

[6] Piton J, Guilleux MH, Guibert-Tranier F, Caille JM. Fistulae of the lateral sinus. J Neuroradiol. 1984;11:143-59.

[7] Mullan S. Reflections upon the nature and management of intracranial and intraspinal vascular malformations and fistulae. J Neurosurg. 1994;80:606-16.

[8] Chaudhary MY, Sachdev VP, Cho SH, Weitzner I Jr, Puljic S, Huang YP. Dural arteriovenous malformation of the major venous sinuses: an acquired lesion. AJNR Am J Neuroradiol. 1982;3:13-9.

[9] Tirakotai W, Bian LG, Bertalanffy H, Siegfried B, Sure U. Immunohistochemical study in dural arteriovenous fistula and possible role of ephrin-B2 for development of dural arteriovenous fistula. Chin Med J. 2004;117:1815-20.

[10] Klisch J, Kubalek R, Scheufler KM, Zirrgiebel U, Drevs J, Schumacher M. Plasma vascular endothelial growth factor and serum soluble angiopoietin receptor sTIE-2 in patients with dural arteriovenous fistulas: a pilot study.Neuroradiology. 2005;47:10-7.

[11] Kerber CW, Newton TH. The macro and microvasculature of the dura mater. Neuroradiology. 1973;6:175-9.

[12] Ishikawa T, Sato S, Sasaki T, et al. Histologic study of arteriovenous shunts in the normal dura mater adjacent to the transverse sinus. Surg Neurol. 2007;68:272-6.

[13] Rowbotham GF, Little E. The circulations and reservoir of the brain. Br J Surg. 1962;50: 244-50.

[14] Djindjian R, Cophignon J, Rey A, Theron J, Merland JJ, Houdart R. Superselective arteriographic embolization by the femoral route in neuroradiology. Study of 50 cases. II. Embolization in vertebromedullary pathology.Neuroradiology. 1973;6:132-42.

[15] Hamada Y, Goto K, Inoue T, et al. Histopathological aspects of dural arteriovenous fistulas in the transverse-sigmoid sinus region in nine patients. Neurosurgery. 1997;40:452-6; discussion 6-8.

[16] Nishijima M, Takaku A, Endo S, et al. Etiological evaluation of dural arteriovenous malformations of the lateral and sigmoid sinuses based on histopathological examinations. J

Neurosurg. 1992;76;600-6.

[17] Uranishi R, Nakase H, Sakaki T. Expression of angiogenic growth factors in dural arteriovenous fistula. J Neurosurg. 1999;91;781-6.

[18] Lawton MT, Jacobowitz R, Spetzler RF. Redefined role of angiogenesis in the pathogenesis of dural arteriovenous malformations. J Neurosurg. 1997;87;267-74.

[19] Herman JM, Spetzler RF, Bederson JB, Kurbat JM, Zabramski JM. Genesis of a dural arteriovenous malformation in a rat model. J Neurosurg. 1995;83;539-45.

[20] Lasjaunias P, Chiu M, ter Brugge K, Tolia A, Hurth M, Bernstein M. Neurological manifestations of intracranial dural arteriovenous malformations. J Neurosurg. 1986;64;724-30.

[21] Brown RD Jr, Flemming KD, Meyer FB, Cloft HJ, Pollock BE, Link ML. Natural history, evaluation, and management of intracranial vascular malformations. Mayo Clin Proc. 2005;80;269-81.

[22] Satomi J, van Dijk JM, Terbrugge KG, Willinsky RA, Wallace MC. Benign cranial dural arteriovenous fistulas;outcome of conservative management based on the natural history of the lesion. J Neurosurg. 2002;97;767-70.

[23] Raupp S, van Rooij WJ, Sluzewski M, Tijssen CC. Type I cerebral dural arteriovenous fistulas of the lateral sinus;clinical features in 24 patients. Eur J Neurol. 2004;11;489-91.

[24] van Rooij WJ, Sluzewski M, Beute GN. Dural arteriovenous fistulas with cortical venous drainage; incidence,clinical presentation, and treatment. AJNR Am J Neuroradiol. 2007; 28;651-5.

[25] van Dijk JM, TerBrugge KG, Willinsky RA, Wallace MC. Selective disconnection of cortical venous reflux as treatment for cranial dural arteriovenous fistulas. J Neurosurg. 2004; 101;31-5.

[26] Barnwell SL, Halbach VV, Dowd CF, Higashida RT, Hieshima GB, Wilson CB. Multiple dural arteriovenous fistulas of the cranium and spine. AJNR Am J Neuroradiol. 1991;12; 441-5.

[27] Brown RD Jr, Wiebers DO, Nichols DA. Intracranial dural arteriovenous fistulae; angiographic predictors of intracranial hemorrhage and clinical outcome in nonsurgical patients. J Neurosurg. 1994;81;531-8.

[28] Cordonnier C, Al-Shahi Salman R, Bhattacharya JJ, et al. Differences between intracranial vascular malformation types in the characteristics of their presenting haemorrhages; prospective, population-based study. J Neurol Neurosurg Psychiatry. 2008;79(1);47-51.

[29] Davies MA, ter Brugge K, Willinsky R, Wallace MC. The natural history and management of intracranial dural arteriovenous fistulae. Part 2; aggressive lesions. Interv Neuroradiol. 1997;3;303-11.

[30] Willinsky R, Terbrugge K, Montanera W, Mikulis D, Wallace MC. Venous congestion; an MR finding in dural arteriovenous malformations with cortical venous drainage. AJNR Am J Neuroradiol. 1994;15;1501-7.

[31] Yamakami I, Kobayashi E, Yamaura A. Diffuse white matter changes caused by dural arteriovenous fistula. J Clin Neurosci. 2001;8;471-5.

[32] Sato KMDP, Shimizu HMDP, Fujimura MMDP, Inoue TMDP, Matsumoto YMD, Tominaga TMDP. Compromise of brain tissue caused by cortical venous reflux of intracranial dural arteriovenous fistulas; assessment with diffusion-weighted magnetic resonance imaging. Stroke. 2011;42;998-1003.

[33] Hirono N, Yamadori A, Komiyama M. Dural arteriovenous fistula; a cause of hypoperfu-

sion-induced intellectual impairment. Eur Neurol. 1993;33:5-8.

[34] Cognard C, Casasco A, Toevi M, Houdart E, Chiras J, Merland J-J. Dural arteriovenous fistulas as a cause of intracranial hypertension due to impairment of cranial venous outflow. J Neurol Neurosurg Psychiatry.1998;65:308-16.

[35] Hurst RW, Bagley LJ, Galetta S, et al. Dementia resulting from dural arteriovenous fistulas: the pathologic findings of venous hypertensive encephalopathy. AJNR Am J Neuroradiol. 1998;19:1267-73.

[36] Hasumi T, Fukushima T, Haisa T, Yonemitsu T, Waragai M. Focal dural arteriovenous fistula (DAVF) presenting with progressive cognitive impairment including amnesia and alexia. Intern Med. 2007;46:1317-20.

[37] Holekamp TF, Mollman ME, Murphy RK, et al. Dural arteriovenous fistula-induced thalamic dementia: report of 4 cases. J Neurosurg. 2016;124:1752-65.

[38] Silberstein P, Kottos P, Worner C, et al. Dural arteriovenous fistulae causing pseudotumour cerebri syndrome in an elderly man. J Clin Neurosci. 2003;10:242-3.

[39] Lee PH, Lee JS, Shin DH, Kim BM, Huh K. Parkinsonism as an initial manifestation of dural arteriovenous fistula.Eur J Neurol. 2005;12:403-6.

[40] Kim N-H, Cho K-T, Seo HS. Myelopathy due to intracranial dural arteriovenous fistula: a potential diagnostic pitfall. J Neurosurg. 2011;114:830-3.

[41] Hetts SW, Moftakhar P, Maluste N, et al. Pediatric intracranial dural arteriovenous fistulas: age-related differences in clinical features, angioarchitecture, and treatment outcomes. J Neurosurg Pediatr. 2016;18:602-10.

[42] Walcott BP, Smith ER, Scott RM, Orbach DB. Dural arteriovenous fistulae in pediatric patients: associated conditions and treatment outcomes. J Neurointerv Surg. 2013;5:6-9.

[43] Stouffer JL, Tyler RS. Characterization of tinnitus by tinnitus patients. J Speech Hear Disord. 1990;55:439-53.

[44] Waldvogel D, Mattle HP, Sturzenegger M, Schroth G. Pulsatile tinnitus—a review of 84 patients. J Neurol.1998;245:137-42.

[45] Adler JR, Ropper AH. Self-audible venous bruits and high jugular bulb. Arch Neurol. 1986;43:257-9.

[46] Russell EJ, De Michaelis BJ, Wiet R, Meyer J. Objective pulse-synchronous "essential" tinnitus due to narrowing of the transverse dural venous sinus. Int Tinnitus J. 1995;1:127-37.

[47] Shin EJ, Lalwani AK, Dowd CF. Role of angiography in the evaluation of patients with pulsatile tinnitus.Laryngoscope. 2000;110:1916-20.

[48] Willinsky R, Goyal M, terBrugge K, Montanera W. Tortuous, engorged pial veins in intracranial dural arteriovenous fistulas: correlations with presentation, location, and MR findings in 122 patients. AJNR Am J Neuroradiol.1999;20:1031-6.

[49] Nakagawa I, Taoka T, Wada T, et al. The use of susceptibility-weighted imaging as an indicator of retrograde leptomeningeal venous drainage and venous congestion with dural arteriovenous fistula: diagnosis and follow-up after treatment. Neurosurgery. 2013;72:47-54; discussion 5.

[50] Noguchi K, Kubo M, Kuwayama N, et al. Intracranial dural arteriovenous fistulas with retrograde cortical venous drainage: assessment with cerebral blood volume by dynamic susceptibility contrast magnetic resonance imaging. AJNR Am J Neuroradiol. 2006;27:1252-6.

[51] Hashimoto Y, Kin S, Haraguchi K, Niwa J. Pitfalls in the preoperative evaluation of subarachnoid hemorrhage without digital subtraction angiography: report on 2 cases. Surg Neurol. 2007;68;344-8.

[52] Coskun O, Hamon M, Catroux G, Gosme L, Courtheoux P, Theron J. Carotid-cavernous fistulas: diagnosis with spiral CT angiography. AJNR Am J Neuroradiol. 2000;21;712-6.

[53] Kim DJMD, terBrugge KMDF, Krings TMDPF, Willinsky RMDF, Wallace CMDMF. Spontaneous angiographic conversion of intracranial dural arteriovenous shunt: long-term follow-up in nontreated patients. Stroke.2010;41;1489-94.

[54] Gross BA, Du R. The natural history of cerebral dural arteriovenous fistulae. Neurosurgery. 2012;71;594-602;discussion-3.

[55] Davies MA, Saleh J, ter Brugge K, Willinsky R, Wallace MC. The natural history and management of intracranial dural arteriovenous fistulae. Part 1: benign lesions. Interv Neuroradiol. 1997;3;295-302.

[56] Shah MN, Botros JA, Pilgram TK, et al. Borden-shucart type I dural arteriovenous fistulas: clinical course including risk of conversion to higher-grade fistulas. J Neurosurg. 2012; 117;539-45.

[57] Bulters DO, Mathad N, Culliford D, Millar J, Sparrow OC. The natural history of cranial dural arteriovenous fistulae with cortical venous reflux—the significance of venous ectasia. Neurosurgery. 2012;70;312-8; discussion 8-9.

[58] van Dijk JMC, terBrugge KG, Willinsky RA, Wallace MC. Clinical course of cranial dural arteriovenous fistulas with long-term persistent cortical venous reflux. Stroke. 2002;33; 1233-6.

[59] Duffau H, Lopes M, Janosevic V, et al. Early rebleeding from intracranial dural arteriovenous fistulas: report of 20 cases and review of the literature. J Neurosurg. 1999;90;78-84.

[60] Piippo A, Laakso A, Seppa K, et al. Early and long-term excess mortality in 227 patients with intracranial dural arteriovenous fistulas. J Neurosurg. 2013;119;164-71.

[61] Barrow DL, Spector RH, Braun IF, Landman JA, Tindall SC, Tindall GT. Classification and treatment of spontaneous carotid-cavernous sinus fistulas. J Neurosurg. 1985; 62; 248-56.

[62] Sasaki H, Nukui H, Kaneko M, et al. Long-term observations in cases with spontaneous carotid-cavernous fistulas.Acta Neurochir. 1988;90;117-20.

[63] Halbach VV, Higashida RT, Hieshima GB, Goto K, Norman D, Newton TH. Dural fistulas involving the transverse and sigmoid sinuses: results of treatment in 28 patients. Radiology. 1987;163;443-7.

[64] Lucas CP, Zabramski JM, Spetzler RF, Jacobowitz R. Treatment for intracranial dural arteriovenous malformations:a meta-analysis from the English language literature. Neurosurgery. 1997;40;1119-30; discussion 30-2.

[65] Sundt TM Jr, Piepgras DG. The surgical approach to arteriovenous malformations of the lateral and sigmoid dural sinuses. J Neurosurg. 1983;59;32-9.

[66] Thompson BG, Doppman JL, Oldfield EH. Treatment of cranial dural arteriovenous fistulae by interruption of leptomeningeal venous drainage. J Neurosurg. 1994;80;617-23.

[67] Miller NR, Monsein LH, Debrun GM, Tamargo RJ, Nauta HJ. Treatment of carotid-cavernous sinus fistulas using a superior ophthalmic vein approach. J Neurosurg. 1995;83; 838-42.

[68] Quinones D, Duckwiler G, Gobin PY, Goldberg RA, Vinuela F. Embolization of dural

cavernous fistulas via superior ophthalmic vein approach. AJNR Am J Neuroradiol. 1997;
18:921-8.

[69] Houdart E, Saint-Maurice JP, Chapot R, et al. Transcranial approach for venous emboliza-
tion of dural arteriovenous fistulas. J Neurosurg. 2002;97:280-6.

[70] Cifarelli CP, Kaptain G, Yen C-P, Schlesinger DP, Sheehan JP. Gamma knife radiosurgery
for dural arteriovenous fistulas. Neurosurgery. 2010;67:1230-5.

[71] Yang H-C, Kano H, Kondziolka D, et al. Stereotactic radiosurgery with or without embo-
lization for intracranial dural arteriovenous fistulas. Neurosurgery. 2010;67:1276-85.

[72] Chen CJ, Lee CC, Ding D, et al. Stereotactic radiosurgery for intracranial dural arteriove-
nous fistulas: a systematic review. J Neurosurg. 2015;122:353-62.

[73] Andrade-Souza YM, Ramani M, Scora D, Tsao MN, terBrugge K, Schwartz ML. Embo-
lization before radiosurgery reduces the obliteration rate of arteriovenous malformations.
Neurosurgery. 2007;60:443-52. https://doi.org/10.1227/01.NEU.0000255347.25959.D0.

[74] Back AG, Vollmer D, Zeck O, Shkedy C, Shedden PM. Retrospective analysis of unstaged
and staged gamma knife surgery with and without preceding embolization for the treatment
of arteriovenous malformations. J Neurosurg. 2008;109(Suppl):57-64.

[75] Sure U, Surucu O, Engenhart-Cabillic R. Embolization before radiosurgery reduces the oblitera-
tion rate of arteriovenous malformations. Neurosurgery. 2008;63:E376; author reply E.

[76] Awad IA, Little JR, Akarawi WP, Ahl J. Intracranial dural arteriovenous malformations:
factors predisposing to an aggressive neurological course. J Neurosurg. 1990;72:839-50.

[77] Kim MS, Han DH, Kwon OK, Oh C-W, Han MH. Clinical characteristics of dural arteri-
ovenous fistula. J Clin Neurosci. 2002;9:147-55.

[78] McDougall CG, Halbach VV, HIgashida RT, et al. Treatment of dural arteriovenous fis-
tulas. Neursurg Q.1997;7:110-34.

[79] Lalwani AK, Dowd CF, Halbach VV. Grading venous restrictive disease in patients with
dural arteriovenous fistulas of the transverse/sigmoid sinus. J Neurosurg. 1993;79:11-5.

[80] Horinaka N, Nonaka Y, Nakayama T, Mori K, Wada R, Maeda M. Dural arteriovenous
fistula of the transverse sinus with concomitant ipsilateral meningioma. Acta Neurochir.
2003;145:501-4; discussion 4.

[81] Cawley CM, Barrow DL, Dion JE. Treatment of lateral-sigmoid and sagittal sinus dural ar-
teriovenous malformations. In: Winn HR, editor. Youmans neurological surgery. Philadel-
phia: Saunders; 2004. p. 2283-91.

[82] de Paula LC, Zabramski JM. Dural arteriovenous fistula of the transverse-sigmoid sinus
causing trigeminal neuralgia. Acta Neurochir. 2007;149(12):1249-53; discussion 1253.

[83] Ertl L, Bruckmann H, Kunz M, Crispin A, Fesl G. Endovascular therapy of low- and in-
termediate-grade intracranial lateral dural arteriovenous fistulas: a detailed analysis of pri-
mary success rates, complication rates, and long-term follow-up of different technical ap-
proaches. J Neurosurg. 2017;126:360-7.

[84] Caragine LP, Halbach VV, Dowd CF, Ng PP, Higashida RT. Parallel venous channel as
the recipient pouch in transverse/sigmoid sinus dural fistulae. Neurosurgery. 2003;53:
1261-6. discussion 6-7.

[85] Dawson RC 3rd, Joseph GJ, Owens DS, Barrow DL. Transvenous embolization as the pri-
mary therapy for arteriovenous fistulas of the lateral and sigmoid sinuses. AJNR Am J Neu-
roradiol. 1998;19:571-6.

[86] Urtasun F, Biondi A, Casaco A, et al. Cerebral dural arteriovenous fistulas: percutaneous

transvenous embolization.Radiology. 1996;199;209-17.

[87] Roy D, Raymond J. The role of transvenous embolization in the treatment of intracranial dural arteriovenous fistulas. Neurosurgery. 1997;40;1133-41; discussion 41-4.

[88] Olteanu-Nerbe V, Uhl E, Steiger HJ, Yousry T, Reulen HJ. Dural arteriovenous fistulas including the transverse and sigmoid sinuses; results of treatment in 30 cases. Acta Neurochir. 1997;139;307-18.

[89] Halbach VV, HIgashida RT, Hieshima GB, Christopher FD. Endovascular therapy of dural fistulas. In; Vinuela F,Halbach VV, Dion JE, editors. Interventional neuroradiology; endovascular therapy of the central nervous system.New York; Raven; 1992. p. 29-50.

[90] Murphy KJ, Gailloud P, Venbrux A, Deramond H, Hanley D, Rigamonti D. Endovascular treatment of a grade IV transverse sinus dural arteriovenous fistula by sinus recanalization, angioplasty, and stent placement; technical case report. Neurosurgery. 2000; 46; 497-500; discussion-1.

[91] Friedman JA, Pollock BE, Nichols DA, Gorman DA, Foote RL, Stafford SL. Results of combined stereotactic radiosurgery and transarterial embolization for dural arteriovenous fistulas of the transverse and sigmoid sinuses.J Neurosurg. 2001;94;886-91.

[92] Pan DH, Chung WY, Guo WY, et al. Stereotactic radiosurgery for the treatment of dural arteriovenous fistulas involving the transverse-sigmoid sinus. J Neurosurg. 2002;96;823-9.

[93] Tomsick TA. Etiology, prevalence, and natural history. In; Tomsick TA, editor. Carotid cavernous fistula.Cincinnati; Digital Educational Publishing; 1997. p. 59-73.

[94] Ernst RJ, Tomsick TA. Classification and angiography of carotid cavernous fistulas. In; Tomsick TA, editor.Carotid cavernous fistula. Cincinnati; Digital Educational Publishing; 1997. p. 13-21.

[95] Kirsch M, Henkes H, Liebig T, et al. Endovascular management of dural carotid-cavernous sinus fistulas in 141 patients. Neuroradiology. 2006;48;486-90.

[96] Malek AM, Halbach VV, HIgashida RT, Phatouros CC, Meyers PM, Dowd CF. Treatment of dural arteriomalformations and fistulas. In; Rosenwasser RH, editor. Neuroendovascular surgery. Philadelphia; W.B. Saunders; 2000.p. 147-66.

[97] Barnwell SL, Halbach VV, Dowd CF, Higashida RT, Hieshima GB. Dural arteriovenous fistulas involving the inferior petrosal sinus; angiographic findings in six patients. AJNR Am J Neuroradiol. 1990;11;511-6.

[98] Phelps CD, Thompson HS, Ossoinig KC. The diagnosis and prognosis of atypical carotid-cavernous fistula (red-eyed shunt syndrome). Am J Ophthalmol. 1982;93;423-36.

[99] Mohyuddin A. Indirect carotid cavernous fistula presenting as pulsatile tinnitus. J Laryngol Otol. 2000;114;788-9.

[100] Acierno MD, Trobe JD, Cornblath WT, Gebarski SS. Painful oculomotor palsy caused by posterior-draining dural carotid cavernous fistulas. Arch Ophthalmol. 1995;113;1045-9.

[101] Phatouros CC, Meyers PM, Dowd CF, Halbach VV, Malek AM, HIgashida RT. Carotid artery cavernous fistulas.In; Rosenwasser RH, editor. Neuroendovascular surgery. Philadelphia; W.B. Saunders; 2000. p. 67-84.

[102] Hamby WB. Signs and symptoms of carotid-cavernous fistula. Carotid cavernous fistula. Charles C. Thomas;Springfield; 1966.

[103] Higashida RT, Hieshima GB, Halbach VV, Bentson JR, Goto K. Closure of carotid cavernous sinus fistulae by external compression of the carotid artery and jugular vein. Acta Radiol Suppl. 1986;369;580-3.

[104] Kim DJ, Kim DI, Suh SH, et al. Results of transvenous embolization of cavernous dural arteriovenous fistula: a single-center experience with emphasis on complications and management. AJNR Am J Neuroradiol.2006;27:2078-82.

[105] Benndorf G, Bender A, Lehmann R, Lanksch W. Transvenous occlusion of dural cavernous sinus fistulas through the thrombosed inferior petrosal sinus: report of four cases and review of the literature. Surg Neurol.2000;54:42-54.

[106] Benndorf G, Bender A, Campi A, Menneking H, Lanksch WR. Treatment of a cavernous sinus dural arteriovenous fistula by deep orbital puncture of the superior ophthalmic vein. Neuroradiology. 2001;43:499-502.

[107] Gupta N, Kikkawa DO, Levi L, Weinreb RN. Severe vision loss and neovascular glaucoma complicating superior ophthalmic vein approach to carotid-cavernous sinus fistula. Am J Ophthalmol. 1997;124:853-5.

[108] Oishi H, Arai H, Sato K, Iizuka Y. Complications associated with transvenous embolisation of cavernous dural arteriovenous fistula. Acta Neurochir. 1999;141:1265-71.

[109] Agid R, Willinsky RA, Haw C, Souza MP, Vanek IJ, terBrugge KG. Targeted compartmental embolization of cavernous sinus dural arteriovenous fistulae using transfemoral medial and lateral facial vein approaches.Neuroradiology. 2004;46:156-60.

[110] Mounayer C, Piotin M, Spelle L, Moret J. Superior petrosal sinus catheterization for transvenous embolization of a dural carotid cavernous sinus fistula. AJNR Am J Neuroradiol. 2002;23:1153-5.

[111] Kuwayama N, Endo S, Kitabayashi M, Nishijima M, Takaku A. Surgical transvenous embolization of a cortically draining carotid cavernous fistula via a vein of the sylvian fissure. AJNR Am J Neuroradiol. 1998;19:1329-32.

[112] Jahan R, Gobin YP, Glenn B, Duckwiler GR, Vinuela F. Transvenous embolization of a dural arteriovenous fistula of the cavernous sinus through the contralateral pterygoid plexus. Neuroradiology. 1998;40:189-93.

[113] Venturi C, Bracco S, Cerase A, et al. Endovascular treatment of a cavernous sinus dural arteriovenous fistula by transvenous embolisation through the superior ophthalmic vein via cannulation of a frontal vein. Neuroradiology.2003;45:574-8.

[114] Shaibani A, Rohany M, Parkinson R, et al. Primary treatment of an indirect carotid cavernous fistula by injection of N-butyl cyanoacrylate in the dural wall of the cavernous sinus. Surg Neurol. 2007;67:403-8; discussion 8.

[115] Suzuki S, Lee DW, Jahan R, Duckwiler GR, Vinuela F. Transvenous treatment of spontaneous Dural carotid-cavernous fistulas using a combination of detachable coils and onyx. AJNR Am J Neuroradiol.2006;27:1346-9.

[116] Meyers PM, Halbach VV, Dowd CF, et al. Dural carotid cavernous fistula: definitive endovascular management and long-term follow-up. Am J Ophthalmol. 2002;134:85-92.

[117] Kupersmith MJ, Berenstein A, Flamm E, Ransohoff J. Neuroophthalmologic abnormalities and intravascular therapy of traumatic carotid cavernous fistulas. Ophthalmology. 1986;93:906-12.

[118] Koebbe CJ, Singhal D, Sheehan J, et al. Radiosurgery for dural arteriovenous fistulas. Surg Neurol. 2005;64:392-8; discussion 8-9.

[119] O'Leary S, Hodgson TJ, Coley SC, Kemeny AA, Radatz MW. Intracranial dural arteriovenous malformations: results of stereotactic radiosurgery in 17 patients. Clin Oncol (R Coll Radiol). 2002;14:97-102.

[120] Tomak PR, Cloft HJ, Kaga A, Cawley CM, Dion J, Barrow DL. Evolution of the management of tentorial dural arteriovenous malformations. Neurosurgery. 2003;52:750-60. discussion 60-2.

[121] Zhou L-F, Chen L, Song D-L, Gu Y-X, Leng B. Tentorial dural arteriovenous fistulas. Surg Neurol. 2007;67:472-81.

[122] Picard L, Bracard S, Islak C, et al. Dural fistulae of the tentorium cerebelli. Radioanatomical, clinical and therapeutic considerations. J Neuroradiol. 1990;17:161-81.

[123] Lewis AI, Rosenblatt SS, Tew JM Jr. Surgical management of deep-seated dural arteriovenous malformations. J Neurosurg. 1997;87:198-206.

[124] Wu Q, Zhang XS, Wang HD, et al. Onyx embolization for tentorial dural arteriovenous fistula with pial arterial supply: case series and analysis of complications. World Neurosurg. 2016;92:58-64.

[125] King WA, Martin NA. Intracerebral hemorrhage due to dural arteriovenous malformations and fistulae. Neurosurg Clin N Am. 1992;3:577-90.

[126] van Rooij W, Sluzewski M, Beute GN. Tentorial artery embolization in tentorial dural arteriovenous fistulas. Neuroradiology. 2006;48:737-43.

[127] Deshmukh VR, Maughan PH, Spetzler RF. Resolution of hemifacial spasm after surgical obliteration of a tentorial arteriovenous fistula: case report. Neurosurgery. 2006;58: E202; discussion E.

[128] Benndorf G, Schmidt S, Sollmann WP, Kroppenstedt SN. Tentorial dural arteriovenous fistula presenting with various visual symptoms related to anterior and posterior visual pathway dysfunction: case report. Neurosurgery.2003;53:222-6; discussion 6-7.

[129] Matsushige T, Nakaoka M, Ohta K, Yahara K, Okamoto H, Kurisu K. Tentorial dural arteriovenous malformation manifesting as trigeminal neuralgia treated by stereotactic radiosurgery: a case report. Surg Neurol. 2006;66:519-23; discussion 23.

[130] Iwamuro Y, Nakahara I, Higashi T, et al. Tentorial dural arteriovenous fistula presenting symptoms due to mass effect on the dilated draining vein: case report. Surg Neurol. 2006;65: 511-5.

[131] Detwiler PW, Lucas CP, Zabramski JM, McDougall CG. Cranial dural arteriovenous malformations. BNI Quarterly. 2000;16:24-32.

[132] Kallmes DF, Jensen ME, Cloft HJ, Kassell NF, Dion JE. Percutaneous transvenous coil embolization of a Djindjian type 4 tentorial dural arteriovenous malformation. AJNR Am J Neuroradiol. 1997;18:673-6.

[133] Ng PP, Halbach VV, Quinn R, et al. Endovascular treatment for dural arteriovenous fistulae of the superior petrosal sinus. Neurosurgery. 2003;53:25-32; discussion-3.

[134] Lv X, Li Y, Lv M, Liu A, Zhang J, Wu Z. Trigeminocardiac reflex in embolization of intracranial dural arteriovenous fistula. AJNR Am J Neuroradiol. 2007;28:1769-70.

[135] Soderman M, Edner G, Ericson K, et al. Gamma knife surgery for dural arteriovenous shunts: 25 years of experience. J Neurosurg. 2006;104:867-75.

[136] Kurl S, Saari T, Vanninen R, Hernesniemi J. Dural arteriovenous fistulas of superior sagittal sinus: case report and review of literature. Surg Neurol. 1996;45:250-4.

[137] Barnwell SL, Halbach VV, Dowd CF, Higashida RT, Hieshima GB, Wilson CB. A variant of arteriovenous fistulas within the wall of dural sinuses. Results of combined surgical and endovascular therapy. J Neurosurg.1991;74:199-204.

[138] Pierot L, Visot A, Boulin A, Dupuy M. Combined neurosurgical and neuroradiological

treatment of a complex superior sagittal sinus dural fistula: technical note. Neurosurgery. 1998;42:194-7.

[139] Jaeger R. Observations on resection of the superior longitudinal sinus at and posterior to the rolandic venous inflow. J Neurosurg. 1951;8:103-9.

[140] Halbach VV, Higashida RT, Hieshima GB, Rosenblum M, Cahan L. Treatment of dural arteriovenous malformations involving the superior sagittal sinus. AJNR Am J Neuroradiol. 1988;9:337-43.

[141] Bertalanffy A, Dietrich W, Kitz K, Bavinzski G. Treatment of dural arteriovenous fistulae (dAVF's) at the superior sagittal sinus (SSS) using embolisation combined with micro- or radiosurgery. Minim Invasive Neurosurg.2001;44:205-10.

[142] Gliemroth J, Nowak G, Arnold H. Dural arteriovenous malformation in the anterior cranial fossa. Clin Neurol Neurosurg. 1999;101:37-43.

[143] Lawton MT, Chun J, Wilson CB, Halbach VV. Ethmoidal dural arteriovenous fistulae: an assessment of surgical and endovascular management. Neurosurgery. 1999;45:805-10; discussion 10-1.

[144] Tiyaworabun S, Vonofakos D, Lorenz R. Intracerebral arteriovenous malformation fed by both ethmoidal arteries.Surg Neurol. 1986;26:375-82.

[145] Abrahams JM, Bagley LJ, Flamm ES, Hurst RW, Sinson GP. Alternative management considerations for ethmoidal dural arteriovenous fistulas. Surg Neurol. 2002;58:410-6.

[146] Halbach VV, Higashida RT, Hieshima GB, Wilson CB, Barnwell SL, Dowd CF. Dural arteriovenous fistulas supplied by ethmoidal arteries. Neurosurgery. 1990;26:816-23.

[147] Im S-H, Oh CW, Han DH. Surgical management of an unruptured dural arteriovenous fistula of the anterior cranial fossa: natural history for 7 years. Surg Neurol. 2004;62:72-5.

[148] Spiotta AM, Hawk H, Kellogg RT, Turner RD, Chaudry MI, Turk AS. Transfemoral venous approach for onyx embolization of anterior fossa dural arteriovenous fistulae. J Neurointerv Surg. 2014;6:195-9.

[149] Defreyne L, Vanlangenhove P, Vandekerckhove T, et al. Transvenous embolization of a dural arteriovenous fistula of the anterior cranial fossa: preliminary results. AJNR Am J Neuroradiol. 2000;21:761-5.

[150] Lefkowitz M, Giannotta SL, Hieshima G, et al. Embolization of neurosurgical lesions involving the ophthalmic artery. Neurosurgery. 1998;43:1298-303.

[151] Tsutsumi S, Rhoton AL Jr. Microsurgical anatomy of the central retinal artery. Neurosurgery. 2006;59:870-8;discussion 8-9.

[152] Choi JW, Kim BM, Kim DJ, et al. Hypoglossal canal dural arteriovenous fistula: incidence and the relationship between symptoms and drainage pattern. J Neurosurg. 2013;119:955-60.

[153] Manabe S, Satoh K, Matsubara S, Satomi J, Hanaoka M, Nagahiro S. Characteristics, diagnosis and treatment of hypoglossal canal dural arteriovenous fistula: report of nine cases. Neuroradiology. 2008;50:715-21.

[154] Spittau B, Millan DS, El-Sherifi S, et al. Dural arteriovenous fistulas of the hypoglossal canal: systematic review on imaging anatomy, clinical findings, and endovascular management. J Neurosurg. 2015;122:883-903.

[155] Liang W, Xiaofeng Y, Weiguo L, Wusi Q, Gang S, Xuesheng Z. Traumatic carotid cavernous fistula accompanying basilar skull fracture: a study on the incidence of traumatic carotid cavernous fistula in the patients with basilar skull fracture and the prognostic anal-

ysis about traumatic carotid cavernous fistula. J Trauma. 2007;63:1014-20; discussion 20.

[156] Desal H, Leaute F, Auffray-Calvier E, et al. Direct carotid-cavernous fistula. Clinical, radiologic and therapeutic studies. Apropos of 49 cases. J Neuroradiol. 1997;24:141-54.

[157] Lewis AI, Tomsick TA, Tew JM Jr. Management of 100 consecutive direct carotid-cavernous fistulas: results of treatment with detachable balloons. Neurosurgery. 1995;36: 239-44; discussion 44-5.

[158] Debrun GM, Vinuela F, Fox AJ, Davis KR, Ahn HS. Indications for treatment and classification of 132 carotid-cavernous fistulas. Neurosurgery. 1988;22:285-9.

[159] Desal HA, Toulgoat F, Raoul S, et al. Ehlers-Danlos syndrome type IV and recurrent carotid-cavernous fistula:review of the literature, endovascular approach, technique and difficulties. Neuroradiology. 2005;47:300-4.

[160] Numaguchi Y, Higashida RT, Abernathy JM, Pisarello JC. Balloon embolization in a carotid-cavernous fistula in fibromuscular dysplasia. AJNR Am J Neuroradiol. 1987;8: 380-2.

[161] Kocer N, Kizilkilic O, Albayram S, Adaletli I, Kantarci F, Islak C. Treatment of iatrogenic internal carotid artery laceration and carotid cavernous fistula with endovascular stent-graft placement. AJNR Am J Neuroradiol. 2002;23:442-6.

[162] Kuether TA, O'Neill OR, Nesbit GM, Barnwell SL. Direct carotid cavernous fistula after trigeminal balloon microcompression gangliolysis: case report. Neurosurgery. 1996;39: 853-5; discussion 5-6.

[163] Barr JD, Mathis JM, Horton JA. Iatrogenic carotid-cavernous fistula occurring after embolization of a cavernous sinus meningioma. AJNR Am J Neuroradiol. 1995;16:483-5.

[164] Park MS, Albuquerque FC, Nanaszko M, et al. Critical assessment of complications associated with use of the pipeline embolization device. J Neurointerv Surg. 2015;7:652-9.

[165] Lin LM, Colby GP, Jiang B, Pero G, Boccardi E, Coon AL. Transvenous approach for the treatment of direct carotid cavernous fistula following pipeline embolization of cavernous carotid aneurysm: a report of two cases and review of the literature. J Neurointerv Surg. 2015;7:e30.

[166] de Campos JM, Ferro MO, Burzaco JA, Boixados JR. Spontaneous carotid-cavernous fistula in osteogenesis imperfecta. J Neurosurg. 1982;56:590-3.

[167] Debrun G, Lacour P, Vinuela F, Fox A, Drake CG, Caron JP. Treatment of 54 traumatic carotid-cavernous fistulas. J Neurosurg. 1981;55:678-92.

[168] Higashida RT, Halbach VV, Tsai FY, et al. Interventional neurovascular treatment of traumatic carotid and vertebral artery lesions: results in 234 cases. AJR Am J Roentgenol. 1989;153:577-82.

[169] Halbach VV, Hieshima GB, Higashida RT, Reicher M. Carotid cavernous fistulae: indications for urgent treatment. AJR Am J Roentgenol. 1987;149:587-93.

[170] Kapur A, Sanghavi NG, Parikh NK, Amin SK. Spontaneous carotid-cavernous fistula with ophthalmoplegia and facial palsy. Postgrad Med J. 1982;58:773-5.

[171] Vattoth S, Cherian J, Pandey T. Magnetic resonance angiographic demonstration of carotid-cavernous fistula using elliptical centric time resolved imaging of contrast kinetics (EC-TRICKS). Magn Reson Imaging.2007;25:1227-31.

[172] Mehringer CM, Hieshima GB, Grinnell VS, Tsai F, Pribram HF. Improved localization of carotid cavernous fistula during angiography. AJNR Am J Neuroradiol. 1982;3:82-4.

[173] Huber P. A technical contribution of the exact angiographic localization of carotid cavern-

ous fistulas. Neuroradiology. 1976;10:239-41.

[174] Goto K, Hieshima GB, Higashida RT, et al. Treatment of direct carotid cavernous sinus fistulae. Various therapeutic approaches and results in 148 cases. Acta Radiol Suppl. 1986;369:576-9.

[175] Luo CB, Teng MMH, Chang FC, Chang CY. Transarterial balloon-assisted n-butyl-2-cyanoacrylate embolization of direct carotid cavernous fistulas. AJNR Am J Neuroradiol. 2006;27:1535-40.

[176] van Rooij WJ, Sluzewski M, Beute GN. Ruptured cavernous sinus aneurysms causing carotid cavernous fistula: incidence, clinical presentation, treatment, and outcome. AJNR Am J Neuroradiol. 2006;27:185-9.

[177] Nesbit GM, Barnwell SL. The use of electrolytically detachable coils in treating high-flow arteriovenous fistulas. AJNR Am J Neuroradiol. 1998;19:1565-9.

[178] Jansen O, Dorfler A, Forsting M, et al. Endovascular therapy of arteriovenous fistulae with electrolytically detachable coils. Neuroradiology. 1999;41:951-7.

[179] Debrun GM, Ausman JI, Charbel FT, Aletich VA. Access to the cavernous sinus through the vertebral artery: technical case report. Neurosurgery. 1995;37:144-6; discussion 6-7.

[180] Moron FE, Klucznik RP, Mawad ME, Strother CM. Endovascular treatment of high-flow carotid cavernous fistulas by stent-assisted coil placement. AJNR Am J Neuroradiol. 2005; 26:1399-404.

[181] Archondakis E, Pero G, Valvassori L, Boccardi E, Scialfa G. Angiographic follow-up of traumatic carotid cavernous fistulas treated with endovascular stent graft placement. AJNR Am J Neuroradiol. 2007;28:342-7.

[182] Gomez F, Escobar W, Gomez AM, Gomez JF, Anaya CA. Treatment of carotid cavernous fistulas using covered stents: midterm results in seven patients. AJNR Am J Neuroradiol. 2007;28:1762-8.

[183] Nossek E, Zumofen D, Nelson E, et al. Use of pipeline embolization devices for treatment of a direct carotid-cavernous fistula. Acta Neurochir. 2015;157:1125-9; discussion 30.

[184] Beighton P, De Paepe A, Steinmann B, Tsipouras P, Wenstrup RJ. Ehlers-Danlos syndromes: revised nosology, Villefranche, 1997. Ehlers-Danlos National Foundation (USA) and Ehlers-Danlos support group (UK). Am J Med Genet. 1998;77:31-7.

[185] Pepin M, Schwarze U, Superti-Furga A, Byers PH. Clinical and genetic features of Ehlers-Danlos syndrome type IV, the vascular type. N Engl J Med. 2000;342:673-80.

[186] Mitsuhashi T, Miyajima M, Saitoh R, Nakao Y, Hishii M, Arai H. Spontaneous carotid-cavernous fistula in a patient with Ehlers-Danlos syndrome type IV—case report. Neurol Med Chir (Tokyo). 2004;44:548-53.

[187] Halbach VV, Higashida RT, Dowd CF, Barnwell SL, Hieshima GB. Treatment of carotid-cavernous fistulas associated with Ehlers-Danlos syndrome. Neurosurgery. 1990;26: 1021-7.

[188] Horowitz MB, Purdy PD, Valentine RJ, Morrill K. Remote vascular catastrophes after neurovascular interventional therapy for type 4 Ehlers-Danlos syndrome. AJNR Am J Neuroradiol. 2000;21:974-6.

[189] Schievink WI, Piepgras DG, Earnest F, Gordon H. Spontaneous carotid-cavernous fistulae in Ehlers-Danlos syndrome type IV. Case Rep J Neurosurg. 1991;74:991-8.

第15章　静脉疾病和海绵状血管畸形

第一节　静　脉　畸　形

发育性静脉异常(DVA)(静脉血管瘤,静脉畸形,静脉变异,髓静脉畸形,水母头)是脑实质内髓静脉的正常变异,在影像上比正常的髓静脉更粗、更明显(图 15-1)。同时向心性地流入大的表浅的引流静脉。"静脉血管瘤"用来表达此类血管病变并不十分准确,因为后缀"oma"暗示肿瘤的出现。Lasjaunias 推荐使用 DVA 描述该类病,着重强调异常发育。该病变常在白质内发现,与海绵状血管畸形有关,组织学特征是增厚的透明的静脉团,中间散布正常的脑实质。

静脉血管瘤通常是偶然在影像检查中被发现,几乎完全是良性的。如果与海绵状血管畸形有关,可能会误将其认为是责任病灶。外形可能与 AVMs 及其他进展性病变相混淆。本书作者希望重视每位来诊的发现静脉血管瘤的患者,不要误诊为 AVM。

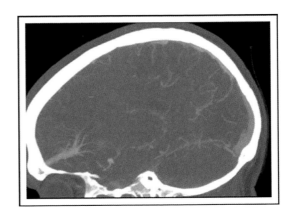

图 15-1　矢状面 CT 血管重建,可见额叶静脉血管瘤,典型的星状静脉,汇聚至单一粗大集合静脉

一、流行病学

1. DVAs 尸检检出率为 2.6%。

2. 7266 例脑 MRI 发现发育性静脉变异检出率为 0.7%。

二、病理学

1. DVAs 是先天性由正常胚胎发育失败所致。

2. 正常髓静脉可在 4 个集中区域发现(从浅层到深部)。

①区域 1:Bamboo-branch union

②区域 2:Candelabra zone

③区域 3:Palmate zone

④区域 4:Subependymal zone

3. 形态学上来看,烛台样区域像水母样的头端,因此有推测认为稳定的引流系统失效导致血流从烛台样区域进入单支静脉引流。

三、影像学

1. MRI 和 CTA 的典型表现是:放射状的海蛇头,汇聚于一支扩大的中央静脉主干。

2. 仅在造影静脉期可以看到。

3. 2/3 位于幕上,1/3 在小脑和脑干。

4. 经常见于海绵状血管畸形附近。

(1)所有 MRI 诊断为静脉瘤的患者当中,有 18% 的患者有海绵状血管畸形。

(2)采用 7T 的磁敏感成像技术,发育性静脉异常或其他静脉畸形常伴随海绵状血管畸形被发现。

5. 对比增强磁共振灌注成像(PWI)可以发现血流及体积的增加以及平均通过时间的延长。

(1)对该发现的频率为:静脉期充血而毛细血管(微循环)却正常。

(2)采用动脉血旋标记的灌注成像通常表现正常,但极少部分病例在引流静脉、DVA 或毗邻脑组织表现出异常的高信号。这些病例被称为过渡性的 DVAs,通常伴随动静脉分流。

6. 相关部位影像学发现。

(1)局灶性萎缩:29.7%。

(2)白质信号异常:28.3%。

(3)海绵状血管畸形:13.3%。

(4)营养不良性钙化:9.6%。

(5)实质出血:2.4%。

四、自然病程和临床表现

1. 通过对 298 例患者的前瞻性研究,发现症状性出血率为每年 0.34%。

2. 所有出血与静脉瘤或者海绵状血管畸形相关。

3. 还有一种少见的情况,在非常大的静脉血管瘤内形成血栓可引起静脉梗死及出血。

五、动脉化的静脉畸形

动脉化的静脉畸形是与 DVAs 相关的一种罕见疾病(静脉为主的动静脉畸形,非典型 DVA)。这包括经典的、与动静脉分流密切相关的 DVA 表现,造影显示没有动静脉畸形血管巢,但有一个均匀的动脉扩张合并静脉瘤的早期表现(图 15-2)。MR 上可见典型的车轮辐条征。这种病变非常罕见,以至于很难去描述它的自然病程,一项包含 15 例患者的系列研究显示:6 例无症状,8 例引起出血,1 例引起癫痫而没有出血。外科手术切除后,有 2 例术后出血,这也侧面说明了在切除 DVA 时存在风险。

六、治疗

1. 大多数 DVAs 是偶然发现的,不需要治疗或者影像随访。

2. 外科手术切除出血区域或巨大畸形血管团时,保留相关联的静脉血管瘤,尤其是脑干部位的,这是非常关键的。

3. 切除静脉血管瘤可引起静脉梗死。

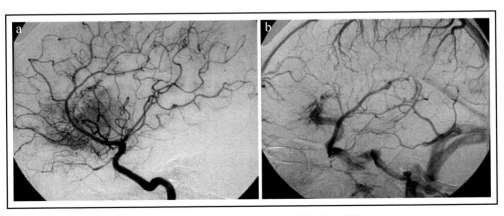

图 15-2　血管病理,异常发育的静脉动脉化

右侧颈内动脉造影。动脉早期(a)显示在前额区有明显的血流信号,没有分流。静脉期(b)显示典型的 DVA 血流信号

第二节　海绵状血管畸形

海绵状血管畸形（CCM，脑海绵状畸形、海绵状血管瘤、海绵状瘤、隐匿性血管闭塞的血管畸形）是明确的血管异常性疾病。可发生于整个神经系统及其周围，包括脑、脊髓、脑神经、脑室、眼眶。总之，海绵状畸形被认为占脑血管畸形的10%。海绵状血管畸形的发生可分为自发性和家族性。在前者，患者只有一处病变，无家族史。而后者，是多发病变，且有家族史。

一、血管瘤联盟

血管瘤联盟（Angioma Alliance）是非营利组织，建立了DNA/组织库及患者注册以供学者研究脑及脊髓的海绵状血管畸形：www. angiomaalliance. org。E-mail：Biobank@AngiomaAlliance. org。血管瘤联盟同时也会发布CCM临床治疗指南，该指南发表在2017年的 *Neurosurgery* 上。

二、流行病学

1. 流行病学　海绵状血管瘤在普通人群中的发病率约为0.5%。

（1）经尸检结果：海绵状血管瘤的发病率0.5%。

（2）MRI检出率0.4%～0.5%。

2. 50%的病例为多发

3. 无明显性别倾向

4. 危险因素

（1）家族史（见下文）。

（2）颅脑辐射史。

①放射治疗是体内形成海绵状血管畸形的危险因素。

②大多数病例是儿童（平均年龄11.7岁），但也有成人病例。

③大多数病变出现在男性患者。

④检出海绵状血管瘤的平均潜伏期是9～12年。

⑤平均照射剂量：60.45Gy。

⑥最常见的症状是癫痫发作。

⑦放射治疗的最常见原因如下。

a. 髓母细胞瘤。

b. 胶质瘤。

c. 急性淋巴母细胞淋巴瘤。

⑧与非放射治疗相关的CCMs比较，放射治疗相关的CCM多发且出血风

险高。

三、病理生理

海绵状血管畸形是局限性的、分叶的病变,直径可小至 1mm,大至 9cm。

1. 海绵状血管畸形包含有内皮质和程度不等纤维外膜扩张的薄壁的血管结构(caverns)。有报道称发现弹力纤维,但通常缺如。大量的血色素沉积,提示先前有过出血和血栓。11%～40%的病变有钙化。

2. 大体观就像桑葚。

3. 超微结构分析显示内皮之间的紧密连接(构成血脑屏障)有缺陷,可能导致血液成分渗入周围脑组织。

4. 海绵状血管瘤的生长在反复病变出血的情况下,海绵体样增生,且无成熟血管壁成分的脆弱的血管形态。

5. 与静脉瘤形成有关(见上文)。

(1)有海绵状血管瘤的病例中,MRI 显示约 25%有静脉瘤。

①MRI 可能低估了相关的静脉血管瘤。在一项有 86 例脑干海绵状血管畸形切除术的病例研究中,均发现了相关静脉瘤。

②有些作者相信,不论影像学检查发现与否,所有海绵状血管畸形都有相关的静脉血管瘤。

(2)MRI 诊断的静脉瘤患者中,18%有海绵状血管畸形。

(3)已有报道在静脉瘤与海绵状血管畸形之间有直接的交通。

①静脉血管瘤内异常的血流动力学可能会导致形成海绵状血管畸形。

②静脉血管瘤内局部的静脉高压可能会引起一个反应性的过程即出血性血管源性增生(hemorrhagic angiogenic proliferation),该过程参与了海绵状血管畸形的形成过程。

a. 放射治疗后新生海绵状血管畸形进一步支持了这个假设,放射治疗后,血管的变化大多数集中于静脉部分,组织学变化类似于静脉瘤。

b. 本书作者曾发现一例伴有发育性静脉异常的广泛硬脑膜动静脉瘘发展成海绵状血管畸形。

四、家族性

1. 家族性的定义:家族成员中至少有 2 人有一处以上的病变。

3 处以上病变则几乎可以肯定是家族性海绵状血管畸形。

2. 家族性病例占所有海绵状畸形病例的 6%～50%。

3. 墨西哥血统的西班牙裔患者海绵状血管瘤的发病率最高,尽管其他种族中也发现了家族性发病。

4. 家族性病患有多种病变形式,病变数量随着年龄增加。

(1)在 50%～84% 的家族性病患中发现了多发病变。

(2)每一个患者的病变检出数量依赖于磁共振技术(梯度回声影像敏感度最大,如下)。

在症状性患者,梯度回声序列检出的平均病变数是 20.2,无症状患者中检出数是 16.3。

5. 家族性病变通常与静脉血管瘤无关。

6. 尽管病变多发,40% 的家族性病变患者没有临床症状。

五、基因

1. 确认与海绵状血管畸形(CCM)有关的 3 种基因。

(1)$CCM1$ 位于染色体 7q。

①$CCM1$ 基因也称 $KRIT1$,认为与动脉发育有关。

②$CCM1$ 基因突变是引起在美国的拉丁美洲人群的遗传性海绵状血管畸形的责任基因。

(2)$CCM2$ 位于染色体 7p。

(3)$CCM3$ 位于染色体 3q。

2. 3 种基因的位点不同,但临床表现没有差异。

3. 血管瘤联盟推荐　存在 3 代家族史诊断时应行 CCM 基因检测。

六、影像学

1. MRI

(1)MRI 是确诊及随访选定的放射学技术,检出海绵状血管畸形的准确性高于 CT 和导管造影。

(2)特征。

①T_2 和 T_1 加权成像一般可显示混杂信号,环形黑边(低信号,就像爆米花)或者如病灶较小,为孤立的黑点。

②梯度回声序列显示海绵状血管畸形的敏感性高于 T_1 和 T_2。

梯度回声序列显示含铁血黄素最好。

③散发性病例中的 25% 有相关静脉血管瘤(MRI 发现),但在家族性病例中没有发现。

④Zabramski 及同事描述了家族性海绵状血管畸形的 MRI 分型。

a. Ⅰ型。亚急性出血,外周是一层血色素染色的巨噬细胞和胶质增生。

T_1:高信号核心。

T_2:高或低信号核心,周边是低信号环。

b. Ⅱ型。分叶的出血区域及不同的血块,外周是血色素染色的胶质。是海绵状血管瘤中最常见类型。

T_1:网状混杂信号核心。

T_2:网状混杂信号核心,外周低信号带。

c. Ⅲ型。慢性,持续出血病变的内部和周围有血色素沉积。因此,T_2 加权 SE 序列为低信号,在 T_2 加权 GE 序列范围更大。而在 T_1 加权 SE 序列表现为等信号或低信号。

T_1:等或低信号。

T_2:低信号及低信号环。

梯度回声:低信号。

d. Ⅳ型。非常小的病变或"毛细血管扩张"。

T_1:看不清或完全没有。

T_2:看不清或完全没有。

梯度回声:点状低信号病变。

(3)如果诊断不确定,但发现有相关的静脉血管瘤也有助于确定病变是海绵状血管畸形。

(4)在 MRI 片上的其他容易与之相混淆的病变:AVMs、钙化的肿瘤(如少突胶质细胞瘤)、感染、炎症、肉芽肿病、出血性肿瘤以及含黑色素或脂肪的肿瘤。

病灶周围 T_1 高信号高度符合海绵状血管瘤,并能够区分肿瘤出血或其他出血。

2. CT

(1)局部高密度,可有强化,也可无强化。

(2)40% 的病例有钙化。

3. 造影　通常造影不显影(angio-occult),少数病例可看见静脉湖。

七、临床表现和临床特征

1. 出现症状的年龄。

(1)大多数患者在 30~59 岁出现症状。

(2)对 12 项研究的荟萃分析发现平均发病年龄为 42.7 岁。

2. 最常见的症状是癫痫,占所有病例数的 55%。

3. 局部神经缺损占就诊病例的 12%~45%。

4. 有 25% 的海绵状血管瘤病例的唯一症状是头痛。慢性头痛病史见于 3%~52% 的病例。

5. 不论是自发性的还是家族性的海绵状血管瘤,临床表现相似。

6. 妊娠和海绵状血管瘤。

(1)妊娠期间,海绵状血管瘤增大。

(2)既往的证据提示妊娠与新发病变的出现有关,使出血的风险增大。

（3）激素的刺激被认为与海绵状血管瘤增大及出血有关。

（4）预后：一项研究对 64 例 CCM 患者分析（28 例散发，36 例家族性）发现，5 例发生症状性出血，同时伴有最常见的癫痫症状（4 例）。妊娠出现症状性出血风险为 3%（散发病例 1.8%，家族病例 3.6%），作者认为 CCM 病史并不能成为妊娠和经阴道分娩的禁忌证。

八、自然史

1. 海绵状血管瘤病变，可以显示动态的自发扩大、转归和生成。

（1）在 24 个月的随访期内，43% 的病变体积增大，35% 体积缩小，22% 无变化。

（2）一项前瞻性研究发现，经过 16.2 个月的随访，病变平均直径下降 9.1mm。

2. 有症状的出血史的患者每年症状出血的风险明显升高。

（1）总的年出血风险 2%。

（2）既往无有症状的出血史，则年出血率为 0.08%～0.2%。

（3）既往有症状的出血史，则年出血率为 4%～8%。

3. 有症状的出血。

（1）有症状的出血的危险因素。

①既往出血史。

②女性。

③相关的静脉瘤。

（2）病变部位对于出血风险无影响。

九、治疗

（一）无症状海绵状血管畸形

病变多为无意间检查发现，或在检查其他病变时发现的。对无症状病变，或非特异性的主诉如头痛，应该向患者声明自然病程相对良性，不一定需要治疗。影像学随访即可。如果患者适合手术、相对年轻、计划要妊娠或有家族性海绵状血管畸形病史者，可选择切除能够切除的病变。

（二）与海绵状血管畸形相关的癫痫

1. 海绵状血管畸形较其他脑血管病变有较强的致痫性，可能与病变内部或周围反复微出血导致的含铁离子沉积相关。

（1）癫痫的高危病变部位是脑皮质和颞叶、额叶和边缘叶周边等。

（2）与同部位的其他病变如 AVMs、肿瘤相比，海绵状血管瘤的致痫性是前者的 2 倍。

2. 每年癫痫发作的风险为 0.4%～1.51%。

3. 首次癫痫发作的患者应用抗癫痫药物效果明显,尽管一些人认为药物治疗作为癫痫患者的一线治疗是有益的,但是切除海绵状血管瘤对癫痫患者有以下优势。

(1) 长期的抗癫痫治疗有不良反应、医疗费用支出、对神经元的重塑作用。

(2) 一个理论认为在复发和激发点发育之前切除致癫痫灶,防止将来的发作。

(3) 如果内科治疗无效,则有手术指征。

4. 完整的癫痫诊断流程,包括 EEG 监测,对于准备切除海绵状血管瘤来治疗的病例来说是必需的。

影像学诊断发现海绵状血管瘤合并癫痫的病例,其中 6% 的血管瘤与癫痫无关。

5. 手术效果 在切除血管瘤后,服药与否均计入,有 60%～80% 的病例未再发作癫痫。

(1) 在切除海绵状血管畸形后,如果切除被血色素染色的周围脑组织,则防治癫痫的效果更好。

(2) 一项回顾性分析发现:CCM 患者手术切除后控制癫痫发作的效果优于保守治疗。

(3) 防止癫痫的预测因子有:手术时患者年龄＞30 岁、颞叶病变、血管瘤直径＜1.5cm、无继发的大发作。

(4) 如果一并切除病变表面皮质的致病灶,控制癫痫的效果更好。系统回顾发现,合并切除表面皮质者,在 2 年的随访期内,持续性癫痫发作显著少于单纯病灶切除病例。

(三) 症状性出血性海绵状血管畸形

1. 定义。脑内占位引起的出血和神经症状,影像学有病灶外的出血证据。

2. 与颅内多发动脉瘤和蛛网膜下腔出血相类似,在多发海绵状血管瘤的病例中,最大的病灶通常是引起症状的责任病灶。

3. 如果病变能够切除,患者又能够耐受手术则考虑手术治疗。如果患者以出血症状就诊,则再次出血的风险较高。

4. 手术。

(1) 无框架导航,如果累及功能区,术中用皮质电极有好处。

(2) 术中超声可帮助定位。

(3) 不要切除相关的静脉血管瘤。

(四) 脑干海绵状血管畸形

1. 约 20% 颅内海绵状血管瘤位于脑干,多见于脑桥,其次是中脑和延髓。

2. 选择适合手术的患者,至少符合下述一条:①病变部位适合手术切除;②反复出血;③出血引起明显的占位效应。

(1)合适的解剖位置:外科手术切除仅仅适合出血位置靠近脑干表面部位,损伤哪怕是 1mm 正常的脑干组织就会引起并发症发生率显著升高。

①T_1 加权成像可精确显示海绵状血管瘤与脑干表面的相互关系,由于血色素环的铁元素的顺磁特性,T_2 加权成像所显示的病变与脑表面的相互关系是不准确的。

②3D 稳态构成干扰序列(CISS)MRI 可清晰显示脑干海绵状血管瘤表面的脑实质厚度,病变与核团、传导束、脑神经及血管之间的精确位置关系。

③对于没有达到脑实质表面的病变,建议保守治疗。

(2)反复出血还是单次出血,在过去,只有发生过两次以上的出血患者,才建议切除脑干海绵状血管瘤,但最近有些报道认为,如果解剖条件许可一次出血就应当做手术,还有报道认为手术时机、出血次数与预后没有关系。

3. 手术要考虑的问题。

(1)手术时机。

①出血后 3～5 天或以上,再做手术,可以确保血块液化。

②有的作者建议术后相对早期手术(如小于 1 个月),可在血肿腔内手术,且在反应性胶质增生前手术。

(2)导航和术中监测会有好处。

(3)用"两点法"在 MRI 影像上设计最优手术入路,一点置于病变中心,另一点置于病变最接近软膜表面。连线就是手术入路。

(4)虽然在术中外向性病变比较容易辨认,仍可通过血色素染色和病变向脑干表面突起的特点辨认内生性病变。

(5)尤其注意保护相关静脉瘤。

(6)术后护理。

①术后 24 小时维持气管插管,在咳嗽和吞咽反射恢复后拔管。

必要时留置胃管,如果患者后组颅神经功能恢复后可拔除。

②术后早期(＜48 小时)MRI 检查有无残余病变,如果切除不彻底,可发生再出血。

4. 后果　一项 86 例脑干海绵状血管瘤手术病例研究发现。

(1)并发症:暂时和(或)永久性并发症发生率是 35%,永久或严重并发症发生率为 12%,死亡率是 8%。总共有 33% 的脑神经功能障碍。

(2)长期结果:平均 35 个月的随访中,87% 的患者较术前改善或一样。平均 GOS 评分为 4.53。

十、抗血栓治疗与 CCM

虽然先前的报道认为抗血栓治疗可以增加 CCM 患者出血风险,但更多近期小的病例观察研究发现抗血栓治疗并未促发出血产生。英国血管瘤联盟制定的成人 CCM 诊疗指南中指出抗血栓治疗并不是 CCM 患者治疗的禁忌证。

1. 一项研究对 40 例 CCM 患者行抗血栓治疗后随访发现仅 1 例出现出血(出血率 0.41%/年)。

2. 对 87 例 CCM 患者存在的隐匿性 CCM 研究发现,抗血小板治疗($n=11$)及抗凝治疗($n=5$)病例中并未出现出血。

十一、海绵状血管畸形的放射治疗

受放射治疗脑 AVM 成功的启发。几家中心也将放射治疗用于海绵状血管瘤的治疗。一系列单中心结果已经出版。一些报道显示,海绵状血管瘤的放射治疗结果令人失望,尤其是相比于自然病史(出血)或手术(癫痫患者)。此外,一些证据表明,相比于 AVM,海绵状血管瘤放射治疗后的并发症更高,特别是脑干部位的海绵状血管瘤。一位过去曾提倡放射治疗脑干海绵状血管瘤的学者基于长期的并发症发生率,后来改变了他的立场。此外,海绵状血管瘤的病理结果证实,放射治疗后没有发现血管闭塞的组织学证据。放射治疗海绵状血管瘤仍存在争议,需要进一步研究。

十二、药物治疗

许多药物用来探究治疗 CCM。

1. 法舒地尔　*CCM1* 基因通过 RhoA 酶激活导致细胞间连接不稳定,而 RhoA 酶抑制药法舒地尔则显示可以降低 *CCM* 小鼠模型中 CCMs 发生及进展。

2. 辛伐他汀　辛伐他汀作为 HMA-CoA 还原酶抑制剂降低血脂,同时其存在多效性,也包括 POCR 抑制作用,辛伐他汀减少 *CCM* 小鼠模型中慢性出血事件,但在改善预后和减少新发症状方面效果弱于法舒地尔。

3. 索拉非尼　一种多酶抑制药,具有抗 VEGF 活化作用,可以造成人肝脏血管瘤收缩(退化)。

儿童专区！儿童海绵状血管畸形

1. 流行病学

(1)25%CCM患者年龄小于18岁。

(2)儿童患者发病年龄存在双峰现象,一个高峰在3岁,另一个在11岁。

(3)婴儿发病率0.2%,儿童总发病率0.6%。

(4)多发CCM儿童比例为15%;新发现的CCMs伴随多发CCM的增多而增多。

(5)10%儿童患者存在家族史。

2. 表现

(1)出血62%。

(2)癫痫(伴或不伴出血)35%。

(3)偶发26%。

3. 自然史

(1)年出血率:总的3.3%,偶发CCM 0.5%,出血型CCM 11%,3年内出血18%。

(2)出血危险因素:既往出血($HR4.63,P=0.007$),脑干部位($HR4.42,P=0.005$),影像学证明DVA($HR2.91,P=0.04$),非重要危险因素:年龄、性别、家族史。

4. 治疗

(1)保守治疗:无症状病变;小的未出血血管瘤;高风险位置:脑干、丘脑、基底节区。

(2)考虑手术:病变部位出血;合并癫痫;外科手术易接近病变区。

5. 预后　88%患者术后完全康复;有限的围术期癫痫病史意味着术后癫痫消失的概率高。

全球瑰宝

Pierre Lasjaunias(1948—2008)是一位具有开拓精神的法国籍神经放射学家和神经介入学专家。他在探索颅内静脉血管的发育及异常方面非常出名,他与 Alex Berenstein、Karalter Bregge 共同编写了《外科神经生物学》(*Surgical Neuroangiogyaphy*),在阐释 Galen 静脉畸形方面非常有名。法国人对食物、葡萄酒、脑血管疾病的研究,令人印象深刻。

第三节　Galen 静脉畸形

1. Galen 静脉畸形是一种分流至异常扩张的 Galen 静脉的动静脉瘘(见第 14 章)。

2. Galen 静脉实际上是胚胎前体的前脑正中静脉,正常在妊娠期 7～12 周存在,是一种不引流至直窦的蛛网膜下腔静脉结构,而是流至镰状窦,之后流入上矢状窦。

3. 接近一半的 Galen 静脉畸形显示没有直窦。

4. 由于瘘的高流量分流,造影经常看不到深静脉(大脑内静脉、Rosenthal 基底静脉)汇入 Galen 静脉。这也是对 Galen 静脉畸形的分流静脉进行栓塞的原因。

5. 越来越多的报道表明,经动脉途径栓塞瘘口之后,就可以看到正常的深静脉汇入脑正中静脉。

6. 栓塞分流静脉或者外科手术处理 Galen 静脉畸形的静脉血管的临床效果较差,造影上观察不到深静脉也侧面解释了这一结果。

第四节　颅骨膜血窦

颅骨膜血窦是一种罕见的静脉状态,在颅内静脉窦和异常的颅外静脉血管之间存在巨大的通道。颅外组织是具有良好抗压性的软头皮组织,但在特定的位置或做 Valsava 动作时颅外组织会扩张,Percival Potts 在 1760 年报道了一个具有这种表现的小男孩的个案。1850 年 Stromeyer 命名为颅骨膜血窦,其他的名称包括:颅骨膜瘘、板障静脉局限曲张。

一、流行病学

患病率:非常罕见,截止到 1994 年全球仅有 100 例报道。

(1)80% 在 40 岁前发病。

(2)有时与创伤相关。

(3)男女发病率接近,创伤后的发病多见于男性患者。

(4)多数在中线位置,虽然很少见,但一侧的颅骨膜血窦也有报道。

(5)部位:40% 在前额,34% 在腔壁,23% 在枕部,4% 在颞侧。

(6)贯通颅骨的静脉血流可以是低流量的,也可以是高流量的,31例病例报道中有13例是低流量的。

二、病因学

1. 先天性

(1)颅骨膜血窦与静脉发育异常有关。

(2)Lasjaunias认为颅骨膜血窦是一种颅外DVA。

(3)可在颅骨膜血窦中见到蓝色橡皮泡痣综合征(多个压之即退的与胃肠道血管痣相关的皮肤痣和皮下静脉畸形)。

(4)血管内皮细胞损伤被认为是这种疾病的起源。

2. 创伤性

(1)横跨静脉窦的骨折或者非骨折的脑部创伤以及颅外血流的作用可以产生颅骨膜血窦。

(2)组织学上,创伤后会有假内皮细胞增生。

3. 其他病因

(1)蛛网膜颗粒的侵蚀。

(2)颅内压增高。

(3)静脉窦血栓形成。

(4)骨组织感染。

(5)颅骨膜血窦一个比较特别的病因是颅缝早闭。可以通过手术解决,也被称为"挤出来的窦"。

三、自然病程和现状

1. 经常表现为头部无痛的、软的、波动性的膨出,其上的皮肤颜色变为蓝色。

2. 头痛是预警信号。

3. 少见的症状包括恶心、呕吐、眩晕。

4. 少见的表现如心动过缓、失聪、癫痫可能与之相关,但是不确定是否与颅骨膜血窦存在必然关系。

5. 可以发生自发的局部血栓形成,引起没有压迫感的疼痛。

6. 罕见的自发颅骨膜血窦也可发生。

四、影像学

1. CT 平扫可以看到轻微高密度的静脉畸形,骨窗像可以显示骨缺损,血窦从缺损处通过。

2. 磁共振 T_2 加权像在帽状腱膜可见异常血管流空,在增强的 T_1 像显示静脉强化。

3. 可在血管造影的静脉期观察到异常,需要给予斜位才能更好地显示颅内窦的沟通。

4. 3D 成像能更好地看到颅内连接部位及相关联的骨开放部位。

5. 经皮穿刺后在帽状腱膜下静脉通道注射对比剂也能显示静脉窦的连接。

五、治疗

1. 一些学者建议积极治疗,因为一旦创伤后可危及生命,存在出血、感染、空气栓塞等风险。

(1)建议患者避免损伤存在颅骨膜血窦的部位。

(2)实际上大多数治疗纯粹因为美观。

2. 外科治疗包括去骨瓣减压术以分离开桥接的静脉,还有颅骨成形术。但是已经有文章报道这种治疗方式会引起硬脑膜瘘裂伤导致严重的出血。

可以用骨蜡堵塞硬脑膜窦之间小的通道。

3. 为了美容可以实行经皮硬化治疗颅外静脉畸形,但这种手段不是治愈性的,而且会引起一过性展神经麻痹。

4. 经静脉用 n-BCA 胶栓塞连通的经颅静脉是一种有效的治疗方式。

经皮穿刺后将 Onyx 胶注入的治疗方式也被阐述过。

5. 注意:如果造影显示颅内优势静脉引流通过颅骨膜血窦,最好选择保守治疗。

第五节　静 脉 畸 形

静脉畸形是一种先天性低流量血管畸形,经常包绕皮下脂肪、肌肉,尤其在头颈部。这一畸形会导致患者严重的心理和社会问题。不仅仅影响美容,它们在眼眶和气管周围还有一些功能,经常和各种各样的血管异常被归类于"血管胎记",且常被误诊为血液疾病(表 15-1)。

表 15-1　表面静脉畸形对比毛细血管瘤[a]

	静脉畸形	毛细血管瘤
定义	低流量血管畸形	良性血管瘤
发作时间	出生时	出生不久
生长方式	终身缓慢生长,可在青春期、妊娠期快速增长	在 12 个月龄之后,进入幼儿期,开始快速增长
边界	不清	边界清
组织学	扁平内皮细胞导致血管发育异常,血管外不增殖	内皮细胞聚集成团,血管外增殖
治疗	外科手术,硬化治疗,保守治疗	类固醇,普萘洛尔,外科手术,保守治疗

[a] 这些损害经常混淆,但它们是不同的损害

一、流行病学

1. 患病率　正常人群为 $1\% \sim 4\%$。
2. 发病率　每 1 万个新生儿中有 $1 \sim 2$ 个患有此病。
3. 男女发病率接近。
4. 左侧的异常比右侧更普遍。
5. 部位　常见于头颈部,包括舌、腮腺区、眼眶,也可见于全身。

二、病理生理学

1. 这是一种先天性异常。
(1) 约 70% 的眼眶静脉和窦的畸形与颅内血管异常相关,最常见的是 DVAs。
(2) 部分是散发的,但有一部分是 9q 常染色体显性遗传。
2. 组织学上这种畸形存在众多错乱的血管。
可能存在错综的血管、淋巴道或者两者兼有。
3. 不规则的血管扩张,引起局部膨胀,局部形成血栓引起静脉流出道阻塞,使剩余的血管更加扩张。
4. 血管周围的淋巴渗出物表明这是一种炎症反应,也是引起肿胀和疼痛的原因。

三、静脉畸形相关综合征

1. Klippel-Trenaunay 综合征(静脉曲张性骨肥大血管痣综合征)
(1) 定义:肢体肥大三联征、肢体静脉和淋巴道畸形、葡萄酒样皮肤痣。
(2) 虽然有报道称 Klippel-Trenaunay 综合征与脊髓动静脉畸形相关,但这种关联性似乎不存在。
(3) 有一个病例合并 Klippel-Trenaunay 综合征、Sturge Weber 综合征和斑痣性错构瘤病,表明其有共同的疾病谱。

2. 常染色体显性遗传家族性静脉畸形　在存在亲属关系的成员中发现了多发的皮肤、黏膜静脉畸形。

3. 蓝色橡皮疱痣综合征　是一种罕见的多发性皮肤及胃肠道静脉病变的遗传性疾病。

四、自然病程与表现

1. 静脉畸形经常在出生时被发现,而且经常出现软组织肿胀,同时相关的皮肤出现蓝变,有时可以看到异常的静脉。

(1)这种畸形是非波动性的。震颤和杂音表明是一种动静脉畸形。

(2)在做 Valsalva 动作或者哭泣时,孤立的血管畸形会加剧膨胀。

2. 这种血管畸形在儿童期趋向缓慢进展,在青春期、孕期或者创伤后、感染时会急剧扩张。

3. 这种畸形包括肌肉,因此会引起疼痛及限制相关肌肉的运动。

4. 皮肤和黏膜受累的静脉畸形会引起出血。

5. 靠近口咽部的畸形会引起吞咽困难。

6. 毗邻气道会导致窒息。

7. 舌及其他嘴唇部的血管畸形会导致婴幼儿吸吮喝奶时出现出血。

8. 眼部静脉畸形会引起眼球突出、复视及视力损害,尤其是畸形出血时。

(1)在一个为期 4 年的随访观察中,64% 的眼部畸形会扩大。

(2)有眼部静脉畸形的患者 40% 最后会失明。

五、影像学表现

1. 静脉畸形在平扫 CT 上是模糊不清楚的,常常可见钙化,增强影像可明确此类异常血管。

2. MRI 显示畸形血管为 T_2 高信号,增强 MRI 可将静脉畸形与淋巴畸形区分开来。

3. 这种血管畸形侵犯周围组织,且与其边界不清。

4. 不需要行血管造影检查,因为它只能在静脉末期显示异常的静脉结构。

5. 直接在畸形血管中注射造影剂可清楚地显示异常血管。

六、治疗

1. 外科治疗

(1)外科手术是最主要的治疗方法,可快速清除畸形血管团。

(2)术后复发很常见,尤其是弥漫血管畸形。

2. 保守治疗

(1)镇痛、抗感染治疗起到抑制收缩血管的作用,可以减轻静脉畸形的一些症状。

(2)体积很小、症状很轻的畸形血管能够保守治愈。

(3)这些保守治疗的手段可以作为更多侵入性治疗的补充。

3. 硬化剂治疗

(1)技术方法:经皮穿刺后在异常的静脉血管中注射硬化剂。

最常用的是乙醇、OK-432、Ethibloc 或者博来霉素。

(2)70%的患者可通过乙醇硬化治疗后症状得到改善或者治愈。

(3)乙醇硬化治疗的并发症包括:13%的患者存在皮肤破溃,50%的患者可出现水疱。

(4)在血管内注射乙醇硬化剂时放置套管针减低压力可以减少并发症的发生。

(5)乙醇的剂量超过 1ml/kg 可增加肺动脉高压及休克的并发症。

(6)乙醇作为硬化剂的效果相比博来霉素要差一些,但是并发症少。

4. 钕-YAG 激光疗法

(1)不管是经皮还是病灶内直接高强度激光照射都应用于静脉血管畸形。

(2)激光疗法可用于治疗微小的、用其他方法很难治疗的皮内血管畸形。

第六节　静脉狭窄

对静脉狭窄的识别以及其与各种疾病进展过程联系的研究目前尚不足,仅仅有少量个案报道、极少的系列研究以及对静脉疾病有限的认识。

一、特发性颅内高压

特发性颅内高压(idio pathic intracranical hypertension,IIH)(又名为颅内假瘤、良性颅内高压)是一种潜在的存在颅高压的症状,但又不存在能够解释颅高压的占位病变。

Dandy 诊断标准。

1. 腰椎穿刺压力大于 $25cmH_2O$。

2. 无神经学定位体征(除展神经麻痹)。

3. 脑脊液检查正常。

4. 气脑造影显示正常至偏小的脑室。

CT 与 MRI 影像应用后,Dandy 诊断标准的修改包括影像学排除梗阻性脑积水以及引起颅高压的静脉血栓形成。根据少部分特发性颅高压的患者硬脑膜静脉窦狭窄的影像学表现,推测静脉狭窄与特发性颅高压间可能存在因果关系。

二、统计学

1. 发病率　在美国艾奥瓦州、路易斯安那州、明尼苏达州,10 万人中有 0.9 人发病。

在利比亚 10 万人中有 2.2 人发病。

2. 高发人群　育龄期肥胖女性。

(1)肥胖女性中每 10 万人中有 7.9~21.4 人发病。

（2）超过理想体重 38% 的患者男女比例 1:8。

3. 非常有趣的是，特发性颅高压的男性患者很少肥胖，但是更容易失明。

4. 在青少年中特发性颅高压很少与肥胖及永久视力丧失相关。

三、病因学

特发性颅高压的病因未明，目前只有几个假说。实际上，当能够解释这些复杂症状的病因明确时，就不再采用"特发性颅高压"这一名称了，然后称为"继发性颅高压"。

1. 脑脊液吸收障碍

（1）Heinrich Quincke 在 19 世纪提出了这一概念。

（2）近期的理论/观点仍把异常的脑脊液动力学作为特发性颅高压的病因。

（3）这一理论因得到了脑脊液分流技术成果的支持被进一步推动，这些成果包括反复治疗性腰椎穿刺及脑室-腹腔分流术。

（4）持怀疑态度的人认为在特发性颅高压中没有脑室扩张的证据，而也有证据表明异常的脑脊液产物及脑脊液吸收障碍与颅高压的影像学表现相关。

2. 脑血流量调节异常

（1）在特发性颅高压患者中发现脑血流量和脑血容量增加。

（2）一些患者中脑血流量减少与静脉流出道堵塞相关，这类疾病被称作继发性颅高压（SIH）。

3. 静脉流出道堵塞的原因

（1）腹腔压力增高。

①动物模型显示颅内压与腹腔压力直接相关。

②在肥胖的特发性颅高压的患者腹腔压力增高可影响颅内静脉系统。

③少量资料显示在肥胖的特发性颅高压患者体外安置可以降低腹腔压力的装置能短暂缓解患者的症状。

④持怀疑态度的人认为这个理论没有解释为什么女性在特发性颅高压占主导地位，他们认为激素可能起到了一定作用。

（2）静脉窦狭窄。

①鉴于硬脑膜静脉窦在颅内脑脊液中的清除作用，观察了 10 例颅内假瘤的患者，静脉造影显示 10 例存在静脉压力增高。Karahalios 和同事推测静脉高压也许是脑脊液压力升高的最终结果。

②一项 MRV 研究显示 29 例特发性颅高压患者中有 27 例存在明显的双侧静脉窦狭窄，而对照组中 59 例中只有 4 例存在这种情况。

③相反的意见认为颅内压增高引起了静脉狭窄。小样本研究及几个个案报道表明腰椎穿刺脑脊液压力正常后静脉窦狭窄消失。

④一项有趣的研究显示，脑脊液与上矢状窦压力密切关联，表明可能存在一个恶性循环，脑脊液压力增高使窦的压力升高，后者又反过来使脑脊液的压力更高。

⑤另外，一项对 9 例存在假性脑瘤及静脉窦狭窄患者的研究显示，即使通过医

疗手段或者腰椎穿刺使脑脊液压力正常后狭窄依然存在。因此,一部分患者压力升高主要与静脉狭窄有关。

⑥由于颅内静脉狭窄可以在腰穿后缓解,因此许多学者认为只有在反复腰椎穿刺后静脉狭窄仍存在的情况下才可以放置支架。

4.模拟特发性颅高压 任何能引起脑脊液压力升高的情况都可引起类似特发性颅高压的症状,详见 Friedman、Jacobson、Wall 等的文献回顾。

四、自然病史和临床表现

1.症状包括头痛、视物模糊,偶有耳鸣、复视。
常为持续剧烈头痛。

2.脑脊液压力增高,一项研究显示 $18 \sim 45cmH_2O$ 的基础压力可升高至 $70cmH_2O$。

3.常见视盘水肿。

4.严重视力损害的概率是 $22\% \sim 96\%$。

五、影像学表现

特发性颅高压是排除性诊断,影像学需排除其他可引起颅内压升高的疾病,如肿瘤、血管异常、炎症及静脉窦血栓形成。

1.CT 显示脑室偏小(狭缝状)。

2.高分辨磁共振成像常表现为扁平的眼球、扩大的含脑脊液的视神经鞘、突出和增强的视盘、扭结迂曲的视神经、空蝶鞍综合征、Meckel 腔变窄。

六、治疗

1.传统治疗包括镇痛药、糖皮质激素、乙酰唑胺等药物治疗、脑脊液分流、周期性腰椎穿刺术、脑室腹腔分流术、视神经鞘减压术。

2.减肥手术可以解决极度肥胖的特发性颅高压患者的症状。

3.支架置入术已经普遍应用于因静脉窦狭窄引起的颅内良性高颅压、颅内假瘤的治疗。

4.虽然没有外科介入治疗的前瞻性随机试验,一项系统回顾发现约 38% 的患者在脑室腹腔分流后,视力损害得到改善或解决。腰大池-腹腔分流术后约 44%,静脉支架术后约 47%,视神经开窗术后约 80%。

5.近期,一项 52 例支架术后患者的研究显示 100% 的患者术后视盘水肿、头痛等症状和体征得到了改善,有 6 例患者复发需要再次放置支架,但是没有并发症。

七、静脉性耳鸣

1. 患者可闻及持续收缩期吹风样杂音,甚至检查者都可闻及。

2. 静脉耳鸣常出现颈部静脉血管杂音,这种杂音在一般正常人可闻及,尤其在孕妇中更为普遍。

3. 通常在颅内优势静脉引流侧,通常为右侧颈内静脉。

4. 静脉性耳鸣病因的特点是,患者侧卧时压迫对侧颈内静脉时耳鸣声音增大,但压迫同侧颈内静脉时耳鸣声音变小。

5. 诱因

(1)全身高血流动力状态。

①贫血。

②孕期。

③甲状腺功能亢进。

(2)颅内压增高。

①任何高颅压的状态。

②特发性颅内高压。

③颅内积气。

(3)静脉异常。

①高位或异常扩张的颈静脉球。

②横窦狭窄。

(4)特发性原因。

6. 治疗。

(1)与系统性疾病相关的耳鸣在治疗基础疾病后症状通常会有所好转。

(2)类似解决颅内高压也会改善耳鸣。

(3)鉴于压迫颈静脉能够改善耳鸣,颈静脉结扎术得到应用。

①但是已有颈静脉结扎后耳鸣复发的报道。

②更糟糕的是颈静脉结扎后可引起颅内高压,这一章节也阐述了很多疾病与静脉闭塞有关。

(4)横窦支架置入术可以治疗耳鸣,同时不会损害血管流出通道。

(5)相比于静脉结扎术优先选择介入支架治疗,对典型的静脉性耳鸣患者,静脉造影又显示耳鸣同侧窦存在明显的狭窄,更应该考虑介入支架治疗(见第 12 章)。

(6)相似的,患有乙状窦憩室或者"静脉瘤"的患者可通过支架置入术得到成功治愈。

八、静脉狭窄、动静脉瘘及动静脉畸形

静脉结构在颅内动静脉瘘及动静脉畸形中起着重要作用(见第 13、14 章),静脉结构在这些疾病进展过程中的作用正被逐渐认识。

1. 静脉闭塞性疾病是产生动静脉瘘的一个原因。

（1）在动物模型中已经显示静脉闭塞性疾病在硬脑膜动静脉瘘进展过程中起着重要作用。

（2）无静脉高压的血栓形成在动静脉瘘中不存在，可以说明静脉高压似乎是形成瘘的一个主要因素。

（3）硬脑膜动静脉瘘患者的血栓形成的异常基因比普通人群更普遍。

（4）有报道称存在静脉高压及静脉窦血栓形成的患者可形成硬脑膜动静脉瘘。

（5）在上矢状窦横窦血栓形成 29 个月后双向动静脉畸形就可以发生。

2. 静脉闭塞性疾病能够增加动静脉畸形出血的风险，同时也加重动静脉畸形的症状。

（1）静脉闭塞性疾病可使血流通过动静脉瘘流向皮质静脉，这可加重症状。

（2）动静脉畸形的电脑模型显示静脉通道的损害可增加出血的风险。

（3）静脉窦狭窄支架置入术对存在皮质静脉高压的动静脉瘘患者有所帮助。

（4）3/4 的横窦、乙状窦动静脉瘘的患者在部分动脉栓塞甚至没有辅助栓塞的情况下能够通过支架置入得到治愈。

3. 高流量静脉增生。

（1）在动静脉畸形的患者中经常可见静脉狭窄，考虑与高流量引起的内膜增生相关。

（2）如果动静脉畸形包含高流量瘘，严重的静脉窦狭窄约在 5 年时间内相继发生。

九、静脉狭窄及其与多发性硬化的关系

自 2008 年以来多发性硬化可能与静脉狭窄相关得到了越来越多的重视，目前仍存在争议，持有慢性脑脊髓静脉瓣膜功能不全（CCSVI）观点的人认为颅内静脉流出道的异常导致了颅内静脉高压，这一改变与多发性硬化相关。这一观点的领军人物是意大利的一位血管外科医师 Paolo Zamboni。

1. 慢性脑脊髓静脉瓣膜功能不全

（1）Zamboni 及其同事建议在多普勒的基础上创建诊断 CCSVI 的静脉血流标准。

①颈内静脉及椎静脉在仰卧位的回流。

②颅内深静脉的回流。

③B 超可见颈静脉狭窄。

④颈静脉或椎静脉没有血流信号。

⑤如果站立位的颈静脉横截面比卧位大。

（2）Zamboni 的研究通过应用以上的多普勒标准发现多发性硬化患者相比对照组更多地符合这些条件，这表明脱髓鞘疾病可能是由静脉血管异常引起的。

（3）通过磁敏感加权成像技术发现，相比于 8 例对照患者，16 例多发性硬化患者的铁沉积更严重，这成为支持 CCSVI 对脑实质损害的证据。

（4）没有对照试验的静脉血管成形术的开放临床研究也支持了这一观点，在接受治疗的 65 例患者中，35 例复发缓解型患者得到了零复发的显著疗效，MRI 上增强的病灶越来越少，提高了患者的生活质量，继发性和原发性进展患者收效甚微，血管成形部位的再狭窄率是 47%。

2. 有关 CCSVI 的宣传

（1）近期谷歌搜索 CCSVI 超过了 100 万。很多是多发性硬化患者论坛的帖子、信息网站（包括标有"开通静脉，开通想法"的 www.ccsvi.org 的网站），还有医生、医院和诊所的宣传。

（2）大众媒体也报道了这一观点，很多网站及传媒在涉及静脉血管成形术时用了 Zamboni"开通过程"的标题。

（3）这种对复杂疾病的简单解决方案吸引了患者尤其是那些对神经病学专家持有怀疑态度的患者以及多发性硬化研究者的目光。

（4）这一方案需要花费数千美金，目前美国医疗保险没有覆盖这一费用。

3. 反对 CCSVI 的证据

（1）其他的研究也未在多发性硬化患者中发现预知的静脉闭塞性疾病。

（2）近期一项前瞻性研究发现静脉流出异常在 MS 患者与正常对照组中并无差异。该讨论引起了人们对 CCSVI 诊断标准有效性的关注。

（3）通过"开通过程"治疗的患者仍然在接受免疫调节治疗，而且仍然存在缓解复发。那这部分患者症状得到改善就不足为奇了。

（4）血管成形术并非没有风险，已经有术后发生颈静脉血栓形成的报道。

（5）CCSVI 的诊断标准建立在多普勒成像，能否诊断明显依赖于操作者。

（6）静脉的解剖结构变化性非常大，颅外静脉很容易被压迫扭曲变形。

（7）在理论基础上，Khan 及其同事根据以下的证据证明 CCSVI 不是多发性硬化的病因。

①多发性硬化多发生在青年女性，这类人群中不存在慢性静脉疾病。

②所有已知的与多发性硬化相关的流行病学因素，包括地域、种族、维生素 D 水平等，与静脉流出通道不畅完全不相关。

③这一章节中介绍的静脉闭塞性疾病引起出血性梗死、水肿，都不是多发性硬化的表现。

④随着时间推移静脉闭塞性疾病会进展，而多发性硬化的踪迹会消失。

⑤机体免疫调节的紊乱没有静脉性基础。

⑥短暂全面性遗忘与颈静脉回流相关,而与多发性硬化无关。

⑦能够确定多发性硬化与静脉疾病关系的模型是在癌症患者身上实施颈淋巴结清扫术。没有观察到堵塞颈静脉后多发性硬化复发。

4. 建议　实行静脉成形术的多发性硬化患者需要在设备精良技术成熟的医疗机构中进行。

第七节　颅内静脉血栓形成

颅内静脉血栓形成(CVT)的发病方式包括皮质静脉血栓形成、静脉窦血栓形成、深静脉血栓形成、颈静脉血栓形成,或者以上形式的各种组合。

一、流行病学

1. 发病率。
(1)成人发病率:100 万人中有 13.1~15.7 人/年。
(2)儿童发病率:100 万人中有 7 人/年。
2. 以脑卒中发病的比例约为 0.5%。

二、病因学

1. 30%~50%病例中存在高凝状态。
2. CVT 患者中血凝块通透性低,溶解时间延长,同时,此类患者更易出现抗凝的缺失。CVT 患者中的血凝块更紧致且抗纤溶,从而更易形成复发。
3. 诱发因素。
(1)凝血因子 V 基因突变。
(2)口服避孕药。
(3)复杂性妊娠。
(4)非复杂性妊娠。
(5)乳突炎与中耳炎。
(6)中枢神经系统感染。
(7)患癌史。
(8)多发性骨髓瘤应用沙利度胺。
(9)他莫昔芬用药史。
(10)促红细胞生成素应用史。
(11)植物雌激素。
(12)术后血栓形成。
(13)自发性颅内低压。
(14)腰椎置管引流。

(15)溃疡性结肠炎。

(16)高海拔。

(17)新生儿骨压迫窦。

(18)贫血。

三、遗传学

系统性 *meta* 分析评估了 26 项包括 1183 例颅内静脉血栓形成的病例及 5189 例对照研究病例,揭示了凝血级联反应与基因相关。

1. 凝血因子 V　Leiden/G1691A:*OR* 值是 2.40(95% *CI* 1.75~3.3,*P* < 0.000 01),6.8%颅内静脉血栓形成与之相关。

2. 凝血素/G20210A　*OR* 值 5.48(95% *CI* 3.88~7.74,*P* < 0.000 01),14.2%颅内静脉血栓形成案例与之相关。

3. 亚甲基四氢叶酸还原酶/C677T　*OR* 值 1.83(95% *CI* 0.88~3.80,*P* < 0.09),17.9%颅内静脉血栓形成与之相关。

4. 这些基因诱发 CVT 的危险性在成人要高于儿童。

5. 相对于动脉缺血,静脉缺血并没有显著增加。

6. 建立静脉窦血栓病原学的生物储存库(BEAST)的是一个国际性组织,目前主要采集 CVT 患者临床数据和 DNA 样本,目的在于将来能了解 CVT 的生物学基础。

四、影像学

1. 一般概念

(1)可以在动脉非典型供血区看到广泛或者局限性脑水肿。

①矢状窦血栓形成:双侧矢状窦旁水肿。

②横窦血栓形成:同侧颞叶和枕叶,甚至是同侧小脑半球。

③大脑深静脉血栓形成:双侧丘脑区水肿。

④皮质静脉血栓形成:局部皮质水肿。

(2)随着血流淤滞逐渐向静脉梗死进展,可能会出现水肿和出血性转化。

(3)硬膜下腔出血和蛛网膜下腔出血也可能存在。

2. CT

(1)在血栓形成的静脉或窦非对比 CT 可显示存在高密度血块。

(2)CT 血管造影可清楚显示静脉窦(CT 静脉造影)。

(3)相比 MR 静脉造影,CT 静脉造影不容易产生伪影。

(4)通过 CT 分辨乙状切迹可以区分横窦/乙状窦栓塞与先天性横窦闭锁。

3. MR

(1)磁敏感成像(梯度回声或 T_2^*)对于检测皮层静脉的血栓和出血十分敏感。SWI 磁共振是诊断独立的皮层静脉血栓最敏感的技术。

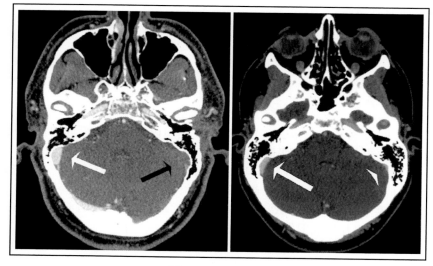

图 15-3　乙状切迹

通过轴位 CT 对骨性乙状切迹的检查可以将横窦/乙状窦血栓与静脉窦先天
性发育不良进行鉴别。

左图:白箭头提示明显的未闭锁的右侧乙状窦,而黑色箭头则提示左侧乙状窦
非发育不良的出现了血栓形成。

右图:病人右侧可见清晰的乙状窦显影(白色箭头),左侧为发育不良的乙状窦

(2)T₂ 和 FLAIR 序列显示水肿。

(3)脑内静脉内凝块及出血在 T₁ 像表现为高信号。

磁共振黑血成像:T₁ 加权相中 3D 可变转角回波可以抑制正常血流信号,但急性皮层静脉血栓的呈现高信号。

4. 血管造影结果

(1)动静脉瘘和充血静脉。

(2)在血栓形成的静脉中没有血流信号。

(3)在部分闭塞的静脉中可见充盈缺损,但是要警惕未显影的血流从未注射造影剂的动脉流入。

(4)直接导管造影可以确定血栓的存在,但血流方式可混淆充盈缺损(见第 11 章)。

五、临床表现和临床特征

1. 最常见表现为头痛,也可出现癫痫、视力下降、认知功能下降、偏瘫、失语、意识错乱、昏迷。

(1)单纯皮层静脉血栓。

①女性多见。

②最常见症状为头痛、癫痫、局灶性神经功能缺失。

③不表现为视盘水肿,CSF 压力正常。

④10% 的 CVT 患者未出现头痛症状。与以头痛为主要表现的患者相比,此类患者多为老年男性,多表现为癫痫或轻瘫。

2. 皮质或硬脑膜窦血栓形成也可能表现为蛛网膜下腔出血。

3. 脑积水发生率:20%。

4. 诊断延误比较普遍:一项关于 91 例因颅内静脉血栓形成被接收的患者的研究显示,从入院到诊断明确需要 4 天时间,只有 25% 的患者在 24 小时内确诊。

5. 当临床怀疑颅内静脉血栓形成时,影像学确诊率是 16.3%。

6. 与深静脉血栓相比,CVT 发生肺栓塞相当少见。

5 年 PE 风险。

CVT:3.4%。

DVT:10.9%($P<0.001$)。

7. 死亡率。

(1)总体死亡率为 6%~13%。近半个世纪以来,CVT 死亡率明显下降。主要由于治疗进步、危险因素改变以及影像学检查方法的提高将轻症患者检出。

(2)4.3% 的患者快速死亡,3.4% 的患者在 30 天内死亡。

(3)65 岁以上的老年人死亡率为 27%,22% 丧失生活能力,年轻成人中死亡率为 7%,丧失生活能力的概率是 2%。

(4)一项研究表明,在 38 例颅内静脉血栓形成的儿童患者中死亡率为零。

(5)另外,在新生儿中,90 人中有 5 人死亡,61% 预后很差。

(6)预测死亡的高危因素包括:癫痫发作、昏迷、意识不清、大脑深静脉血栓形成、右侧大脑半球出血、颅后窝受累、进展性局部神经功能缺损。

(7)在疾病的急性期小脑幕切迹疝是最常见的死亡诱因。

六、治疗

1. 临床处理

(1)等渗盐水水化。

(2)积极处理颅内高压。

2. 全身抗凝

(1)传统观点认为抗凝治疗(包括水化)是 CVT 的治疗基础。但至少一位作者对抗凝治疗的证据等级提出质疑。他们指出在众多发表的研究中仅 2 例对于抗凝及偏倚的随机研究。抗凝不能溶解血栓,但是能够抑制血栓的进展和再闭塞的产生,因为发生了自然纤溶的过程。

(2)一项 20 例患者的随访及回顾研究表明,颅内静脉血栓形成的患者应用肝素即使在出现颅内出血的情况下治疗效果仍较好。

（3）一项对 79 例颅内静脉血栓形成患者的回顾性研究表明，尽管应用肝素抗凝仍存在 10％ 的死亡率。

（4）一项 624 例 CVT 患者的前瞻性、非随机队列研究表明，低分子肝素在 CVT 的起始治疗中效果比普通肝素更有效、安全。

（5）长期抗凝治疗是必需的，因为颅内静脉血栓形成会复发，在 5.5％～26％ 的患者中在 3～6 个月会出现其他静脉血栓形成。

3. 欧洲神经学会联合会建议

（1）口服抗凝药 3 个月。

（2）如果颅内静脉血栓形成是因为短暂性危险因素可以口服抗凝药 3 个月。

（3）如果存在特发性或轻度血栓形成倾向，如杂合因子 V 或者凝血素 G20210A 基因突变，可抗凝治疗 6～12 个月。

（4）对以下情况进行抗凝治疗，如复发性 CVT 患者的不确切发病阶段、严重的凝血功能障碍，像凝集素、蛋白 C、蛋白 S 缺乏，存在杂合因子 V、凝血素 G20210A 基因突变、抗磷脂抗体异常等。

4. 血管内治疗

（1）指征。

①经水化及抗凝后仍存在神经功能损伤。

血管内治疗适合的高危因素类别包括癫痫、昏迷、意识障碍、脑深静脉血栓形成、颅后窝受累和（或）进展性神经功能缺损。

②患者无法接受抗凝治疗。

③患者存在持续的难治性头痛。

虽然传统观点认为血管内治疗的启动时机为病人神经症状恶化，但有效的取栓术及其技术的进步使其安全性和有效性明显提高，因此，神经介入治疗的门槛在降低。

（2）机械取栓术：CVT 的血管内治疗包括机械性取栓和溶栓剂注射，已有大量研究发表。

①一项 52 例 CVT 患者机械取栓联合尿激酶注射的研究发现，完全/部分再通概率为 87％ 和 6％。

②一项对 185 篇已发表文章的系统性回顾发现。

a. Angiotet 取栓装置是最常用的方式。

b. 主要围术期并发症为新发或加重的颅内出血。

c. 80％ 预后良好，死亡率 12％。

d. 应用 Angiojet 取栓装置与低再通率及良好的预后相关。

（3）动脉溶栓可用于皮质静脉血栓形成或脑深静脉血栓形成。

（4）目前没有随机、前瞻性研究比较血管内治疗和静脉肝素注射。大量随机研究对比全身应用肝素与血管内治疗效果发现，血管内治疗并未使预后更加恶化。

5. 激素　激素无效且可能存在风险。国际颅内静脉及硬膜栓塞组织进行一项观察性研究发现，无实质损伤的患者应用激素后预后较未应用激素的患者差。

6. 妊娠　系统性回顾分析发现。

(1)既往存在 CVT 女性妊娠后复发率:0.9%。

(2)自发吸收率:17.7%。

(3)非颅内静脉血栓事件率:2.7%。

7. 手术治疗

(1)在无法控制的脑水肿情况下可能需要行去骨瓣减压术和(或)巴比妥酸盐进行冬眠疗法。

(2)一项回顾性研究发现 CVT 行去骨瓣减压术的 69 例患者在 12 个月的随访显示。

①56.5% 有很好的结果(mRS 0～2)。

②17.4% 预后差(mRS>2)。

③15.9% 死亡。

9 例患者中的 3 例儿童患者完全康复。

(3)昏迷患者预后差(45% $vs.$ 84%,$P=0.003$)。

(4)双侧患者预后更差(50% $vs.$ 11%,$P=0.025$)。

视网膜中央静脉栓塞

视网膜中央静脉栓塞是最常见的视网膜血管病变之一,常见于高龄,但 13% 发生于 45 岁以下,同时存在凝血异常及脱水产生"马拉松运动员视网膜病变"。初期视力下降进展缓慢,因此,治疗方面并不应用抗血栓药物,但在向玻璃体注射抗-VEGF 药物(例如:贝伐单抗,兰尼单抗或阿柏西普)预防黄斑水肿及血管新生时应注意。

参 考 文 献

[1] Lasjaunias P，Burrows P，Planet C. Developmental venous anomalies（DVA）：the so-called venous angioma.Neurosurg Rev. 1986;9:233-42.

[2] Rigamonti D，Spetzler RF，Medina M，Rigamonti K，Geckle DS，Pappas C. Cerebral venous malformations. J Neurosurg. 1990;73;560-4.

[3] Sarwar M，McCormick WF. Intracerebral venous angioma. Case report and review. Arch Neurol. 1978;35;323-5.

[4] Iizuka Y，Kakihara T，Suzuki M，Komura S，Azusawa H. Endovascular remodeling technique for vein of Galen aneurysmal malformations—angiographic confirmation of a connection between the median prosencephalic vein and the deep venous system. J Neurosurg Pediatr. 2008;1:75-8.

[5] Topper R，Jurgens E，Reul J，Thron A. Clinical significance of intracranial developmental venous anomalies. J Neurol Neurosurg Psychiatry. 1999;67:234-8.

[6] Okudera T，Huang YP，Fukusumi A，Nakamura Y，Hatazawa J，Uemura K. Micro-angiographical studies of the medullary venous system of the cerebral hemisphere. Neuropathology. 1999;19:93-111.

[7] Rigamonti D，Spetzler RF，Drayer BP，et al. Appearance of venous malformations on magnetic resonance imaging. J Neurosurg. 1988;69:535-9.

[8] Dammann P, Wrede KH, Maderwald S, et al. The venous angioarchitecture of sporadic cerebral cavernous malformations: a susceptibility weighted imaging study at 7 T MRI. J Neurol Neurosurg Psychiatry. 2013;84:194-200.

[9] Aoki R, Srivatanakul K. Developmental venous anomaly: benign or not benign. Neurol Med Chir (Tokyo).2016;56:534-43.

[10] Iv M, Fischbein NJ, Zaharchuk G. Association of developmental venous anomalies with perfusion abnormalities on arterial spin labeling and bolus perfusion-weighted imaging. J Neuroimaging. 2015;25:243-50.

[11] San Millan Ruiz D, Delavelle J, Yilmaz H, et al. Parenchymal abnormalities associated with developmental venous anomalies. Neuroradiology. 2007;49:987-95.

[12] McLaughlin MR, Kondziolka D, Flickinger JC, Lunsford S, Lunsford LD. The prospective natural history of cerebral venous malformations. Neurosurgery. 1998;43:195-200.

[13] Pereira VM, Geibprasert S, Krings T, et al. Pathomechanisms of symptomatic developmental venous anomalies.Stroke. 2008;39:3201-15.

[14] Im SH, Han MH, Kwon BJ, et al. Venous-predominant parenchymal arteriovenous malformation: a rare subtype with a venous drainage pattern mimicking developmental venous anomaly. J Neurosurg. 2008;108:1142-7.

[15] Akers A, Al-Shahi Salman R, AA I, et al. Synopsis of guidelines for the clinical management of cerebral cavernous malformations: consensus recommendations based on systematic literature review by the angioma alliance scientific advisory board clinical experts panel. Neurosurgery. 2017;80:665-80.

[16] Otten P, Pizzolato GP, Rilliet B, Berney J. 131 cases of cavernous angioma (cavernomas) of the CNS, discovered by retrospective analysis of 24,535 autopsies. Neurochirurgie. 1989;35:82-3, 128-31.

[17] Del Curling O Jr, Kelly DL Jr, Elster AD, Craven TE. An analysis of the natural history of cavernous angiomas. J Neurosurg. 1991;75:702-8.

[18] Robinson JR, Awad IA, Little JR. Natural history of the cavernous angioma. J Neurosurg. 1991;75:709-14.

[19] Rigamonti D, Drayer BP, Johnson PC, Hadley MN, Zabramski J, Spetzler RF. The MRI appearance of cavernous malformations (angiomas). J Neurosurg. 1987;67:518-24.

[20] Nimjee SM, Powers CJ, Bulsara KR. Review of the literature on de novo formation of cavernous malformations of the central nervous system after radiation therapy. Neurosurg Focus. 2006;21:e4.

[21] Cutsforth-Gregory JK, Lanzino G, Link MJ, Brown RD Jr, Flemming KD. Characterization of radiation-induced cavernous malformations and comparison with a nonradiation cavernous malformation cohort. J Neurosurg.2015;122:1214-22.

[22] Maraire JN, Awad IA. Intracranial cavernous malformations: lesion behavior and management strategies.Neurosurgery. 1995;37:591-605.

[23] Simard JM, Garcia-Bengochea F, Ballinger WE Jr, Mickle JP, Quisling RG. Cavernous angioma: a review of 126 collected and 12 new clinical cases. Neurosurgery. 1986;18:162-72.

[24] Wong JH, Awad IA, Kim JH. Ultrastructural pathological features of cerebrovascular malformations: a preliminary report. Neurosurgery. 2000;46:1454-9.

[25] Clatterbuck RE, Eberhart CG, Crain BJ, Rigamonti D. Ultrastructural and immunocytochemical evidence that an incompetent blood-brain barrier is related to the pathophysiology of cavernous malformations. J Neurol Neurosurg Psychiatry. 2001;71:188-92.

[26] Gault J, Sarin H, Awadallah NA, Shenkar R, Awad IA. Pathobiology of human cerebro-vascular malformations: basic mechanisms and clinical relevance. Neurosurgery. 2004;55:1-16; discussion-7.

[27] Wurm G, Schnizer M, Fellner FA. Cerebral cavernous malformations associated with venous anomalies: surgical considerations. Neurosurgery. 2005;57:42-58; discussion 42-58.

[28] Porter RW, Detwiler PW, Spetzler RF, et al. Cavernous malformations of the brainstem: experience with 100 patients. J Neurosurg. 1999;90:50-8.

[29] Porter RW, Detwiler PW, Spetzler RF. Infratentorial cavernous malformations. In: Winn HR, editor. Youmans neurological surgery. Philadelphia: Saunders; 2004. p. 2321-39.

[30] Little JR, Awad IA, Jones SC, Ebrahim ZY. Vascular pressures and cortical blood flow in cavernous angioma of the brain. J Neurosurg. 1990;73:555-9.

[31] Sasaki O, Tanaka R, Koike T, Koide A, Koizumi T, Ogawa H. Excision of cavernous angioma with preservation of coexisting venous angioma. Case report. J Neurosurg. 1991;75:461-4.

[32] Perrini P, Lanzino G. The association of venous developmental anomalies and cavernous malformations: pathophysiological, diagnostic, and surgical considerations. Neurosurg Focus. 2006;21:e5.

[33] Awad IA, Robinson JR Jr, Mohanty S, Estes ML. Mixed vascular malformations of the brain: clinical and pathogenetic considerations. Neurosurgery. 1993; 33: 179-88; discussion 88.

[34] Zabramski JM, Wascher TM, Spetzler RF, et al. The natural history of familial cavernous malformations: results of an ongoing study. J Neurosurg. 1994;80:422-32.

[35] Brunereau L, Labauge P, Tournier-Lasserve E, Laberge S, Levy C, Houtteville J-P. Familial form of intracranial cavernous angioma: MR imaging findings in 51 families. Radiology. 2000;214:209-16.

[36] Johnson EW, Marchuk DA, Zabramski JM. The genetics of cerebral cavernous malformations. In: Winn HR, editor. Youmans neurological surgery. Philadelphia: Saunders; 2004. p. 2299-304.

[37] Moriarity JL, Wetzel M, Clatterbuck RE, et al. The natural history of cavernous malformations: a prospective study of 68 patients. Neurosurgery. 1999;44:1166-71; discussion 72-3.

[38] Marchuk DA, Gallione CJ, Morrison LA, et al. A locus for cerebral cavernous malformations maps to chromosome 7q in two families. Genomics. 1995;28:311-4.

[39] Plummer NW, Zawistowski JS, Marchuk DA. Genetics of cerebral cavernous malformations. Curr Neurol Neurosci Rep. 2005;5:391-6.

[40] Gunel M, Awad IA, Finberg K, et al. A founder mutation as a cause of cerebral cavernous malformation in Hispanic Americans. N Engl J Med. 1996;334:946-51.

[41] Craig HD, Gunel M, Cepeda O, et al. Multilocus linkage identifies two new loci for a mendelian form of stroke, cerebral cavernous malformation, at 7p15-13 and 3q25.2-27. Hum Mol Genet. 1998;7:1851-8.

[42] Brunereau L, Leveque C, Bertrand P, et al. Familial form of cerebral cavernous malformations: evaluation of gradient-spin-echo (GRASE) imaging in lesion detection and characterization at 1.5 T. Neuroradiology.2001;43:973-9.

[43] Lehnhardt F-G, von Smekal U, Ruckriem B, et al. Value of gradient-echo magnetic resonance imaging in the diagnosis of familial cerebral cavernous malformation. Arch Neurol.

2005;62;653-8.

[44] Yun TJ, Na DG, Kwon BJ, et al. A T1 hyperintense perilesional signal aids in the differentiation of a cavernous angioma from other hemorrhagic masses. AJNR Am J Neuroradiol. 2008;29;494-500.

[45] Houtteville JP. Brain cavernoma: a dynamic lesion. Surg Neurol. 1997;48;610-4.

[46] Rigamonti D, Hadley MN, Drayer BP, et al. Cerebral cavernous malformations. Incidence and familial occurrence.N Engl J Med. 1988;319;343-7.

[47] Gross BA, Du R. Hemorrhage from cerebral cavernous malformations: a systematic pooled analysis. J Neurosurg.2017;126;1079-87.

[48] Giombini S, Morello G. Cavernous angiomas of the brain. Account of fourteen personal cases and review of the literature. Acta Neurochir. 1978;40;61-82.

[49] Katayama Y, Tsubokawa T, Maeda T, Yamamoto T. Surgical management of cavernous malformations of the third ventricle. J Neurosurg. 1994;80;64-72.

[50] Pozzati E, Acciarri N, Tognetti F, Marliani F, Giangaspero F. Growth, subsequent bleeding, and de novo appearance of cerebral cavernous angiomas. Neurosurgery. 1996;38;662-9; discussion 9-70.

[51] Flemming KD, Goodman BP, Meyer FB. Successful brainstem cavernous malformation resection after repeated hemorrhages during pregnancy. Surg Neurol. 2003;60;545-7; discussion 7-8.

[52] Porter PJ, Willinsky RA, Harper W, Wallace MC. Cerebral cavernous malformations: natural history and prognosis after clinical deterioration with or without hemorrhage. J Neurosurg. 1997;87;190-7.

[53] Kalani MY, Zabramski JM. Risk for symptomatic hemorrhage of cerebral cavernous malformations during pregnancy.J Neurosurg. 2013;118;50-5.

[54] Clatterbuck RE, Moriarity JL, Elmaci I, Lee RR, Breiter SN, Rigamonti D. Dynamic nature of cavernous malformations: a prospective magnetic resonance imaging study with volumetric analysis. J Neurosurg.2000;93;981-6.

[55] Kim D-S, Park Y-G, Choi J-U, Chung S-S, Lee K-C. An analysis of the natural history of cavernous malformations. Surg Neurol. 1997;48;9-17.

[56] Al-Holou WN, O'Lynnger TM, Pandey AS, et al. Natural history and imaging prevalence of cavernous malformations in children and young adults. J Neurosurg Pediatr. 2012;9; 198-205.

[57] Moore SA, Brown RD Jr, Christianson TJ, Flemming KD. Long-term natural history of incidentally discovered cavernous malformations in a single-center cohort. J Neurosurg. 2014;120;1188-92.

[58] Kondziolka D, Lunsford LD, Kestle JR. The natural history of cerebral cavernous malformations. J Neurosurg.1995;83;820-4.

[59] Raychaudhuri R, Batjer HH, Awad IA. Intracranial cavernous angioma: a practical review of clinical and biological aspects. Surg Neurol. 2005;63;319-28; discussion 28.

[60] Vives KP, Gunel M, Awad IA. Surgical management of supratentorial cavernous malformations. In: Winn HR, editor. Youmans neurological surgery. Philadelphia: Saunders; 2004. p. 2305-19.

[61] Awad I, Jabbour P. Cerebral cavernous malformations and epilepsy. Neurosurg Focus. 2006;21;e7.

[62] Aiba T, Tanaka R, Koike T, Kameyama S, Takeda N, Komata T. Natural history of in-

tracranial cavernous malformations.J Neurosurg. 1995;83;56-9.

[63] Requena I, Arias M, Lopez-Ibor L, et al. Cavernomas of the central nervous system: clinical and neuroimaging manifestations in 47 patients. J Neurol Neurosurg Psychiatry. 1991; 54;590-4.

[64] Baumann CR, Acciarri N, Bertalanffy H, et al. Seizure outcome after resection of supratentorial cavernous malformations;a study of 168 patients. Epilepsia. 2007;48;559-63.

[65] Dammann P, Wrede K, Jabbarli R, et al. Outcome after conservative management or surgical treatment for new-onset epilepsy in cerebral cavernous malformation. J Neurosurg. 2017;126;1303-11.

[66] Baumann CR, Schuknecht B, Lo Russo G, et al. Seizure outcome after resection of cavernous malformations is better when surrounding hemosiderin-stained brain also is removed. Epilepsia. 2006;47;563-6.

[67] Weber JP, Silbergeld DL, Winn HR. Surgical resection of epileptogenic cortex associated with structural lesions.Neurosurg Clin N Am. 1993;4;327-36.

[68] Bruneau M, Bijlenga P, Reverdin A, et al. Early surgery for brainstem cavernomas. Acta Neurochir.2006;148;405-14.

[69] Zausinger S, Yousry I, Brueckmann H, Schmid-Elsaesser R, Tonn JC. Cavernous malformations of the brainstem;three-dimensional-constructive interference in steady-state magnetic resonance imaging for improvement of surgical approach and clinical results. Neurosurgery. 2006;58;322-30; discussion-30.

[70] Mathiesen T, Edner G, Kihlstrom L. Deep and brainstem cavernomas: a consecutive 8-year series. J Neurosurg.2003;99;31-7.

[71] Samii M, Eghbal R, Carvalho GA, Matthies C. Surgical management of brainstem cavernomas. J Neurosurg.2001;95;825-32.

[72] Brown AP, Thompson BG, Spetzler RF. The two-point method: evaluating brain stem lesions. BNI Q.1996;12;20-4.

[73] Kikuta K,Nozaki K, Takahashi JA, Miyamoto S, Kikuchi H, Hashimoto N. Postoperative evaluation of microsurgical resection for cavernous malformations of the brainstem. J Neurosurg. 2004;101;607-12.

[74] Pozzati E, Zucchelli M, Marliani AF, Riccioli LA. Bleeding of a familial cerebral cavernous malformation after prophylactic anticoagulation therapy. Case report. Neurosurg Focus. 2006;21;e15.

[75] Labauge P, Denier C, Bergametti F, Tournier-Lasserve E. Genetics of cavernous angiomas. Lancet Neurol.2007;6;237-44.

[76] Flemming KD, Link MJ, Christianson TJ, Brown RD Jr. Use of antithrombotic agents in patients with intracerebral cavernous malformations. J Neurosurg. 2013;118;43-6.

[77] Schneble HM, Soumare A, Herve D, et al. Antithrombotic therapy and bleeding risk in a prospective cohort study of patients with cerebral cavernous malformations. Stroke. 2012; 43;3196-9.

[78] Guidelines for the management of cerebral cavernous malformations in adults. Cavernoma Alliance UK, 2017. https://www.cavernoma.org.uk/wp-content/uploads/2015/03/final-CCM-guidelines.pdf. Accessed 16 Jan 2017.

[79] Shih YH, Pan DH. Management of supratentorial cavernous malformations: craniotomy versus gammaknife radiosurgery.Clin Neurol Neurosurg. 2005;107;108-12.

[80] Huang Y-C, Tseng C-K, Chang C-N, Wei K-C, Liao C-C, Hsu P-W. LINAC radiosurgery

for intracranial cavernous malformation: 10-year experience. Clin Neurol Neurosurg. 2006; 108:750-6.

[81] Liscak R, Vladyka V, Simonova G, Vymazal J, Novotny J Jr. Gamma knife surgery of brain cavernous hemangiomas.J Neurosurg. 2005;102(Suppl):207-13.

[82] Kim MS, Pyo SY, Jeong YG, Lee SI, Jung YT, Sim JH. Gamma knife surgery for intracranial cavernous hemangioma.J Neurosurg. 2005;102(Suppl):102-6.

[83] Liu KD, Chung WY, Wu HM, et al. Gamma knife surgery for cavernous hemangiomas: an analysis of 125 patients.J Neurosurg. 2005;102(Suppl):81-6.

[84] Hasegawa T, McInerney J, Kondziolka D, Lee JY, Flickinger JC, Lunsford LD. Long-term results after stereotactic radiosurgery for patients with cavernous malformations. Neurosurgery. 2002;50:1190-7; discussion 7-8.

[85] Zhang N, Pan L, Wang BJ, Wang EM, Dai JZ, Cai PW. Gamma knife radiosurgery for cavernous hemangiomas. J Neurosurg. 2000;93(Suppl 3):74-7.

[86] Pollock BE, Garces YI, Stafford SL, Foote RL, Schomberg PJ, Link MJ. Stereotactic radiosurgery for cavernous malformations. J Neurosurg. 2000;93:987-91.

[87] Regis J, Bartolomei F, Kida Y, et al. Radiosurgery for epilepsy associated with cavernous malformation: retrospective study in 49 patients. Neurosurgery. 2000;47:1091-7.

[88] Mitchell P, Hodgson TJ, Seaman S, Kemeny AA, Forster DM. Stereotactic radiosurgery and the risk of haemorrhage from cavernous malformations. Br J Neurosurg. 2000;14:96-100.

[89] XY L, Sun H, JG X, Li QY. Stereotactic radiosurgery of brainstem cavernous malformations: a systematic review and meta-analysis. J Neurosurg. 2014;120:982-7.

[90] Coffey RJ. Brainstem cavernomas. J Neurosurg. 2003;99:1116-7; author reply 7.

[91] Gewirtz RJ, Steinberg GK, Crowley R, Levy RP. Pathological changes in surgically resected angiographically occult vascular malformations after radiation. Neurosurgery. 1998;42:738-42; discussion 42-3.

[92] McDonald DA, Shi C, Shenkar R, et al. Fasudil decreases lesion burden in a murine model of cerebral cavernous malformation disease. Stroke. 2012;43:571-4.

[93] Shenkar R, Shi C, Austin C, et al. RhoA kinase inhibition with fasudil versus simvastatin in murine models of cerebral cavernous malformations. Stroke. 2017;48:187-94.

[94] Yamashita S, Okita K, Harada K, et al. Giant cavernous hepatic hemangioma shrunk by use of sorafenib. Clin J Gastroenterol. 2013;6:55-62.

[95] Herter T, Brandt M, Szuwart U. Cavernous hemangiomas in children. Childs Nerv Syst. 1988;4:123-7.

[96] Scott RM, Barnes P, Kupsky W, Adelman LS. Cavernous angiomas of the central nervous system in children. J Neurosurg. 1992;76:38-46.

[97] Edwards M, Baumgartner J, Wilson C. Cavernous and other cryptic vascular malformations in the pediatric age group. In: Awad IA, Barrow DL, editors. Cavernous malformations. Park Ridge, IL: AANS; 1993. p. 163-83.

[98] Gross BA, Du R, Orbach DB, Scott RM, Smith ER. The natural history of cerebral cavernous malformations in children. J Neurosurg Pediatr. 2015;1-6.

[99] Amato MC, Madureira JF, Oliveira RS. Intracranial cavernous malformation in children: a single-centered experience with 30 consecutive cases. Arq Neuropsiquiatr. 2013;71:220-8.

[100] Raybaud CA, Strother CM, Hald JK. Aneurysms of the vein of Galen: embryonic considerations and anatomical features relating to the pathogenesis of the malformation. Neuro-

radiology. 1989;31:109-28.

[101] Gailloud P, O'Riordan DP, Burger I, Lehmann CU. Confirmation of communication between deep venous drainage and the vein of Galen after treatment of a vein of Galen aneurysmal malformation in an infant presenting with severe pulmonary hypertension. AJNR Am J Neuroradiol. 2006;27:317-20.

[102] Lasjaunias P. Vascular diseases in neonates, infants, and children: interventional neuroradiology management.Berlin: Springer; 1997.

[103] Gandolfo C, Krings T, Alvarez H, et al. Sinus pericranii: diagnostic and therapeutic considerations in 15 patients.Neuroradiology. 2007;49:505-14.

[104] Sadler LR, Tarr RW, Jungreis CA, Sekhar L. Sinus pericranii: CT and MR findings. J Comput Assist Tomogr.1990;14:124-7.

[105] Stromeyer L. Ueber sinus pericranii. Dtsch Klin 1850;2.

[106] Mastin W. Venous blood tumors of the cranium in communication with the intracranial venous circulation, especially the sinuses of the dura mater. JAMA. 1886;7:309-30.

[107] Vinas FC, Valenzuela S, Zuleta A. Literature review: sinus pericranii. Neurol Res. 1994; 16:471-4.

[108] Rangel-Castilla L, Krishna C, Klucznik R, Diaz O. Endovascular embolization with onyx in the management of sinus pericranii: a case report. Neurosurg Focus. 2009;27:E13.

[109] Bonioli E, Bellini C, Palmieri A, Fondelli MP, Tortori Donati P. Radiological case of the month. Sinus pericranii.Arch Pediatr Adolesc Med. 1994;148:607-8.

[110] Buxton N, Vloeberghs M. Sinus pericranii. Report of a case and review of the literature. Pediatr Neurosurg.1999;30:96-9.

[111] Ernemann U, Lowenheim H, Freudenstein D, Koerbel A, Heininger A, Tatagiba M. Hemodynamic evaluation during balloon test occlusion of the sigmoid sinus: clinical and technical considerations. AJNR Am J Neuroradiol.2005;26:179-82.

[112] Cerqueira L, Reis FC. Sinus pericranii and developmental venous anomalies: a frequent association. Acta Medica Port. 1995;8:239-42.

[113] Gabikian P, Clatterbuck RE, Gailloud P, Rigamonti D. Developmental venous anomalies and sinus pericranii in the blue rubber-bleb nevus syndrome. Case report. J Neurosurg. 2003;99:409-11.

[114] Bollar A, Allut AG, Prieto A, Gelabert M, Becerra E. Sinus pericranii: radiological and etiopathological considerations.Case report. J Neurosurg. 1992;77:469-72.

[115] Courville CB, Rocovich PMA. Contribution to the study of sinus pericranii (Stromeyer); report of case with some comments on pathology of the lesion. Bull Los Angel Neurol Soc. 1946;11:145-58.

[116] Kihara S, Koga H, Tabuchi K. Traumatic sinus pericranii. Case report. Neurol Med Chir (Tokyo). 1991;31:982-5.

[117] Sawamura Y, Abe H, Sugimoto S, et al. Histological classification and therapeutic problems of sinus pericranii. Neurol Med Chir (Tokyo). 1987;27:762-8.

[118] Kurosu A, Wachi A, Bando K, Kumami K, Naito S, Sato K. Craniosynostosis in the presence of a sinus pericranii:case report. Neurosurgery. 1994;34:1090-2; discussion 2-3.

[119] Park SC, Kim SK, Cho BK, et al. Sinus pericranii in children: report of 16 patients and preoperative evaluation of surgical risk. J Neurosurg Pediatr. 2009;4:536-42.

[120] Anegawa S, Hayashi T, Torigoe R, Nakagawa S, Ogasawara T. Sinus pericranii with severe symptom due to transient disorder of venous return—case report. Neurol Med Chir.

1991;31:287-9.

[121] Inci S, Turgut M, Saygi S, Ozdemir G. Sinus pericranii associated with epilepsy. Turk Neurosurg. 1996;6:21-4.

[122] Carpenter JS, Rosen CL, Bailes JE, Gailloud P. Sinus pericranii: clinical and imaging findings in two cases of spontaneous partial thrombosis. AJNR Am J Neuroradiol. 2004; 25:121-5.

[123] Rozen WM, Joseph S, Lo PA. Spontaneous involution of two sinus pericranii—a unique case and review of the literature. J Clin Neurosci. 2008;15:833-5.

[124] Bigot JL, Iacona C, Lepreux A, Dhellemmes P, Motte J, Gomes H. Sinus pericranii: advantages of MR imaging.Pediatr Radiol. 2000;30:710-2.

[125] Sheu M, Fauteux G, Chang H, Taylor W, Stopa E, Robinson-Bostom L. Sinus pericranii: dermatologic considerations and literature review. J Am Acad Dermatol. 2002;46: 934-41.

[126] Brook AL, Gold MM, Farinhas JM, Goodrich JT, Bello JA. Endovascular transvenous embolization of sinus pericranii.Case report. J Neurosurg Pediatr. 2009;3:220-4.

[127] Shaw WC. Folklore surrounding facial deformity and the origins of facial prejudice. Br J Plast Surg. 1981;34:237-46.

[128] Mulliken JB, Glowacki J. Hemangiomas and vascular malformations in infants and children: a classification based on endothelial characteristics. Plast Reconstr Surg. 1982;69: 412-22.

[129] Donnelly LF, Adams DM, Bisset GS 3rd. Vascular malformations and hemangiomas: a practical approach in a multidisciplinary clinic. AJR Am J Roentgenol. 2000;174:597-608.

[130] Chung EM, Smirniotopoulos JG, Specht CS, Schroeder JW, Cube R. From the archives of the AFIP: pediatric orbit tumors and tumorlike lesions: nonosseous lesions of the extraocular orbit. Radiographics. 2007;27:1777-99.

[131] Eifert S, Villavicencio JL, Kao TC, Taute BM, Rich NM. Prevalence of deep venous anomalies in congenital vascular malformations of venous predominance. J Vasc Surg. 2000;31:462-71.

[132] Venous malformations. 2008. http://emedicine.medscape.com/article/1296303-overview. Accessed 3 Aug 2011.

[133] Puig S, Aref H, Chigot V, Bonin B, Brunelle F. Classification of venous malformations in children and implications for sclerotherapy. Pediatr Radiol. 2003;33:99-103.

[134] Bisdorff A, Mulliken JB, Carrico J, Robertson RL, Burrows PE. Intracranial vascular anomalies in patients with periorbital lymphatic and lymphaticovenous malformations. AJNR Am J Neuroradiol. 2007;28:335-41.

[135] Boon LM, Mulliken JB, Vikkula M, et al. Assignment of a locus for dominantly inherited venous malformations to chromosome 9p. Hum Mol Genet. 1994;3:1583-7.

[136] Klippel M, Trenaunay P. Du naevus variqueux osteohypertophique. Arch Gen Med. 1900; 85:641-72.

[137] Servelle M. Klippel and Trenaunay's syndrome. 768 operated cases. Ann Surg. 1985;201: 365-73.

[138] Alomari AI, Orbach DB, Mulliken JB, et al. Klippel-Trenaunay syndrome and spinal arteriovenous malformations:an erroneous association. AJNR Am J Neuroradiol. 2010;31: 1608-12.

[139] Chhajed M, Pandit S, Dhawan N, Jain A. Klippel-Trenaunay and Sturge-weber overlap

syndrome with phakomatosis pigmentovascularis. J Pediatr Neurosci. 2010;5:138-40.

[140] Gallione CJ, Pasyk KA, Boon LM, et al. A gene for familial venous malformations maps to chromosome 9p in a second large kindred. J Med Genet. 1995;32:197-9.

[141] Bilaniuk LT. Vascular lesions of the orbit in children. Neuroimaging Clin N Am. 2005;15:107-20.

[142] Deveikis JP. Percutaneous ethanol sclerotherapy for vascular malformations in the head and neck. Arch Facial Plast Surg. 2005;7:322-5.

[143] Wright JE, Sullivan TJ, Garner A, Wulc AE, Moseley IF. Orbital venous anomalies. Ophthalmology.1997;104:905-13.

[144] Greene AK, Burrows PE, Smith L, Mulliken JB. Periorbital lymphatic malformation: clinical course and management in 42 patients. Plast Reconstr Surg. 2005;115:22-30.

[145] Baker LL, Dillon WP, Hieshima GB, Dowd CF, Frieden IJ. Hemangiomas and vascular malformations of the head and neck: MR characterization. AJNR Am J Neuroradiol. 1993;14:307-14.

[146] Barnes PD, Burrows PE, Hoffer FA, Mulliken JB. Hemangiomas and vascular malformations of the head and neck: MR characterization. AJNR Am J Neuroradiol. 1994;15:193-5.

[147] Fordham LA, Chung CJ, Donnelly LF. Imaging of congenital vascular and lymphatic anomalies of the head and neck. Neuroimaging Clin N Am. 2000;10:117-36, viii.

[148] Marler JJ, Mulliken JB. Current management of hemangiomas and vascular malformations. Clin Plast Surg.2005;32:99-116. ix

[149] Hill RA, Pho RW, Kumar VP. Resection of vascular malformations. J Hand Surg (Br). 1993;18:17-21.

[150] Legiehn GM, Heran MK. Venous malformations: classification, development, diagnosis, and interventional radiologic management. Radiol Clin N Am. 2008;46:545-97, vi.

[151] Berenguer B, Burrows PE, Zurakowski D, Mulliken JB. Sclerotherapy of craniofacial venous malformations:complications and results. Plast Reconstr Surg. 1999;104:1-11; discussion 2-5.

[152] Puig S, Aref H, Brunelle F. Double-needle sclerotherapy of lymphangiomas and venous angiomas in children: a simple technique to prevent complications. AJR Am J Roentgenol. 2003;180:1399-401.

[153] Mason KP, Michna E, Zurakowski D, Koka BV, Burrows PE. Serum ethanol levels in children and adults after ethanol embolization or sclerotherapy for vascular anomalies. Radiology. 2000;217:127-32.

[154] Spence J, Krings T, TerBrugge KG, Agid R. Percutaneous treatment of facial venous malformations: a matched comparison of alcohol and bleomycin sclerotherapy. Head Neck. 2011;33:125-30.

[155] Werner JA, Lippert BM, Hoffmann P, Rudert H. Nd: YAG laser therapy of voluminous hemangiomas and vascular malformations. Adv Otorhinolaryngol. 1995;49:75-80.

[156] Apfelberg DB. Intralesional laser photocoagulation-steroids as an adjunct to surgery for massive hemangiomas and vascular malformations. Ann Plast Surg. 1995;35:144-8; discussion 9.

[157] Dandy WE. Intracranial pressure without brain tumor: diagnosis and treatment. Ann Surg. 1937;106:492-513.

[158] Smith JL. Whence pseudotumor cerebri? J Clin Neuroophthalmol. 1985;5:55-6.

[159] Friedman DI, Jacobson DM. Diagnostic criteria for idiopathic intracranial hypertension. Neurology.2002;59:1492-5.

[160] Karahalios DG, Rekate HL, Khayata MH, Apostolides PJ. Elevated intracranial venous pressure as a universal mechanism in pseudotumor cerebri of varying etiologies. Neurology. 1996;46:198-202.

[161] Durcan FJ, Corbett JJ, Wall M. The incidence of pseudotumor cerebri. Population studies in Iowa and Louisiana.Arch Neurol. 1988;45:875-7.

[162] Radhakrishnan K, Thacker AK, Bohlaga NH, Maloo JC, Gerryo SE. Epidemiology of idiopathic intracranial hypertension: a prospective and case-control study. J Neurol Sci. 1993;116:18-28.

[163] Radhakrishnan K, Ahlskog JE, Cross SA, Kurland LT, O'Fallon WM. Idiopathic intracranial hypertension (pseudotumor cerebri). Descriptive epidemiology in Rochester, Minn, 1976 to 1990. Arch Neurol. 1993;50:78-80.

[164] Bruce BB, Kedar S, Van Stavern GP, et al. Idiopathic intracranial hypertension in men. Neurology. 2009;72:304-9.

[165] Kesler A, Fattal-Valevski A. Idiopathic intracranial hypertension in the pediatric population. J Child Neurol.2002;17:745-8.

[166] Johnston I. The historical development of the pseudotumor concept. Neurosurg Focus. 2001;11:E2.

[167] Najjar MW, Azzam NI, Khalifa MA. Pseudotumor cerebri: disordered cerebrospinal fluid hydrodynamics with extra-axial CSF collections. Pediatr Neurosurg. 2005;41:212-5.

[168] Levine DN. Ventricular size in pseudotumor cerebri and the theory of impaired CSF absorption. J Neurol Sci.2000;177:85-94.

[169] Bateman GA. Vascular hydraulics associated with idiopathic and secondary intracranial hypertension. AJNR Am J Neuroradiol. 2002;23:1180-6.

[170] Bloomfield GL, Ridings PC, Blocher CR, Marmarou A, Sugerman HJ. A proposed relationship between increased intra-abdominal, intrathoracic, and intracranial pressure. Crit Care Med. 1997;25:496-503.

[171] Sugerman HJ, Felton IW 3rd, Sismanis A, et al. Continuous negative abdominal pressure device to treat pseudotumor cerebri. Int J Obes Relat Metab Disord. 2001;25:486-90.

[172] Kesler A, Kliper E, Shenkerman G, Stern N. Idiopathic intracranial hypertension is associated with lower body adiposity. Ophthalmology. 2010;117:169-74.

[173] Farb RI, Vanek I, Scott JN, et al. Idiopathic intracranial hypertension: the prevalence and morphology of sinovenous stenosis. Neurology. 2003;60:1418-24.

[174] Brazis PW. Pseudotumor cerebri. Curr Neurol Neurosci Rep. 2004;4:111-6.

[175] Stienen A, Weinzierl M, Ludolph A, Tibussek D, Hausler M. Obstruction of cerebral venous sinus secondary to idiopathic intracranial hypertension. Eur J Neurol. 2008;15:1416-8.

[176] De Simone R, Marano E, Fiorillo C, et al. Sudden re-opening of collapsed transverse sinuses and longstanding clinical remission after a single lumbar puncture in a case of idiopathic intracranial hypertension. Pathogenetic implications. Neurol Sci. 2005;25:342-4.

[177] Pickard JD, Czosnyka Z, Czosnyka M, Owler B, Higgins JN. Coupling of sagittal sinus pressure and cerebrospinal fluid pressure in idiopathic intracranial hypertension—a preliminary report. Acta Neurochir Suppl.2008;102:283-5.

[178] Bono F, Giliberto C, Mastrandrea C, et al. Transverse sinus stenoses persist after nor-

malization of the CSF pressure in IIH. Neurology. 2005;65:1090-3.

[179] Rohr A, Dorner L, Stingele R, Buhl R, Alfke K, Jansen O. Reversibility of venous sinus obstruction in idiopathic intracranial hypertension. AJNR Am J Neuroradiol. 2007;28: 656-9.

[180] Wall M. Idiopathic intracranial hypertension. Neurol Clin. 2010;28:593-617.

[181] Sorensen PS, Krogsaa B, Gjerris F. Clinical course and prognosis of pseudotumor cerebri. A prospective study of 24 patients. Acta Neurol Scand. 1988;77:164-72.

[182] Radhakrishnan K, Ahlskog JE, Garrity JA, Kurland LT. Idiopathic intracranial hypertension. Mayo Clin Proc.1994;69:169-80.

[183] Degnan AJ, Levy LM. Narrowing of Meckel's cave and cavernous sinus and enlargement of the optic nerve sheath in Pseudotumor Cerebri. J Comput Assist Tomogr. 2011;35: 308-12.

[184] Skau M, Brennum J, Gjerris F, Jensen R. What is new about idiopathic intracranial hypertension? An updated review of mechanism and treatment. Cephalalgia. 2006; 26: 384-99.

[185] Sugerman HJ, Felton WL 3rd, Sismanis A, Kellum JM, DeMaria EJ, Sugerman EL. Gastric surgery for pseudotumor cerebri associated with severe obesity. Ann Surg. 1999; 229:634-40; discussion 40-2.

[186] Higgins JN, Owler BK, Cousins C, Pickard JD. Venous sinus stenting for refractory benign intracranial hypertension.Lancet. 2002;359:228-30.

[187] Owler BK, Allan R, Parker G, Besser M. Pseudotumour cerebri, CSF rhinorrhoea and the role of venous sinus stenting in treatment. Br J Neurosurg. 2003;17:79-83.

[188] Ogungbo B, Roy D, Gholkar A, Mendelow AD. Endovascular stenting of the transverse sinus in a patient presenting with benign intracranial hypertension. Br J Neurosurg. 2003; 17:565-8.

[189] Metellus P, Levrier O, Fuentes S, et al. Endovascular treatment of benign intracranial hypertension by stent placement in the transverse sinus. Therapeutic and pathophysiological considerations illustrated by a case report.Neurochirurgie. 2005;51: 113-20.

[190] Bussiere M, Falero R, Nicolle D, Proulx A, Patel V, Pelz D. Unilateral transverse sinus stenting of patients with idiopathic intracranial hypertension. AJNR Am J Neuroradiol. 2010;31:645-50.

[191] Feldon SE. Visual outcomes comparing surgical techniques for management of severe idiopathic intracranial hypertension. Neurosurg Focus. 2007;23:E6.

[192] Ahmed RM, Wilkinson M, Parker GD, et al. Transverse sinus stenting for idiopathic intracranial hypertension: a review of 52 patients and of model predictions. AJNR Am J Neuroradiol 2011.

[193] Cutforth R, Wiseman J, Sutherland RD. The genesis of the cervical venous hum. Am Heart J. 1970;80:488-92.

[194] Cochran JH Jr, Kosmicki PW. Tinnitus as a presenting symptom in pernicious anemia. Ann Otol Rhinol Laryngol.1979;88:297.

[195] Biousse V, Newman NJ, Lessell S. Audible pulsatile tinnitus in idiopathic intracranial hypertension. Neurology. 1998;50:1185-6.

[196] Saitoh Y, Takeda N, Yagi R, Oshima K, Kubo T, Yoshimine T. Pneumocephalus causing pulsatile tinnitus. Case illustration. J Neurosurg. 2000;92:505.

[197] Adler JR, Ropper AH. Self-audible venous bruits and high jugular bulb. Arch Neurol. 1986;43:257-9.

[198] Dietz RR, Davis WL, Harnsberger HR, Jacobs JM, Blatter DDMR. Imaging and MR angiography in the evaluation of pulsatile tinnitus. AJNR Am J Neuroradiol. 1994;15: 879-89.

[199] Ward PH, Babin R, Calcaterra TC, Konrad HR. Operative treatment of surgical lesions with objective tinnitus. Ann Otol Rhinol Laryngol. 1975;84:473-82.

[200] Buckwalter JA, Sasaki CT, Virapongse C, Kier EL, Bauman N. Pulsatile tinnitus arising from jugular megabulb deformity: a treatment rationale. Laryngoscope. 1983;93:1534-9.

[201] Lam BL, Schatz NJ, Glaser JS, Bowen BC. Pseudotumor cerebri from cranial venous obstruction. Ophthalmology.1992;99:706-12.

[202] Marks MP, Dake MD, Steinberg GK, Norbash AM, Lane B. Stent placement for arterial and venous cerebrovascular disease: preliminary experience. Radiology. 1994;191:441-6.

[203] Zenteno M, Murillo-Bonilla L, Martinez S, et al. Endovascular treatment of a transverse-sigmoid sinus aneurysm presenting as pulsatile tinnitus. Case report. J Neurosurg. 2004; 100:120-2.

[204] Herman JM, Spetzler RF, Bederson JB, Kurbat JM, Zabramski JM. Genesis of a dural arteriovenous malformation in a rat model. J Neurosurg. 1995;83:539-45.

[205] Lawton MT, Jacobowitz R, Spetzler RF. Redefined role of angiogenesis in the pathogenesis of dural arteriovenous malformations. J Neurosurg. 1997;87:267-74.

[206] Gerlach R, Boehm-Weigert M, Berkefeld J, et al. Thrombophilic risk factors in patients with cranial and spinal dural arteriovenous fistulae. Neurosurgery. 2008;63:693-8; discussion 8-9.

[207] Kraus JA, Stuper BK, Muller J, et al. Molecular analysis of thrombophilic risk factors in patients with dural arteriovenous fistulas. J Neurol. 2002;249:680-2.

[208] Saito A, Takahashi N, Furuno Y, et al. Multiple isolated sinus dural arteriovenous fistulas associated with antithrombin III deficiency—case report. Neurol Med Chir (Tokyo). 2008;48:455-9.

[209] Ozawa T, Miyasaka Y, Tanaka R, Kurata A, Fujii K. Dural-pial arteriovenous malformation after sinus thrombosis.Stroke. 1998;29:1721-4.

[210] Lasjaunias P, Chiu M, ter Brugge K, Tolia A, Hurth M, Bernstein M. Neurological manifestations of intracranial dural arteriovenous malformations. J Neurosurg. 1986;64: 724-30.

[211] Hademenos GJ, Massoud TF. Risk of intracranial arteriovenous malformation rupture due to venous drainage impairment. A theoretical analysis. Stroke. 1996;27:1072-83.

[212] Troffkin NA, Graham CB 3rd, Berkmen T, Wakhloo AK. Combined transvenous and transarterial embolization of a tentorial-incisural dural arteriovenous malformation followed by primary stent placement in the associated stenotic straight sinus. Case report. J Neurosurg. 2003;99:579-83.

[213] Liebig T, Henkes H, Brew S, Miloslavski E, Kirsch M, Kuhne D. Reconstructive treatment of dural arteriovenous fistulas of the transverse and sigmoid sinus: transvenous angioplasty and stent deployment. Neuroradiology.2005;47:543-51.

[214] Challa VR, Moody DM, Brown WR. Vascular malformations of the central nervous system. J Neuropathol Exp Neurol. 1995;54:609-21.

[215] Song JK, Patel AB, Duckwiler GR, et al. Adult pial arteriovenous fistula and superior

sagittal sinus stenosis: angiographic evidence for high-flow venopathy at an atypical location. Case report. J Neurosurg.2002;96:792-5.

[216] Dorne H, Zaidat OO, Fiorella D, et al. Chronic cerebrospinal venous insufficiency and the doubtful promise of an endovascular treatment for multiple sclerosis. J NeuroIntervent Surg. 2010;2:309-11.

[217] Zamboni P, Galeotti R, Menegatti E, et al. Chronic cerebrospinal venous insufficiency in patients with multiple sclerosis. J Neurol Neurosurg Psychiatry. 2009;80:392-9.

[218] Zivadinov R, Schirda C, Dwyer MG, et al. Chronic cerebrospinal venous insufficiency and iron deposition on susceptibility-weighted imaging in patients with multiple sclerosis: a pilot case-control study. Int Angiol.2010;29:158-75.

[219] Zamboni P, Galeotti R, Menegatti E, et al. A prospective open-label study of endovascular treatment of chronic cerebrospinal venous insufficiency. J Vasc Surg. 2009;50:1348-58, e1-3.

[220] Multiple Scerosis: Studies Probe Role of Clogged Neck Veins. 2011. http://abcnews.go.com/Health/MindMoodNews/multiple-sclerosis-studies-probe-role-clogged-neck-veins/story? id=13374572. Accessed 8 Nov 2011.

[221] Sundstrom P, Wahlin A, Ambarki K, Birgander R, Eklund A, Malm J. Venous and cerebrospinal fluid flow in multiple sclerosis: a case-control study. Ann Neurol. 2010;68: 255-9.

[222] Doepp F, Paul F, Valdueza JM, Schmierer K, Schreiber SJ. No cerebrocervical venous congestion in patients with multiple sclerosis. Ann Neurol. 2010;68:173-83.

[223] Yamout B, Herlopian A, Issa Z, et al. Extracranial venous stenosis is an unlikely cause of multiple sclerosis. Mult Scler. 2010;16:1341-8.

[224] Baracchini C, Perini P, Calabrese M, Causin F, Rinaldi F, Gallo P. No evidence of chronic cerebrospinal venous insufficiency at multiple sclerosis onset. Ann Neurol. 2011;69: 90-9.

[225] Costello F, Modi J, Lautner D, et al. Validity of the diagnostic criteria for chronic cerebrospinal venous insufficiency and association with multiple sclerosis. CMAJ. 2014;186: E418-26.

[226] Compston A, Coles A. Multiple sclerosis. Lancet. 2008;372:1502-17.

[227] Thapar A, Lane TR, Pandey V, et al. Internal jugular thrombosis post venoplasty for chronic cerebrospinal venous insufficiency. Phlebology 2011.

[228] Khan O, Filippi M, Freedman MS, et al. Chronic cerebrospinal venous insufficiency and multiple sclerosis. Ann Neurol. 2010;67:286-90.

[229] Coutinho JM, Zuurbier SM, Aramideh M, Stam J. The incidence of cerebral venous thrombosis: a cross-sectional study. Stroke. 2012;43:3375-7.

[230] Devasagayam S, Wyatt B, Leyden J, Kleinig T. Cerebral venous sinus thrombosis incidence is higher than previously thought: a retrospective population-based study. Stroke. 2016;47:2180-2.

[231] Stam J. Thrombosis of the cerebral veins and sinuses. N Engl J Med. 2005;352:1791-8.

[232] Bousser MG, Ferro JM. Cerebral venous thrombosis: an update. Lancet Neurol. 2007;6: 162-70.

[233] Maqueda VM, Thijs V. Risk of thromboembolism after cerebral venous thrombosis. Eur J Neurol. 2006;13:302-5.

[234] Siudut J, Swiat M, Undas A. Altered fibrin clot properties in patients with cerebral venous sinus thrombosis: association with the risk of recurrence. Stroke. 2015;46:2665-8.

[235] Martinelli I, Sacchi E, Landi G, Taioli E, Duca F, Mannucci PM. High risk of cerebral-vein thrombosis in carriers of a prothrombin-gene mutation and in users of oral contraceptives. N Engl J Med. 1998;338;1793-7.

[236] de Bruijn SF, Stam J, Koopman MM, Vandenbroucke JP. Case-control study of risk of cerebral sinus thrombosis in oral contraceptive users and in [correction of who are] carriers of hereditary prothrombotic conditions. The cerebral venous sinus thrombosis study group. BMJ. 1998;316;589-92.

[237] Arxer A, Pardina B, Blas I, Ramio L, Villalonga A. Dural sinus thrombosis in a late pre-eclamptic woman. Can J Anaesth. 2004;51;1050-1.

[238] Wysokinska EM, Wysokinski WE, Brown RD, et al. Thrombophilia differences in cerebral venous sinus and lower extremity deep venous thrombosis. Neurology. 2008;70; 627-33.

[239] Zapanta PE, Chi DH, Faust RAA. Unique case of Bezold's abscess associated with multiple dural sinus thromboses.Laryngoscope. 2001;111;1944-8.

[240] Ferro JM, Canhao P, Stam J, Bousser MG, Barinagarrementeria F. Prognosis of cerebral vein and dural sinus thrombosis; results of the international study on cerebral vein and Dural sinus thrombosis (ISCVT). Stroke.2004;35;664-70.

[241] Ciccone A, Canhao P, Falcao F, Ferro JM, Sterzi R. Thrombolysis for cerebral vein and dural sinus thrombosis.Cochrane Database Syst Rev. 2004;CD003693.

[242] Ferro JM, Lopes MG, Rosas MJ, Fontes J. Delay in hospital admission of patients with cerebral vein and dural sinus thrombosis. Cerebrovasc Dis. 2005;19;152-6.

[243] Lenz RA, Saver J. Venous sinus thrombosis in a patient taking thalidomide. Cerebrovasc Dis. 2004;18;175-7.

[244] Masjuan J, Pardo J, Callejo JM, Andres MT, Alvarez-Cermeno JC. Tamoxifen; a new risk factor for cerebral sinus thrombosis. Neurology. 2004;62;334-5.

[245] Finelli PF, Carley MD. Cerebral venous thrombosis associated with epoetin alfa therapy. Arch Neurol.2000;57;260-2.

[246] Guimaraes J, Azevedo E. Phytoestrogens as a risk factor for cerebral sinus thrombosis. Cerebrovasc Dis.2005;20;137-8.

[247] Nakase H, Shin Y, Nakagawa I, Kimura R, Sakaki T. Clinical features of postoperative cerebral venous infarction.Acta Neurochir. 2005;147;621-6; discussion 6.

[248] Emir M, Ozisik K, Cagli K, Bakuy V, Ozisik P, Sener E. Dural sinus thrombosis after cardiopulmonary bypass.Perfusion. 2004;19;133-5.

[249] Berroir S, Grabli D, Heran F, Bakouche P, Bousser MG. Cerebral sinus venous thrombosis in two patients with spontaneous intracranial hypotension. Cerebrovasc Dis. 2004;17; 9-12.

[250] Yoon KW, Cho MK, Kim YJ, Lee SK. Sinus thrombosis in a patient with intracranial hypotension; a suggested hypothesis of venous stasis. A case report. Interv Neuroradiol. 2011;17;248-51.

[251] Miglis MG, Levine DN. Intracranial venous thrombosis after placement of a lumbar drain. Neurocrit Care.2010;12;83-7.

[252] De Cruz P, Lust M, Trost N, Wall A, Gerraty R, Connell WR. Cerebral venous thrombosis associated with ulcerative colitis. Intern Med J. 2008;38;865-7.

[253] Skaiaa SC, Stave H. Recurrent sagittal sinus thrombosis occurring at high altitude during expeditions to Cho Oyu.Wilderness Environ Med. 2006;17;132-6.

[254] Tan M, Deveber G, Shroff M, et al. Sagittal sinus compression is associated with neonatal cerebral sinovenous thrombosis. Pediatrics. 2011;128;e429-35.

[255] Coutinho JM, Zuurbier SM, Gaartman AE, et al. Association between anemia and cerebral venous thrombosis;case-control study. Stroke. 2015;46;2735-40.

[256] Marjot T, Yadav S, Hasan N, Bentley P, Sharma P. Genes associated with adult cerebral venous thrombosis. Stroke.2011;42;913-8.

[257] Cotlarciuc I, Marjot T, Khan MS, et al. Towards the genetic basis of cerebral venous thrombosis-the BEAST consortium;a study protocol. BMJ Open. 2016;6;e012351.

[258] Oppenheim C, Domigo V, Gauvrit JY, et al. Subarachnoid hemorrhage as the initial presentation of dural sinus thrombosis. AJNR Am J Neuroradiol. 2005;26;614-7.

[259] Spitzer C, Mull M, Rohde V, Kosinski CM. Non-traumatic cortical subarachnoid haemorrhage; diagnostic work-up and aetiological background. Neuroradiology. 2005;47;525-31.

[260] Chik Y, Gottesman RF, Zeiler SR, Rosenberg J, Llinas RH. Differentiation of transverse sinus thrombosis from congenitally atretic cerebral transverse sinus with CT. Stroke. 2012;43;1968-70.

[261] Singh R, Cope WP, Zhou Z, De Witt ME, Boockvar JA, Tsiouris AJ. Isolated cortical vein thrombosis; case series.J Neurosurg. 2015;123;427-33.

[262] Yang Q, Duan J, Fan Z, et al. Early detection and quantification of cerebral venous thrombosis by magnetic resonance black-blood thrombus imaging. Stroke. 2016;47;404-9.

[263] Lee DJ, Ahmadpour A, Binyamin T, Dahlin BC, Shahlaie K, Waldau B. Management and outcome of spontaneous cerebral venous sinus thrombosis in a 5-year consecutive single-institution cohort. J Neurointerv Surg.2017;9;34-8.

[264] Ritchey Z, Hollatz AL, Weitzenkamp D, et al. Pediatric cortical vein thrombosis; frequency and association with venous infarction. Stroke. 2016;47;866-8.

[265] Coutinho JM, Gerritsma JJ, Zuurbier SM, Stam J. Isolated cortical vein thrombosis; systematic review of case reports and case series. Stroke. 2014;45;1836-8.

[266] Coutinho JM, Stam J, Canhao P, et al. Cerebral venous thrombosis in the absence of headache. Stroke.2015;46;245-7.

[267] Zuurbier SM, van den Berg R, Troost D, Majoie CB, Stam J, Coutinho JM. Hydrocephalus in cerebral venous thrombosis. J Neurol. 2015;262;931-7.

[268] Tanislav C, Siekmann R, Sieweke N, et al. Cerebral vein thrombosis; clinical manifestation and diagnosis. BMC Neurol. 2011;11;69.

[269] Liberman AL, Merkler AE, Gialdini G, et al. Risk of pulmonary embolism after cerebral venous thrombosis.Stroke. 2017;48;563-7.

[270] Coutinho JM, Zuurbier SM, Stam J. Declining mortality in cerebral venous thrombosis; a systematic review.Stroke. 2014;45;1338-41.

[271] Ferro JM, Canhao P, Bousser MG, Stam J, Barinagarrementeria F. Cerebral vein and dural sinus thrombosis in elderly patients. Stroke. 2005;36;1927-32.

[272] Bonduel M, Sciuccati G, Hepner M, et al. Arterial ischemic stroke and cerebral venous thrombosis in children; a 12-year Argentinean registry. Acta Haematol. 2006;115;180-5.

[273] Moharir MD, Shroff M, Pontigon AM, et al. A prospective outcome study of neonatal cerebral sinovenous thrombosis.J Child Neurol 2011.

[274] Canhao P, Ferro JM, Lindgren AG, Bousser MG, Stam J, Barinagarrementeria F. Causes and predictors of death in cerebral venous thrombosis. Stroke. 2005;36;1720-5.

[275] Cundiff DK. Anticoagulants for cerebral venous thrombosis; harmful to patients? Stroke.

2014;45:298-304.

[276] Einhaupl KM, Villringer A, Meister W, et al. Heparin treatment in sinus venous thrombosis. Lancet.1991;338:597-600.

[277] Masuhr F, Mehraein S. Cerebral venous and sinus thrombosis: patients with a fatal outcome during intravenous dose-adjusted heparin treatment. Neurocrit Care. 2004;1:355-61.

[278] Coutinho JMMD, Ferro JMMDP, Canhao PMDP, et al. Unfractionated or low-molecular weight heparin for the treatment of cerebral venous thrombosis. Stroke. 2010;41:2575-80.

[279] van Nuenen BF, Munneke M, Bloem BR. Cerebral venous sinus thrombosis: prevention of recurrent thromboembolism.Stroke. 2005;36:1822-3.

[280] Einhaupl K, Stam J, Bousser MG, et al. EFNS guideline on the treatment of cerebral venous and sinus thrombosis in adult patients. Eur J Neurol. 2010;17:1229-35.

[281] Li G, Zeng X, Hussain M, et al. Safety and validity of mechanical thrombectomy and thrombolysis on severe cerebral venous sinus thrombosis. Neurosurgery. 2013;72:730-8; discussion.

[282] Siddiqui FM, Dandapat S, Banerjee C, et al. Mechanical thrombectomy in cerebral venous thrombosis: systematic review of 185 cases. Stroke. 2015;46:1263-8.

[283] Chow K, Gobin YP, Saver J, Kidwell C, Dong P, Vinuela F. Endovascular treatment of dural sinus thrombosis with rheolytic thrombectomy and intra-arterial thrombolysis. Stroke. 2000;31:1420-5.

[284] Liebetrau M, Mayer TE, Bruning R, Opherk C, Hamann GF. Intra-arterial thrombolysis of complete deep cerebral venous thrombosis. Neurology. 2004;63:2444-5.

[285] Smith AG, Cornblath WT, Deveikis JP. Local thrombolytic therapy in deep cerebral venous thrombosis. Neurology.1997;48:1613-9.

[286] Wasay M, Bakshi R, Kojan S, Bobustuc G, Dubey N, Unwin DH. Nonrandomized comparison of local urokinase thrombolysis versus systemic heparin anticoagulation for superior sagittal sinus thrombosis. Stroke.2001;32:2310-7.

[287] Canhao P, Cortesao A, Cabral M, et al. Are steroids useful to treat cerebral venous thrombosis? Stroke. 2008;39:105-10.

[288] Aguiar de Sousa D, Canhao P, Ferro JM. Safety of pregnancy after cerebral venous thrombosis: a systematic review. Stroke. 2016;47:713-8.

[289] Rajan Vivakaran TT, Srinivas D, Kulkarni GB, Somanna S. The role of decompressive craniectomy in cerebral venous sinus thrombosis. J Neurosurg. 2012;117:738-44.

[290] Ferro JM, Crassard I, Coutinho JM, et al. Decompressive surgery in cerebrovenous thrombosis: a multicenter registry and a systematic review of individual patient data. Stroke 2011.

[291] Kolar P. Risk factors for central and branch retinal vein occlusion: a meta-analysis of published clinical data. J Ophthalmol. 2014;2014:724-80.

[292] Soon AK, de Oliveira PR, Chow DR. Anti-VEGF in a marathon runner's retinopathy case. Case Rep Ophthalmol Med. 2016;2016:5756970.

第16章　急性脑缺血性卒中

第一节　急性脑缺血性卒中:疾病的负担

在美国,每年有接近 800 000 人罹患卒中,其中大部分卒中患者为脑缺血性。每年死于卒中的患者超过 130 000 人。美国缺血性卒中患者死亡率下降,原因在于发病率、病死率下降。卒中死亡率下降,肺部疾病死亡率升高,使卒中已成为第五位导致死亡的病因。

卒中后患者均遗留个人和社会功能障碍;20%~30%的患者在每日的生活和行走中需要帮助,绝大部分不能重新工作。据估计 2010 年治疗卒中花费为 737 亿美元。虽然机械取栓改变了急性卒中的治疗方式,但预防卒中发生仍是首要的。

第二节　急性脑缺血性卒中:急性发作性局灶神经功能障碍的术语和鉴别诊断

一、术语

1. 卒中(stroke)

(1)任何原因引起的局灶性(或不常见的全脑性)神经系统功能障碍。

(2)表示脑缺血或出血的最常见的用法。

(3)多数临床研究中该词表示脑缺血、脑出血和蛛网膜下腔出血。

(4)有时用在口语指脑梗死。

2. 急性卒中(acute stroke)

(1)任何原因的脑卒中发作引起局灶性(其次是全脑性)神经系统功能障碍。

(2)有时被当作"急性缺血性卒中"同义词使用,意味着脑缺血引起急性局限性脑功能障碍。

3. 急性脑缺血性卒中(acute ischemic stroke)　缺血引起的急性局灶性神经功能障碍的脑卒中发作,例如,动脉阻塞或狭窄后向脑组织供血中断或减少,引起急性脑缺血。

4. 脑梗死(cerebral infraction)

(1)血供被阻断后引起局部范围的组织坏死。

(2)通常被用于指病理标本或放射影像独有的特征,提示缺血引起的组织坏死。

5. 短暂性脑缺血发作(TIA) 见本章第五节。

6. 血管病

(1)血管疾病的通用术语,不论何种病因。

如果病因是炎性,则用术语血管炎(vasculitis)。

(2)依据血管大小(直径)分类。

①大血管病变。

a. 如果主要动脉受影响,也属于动脉病(arteriopathy)。

b. 如果血管出现炎症,则用术语动脉炎(arteritis)。

②小血管病变。

a. 也包括血管病或微小血管病。

b. 当指脑血管时,也可使用术语包括穿支动脉病、腔隙性病变、小血管病或者脑室周围脑白质病变。

c. 如果血管出现炎症,则用术语血管炎(angiitis)。

二、急性发作性局灶神经功能障碍的鉴别诊断

多数急性脑卒中患者有脑缺血或脑出血,但是在一项研究中,350 例有脑卒中症状的患者中,31%是卒中疑似症(stroke mimics)。

1. 急性脑缺血

(1)多数有局灶神经功能障碍的血管病,特别是在有缺血发作危险因素的患者。

(2)所有患者中 60%~70%有急性局灶性神经功能障碍。

(3)脑缺血是否会导致脑梗死取决于缺血的严重程度和持续时间,缺血时间越长或越重,则越容易引起脑梗死。

2. 颅内出血(见第 17 章)

(1)所有患者中 10%~15%有急性局灶性神经功能障碍。

(2)通常头颅 CT 平扫可鉴别。

• 等密度硬膜下出血诊断略难,但是很关键,否则静脉给予 t-PA 可能导致致命的后果(图 16-1)。

3. 卒中疑似症

(1)评估有急性局灶性神经功能障碍且在溶栓时间窗内的患者时,有效排除卒中疑似症是很重要的;头颅 CT 平扫和神经系统检查有助于脑血管病的诊断(参见第五节和第六节)。

(2)脑缺血或出血疑似症的发生率(表 16-1)。

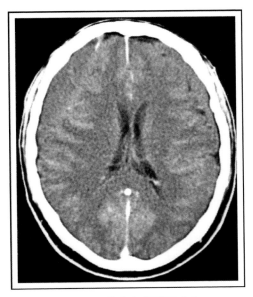

图 16-1　等密度硬膜下出血

右侧额叶区域有一个慢性硬膜下出血区域,左侧额叶区域稍小,其混入周围脑组织
难以发现。患者的临床表现可类似于急性缺血性卒中

表 16-1　急性临床症状中卒中疑似症的发生率

疑似急性卒中情况	发生率(%)
败血症或代谢紊乱	23.8
癫痫或 Todd 麻痹	21.1
晕厥	9.2
颅内占位	9.2
前庭功能障碍	6.4
谵妄状态	6.4
单神经病	5.5
功能性(医学上无法解释的)	5.5
老年痴呆症	3.7
偏头痛	2.8
脊髓病	2.8
其他	3.6

短暂性发作后麻痹,大多在 48 小时内缓解

(3)疑似急性卒中的几种情况。

①败血症及代谢紊乱。

a.败血症:极少有定位体征,除非合并记忆的症状(与慢性脑损伤有关的反复出现的症状)或者由低血压引起的颅内外血管狭窄处低灌注。

b.血糖异常:低血糖(或者极少见的高血糖)可与全脑神经功能障碍共存,包括精神状态的改变、昏迷和局灶性神经症状和体征,有偏瘫(低血糖偏瘫)和(或)失语;给予葡萄糖后症状可迅速缓解,未及时诊断可导致永久性神经损伤。

②癫痫和(或)发作后麻痹。

a. 很少导致局灶性症状,除非症状发作后持续 6 小时以上。

b. 急性脑梗死或出血可能引起癫痫,据一项研究表明,8.6%的缺血性卒中患者可能出现第一次癫痫,40%的卒中后癫痫在 24 小时内发作;另外一项研究表明,急性局灶性神经功能障碍的患者中约 7.7%在发病时即出现癫痫样活动,其中55%有脑缺血。

c. 急诊 CT 灌注血管成像、MR 灌注血管成像、颈动脉和经颅多普勒超声(TCD)或者传统的造影可被用于有急性局灶性神经功能障碍和癫痫发作的急性脑血管病患者的诊断。

d. 所谓肢体抖动性短暂脑缺血发作与癫痫发作较难区分(见本章第五节)。

③晕厥和晕厥前期。

a. 很少出现定位体征,除非有颅内外相伴的血管狭窄导致的低灌注。

b. 转诊至血管神经科常见的原因,事实上脑血管病是晕厥少见的病因,被定义为短暂的、自限性的意识丧失。

c. 在少见的病例中,晕厥是由脑血管引起的,椎-基底动脉供血不足或锁骨下动脉盗血比较常见。

④颅内空间占位性损伤(肿瘤、脓肿及动静脉畸形等)。

a. 在大到一定程度、出血、水肿或癫痫之前可能是无症状的。

b. 通常可以通过头颅 CT 平扫确诊。

⑤偏头痛:偏头痛和脑缺血关系比较复杂,偏头痛(复杂性偏头痛)可能酷似急性缺血性卒中,偏头痛是脑缺血的一项危险因素(偏头痛参见本章偏头痛),脑缺血可能出现头痛,至少 32%脑缺血患者伴有头痛。

⑥精神疾病(又称为功能性的,医学不能解释或描述)。

a. 排除诊断。

b. 症状可被认为是非器质性的,例如:检查未显示脑血管异常。

c. 病因可能是不断变化的不适或装病。

⑦脊髓病:肢体无力或感觉缺失可显示脊髓病变定位。

⑧脑静脉窦或静脉血栓形成。

a. 危险因素包括感染,脱水,口服避孕药、凝血药或者妊娠等。

b. 头颅 CT 平扫可简单诊断。

c. 脑水肿、出血或癫痫可引起局灶性神经功能障碍。

⑨复燃综合征。

a. 再次出现神经功能障碍类似于先前的脑外伤的精神系统错乱,例如:感染或代谢紊乱通常发生在老年患者,不要与表现为记忆缺失的健忘症混淆。

b. 诊断需排除患者之前的脑外伤。

第三节　急性脑缺血性卒中:机制

3 种机制可导致通往大脑的血流中断或减少:来自邻近闭塞血管脱落的血栓;病变部位阻塞,通常为原位血栓堵塞邻近或末梢血管;全脑低灌注。大多数缺血性卒中均由栓塞(25％心源性血栓)和局部堵塞引起,少数为全脑低灌注。大血管病变通常包括这三种机制,例如:颈动脉严重狭窄(由于大动脉粥样硬化斑块)由于急性斑块破裂和血栓形成的斑块栓子和(或)进一步狭窄和远端低灌注造成远端缺血,而低心排血量或体循环相对低血压可加剧远端低灌注。在脑血管病演变的不同时期,其一种发病机制可能起主要作用。

1. 栓塞

(1)动脉到动脉栓塞。

①颅内和颅外大血管病变。

a. 动脉粥样硬化(最常见)。

b. 非动脉粥样硬化性。

• 夹层或肌纤维发育不良。

• 血管迂曲扩张。

• 动脉炎。

• 烟雾病/综合征。

• 血管痉挛或血管收缩。

②主动脉弓异常。

a. 动脉粥样硬化斑块。

b. 夹层或动脉瘤。

c. 结缔组织病或感染。

(2)心源性脑栓塞。

①心律失常

心房纤颤(最常见)。

②瓣膜病。

a. 风湿性心脏病。

b. 人工瓣膜。

c. 感染性心内膜炎。

• 感染性。

• 非细菌性栓子。

d. 二尖瓣脱垂。

③扩张型心肌病。

④急性心肌梗死和心室血栓。

⑤反常血栓。

a. 卵圆孔未闭。

b. 肺动静脉畸形。

⑥心脏内部病变。

赘生物,例如:心房黏液瘤。

2. 局部闭塞

(1)小血管病。

①与多种危险因素有关:高血压、高血脂、糖尿病及吸烟等(最常见)。

②伴有皮质下梗死和白质脑病的常染色体显性遗传性脑动脉病(CADASIL)。

③脑血管炎。

④淀粉样脑血管病。

(2)凝血异常。

①恶性肿瘤。

②激素。

a. 妊娠。

b. 口服避孕药。

c. 激素替代。

③遗传性凝血功能障碍。

④抗磷脂抗体综合征。

(3)血小板功能异常。

①肝素诱导的血小板减少症。

②血栓性血小板减少性紫癜。

(4)高黏血症。

①镰刀细胞病。

②高纤维蛋白原血症。

③真性红细胞增多症。

3. 低灌注

(1)全身低灌注。

(2)心功能衰竭/低心排血量。

(3)心律失常或心搏骤停。

第四节　急性缺血性卒中:隐源性卒中

25%～39%的缺血性脑卒中患者不能明确病因,这些被认为是隐源性卒中,可能因生物学或技术上的原因不能对某些缺血性卒中患者进行病原诊断,其中包括未明确的危险因素(例如:继发的动脉粥样硬化)、部分诊断(例如:动脉粥样硬化性疾病)或者诊断太晚不能明确病因疾病(例如:心源性栓塞之后)。隐性的阵发性心房颤动是造成隐源性卒中的重要病因:临床研究发现缺血性卒中后监测心脏节律越久,发现心房颤动的概率越高。极短暂发作的心房颤动是否易于造成缺血性卒中,目前仍未清晰。

　　进一步研究极可能发现缺血性卒中新增的危险因素来解释一些目前原因不明的隐源性事件。一个令人兴奋的新兴领域的研究是缺因性卒中相关的分子标记和基因组序列,可能在未来发展中作为临床工具,用于确定特定缺血性脑卒中患者的病因。

　　传统危险因素、散在的危险因素及罕见因素,无论是新发现的或者已有的缺血性卒中的危险因素,均按照字母顺序排列在下文进行讨论。美国心脏协会(AHA)/美国卒中协会针对缺血性脑卒中一级及二级预防指南会定期更新,是很好的参考。

第五节　急性缺血性卒中:常见的危险因素、易感体质和危险因素的处理

　　了解脑缺血患者应该从其周围环境开始,脑缺血危险因素的总结,有些可以改变而有些不能,它们单独或联合带来脑血管特定的危险因素。传统危险因素的主要病理生理是血管内皮损伤导致:①动脉粥样硬化(见第 18 章),表现为大动脉疾病;②脑微血管病变表现为腔隙性梗死和脑白质病;③导致心脏功能和节律异常的冠状动脉疾病,这些疾病易患因栓塞性、局部堵塞或者低灌注引起的脑缺血。

　　2014 年 AHA 一级预防指南对许多卒中和心源性风险评估工具及计算方法进行了总结。传统的已知缺血性卒中危险因素按字母顺序在下面进一步讨论(表 16-2)。一级预防(未发生卒中)和二级预防(已发生卒中)的区别也会有所讲解。

表 16-2　常见缺血性卒中的危险因素

年龄
性别
种族、遗传
高血压
糖尿病
高血脂
吸烟
心脏疾病[a]
心房颤动
颈动脉狭窄
颅内动脉狭窄
颅外动脉狭窄

[a]包括心肌病、伴有心室内血栓的心肌梗死、心内损害(肿瘤)、血管疾病等

一、急性心肌梗死(AMI)合并左心室(LV)血栓

　　1. 伴有 LV 血栓的 MI 脑卒中风险　至少 12% 的患者伴有 MI 和 LV 血栓,如果血栓在顶端可能会升至 20%。

　　2. MI 合并 LV 血栓卒中风险的管理

　　(1)缺血性脑卒中的一级预防。

应用 3 个月到 1 年华法林钠,调整 INR 目标为 2.0～3.0。

(2)缺血性脑卒中的二级预防。

①应用 3 个月到 1 年华法林钠,调整 INR 目标为 2.0～3.0。

②如果有冠脉血管疾病,需联合小剂量阿司匹林肠溶片。

二、年龄

年龄是缺血性脑卒中最强的危险因素,不论何种种族和基因,脑血管缺血发生概率随年龄增大而增高,55 岁以后每 10 年发生率增加 1 倍。

三、饮酒

少量饮酒在缺血性脑卒中一级和二级预防中起保护作用,但是每天饮酒 5drinks 以上对身体有害。

1. 饮酒有害作用的潜在机制　高血压、凝血异常和心律失常。

2. 饮酒有益作用的潜在机制　增加 HDL/LDL 比率,降低血小板聚集。

2006 年 AHA 推荐
饮酒的缺血性脑卒中或 TIA 患者把饮酒量减至 1～2drinks/天。

四、主动脉弓粥样硬化

应用超声检查可发现动脉硬化老年患者的主动脉弓粥样硬化。

1. 有主动脉弓粥样硬化的缺血性脑卒中的危险因素　斑块厚度≥4mm,2 年内脑缺血或死亡复发概率升高;$HR2.12(95\%CI1.04～4.32)$,不管抗凝或抗血小板治疗,血小板形态异常会极大增加风险。一些老年患者携带卒中编码基因,虽然口服抗血小板药物治疗,但 1 年内约有 11％复发缺血性卒中。

2. 与主动脉弓相关的缺血性卒中发病机制　血栓栓塞。

3. 与主动脉弓相关的缺血性卒中的治疗

(1)最好的治疗仍未知。

抗血小板治疗、高血压药物、戒烟和 HMG-CoA 还原酶抑制药(他汀类药物)。

(2)建议特殊患者应用全身抗凝或阿司匹林肠溶片、氯吡格雷片双重抗血小板聚集治疗(例如,不稳定血小板或自由流动血栓)。

①缺乏随机药物治疗与抗血小板药物治疗对比试验。一项前瞻性实验对比双抗治疗与华法林治疗主动脉斑块厚度≥4mm 的缺血性卒中患者,发现无法纳入足

够的患者而得出结论。

②双重抗血小板聚集的益处被出血的风险降低（MATCH 研究）。

（3）主动脉粥样硬化、主动脉滤器或支架不是常规推荐。

五、心律失常

心房纤颤引起血栓脱落性脑梗死机制是最常见和最好的研究,其他心律异常包括病态窦房结综合征,可增加缺血性卒中的危险。不论阵发性心房颤动还是永久性心房颤动,均应用同样的方案预防缺血性卒中。

六、动脉粥样硬化

动脉粥样硬化损伤颅内、颅外血管,在第 18 章、第 19 章分别讨论。

七、心房纤颤

心房纤颤是最常见的心律失常,凝聚形成的血栓主要附着在左心房和左心室。

1. 易感因素

（1）心脏病:心肌缺血、心瓣膜病、心肌病。

（2）医学情况:甲状腺功能亢进症、肺栓塞、睡眠呼吸暂停、肥胖和神经急症。

（3）特发性,也称为孤立性心房颤动。

（4）家族性。

（5）围术期。

（6）与咖啡因或饮酒有关。

2. 患病率

随年龄增大而增加

（1）≥65 岁,5% 的人群。

（2）≥80 岁,10% 的人群。

（3）美国 15% 的缺血性卒中原因。

≥80 岁,24% 的人群。

3. 缺血性卒中风险　非风湿性心房纤颤不用抗栓治疗。

（1）大概平均风险:每年 5%（一级预防）,每年 12%（二级预防）。

（2）基于患者特征的分层:$CHADS_2$ 评分（表 16-3）。

基于患者特征分层:$CHADS_2$—VASc 评分:女性加 1 分,血管病加 1 分,年龄≥75 岁加 2 分,比单独 $CHADS_2$ 更有效（表 16-4）。

表 16-3 心房纤颤患者缺血性卒中风险的 CHADS$_2$ 评分

CHADS$_2$ 评分	心房纤颤的预兆因素	CHADS$_2$
C	近期充血性心力衰竭	1
H	高血压	1
A	年龄≥75 岁	1
D	糖尿病	1
S$_2$	既往有卒中或短暂性脑缺血发作	2

表 16-4 CHADS$_2$-VASc 评分

CHADS$_2$-VASc 评分	未经抗栓治疗、有心房纤颤的缺血性卒中（每 100 患者·年比例）
0	0
1	1.3
2	2.2
3	3.2
4	4.0
5	6.7
6	9.8
7	9.6
8	6.7
9	15.2

4. 治疗方案

(1)永久性和阵发性心房纤颤的血栓形成的预防。

①抗栓治疗后风险降低和并发症比例(表 16-5)。

表 16-5 心房纤颤抗栓治疗后风险降低和并发症比例

	阿司匹林肠溶片(25～1300mg/d)	华法林钠片(INR2～3)
缺血性卒中	23%（RRR/年）	65%（RRR/年）
一级预防	1.5%（ARR/年）	2.7%（ARR/年）（1 年 NNT 预防卒中:37）
二级预防	2.5%（ARR/年）	8.4%（ARR/年）（1 年 NNT 预防卒中:12）
并发症（颅内外出血）	3.5/100 患者·年	7.9/100 患者·年

ARR. 绝对危险减少;RRR. 对比安慰剂的相对危险降低率;NNT. 需要治疗的人数

②抗凝药物推荐应用于 TIA 或缺血性卒中早期以及 CHADS$_2$-VASc≥2 的患者。

心房纤颤新口服抗凝药物(NOACs,靶向特异性口服抗凝药)是除华法林外的新选择。

a. 华法林发展中的替代品。

• 应用华法林需要检测抗凝和注意与食物、药物的相互作用。

• 抗凝强度难以控制,可降低获益,并增加出血风险。

b. NOACs 的优点:剂量固定,无须抗凝指标检测。

NOACs 的缺点:出血后无药物迅速逆转(除达比加群可以被依达鲁单抗逆转)。

达比加群、利伐沙班、阿哌沙班已在临床实验中验证可替代华法林。

（2）控制率。

目标。

①缓解心动过速症状。

②预防心动过速相关的心脏病。

（3）心房纤颤患者的其他选择。

①控制心律。

②复律。

围术期应用抗凝药物。

③导管消融/起搏器置入。

④去除左心房赘生物。

5. 隐性房颤　是隐源性卒中的新发现病因——在急性缺血性卒中（隐源性卒中）中详述。

八、心房黏液瘤

初次发生心脏赘生物的概率为 1/5000，心房黏液瘤是成人最常见的赘生物，以左心房多见，男女比例 2∶1，诊断多在 30～60 岁人群，一些有家族史。心房黏液瘤的患者中 50%～70% 有血管堵塞症状，16%～30% 有次要或主要的栓塞症状，50%～58% 应激紊乱。黏液瘤表面的栓子或赘生物的碎片均可引起栓塞，赘生物栓塞可引起严重损伤（黏液瘤转移），出现血管损伤和动脉瘤。黏液瘤性动脉瘤类似于感染性动脉瘤，表现为梭形并位于远心端。可通过经食管超声诊断心房黏液瘤，治疗主要是通过手术切除治愈。

九、避孕药

见口服避孕药。

十、脑淀粉样血管病

脑淀粉样血管病的特点是淀粉样 β 蛋白在皮质和软脑膜血管壁沉积。这种情况与老年痴呆症和脑出血有关，但可能表现为微血管脑缺血。在一些患者中，在脑组织活检中病理标本特征与血管炎症反应（血管炎）一样，免疫抑制治疗可能最终是一个选择。无特殊治疗脑淀粉样血管病、缺血性脑卒中的一级或二级预防策略。

十一、伴皮质下梗死和白质脑病的常染色体显性遗传性脑动脉病（CADASIL）

CADASIL 是因 *Notch3* 基因突变引起的显性遗传性疾病，造成颅内小动脉内皮细胞损伤，例如：小血管病变。中枢神经系统症状包括缺血性卒中、偏头痛、老年性痴呆、精神疾病和癫痫,其他受累器官包括皮肤、肌肉、心脏、肝、胃肠道和周围神经,可通过基因检测来诊断。

CADASIL 的缺血性卒中和短暂性脑缺血发作(TIA):

(1)可能发生在高达 85％的受影响的人,经常复发。

(2)小血管综合征多开始于 40～50 岁(图 16-2)。

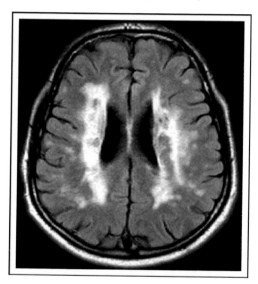

图 16-2　CADASIL 患者的颅脑 MRI
可见多发皮质下梗死

(3)无特殊治疗方案,无一级、二级缺血性卒中预防方案,传统的预防治疗卒中复发对 CADASIL 是否有效仍不确定,控制传统的脑卒中危险因素也可行,避免应用双重抗血小板或全身抗凝治疗以防止出现脑出血。

十二、心肌病

心肌病诱发血栓形成,在心脏里血液停滞而形成血块,无论是否有心室功能异常均可形成血栓栓塞。

1. 卒中风险与射血分数降低的关系(表 16-6)

心肌梗死后心功能不全。

脑卒中累积风险(96％的卒中是缺血性的)。

表 16-6　缺血性卒中与射血分数功能

射血分数(％)	心肌梗死后 5 年卒中率(％)
＜28	8.9
29～35	7.8
＞35	4.1

2. 心肌梗死后缺血性卒中风险治疗

抗血栓治疗与抗凝治疗。

①WASH、WATCH、WARCEF 三大试验,对射血分数降低,无血栓形成前事件发生和房颤的患者应用抗血小板药物与应用华法林进行比较分析,并且在 2014 年卒中一级预防指南中指出:在 WARCEF 之前没有资料证明抗凝优于抗血小板治疗。WACEF 试验发现一级终点事件发生率无变化,缺血性卒中事件发生的降低被出血频率的增加相抵消。指南认为不论抗血小板药物或抗凝治疗均可应用在上述患者中。

②无论是口服华法林控制 INR 在 2～3,还是抗血小板药物均是二级预防的合理选择。

十三、吸烟

参考烟草一节,吸烟。

十四、凝血功能障碍(也称为血栓形成倾向)

如果由右向左异常分流静脉血栓可能引起缺血性脑卒中,比如卵圆孔未闭(PFO)。妊娠、口服避孕药、肾病综合征、术后状态、卧床和恶性肿瘤的人群静脉血栓形成的风险增加。如果缺血性脑卒中为不明原因且发病 50 岁以内,则需要筛选遗传凝血功能障碍,是否需要常规这样筛选仍有争论。本章作者并不进行常规遗传凝血功能筛查,除非提示存在临床或家族病史。少量患者有凝血途径基因异常,可导致其易患静脉血栓形成,比如原发性高凝状态,缺血性脑卒中的急性期需考虑该诊断,急性血栓形成可引起暂时性高凝状态(继发性高凝状态),可能影响实验室凝血因子水平的检测,因此,除基因检测(例如因子 V 和凝血酶原基因突变),所有的检测均应在急性缺血性脑卒中 2 个月后进行。此外,家族史或个人史阳性的患者提示有凝血异常,卒中前增加原发性高凝状态的验前概率。

总之,极少数不明原因缺血性脑卒中患者可能有原发性高凝状态(小于 50 岁的缺血性脑卒中患者中高达 4%,所有缺血性脑卒中患者中将近 1%)。如果患者有原发性高凝状态,且缺血性脑卒中没有明显静脉血栓或右向左分流(例如,反常栓塞作为脑卒中的机制),则需考虑凝血异常和动脉血栓的关系,尽管这些不能排除传统缺血性脑卒中的危险因素(表 16-7)。

这部分着重于选择性遗传性凝血功能异常,与易栓状态将在后面有关章节进行讨论。

表 16-7　缺血性脑卒中患者中原发性高凝状态的患病率

条件	患病率(%)	验前概率	
		≤50 岁	所有年龄
遗传性蛋白 C、S 和抗凝血酶Ⅲ缺乏症	0～21	未知	未知
遗传性纤溶缺陷(例如纤溶酶原)	0～2.7	未知	未知
活性蛋白 C 抵抗(又称因子Ⅴ突变)	0～38	11	7
凝血酶原基因突变	1～1.25	5.7	4.5
抗磷脂抗体			
(a)抗心磷脂抗体		21	17
(b)狼疮抗凝物		8	3

1. 缺血性脑卒中患者中凝血异常的患病率。

2. 临床因素增加了缺血性卒中凝血异常的预测可能性。

(1)所有患者:年龄≤50 岁,有血栓形成的家族史、静脉或动脉血栓的个人史。

(2)遗传性蛋白 C、S 和抗凝血酶Ⅲ缺乏症或纤溶缺陷。

①非典型位置血栓(例如:上肢)。

②妊娠或产褥期血栓形成。

③华法林导致皮肤坏死(蛋白 C、S 缺乏)。

④肝素抵抗(抗凝血酶Ⅲ缺乏症)。

(3)活性蛋白 C 抵抗或凝血酶原基因突变

①脑静脉窦血栓形成。

②妊娠或产褥期血栓形成。

(4)抗磷脂抗体。

①系统性红斑狼疮。

②流产。

③网状青斑(依血管直径变化形成的皮肤紫色的网状图案)。

④特发性血小板减少症。

⑤非细菌性血栓性心内膜炎。

3. 缺血性脑卒中和凝血功能异常患者的治疗。

(1)所有患者需接受一般的缺血性脑卒中危险因素的脑血管评价。

(2)确诊遗传性蛋白 C、S 和抗凝血酶Ⅲ缺乏症或纤溶缺陷;活性蛋白 C 抵抗、凝血酶原基因突变和不明原因的缺血性脑卒中。

①如果有深静脉血栓,依据患者的具体情况决定长期还是短期口服华法林调整 IRN2～3,进行抗凝治疗。

②如果没有深静脉血栓,抗血小板或华法林抗凝治疗且控制 INR2～3。

③如果抗血小板治疗期间出现血栓形成事件,给予华法林抗凝治疗且 INR2～3。

(3)确诊抗磷脂抗体和不明原因缺血性脑卒中。

①抗磷脂抗体存在,但是没有抗磷脂抗体综合征(表 16-8):抗血小板治疗。

②抗磷脂抗体综合征存在:华法林抗凝治疗且调整 INR2～3。

抗磷脂抗体综合征诊断标准。

表 16-8　抗磷脂抗体综合征的诊断(也称 Hughes 综合征)

临床标准(一个或多个)
血管血栓形成:任何器官的动脉或静脉或小血管血栓形成
妊娠并发症:妊娠 10 周后不明原因的胎儿死亡、先兆子痫引起的早产、子痫、胎盘功能不全或
妊娠前 10 周连续出现 3 次不明原因的自然流产
实验室标准(一个或多个)
最少 6 周被在两次或多次检测到抗心磷脂抗体 IgG 或 IgM 抗体
最少 6 周被在两次或多次检测到狼疮抗凝物

十五、C 反应蛋白

血中高 C 反应蛋白(CRP)和其他炎性分子水平升高可增加动脉粥样硬化,从而引起冠状动脉疾病和缺血性脑卒中,但原因不明,这个关系在冠脉疾病中比缺血性脑血管病更明确,而且 C 反应蛋白不能作为疾病的病因或严重程度的标志。JUPITER 试验是在 LDL<130mg/dl,CRP 高于 2.0mg/L 的成人中使用安慰剂和抑制素(罗舒伐他汀 20mg/d)的初步预防试验。可不影响出血并降低 51% 的缺血性卒中发生率;抑制剂和安慰剂分别为 0.12/100 患者 1 年和 0.25/100 患者 1 年(HR 0.49,95%CI 0.30~0.81,P = 0.004)。基于这些发现,2011 年 AHA 一级预防指南指出高浓度 CRP 可考虑使用抑制药。

十六、糖尿病

糖尿病影响了 8% 的美国成年人,并且是反复缺血性脑卒中的预测因素。慢性血糖控制不佳将导致多器官微血管损伤,包括大脑、周围神经、视网膜及肾。微血管病变会引起缺血性损伤,在大脑内微血管病变包括进展性皮质下脑白质损伤和腔隙性缺血性脑卒中。适当的血糖控制可减少微血管损伤,推荐为缺血性脑卒中的一级及二级预防。

1. 诊断　见表 16-9。

表 16-9　糖尿病的诊断

	空腹血糖(mg/dl)
正常空腹血糖	<100
空腹糖耐量受损	100~126
糖尿病	>126

2. 治疗

(1)口服降糖药物、长效和短效胰岛素及糖尿病饮食来控制血糖。

(2)血糖控制效果可用 HbA$_1$C 检测,如果 HbA$_1$C>7% 提示控制不佳。

（3）合并其他疾病可增加脑卒中风险，尤其合并高血压病、高脂血症的糖尿病患者需积极控制。目标血压控制在 140/90mmHg，推荐他汀类治疗。

（4）糖尿病患者需改变生活方式包括减轻体重、减少饮酒、戒烟。

3. 胰岛素抵抗

（1）世界范围比较常见，影响约 10 亿多人。

（2）目前研究表明为脑血管病的危险因素。

十七、动脉夹层

见第 19 章。

十八、动脉延长扩张

见第 12 章。

十九、滥用毒品

滥用毒品可通过各种机制引起缺血性脑卒中，比如：滥用可卡因易患急性脑血管痉挛或慢性高血压脑病。滥用苯丙胺也可损伤脑血管，静脉注射任何药物均可能导致细菌性心内膜炎增加栓塞性卒中，建议毒品滥用的患者停止使用，并建议到戒毒康复机构戒毒。

> **瘾君子注意**：鉴于在美国的许多州大麻合法化，大麻可能会增加脑缺血风险这点应该引起注意。Hackam 等近期在该方面回顾既往文献发现，64 例报道中，2 篇流该行病学研究、1 篇药理学研究提示存在相互关联，至于因果关系及机理仍需进一步研究。

二十、感染性心内膜炎

感染性心内膜炎在缺血性脑卒中栓塞事件中所占比重不足 1%，被归类于细菌性（BE，也称感染性）和非细菌性血栓性心内膜炎（NBTE）。心脏瓣膜异常、导管相关的血液感染、静脉用药和免疫抑制易患 BE，BE 可出现在心脏瓣膜或人工瓣膜，多数情况下包括链球菌和葡萄球菌。NBTE 常常伴随恶性肿瘤、弥散性血管内凝血和伴抗磷脂抗体综合征的系统性红斑狼疮和正常瓣膜的原发性高凝状态。在这些情况下，心脏瓣膜是无菌的，通常由纤维蛋白和血小板组成。利布曼-萨克斯感染性心内膜炎是指伴有系统性红斑狼疮和抗磷脂抗体综合征的无菌性心内膜病变患者（参见凝血功能障碍）。

1. 感染性心内膜炎的诊断

(1)细菌性心内膜炎(表 16-2)。

①临床检查发现血栓。

a. Osler 结节：10％～25％的 BE 患者有手指和趾垫的痛性结节，但不是 BE 特异性症状。

b. Janeway 病变：手掌和脚底结节性出血，多在体检时发现。

c. 瘀点、紫癜。

d. 线状出血：深红色条纹，创伤也可见。

e. Roth 斑：椭圆形的视网膜出血，中心苍白。

②新出现的心脏杂音。

③阳性血培养结果。

参见下面培养阴性心内膜炎。

④超声心动图的证据。

经食管彩超更敏感，经胸彩超能发现更大的病变。

⑤培养阴性心内膜炎。

a. 按早期严格的标准诊断，约 5％血培养阴性。

b. 培养阴性的原因：培养前应用抗生素、右心心内膜炎、慢生长生物、真菌、胞内病原体和非细菌性血栓形成心内膜炎。

(2)非细菌性血栓心内膜炎。

①经食管或经胸超声发现赘生物。

②血培养阴性。

③全身性栓塞症状。

④具备基本条件，比如：肿瘤或抗磷脂综合征。

⑤心脏杂音少见(与细菌性心内膜炎不同)。

2. 心内膜炎的缺血性脑卒中风险

(1)细菌性心内膜炎。

①高达 20％患者有缺血性脑卒中，65％患者有别处栓塞。

②二尖瓣前叶的大赘生物更易引起栓塞。

③脑栓塞的赘生物含有细菌，可能导致脑缺血、脑脓肿、真菌性动脉瘤、动脉炎和脑出血(5％的病例)。

(2)非细菌性血栓心内膜炎：全身性(包括大脑)血栓可在 50％NBTE 患者尸检时发现。

3. 感染性心内膜炎其他并发症

细菌性心内膜炎。

①充血性心力衰竭：高达 50％。

②肾小球肾炎。

③环状脓肿或心脏传导损伤。

④真菌性动脉瘤或颅内脓肿。

4. 治疗

（1）细菌性心内膜炎。

①血培养。

②经验性抗生素静脉注射。

③依据培养敏感性调整抗生素。

④如果是人工瓣膜则需全身抗凝治疗，除非有出血或梗死面积较大，即出血转化风险。

⑤自体瓣膜进行全身抗凝治疗无效，反而增加脑梗死出血转化风险。

⑥如果有心脏瓣膜关闭不全、心功能衰竭、持续性栓塞、经抗菌治疗仍持续性菌血症、高度耐药病原细菌、治疗后即复发或二尖瓣巨大赘生物均暂不合适外科治疗。

（2）非细菌性栓塞性心内膜炎。

①评估患者是否有恶性肿瘤、原发性高凝状态、抗磷脂综合征，并且治疗原发症状。

②需要全身抗凝治疗除非有禁忌证（即出血或中到大面积的急性脑梗死）。

a. 肿瘤患者肝素比华法林或其他维生素 K 拮抗药有效。

b. 原发性高凝状态、抗磷脂综合征患者应该用华法林（参见凝血功能障碍）。

③如果赘生物增大或破坏血管结构，可进行外科手术。

二十一、种族

种族对缺血性脑卒中的影响已经在美国通过大数量人口研究，比如大肯塔基研究和曼哈顿北部研究，非洲裔、西班牙裔血统的美国人比白种人有更高的缺血性脑卒中比率，不论年龄和性别。

二十二、颅外颈动脉和椎动脉

参见第 18 章及表 16-10。

表 16-10　诊断细菌性心内膜炎改良的 Duke 标准

主要标准
从 2 个血培养中发现微生物，持续性菌血症或 1 个血培养中有贝氏柯克斯体 心内膜损伤的证据（瓣膜反流和超声心动图阳性）
次要标准
易染病体质（静脉注射药物、既往 BE、人工心脏瓣膜、二尖瓣脱垂等） 发热 栓塞证据 免疫现象（Osler 结节、Janeway 病变等） 发现的微生物不符合主要标准
明确细菌性心内膜炎
2 个主要标准或 1 个主要标准和 3 个次要标准或 5 个次要标准
可能细菌性心内膜炎
1 个主要标准和 1 个次要标准或 3 个次要标准

源自：Li et al.with permission

二十三、Fabry 病

Fabry 病是一种 X-相关溶酶体贮积病,是一种罕见的缺血性脑卒中病因,Fabry 病可并发脑血管病,高达 4% 的年轻人出现不明原因的脑卒中即可能有 Fabry 病。Fabry 病是由于缺乏 α-半乳糖苷酶 A,它的作用是清理不断蓄积的鞘糖脂,Fabry 病引起脑血管病的机制仍未完全研究清楚。当遇见不明原因的缺血性脑卒中时应该想到 Fabry 病:诊断该罕见病比治疗更重要。

1. Fabry 病发病率

(1)1∶55 000 男婴出生率。

(2)70% 女性症状:比男性症状轻、发病晚。

2. Fabry 病症状

(1)持续性感觉异常,手足明显。

(2)慢性腹痛、原发疼痛。

(3)血管角化瘤。

(4)肾功能不全和蛋白尿。

(5)肥厚型心肌病、心律失常。

(6)脑缺血,主要是椎基底动脉。

3. Fabry 病诊断性试验

(1)男性。

①家系分析。

②血浆或白细胞 α-半乳糖苷酶 A。

(2)女性。

突变分析。

4. Fabry 病的治疗

(1)酶替代治疗。

①药物。

a. 半乳糖苷酶 α 全世界范围内应用,但在美国没有被批准。

b. 半乳糖苷酶 β 在美国被批准。

②疗效。

a. 稳定心脏和肾病。

b. 逆转脑血管性一氧化氮功能障碍。

c. 脑卒中预防可能无效。

(2)抗血小板治疗和传统的一级和二级缺血性脑卒中预防。

二十四、缺血性脑卒中家族史

父母有缺血性脑卒中是缺血性脑卒中的危险因素,增加高达 30% 的风险,最终都受遗传和环境(包括文化)联合影响。

二十五、肌纤维发育不良

参见第 18 章。

二十六、性别

见性别章节。

二十七、遗传学

大多数患者多种因素导致其易患缺血性脑卒中,即基因和先天性危险因素(高血压、糖尿病、饮食、吸烟、饮酒和体力活动)的复杂相互作用,总之,缺血性脑卒中基因易患性可被分为单基因或多基因遗传病。而大多数卒中患者为多基因遗传。遗传复杂性的揭秘刚刚开始,缺血性脑卒中是数个基因病中常见的一种,家族史可有效地鉴别患者脑卒中患病风险,而基因筛选来对脑卒中进行一级预防仍不推荐。缺血性脑卒中单基因危险因素在下面讨论。

1. 单基因病

(1)缺血性脑卒中是公认的表现。

①伴皮质下梗死和白质脑病的常染色体显性遗传性脑动脉病(CADASIL)(参见 CADASIL 部分)。

②常染色体隐性遗传性脑皮质下梗死和白质脑病(CARASIL)。

罕见,症状与 CADASIL 类似。

③Fabry 病(参见 Fabry 病)。

④烟雾病(见第 19 章)。

⑤镰状细胞病。

(2)偶然出现的缺血性脑卒中。

①Ehler-Danlos 综合征 Ⅵ 型。

a. 3 型胶原基因突变。

b. 动脉夹层和动脉瘤形成的易患体质(见第 12 章)。

②马方综合征。

a. 原纤维蛋白基因突变。

b. 与主动脉夹层、瓣膜性心脏病有关。

③1 型神经纤维瘤病。

与高血压病和烟雾综合征有关(见第 19 章)。

④家族性偏瘫性偏头痛。

在神经元电压门控性钙离子通道亚单位的基因突变。

⑤高胱氨酸尿症。

a. 常染色体隐性遗传,胱硫醚-β-合成酶缺乏。

b. 与颈动脉血管病和夹层有关。

c. 治疗主要靠膳食,补充维生素 B_6 和抗血小板治疗。

2. 目前正在研究的基因

(1)磷酸二酯酶 4D 基因($PDE\ 4D$)：

①基因多态性与某些人群中升高的缺血性脑卒中风险有关。

②与大动脉缺血性脑卒中有关,与颈动脉内膜中层厚度无关(参见中膜厚度)。

(2)5-脂氧合酶激活蛋白($ALOX5AP$)：

①基因多态性与某些人群中升高的缺血性脑卒中风险有关。

②与动脉粥样硬化和中膜厚度有关。

与缺血性卒中有关的新发现基因会被不断地记录下来。

另一个和卒中相关的新兴领域是遗传学,关于治疗缺血性卒中药物的反应和毒性,比如抗血小板治疗和抗凝治疗,即遗传药理学。例如：一些与华法林剂量和氯吡格雷抵抗有关的基因已经被确认,而且会进一步研究。逐渐扩展的遗传药理学知识最终会实现个性化治疗,即个性化选择,依据个人的基因制订剂量和计划,但是目前还不建议这种做法。

二十八、血红蛋白病

参见镰状细胞病。

二十九、肝素诱导的血小板减少症(HIT)

有两种 HIT,Ⅰ型 HIT 是非免疫性的,发生在应用肝素 1～3 天,通常是自限性的(即随着肝素应用血小板恢复正常)对患者无不良后果;Ⅱ型 HIT 是一种严重的威胁生命的免疫相关疾病,伴有血小板减少症和血小板激活,导致 20%～50% 患者血栓形成。不论是普通肝素或低分子肝素,应用后会引起Ⅱ型 HIT 产生免疫反应,产生抗体直接对抗血小板和肝素。单纯有抗体不能充分诊断Ⅱ型 HIT,而有些患者有抗体但是没有临床症状(表 16-11)。若无特殊指定,HIT 通常指Ⅱ型 HIT,除非另有说明,以下部分均指Ⅱ型 HIT。

表 16-11 抗肝素抗体和肝素诱导的血小板减少症发生率

患者对象/风险	肝素抗体发生率(%)	HIT 发生率(%)
矫形外科用普通肝素/高风险	14	3～5
心脏外科手术用普通肝素/中间风险	25～50	1～2
内科、神经内科和外科患者用低分子肝素/中间风险	8～20	0.8～3
普通、神经科或外科手术患者用低分子肝素/中间风险	2～8	0～0.9

1. 发病率　参见表 16-3。

2. HIT 诊断

(1)应用肝素：血小板减少症出现在应用肝素治疗后 5～10 天,有些患者近期应用过肝素,再次应用时 1 天内即发生血小板减少症。

(2)另外不明原因的血小板总数降低大于 50%(或<150×10^9/L)。

(3)实验室诊断。

①两种类型的检测:抗原和功能检测。

②两种抗原均无很高的敏感性和特异性,因此需要用两种检测来诊断。

(4)停用肝素后血小板总数恢复正常。

3.HIT 血栓形成

(1)20%～50%发生,风险较对照组高 30 倍,手术或感染会增高发生率。

(2)动静脉血栓。

①最常见:肺栓塞。

②发生心肌梗死、缺血性脑卒中、肢体坏死。

③静脉血栓通常见于内科治疗和矫形外科,动脉血栓常见于心脏外科手术和瓣膜手术的患者。

4.其他少见的 HIT 症状　肢体静脉性坏疽、皮肤坏死、弥散性血管内凝血和过敏反应。

5.HIT 的治疗

(1)HIT 的治疗目标:通过减少血小板激活和凝血酶生成降低血栓形成。

(2)可疑 HIT 治疗方案。

①有时很难明确区分 HIT 的Ⅰ型和Ⅱ型,应用过肝素的和血小板减少症的患者均诊断为 HITⅡ型,除非实验室检验将其排除。

②不论是普通肝素还是低分子肝素,不论是中心还是周围冲洗均应停止。

③进行实验室检验 HIT、TPP、INR 和肝功能。

④应用另外一种抗凝药物。

a.血栓直接抑制药(若经皮冠状动脉手术中,给予重组水蛭素、阿加曲班或比伐卢定)或类肝素。

b.华法林可能诱发皮肤坏死,故在给予替代抗凝药物后或血小板恢复前均不宜应用华法林。

(3)确诊 HIT 治疗方案。

①所有肝素均应停止应用,不论是普通肝素还是低分子肝素,不论是中心还是周围冲洗。

②无血栓形成的血小板减少症。

a.进行应用替代抗凝药物指导血小板恢复至基线或稳定后。

b.替代药物或华法林抗凝药物需继续应用 4 周,因为此时血栓形成的风险仍偏高。

③血小板减少症与血栓形成。

a.替代性抗凝治疗应持续至血小板计数恢复>150×10^9/L。

b.一旦血小板计数恢复,替代性抗凝治疗应该在换服华法林口服抗凝药时继续服用,直到 INR 稳定至正常范围。

c.口服抗凝药应继续服用 3～6 个月。

d.未来应该避免接触肝素。

三十、激素替代治疗

激素对从痴呆到脓毒症的各种疾病均有益。绝经前女性与同龄男性相比缺血性卒中的发病率较低,并且发现雌激素在缺血性卒中实验模型中具有神经保护作用。早期临床研究(主要是观察性研究和病例对照研究)存在许多包括不同替换方案的缺陷,导致人体激素替代疗法数据矛盾。尽管最近的随机对照临床试验激素替代疗法并没有显示益处和较高的心脏和脑血管事件发生率(表 16-12),仍需要进一步的研究来全面了解激素替代疗法对脑血管的影响。选择性雌激素受体调节药,如他莫昔芬、雷洛昔芬和替勃龙对缺血性卒中无预防作用,事实上可能增加缺血性卒中发生率。

1. 缺血性卒中风险　见表 16-12。

2. 增加缺血性卒中风险的因素　同缺血性卒中危险因素。

3. 现在激素替代治疗和选择性雌激素受体调节药处方推荐。

(1)激素替代治疗不作为包括缺血性卒中慢性病预防的常规推荐。

(2)激素替代治疗可以考虑用于缓解血管舒缩性症状和阴道萎缩的特殊患者。

(3)选择性雌激素受体调节药不作为卒中首要预防处方。

表 16-12　激素替代疗法的缺血性卒中风险

临床研究	患缺血性卒中的相对风险
心脏和雌激素/孕激素研究（HERS）	1.18（NS）
女性雌激素卒中试验（WEST）	1.00
女性健康行动（WHI）（雌激素/孕激素组）	1.44[a]

源自:Bushnell,经许可使用

[a] 治疗队列中缺血性卒中的绝对风险度低:女性 HRT 每年 8/10 000

三十一、高同型半胱氨酸血症

血浆同型半胱氨酸水平$>10\mu mol/L$与缺血性卒中和冠状动脉缺血风险的增加相关,但迄今所做的研究表明应用维生素治疗不会减少缺血事件的发生。尽管降低同型半胱氨酸会降低卒中风险的假设仍需进一步研究,但由于标准维生素制剂具有低风险和低成本的特点,鼓励维生素用于缺血性卒中合并高同型半胱氨酸血症的患者似乎是合理的。

三十二、高血压

高血压(hypertension)是缺血性卒中的主要危险因素之一。多项临床研究和Meta分析已经证实控制血压可降低卒中风险。

1. 高血压的患病率　据估计>7000 万美国人患此病 。

2. 血压(BP)范围的分类(表 16-13)。

表 16-13 高血压的诊断

	收缩期 BP(mmHg)		舒张期 BP(mmHg)
正常 BP	<120	和	<80
高血压前期	120~139	或	81~89
高血压,1 期	140~159	或	90~99
高血压,2 期	≥160	或	≥100

3. 高血压患者的卒中(缺血性和出血性)风险。

(1)随着收缩期和舒张期 BP 的增加而增加。

(2)在一级和二级缺血性卒中预防中,抗高血压治疗是有效的。

卒中(包括脑出血)、非致命性卒中、联合缺血性事件:降低 20%~25%。

(3)分类疗效。

①β 受体阻滞药:对卒中风险没有作用。

②利尿药:卒中风险降低 32%。

③ACE 抑制药:所有血管事件降低 26%。

④利尿药和 ACE 抑制药:卒中、MI、所有血管事件降低 40%~45%。

4. 高血压的处理。

(1)抗高血压药物应该用于缺血性卒中的一级预防。降低血压比应用药物更重要。

高血压前期患者推荐行高血压筛查、生活方式改变和血压自我监测。高血压病推荐使用降血压药物。

(2)抗高血压药物应该用于脑梗死或短暂性脑缺血发作患者的二级预防。

①时机。

a. 在缺血性卒中的超急性期,血压会自然升高。

b. 尽管不清楚降低血压是卒中预后差的原因还是仅仅是卒中的结果,但是一些资料显示缺血性卒中急性期降低血压与致残率和死亡率的增加有关。然而,事实较好地证明了血压>180mmHg 和预后差相关。在急性卒中患者避免血压过高似乎是明智的。

• 决定开始降压治疗以及药物种类的选择必须个体化(见第七节)。

• 对于神经系统检查有 BP 依赖性及颅内或颅外脑动脉狭窄的患者,推迟治疗开始的时间或延长达到目标 BP 的时间期限可能是合理的。

②目标 BP。

a. 没有充分的数据供做出绝对且适合所有患者的建议。

b. 目标 BP 和疗法必须个体化。

c. 初始治疗降低 10/5mmHg 最终使血压正常化(120/80mmHg)是理想的。

③首选药物:对于 TIA 或缺血性脑卒中患者,除非有禁忌证,噻嗪类利尿药联合 ACE 抑制药是良好的初始治疗药物。

④生活方式改变。

有利于 BP 控制。

- 降低体重。
- 饮食:低盐、高钾和高钙。
- 有氧运动计划。
- 限制乙醇摄入。

三十三、高凝血症

见"凝血病"一节。

三十四、高黏血症

高黏血症(hyperviscosity syndromes)是脑缺血的一种少见病因。在脑缺血发病机制中可能起作用使血黏度(也包括血栓倾向)增高的血液系统疾病包括原发性血小板增多症、真性红细胞增多症、骨髓瘤、白血病、血栓性血小板减少性紫癜及Waldenstrom巨球蛋白血症。镰状细胞病和其他血红蛋白病在危象期间也会影响血黏度,但缺血性卒中风险也归咎于其他机制(见本节"五十四、镰状细胞病")。包括脑梗死在内的许多疾病与纤维蛋白原水平增高有关。最近一项 Cochrane 综述得出的结论是,关于纤维蛋白原清除剂在缺血性卒中的应用还没有充分的资料,尚需进一步的研究。

三十五、感染

已经证实特殊病原体感染与动脉粥样硬化的发生发展有关,但把治疗感染作为一种卒中预防措施尚缺乏足够的证据。感染也涉及儿童的缺血性卒中风险:儿童局灶性(短暂性)脑血管病变可能是类感染的(见本章"儿童缺血性卒中")。米诺环素是一种抗生素,尽管其真正的作用机制可能与其抗菌活性无关,但最终却可能被证实能有效地治疗急性缺血性卒中。

三十六、炎症

炎症(inflammation)在急性和亚急性缺血性卒中的病生理过程及动脉粥样硬化过程中均起到一定作用。与讨论过的感染相似,现有证据还不足以做出关于炎症筛查和抗感染治疗可预防卒中的建议(见本节"C 反应蛋白"部分)。

三十七、内中膜厚度

超声测量颈动脉内中膜厚度(intima media thickness,IMT)作为一个动脉粥样硬化的标志、辅助性血管终点事件及缺血性卒中风险的预测指标目前正处在研究之中。

三十八、颅内血管病变

参见第 19 章。

> **儿童专区！**
> 见 16 章附录。

三十九、脂代谢疾病

3-羟基-3-甲基戊二酸单酰辅酶 A（HMGCoA）还原酶抑制药（他汀类）已经被证实能以一种与 LDL 胆固醇水平降低程度有关的方式降低心脏病患者的卒中风险。此外，缺血性卒中急性期停用他汀类药物可造成死亡率的增加和神经系统残疾的加重。最近，积极降低胆固醇水平预防卒中试验（SPARCL）拟对既往有卒中（出血性或缺血性）或 TIA 病史且 LDL 水平在 100～190mg/dl 但无冠心病的患者，给予阿托伐他汀 80mg/d，观察能否预防卒中。

1. SPARCL 研究结果　平均 4.9 年的随访（表 16-14）。

表 16-14　SPARCL 研究结果

有选择的结果	阿托伐他汀，80mg	安慰剂	P
非致死性或致死卒中[a]	11.2%	13.1	0.03
卒中或 TIA	15.9%	20.1	<0.001
严重冠脉事件	3.4%	5.1	0.003
死亡	9.1%	8.9	NS
横纹肌溶解症	0.08%	0.13	NS
转氨酶升高＞正常 3 倍	2.2%	0.5	<0.001

[a] 缺血性和出血性：卒中为缺血患者发生在阿托伐他汀和安慰剂组中分别是 67.4% 和 65.9%；他汀药物应用与脑出血风险增加之间可能有联系，但需要进一步的研究

2. 高脂血症的处理　2013 年 AHA 指南并不推荐将 LDL 和 HDL 控制在特定的范围内，而是根据相应的危险等级确定特定的治疗方案，并推荐为脑卒中的一级预防方案。

3. 他汀类药物除了能降低血脂外，还有改善内皮功能、抗炎、抗氧化等作用。

4. 其他与脂类代谢有关的缺血性卒中危险因素。

（1）脂蛋白 a：升高与缺血性卒中风险增加有关。

可考虑烟酸治疗脂蛋白 a 升高（尽管无明确降低卒中证据），但也应控制其他如血糖和 LDL 等危险因素。

（2）载脂蛋白 a_1（HDL 的成分）：低水平可增加发生颈动脉粥样硬化的风险。

（3）载脂蛋白 b（LDL 的成分）：高水平可能与颈动脉粥样硬化有关。

（4）HDL：低 HDL 胆固醇与血管性缺血事件风险增加有关。

四十、恶性肿瘤

患系统性癌症的患者既可有癌症特异性也可有常见心脑血管病危险因素。最常见的癌症特异性卒中危险因素是高凝血症。

1. 肿瘤患者中缺血性卒中的患病率　Memorial Sloan-Kettering 癌症中心所有住院患者中占 0.12%。

2. 癌症患者的常规危险因素

（1）高血压：53%。

（2）吸烟：32%。

（3）糖尿病：19%。

（4）除癌症外尚未确定的其他危险因素：15%。

3. 癌症患者缺血性卒中的发病机制

（1）栓塞性（54%）。

①心房纤颤。

②心室内血栓。

③细菌性心内膜炎。

④非细菌性心内膜炎。

（2）非栓塞性（46%）。

①小血管病：12%。

②大血管病：10%。

4. 癌症患者中卒中危险因素的处理　卒中二级预防：抗血小板药物、抗凝治疗（对特定患者）、抗高血压药物、降胆固醇药物、戒烟。

5. 癌症患者发生缺血性卒中后的预后

（1）总体存活率中位数：4.5 个月。

（2）影响存活的因素。

①卒中严重程度。

②发病机制：栓塞性梗死最差。

③原发癌：肺癌最差。

④存在转移病灶。

四十一、代谢综合征

代谢综合征（metabolic syndrome）指某些个体有多种血管病危险因素聚集，包括高三酰甘油血症、低 HDL、高血压、异常肥胖及胰岛素抵抗。患代谢综合征的个体缺血性卒中风险增加，推荐对症治疗。

四十二、偏头痛

缺血性卒中与偏头痛(migraine)的关系复杂:偏头痛可以由脑梗死触发;偏头痛可以导致脑梗死(偏头痛性梗死);偏头痛和传统缺血性卒中危险因素共存于同一患者;某些患者还可能存在既易患偏头痛又易患缺血性卒中的疾病(见"CADASIL 和线粒体病"一节)。

1. 偏头痛性梗死的患病率

(1)占所有缺血性卒中的 0.5%～1.5%。

(2)在 45 岁以下的患者中,占缺血性卒中的 10%～15%。

2. 偏头痛性梗死的诊断标准

诊断标准。

①患者既往必须符合有先兆偏头痛的诊断标准。

历时大于 4 分钟逐渐出现 1 个或 1 个以上局灶性神经系统功能异常的症状(先兆),先兆之前、之后或同时发生的头痛持续时间不超过 60 分钟。

②当前发作与经典发作相似,但局灶性神经系统症状是不可逆的且影像学检查证实缺血性梗死。

③诊断性评价排除其他脑梗死的病因。

3. 偏头痛患者缺血性卒中风险

偏头痛患者缺血性卒中风险	
偏头痛分类	$RR(CI)$
偏头痛,普通型	2.16(1.89～2.48)
有先兆偏头痛	2.27(1.61～3.19)
无先兆偏头痛	1.83(1.06～3.15)
女性偏头痛<45 岁	2.76(2.17～3.52)
应用口服避孕药期间偏头痛	8.72(5.05～15.05)

4. 偏头痛患者脑缺血的发病机制

(1)增加缺血性卒中风险。

①偏头痛性梗死:有可能由于太少见以至于未能将之算作卒中危险因素。

②用于治疗偏头痛的血管收缩药物。

关于曲坦类(triptans)和麦角碱类(ergots)的资料相互矛盾。

③与其他卒中危险因素的关系。

a. 卵圆孔未闭:很大程度上是由于相关才被视作偏头痛与缺血性卒中的一个病因,目前这一假设正在研究之中(见"卵圆孔未闭"一节)。

b. 颈段血管夹层:偏头痛在这类患者更常见,单个血管夹层的相对风险度(RR)为 3.6(1.5～8.6),而多个血管夹层的 RR 为 6.7(1.9～24.1);偏头痛与血管夹层之间的机制性联系仍不清楚。

(2)偏头痛性梗死:发病机制不明,但推测有两种机制。

①先兆期间神经扩散性抑制与脑血流量降低有关,有时恰达或略低于缺血阈

值的水平。

②偏头痛期间短暂脑动脉痉挛可导致脑低灌注。

5. 偏头痛患者缺血性卒中的处理

(1)对偏头痛患者,在诊断偏头痛性梗死之前应全面调查常规缺血性卒中危险因素。

(2)应纠正偏头痛伴缺血性卒中患者的危险因素。

①戒烟。

②控制高血压。

③停用口服避孕药。

④避免使用曲坦类和麦角碱类药物。

四十三、线粒体病,包括 MELAS

线粒体病是累及线粒体功能的一组异质性遗传性疾病。此组疾病常累及周围和中枢神经系统;一生中任何时间都可起病。在线粒体脑肌病乳酸性酸中毒卒中样发作(MELAS)、肌阵挛性癫痫和破碎红纤维 (MERFF) 和 Kearns-Sayre (KSS)中均已观察到卒中样发作。通常,卒中样发作的发生与偏头痛有密切的暂时性联系。发生卒中样发作的原因被认为是由能量代谢耗竭而不是血管性原因所致,从而引起局灶性神经功能缺失。MRI 检查结果提示病变的主要成分是血管源性而不是细胞毒性水肿,病变部位不呈典型的血管区域分布。

1. 线粒体病的患病率(西班牙马德里附近地区估计的患病率)　在 14 岁以上人群占 5.7/ 10 万人。

2. 线粒体病的诊断方法

(1)排除其他更常见的疾病。

(2)可疑线粒体疾病的评价。

①病史:确定 CNS、PNS 及器官受累的程度,家族史。

②血液检测:乳酸、丙酮酸、下丘脑垂体轴激素。

③CSF:乳酸、丙酮酸。

④影像学:CT(萎缩、基底节钙化、白质低密度,很大程度上没有特异性),MRI(大多数常见表现已在前面讨论过),MR 频谱分析(乳酸峰值增高)。

⑤EEG:没有疾病特征性类型,但 40%～50% 的线粒体病患者有抽搐发作。EMG/NCS:可见正常、肌病性或联合损害性特征;周围神经病(通常为轴索性感觉-运动性)可见于 25% 的患者。

⑥肌肉/神经活检:可以发现特异性的病理特征。

⑦脑活检:免疫组化评价可以提示呼吸链成分的水平降低,电子显微镜可发现结构上异常的线粒体。

⑧DNA 检测:已经发现线粒体或细胞核 DNA 有多种特异性的突变,而这些突变可用于做出诊断。

3. 线粒体病的处理

(1)除一些基于病例报告的对症疗法,目前没有特效治疗。

（2）避免应用能抑制呼吸的药物，诸如丙戊酸钠、巴比妥类、四环素及吩噻嗪类等。

4. 线粒体病的预后

（1）线粒体应激（例如，感染）期间，可表现为亚临床疾病。

（2）一旦疾病表现出明显的临床症状，病程常为进行性，最终导致多器官受累和死亡。

（3）有 CNS 临床表现的线粒体病患者通常在 30～40 岁死亡。

四十四、Moya-moya 病和综合征

在第 19 章中讨论；又见"镰状细胞病"部分。

四十五、营养

高钠饮食可加重高血压；高碳水化合物饮食对糖尿病患者的血糖控制不利；饮食过量可导致肥胖（见后）。因此，对缺血性卒中患者，特别是那些有多种缺血性卒中危险因素者，应该提供营养咨询。营养目标包括减少钠及增加钾的摄入，增加水果和蔬菜的摄入，食用低脂乳制品，并减少饱和脂肪酸的摄入。

四十六、肥胖

肥胖率在美国持续增加，2009—2010 年的调查数据显示，2/3 以上的成人及 1/3 以上的儿童超重，1/3 以上的成人肥胖。肥胖与包括高血压和糖尿病在内的已经充分确立的缺血性卒中危险因素有关，并且肥胖患者增加了卒中的死亡率。尽管没有研究显示降低体重有益于减少卒中风险本身，但降低体重的确能降低血压和血糖。

> **AHA2014 一级预防推荐**
> 在超重（BMI 25～29kg/m²）和肥胖（BMI 30kg/m²）的人群中，推荐减重以预防脑卒中。
> **AHA2006 建议**
> 对于缺血性卒中或 TIA 患者，建议将体重降低至 18.5～24.9kg/m² 体重指数的目标。

四十七、阻塞性睡眠呼吸暂停

阻塞性睡眠呼吸暂停（obstructive sleep apnea，OSA）是一种最常见的睡眠障碍性呼吸疾病，特征是睡眠中重复发作的上呼吸道梗阻，伴随动脉血氧水平降低及二氧化碳水平升高。发作性觉醒与呼吸恢复和短暂血压升高有关。OSA 已经越来越多地被公认为一种可伴随，而实际上却可引起或加重其他内科疾病（包括高血压、肺动脉高压、糖尿病及胃食管反流病）的疾病。

OSA 以睡眠时反复发作的上呼吸道阻塞为特征，发作期间可有动脉血氧浓度下降和二氧化碳浓度升高。发作期间被唤醒后，呼吸恢复可伴有短暂血压升高。OSA 与卒中风险关系密切，且 OSA 在急性缺血性卒中患者中的患病率高。OSA

可间接地通过加重体循环高血压或直接地通过对脑血管结构的影响而增加卒中风险。有人提出假设，呼吸暂停发作期间高碳酸血症和低氧血症可随时间推移而影响脑血管反应性并引起内皮功能异常和血小板激活。目前正在研究应用持续呼吸道正压（CPAP）是否能影响卒中风险、卒中后恢复或死亡率。CPAP 应谨慎用于急性卒中患者，尤其是那些有误吸风险者。

四十八、口服避孕药

口服避孕药(oral contraceptives,OCP)与卒中风险增高有关。任何一位患者在任何时间的卒中风险水平可受药物成分(雌激素或孕激素或两者的混合物、雌激素或孕激素的特殊剂量和类型)、用药疗程、当前还是既往用药及相关疾病(见后)的影响。

1. 卒中风险或许是由 OCP 相关的高凝状态、高血压和(或)脂代谢改变所致。

2. OCP 所致脑缺血的发病机制。

(1)静脉血栓形成和栓塞。

①反常栓塞。

②脑静脉窦或静脉血栓形成。

(2)动脉血栓形成。

与高血压和(或)脂代谢改变有关。

3. 缺血性卒中风险的水平与 OCP 应用的关系。

(1)定义。

①大剂量雌激素：$\geqslant 50\mu g$。

②小剂量雌激素：$\leqslant 50\mu g$。

(2)孕激素 OCP 的作用。

①使用含雌激素和含孕激素 OCP 的卒中风险方面的资料相互矛盾。

②与仅含雌激素或两者混合的 OCP 相比，使用仅含孕激素的 OCP 的卒中风险或许较低。

(3)育龄妇女缺血性卒中的发生率。

汇编自 Meta 分析(表 16-15)。

表 16-15 使用口服避孕药的缺血性卒中风险

	缺血性卒中的患病率
未使用 OCP 的育龄妇女	4.4/100 000
使用 OCP 的育龄妇女	8.5/100 000 NNH＝1 缺血性卒中/24 000 使用 OCP 治疗的妇女

4. OCP 使用者中增加卒中风险的疾病包括高血压、吸烟、偏头痛及年龄＞35 岁。

5. OCP 的处方指南。

(1)包括世界卫生组织和 AHA 在内的几家专业组织已经推出了各自的 OCP 处方指南。

(2)美国妇产科医师学会（ACOG）临床实践简报（2006 年）针对有可能增加卒中风险的共存内科疾病的妇女，发表了一份全面标准的个体化 OCP 处方使用法则。

四十九、卵圆孔未闭

心脏间隔部异常与脑缺血的关系是有争议的。在成年人中所发现的心脏间隔部异常中卵圆孔未闭(patent foramen ovale，PFO)是最常见的，且 PFO 在年轻隐源性缺血性卒中患者中的发生率较高，从而产生 PFO 与缺血性卒中有因果关系的假设。最近，研究发现 PFO 在老年(≥55 岁)隐源性缺血性卒中患者中的患病率也较高。不幸的是，许多医生已经将这一假设作为一个被证实的事实(不正当的关联)来接受并支持将 PFO 封堵术作为一种卒中预防的方法。目前，对药物治疗下仍有复发性缺血性卒中患者，PFO 封堵术正在研究之中。

1. PFO 的患病率。

(1)正常人群：20%～50% 。

(2)在<55 岁隐源性缺血性卒中患者中为 43.9%，而在那些有某一已知常规病因所致卒中的患者中为 14.3%。

(3)在≥55 岁隐源性缺血性卒中患者中为 28.3%，而在那些有某一已知常规病因所致卒中的患者中为 11.9%。

2. PFO 患者缺血性卒中的潜在发病机制。

(1) 深静脉血栓形成和反常性栓塞。

在临床实践中罕见得到证实。

(2)PFO 附近或之内血栓形成并导致栓塞。

很可能因存在心房间隔动脉瘤(ASAN)而致风险增加(表 16-16)。

(3)心律失常(最可能的是 AF)并致栓塞。

很可能因存在 ASAN 而致风险增加。

3. 3 项关于 STARFlex® 和 Amplatzer PFO 封堵装置前瞻性多中心试验结果(CLOSURE I，RESPECT，PC)显示进行 PFO 封堵术患者无临床与获益(总体卒中复发率可能下降，但伴随着装置相关性房颤和其他并发症的增加)。美国神经病学会更新了指南来反映这种情况。

4. PFO 的处理。

(1)抗血小板作为缺血性卒中二级预防。

(2)华法林用于同时有诸如已证实的高凝状态和(或)深静脉血栓形成等抗凝治疗适应证的患者。

(3)如果在充分药物治疗下仍有缺血性卒中复发，那么可以考虑 PFO 封堵术，否则 PFO 封堵术仅限于临床试验。

表 16-16　卵圆孔未闭患者缺血性卒中的复发

| | 复发性缺血性卒中或 TIA 患者(%) | | | |
	1 年	2 年	3 年	4 年
无 PFO	3.0	4.7	5.2	6.2
PFO	3.7	4.6	5.6	5.6
PFO+ASAN	5.9	8.0	10.3	19.2

源自：Mas 等，经许可使用

五十、缺乏运动

适当体力活动会降低缺血性卒中风险,很可能是由于对血压、体重及葡萄糖代谢的有益影响。AHA 还建议每一个脑卒中幸存者应该定制一个体育活动目标和计划作为后期康复训练的一部分。

AHA2014 一级预防推荐
体育活动会降低脑卒中风险,健康成人至少在一周中有 3~4 天参与 40 分钟的中、高强度的有氧运动。

五十一、肺动静脉畸形

肺动静脉畸形(pulmonary arteriovenous malformation,PAVM)是肺动脉与肺静脉之间的异常交通。绝大多数病变是先天性的,其中 47%~80% 患者发生在遗传性出血性毛细血管扩张症(HHT;Osler-Weber-Rendu 综合征)。HHT 是常染色体显性遗传病,伴有不同的外显率。肺症状取决于肺循环的右向左分流程度,13%~55% 的患者无症状;其余患者伴随运动呼吸困难、发绀和槌状指。有些患者会出现咯血,还有研究发现 HHT 和其他器官的 AVMs 存在相关,如鼻出血、黑粪及神经系统病变包括偏头痛、癫痫、短暂性脑缺血发作、脑脓肿及缺血性卒中。对 76 例肺 AVMs 患者研究发现 73% 患者出现短暂性脑缺血,18% 患者发生过卒中。脑缺血和感染的发病机制被认为是与经过 AVMs 的反常右到左分流相关。肺 AVMs 诊断通常通过增强的胸部 CT 或者肺部血管造影术。使用搅拌生理盐水的 TCD 可以检测 AVMs 导致的右向左分流。治疗可以选择用可脱性弹簧圈栓塞(栓塞治疗),外科切除术用于对栓塞术无反应或技术上不适合的患者。

五十二、右向左分流

见"卵圆孔未闭和肺动静脉畸形"一节。

五十三、性别

绝经前的白种人女性的缺血性脑卒中发生率较男性低。这种差异随着年龄的增加而消失,并受到种族的影响,例如非裔美国女性较同龄的白种人女性或男性发生缺血性脑卒中的概率更高。女性缺血性脑卒中的预后较男性差,这可能与女性第一次发生缺血性脑卒中年龄较大相关。在美国,缺血性脑卒中是导致死亡的第五大原因,但却是导致女性死亡的第三大原因。由于这种性别的差异,2014 年 AHA 制定了预防女性发生脑卒中的指南。该指南整理了与脑卒中相关的女性特有的危险因素,如怀孕、口服避孕药以及激素替代等,同时也包括了传统的危险因素,如偏头痛、心房纤颤、肥胖等。

五十四、镰状细胞病

大约 70 000 美国人患镰状细胞病(sickle cell disease,SCD)。有 4 种常见的

SCD 基因型,其中血红蛋白 S 纯合子($HbSS$)在美国最多见。SCD 患者易患缺血性(主要见于儿童)和出血性卒中(主要见于成人)。通过 MRI 和 MRA 筛查发现 SS 患者中 46% 的患者有脑梗死及脑萎缩,64% 的患者有血管病变证据。高达 22% 的儿童患者可有静息性脑梗死(silent infarctions):MRI 上的病变符合脑梗死,而脑梗死的发生不伴临床症状和体征。

1. SCD 患者中缺血性卒中的发生率

(1)对于未治疗患者,如果经颅多普勒(TCD)上远端 ICA 或近端 MCA 的血流速度≥200cm/s²:每年 10%～13%。

(2)总体上,7%～11% 的 HbSS 儿童会患卒中。

2. SCD 中缺血性卒中的发病机制

(1)血液黏度和镰状细胞对血管内皮的黏附性增加可造成毛细血管闭塞。

(2)包括血小板激活在内的慢性凝血途径的激活。

(3)一氧化碳耗竭后伴随的内皮功能紊乱。

(4)进行性闭塞性和增生性血管病。

①可导致以远端颈内动脉和近端大脑中动脉狭窄/闭塞伴血栓栓塞或血流动力性供血不足所致脑梗死为特征的 Moya moya 综合征(见第 18 章)。

②继发性血管再生,通常是在 ICA 分叉附近的基底节之内,可以使成年患者易出血。

3. SCD 患者缺血性卒中的一级预防

(1)输血。

①从 2 岁开始进行 TCD 检测;TCD 上远端 ICA/近端 MCA 的血流速度≥200 cm/s,预示缺血性卒中的高风险。

②益处:患卒中的风险性降低 92% 且可使 TCD 上的血流速度恢复正常。

目标:将血红蛋白 S 的比例降低至<30% 并使 TCD 上的血流速度恢复正常。

③风险性:可能导致含铁血黄素沉着症、静脉穿刺入路困难及其他并发症。

(2)羟基脲。

①增加胎儿血红蛋白(HbF)的比例。

a. HbF 不能并入 HbS 聚合体(镰状形态程度小)。

b. 增加 HbF 可降低 HbS 的比例,具有保护性。

c. 其他有益的作用:降低白细胞计数和血液黏稠度,提高血管反应性。

②降低 TCD 上血流速度。

③降低患卒中的风险性。

a. 羟基脲/放血疗法:5.7 次卒中/100 位患者 1 年。

b. 羟基脲滴定疗法期间用羟基脲和输血:3.6 次卒中/100 位患者 1 年。

4. SCD 中缺血性卒中的二级预防

(1)输血。

①目标:将血红蛋白 S 降低至小于总量的 30% 并增加总量血红蛋白至>100g/L。

②红细胞去除(换血治疗)是急性期的首选治疗。

③手工操作换血和单纯输血可在慢性期使用。

（2）羟基脲。

（3）造血干细胞移植。

目前正在研究之中。

5. SCD 缺血性卒中的复发 在用输血治疗的患者中高达 23％。

①57％的患者接受单纯输血治疗。

②21％的患者接受换血治疗。

五十五、镰状细胞遗传性状

镰状细胞遗传性状（sickle cell trait）是血红蛋白 S 的杂合子，在全世界超过 3 亿人。这个基因被认为对含有相对抵抗疟疾的杂合子有益。有零散的报道指出除镰状细胞遗传性状外无已知危险因素的青年及儿童出现了卒中。伴有镰状细胞遗传性状的儿童中 MRI 检查 10％出现实质异常，19％表现为迂曲血管病变。本书作者已经发现在一些伴有镰状细胞遗传性状的患者中出现 moyamoya 综合征的血管病变。一项研究显示，镰状细胞遗传性状较无此基因者缺血性卒中风险降低 15 倍，但出血性卒中的风险高 10 倍。但是，一般说来具有杂合特征的人有正常寿命，并且没有足够的证据显示杂合特征本身是卒中的独立危险因素。

五十六、睡眠障碍性呼吸疾病

见"阻塞性睡眠呼吸暂停"一节。

五十七、脊髓缺血

见第 20 章。

五十八、烟草

吸含有烟草的香烟会增加独立于其他危险因素之外的缺血性卒中的风险。这一风险在戒烟 5 年后降低至基线水平。戒烟的方法包括心理和药物：有 7 种药物被 FDA 批准用于戒烟治疗：尼古丁贴剂、尼古丁咀嚼胶、尼古丁口含片、尼古丁吸入剂、尼古丁鼻喷剂、安非拉酮、瓦伦尼克林。

五十九、心脏瓣膜病

心脏瓣膜异常可导致缺血性卒中。二尖瓣脱垂（MVP）是成人中最常见的心

有助于戒烟的药物:安非拉酮(Bupropion)与瓦伦尼克林(Varenicline)

瓦伦尼克林(Varenicline)(在美国为 Chantix™而在欧洲、墨西哥及加拿大为Champix®;Pfizer,New York,NY)是烟碱乙酰胆碱受体 $\alpha_4\beta_2$ 亚型的部分性激动药,它已被证实能提高吸烟戒断率。自从 2006 年开始应用以来,因其不良反应小且疗效好,瓦伦尼克林比安非拉酮更受欢迎(表 16-17)。然而,它的价格却更高,最近,不良事件报告数据库显示瓦伦尼克林较安非拉酮有更高的抑郁率和自杀率。

标准的瓦伦尼克林剂量是 0.5mg 片剂,每天 1 次,每次 1 片,3 天;之后每天 2 次,每次 1 片,4 天;然后每天 2 次,每次 2 片,12 周。如果未达到戒烟目的,可以再继续服用 12 周。不良反应不多见,但可有恶心、头痛、胃肠胀气和失眠。

安非拉酮(Bupropion SR)(Zyban®,GlaxoSmithKline,Research Triangle Park,N.C.)已被证实通过其对尼古丁渴望的影响而有效地提高吸烟戒断率。标准剂量为150mg 片剂,每天 1 片,服用 3 天,然后每天 1 片,每天 2 次,服用 7～12 周。为了戒烟不应服用更大的剂量。患者应遵从包装内的说明书,服用 1 周 Zyban 后戒烟,以获得稳定状态的血液浓度。常见药物不良反应是口干和失眠,通常为自限性。最常见的不良反应是抽搐发作,尤其是对有抽搐病史或其他可降低抽搐发作阈值疾病的患者。

表 16-17　瓦伦尼克林在戒烟中的作用

戒烟 12 个月	*OR*(*CI*)
瓦伦尼克林 *vs.*安慰剂	3.22(2.43～4.27)
瓦伦尼克林 *vs.*安非拉酮	1.66(1.28～2.16)

引自:Cahii et al.,with permission

AHA2006 年建议

应劝告所有吸烟的缺血性卒中患者戒烟,并推荐使用戒烟辅助方法,包括尼古丁给药装置,诸如口香糖、戒烟贴或者药物制剂。

脏瓣膜病(valvulopathies)且被认为是少数隐源性卒中患者脑栓塞的一个原因。MVP 还可导致细菌性心内膜炎。二尖瓣环钙化可能与心脏传导异常有关并被认为是心源性梗死的一个危险因素。人工机械瓣膜极具致血栓性并需要终身华法林抗凝治疗。风湿性二尖瓣病和其他心脏瓣膜病变可伴有心房纤颤,从而显著地增加患心源性栓塞的风险性。

1. 心脏瓣膜病患缺血性卒中的风险性

(1)风湿性二尖瓣疾病,复发性栓塞:30％～65％ ,最常发生初次发作后 6 个月之内。

(2)人工机械瓣膜:未接受抗凝治疗者为每年 4％,接受抗凝治疗者为每年 1％。

(3)人工生物瓣膜:每年 1％,瓣膜替换手术后 3 个月内的风险性最高。

(4)MVP、MAC、主动脉瓣疾病:风险性未被确定。

2. 心脏瓣膜疾病患者缺血性卒中的风险管理

(1)风湿性心脏病。

①一级预防。

a. 患心房纤颤:终身华法林治疗,目标 INR 2～3。

b. 患二尖瓣或三尖瓣狭窄和窦性心律伴心房增大或心房内血凝块：长期华法林治疗，目标 INR2～3。

　　c. 转诊做瓣膜修复。

　　②二级预防。

　　a. 长期华法林抗凝治疗，目标 INR2.5～3.5。

　　b. 对于在合理华法林抗凝治疗下仍有复发栓塞的病例，在华法林基础上加用阿司匹林，每天 81mg。

　　（2）人工心脏瓣膜。

　　①现代机械瓣膜。

　　a. 终身华法林抗凝治疗，目标 INR2.5～3.5。

　　b. 对于合理华法林抗凝治疗下仍有血栓栓塞的病例，在华法林基础上加用阿司匹林，每天 75～100mg。

　　c. 笼式球形瓣膜或碟形瓣膜可以考虑更高的 INR 目标（3～4.5）。

　　②人工生物瓣膜。

　　a. 一级预防：如果是二尖瓣人工生物瓣膜，术后 3 个月内口服抗凝药达目标 INR2～3，若是窦性心律则每天 ASA 325mg；对主动脉瓣人工生物瓣膜也可考虑同样的治疗方法。

　　b. 二级预防：长期华法林治疗，目标 INR2～3。

　　（3）MAC、MVP、主动脉瓣疾病：发生 TIA 或者缺血性卒中情况下建议抗血小板治疗。

六十、血管炎

　　血管炎（vasculitis）是炎症性血管病。CNS 血管炎可伴有系统性血管炎，它可以是原发性的，即局限于 CNS，它也可能与一种结缔组织病或其他系统性疾病过程相关。血管炎可以从多个方面进行分类，包括主要受累血管的大小（小、中或大）或者病理过程的类型（坏死性、免疫复合物介导的、肉芽肿等）（表 16-18）。

表 16-18　原发性系统性血管炎的分类

血管大小	病理生理学	实例
大（主动脉、大动脉）	肉芽肿性血管炎	巨细胞性动脉炎、Takayasu 大动脉炎
中（动脉、小动脉）	坏死性动脉炎	结节性多动脉炎
小（小动脉、毛细血管静脉、小静脉）	血管免疫复合物 少见的血管免疫复合物	红斑狼疮性血管炎、风湿性血管炎、Wegener 肉芽肿、Churg-Strauss 综合征

　　CNS 血管炎通常表现为长期和进行性大脑功能下降、脑病、抽搐发作及缺血性和出血性病变。尽管在解释显示有炎症性血管病特征性表现的脑血管造影时经常会考虑到血管炎，但应记住不能单凭血管造影就做出血管炎的诊断，这一点很重要。血管炎是一个病理诊断，在没有组织学诊断的情况下，做出诊断需要有相应的

临床病史、体检结果、CSF 和其他实验室指标以及相应的影像学检查。

1. 系统性血管炎

(1)巨细胞性动脉炎(亦称颞动脉炎、Horton 病、Hutchinson-Horton 病)。

①特征。

a. 50 岁的成年人中最常见的原发性血管炎。

b. 血管周围炎症导致血管内膜增生,通常没有血栓形成。大多数为颅外动脉受累,但 20%～50% 可表现为视力缺失或缺血性卒中。

c. 头痛是最常见的症状,见于 65%～75% 的患者。

d. 可发生头皮压痛和咀嚼间歇性障碍,高度提示诊断。

②相关检查结果:红细胞沉降率(ESR)增快,如果临床上高度怀疑,则正常 ESR 可能没有意义。

③诊断标准(需要 5 项之中的 3 项)。

a. 发病年龄 50 岁。

b. 新发病或新类型的头痛。

c. 颞动脉压痛或搏动减弱。

d. Westergren ESR>50mm/h。

e. 颞动脉活检阳性。

④治疗。

a. 应用皮质类固醇的免疫抑制治疗。

b. 对缺血性卒中患者,可考虑抗栓治疗。

(2)Takayasu 动脉炎(亦称无脉症)。

①特征。

a. 累及主动脉和其分支,但颅内动脉受累也可发生。

b. 中膜和外膜增厚导致血管狭窄和闭塞。神经系统症状通常短暂(TIA),但脑梗死也可发生。

②相关检查结果:疾病的恶化可能与 ESR 增快相关。

③诊断标准(需要 6 项之中的 3 项)。

a. 发病年龄<40 岁。

b. 肢体间歇性跛行。

c. 股动脉搏动减弱。

d. 双上肢之间的血压相差>10mmHg。

e. 锁骨下动脉上方杂音。

f. 异常的动脉造影。

④治疗。

a. 应用皮质类固醇的免疫抑制治疗。

b. 可能需要环磷酰胺、硫唑嘌呤、氨甲蝶呤或其他治疗。

(3)结节性多动脉炎(PAN)。

①特征。

a. 最常见的坏死性血管炎。

b. 以血管壁破坏和动脉瘤形成为特征。

c. 累及脑、神经、骨骼肌、心脏和肾。

d. 大脑微血管病变较中等直径脑血管炎常见。

②相关发现。

a. 可能存在肝炎。

b. 周围神经受累通常为多发性单神经病(散在、非对称性多部位神经受累)。

③诊断标准(要求满足 10 项中的 3 项)。

a. 体重下降≥4kg。

b. 网状青斑。

c. 睾丸触痛。

d. 肌痛、乏力、腿部压痛。

e. 单神经病或者多发性神经病。

f. 舒张压大于 90mmHg。

g. 血尿素氮或者肌酐升高。

h. 乙型肝炎表面抗体或抗原阳性。

i. 造影存在内脏动脉瘤或闭塞。

j. 活检提示血管壁可见粒细胞或者粒细胞和单核细胞。

④治疗。

a. 用皮质类固醇的免疫抑制治疗。

b. 可能需要环磷酰胺、硫唑嘌呤、氨甲蝶呤或其他治疗。

(4)Wegener 肉芽肿(亦称坏死性肉芽肿性多血管炎)。

①特征。

a. 坏死性血管炎。

b. 呼吸道肉芽肿性浸润和坏死性肾小球肾炎。

②相关检查结果。

a. 循环抗中性粒细胞胞浆抗体（cANCA）的存在。

b. 泛化的疾病:除肺和肾受累,还表现为关节炎、可触及的紫癜、周围神经病,罕见脑梗死(梗死可由非细菌性血栓性心内膜炎或脑血管炎所致)。

③诊断标准(需符合 4 项中的 2 项)。

a. 口腔溃疡或脓性、血性鼻腔分泌物。

b. 胸部 X 线片示结节、浸润或者空洞。

c. 镜下血尿或红细胞管型。

d. 活检发现动脉或小动脉之内或周围的肉芽肿性炎症。

④治疗。

a. 皮质类固醇的免疫抑制治疗。

b. 可能需要环磷酰胺、硫唑嘌呤、氨甲蝶呤或其他治疗。

(5)Churg-Strauss 血管炎(亦称变态反应性肉芽肿性血管炎)。

①特征。

a. 坏死性血管炎。

b. 呼吸系统受累。

c. 罕见由嗜酸性脑血管炎导致的脑梗死。

②相关检查结果：嗜酸性粒细胞增多、肺部浸润、鼻息肉、皮疹和胃肠道紊乱。

③诊断标准（要求符合以下 6 项中的 4 项）。

a. 哮喘。

b. 外周嗜酸性粒细胞大于白细胞总数的 10%。

c. 血管炎导致的周围神经病变。

d. 暂时性的肺部浸润。

e. 鼻窦异常。

f. 活检显示血管周围有嗜酸性粒细胞。

④治疗。

a. 皮质类固醇的免疫抑制治疗。

b. 可能需要环磷酰胺、硫唑嘌呤、氨甲蝶呤或其他治疗。

2. 原发性 CNS 血管炎（亦称 CNS 血管炎、CNS 肉芽肿性血管炎、CNS 原发性血管炎、CNS 孤立性血管炎）

(1)特征。

①累及皮质和软脑膜血管，通常为小动脉。

②节段性肉芽肿性血管炎。

③T 细胞介导。

(2)临床特点。

①男性多于女性（4∶3），发病年龄通常为中年。

②典型表现为亚急性、进展性头痛，认知功能下降，脑病，癫痫和局灶性神经功能缺损，迁延数周至数月。

(3)诊断标准。

①确诊：脑活检显示血管周围肉芽肿性浸润。

②可能。

a. 动脉造影血管呈串珠样改变。

b. 神经系统功能状态下降至少 3 个月。

c. 脑脊液蛋白升高和白细胞计数增加。

排除其他疾病

③脑组织活检：尽管皮质和软脑膜活检有时可以阴性（由于活检针没有穿刺到炎性病灶），但做脑活检至关重要，尤其是对病情正在恶化并拟行环磷酰胺治疗的患者，因为活检也许会给出诸如血管内淋巴瘤等其他诊断。

(4)治疗：用皮质类固醇行免疫抑制治疗；对某些患者也许需要用环磷酰胺。

3. 继发性 CNS 血管炎

(1)与 CNS 感染相关的血管炎。

①特征:动脉周围的炎性渗出导致纤维化和血管收缩,而直接的血管感染/侵犯导致管腔狭窄。

②具有代表性的几种与 CNS 血管炎相关的感染。

a. 累及中小血管的脑脊髓膜血管梅毒(亦称 Heubner 动脉炎)。

b. 累及基底动脉及其脑桥穿支的结核分枝杆菌性或真菌性基底脑膜炎。

c. 累及软脑膜血管的细菌性脑膜炎。

d. 人类免疫缺陷病毒(HIV),尽管病因可能和例如水痘带状疱疹感染源共存相关(见后)。

e. 水痘带状疱疹性血管炎。

水痘带状疱疹性血管炎

潜伏性水痘带状病毒(VZV)的再激活通常发生在>60 岁的患者并且可以导致或不导致特征性体表分布的皮疹。在具有免疫能力的宿主,三叉神经节处 VZV 再激活数周后有时可以发生缺血性卒中。在病理上,脑缺血是由脑动脉的肉芽肿-坏死性血管炎所致,受累动脉通常为颈内动脉、大脑中动脉或大脑前动脉。在有免疫缺陷的宿主,VZV 再激活可以导致小血管性血管炎和伴发的脑炎和(或)脊髓炎。脑脊液中抗 VZV IgG 是 VZV 血管病的敏感标志物。

③与感染有关的 CNS 血管炎的诊断。

a. HIV 检查:CSF 检查,包括白细胞计数、红细胞计数、蛋白和糖含量、革兰染色和培养、特殊病毒聚合酶链反应(PCR)实验、抗 VZV IgG 抗体、抗酸染色、墨汁染色、隐球菌抗原、VDRL(梅毒检查)以及细菌、真菌、结核杆菌培养。血清隐球菌抗原检查对怀疑隐球菌脑膜炎有帮助。近来开发的 γ 干扰素释放试验已应用于结核病诊断中。

b. 脑磁共振成像:脑梗死,或少见情况下脑出血。

c. 脑血管造影(图 16-3)。

d. 脑活检。

④感染性 CNS 血管炎的治疗。

a. 按 CNS 剂量应用适当的抗生素治疗潜在感染。

b. 合用皮质类固醇。

• 对社区获得性细菌性脑膜炎,首剂抗生素之前开始应用地塞米松可改善预后。

• 与抗病毒治疗一起应用的皮质类固醇已经被应用于 VZV 血管炎并且也可能有助于其他类似疾病。

(2)与结缔组织病相关的 CNS 血管炎。

①特征:围绕动脉的炎性渗出导致血管纤维化和收缩,从而引起血管管腔狭窄。

②有代表性的 CNS 血管炎相关性结缔组织病。

a. 系统性红斑狼疮(SLE):累及多个器官的自身免疫性疾病。

系统性红斑狼疮

尽管脑血管炎经常被认作是 SLE 患者脑梗死的一个原因,但相对来说却是罕见的。一项对 SLE 患者病理标本的半定量研究表明,真正有血管壁炎症的血管炎仅见 24 例中的 3 例。SLE 患者脑缺血的其他更常见的原因:非炎性脑血管病、抗磷脂抗体综合征(见"凝血病"一节)、由高血压所致的脑微血管病以及由 Libman-Sacks 心内膜炎所致的心源性栓塞(见"心内膜炎"一节)。

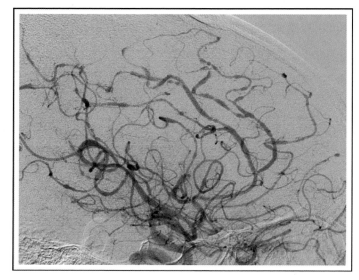

图 16-3　CNS 血管炎

颈动脉侧位造影显示 HIV 相关的 CNS 血管炎,图片显示远端血管广泛特征性的串珠样改变,这是典型但非特异性表现,其他病症(如 Fleming 综合征)可以表现非常相似

　　b. 类风湿关节炎(RA):一种多系统疾病,可通过引起淋巴细胞性硬脑膜炎和血管炎而累及大脑。

　　c. 干燥综合征:以角结膜炎、口腔干燥和可累及包括大脑在内的多个器官的结节性多动脉炎样(PAN-like)血管炎为特征;与血液中存在 Ro(SS-A)和 La(SS-B)抗体相关,发现这 2 种抗体有助于诊断。

　　③结缔组织病的诊断。

　　a. 结缔组织病的临床和病史证据。

　　b. 适合于疑诊患者的实验室检查,包括血清类风湿因子(RA)、SS-A 和 SS-B 抗体(干燥综合征)、抗核抗体和抗 DNA 抗体 (SLE)及其他。

　　④结缔组织病的治疗:疾病特异性的,通常涉及免疫抑制。

　　(3)毒品滥用相关的 CNS 血管炎。

　　①特征:坏死性动脉炎,与结节性多动脉炎(PAN)相似。

　　②特定药物

a. 安非他明：应用安非他明可能与脑出血或脑缺血相关（在有血管造影提示和组织学证实血管炎的情况下）。

b. 可卡因。

可卡因与卒中

任何途径应用可卡因都可诱发缺血性和出血性卒中。急性高血压被认为与出血相关，尤其是在慢性高血压性血管病情况下或有颅内动脉瘤的患者。慢性高血压性血管病、微血管病和急性血管痉挛被认为与缺血性卒中风险有关。静脉内应用也可诱发心内膜炎。与安非他明相关性脑血管炎不同，真正的脑血管炎在长期可卡因滥用者中并非总是能得到证实。

c. 海洛因和其他阿片类药物：尽管缺乏炎症病因的组织学证据，但已经观察到可导致脑缺血的血管病变；心内膜炎是海洛因滥用导致脑缺血的另一个常见病因。

③诊断：病史、体格检查（注射针穿刺痕迹）、尿液药物筛检。

④卒中预防：戒除滥用毒品。

（4）与其他系统性疾病有关的 CNS 血管炎。

①Behcet 病：以口腔和生殖器溃疡及虹膜炎为特征，伴随的血管炎可累及脑组织，治疗针对基础疾病。

②副肿瘤性脑炎：血管周围炎症有时伴发脑炎，治疗针对基础肿瘤。

③淋巴瘤：已观察到与原发性 CNS 血管炎相似的一种相关性 CNS 血管炎，治疗针对基础肿瘤。

六十一、血管痉挛（血管收缩）

通用术语血管收缩或血管痉挛指的是功能性血管平滑肌细胞收缩。这一术语意味着可逆性，但血管处在痉挛状态的时间长短是可变的，从数秒至数天不等。在神经病学领域，血管痉挛通常见于动脉瘤蛛网膜下腔出血 7～14 天后的患者。蛛网膜下腔出血后的血管痉挛最初以血管功能性收缩导致管腔狭窄为特征，而接下来进一步的收缩加重导致血管内部的实体结构性改变：内膜增生伴随管腔的进一步狭窄，接下来中膜坏死。在一小部分患者中，这些血管的改变导致脑缺血；5%～10%因蛛网膜下腔出血住院的患者将死于血管痉挛。蛛网膜下腔出血血管痉挛在第 12 章讲述。

1. Call-Fleming 综合征（又叫可逆性脑血管收缩综合征、良性脑血管病、产后脑血管病），见第 12 章。

（1）特点。

①大多数为女性患者。

②类似蛛网膜下腔出血的霹雳样头痛，伴有抽搐、恶心、呕吐。

③急性期，头 CT 通常正常、腰椎穿刺表现正常；脑血管造影表现为广泛动脉血管狭窄，有时类似血管炎的表现。

（2）伴随条件，可能的诱发因素。

①拟交感活性或血清素类药物。

②偏头痛。

③孕期或产后（又叫作产后脑血管病）。

（3）诊断（表 16-19）。

表 16-19　Call-Fleming 综合征与中枢神经系统血管炎的区别

Call-Fleming 综合征	原发性中枢神经系统血管炎
女性多发	男性稍多
突然起病	缓慢起病
感觉、知觉正常	感觉、知觉异常
脑脊液正常	脑脊液异常
MRI 可以正常[a]	MRI 多数异常
脑血管造影异常	脑血管造影可以正常
4～12 周恢复	需要较长的免疫支持治疗

[a] 在 13 例患者中，不正常包括白质改变（3 例），梗死（4 例），蛛网膜下腔出血（1 例），颅内出血（2 例）

（4）治疗：没有对照试验数据提供。

①回顾 16 例患者，下面的治疗方法取得较好治疗效果。

a. 无针对性治疗方案。

b. 钙通道阻滞药（如维拉帕米）。

c. 类固醇皮质激素（小于 6 个月）。

d. 细胞毒性药物（小部分患者）。

②当前，依据少量经验通常应用短疗程类固醇激素伴或不伴钙通道阻滞药。

③如果局灶性神经功能缺损加重：在一些患者可以选择高灌注的方法，扩容或球囊血管成形术。

（5）预后。

①在大多数患者，随着症状缓解，血管造影变化在数周内消失，过程是良性的。

②可能发生缺血和出血性卒中，但通常不会导致严重致残。

2. 其他导致短暂性脑血管痉挛的因素包括：药物滥用、神经外科或神经介入治疗过程中对血管的直接刺激、高度应激状态和偏头痛。

第六节　急性缺血性卒中：临床表现

在脑组织梗死发生之前，如果引起脑血流量减少的病变部位得到合理治疗，脑缺血(神经系统症状体征)可以得到逆转。依据症状演变的时间(时间分类)和特定的症状部位(症状分类),不同患者的急性脑梗死可以有不同的临床表现。

近期,回顾了大于 2000 例缺血性卒中的患者,51% 的病变部位在大脑中动脉供血区,13% 在典型小血管分布区,11% 在脑干,9% 大于一个区域,7% 大脑后动脉血管区域,5% 大脑前动脉血管区域,4% 在小脑。

一、临时分型

脑缺血按时间分型的某些方面目前已经过时;然而,了解症状演变的时间模式有助于推测脑缺血的发生机制,更重要的是有助于阻止即将发生和继续进展的缺血,继发性脑损伤和脑缺血的系列并发症。如果一个患者局灶的神经损害症状得到缓解,这种损害一般是缺血性的,例如短暂性脑缺血发作(TIA),患者应被紧急评估,而不能因为他/她只是 TIA 而被遣散。这种患者有很高的卒中风险(见第六节)。一旦 TIA 的病因被认定,潜在的病因被治疗,这种患者是能被挽救的。

MRI 技术的出现对脑梗死有比较高的敏感性,临床上能够较容易诊断 TIA 和急性缺血性卒中,事实上许多 TIA 患者即使在神经功能缺损症状完全缓解的背景下,DWI 影像上仍有梗死的证据。归根结底,这种结果混淆了缓解的和持续性损害的患者,如果以缺血为本质,应该被同等对待。反之,临床上关于 TIA 和急性缺血性脑卒中的表述已经被建议为:急性缺血性脑血管综合征。

1. 短暂性脑缺血发作(TIA) 急性起病的局灶性血管源性神经功能缺损,通常持续数分钟,能够完全缓解。

(1)最初 1975 年的概念是:缺血导致的脑功能损害能够完全缓解,持续不超过 24 小时,而接下来的结果显示大多数 TIA 患者持续时间不超过 1 小时。

(2)新的基于组织影像学的概念:短暂的脑、脊髓、视网膜缺血,没有影像学梗死证据。

(3)症状的出现或者因为栓塞,局部血栓形成或低灌注,缓解是因为自发的血栓溶解或系统性的血压增高通过侧支循环或严重狭窄的动脉血管使脑灌注改善。

(4)短暂性神经功能缺损的不同病因:脑缺血、偏头痛、癫痫、发作后瘫痪、转换障碍。

(5)TIA 的预后见第六节。

(6)短暂性全面遗忘(TGA)有时也被分类为 TIA,尽管其病因仍有争议。

短暂性全面遗忘

　　TGA 以突然发生的顺行性遗忘伴有重复问题如"我在哪儿?"和"我们在干什么?",通常发生在中年人。没有额外的神经功能缺损,症状持续数分钟到数小时自行缓解。大多数患者这种症状不再发生。TGA 没有血管危险因素发生率的增加,但已经发现一些 TGA 的诱发事件,诸如性交、疼痛、洗热水澡和以往曾经熟悉的体育锻炼等。

　　有不同的假设来解释这种症状的病因学,包括短暂性脑缺血、扩散性抑制、抽搐、静脉淤血。静脉淤血机制当前比较盛行,尽管不同的患者有不同的原因。

　　2. 频发性 TIA

　　(1)以往源于脑缺血的短暂性局灶性神经功能缺损再次发作,通常再发间隔数小时、数天,有时隔数周。

　　(2)症状发生和缓解的可能机制。

　　①邻近不稳定斑块(大血管)的再次栓塞到自发溶解。

　　②因近端血管严重狭窄引起的血流动力学不足导致的再次发作。

　　③小的穿支血管局部血栓形成与自发溶解导致的再次发作(见腔隙性综合征部分)。

　　3. 可逆性缺血性神经功能障碍(RIND)　因缺血导致的短暂性局灶神经功能缺损超过 24 小时,但 3 周内完全恢复。

　　此术语不再用于当前的临床实践。

　　4. 进展性卒中　局灶性神经功能缺损进展在急性期超过数小时或数天,没有恢复到发病前的基线或没有早期恢复。

　　发生率接近 30% 的患者,见第七节。

　　5. 完全性卒中　大的、持续性的神经功能缺损在急性期无缓解;这种神经缺损可能随着时间和神经突触的重构修复以及其他的神经修复机制而减轻。

二、症状分型:大血管

　　神经系统症状、体征的集中表现提示了中枢神经系统损害的解剖和血管定位。脑的血液供应通常被看成是固定模式的(第 1 章)。因此,血管病变可引起明确类型的神经功能缺损(图 16-4)。局灶性神经功能缺损伴有特定的体征[例如颈动脉杂音或 Horner 综合征(表 16-20)]可以证实血管病变部位。

表 16-20　霍纳综合征

瞳孔缩小
上睑下垂
额头无汗[a]

[a]颈动脉分叉远端损害可以无汗,因为颈总动脉或颈外动脉交感神经传导中断是引起无汗所必需的

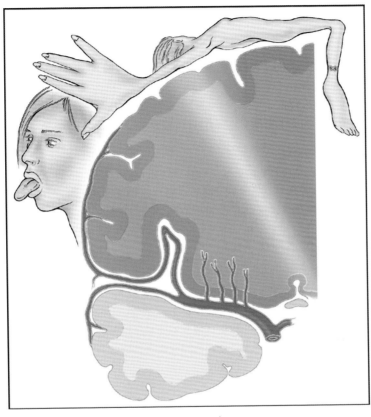

图 16-4　矮人

粉色区域对应于大脑前动脉供血区;蓝灰色区域是大脑中动脉供血区。大脑前动脉供血的
皮质组织负责下肢远端的功能,大脑前动脉梗死导致下肢力弱。同样的大中动脉供血区的
皮质组织代表面部和上肢的功能,大脑中动脉远端梗死将首先影响这里

　　脑部大血管症状大部分与动脉狭窄血栓栓塞性疾病相关(见第 18 章和第 19
章讨论)。主要循环的远端分支可能参与并导致了晚期分水岭梗死,而深部穿支血
管受累引起了小血管(腔隙性)综合征。大血管和小血管综合征的讨论基于《临床
神经病学定位》(*Localization in Clinical Neurology*),由 P. W. Brazis,J. C. Mas-
deau 和 J. Biller 编写。

　　1. 颈内动脉狭窄(ICA)

　　(1)概述。

　　①如果 Willis 环完整,将分出。

　　a. 大脑前动脉(ACA)。

　　b. 大脑中动脉(MCA)。

　　c. 脉络膜前动脉。

　　②供应大脑半球的大部分。

③颅外和颅内部分的闭塞都是可能的。

④近开口或颅内段闭塞可以是无症状的,这取决于侧支循环情况和闭塞的速度。

⑤闭塞的临床表现可以是 TIA(可能反复发作),阶梯式进展,进行性进展或者突发、固定的神经缺损。

(2)临床 ICA 综合征。

①短暂性单眼一过性失明(又叫作一过性黑矇)

短暂性单眼一过性黑矇

急性突发的一过性单眼视觉缺失通常被描述为眼前遮挡了阴影或窗帘或者是环形视野缩小,典型数秒到数分钟恢复。病因更可能是颈内动脉斑块栓塞了由此发出的眼动脉,但也可能由于颈内动脉重度狭窄导致血流动力学不足。

②肢体抖动 TIA(又叫作肢体抖动综合征)

肢体抖动 TIA

手、臂、腿有节律或无节律地不随意运动发作或联合发作。这些运动通常被描述为顿挫、扭转、震颤、抖动和共济失调。不是赛克林扩布(Jacksonian march)(刻板的神经功能障碍从面部扩散到上肢,然后下肢或对侧),而面部通常不受累。这些运动能持续数分钟且可以发生在站起、坐下或躺下时。病因被认为是近颈内动脉斑块导致的大脑前和大脑中动脉分水岭区的低灌注。

③临床表现多变。

a. MCA 综合征(见后面)。

b. ACA-MCA 分水岭综合征(见后面)。

c. 完全 MCA 和 ACA 相叠加的完全 ICA 综合征。

(3)与 ICA 缺血综合征相关联的表现。

①抽搐。

a. 很可能是皮层灰质受累(例如远端或完全大脑中动脉综合征)。

b. 所有血管供血区因缺血导致抽搐的比率接近 5%。

②颈动脉杂音。

a. 发生率:60 岁以上有收缩期高血压、无既往卒中史人群的 6.4%。

b. 通常以动脉狭窄为标志。

c. 69%的颈动脉杂音与颈内动脉狭窄相关。

d. 杂音的出现可以反映颅外动脉的湍流。

e. 杂音的缺失将不能排除诊断,例如,完全闭塞是没有杂音的。

③霍纳综合征。

a. 与颈内动脉结构性损伤影响了围绕其传导的交感神经传导相关。

b. 颈内动脉夹层或纤维肌营养不良可以有霍纳征。

2. 脉络膜前动脉

(1)概述。

①起源于 ICA。

②供应内囊后肢、丘脑辐射、视神经和视放射、外侧膝状体。

③闭塞的临床表现可以是 TIA(可以反复发作)、阶梯形进展、持续性进展或突发固定持久性功能障碍(图 16-5,表 16-21)。

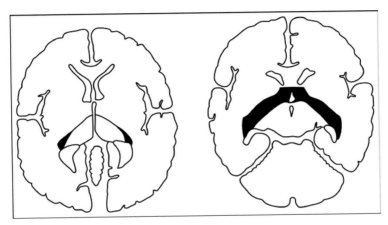

图 16-5　脉络膜前动脉供血

表 16-21　脉络膜前动脉闭塞

受累部位	神经系统表现
内囊后肢锥体束受累	对侧偏瘫
内囊后肢丘脑前辐射受累	对侧偏身感觉缺失
视束、外侧膝状体和(或)视放射	同向偏盲或其他类型视野缺损

(2)临床症状。

①单侧 AChA 闭塞。

a. 常见症状:纯运动症状、纯感觉症状或共济失调性轻偏瘫。

b. 少见症状:偏侧忽略或失用(如非优势侧损害)或语言障碍(如优势侧损害)。

②双侧 AChA 闭塞。

a. 假性延髓性麻痹。

b. 缄默、嗜睡、忽略。

c. 双侧面瘫、双侧上下肢力弱或感觉缺失。

3. 大脑前动脉(ACA)

(1)概述。

①起自同侧 ICA。

②有时双侧大脑前动脉起自一侧颈内动脉或者一侧 A1 段发育不全。

③供应胼胝体前部和矢状面旁皮质（图 16-6）。

④发出 Heubner 动脉（又叫内侧豆纹动脉）供应内囊前肢。

⑤表现因闭塞部位（远近端）和 Willis 侧支循环充分与否各异。

⑥闭塞的临床表现可以是 TIA（可以反复发作）、阶梯形进展、持续性进展或突然固定持久性功能障碍。

（2）ACA 临床综合征（表 16-22）

表 16-22　ACA 闭塞

累及 ACA 分支	受累部位	神经系统表现
半球	矢状位旁皮质	对侧下肢远端力弱，可能累及肩部
胼胝体	胼胝体前部	左侧上肢失用[a]（前部失联综合征），可能有对侧下肢感觉缺失
Heubner 动脉	内囊前肢	对侧面瘫和上肢力弱无感觉

[a] 在没有感觉缺失和运动障碍的时候不能产生目的性的随意运动

ACA 闭塞的其他表现

a. 如果累及优势半球，产生经皮质运动性失语（见后）。

b. 构音障碍、声音嘶哑。

c. 意志力缺失（随意运动减少和缺乏决断力）、记忆障碍、尿失禁（尤其是双侧受累）。

d. 一过性轻偏瘫、构音障碍、行为障碍（尾状核梗死）。

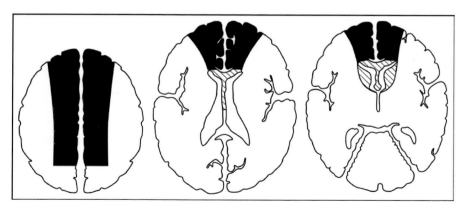

图 16-6　大脑前动脉供血区

斜线区域为深部供血；阴影部分为前动脉剩余供血区域

4. 大脑中动脉(MCA)(图 16-7)

(1)概述。

①ICA 的最大分支。

②供应大脑半球和基底节的大部分。

③为最常见的颅内血管闭塞：与＞50％的缺血性卒中相关。

④梗死部位不同(主干、近端、皮质支、皮质下、深穿支豆纹动脉)和侧支循环的程度范围表现多样。

⑤闭塞的临床表现可以是 TIA(可以反复发作)、阶梯形进展、持续性进展或突发固定持久性功能障碍。

(2)MCA 临床综合征

完全 MCA 综合征。

a. 偏瘫。

b. 偏侧感觉缺失。

c. 偏盲。

d. 偏侧视觉或感觉忽略。

e. 凝视麻痹。

患者凝视病灶侧。

f. 失用。

g. 如累及优势半球。

· 失语(表 16-23)。

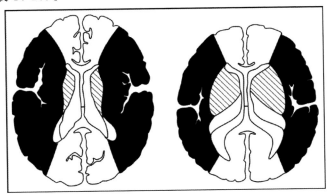

图 16-7　大脑中动脉供血区

斜线部分为深穿支供应区域；阴影部分为 MCA 其余供血区域

表 16-23　失语分类

失语类型	临床特点						受累部位
	命名	复述	理解	流利	阅读	书写	
表达性(Broca)	差	差	正常	差	差	差	额叶岛盖区
接受性(Wernicke)	差	差	差	正常	差	差	外侧裂后下部
全面性	差	差	差	差	差	差	外侧裂周围

续表

失语类型	临床特点						受累部位
	命名	复述	理解	流利	阅读	书写	
传导性	差	差	正常	正常	可以保留	可以保留	外侧裂后部
经皮质感觉	通常完整	完整	差	完整	差	差	顶叶、颞叶、丘脑
经皮质运动	通常正常	正常	正常	差	可以保留	可以保留	额叶、纹状体

- Gerstmann 综合征:角回、缘上回受累(表 16-24)。

表 16-24 Gerstmann 综合征

失写
手指失认(不能辨认和命名手指)
失算症(计算不能)
左-右辨别不能

h. 如果累及非优势半球。

- 病觉缺失(忽视瘫痪肢体存在)。
- 穿衣失用。
- 空间障碍。
- 语调改变。
- 急性期错乱状态。

—MCA 深穿支综合征:外侧豆纹动脉深穿支动脉梗死累及尾状核头、内囊前肢和壳核。

△对侧偏瘫(上肢远端明显)。

△失语症、失用症、忽略症、注意力不集中。

—MCA 浅表支综合征:MCA 远端分支供血的皮质及皮质下梗死,保留豆纹穿支动脉;可以累及前(上)外侧区域或后(下)外侧区域。

—浅表大脑中动脉综合征的其他表现,尤其是非优势半球受损:失认、穿衣失用、结构性失用、语调失认、急性模糊状态(表 16-25)。

表 16-25 浅表大脑中动脉综合征

上部(前)	下部(后)
对侧面部及上肢瘫痪、感觉缺失	对侧同向性偏盲
偏侧凝视及凝视麻痹:患者向病灶侧凝视	对侧视觉及感觉忽视
Broca 失语(优势半球)	Gerstmann 综合征(优势半球)
	Wernick 失语(优势半球)

5. 大脑后动脉(PCA)(图 16-8)

(1)概述。

①基底动脉顶端分叉为一对 PCA。

②供应中脑、丘脑、枕叶及颞叶皮质血供。

③堵塞后的临床症状可能为 TIA(可能反复出现),阶段性的神经功能缺损,进行性神经功能缺损,或突发的持续性神经功能缺损表现。

④Percheron 动脉。

a. 起自大脑后动脉 P1 段。

b. 阻塞后可引起双侧丘脑缺血及昏迷。

（2）临床 PCA 综合征。

①累及单侧大脑后动脉分支：对侧同向性偏盲及黄斑回避。

②累及双侧大脑后动脉分支。

a. Balint 综合征：双侧顶叶-枕叶受损（包括分水岭区梗死）（表 16-26）。

表 16-26　Balint 综合征

视觉失认症（能够理解物体各个部分的含义，但是不能理解整个物体的含义，也不能同时辨认超过一个物体）
视觉性共济失调（不能依靠视觉判断空间距离及深度）
凝视麻痹（不能根据指令改变凝视）
视觉注意力下降

b. 皮质盲伴对光反射存在。

c. Anton 综合征（否认失明）：双侧枕叶内侧病变（表 16-27）。

表 16-27　Anton 综合征

皮质盲
否认视觉缺失
视觉虚构

d. 双侧同向性偏盲。

e. 视幻觉。

f. 视觉失认。

g. 色彩失认。

h. 面容失认（不能识别人脸）。

i. 谵妄。

j. 意识错乱。

k. 遗忘。

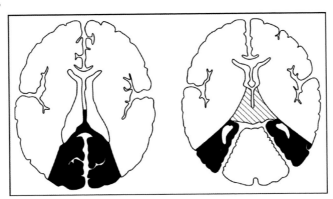

图 16-8　大脑后动脉供血区

斜线区域为 PCA 深穿支供血范围，阴影区域为 PCA 供血区的其余部分

③累及 PCA 胼胝体分支,优势半球。

a. 失读症不伴失写(单纯性字盲症):胼胝体压部及枕叶内侧受损。

b. 色彩失认。

c. 物体失认。

d. 对侧同向性偏盲。

④累及 PCA 丘脑分支。

a. 单纯偏侧感觉综合征。

b. 感觉运动综合征。

c. Dejerine-Roussy 综合征(表 16-28)。

表 16-28　Dejerine-Roussy 综合征

对侧血管舒缩功能紊乱
对侧偏身自发性疼痛(丘脑痛)
对侧感觉缺失
对侧肢体一过性偏瘫
偏身舞蹈或偏身投掷

d. 优势半球病变可出现意志力缺失、淡漠、定向力障碍及失语,非优势半球(前丘脑)病变可出现手失认及忽视症。

e. 嗜睡,记忆丢失(旁正中丘脑)。

⑤PCA 堵塞的症状有时可类似于 MCA 堵塞的症状;在某组研究中,有 17.8% 的 PCA 梗死表现出 MCA 梗死的症状(表 16-29)。

表 16-29　与 MCA 堵塞症状相似的 PCA 堵塞

临床表现	病损定位
对侧偏瘫(面瘫,上肢瘫痪重于下肢)	大脑脚或内囊后肢
对侧偏侧感觉缺失	丘脑腹后核
对侧偏身忽略	丘脑中央内侧核/丘脑束旁核
同向性偏盲	纹状皮质或膝状体
凝视麻痹	中脑
失语(优势半球侧)	丘脑腹外侧核或枕核

⑥累及 PCA 的中脑分支:中脑同时也有来自 BA、SCA、后交通动脉及脉络膜前、后动脉的分支供血。

a. Weber 综合征(表 16-30)。

表 16-30　Weber 综合征

病损定位	神经系统体征
动眼神经纤维	累及同侧瞳孔的动眼神经麻痹
大脑脚	对侧偏瘫(面-上肢-下肢)

b. Foville 中脑综合征:Weber 综合征合并双眼向病灶对侧凝视。

c. Benedikt 综合征(表 16-31)。

表 16-31　Benedikt 综合征

病损定位	神经系统体征
红核	对侧不自主运动(震颤、手足徐动或舞蹈症)
动眼神经纤维	累及同侧瞳孔的动眼神经麻痹

d. Nothnagel 综合征(表 16-32)。

表 16-32　Nothnagel 综合征

病损定位	神经系统体征
小脑上脚	对侧小脑性共济失调
动眼神经纤维	累及同侧瞳孔的动眼神经麻痹

e. Claude 综合征:Benedikt 综合征+Nothnagel 综合征。特征表现为对侧协同动作不能、共济失调、辨距不良、震颤(小脑上脚和红核)及累及同侧瞳孔的动眼神经麻痹(动眼神经纤维束)。

f. Parinaud 综合征(又称为背侧中脑综合征、顶盖前综合征、Sylvian 导水管综合征、Koeber-Salus-Elsching 综合征):多见于脑积水及松果体区肿瘤,较少见于梗死性血管病(表 16-33)。

表 16-33　Parinaud 综合征

垂直凝视麻痹
双眼会聚异常
调节麻痹
会聚-回缩性眼震
近光瞳孔分离
眼睑退缩(又称 Collier 征)
斜视性偏斜

g. 核间性眼肌麻痹:单侧或双侧。

h. 外斜视性双眼核间性眼肌麻痹。

i. 大脑脚幻觉:视幻觉,通常非常生动、富有色彩并有人物特征。

j. 基底动脉尖综合征:引起不同程度的中脑、丘脑、脑桥及颞叶和枕叶梗死症状,通常为流经基底动脉的栓子在 PCA 起始处嵌顿和(或)破碎引起(表 16-34)。

表 16-34　基底动脉尖综合征

意识障碍
遗忘
强哭强笑
包括凝视麻痹、斜视性偏斜在内的眼球运动异常
瞳孔异常
包括 Balint 和 Anton 综合征在内的视觉障碍
大脑脚幻觉
轻偏瘫或四肢轻瘫及感觉缺失

6. 基底动脉(图 16-9)

(1)概述。

①由双侧椎动脉汇合而成。

②供应脑桥和小脑血供,末端分为一对 PCA,供应中脑、丘脑及颞枕叶皮质血供。

③堵塞后的临床症状可能为 TIA(可能反复出现),阶段性的神经功能缺损,进行性神经功能缺损,或突发持续性神经功能缺损表现。

④尽管绝大多数脑干缺血病灶是脑干自身的穿支(腔隙性)病变所致,但 BA 血

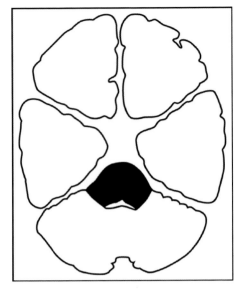

图 16-9　基底动脉供血区

栓形成或心源性栓塞是最具致命性的疾病之一：多个脑桥穿支动脉闭塞会引起闭锁(locked-in)综合征,即患者神志清醒但除眨眼或眼球垂直运动以外不能做其他任何动作或交流;基底动脉尖闭塞会引起基底动脉尖综合征,双侧丘脑受累时可出现昏迷。

（2）临床 BA 综合征。

①基底动脉尖综合征。

②脑桥穿通支。

a. 脑桥腹侧综合征：单纯运动性偏瘫,构音障碍-笨拙手,偏身共济失调（见腔隙性综合征章节）。

b. 脑桥中部综合征：不同程度的构音障碍,共济失调,偏瘫和假性延髓性麻痹（如累及双侧）。

c. 闭锁综合征（脑桥腹侧双侧梗死）（表 16-35）。

表 16-35　闭锁综合征

四肢瘫痪
发音障碍
眼球水平运动障碍
无意识障碍
可通过眼球垂直运动及眨眼进行交流

（3）其他经典的脑桥综合征,有时可见于梗死病变。

①脑桥腹侧。

Raymond 综合征：同侧眼外直肌麻痹（展神经纤维束）和对侧除面部以外的偏瘫（锥体束）。

②脑桥背侧。

a. Foville 综合征：对侧偏瘫（皮质脊髓束），同侧周围性面瘫［面神经核和（或）纤维束］，向病灶侧凝视麻痹，即"患者注视病灶对侧"［展神经和（或）脑桥旁正中网状结构（PPRF）］。

b. Raymond-Cestan 综合征：同侧小脑性共济失调，对侧感觉减退（脊髓丘脑束和内侧丘系），有时有对侧偏瘫（皮质脊髓束）或两眼向病灶侧协调凝视麻痹（PPRF）。

③脑桥外侧。

Marie-Foix 综合征：同侧小脑性共济失调（小脑连接纤维），对侧偏瘫（皮质脊髓束），对侧感觉减退（脊髓丘脑束）。

7. 小脑上动脉（SCA）（图 16-10）

（1）概述。

①由基底动脉远端发出成对小脑上动脉。

②供应小脑半球和蚓部、齿状核、小脑上脚、小脑中脚和脑桥外侧。

③堵塞后的临床症状可能为 TIA（可能反复出现），阶段性神经功能缺损，进行性神经功能缺损，或突发持续性神经功能缺损表现。

④发病率占全部小脑梗死的 35%。

（2）临床 SCA 综合征（表 16-36）

背侧小脑梗死。

表 16-36　小脑上动脉综合征

病损定位	神经系统表现
前庭核	眩晕、恶心、呕吐
内侧纵束和小脑连接纤维	眼球震颤
眼交感神经下行纤维	同侧 Horner 征
小脑上脚和小脑	同侧共济失调和（或）意向性震颤
外侧丘系	同侧耳聋
脊髓丘脑外侧束	对侧躯干和下肢感觉缺失
脑桥顶盖	对侧滑车神经麻痹

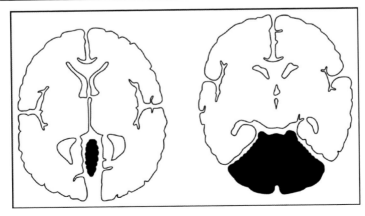

图 16-10　小脑上动脉供血区

8．小脑前下动脉（AICA）（图 16-11）

（1）概述。

①双侧 AICA 起自基底动脉起始处上方约 1cm 处。

②供应小脑半球前表面、绒球小脑、脑桥延髓被盖部。

③堵塞后的临床症状可能为 TIA（可能反复出现），阶段性神经功能缺损，进行性神经功能缺损，或突发持续性神经功能缺损表现。

④发病率占全部小脑梗死的 5％。

（2）临床 AICA 综合征（表 16-37）

腹侧小脑梗死。

表 16-37　小脑前下动脉综合征

病损定位	神经系统表现
三叉神经核及其传导束	同侧面部感觉缺失
前庭核	眩晕、恶心、呕吐、眼震
脑桥延髓背外侧	同侧耳聋和面瘫
脊髓丘脑外侧束	对侧躯干和下肢偏侧感觉缺失
眼交感神经下行纤维	同侧 Horner 征
小脑中脚和小脑	同侧共济失调

9．小脑后下动脉（PICA）（图 16-12）

（1）概述。

①起自椎动脉颅内段。

②供应延髓外侧、下蚓部、小脑半球下部。

③堵塞后的临床症状可能为 TIA（可能反复出现），阶段性神经功能缺损，进行性神经功能缺损，或突发持续性神经功能缺损表现。

④发病率占全部小脑梗死的 40％。

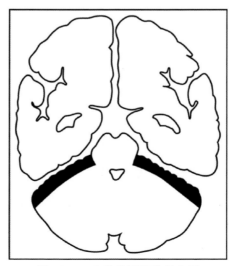

图 16-11　小脑前下动脉供血区

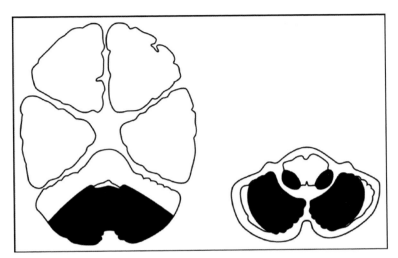

图 16-12　小脑后下动脉供血区

（2）临床 PICA 综合征（表 16-38）

延髓外侧和小脑下方梗死。

表 16-38　小脑后下动脉综合征［延髓外侧（Wallenberg）综合征］

病损定位	神经系统表现
前庭核	眩晕、恶心、呕吐
小脑下脚和小脑	同侧共济失调
疑核	吞咽困难、构音障碍
眼交感神经下行纤维	同侧 Horner
三叉神经脊核及其传导束	同侧面部感觉缺失
脊髓丘脑束	同侧躯干及下肢偏侧感觉缺失
延髓背侧中部	呃逆
脑桥	复视

10. 椎动脉（VA）

（1）概述：堵塞后的临床症状可能为 TIA（可能反复出现），阶段性神经功能缺损，进行性神经功能缺损，或突发持续性神经功能缺损表现。

（2）临床 VA 综合征：延髓内侧综合征（又称 Dejerine 前球部综合征），注意延髓同时也由脊髓前动脉、脊髓后动脉、PICA 及 BA 供血（表 16-39）。

表 16-39　延髓内侧综合征

病损定位	神经系统表现
舌下神经	同侧舌肌瘫痪
延髓锥体	对侧偏瘫
内侧丘系	对侧位置觉、振动觉减退
间质核	上跳性眼震

11. 分水岭区(交界区)

(1)概述。

①分水岭定义:由脑内主要大血管最远端分支供血的区域。分水岭区卒中具有特征性的影像学表现(第8章,卒中基础影像)。

②梗死机制:血流动力性,或是分水岭区域内的栓塞以及血流量下降时的局部血栓形成。

③双侧或单侧综合征均有可能出现:单侧血管伴有狭窄时,下游区域对血压下降更为敏感,导致两侧表现不对称。

(2)临床综合征。

①ACA-MCA-PCA 分水岭:双侧顶-枕叶梗死伴视野缺损(下象限),辨距不良、皮质盲和(或)视觉性共济失调。

②ACA-MCA 分水岭:双侧上肢感觉和运动缺失,不累及下肢和肩部,最终局限于手和前臂,即"person in a barrel"综合征的变异型。

③MCA-PCA 分水岭:双侧顶颞叶梗死伴阅读和计算困难、皮质盲或记忆力障碍。

三、综合征分类:小血管

脑小血管病又称为脑微血管病、穿支(或深部)动脉疾病、小血管病、皮质下白质脑病及腔隙性病变。长期多种危险因素相关性脑小动脉内皮细胞损害可引起血管透明样变性(中膜和外膜的退行性病变及随后的纤维化),最终可发生血管的局部血栓形成或闭塞,从而导致受累小血管供血区的梗死。局部血栓形成的另一种机制是位于动脉分叉处(穿支动脉起始处)动脉粥样硬化斑块形成。

小血管的梗死多伴随有微出血,这类患者在相同解剖部位患梗死与出血的风险相当,例如梗死-出血性血管病。在脑淀粉样变性及高血压性动脉病中可以观察到梗死与出血交替出现的表现。

1. 腔隙性梗死

(1)直径在 0.5～15mm 的脑缺血病灶。

(2)供应深部脑组织的小直径穿支动脉供血区。

(3)典型部位,按发病频率递减排列见表16-40。

表 16-40　引起腔隙性综合征(腔隙性梗死)的病损部位

壳核
脑桥基底部
丘脑
内囊后肢
尾状核
内囊前肢
皮质下白质(放射冠)
小脑白质
胼胝体

2. 腔隙性综合征(表 16-41)

表 16-41　腔隙性综合征

单纯偏侧肢体轻瘫
单纯感觉障碍综合征
共济失调性轻偏瘫
构音障碍-笨拙手综合征

(1)单纯运动性轻偏瘫或偏瘫。

①一侧面部-上肢-下肢无力±构音障碍。

②无皮质体征。

③典型病损部位:内囊、放射冠、脑桥基底部。

(2)单纯感觉障碍综合征。

①一侧面部-上肢-下肢麻木±感觉异常。

②无皮质及运动障碍体征。

③典型病损部位。

a. 丘脑(腹后外侧核)。

b. 放射冠。

c. 脑桥被盖部(内侧丘系)。

④小的皮质病变也能引起该综合征。

(3)构音障碍-笨拙手综合征。

①下肢无力,上下肢的不协调性,通常无面部肌肉无力。

②无皮质体征。

③典型病损部位。

a. 内囊。

b. 脑桥基底部。

④大脑前动脉浅表支病变也可引起该综合征。

(4)共济失调性轻偏瘫。

①一侧面肌无力、伸舌偏斜、构音障碍、吞咽困难、手部精细运动障碍、巴宾斯基征。

②无皮质体征。

③典型病损部位。

a. 脑桥基底部。

b. 内囊。

> **分支动脉粥样硬化性疾病**
>
> 分支动脉粥样硬化性疾病是发生于大血管和小血管之间血管的疾病,其脂质透明变性可能是发生腔隙性脑梗死的潜在原因。
>
> 在这类疾病中,梗死灶较小血管梗死更大,因为分支动脉更靠近责任血管,因此造成的功能障碍也更重。自该术语被首次使用以来,因其于大血管粥样硬化的危险因素相似,因此该术语在临床上是否有意义一直有争议。有分支动脉粥样硬化的患者较小血管粥样硬化患者发生神经功能恶化的可能更大,这就提出了一个问题,即这类患者是否应该进行更积极的早期治疗,如双抗治疗。这个问题的答案可能需要给予高分辨率的血管成像及随机的临床试验来回答。

四、临床卒中分类方案

目前已经开发的几种临床分类方案,主要用于临床研究和医疗管理。TOAST诊断性分类是根据脑梗死可能的发病机制为基础,将缺血性卒中分为 5 个组:大动脉粥样硬化、心源性栓塞、小血管闭塞(腔隙性病变)、其他已知的病因和原因不明。牛津郡社区项目分类(OCSPC)根据临床综合征为基础对可疑的动脉供血区进行分类:完全前循环卒中(TAC)、腔隙性卒中(LAC)、部分前循环卒中(PAC)、后循环卒中(POC)。

第七节　急性缺血性卒中:患者评估

2007 年 AHA 成人缺血性卒中早期管理指南是一个综合的循证医学指南,阐述了缺血性卒中患者早期治疗的原则和临床目标。除非另有说明,下面讨论的大部分内容都以这一参考文献为依据。

对缺血性卒中风险的管理由以下内容组成:基础预防;包括静脉及动脉溶栓在内的超早期卒中评估及治疗方案;包括急性期内神经保护及并发症的预防治疗在内的支持治疗;缺血性卒中的病因确定;适当的二级预防体系;确定康复方案;接受物理治疗师及作业治疗师的康复训练。

一、急性脑缺血(卒中或 TIA)患者的院前评估

急性卒中患者的处理应始于:

1. 院前急救调度人员对急诊情况的快速识别。

2. 医疗急救系统人员对患者进行合理的评估,根据患者主诉及体格检查做出卒中的诊断,稳定患者病情并开始治疗。

3. 迅速将患者就近转运至可以提供卒中急性诊疗的医疗机构急诊室。

4. 通知接诊医疗机构急性卒中患者的到达,以便快速调动医疗资源。

为了更加有利于急性卒中患者的治疗,脑卒中联盟(Brain Attack Coalition)建议将那些有能力为简单卒中患者提供治疗(包括静脉 t-PA 溶栓)所需的基础设施

的医疗机构指定为初级卒中中心(PSC),而将那些具备处理复杂病例(如血管内治疗、外科手术或重症监护)所需基础设施的医疗机构指定为综合卒中中心(CSC)。将卒中患者迅速转运至 PSC 和 CSC 有助于改善患者的预后。

二、针对 TIA 患者的急诊脑血管评估

即使神经功能缺损症状完全恢复,也应尽快完成 TIA 患者的评估,以便迅速识别出病因和那些可改变的、可治疗的危险因素,从而避免症状复发。

1. 急诊室诊断为 TIA 的患者 90 天的预后
卒中:10.5%。
TIA 发作后 2 天内的再发作率为 5.3%。

2. 与 TIA 后复发卒中相关的危险因素
(1)年龄大于 60 岁。
(2)糖尿病。
(3)症状持续超过 10 分钟。
(4)有无力表现。
(5)有言语障碍。

3. 用于确定 TIA 发作后 2 天内患卒中风险的 $ABCD^2$ 评分
(1)曾有两套独立的评分系统(ABCD 和 California)用于筛选有高卒中风险的 TIA 患者(这些患者需要急诊脑血管评估和治疗,通常需要住院)。
①ABCD 评分可以预测 TIA 后 7 天内的卒中风险。
②California 评分可以预测 TIA 后 90 天内的卒中风险。
(2)$ABCD^2$ 是基于上述两项方法而生的一种新的、统一的评分方法。
$ABCD^2$ 评分(年龄、血压、临床表现、持续时间、糖尿病)见表 16-42。

表 16-42　$ABCD^2$ 评分

	临床特征	权重(分)
A	年龄≥60 岁	1
B	TIA 后首次血压评估,收缩压≥140mmHg 或舒张压≥90mmHg	1
C	TIA 的临床特征	
	孤立性言语障碍	1
	偏侧肢体无力	2
D	TIA 的持续时间	
	10～59 分钟	1
	≥60 分钟	2
D^2	糖尿病	1

(3)基于已经出版的使用 $ABCD^2$ 评分的经验,大约 30% 的脑缺血症患者评分 <4,无缺血病因患者评分 >4,提示当非专业人员在卒中评估中使用时,其敏感性与特异性均较低(表 16-43)。

表 16-43　基于 ABCD^2 评分的卒中风险

ABCD^2 评分	卒中风险,2 天内(%)	卒中风险,7 天内(%)	卒中风险,90 天内(%)
0～3(低风险)	1.0	1.2	3.1
4～5(中等风险)	4.1	5.9	9.8
6～7(高风险)	8.1	11.7	17.8

三、急性缺血性卒中患者的急诊室评估

对存在急性卒中症状的患者,应当立即由接受过急性卒中评估与管理培训的人员进行评估。目的是通过完整的评估,挑选出适合静脉内 t-PA 溶栓的患者,并且在 60 分钟内开始治疗。即,就诊至溶栓开始时间在 60 分钟以内(door-to-needle time≤60min)。

1. 评价与稳定 ABCs(生命体征),包括血氧饱和度在内的生命体征。

2. 评价神经功能缺损,进行简短的一般体格检查,确定是否有其他并发的急性疾病。

3. 明确症状出现的时间及患者是否符合静脉内溶栓治疗或溶栓桥接机械性取栓的适应证(见第 8 章)。

4. 如果不适合静脉内溶栓,确定患者是否符合血管内补救性治疗的适应证。

5. 除外缺血性卒中的疑似病症:获取非强化的头部 CT 扫描、床旁即刻血糖、基本实验室检查(见后);对于少数在初步评估后仍不能确定发病原因的,或疑似为特殊的非缺血性疾病的患者,可能需要行脑灌注检查、脑血管超声或造影、腰椎穿刺或脑电图等进一步检查。

四、脑缺血患者的一般评估

1. 初步检查　实验室检查可排除疑似卒中的代谢性疾病并确定一些缺血性卒中的危险因素——这一步通常在急诊室完成(表 16-44)。

表 16-44　疑似脑缺血患者的基本实验室检查

检查项目	检查目的
所有患者	
生化分析	代谢紊乱
全血细胞计数	感染;识别红细胞增多症;提示血栓性血小板减少性紫癜或肝素诱导性血小板减少
部分凝血活酶和凝血酶原时间	凝血障碍性疾病;应注意直接凝血酶受抑制或 X$_a$ 因子受抑制时,常规的凝血检测可能表现为正常
心肌酶	近期或当前的心肌损害
有选择的患者	
尿液和血清毒理学	毒品或酒精中毒
动脉血气分析	高碳酸血症和低氧血症
肝功能和血氨	肝性脑病
妊娠试验	育龄期妇女怀孕

2. 病因学检查

(1)常规危险因素的识别(通常开始于急诊室并延续至入院后)(表 16-45)。

表 16-45　脑缺血患者常规危险因素的评估

危险因素	诊断方法
高血压	既往史;体格检查和心电图表现;反复测量血压
糖尿病	空腹血糖和糖化血红蛋白检测
高脂血症	空腹血脂分析
心房颤动	12 导联心电图,持续心电监测,动态心电图监测
心肌梗死	病史,12 导联心电图,系列心肌酶检测
吸烟(烟草)	既往史;体格检查;胸部 X 线表现

(2)颅内外血管的评估(表 16-46)。

表 16-46　脑缺血患者的颅内外血管评估

诊断性检查	优点和缺点
CT 血管造影(CTA)	优点:快速;一般随时可以进行(每周 7 天,每天 24 小时待命,24-7 制);无创;与常规血管造影相比,对颈内动脉系统病变诊断的准确性为 90% 缺点:碘造影剂和射线(见第 2 章)
磁共振血管成像(MRA)	优点:无碘造影剂;无创;有时可以不需要造影剂强化 缺点:检查时间长;可能不是 24-7 制;如果需要造影剂强化,可能会给少数患者带来钆相关性系统性硬化的风险(见第 2 章);湍流会导致信号减弱;狭窄程度可能被夸大
颈动脉双功能超声	优点:快速;无创 缺点:与操作者依赖性强;与常规造影相比,敏感性与特异性约 70%
经颅多普勒超声	优点:动态评估,能判断侧支血流方向;快速;有治疗作用的潜力;连续长时间实时监测的能力;与"发泡"(bubble)试验联合能发现临床上相关的"右向左"分流 缺点:对操作者依赖性强;或许不能获得颞窗"10%～15%的患者";敏感性低于造影
常规血管造影	优点:金标准;卓越的分辨率;提供侧支循环的评估 缺点:碘造影剂;可能不是 24-7 制;有创;有梗死和其他并发症的风险(1%～2%)

　　本章节的作者(AA)更愿意用造影剂强化的 MRA 和超声来评估急性缺血性卒中患者的颅内外血管,尽管最近几年作者对基于 CT 的影像更有兴趣。本手册的其他作者(JD 和 MH)则更倾向于 CTA。这两种血管成像策略都已被证实能够及时提供实用的信息,而本手册的三位作者建议读者用他们所掌握的最快捷、最可靠和最易懂的成像技术。

　　(3)对某些患者行心源性栓塞的检测。

　　①超声心动图检查应当应用于所有缺血性卒中患者还是仅应用于原因不明的卒中患者,一直是文献中广泛讨论的话题(表 16-47)。

表 16-47　脑缺血患者的超声心动图

检查	优点和缺点
经胸超声心动图	优点：无创，二尖瓣与心尖区成像能力良好，通过"发泡"试验，可以发现右向左分流
	缺点：主动脉及心房显示不佳
经食管超声心动图	优点：评价主动脉弓、瓣膜赘生物、卵圆孔未闭的能力卓越，花费少
	缺点：有创；需要镇静（可能增加大面积梗死或脑干梗死患者误吸的风险）

②本书作者的经验是，对大多数脑缺血患者采用经胸超声心动图（TTE）和"发泡"试验来确定心源性栓塞。对年轻及原因不明（倾向于心源性）的脑缺血患者，行经食管超声心动图（TEE）而不是 TTE 检查。利用 TCD 也可以发现右向左分流。

（4）原因不明类卒中患者的少见危险因素的检测（表 16-48）。

关于少见危险因素和特殊诊疗技术应用的详细信息见本章第五节。

表 16-48　某些特定脑缺血患者的额外检查

检查	目的	注解
红细胞沉降率	炎症的一般标志	可能提示以下疾病：巨细胞性动脉炎、其他血管炎、心内膜炎或系统性感染
抗核抗体	结缔组织病的标志	可能提示系统性红斑狼疮、干燥综合征、类风湿关节炎及硬皮病等
快速血浆反应素	梅毒筛查试验	可能提示脑膜血管梅毒
同型半胱氨酸	血管病的标志	尽管在卒中预防中治疗高同型半胱氨酸血症还未被证实有保护作用，但应用维生素治疗的风险及成本相对较低
特殊凝血疾病的检测	诊断凝血疾病	见凝血疾病
腰椎穿刺术	评估感染、炎症或肿瘤	有助于诊断血管炎、肿瘤（如淋巴瘤）、炎症性疾病（如结节病），也有助于评估蛛网膜下腔出血
下肢血管超声	评估下肢血栓	在存在右向左分流且怀疑高凝状态时有助于诊断

五、青年缺血性卒中的评估

对于 50 岁以下的人群，缺血性卒中的最常见原因为心源性栓塞，但这些患者也可同时伴随常规危险因素，应当通过评估加以排除。应当应用超声心动图（首选 TEE）检查心脏，并评估颈段及颅内段血管是否存在包括夹层、烟雾病和纤维肌肉发育不良等血管疾病。对于这些患者，尤其在没有常规危险因素时，应当降低其应用金标准（常规血管造影）评估血管的适应证门槛。对有阳性个人史或家族史的患者，应当行高凝状态及 Fabry 病的筛查。亦可见附录 16，儿童缺血性卒中。

第八节　急性缺血性卒中:治疗

对于处于治疗时间窗内的脑缺血患者,急性期治疗的目的是迅速再灌注。缺血性卒中患者的总体治疗规范包括:

1. 由卒中小组进行快速评估。
2. 挑选出适合的患者行机械取栓(见第 8 章)。
3. 增加脑血流量和氧气输送。
4. 预防血栓扩展或再次栓塞(即缺血性卒中早期复发)。
5. 神经保护。
6. 神经系统并发症的防治。
7. 常见内科并发症的防治。
8. 卒中二级预防。
9. 康复。

一、溶栓和取栓

推荐和评论。

(1)对符合特点标准的患者,在发病 3 小时内应用 t-PA 溶栓治疗(见第 8 章)。近期,基于 ECASS Ⅲ 研究的结果,治疗标准将静脉溶栓的时间窗延长至 4.5 小时。相比于 3 小时时间窗内的选择标准,3～4.5 小时时间窗内的挑选标准略微严格。对于年龄大于 80 岁的患者、正在口服抗凝药物者、NIHSS 评分大于 25 分者和有卒中史的糖尿病患者将被排除在外。

(2)其他静脉溶栓药物被认为是研究性的,仅限于临床研究之用。

(3)急性缺血性脑卒中患者的处置变革:多项临床试验显示机械取栓对大血管闭塞患者有好处,这也是 2015 年 AHA 指南的推荐。更先进的影像手段得到完善后,机械取栓手术可扩展至更大范围的患者群体。DAWN 研究初步结果令人期待,DAWN 和 DEFUSE3 的发表也被寄予厚望。

(4)动脉途径溶栓可作为那些发病时间在 4.5～6 小时的严重卒中患者,以及那些发病在 4.5 小时以内但不适合静脉 t-PA 溶栓患者的一种治疗选择(见第 8 章)。

二、增加脑血流量和氧气输送

急性脑缺血过程中脑灌注下降不仅因为血栓或栓子造成的血流停止或减少引起,同时也因为血管内皮功能紊乱、血液黏度增加、红细胞聚集增加、红细胞变形能力降低、血小板激活及纤维蛋白原浓度升高引起。采用以下措施可以增加脑灌注。

1. 血液稀释和扩容治疗
(1)获益。
①增加脑血流量和氧气输送。

②增加缺血半暗带的侧支血流。

（2）风险：心肺功能不全事件。

（3）绝大多数患者的结果。

①对于急性缺血性卒中，未被证实能降低病死率或改善预后。

②应根据个人体重维持静脉输液剂量。

③应避免过量输液。

④脱水或低血压患者可能需要较大程度的容量补充。

2. 平卧位

（1）获益：增加缺血半暗带的侧支血流（因血流减少而不能满足正常代谢需要但尚未发生细胞死亡的脑组织区域，若血流得到快速恢复，则此区域有被挽救的可能性）。

（2）风险：呼吸功能代偿失调或误吸。

（3）绝大多数患者的结果。

①除非患者因呼吸功能异常或误吸风险高而不能耐受，应在急性期予以平卧位。

②如果神经功能缺损症状稳定，应于第 2 天开始逐步抬高床头。

3. 血压（BP）管理

（1）急性期 BP 管理。

①一过性血压升高在急性缺血性卒中患者中非常常见。

②缺血性卒中后严重的高血压或低血压均与不良预后相关（见本章第五节，高血压）。

③急性缺血性卒中后即刻降压的理想值尚不清楚。

④最新诊疗规范对卒中急性期允许的高血压值。

a. 对于未采取静脉 t-PA 的患者应于血压达到 220/120mmHg 后开始降压。

b. 对于接受静脉 t-PA 的患者应于血压达到 180/105mmHg 后开始降压（在静脉 t-PA 治疗开始之前，血压必须低于 185/110mmHg）。

c. 当有终末器官损害时，即心肌梗死、主动脉夹层、肺水肿等，应当开始降压。

d. 推荐药物：拉贝洛尔静脉推注和（或）静脉输液、尼卡地平静脉输液，如血压极高或其他降压药物不敏感时可以使用硝普钠静脉输液。

e. 如果降压过程中出现神经功能缺损加重，则应停止降压并允许重新升高 BP。

⑤作者的观点：对于大血管堵塞迅速缓解的患者，为避免出现脑组织充血和缺血损伤的出血转化，应予以降压。

头位

在急性脑缺血期间，合适的头位一直是一个有争议的问题。近期的一篇文章中，将患者平均分成两组，一半患者平卧，一半患者坐位，研究表明在 24 小时内，这两组结果并无差异。不幸的是，在急性脑缺血患者中其头位设定的中位时间为发病后 14 小时，这是很迟的。

作者注：很难让这位作者（其在日常工作中观察到头位改变改善了症状）相信头位异常剧烈变化并无作用。

（2）急性诱导性高血压。

①获益（与允许性高血压相似）。

a. 提高半暗带的脑灌注。

b. 改善神经功能缺失和预后。

②风险（与允许性高血压相似）。

a. 终末器官损害，如心肌梗死。

b. 加重脑水肿。

c. 缺血性梗死的出血转化。

③绝大多数患者的结果。

a. 需更进一步研究。

b. 对某些患者特殊情况下一种治疗选择。

（3）长期血压管理。

①一般原则。

a. 血压降至正常水平可降低缺血性卒中复发的风险（讨论见本章第五节，高血压）。

b. 降压的幅度以及何时开始降压更为安全尚没有准确答案。

c. 对于轻-中度缺血性卒中患者，在发病 1 天后给予小剂量降压药物是安全的。

②作者的观点。

a."千篇一律"的降压原则是不合理的。某些具有不能被治愈的存在血流动力学意义的大血管病变患者，可能需要较高的血压来维持脑灌注的需要，这些患者仍可以从长期的降压治疗中获益，但需要一种更为缓和的方式。

b. 一种可行的降压方法：如果患者神经功能缺损症状稳定且没有大血管狭窄，可在第 2 天开始小剂量 ACE 抑制药（有禁忌除外）降压，如果神经功能缺损症状保持稳定，可在 1～2 天后加量（或联合使用利尿药）。调整药物剂量并在接下来的几周内降低血压至正常水平。对于存在有血流动力学意义的大血管狭窄患者，应予以个体化治疗方案。

4. HMG CoA 还原酶抑制药（他汀类）　可以改善侧支循环血流，目前正在研究其对急性缺血性卒中的治疗作用。

三、预防血栓延伸或再次栓塞，即缺血性卒中早期复发

我们通常有这种感觉，那些用于长期预防缺血性卒中复发的药物，即系统性抗凝药物及抗血小板制剂，应该可以预防缺血性卒中急性期的血栓延伸和再次栓塞。然而，目前现有的证据并不支持在缺血性卒中急性期应用抗凝治疗、负荷量的抗血小板、双重的抗血小板或静脉内抗血小板制剂。基于 SAMMPRIS 试验的结果，对那些有症状的颅内血管动脉粥样硬化病变的特定的患者使用双抗治疗是一个选择。

抗凝治疗及抗血小板治疗也未被证实有助于静脉内或动脉内溶栓治疗，并且在溶栓后的 24 小时内不应该使用。一些专家建议，对一些特殊患者，如小卒中（出

血性转化概率小)、有可能发生大面积梗死的严重颈动脉狭窄、心房纤颤、心脏内或主动脉内自由漂浮性血栓及基底动脉血栓形成的患者,可以采用急诊系统性抗凝治疗。然而,目前的指南缺乏支持这一建议的证据,关于急诊对某些特定患者采取积极的抗血小板和系统性抗凝治疗的安全性和有效性尚需更多的研究。

全球瑰宝！临床研究的全球趋势

过去,临床科研多由北美及西欧的相对发达国家完成。然而这一现象在近几年发生了显著的变化,转而出现在东欧、拉美及亚洲等所谓的新兴地区。其原因可能为:①新兴地区科研积极性的提高;②类似美国和英国这样的国家临床研究的减少(表 16-49)。临床研究的高额花费和工业国家对必需品的严格管理,对研究人类项目这一文化态度的改变,以及发展中国家经济增长和健康医疗支出增加等一系列因素导致了这一趋势。我们正在目睹西方文明的逐渐枯萎和其他地区的繁荣发展。

表 16-49　各国在生物制药领域临床试验中的参与趋势

序号	国家	参与数量	所占比例(%)	ARAGR(%)
1	美国	36 281	48.7	−6.5 ↓
2	德国	4214	5.7	11.7 ↑
3	法国	3226	4.3	−4.0 ↓
4	加拿大	3032	4.1	−12.0 ↓
5	西班牙	2076	2.8	14.9 ↑
6	意大利	2039	2.7	8.1 ↑
7	日本	2002	2.7	10.3 ↑
8	英国	1753	2.4	−9.9 ↓
9	荷兰	1394	1.9	2.1 ↑
10	波兰[a]	1176	1.6	17.2 ↑
11	澳大利亚	1131	1.5	8.1 ↑
12	俄罗斯[a]	1084	1.5	33.0 ↑
13	比利时	986	1.3	−9.4 ↓
14	捷克[a]	799	1.1	24.6 ↑
15	阿根廷[a]	757	1.0	26.9 ↑
16	印度[a]	757	1.0	19.6 ↑
17	巴西[a]	754	1.0	16.0 ↑
18	瑞典	739	1.0	−8.6 ↓
19	墨西哥[a]	683	0.9	22.1 ↑
20	匈牙利[a]	622	0.8	22.2 ↑
21	南非[a]	553	0.7	5.5 ↑
22	奥地利	540	0.7	9.6 ↑
23	中国[a]	533	0.7	47.0 ↑
24	丹麦	492	0.7	9.2 ↑
25	韩国[a]	466	0.6	17.9 ↑

引自:Thiers et al.Reprinted with permission of Nature Publishing Group

[a]表示新兴地区国家。ARAGR. 平均相关年度增长率。试验数量为该国家参与大型试验(参与单位在 20 个以上)的研究单位数目与该国参与的大型试验数目的比值。试验密度为该国在 2007 年 4 月 12 日纳入的研究单位数目与该国人口百万数值的比值

四、神经保护

在临床前期动物(主要是啮齿类动脉)的试验中,已观察到许多化合物对急性缺血性卒中有神经保护作用。令人遗憾的是,这些化合物在人体临床试验中大多以失败告终。造成这一令人沮丧结果的原因是多方面的,从物种差异(啮齿类与人类)到实验设计及动物模型设计的技术缺陷。我们需要新的临床前期和临床验证策略,目前大有前途且有待开展大型临床试验的一种制剂是米诺环素。然而,目前唯一被验证的神经保护策略是控制血糖和体温。

1. 血糖管理

(1)概述。

①隐匿性糖尿病或下丘脑-垂体-肾上腺轴的作用(即应激反应)可以导致缺血性卒中患者急性期高血糖。

②缺血性卒中急性期高血糖与神经系统预后不良相关(即使患者接受了溶栓治疗),并且使致残率和病死率增加。

③高血糖相关性脑损伤的机制:促炎症效应、无氧代谢伴组织酸中毒和自由基形成、血脑屏障破坏和组织水肿加重。

④高血糖可能是大面积梗死或病情严重的一个标志,而不是原因。

(2)强化胰岛素疗法。

①益处:降低 ICU 患者的病死率和致残率。

a. 外科患者,ICU 内的 5 天病死率由 20.2% 下降至 10.6%。

b. 内科患者,ICU 内的 3 天病死率由 52.5% 下降至 43.0%。

②获益机制:降低血糖以及涵盖扩张血管、抗炎和抗氧化等独立于降血糖之外的作用。

③风险:低血糖相关性脑损害,导致实际临床中致残率和病死率增加。

鉴于强化胰岛素治疗的相关风险,新近的普通内科及外科治疗规范(尚存争论)建议血糖目标范围为 $140 \sim 200 \mathrm{mg/dl}$。

(3)急性卒中患者的胰岛素治疗。

①卒中葡萄糖胰岛素试验-英国(GIST-UK)。

a. 急性卒中患者 24 小时内静脉应用胰岛素。

b. 未能证实降低血糖可以改善非糖尿病性高血糖患者的预后。

c. 关于结论的一些重要注意事项:病例数小于预计样本量;平均血糖轻微升高;研究组血压降低更明显;24 小时后的血糖控制未进行标准化。

②急性卒中的血糖规范试验(GRASP)。

a. 显示了对急性缺血性卒中患者静脉应用胰岛素降低血糖 1/3 水平疗法的可行性和安全性。

b. 严格控制组($70 \sim 110 \mathrm{mg/dl}$)低血糖发生率为 30%,而在一般控制组($70 \sim 200 \mathrm{mg/dl}$)和常规治疗组($70 \sim 300 \mathrm{mg/dl}$)为 4%。

c. 这项试验未能充分评估有效性。

③结论:尚需更多的关于急性缺血性卒中胰岛素强化疗法的随机对照试验。

(4)目前关于急性缺血性卒中血糖控制的指南。

①基于临床前期及临床观察的数据分析,有理由推测缺血性卒中患者将会从急性期严格控制血糖中获益。

②文献中对急性缺血性卒中患者血糖达标范围的建议各不相同:有的建议血糖超过 140mg/dl 应该治疗,另一些主张血糖超过 180mg/dl 再开始治疗,临床上仍需要更多的研究结果出台。

③作者提示。

a. 本章作者对超过 160mg/dl 的血糖进行治疗。

b. 所有患者均应严格监测低血糖的发生,尤其是肾衰竭、低体重、恶病质及禁食(NPO)的患者,更应频繁地进行床旁血糖监测(未应用静脉胰岛素者每 4～6 小时一次,应用静脉胰岛素者每小时一次),一旦发生低血糖,应立即予以纠正。

(5)胰岛素治疗的注意事项。

①最有效的血糖控制疗法。

a. 静脉胰岛素注射(需在 ICU 进行)。

b. 伴随低血糖的风险。

②用于轻度高血糖患者的替代疗法

a. 除滑尺胰岛素疗法,尽早使用长效胰岛素。

b. 不建议单纯依赖滑尺胰岛素疗法。

2. 控制体温

(1)概述。

①系统性高热与神经功能预后不良具有相关性。

②损伤机制:代谢需求增加、自由基生成、血脑屏障破坏及潜在的兴奋性毒性作用。

③尽管没有研究表明治疗发热可改善急性缺血性脑损伤患者的预后,但持续性高热导致预后差已经被证实。

④寻找发热原因、尽快治疗及维持正常体温是有意义的。

⑤作者笔记:这一章的作者在急性缺血性脑卒中患者中采用了有创的方法,并在体温超过 37.5℃时采用退热的方法。同时患者每天都被检查是否存在系统性炎症反应(SIRS),同时若发现存在 SIRS,则细菌培养和经验性的抗生素就会应用。

(2)缺血性卒中患者发热的原因(表 16-50)

表 16-50　卒中患者发热的鉴别诊断

感染
尿道感染(尤其是留置尿管)
肺炎(呼吸机相关性或吸入性,有时是炎症而非感染,即肺炎)
鼻窦炎(尤其是留置胃管)
血液感染(中心静脉插管或血管内操作相关性)
脑室炎/脑膜炎(尤其是留置脑室引流管;某些病例也可能是非感染性的,即化学性的)
骨髓炎(褥疮溃烂情况下)

续表

结肠炎(例如难辨梭状芽孢杆菌感染,尤其是有抗生素应用史)

胆囊炎、肝炎、胰腺炎、腹膜炎(可能是炎症而非感染,尤其是在患病早期)

脓肿

外科手术部位感染

蜂窝织炎

静脉血栓形成

深静脉栓塞

肺动脉栓塞

药物热

输血反应

痛风

中枢性发热

排除诊断

(3)诱导性轻微(34℃)低体温。

①在心搏骤停情况下对脑组织缺血缺氧性损害起保护作用。

a. 研究 1:良好预后:75/136(55%)比 54/139(39%),NNT=6。

b. 研究 2:良好预后:21/43(49%)比 9/34(26%),NNT=4。

②可以作为控制颅高压的辅助治疗。

③关于其对外伤性脑损伤和缺血性卒中预后的影响正在研究之中。

④风险:心律失常和凝血异常。

⑤指南:目前没有足够的数据来建议对急性缺血性卒中患者普遍使用亚低温治疗。

五、神经系统并发症的防治

1. 神经系统监测

(1)静脉和动脉溶栓治疗通常需要在严格的监护条件下进行;不适合溶栓治疗的急性脑缺血患者也可能因为其他原因入住 ICU(表 16-51)。

表 16-51　脑缺血患者需要入住 ICU 的原因

气管插管-机械通气

血流动力学不稳定-升压药物治疗-有创监测

强化降压[a]

临界性[b]神经系统检查-频繁的神经监测

波动性神经系统检查-频繁的神经监测

急性后循环缺血

有恶性水肿风险的大面积脑梗死

静脉内溶栓后

动脉内溶栓后

护理需求增加

　　[a]一般来说,在缺血性卒中后不进行积极的降压治疗,例外情况包括严重高血压,终末器官损害或行静脉内或动脉内溶栓后(尤其是有血管再通后)

　　[b]神经系统反应处于临界状态的患者,很可能需要气管插管来保护呼吸道通畅(GCS 8~9),或是有高度误吸风险的严重构音障碍或吞咽困难

（2）大约有 30% 的缺血性卒中患者在发病的最初数小时至数天出现临床进展加重,而导致进展的原因可能需要干预(表 16-52)。

①早期进展(发病后 72 小时内)的原因:80.3% 归因于脑部原因,19.7% 归因于全身性原因。

②晚期进展(发病后 72 小时以上)的原因:100% 归因于全身性原因。

表 16-52　缺血性卒中后神经系统体征恶化

原因	治疗选择
新的缺血或缺血进展	改善血流动力学,取栓术(即机械取栓),强化药物治疗
脑水肿	气管插管,高渗疗法,偏侧去骨瓣减压术,枕下去骨瓣减压术
出血转化	纠正凝血异常(如果存在),如有占位效应可行高渗或手术治疗
抽搐/癫痫持续状态	抗癫痫药物治疗
并发的全身性疾病	
尿道感染	抗生素治疗
充血性心力衰竭	离子型治疗
肺炎	抗生素治疗
心肌梗死	药物和(或)介入治疗
代谢紊乱	纠正代谢紊乱

2. 脑水肿和颅高压(ICP)

（1）脑水肿的发生率:在急性缺血性卒中患者中的发生率为 8%,通常在发病 3～4 天时达到高峰。

（2）特点。

①细胞毒性水肿,皮质激素无效。

②恶性脑水肿。

a. 最早可在发病后 1 天出现。

b. 通常见于完全性 MCA 或 ICA 梗死患者,尤其是 NIHSS 评分＞20 分、MCA 供血区受累面积＞2/3 或同时伴有 ACA 或 PCA 梗死,以及 DWI 上的损伤容积大于 145ml 的情况时。

c. 可以引起脑疝或死亡。

③当小脑梗死时,水肿可引起脑积水和脑干受压。

（3）内科处理。

①取决于临床恶化的速度和总体治疗的目标。

②头 CT 或 MRI 影像上没有明显脑组织移位的轻度脑水肿。

a. 血清钠控制在 140～150mmol/L。

b. 动脉 CO_2 分压应控制在正常范围,即 35～45mmHg。

c. 体温控制在正常。

d. 应避免脑静脉流出道(颈内静脉)受压。

e. 床头抬高 30°以利于静脉回流。

③严重脑水肿。

a. 实施高渗治疗同时短期内使用过度换气的方法将 PCO_2 降低至 28～

35mmHg 是合理的;一旦其他治疗达到目标,应缓慢将 PCO_2 升至正常水平(最好同时监测 ICP)。

　　b. 高渗盐水(3%氯化钠醋酸混合液)治疗的血清钠目标值为 145～155mmol/L,需要中心静脉通路和频繁(通常 4～6 小时一次)监测血清钠值,可以持续输注或推注。

　　c. 推注甘露醇是一种替代治疗选择。

　　d. 需要血液透析的患者应注意:常规血液透析可使 ICP 升高,首选持续给药方法。

　　e. 外科手术处理(见后)。

　　f. 如果患者不适合手术治疗,则选择巴比妥、硫喷妥钠、丙泊酚或亚低温(目标体温 33℃)的代谢抑制治疗。

　　④脑疝:如果能够早期识别、迅速处理及确切治疗,脑疝可能被有效逆转(表 16-53)。

表 16-53　脑标准编码治疗协议:颅高压/脑疝的治疗

CSF 引流(脑室内导管,又称脑室外引流,存在且通常)	开放和(或)降低脑室内导管以利于引流
过度换气	开放气道 过度换气:10～15 次快速的气囊内呼吸;当上呼吸机时,初始 PCO_2 目标为 28～35mmHg,时间不超过 2～3 小时;低碳酸血症可导致快速耐受(适应);重度低碳酸血症可通过脑血管收缩机制引起脑灌注下降 行气管插管(尚未插管者)
渗透疗法	渗透疗法:15～30 分钟静脉输注甘露醇,1g/kg 或 23.4%氯化钠[a]
代谢抑制	丙泊酚或硫喷妥钠静脉注射[b]
诊断	即刻头 CT
外科治疗	神经外科评估

　　[a] 仅配备于特殊的神经重症监护室环境下,应该仅有熟悉其使用方法的医师采用中心静脉导管途径给药,如给药过快可导致低血压
　　[b] 应该仅由熟悉该药物的医师在 ICU 条件下使用,如果给药过快剂量过大,可发生严重的血流动力学不良反应[心动过缓和(或)低血压]

　　(4)外科手术处理。

　　①内科治疗有时仅仅是一种临时措施,为了提供确切的治疗和挽救患者的生命和神经功能,外科手术治疗可能是必要的。

　　②后循环梗死伴严重脑水肿。

　　a. 插入一个脑室内导管可以缓解急性症状性脑积水,但不能缓解脑干受压。

　　b. 实施枕下开颅术行颅后窝减压可以挽救患者的生命和最大限度地减少脑干的损伤。

　　③前循环梗死伴严重脑水肿。

　　a. 最近对 3 项去骨瓣减压术治疗 48 小时内的恶性大脑中动脉梗死的随机研究进行了一次综合分析。

　　b. 结果小结

　　• 手术组死亡例数明显减少:存活的 NNT＝2。

　　• 手术组 12 个月时 mRS 3 的存活者例数明显减少:预防 mRS＞3 的 NNT＝4(表 16-54,表 16-55)。

• 手术对有和无失语的患者都有利。

表 16-54　恶性大脑中动脉梗死患者 12 个月时的预后

改良 Rankin 评分(mRS 评分;见后)	去骨瓣减压术(%的患者)	药物治疗(%的患者)
2	14	2
3	29	19
4	31	2
5	4	5
6	22	71

表 16-55　改良 Rankin 评分(mRS 评分)

分级	描述
0	无神经功能缺失
1	尽管有症状,但无明显残疾;能完成日常生活
2	轻度残疾:不能完成病前所有活动,但生活能够自理
3	中等残疾:日常生活需要他人帮助,但可自己行走
4	中重度残疾:在他人帮助下行走且日常生活需要他人帮助
5	严重残疾:卧床,二便失禁,需要经常的护理和照顾
6	死亡

④目前,手术时机和患者的选择仍应个体化,然而如果需要减压,应在不可逆的继发性损害发生之前进行。AHA 在 2014 年发布了关于恶性脑水肿减压的指南。

3. 缺血性卒中后抽搐发作

(1)发病率。

①公认的卒中后抽搐发作有 2 种类型:早发型(卒中后 14 天内发生)和迟发型(卒中后 14 天以后发生)。

②在一项研究中,5%的卒中(73%为缺血性卒中)患者有抽搐发作;36%为早发型抽搐发作(25%发生在卒中后 24 小时内);87%的患者有皮质受累;50%的患者至少有一次抽搐发作;复发与迟发型抽搐和病变位于枕叶有关。

③迟发型抽搐最容易导致癫痫。

(2)处理。

①尽管已经观察到神经功能状态恶化与反复抽搐发作有关,但要明确卒中后抽搐发作对神经系统功能的影响仍需前瞻性的研究数据。

②还未能明确卒中后单次抽搐发作是否需要抗癫痫药物(AED)治疗,但如果对患者进行治疗,则大多数病例可通过单一用药得到控制;普遍认为有复发性抽搐发作的患者需要采用 AED 治疗。

③关于哪种 AED 更适合治疗卒中后抽搐发作还需要更多的证据;一些药物在动物研究中具有神经保护作用,但有些药物会对卒中后恢复和认知功能造成损害。

④尽管目前没有被推荐用于卒中后癫痫的特异性 AED,但是对个体而言,应该以每个患者的具体情况(及共存内科疾病、神经功能残疾程度及合并用药情况)为基础使用最适当的药物。

六、一般内科并发症的防治

急性缺血性卒中患者,尤其是老年人,容易患许多一般内科并发症,从而增加病死率和残疾率并延缓神经系统功能恢复。早期活动可以降低其中一些并发症的发生率;然而,对一些在急性期依赖侧支循环的患者,直立姿势可以使神经功能状态恶化。这些患者应缓慢活动,但卧床时应经常翻身(以减少压疮的发生),并针对深静脉血栓进行预防性治疗。

1. 感染(尤其是肺炎和尿路感染)

预防和处理

①肺炎:早期活动、吸痰,早期吞咽功能评价;发热时高度警惕肺炎的诊断;合理使用抗生素。

②尿路感染:任何时候应尽可能避免留置导尿管;发热时高度警惕尿路感染的诊断,合理使用抗生素;尽早拔管。

2. 深静脉血栓形成(DVT)和肺动脉栓塞(PTE)

(1)流行病学。

①在没有预防措施的情况下,偏瘫患者 DVT 的发生率高达 73%,PTE 为 20%。

②采取药物预防性治疗的情况下,因下肢无力而不能行走的缺血性卒中患者 DVT 发生率为 10%～18%,PTE 为 1%。

(2)预防和处理。

①机械措施:对于包括脊髓损伤和神经外科围术期患者在内的各种疾病患者,使用渐进式加压弹力袜和间歇加压装置可以降低 DVT 和 PTE 的风险。

②药物。

a. 通常应用低分子肝素或普通肝素。

b. 对于缺血性卒中患者,依诺肝素在预防 DVT 方面可能比普通肝素更为有效,每日两次给药不增加颅内出血的风险,但会增加颅外严重出血的风险;使用依诺肝素,NNT(预防一次静脉血栓)=13,NNH(引起一次颅外严重出血)=173。

③联合使用:对于卒中患者,皮下注射肝素合并使用压力装置预防 DVT 和 PTE 的效果优于单独使用肝素。

3. 褥疮溃疡(亦称压疮)

预防和处理。

①能耐受直立姿势的患者应早期活动。

②卧床患者应经常翻身或更换体位。

③应用能减轻患者皮肤受压的专用体表支撑用具,如特殊床垫、褥疮垫或可活动的体表支撑用具。

④良好的营养状态。

⑤治疗尿便失禁。

⑥保持皮肤湿润。

4. 跌倒

预防和管理。

①避免跌倒的护理措施。

②适当的身体约束。

③预防和治疗急性谵妄状态,维持正常的昼夜周期。

5. 脱水

预防和管理。

补充水分和营养。

a. 所有构音障碍患者应接受吞咽评价。

b. 吞咽障碍的患者可暂时通过鼻饲管进食,一些不易短期内恢复吞咽功能的患者可能需要经皮内镜胃造瘘留置胃管。

6. 便秘和大便干燥

预防和治疗。

药物调节肠道功能。

7. 胃溃疡(亦称应激性溃疡)

预防和处理。

对于缺血性卒中患者,特别是当患者有气管插管或使用呼吸机时,通常应用质子泵抑制药或组胺 H_2 受体拮抗药来预防胃肠道溃疡。应当注意的是质子泵抑制药和组胺 H_2 受体拮抗药的使用与医院获得性难辨梭菌感染有关。

8. 神经精神紊乱

预防和处理。

①抑郁:见于高达 20% 的卒中患者,应选择适合的抗抑郁药物对患者进行个体化治疗。

②谵妄:避免使用诸如苯二氮䓬类或麻醉药等作用于 CNS 的药物;维持正常的昼夜周期;慎重诊断;如果需要可采用抗精神药物治疗。

七、缺血性卒中的二级预防

正如本章中所讨论的,对所有缺血性卒中患者进行评估,以确定卒中病因及未来事件的危险因素。通常,所有患者的筛查应针对可控制的常规危险因素:高血压、糖尿病、高血脂、吸烟、心脏病、心房颤动、颅内外血管病变。尽管在第五节中详细论述了危险因素的控制,但随后还是要对常见的卒中二级预防策略进行一下总结。在第 18 章和第 19 章中分别论述了颅外段和颅内段动脉粥样硬化性血管病变。没有检测到常规危险因素的患者(及不明原因的卒中患者)通常需要进一步评估缺血性卒中的罕见病因。罕见病因的评估重点是年龄小于 50 岁的患者(见本章第七节"青年缺血性卒中的评估")。

八、选择性的缺血性卒中二级预防策略总结

1. 抗血小板治疗

(1)用于非心源性栓塞的卒中或 TIA(见第 18 章)。

(2)与控制组相比,在平均 29 个月的治疗时期内,严重血管事件(非致死性心肌梗死、非致死性卒中或血管坏死)可减少 36/1000。

（3）当前可选择药物：阿司匹林（50～325mg/d）；或氯吡格雷 75mg/d；或联合使用双嘧达莫 200mg/阿司匹林 25mg，每日 2 次。药物选择应个体化：如阿司匹林更为经济，氯吡格雷和双嘧达莫/阿司匹林对风险的控制略好及不同的不良反应。AHA2008 版二级预防指南推荐双嘧达莫/阿司匹林优于单用阿司匹林（尽管前者的非依从性不如后者，34％比 13％，ESPRIT 研究）。

（4）MATCH、CHARISMA 和 SPS3 实验显示由于缺乏对降低卒中的发生率和严重程度的有效性证据，且出血发生率增高，故联合应用阿司匹林和氯吡格雷治疗未被列入缺血性卒中二级预防。SPS3 关注了腔隙性梗死的患者，研究发现联合抗血小板治疗增加死亡率可能与出血有关，但其致命性出血的发生率并未增加。这一结果提示腔隙性梗死患者可能是双抗治疗的高危因素。

（5）对于急性冠脉综合征及冠状动脉、脑血管支架置入患者的某一特殊时期，联合应用阿司匹林及氯吡格雷可能是合理的。

（6）短期内双抗治疗的后果在两项研究中出现（SAMMPRES 和 CHANCE）；SAMMPRIS 中双抗治疗只是积极内科治疗中的一项，而 CHANCE 关注于中国的高危患者，但两项实验均提示短期双抗治疗有益。一个重要的理论是：双抗治疗可以稳定大血管内粥样硬化斑块，从而从发病机制上减少缺血性卒中的发生。SAMMPRIS 选择的是症状性颅内动脉狭窄患者，而 CHANCE 并未进行病因分类。因此，双抗治疗的风险与获益需要进一步的研究来证实。

（7）对在接受抗血小板治疗期间仍发生缺血事件的患者，还没有证据证实增加阿司匹林剂量或更换另一种抗血小板药物是否有帮助，尽管这是一种常见的临床用法。

（8）阿司匹林治疗期间的心脑血管事件复发可能与阿司匹林抵抗有关，但复发原因也可能是剂量不足。诊断"阿司匹林抵抗"非常困难，与剂量、吸收及测量方式均无关的"真的抵抗"非常罕见。

（9）氯吡格雷抵抗可能与药物相互作用和基因有关，与阿司匹林一样，没有证据证实筛查抵抗与换药治疗有益。

2. 全身抗凝

（1）适用于患心房颤动及其他心源性栓塞风险因素的患者。

（2）开始治疗的时机应个体化，如大面积梗死时，为降低出血转化的风险，抗凝治疗应推迟 1～2 周开始，而 TIA 或小的梗死则可较早开始。近期的 Cochrane 综述显示早期（缺血性卒中 1 周内）抗凝无获益。

（3）不推荐应用于非心源性栓塞风险因素的患者。

（4）华法林、利伐沙班、阿哌沙班、达比加群的选择应个体化。

3. HMG CoA 还原酶抑制药（他汀类）

（1）他汀的益处很可能来自降低胆固醇和以外的其他作用。

（2）SPARCL 研究显示具有动脉粥样硬化危险因素的缺血性卒中患者应接受高强度他汀治疗。

（3）对于表现为急性卒中患者，应继续他汀治疗。

(4)应向患者告知不良反应,并在治疗开始前及治疗后的 1~3 个月检查转氨酶、肌酸激酶及血脂各项。

(5)治疗疗程尚未确定,但已证实治疗 5 年后的获益。

4.降低血压

(1)应该在卒中急性期后治疗高血压,特殊情况应个体化。

(2)药物选择应个体化,但 ACEI 类和利尿药可能有特别获益。

5.糖尿病的血糖管理

(1)应使用适合个体患者的药物,严格控制血糖。

(2)应通过定期测定 HbA_1c 评价治疗效果。

6.戒烟

(1)所有缺血性卒中患者均应戒烟。

(2)所有可行的戒烟辅助措施均应推荐。

7.毒品成瘾　应劝告患者戒除、并提高合适的戒除方法。

> 对患者及其家属、朋友及看护人员的教育是卒中二级预防中的一个关键问题。关于糖尿病、高血压、高血脂、饮食、体重的控制和戒烟的教育应从医院开始,对患者及看护人员的早期教育有助于提高患者的药物依从性。

全球瑰宝！传统中国专利药物

> 传统中国专利药物由传统中药中的中草药组成。近几十年来,如紫云英、脉络宁、银杏叶、川芎嗪、丹参片、血塞通、葛根素及刺五加等的中草药已被广泛应用于缺血性卒中的治疗。在此背景下的一项关于各种中草药物临床研究的系统性回顾,因高质量的证据不足而未能得出该药物的有效性结论。但该回顾的作者确实发现了某些药物存在充分的潜在性获益,有必要进行进一步的随机试验研究。

九、康复和神经修复

尽管还需要更多的数据支持,但人们普遍认为,在早期(即住院急性期)开始深入而具体,并一直延续至恢复期的康复锻炼,可以更好地发挥传统物理康复的疗效。正在进行中的卒中康复研究包括限制诱发的动作疗法、机械性辅助器械、电刺激及药物干预。临床前研究的重点集中在干细胞移植、药物提高天然重塑能力和以干细胞为基础的神经修复。

第九节　急性缺血性卒中:预后

缺血性卒中后的恢复是一个动态的过程,但患者一般在损伤 2 周内恢复到其最大可能恢复程度的 50%,约 80% 的患者在 4~5 周恢复到其最大可能恢复程度。

诸如年龄、性别、内科并发症、神经功能（运动和认知）缺损评分（Barthel 指数,见 www.strokecenter.org/professionals/stroke-diagnoss/stroke-assessment-scales/, NIHSS 见第 8 章）及社会因素等,均可影响每个患者重返工作的能力。

附 16:儿童专区:儿童缺血性卒中

典型的缺血性卒中研究是将儿童排除在外的,而且新近的关于小儿卒中患者研究的方法多数也是基于成人标准的。从机制上来说,对成人的描述与儿童（年龄在 29 天至 18 岁）都或多或少存在差别,如导致脑血管栓塞或血栓形成的原因可能来自心脏、颈部或颅内动脉和（或）血液系统本身,尽管这些病因的具体分型可能与成人相似,但其在儿童患者的发生率是不同的。因此,对于儿童缺血性卒中,其常见病因并非慢性高血压引起的脑血管病变和心房颤动,而是先天性心脏病和镰状细胞病。另外,新生儿（出生 29 天内）卒中的原因则更加不同,来自母亲的原因占有重要地位,如胎盘病变、围生期缺氧及感染等情况。

对儿童缺血性卒中风险的管理与本章中讨论的成人卒中风险的管理方法相似,包括基本预防、急性期评估和处理、急性期的支持治疗、确定缺血性卒中病因、制订适合的二级预防方案、确定康复计划及全面的物理治疗。尽管基本原则相同,但具体细节却大不相同。在急性期治疗方面,尽管有少量对儿童患者应用静脉及动脉溶栓的报道,但对儿童患者应用后的风险及获益仍所知甚少,因此溶栓治疗并未纳入儿童急性缺血性卒中的基本指南。在诊断评估方面,确定儿童适合的影像方法比成人更复杂,应当考虑到电离辐射暴露和需要基础麻醉的情况。当然还有抗栓及抗凝药物的选择,通常基于体重的给药剂量,还要警惕给药后产生的儿童特有的不良反应,如 Reye 综合征。

1. 流行病学

(1)新生儿（年龄＜29 天）:17.8/100 000。

(2)儿童（年龄在 29 天至 18 岁）:(1.2～2.4)/100 000。

2. 发病表现

(1)新生儿:72％表现为缺血发作,63％表现为局灶性神经功能体征。

确诊时间中位数:发作后 87.9 小时。

(2)儿童:22％表现为抽搐发作。与发作相关的原因有局灶性损伤、较轻的年龄,也可表现为非抽搐性发作。

确诊时间中位数:发作后 24.8 小时。

3. 危险因素

(1)可参考"急性缺血性卒中:常规危险因素、发病情况、危险因素控制"章节中的特殊危险因素,以及其他相应章节,第 13 章、第 18 章及第 19 章。

(2)新生儿。

①先天性心脏病。

②凝血障碍。

③母体相关的危险因素:不孕不育史、胎膜破裂延长、先兆子痫、绒毛膜羊膜炎。

④围生期感染和缺氧。

（3）儿童：高达30%的病例无法确定危险因素。多数儿童卒中患者存在至少一项危险因素，一项研究表明，52%的患者具有多项危险因素；或通过至少一种发病机制引起脑缺血的某种诱发情况，例如镰状细胞病合并高黏状态、动脉疾病和烟雾病。

①心脏疾病，见于25%的患者：如先天性或获得性心脏病、腔内肿瘤、心肌病。

②全身性疾病：如镰状细胞病、急性感染、代谢或线粒体功能紊乱、头颈部外伤。

③脑部和颈部血管病变，见于50%～80%的病例：动脉夹层、纤维肌肉发育不良、血管炎、烟雾病、水痘继发性脑动脉病变、儿童期局部脑动脉病变（儿童期短暂性脑动脉病变）。

④高凝状态，见于20%～50%的病例：遗传性易栓症、溶血性尿毒症、高胱氨酸尿症、青年怀孕及口服避孕药物。

4. 诊断评估

（1）脑组织影像。

①包括灌注序列在内的MRI及CT，可以像应用于成人那样应用于儿童。

②对于新生儿及囟门未闭的儿童，可应用超声对脑实质进行检查，但是超声在探查脑组织损伤和对颅后窝的评价相对不敏感。

（2）血管影像（亦可见第六节）。

①尽管MRA在显示终末血管方面敏感性较差，但在检查儿童患者时仍应作为首选。

②MRI富脂T_1成像可评估颅外段动脉血管病变，例如夹层。

③如果需要脑小血管影像或是计划行介入治疗的病例可以采用常规血管造影。

④TCD在监测儿童镰状细胞疾病方面具有特殊作用，应当在2周岁时开始进行。

（3）心脏影像：超声心动图。

（4）实验室检查。

①血栓形成筛查。

②镰状细胞筛查。

③其他可能有帮助的附加检查，例如凝血酶原基因突变*20210A*，激活蛋白C抵抗，因子V *Leiden G1691A* 突变，抗磷脂抗体检测，蛋白C和蛋白S活化，抗凝血酶Ⅲ活化，同型半胱氨酸水平和脂蛋白(a)。

5. 治疗

（1）减少缺血性卒中复发。

①根据病因学的结果确定适合的抗血小板或抗凝药物；针对不同疾病采用相对应的治疗方法，如对镰状细胞病采用输血疗法，对先天性心脏异常采用修补方法。

②与成人不同的是，在没有明确缺血性卒中病因之前，建议采用经验性的抗凝治疗（如果没有禁忌），这是由于在儿童缺血性卒中时，需要抗凝治疗的可能性更高。

③应用于儿童的抗血栓药物包括阿司匹林、氯吡格雷、华法林及低分子肝素。

(2)治疗抽搐发作:通常不推荐预防性使用抗癫痫药物疗法。

(3)持续的支持治疗:体温正常,体液平衡,血糖正常。

(4)血压管理:尽管指南建议对全身血压进行控制,但未提及具体的达标水平。

6. 预后

(1)中-重度残疾:42%。

(2)复发率:5 年内 10%。

(3)病死率:自 1979 年至 1998 年,下降了 19%,但仍为 3%~11%。

缺血性卒中互联网资源

美国神经病学学会(American Academy of Neurology):http://www. aan. com

美国心脏协会(American Heart Organization):http://www. americanheart. org

美国卒中协会(American Stroke Association):http//:www. strokeassociation. org

华盛顿大学国际卒中中心(Internet Stroke Center at Washington University):http//:www. strokecenter. org

国际卒中协会(National Stroke Association):http//:www. stroke. org

参 考 文 献

[1] Go AS,Mozaffarian D,Roger VL,et al. Heart disease and stroke statistics—2014 update: a report from the American Heart Association. Circulation. 2014;129:e28-e292.

[2] Leading Causes of Death. 2017. https://www. cdc. gov/nchs/fastats/leading-causes-of-death.htm.

[3] AHA Heart Disease and Stroke Statistics-2004 Update. 2004.

[4] Lloyd-Jones D,Adams RJ,Brown TM,et al. Executive summary: heart disease and stroke statistics—2010 update:a report from the American Heart Association. Circulation. 2011;121:948-54.

[5] Meschia JF,Bushnell C,Boden-Albala B,et al. Guidelines for the primary prevention of stroke: a statement for healthcare professionals from the American Heart Association/American Stroke Association. Stroke.2014;45:3754-832.

[6] Hand PJ,Kwan J,Lindley RI,Dennis MS,Wardlaw JM. Distinguishing between stroke and mimic at the bedside:the brain attack study. Stroke. 2006;37:769-75.

[7] Foster JW,Hart RG. Hypoglycemic hemiplegia: two cases and a clinical review. Stroke. 1987;18:944-6.

[8] Bladin CF,Alexandrov AV,Bellavance A,et al. Seizures after stroke: a prospective multicenter study. Arch Neurol.2000;57:1617-22.

[9] Sylaja PN,Dzialowski I,Krol A,Roy J,Federico P,Demchuk AM. Role of CT angiography in thrombolysis decision-making for patients with presumed seizure at stroke onset. Stroke. 2006;37:915-7.

[10] Selim M, Kumar S, Fink J, Schlaug G, Caplan LR, Linfante I. Seizure at stroke onset: should it be an absolute contraindication to thrombolysis? Cerebrovasc Dis. 2002;14:54-7.

[11] Benditt DG, van Dijk JG, Sutton R, et al. Syncope. Curr Probl Cardiol. 2004;29:152-229.

[12] Arboix A, Massons J, Oliveres M, Arribas MP, Titus F. Headache in acute cerebrovascular disease: a prospective clinical study in 240 patients. Cephalalgia. 1994;14:37-40.

[13] Amarenco P. Underlying pathology of stroke of unknown cause (cryptogenic stroke). Cerebrovasc Dis.2009;27(Suppl 1):97-103.

[14] Yaggi HK, Concato J, Kernan WN, Lichtman JH, Brass LM, Mohsenin V. Obstructive sleep apnea as a risk factor for stroke and death. N Engl J Med. 2005;353:2034-41.

[15] Gladstone DJ, Spring M, Dorian P, et al. Atrial fibrillation in patients with cryptogenic stroke. N Engl J Med.2014;370:2467-77.

[16] Sanna T, Diener HC, Passman RS, et al. Cryptogenic stroke and underlying atrial fibrillation. N Engl J Med.2014;370:2478-86.

[17] Sharp FR, Jickling GC, Stamova B, et al. Molecular markers and mechanisms of stroke: RNA studies of blood in animals and humans. J Cereb Blood Flow Metab. 2011;31: 1513-31.

[18] Sacco RL, Adams R, Albers G, et al. Guidelines for prevention of stroke in patients with ischemic stroke or transient ischemic attack: a statement for healthcare professionals from the American Heart Association/American Stroke Association Council on Stroke: co-sponsored by the Council on Cardiovascular Radiology and Intervention: the American Academy of Neurology affirms the value of this guideline. Stroke. 2006;37:577-617.

[19] Goldstein LB, Adams R, Alberts MJ, et al. Primary prevention of ischemic stroke: a guideline from the American Heart Association/American Stroke Association Stroke Council: cosponsored by the Atherosclerotic Peripheral Vascular Disease Interdisciplinary Working Group; Cardiovascular Nursing Council; Clinical Cardiology Council; Nutrition, Physical Activity, and Metabolism Council; and the Quality of Care and Outcomes Research Interdisciplinary Working Group: the American Academy of Neurology affirms the value of this guideline. Stroke.2006;37:1583-633.

[20] Kissela B, Schneider A, Kleindorfer D, et al. Stroke in a biracial population: the excess burden of stroke among blacks. Stroke. 2004;35:426-31.

[21] Di Tullio MR, Russo C, Jin Z, Sacco RL, Mohr JP, Homma S. Aortic arch plaques and risk of recurrent stroke and death. Circulation. 2009;119:2376-82.

[22] Amarenco P. Cryptogenic stroke, aortic arch atheroma, patent foramen ovale, and the risk of stroke. Cerebrovasc Dis. 2005;20(Suppl 2):68-74.

[23] Molisse TA, Tunick PA, Kronzon I. Complications of aortic atherosclerosis: atheroemboli and thromboemboli. Curr Treat Options Cardiovasc Med. 2007;9:137-47.

[24] Dressler FA, Craig WR, Castello R, Labovitz AJ. Mobile aortic atheroma and systemic emboli: efficacy of anticoagulation and influence of plaque morphology on recurrent stroke. J Am Coll Cardiol. 1998;31:134-8.

[25] Ferrari E, Vidal R, Chevallier T, Baudouy M. Atherosclerosis of the thoracic aorta and aortic debris as a marker of poor prognosis: benefit of oral anticoagulants. J Am Coll Cardiol. 1999;33:1317-22.

[26] Amarenco P, Davis S, Jones EF, et al. Clopidogrel plus aspirin versus warfarin in patients with stroke and aortic arch plaques. Stroke. 2014;45:1248-57.

[27] Lutsep HL. MATCH results: implications for the internist. Am J Med. 2006;119:526

e1-7.

[28] Orencia AJ, Hammill SC, Whisnant JP. Sinus node dysfunction and ischemic stroke. Heart Dis Stroke. 1994;3:91-4.

[29] Scholten MF, Thornton AS, Mekel JM, Koudstaal PJ, Jordaens LJ. Anticoagulation in atrial fibrillation and flutter.Europace. 2005;7:492-9.

[30] Hart RG, Pearce LA, Rothbart RM, McAnulty JH, Asinger RW, Halperin JL. Stroke with intermittent atrial fibrillation: incidence and predictors during aspirin therapy. Stroke Prevention in Atrial Fibrillation Investigators. J Am Coll Cardiol. 2000;35:183-7.

[31] Medi C, Hankey GJ, Freedman SB. Atrial fibrillation. Med J Aust. 2007;186:197-202.

[32] Fang MC, Chen J, Rich MW. Atrial fibrillation in the elderly. Am J Med. 2007;120:481-7.

[33] Gage BF, Waterman AD, Shannon W, Boechler M, Rich MW, Radford MJ. Validation of clinical classification schemes for predicting stroke: results from the National Registry of Atrial Fibrillation. JAMA. 2001;285:2864-70.

[34] Hart RG, Benavente O, McBride R, Pearce LA. Antithrombotic therapy to prevent stroke in patients with atrial fibrillation: a meta-analysis. Ann Intern Med. 1999;131:492-501.

[35] Lip GY, Nieuwlaat R, Pisters R, Lane DA, Crijns HJ. Refining clinical risk stratification for predicting stroke and thromboembolism in atrial fibrillation using a novel risk factor-based approach: the euro heart survey on atrial fibrillation.Chest. 2010;137:263-72.

[36] Petty GW, Brown RD Jr, Whisnant JP, Sicks JD, O'Fallon WM, Wiebers DO. Frequency of major complications of aspirin, warfarin, and intravenous heparin for secondary stroke prevention. A population-based study. Ann Intern Med. 1999;130:14-22.

[37] January CT, Wann LS, Alpert JS, et al. 2014 AHA/ACC/HRS guideline for the management of patients with atrial fibrillation: executive summary: a report of the American College of Cardiology/American Heart Association Task Force on practice guidelines and the Heart Rhythm Society. Circulation. 2014;130:2071-104.

[38] Pollack CV Jr, Reilly PA, Eikelboom J, et al. Idarucizumab for dabigatran reversal. N Engl J Med. 2015;373:511-20.

[39] Fuller CJ, Reisman M. Stroke prevention in atrial fibrillation: atrial appendage closure. Curr Cardiol Rep.2011;13:159-66.

[40] Ekinci EI, Donnan GA. Neurological manifestations of cardiac myxoma: a review of the literature and report of cases. Intern Med J. 2004;34:243-9.

[41] Lee VH, Connolly HM, Brown RD Jr. Central nervous system manifestations of cardiac myxoma. Arch Neurol.2007;64:1115-20.

[42] Rensink AA, de Waal RM, Kremer B, Verbeek MM. Pathogenesis of cerebral amyloid angiopathy. Brain Res Brain Res Rev. 2003;43:207-23.

[43] Kinnecom C, Lev MH, Wendell L, et al. Course of cerebral amyloid angiopathy-related inflammation. Neurology.2007;68:1411-6.

[44] Razvi SS, Bone I. Single gene disorders causing ischaemic stroke. J Neurol. 2006;253:685-700.

[45] Loh E, Sutton MS, Wun CC, et al. Ventricular dysfunction and the risk of stroke after myocardial infarction.N Engl J Med. 1997;336:251-7.

[46] Pfeffer MA, Braunwald E, Moye LA, et al. Effect of captopril on mortality and morbidity in patients with left ventricular dysfunction after myocardial infarction. Results of the survival and ventricular enlargement trial. The SAVE Investigators. N Engl J Med. 1992;327:669-77.

[47] Thomas DP, Roberts HR. Hypercoagulability in venous and arterial thrombosis. Ann Intern Med. 1997;126:638-44.

[48] Morris JG, Singh S, Fisher M. Testing for inherited thrombophilias in arterial stroke: can it cause more harm than good? Stroke. 2010;41:2985-90.

[49] Bushnell CD, Goldstein LB. Diagnostic testing for coagulopathies in patients with ischemic stroke. Stroke.2000;31:3067-78.

[50] Hart RG, Kanter MC. Hematologic disorders and ischemic stroke. A selective review. Stroke. 1990;21:1111-21.

[51] Ortel TL. Thrombosis and the antiphospholipid syndrome. Hematology Am Soc Hematol Educ Program.2005;1:462-8.

[52] Elkind MS. Inflammation, atherosclerosis, and stroke. Neurologist. 2006;12:140-8.

[53] Everett BM, Glynn RJ, MacFadyen JG, Ridker PM. Rosuvastatin in the prevention of stroke among men and women with elevated levels of C-reactive protein: justification for the Use of Statins in Prevention: an Intervention Trial Evaluating Rosuvastatin (JUPITER). Circulation. 2010;121:143-50.

[54] Goldstein LB, Bushnell CD, Adams RJ, et al. Guidelines for the primary prevention of stroke: a guideline for healthcare professionals from the American Heart Association/American Stroke Association. Stroke. 2011;42:517-84.

[55] Bonora E, Kiechl S, Willeit J, et al. Insulin resistance as estimated by homeostasis model assessment predicts incident symptomatic cardiovascular disease in caucasian subjects from the general population: the Bruneck study.Diabetes Care. 2007;30:318-24.

[56] Hackam DG. Cannabis and stroke: systematic appraisal of case reports. Stroke. 2015;46: 852-6.

[57] Bashore TM, Cabell C, Fowler V Jr. Update on infective endocarditis. Curr Probl Cardiol. 2006;31:274-352.

[58] el-Shami K, Griffiths E, Streiff M. Nonbacterial thrombotic endocarditis in cancer patients: pathogenesis, diagnosis,and treatment. Oncologist. 2007;12:518-23.

[59] Lopez JA, Ross RS, Fishbein MC, Siegel RJ. Nonbacterial thrombotic endocarditis: a review. Am Heart J.1987;113:773-84.

[60] Rabinstein AA, Giovanelli C, Romano JG, Koch S, Forteza AM, Ricci M. Surgical treatment of nonbacterial thrombotic endocarditis presenting with stroke. J Neurol. 2005;252: 352-5.

[61] White H, Boden-Albala B, Wang C, et al. Ischemic stroke subtype incidence among whites, blacks, and Hispanics: the Northern Manhattan Study. Circulation. 2005; 111: 1327-31.

[62] Moore DF, Kaneski CR, Askari H, Schiffmann R. The cerebral vasculopathy of Fabry disease. J Neurol Sci.2007;257:258-63.

[63] Clarke JT. Narrative review: Fabry disease. Ann Intern Med. 2007;146:425-33.

[64] Furie KL, Kasner SE, Adams RJ, et al. Guidelines for the prevention of stroke in patients with stroke or transient ischemic attack: a guideline for healthcare professionals from the American heart association/American stroke association. Stroke. 2011;42:227-76.

[65] Fukutake T. Cerebral autosomal recessive arteriopathy with subcortical infarcts and leukoencephalopathy (CARASIL): from discovery to gene identification. J Stroke Cerebrovasc Dis. 2011;20:85-93.

[66] Markus HS, Alberts MJ. Update on genetics of stroke and cerebrovascular disease 2005.

Stroke. 2006;37;288-90.

[67] Guo JM, Liu AJ, Su DF. Genetics of stroke. Acta Pharmacol Sin. 2010;31;1055-64.

[68] Meschia JF, Worrall BB, Rich SS. Genetic susceptibility to ischemic stroke. Nat Rev Neurol. 2011;7;369-78.

[69] Donohue MM, Tirschwell DL. Implications of pharmacogenetic testing for patients taking warfarin or clopidogrel.Curr Neurol Neurosci Rep. 2011;11;52-60.

[70] Daneschvar HL, Daw H. Heparin-induced thrombocytopenia (an overview). Int J Clin Pract. 2007;61;130-7.

[71] Arepally GM, Ortel TL. Clinical practice. Heparin-induced thrombocytopenia. N Engl J Med. 2006;355;809-17.

[72] Suzuki S, Brown CM, Wise PM. Mechanisms of neuroprotection by estrogen. Endocrine. 2006;29;209-15.

[73] Yang SH, Liu R, Perez EJ, Wang X, Simpkins JW. Estrogens as protectants of the neurovascular unit against ischemic stroke. Curr Drug Targets CNS Neurol Disord. 2005;4;169-77.

[74] Merchenthaler I, Dellovade TL, Shughrue PJ. Neuroprotection by estrogen in animal models of global and focal ischemia. Ann N Y Acad Sci. 2003;1007;89-100.

[75] Hurn PD, Macrae IM. Estrogen as a neuroprotectant in stroke. J Cereb Blood Flow Metab. 2000;20;631-52.

[76] Bushnell CD. Oestrogen and stroke in women; assessment of risk. Lancet Neurol. 2005;4;743-51.

[77] U.S. Preventive Services Task Force. Hormone therapy for the prevention of chronic conditions in postmenopausal women; recommendations from the U.S. Preventive Services Task Force. Ann Intern Med. 2005;142;855-60.

[78] American College of Obstetricians and Gynecologists Women's Health Care Physicians. Executive summary.Hormone therapy. Obstet Gynecol. 2004;104;1S-4S.

[79] Toole JF, Malinow MR, Chambless LE, et al. Lowering homocysteine in patients with ischemic stroke to prevent recurrent stroke, myocardial infarction, and death; the Vitamin Intervention for Stroke Prevention (VISP) randomized controlled trial. JAMA. 2004;291;565-75.

[80] Wang X, Qin X, Demirtas H, et al. Efficacy of folic acid supplementation in stroke prevention; a meta-analysis.Lancet. 2007;369;1876-82.

[81] Spence JD. Homocysteine-lowering therapy; a role in stroke prevention? Lancet Neurol. 2007;6;830-8.

[82] Chobanian AV, Bakris GL, Black HR, et al. Seventh report of the Joint National Committee on Prevention,Detection, Evaluation, and Treatment of High Blood Pressure. Hypertension. 2003;42;1206-52.

[83] Rashid P, Leonardi-Bee J, Bath P. Blood pressure reduction and secondary prevention of stroke and other vascular events; a systematic review. Stroke. 2003;34;2741-8.

[84] Castillo J, Leira R. Garc√≠a MaM, Serena Jn, Blanco M, D√°valos A. Blood Pressure Decrease During the Acute Phase of Ischemic Stroke Is Associated With Brain Injury and Poor Stroke Outcome. Stroke. 2004;35;520-6.

[85] Leira R, Millan M, Diez-Tejedor E, et al. Age determines the effects of blood pressure lowering during the acute phase of ischemic stroke; the TICA study. Hypertension. 2009;54;769-74.

[86] Sandset EC, Bath PM, Boysen G, et al. The angiotensin-receptor blocker candesartan for treatment of acute stroke (SCAST): a randomised, placebo-controlled, double-blind trial. Lancet. 2011;377:741-50.

[87] Ahmed N, Wahlgren N, Brainin M, et al. Relationship of blood pressure, antihypertensive therapy, and outcome in ischemic stroke treated with intravenous thrombolysis. Stroke. 2009;40:2442-9.

[88] Arboix A, Besses C. Cerebrovascular disease as the initial clinical presentation of haematological disorders. Eur Neurol. 1997;37:207-11.

[89] Liu M, Counsell C, Zhao XL, Wardlaw J. Fibrinogen depleting agents for acute ischaemic stroke. Cochrane Database Syst Rev. 2003;3:CD000091.

[90] Elkind MS, Cole JW. Do common infections cause stroke? Semin Neurol. 2006;26:88-99.

[91] Lampl Y, Boaz M, Gilad R, et al. Minocycline treatment in acute stroke: an open-label, evaluator-blinded study.Neurology. 2007;69:1404-10.

[92] Touboul PJ, Hennerici MG, Meairs S, et al. Mannheim carotid intima-media thickness consensus (2004-2006).An update on behalf of the Advisory Board of the 3rd and 4th Watching the Risk Symposium, 13th and 15th European Stroke Conferences, Mannheim, Germany, 2004, and Brussels, Belgium, 2006. Cerebrovasc Dis.2007;23:75-80.

[93] Blanco M, Nombela F, Castellanos M, et al. Statin treatment withdrawal in ischemic stroke: a controlled randomized study. Neurology. 2007;69:904-10.

[94] Amarenco P, Bogousslavsky J, Callahan A 3rd, et al. High-dose atorvastatin after stroke or transient ischemic attack. N Engl J Med. 2006;355:549-59.

[95] Goldstein LB. Low LDL cholesterol, statins, and brain hemorrhage: should we worry? Neurology. 2007;68:719-20.

[96] Stone NJ, Robinson JG, Lichtenstein AH, et al. 2013 ACC/AHA guideline on the treatment of blood cholesterol to reduce atherosclerotic cardiovascular risk in adults: a report of the American College of Cardiology/American Heart Association Task Force on Practice Guidelines. Circulation. 2014;129:S1-45.

[97] Cimino M, Gelosa P, Gianella A, Nobili E, Tremoli E, Sironi L. Statins: multiple mechanisms of action in the ischemic brain. Neuroscientist. 2007;13:208-13.

[98] Cestari DM, Weine DM, Panageas KS, Segal AZ, DeAngelis LM. Stroke in patients with cancer: incidence and etiology. Neurology. 2004;62:2025-30.

[99] Bang OY. Intracranial atherosclerotic stroke: specific focus on the metabolic syndrome and inflammation. Curr Atheroscler Rep. 2006;8:330-6.

[100] Bousser MG, Welch KM. Relation between migraine and stroke. Lancet Neurol. 2005;4:533-42.

[101] Classification and diagnostic criteria for headache disorders, cranial neuralgias and facial pain. Headache Classification Committee of the International Headache Society. Cephalalgia. 1988;8(Suppl 7):1-96.

[102] Etminan M, Takkouche B, Isorna FC, Samii A. Risk of ischaemic stroke in people with migraine: systematic review and meta-analysis of observational studies. BMJ. 2005;330:63.

[103] Arpa J, Cruz-Martinez A, Campos Y, et al. Prevalence and progression of mitochondrial diseases: a study of 50 patients. Muscle Nerve. 2003;28:690-5.

[104] Finsterer J. Central nervous system manifestations of mitochondrial disorders. Acta Neurol Scand. 2006;114:217-38.

[105] National Health and Nutrition Examination Survey. 2009. 2017 https://wwwn.cdc.gov/nchs/nhanes/ContinuousNhanes/Default.aspx? BeginYear=2009.

[106] Collop N. The effect of obstructive sleep apnea on chronic medical disorders. Cleve Clin J Med. 2007;74;72-8.

[107] Yaggi H, Mohsenin V. Obstructive sleep apnoea and stroke. Lancet Neurol. 2004;3:333-42.

[108] Helms A, Ajayi O, Kittner S. Investigating the link between oral contraceptives and stroke. Pract Neurol.2007;April:35-41.

[109] ACOG Committee on Practice Bulletins-Gynecology. ACOG practice bulletin. No. 73: use of hormonal contraception in women with coexisting medical conditions. Obstet Gynecol. 2006;107;1453-72.

[110] Handke M, Harloff A, Olschewski M, Hetzel A, Geibel A. Patent foramen ovale and cryptogenic stroke in older patients. N Engl J Med. 2007;357;2262-8.

[111] Dalen JE, Alpert JS. Cryptogenic strokes and patent foramen ovales: what's the right treatment? Am J Med.2016;129;1159-62.

[112] Messe SR, Gronseth G, Kent DM, et al. Practice advisory: recurrent stroke with patent foramen ovale (update of practice parameter): report of the Guideline Development, Dissemination, and Implementation Subcommittee of the American Academy of Neurology. Neurology. 2016;87;815-21.

[113] Billinger SA, Arena R, Bernhardt J, et al. Physical activity and exercise recommendations for stroke survivors: a statement for healthcare professionals from the American Heart Association/American Stroke Association.Stroke. 2014;45;2532-53.

[114] Khurshid I, Downie GH. Pulmonary arteriovenous malformation. Postgrad Med J. 2002;78;191-7.

[115] White RI Jr, Lynch-Nyhan A, Terry P, et al. Pulmonary arteriovenous malformations: techniques and long-term outcome of embolotherapy. Radiology. 1988;169;663-9.

[116] Jauss M, Zanette E. Detection of right-to-left shunt with ultrasound contrast agent and transcranial Doppler sonography.Cerebrovasc Dis. 2000;10(6);490.

[117] Cottin V, Dupuis-Girod S, Lesca G, Cordier JF. Pulmonary vascular manifestations of hereditary hemorrhagic telangiectasia (rendu-osler disease). Respiration. 2007;74;361-78.

[118] Niewada M, Kobayashi A, Sandercock PA, Kaminski B, Czlonkowska A. Influence of gender on baseline features and clinical outcomes among 17,370 patients with confirmed ischaemic stroke in the international stroke trial.Neuroepidemiology. 2005;24;123-8.

[119] Bushnell C, McCullough LD, Awad IA, et al. Guidelines for the prevention of stroke in women: a statement for healthcare professionals from the American Heart Association/American Stroke Association. Stroke.2014;45;1545-88.

[120] Redding-Lallinger R, Knoll C. Sickle cell disease—pathophysiology and treatment. Curr Probl Pediatr Adolesc Health Care. 2002;36;346-76.

[121] Steen RG, Xiong X, Langston JW, Helton KJ. Brain injury in children with sickle cell disease: prevalence and etiology. Ann Neurol. 2003;54;564-72.

[122] Wang WC. The pathophysiology, prevention, and treatment of stroke in sickle cell disease. Curr Opin Hematol.2007;14;191-7.

[123] Adams RJ. Big strokes in small persons. Arch Neurol. 2007;64;1567-74.

[124] Adams RJ, Brambilla DJ, Granger S, et al. Stroke and conversion to high risk in children screened with transcranial Doppler ultrasound during the STOP study. Blood. 2004;103:

3689-94.

[125] Ware RE, Zimmerman SA, Sylvestre PB, et al. Prevention of secondary stroke and resolution of transfusional iron overload in children with sickle cell anemia using hydroxyurea and phlebotomy. J Pediatr. 2004;145;346-52.

[126] Krishnamurti L. Hematopoietic cell transplantation for sickle cell disease; state of the art. Expert Opin Biol Ther.2007;7;161-72.

[127] Tsaras G, Owusu-Ansah A, Boateng FO, Amoateng-Adjepong Y. Complications associated with sickle cell trait;a brief narrative review. Am J Med. 2009;122;507-12.

[128] Greenberg J, Massey EW. Cerebral infarction in sickle cell trait. Ann Neurol. 1985;18; 354-5.

[129] Partington MD, Aronyk KE, Byrd SE. Sickle cell trait and stroke in children. Pediatr Neurosurg. 1994;20;148-51.

[130] Steen RG, Hankins GM, Xiong X, et al. Prospective brain imaging evaluation of children with sickle cell trait;initial observations. Radiology. 2003;228;208-15.

[131] Lannuzel A, Salmon V, Mevel G, Malpote E, Rabier R, Caparros-Lefebvre D. Epidemiology of stroke in Guadeloupe and role of sickle cell trait. Rev Neurol (Paris). 1999;155; 351-6.

[132] Fiore MC, Baker TB. Clinical practice. Treating smokers in the health care setting. N Engl J Med. 2011;365;1222-31.

[133] Cahill K, Stead LF, Lancaster T. Nicotine receptor partial agonists for smoking cessation. Cochrane Database Syst Rev. 2007;4;CD006103.

[134] Williams KE, Reeves KR, Billing CB Jr, Pennington AM, Gong J. A double-blind study evaluating the long-term safety of varenicline for smoking cessation. Curr Med Res Opin. 2007;23;793-801.

[135] Moore TJ, Furberg CD, Glenmullen J, Maltsberger JT, Singh S. Suicidal behavior and depression in smoking cessation treatments. PLoS One. 2011;6;e27016.

[136] Haggstram FM, Chatkin JM, Sussenbach-Vaz E, Cesari DH, Fam CF, Fritscher CC. A controlled trial of nortriptyline,sustained-release bupropion and placebo for smoking cessation; preliminary results. Pulm Pharmacol Ther.2006;19(3);205-9.

[137] Administration USFaD. FDA Approves Novel Medication for Smoking Cessation2006 May 11, 2006. Report No.;http://www.fda.gov/bbs/topics/NEWS/2006/NEW01370.html.

[138] Holmes S, Zwar N, Jimenez-Ruiz CA, et al. Bupropion as an aid to smoking cessation; a review of real-life effectiveness.Int J Clin Pract. 2004;58;285-91.

[139] Mercadante N. Management of patients with prosthetic heart valves; potential impact of valve site, clinical characteristics, and comorbidity. J Thromb Thrombolysis. 2000;10; 29-34.

[140] Hardman SM, Cowie MR. Fortnightly review; anticoagulation in heart disease. BMJ. 1999;318;238-44.

[141] Kelley RE. CNS vasculitis. Front Biosci. 2004;9;946-55.

[142] Younger DS. Vasculitis of the nervous system. Curr Opin Neurol. 2004;17;317-36.

[143] Jennette JC, Falk RJ. Nosology of primary vasculitis. Curr Opin Rheumatol. 2007;19; 10-6.

[144] Kuker W. Cerebral vasculitis; imaging signs revisited. Neuroradiology. 2007;49;471-9.

[145] Lee MS, Smith SD, Galor A, Hoffman GS. Antiplatelet and anticoagulant therapy in patients with giant cell arteritis.Arthritis Rheum. 2006;54;3306-9.

[146] Melson MR, Weyand CM, Newman NJ, Biousse V. The diagnosis of giant cell arteritis. Rev Neurol Dis.2007;4:128-42.

[147] Salvarani C, Hunder GG. Giant cell arteritis with low erythrocyte sedimentation rate: frequency of occurence in a population-based study. Arthritis Rheum. 2001;45:140-5.

[148] Ringleb PA, Strittmatter EI, Loewer M, et al. Cerebrovascular manifestations of Takayasu arteritis in Europe.Rheumatology (Oxford). 2005;44:1012-5.

[149] Arend WP, Michel BA, Bloch DA, et al. The American College of Rheumatology 1990 criteria for the classification of Takayasu arteritis. Arthritis Rheum. 1990;33:1129-34.

[150] Reichart MD, Bogousslavsky J, Janzer RC. Early lacunar strokes complicating polyarteritis nodosa: thrombotic microangiopathy. Neurology. 2000;54:883-9.

[151] Lightfoot RW Jr, Michel BA, Bloch DA, et al. The American College of Rheumatology 1990 criteria for the classification of polyarteritis nodosa. Arthritis Rheum. 1990;33:1088-93.

[152] Lamprecht P, Gross WL. Wegener's granulomatosis. Herz. 2004;29:47-56.

[153] Leavitt RY, Fauci AS, Bloch DA, et al. The American College of Rheumatology 1990 criteria for the classification of Wegener's granulomatosis. Arthritis Rheum. 1990, 33:1101-7.

[154] Kang DW, Kim DE, Yoon BW, Seo JW, Roh JK. Delayed diagnosis: recurrent cerebral infarction associated with Churg-Strauss syndrome. Cerebrovasc Dis. 2001;12:280-1.

[155] Keogh KA, Specks U. Churg-Strauss syndrome: clinical presentation, antineutrophil cytoplasmic antibodies, and leukotriene receptor antagonists. Am J Med. 2003;115:284-90.

[156] Masi AT, Hunder GG, Lie JT, et al. The American College of Rheumatology 1990 criteria for the classification of Churg-Strauss syndrome (allergic granulomatosis and angiitis). Arthritis Rheum. 1990;33:1094-100.

[157] Calabrese LH, Mallek JA. Primary angiitis of the central nervous system. Report of 8 new cases, review of the literature, and proposal for diagnostic criteria. Medicine (Baltimore). 1988;67:20-39.

[158] Moore PM. Vasculitis of the central nervous system. Semin Neurol. 1994;14:307-12.

[159] Gilden DH, Kleinschmidt-DeMasters BK, LaGuardia JJ, Mahalingam R, Cohrs RJ. Neurologic complications of the reactivation of varicella-zoster virus. N Engl J Med. 2000;342:635-45.

[160] Nagel MA, Mahalingam R, Cohrs RJ, Gilden D. Virus vasculopathy and stroke: an under-recognized cause and treatment target. Infect Disord Drug Targets. 2010;10:105-11.

[161] Lalvani A, Pareek M. Interferon gamma release assays: principles and practice. Enferm Infecc Microbiol Clin.2010;28:245-52.

[162] de Gans J, van de Beek D. Dexamethasone in adults with bacterial meningitis. N Engl J Med. 2002;347:1549-56.

[163] Johnson RT, Richardson EP. The neurological manifestations of systemic lupus erythematosus. Medicine (Baltimore). 1968;47:337-69.

[164] Devinsky O, Petito CK, Alonso DR. Clinical and neuropathological findings in systemic lupus erythematosus: the role of vasculitis, heart emboli, and thrombotic thrombocytopenic purpura. Ann Neurol. 1988;23(4):380.

[165] Kitagawa Y, Gotoh F, Koto A, Okayasu H. Stroke in systemic lupus erythematosus. Stroke. 1990;21:1533-9.

[166] Brust JC. Vasculitis owing to substance abuse. Neurol Clin. 1997;15:945-57.

[167] Niehaus L, Meyer BU. Bilateral borderzone brain infarctions in association with heroin a-buse. J Neurol Sci.1998;160(2):180.

[168] Serdaroglu P. Behcet's disease and the nervous system. J Neurol. 1998;245:197-205.

[169] Call GK, Fleming MC, Sealfon S, Levine H, Kistler JP, Fisher CM. Reversible cerebral segmental vasoconstriction.Stroke. 1988;19:1159-70.

[170] Hajj-Ali RA, Furlan A, Abou-Chebel A, Calabrese LH. Benign angiopathy of the central nervous system: cohort of 16 patients with clinical course and long-term followup. Arthritis Rheum. 2002;47:662-9.

[171] Calabrese LH. Clinical management issues in vasculitis. Angiographically defined angiitis of the central nervous system: diagnostic and therapeutic dilemmas. Clin Exp Rheumatol. 2003;21:S127-30.

[172] Ng YS, Stein J, Ning M, Black-Schaffer RM. Comparison of clinical characteristics and functional outcomes of ischemic stroke in different vascular territories. Stroke. 2007;38: 2309-14.

[173] Caplan LR. Transient ischemic attack with abnormal diffusion-weighted imaging results: what's in a name? Arch Neurol. 2007;64:1080-2.

[174] Kidwell CS, Warach S. Acute ischemic cerebrovascular syndrome: diagnostic criteria. Stroke. 2003;34:2995-8.

[175] A classification and outline of cerebrovascular diseases. Neurology. 1958;8:395-434.

[176] Quinette P, Guillery-Girard B, Dayan J, et al. What does transient global amnesia really mean? Review of the literature and thorough study of 142 cases. Brain. 2006;129: 1640-58.

[177] Bettermann K. Transient global amnesia: the continuing quest for a source. Arch Neurol. 2006;63:1336-8.

[178] Roach ES. Transient global amnesia: look at mechanisms not causes. Arch Neurol. 2006; 63(9):1338.

[179] Menendez Gonzalez M, Rivera MM. Transient global amnesia: increasing evidence of a venous etiology. Arch Neurol. 2006;63:1334-6.

[180] Ali LK, Saver JL. The ischemic stroke patient who worsens: new assessment and management approaches. Rev Neurol Dis. 2007;4:85-91.

[181] Brazis PW, Masdeau JC, Biller J. Localization in clinical neurology. Philadelphia: Lippincott, Williams & Wilkins; 2007.

[182] Ali S, Khan MA, Khealani B. Limb-shaking transient ischemic attacks: case report and review of literature. BMC Neurol. 2006;6:5.

[183] Camilo O, Goldstein LB. Seizures and epilepsy after ischemic stroke. Stroke. 2004;35: 1769-75.

[184] Murie JA, Sheldon CD, Quin RO. Carotid artery bruit: association with internal carotid stenosis and intraluminal turbulence. Br J Surg. 1984;71:50-2.

[185] Shorr RI, Johnson KC, Wan JY, et al. The prognostic significance of asymptomatic carotid bruits in the elderly. J Gen Intern Med. 1998;13:86-90.

[186] Hillis AE. Aphasia: progress in the last quarter of a century. Neurology. 2007;69:200-13.

[187] Chambers BR, Brooder RJ, Donnan GA. Proximal posterior cerebral artery occlusion simulating middle cerebral artery occlusion. Neurology. 1991;41:385-90.

[188] Maulaz AB, Bezerra DC, Bogousslavsky J. Posterior cerebral artery infarction from middle cerebral artery infarction. Arch Neurol. 2005;62:938-41.

[189] Hommel M，Besson G，Pollak P，Kahane P，Le Bas JF，Perret J. Hemiplegia in posterior cerebral artery occlusion.Neurology. 1990;40;1496-9.

[190] Sorensen BF. Bow hunter's stroke. Neurosurgery. 1978;2;259-61.

[191] Gregoire SM，Charidimou A，Gadapa N，et al. Acute ischaemic brain lesions in intracerebral haemorrhage：multicentre cross-sectional magnetic resonance imaging study. Brain. 2011;134;2376-86.

[192] Petrone L，Nannoni S，Del Bene A，Palumbo V，Inzitari D. Branch atheromatous disease：a clinically meaningful,yet unproven concept. Cerebrovasc Dis. 2016;41;87-95.

[193] Adams HP Jr，Bendixen BH，Kappelle LJ，et al. Classification of subtype of acute ischemic stroke. Definitions for use in a multicenter clinical trial. TOAST. Trial of Org 10172 in Acute Stroke Treatment. Stroke. 1993;24;35-41.

[194] Bamford J，Sandercock P，Dennis M，Burn J，Warlow C. Classification and natural history of clinically identifiable subtypes of cerebral infarction. Lancet. 1991;337;1521-6.

[195] Adams HP Jr，del Zoppo G，Alberts MJ，et al. Guidelines for the early management of adults with ischemic stroke：a guideline from the American Heart Association/American Stroke Association Stroke Council，Clinical Cardiology Council，Cardiovascular Radiology and Intervention Council，and the Atherosclerotic Peripheral Vascular Disease and Quality of Care Outcomes in Research Interdisciplinary Working Groups：the American Academy of Neurology affirms the value of this guideline as an educational tool for neurologists. Stroke.2007;38;1655-711.

[196] Gorelick PB. Primary and comprehensive stroke centers：history，value and certification criteria. J Stroke. 2013;15;78-89.

[197] Johnston SC，Gress DR，Browner WS，Sidney S. Short-term prognosis after emergency department diagnosis of TIA. JAMA. 2000;284;2901-6.

[198] Johnston SC，Rothwell PM，Nguyen-Huynh MN，et al. Validation and refinement of scores to predict very early stroke risk after transient ischaemic attack. Lancet. 2007;369；283-92.

[199] Wardlaw JM，Brazzelli M，Chappell FM，et al. ABCD2 score and secondary stroke prevention：meta-analysis and effect per 1,000 patients triaged. Neurology. 2015;85;373-80.

[200] Feldmann E，Wilterdink JL，Kosinski A，et al. The Stroke Outcomes and Neuroimaging of Intracranial Atherosclerosis (SONIA) trial. Neurology. 2007;68;2099-106.

[201] Pearson AC，Labovitz AJ，Tatineni S，Gomez CR. Superiority of transesophageal echocardiography in detecting cardiac source of embolism in patients with cerebral ischemia of uncertain etiology. J Am Coll Cardiol.1991;17;66-72.

[202] Rauh R，Fischereder M，Spengel FA. Transesophageal echocardiography in patients with focal cerebral ischemia of unknown cause. Stroke. 1996;27(4);691.

[203] McNamara RL，Lima JA，Whelton PK，Powe NR. Echocardiographic identification of cardiovascular sources of emboli to guide clinical management of stroke：a cost-effectiveness analysis. Ann Intern Med. 1997;127;775-87.

[204] Angeli S，Del Sette M，Beelke M，Anzola GP，Zanette E. Transcranial Doppler in the diagnosis of cardiac patent foramen ovale. Neurol Sci. 2001;22;353-6.

[205] Del Sette M，Dinia L，Rizzi D，Sugo A，Albano B，Gandolfo C. Diagnosis of right-to-left shunt with transcranial Doppler and vertebrobasilar recording. Stroke. 2007;38;2254-6.

[206] Hacke W，Kaste M，Bluhmki E，et al. Thrombolysis with alteplase 3 to 4.5 hours after acute ischemic stroke. N Engl J Med. 2008;359;1317-29.

[207] Del Zoppo GJ, Saver JL, Jauch EC, Adams HP Jr. Expansion of the time window for treatment of acute ischemic stroke with intravenous tissue plasminogen activator: a science advisory from the American Heart Association/American Stroke Association. Stroke. 2009;40(8):2945.

[208] Powers WJ, Derdeyn CP, Biller J, et al. 2015 American Heart Association/American Stroke Association Focused Update of the 2013 guidelines for the early management of patients with acute ischemic stroke regarding endovascular treatment: a guideline for healthcare professionals from the American Heart Association/American Stroke Association. Stroke. 2015;46:3020-35.

[209] Schwarz S, Georgiadis D, Aschoff A, Schwab S. Effects of body position on intracranial pressure and cerebral perfusion in patients with large hemispheric stroke. Stroke. 2002;33:497-501.

[210] Olavarria VV, Arima H, Anderson CS, et al. Head position and cerebral blood flow velocity in acute ischemic stroke: a systematic review and meta-analysis. Cerebrovasc Dis. 2014;37:401-8.

[211] Anderson CS, Arima H, Lavados P, et al. Cluster-randomized, crossover trial of head positioning in acute stroke. N Engl J Med. 2017;376:2437-47.

[212] Ovbiagele B, Saver JL, Starkman S, et al. Statin enhancement of collateralization in acute stroke. Neurology.2007;68:2129-31.

[213] Chimowitz MI, Lynn MJ, Derdeyn CP, et al. Stenting versus aggressive medical therapy for intracranial arterial stenosis. N Engl J Med. 2011;365:993-1003.

[214] Caplan LR. Resolved: heparin may be useful in selected patients with brain ischemia. Stroke. 2003;34(1):230.

[215] Thiers FA, Sinskey AJ, Berndt ER. Trends in the globalization of clinical trials. Nat Rev. 2008;7:13-4.

[216] Politis-Virk KI. China's clinical trial boom. Pharma® Focus Asia2010.

[217] Faden AI, Stoica B. Neuroprotection: challenges and opportunities. Arch Neurol. 2007;64:794-800.

[218] Garg R, Chaudhuri A, Munschauer F, Dandona P. Hyperglycemia, insulin, and acute ischemic stroke: a mechanistic justification for a trial of insulin infusion therapy. Stroke. 2006;37:267-73.

[219] Yong M, Kaste M. Dynamic of hyperglycemia as a predictor of stroke outcome in the ECASS-II trial. Stroke.2008;39:2749-55.

[220] van den Berghe G, Wouters P, Weekers F, et al. Intensive insulin therapy in the critically ill patients. N Engl J Med.2001;345:1359-67.

[221] Van den Berghe G, Wilmer A, Hermans G, et al. Intensive insulin therapy in the medical ICU. N Engl J Med.2006;354:449-61.

[222] Qaseem A, Humphrey LL, Chou R, Snow V, Shekelle P. Use of intensive insulin therapy for the management of glycemic control in hospitalized patients: a clinical practice guideline from the American College of Physicians.Ann Intern Med. 2011;154:260-7.

[223] Gray CS, Hildreth AJ, Sandercock PA, et al. Glucose-potassium-insulin infusions in the management of poststroke hyperglycaemia: the UK Glucose Insulin in Stroke Trial (GIST-UK). Lancet Neurol. 2007;6:397-406.

[224] Johnston KC, Hall CE, Kissela BM, Bleck TP, Conaway MR. Glucose Regulation in Acute Stroke Patients (GRASP) trial: a randomized pilot trial. Stroke. 2009;40:3804-9.

[225] Godoy DA, Di Napoli M, Rabinstein AA. Treating hyperglycemia in neurocritical patients: benefits and perils.Neurocrit Care. 2010;13:425-38.

[226] Umpierrez GE, Palacio A, Smiley D. Sliding scale insulin use: myth or insanity? Am J Med. 2007;120(7):563.

[227] Zaremba J. Hyperthermia in ischemic stroke. Med Sci Monit. 2004;10:RA148-53.

[228] Fernandez A, Schmidt JM, Claassen J, et al. Fever after subarachnoid hemorrhage: risk factors and impact on outcome. Neurology. 2007;68:1013-9.

[229] Hypothermia after Cardiac Arrest Study Group. Mild therapeutic hypothermia to improve the neurologic outcome after cardiac arrest. N Engl J Med. 2002;346:549-56.

[230] Bernard SA, Gray TW, Buist MD, et al. Treatment of comatose survivors of out-of-hospital cardiac arrest with induced hypothermia. N Engl J Med. 2002;346:557-63.

[231] Nielsen N, Wetterslev J, Cronberg T, et al. Targeted temperature management at 33 degrees C versus 36 degrees C after cardiac arrest. N Engl J Med. 2013;369:2197-206.

[232] Bhardwaj A, Mirski M, Ulatowski J. Handbook of neurocritical care. Totowa, NJ: Humana Press; 2004.

[233] Nguyen T, Koroshetz WJ. Intensive care management of ischemic stroke. Curr Neurol Neurosci Rep. 2003;3:32-9.

[234] Karepov VG, Gur AY, Bova I, Aronovich BD, Bornstein NM. Stroke-in-evolution: infarct-inherent mechanisms versus systemic causes. Cerebrovasc Dis. 2006;21:42-6.

[235] Davenport A. The management of renal failure in patients at risk of cerebral edema/hypoxia. New Horiz.1995;3:717-24.

[236] Qureshi AI, Geocadin RG, Suarez JI, Ulatowski JA. Long-term outcome after medical reversal of transtentorial herniation in patients with supratentorial mass lesions. Crit Care Med. 2000;28:1556-64.

[237] Vahedi K, Hofmeijer J, Juettler E, et al. Early decompressive surgery in malignant infarction of the middle cerebral artery: a pooled analysis of three randomised controlled trials. Lancet Neurol. 2007;6:215-22.

[238] Wijdicks EF, Sheth KN, Carter BS, et al. Recommendations for the management of cerebral and cerebellar infarction with swelling: a statement for healthcare professionals from the American Heart Association/American Stroke Association. Stroke. 2014;45:1222-38.

[239] Berges S, Moulin T, Berger E, et al. Seizures and epilepsy following strokes: recurrence factors. Eur Neurol.2000;43:3-8.

[240] McCarthy ST, Turner J. Low-dose subcutaneous heparin in the prevention of deep-vein thrombosis and pulmonary emboli following acute stroke. Age Ageing. 1986;15:84-8.

[241] Sherman DG, Albers GW, Bladin C, et al. The efficacy and safety of enoxaparin versus unfractionated heparin for the prevention of venous thromboembolism after acute ischaemic stroke (PREVAIL Study): an open-label randomised comparison. Lancet. 2007;369:1347-55.

[242] Epstein NE. A review of the risks and benefits of differing prophylaxis regimens for the treatment of deep venous thrombosis and pulmonary embolism in neurosurgery. Surg Neurol. 2005;64:295-301; discussion 302.

[243] Kamran SI, Downey D, Ruff RL. Pneumatic sequential compression reduces the risk of deep vein thrombosis in stroke patients. Neurology. 1998;50:1683-8.

[244] Reddy M, Gill SS, Rochon PA. Preventing pressure ulcers: a systematic review. JAMA. 2006;296:974-84.

[245] Martin B. Prevention of gastrointestinal complications in the critically ill patient. AACN Adv Crit Care.2007;18;158-66.

[246] Loo VG, Bourgault AM, Poirier L, et al. Host and pathogen factors for Clostridium difficile infection and colonization.N Engl J Med. 2011;365;1693-703.

[247] Chemerinski E, Levine SR. Neuropsychiatric disorders following vascular brain injury. Mt Sinai J Med.2006;73;1006-14.

[248] Ferro JM, Caeiro L, Verdelho A. Delirium in acute stroke. Curr Opin Neurol. 2002;15; 51-5.

[249] Antithrombotic Trialists' Collaboration. Collaborative meta-analysis of randomised trials of antiplatelet therapy for prevention of death, myocardial infarction, and stroke in high risk patients. BMJ. 2002;324;71-86.

[250] Adams RJ, Albers G, Alberts MJ, et al. Update to the AHA/ASA recommendations for the prevention of stroke in patients with stroke and transient ischemic attack. Stroke. 2008;39;1647-52.

[251] Ishida K, Messe SR. Antiplatelet strategies for secondary prevention of stroke and TIA. Curr Atheroscler Rep.2014;16;449.

[252] Sharma M, Pearce LA, Benavente OR, et al. Predictors of mortality in patients with lacunar stroke in the secondary prevention of small subcortical strokes trial. Stroke. 2014; 45;2989-94.

[253] Gengo FM, Rainka M, Robson M, et al. Prevalence of platelet nonresponsiveness to aspirin in patients treated for secondary stroke prophylaxis and in patients with recurrent ischemic events. J Clin Pharmacol. 2008;48;335-43.

[254] Chen WH, Cheng X, Lee PY, et al. Aspirin resistance and adverse clinical events in patients with coronary artery disease. Am J Med. 2007;120;631-5.

[255] Sandercock PA, Counsell C, Kane EJ. Anticoagulants for acute ischaemic stroke. Cochrane Database Syst Rev.2015;4;CD000024.

[256] Jin HM. Clinical uses and studies of the mechanism of Dan Shen. J Chin Med. 1978;3; 180-3.

[257] Wu B, Liu M, Liu H, et al. Meta-analysis of traditional Chinese patent medicine for ischemic stroke. Stroke.2007;38;1973-9.

[258] Kreisel SH, Hennerici MG, Bazner H. Pathophysiology of stroke rehabilitation; the natural course of clinical recovery, use-dependent plasticity and rehabilitative outcome. Cerebrovasc Dis. 2007;23;243-55.

[259] Mark VW, Taub E, Morris DM. Neuroplasticity and constraint-induced movement therapy. Eura Medicophys.2006;42;269-84.

[260] O'Malley MK, Ro T, Levin HS. Assessing and inducing neuroplasticity with transcranial magnetic stimulation and robotics for motor function. Arch Phys Med Rehabil. 2006;87; S59-66.

[261] Hogan N, Krebs HI, Rohrer B, et al. Motions or muscles? Some behavioral factors underlying robotic assistance of motor recovery. J Rehabil Res Dev. 2006;43;605-18.

[262] Sheffler LR, Chae J. Neuromuscular electrical stimulation in neurorehabilitation. Muscle Nerve. 2007;35;562-90.

[263] Phillips JP, Devier DJ, Feeney DM. Rehabilitation pharmacology; bridging laboratory work to clinical application.J Head Trauma Rehabil. 2003;18;342-56.

[264] Dobkin BH. Behavioral, temporal, and spatial targets for cellular transplants as adjuncts

to rehabilitation for stroke. Stroke. 2007;38;832-9.

[265] Chen J, Chopp M. Neurorestorative treatment of stroke: cell and pharmacological approaches. NeuroRx.2006;3;466-73.

[266] Wozniak MA, Kittner SJ. Return to work after ischemic stroke: a methodological review. Neuroepidemiology.2002;21;159-66.

[267] Amlie-Lefond C, deVeber G, Chan AK, et al. Use of alteplase in childhood arterial ischaemic stroke: a multicentre, observational, cohort study. Lancet Neurol. 2009; 8 (6);530.

[268] Grunwald IQ, Walter S, Fassbender K, et al. Ischemic stroke in children: new aspects of treatment. J Pediatr.2011;159;366-70.

[269] Roach ES, Golomb MR, Adams R, et al. Management of stroke in infants and children: a scientific statement from a Special Writing Group of the American Heart Association Stroke Council and the Council on Cardiovascular Disease in the Young. Stroke. 2008;39; 2644-91.

[270] Agrawal N, Johnston SC, Wu YW, Sidney S, Fullerton HJ. Imaging data reveal a higher pediatric stroke incidence than prior US estimates. Stroke. 2009;40;3415-21.

[271] Kirton A, Armstrong-Wells J, Chang T, et al. Symptomatic Neonatal Arterial Ischemic Stroke: the International Pediatric Stroke Study. Pediatrics. 2011;128;e1402-e10.

[272] Srinivasan J, Miller SP, Phan TG, Mackay MT. Delayed recognition of initial stroke in children: need for increased awareness. Pediatrics. 2009;124;e227-34.

[273] Abend NS, Beslow LA, Smith SE, et al. Seizures as a presenting symptom of acute arterial ischemic stroke in childhood. J Pediatr. 2011;159;479-83.

[274] Mackay MT, Wiznitzer M, Benedict SL, Lee KJ, Deveber GA, Ganesan V. Arterial ischemic stroke risk factors:the International Pediatric Stroke Study. Ann Neurol. 2011;69; 130-40.

[275] Amlie-Lefond C, Bernard TJ, Sebire G, et al. Predictors of cerebral arteriopathy in children with arterial ischemic stroke: results of the International Pediatric Stroke Study. Circulation. 2009;119;1417-23.

[276] Steiger HJ, Hanggi D, Assmann B, Turowski B. Cerebral angiopathies as a cause of ischemic stroke in children:differential diagnosis and treatment options. Dtsch Arztebl Int. 2010;107;851-6.

[277] Beslow LA, Jordan LC. Pediatric stroke: the importance of cerebral arteriopathy and vascular malformations.Childs Nerv Syst. 2010;26;1263-73.

[278] Jordan LC, Hillis AE. Challenges in the diagnosis and treatment of pediatric stroke. Nat Rev Neurol.2011;7;199-208.

[279] Goldenberg NA, Bernard TJ, Fullerton HJ, Gordon A, deVeber G. Antithrombotic treatments, outcomes, and prognostic factors in acute childhood-onset arterial ischaemic stroke: a multicentre, observational, cohort study.Lancet Neurol. 2009;8;1120-7.

[280] Amlie-Lefond C, Gill JC. Pharmacology in childhood arterial ischemic stroke. Semin Pediatr Neurol.2010;17;237-44.

[281] Simon JA, Hsia J, Cauley JA, et al. Postmenopausal hormone therapy and risk of stroke: the Heart and Estrogenprogestin Replacement Study (HERS). Circulation. 2001;103; 638-42.

[282] Viscoli CM, Brass LM, Kernan WN, Sarrel PM, Suissa S, Horwitz RI. A clinical trial of estrogen-replacement therapy after ischemic stroke. N Engl J Med. 2001;345;1243-9.

[283] Rossouw JE, Anderson GL, Prentice RL, et al. Risks and benefits of estrogen plus progestin in healthy postmenopausal women: principal results From the Women's Health Initiative randomized controlled trial. JAMA.2002;288;321-33.

[284] Mas JL, Arquizan C, Lamy C, et al. Recurrent cerebrovascular events associated with patent foramen ovale, atrial septal aneurysm, or both. N Engl J Med. 2001;345;1740-6.

第17章　颅内出血

自发性、非外伤性颅内出血在不同人群急性卒中的比例为 $10\%\sim35\%$。近期美国心脏病协会卒中委员会及欧洲卒中学会均发布了颅内出血诊疗指南。

第一节　流　行　病　学

2010 年,全球共有 530 万例出血性卒中。全球的 ICH 风险为每年 24.6/10万,不同人种间有很大差异,低至明尼苏达州罗切斯特市的 7/10 万,高至中国和日本的 57.6/10 万。

1. 相对于全部卒中率的整体下降,ICH 的发生率自 1980 年至 2008 年间没有发生变化。

2. ICH 发病率随年龄增长而增加。

在 REGARDS 研究中的白种人群,年龄每增加 10 岁,ICH 风险增加 1 倍。

3. 基因在 ICH 风险中具有重要作用,国际卒中基因协会研究发现 29% 的ICH 风险源自基因。

4. ICH 的其他危险因素。

(1) 高血压。

(2) 黑种人。

(3) 男性。

(4) 酗酒(每天饮酒超过 2 次)。

(5) 吸烟。

(6) 服用抗凝药物。

(7) 服用抗血小板药物。

(8) 咖啡因摄入。

(9) 慢性肾脏疾病。

(10) 糖尿病。

(11) 更年期。

(12) 偏头痛。

> **全球瑰宝！颅内出血**
> 　　脑出血在全部卒中的比例在非洲、南美和亚洲人群中明显高于西方人群。中国人 ICH 的发病率是白种人的 2～3 倍。此外，在全球范围内的死亡率也有较大差别，不同人群只是 10 个因素中的一个。这些差异可能是环境和基因共同作用的结果。

第二节　预　　后

　　ICH 的临床预后很相似，这一点与缺血性卒中大相径庭。与缺血性卒中相比，ICH 急性期的神经功能损害更加严重，且死亡率高。然而，ICH 患者在住院期间和康复之后的功能恢复更好。这样的区别可能与高死亡率带来的选择效果（如：ICH 的幸存者具有更好的康复能力）有关，而且 ICH 造成神经功能损害的原因是脑水肿和血肿的占位效应；当水肿消退占位减轻时，受累组织的功能可以得到恢复。

　　1. 全部死亡率

　　（1）1 年死亡率：46%。

　　（2）5 年死亡率：71%。

　　2. 颅内出血（ICH）评分可以预测个体的死亡风险（表 17-1）。这项评分总结了自发性 ICH 的几个因素，最初用来预测 30 天内的死亡风险。后来也用来预测 12 个月及其他时间点的临床预后。近期的研究发现，发病 24 小时后的 ICH 评分对临床预后的预测比发病即刻的评分更准确。目前，ICH 评分应用非常普遍，而且是联合委员会指定卒中中心的主要参考指标。

　　3. 奇怪的是，右侧半球 ICH 的死亡率高于左侧半球。

　　4. 与其他原因相比，AVMs 引起的颅内出血死亡率较低，且功能恢复较好。

　　5. ICH 的年复发出血率 1.3%～7.4%。

表 17-1　ICH 评分和 30 天死亡率

项目		分值	总分	30 天死亡率（%）
格拉斯哥昏迷评分（GCS）	3～4	2	0	0
	5～12	1	1	13
	13～15	0	2	26
ICH 量，cm³	≥30	1	3	72
	<30	0	4	97
IVH	是	1	5	100
	否	0		
幕下起源的 ICH	是	1		
	否	0		
年龄	<80	1		
	≥80	0		
总体 ICH 评分		0～6		

第三节 病理生理和临床因素

1. 大多数 ICH 是由直径为 $50\sim200\mu m$ 的深部小动脉破裂引起的,这些小动脉也是引起腔隙性梗死的罪魁祸首。因此,慢性高血压既可以造成这些小动脉闭塞,也可以造成破裂。

2. 部位。

(1) 基底节区:$35\%\sim50\%$。

(2) 皮层下白质(脑叶):30%。

(3) 丘脑:15%。

(4) 脑桥:$5\%\sim12\%$。

(5) 小脑:7%。

3. ICH 引起的主要脑损伤 最初的神经损害源于细胞结构的破坏和脑内压力的升高。

4. 多部位同时 ICHs(SMICH)占 ICH 的比例为 5.9%,危险因素为:

(1) 女性($P=0.004$)。

(2) 脑叶 ICH($P<0.001$)。

(3) 全身抗凝($P<0.001$)。

5. 血肿扩大。

(1) 与动脉瘤性蛛网膜下腔出血不同,很多自发性 ICH 的血肿会在发病的数小时内持续扩大,而前者的出血过程通常只有数秒或数分钟。一些原因可以导致血肿扩大,包括持续的高血压、抗凝等,而且高颅压并不能像 SAH 时那样起到暂时止血的作用。

(2) 血肿扩大的发生率为 40%,是预后不良的重要原因。

(3) 大多数的血肿扩大发生在症状出现后的 8 小时内。

6. 继发损害和脑水肿。

(1) 继发性脑损害是一系列的多种因素作用的结果,继发于血肿扩大,血块成分(如凝血酶和血红蛋白)的释放以及组织对血肿的反应(如炎症反应)。

(2) 脑水肿。

①出血 3 小时后即可在 CT 看见血肿周围水肿,24 小时内水肿体积可扩大 75%,并持续扩大 7 天,最终达到血肿体积的约 2 倍。

②血肿周围水肿主要由血浆产生。

③当血栓块溶解时,大量凝血酶释放于周围组织中,通过多种方式加重水肿。值得一提的是,少量凝血酶具有神经保护的作用。

(3) 炎症反应:ICH 可诱发多种炎症反应机制,包括小神经胶质细胞激活、白细胞聚集以及炎性递质的表达。

(4) 红细胞成分的毒性作用。

①经验性研究已经证实,在血栓块周围组织内的血红蛋白、铁和自由基均可以

造成直接损害。

②累积的证据显示铁是 ICH 时神经毒素的主要中介物质。

③动物 ICH 模型显示去铁胺甲磺酸盐螯合铁可提供潜在的神经保护作用,近期的随机临床试验 HIDEF(高剂量去铁胺在 ICH 中的作用)将对其进行评估。

④结合珠蛋白可以使血红蛋白与亚铁血红素结合,在血肿清除中具有重要作用。

(5)血肿周边灌注压下降。

①血肿周边区域细胞灌注压下降,导致缺血的可能性增加,引起继发的损害。

②但是,血肿周边血流在出血一开始会下降,但在 72 小时后恢复正常。另外,灌注减少的原因可能与代谢的损害更相关,而非缺血,致使血肿周边的自主调节功能失调。而且,两个关于 ICH 患者积极降压的随机试验并未发现降压会导致神经损害加重的证据,另一研究显示急性期降压不会造成低灌注。另外,灌注下降也不是导致 ICH 后继发损害的主要原因。

7. 血肿腔(中风囊)　液化后的血肿会在数周内逐步吸收,留下一个被萎缩脑组织包裹的腔。

一、临床表现

1. 头痛　出血性卒中患者出现头痛的概率明显高于缺血性卒中。57% 的 ICH 病例表现为头痛。

ICH 比缺血性卒中更为常见的其他临床表现。

(1)昏迷。

(2)呕吐。

(3)颈部强直。

2. 临床表现和神经损害的类型取决于 ICH 的部位。约有 25% 的患者早期出现神经损害加重。

3. 不足 10% 的患者表现为癫痫发作。见下文癫痫章节。

二、病因分类

超过半数 ICH 的原因是高血压性血管病和淀粉样血管病。SMASH-U 是一个简单的 ICH 病因分类方法。应当注意的是,ICH 的病因通常不止一种。例如,42% 的脑淀粉样血管病(CAA)相关性 ICH 患者具有高血压病史,CAA 患者的抗凝治疗伴随着很高的 ICH 风险。以下数据来自 Yeh 等:

S-structural,结构性血管病变(如脑 AVMs 和海绵状血管畸形),占 7.8%。

M-medication,药物(主要为抗栓药物),占 2.9%。

A-amyloid,淀粉样血管病,占 12.2%。

S-systemic,全身疾病(如肝硬化、血小板减少症),占 12.1%。

H-hypertensive,高血压性血管病,占 54.9%。

U-undetermined,不明原因,占 21%。

三、高血压性血管病

慢性高血压引起的血管损害是 ICH 的最常见原因。

1. 病理生理学　慢性高血压使动脉管壁发生一系列的改变,包括弹性降低,平滑肌增粗以及基底膜Ⅳ型胶原的减少。这些变化导致管壁变厚,最终出现透明样变、变性和脆性增加。

2. 脑内部位。

(1)高血压性 ICH 容易出现在深部组织(与 CAA-ICH 相鉴别,后者出血部位多在皮层)。

(2)小脑出血占 ICH 中的 17%。

(3)高血压性 ICH 很少出现多部位同时出血(1.7%);如果出现,最多见的模式是双侧丘脑或基底节区。

3. 平均年龄:66.5 岁。

4. 高血压性 ICH 的血压管理见下文:颅内出血的药物治疗——血压控制。

四、淀粉样血管病

脑淀粉样血管病占 ICH 病因的 10%～20%。

1. 病理生理学

(1)CAA 的成因是淀粉 β-肽(Aβ)沉积于中小直径脑血管的中膜和外膜所致,可以引起缺血和出血性卒中。这种 Aβ 同样可以出现在阿尔茨海默病的老年斑中。

(2)沉积的 Aβ 通过激活组织蛋白酶,使小动脉中膜的平滑肌细胞变得无序和不连贯,导致脆性增加。

(3)CAA 中 Aβ 准确起源尚不清楚。假说认为其来自血液,在平滑肌细胞中合成,在神经元中产生(修复和清除)。

(4)沉淀的 Aβ 可通过刚果红染色(也叫嗜刚果红血管病)和免疫组化方法显示。

2. 基因

(1) 散发型 CAA 与家族性 CAA 的基因不同。

(2) 散发型。

①大多数 CAA 相关性 ICH 为散发型 CAA,与家族性 CAA 不同,发病人群通常是伴有或不伴有阿尔茨海默病的老年人。

②家族型 CAA 相关基因并不包含在散发型 CAA 的基因组中。

③载脂蛋白 E 在脂肪转换和代谢中具有重要作用。载脂蛋白 E($ApoE$)基因具有三种主要的多肽链,$e2$、$e3$ 和 $e4$;$e2$ 和 $e4$ 与散发型 CAA 相关性 ICH 关系密切。这两个等位基因通过不同的机制作用于 CAA 相关性出血。$e2$ 引起 Aβ 累及动脉的结构和脆性改变,$e4$ 增加 Aβ 的沉积。

④$ApoE$ 的 $e2$ 和 $e4$ 等位基因的出现极大地增加了 ICH 的风险,使首次出血的年龄提前,并缩短复发的间隔时间。

（3）家族型。

①家族型 CAA 的起病年龄比散发型早很多。

②多数家族型 CAA 是由于 β 淀粉前体蛋白（App）基因的不同突变所致,包含在家族型阿尔茨海默病的基因（如早发基因）组中。奇怪的是,CAA 相关的 App 突变聚集在 Aβ 编码的 App 片段中,而阿尔茨海默病的突变则发生在相对的一侧。

③这些突变采用所在家系的国家或地区来命名（荷兰、意大利、阿科蒂克、佛兰德和洛瓦）。

④尽管我们已经获知这些突变可以影响 Aβ 的进程和活性,但这些变化导致 CAA 的机制尚不得而知。

⑤目前已经确定了一些家族型 CAA 的基因,包括半胱氨酸蛋白酶抑制剂 C 突变基因（冰岛 CAA）以及 *BRI* 突变基因（家族型英国痴呆）。

3．诊断

确诊 CAA 性 ICH 有赖于尸检或活检。波士顿诊断标准提供了其他的诊断因素（表 17-2）。

4．出血部位　CAA 易于在后部皮层区域发生出血。最常累及枕叶,依次为颞叶和顶叶。

5．CAA 的危险因素

（1）发病年龄提前。

（2）ApoE 等位基因,*e2* 和 *e4*。

（3）阿尔茨海默病。

表 17-2　CAA 相关性出血的波士顿诊断标准

1.	确诊 CAA
	①脑叶、皮层或皮层下出血
	②严重的淀粉样血管病变[a]
	③排除其他诊断
2.	病理支持的疑似 CAA。临床资料和组织（抽出的血肿或皮层活检）病理证据
	①脑叶、皮层或皮层下出血
	②一定程度的淀粉样血管病变
	③排除其他诊断
3.	疑似 CAA。临床资料和 MRI 或 CT 影像证据
	①脑叶、皮层或皮层下的多次出血（包括小脑出血）
	②年龄≥55 岁
	③排除其他出血原因[b]
4.	可能 CAA。临床资料和 MRI 或 CT 影像证据
	①脑叶、皮层或皮层下的单次出血
	②年龄≥55 岁
	③排除其他出血原因[b]

[a] 由 Vansattel 和其同事确认

[b]其他颅内出血的原因:华法林过量（INR3.0）;头部外伤和缺血性卒中病史;CNS 肿瘤、血管炎或血管病;恶病质和凝血障碍。（INR3.0 或其他非特异性化验指标异常可用作可能 CAA 的诊断）

6. 影像

（1）脑 MRI 中的微出血是 CAA 的最常见影像学证据。

（2）微出血的定义。

①微出血是吞噬了血液降解产物（主要是含铁血黄素）的巨噬细胞，在异常血管周围聚集形成的微小沉淀物。可见于 MRI T_2^* 梯度回波反射（GRE）序列中，在磁敏感加强（SWI）序列上更加明显，具有强顺磁性的含铁血黄素使微出血病灶呈现为小的圆形的信号流空影像（图 17-1）。

②"开花效应"是指 MRI 上显示的轻微出血范围比其实际要大。令人无奈的是，随着 MRI 技术的改进，"开花效应"也更加明显，这使得区分微出血与十分相似的海绵状血管瘤越发困难。

③多小的流空信号才能称为微出血呢？MRI 上的小出血灶直径呈现出两个峰值，5.7mm 可能是微出血最好的界定直径。

（3）微出血的流行病学。

①健康成人：5%。

②缺血性卒中：34%。

③ICH 患者：60%。

7. 微出血、抗栓药物与 ICH 的风险　抗凝和抗血小板带来的 ICH 风险与微出血病灶的数量有关，如果病灶数量≥5 个，则抗栓治疗的 ICH 风险将大于获益。

8. CAA 与痴呆

（1）血管性痴呆（例如 CAA 导致的痴呆）的特征是老年的血管淀粉样沉积，皮层梗死或出血，白质脱髓鞘以及脑白质病变。而阿尔茨海默病的 Aβ 沉积多位于脑深部，引起神经营养障碍及突触减少。

（2）CAA 相关性 ICH 中痴呆的比例为 15%～23%。

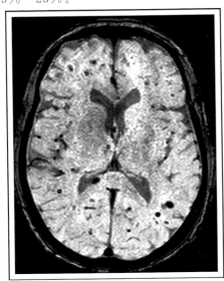

图 17-1　MRI 可见脑微出血

本例患者在磁敏感加强 MRI 上可见许多分散的信号流空灶或黑点

五、药物相关性 ICH

3％～14％的 ICH 与药物有关,大多数为抗栓药物(其他药物包括苯丙胺和其他拟交感神经制剂)。在 SMASH-U 的病因中,药物相关性 ICH 的长期预后最差,与全身疾病相关性 ICH 的预后不相上下。详见下文:特殊 ICH 情况——抗栓药物相关性 ICH。

六、结构性病变相关性 ICH

以下脑血管病变(又称为继发性 ICH)占 ICH 病例的 30％。

1. 可导致 ICH 的脑血管结构性病变,这些病变不仅仅表现为出血:
(1) 动静脉畸形。
(2) 海绵状血管畸形。
(3) 颅内动脉瘤。
(4) 颅内静脉血栓。
(5) 硬脑膜动静脉瘘。
(6) 出血性肿瘤。
(7) 烟雾病。
(8) Charcot-Bouchard 动脉瘤。
(9) 静脉梗死。
(10) 缺血性卒中出血转化。
(11) 外伤(有时候很难确定外伤过程)。
(12) 感染性动脉瘤破裂。
(13) 血管炎。
(14) 脑炎。

2. 在 SMASH-U 的病因中,结构病变相关性 ICH 的长期预后最好。

七、全身疾病相关性 ICH

1. 全身疾病相关性 ICH。
(1) 慢性肾脏疾病。
(2) 肝脏疾病。
(3) 凝血因子障碍。
(4) 多发外伤和消耗性凝血障碍。
(5) 子痫。
(6) 白血病。
(7) 淋巴瘤。

2. 在 SMASH-U 的病因中,全身疾病相关性 ICH 的长期预后最差。

八、"不明原因的 ICH"

10％～20％的 ICH 原因尚不得知。

第四节　影　像

ICH 的评估大都是从一张头部平扫 CT 开始的。后续的检查流程见图 17-2。

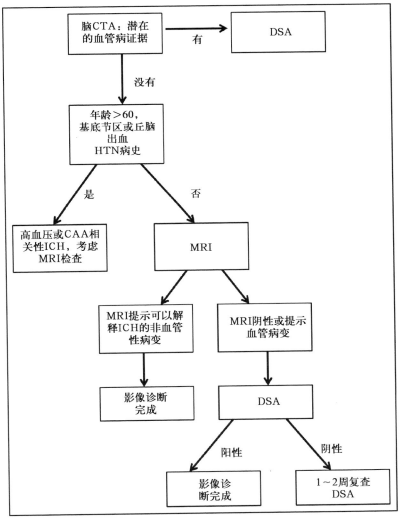

图 17-2　自发性非外伤性颅内出血的影像检查流程

这一流程适用于绝大多数患者,特殊情况可能有不同的影像检查

一、平扫CT

普通平扫 CT 快速、简便,没有不适。头部 CT 平扫仍然是 ICH 初期的首选检查,而不是 MRI。除了诊断 ICH,CT 还可以额外确定出血量,显示血肿周边的水肿,以及提供血块的不同时期。

1. ABC/2 算法可以快速计算血肿体积(图 17-3)

尽管 ABC/2 算法相对准确(MISTIE 试验中计算出血量的基本方法),但在大型、不规律及脑叶血肿时准确性会下降。ABC/2 算法常常夸大出血量,比手工计算的量平均增加 7.33ml。另一项研究显示其对血肿量的夸大率为 30%。

2. 混杂征是血肿增大的表现(图 17-4)。可见于 17% 的 ICH 患者 CT 影像中,其正面的预测作用和反面的否定作用在预测血肿增大方面的价值分别是 82.7% 和 74.1%。

3. 黑洞征是另一项预测血肿增大的方法(图 17-5)。见于 15% 的 ICH 患者 CT 影像。正反面的预测价值分别是 73.3% 和 73.2%。

4. 血肿外观的变化可提示出血的时间及血肿的不同阶段。在出血 72 小时后,血肿周围出现一圈低密度区,这是水肿加重的表现。出血后的 3~20 天,高密度的血肿区域逐渐缩小,密度变低,每天约减少 1.5 个 CT 值(Hu)。在此期间,由于血脑屏障的破坏,在行增强 CT 后可在病灶区呈现出类圆形假性脓肿样表现。

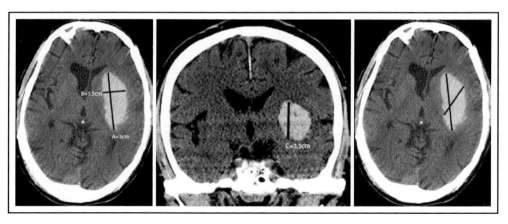

图 17-3　计算 ICH 体积的 ABC/2 算法。CT 或 MRI 上的血肿体积(ml)的计算方法:血肿的最大直径(A)×最大直径垂直的长度(B)×血肿高度 C(或者 CT 层数×层厚)÷2(左图和中图)。A、B、C 的测量必须保持垂直,不能倾斜(右图)

图 17-4　混杂征。CT 出现两种或多种密度不同区域的表现称为混杂征，提示不同时期的出血

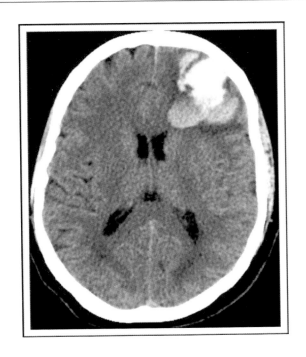

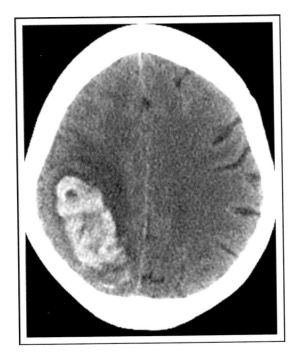

图 17-5　黑洞征。CT 上可见血肿范围内出现的低密度区域称为黑洞征

二、CT 血管造影

与 CT 平扫相似,ICH 患者行急诊 CTA 同样迅速,相对简单且无明显不适。CTA 可以发现潜在的脑血管病变,点征提示严重的 ICH 及进展的风险。

1. 发病 96 小时内行脑 CTA 检查,发现潜在脑血管病变的准确性最高。正向和反向的预测价值分别为 100% 和 98.2%。同时行 CT 静脉造影(CTV)可扩大诊断范围。

有趣的是,一项 257 例 ICH 患者的 CTA 研究显示,年龄在 65 岁以上,合并高血压的小脑或基底节区出血的患者中,没有一例发现血管病变。

2. 点征是血肿内有活动性出血的表现,提示血肿可能进展,在症状出现 3 小时内的 ICH 病例中约占 30%(图 17-6)。

(1) 在发病 6 小时内,ICH 患者中点征的出现率为 30%。

(2) 点征的出现高度预示着血肿增大,正向与反向的预测价值分别为 61% 和 78%。

(3) 点征与不良预后也有显著关系。在多中心的 PREDICT(增强 CT 预测颅内出血增大与预后)研究中,点征阳性组的患者 3 个月内的死亡率为 43.4%,而阴性组为 19.6($P<0.001$)。阳性组 3 个月平均 mRS 为 5 分,阴性组为 3 分($P=0.002$)。

(4) 随着病程的延长,点征逐步变淡,8 小时后出现点征的概率降至 13%。

(5) 某些血管病变也可以出现类似点征的表现,如烟雾病和 Charcot-Bouchard 动脉瘤。

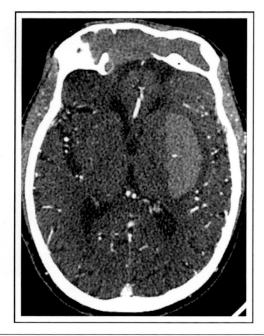

图 17-6　点征。大多数点征直径为 1～2mm,位于血肿区域内,是 CTA 检查时对比剂渗出造成的

点征工业综合体

近些年来点征开始成为 ICH 研究中的"礼仪性"项目,成为诊治血肿进展的"高大上"手段之一。关于点征的文章及临床研究铺天盖地而来。如果不是出于讽刺的目的,如此绞尽脑汁去寻找一个影像学表现的用处起码是令人质疑的,何况这种影像学表现只出现在少数的 ICH 患者中,而 ICH 又只是全部卒中的少数派。不知道以后会不会出现世界点征大会、全国点征日、点征电子动物娱乐公园以及点征冷冻治疗呢?

三、脑 MRI

ICH 患者的 MRI 信息非常有用,并可作为其他影像资料的补充。Hemphill 及其团队对 ≥55 岁的脑叶出血或没有高血压病史的 ICH 患者全部行 MRI 检查。

1. ICH 患者 MRI 包括以下扫描序列:T_1,T_2,T_2^*(如梯度回波)或 SWI,FLAIR,DWI,PWI 以及像 MRA 一样的增强后影像。

2. 由于含有强顺磁性的含铁血黄素,梯度回波 MRI 的磁敏感图像可以很好地显示血肿。血肿在 T_1 上呈低信号(甚至是黑色)区域。

3. 一项多中心的试验,对比了发病 6 小时的 MRI 与 CT 影像,发现 MRI 对 ICH 诊断的敏感性和特异性均为 100%。

4. 在增强后的 T_1 加权和动态 T_1 加权影像上可见点征。出血 24 小时内的 ICH 患者中,MRI 点征出现率为 46%。

5. MRI 可以区分一般的 ICH 和缺血性卒中的出血转化。

6. MRI 对于发现潜在的脑血管病变具有很好的准确性。

MRI 是诊断海绵状血管畸形、肿瘤和静脉血栓的良好选择。

7. MRI 可以发现微出血,有助于诊断脑淀粉样血管病以及预测再出血风险。

四、数字减影血管造影(DSA)

脑血管导管造影仍然是诊断脑血管病变和动脉病变的金标准。"DSA 是金标准"恐怕是所有神经影像文字中,最令人讨厌的句子了。

1. 对 CTA 和 MRI 阴性的 ICH 患者行血管造影,诊断率可以提升 23%。

2. 对患者行 DSA 须经过严格筛选,明确支持高血压性 ICH(已知的最常见类型)的患者不应行 DSA 检查。

3. 何时行 DSA 检查？

(1) 何时行 DSA 检查见表 17-2。

(2) 另外，继发性颅内出血评分(表 17-3)有助于提示 DSA 能否检出血管病变的可能性。分值越高，提示存在血管病变的概率越高。对于 0 或 1 分的患者，可暂时不行 DSA 检查。

(3) 脑室内出血与血管病变检出率之间无相关性，因此不能作为需要血管造影的证据。

表 17-3　继发性颅内出血评分

项目		分值
CT 平扫分类	可能性高 (1)可见扩张的血管或 ICH 周边钙化 (2)静脉窦或 ICH 可能引流途径上皮层静脉的高密度	2
	不能确定 可能性高或低的标准均不符合	1
	可能性低 CT 上没有(1)或(2)的表现 出血位于基底节区、丘脑或脑干	0
年龄组(年)	18～45	2
	46～70	1
	≥71	0
性别	女性	1
	男性	0
没有 HTN 或凝血障碍[a]	是	1
	否	0

SICH 分值	CTA 检出潜在血管病变的概率(%)
0	0
1	1.4
2	5.1
3	18.5
4	39
5	84.2
6	100

[a] 凝血障碍定义为 INR>3，APTT>80 秒，血小板计数<50 000 或每日接受抗血小板治疗。经 Delgado Almandoz 和其团队允许引用

4. 重复 DSA 的价值：首次 DSA 阴性的 ICH 患者，二次 DSA 发现血管病变的概率为 18%。

第五节　颅内出血的药物治疗

一、最初的基本治疗原则

急性出血性卒中与缺血性卒中一样紧急。在 ICH 的最初 24 小时内，神经功能恶化和心脏功能紊乱的风险最高。

1. 第一步:保障气道、呼吸和循环安全。大约 30％的 ICH 患者需要机械通气,其中的 2/3 需要气管插管。

(1)机械通气指征。

①鼻导管或面罩吸氧时,PO_2<70mmHg。

②PCO_2>60mmHg(COPD 患者和慢性 CO_2 增高患者除外)。

③肺活量<500～600ml。

④呼吸衰竭的表现(呼吸困难以及肌肉辅助呼吸)。

⑤严重的呼吸性酸中毒。

⑥需要气道保护(口腔异物、吞咽反射消失或意识水平下降)。

(2)快速序贯插管对需要机械通气的患者是非常有必要的,这一方法可以最大程度地减轻由气道插管刺激引起的颅内压升高。

①准备。

利多卡因 1.5mg/kg,静脉注射。

维库溴铵 0.01mg/kg,静脉注射。

芬太尼 3μg/kg,静脉注射 1ml

②肌肉松弛和镇静。

依托咪酯 0.3mg/kg,静脉注射。

琥珀酰胆碱 1.5mg/kg,静脉注射。

(3)丙泊酚是镇静药物的良好选择,其短效的特点有助于神经功能的评估。应避免采用吸入式麻醉,因其对脑血流有影响(增加脑血流并可能导致颅内压升高)。

2. 初始评估。

标准方法:NIHSS,ICH 评分,头 CT,试验室检查,EKG。

3. 进入卒中单元或 NICU 卒中患者进入专门的卒中或神经科室,其预后优于其他科室。

二、控制血压

超过 91％的 ICH 患者存在高血压。急性期血压升高的原因可能是慢性高血压病,也可能是由于血肿导致 ICP 升高所致。在过去,积极控制 ICH 患者血压是有争议的,有一个观点认为,许多 ICH 患者存在慢性高血压,脑血流的自主调节曲线右移,血压的突然下降存在低灌注的风险。并且脑水肿期也会使灌注下降,因此,该观点认为降低全身血压可能导致缺血。然而两项多中心的随机试验显示,在这种情况下将目标收缩血压控制在<160mmHg,总体上是安全的。另外,自主调节功能在 ICH 患者脑水肿期仍然起作用,ICH ADAPT 试验发现适度的控制血压(收缩压<150mmHg)并不减少脑水肿期的脑血流,也不会引起急性的缺血。

1. 主要临床试验

(1) INTERACT2(急性脑出血强化降压 2)

①2794 例 ICH 6 小时内的患者被随机分为强化降压组(目标收缩压<140mmHg)或标准治疗组(目标收缩压<180mmHg)。

②主要终点:90 天内的死亡或严重残疾(mRS 评分 3～6 分)。

③主要结果(主要终点事件比例)。

强化组:52%。

标准组:55.6%($P=0.06$)。

④其他结果。

强化组 mRS 评分显著低于标准组($P=0.04$)。

90 天死亡率两组基本持平(约 12%)。

强化组并未降低脑室内出血(IVH)发生率。

右侧半球 ICH 死亡率(13%)明显高于左侧半球 ICH(11%)(INTERACT1 和 2 数据池分析)。

⑤评论:INTERACT2 研究的主体对象为中国人,且普遍应用乌拉地尔降压,该药在美国尚未获批使用,这些因素使该试验的结果存在普遍性的限制,并非适用于其他人群。

(2)ATACH-2(急性脑出血抗高血压治疗-2)。

①1000 例 ICH4.5 小时内的患者被随机分为强化降压组(目标收缩压 110～139mmHg)或标准治疗组(目标收缩压 140～179mmHg)。

②主要终点:3 个月内的死亡或残疾。

③主要结果:由于无用性分析而提前终止,并未入组试验设计时的 1280 例患者。主要终点事件比例。

强化组:38.7%。

标准组:37.7%($P=0.84$)。

④其他结果。

72 小时内的严重不良事件。

—强化组:1.6%。

—标准组:1.2%($P=0.33$)。

7 天内的肾脏不良事件发生率。

—强化组:9.0%。

—标准组:4.0%($P=0.002$)。

⑤评论:两组入组时的收缩压约为 200mmHg。标准组的平均收缩压非常接近 140mmHg(2 小时平均收缩压:141.1mmHg)。一项前期研究显示收缩压<140mmHg 的 ICH 患者预后较差。再加上 ATACH2 中强化组肾脏不良事件的高发生率,共同提示积极降压(远<140mmHg)对 ICH 患者可能是有害的,理想的收缩压范围可能是 140～150mmHg。

2. 推荐的目标血压　快速将收缩压降低至 140mmHg 可能是有益的;过分低于 140mmHg 可能是有害的。

3. 药物选择

(1)尼卡地平:剂量 5～15mg/h,静脉注射。

(2)拉贝洛尔:剂量每 10 分钟,静脉推入 20～80mg,总量达 300mg,或者0.5～

2.0mg/min,静脉滴注。

(3)避免使用硝酸酯类药物,因其可能导致颅内压升高。

三、痫样发作和预防

ICH 急性期约有 10% 的患者出现痫样发作。任何具有明确发作的患者均应接受抗癫痫药物治疗。没有迅速恢复正常的患者可能存在非抽搐型痫样发作,应予以至少 24～72 小时的持续 EEG(cEEG)监测,一旦确诊,立即治疗。

1. 定义和发生率

(1)早期临床痫样发作:ICH 最初 7～14 天内出现的急性痫样发作症状;90% 出现在这一时期的前 3 天。

发生率:5%～32%。

(2)亚临床痫样发作(如非抽搐型痫样发作):eEEG 可见异常发作,除了反应迟钝以外没有其他临床表现。

发生率:22%～76%;监测的患者中 7% 可见亚临床痫样发作。

(3)卒中后癫痫(如迟发型痫样发作):卒中后 30 天以上出现的无诱因的单次痫样发作。

①发生率:2.5%～15.6%。

②有早期发作病史的患者出现迟发型发作的概率是 57%。

2. 危险因素

(1)皮层受累。

(2)脑叶病变。

(3)既往 ICH 病史。

(4)年轻患者。

(5)ICH 扩大。

(6)神经功能受损严重。

(7)病情危重。

(8)CAVE 评分(0～4)可以评估痫样发作的风险(表 17-4)。

表 17-4　CAVE 评分评估痫样发作的风险

项目	分值	得分	痫样发作风险[a](%)
皮质受累	1	1	0.6
年龄<65 岁	1	2	3.6
出血量<10ml	1	3	34.8
早期痫样发作	1	4	46.2

[a] 痫样发作风险基于 Hslsinki ICH 研究的 post hoc 分析

3. 治疗

(1)本书作者倾向于应用左乙拉西坦治疗 ICH 患者的痫样发作。与苯妥英钠相比,左乙拉西坦具有更好的药效线性关系,药物相互作用和不良反应少,改善认知功能,ICH 患者的耐受性相对较好。在预防痫样发作的随机试验中,左乙拉西坦比苯妥英钠的副作用更小,在治疗迟发型痫样发作的随机试验中,左乙拉西坦在副作用方面优于卡马西平。

(2)左乙拉西坦剂量。

①单次发作的患者,初始剂量 500mg BID(静脉输液或口服),根据需要增加剂量,每日总量不超过 2000mg。

②非抽搐型发作和癫痫持续状态患者,初始应予以负荷量,20~55mg/(kg·d)。

4. 发作的预防

(1)对于大多数 ICH 患者,不推荐使用抗癫痫药物治疗。

(2)一些应用预防性应用抗癫痫治疗(大多数是苯巴比妥)的研究结果显示,预防性用药会带来不良预后。AHA 的指南特别指出"不推荐预防性使用抗癫痫药物"。欧洲卒中组织也认为其没有足够的证据。

(3)尽管指南并不推荐预防性应用抗癫痫药物,但其应用还是相对普遍的;ERICH 研究中 39% 的病例应用抗癫痫药物(大多数应用左乙拉西坦)。

(4)异议:经验性的抗癫痫治疗有助于疑似癫痫患者的诊断。对难于识别的癫痫患者,经验性治疗也有缓解症状的作用。

四、颅内压增高

ICH 患者的颅内压(ICP)监测显示,70% 的病例存在颅高压,有时是一过性的。有趣的是,颅内压升高与长期预后不良无关,这一点与颅脑外伤时的 ICP 不同。而且,对 ICH 患者的行积极的 ICP 控制需要谨慎,仅限于那些明确有神经功能恶化的患者。但是,如果患者出现危及生命的 ICP 升高,需要行开颅和血肿清除术。STICH 试验用以评估开颅对稳定 ICH 患者的作用(见下);STICH 试验的结果不能推测极端的 ICH 患者。

1. 床头高度:似乎不重要　卒中头部位置研究(HeadPoST)是一项随机试验,比较急性卒中患者在入院最初 24 小时内平卧(0°)与床头抬高(≥30°)的作用。HeadPoST 包括了 ICH 的患者,发现床头高度与预后没有关系。

2. 脑室穿刺　脑室穿刺及颅内压监测是症状性脑积水患者的标准治疗(见章节 7.2,下文)。脑室穿刺在监测 ICP 方面比其他方法具有优势,因为其兼具 CSF 引流功能。ICP 监测应用于 GCS≤8 分或脑疝的患者。

3. 镇静和镇痛　烦躁和疼痛引起的自主神经活动可加剧 ICP 升高。短效药物方便对患者进行神经功能评估。

①芬太尼 $1\sim3\mu g/(kg \cdot h)$。

②瑞芬太尼 $0.03\sim0.25\mu g/(kg \cdot h)$。

③丙泊酚 $0.3\sim3mg/(kg \cdot h)$。

4. 高渗治疗

(1)所有 ICH 患者应避免使用低渗静脉液体或自由水,因其可以引起不良的渗透梯度,加重脑水肿。

(2)高渗治疗期间应频繁(每 3 小时或 6 小时)监测血钠水平和渗透压。

(3)另外,在某些特殊病例,短时间的过度通气(PCO_2 $26\sim30mmHg$)和高渗药物(如 20% 甘露醇 $1.0\sim1.5g/kg$)可以逆转脑疝并改善预后。

(4)高渗盐水。

①系统回顾显示高渗盐水在控制 ICP 升高方面比甘露醇更有效。

②应用期间应频繁监测血钠和渗透压。

③方法。

3% 盐水 $30\sim50ml/h$ 静脉滴注。

23.4% 盐水 $30ml$ 静脉推注。

④高渗盐水潜在的不良反应包括液体负荷过重导致的心力衰竭、肾脏损害、ICP 反弹、电解质紊乱以及酸碱平衡障碍。

(5)甘露醇。

①甘露醇是一种血管内渗透药物,可以使血浆和细胞内产生压力梯度,导致脑细胞间质的水流入血管内,从而减轻脑水肿。甘露醇也会增加心脏前负荷和脑灌注。ICH 患者应用甘露醇在中国和印度特别流行。

②规律定时的推注甘露醇并不改善脑灌注和 ICH 患者的预后。

5. 过度通气

(1)过度通气通过血管收缩和减少脑血流达到降低 ICP 的目的。过分的过度通气(PCO_2 $<25mmHg$)可以导致缺血,持续的过度通气可使机体适应并导致降低 ICP 的作用减弱。

(2)短暂的过度通气(PCO_2 $26\sim30mmHg$)对危及生命的 ICP 患者有帮助。

6. 巴比妥酸盐 另一项难治性 ICP 的控制方法是静脉应用戊巴比妥[$10\sim20mg/kg$ 推注,$1\sim4mg/(kg \cdot g)$ 静脉维持]。有必要进行持续的 EEG 监测,持续滴注可能导致突然的抑制。巴比妥酸盐的副作用是半衰期较长,患者不能配合神经系统查体和胃肠运动停滞。

7. 降低体温

(1)几个小型的研究支持轻微降低 ICH 患者体温($34\sim36℃$)疗法,但目前大多数关于 ICH 患者应用低温治疗的文献,都是与微创清除血肿的联合应用。

(2)降低体温的方式包括体表降温和血管内降温,将降温系统与直肠、食管、股动脉或膀胱体温计相连。

(3)降低体温的不良反应包括感染、心律失常、凝血障碍和肠梗阻等。

8. 皮质类固醇　ICH 患者应避免使用皮质类固醇,该类药物不能有效控制 ICP,还会带来其他并发症。

五、低钠血症

低钠血症(Na<135mEq/L)在 ICH 患者中的比例约为 20%,伴有低钠血症的 ICH 死亡率明显增高(40.9% 比 21.15%)。

1. 低钠血症可引起全脑高渗性水肿和颅内压增高,从而加重 ICH 的占位效应和水肿。

2. 脑盐消耗(CSW)是 ICH 患者低钠血症的常见原因(见第 12 章,关于 CSW 机制及治疗的详细讨论)。值得注意的是,一项研究发现,在 ICH 患者中 SIADH 比 CSW 更为常见。

3. 区分 CSW 与其他常见低钠血症原因,如抗利尿激素分泌异常综合征(SI-ADH)的关键在于,CSW 血容量总是减少,而 SIADH 血容量不变或增多。CSW 消耗血容量。

4. CSW 的根本治疗是血液置换并维持盐量正平衡。

第六节　颅内出血的外科治疗

外科手术的方法包括开颅术、微创血肿清除术以及脑室穿刺。脑室穿刺术详见本章第七节。

一、ICH 外科手术简史

对于有脑疝迹象的幕上 ICH 和有生命危险的颅后窝 ICH,长久以来的标准治疗方式是开颅血肿清除术,并且有可能一直保持下去。对相对稳定的 ICH 患者行外科手术的方案,在最近的 30 年日趋完善。1993 年,辛辛那提大学的 Joseph Broderick 和其团队发表了一项非常简单的回顾性研究,发现血肿量超过 30ml 时,死亡率明显增高。基于血肿超过 30ml 会增加死亡率的结果,神经外科医师习惯对这类患者行早期血肿清除术。外科手术清除血肿可以通过减少血肿周围水肿和占位效应,使临床症状明显改善,因此这一治疗方案得到了广泛的认同。颅内血肿外科试验(STICH)是一项对比开颅与药物治疗的多中心随机研究,尽管总体上没有显著区别,但是对于接近皮层表面的血肿,外科手术具有显著获益的趋势。STICH-Ⅱ研究设计相同,但是入组患者的血肿部位均位于距皮层表面 1cm 以内,但是试验结果仍然没有差别。令人失望的结果催生了一些改良术式的出现,这些术式的创伤比开颅术小,希望能通过减少创伤而提高获益。下文有对这些新技术的介绍。尽管没有Ⅰ级的证据支持,还是有超过 20% 的自发性 ICH 患者接受了外科治疗。STITCH(创伤性出血)是一项针对创伤性 ICH 的随机试验,是同时期研究中唯一显示外科手术获益的研究。

二、STICH(颅内出血外科手术试验)

1033 位血肿最小直径超过 2cm 的自发性 ICH 患者,随机分为早期手术组 (503 例)和初始保守治疗组(530 例)。主要终点为 6 个月后 Glasgow 预后量表评分。最初 CT 显示 ICH 后的 72 小时内完成随机分组。随机至早期手术组的患者会在随机后的 24 小时内接受手术(包括开颅和内镜等多种术式)。随机至初始保守治疗组的患者最终有 26% 的患者改为手术治疗(平均在随机后的 31 小时),大多数原因是再次出血或神经功能恶化。主要结论:手术无明显获益;血肿部位距皮层表面≤1cm 的患者,手术有获益的趋势。

1. 平均出血量:37~40ml。

2. 良好预后。

(1)早期手术组:26%。

(2)初始保守组:24%($P=0.4140$)。

3. 死亡率。

(1)早期手术组:36%。

(2)初始保守组:37%($P=0.707$)。

4. 唯一显示早期手术可能获益的亚组是血肿部位距皮层表面≤1cm 的患者(良好预后优势率:0.69;95%CI:0.47~1.01)。

三、STICH Ⅱ(颅内出血外科手术试验 2)

基于 STICH 的结果,601 例幕上浅表部位(距离皮层表面≤1cm)ICH 的患者随机分为早期手术组(307 例)或初始保守组(294 例)。入组 ICH 出血量 10~100ml。随机至早期手术组的患者会在随机后的 12 小时内接受手术,99% 为开颅血肿清除。主要终点事件为 6 个月后的 Glasgow 预后量表评分。主要结论:外科手术没有获益。

1. 平均出血量:41ml。

2. 良好预后。

①早期手术组:41%。

②初始保守组:38%($P=0.367$)。

3. Kaplan-Meier 生存曲线显示早期手术组存活率有增高的趋势(时序 $P=0.073$)。

4. 点评 两组间的交叉率具有明显区别。初始保守组有 21% 的患者转为手术,反之仅有 4%;这种差异会使手术组的真实获益打折。两组中行脑室穿刺分流的比例相同(18%)。

四、STICH(创伤性)

170 例脑外伤患者,不超过 2 处的幕上 ICH,出血量≥10ml,没有硬膜下和硬膜外血肿,随机分为早期手术组(随机后12小时内行血肿清除术,82例)或初始保守组(如有必要可以随后入组,85例)。主要终点事件为6个月后的Glasgow量表评分。尽管计划入组840例患者,但在入组170例患者后U.K基金代理撤回了基金,因为在U.K很难招募到足够的患者。主要结论:手术治疗在主要终点方面没有明显获益,但在6个月病死率方面获益显著。

1. 6个月不良预后率

(1)早期手术组:37%。

(2)初始保守组:47%($P=0.17$)。

2. 6个月病死率

(1)早期手术组:15%。

(2)初始保守组:33%($P=0.006$)。

3. 平均血肿体积　30ml。

五、新的外科技术和正在进行的试验

微创外科(MIS)是对开颅血肿清除术的替代方法,清除血肿的方式有两种:①置入导管并注射溶栓药物;②缓慢的机械血肿清除。尽管还没有确切的研究证实MIC的效果,但系统回顾显示MIS比药物治疗和开颅清血肿更能获益。分析显示GCS≥9,血肿体积25~40ml和症状出现72小时内手术的患者更容易获益。

1. MISTIE Ⅲ(微创外科联合纤维蛋白酶原激活剂用于ICH血肿清除3)(https://clinicaltrials.gov/ct2/show/NCT01827046)。

(1)500例患者MIS随机试验,立体定向导管置入并注射t-PA(1mg,Q8h)与单纯药物治疗的比较。这项试验将在本书印刷时完成入组。

(2)前期试验MISTIE Ⅱ显示出超出预期的良好结果,1年后mRS>3分的患者比例绝对值降低了14%。

2. ICES(颅内立体定向CT引导下的内镜外科)是一项小型(20例)的随机试验,比较内镜清除血肿和药物治疗的效果;这项外科技术非常安全,但是试验规模太小,尚不足以显示出临床获益。

3. NICO公司的装置(印第安纳波利斯,IN)。

(1)NICO BrainPath™系统由一系列带有内部扩张器的金属鞘管组成,通过很小的开颅孔进入颅内,对脑组织损伤很小。这套系统经美国FDA认证,获准用于脑和脊髓的手术。

(2)NICO Myriad®系统是一个带有侧面切割器的低位抽吸装置。这套系统经美国FDA认证,用于外科手术入路受限时的血肿碎吸治疗。

(3)ENRICH(早期微创血肿清除)是一项比较NICO装置与内科治疗的多中心随机试验(https://clinicaltrials.gov/ct2/show/NCT02880878)。本书送去印刷时该试验刚开始入组。

4. Apollo™系统(Penumbra Inc.,Alameda,CA)最初经 FDA 获批用于脑室内引流;在 2016 年将适应证扩大至脑内血肿清除。Apollo 抽吸-冲洗系统是一个低位装置(直径 2.1F 或 2.6F),包含一根带有震动功能的腔内导丝,通过超声震动将血栓缩小,并由该装置抽吸出体外。Apollo 系统可联合用于影像或内镜定位下的微创血肿清除。初期的 ICH 清除经验令人鼓舞。

第七节 特殊的 ICH 部位

一、颅后窝 ICH

小脑和脑干出血可引起急性脑积水和脑干受压,导致迅速死亡。几乎没有关于颅后窝出血外科治疗的研究发表。

1. 脑干出血 脑干出血急性期的手术治疗存在极大争议。这些患者基本采取单独药物治疗,手术通常选择那些神经功能受损进展的患者,或是有明确血管病变的患者,如海绵状血管畸形和 AVM。

2. 小脑出血

(1)对于 ICH>3cm 的小脑出血行外科手术减压,证据来自少数的几个非随机研究和 AHA/ASA 指南。

(2)不推荐对 ICH>3cm 的小脑出血行单独的脑室穿刺,其可能导致向上的脑疝而使操作无效。

二、脑室内出血

大约 1/3 的 ICH 患者合并脑室内出血,这类患者总体上的预后较差。IN-TERACT2 研究中,合并 IVH 的 ICH 患者死亡率为 66%,不合并者为 49%。不良预后与脑室内出血量密切相关;超过 5~10ml 的患者,死亡率和致残率显著升高。

1. 脑室穿刺是 IVH 引起症状性脑积水患者的标准治疗方法(尤其是意识水平下降,GCS≤8 或有脑疝表现时)。

2. IVH 单独脑室穿刺引流的获益有限,由于 IVH 存在相对缓慢的流动,导致引流管会离血栓块越来越远。因此出现了一些清除 IVH 的替代技术,包括经内镜或不经内镜溶栓药物灌洗,或超声波震动碎栓引流。最大的 Ⅲ 期试验是CLEAR Ⅲ。

3. CLEAR Ⅲ（血栓溶解：加速脑室内出血清除的评估 3）　500 例 ICH＜30ml 合并需要脑室穿刺的梗阻性 IVH 患者，随机分为阿替普酶组，脑室内注射 1mg，或生理盐水组，每 8 小时脑室内注射 1 次。主要终点是 180 天时的良好功能预后（mRS≤3）。主要结论：应用阿替普酶总体无显著获益。

①良好功能预后

阿替普酶组：48%。

生理盐水组：45%（$P=0.554$）。

②死亡率

阿替普酶组：18%。

生理盐水组：29%（$P=0.006$）。

③严重残障（mRS≥5）

阿替普酶组：17%。

生理盐水组：9%（$P=0.007$）。

4. 评论　阿替普酶组的低死亡率与高致残率相互抵消。症状性出血的比例两组相似（均为 2%）。阿替普酶组脑室感染的发生率较低（7%，生理盐水组为 12%），但这可能是由于两组脑室内注射的次数明显不同引起的。

三、抗凝药物相关性 ICH

ICH 患者中约有 20% 口服抗凝药物，这一群体在最近的 20 年内持续增长。抗凝药物相关性 ICH 的死亡率及不良预后率高于普通 ICH。见附录 17-1，封底或本章结尾关于主要抗凝药物逆转策略的总结表；参阅 Frontera 和其团队编纂的系列文章中的《颅内出血中抗栓药物的逆转指南》。抗凝药物分为维生素 K 拮抗剂和新型口服抗凝药物。肝素抗凝可通过鱼精蛋白逆转，每 100U 肝素静脉注射 1mg（最大剂量 50mg）。

1. 肝素

（1）普通肝素可通过鱼精蛋白逆转，每 100U 肝素静脉注射 1mg（最大剂量 50mg）。如果 APTT 仍然升高，可重复应用，每 100U 肝素静脉注射 0.5mg。

（2）低分子肝素（LMWH，如伊诺肝素、达肝素钠和那曲肝素）的逆转。

①鱼精蛋白可逆转部分依诺肝素，在最后一次注射依诺肝素后的 12 小时以内应用：

a. 依诺肝素应用 8 小时内：每毫克依诺肝素应用 1mg 鱼精蛋白。

b. 依诺肝素应用 8～12 小时：每毫克依诺肝素应用 0.5mg 鱼精蛋白。

②Ⅶa 因子（90μg/kg）可用于鱼精蛋白禁忌或无效的情况。

2. 维生素 K 拮抗剂　最常见的药物是华法林。口服维生素 K 拮抗剂的 ICH 患者，应迅速将国际标准化比值降至正常范围。逆转方案。

（1）维生素 K

①剂量：5～10mg，静脉注射。

②肝功能正常情况下 2 小时起效,24 小时达最大血药浓度。

③单独应用维生素 K 不能快速逆转。

(2)新鲜冰冻血浆(FFP)。

①初始输入量:2U。需要交叉配血。

②FFP 纠正 INR 很慢(17%的患者应用 FFP 后 24 小时 INR 仍然异常),FFP 的另一个副作用是增加血容量,可能诱发心功能不全。

(3)凝血酶原复合物(PCC)。

①PCC 是血浆衍生因子聚合物,不需要交叉配血。剂量:50U/kg。

三因子复合物:因子Ⅱ、Ⅸ和Ⅹ。

四因子复合物:因子Ⅱ、Ⅸ、Ⅹ和Ⅶ。

②PCC 可以在几分钟内迅速纠正 INR,与 FFP 相比可明显减少 ICH 扩大。

(4)活化凝血酶原复合物[aPCC,也称 FEIBA(Ⅷ因子抑制剂旁路激活剂),或反拮抗凝血复合物]。

①aPCC 是由四种活化和未活化的凝血因子组成的复合物,经 FDA 获批用于血友病患者。

②剂量:50U/kg。

(5)重组因子Ⅶa(rFⅦa)。

①rFⅦa,获批用于血友病患者,可迅速纠正 ICH 患者的 INR。然而,rFⅦa 不能像 PCC 一样恢复新生凝血酶,因此尚未推荐应用于华法林逆转。

②rFⅦa 曾被评估用于非抗凝药物相关性 ICH。一项不同剂量 rFⅦa 与安慰剂的随机对照试验显示,rFⅦa 可减少血肿增加,但是不能改善生存率和功能预后。

3. 新型口服抗凝药(NOACs) 与维生素 K 拮抗剂相比,似乎引起 ICH 的风险较低,且半衰期较短。而且,这类药物并没有类似 INR 一样的单独实验室指标来评估抗凝的效果,因此在多项抗凝研究中显示出不同的效力。目前,利伐沙班和阿哌沙班没有专用的逆转药物,但是一种针对Ⅹa 因子抑制剂(如利伐沙班和阿哌沙班)的逆转药物——andexanet alfa,正在进行三期临床试验。维生素 K 对 NOACs 没有逆转作用。

(1) 达比加群(Pradaxa® Boehringer Ingelheim)。

①直接凝血酶抑制剂;半衰期:大多数患者为 12~14 小时。

②逆转药物。

a. Idarucizumab(Praxbind® Boehringer Ingelheim)是一种单克隆抗体。RE-VERSE-AD(Idarucizumab 逆转活化达比加群的作用)研究显示,90%的患者在注入 Idarucizumab 后 10~30 分钟内可纠正抗凝作用;研究中有 1/3 的 ICH 患者。剂量:5g,分为两次,每次 2.5g,间隔 15 分钟注射。

b. 血液透析。

c. rFⅦa。

d. PCC 无效。

(2) 利伐沙班(Xaralto® Janssen)。

①Ⅹa 因子抑制剂；半衰期：大多数患者为 5～9 小时。

②逆转药物：PCC。

（3）阿哌沙班（Eliquis® Bristol-Myers Squibb）。

①Ⅹa 因子抑制剂；半衰期：大多数患者为 12 小时。

②逆转药物：口服 6 小时内可通过活性炭吸附。

4. ICH 后恢复用药的时间

（1）维生素 K 拮抗剂。

①ICH 1 个月内恢复用药伴有很高的再出血风险；谨慎起见，大多数情况下，出血后至少等待 1 个月以上再恢复用药。

②一项观察性研究显示，在 ICH 后的 10～30 周内恢复使用华法林，是平衡再出血与血栓事件的最佳时间。

（2）尚不知道 NOACs 的恢复用药时机。

四、抗血小板药物相关性 ICH

抗血小板药物的使用非常普遍，可以增加 ICH 风险。在高收入国家，超过 25% 的 ICH 患者在卒中时服用抗血小板药物。ICH 前口服抗血小板药物会增加死亡风险和更差的预后。对于服用抗血小板药物的 ICH 患者预防性输注血小板，曾被提议为一种改善不良后果的方法，但是 PATCH 研究的结果却给这一方法带来很大争议。另一种方法是使用去氨加压素。

1. PATCH（血小板输注对比标准治疗在抗血小板治疗所致自发性脑出血中的作用）。

（1）来自欧洲的 190 例 ICH 患者，发病前口服抗血小板药物 7 天以上，随机分为输注血小板组（97 例）和标准治疗组（93 例）。主要终点为 3 个月的死亡率和残障率。主要结论：血小板输注与明显不良预后相关。

①输注血小板组 3 个月的累计死亡和残障数量明显增高（校正的普通累计风险率 2.05；95% CI 1.08～3.56；$P＝0.0114$）。

②院内死亡：

输注血小板组：24%。

标准治疗组：17%。

（2）评论。

①PATCH 试验规模相对较小。

②血小板的准备方式在欧洲（输全血）和美国（成分输血）不同，导致试验的结果难以推广。

2. 去氨加压素（又称 DDAVP）：可改善阿司匹林相关性 ICH 患者的血小板功能。

去氨加压素（0.4g/kg，静脉输入超过 30 分钟）可改善阿司匹林相关性 ICH 患者的血小板功能；短效药物，3 小时内可恢复血小板功能。应用期间应密切监测血钠水平。目前还没有评估去氨加压素在 ICH 患者中作用的随机试验。

3. 肾功能不全和尿毒症导致的血小板功能不良患者，可考虑应用结合雌激素。

儿童专栏！小儿 ICH！

与成人不同，50％的小儿卒中为颅内出血。大多数 ICH 病例为脑血管病变，如 AVM。男孩比女孩常见。

1. 脑 AVM 是儿童 ICH 的常见原因，约占 47％病例。其他导致儿童 ICH 的常见结构性病变为动脉瘤和烟雾病。

标准导管造影应作为常规检查方法的一部分，与其他影像方法相比，造影可以更准确地找出病因。

2. 海绵状血管畸形约占儿童 ICH 病因的 20％。

3. 血液系统异常是儿童 ICH 的另一个显著原因，累计病例超过 50％。标准的儿童 ICH 诊断流程应包括血液系统异常的评估。这些异常包括。

（1）急性白血病。

（2）再生障碍性贫血。

（3）凝血功能异常。

（4）血友病。

（5）镰状细胞病。

4. 提示预后不良的特征：幕下病变，动脉瘤，发病时年龄＜3 岁，存在血液系统异常。

5. 儿童 ICH 评分（表 17-5）。得分≥4 分的儿童严重残疾和死亡风险高，敏感性和特异性分别为 75％和 70％。

6. 总体死亡率 25％，显著残疾率 42％。

表 17-5　儿童颅内出血评分

内容		分值
血肿量,％全部脑容量	≤2	0
	2～3.99	1
	≥4	2
脑积水	是	1
	否	0
脑疝	是	1
	否	0
幕下病变	是	1
	否	0
总分		0～5

附录 17-1：基本逆转方法

普通抗凝及抗血小板药物的代谢、清除和逆转的总结[a]

药物	半衰期	是否经血液透析(HD)清除	逆转方式
直接 Ⅹa 因子拮抗药，口服			
阿哌沙班(Eliquis®)	12 小时(区间 7～15)	否	—活性炭
	肾功能不全患者延长		阿哌沙班—健康志愿者显示口服 20mg 后 2～6 小时，AUC(浓度-时间曲线下面积分别减少 50% 和 27%
艾多沙班(Savaysa®)	10～14 小时		艾多沙班—没有确切信息，推测可能为数小时
	肾功能不全患者延长		利伐沙班—仍需慎重考虑
利伐沙班(Xarelto®)	健康人：5～9 小时		—凝血酶原复合物(PCC)
	老年人：11～13 小时		没有充分的资料证实，但是可以用于临床状况很差的情况
	肾功能不全患者延长		可选：KCentra 50U/kg（最大剂量 5000U）或活化 PCC(FEIBA)50U/kg
			—抗 Ⅹa 因子的实验室检测仅能进行定性分析，不能精确量化抗凝剂水平
Ⅹa 因子抑制药，肠外用药			
磺达肝素(Arixtra®)	17～21 小时	效果不佳	—用于不可控制的出血
	肾功能不全患者延长		可考虑 rFⅦa(Novoseven®)90μg/kg
			—抗 Ⅹa 因子的实验室指标（针对磺达肝素）
直接凝血酶抑制药，口服			
达比加群(Pradaxa®)	12～17 小时	是：约 60% 中断后容易回弹	—活性炭
			服药后 1～2 小时内可以考虑
			—专门的逆转制剂
			Idarucizumab(Praxbind®)5g，静脉输注 1 次(建议分为两个 2.5g 应用)
	肾功能不全患者明显延长		难治性出血可考虑重复使用一次，证据有限
			—难治性出血，尤其合并肾功能不全的患者应考虑 HD
			—凝血酶时间可用来评估血药浓度

续表

药物	半衰期	是否经血液透析(HD)清除	逆转方式		
直接凝血酶抑制剂,肠外					
比伐卢定(Angiomax®)	25 分钟 肾功能不全时显著延长	是:25%;HD 通常无效	—停止输注 —aPTT 指标可用来评估抗凝程度		
阿加曲班	30~51 分钟 肝功能不全时延长	是:20%;HD 通常无效	—没有特定的逆转药物和因子产品		
肝素/低分子肝素(LMWH)					
依诺肝素(Lovenox®)	4.5~7 小时 肾功能不全时延长	效果不佳	—鱼精蛋白可中和部分抗 Xa 因子活性(约 60%)		
			距最后一次应用的时间	每 1mg 依诺肝素或 100 单位达肝素钠所需鱼精蛋白剂量	
达肝素钠(Fragmin®)	3~5 小时 肾功能不全时延长		≤8 小时	1mg	10 分钟内的最大剂量为 50mg
			8~12 小时	0.5mg	
			>12 小时	基本无效	
普通肝素	约 1.5 小时	否	—鱼精蛋白可迅速逆转抗凝作用(通过 aPTT 或抗 Xa 因子活性监测)		
			只有在肝素应用数小时内才需要计算鱼精蛋白用量(如持续应用 2~2.5 小时之前)		
			距最后一次应用的时间	每 100 单位肝素所需的鱼精蛋白剂量	
			即刻	1mg	10 分钟内的最大剂量为 50mg
			30 分钟~2 小时	0.5mg	
			>2 小时	0.25mg	
维生素 K 拮抗剂					
华法林(Coumadin®)	1 周	否	—任何大量或危及生命的出血		
			4 种因子的 PCC(K Centra)和维生素 K 10mg 缓慢注射(混合为至少 50ml 的液体,速度不超过 1mg/min)		
			治疗前 INR[b]	K Centra 剂量	
			2~4	25 单位/kg(最大量 2500 单位)	
			4~6	35 单位/kg(最大量 3500 单位)	
			>6	50 单位/kg(最大量 5000 单位)	
			—INR>4.5 但无出血证据时:口服维生素 K 1~2.5mg		
			—少量出血:口服维生素 K 2.5~5mg(24 小时后重复用药)		

续表

药物	半衰期	是否经血液透析(HD)清除	逆转方式
溶栓药物			
阿替普酶	初始:约5分钟	否	—停止输注
	随后注射90分钟:27~46分钟		—溶栓药物相关的症状性颅内出血
替奈普酶	初始:20~24分钟		对于24小时内接受过溶栓治疗的患者可考虑使用冷凝蛋白质(初始剂量10U),使纤维蛋白原含量>150mg/dl
	末期:115分钟		如果冷凝蛋白质禁忌,可考虑氨基己酸4~5g,输注时间超过1小时;或氨甲环酸10~15mg/kg,输注时间超过20分钟
			血小板计数<100 000时可考虑输注血小板

[a] 作者鸣谢 Casey C. May,PharmD,协助准备此表格。
[b] 在 INR<2 时的紧急逆转,常规剂量为15U/kg。

资料来源:
1. Apixaban; Rivaroxaban; Edoxaban; Fondaparinux, Dabigatran; Bivalirudin; Argatroban; Enoxaparin; Dalteparin; Heparin; Alteplase; Tenecteplase; Protamine; Phytonadione; Warfarin. Micromedex Solutions. Truven Health Analytics, Inc. Ann Arbor, MI. Available at: http://www.micromedexsolutions.com. Accessed November 2, 2016.
2. Apixaban (Eliquis®) [package insert]. Princeton, New Jersey: Bristol-Myers Squibb Company. 2012
3. Rivaroxaban (Xarelto®) [package insert]. Titusville, New Jersey: Janssen Pharmaceuticals. 2011
4. Fondaparinux (Arixtra®) [package insert]. Research Triangle Park, NC: GlaxoSmithKline. 2008
5. Dabigatran (Pradaxa®) [package insert]. Ridgefield, CT. Boehringer Ingelheim Pharmaceuticals, Inc. 2010
6. Edoxaban (Savaysa®) [package insert]. Tokyo, Japan. Daiichi Sankyo co., LTD 2015
7. Kcentra [package insert]. Marburg, Germany. CSL Behring GmbH. 2013
8. FEIBA NF [package insert]. Deerfield, IL. Baxter Healthcare Corporation. 1986
9. Idarucizumab (Praxbind®) [package insert]. Ridgefield, CT. Boehringer Ingelheim Pharmaceuticals, Inc. 2015
10. Dzik WH. Reversal of oral factor Xa inhibitors by prothrombin complex concentrates: a re-appraisal [205]
11. Kaatz S, Kouides PA, Garcia DA, et al. Guidance on the emergent reversal of oral thrombin and factor Xainhibitors [206]
12. Bijsterveld NR, Moons AH, Boekholdt SM, et al. Ability of recombinant factor VIIa to reverse the anticoagulant effect of pentasaccharide Fondaparinux in healthy volunteers [207]
13. Frontera JA, Lewin JJ, Rabinstein AA, et al. Guideline for reversal of antithrombotics in intracranial hemorrhage. A Statement for Healthcare Professionals From the Neurocritical Care Society and the Society of Critical Care Medicine [169]
14. Holbrook A, Schulman S, Witt DM, et al. Evidence-Based Management of Anticoagulant Therapy. Antithrombotic Therapy and Prevention of Thrombosis, 9th ed: American College of Chest Physicians Evidence-Based Clinical Practice Guidelines [171]
15. Garcia DA, Baglin, TP, Weitz JI, Samama MM. Parenteral Anticoagulants. Antithrombotic Therapy and Prevention of Thrombosis, 9th ed: American College of Chest Physicians Evidence-Based Clinical Practice Guidelines [208]
16. Ageno W, Gallus AS, Wittkowsky A, et al. Oral anticoagulant therapy: Antithrombotic Therapy and Prevention of Thrombosis, 9th ed: American College of Chest Physicians Evidence-Based Clinical Practice Guidelines [209]
17. Patriquin C, Crowther M. Treatment of warfarin-associated coagulopathy with vitamin K [210]

参 考 文 献

[1]　Kase CS, Shoamanesh A, Greenberg SM, Caplan LR. Intracerebral hemorrhage. In: Grotta JC, Albers GW, Broderick JP, et al., editors. Stroke: pathophysiology, diagnosis and management. 6th ed. Philadelphia: Elsevier; 2016. p. 466-515.

[2]　Hemphill JC 3rd, Greenberg SM, Anderson CS, et al. Guidelines for the management of spontaneous intracerebral hemorrhage: a guideline for healthcare professionals from the American Heart Association/American Stroke Association. Stroke. 2015;46:2032-60.

[3]　Steiner T, Al-Shahi Salman R, Beer R, et al. European Stroke Organisation (ESO) guidelines for the management of spontaneous intracerebral hemorrhage. Int J Stroke. 2014;9: 840-55.

[4]　Feigin VL, Krishnamurthi RV. Global burden of stroke. In: Grotta JC, Albers GW, Broderick JP, et al., editors.Stroke: pathophysiology, diagnosis and management. Philadelphia: Elsevier; 2016. p. 165-206.

[5]　van Asch CJ, Luitse MJ, Rinkel GJ, van der Tweel I, Algra A, Klijn CJ. Incidence, case fatality, and functional outcome of intracerebral haemorrhage over time, according to age, sex, and ethnic origin: a systematic review and meta-analysis. Lancet Neurol. 2010;9: 167-76.

[6]　Howard G, Cushman M, Howard VJ, et al. Risk factors for intracerebral hemorrhage: the REasons for geographic and racial differences in stroke (REGARDS) study. Stroke. 2013; 44:1282-7.

[7]　Sturgeon JD, Folsom AR, Longstreth WT Jr, Shahar E, Rosamond WD, Cushman M. Risk factors for intracerebral hemorrhage in a pooled prospective study. Stroke. 2007;38: 2718-25.

[8]　Devan WJ, Falcone GJ, Anderson CD, et al. Heritability estimates identify a substantial genetic contribution to risk and outcome of intracerebral hemorrhage. Stroke. 2013;44: 1578-83.

[9]　Feldmann E, Broderick JP, Kernan WN, et al. Major risk factors for intracerebral hemorrhage in the young are modifiable. Stroke. 2005;36:1881-5.

[10]　van Walraven C, Hart RG, Singer DE, et al. Oral anticoagulants vs aspirin in nonvalvular atrial fibrillation: an individual patient meta-analysis. JAMA. 2002;288:2441-8.

[11]　He J, Whelton PK, Vu B, Klag MJ. Aspirin and risk of hemorrhagic stroke: a meta-analysis of randomized controlled trials. JAMA. 1998;280:1930-5.

[12]　Palacio S, Hart RG, Pearce LA, Benavente OR. Effect of addition of clopidogrel to aspirin on mortality: systematic review of randomized trials. Stroke. 2012;43:2157-62.

[13]　Sacco S, Ornello R, Ripa P, Pistoia F, Carolei A. Migraine and hemorrhagic stroke: a meta-analysis. Stroke.2013;44:3032-8.

[14]　O'Donnell MJ, Xavier D, Liu L, et al. Risk factors for ischaemic and intracerebral haemorrhagic stroke in 22 countries (the INTERSTROKE study): a case-control study. Lancet. 2010;376:112-23.

[15]　Tsai CF, Thomas B, Sudlow CL. Epidemiology of stroke and its subtypes in Chinese vs white populations: a systematic review. Neurology. 2013;81:264-72.

[16]　Johnston SC, Mendis S, Mathers CD. Global variation in stroke burden and mortality: estimates from monitoring,surveillance, and modelling. Lancet Neurol. 2009;8:345-54.

[17]　Andersen KK, Olsen TS, Dehlendorff C, Kammersgaard LP. Hemorrhagic and ischemic

strokes compared: stroke severity, mortality, and risk factors. Stroke. 2009;40:2068-72.

[18] Paolucci S, Antonucci G, Grasso MG, et al. Functional outcome of ischemic and hemorrhagic stroke patients after inpatient rehabilitation: a matched comparison. Stroke. 2003; 34:2861-5.

[19] Kelly PJ, Furie KL, Shafqat S, Rallis N, Chang Y, Stein J. Functional recovery following rehabilitation after hemorrhagic and ischemic stroke. Arch Phys Med Rehabil. 2003;84: 968-72.

[20] Katrak PH, Black D, Peeva V. Do stroke patients with intracerebral hemorrhage have a better functional outcome than patients with cerebral infarction? PM R. 2009;1:427-33.

[21] Bhalla A, Wang Y, Rudd A, Wolfe CD. Differences in outcome and predictors between ischemic and intracerebral hemorrhage: the South London Stroke Register. Stroke. 2013;44: 2174-81.

[22] Poon MT, Fonville AF, Al-Shahi Salman R. Long-term prognosis after intracerebral haemorrhage: systematic review and meta-analysis. J Neurol Neurosurg Psychiatry. 2014; 85:660-7.

[23] Hemphill JC 3rd, Bonovich DC, Besmertis L, Manley GT, Johnston SC. The ICH score: a simple, reliable grading scale for intracerebral hemorrhage. Stroke. 2001;32:891-7.

[24] Hemphill JC 3rd, Farrant M, Neill TA Jr. Prospective validation of the ICH score for 12-month functional outcome.Neurology. 2009;73:1088-94.

[25] Aysenne AM, Albright KC, Mathias T, et al. 24-hour ICH score is a better predictor of outcome than admission ICH score. ISRN Stroke. 2013;2013. https://doi.org/10.1155/2013/605286.

[26] Sato S, Heeley E, Arima H, et al. Higher mortality in patients with right hemispheric intracerebral haemorrhage: INTERACT1 and 2. J Neurol Neurosurg Psychiatry. 2015;86: 1319-23.

[27] Murthy SB, Merkler AE, Omran SS, et al. Outcomes after intracerebral hemorrhage from arteriovenous malformations.Neurology. 2017;88:1882-8.

[28] Fisher CM. Pathological observations in hypertensive cerebral hemorrhage. J Neuropathol Exp Neurol.1971;30:536-50.

[29] Keep RF, Hua Y, Xi G. Intracerebral haemorrhage: mechanisms of injury and therapeutic targets. Lancet Neurol.2012;11:720-31.

[30] TY W, Yassi N, Shah DG, et al. Simultaneous multiple intracerebral hemorrhages (SMICH). Stroke. 2017;48:581-6.

[31] Davis SM, Broderick J, Hennerici M, et al. Hematoma growth is a determinant of mortality and poor outcome after intracerebral hemorrhage. Neurology. 2006;66:1175-81.

[32] Dowlatshahi D, Demchuk AM, Flaherty ML, et al. Defining hematoma expansion in intracerebral hemorrhage:relationship with patient outcomes. Neurology. 2011;76:1238-44.

[33] Ovesen C, Christensen AF, Krieger DW, Rosenbaum S, Havsteen I, Christensen H. Time course of early postadmission hematoma expansion in spontaneous intracerebral hemorrhage. Stroke. 2014;45:994-9.

[34] Sporns PB, Schwake M, Schmidt R, et al. Computed tomographic blend sign is associated with computed tomographic angiography spot sign and predicts secondary neurological deterioration after intracerebral hemorrhage.Stroke. 2017;48:131-5.

[35] Gebel JM Jr, Jauch EC, Brott TG, et al. Natural history of perihematomal edema in patients with hyperacute spontaneous intracerebral hemorrhage. Stroke. 2002;33:2631-5.

[36] Staykov D, Wagner I, Volbers B, et al. Natural course of perihemorrhagic edema after intracerebral hemorrhage.Stroke. 2011;42(9):2625.

[37] Butcher KS, Baird T, MacGregor L, Desmond P, Tress B, Davis S. Perihematomal edema in primary intracerebral hemorrhage is plasma derived. Stroke. 2004;35:1879-85.

[38] Xi G, Reiser G, Keep RF. The role of thrombin and thrombin receptors in ischemic, hemorrhagic and traumatic brain injury: deleterious or protective? J Neurochem. 2003;84:3-9.

[39] Striggow F, Riek M, Breder J, Henrich-Noack P, Reymann KG, Reiser G. The protease thrombin is an endogenous mediator of hippocampal neuroprotection against ischemia at low concentrations but causes degeneration at high concentrations. Proc Natl Acad Sci U S A. 2000;97:2264-9.

[40] Huang FP, Xi G, Keep RF, Hua Y, Nemoianu A, Hoff JT. Brain edema after experimental intracerebral hemorrhage: role of hemoglobin degradation products. J Neurosurg. 2002; 96:287-93.

[41] Xi G, Keep RF, Hoff JT. Erythrocytes and delayed brain edema formation following intracerebral hemorrhage in rats. J Neurosurg. 1998;89(6):991.

[42] Wu J, Hua Y, Keep RF, Nakamura T, Hoff JT, Xi G. Iron and iron-handling proteins in the brain after intracerebral hemorrhage. Stroke. 2003;34:2964-9.

[43] Righy C, Bozza MT, Oliveira MF, Bozza FA. Molecular, cellular and clinical aspects of intracerebral hemorrhage: are the enemies within? Curr Neuropharmacol. 2016;14:392-402.

[44] Yeatts SD, Palesch YY, Moy CS, Selim M. High dose deferoxamine in intracerebral hemorrhage (HI-DEF) trial: rationale, design, and methods. Neurocrit Care. 2013;19:257-66.

[45] Aronowski J, Zhao X. Molecular pathophysiology of cerebral hemorrhage: secondary brain injury. Stroke.2011;42(6):1781.

[46] McCourt R, Gould B, Gioia L, et al. Cerebral perfusion and blood pressure do not affect perihematoma edema growth in acute intracerebral hemorrhage. Stroke. 2014;45:1292-8.

[47] Schellinger PD, Fiebach JB, Hoffmann K, et al. Stroke MRI in intracerebral hemorrhage: is there a perihemorrhagic penumbra? Stroke. 2003;34:1674-9.

[48] Olivot JM, Mlynash M, Kleinman JT, et al. MRI profile of the perihematomal region in acute intracerebral hemorrhage.Stroke. 2010;41:2681-3.

[49] Mayer SA, Lignelli A, Fink ME, et al. Perilesional blood flow and edema formation in acute intracerebral hemorrhage: a SPECT study. Stroke. 1998;29:1791-8.

[50] Carhuapoma JR, Wang PY, Beauchamp NJ, Keyl PM, Hanley DF, Barker PB. Diffusion-weighted MRI and proton MR spectroscopic imaging in the study of secondary neuronal injury after intracerebral hemorrhage. Stroke. 2000;31:726-32.

[51] Powers WJ, Zazulia AR, Videen TO, et al. Autoregulation of cerebral blood flow surrounding acute (6 to 22 hours) intracerebral hemorrhage. Neurology. 2001;57:18-24.

[52] Anderson CS, Heeley E, Huang Y, et al. Rapid blood-pressure lowering in patients with acute intracerebral hemorrhage.N Engl J Med. 2013;368:2355-65.

[53] Qureshi AI, Palesch YY, Barsan WG, et al. Intensive blood-pressure lowering in patients with acute cerebral hemorrhage.N Engl J Med. 2016;375:1033-43.

[54] Gould B, McCourt R, Gioia LC, et al. Acute blood pressure reduction in patients with intracerebral hemorrhage does not result in borderzone region hypoperfusion. Stroke. 2014; 45:2894-9.

[55] Runchey S, McGee S. Does this patient have a hemorrhagic stroke?: clinical findings distinguishing hemorrhagic stroke from ischemic stroke. JAMA. 2010;303:2280-6.

[56] Melo TP, Pinto AN, Ferro JM. Headache in intracerebral hematomas. Neurology. 1996; 47:494-500.

[57] Tatu L, Moulin T, El Mohamad R, Vuillier F, Rumbach L, Czorny A. Primary intracerebral hemorrhages in the Besancon stroke registry. Initial clinical and CT findings, early course and 30-day outcome in 350 patients. Eur Neurol. 2000;43:209-14.

[58] Haapaniemi E, Strbian D, Rossi C, et al. The CAVE score for predicting late seizures after intracerebral hemorrhage. Stroke. 2014;45:1971-6.

[59] Conrad J, Pawlowski M, Dogan M, Kovac S, Ritter MA, Evers S. Seizures after cerebrovascular events: risk factors and clinical features. Seizure. 2013;22:275-82.

[60] Meretoja A, Strbian D, Putaala J, et al. SMASH-U: a proposal for etiologic classification of intracerebral hemorrhage. Stroke. 2012;43:2592-7.

[61] Mehndiratta P, Manjila S, Ostergard T, et al. Cerebral amyloid angiopathy-associated intracerebral hemorrhage: pathology and management. Neurosurg Focus. 2012;32:E7.

[62] van Etten ES, Auriel E, Haley KE, et al. Incidence of symptomatic hemorrhage in patients with lobar microbleeds. Stroke. 2014;45:2280-5.

[63] Yeh SJ, Tang SC, Tsai LK, Jeng JS. Pathogenetical subtypes of recurrent intracerebral hemorrhage: designations by SMASH-U classification system. Stroke. 2014;45:2636-42.

[64] Plesea IE, Camenita A, Georgescu CC, et al. Study of cerebral vascular structures in hypertensive intracerebral haemorrhage. Romanian J Morphol Embryol. 2005;46:249-56.

[65] Lang EW, Ren Ya Z, Preul C, et al. Stroke pattern interpretation: the variability of hypertensive versus amyloid angiopathy hemorrhage. Cerebrovasc Dis. 2001;12:121-30.

[66] Yen CP, Lin CL, Kwan AL, et al. Simultaneous multiple hypertensive intracerebral haemorrhages. Acta Neurochir.2005;147:393-9; discussion 9.

[67] Vonsattel JP, Myers RH, Hedley-Whyte ET, Ropper AH, Bird ED, Richardson EP Jr. Cerebral amyloid angiopathy without and with cerebral hemorrhages: a comparative histological study. Ann Neurol. 1991;30:637-49.

[68] Gurol ME, Viswanathan A, Gidicsin C, et al. Cerebral amyloid angiopathy burden associated with leukoaraiosis: a positron emission tomography/magnetic resonance imaging study. Ann Neurol. 2013;73:529-36.

[69] Wisniewski HM, Wegiel J. Beta-amyloid formation by myocytes of leptomeningeal vessels. Acta Neuropathol.1994;87:233-41.

[70] Jung SS, Zhang W, Van Nostrand WE. Pathogenic A beta induces the expression and activation of matrix metalloproteinase-2 in human cerebrovascular smooth muscle cells. J Neurochem. 2003;85:1208-15.

[71] Mendel TA, Wierzba-Bobrowicz T, Lewandowska E, Stepien T, Szpak GM. The development of cerebral amyloid angiopathy in cerebral vessels. A review with illustrations based upon own investigated post mortem cases. Pol J Pathol. 2013;64:260-7.

[72] McCarron MO, Nicoll JA, Stewart J, et al. The apolipoprotein E epsilon2 allele and the pathological features in cerebral amyloid angiopathy-related hemorrhage. J Neuropathol Exp Neurol. 1999;58:711-8.

[73] Walker LC, Pahnke J, Madauss M, et al. Apolipoprotein E4 promotes the early deposition of Abeta42 and then Abeta40 in the elderly. Acta Neuropathol. 2000;100:36-42.

[74] Greenberg SM, Briggs ME, Hyman BT, et al. Apolipoprotein E epsilon 4 is associated with the presence and earlier onset of hemorrhage in cerebral amyloid angiopathy. Stroke. 1996;27:1333-7.

[75] O'Donnell HC, Rosand J, Knudsen KA, et al. Apolipoprotein E genotype and the risk of recurrent lobar intracerebral hemorrhage. N Engl J Med. 2000;342:240-5.

[76] Selkoe DJ. The origins of Alzheimer disease: a is for amyloid. JAMA. 2000;283:1615-7.

[77] Levy E, Lopez-Otin C, Ghiso J, Geltner D, Frangione B. Stroke in Icelandic patients with hereditary amyloid angiopathy is related to a mutation in the cystatin C gene, an inhibitor of cysteine proteases. J Exp Med. 1989;169:1771-8.

[78] Vidal R, Frangione B, Rostagno A, et al. A stop-codon mutation in the BRI gene associated with familial British dementia. Nature. 1999;399:776-81.

[79] Knudsen KA, Rosand J, Karluk D, Greenberg SM. Clinical diagnosis of cerebral amyloid angiopathy: validation of the Boston criteria. Neurology. 2001;56:537-9.

[80] Rosand J, Muzikansky A, Kumar A, et al. Spatial clustering of hemorrhages in probable cerebral amyloid angiopathy. Ann Neurol. 2005;58:459-62.

[81] Attems J, Quass M, Jellinger KA, Lintner F. Topographical distribution of cerebral amyloid angiopathy and its effect on cognitive decline are influenced by Alzheimer disease pathology. J Neurol Sci. 2007;257:49-55.

[82] Fazekas F, Kleinert R, Roob G, et al. Histopathologic analysis of foci of signal loss on gradient-echo T2 * -weighted MR images in patients with spontaneous intracerebral hemorrhage: evidence of microangiopathy-related microbleeds. AJNR Am J Neuroradiol. 1999; 20:637-42.

[83] Martinez-Ramirez S, Greenberg SM, Viswanathan A. Cerebral microbleeds: overview and implications in cognitive impairment. Alzheimers Res Ther. 2014;6:33.

[84] Greenberg SM, Nandigam RN, Delgado P, et al. Microbleeds versus macrobleeds: evidence for distinct entities. Stroke. 2009;40:2382-6.

[85] Cordonnier C, Al-Shahi Salman R, Wardlaw J. Spontaneous brain microbleeds: systematic review, subgroup analyses and standards for study design and reporting. Brain. 2007;130: 1988-2003.

[86] Wang Z, Soo YO, Mok VC. Cerebral microbleeds: is antithrombotic therapy safe to administer? Stroke. 2014;45:2811-7.

[87] Greenberg SM, Vonsattel JP, Stakes JW, Gruber M, Finklestein SP. The clinical spectrum of cerebral amyloid angiopathy: presentations without lobar hemorrhage. Neurology. 1993;43: 2073-9.

[88] Hirohata M, Yoshita M, Ishida C, et al. Clinical features of non-hypertensive lobar intracerebral hemorrhage related to cerebral amyloid angiopathy. Eur J Neurol. 2010;17:823-9.

[89] Cordonnier C, Leys D, Dumont F, et al. What are the causes of pre-existing dementia in patients with intracerebral haemorrhages? Brain. 2010;133:3281-9.

[90] Bekelis K, Desai A, Zhao W, et al. Computed tomography angiography: improving diagnostic yield and cost effectiveness in the initial evaluation of spontaneous nonsubarachnoid intracerebral hemorrhage. J Neurosurg. 2012;117:761-6.

[91] van Asch CJ, Velthuis BK, Rinkel GJ, et al. Diagnostic yield and accuracy of CT angiography, MR angiography, and digital subtraction angiography for detection of macrovascular causes of intracerebral haemorrhage: prospective, multicentre cohort study. BMJ. 2015; 351:h5762.

[92] Gazzola S, Aviv RI, Gladstone DJ, et al. Vascular and nonvascular mimics of the CT angiography "spot sign" in patients with secondary intracerebral hemorrhage. Stroke. 2008;39: 1177-83.

[93]　Molshatzki N, Orion D, Tsabari R, et al. Chronic kidney disease in patients with acute intracerebral hemorrhage:association with large hematoma volume and poor outcome. Cerebrovasc Dis. 2011;31:271-7.

[94]　Webb AJ, Ullman NL, Morgan TC, et al. Accuracy of the ABC/2 score for intracerebral hemorrhage: systematic review and analysis of MISTIE, CLEAR-IVH, and CLEAR III. Stroke. 2015;46:2470-6.

[95]　Pedraza S, Puig J, Blasco G, et al. Reliability of the ABC/2 method in determining acute infarct volume. J Neuroimaging. 2012;22:155-9.

[96]　Scherer M, Cordes J, Younsi A, et al. Development and validation of an automatic segmentation algorithm for quantification of intracerebral hemorrhage. Stroke. 2016; 47: 2776-82.

[97]　Li Q, Zhang G, Huang YJ, et al. Blend sign on computed tomography: novel and reliable predictor for early hematoma growth in patients with intracerebral hemorrhage. Stroke. 2015;46:2119-23.

[98]　Li Q, Zhang G, Xiong X, et al. Black hole sign: novel imaging marker that predicts hematoma growth in patients with intracerebral hemorrhage. Stroke. 2016;47:1777-81.

[99]　Macellari F, Paciaroni M, Agnelli G, Caso V. Neuroimaging in intracerebral hemorrhage. Stroke. 2014;45:903-8.

[100]　Yoon DY, Chang SK, Choi CS, Kim WK, Lee JH. Multidetector row CT angiography in spontaneous lobar intracerebral hemorrhage: a prospective comparison with conventional angiography. AJNR Am J Neuroradiol.2009;30:962-7.

[101]　Wong GK, Siu DY, Abrigo JM, et al. Computed tomographic angiography and venography for young or nonhypertensive patients with acute spontaneous intracerebral hemorrhage. Stroke. 2011;42:211-3.

[102]　Wada R, Aviv RI, Fox AJ, et al. CT angiography "spot sign" predicts hematoma expansion in acute intracerebral hemorrhage. Stroke. 2007;38:1257-62.

[103]　Brott T, Broderick J, Kothari R, et al. Early hemorrhage growth in patients with intracerebral hemorrhage. Stroke.1997;28:1-5.

[104]　Demchuk AM, Dowlatshahi D, Rodriguez-Luna D, et al. Prediction of haematoma growth and outcome in patients with intracerebral haemorrhage using the CT-angiography spot sign (PREDICT): a prospective observational study. Lancet Neurol. 2012;11:307-14.

[105]　Delgado Almandoz JE, Yoo AJ, Stone MJ, et al. The spot sign score in primary intracerebral hemorrhage identifies patients at highest risk of in-hospital mortality and poor outcome among survivors. Stroke. 2010;41:54-60.

[106]　Dowlatshahi D, Brouwers HB, Demchuk AM, et al. Predicting intracerebral hemorrhage growth with the spot sign: the effect of onset-to-scan time. Stroke. 2016;47:695-700.

[107]　Kamel H, Navi BB, Hemphill JC 3rd. A rule to identify patients who require magnetic resonance imaging after intracerebral hemorrhage. Neurocrit Care. 2013;18:59-63.

[108]　Wintermark M, Fiebach J. Imaging of brain parenchyma in stroke. Handb Clin Neurol. 2009;94:1011-9.

[109]　Fiebach JB, Schellinger PD, Gass A, et al. Stroke magnetic resonance imaging is accurate in hyperacute intracerebral hemorrhage: a multicenter study on the validity of stroke imaging. Stroke. 2004;35:502-6.

[110]　Schindlbeck KA, Santaella A, Galinovic I, et al. Spot sign in acute intracerebral hemorrhage in dynamic T1-weighted magnetic resonance imaging. Stroke. 2016;47:417-23.

[111] Jeon SB, Kang DW, Cho AH, et al. Initial microbleeds at MR imaging can predict recurrent intracerebral hemorrhage.J Neurol. 2007;254:508-12.

[112] Wilson D, Adams ME, Robertson F, Murphy M, Werring DJ. Investigating intracerebral haemorrhage. BMJ.2015;350:h2484.

[113] Delgado Almandoz JE, Schaefer PW, Goldstein JN, et al. Practical scoring system for the identification of patients with intracerebral hemorrhage at highest risk of harboring an underlying vascular etiology: the Secondary Intracerebral Hemorrhage Score. AJNR Am J Neuroradiol. 2010;31:1653-60.

[114] Kadkhodayan Y, Delgado Almandoz JE, Kelly JE, et al. Yield of catheter angiography in patients with intracerebral hemorrhage with and without intraventricular extension. J Neurointerv Surg. 2012;4:358-63.

[115] Hino A, Fujimoto M, Yamaki T, Iwamoto Y, Katsumori T. Value of repeat angiography in patients with spontaneous subcortical hemorrhage. Stroke. 1998;29:2517-21.

[116] Qureshi AI, Safdar K, Weil J, et al. Predictors of early deterioration and mortality in black Americans with spontaneous intracerebral hemorrhage. Stroke. 1995;26:1764-7.

[117] Gujjar AR, Deibert E, Manno EM, Duff S, Diringer MN. Mechanical ventilation for ischemic stroke and intracerebral hemorrhage: indications, timing, and outcome. Neurology. 1998;51:447-51.

[118] Sykora M, Schönenberger S, Bösel S. Critical care of the patient with acute stroke. In: Grotta JC, Albers GW,Broderick JP, et al., editors. Stroke: pathophysiology, diagnosis and management. 6th ed. Philadelphia: Elsevier;2016. p. 885-915.

[119] Gensic A, Pancioli A. Prehospital and emergency department care of the patient with acute stroke. In: Grotta JC,Albers GW, Broderick JP, et al., editors. Stroke: pathophysiology, diagnosis and management. 6th ed. Philadelphia:Elsevier; 2016. p. 809-25.

[120] Stroke Unit Trialists' Collaboration. Organised inpatient (stroke unit) care for stroke. Cochrane Database Syst Rev. 2013;9:CD000197.

[121] Mohr JP, Caplan LR, Melski JW, et al. The Harvard Cooperative Stroke Registry: a prospective registry. Neurology.1978;28:754-62.

[122] Butcher KS, Jeerakathil T, Hill M, et al. The intracerebral hemorrhage acutely decreasing arterial pressure trial.Stroke. 2013;44:620-6.

[123] Chan E, Anderson CS, Wang X, et al. Early blood pressure lowering does not reduce growth of intraventricular hemorrhage following acute intracerebral hemorrhage: results of the INTERACT studies. Cerebrovasc Dis Extra.2016;6:71-5.

[124] Vemmos KN, Tsivgoulis G, Spengos K, et al. U-shaped relationship between mortality and admission blood pressure in patients with acute stroke. J Intern Med. 2004;255:257-65.

[125] Gilmore EJ, Maciel CB, Hirsch LJ, Sheth KN. Review of the utility of prophylactic anticonvulsant use in critically ill patients with intracerebral hemorrhage. Stroke. 2016;47:2666-72.

[126] Bladin CF, Alexandrov AV, Bellavance A, et al. Seizures after stroke: a prospective multicenter study. Arch Neurol.2000;57:1617-22.

[127] Szaflarski JP, Rackley AY, Kleindorfer DO, et al. Incidence of seizures in the acute phase of stroke: a population-based study. Epilepsia. 2008;49:974-81.

[128] De Reuck J, Hemelsoet D, Van Maele G. Seizures and epilepsy in patients with a spontaneous intracerebral haematoma.Clin Neurol Neurosurg. 2007;109:501-4.

[129] De Herdt V, Dumont F, Henon H, et al. Early seizures in intracerebral hemorrhage: incidence, associated factors, and outcome. Neurology. 2011;77:1794-800.

[130] Claassen J, Jette N, Chum F, et al. Electrographic seizures and periodic discharges after intracerebral hemorrhage. Neurology. 2007;69:1356-65.

[131] Vespa PM, O'Phelan K, Shah M, et al. Acute seizures after intracerebral hemorrhage: a factor in progressive midline shift and outcome. Neurology. 2003;60:1441-6.

[132] Mecarelli O, Pro S, Randi F, et al. EEG patterns and epileptic seizures in acute phase stroke. Cerebrovasc Dis. 2011;31:191-8.

[133] Fisher RS, Acevedo C, Arzimanoglou A, et al. ILAE official report: a practical clinical definition of epilepsy. Epilepsia. 2014;55:475-82.

[134] Krakow K, Sitzer M, Rosenow F, Steinmetz H, Foerch C, Arbeitsgruppe Schlaganfall H. Predictors of acute poststroke seizures. Cerebrovasc Dis. 2010;30:584-9.

[135] Szaflarski JP, Sangha KS, Lindsell CJ, Shutter LA. Prospective, randomized, single-blinded comparative trial of intravenous levetiracetam versus phenytoin for seizure prophylaxis. Neurocrit Care. 2010;12:165-72.

[136] Szaflarski JP, Meckler JM, Szaflarski M, Shutter LA, Privitera MD, Yates SL. Levetiracetam use in critically ill patients. Neurocrit Care. 2007;7:140-7.

[137] Taylor S, Heinrichs RJ, Janzen JM, Ehtisham A. Levetiracetam is associated with improved cognitive outcome for patients with intracranial hemorrhage. Neurocrit Care. 2011;15:80-4.

[138] Messe SR, Sansing LH, Cucchiara BL, et al. Prophylactic antiepileptic drug use is associated with poor outcome following ICH. Neurocrit Care. 2009;11:38-44.

[139] Consoli D, Bosco D, Postorino P, et al. Levetiracetam versus carbamazepine in patients with late poststroke seizures: a multicenter prospective randomized open-label study (EpIC Project). Cerebrovasc Dis. 2012;34:282-9.

[140] Klein P, Herr D, Pearl PL, et al. Results of phase 2 safety and feasibility study of treatment with levetiracetam for prevention of posttraumatic epilepsy. Arch Neurol. 2012;69:1290-5.

[141] Naidech AM, Garg RK, Liebling S, et al. Anticonvulsant use and outcomes after intracerebral hemorrhage. Stroke. 2009;40:3810-5.

[142] Sheth KN, Martini SR, Moomaw CJ, et al. Prophylactic antiepileptic drug use and outcome in the ethnic/racial variations of intracerebral hemorrhage study. Stroke. 2015;46:3532-5.

[143] Kamel H, Hemphill JC 3rd. Characteristics and sequelae of intracranial hypertension after intracerebral hemorrhage. Neurocrit Care. 2012;17:172-6.

[144] Fernandes HM, Siddique S, Banister K, et al. Continuous monitoring of ICP and CPP following ICH and its relationship to clinical, radiological and surgical parameters. Acta Neurochir Suppl. 2000;76:463-6.

[145] American Heart Association News. Head position after stroke: up or down? American Heart Association: Houston, TX: 2017.

[146] Rincon F, Mayer SA. Clinical review: critical care management of spontaneous intracerebral hemorrhage. Crit Care. 2008;12:237.

[147] Passero S, Ciacci G, Ulivelli M. The influence of diabetes and hyperglycemia on clinical course after intracerebral hemorrhage. Neurology. 2003;61:1351-6.

[148] Qureshi AI, Geocadin RG, Suarez JI, Ulatowski JA. Long-term outcome after medical re-

versal of transtentorial herniation in patients with supratentorial mass lesions. Crit Care Med. 2000;28;1556-64.

[149] Kamel H, Navi BB, Nakagawa K, Hemphill JC 3rd, Ko NU. Hypertonic saline versus mannitol for the treatment of elevated intracranial pressure; a meta-analysis of randomized clinical trials. Crit Care Med. 2011;39;554-9.

[150] Wei JW, Huang Y, Wang JG, et al. Current management of intracerebral haemorrhage in China; a national, multi-centre, hospital register study. BMC Neurol. 2011;11;16.

[151] Kalita J, Misra UK, Ranjan P. Prescribing pattern of antiedema therapy in stroke by neurologists and general physicians. Neurol India. 2004;52;191-3.

[152] Misra UK, Kalita J, Ranjan P, Mandal SK. Mannitol in intracerebral hemorrhage; a randomized controlled study. J Neurol Sci. 2005;234;41-5.

[153] Kalita J, Misra UK, Ranjan P, Pradhan PK, Das BK. Effect of mannitol on regional cerebral blood flow in patients with intracerebral hemorrhage. J Neurol Sci. 2004;224;19-22.

[154] Wang X, Arima H, Yang J, et al. Mannitol and outcome in intracerebral hemorrhage; propensity score and multivariable intensive blood pressure reduction in acute cerebral hemorrhage trial 2 results. Stroke. 2015;46;2762-7.

[155] Staykov D, Wagner I, Volbers B, Doerfler A, Schwab S, Kollmar R. Mild prolonged hypothermia for large intracerebral hemorrhage. Neurocrit Care. 2013;18;178-83.

[156] Han Y, Sheng K, Su M, Yang N, Wan D. Local mild hypothermia therapy as an augmentation strategy for minimally invasive surgery of hypertensive intracerebral hemorrhage; a meta-analysis of randomized clinical trials. Neuropsychiatr Dis Treat. 2017;13;41-9.

[157] Poungvarin N, Bhoopat W, Viriyavejakul A, et al. Effects of dexamethasone in primary supratentorial intracerebral hemorrhage. N Engl J Med. 1987;316;1229-33.

[158] Kuramatsu JB, Bobinger T, Volbers B, et al. Hyponatremia is an independent predictor of in-hospital mortality in spontaneous intracerebral hemorrhage. Stroke. 2014;45;1285-91.

[159] Gray JR, Morbitzer KA, Liu-DeRyke X, Parker D, Zimmerman LH, Rhoney DH. Hyponatremia in patients with spontaneous intracerebral hemorrhage. J Clin Med. 2014;3;1322-32.

[160] Carcel C, Sato S, Zheng D, et al. Prognostic significance of hyponatremia in acute intracerebral hemorrhage; pooled analysis of the intensive blood pressure reduction in acute cerebral hemorrhage trial studies. Crit Care Med. 2016;44;1388-94.

[161] Kalita J, Singh RK, Misra UK. Cerebral salt wasting is the most common cause of hyponatremia in stroke. J Stroke Cerebrovasc Dis. 2017;26(5);1026-32.

[162] Broderick JP, Brott TG, Duldner JE, Tomsick T, Huster G. Volume of intracerebral hemorrhage. A powerful and easy-to-use predictor of 30-day mortality. Stroke. 1993;24;987-93.

[163] Mendelow AD, Gregson BA, Fernandes HM, et al. Early surgery versus initial conservative treatment in patients with spontaneous supratentorial intracerebral haematomas in the International Surgical Trial in Intracerebral Haemorrhage (STICH); a randomised trial. Lancet. 2005;365;387-97.

[164] Mendelow AD, Gregson BA, Rowan EN, et al. Early surgery versus initial conservative treatment in patients with spontaneous supratentorial lobar intracerebral haematomas (STICH II); a randomised trial. Lancet. 2013;382;397-408.

[165] Mendelow AD, Gregson BA, Rowan EN, et al. Early surgery versus initial conservative treatment in patients with traumatic intracerebral hemorrhage (STITCH[Trauma]): the first randomized trial. J Neurotrauma.2015;32:1312-23.

[166] Gautschi OP, Schaller K. Surgery or conservative therapy for cerebral haemorrhage? Lancet. 2013;382:377-8.

[167] Zhou X, Chen J, Li Q, et al. Minimally invasive surgery for spontaneous supratentorial intracerebral hemorrhage:a meta-analysis of randomized controlled trials. Stroke. 2012; 43:2923-30.

[168] Mould WA, Carhuapoma JR, Muschelli J, et al. Minimally invasive surgery plus recombinant tissue-type plasminogen activator for intracerebral hemorrhage evacuation decreases perihematomal edema. Stroke.2013;44:627-34.

[169] Vespa P, Hanley D, Betz J, et al. ICES (Intraoperative Stereotactic Computed Tomography-Guided Endoscopic Surgery) for brain hemorrhage: a multicenter randomized controlled trial. Stroke. 2016;47:2749-55.

[170] Spiotta AM, Fiorella D, Vargas J, et al. Initial multicenter technical experience with the Apollo device for minimally invasive intracerebral hematoma evacuation. Neurosurgery. 2015;11(Suppl 2):243-51; discussion 51.

[171] Da Pian R, Bazzan A, Pasqualin A. Surgical versus medical treatment of spontaneous posterior fossa haematomas:a cooperative study on 205 cases. Neurol Res. 1984;6:145-51.

[172] van Loon J, Van Calenbergh F, Goffin J, Plets C. Controversies in the management of spontaneous cerebellar haemorrhage. A consecutive series of 49 cases and review of the literature. Acta Neurochir. 1993;122:187-93.

[173] Leira R, Davalos A, Silva Y, et al. Early neurologic deterioration in intracerebral hemorrhage: predictors and associated factors. Neurology. 2004;63:461-7.

[174] Chan E, Anderson CS, Wang X, et al. Significance of intraventricular hemorrhage in acute intracerebral hemorrhage:intensive blood pressure reduction in acute cerebral hemorrhage trial results. Stroke. 2015;46:653-8.

[175] Huttner HB, Kohrmann M, Berger C, Georgiadis D, Schwab S. Influence of intraventricular hemorrhage and occlusive hydrocephalus on the long-term outcome of treated patients with basal ganglia hemorrhage: a case-control study. J Neurosurg. 2006;105:412-7.

[176] Hanley DF, Lane K, McBee N, et al. Thrombolytic removal of intraventricular haemorrhage in treatment of severe stroke: results of the randomised, multicentre, multiregion, placebo-controlled CLEAR III trial. Lancet.2017;389:603-11.

[177] Chen CC, Liu CL, Tung YN, et al. Endoscopic surgery for intraventricular hemorrhage (IVH) caused by thalamic hemorrhage: comparisons of endoscopic surgery and external ventricular drainage (EVD) surgery. World Neurosurg. 2011;75:264-8.

[178] Fiorella D, Gutman F, Woo H, Arthur A, Aranguren R, Davis R. Minimally invasive evacuation of parenchymal and ventricular hemorrhage using the Apollo system with simultaneous neuronavigation, neuroendoscopy and active monitoring with cone beam CT. J Neurointerv Surg. 2015;7:752-7.

[179] Meyer-Heim AD, Boltshauser E. Spontaneous intracranial haemorrhage in children: aetiology, presentation and outcome. Brain Dev. 2003;25:416-21.

[180] Srinivasan VM, Gressot LV, Daniels BS, Jones JY, Jea A, Lam S. Management of intracerebral hemorrhage in pediatric neurosurgery. Surg Neurol Int. 2016;7:S1121-S6.

[181] Huhtakangas J, Tetri S, Juvela S, Saloheimo P, Bode MK, Hillbom M. Effect of in-

creased warfarin use on warfarin-related cerebral hemorrhage: a longitudinal population-based study. Stroke. 2011;42:2431-5.

[182] Nilsson OG, Lindgren A, Stahl N, Brandt L, Saveland H. Incidence of intracerebral and subarachnoid haemorrhage in southern Sweden. J Neurol Neurosurg Psychiatry. 2000;69: 601-7.

[183] Sjoblom L, Hardemark HG, Lindgren A, et al. Management and prognostic features of intracerebral hemorrhage during anticoagulant therapy: a Swedish multicenter study. Stroke. 2001;32:2567-74.

[184] Flibotte JJ, Hagan N, O'Donnell J, Greenberg SM, Rosand J. Warfarin, hematoma expansion, and outcome of intracerebral hemorrhage. Neurology. 2004;63:1059-64.

[185] Frontera JA, Lewin JJ 3rd, Rabinstein AA, et al. Guideline for reversal of antithrombotics in intracranial hemorrhage: a statement for healthcare professionals from the Neurocritical Care Society and Society of Critical Care Medicine. Neurocrit Care. 2016;24:6-46.

[186] de Oliveira Manoel AL, Goffi A, Zampieri FG, et al. The critical care management of spontaneous intracranial hemorrhage: a contemporary review. Crit Care. 2016;20:272.

[187] Holbrook A, Schulman S, Witt DM, et al. Evidence-based management of anticoagulant therapy: antithrombotic therapy and prevention of thrombosis, 9th ed: American College of Chest Physicians evidence-based clinical practice guidelines. Chest. 2012; 141: e152S-84S.

[188] Dentali F, Ageno W, Crowther M. Treatment of coumarin-associated coagulopathy: a systematic review and proposed treatment algorithms. J Thromb Haemost. 2006; 4: 1853-63.

[189] Goldstein JN, Thomas SH, Frontiero V, et al. Timing of fresh frozen plasma administration and rapid correction of coagulopathy in warfarin-related intracerebral hemorrhage. Stroke. 2006;37:151-5.

[190] Boulis NM, Bobek MP, Schmaier A, Hoff JT. Use of factor IX complex in warfarin-related intracranial hemorrhage.Neurosurgery. 1999;45:1113-8; discussion 8-9.

[191] Huttner HB, Schellinger PD, Hartmann M, et al. Hematoma growth and outcome in treated neurocritical care patients with intracerebral hemorrhage related to oral anticoagulant therapy: comparison of acute treatment strategies using vitamin K, fresh frozen plasma, and prothrombin complex concentrates. Stroke. 2006;37:1465-70.

[192] Awad NI, Cocchio C. Activated prothrombin complex concentrates for the reversal of anticoagulant-associated coagulopathy. P T. 2013;38:696-701.

[193] Tanaka KA, Szlam F, Dickneite G, Levy JH. Effects of prothrombin complex concentrate and recombinant activated factor VII on vitamin K antagonist induced anticoagulation. Thromb Res. 2008;122:117-23.

[194] Rosovsky RP, Crowther MA. What is the evidence for the off-label use of recombinant factor VIIa (rFVIIa) in the acute reversal of warfarin? ASH evidence-based review 2008. Hematology Am Soc Hematol Educ Program.2008:36-8. https://doi.org/10.1182/asheducation-2008.1.36.

[195] Mayer SA, Brun NC, Begtrup K, et al. Efficacy and safety of recombinant activated factor VII for acute intracerebral hemorrhage. N Engl J Med. 2008;358:2127-37.

[196] Chatterjee S, Sardar P, Biondi-Zoccai G, Kumbhani DJ. New oral anticoagulants and the risk of intracranial hemorrhage: traditional and Bayesian meta-analysis and mixed treatment comparison of randomized trials of new oral anticoagulants in atrial fibrillation.

JAMA Neurol. 2013;70:1486-90.

[197] Tran H, Joseph J, Young L, et al. New oral anticoagulants: a practical guide on prescription, laboratory testing and peri-procedural/bleeding management. Australasian Society of Thrombosis and Haemostasis. Intern Med J.2014;44:525-36.

[198] Connolly SJ, Milling TJ Jr, Eikelboom JW, et al. Andexanet alfa for acute major bleeding associated with factor Xa inhibitors. N Engl J Med. 2016;375:1131-41.

[199] Stangier J, Rathgen K, Stahle H, Mazur D. Influence of renal impairment on the pharmacokinetics and pharmacodynamics of oral dabigatran etexilate: an open-label, parallel-group, single-centre study. Clin Pharmacokinet.2010;49:259-68.

[200] Marlu R, Hodaj E, Paris A, Albaladejo P, Cracowski JL, Pernod G. Effect of non-specific reversal agents on anticoagulant activity of dabigatran and rivaroxaban: a randomised crossover ex vivo study in healthy volunteers.Thromb Haemost. 2012;108:217-24.

[201] Eerenberg ES, Kamphuisen PW, Sijpkens MK, Meijers JC, Buller HR, Levi M. Reversal of rivaroxaban and dabigatran by prothrombin complex concentrate: a randomized, placebo-controlled, crossover study in healthy subjects. Circulation. 2011; 124: 1573-9.

[202] Wang X, Mondal S, Wang J, et al. Effect of activated charcoal on apixaban pharmacokinetics in healthy subjects. Am J Cardiovasc Drugs. 2014;14:147-54.

[203] Majeed A, Kim YK, Roberts RS, Holmstrom M, Schulman S. Optimal timing of resumption of warfarin after intracranial hemorrhage. Stroke. 2010;41:2860-6.

[204] Antithrombotic Trialists C, Baigent C, Blackwell L, et al. Aspirin in the primary and secondary prevention of vascular disease: collaborative meta-analysis of individual participant data from randomised trials. Lancet.2009;373:1849-60.

[205] Lovelock CE, Molyneux AJ, Rothwell PM, Oxford Vascular S. Change in incidence and aetiology of intracerebral haemorrhage in Oxfordshire, UK, between 1981 and 2006: a population-based study. Lancet Neurol.2007;6:487-93.

[206] Thompson BB, Bejot Y, Caso V, et al. Prior antiplatelet therapy and outcome following intracerebral hemorrhage:a systematic review. Neurology. 2010;75:1333-42.

[207] Naidech AM, Jovanovic B, Liebling S, et al. Reduced platelet activity is associated with early clot growth and worse 3-month outcome after intracerebral hemorrhage. Stroke. 2009;40:2398-401.

[208] Baharoglu MI, Cordonnier C, Al-Shahi Salman R, et al. Platelet transfusion versus standard care after acute stroke due to spontaneous cerebral haemorrhage associated with antiplatelet therapy (PATCH): a randomised, open-label,phase 3 trial. Lancet. 2016;387: 2605-13.

[209] Naidech AM, Maas MB, Levasseur-Franklin KE, et al. Desmopressin improves platelet activity in acute intracerebral hemorrhage. Stroke. 2014;45:2451-3.

[210] Kapapa T, Rohrer S, Struve S, et al. Desmopressin acetate in intracranial haemorrhage. Neurol Res Int.2014;2014:298767.

[211] Galbusera M, Remuzzi G, Boccardo P. Treatment of bleeding in dialysis patients. Semin Dial. 2009;22:279-86.

[212] Fullerton HJ, YW W, Zhao S, Johnston SC. Risk of stroke in children: ethnic and gender disparities. Neurology.2003;61:189-94.

[213] Lo WD, Lee J, Rusin J, Perkins E, Roach ES. Intracranial hemorrhage in children: an evolving spectrum. Arch Neurol. 2008;65:1629-33.

［214］ Jordan LC，Hillis AE. Hemorrhagic stroke in children. Pediatr Neurol. 2007；36：73-80.

［215］ Al-Jarallah A，Al-Rifai MT，Riela AR，Roach ES. Nontraumatic brain hemorrhage in children：etiology and presentation.J Child Neurol. 2000；15：284-9.

［216］ Abbas Q，Merchant QU，Nasir B，Haque AU，Salam B，Javed G. Spectrum of intracerebral hemorrhage in children：a report from PICU of a Resource Limited Country. Crit Care Res Pract. 2016；2016：9124245.

［217］ Beslow LA，Ichord RN，Gindville MC，et al. Pediatric intracerebral hemorrhage score：a simple grading scale for intracerebral hemorrhage in children. Stroke. 2014；45：66-70.

［218］ Lynch JK，Han CJ. Pediatric stroke：what do we know and what do we need to know? Semin Neurol.2005；25：410-23.

第18章 颅外段脑血管闭塞性疾病

第一节 动脉粥样硬化性颅外段动脉疾病

大血管粥样硬化性疾病,最常见于颅外段颈动脉狭窄,占脑缺血事件发病原因的 15%～20%。

一、动脉粥样硬化

动脉粥样硬化被认为是在高血脂环境下损伤后一种炎症反应。认为脂肪条纹的出现先于粥样硬化斑块,并且在婴儿期即可出现。显著的组织学特征为存在泡沫细胞,充满脂质的巨噬细胞和邻近内皮层的肌内膜平滑肌细胞。

动脉粥样硬化过程

1. 动脉粥样硬化开始于各种因素所造成的内皮细胞损伤或功能障碍。
(1)低密度脂蛋白升高或被修饰。
(2)下列因素导致产生自由基。
①吸烟。
②高血压。
③糖尿病。
(3)基因改变。
(4)血浆中同型半胱氨酸水平升高。
(5)感染(与动脉粥样硬化相关,但未证实可以引起动脉粥样硬化)。
①衣原体肺炎。
②疱疹病毒。
2. 平滑肌细胞移行进入损伤部位并增生。
3. 动脉壁变厚,血管代偿性扩张(再塑性)。

4. 巨噬细胞和淋巴细胞被激活,并自血流移出,在病灶内增殖。

单核细胞活化引起水解酶和细胞因子释放,可引起进一步的损伤及局部的坏死。

5. 纤维组织聚集。

(1)平滑肌细胞合成胶原。

(2)在脂肪和坏死组织核心的表面形成纤维帽。

6. 代偿性扩张超过极限,病变向血管腔内扩展,导致狭窄。

7. 斑块变得不稳定。

(1)纤维帽被金属蛋白酶降解。

(2)斑块破裂,随即形成血栓。

二、斑块部位

1. 动脉粥样硬化斑块出现在切应力低的血管壁,而不是切应力高的

(1)斑块形成的必要条件是影响内皮的完整性和代谢及功能的改变,而不是内皮细胞的脱落。

(2)低流速和涡流也参与其中。

(3)血流动力学因素引起血源性致斑块形成因素消除的延迟。

2. 颈动脉分叉部容易形成斑块

(1)大范围血流分离和低管壁切应力。

①颈动脉窦部截面积大(ICA 的 2 倍)。

②分支角度。

(2)沿颈动脉窦外侧壁的斑块是最大的。

斑块生长所造成的几何结构改变会引起血流动力学改变,有利于血管内壁斑块形成。

(3)与右侧相比,左侧颈动脉的斑块更为常见、更加严重、更易出血。

三、他汀类制剂和动脉粥样硬化

1. 他汀类制剂通过抑制肝中的 3-羟基-3-甲基戊二酰辅酶 A(HMG-CoA)还原酶来降低血清胆固醇水平。

2. 他汀类制剂在降低胆固醇以外还有广泛的益处。

3. 他汀类制剂在改善血管内皮功能、血管重塑、抑制血管炎性反应方面发挥作用,并可能有助于稳定动脉粥样硬化斑块。他汀类制剂也被发现有益于缺血性卒中、蛛网膜下腔出血及创伤性颅脑损伤的患者。这些与胆固醇无关的作用主要有赖于他汀类制剂在抑制类异戊二烯(细胞内信号分子的关键脂质连接产物)合成方面的能力。

四、动脉粥样硬化和脑血管疾病

颅外段颈动脉粥样硬化可以通过两种机制引起脑缺血症状。

1. 由于狭窄造成的血流动力学异常。在 ICA 那样直径的血管中,血流量相对恒定,只有当颈内动脉狭窄率接近 70％时,血流量才发生变化。

2. 溃疡性斑块导致的栓塞。

五、颈动脉分叉部动脉粥样硬化性疾病

1. 流行病学

(1)普通人群中颈动脉粥样硬化的发生率:25％。

①内膜-中膜增厚:男性 9.4％,女性 11.7％。

②斑块:男性 13.3％,女性 13.4％。

③狭窄性斑块:男性 2.7％,女性 1.5％。

(2)普通人群中颈动脉狭窄≥40％的发生率:2％～11％。

2. 颈动脉狭窄的危险因素

(1)高龄。

(2)吸烟。

(3)性别。

①男性。

②女性。

(4)高血压。

(5)糖尿病。

(6)冠状动脉疾病。

(7)二尖瓣环钙化。

(8)周围动脉疾病。

(9)慢性肾衰竭。

(10)总胆固醇。

(11)高密度脂蛋白胆固醇/总胆固醇比值(倒置)。

(12)C 反应蛋白升高。

(13)精神应激。

六、颈动脉狭窄的治疗

对每一位患者的治疗方法都应个体化。需要综合因素来制订治疗方案,包括症状类型、年龄、解剖特点、身体状况等。尽管恰当的药物治疗可以使患者多方面

获益,但其根本目标是尽可能降低卒中的风险。CRESFT 研究已在对积极药物治疗的效果进行评估。有趣的是高血压病患者在血管重建术(手术和支架)后均出现血压下降,而且支架植入术的降压效果更为持久。

七、颈动脉内膜剥脱

颈动脉内膜剥脱术(CEA)是一种非常规的特殊外科手术。临床随机试验证明,它可以显著减少某些患者罹患卒中的风险,是适合大多数病例的标准的治疗方法。在 2002 年,美国共完成了 134 000 例 CEA。

八、颈动脉内膜剥脱术:手术技术要点

1. 卒中后 CEA 的时机:早做比晚做好,但是也不能太早。

(1)近年来手术时机有提前的趋势:2005 年卒中发生到 CEA 手术的平均时间是 25 天,而到了 2013 年缩短至 6 天。

(2)一项系统回顾显示,卒中后 7~15 天内行 CEA 并不增加围术期并发症风险。

(3)CREST 研究中,症状出现到 CEA 的时间与并发症风险无关。

(4)Danish 研究也没有发现症状出现到 CEA 的时间与结果有关。

(5)过早犹不及:症状出现 2 天内行 CEA(非常紧急 CEA)导致围术期风险增加。

2. 清醒还是麻醉?

欧洲 GALA(全身麻醉对比局部麻醉)研究随机纳入 3526 例 CEA 患者。两组患者主要结果(卒中、心肌梗死或死亡)无显著不同。其生活质量及生存时间也无明显区别。

①全身麻醉组主要结果:4.8%。

②局部麻醉组主要结果:4.5%。

3. 修补还是不修补?

(1)修补成形 CEA 可改善预后。一项包含 10 个试验的系统回顾显示,与不修补 CEA 相比,修补 CEA 术后短期($P=0.001$)及长期($P=0.001$)的卒中复发率明显降低。修补还可以降低围手术期动脉闭塞($P=0.0\ 001$)和远期再狭窄($P=0.00\ 001$)的风险。CREST 研究分析也显示再狭窄率显著降低。

(2)评论:对大多数血管外科医师来说,修补 CEA 是经典的标准术式,但是神经外科医师对这一技术接受较晚。在 CREST 研究中,血管外科医师采用修补技术的比例为 89%,而神经外科医师只有 6%。本书作者希望修补技术能作为标准术式应用于大多数 CEA。

4. 充分暴露术野的要点。

(1)暴露和分离二腹肌可以充分显露上颈段 ICA。

（2）有报道称闭嘴经鼻插管可使下颌角对后部的影响最小化，方便更加充分地暴露。然而一项尸检的结果称其无用。

5. CEA 后血栓。怀疑 CEA 后血栓的标准处理方法是急诊手术切开，但是有效的动脉内血栓切除术已将手术入路搞得一片狼藉。现如今，CEA 术后出现神经功能改变的患者会直接送往导管室（路上尽可能进行头颅 CT 平扫检查），行紧急的血管造影，并可能接受取栓或支架手术。近期 CEA 手术已不再是血管内治疗急性缺血性卒中的障碍。

九、症状性颈动脉狭窄

有三个主要的随机试验对 CEA 与药物治疗症状性颈动脉狭窄进行了对比研究。

（一）北美症状性内膜剥脱试验（NASCET）

1. 纳入 120 天内有 TIA 或小卒中、相应侧 ICA 狭窄程度在 33%～99% 的患者 2885 例，随机分为接受药物治疗组（控制危险因素并给予阿司匹林 1300mg/d）及药物治疗加 CEA 组。

2. 在血管造影图像上测量狭窄程度：ICA 最狭窄处的残余管径与狭窄远端正常 ICA 管径的比值（除 ECST 试验以外的所有关于 CEA 的随机试验均采用这一方法）。

3. 狭窄率≥70% 患者的试验部分在研究结束前就已终止，因为中期结果显示出手术的明显优势。

对于狭窄率≥70% 的患者，2 年内同侧卒中发生率。

①药物治疗组 26%。

②外科手术组 9%（$P<0.001$）。

a. 绝对风险降低 17%。

b. 获益持续至少 8 年。

c. 风险降低幅度与狭窄程度相关。

4. 对于中度狭窄（50%～69%）的患者，5 年内同侧卒中发生率如下。

（1）药物治疗组 22.2%。

（2）外科手术组 15.7%（$P=0.045$）。

绝对风险下降 6.5%。

（二）欧洲颈动脉外科手术试验（ECST）

1. 纳入 6 个月内患有 TIA、视网膜梗死或非致残性卒中的患者 3024 例，随机分为接受药物治疗组（允许使用阿司匹林，但不强迫）和药物治疗加 CEA。

2. ECST 中狭窄程度的测量方法：在血管造影图像上，血管最狭窄部位的参与管径与该部位原始管径的比值（图 18-1），这个方法不同于 NASCET 法，其结果是 ECST 中报道的狭窄程度高于 NASCET（表 18-1）。

图 18-1 颈动脉狭窄的测量方法

NASCET 和 ECST 研究采用的方法。颈总动脉(CC)法被认为是最具有重复性的方法,但目前尚未被广泛采用(引自:Donnan 等,经许可使用)

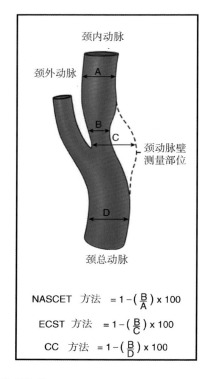

表 18-1 颈动脉狭窄测量方法的换算

NASCET(%)	ECST 和 CC(%)
30	58
40	64
50	70
60	76
70	82
80	88
90	94

计算方程如下:ECST 和 CC 法测算的狭窄(%)=0.6×NASCET 法测算的狭窄(%)+40%。分别采用 3 种方法对 1001 例血管造影图像进行测算,比较测算结果后发现 ECST 法测算的狭窄率与 CC 法测算的狭窄率相同

3. 对于狭窄率≥80%(相当于 NASCET 法≥60%)的患者,3 年内严重卒中或死亡的风险如下。

(1)药物治疗组 26.5%。

(2)外科手术组 14.9%。

①手术组绝对风险下降 11.6%。

②风险降低可持续至外科手术后至少 10 年。

(三)退伍军人事务部症状性颈动脉狭窄合作研究(VACS)

1. 197 例症状性颈动脉狭窄患者随机分为接受药物治疗组,包括口服阿司匹林(325mg/d)及药物治疗加 CEA 组。

2. 在 NASCET 试验和 ECST 试验结果发表后,该试验中途停止。

3. 在平均 11.9 个月的随访中,狭窄率>50%的患者卒中发生率如下。

(1)药物治疗组 19.4%。

(2)外科手术组 11.7%(P=0.011)。

手术组绝对风险下降 11.7%。

4. 狭窄率>70%的患者通过外科手术带来的获益更多。

绝对风险降低 17.7%(P=0.004)。

(四)数据池分析

在对 NASCET、ECST 和 VACS 的结果进行谨慎分析后,采用 NASCET 测量法(应用于 NASCET 和 VACS)对 ECST 中的狭窄程度进行复核。共计 6092 例患者,累计随访时间达 35 000 患者年的结果纳入数据池。依据狭窄程度对结果进行分层。

1. <30%:CEA 增加同侧卒中风险。

绝对风险增加 2.2%(P=0.05)。

2. 30%~49%:无效。

绝对风险降低 3.2%(P=0.06)。

3. 50%~69%:CEA 在获益边缘。

绝对风险降低 4.6%(P=0.04)。

4. ≥70%,未接近闭塞:CEA 明显获益。

绝对风险降低 16.0%(P<0.001)。

5. 接近闭塞。

(1)2 年内有获益趋向。

绝对风险降低 5.6%(P=0.19)。

全球瑰宝！颈动脉狭窄测量方法

尽管有证据显示,在对颈动脉狭窄进行测量时,ECST 法具有更好的可重复性,但是在北美及其他地区广泛应用的仍为 NASCET 法。最近的三项比较颈动脉支架与外科手术的大型研究中,使用的也是 NASCET 法。ECST 法目前仍在被继续使用,但多数为英国及其他欧洲国家。

(2)5 年内无获益。

绝对风险增加 1.7%(P=0.9)。

(五)临床试验数据预警

1. CEA 后的结果强烈取决于围术期并发症的风险。在 NASCET 中,狭窄程度在 70%~99%的患者术后 30 天内的致残性卒中和病死率是 2.1%。在 ECST 中,30 天非致死性严重卒中或病死率是 7.0%。对于狭窄程度>70%的患者,如果围术期并发症发生率显著高于 6%,则手术带来的获益将被完全抵消。

2. 在上述这些试验完成之后,"最佳药物治疗"也有了进步,其中包括联合应用抗血小板药物及降脂药物。

3. 上述三项试验都是以血管造影图像进行狭窄程度测定的,但目前选择 CEA 的大多数患者只是根据无创性影像为依据,比如准确性较差的双功能超声。

4. 很久以前有过症状的患者或经影像学证实的无症状脑梗死患者没有纳入试验组。

5. 在颈动脉狭窄率 70%～99% 的症状性患者中,20% 后来出现与其他原因相关的卒中。

(六)亚组分析

1. 溃疡性斑块

(1)自然史:在 NASCET 中,药物治疗组的患者中,如果合并溃疡性斑块,则同侧卒中的发生率随着狭窄程度的增高而显著增加,下面是按照狭窄程度划分的 24 个月内卒中的风险。

①75% 组:无溃疡,21.2%;溃疡,26.3%。

②85% 组:无溃疡,21.2%;溃疡,43.9%。

③95% 组:无溃疡,21.2%;溃疡,73.2%。

(2)外科手术风险:在 NASCET 中,溃疡性斑块患者围术期卒中和病死率增加 1.5 倍。

2. 半球症状与视网膜症状 药物治疗组中,有半球症状的患者发生同侧卒中的风险高于仅有视网膜缺血事件的患者。

在 NASCET 中,狭窄程度在 70%～99% 的有半球症状的患者与仅有视网膜症状的患者相比,前者发生同侧卒中的相对风险是 3.23(95%CI 1.47～7.12)。

对于仅有一过性黑矇症状患者,手术带来的获益与有半球症状的患者相同。

3. 接近闭塞 定义为在血管造影时发现"线样征",高度狭窄伴远心端 ICA 管径变小,在药物治疗的患者中,接近闭塞与卒中低风险相关。

在 NASCET 的药物治疗组中,接近闭塞的患者 1 年内卒中风险为 11.1%,低于狭窄率为 90%～94% 的患者,与狭窄率为 70%～89% 的患者几乎相等。

接近闭塞与 >70% 狭窄患者相比,CEA 围术期并发症风险没有明显增加。

4. 对侧闭塞 在 NASCET 中,存在对侧闭塞的患者,无论药物治疗还是 CEA,其卒中风险均增高。

(1)药物治疗组中,狭窄率为 50%～99% 的患者如果合并对侧闭塞,其同侧卒中的风险为无对侧闭塞患者的 2 倍以上。

(2)狭窄率为 70%～99% 患者的围术期死亡及卒中风险如下。

①对侧闭塞患者:14.3%。

②无对侧闭塞患者:4.0%。

5. 血管腔内血栓 经血管造影证实的血管腔内血栓会明显增加药物治疗组和手术治疗组的风险,在 NASCET 中,1.8% 的患者存在血管腔内血栓。30 天的任何卒中发病率或死亡率,手术组与药物组相似。

(1)药物治疗组。

①有血管腔内血栓:10.7%。

②无血管腔内血栓:2.2%。

(2)外科手术组。

①有血管腔内血栓:12.0%。

②无血管腔内血栓:Villareal 及其同事未报道。然而,为了比较,在 NASCET 中所有手术患者 30 天卒中发病率或死亡率为 6.5%。

6. 老年患者　卒中的风险随年龄的增长而增加。虽然 CEA 的风险也随年龄的增长而显著增加(狭窄率>70%患者的围术期卒中或死亡风险增加 36%),在 NASCET 中,狭窄率在 50%~99%的患者最终获益随年龄的增长而增加。

(1)年龄<65 岁:绝对风险下降(ARR)10%。

(2)年龄 65~74 岁,ARR 15%。

(3)年龄≥75 岁,ARR 29%。

7. 同侧颅内动脉瘤　在 NASCET 中有 48 例患者在有症状一侧的颈动脉存在未破裂颅内动脉瘤。

(1)在外科手术组的 25 例患者中,1 例患者在 CEA 后第 6 天出现了致命性蛛网膜下腔出血。

(2)在药物治疗组的 23 例患者中没有出血。

(七)美国心脏协会推荐

有症状患者的 CEA 须由手术并发症发生率和病死率小于 6%的外科医师进行。

十、无症状性颈动脉狭窄

(一)无症状性颈动脉狭窄的自然史

近心端颈动脉粥样硬化性狭窄较为常见,在 70 岁及以上人群中的发生率女性为 7%,男性为 12%。

最大的两项关于无症状性颈动脉狭窄的研究来自 CEA 与药物治疗的随机比较试验,无症状性颈动脉粥样硬化研究(ACAS)和无症状性颈动脉外科手术试验(ACST)(见下文)。两项试验均发现再狭窄率≥60%的患者 1 年卒中风险接近 2%。然而近期的研究数据显示,无症状性狭窄的卒中风险较之更低,可能的原因为药物治疗方案的优化及他汀类药物的广泛应用。一项新近的系统性回顾分析显示,卒中风险在 20 世纪 80 年代中期开始显著下降。最近 10 年内的研究报道,1 年内同侧卒中发生率相对减低,分别为 1.3%、1.2%、0.6% 和 0.34%。因此,早期关于 CEA 与药物治疗比较的里程碑式的研究中,关于药物治疗的卒中风险数值可能过时了。而且,超声检查可能会认为无症状性狭窄的患者存在巨大的卒中风险。

(二)牛津血管研究

关于无症状性狭窄的最新研究,唯一一项仅纳入 2000 年以后患者资料的研究。

1. 研究人群　101 例狭窄率≥50%的患者,平均随访时间为 3 年。

2. 平均 1 年内同侧卒中发生率为 0.34%。

(三)无症状性颈动脉狭窄的危险因素

20 世纪末和 21 世纪初完成的大型颈动脉狭窄研究(ACAS 和 ACST,见下文)显示,狭窄率 60%～70% 的无症状狭窄患者每年的总体缺血性卒中风险为 2%。然而,具有以下特殊的危险因素的无症状狭窄患者具有明显增高的卒中风险。

1. 狭窄快速加重　523 例接受多普勒超声检查的病例研究显示,无症状性颈动脉狭窄从轻度发展至≥70% 或闭塞的比例是 24.7%。这部分患者在平均 42 个月的随访期发生同侧卒中的风险为 27.1%。

2. 微栓子

(1)经颅多普勒(TCD)监测,1 小时内微栓子信号超过 2 个的无症状性狭窄具有较高风险。

(2)无症状颈动脉狭窄患者 TCD 可见微栓子信号的比例<10%。

(3)可见微栓子信号的无症状性颈动脉狭窄患者年卒中风险为 8%。

3. 粥样硬化斑块表现

(1)在预测临床结果方面,超声测量的斑块体积比狭窄程度更重要。

(2)CTA 可见颈动脉膨大处外膜强化。强化提示斑块具有滋养血管,与斑块的稳定性有关。

(3)超声立体测量斑块的溃疡体积。

(4)低回声斑块提示斑块核心富含脂肪或有斑块内出血,二者都是症状性狭窄的特征。系统回顾显示低回声斑块与卒中明确相关。

(5)B 超下可见斑块内容物移位。

(6)COAT 血小板水平≥45%。COAT(Collagen And Thrombin)血小板是由胶原和凝血酶共同激活后产生的。大多数人水平在 30% 以下。COAT 血小板比例增高可增加卒中风险。

4. CT 或 MRI 可见静息栓塞病灶

具有卒中影像证据的无症状颈动脉狭窄患者年卒中风险:3.5%。

(四)无症状性狭窄的外科手术风险

对比 CEA 与药物治疗的大型随机试验(ACAS 和 ACST,见下文)中 30 天内卒中或死亡的风险分别为 2.3% 和 3.1%。然而,很多患者与这些试验的入组患者并不相似。8 项因素被认为可显著增加 CEA 风险(表 18-2),在指导无症状性狭窄患者风险评估时应考虑到这些因素。

(五)美国心脏协会推荐

2011 年卒中初级预防指南推荐:"对无症状性颈动脉狭窄(血管造影显示狭窄

表 18-2 CEA-8 30 天卒中或死亡风险预测评分

风险因素	CEA-8 风险评分分值
女性	1
非白种人	1
对侧狭窄率≥50%	1
充血性心力衰竭	1
冠状动脉疾病	1
心脏瓣膜病	1
严重残疾	2
低风险(1.4%～2.9%)	0～2
中风险(5.8%)	3
高风险(8.3%)	≥4

改编自:Calvillo-King 等,经许可使用

基于纽约州一项关于 6553 例拟行 CEA 的无症状性狭窄患者的研究。一项多元逻辑回归确定了 8 项外科手术 30 天内卒中或死亡的独立预测因素。CEA-8 评分依据风险因素对患者进行危险分层

程度至少为 60%,多普勒超声至少为 70%)患者进行预防性 CEA 应当经过严格筛选,并由并发症发生率及病死率<3% 的医师完成……目前的随机试验显示外科手术带来的获益可能低于抗血小板治疗,由于药物治疗的不断发展,并发症发生率低于 3% 的准入门槛可能还会提高。"

(六)CEA 与药物治疗的对比试验

目前有 5 项对比 CEA 及药物治疗无症状性颈动脉狭窄的随机试验。

1. 无症状颈动脉粥样硬化研究(ACAS)

(1)1662 例由血管造影或颈动脉双功能超声确诊狭窄程度≥60% 的患者,随机分为 CEA 组或药物治疗组。所有患者接受阿司匹林治疗,325mg/d。

(2)该研究因发现手术组明显获益而提前终止。

(3)围术期卒中或死亡及同侧卒中 5 年累积风险如下。

①药物治疗组 11.0%。

②外科手术组 5.1%。

a. 累积风险降低幅度 53%(95%CI 22%～72%)。

b. 男性获益具有统计学意义,女性则没有。

(4)在 CEA 组中,围术期卒中和死亡的发生率为 2.3%,与药物治疗组 1 年内同侧卒中发病率(2.2%)相近。

(5)CEA 带来的获益并不随狭窄程度的增高而增加。

(6)合并对侧闭塞患者的事后(post hoc)分析。

①与无对侧闭塞的患者比,有对侧闭塞的患者接受药物治疗后患卒中的风险更低。5 年围术期和同侧卒中风险如下。

a. 没有对侧闭塞的卒中发生率:11.7%。

b. 合并对侧闭塞的卒中发生率:3.5%($P=0.011$)。

②合并对侧闭塞患者接受 CEA 不但没有获益,很可能有害。对 5 年内围术期和同侧卒中风险的影响如下。

a. 没有对侧闭塞:降低 6.7%。

b. 合并对侧闭塞:增加 2.0%($P=0.047$)。

2. Moya 无症状性颈动脉内膜剥脱术实验(MACET)

(1)共计 158 例患者分为药物治疗组(服用阿司匹林)和 CEA 组(不服用阿司匹林)。两组均无死亡或大型卒中发生。

(2)心肌梗死发生率。

①药物治疗组:9%。

②外科手术组:26%($P=0.002$)。

(3)由于外科手术组发生心肌梗死和短暂性脑缺血事件的数量明显增高,研究早期即被终止。究其原因可能为手术组未服用阿司匹林所致。

(4)试验结果突出了抗血小板药物治疗对脑血管粥样硬化的重要性。

3. 无症状颈动脉外科试验(ACST)

(1)目前完成的最大规模的研究。

(2)3120 例狭窄率在 60%~99%(依据超声检查结果)的患者被随机分为即刻 CEA 组和不确定的延期 CEA 组(本组每年仅 4% 的患者接受 CEA)。5 年所有卒中风险如下。

①延期 CEA 组:11.8%。

②即刻 CEA 组:6.4%($P<0.0001$)。

(3)CEA 30 天内死亡或卒中风险:3.1%。

(4)该研究首次显示 CEA 对女性具有保护作用,5 年内非围术期卒中风险如下。

①延期 CEA 组:7.48%。

②即刻 CEA 组:3.40%($P=0.02$)。

(5)获益不随狭窄程度的增加而增加。

十一、放射影像学评价

1. 只有病例选择恰当,CEA 才有效果。

2. 在症状性颈动脉狭窄的大型试验中,都是根据血管造影的标准来选择适合的患者。因此,颈动脉狭窄的放射影像学评价必须达到导管造影的精确程度。

另外,CEA 对于无症状性患者仅有微弱的风险/获益比值,因此,患者的选择尤为重要。

3. 颈动脉双功能超声是检测 70%~99% 狭窄率的有效筛选方法。

(1)敏感性:94%。

(2)特异性:89%。

4. 双功能超声的局限性如下。

(1)有相当数量的 CEA 是在一般的操作环境中实施的,缺乏经过设计和认证的血管检查室。

(2)即便是经过认证、操作量很大的血管检查室也可能会报出高达 20%~41% 的假阳性结果。

（3）双功能超声不能显示 ICA 远端及颅内血管的结构，不能确定多节段病变，不能准确区分接近闭塞和完全闭塞。

（4）双功能超声扫描不能提示病变在颈部的相对高度，这个信息在设计 CEA 时非常重要。

5. 这些局限性需要找寻其他的可准确评估颈动脉狭窄的检查方法。

（1）CTA 和 MRA 可以用来评价颈动脉双功能超声的结果，有很高的精确度。

（2）本手册作者倾向于用超声和 CTA（其次为 MRA）对所有颈动脉狭窄的患者进行评价。

颈动脉超声结果的解读

1. 颈动脉双功能超声是指多普勒测速和血管的 B 型成像的结合。通常在颈动脉狭窄超过 50%（按照 NASCET 法，相当于血管横截面积减少 70%）时，才引起血流改变。随着血管狭窄程度增加，血流速度也逐渐加快（图 18-2）。测量狭窄率＞50% 的三个有效的判定标准包括：

（1）最大收缩期峰值流速（PSV）或多普勒频移。

（2）B 型成像[灰阶和（或）彩色多普勒]测量变小的管径。

（3）ICA/CCA 的 PSV 比值。

2. 放射学会超声专业组发表的共识文章确立了 ICA 狭窄的超声诊断标准（表 18-3）。

（1）主要标准：用于诊断和对 ICA 狭窄进行分级的参数系统[ICA 的 PSV 和在灰阶和（或）彩色多普勒超声图像上发现斑块]。

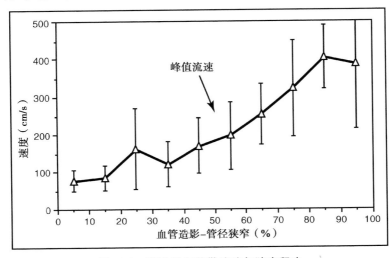

图 18-2　颈动脉多普勒流速与狭窄程度

平均收缩峰值流速（PSV）与狭窄百分比及造影图像上测量的狭窄率之间的关系。PSV 随狭窄严重程度的增加而升高。误差线为均数±SD（改编自：Grant et al.，© 2000 Radiology Society of North America，经许可使用）

表 18-3 诊断 ICA 狭窄的灰阶和多普勒超声标准

狭窄程度(%)	主要标准		附加标准	
	ICA PSV(cm/s)	斑块估计(%)ᵃ	ICA/CCA PSV 比值	ICA EDV(cm/s)
正常	<125	无	<2.0	<40
<50	<125	<50	<2.0	<40
50～69	125～230	≥50	2.0～4.0	40～100
>70,<接近闭塞	>230	≥50	>4.0	>100
接近闭塞	高、低或探测不到	可见	可变	可变
完全闭塞	探测不到	可见,不见管腔	无	无

ᵃ 用灰阶及彩色多普勒超声估计斑块大小(管腔面积减少)

(2)附加标准:当由于技术和临床因素(如多节段病变、斑块视觉评价和 ICA 的 PSV 不相符、CCA 血流速度增快、心脏高动力状态或心排血量低),ICA 的 PSV 不能提示真正的狭窄程度时,可以应用其他参数(ICA/CCA 的 PSV 比值和 ICA 舒张期峰值血流速度)。

十二、CEA 术后再狭窄

1. 两种类型。

(1)早期再狭窄(CEA 后 2 年内)是以肌内膜细胞增殖为特征。弥漫性内膜和中膜增厚导致整个 CEA 部位呈纤维肥大性瘢痕,这种类型的再狭窄通常外观平滑、坚硬、无溃疡。

(2)晚期再狭窄(CEA 后 2 年以上)是动脉粥样硬化斑块再聚集的结果,表现为典型的易碎性和溃疡性外观。

2. CEA 后再狭窄的风险。

(1)29 篇报道的 Meta 分析,CEA 后再狭窄的风险。

①第一年:10%。

②第二年:3%。

③长期的风险为每年 1%。

(2)再狭窄的危险因素

①糖尿病。

②女性。

3. 再狭窄后卒中的风险尚不明确。

(1)有再狭窄的患者与无再狭窄的患者相比,卒中的相对风险在 0.1～10 范围内变化。

(2)肌内膜过度增生导致一个平滑的无溃疡的狭窄,不会像动脉粥样硬化狭窄那样有溃疡和血栓栓塞的可能。

4. 再次 CEA 的并发症风险高于初次 CEA。

(1)30 天围术期神经功能事件发生率。

①再次手术患者:4.8%。

②初次 CEA:0.8%($P=0.015$)。

(2)脑神经损伤。

①再次手术患者:17%。

②初次 CEA:5.3%($P<0.001$)。

尽管大多数损伤为一过性的。

5. 对再狭窄的治疗应该严格限定在有症状的患者。

十三、药物治疗

颈动脉疾病的药物治疗重点在于降低胆固醇,管理危险因素及抗血小板治疗。

(一)降低胆固醇

1. 血清低密度脂蛋白(LDL)胆固醇比例超过高密度脂蛋白(HDL),是动脉粥样硬化进展的最大危险因素。

2. 研究表明 HMG-CoA 还原酶抑制药(他汀类制剂)可以减慢颈动脉粥样硬化的进展,并可以减少冠状动脉疾病患者发生卒中的风险。

3. NIH 已经推出了高胆固醇血症的药物治疗指南(表 18-4)。

表 18-4　危险因素及相应的血清 LDL 达标水平

危险因素	血清 LDL 达标水平
冠心病(CHD)	$<100mg/dl$
多个(≤2)危险因素[a]	$<130mg/dl$
无或一个危险因素	$<160mg/dl$

数据源自:Panel NCEPE

[a]危险因素包括吸烟、高血压(BP≥140/90mmHg 或正在服用降压药物);低 HDL 胆固醇(<40mg/dl);早发 CHD 的家族史(男性一级亲属患 CHD 年龄<55 岁;女性一级亲属患 CHD 年龄<65 岁);年龄(男性≥45 岁;女性≥55 岁)

4. 应告知服用他汀类药物的患者监测肌病的征象,少部分患者可能会被累及。

PRIMO 研究显示 10.5%的高剂量他汀患者出现肌病表现。

5. 洛伐他汀(Mevacor,Merck & Co.,Inc.,Whitehouse Station,NJ)。

(1)一般建议初始剂量为20mg/d,晚饭时服用。建议剂量范围是10~80mg/d,一次或分两次服用,推荐的最大剂量为80mg/d。

(2)建议患者及时报告无法解释的肌痛、触痛或无力。

(二)高血压

1. 是卒中最常见的危险因素。

2. 治疗高血压可以降低卒中风险。

一项随机试验分析发现舒张压降低 5~6mmHg,卒中风险降低 42%($P<0.0001$)。

3. 应避免过度纠正高血压而造成的脑血管血流动力学不足,特别是对于有血流动力学意义的颈动脉严重狭窄患者和长期未经治疗的高血压患者。

（三）吸烟

1. 在对 32 项研究进行的 Meta 分析显示，吸烟者罹患卒中的相对风险为 1.5（95%CI1.4～1.6）。

2. 关于 Zyban 的讨论和其他有助戒烟的药物见第 16 章。

（四）抗血小板治疗

1. 基本原理　有症状的颈动脉血栓栓塞性疾病发生于高流速的环境中，一般与斑块急性破裂和血栓形成一起出现。

（1）特征性的白色血栓（富含血小板的血栓）形成。

（2）血小板参与斑块破裂和血栓形成。

（3）斑块破裂后释放的脂质可激活血小板。

2. 阿司匹林

（1）通过抑制产生血栓素的环氧合酶来抑制血小板聚集。

（2）Mayo 无症状性颈内动脉剥脱术研究。

①由于手术组心肌梗死和短暂性脑缺血发作的发病率过高，该试验早期即被叫停。推测原因是外科手术组没有使用阿司匹林所致。

②显示了在无症状性颈动脉狭窄患者中应用阿司匹林的重要性。

（3）阿司匹林的合适剂量仍有争议。

①已证实小剂量阿司匹林（30～283mg/d）可以降低伴有冠心病的无症状性颈动脉狭窄患者和 TIA 患者的卒中风险。

②阿司匹林（ASA）和颈动脉内膜剥脱试验（CET）将接受 CEA 的患者随机分入服用小剂量阿司匹林组（81mg/d 或 325mg/d）或大剂量阿司匹林组（650mg/d 或 1300mg/d）。

比较 3 个月内的卒中、心肌梗死和死亡的综合发病率，小剂量组低于大剂量组（6.2% $vs.$8.4%，$P=0.03$）。

③相反，大剂量阿司匹林（650～1300mg/d）可能有保护作用，但与抑制环氧合酶无关。

a. 剂量对比研究（≥950mg/d $vs.$<950mg/d）发现：大剂量组的卒中风险显著下降。

b. 缺点：胃肠道的毒性反应。

3. 氯吡格雷

（1）通过抑制血小板腺苷二磷酸（ADP）受体，从而抑制 ADP 诱导的血小板聚集。

（2）氯吡格雷与阿司匹林对有缺血事件风险的患者疗效对比研究（CAPRIE）将 19 185 例血管病患者随机分为接受氯吡格雷（75mg/d）组或阿司匹林（325mg/d）组。氯吡格雷组的缺血性卒中、心肌梗死或血管病死亡的风险更低。

①氯吡格雷组：5.32%。

②阿司匹林组：5.83%（$P=0.043$）。

（3）氯吡格雷治疗近期有 TIA 或缺血性卒中的高危粥样硬化患者（MATCH）。将 7599 例近期有 TIA 或缺血性卒中的患者分为单纯氯吡格雷（75mg/d）和氯吡格雷

(75mg/d)加小剂量阿司匹林(75mg/d)组。随访 18 个月。结果如下。

①缺血性事件(卒中或心肌梗死)：两组发病率没有显著差异。

②危及生命的出血风险在联合用药组明显增加(2.6% vs.1.3%)(绝对风险提高 1.3%，95%CI：0.6～1.9)。

4. 双嘧达莫

(1)通过抑制磷酸二酯酶和提高 cAMP 水平抑制血小板聚集。

(2)欧洲卒中防治研究-2(ESPS-2)将 6602 例有卒中或 TIA 病史的患者随机分为接受双嘧达莫缓释片(400mg/d)组、小剂量阿司匹林(50mg/d)组、两药合用组、安慰剂组。药物治疗组 2 年卒中风险率较安慰剂组降低，合用组的降幅最为明显。

①两药合用组风险降低 37%(P＜0.001)。

②在 ESPS-2 中卒中高危患者的事后分析发现，联合用药比单用小剂量阿司匹林在防治卒中方面更为有效。

(3)可用药物为 Aggrenox® 胶囊(阿司匹林 25mg/双嘧达莫缓释片 200mg)。

(4)应用阿司匹林/双嘧达莫合剂时，头痛发生率为 38.7%。

通常为自限性，随时间延长，发作频率会下降。

5. 噻氯吡啶

(1)通过阻滞血小板聚集的最后通道Ⅱb/Ⅲa 受体的 5'-二磷酸结合部位，而抑制血小板聚集。

(2)噻氯吡啶阿司匹林卒中研究(TASS)将 3069 例小型卒中或 TIA 患者随机分为接受阿司匹林 650mg，2 次/日或噻氯吡啶 250mg，2 次/日。噻氯吡啶组 3 年卒中风险显著降低。

噻氯吡啶组与阿司匹林组相比，卒中相对风险降低 21%(P＝0.024)。

(3)1%～2%服用噻氯吡啶患者可能发生严重的中性粒细胞减少，有报道显示与噻氯吡啶相关的血栓性血小板减少性紫癜(TTP)患者已超过 60 例。

(4)在服用噻氯吡啶的最初 3 个月内，应每 2 周检查一次中性粒细胞计数，当中性粒细胞计数低于 1200/mm³ 时，应予以停药。

(5)本手册作者更倾向于将噻氯吡啶(联合阿司匹林)作为二线用药，用于准备行血管成形术或支架置入术但不能耐受氯吡格雷的患者。

6. 抗凝药物

目前没有对照试验数据支持华法林或肝素用于治疗有症状或无症状性颅外段颈动脉粥样硬化性疾病。

例外，当存在血管内血栓时，可选择一个短疗程的抗凝治疗。

7. 抗血小板治疗的推荐

(1)第七届关于抗凝和溶栓治疗的 ACCP 会议发表了防治脑缺血事件的循证医学证据指南：

对于非心源性卒中或 TIA 患者，可选择以下任意治疗(ⅠA 级证据)。

a. 阿司匹林 50～325mg/d。

b. 阿司匹林 25mg＋双嘧达莫缓释片 200mg，BID。

c. 氯吡格雷 75mg/d。

　　(2)作者更倾向于对大多数颈动脉粥样硬化疾病患者给予阿司匹林,81mg/d。

十四、颈动脉成形术和支架

(一)颈动脉成形术和支架简史

　　最近几十年随着介入技术在其他方面的广泛应用,颅外颈动脉狭窄的血管内治疗才成为可能。用或者不用支架的血管成形术已经成为一个可替代外科血管再通术的治疗方法,用于治疗冠脉疾病或者外周血管病。颈动脉狭窄血管成形术最早报道见于 20 世纪 80 年代早期。与切除粥样硬化斑块的 CEA 不同,血管成形术会引起斑块破裂和中膜牵拉。单独进行血管成形术会使斑块残渣释放入颅内循环,并且在再塑型和内皮化之前,开裂斑块的不规则表面可能成为血栓的起源部位。在早期的颈动脉成形术报道中,曾提及高发的神经系统并发症是由于斑块碎片栓塞所致。

　　血管内支架是在改善冠脉球囊成形术效果的驱动下发展成熟的,在当时,冠脉球囊成形术后出现的急性闭塞和再狭窄是一个严重问题。1995 年,第一例颈动脉支架报道后,人们认识到颈动脉成形术后,必须用支架置入来稳定斑块,减少斑块残渣所致的栓塞。支架配合球囊的成形术已经成为治疗颈动脉狭窄的一种介入治疗方法。但是,支架并不能完全消除栓塞的发生。一项早期的 CAS 与 CEA 的对比试验被提前终止,原因是 CAS 组过高的卒中发生率。针对 CAS 期间的栓塞问题,栓子保护技术应运而生。第一篇栓子保护技术的报道描述了一种头端带有乳胶球囊的三重同轴导管。近些年来,颈内动脉滤网及血流转向技术相继出现。目前,应用最为广泛的栓子保护装置为滤网装置。由于选择了大小合适的血管成形球囊,使 CAS 中发生心搏骤停的风险降至最低,已不必常规备用心脏起搏器。加之抗血小板药物如氯吡格雷和 GPⅡb/Ⅲa 抑制药等的应用,也减少了 CAS 中血栓栓塞的并发症。

　　近些年来,CAS 的应用已在全球展开,这一现象的形成受多种因素影响,如技术、器材和医学装备工业的进步,掌握介入技术的医师(如介入心脏病学医师)越来越多,以及人们对微创手术的兴趣与日俱增等。一项关于医疗保险赔付的研究显示,自 1998 年至 2007 年,CAS 的数量增长了 4 倍,而 CEA 却下降了 31%。

　　尽管 CAS 的应用日趋广泛,CEA 仍被看作治疗某些有选择性的颈动脉狭窄的"金标准"。近期的 4 项关于 CAS 与 CEA 对比的大型多中心随机试验已经完成(表 18-5)。颈动脉血管重建内膜剥脱术对比支架试验(CREST)是一项针对非高危者的 CAS 与 CEA 对比研究,是一项由 NIH 资助的大型随机试验。CREST 最初仅纳入造影狭窄程度≥50%(或超声诊断狭窄>70%)的有症状患者;但是在 2005 年 6 月,试验方案被修正,允许纳入无症状患者。试验的初步结果在2010年2月公布。3项大型的欧洲随机试验也已完成:SPACE(支架保护

表 18-5　大型现代随机试验——CAS 对比 CEA[a]

研究	患者人群	国家	患者数量
SAPPHIRE	高危的症状性与非症状性	美国	334
CREST	症状性与非症状性	美国	2502
EVA-3S	症状性与非症状性	法国	527
ICSS(即 CAVATAS-2)	症状性	英国	1713
SPACE	症状性	德国,奥地利,瑞士	1214

　　[a]CREST. 颈动脉血管重建内膜剥脱术对比支架试验;EVA-3S. 内膜剥脱术与血管成形术治疗有症状的颈动脉高度狭窄对比研究;ICSS. 国际颈动脉支架研究;CAVATAS. 颈动脉及椎动脉血管内成形术研究;SPACE. 支架保护的经皮颈动脉血管成形术与颈动脉内膜剥脱术对比研究

的经皮颈动脉血管成形术与颈动脉内膜剥脱术对比研究),EVA-3S(内膜剥脱术与血管成形术治疗有症状的颈动脉高度狭窄对比研究),以及国际颈动脉支架研究(ICSS)。

　　2004 年 8 月,美国 FDA 批准颈动脉支架仅可以应用于存在 CEA 高危不良事件风险的患者。同年 10 月,医疗保险对 CAS 的报销限定于存在高危手术风险的症状性患者及参加试验研究的患者。至 2011 年,FDA 将 CAS 的适应范围扩大到存在 CEA 一般不良事件风险的患者。正在进行的 CREST-2 是一项针对症状性颈动脉狭窄的随机对照研究,比较了积极药物治疗与联合 CEA 或 CAS 的效果。

（二）内膜剥脱术高危患者有保护的支架及血管成形术（SAPPHIRE）

　　334 例症状性狭窄(≥50%)或无症状性狭窄(≥80%)的手术高危患者(表 18-6)随机分入 CEA 或 CAS 组。该试验的初表是为了验证"CAS 不比 CEA 差"的假设,但由于入组患者数量少而早期终止。

　　(1)主要终点事件(30 天内卒中、死亡或心肌梗死,以及 31 天至 1 年同侧卒中及神经病变所致的死亡)。

　　1 年结果:趋势显示 CAS 组主要终点事件率更低。

　　①CAS 组:4.8%。

　　②CEA 组:9.8%(P=0.09)。

　　(2)次要终点事件(30 天内卒中、死亡或心肌梗死,以及 31 天至 3 年同侧卒中及神经病变所致的死亡)。

　　3 年结果:

　　①CAS 组:24.6%。

　　②CEA 组:26.9%(P=0.71)。

（三）颈动脉内膜剥脱血管重建术与支架术的对照试验（CREST）

　　1.2502 例症状性狭窄(>50%)或非症状性狭窄(≥60%)患者随机分入 CAS 或 CEA 组。

表 18-6　SAPPHIRE 试验中的高危[a]标准

1. 临床明显的心脏疾病(充血性心力衰竭、张力试验异常、需要接受开放性心脏手术)
2. 严重的肺部疾病
3. 对侧颈动脉闭塞
4. 对侧舌咽神经麻痹
5. 既往有颈部清扫手术或颈部放疗病史
6. CEA 术后再狭窄
7. 年龄>80 岁

[a] 要求至少有一项危险因素

2. 主要终点事件为随机后 30 天内的卒中、心肌梗死或死亡,或是 4 年内任何原因的同侧卒中。

3. 应用 Acculink 支架(Abbott,Abbott Park,IL)。96.1% 的 CAS 应用 Accunet 栓子保护装置。

4. 平均随访时间:2.5 年。

5. 两组主要终点事件发生率没有明显区别。

(1)CAS 组:7.2%。

(2)CEA 组:6.8%($P=0.51$)。

6. 在 30 天内的围术期。

(1)支架组的卒中发生率更高。

①CAS 组:4.1%。

②CEA 组:2.3%($P=0.01$)。

(2)手术组的心肌梗死发生率更高。

①CAS 组:1.1%。

②CEA 组:2.3%($P=0.03$)。

7. 年龄的影响。

预后(如主要终点事件发生率)显示年龄<70 岁患者接受 CAS 更好,而>70 岁患者接受 CEA 更好。

8. 症状性与非症状性:症状性狭窄患者的主要终点事件发生率在 CAS 和 CEA 组无明显差异。然而,症状性狭窄患者在 CAS 时的围术期卒中及死亡发生率明显增高。

(1)症状性患者。

①CAS 组:6.0%。

②CEA 组:3.2%($P=0.02$)。

(2)无症状患者。

①CAS 组:2.5%。

②CEA 组:1.4%($P=0.15$)。

9. 研究的结果存在一些争议。

(1)优点。

①CREST 重视对研究术者的严格训练及资格认证。这可能是本研究围术期事件发生率优于其他大型 CAS 与 CEA 对比试验的原因。

②统一的支架术流程–唯一的支架品种——栓子保护使用率高。

(2)不足。

①研究中兼有症状性与非症状性患者,因此违反了"其他条件不变"(例如,在一项受控试验中应控制所有独立变量的原则)的原则。

②仅有心肌酶升高而无 EKG 变化及胸痛的病例也定义为心肌梗死,因此,相关的轻微心肌梗死也被计算在不良事件中。

③"无症状性卒中"(通过 MRI 发现的缺血病灶)未被评估。

(四)有保护的经皮颈动脉支架成形术对比内膜剥脱术(SPACE)

1. 来自德国、奥地利和瑞士的 1214 例症状性颈动脉狭窄(≥50%)的患者随机分入 CAS 或 CEA 组。该研究的设计目的是验证 CAS 不比 CEA 差这一假设。但是由于资金及入组人数的问题,试验被过早终止(设计患者人数为 1900 例)。

2. 主要终点事件(30 天内同侧缺血性卒中或死亡)。

(1)CAS 组:6.92%。

(2)CEA 组:6.45%($P=0.09$)。

3. 2 年内的同侧卒中及任何围术期的卒中或死亡:没有显著差异。

(1)CAS 组:9.5%。

(2)CEA 组:8.8%($P=0.62$)。

4. 年龄的影响。

CAS 组同侧卒中或死亡的风险随年龄的增长而显著增加($P=0.001$),CEA 组无此表现($P=0.534$)。

CAS 组高风险与低风险的显著分界年龄为 68 岁。主要事件发生率如下。

①≤68 岁组:2.7%。

②>68 岁组:10.8%。

5. SPACE 未能证实 CAS 在围术期并发症发生率方面不比 CEA 差。

(1)关于 SPACE 的争议。

(2)该试验未要求必须使用栓子保护装置,CAS 组仅有 27% 的患者应用了栓子保护装置。但是,在 SPACE 中,CAS 组应用栓子保护后 30 天内同侧卒中或死亡的发生率为 7.3%,而未应用的为 6.7%。

(3)在 SPACE 中采用的"不差"检验分析与先前的颈动脉手术试验的分析方法不同,先前的零假设是两种治疗方法无差别。这增加了结果的不确定性,也让人难以理解。

(五)SPACE Ⅱ

1. 一项正在欧洲进行的无症状性狭窄≥70% 的患者的试验,患者随机分为 CAS、CEA 或药物治疗组。计划入组 3640 例患者。

2. 主要终点事件：30 天内的任何卒中或死亡及 5 年内的同侧卒中。

（六）内膜剥脱术对比血管成形术治疗症状性颈动脉严重狭窄（EVA-3S）

1. 527 例来自法国的症状性狭窄（≥60％）的患者随机分入 CAS 和 CEA 组。由于"安全和无意义的原因"，入组被提前终止（最初设计的入组数量为 872 例）。

2. 主要终点事件（治疗后 30 天内的卒中或死亡）。

（1）CAS 组：9.6％。

（2）CEA 组：3.9％（$P=0.004$）。

3. 4 年内的同侧卒中或死亡。

（1）CAS 组：11.1％。

（2）CEA 组：6.2％（$P=0.03$）。

4 年预后的差异主要源于围术期卒中和病死率。

4. 与 CAS 中卒中或死亡风险相关的技术因素：当 ICA-CCA 成角≥60°时风险增加，使用栓子保护时风险降低。

5. 再狭窄 3 年随访的双功能超声检查，再狭窄≥50％。

（1）CAS 组：12.5％。

（2）CEA 组：5.0％（$P=0.02$）。

6. CEA 在远期效果中也具有优势，5 年累计重要终点事件率。

（1）CAS 组：11.0％。

（2）CEA 组：6.3％。

7. 关于 EVA-3S 的争议。

（1）对参与研究的介入医师的要求相对较低。

（2）CAS 所需的材料种类多样（5 种不同支架和 7 种不同保护装置任选）。

（3）仅有 CAS 组中 85.4％患者接受了双抗治疗。

（七）国际颈动脉支架术研究（ICSS）

1. AKA CAVATAS-2. 共计 1713 例症状性狭窄＞50％的患者随机分入 CAS 或 CEA 组。入组时间自 2001 年至 2008 年。

2. 主要预后结果（3 年内任何部位的致死或致残性卒中）尚未公布。

3. 中期分析（2010 年 3 月）报道了 120 天的结果。

卒中、死亡或手术期的心肌梗死。

①CAS 组：8.5％。

②CEA 组：5.2％（$P=0.006$）。

4. MRI 子研究：共计 231 例患者（CAS 组 124 例，CEA 组 107 例）在治疗前后分别进行了 MRI 检查。新的 DWI 改变，表示缺血损伤。

（1）CAS 组：50％。

（2）CEA 组：17％（$P<0.0001$）。

（3）DWI 的改变与是否使用栓子保护装置无关。

5. 血管迂曲与 CAS 组脑缺血有关,但不影响 CEA 组。Ⅱ型和Ⅲ型主动脉弓以及 ICA 最大成角(≥60°比<60°)与 MRI 上的 DWI 改变明显相关。

(八)另一项值得关注的 CAS 与 CEA 对比研究

一项对全国医院数据资料的分析显示:在行 CEA 或 CAS 的 27 508 例患者中,根据 33 种不同伴随疾病,按照 1∶1 比例分组。结果显示无论是症状性狭窄还是无症状性狭窄 CAS 组的死亡及卒中风险均明显高于 CEA 组。

(九)支架术后再狭窄

1. 全球注册　颈动脉支架置入术后再狭窄率在第 1、2、3 年分别为 2.7%、2.6% 和 2.4%。

2. 单中心病例组颈动脉超声

(1)再狭窄(≥70%)中位随访期 12 个月:3.0%。

(2)再狭窄(≥80%)中位随访期 16.4 个月:5.0%。

3. 4 个中心的病例组,颈动脉双功能超声　分析了 2172 例,发现再狭窄率(>50%)在术后第 1、3、5 年分别为 1%、2% 和 3.4%。

4. EVA-3S 结果　颈动脉超声随访,平均 2.1 年,狭窄率≥50%。

(1)CAS 组:12.5%。

(2)CEA 组:5.0%($P=0.02$)。

①再狭窄不是卒中或 TIA 复发的显著危险因素。

②CAS 改变了粥样硬化性病变的生理过程。大多数与颈动脉狭窄有关的卒中是栓塞性的;而 CAS 可以稳定斑块。因此,CAS 术后再狭窄的自然病程与未经治疗的颈动脉狭窄的自然病程是不同的。

(十)栓子保护对 CAS 围术期并发症发生率的影响

在没有栓子保护的情况下,CAS 术中的栓子释放很常见。可以通过经颅多普勒及术后 MRI 来证实。目前已有多种栓子保护装置可以用于 CAS 术中(第 9 章)。许多研究已经表明应用栓子保护装置后,并发症的发生率显著降低。近期,一些栓子保护的方式已经成为标准治疗方法,如此广泛的认同得益于美国医保的报销政策。

1. 全球注册研究显示没有应用栓子保护的病例围术期病死率为 5.29%,而应用保护装置的为 2.23%。

2. 对已发表的 2537 例 CAS 病例研究进行系统回顾显示:对于症状性和非症状性患者,术中应用保护装置的病例 30 天卒中和病死率为 1.8%,而未使用保护装置的为 5.5%($P<0.001$)。

这一影响是由于大型及小型卒中发生率的降低,而病死率几乎是相同的。

3. 在法国的 EVA-3S 试验中,患者被随机分入 CEA 组或者没有栓子保护的 CAS 组,安全委员会建议停止没有保护的 CAS,因为其 30 天的卒中发生率比有保护装置的 CAS 高 3.9 倍(4/15 *vs.* 5/58)。

4. 一些小宗的文献提示普通的栓子保护策略可能达不到我们预期的保护效果,这种说法还在不断增多。SPACE 试验的一项亚组分析显示栓子保护并未获益。这一发现也迅速引起栓子保护技术的革新,如血流转向技术。

(十一)FDA 近期对 CAS 的许可

2004 年 8 月,FDA 批准了 Rx Acculink 颈动脉支架系统的使用,并且明确了对存在 CEA 高危不良事件的患者可以应用 Rx Accunet 栓子保护系统。患者必须满足以下条件。

1. 具有神经系统症状的患者,经超声或造影证实 CCA 或 ICA 狭窄率≥50%,或者没有神经系统症状的患者,狭窄率≥80%。

2. 目标血管直径在 4.0～9.0mm。

医疗保险认定的"高危内膜剥脱术"包括但不限于以下并发症。

(1)充血性心力衰竭级别Ⅲ或Ⅳ。

(2)左室射血分数<30%。

(3)不稳定型心绞痛。

(4)对侧颈动脉闭塞。

(5)近期心肌梗死。

(6)既往 CEA 后再狭窄。

(7)先前有颈部放疗史。

(8)先前进行的支架试验及研究中,认定为高危 CEA 患者的其他情况。

(十二)如何选择患者:CAS 或 CEA?

根据目前临床试验数据,指南已经可以对颈动脉狭窄患者的治疗方案做出决定。尽管有大量的临床数据支持,但是颈动脉狭窄的指南数目繁多、五花八门且经常变,近些年来,人们也逐步认识到了一些事实。

1. 无症状性的狭窄相对无害,单纯的药物治疗也许是最好的选择。CREST-2 研究正在对药物治疗和介入治疗进行对比。

2. 至少在短期内,CAS 引起卒中的风险高于 CEA。

3. 年龄<70 岁的患者 CAS 获益优于>70 岁的患者。

4. CAS 与 CEA 在 30 天以后的卒中发生率相近。

5. 尽管在 CREST 研究中,CEA 并发心梗的比例略高,但是系统回顾显示二者 30 内的心梗发生率无明显差异。

(1)CEA:0.87%。

(2)CAS:0.70%($P=0.38$)。

对于适合的患者,颈动脉内膜剥脱术仍是治疗症状性狭窄的首选。对于不适合 CEA 的症状性狭窄患者,颈动脉成形及支架术可能是最好的替代方案。

关于如何选择的因素总结见表 18-7。

表 18-7　选择血管成形加支架术或颈动脉内膜剥脱术

相对适应证	相对禁忌证
颈动脉成形和支架术	
年龄＜70 岁	年龄＞70 岁
不适合外科手术	主动脉弓过长或其他因素导致的路径不适合
血管解剖路径适合	颈动脉高度狭窄
局限性狭窄	狭窄节段较长
多节段狭窄	主动脉弓或股动脉闭塞
既往有颈部手术史	不能耐受抗血小板治疗
放射治疗导致的狭窄	不能耐受碘造影剂
麻醉并发症风险高	腔内血栓
颈动脉内膜剥脱术	
年龄＞70 岁	对侧延髓性麻痹
几乎没有内科疾病	多种内科疾病
既往无颈部手术或放射治疗史	既往有颈部手术或放射治疗史
颈细长	颈短粗
对侧颈动脉通畅、无狭窄	对侧颈动脉闭塞
颈动脉分叉位置较低	颈动脉分叉位置较高

十五、粥样硬化性颈动脉闭塞

(一)无症状性颈动脉闭塞

1. 流行病学　在＞60 岁的人群中无症状性 ICA 闭塞的发生率＜1%。

2. 预后　不算太坏。

(1)一项包含了 3681 例颈动脉狭窄研究的长期随访显示:在 316 例即将闭塞的无症状患者中,闭塞时出现同侧卒中的比例是 0.3%,另有 0.9% 的同侧卒中发生在平均随访 2.56 年之后。

(2)一项包含 13 个研究 718 例无症状性颈动脉闭塞患者的系统回顾显示。

①同侧卒中的年发生率为 1.3%;当对偏倚进行校正后,比例降至 0.3%。

②年死亡率为 7.7%,约半数死因是心脏疾病。无症状性颈动脉闭塞的高死亡率应归咎于其血管危险因素的伤害。

（二）症状性颈动脉闭塞

1. 发病率　年发病率为 6/100 000。

2. 慢性 ICA 闭塞与急性的区别　颈动脉戒征（图 18-3）。在 CTA 影像上，急性 ICA 闭塞时可见闭塞段管壁的强化，围绕着低密度的血栓，而慢性闭塞时没有强化。强化的原因考虑为颈动脉管壁的滋养血管引起，而慢性闭塞时滋养血管萎缩了。

3. 预后。

（1）总的年卒中风险为 5%～7%。

（2）闭塞动脉同侧卒中的年风险率为 2%～6%。

4. 预后主要取决于血流动力学状态　在颈动脉闭塞的情况下，脑血流是通过侧支循环维持的（例如，通过前交通动脉由对侧颈动脉供血或经过大脑皮质的软膜侧支供血）。某些颈动脉闭塞的病例几乎没有侧支循环储备（如受累脑区域的脑血流处于或接近最大限度，通过脑小动脉的自动调节扩张也不能再进一步增加）。这些患者的卒中风险显著增高。评估脑血流动力学的常用方法如下。

（1）对脑血流敏感的影像有 PET，以及血管舒张前后的 CT 或 MR 灌注检查。

（2）血管舒张前后的 TCD 血流定量检查。

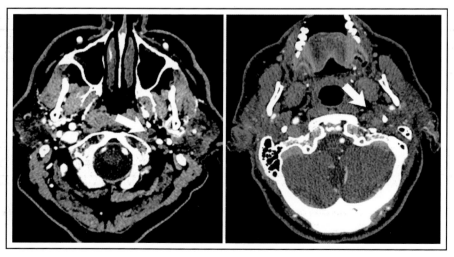

图 18-3　颈动脉戒征

CTA 轴位影像显示 ICA 急性闭塞（左图）和慢性闭塞（右图）急性闭塞时可见颈动脉壁的轻微强化（84.5% 的准确率用以区分慢性闭塞）（左图箭）。右图中的左侧 ICA 慢性闭塞未见强化（箭）

5. ^{15}O PET　测定氧摄取分数(OEF)是最准确的评估脑血流量的方法。在 COSS 研究中应用。

(1)这种核医学技术可以定量测定 CBF、CBV 及 OEF。

(2)阶段 0:脑灌注压(CPP)正常。OEF 显示各脑区域几乎无差异。CPP 中度降低,不会对脑血流(CBF)产生影响,这是因为有自动调节代偿作用。

(3)阶段Ⅰ:CPP 持续缓慢下降(如 ICA 闭塞)导致脑小动脉最大限度扩张来维持适当的 CBF。脑血管的储备耗竭。PET 显示相对于 CBF,脑血容量(CBV)增加(CBV/CBF 比值升高)。

(4)阶段Ⅱ:CPP 的进一步降低导致 CBF 下降,OEF 增加,以维持脑代谢及脑功能。

对 81 例颈动脉闭塞且同侧供血区发生过卒中或 TIA 的患者进行前瞻性研究。平均随访 31.5 个月的卒中率。

①12/39(30.8%)有阶段Ⅱ的血流动力学衰竭。

②3/42 无血流动力学衰竭($P = 0.004$)。

6. 经颅多普勒超声(TCD)对血管(通常是 MCA)舒张刺激前后血流量进行采集,用以了解脑血管储备情况。药物或调节呼吸可使脑动脉扩张,并增加 CBF。在血流动力学一阶段和二阶段,脑动脉扩张已达最大化,即使增加刺激也无法再扩张,局部的 CBF 保持不变或由于血流由低流量区转移到高流量而减少。血管舒张刺激方法包括:

(1)呼吸抑制指数:呼吸抑制导致血液 CO_2 水平增高,反应性的引起脑血管扩张。CO_2 波动时 MCA 流速的变化为 3%~4%/mmHg。

①方法:首先测量基线 TCD 数值(4 秒以上的 MCA 平均流速),然后让患者在正常呼吸期间暂停呼吸 30 秒,之后立即测量 MCA 的平均流速。重复 3 次,每次间隔 2 分钟。

②呼吸抑制指数(BHI):平均 MCA 增长的百分数比呼吸抑制的秒数。BHI<0.69 提示脑血流储备充足。

(2)乙酰唑胺,一种碳酸酐酶抑制药,可以使脑动脉扩张并增加 CBF。

①方法:首先测量基线 TCD 流速,静脉注射乙酰唑胺 1g,20 分钟后再次测量。

②脑血流储备能力(CVRC):平均血流速度的变化百分比(MFV)。

③CVRC=(刺激后的 MFV－基线 MFV)/基线 MFV。

(3)CO_2 吸入。

方法:吸入 5% 浓度的 CO_2 5 分钟用以刺激血管舒张,CVRC 计算方法同乙酰唑胺。

(三)颈动脉闭塞患者脑血管重建的手术选择

1. 直接旁路移植血管吻合术

(1)低血流量。

①如颞浅动脉-大脑中动脉(STA-MCA)旁路移植。

②第一例 EC-IC 旁路移植手术由 Yasargil 于 1967 年在瑞士苏黎世完成。

（2）高血流量。

①如大隐静脉或桡动脉血管移植。

②与低流量旁路移植手术相比，能增加 3.7 倍的血流量。

③准分子激光法是高流量旁路移植的新技术。

2. 间接非吻合性旁路移植手术

（1）主要用于年轻患者。

（2）例如颞肌贴敷（脑-肌血管联合术 EMS），颞浅动脉贴敷（脑-硬膜动脉血管联合术 EDAS）。

（3）旁路手术在烟雾病的年轻患者中的有效性已经明确，但其在其他原因引起动脉闭塞患者中的作用尚不明确。一些单中心的病例报道显示出令人鼓舞的结果。

3. 慢性颈动脉闭塞的血管内治疗

（1）病例报告以及几个小规模的研究显示，血管成形及支架植入术的成功率各不相同。病变段越短，成功率越高，目前这一技术仍是非主流的。

（2）近期报道了 4 例慢性 ICA 闭塞行血管成形和支架栓入的病例术中应用了血流逆转方法，令人鼓舞。

（四）颅外-颅内（EC/IC）旁路移植试验

1. 1377 例近期曾患半球卒中、视网膜梗死或 TIA 且同侧 ICA 或 MCA 闭塞或狭窄的患者被随机分入药物治疗组（714 例，阿司匹林 325mg，4 次/日）或药物治疗加 STA-MCA 旁路移植（663 例）。平均随访 55.8 个月。

ICA 闭塞是血管造影最常见的病变，造影诊断的各病变类型及其所占比率为（内科组/手术组）。

①MCA 狭窄：13.0%/14.4%。

②MCA 闭塞：11.1%/12.1%。

③ICA 狭窄（C_2 水平以上）：16.7%/15.4%。

④ICA 闭塞：59%/58.1%。

2. 30 天手术结果。

（1）病死率：0.6%。

（2）大型卒中率：2.5%。

3. 术后血管通畅率：96%。

4. 结果。

（1）总卒中率（在平均随访 55.8 个月内，所有患者的致死性与非致死性卒中）

①药物组：28.7%。

②手术组：30.9%。

（2）亚组。

①ICA 闭塞的所有患者。

a. 药物组：29.1%。

b. 手术组：31.4%。

②在血管造影至随机入组期间出现症状性 ICA 闭塞病例。

a. 药物组：34.7％。

b. 手术组：45.7％。

③ICA 狭窄(≥70％)。

a. 药物组：36.1％。

b. 手术组：37.7％。

④MCA 狭窄(≥70％)。

a. 药物组：23.7％。

b. 手术组：44.0％。

⑤双侧 ICA 闭塞。

a. 药物组：39.5％。

b. 手术组：45.2％。

⑥MCA 闭塞。

a. 药物组：22.8％。

b. 手术组：20.0％。

5. 没有任何一个亚组从旁路移植手术中获益。

有两组在手术后变得更糟。

①MCA 狭窄组(≥70％)($n=109$)。

②有缺血症状的 ICA 闭塞组($n=287$)。

6. 该试验未能证实颅外-颅内血管吻合术可有效预防颈动脉和大脑中动脉粥样硬化的患者发生卒中这一假说。

7. 试验结果存在争议。

主要的缺陷和批评。

①试验患者的选择不是以血流动力学的评价为基础。

自从 EC/IC 试验实施以来，影像技术有了显著的进步，可以确定患者是否存在症状性的脑血流动力学衰竭，从而推测这类患者可能从旁路移植手术中获益最大。

②试验纳入了 MCA 狭窄的病例：这种情况下的旁路移植手术，使得通过狭窄段的血流减少，进而导致 MCA 闭塞。

③在试验进行阶段，有大量的 STA-MCA 手术(2572 例)未能入组。

④存在多种来源的偏倚(如观察偏倚)。

(五)颈动脉闭塞手术研究(COSS)

1. 该实验对症状性 ICA 闭塞患者随机行 STA-MCA 旁路移植手术，并通过 PET 评估半球 OEF 的增加情况(OEF 较对侧半球平均增加大于 1.13)。主要结果评估：手术后 30 天内全部卒中和死亡，以及 2 年内同侧半球缺血性卒中。

2. 实验预计入组 372 例近期(120 天内)出现过缺血症状的患者，并随机分为手术组或非手术组。

3. 2010 年 6 月，该试验被 NIH 提前叫停。原因是一项短期的无用性分析显示,截至该试验入组全部完成,两组的结果可能仍不会有显著差异。

4. 共随机入组患者 195 例(手术组 98 例,非手术组 97 例)。

5. 30 天内桥血管通畅率:98%。

6. 在手术组,同侧/对侧的平均 OEF 比值由 1.258 改善至 1.109。

7. 结果。

主要终点事件率。

(1)药物组:22.7%。

(2)手术组:21%(P=0.78)。

8. COSS 中手术组的结果。

(1)手术组 30 天内有 14 例(14%)发生卒中,其中 12 例发生在术后 2 天内。

(2)旁路手术的有效率在 30 天时为 98%,最终随访时为 96%。

9. 该研究是第二大规模未能验证 EC/IC 手术有益于卒中复发的大型随机试验。

10. STA-MCA 旁路移植手术可以改善认知功能,这一获益与降低卒中风险无关。相关的研究在 COSS 辅助研究——颈动脉闭塞与神经认知的随机评估试验(RECON)中得出结论,旁路手术对 2 年后的认知功能改善无帮助。

11. 讨论:COSS 的惊人结果在以下几点存在争议。

(1)药物组的结果比预期的好。其主要终身事件率 27% 明显好于之前设定的 40%。这一差别除了归功于药物治疗的效果外,对药物治疗风险的过高估计也起了一定作用,风险的预估基于圣路易斯颈动脉闭塞研究(SLCOS)数据的回顾性分析。

(2)手术组的卒中率相对较高。观察发现大多数卒中发生在手术后 2 天内,再结合有效率也很高的事实,提示手术组的患者比较脆弱,任何手术都可能导致卒中。一些作者也对 COSS 中术者的资质产生过疑问。

(3)COSS 中应用 PET 筛选患者的方法也引起人们的关注。

十六、颅外椎动脉的粥样硬化性病变

约 20% 的脑缺血事件与后循环有关。在新英格兰医学中心后循环注册研究(NEMA-PCR)中,在椎-基底动脉供血不足(VBI)的患者中,颅外段椎动脉是最常见的血管闭塞部位。在一项纳入 4728 例缺血性卒中患者的造影病例研究中,颅外段不同程度的狭窄中,右侧占 18%,左侧占 22.3%。

导致颅外段椎动脉狭窄最常见的原因是动脉粥样硬化;其次的原因有动脉夹层、外源性压迫(创伤、骨赘、纤维条索)或血管炎(最常见的是巨细胞性血管炎)。颅外椎动脉粥样硬化的危险因素与已知的颈动脉粥样硬化的相同。但是,椎动脉开口处的粥样硬化性斑块被认为较颈动脉系统的斑块更为光滑,且不容易出现溃疡。白种人较容易出现颅外椎动脉粥样硬化。

颅外椎动脉狭窄引起的临床表现有两类:

1. 短暂而多次的 TIA,包括:头晕、共济失调、视力障碍,有时改变体位时突然摔倒。

2. 突发的卒中,通常累及 PICA 供血的小脑区域,或颅内后循环的末梢区域。这些患者卒中的发病机制通常是血管内血栓,而不是血流动力学衰竭。

(一)诊断

要诊断由颅外椎动脉闭塞引起的 VBI,还要依靠症状和影像学检查结果的综合分析。

1. VBI 的症状(必须包含至少两种下列症状)

(1)运动或感觉障碍。

(2)构音障碍。

(3)共济失调。

(4)头晕或眩晕。

(5)耳鸣。

(6)交叉性感觉障碍。

(7)同向性偏盲。

(8)复视。

(9)其他脑神经麻痹。

(10)吞咽困难。

①在 NEMA-PCR 的患者中,仅有不到 1% 的 VBI 患者有或仅有单一上述症状或体征。

②"猝倒发作"(无先兆的突发体位肌张力丧失)极少是由 VBI 所致,在 NEMA-PCR 中,没有以猝倒发作为唯一症状的患者。

2. 通过 CTA、造影或 MRA 发现椎动脉狭窄≥50%　本书作者偏好 CTA 成像:CTA 在椎动脉狭窄成像中与造影一样精确,同时还具有提供血管外结构影像的优势。

3. 其他有助于诊断症状性 VBI 的发现

(1)后循环缺血的 MRI 证据(小卒中或仅为 TIA 的患者可能没有阳性发现)。

(2)对侧椎动脉发育不良或狭窄。

(二)预后

对症状性颅外椎动脉狭窄的预后尚未认识清楚。虽然有许多报道认为其自然病程要好于症状性颈动脉狭窄,但最近的一篇系统回顾研究发现 VBI 患者卒中或死亡的风险至少与症状性颈动脉分叉部病变一样高,甚至有可能更高。

(三)药物治疗

联合抗血小板药物(如阿司匹林与氯吡格雷)已经成为药物治疗 VBI 的主要

方法。与安慰剂对照相比,阿司匹林联合双嘧达莫可显著降低 VBI 患者卒中的发生率。既有动脉粥样硬化又有高脂血症的患者可同时服用降脂药物。本书作者的观点是对粥样硬化狭窄的患者避免使用华法林治疗,因其缺乏可信的有效性和安全性证据。

(四)血管成形术与支架

虽然有手术治疗椎动脉狭窄的报道,但对于药物治疗后仍有症状的患者,介入手术已经成为最为常见的治疗方法。VAST 是唯一发表的随机实验。

1. 椎动脉支架实验(VAST) 欧洲的二期随机对照研究,比较支架与药物治疗对症状性椎动脉狭窄≥50%患者的疗效。由于管理和资金方面的问题,实验在入组 115 例患者后提前中止。结果如下。

(1)30 天内血管相关性死亡、心肌梗死或任何卒中。

①支架组:5%(95%CI 0~11)。

②药物组:2%(95%CI 0~5)。

(2)平均 3 年随访期内的流域内卒中。

①支架组:12%(95%CI 6~24)。

②药物组:7%(95%CI 2~17)。

2. 其他研究,非随机

(1)技术成功率(残余狭窄<50%)高。

①97%~99%。

②100%。

(2)与手术相关的并发症发生率相对较低。

①8.8%(全部为无永久性神经功能损伤的 TIA)。

②3%(1 例 TIA)。

③0。

3. 长期结果 再狭窄率相对较高。

(1)单纯血管成形术的患者,再狭窄率 100%。

(2)30 例患者血管造影随访(平均随访 16.2 个月)。

a. 13 例(43%)患者有再狭窄(>50%)。

b. 再狭窄与症状复发无关。

(3)更新的数据显示:6 个月随访结果,再狭窄率为 4.5%。作者认为再狭窄率减低的原因是血管成形术时轻微的过度扩张所致。

(4)再狭窄率高可能是由于血管壁回弹所致。

4. 椎-基底动脉血流评估与 TIA 和卒中风险(VERiTAS) 颅内外椎动脉症状性狭窄≥50%患者的纵向观察研究(http://veritas.neur.uic.edu)。研究终点包括临床预后及通过定量磁共振血管造影(QMRA)进行的血流动力学评估。

无症状性颅外段椎动脉狭窄

对有冠脉血管危险因素的患者行无创的影像检查,可发现 7.6% 的患者存在椎动脉狭窄或闭塞,他们均无后循环卒中或 TIA 的表现。年后循环卒中的风险为:

1. 无椎动脉狭窄:<0.1%。

2. 有椎动脉狭窄:0.4%。

3. 单独椎动脉狭窄:0.2%。

4. 合并颈动脉狭窄:0.8%。

年卒中、心肌梗死、血管性死亡风险:

1. 无椎动脉狭窄:<2.4%。

2. 有椎动脉狭窄:4.4%。

3. 单独椎动脉狭窄:3.2%。

4. 合并颈动脉狭窄:7.0%。

这类患者需要从改善全身性的危险因素中获益,而非治疗单一系统的无症状性病变。

第二节 扭转性椎动脉闭塞综合征

扭转性椎动脉综合征(RVAS,也称为弓猎手综合征)表现为由转颈引起的椎-基底动脉供血不足症状。最常见的形式是患者存在一侧椎动脉发育不良或闭塞,另一侧为优势椎动脉,当向优势椎动脉侧转颈时,该动脉受到挤压而闭塞,从而引起的缺血症状。尽管目前发表的最大宗数据(9 例)显示病变涉及下颈椎的比例明显增高,但是大多数 RVAS 的报道均发现为狭窄位于 $C_{1\sim2}$ 水平。一侧或双侧的椎动脉缩窄也可能发生在颈部伸展时。

1. 流行病学

(1)罕见。

(2)男性多见;平均年龄 61 岁。

2. 发病机制

(1)通常是由于骨赘或纤维束带压迫优势椎动脉引起。

不常见的压迫原因。

a. 甲状软骨。

b. 突出的颈椎间盘。

c. 异常的枕骨。

d. 硬脑膜环。

e. 前斜角肌。

f. 颈交感神经链。

(2)最常见的狭窄部位在颈椎 C_1 和(或)C_2 水平。

(3)下颈椎(通常为 $C_{4\sim6}$)也相对常见(图 18-4)。

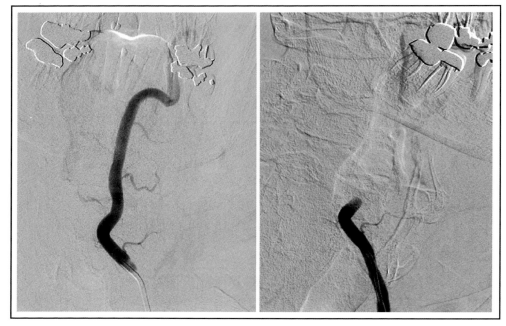

图18-4　扭转性椎动脉压迫综合征

患者向左侧转颈时出现昏厥。右侧椎动脉发育不良。左侧优势椎动脉在颈部正中位置时正常(左),但是当向左侧转颈时,椎动脉在颈椎中段区域发生闭塞(右)

(4)由优势椎动脉夹层引起的 RVAS 也有报道。

3.症状　转颈相关性的昏厥和(或)眩晕(更为常见)。也可表现为:共济失调、一过性黑矇、耳鸣、头痛及眼球震颤。

4.诊断

(1)双侧椎动脉在颈部中立位及转颈位的导管造影图像为诊断的金标准。

(2)颈部 CTA 可以对导管造影进行补充,如显示骨赘、横向椎间孔狭窄及纤维束带。

5.治疗

(1)标准治疗为外科手术减压。

①C$_{1-3}$:后入路(远外侧)。

②C$_4$ 及以下:前入路。

(2)颈椎融合可能对颈椎病患者有效。

6.预后

(1)如不及时治疗,RVAS 可能因永久闭塞导致卒中。

(2)近期报道的 9 例患者在手术解压后症状均得到缓解。之前的一项综述显示手术的总体成功率为 85%。

第三节　颅外动脉夹层

一、颈动脉夹层

(一)自发性颈内动脉夹层

1. 年轻成人卒中的常见原因(20%)。

(1)自发性颈内动脉夹层所致卒中的平均年龄:45 岁左右。

(2)70% 的病例为 35～70 岁。

(3)男性略多见。

(4)15%～20% 的病例存在基础血管病变。

如纤维肌肉发育不良(见下文)、马方综合征、Ehlers-Danlos 综合征。

(5)近期的感染也是危险因素之一:如上呼吸道感染、胃肠道感染。

(6)常有轻微的外伤史。

①41% 的病例受到过"轻微"的外伤,例如打喷嚏或其他引起颈部快速活动的原因。

②一项研究显示,24% 的病例与颈椎按摩有关。

2. 通常由内膜撕裂引起。

血液进入动脉壁内形成壁内血肿。

壁内血肿常位于血管肌层(中膜),也可以是偏心的,偏向内膜或外膜。

(1)偏向内膜导致血管狭窄。

(2)偏向外膜导致动脉瘤样扩张。

这种情况下,"假性动脉瘤"一词容易引起误解,因为动脉瘤壁包含血管成分。

3. 典型的动脉夹层在 ICA 起点以远 2～3cm 处开始出现。

向远端扩展,通常止于颅底处。

4. 脑缺血可能由以下原因引起。

(1)血栓栓塞(由于内膜破裂引起血小板聚集,并且淤滞于低流速区,如假腔内)。是自发性颈动脉夹层后出现卒中的最常见机制。

(2)夹层和血流减少:不常见。

5. 临床特点。

(1)突发的单侧颈部疼痛(见于 82% 的患者)、面部疼痛和头痛。

(2)耳鸣的发生率是 11%。

(3)最常见的体征:Horner 征。

①瞳孔缩小。

②上睑下垂。

③单侧无汗。

（4）双侧病变的发生率是 7.6%。

（5）缺血症状出现在疼痛症状后数小时至数天。

①大多数卒中发生在夹层出现的最初 2 周内。

②时间范围：数分钟至 31 天。

③包括视网膜缺血症状、半球 TIA 或完全性卒中。

6. 影像学评估。

（1）应选择 MRI/MRA 同时行伴有脂肪抑制成像的 T_1 加权成像。

脂肪抑制 T_1 加权成像能提高对壁内血肿的检出率——所谓的"新月征"。

（2）CTA 也是一种有效的方法。

（3）导管造影——仍是"金标准"。

①确定假腔、血流动力学效应和侧支循环，与 MRI 相互补充。

②无创的影像学检查通常足够。

7. 治疗。

（1）抗栓治疗。

①椎动脉夹层与卒中研究（CADISS）是一项对比抗凝与抗血小板药物治疗颈动脉或椎动脉损伤的随机试验。该研究入组了 250 例自发性或轻微外伤相关的颈动脉及椎动脉损伤的患者，研究结论是两组的主要终点（90 天内的同侧卒中或死亡）没有显著差异。

a. 抗血小板组：2%。

b. 抗凝组 1%（$P = 0.63$）。

②CADISS 在设计时即考虑为前期研究，并没有得出显著差异的阳性结果，最终的三期实验需要更大的病例数。考虑到最终结果很可能提示单一抗栓治疗获益甚微，因此这个试验继续下去的必要性则值得商榷了。另外，CADISS 研究支持应用抗血小板治疗，毕竟该治疗相对于抗凝来说，更为简便和经济。

（2）本书作者的方法。

①对于有夹层迹象的患者要进行筛查（MRA 或 CTA），只有当需要寻找腔内血栓时才行导管造影。

②抗血小板治疗：阿司匹林 325mg/d。

③如果存在腔内血栓、假腔或是假性动脉瘤内血栓的证据时。

a. 应用阿昔单抗治疗（静脉负荷剂量，维持 12 小时）可能使血栓溶解。

b. 如果应用阿昔单抗后仍有血栓存在，可考虑应用抗凝药物替代抗血小板药物。

ⅰ. 静脉应用肝素，维持部分凝血活酶时间在 50~70 秒。

ⅱ. 当 INR 值在 2~3 时，停用肝素，改为口服华法林。

④应在 3 个月和 6 个月时，对患者行 MRA 或 CTA 复查。

一旦血管再通或病变稳定。

a. 停用抗凝药（如果仍在服用）和（或）氯吡格雷。

b. 长期服用阿司匹林。

（3）如果应用抗栓治疗后仍有症状，可选择支架治疗。但目前没有数据支持介入治疗症状性颅外动脉夹层。

8. 预后——好。

(1)3 个月良好愈合(mRS:0～2)率 58.4％。

(2)普遍可以再通。

①见于 68％～100％的狭窄病变及 25％～43％的闭塞病变。

65％的病例在 3 个月时造影病变征象消失。

②通常发生在损伤后的前 2 个月,但最长可达到 6～12 个月。

(3)复发不常见。

①3 个月复发率 0.9％。

②一项自发性颈动脉夹层的前瞻性研究显示,复发率为 4％(平均随访 34 个月)。

(二)颈动脉钝挫伤

1. 在头颈部外伤患者中的发生率约为 1％。

2. 脑缺血可由以下原因引起。

(1)血栓栓塞是外伤性颈动脉夹层引起卒中的最常见机制。

(2)夹层与血流减少。

3. 临床特点。

(1)可在创伤后数小时至数周内出现症状。

(2)头部和(或)颈部疼痛是最常见的症状。

随后可出现脑或视网膜缺血。

4. 与贯通伤相比,颈动脉钝挫伤病死率低,但卒中发生率高。

(1)病死率:7％。

(2)卒中发生率:56％。

5. 影像学评价。

(1)提示有创伤性颈动脉夹层的情况如下。

①颈椎骨折。

②Horner 综合征。

③Le Fort Ⅱ型或Ⅲ型面部骨折。

④累及颈动脉管的颅底骨折。

⑤颈部贯通伤。

⑥其他原因无法解释的局灶性神经功能缺损。

(2)CTA 在评价颈动脉钝挫伤方面的作用。

①可以显示其他软组织及骨的损伤。

②也能同时检查椎动脉。

③简便易行。

④敏感性不高。

对于颈动脉钝挫伤的患者,CTA 与 DSA 比较显示其敏感性仅为 47％。

⑤MRI/MRA 的敏感性也不高(50％),在创伤情况下检查结果常常是不确

定的。

(3)血管造影是诊断动脉损伤的"金标准"：能同时确定有无腔内血栓及假腔，以及评估受累动脉供血区的侧支循环情况。

(4)作者的优先选择方案。

首选 CTA：如果出现以下情况应该进而行导管血管造影。

a.CTA 提示夹层。

b.CTA 阴性同时又高度怀疑有动脉损伤（如有源于动脉损伤的神经系统受累的证据或者另有动脉损伤的证据而 CTA 未能显示时）。

6. 治疗。

(1)药物治疗——存在争议。

①大多数人认为给予某种抗栓治疗是必要的。

一项全国范围的调查显示，大多数临床医师主张抗凝治疗（42.8％）或抗血小板治疗（32.5％）。

②抗凝治疗。

a. 回顾性研究支持对颈动脉钝挫伤应用肝素全身抗凝。

b. Logistic 回归分析发现肝素治疗是存活（$P<0.02$）和改善神经系统预后（$P<0.01$）的独立预测因子。

c. Biffl 等推荐根据损伤的程度进行抗凝治疗（表 18-8）。

表 18-8　脑血管钝挫伤评分

损伤分级	描述
Ⅰ	腔内不规则或夹层，管腔<25％
Ⅱ	夹层或壁内血肿，管腔≥25％
Ⅲ	假性动脉瘤
Ⅳ	闭塞
Ⅴ	横断及出血

ⅰ. Ⅰ级——不用抗凝也可能痊愈，可考虑抗血小板药物。

ⅱ. Ⅱ级、Ⅲ级和Ⅳ级应该全身抗凝。

③然而。

a. 已经有报道显示应用肝素治疗的出血并发症发生率高达 57％。

b. 相当一部分的患者由于存在其他部位的出血而不适合抗凝治疗。

c. 在应用 CTA 对钝挫伤患者进行筛查的中心，大多数卒中发生在诊断之前。这一现象使得抗栓治疗更加积极，尤其是对颅外脑血管损伤的无症状患者，但并非必须使用。

④抗血小板治疗。

a. 缘由：内膜破裂导致血小板活化和聚集。

b. 应用阿司匹林的患者出血并发症明显低于全身肝素化的患者。

⑤本书作者认为对大多数患者首先考虑给予阿司匹林 325mg/d（可通过胃管或栓剂使用）。

对于有明显假腔血液淤滞，以及有明确的血栓栓塞风险的患者再考虑应用全身肝素（如静脉应用肝素）。

（2）血管内治疗：对于应用抗栓治疗后仍有症状且继续扩大的夹层和假性动脉瘤，可选择支架置入。

a. 支架置入可以治愈 89％的假性动脉瘤。

b. 在血管损伤的急性期进行血管内操作时，血栓栓塞性并发症的风险最高。

某些作者建议对于颈动脉钝挫伤，需要等 7 天后再行支架置入术。

c. 需要一段时间的联合抗血小板治疗。

联合抗血小板治疗可能会使其他创伤性病变的处理变得复杂。

二、椎动脉夹层

（一）自发性椎动脉夹层

1. 在青年人群中，67％的小脑梗死是由椎动脉夹层引起的。

2. 大多数患者的发病年龄为 30～40 岁。

（1）48％的患者有高血压。

（2）与 FMD（见下文）、偏头痛和口服避孕药史有关。

（3）某些患者有颈部持续过伸及旋转史。

①美容院卒中综合征（beauty parlor syndrome）。

②自下而上的夹层（bottoms up dissection）。

3. 椎动脉夹层患者的主要症状是疼痛，包括颈、枕及肩部。

（1）从颈部疼痛到其他症状出现的中位时间间隔为 2 周。

（2）56％的椎动脉夹层患者出现 VBI 的症状。

（3）疼痛以外最常见的症状是恶心与眩晕。

4. 自发性椎动脉夹层可发生在血管全程的任何位置。

（1）最常见部位是：V_1 段远端至 V_2 段近端。

（2）好发于优势侧椎动脉。

（3）36％的患者在其他部位还有动脉夹层。

（4）15％～20％的患者为双侧椎动脉夹层。

5. 影像学评估。

（1）首选导管造影检查。

（2）MRI/MRA 检查椎动脉夹层的敏感性不如颈动脉夹层。

①敏感度低的原因如下。

a. 椎动脉固有的不对称性。

b. 壁内血肿与周围软组织间的界限不清，且夹层远、近端血流缓慢。

c. 强化的椎静脉与夹层类似。

②但是动态 MRA（中立位血管成像、过伸及旋转位成像）可确定椎动脉被骨骼

或韧带压迫的部位。

(3)CTA 的敏感度也不高。

在正常年轻人群中椎动脉在颈椎横突孔内的粗细和位置变异很大。

这种变异使得夹层很难辨识。

6. 治疗 与自发性颈内动脉夹层的方法相同。

7. 预后——好

(1)3 个月良好预后(mRS：0~2)率：88.8%。

(2)经造影复查,76% 病例的异常表现可消失或改善。

(3)3 个月时的复发率为 0.8%。

儿童专区！儿童椎动脉夹层

V_3 段椎动脉 C_1 椎体 C_2 椎体,旋转压迫与儿童椎动脉夹层有关。儿童椎动脉 V_3 段夹层需要通过 dyramic CT 或 CTA 进行评估,某些病例需要行手术融合或减压。

(二)椎动脉钝挫伤

1. 在钝挫伤中,椎动脉受损比颈动脉受损更为常见。

原因是椎动脉与脊椎的骨骼和韧带结构相比邻。

2. 椎动脉钝挫伤的发病率占所有因钝挫伤入院病例的 0.53%。

3. 46% 颈中段骨折或半脱位的患者中存在椎动脉损伤。

(1)71% 的椎动脉钝挫伤患者存在颈椎损伤。

(2)夹层易于发生在动脉邻近骨性突起的地方(如 C_2 或 C_6 椎体水平,椎动脉进入横突孔处)。

4. 24% 的椎动脉钝挫伤患者发生后循环卒中。

症状可能由以下原因引起:

①血栓栓塞。

②动脉狭窄。

③闭塞。

④动脉瘤形成。

5. 影像学评估。

(1)如果高度怀疑动脉损伤,大多数人建议行导管造影检查。

①无创的影像学检查准确性不高。

对椎动脉损伤来说,CTA 和 MRA 与 DSA 相比,敏感性分别为 53% 和 47%。

②CTA 在评价椎动脉钝挫伤方面敏感性不高。

③在检测小的内膜损伤方面,CTA 的敏感性差。

④在正常年轻人群中椎动脉在颈椎横突孔内的粗细和位置变异很大。

这种变异使得夹层很难辨识。

(2)本书作者的建议:CTA 作为初查的影像方法。

如出现下列情况再行导管造影。

①CTA 提示有夹层。

②CTA 阴性但高度怀疑动脉损伤时(如存在源于动脉损伤的神经系统受累的证据,或者另有其他动脉损伤的证据而 CTA 阴性时)。

6. 治疗。

(1)与颈动脉钝挫伤的治疗相似(见上文)。

①主张对椎动脉钝挫伤的患者行抗凝治疗。

②作者的倾向:抗血小板治疗(阿司匹林 325mg/d)。

③血管内介入治疗。

a. 适用于活动性出血、抗栓治疗后仍有症状的损伤或动静脉瘘的患者。

b. 通常包括栓塞和闭塞血管。

c. 已有在远端栓子保护下行支架置入的报道。

(2)由于有形成动脉瘤或动静脉瘘的可能性,影像学随访必不可少。

作者倾向于在创伤后 6 个月对受累血管进行无创影像学检查(如 CTA)。

(三)颈部贯通伤

1. 又一种糟糕的情况。

(1)约有 36％的颈部贯通伤患者存在血管损伤。

(2)根据大多数贯通伤的损伤部位对颈部进行分区(图 18-5)。

2. 与钝挫伤相比,颈部贯通伤的病死率高,但卒中发生率较低。

(1)颈部血管贯通伤总病死率为 22％。

(2)总的卒中发生率为 15％。

①Ⅰ区。

a. 环状软骨至锁骨。

b. 占颈部贯通伤的 13％。

②Ⅱ区。

a. 环状软骨至下颌角。

b. 占损伤的 67％。

③Ⅲ区。

a. 下颌角至颅底。

b. 占损伤的 20％。

3. 影像学评估。

(1)CT/CTA 首选。

①在这种情况下,CTA 检测动脉损伤的敏感性高(90％～100％)。

②金属和骨头的伪影能使血管的损伤不易发现。

(2)血管造影。

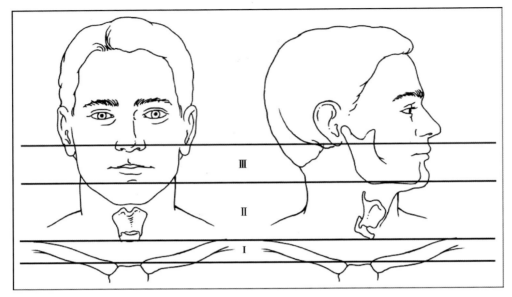

图 18-5 颈部贯通伤

颈部分区：Ⅰ区,环状软骨至锁骨;Ⅱ区,环状软骨至下颌角;Ⅲ区,下颌角至颅底

①如果 CTA 判读受限或预期进行血管内治疗。

②如果在Ⅱ区没有发现血管损伤的症状和体征,则造影的诊断收获也相当低。在这种情况下的阳性发现率不足 1%。

③有些中心根据受伤区域采用选择性血管造影。

a. Ⅰ区和Ⅲ区损伤(有症状或无症状)采用血管造影进行评估。

这两个区域临床上较难评估,手术也很难接近。

b. Ⅱ区损伤,如果有症状可行手术探查。

4. 颈动脉贯通伤。

(1)80%的病例有颈动脉系统受累。

(2)36%的病例出现 ICA 闭塞。

(3)33%的病例发现有 ICA 假性动脉瘤。

5. 椎动脉贯通伤。

(1)43%的病例有椎动脉受累。

(2)只有约 2.6%的患者存在一过性 VBI 症状。

6. 治疗。

(1)颈部贯通伤的血管治疗仍处于探索中。

(2)相对于手术探查和修补,血管内治疗越来越受到青睐。

第四节　肌纤维发育不良

肌纤维发育不良(FMD)是一种非粥样硬化性、非炎症性疾病,特征性累及中等大小动脉(如颈内动脉、椎动脉、冠状动脉和肾动脉)。根据受累的动脉层进行分类。

1. 中膜

(1)中膜纤维组织增生:最常见的类型。占 FMD 病例的 80%。

①血管造影的典型表现为"一叠硬币"样改变(图 18-6)。

②组织学所见,中膜受累,内膜、内膜弹力层和外膜不受累。

③与 Ehlers-Danlos 综合征(Ⅳ型)相关。

(2)中膜增生:占 FMD 病例的不足 1%。

①平滑肌细胞增生而无纤维化。

②血管造影上表现为光滑的管状缩窄(图 18-7)。

③血管造影上不易与内膜纤维组织增生相鉴别。

(3)动脉中膜周围纤维组织增生:占 FMD 病例的 10%～15%。

①特征是在中膜和外膜接合处有一圈均质的弹力组织。

②血管造影上表现为局灶性狭窄,偶尔可见多发性狭窄。

③通常见于 5～15 岁的女性儿童。

2. 内膜　内膜纤维组织增生:约占 FMD 病例的 10%。

(1)血管造影可表现为局灶性向心性狭窄,或一长段的光滑缩窄。

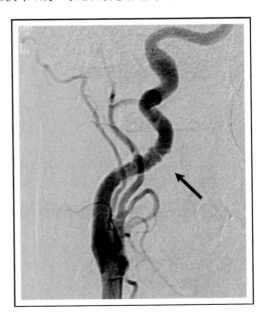

图 18-6　肌纤维发育不良:中膜纤维增生
颈动脉造影显示受累的 ICA 节段呈典型的"一叠硬币"样改变(箭)

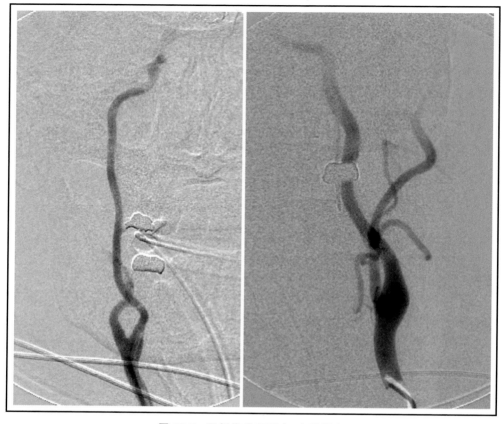

图 18-7　肌纤维发育不良：中膜增生

颈动脉造影显示中膜增生引起 ICA 节段的长管状缩窄（左）。同一患者对侧
正常颈动脉对比（右）

（2）FMD 的另外一种形态是颈动脉膨大隔膜（非典型的 FMD，图 18-8），表现为一个"马刺"状的突起或颈动脉膨大处的隔板，主要累及黑种人、加勒比黑人和亚洲人。局部颈动脉膨大处的内膜增生可以导致栓塞性卒中。这可能是加勒比黑人青年卒中的重要原因，而且手术的效果似乎优于抗血小板药物。无论是否接受抗血小板治疗，这类卒中患者 1 年内的复发率约 20%。

3. 外膜　外膜增生：不足 1%，是最少见的 FMD 类型。

血管造影上表现为局灶性管状缩窄。

在法属西印度群岛的马提尼克岛上，加勒比黑人青年卒中的病因是一种不常见的原因，称为颈动脉膨大隔膜。在日本和北美黑人中也有报道。

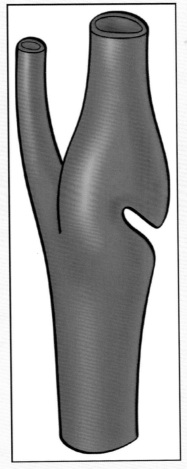

图 18-8　全球瑰宝，颈动脉膨大隔膜

一、FMD 的发病原因

1. 病因　尚不清楚。

2. 危险因素

（1）高血压。

（2）吸烟。

3. 可能的原因

(1)滋养血管的改变。

(2)反复的轻微创伤。

(3)激素缺乏。

(4)α-抗胰蛋白酶缺乏。

(5)遗传因素。

二、脑血管肌纤维发育不良

1. 25％～30％的患者存在颅外段颈内动脉和椎动脉受累，并且 7％～50％的病例存在相关的颅内动脉瘤。

向颅内扩展的 FMD 十分罕见。

2. 通常在影像学检查时偶然发现。

3. 85％的病例为双侧受累。

4. 女性多见(占 85％)。

5. 平均年龄约为 50 岁。

6. 一般累及颈内动脉及椎动脉的中段和远段，多在 C_1 和 C_2 水平。

7. 自然病史通常为良性。

8. 理论上增加了在神经介入操作过程中出现并发症的风险(如夹层、穿孔)。

9. 脑血管症状不常见。症状可由下述原因引起。

(1)血管狭窄或闭塞。

(2)自发性夹层。

(3)血小板在不规则管腔或夹层处的聚集。

(4)蛛网膜下腔出血。

(5)自发性椎-椎动静脉瘘。

10. 治疗。

(1)抗血小板治疗能降低血栓栓塞事件的风险。

(2)对于有症状的脑血管 FMD 患者，血管内治疗已经成为主要的治疗手段。

①单独的血管成形术。

②血管成形术和支架置入术。

③血管内治疗联合外科手术。

参 考 文 献

[1]　Grau AJ，Weimar C，Buggle F，et al. Risk factors，outcome，and treatment in subtypes of ischemic stroke：the German Stroke Data Bank. Stroke. 2001;32;2559-66.

[2]　Ross R. Atherosclerosis—an inflammatory disease. N Engl J Med. 1999;340;115-26.

[3]　Schwartz CJ，Valente AJ，Sprague EA，Kelley JL，Nerem RM. The pathogenesis of atherosclerosis：an overview.Clin Cardiol. 1991;14;I1-16.

[4]　Napoli C，D'Armiento FP，Mancini FP，et al. Fatty streak formation occurs in human fetal aortas and is greatly enhanced by maternal hypercholesterolemia. Intimal accumulation

of low density lipoprotein and its oxidation precede monocyte recruitment into early athero-sclerotic lesions. J Clin Invest. 1997;100:2680-90.

[5]　Nehler MR, Taylor LM Jr, Porter JM. Homocysteinemia as a risk factor for atherosclero-sis: a review. Cardiovasc Surg. 1997;5:559-67.

[6]　Espinola-Klein C, Rupprecht H-J, Blankenberg S, et al. Are morphological or functional changes in the carotid artery wall associated with chlamydia pneumoniae, helicobacter pylo-ri, cytomegalovirus, or herpes simplex virus infection? Stroke. 2000;31:2127-33.

[7]　Libby P, Egan D, Skarlatos S. Roles of infectious agents in atherosclerosis and restenosis: an assessment of the evidence and need for future research. Circulation. 1997;96:4095-103.

[8]　Zarins CK, Giddens DP, Bharadvaj BK, Sottiurai VS, Mabon RF, Glagov S. Carotid bi-furcation atherosclerosis. Quantitative correlation of plaque localization with flow velocity profiles and wall shear stress. Circ Res.1983;53:502-14.

[9]　Huo Y, Ley K. Adhesion molecules and atherogenesis. Acta Physiol Scand. 2001;173:35-43.

[10]　Ku DN, Giddens DP, Zarins CK, Glagov S. Pulsatile flow and atherosclerosis in the human carotid bifurcation. Positive correlation between plaque location and low oscillating shear stress. Arteriosclerosis. 1985;5:293-302.

[11]　Selwaness M, van den Bouwhuijsen Q, van Onkelen RS, et al. Atherosclerotic plaque in the left carotid artery is more vulnerable than in the right. Stroke. 2014;45:3226-30.

[12]　Zhou Q, Liao JK. Statins and cardiovascular diseases: from cholesterol lowering to pleiot-ropy. Curr Pharm Des.2009;15:467-78.

[13]　Ford AL, An H, D'Angelo G, et al. Preexisting statin use is associated with greater reper-fusion in hyperacute ischemic stroke. Stroke. 2011;42:1307-13.

[14]　Biffi A, Devan WJ, Anderson CD, et al. Statin treatment and functional outcome after is-chemic stroke: case-control and meta-analysis. Stroke. 2011;42:1314-9.

[15]　Ni Chroinin D, Callaly EL, Duggan J, et al. Association between acute statin therapy, sur-vival, and improved functional outcome after ischemic stroke: the North Dublin Population Stroke Study. Stroke. 2011;42:1021-9.

[16]　Lynch JR, Wang H, McGirt MJ, et al. Simvastatin reduces vasospasm after aneurysmal subarachnoid hemorrhage: results of a pilot randomized clinical trial. Stroke. 2005;36:2024-6.

[17]　Wu H, Jiang H, Lu D, et al. Induction of angiogenesis and modulation of vascular endo-thelial growth factor receptor-2 by simvastatin after traumatic brain injury. Neurosurgery. 2011;68:1363-71; discussion 71.

[18]　Heyer EJ, Mergeche JL, Bruce SS, et al. Statins reduce neurologic injury in asymptomatic carotid endarterectomy patients. Stroke. 2013;44:1150-2.

[19]　Groschel K, Ernemann U, Schulz JB, Nagele T, Terborg C, Kastrup A. Statin therapy at carotid angioplasty and stent placement: effect on procedure-related stroke, myocardial in-farction, and death. Radiology.2006;240:145-51.

[20]　Moore WS, Malone JM. Effect of flow rate and vessel calibre on critical arterial stenosis. J Surg Res. 1979;26:1-9.

[21]　Prati P, Vanuzzo D, Casaroli M, et al. Prevalence and determinants of carotid atheroscle-rosis in a general population.Stroke. 1992;23:1705-11.

[22]　Fabris F, Zanocchi M, Bo M, et al. Carotid plaque, aging, and risk factors. A study of 457 subjects. Stroke.1994;25:1133-40.

[23] Fine-Edelstein JS, Wolf PA, O'Leary DH, et al. Precursors of extracranial carotid atherosclerosis in the Framingham Study. Neurology. 1994;44:1046-50.

[24] Pujia A, Rubba P, Spencer MP. Prevalence of extracranial carotid artery disease detectable by echo-Doppler in an elderly population. Stroke. 1992;23:818-22.

[25] Fabris F, Zanocchi M, Bo M, Fonte G, Fiandra U, Poli L. Risk factors for atherosclerosis and aging. Int Angiol.1994;13:52-8.

[26] De Weerd M, Greving JP, Hedblad B, et al. Prediction of asymptomatic carotid artery stenosis in the general population:identification of high-risk groups. Stroke. 2014;45:2366-71.

[27] Mathiesen EB, Joakimsen O, Bonaa KH. Prevalence of and risk factors associated with carotid artery stenosis: the Tromso Study. Cerebrovasc Dis. 2001;12:44-51.

[28] Mast H, Thompson JLP, Lin IF, et al. Cigarette smoking as a determinant of high-grade carotid artery stenosis in hispanic, black, and white patients with stroke or transient ischemic attack. Stroke. 1998;29:908-12.

[29] Iemolo F, Martiniuk A, Steinman DA, Spence JD. Sex differences in carotid plaque and stenosis. Stroke.2004;35:477-81.

[30] Su T-C, Jeng J-S, Chien K-L, Sung F-C, Hsu H-C, Lee Y-T. Hypertension status is the major determinant of carotid atherosclerosis: a community-based study in Taiwan. Stroke. 2001;32:2265-71.

[31] Wilson PWF, Hoeg JM, D'Agostino RB, et al. Cumulative effects of high cholesterol levels, high blood pressure,and cigarette smoking on carotid stenosis. N Engl J Med. 1997; 337:516-22.

[32] Ishizaka N, Ishizaka Y, Toda E, Hashimoto H, Nagai R, Yamakado M. Hypertension is the most common component of metabolic syndrome and the greatest contributor to carotid arteriosclerosis in apparently healthy Japanese individuals. Hypertens Res. 2005;28:27-34.

[33] De Angelis M, Scrucca L, Leandri M, et al. Prevalence of carotid stenosis in type 2 diabetic patients asymptomatic for cerebrovascular disease. Diabetes Nutr Metab. 2003;16:48-55.

[34] Kallikazaros IE, Tsioufis CP, Stefanadis CI, Pitsavos CE, Toutouzas PK. Closed relation between carotid and ascending aortic atherosclerosis in cardiac patients. Circulation. 2000; 102:263III-8.

[35] Adler Y, Koren A, Fink N, et al. Association between mitral annulus calcification and carotid atherosclerotic disease.Stroke. 1998;29:1833-7.

[36] Simons PC, Algra A, Eikelboom BC, Grobbee DE, van der Graaf Y. Carotid artery stenosis in patients with peripheral arterial disease: the SMART study. SMART study group. J Vasc Surg. 1999;30:519-25.

[37] Oh J, Wunsch R, Turzer M, et al. Advanced coronary and carotid arteriopathy in young adults with childhood-onset chronic renal failure. Circulation. 2002;106:100-5.

[38] Blackburn R, Giral P, Bruckert E, et al. Elevated C-reactive protein constitutes an independent predictor of advanced carotid plaques in dyslipidemic subjects. Arterioscler Thromb Vasc Biol. 2001;21:1962-8.

[39] Wolff B, Grabe HJ, Volzke H, et al. Relation between psychological strain and carotid atherosclerosis in a general population. Heart. 2005;91:460-4.

[40] Chung J, Kim BM, Paik HK, Hyun DK, Park H. Effects of carotid artery stenosis treatment on blood pressure. J Neurosurg. 2012;117:755-60.

[41] American Heart Association. Heart and stroke statistical update—2005 update. Dallas: American Heart Association;2005.

[42] Reznik M, Kamel H, Gialdini G, Pandya A, Navi BB, Gupta A. Timing of carotid revascularization procedures after ischemic stroke. Stroke. 2017;48:225-8.

[43] De Rango P, Brown MM, Chaturvedi S, et al. Summary of evidence on early carotid intervention for recently symptomatic stenosis based on meta-analysis of current risks. Stroke. 2015;46:3423-36.

[44] Meschia JF, Hopkins LN, Altafullah I, et al. Time from symptoms to carotid endarterectomy or stenting and perioperative risk. Stroke. 2015;46:3540-2.

[45] Shahidi S, Owen-Falkenberg A, Hjerpsted U, Rai A, Ellemann K. Urgent best medical therapy may obviate the need for urgent surgery in patients with symptomatic carotid stenosis. Stroke. 2013;44:2220-5.

[46] Stromberg S, Gelin J, Osterberg T, et al. Very urgent carotid endarterectomy confers increased procedural risk.Stroke. 2012;43:1331-5.

[47] Group GTC, Lewis SC, Warlow CP, et al. General anaesthesia versus local anaesthesia for carotid surgery (GALA): a multicentre, randomised controlled trial. Lancet. 2008;372: 2132-42.

[48] Rerkasem K, Rothwell PM. Patch angioplasty versus primary closure for carotid endarterectomy. Cochrane Database Syst Rev. 2009;4:CD000160.

[49] Malas M, Glebova NO, Hughes SE, et al. Effect of patching on reducing restenosis in the carotid revascularization endarterectomy versus stenting trial. Stroke. 2015;46:757-61.

[50] Weiss MR, Smith HP, Patterson AK, Weiss RM. Patient positioning and nasal intubation for carotid endarterectomy.Neurosurgery. 1986;19:256-7.

[51] Foreman PM, Harrigan MR, Griessenauer CJ, Loukas M, Tubbs RS. Access to the carotid artery bifurcation: cadaveric study with application to nasotracheal intubation as a technique to improve access to a high carotid artery bifurcation. Br J Neurosurg. 2015;29: 865-7.

[52] Spiotta AM, Vargas J, Zuckerman S, et al. Acute stroke after carotid endarterectomy: time for a paradigm shift? Multicenter experience with emergent carotid artery stenting with or without intracranial tandem occlusion thrombectomy. Neurosurgery. 2015; 76: 403-10.

[53] Barnett HJ, Taylor DW, Eliasziw M, et al. Benefit of carotid endarterectomy in patients with symptomatic moderate or severe stenosis. North American Symptomatic Carotid Endarterectomy Trial Collaborators. N Engl J Med.1998;339:1415-25.

[54] Anonymous. MRC European Carotid Surgery Trial: interim results for symptomatic patients with severe (70%-99%) or with mild (0-29%) carotid stenosis. European Carotid Surgery Trialists' Collaborative Group. Lancet.1991;337:1235-43.

[55] Staikov IN, Arnold M, Mattle HP, et al. Comparison of the ECST, CC, and NASCET grading methods and ultrasound for assessing carotid stenosis. European Carotid Surgery Trial. North American Symptomatic Carotid Endarterectomy Trial. J Neurol. 2000;247: 681-6.

[56] Rothwell PM, Gibson RJ, Slattery J, Warlow CP. Prognostic value and reproducibility of measurements of carotid stenosis. A comparison of three methods on 1001 angiograms. European Carotid Surgery Trialists' Collaborative Group. Stroke. 1994;25:2440-4.

[57] Rothwell PM, Gibson RJ, Slattery J, Sellar RJ, Warlow CP. Equivalence of measurements of carotid stenosis.A comparison of three methods on 1001 angiograms. European Carotid Surgery Trialists' Collaborative Group.Stroke. 1994;25:2435-9.

［58］ Anonymous. Randomised trial of endarterectomy for recently symptomatic carotid stenosis: final results of the MRC European Carotid Surgery Trial (ECST). Lancet. 1998;351: 1379-87.

［59］ Cunningham EJ, Bond R, Mehta Z, Mayberg MR, Warlow CP, Rothwell PM. Long-term durability of carotid endarterectomy for symptomatic stenosis and risk factors for late post-operative stroke. European Carotid Surgery Trialists' Collaborative Group. Stroke. 2002; 33:2658-63.

［60］ Mayberg MR, Wilson SE, Yatsu F, et al. Carotid endarterectomy and prevention of cerebral ischemia in symptomatic carotid stenosis. Veterans Affairs Cooperative Studies Program 309 Trialist Group. JAMA. 1991;266:3289-94.

［61］ Rothwell PM, Eliasziw M, Gutnikov SA, et al. Analysis of pooled data from the randomised controlled trials of endarterectomy for symptomatic carotid stenosis. Lancet. 2003; 361:107-16.

［62］ Eckstein HH, Ringleb P, Allenberg JR, et al. Results of the Stent-Protected Angioplasty versus Carotid Endarterectomy (SPACE) study to treat symptomatic stenoses at 2 years: a multinational, prospective, randomised trial. Lancet Neurol. 2008;7:893-902.

［63］ Mas J-L, Chatellier G, Beyssen B, et al. Endarterectomy versus stenting in patients with symptomatic severe carotid stenosis. N Engl J Med. 2006;355:1660-71.

［64］ Ederle J, Dobson J, Featherstone RL, et al. Carotid artery stenting compared with endarterectomy in patients with symptomatic carotid stenosis (International Carotid Stenting Study): an interim analysis of a randomised controlled trial. Lancet. 2010;375:985-97.

［65］ Nicolaides AN, Kakkos SK, Kyriacou E, et al. Asymptomatic internal carotid artery stenosis and cerebrovascular risk stratification. J Vasc Surg. 2010;52:1486-96.e1-5.

［66］ Saba L, Sanfilippo R, Montisci R, Calleo G, Mallarini G. Carotid artery stenosis quantification: concordance analysis between radiologist and semi-automatic computer software by using multi-detector-row CT angiography. Eur J Radiol. 2011;79:80-4.

［67］ Biller J, Feinberg WM, Castaldo JE, et al. Guidelines for carotid endarterectomy: a statement for healthcare professionals from a Special Writing Group of the Stroke Council, American Heart Association. Stroke.1998;29:554-62.

［68］ Barnett HJ, Gunton RW, Eliasziw M, et al. Causes and severity of ischemic stroke in patients with internal carotid artery stenosis. JAMA. 2000;283:1429-36.

［69］ Eliasziw M, Streifler JY, Fox AJ, Hachinski VC, Ferguson GG, Barnett HJ. Significance of plaque ulceration in symptomatic patients with high-grade carotid stenosis. North American Symptomatic Carotid Endarterectomy Trial. Stroke. 1994;25:304-8.

［70］ Ferguson GG, Eliasziw M, Barr HW, et al. The North American symptomatic carotid endarterectomy trial: surgical results in 1415 patients. Stroke. 1999;30:1751-8.

［71］ Streifler JY, Eliasziw M, Benavente OR, et al. The risk of stroke in patients with first-ever retinal vs hemispheric transient ischemic attacks and high-grade carotid stenosis. North American Symptomatic Carotid Endarterectomy Trial. Arch Neurol. 1995;52:246-9.

［72］ Lanzino G, Couture D, Andreoli A, Guterman LR, Hopkins LN. Carotid endarterectomy: can we select surgical candidates at high risk for stroke and low risk for perioperative complications? Neurosurgery. 2001;49:913-23;discussion 23-4.

［73］ Morgenstern LB, Fox AJ, Sharpe BL, Eliasziw M, Barnett HJ, Grotta JC. The risks and benefits of carotid endarterectomy in patients with near occlusion of the carotid artery. North American Symptomatic Carotid Endarterectomy Trial (NASCET) Group.

Neurology. 1997;48;911-5.

[74] Gasecki AP, Eliasziw M, Ferguson GG, Hachinski V, Barnett HJ. Long-term prognosis and effect of endarterectomy in patients with symptomatic severe carotid stenosis and contralateral carotid stenosis or occlusion; results from NASCET. North American Symptomatic Carotid Endarterectomy Trial (NASCET) Group. J Neurosurg.1995;83;778-82.

[75] Villarreal J, Silva J, Eliasziw M, et al. Prognosis of patients with intraluminal thrombus in the internal carotid artery (for the North American Symptomatic Carotid Endarterectomy Trial) (Abstract 18). Stroke. 1998;29;276.

[76] Alamowitch S, Eliasziw M, Algra A, Meldrum H, Barnett HJ. Risk, causes, and prevention of ischaemic stroke in elderly patients with symptomatic internal-carotid-artery stenosis. North American Symptomatic Carotid Endarterectomy Trial Group. Lancet. 2001;357;1154-60.

[77] Rothwell PM, Slattery J, Warlow CP. Clinical and angiographic predictors of stroke and death from carotid endarterectomy;systematic review. BMJ. 1997;315;1571-7.

[78] Kappelle LJ, Eliasziw M, Fox AJ, Barnett HJ. Small, unruptured intracranial aneurysms and management of symptomatic carotid artery stenosis. North American Symptomatic Carotid Endarterectomy Trial Group. Neurology.2000;55;307-9.

[79] Moore WS, Barnett HJ, Beebe HG, et al. Guidelines for carotid endarterectomy. A multidisciplinary consensus statement from the ad hoc Committee, American Heart Association. Stroke. 1995;26;188-201.

[80] De Weerd M, Greving JP, de Jong AW, Buskens E, Bots ML. Prevalence of asymptomatic carotid artery stenosis according to age and sex; systematic review and metaregression analysis. Stroke. 2009;40;1105-13.

[81] Anonymous. Endarterectomy for asymptomatic carotid artery stenosis. Executive Committee for the Asymptomatic Carotid Atherosclerosis Study. JAMA. 1995;273;1421-8.

[82] Halliday A, Mansfield A, Marro J, et al. Prevention of disabling and fatal strokes by successful carotid endarterectomy in patients without recent neurological symptoms; randomised controlled trial. Lancet.2004;363;1491-502.

[83] Abbott AL. Medical (nonsurgical) intervention alone is now best for prevention of stroke associated with asymptomatic severe carotid stenosis; results of a systematic review and analysis. Stroke. 2009;40;e573-83.

[84] Nicolaides AN, Kakkos SK, Griffin M, et al. Severity of asymptomatic carotid stenosis and risk of ipsilateral hemispheric ischaemic events; results from the ACSRS study. Eur J Vasc Endovasc Surg. 2005;30;275-84.

[85] Abbott AL, Chambers BR, Stork JL, Levi CR, Bladin CF, Donnan GA. Embolic signals and prediction of ipsilateral stroke or transient ischemic attack in asymptomatic carotid stenosis; a multicenter prospective cohort study.Stroke. 2005;36;1128-33.

[86] Goessens BM, Visseren FL, Kappelle LJ, Algra A, van der Graaf Y. Asymptomatic carotid artery stenosis and the risk of new vascular events in patients with manifest arterial disease; the SMART study. Stroke. 2007;38;1470-5.

[87] Marquardt L, Geraghty OC, Mehta Z, Rothwell PM. Low risk of ipsilateral stroke in patients with asymptomatic carotid stenosis on best medical treatment; a prospective, population-based study. Stroke. 2010;41;e11-7.

[88] Markus HS, King A, Shipley M, et al. Asymptomatic embolisation for prediction of stroke in the Asymptomatic Carotid Emboli Study (ACES); a prospective observational study.

Lancet Neurol. 2010;9:663-71.

[89] Balestrini S, Lupidi F, Balucani C, et al. One-year progression of moderate asymptomatic carotid stenosis predicts the risk of vascular events. Stroke. 2013;44:792-4.

[90] King A, Markus HS. Doppler embolic signals in cerebrovascular disease and prediction of stroke risk: a systematic review and meta-analysis. Stroke. 2009;40:3711-7.

[91] Bogiatzi C, Cocker MS, Beanlands R, Spence JD. Identifying high-risk asymptomatic carotid stenosis. Expert Opin Med Diagn. 2012;6:139-51.

[92] Spence JD, Tamayo A, Lownie SP, Ng WP, Ferguson GG. Absence of microemboli on transcranial Doppler identifies low-risk patients with asymptomatic carotid stenosis. Stroke. 2005;36:2373-8.

[93] Yang C, Bogiatzi C, Spence JD. Risk of stroke at the time of carotid occlusion. JAMA Neurol. 2015;72:1261-7.

[94] Romero JM, Pizzolato R, Atkinson W, et al. Vasa vasorum enhancement on computerized tomographic angiography correlates with symptomatic patients with 50% to 70% carotid artery stenosis. Stroke. 2013;44:3344-9.

[95] Kuk M, Wannarong T, Beletsky V, Parraga G, Fenster A, Spence JD. Volume of carotid artery ulceration as a predictor of cardiovascular events. Stroke. 2014;45:1437-41.

[96] Gupta A, Kesavabhotla K, Baradaran H, et al. Plaque echolucency and stroke risk in a-symptomatic carotid stenosis: a systematic review and meta-analysis. Stroke. 2015;46:91-7.

[97] Kashiwazaki D, Yoshimoto T, Mikami T, et al. Identification of high-risk carotid artery stenosis: motion of intraplaque contents detected using B-mode ultrasonography. J Neurosurg. 2012;117:574-8.

[98] Kirkpatrick AC, Tafur AJ, Vincent AS, Dale GL, Prodan CI. Coated-platelets improve prediction of stroke and transient ischemic attack in asymptomatic internal carotid artery stenosis. Stroke. 2014;45:2995-3001.

[99] Prodan CI, Joseph PM, Vincent AS, Dale GL. Coated-platelet levels are influenced by smoking, aspirin, and selective serotonin reuptake inhibitors. J Thromb Haemost. 2007;5:2149-51.

[100] Prodan CI, Stoner JA, Cowan LD, Dale GL. Higher coated-platelet levels are associated with stroke recurrence following nonlacunar brain infarction. J Cereb Blood Flow Metab. 2013;33:287-92.

[101] Kirkpatrick AC, Stoner JA, Dale GL, Prodan CI. Elevated coated-platelets in symptomatic large-artery stenosis patients are associated with early stroke recurrence. Platelets. 2014;25:93-6.

[102] Kakkos SK, Sabetai M, Tegos T, et al. Silent embolic infarcts on computed tomography brain scans and risk of ipsilateral hemispheric events in patients with asymptomatic internal carotid artery stenosis. J Vasc Surg.2009;49:902-9.

[103] Calvillo-King L, Xuan L, Zhang S, Tuhrim S, Halm EA. Predicting risk of perioperative death and stroke after carotid endarterectomy in asymptomatic patients: derivation and validation of a clinical risk score. Stroke.2010;41:2786-94.

[104] Goldstein LB, Bushnell CD, Adams RJ, et al. Guidelines for the primary prevention of stroke: a guideline for healthcare professionals from the American Heart Association/American Stroke Association. Stroke. 2011;42:517-84.

[105] Baker WH, Howard VJ, Howard G, Toole JF. Effect of contralateral occlusion on long-term efficacy of endarterectomy in the asymptomatic carotid atherosclerosis study

(ACAS). ACAS Investigators. Stroke. 2000;31:2330-4.

[106] Anonymous. Mayo Asymptomatic Carotid Endarterectomy Study Group: results of a randomized controlled trial of carotid endarterectomy for asymptomatic carotid stenosis. Mayo Clin Proc. 1992;67:513-8.

[107] Turnipseed WD, Kennell TW, Turski PA, Acher CW, Hoch JR. Combined use of duplex imaging and magnetic resonance angiography for evaluation of patients with symptomatic ipsilateral high-grade carotid stenosis. J Vasc Surg. 1993;17:832-40.

[108] Goldstein LB, Bonito AJ, Matchar DB, et al. US national survey of physician practices for the secondary and tertiary prevention of ischemic stroke. Design, service availability, and common practices. Stroke.1995;26:1607-15.

[109] Chassin MR, Brook RH, Park RE, et al. Variations in the use of medical and surgical services by the Medicare population. N Engl J Med. 1986;314:285-90.

[110] Qureshi AI, Suri MF, Ali Z, et al. Role of conventional angiography in evaluation of patients with carotid artery stenosis demonstrated by Doppler ultrasound in general practice. Stroke. 2001;32:2287-91.

[111] Polak JF, Kalina P, Donaldson MC, O'Leary DH, Whittemore AD, Mannick JA. Carotid endarterectomy: preoperative evaluation of candidates with combined Doppler sonography and MR angiography. Work in progress. Radiology. 1993;186:333-8.

[112] Dawson DL, Zierler RE, Strandness DE Jr, Clowes AW, Kohler TR. The role of duplex scanning and arteriography before carotid endarterectomy: a prospective study. J Vasc Surg. 1993;18:673-83.

[113] Dillon EH, van Leeuwen MS, Fernandez MA, Eikelboom BC, Mali WP. CT angiography: application to the evaluation of carotid artery stenosis. Radiology. 1993;189:211-9.

[114] Lustgarten JH, Solomon RA, Quest DO, Khanjdi AG, Mohr JP. Carotid endarterectomy after noninvasive evaluation by duplex ultrasonography and magnetic resonance angiography. Neurosurgery. 1994;34:612-9.

[115] Back MR, Wilson JS, Rushing G, et al. Magnetic resonance angiography is an accurate imaging adjunct to duplex ultrasound scan in patient selection for carotid endarterectomy. J Vasc Surg. 2000;32:429-40.

[116] deBray J, Glatt B. Quantitation of atheromatous stenosis in the extracranial internal carotid artery. Cerebrovasc Dis. 1995;5:414-26.

[117] Grant EG, Benson CB, Moneta GL, et al. Carotid artery stenosis: gray-scale and Doppler US diagnosis—Society of Radiologists in Ultrasound Consensus Conference. Radiology. 2003;229:340-6.

[118] Frericks H, Kievit J, van Baalen JM, van Bockel JH. Carotid recurrent stenosis and risk of ipsilateral stroke: a systematic review of the literature. Stroke. 1998;29:244-50.

[119] Reina-Gutierrez T, Serrano-Hernando FJ, Sanchez-Hervas L, Ponce A, Vega de Ceniga M, Martin A. Recurrent carotid artery stenosis following endarterectomy: natural history and risk factors. Eur J Vasc Endovasc Surg.2005;29:334-41.

[120] AbuRahma AF, Jennings TG, Wulu JT, Tarakji L, Robinson PA. Redo carotid endarterectomy versus primary carotid endarterectomy. Stroke. 2001;32:2787-92.

[121] Baldassarre D, Veglia F, Gobbi C, et al. Intima-media thickness after pravastatin stabilizes also in patients with moderate to no reduction in LDL-cholesterol levels: the carotid atherosclerosis Italian ultrasound study.Atherosclerosis. 2000;151:575-83.

[122] Blauw GJ, Lagaay AM, Smelt AH, Westendorp RG. Stroke, statins, and cholesterol. A

meta-analysis of randomized, placebo-controlled, double-blind trials with HMG-CoA reductase inhibitors. Stroke. 1997;28;946-50.

[123] National Cholesterol Education Program Expert Panel. Detection, evaluation and treatment of high blood cholesterol in adults, National Institues of Health, NIH Publication No. 01-3670, 2001.

[124] Pasternak RC, Smith SC Jr, Bairey-Merz CN, et al. ACC/AHA/NHLBI clinical advisory on the use and safety of statins. Stroke. 2002;33;2337-41.

[125] Bruckert E, Hayem G, Dejager S, Yau C, Begaud B. Mild to moderate muscular symptoms with high-dosage statin therapy in hyperlipidemic patients—the PRIMO study. Cardiovasc Drugs Ther. 2005;19;403-14.

[126] Merck & Co. I. Package insert; Mevacor® (Lovastatin). Whitehouse Station, NJ, 2002.

[127] Sacco RL, Wolf PA, Gorelick PB. Risk factors and their management for stroke prevention; outlook for 1999 and beyond. Neurology. 1999;53;S15-24.

[128] Collins R, Peto R, MacMahon S, et al. Blood pressure, stroke, and coronary heart disease. Part 2, Short-term reductions in blood pressure; overview of randomised drug trials in their epidemiological context. Lancet.1990;335;827-38.

[129] Shinton R, Beevers G. Meta-analysis of relation between cigarette smoking and stroke. BMJ. 1989;298;789-94.

[130] Dale LC, Hurt RD, Hays JT. Drug therapy to aid in smoking cessation. Tips on maximizing patients' chances for success. Postgrad Med. 1998;104;75-8, 83-4.

[131] Anczak JD, Nogler RA II. Tobacco cessation in primary care; maximizing intervention strategies. Clin Med Res.2003;1;201-16.

[132] Steffen CM, Gray-Weale AC, Byrne KE, Lusby RJ. Carotid artery atheroma; ultrasound appearance in symptomatic and asymptomatic vessels. Aust N Z J Surg. 1989;59;529-34.

[133] Ruggeri ZM. Mechanisms of shear-induced platelet adhesion and aggregation. Thromb Haemost. 1993;70;119-23.

[134] Siess W, Zangl KJ, Essler M, et al. Lysophosphatidic acid mediates the rapid activation of platelets and endothelial cells by mildly oxidized low density lipoprotein and accumulates in human atherosclerotic lesions. PNAS.1999;96;6931-6.

[135] Anonymous. Randomised trial of intravenous streptokinase, oral aspirin, both, or neither among 17,187 cases of suspected acute myocardial infarction; ISIS-2. ISIS-2 (Second International Study of Infarct Survival)Collaborative Group. Lancet. 1988;2;349-60.

[136] Anonymous. A comparison of two doses of aspirin (30 mg vs. 283 mg a day) in patients after a transient ischemic attack or minor ischemic stroke. The Dutch TIA Trial Study Group. N Engl J Med. 1991;325;1261-6.

[137] Anonymous. Swedish Aspirin Low-Dose Trial (SALT) of 75 mg aspirin as secondary prophylaxis after cerebrovascular ischaemic events. The SALT Collaborative Group. Lancet. 1991;338;1345-9.

[138] Taylor DW, Barnett HJ, Haynes RB, et al. Low-dose and high-dose acetylsalicylic acid for patients undergoing carotid endarterectomy; a randomised controlled trial. ASA and Carotid Endarterectomy (ACE) Trial Collaborators. Lancet. 1999;353;2179-84.

[139] Dyken ML, Barnett HJ, Easton JD, et al. Low-dose aspirin and stroke. "It ain't necessarily so". Stroke. 1992;23;1395-9.

[140] CAPRIE Steering Committee. A randomised, blinded, trial of clopidogrel versus aspirin in patients at risk of ischaemic events (CAPRIE). CAPRIE Steering Committee. Lancet.

1996;348;1329-39.

[141] Diener HC, Bogousslavsky J, Brass LM, et al. Aspirin and clopidogrel compared with clopidogrel alone after recent ischaemic stroke or transient ischaemic attack in high-risk patients (MATCH): randomised, double-blind, placebo-controlled trial. Lancet. 2004; 364;331-7.

[142] Diener HC, Cunha L, Forbes C, Sivenius J, Smets P, Lowenthal A. European Stroke Prevention Study. 2.Dipyridamole and acetylsalicylic acid in the secondary prevention of stroke. J Neurol Sci. 1996;143;1-13.

[143] Sacco RL, Sivenius J, Diener HC. Efficacy of aspirin plus extended-release dipyridamole in preventing recurrent stroke in high-risk populations. Arch Neurol. 2005;62;403-8.

[144] Lipton RB, Bigal ME, Kolodner KB, et al. Acetaminophen in the treatment of headaches associated with dipyridamole-aspirin combination. Neurology. 2004;63;1099-101.

[145] Hass WK, Easton JD, Adams HP Jr, et al. A randomized trial comparing ticlopidine hydrochloride with aspirin for the prevention of stroke in high-risk patients. Ticlopidine Aspirin Stroke Study Group. N Engl J Med.1989;321;501-7.

[146] Bennett CL, Weinberg PD, Rozenberg-Ben-Dror K, Yarnold PR, Kwaan HC, Green D. Thrombotic thrombocytopenic purpura associated with ticlopidine. A review of 60 cases. Ann Intern Med. 1998;128;541-4.

[147] Albers GW, Amarenco P, Easton JD, Sacco RL, Teal P. Antithrombotic and thrombo-lytic therapy for ischemic stroke: the Seventh ACCP Conference on antithrombotic and thrombolytic therapy. Chest. 2004;126;483S-512S.

[148] Dotter CT, Judkins MP. Transluminal treatment of arteriosclerotic obstruction. Description of a new technic and a preliminary report of its application. Circulation. 1964;30;654-70.

[149] Kerber CW, Cromwell LD, Loehden OL. Catheter dilatation of proximal carotid stenosis during distal bifurcation endarterectomy. AJNR Am J Neuroradiol. 1980;1;348-9.

[150] Bockenheimer SA, Mathias K. Percutaneous transluminal angioplasty in arteriosclerotic internal carotid artery stenosis. AJNR Am J Neuroradiol. 1983;4;791-2.

[151] Castaneda-Zuniga WR, Formanek A, Tadavarthy M, et al. The mechanism of balloon an-gioplasty. Radiology.1980;135;565-71.

[152] Block PC, Fallon JT, Elmer D. Experimental angioplasty: lessons from the laboratory. AJR Am J Roentgenol.1980;135;907-12.

[153] Zollikofer CL, Salomonowitz E, Sibley R, et al. Transluminal angioplasty evaluated by e-lectron microscopy.Radiology. 1984;153;369-74.

[154] Bergeron P, Chambran P, Hartung O, Bianca S. Cervical carotid artery stenosis: which technique, balloon angioplasty or surgery? J Cardiovasc Surg. 1996;37;73-5.

[155] Bergeron P, Chambran P, Benichou H, Alessandri C. Recurrent carotid disease: will stents be an alternative to surgery? J Endovasc Surg. 1996;3;76-9.

[156] Roguin A. Stent: the man and word behind the coronary metal prosthesis. Circ Cardiovasc Interv. 2011;4;206-9.

[157] Dotter CT, Buschmann RW, McKinney MK, Rosch J. Transluminal expandable nitinol coil stent grafting: preliminary report. Radiology. 1983;147;259-60.

[158] Shawl FA. Emergency percutaneous carotid stenting during stroke. Lancet. 1995; 346;1223.

[159] Yadav JS, Roubin GS, Iyer S, et al. Elective stenting of the extracranial carotid arteries. Circulation. 1997;95;376-81.

[160] Naylor AR, Bolia A, Abbott RJ, et al. Randomized study of carotid angioplasty and stenting versus carotid endarterectomy: a stopped trial. J Vasc Surg. 1998;28:326-34.

[161] Theron J, Courtheoux P, Alachkar F, Bouvard G, Maiza D. New triple coaxial catheter system for carotid angioplasty with cerebral protection. AJNR Am J Neuroradiol. 1990; 11:869-77.

[162] Goodney PP, Travis LL, Malenka D, et al. Regional variation in carotid artery stenting and endarterectomy in the Medicare population. Circ Cardiovasc Qual Outcomes. 2010;3: 15-24.

[163] Brott TG, Hobson RW 2nd, Howard G, et al. Stenting versus endarterectomy for treatment of carotid-artery stenosis.N Engl J Med. 2010;363:11-23.

[164] Mas JL, Trinquart L, Leys D, et al. Endarterectomy versus angioplasty in patients with symptomatic severe carotid stenosis (EVA-3S) trial: results up to 4 years from a randomised, multicentre trial. Lancet Neurol. 2008;7:885-92.

[165] Bonati LH, Dobson J, Algra A, et al. Short-term outcome after stenting versus endarterectomy for symptomatic carotid stenosis: a preplanned meta-analysis of individual patient data. Lancet. 2010;376:1062-73.

[166] Ringleb PA, Kunze A, Allenberg JR, et al. The stent-supported percutaneous angioplasty of the carotid artery vs.endarterectomy trial. Cerebrovasc Dis. 2004;18:66-8.

[167] Ringleb PA, Allenberg J, Bruckmann H, et al. 30 day results from the SPACE trial of stent-protected angioplasty versus carotid endarterectomy in symptomatic patients: a randomised non-inferiority trial. Lancet.2006;368:1239-47.

[168] Yadav JS, Wholey MH, Kuntz RE, et al. Protected carotid-artery stenting versus endarterectomy in high-risk patients. N Engl J Med. 2004;351:1493-501.

[169] Gurm HS, Yadav JS, Fayad P, et al. Long-term results of carotid stenting versus endarterectomy in high-risk patients. N Engl J Med. 2008;358:1572-9.

[170] Silver FL, Mackey A, Clark WM, et al. Safety of stenting and endarterectomy by symptomatic status in the Carotid Revascularization Endarterectomy Versus Stenting Trial (CREST). Stroke. 2011;42:675-80.

[171] Hopkins LN, Roubin GS, Chakhtoura EY, et al. The Carotid Revascularization Endarterectomy versus Stenting Trial: credentialing of interventionalists and final results of lead-in phase. J Stroke Cerebrovasc Dis.2010;19:153-62.

[172] Barnett HJ, Pelz DM, Lownie SP. Reflections by contrarians on the post-CREST evaluation of carotid stenting for stroke prevention. Int J Stroke. 2010;5(6):455.

[173] Theiss W, Langhoff R, Schulte KL. SPACE and EVA-3S: two failed studies? Vasa. 2007;36:77-9.

[174] Stingele R, Berger J, Alfke K, et al. Clinical and angiographic risk factors for stroke and death within 30 days after carotid endarterectomy and stent-protected angioplasty: a subanalysis of the SPACE study. Lancet Neurol.2008;7:216-22.

[175] Naylor AR. SPACE: not the final frontier. Lancet. 2006;368:1215-6.

[176] Reiff T, Stingele R, Eckstein HH, et al. Stent-protected angioplasty in asymptomatic carotid artery stenosis vs. endarterectomy: SPACE2—a three-arm randomised-controlled clinical trial. Int J Stroke. 2009;4:294-9.

[177] Naggara O, Touze E, Beyssen B, et al. Anatomical and technical factors associated with stroke or death during carotid angioplasty and stenting: results from the endarterectomy versus angioplasty in patients with symptomatic severe carotid stenosis (EVA-3S) trial

and systematic review. Stroke. 2011;42;380-8.

[178]　Arquizan C, Trinquart L, Touboul PJ, et al. Restenosis is more frequent after carotid stenting than after endarterectomy:the EVA-3S Study. Stroke. 2011;42;1015-20.

[179]　Mas JL, Arquizan C, Calvet D, et al. Long-term follow-up study of endarterectomy versus angioplasty in patients with symptomatic severe carotid stenosis trial. Stroke. 2014;45;2750-6.

[180]　Bonati LH, Jongen LM, Haller S, et al. New ischaemic brain lesions on MRI after stenting or endarterectomy for symptomatic carotid stenosis:a substudy of the International Carotid Stenting Study (ICSS). Lancet Neurol.2010;9;353-62.

[181]　Muller MD, Ahlhelm FJ, von Hessling A, et al. Vascular anatomy predicts the risk of cerebral ischemia in patients randomized to carotid stenting versus endarterectomy. Stroke. 2017;48;1285-92.

[182]　McDonald RJ, McDonald JS, Therneau TM, Lanzino G, Kallmes DF, Cloft HJ. Comparative effectiveness of carotid revascularization therapies:evidence from a National Hospital Discharge Database. Stroke. 2014;45;3311-9.

[183]　Wholey MH, Al-Mubarek N, Wholey MH. Updated review of the global carotid artery stent registry. Catheter Cardiovasc Interv. 2003;60;259-66.

[184]　Willfort-Ehringer A, Ahmadi R, Gschwandtner ME, Haumer M, Lang W, Minar E. Single-center experience with carotid stent restenosis. J Endovasc Ther. 2002;9;299-307.

[185]　Levy EI, Hanel RA, Lau T, et al. Frequency and management of recurrent stenosis after carotid artery stent implantation.J Neurosurg. 2005;102;29-37.

[186]　Bosiers M, Peeters P, Deloose K, et al. Does carotid artery stenting work on the long run:5-year results in high-volume centers (ELOCAS Registry). J Cardiovasc Surg. 2005;46;241-7.

[187]　Jordan WD Jr, Voellinger DC, Doblar DD, Plyushcheva NP, Fisher WS, McDowell HA. Microemboli detected by transcranial Doppler monitoring in patients during carotid angioplasty versus carotid endarterectomy. Cardiovasc Surg. 1999;7;33-8.

[188]　Centers for Medicare and Medicaid Services. Decision memo for carotid artery stenting, 2005.

[189]　Kastrup A, Groschel K, Krapf H, Brehm BR, Dichgans J, Schulz JB. Early outcome of carotid angioplasty and stenting with and without cerebral protection devices:a systematic review of the literature. Stroke.2003;34;813-9.

[190]　Mas JL, Chatellier G, Beyssen B, EVA-3S Investigators. Carotid angioplasty and stenting with and without cerebral protection:clinical alert from the Endarterectomy Versus Angioplasty in patients with symptomatic severe carotid stenosis (EVA-3S) Trial. Stroke. 2004;35;18e-20.

[191]　Khan M, Qureshi AI. Factors associated with increased rates of post-procedural stroke or death following carotid artery stent placement:a systematic review. J Vasc Interv Neurol. 2014;7;11-20.

[192]　Jansen O, Fiehler J, Hartmann M, Bruckmann H. Protection or nonprotection in carotid stent angioplasty: the influence of interventional techniques on outcome data from the SPACE trial. Stroke. 2009;40;841-6.

[193]　Tillman D-B. FDA approval of the ACCULINK carotid stent system and RX ACCULINK carotid stent system. In:Services HH, ed. Rockville, MD, 2004.

[194]　Medicare National Coverage Determinations Manual, Chapter 1, Part 1 (Sections 10-80.12) Coverage Determinations. 2007.

[195] Abbott AL, Paraskevas KI, Kakkos SK, et al. Systematic review of guidelines for the management of asymptomatic and symptomatic carotid stenosis. Stroke. 2015; 46: 3288-301.

[196] Meier P, Knapp G, Tamhane U, Chaturvedi S, Gurm HS. Short term and intermediate term comparison of endarterectomy versus stenting for carotid artery stenosis: systematic review and meta-analysis of randomised controlled clinical trials. BMJ. 2010;340:c467.

[197] Rantner B, Kollerits B, Roubin GS, et al. Early endarterectomy carries a lower procedural risk than early stenting in patients with symptomatic stenosis of the internal carotid artery: results from 4 randomized controlled trials.Stroke. 2017;48:1580-7.

[198] Bonati LH, Fraedrich G. Age modifies the relative risk of stenting versus endarterectomy for symptomatic carotid stenosis—a pooled analysis of EVA-3S, SPACE and ICSS. Eur J Vasc Endovasc Surg. 2011;41:153-8.

[199] Boulanger M, Cameliere L, Felgueiras R, et al. Periprocedural myocardial infarction after carotid endarterectomy and stenting: systematic review and meta-analysis. Stroke. 2015; 46:2843-8.

[200] Pierce GE, Keushkerian SM, Hermreck AS, Iliopoulos JI, Thomas JH. The risk of stroke with occlusion of the internal carotid artery. J Vasc Surg. 1989;9:74-80.

[201] Hackam DG. Prognosis of asymptomatic carotid artery occlusion: systematic review and meta-analysis. Stroke.2016;47:1253-7.

[202] Flaherty ML, Flemming KD, McClelland R, Jorgensen NW, Brown RD Jr. Population-based study of symptomatic internal carotid artery occlusion: incidence and long-term follow-up. Stroke. 2004;35:e349-52.

[203] Michel P, Ntaios G, Delgado MG, Bezerra DC, Meuli R, Binaghi S. CT angiography helps to differentiate acute from chronic carotid occlusion: the "carotid ring sign". Neuroradiology. 2012;54:139-46.

[204] Klijn CJ, Kappelle LJ, Tulleken CA, van Gijn J. Symptomatic carotid artery occlusion. A reappraisal of hemodynamic factors. Stroke. 1997;28:2084-93.

[205] Grubb RL Jr, Derdeyn CP, Fritsch SM, et al. Importance of hemodynamic factors in the prognosis of symptomatic carotid occlusion. JAMA. 1998;280:1055-60.

[206] Gupta A, Chazen JL, Hartman M, et al. Cerebrovascular reserve and stroke risk in patients with carotid stenosis or occlusion: a systematic review and meta-analysis. Stroke. 2012;43:2884-91.

[207] Muller M, Voges M, Piepgras U, Schimrigk K. Assessment of cerebral vasomotor reactivity by transcranial Doppler ultrasound and breath-holding. A comparison with acetazolamide as vasodilatory stimulus. Stroke.1995;26:96-100.

[208] Giller CA, Bowman G, Dyer H, Mootz L, Krippner W. Cerebral arterial diameters during changes in blood pressure and carbon dioxide during craniotomy. Neurosurgery. 1993;32:737-41; discussion 41-2.

[209] Markus HS, Harrison MJ. Estimation of cerebrovascular reactivity using transcranial Doppler, including the use of breath-holding as the vasodilatory stimulus. Stroke. 1992; 23:668-73.

[210] Piepgras A, Schmiedek P, Leinsinger G, Haberl RL, Kirsch CM, Einhaupl KM. A simple test to assess cerebrovascular reserve capacity using transcranial Doppler sonography and acetazolamide. Stroke. 1990;21:1306-11.

[211] Karnik R, Valentin A, Ammerer HP, Donath P, Slany J. Evaluation of vasomotor reac-

tivity by transcranial Doppler and acetazolamide test before and after extracranial-intracranial bypass in patients with internal carotid artery occlusion. Stroke. 1992;23;812-7.

[212] Yasargil M. Anastamosis between the superficial temporal artery and a branch of the middle cerebral artery. In: Yasargil M, editor. Microsurgery applied to neuros-surgery. Stuttgart: Georg Thieme; 1969. p. 105-15.

[213] Van der Zwan A, Tulleken CA, Hillen B. Flow quantification of the non-occlusive excimer laser-assisted EC-IC bypass. Acta Neurochir. 2001;143;647-54.

[214] Klijn CJM, Kappelle LJ, van der Zwan A, van Gijn J, Tulleken CAF. Excimer laser-assisted high-flow extracranial/ intracranial bypass in patients with symptomatic carotid artery occlusion at high risk of recurrent cerebral ischemia: safety and long-term outcome. Stroke. 2002;33;2451-8.

[215] Gonzalez NR, Dusick JR, Connolly M, et al. Encephaloduroarteriosynangiosis for adult intracranial arterial steno-occlusive disease: long-term single-center experience with 107 operations. J Neurosurg. 2015;123;654-61.

[216] Thomas AJ, Gupta R, Tayal AH, Kassam AB, Horowitz MB, Jovin TG. Stenting and angioplasty of the symptomatic chronically occluded carotid artery. AJNR Am J Neuroradiol. 2007;28;168-71.

[217] Xia ZY, Yang H, Xu JX, et al. Effect of stenting on patients with chronic internal carotid artery occlusion. Int Angiol. 2012;31;356-60.

[218] Iwata T, Mori T, Tajiri H, Miyazaki Y, Nakazaki M. Long-term angiographic and clinical outcome following stenting by flow reversal technique for chronic occlusions older than 3 months of the cervical carotid or vertebral artery. Neurosurgery. 2012;70;82-90; discussion 90.

[219] The EC/IC Bypass Study Group. Failure of extracranial-intracranial arterial bypass to reduce the risk of ischemic stroke. Results of an international randomized trial. N Engl J Med. 1985;313;1191-200.

[220] Ausman JI, Diaz FG. Critique of the extracranial-intracranial bypass study. Surg Neurol. 1986;26;218-21.

[221] Awad IA, Spetzler RF. Extracranial-intracranial bypass surgery: a critical analysis in light of the International Cooperative Study. Neurosurgery. 1986;19;655-64.

[222] Day AL, Rhoton AL Jr, Little JR. The extracranial-intracranial bypass study. Surg Neurol. 1986;26;222-6.

[223] Gumerlock MK, Ono H, Neuwelt EA. Can a patent extracranial-intracranial bypass provoke the conversion of an intracranial arterial stenosis to a symptomatic occlusion? Neurosurgery. 1983;12;391-400.

[224] Awad I, Furlan AJ, Little JR. Changes in intracranial stenotic lesions after extracranial-intracranial bypass surgery. J Neurosurg. 1984;60;771-6.

[225] Powers WJ, Clarke WR, Grubb RL Jr, et al. Extracranial-intracranial bypass surgery for stroke prevention in hemodynamic cerebral ischemia: the Carotid Occlusion Surgery Study randomized trial. JAMA. 2011;306;1983-92.

[226] Grubb RL Jr, Powers WJ, Clarke WR, et al. Surgical results of the Carotid Occlusion Surgery Study. J Neurosurg. 2013;118;25-33.

[227] Marshall RS, Festa JR, Cheung YK, et al. Randomized Evaluation of Carotid Occlusion and Neurocognition (RECON) trial: main results. Neurology. 2014;82;744-51.

[228] Grubb RL Jr, Powers WJ, Derdeyn CP, Adams HP Jr, Clarke WR. The carotid occlusion

surgery study. Neurosurg Focus. 2003;14;e9.

[229] Amin-Hanjani S, Barker FG 2nd, Charbel FT, et al. Extracranial-intracranial bypass for stroke-is this the end of the line or a bump in the road? Neurosurgery. 2012;71;557-61.

[230] Carlson AP, Yonas H, Chang YF, Nemoto EM. Failure of cerebral hemodynamic selection in general or of specific positron emission tomography methodology?: Carotid Occlusion Surgery Study (COSS). Stroke. 2011;42;3637-9.

[231] Caplan L. Posterior circulation ischemia: then, now, and tomorrow: the Thomas Willis Lecture—2000. Stroke. 2000;31;2011-23.

[232] Hass WK, Fields WS, North RR, Kircheff II, Chase NE, Bauer RB. Joint study of extracranial arterial occlusion. II. Arteriography, techniques, sites, and complications. JAMA. 1968;203;961-8.

[233] Cloud GC, Markus HS. Diagnosis and management of vertebral artery stenosis. QJM. 2003;96;27-54.

[234] Caplan L. Stroke: a clinical approach. 3rd ed. Stoneham, MA; Butterworth-Heinemann; 2000.

[235] Caplan LR, Gorelick PB, Hier DB. Race, sex and occlusive cerebrovascular disease: a review. Stroke.1986;17;648-55.

[236] Wityk RJ, Chang HM, Rosengart A, et al. Proximal extracranial vertebral artery disease in the New England Medical Center Posterior Circulation Registry. Arch Neurol. 1998;55;470-8.

[237] Charbel F, Guppy K, Carney A, Ausman J. Extracranial vertebral artery disease. In: Winn H, editor. Youmans neurological surgery. 5th ed. Philadelphia, PA: Saunders; 2004. p. 1691-714.

[238] Caplan LR, Wityk RJ, Glass TA, et al. New England Medical Center Posterior Circulation registry. Ann Neurol.2004;56;389-98.

[239] Farres MT, Grabenwoger F, Magometschnig H, Trattnig S, Heimberger K, Lammer J. Spiral CT angiography:study of stenoses and calcification at the origin of the vertebral artery. Neuroradiology. 1996;38;738-43.

[240] Flossmann E, Rothwell PM. Prognosis of vertebrobasilar transient ischaemic attack and minor stroke. Brain.2003;126;1940-54.

[241] Sivenius J, Riekkinen PJ, Smets P, Laakso M, Lowenthal A. The European Stroke Prevention Study (ESPS):results by arterial distribution. Ann Neurol. 1991;29;596-600.

[242] Grundy SM, Cleeman JI, Merz CN, et al. Implications of recent clinical trials for the National Cholesterol Education Program Adult treatment panel III guidelines. J Am Coll Cardiol. 2004;44;720-32.

[243] Berguer R, Flynn LM, Kline RA, Caplan L. Surgical reconstruction of the extracranial vertebral artery: management and outcome. J Vasc Surg. 2000;31;9-18.

[244] Compter A, van der Worp HB, Schonewille WJ, et al. Stenting versus medical treatment in patients with symptomatic vertebral artery stenosis: a randomised open-label phase 2 trial. Lancet Neurol. 2015;14;606-14.

[245] Hatano T, Tsukahara T, Miyakoshi A, Arai D, Yamaguchi S, Murakami M. Stent placement for atherosclerotic stenosis of the vertebral artery ostium: angiographic and clinical outcomes in 117 consecutive patients. Neurosurgery. 2011; 68: 108-16; discussion 16.

[246] Ko YG, Park S, Kim JY, et al. Percutaneous interventional treatment of extracranial vertebral artery stenosis with coronary stents. Yonsei Med J. 2004;45;629-34.

[247]　Jenkins JS, White CJ, Ramee SR, et al. Vertebral artery stenting. Catheter Cardiovasc Interv. 2001;54:1-5.

[248]　Cloud GC, Crawley F, Clifton A, McCabe DJH, Brown MM, Markus HS. Vertebral artery origin angioplasty and primary stenting: safety and restenosis rates in a prospective series. J Neurol Neurosurg Psychiatry.2003;74:586-90.

[249]　Albuquerque FC, Fiorella D, Han P, Spetzler RF, McDougall CG. A reappraisal of angioplasty and stenting for the treatment of vertebral origin stenosis. Neurosurgery. 2003; 53:607-14; discussion 14-6.

[250]　Compter A, van der Worp HB, Algra A, Kappelle LJ, Second Manifestations of ARTerial disease (SMART) Study Group. Prevalence and prognosis of asymptomatic vertebral artery origin stenosis in patients with clinically manifest arterial disease. Stroke. 2011;42:2795-800.

[251]　Kuether TA, Nesbit GM, Clark WM, Barnwell SL. Rotational vertebral artery occlusion: a mechanism of vertebrobasilar insufficiency. Neurosurgery. 1997;41:427-32; discussion 32-3.

[252]　Lu DC, Zador Z, Mummaneni PV, Lawton MT. Rotational vertebral artery occlusion-series of 9 cases.Neurosurgery. 2010;67:1066-72; discussion 72.

[253]　Safain MG, Talan J, Malek AM, Hwang SW. Spontaneous atraumatic vertebral artery occlusion due to physiological cervical extension: case report. J Neurosurg Spine. 2014; 20:278-82.

[254]　Dabus G, Gerstle RJ, Parsons M, et al. Rotational vertebrobasilar insufficiency due to dynamic compression of the dominant vertebral artery by the thyroid cartilage and occlusion of the contralateral vertebral artery at C1-2 level.J Neuroimaging. 2008;18:184-7.

[255]　Nemecek AN, Newell DW, Goodkin R. Transient rotational compression of the vertebral artery caused by herniated cervical disc. Case report. J Neurosurg. 2003;98:80-3.

[256]　Tominaga T, Takahashi T, Shimizu H, Yoshimoto T. Rotational vertebral artery occlusion from occipital bone anomaly: a rare cause of embolic stroke. Case report. J Neurosurg. 2002;97:1456-9.

[257]　Akar Z, Kafadar AM, Tanriover N, et al. Rotational compression of the vertebral artery at the point of dural penetration.Case report. J Neurosurg. 2000;93:300-3.

[258]　Sell JJ, Rael JR, Orrison WW. Rotational vertebrobasilar insufficiency as a component of thoracic outlet syndrome resulting in transient blindness. Case report. J Neurosurg. 1994; 81:617-9.

[259]　Fujimoto S, Terai Y, Itoh T. Rotational stenosis of the first segment of the vertebral artery through compression by the cervical sympathetic chain—case report. Neurol Med Chir (Tokyo). 1988;28:1020-3.

[260]　Fleming JB, Vora TK, Harrigan MR. Rare case of bilateral vertebral artery stenosis caused by C4-5 spondylotic changes manifesting with bilateral bow hunter's syndrome. World Neurosurg. 2013;79:799.E1-5.

[261]　Wakayama K, Murakami M, Suzuki M, Ono S, Shimizu N. Ischemic symptoms induced by occlusion of the unilateral vertebral artery with head rotation together with contralateral vertebral artery dissection—case report. J Neurol Sci. 2005;236:87-90.

[262]　Strupp M, Planck JH, Arbusow V, Steiger HJ, Bruckmann H, Brandt T. Rotational vertebral artery occlusion syndrome with vertigo due to "labyrinthine excitation". Neurology. 2000;54:1376-9.

[263]　Anaizi AN, Sayah A, Berkowitz F, McGrail K. Bow hunter's syndrome: the use of dy-

namic magnetic resonance angiography and intraoperative fluorescent angiography. J Neurosurg Spine. 2014;20;71-4.

[264] Bogousslavsky J, Regli F. Ischemic stroke in adults younger than 30 years of age. Cause and prognosis. Arch Neurol. 1987;44;479-82.

[265] Von Babo M, De Marchis GM, Sarikaya H, et al. Differences and similarities between spontaneous dissections of the internal carotid artery and the vertebral artery. Stroke. 2013;44;1537-42.

[266] Schievink WI, Mokri B, Whisnant JP. Internal carotid artery dissection in a community. Rochester, Minnesota,1987-1992. Stroke. 1993;24;1678-80.

[267] Harbaugh RE. Carotid artery dissection, fibromuscular dysplasia, and other disorders of the carotid artery. In: Bederson J, Tuhrim S, editors. Treatment of carotid disease: a practitioner's manual. Park Ridge, IL: The American Association of Neurological Surgeons; 1998. p. 211-28.

[268] Guillon B, Berthet K, Benslamia L, Bertrand M, Bousser M-G, Tzourio C. Infection and the risk of spontaneous cervical artery dissection: a case-control study. Stroke. 2003;34; 79e-81.

[269] Sturzenegger M. Spontaneous internal carotid artery dissection: early diagnosis and management in 44 patients. J Neurol. 1995;242;231-8.

[270] Norris JW, Beletsky V, Nadareishvili Z, Brandt T, Grond-Ginsbach C. "Spontaneous" cervical arterial dissection * response. Stroke. 2002;33;1945-6.

[271] Schievink WI. Spontaneous dissection of the carotid and vertebral arteries. N Engl J Med. 2001;344;898-906.

[272] Morris NA, Merkler AE, Gialdini G, Kamel H. Timing of incident stroke risk after cervical artery dissection presenting without ischemia. Stroke. 2017;48;551-5.

[273] Biousse V, D'Anglejan-Chatillon J, Touboul PJ, Amarenco P, Bousser MG. Time course of symptoms in extracranial carotid artery dissections. A series of 80 patients. Stroke. 1995;26;235-9.

[274] Gelal FM, Kitis O, Calli C, Yunten N, Vidinli BD, Uygur M. Craniocervical artery dissection: diagnosis and follow-up with MR imaging and MR angiography. Med Sci Monit. 2004;10;MT109-16.

[275] Stuhlfaut JW, Barest G, Sakai O, Lucey B, Soto JA. Impact of MDCT angiography on the use of catheter angiography for the assessment of cervical arterial injury after blunt or penetrating trauma. Am J Roentgenol. 2005;185;1063-8.

[276] Markus HS, Hayter E, Levi C, Feldman A, Venables G, Norris J. Antiplatelet treatment compared with anticoagulation treatment for cervical artery dissection: a randomised trial. Lancet Neurol. 2015;14;361-7.

[277] Kasner SE. CADISS: a feasibility trial that answered its question. Lancet Neurol. 2015; 14;342-3.

[278] Cohen JE, Leker RR, Gotkine M, Gomori M, Ben-Hur T. Emergent stenting to treat patients with carotid artery dissection: clinically and radiologically directed therapeutic decision making. Stroke. 2003;34;254e-7.

[279] Zetterling M, Carlstrom C, Konrad P. Internal carotid artery dissection. Acta Neurol Scand. 2000;101;1-7.

[280] Ast G, Woimant F, Georges B, Laurian C, Haguenau M. Spontaneous dissection of the internal carotid artery in 68 patients. Eur J Med. 1993;2;466-72.

[281] Steinke W, Rautenberg W, Schwartz A, Hennerici M. Noninvasive monitoring of internal carotid artery dissection.Stroke. 1994;25:998-1005.

[282] Bassetti C, Carruzzo A, Sturzenegger M, Tuncdogan E. Recurrence of cervical artery dissection: a prospective Study of 81 patients. Stroke. 1996;27:1804-7.

[283] Griessenauer CJ, Fleming JB, Richards BF, et al. Timing and mechanism of ischemic stroke due to extracranial blunt traumatic cerebrovascular injury. J Neurosurg. 2013;118: 397-404.

[284] Li MS, Smith BM, Espinosa J, Brown RA, Richardson P, Ford R. Nonpenetrating trauma to the carotid artery:seven cases and a literature review. J Trauma. 1994;36:265-72.

[285] Ramadan F, Rutledge R, Oller D, Howell P, Baker C, Keagy B. Carotid artery trauma: a review of contemporary trauma center experiences. J Vasc Surg. 1995;21:46-55; discussion 55-6.

[286] Miller PR, Fabian TC, Croce MA, et al. Prospective screening for blunt cerebrovascular injuries: analysis of diagnostic modalities and outcomes. Ann Surg. 2002;236:386-93; discussion 93-5.

[287] Harrigan MR, Weinberg JA, Peaks YS, et al. Management of blunt extracranial traumatic cerebrovascular injury:a multidisciplinary survey of current practice. World J Emerg Surg. 2011; 6:11.

[288] Parikh AA, Luchette FA, Valente JF, et al. Blunt carotid artery injuries. J Am Coll Surg. 1997;185:80-6.

[289] Fabian TC, Patton JH Jr, Croce MA, Minard G, Kudsk KA, Pritchard FE. Blunt carotid injury. Importance of early diagnosis and anticoagulant therapy. Ann Surg. 1996;223:513-22; discussion 22-5.

[290] Biffl WL, Moore EE, Offner PJ, Brega KE, Franciose RJ, Burch JM. Blunt carotid arterial injuries: implications of a new grading scale. J Trauma. 1999;47:845-53.

[291] Biffl WL, Moore EE, Elliott JP, et al. The devastating potential of blunt vertebral arterial injuries. Ann Surg.2000;231:672-81.

[292] Wahl WL, Brandt MM, Thompson BG, Taheri PA, Greenfield LJ. Antiplatelet therapy: an alternative to heparin for blunt carotid injury. J Trauma. 2002;52:896-901.

[293] Mayberry JC, Brown CV, Mullins RJ, Velmahos GC. Blunt carotid artery injury: the futility of aggressive screening and diagnosis. Arch Surg. 2004;139:609-12; discussion 12-3.

[294] Stein DM, Boswell S, Sliker CW, Lui FY, Scalea TM. Blunt cerebrovascular injuries: does treatment always matter? J Trauma. 2009;66:132-43; discussion 43-4.

[295] Biffl WL, Moore EE, Ray C, Elliott JP. Emergent stenting of acute blunt carotid artery injuries: a cautionary note.J Trauma. 2001;50:969-71.

[296] Barinagarrementeria F, Amaya LE, Cantu C. Causes and mechanisms of cerebellar infarction in young patients.Stroke. 1997;28:2400-4.

[297] Mokri B, Houser OW, Sandok BA, Piepgras DG. Spontaneous dissections of the vertebral arteries. Neurology.1988;38:880-5.

[298] Leys D, Lesoin F, Pruvo JP, Gozet G, Jomin M, Petit H. Bilateral spontaneous dissection of extracranial vertebral arteries. J Neurol. 1987;234:237-40.

[299] Weintraub MI. Beauty parlor stroke syndrome: report of five cases. JAMA. 1993;269: 2085-6.

[300] Trosch RM, Hasbani M, Brass LM. "Bottoms up" dissection. N Engl J Med. 1989;320: 1564-5.

［301］ Bartels E. Dissection of the extracranial vertebral artery: clinical findings and early noninvasive diagnosis in 24 patients. J Neuroimaging. 2006;16:24-33.

［302］ Silbert PL, Mokri B, Schievink WI. Headache and neck pain in spontaneous internal carotid and vertebral artery dissections. Neurology. 1995;45:1517-22.

［303］ Provenzale JM, Morgenlander JC, Gress D. Spontaneous vertebral dissection: clinical, conventional angiographic, CT, and MR findings. J Comput Assist Tomogr. 1996;20:185-93.

［304］ Lalwani AK, Dowd CF, Halbach VV. Grading venous restrictive disease in patients with dural arteriovenous fistulas of the transverse/sigmoid sinus. J Neurosurg. 1993;79:11-5.

［305］ Levy C, Laissy JP, Raveau V, et al. Carotid and vertebral artery dissections: three-dimensional time-of-flight MR angiography and MR imaging versus conventional angiography. Radiology. 1994;190:97-103.

［306］ Mascalchi M, Bianchi MC, Mangiafico S, et al. MRI and MR angiography of vertebral artery dissection.Neuroradiology. 1997;39:329-40.

［307］ Sanelli PC, Tong S, Gonzalez RG, Eskey CJ. Normal variation of vertebral artery on CT angiography and its implications for diagnosis of acquired pathology. J Comput Assist Tomogr. 2002;26:462-70.

［308］ Rollins N, Braga B, Hogge A, Beavers S, Dowling M. Dynamic arterial compression in pediatric vertebral arterial dissection. Stroke. 2017;48:1070-3.

［309］ Willis BK, Greiner F, Orrison WW, Benzel EC. The incidence of vertebral artery injury after midcervical spine fracture or subluxation. Neurosurgery. 1994;34:435-41; discussion 41-2.

［310］ Hollingworth W, Nathens AB, Kanne JP, et al. The diagnostic accuracy of computed tomography angiography for traumatic or atherosclerotic lesions of the carotid and vertebral arteries: a systematic review. Eur J Radiol.2003;48:88-102.

［311］ Demetriades D, Theodorou D, Asensio J, et al. Management options in vertebral artery injuries. Br J Surg.1996;83:83-6.

［312］ Cohen JE, Gomori JM, Umansky F. Endovascular management of symptomatic vertebral artery dissection achieved using stent angioplasty and emboli protection device. Neurol Res. 2003;25:418-22.

［313］ Nakagawa K, Touho H, Morisako T, et al. Long-term follow-up study of unruptured vertebral artery dissection: clinical outcomes and serial angiographic findings. J Neurosurg. 2000;93:19-25.

［314］ LeBlang SD, Nunez DB Jr. Noninvasive imaging of cervical vascular injuries. Am J Roentgenol. 2000;174:1269-78.

［315］ Biffl WL, Moore EE, Rehse DH, Offner PJ, Franciose RJ, Burch JM. Selective management of penetrating neck trauma based on cervical level of injury. Am J Surg. 1997;174:678-82.

［316］ Munera F, Soto JA, Palacio DM, et al. Penetrating neck injuries: Helical CT angiography for initial evaluation.Radiology. 2002;224:366-72.

［317］ Nunez DB Jr, Torres-Leon M, Munera F. Vascular injuries of the neck and thoracic inlet: Helical CT-angiographic correlation. Radiographics. 2004;24:1087-98.

［318］ LeBlang S, Nunez D Jr, Rivas L, Falcone S, Pogson S. Helical computed tomographic angiography in penetrating neck trauma. Emerg Radiol. 1997;4:200-6.

［319］ Munera F, Soto JA, Palacio D, Velez SM, Medina E. Diagnosis of arterial injuries caused by penetrating trauma to the neck: comparison of Helical CT angiography and conventional angiography. Radiology. 2000;216:356-62.

[320] Menawat SS, Dennis JW, Laneve LM, Frykberg ER. Are arteriograms necessary in penetrating zone II neck injuries? J Vasc Surg. 1992;16:397-400; discussion 400-1.

[321] Kuehne JP, Weaver FA, Papanicolaou G, Yellin AE. Penetrating trauma of the internal carotid artery. Arch Surg.1996;131:942-7.

[322] Thompson EC, Porter JM, Fernandez LG. Penetrating neck trauma: an overview of management. J Oral Maxillofac Surg. 2002;60:918-23.

[323] Schievink WI, Limburg M. Angiographic abnormalities mimicking fibromuscular dysplasia in a patient with Ehlers-Danlos syndrome, type IV. Neurosurgery. 1989;25:482-3.

[324] Kincaid OW, Davis GD, Hallermann FJ, Hunt JC. Fibromuscular dysplasia of the renal arteries. Arteriographic features, classification, and observations on natural history of the disease. Am J Roentgenol Radium Therapy, Nucl Med. 1968;104:271-82.

[325] Slovut DP, Olin JW. Fibromuscular dysplasia. N Engl J Med. 2004;350:1862-71.

[326] Joux J, Chausson N, Jeannin S, et al. Carotid-bulb atypical fibromuscular dysplasia in young Afro-Caribbean patients with stroke. Stroke. 2014;45:3711-3.

[327] Wirth FP, Miller WA, Russell AP. Atypical fibromuscular hyperplasia. Report of two cases. J Neurosurg.1981;54:685-9.

[328] Watanabe S, Tanaka K, Nakayama T, Kaneko M. Fibromuscular dysplasia at the internal carotid origin: a case of carotid web. No Shinkei Geka. 1993;21:449-52.

[329] Joux J, Boulanger M, Jeannin S, et al. Association between carotid bulb diaphragm and ischemic stroke in young Afro-Caribbean patients: a population-based case-control study. Stroke. 2016;47:2641-4.

[330] McCormack LJ, Poutasse EF, Meaney TF, Noto TJ Jr, Dustan HP. A pathologic-arteriographic correlation of renal arterial disease. Am Heart J. 1966;72:188-98.

[331] Schievink WI, Meyer FB, Parisi JE, Wijdicks EF. Fibromuscular dysplasia of the internal carotid artery associated with alpha1-antitrypsin deficiency. Neurosurgery. 1998;43:229-33; discussion 33-4.

[332] Pannier-Moreau I, Grimbert P, Fiquet-Kempf B, et al. Possible familial origin of multifocal renal artery fibromuscular dysplasia. J Hypertens. 1997;15:1797-801.

[333] Spengos K, Vassilopoulou S, Tsivgoulis G, Papadopoulou M, Vassilopoulos D. An uncommon variant of fibromuscular dysplasia. J Neuroimaging. 2008;18:90-2.

[334] Tan AK, Venketasubramanian N, Tan CB, Lee SH, Tjia TL. Ischaemic stroke from cerebral embolism in cephalic fibromuscular dysplasia. Ann Acad Med Singap. 1995;24:891-4.

[335] Stewart MT, Moritz MW, Smith RB 3rd, Fulenwider JT, Perdue GD. The natural history of carotid fibromuscular dysplasia. J Vasc Surg. 1986;3:305-10.

[336] Wesen CA, Elliott BM. Fibromuscular dysplasia of the carotid arteries. Am J Surg. 1986;151:448-51.

[337] Bahar S, Chiras J, Carpena JP, Meder JF, Bories J. Spontaneous vertebro-vertebral arterio-venous fistula associated with fibro-muscular dysplasia. Report of two cases. Neuroradiology. 1984;26:45-9.

[338] Tsai FY, Matovich V, Hieshima G, et al. Percutaneous transluminal angioplasty of the carotid artery. AJNR Am J Neuroradiol. 1986;7:349-58.

[339] Finsterer J, Strassegger J, Haymerle A, Hagmuller G. Bilateral stenting of symptomatic

and asymptomatic internal carotid artery stenosis due to fibromuscular dysplasia. J Neurol Neurosurg Psychiatry. 2000;69:683-6.

[340] Manninen HI, Koivisto T, Saari T, et al. Dissecting aneurysms of all four cervicocranial arteries in fibromuscular dysplasia: treatment with self-expanding endovascular stents, coil embolization, and surgical ligation. AJNR Am J Neuroradiol. 1997;18:1216-20.

第19章　颅内段脑血管闭塞性疾病

第一节　粥样硬化性颅内动脉疾病

一、流行病学和危险因素

在美国,据估计每年有 4 万～6 万(10％)的新发卒中是由于颅内动脉粥样硬化所致。而在亚洲人群中,这一比例高达 30％～50％,颅内动脉粥样硬化非常普遍,尤其是老年人。鹿特丹(Rotterdam)研究中,＞80％的患者存在 ICA 钙化。

(一)症状性颅内动脉狭窄部位的分布

1. 颈内动脉:20.3％。
2. 大脑中动脉:33.9％。
3. 椎动脉:19.6％。
4. 基底动脉:20.3％。
5. 多支动脉受累:5.9％。

上述比例源自 WASID 试验中随机分入阿司匹林组的患者群。

(二)危险因素

1. 非洲、亚洲或西班牙族裔

(1)患 TIA 或卒中的黑种人患者比白种人患者更可能存在颅内动脉狭窄,而白种人更可能存在颅外颈动脉粥样硬化性狭窄。

在一项对患有症状性后循环病变的黑种人和白种人患者进行比较的研究中,黑种人患者基底动脉远端病变更多见,颅内分支血管病变的级别更高,并有更多的症状性颅内分支血管病变。此项研究发现种族是增加颅内后循环闭塞性疾病的唯一危险因素。

(2)与高加索人相比,亚洲人有更高比例的颅内动脉狭窄。中国颅内动脉粥样硬化研究(CICAS)报道了 2846 例非心源性的卒中,颅内动脉狭窄≥50％,占 46.6％。

(3)不同种族之间,颅内动脉粥样硬化巨大差别的原因可能是多方面的,包括基因易感性的不同、生活方式以及危险因素。

2. 高达 75% 的患者存在高血压。糖尿病、冠心病、吸烟、高胆固醇血症和周围动脉闭塞性疾病也与卒中明显相关。

3. 无颈动脉分叉病变的患者较有颈动脉分叉病变患者更容易出现进行性加重的颅内动脉狭窄。

4. 吸食大麻确定可导致多发颅内狭窄与青年缺血性卒中。如果大麻的确是卒中的显著危险因素,在吸食大麻趋于合法化的美国,大麻相关性卒中可能会变得普遍。

5. 代谢综合征可同时见于 50% 的症状性颅内动脉粥样硬化性疾病患者,在很大程度上与重大血管事件的风险具有更高的相关性。

代谢综合征是有相互关联的危险因素的总称,这些因素共同作用增加个体患心血管病的风险。此综合征包括 4 个主要类别的代谢异常:致动脉粥样硬化的脂代谢异常(三酰甘油增高和高密度脂蛋白降低)、血压增高、血糖升高和血栓形成前状态。大约 24% 的美国成人患有代谢综合征。

全球瑰宝! 颅内狭窄

与白种人相比,亚洲和非洲人群颅内动脉狭窄更为普遍。基于种族与民族分布的原因,颅内狭窄可能成为全球缺血性卒中最常见的原因。

第二节　症候病因学

颅内动脉狭窄可导致脑缺血,其原因可能是以下一种或多种机制联合的结果。致力于这方面的 MyRIAD 研究(颅内动脉粥样硬化性疾病早期复发机制,https://clinicaltrials.gov/ct2/show/NCT02121028)正在进行中。动脉粥样硬化的病理生理详见第 18 章。

1. 低灌注:狭窄流域内的血流量减少及侧支循环不足联合导致灌注受损。

(1)血流量减少:椎基底动脉血流量与 TIA 和卒中风险研究(VERiTAS)采用定量 MRA 技术,评估狭窄率 ≥50% 的症状性缺血患者的动脉血流量。定量 MRA 联合使用渡越时间(time-of-flight)和相衬(phase-contrast)技术来获得特定血管的体积流量率。有 25% 的患者血流量较正常下降 20%,与血流量正常的患者相比,这部分患者狭窄流域内缺血性卒中风险明显增高(28% 比 9%,$P=0.4$,平均随访时间 24 个月)。

(2)侧支循环:侧支循环,或侧支血流的定义是,当主干血流不足时,通过血管网络而来的补给血流,用以保持脑血流量稳定。尽管慢性缺血可增加侧支循环,但是侧支血管的容量是否能阻止缺血,在个体上具有很大差异。WASID(见下文)研究分析显示:颅内动脉狭窄 ≥70% 的患者中,侧支循环不足或没有侧支循环的患者,卒中风险比良好侧支循环者高 6 倍。

2. 粥样硬化斑块导致穿支动脉闭塞。一项 80 例颅内动脉狭窄性卒中患者 MRI 研究发现：45％的病例为穿支动脉闭塞，其血管狭窄程度比非穿支闭塞病例轻。

3. 斑块破裂或斑块内出血可导致狭窄部位血栓形成。

4. 狭窄部位形成的栓子可造成远端血管栓塞。

第三节　影　　像

以下 4 种影像均可对颅内动脉狭窄提供有用和补充信息。本书作者通常对大多数患者行 MRI/MRA 及 CTA 检查，对某些患者行导管造影。

1. MRI/MRA

（1）优点

①细致的脑组织影像；区分新鲜梗死（DWI 和 ADC 像）与陈旧病灶（FLARE 像）。

②对于显示颈段和岩骨段 ICA，MRA 优于 CTA。

③高分辨 MRI 可以显示斑块结构和形态。

④定量 MRA 可以评估血流量，提供卒中风险的信息。

⑤没有射线及对比剂。

（2）不足

①MRA 上的血流差提示狭窄率＞50％，但是很难区分狭窄与伪影和闭塞。

②MRA 在区分粥样硬化性狭窄与动脉夹层、血管痉挛及血栓方面也有局限。

③MR 对某些具有植入物（除颤器或起搏器）的患者是禁忌。

④幽闭恐惧症患者无法在密闭的 MR 内进行扫描。

2. CTA

（1）优点

①比 MRA 提供更多精确的解剖细节。

②在某些地方比 MRA 更容易实施。

（2）不足

①显示颈段及岩骨段 ICA 受限。

②心排血量低的患者图像质量不佳。

③快速的对比剂推注需要充分的静脉入路。

④有射线辐射和静脉内使用对比剂。

3. 导管造影

（1）优点

①精确的影像。

②可以评估侧支循环。

③对比剂用量比 CTA 少些。

（2）不足

①有创操作，花费较高。

②有射线辐射和动脉内使用对比剂。

4．经颅多普勒超声

（1）狭窄率≥70％的最佳流速标准。

①MCA：＞120cm/s，狭窄/狭窄前≥3，或低流速。

②椎动脉/基底动脉：＞110cm/s或狭窄/狭窄前≥3。

（2）优点

①无创和安全。

②TCD可以评估栓子、盗血和侧支循环。

③可以提供定量的血流速度。

④无射线照射和注射对比剂。

（3）不足

①解剖信息甚微。

②显示血管数量有限。

③对操作者的技术和患者的血管解剖位置要求极高。

第四节 自然病程

颅内狭窄性病变是动态变化的，系列影像学研究显示病变既可以进展，也可能消退。

1．在一项研究中，颅内动脉狭窄的患者在平均 26.7 个月的时间间隔中重复进行血管造影检查发现：40％的病灶是稳定的，20％消退，40％进展。

2．根据 TCD 的检测结果，动脉狭窄进展是卒中复发的独立预测因素。

3．对于非闭塞性的 MCA 狭窄患者，颅外-颅内（EC-IC）旁路移植手术似乎加剧了病变的进展并使 MCA 闭塞。

通常认为无症状性颅内动脉狭窄是良性的。在一项 50 例无症状性 MCA 狭窄患者的病例研究中，在 351 天的平均随访时期内，无一例患者在相应供血区内发生缺血性卒中。

关于症状性动脉狭窄的自然病史，最好的研究来自几个药物治疗的前瞻性研究。从这些前瞻性研究中得出的结论是，颅内动脉狭窄患者总的每年狭窄同侧卒中的风险波动在 2.3％至接近 13％。迄今为止最可靠的研究是 EC/IC 旁路研究、前瞻性 WASID 研究，GESICA 和 SAMMPRIS。

第五节 EC/IC 旁路移植研究

在 EC/IC 旁路移植研究中，被随机分入药物治疗组的 MCA 狭窄患者，每年同侧缺血性卒中的发生率为 7.8％。EC/IC 旁路移植研究的详细讨论见第 18 章。

第六节　华法林对比阿司匹林治疗症状性颅内动脉疾病(WASID)研究

　　WASID 研究评价了治疗症状性颅内动脉狭窄患者的两种药物治疗方法。进行了两项独立的研究。第一项研究是回顾性的,提示华法林优于阿司匹林。第二项是前瞻性的,多中心双盲随机试验。华法林与显著增高的不良事件有关,并且疗效并不优于阿司匹林。

第七节　WASID 前瞻性试验

　　共计 569 例经血管造影证实的颅内主要动脉狭窄 50%～99% 的 TIA 或卒中患者(图 19-1),随机予以华法林(目标 INR 值 2.0～3.0)或阿司匹林(1300mg/d)治疗,由于华法林组出血发生率过高,试验被提前中止(最初计划入组 806 例患者)。从入选试验到进入随机分组的中位时间间隔为 17 天,平均随访时间为 1.8 年。主要发现:抗凝组和抗血小板组的缺血风险相似,但抗凝组的出血风险明显增高。

　　(1)主要终点事件:缺血性卒中、脑出血、非卒中的血管原因致死

　　①华法林组:21.8%。

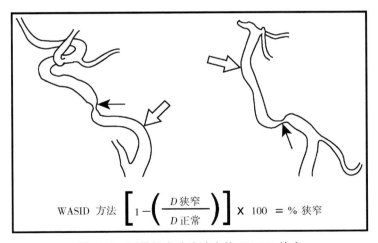

WASID 方法 $\left[1-\left(\dfrac{D_{狭窄}}{D_{正常}}\right)\right] \times 100 = \%$ 狭窄

图 19-1　测量颅内动脉狭窄的 WASID 技术

图中公式是 WASID 中用于测量颅内大血管的狭窄百分率。$D_{狭窄}$ 是指最狭窄处的动脉管径,$D_{正常}$ 是指近段正常动脉的管径。$D_{正常}$ 的选择参照以下标准:第一选择(左):近段正常动脉的管径,在最宽处,无迂曲的正常节段。狭窄区(箭头);参照区(空箭头)。第二选择(右):如果病变位于血管起始部,或近段有病变(如基底动脉近段狭窄或 M1 起始段狭窄),则选取远段的最宽的平直的正常节段的管径。狭窄区(箭头);参照区(空箭头)。第三选择:如果整个颅内动脉存在病变,则选取该动脉上级动脉最远端的平直的正常节段的管径

②阿司匹林组:22.1%($P=0.83$)。

WASID 方法 $\left[1-\dfrac{D_{狭窄}}{D_{正常}}\right]\times100=\%狭窄$

(2)病死率

①华法林组:9.7%。

②阿司匹林组:4.3%($P=0.02$)。

(3)大出血

①华法林组:8.3%。

②阿司匹林组:3.2%($P=0.01$)。

(4)心肌梗死或猝死

①华法林组:7.3%。

②阿司匹林组:2.9%($P=0.02$)。

(5)血管原因性死亡率

①华法林组:5.9%。

②阿司匹林组:3.2%($P=0.16$)。

(6)非血管原因性死亡率

①华法林组:3.8%。

②阿司匹林组:1.1%($P=0.05$)。

狭窄动脉供血区 1 年内缺血性卒中风险,阿司匹林组为 12%,华法林组为 11%($P=0.31$),由于华法林组的不良事件发生比例较高,并且对于预防由颅内动脉狭窄所致缺血性卒中方面,并未显示出优于阿司匹林组的疗效,故 WASID 研究者得出结论:对颅内动脉狭窄患者应优先选用阿司匹林而非华法林。

第八节　WASID 前瞻性试验亚组分析

WASID 对症状性颅内动脉狭窄供血区内发生缺血性卒中的预测因素 WASID 病例中大部分卒中(73%)发生在狭窄动脉供血区。具有下列特征的患者在狭窄动脉供血区发生卒中的风险最高。

1. 严重的狭窄(≥70%)($P=0.0025$)。

2. 入组较早(≤17 天)($P=0.028$)。

3. 女性有风险增加的统计学趋势($P=0.051$)。

4. 狭窄部位、入院试验事件的类型和应用抗栓药物史与风险增加无关。

第九节　GESICA 研究

GESICA 研究是在法国进行的一项关于颅内动脉狭窄药物治疗的前瞻性多中心非随机试验。通过血管造影或超声提示颅内动脉狭窄≥50%并因此出现症状的共 102 例患者登记入组,由当地的观察者自行选择最佳的药物治疗方案,平均随访23.4 个月。

受累动脉供血区内脑血管事件(TIA 或卒中)的年风险率为 19.2%。

①TIA 的年风险:12.6%。

②卒中的年风险:7.0%。

第十节　症状性颅内动脉狭窄的药物治疗

无论与 SAMMPRIS 研究的支架组相比,还是与 WASID 研究相比,积极内科治疗对卒中的预防作用尚不能达到人们的预期。需要强调的是,与 WASID 研究相比,SAMMPRIS 研究积极内科治疗组的卒中的死亡风险降低了近一半。同时,症状性颅内动脉狭窄西洛他唑试验 2(TOSS-2)也显示,控制高血脂可以阻止颅内动脉狭窄的加重。因此,SAMMPRIS 中的积极内科治疗方案已成为颅内动脉粥样硬化性疾病的常规治疗,并且引入了 CREST2 研究。症状性颅内动脉狭窄的核心治疗包括抗血小板和积极控制危险因素,如高血脂、高血糖、高血压和吸烟。药物治疗详见第 17 章:急性缺血性卒中。SAMMPRIS 研究中的患者每 4 个月需要复查,并通过详细的计算方法调整治疗方案,基本的方案如下:

1. 阿司匹林 325mg＋氯吡格雷 75mg,每日一次,持续 90 天。

2. 收缩压<140mmHg(糖尿患者<130mmHg)。

3. LDL<70mg/dl。

4. 糖尿患者 HA1c<7%。

5. 戒烟。

6. 如果初始 BMI 为 25～27kg/m²,则控制 BMI<25kg/m²;如果初始 BMI>27kg/m²,则减重 10%。

7. 每周 3 次,每次 30 分钟以上的中等强度运动。

8. 改良生活方式。

第十一节　颅内血管成形术和支架置入术

症状性颅内动脉狭窄患者可选择颅内动脉成形术或支架植入术。在早期的冠脉球囊扩张式支架的研究中曾有单纯的血管成形术而不植入支架的报道。与血管成行联合支架植入术相比,单纯血管成形术的再狭窄率很高,而将设计用于冠状动脉的球囊扩张式支架应用于颅内后循环动脉时,则有很高的并发症风险。

重要的非随机颅内动脉支架研究包括使用 Neurolink 球囊扩张式支架的SSYLVIA(Stenting of Symptomatic Atherosclerotic Lesions in the Vertebral or

Intracranial Arteries)研究,以及应用自膨式 Wingspan™支架系统和 Gateway™球囊扩张导管(Stryker Neurovasculer,Fremont,CA)的 Wingspan 试验。两项研究均获得相对良好的结果。Neurolink(Guidant 公司的一款产品,目前是 Boston Scientific 公司的一部分)支架已不再生产。2005 年,Wingspan 支架通过人道主义豁免,FDA 批准其用于治疗颅内大动脉 50%~99%狭窄并导致 TIA 和卒中的患者。SAMMPRIS 试验(见下文)是一项随机对照试验,自 2008 年开始纳入颅内动脉 70%~99%狭窄的患者,比较积极内科治疗与积极内科治疗联合球囊扩张成形+Wingspan 支架植入术的效果。由于支架组围术期的高并发症率,试验在 2011 年 4 月停止入组。VISSIT(Vitesse Intracranial Stent Study for Ischemic Stroke Therapy)是一项针对症状性颅内动脉狭窄患者的随机试验,比较了 Pharos Vitesse 球囊扩张式支架植入术与药物治疗的效果。该试验受 SAMMPRIS 的影响在早期即停止入组。然而该研究显示支架组与药物治疗组相比,1 年内的 TIA 及卒中发生率并未显著增高(36.2%比 15.1%,$P=0.02$)。Pharos Vitesse 支架也不复存在了。在 SAMMPRIS 研究结果公布后,许多术者仅对积极内科治疗下仍有持续症状的颅内动脉狭窄患者行介入治疗。目前对于颅内动脉狭窄介入治疗的最新方案是使用球囊行次全扩张,不植入支架。颅内动脉狭窄介入治疗进化史见图 19-2。

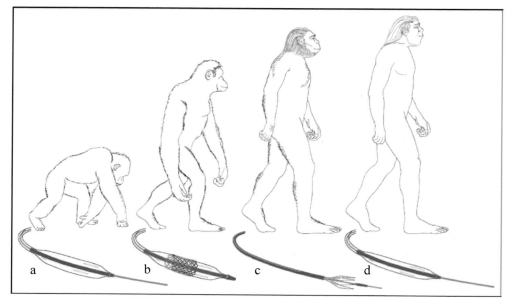

图 19-2 颅内动脉粥样硬化性狭窄介入治疗进化史

(a)神经介入的黎明时期,将冠脉球囊应用于颅内血管成形,其结果千差万别。(b)跟随冠脉成形及球囊扩张式支架的时期,这些材料是针对被覆紧密组织的冠脉设计的,当这些坚硬的材料应用于纤弱的颅内动脉时,造成了极大的损伤。(c)自膨式 Wingspan 支架时期,较之以往已有很大改善,但 SAMMPRIS 的高并发症结果限制了其与血管成形的联合应用。(d)近期的"次全扩张"时期,主要是从安全性考虑,仅对球囊成形后狭窄未改变或加重的病例行支架植入

第十二节　支架对比积极药物治疗预防颅内动脉狭窄所致的卒中复发（SAMMPRIS）

451 例症状性颅内主要动脉狭窄程度在 70％～99％的患者随机分入单纯积极药物治疗组（$n=227$）或积极药物治疗联合血管成形＋Wingspan 支架置入术组（$n=224$）。由于中期分析显示单纯积极药物治疗具有明显优势，入组被提前中止（预计入组 764 例）。平均随访时间 11.9 个月。主要结论：积极内科治疗效果优于介入治疗联合积极内科治疗。

1. 1 年主要终点事件发生率（入组或支架术后 30 天内的卒中或死亡，或超过 30 天的病变动脉供血区的卒中）

（1）支架治疗组：20.0％。

（2）药物治疗组：12.2％（$P=0.009$）。

2. 30 天卒中或死亡发生率

（1）支架治疗组：14.7％。

（2）药物治疗组：5.8％（$P=0.002$）。

3. 30 天症状性颅内出血发生率

（1）支架治疗组：4.5％。

（2）药物治疗组：0。

4. 两组病例均接受药物治疗及管理，包括阿司匹林 325mg/d＋氯吡格雷 75mg/d，从入组后开始服用并持续 90 天；控制血压（目标收缩压＜140mmHg，糖尿病患者＜130mmHg）；高胆固醇血症（目标 LDL＜70mg/dl）；帮助患者规范管理饮食、吸烟、减轻体重及改善生活方式。药物治疗方案的选择基于阿司匹林、氯吡格雷、瑞舒伐他汀及每一大类降压药物的单药研究。

5. SAMMPRIS 的长期结果

（1）平均 32.4 个月的主要终点事件发生率

①支架治疗组：23％。

②药物治疗组：15％（$P=0.0252$）。

（2）SAMMPRIS 的最终结论再次确认药物治疗的长期效果仍优于支架治疗。

第十三节　SAMMPRIS 亚组研究及 Post Hoc 分析

1. SAMMPRIS 研究中是否有支持支架治疗的颅内动脉狭窄亚组呢？

在多种因素（例如性别、年龄、狭窄程度、狭窄部位）的评估中，血管成形＋支架植入术的 2 年不良事件发生率均高于积极内科治疗。所有亚组分析均显示支架不及药物治疗。

2. 血管成形＋支架植入引起卒中的机制

术后 30 天内的 34 例卒中分析

①缺血性卒中最常见（70％），67％发生在术后即刻。

②缺血性卒中最常见的机制是穿支闭塞（例如，支架植入段发出的穿支动脉流域内的梗死）。

③5 例患者存在非即刻性梗死，但均发生在术后 6 天内。

④7 例患者出现术后非即刻颅内血肿。

⑤6 例发生 SAH（其中 3 例在术中发现导丝穿出）。

⑥总之，最常见的卒中类型分别是穿支动脉梗死、非即刻颅内血肿和导丝穿出。

3. 支架组患者卒中的细节分析

（1）发病到手术的时间：发病到接受手术的时间长短与缺血及出血性卒中的风险之间没有相关性。值得注意的是，早期的 Wingspan 上市研究考虑到再灌注出血的风险，将手术时机定在发病 7 天后；这可能是 FDA 近期禁止 Wingspan 支架用于缺血性卒中发病 7 天内患者的一个原因。SAMMPRIS 结果提示 7 天的等待可能是无意义的。

（2）缺血性卒中的危险因素

导致缺血性卒中风险增加的因素：

①从不吸烟者：从不吸烟者缺血性卒中发生率为 18.1％，曾经吸烟和正在吸烟者为 4.7％（$P=0.002$）。

②基底动脉狭窄：基底动脉狭窄患者缺血性卒中发生率为 20.8％，其他动脉为 6.7％（$P=0.01$）。

③糖尿病：糖尿病增加风险概率 4.5（$P=0.02$）。

④高龄：年龄每增加 10 年，风险概率增加 1.9（$P=0.03$）。

（3）脑出血的危险因素

①严重狭窄与脑出血相关（$P=0.009$）：全部 7 例再灌注出血患者的狭窄率均 ≥80％，且狭窄部位残余管径＜0.6mm。

②活化凝血时间（ACT）＞300 秒＋负荷量氯吡格雷（术前 6～24 小时口服 600mg）与脑出血相关（9.3％比 1.8％，$P=0.03$）。

③入组患者少的中心比多的中心发生脑出血的比例显著增高（9.8％比 2.7％）。

（4）SAMMPRIS 围术期之后（术后 30 天以上）有 7 例支架患者发生责任动脉区域梗死，至少有 1 例与支架内再狭窄有关。

（5）吸烟者悖论：SAMMPRIS 研究中，与不吸烟者相比，吸烟者围术期缺血事件发生率呈戏剧性的降低。这种吸烟者悖论同样见于冠脉介入手术和脑梗死的溶栓治疗中。这可能与吸烟可以诱导肝脏细胞色素 p450 系统的激活，从而使氯吡格雷易于转化为其活性代谢物。SAMMPRIS 中的非吸烟者多为女性以及糖尿病和高血压患者，这些因素也导致其卒中风险的增高。

4. 药物治疗组卒中复发的相关因素　SAMMPRIS 中随机分至药物治疗的组的患者在平均 32.7 个月的随访中,主要终点事件(卒中及死亡)发生率大约为15%。主要终点事件风险因素如下:

①女性($P=0.06$)。

②糖尿病($P=0.1$)。

③入组时尚未口服他汀类药物($P=0.01$)。

④以卒中方式起病(相对于 TIA)($P=0.04$)。

⑤狭窄动脉流域内有陈旧梗死($P=0.007$)。

⑥狭窄率>80%。

5. 颅内动脉狭窄患者的卒中风险与小血管病　在 SAMMPRIS 研究的 MRI基线影像资料中,具有小血管病证据的比例高达 69.4%。有很多因素与小血管病密切相关,如年龄、平均动脉压等。但是 SAMMPRIS 研究显示合并小血管病并不增加卒中风险。

> **全球瑰宝！吸烟者悖论！**
> 吸烟者悖论可以解释在一些烟民众多的地区,围术期卒中并发症率较低的原因,例如中国。

第十四节　颅内动脉夹层与脑缺血

自发性颅内动脉夹层不常见;半数表现为头痛和(或)脑缺血,另外一半表现为蛛网膜下腔出血。自发性颅内动脉夹层的机制详见第 12 章。只有很少的研究报道颅内动脉夹层导致脑缺血,多数来自日本和韩国。反复缺血相对多见,见于21% 的患者。采用自膨式支架植入的方式似乎安全且有效。

第十五节　烟雾病与烟雾综合征

烟雾病(Willis 动脉环的自发性闭塞)是一种非动脉粥样硬化性进展性狭窄-闭塞性动脉性疾病,最常累及颈内动脉颅内段和 MCA 及 ACA 动脉近段,也可累及后循环。颅内大血管自发性闭塞,一般都伴有脑底部丛状的微小侧支血管出现。Moya-moya是日语词汇,意思是喷出的烟雾或含糊不清的,既描述了丛状的侧支循环,又说明此综合征病因不清,而且至今也未能阐明。烟雾病这一术语仍是指那些颅内血管改变是原发的和真正特发性的,而烟雾综合征(继发性烟雾病、烟雾现象、有症状的烟雾病、类烟雾病或烟雾病样血管改变)用于描述那些由其他疾病(如颅脑放疗或神经纤维疾病 Ⅰ 型)引起的颅内血管改变。

一、流行病学

种族是主要因素,日本和韩国烟雾病患者发病率最高。

1. 日本

(1)在 1994 年大约有 3900 例烟雾病患者接受治疗。

(2)发病率为 3.16‰,年发病率为 0.35/10 万。

每年大约有 100 例新发病例被确诊。

(3)男女比例:1∶1.8。

(4)高发年龄为 10～14 岁和 40～50 岁。

①发病时年龄＜10 岁的病例占 47.8%,某些病例发病年龄延长至 25～49 岁。

②已发现成年发病的日本烟雾病患者存在骨性颈动脉管发育不良,这提示所有患者的病理过程在早期即已开始。

2. 韩国　与日本患者类似,女性多见并有两个高发年龄段。韩国成人烟雾病发病率比日本高 20%,而家族性烟雾综合征的发病率仅为 1.8%。

3. 中国

(1)在中国关于烟雾病的资料很有限,有两个报道提示了以下内容。

(2)与日本相比,男性患者更常见,平均发病年龄偏大。

(3)一篇报道将中国烟雾病大部分病因(53%)归因于螺旋体动脉炎,并且 81.4% 的烟雾综合征患者螺旋体检测结果为阳性。

4. 北美

(1)在加利福尼亚和华盛顿,烟雾综合征总的发病率为 0.086/10 万人口。

男女比例:1∶2.15。

(2)每 10 万人口发病率在亚裔美国人中最高,拉丁美洲人最低。

①亚裔美国人:0.28。

②非裔美国人:0.13。

③白种人:0.06。

④拉丁美洲人:0.03。

(3)发病年龄的中间值

①亚裔美国人:36。

②非裔美国人:18。

③白种人:32。

④拉丁美洲人:31。

(4)在非裔美国人中,镰状细胞病的发病率较高、发病年龄较低;当去除该因素后,非裔美国人的发病率与白种人接近。

(5)家族性烟雾病在北美地区发生率仅占烟雾病中的 3.4%,远低于亚洲和欧洲。

(6)烟雾病在夏威夷的发病率高于美国其他地方。

5. 欧洲

(1)来自欧洲医学中心的一项调查估计,烟雾病发病率大约是日本的 1/10。

(2)东欧的发病率稍高,有人认为是由于蒙古入侵欧洲时,可能使得烟雾病的遗传易感基因扩散所致。

二、病理生理学

烟雾病有两个病理生理学过程，第一个是内膜纤维细胞的进行性增厚。内膜出现洋葱样表现，包括纤维细胞物质，但没有在动脉粥样硬化中所见到的脂质或钙化成分。内弹力板也变得异常，开始内褶、弯曲、冗长和断裂。中膜变薄，平滑肌细胞数减少。未见到炎性改变。烟雾病患者的颞浅动脉也能见到内膜的增厚。组织学分析显示 54% 的患者在受累颅内血管内有血栓形成。

第二个过程是脑底的丘纹动脉和豆纹动脉扩张迂曲。在大动脉慢性闭塞后，这些血管并没有像希望的那样成为侧支血管，而是表现为内弹力板变薄断裂、中膜纤维化、微动脉瘤和血管破裂区域。由于纤维性内膜增厚和血栓形成，这些血管出现狭窄，见于 50% 的病例。

烟雾病病因不明，可能是基因和环境的复杂相互作用的结果。

1. 基因 尽管家族性烟雾病被认为与多个基因位点相关（见下文，家族性烟雾病），但近期研究表明，东亚人群的烟雾病致病基因强烈指向 *17q25-ter* 片段上的无名指 213（ring finger 213，*RNF213*）位点。*RNF213* 的功能尚不清楚。试验阶段的工作提示 *RNF213* 的多肽性与感染、缺血及其他病理过程有关，由此引起烟雾病的进展。

2. 平滑肌和内皮细胞功能不良

（1）试验室资料显示烟雾病患者的平滑肌细胞对正常的有丝分裂反应差。提示血管壁修复机制发生紊乱，并导致细胞长期增殖和管腔进行性闭塞。

（2）经培养的烟雾病患者细胞在经白介素-1β 刺激后会产生过量的前列腺素 E。这可能提升血管壁在血流的冲击下渗透性增加，使血管暴露于血细胞中，从而导致内膜变厚。

（3）循环内皮前细胞的功能紊乱与烟雾病相关。

3. 血管生成因子

（1）碱性成纤维细胞生长因子（bFGF）。烟雾病患者 CSF 和受累的 ICA 中均有 bFGF 水平升高。bFGF 是一种强有力的血管生成因子，bFGF 水平升高究竟是烟雾病病因的始作俑者，还是适应慢性缺血的继发改变，这一点尚不清楚。

（2）烟雾病患者血清和体外培养的平滑肌细胞中转化生长因子 β₁ 表达增加。

（3）肝细胞生长因子也是一种血管生长因子，在烟雾病患者 CSF 和颅内动脉中水平升高。

4. 细胞质膜微囊 细胞质膜微囊（caveolae）是细胞浆膜表面 50～100nm 的内陷，大量出现于内皮细胞中，在内皮细胞日常信号转换中具有重要作用。细胞质膜微囊是其表面骨架蛋白，在烟雾病患者中该蛋白表达减少，这可能导致新生血管的畸变。

5. 基质金属蛋白酶基因表达　位于染色体 17q25 上的基质蛋白酶 2 组织抑制因子的相关分析表明,在启动子区域的基因多态性与家族性烟雾病明显相关。

6. 环境因素

(1)烟雾病患者 Epstein-Barr 病毒(EBV)抗体效价明显增高,提升了 EBV 感染在烟雾病发病机制中的可能性。

(2)自身免疫紊乱,尤其是自身免疫性甲状腺疾病,与各种族烟雾病的发病均有关系。

三、烟雾病的诊断

日本卫生厅和福利事业厅制定了烟雾病的诊断指南。可通过 DSA 或 MRI/MRA 做出诊断,根据满足哪项标准,将患者分为确诊病例或疑似病例。2015 年进行了关于确诊病例诊断标准的修订,纳入了双侧或单侧 ICA 狭窄伴有异常血管网的患者。

四、诊断标准

1. 脑血管造影应有以下表现。

(1)ICA 末段和(或)ACA 和(或)MCA 近段狭窄或闭塞。

(2)在狭窄或闭塞病灶附近可见异常血管网。

2. 如果 MRI 和 MRA 能清楚证实有如下表现,则不必行传统的脑血管造影。

(1)ICA 末段和 ACA、MCA 近段狭窄或闭塞。

(2)MRA 可见基底节区异常血管网,在 MRI 上同侧基底节区见到 2 处以上的明显血流空影时可诊断异常血管网。

(3)双侧均有上述两项表现。

3. 排除其他原因。由于本病病因不清,需排除相关的脑血管病,包括以下疾病,但不仅限于以下几种。

(1)动脉粥样硬化。

(2)自身免疫性疾病。

(3)脑膜炎。

(4)脑肿瘤。

(5)Down 综合征。

(6)神经纤维瘤病 I 型。

(7)脑外伤。

(8)头部放射治疗后。

4.对于诊断有帮助的病理表现如下。

(1)颈内动脉末段及其附近内膜增厚导致管腔狭窄或闭塞,有时在增生的内膜中可见到脂质沉积。

(2)组成 Willis 环主要动脉分支常显示狭窄或闭塞,与内膜的纤维细胞增厚、内弹力层屈曲、中膜变薄有关。

(3)Willis 环周围可见许多小动脉(穿支或吻合支)。

(4)软脑膜可见小血管形成血管网。

五、诊断

1.确诊病例　符合 1 项的所有指标或 2、3 项的所有指标,但是对于儿童,一侧符合 1 项的(1)和(2)或 2 项的(1)和(2),同时在对侧显示颈内动脉末段狭窄的病例也属于确诊病例。

2.疑似病例　符合 1 项(1)、(2)或 2 项(1)、(2)和(3)。

六、评估

烟雾病的典型影像表现见图 19-3。

七、CT

92%的病例 CT 上可见明显异常表现。包括皮层萎缩、脑室扩大和皮层、白质及中央灰质区的多发或双侧透亮区。

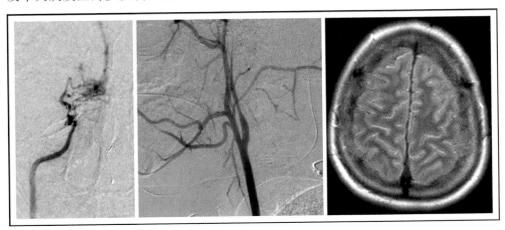

图 19-3　烟雾病的典型表现

左:造影可见颈内动脉闭塞,分叉部可见异常豆纹动脉呈丛状发出。中:造影可见"香槟酒瓶颈"征。右:MRI FLAIF 序列可脑沟内呈现白色的"常春藤征",非烟雾病患者呈现为黑色

八、血管造影

虽然 MRI 和 MRA 能诊断烟雾病,但本书作者推荐大多数患者和所有怀疑患有烟雾病或烟雾综合征的成人行血管造影检查。烟雾病患儿行血管造影检查的并发症并不比无烟雾病患儿增加。血管造影是最好的影像学技术,能鉴别高度狭窄与闭塞、确定有无颅内动脉瘤并可评价侧支循环。重要的是血管造影对外科手术有关键性作用,例如血管造影可以最好地显示穿经硬脑膜的侧支血管,而在血管重建手术中应保留这些血管。

1. 烟雾病的血管造影分期总结见表 19-1,在血管造影中 4 期最常见,对于年长患者血管造影所处分期常常更高。

2. 所有病例中都可见到 ICA 颅内段和(或)A1、M1 段的狭窄或闭塞。

3. PCA 的狭窄后闭塞见于 43% 的患者。

4. 通常没有颈外动脉受累,尽管在一项研究中发现 20% 的患者有 ECA 分支的狭窄。

5. 可能见到异常烟雾血管的几个部位。

(1)基底节区——Willis 动脉环的分支血管。

(2)筛窦区——ICA 和眼动脉的分支。

表 19-1　烟雾病的血管造影分期

分期	造影表现
1	床突上段 ICA 狭窄。通常为双侧。无其他异常表现
2	在脑底刚刚出现烟雾血管
3	烟雾血管增多,ICA、MCA、ACA 狭窄加重或闭塞
4	ICA 完全闭塞,烟雾血管有所减少。出现来自 ECA 分支的代偿供血,是就诊时最多见的阶段
5	烟雾血管进一步减少,ECA 的侧支循环增加
6	颅内大动脉完全不显影,无明显烟雾血管。不常见

引自:Suzuki and Takaku,经许可使用

(3)大脑半球(如隐匿性烟雾病)-大脑前动脉、脑膜中动脉、枕动脉、小脑幕动脉和颞浅动脉。

(4)脉络膜后动脉、丘脑膝状体动脉和其他丘脑穿通动脉。

6. 脑底部烟雾血管的大量发育是成年缺血性烟雾病患者的血流动力学严重异常的标志。

7. 血管重建手术可使烟雾血管减少。

8. 约 10% 的病例可见颅内动脉瘤,动脉瘤的发生可能与异常的血流动力学模式有关,或是起自于烟雾血管或异常的血管结构。动脉瘤可见于三个部位:

(1)Willis 环,多位于后循环,占 60%。

(2)Willis 环周边动脉,如脉络膜前、后动脉,占 20%。

(3)异常的烟雾血管:20%。

9. 在烟雾病和烟雾综合征患者中,发现永存原始动脉的频率高于普通人群。

10. 香槟酒瓶颈征:颈总动脉分叉后可见 ICA 管径急剧缩窄,见于 74% 的烟雾病患者(图 19-3)。

九、MRI

1. 烟雾病 MRI 表现

(1)ICA 远端或 ACA 和 MCA 近端狭窄或闭塞。

(2)基底节区有信号流空影。

(3)强化后有明显的软脑膜强化。

(4)有梗死、萎缩和脑室扩大的表现。

(5)出血。

2. 与常规脑血管造影相比,MRI＋MRA 在诊断烟雾病方面的敏感性为 92%,特异性为 100%。

92% 的病例在 MRI 上可见到颅底烟雾血管,而 MRA 为 81%。

3. 在一项包括 30 例烟雾病患者的研究中,MRI 上均清楚显示出双侧 ICA 床突上段和 ACA、MCA 近端狭窄或闭塞的明确征象。80% 的患者有脑实质病变,最常见的脑实质病变为白质梗死,见于 73% 的病例。

4. 常春藤征(Ivy sign):强化后的 T_1 加权和 FLAIR 像上有明显的软脑膜弥漫性强化。考虑为软脑膜表面的细小血管网。

常春藤征与缺血的严重程度相关联。

十、脑血流研究

烟雾病的脑血流成像技术有 PET、氙-CT、Xe 和 SPECT。烟雾病患者额、颞叶局部 CBF 特征性地下降,而在后循环(小脑及枕叶)供血区升高,与颅底烟雾血管有关的脑中央结构区 CBF 升高。烟雾病患者的血流动力学异常的严重程度在不同患者之间存在很大差异。CBF 研究有助于预测卒中的风险和血管重建手术的成功与否。

十一、EEG

在成人烟雾病患者中,脑电图的表现无特异性,虽然脑电图在过去经常成为怀疑烟雾病患儿的筛查工具,但现在认为以此为目的的脑电图检查有些过时。烟雾病患儿可见的特征性 EEG 表现,包括:

1. 低波幅慢波,也称半球后部慢波或中央颞叶慢波。

2. 睡眠纺锤波压低。

3. 再建立现象:过度通气特异性地引起慢波建立(形成,反应),过度通气后 20~60 秒消失。有 70% 的患者在最初的慢波建立恢复至基线水平后又出现慢波的再建立。这种慢波的再建立现象被定位在血流动力学衰竭区域的深部灰质皮层。这一现象在烟雾病外科手术后消失,并且未出现在成人烟雾病患者中。

十二、烟雾病的临床表现

典型的烟雾病表现分为幼年型与成人型。这与双峰型的发病年龄分布是一致的:5 岁左右是峰值发病年龄,在 40~50 岁是次峰值发病年龄;年幼患者多表现为缺血性症状,而成人患者常表现为出血症状,这是烟雾病所独有的特征。越来越多的证据表明,烟雾综合征与此截然不同,尤其是北美和欧洲的烟雾综合征患者,表现为无论年龄大小,最常见的症状为缺血性的。烟雾综合征的临床特征将在之后分别讨论。

1. 幼年型

(1)入院时最初的症状体征

①运动障碍:81.5%。

②头痛:27.2%。

③智力发育迟缓:19.8%。

④言语障碍:17.3%。

⑤感觉异常:6.2%。

⑥癫痫发作:6.2%。

⑦不自主运动:6.2%。

(2)在哭闹或吹气等引起过度通气时常诱发神经系统症状的出现。

(3)颅内出血和动脉瘤罕见。

(4)50%以上的患儿有智力发育迟缓,在不足 5 岁的患儿中出现缺血症状与进行性智力障碍有关。

(5)随着时间的推移,患儿的症状常趋于稳定,这是因为侧支循环的建立和脑所需的 CBF 随年龄的增长而减少。

2. 成人型

(1)60%以上的病例表现为颅内出血。

①出血可能由以下原因引起。

a. 异常血管网。

b. 颅内动脉瘤。

②在表现为出血症状的患者中,大约有 1/3 在数天至数年会再次出血。

③脑室内出血是最常见的出血形式,见于 69%的出血患者。

④急性期病死率:脑梗死为 2.4%,脑出血为 16.4%。

⑤成人烟雾病的年度风险(平均随访 82.5 个月)。

a. 年出血率:4.3%。

b. 年梗死率:3.0%。

(2)远期临床转归:总的来说,在日本大约 75%的烟雾病患者可以进行正常的日常生活和工作,甚至在治疗前。

3. 单侧病变(也称为疑似烟雾病) 有一些证据表明单侧烟雾病与典型的双侧烟雾病是不同的。

(1)发展至双侧病变。

①日本一项 180 例单侧病变研究分析,在平均随访 6.6 年期间,仅有 7％发展成双侧病变。

②韩国一项研究中,经过 5.4 年的随访,7 例单侧病变患者有 2 例(28.5％)进展成双侧病变。

③北美一项研究中,18 例单侧病变(包括对侧没有、不确定或仅轻微受累)患者中有 7 例(38.9％)进展至双侧病变,平均随访 12.7 个月。

对侧存在轻微的或不确定的病变是病情进展的重要预测因素;尽管 75％的伴有对侧轻微或不确定受累表现的患者出现了进展,但最初没有对侧异常表现的患者中仅有 10％出现进展。

(2)单侧病变在成人患者中较儿童更为常见。

(3)家族性烟雾病患者中单侧病变不常见。

(4)单侧病变患者 CSF 中的 bFGF 水平低于确诊病例。

4. **无症状烟雾病**　日本的一项前瞻性研究在 12 个中心随访了 40 例无症状烟雾病患者,平均随访时间为 43.7 个月。其中 6 例接受了血管重建手术。

(1)初始评估时,20％的患者有梗死的影像学证据,40％表现有脑血流动力学异常。

(2)各种卒中的年风险率为 3.2％。在未经手术治疗的 34 例患者中,7 例在随诊期间出现神经系统事件,3 例为 TIA,1 例为缺血性卒中,3 例为脑出血。

(3)接受血管重建手术的 6 例患者中没有脑血管事件发生。

十三、家族性烟雾病

1. 家族性烟雾病的定义:至少有 1 位一级亲属也受影响。

烟雾病患者的一级或二级亲属患此病的风险是普通人群的 30～40 倍。

2. 大约 10％的烟雾病病例是家族性的。

在韩国,大约有 1.8％的烟雾病患者有家族史。

3. 与散发性烟雾病的平均发病年龄相比(30 岁),家族性烟雾病(11.8 岁)明显降低。

4. 与散发型病例相比,女性所占比例更大。

男女比例为 1∶5 或 1∶3.3。

5. 遗传方式为常染色显性,不完全外显。

6. 家族性烟雾病与染色体 3p24、2p26、6q25、8q23、12p12 和 17a25 相关。

7. 家族性烟雾病常与下述疾病有关:

(1)系统性红斑狼疮。

(2)基底动脉尖动脉瘤。

8. 建议对烟雾病患者的家族成员行 MRA 筛查。

十四、与烟雾综合征相关的疾病

大量的全身性疾病和其他因素与烟雾病相关。有烟雾样影像学表现的患者如果存在这些疾病中的任何一种,就提示患者为烟雾综合征,而不是烟雾病,尤其是当患者不是亚洲人时。在分析这些相关疾病时必须要小心谨慎,因为其中许多仅仅基于病例报道。对于非亚洲人的烟雾综合征患者,最明确的相关因素为 Down 综合征、镰状细胞病和颅脑放射治疗史。

1. 自身免疫性疾病

(1)Graves 病。

(2)干燥综合征。

(3)原发性抗磷脂综合征。

(4)系统性红斑狼疮。

2. 感染

(1)肺炎球菌性脑膜炎。

(2)结核。

(3)钩端螺旋体病。

(4)先天性 HIV 感染。

3. 血液系统疾病

(1)镰状细胞病。

(2)再生障碍性贫血。

(3)Fanconi 贫血。

(4)遗传性球形红细胞增多症。

(5)地中海贫血。

(6)A 型/甲型血友病。

(7)血栓性血小板减少性紫癜。

(8)溶血性贫血。

(9)原发性血小板减少症。

(10)急性淋巴母细胞性贫血。

(11)蛋白 C 或 S 缺乏。

(12)凝血因子(Ⅶ因子)缺乏。

4. 代谢性疾病

(1)高脂血症 2A 型。

(2)糖原贮积病Ⅰ型。

(3)弹性纤维假黄瘤。

(4)甲状腺功能亢进。

(5)NADH-CoQ 还原酶活性缺乏。

(6)高同型半胱氨酸血症。

5. 遗传综合征

(1)Down 综合征。

(2)神经纤维瘤病Ⅰ型。

(3)Apert 综合征。

(4)Turner 综合征。

(5)Williams 综合征。

(6)结节性硬化症。

(7)成骨不全。

(8)Noonan 综合征。

(9)Costello 综合征。

(10)Alagille 综合征。

(11)Smith-Magenis 综合征。

(12)12p 三体综合征。

6. 结缔组织或胶原血管综合征

(1)肌纤维营养不良。

(2)多囊肾病。

(3)Marfan 综合征。

(4)CREST 综合征。

7. 肿瘤

(1)颅咽管瘤。

(2)垂体腺瘤。

(3)脑干胶质瘤。

(4)Wilm 肿瘤。

8. 药物和娱乐性毒品

(1)口服避孕药。

(2)可卡因。

9. 放射治疗　颅脑放射治疗。

10. 其他疾病或因素

(1)动脉粥样硬化。

(2)白塞病。

(3)牵牛花综合征。

(4)脑 AVM(第 14 章)。

(5)脑动脉延长扩张症。

(6)永存原始动脉。

(7)肾血管性高血压。

(8)色素血管性斑性错构瘤病Ⅲb。

(9)肺结节病。

(10)异位钙化。

(11)先天性心脏病。

(12)头外伤。

(13)先天性巨结肠。

(14)周围血管闭塞性疾病。

十五、北美地区烟雾病和烟雾综合征患者的临床特点

北美和欧洲烟雾病患者的临床表现与日韩患者完全不同。在北美和欧洲成人

患者中最常见的临床表现是脑缺血症状,而不是出血。而且在北美,烟雾综合征似乎比烟雾病更为常见,而在日本恰好相反。因此,与烟雾病相关的疾病在美国和欧洲的临床地位更加重要。来自美国医学中心的两篇文章对这些问题进行了分析:

1. Chiu(1998):来自得克萨斯州休斯敦的 35 例烟雾病患者的系列研究,平均年龄 32 岁(6~59 岁),32 例确诊,3 例疑似。仅有 2 例亚裔。男女比例为 1:2.5,平均随访时间是诊断后 40 个月。

(1)成人患者和儿童始发症状主要是缺血性卒中或 TIA,总体上有 75% 的患者就诊时就有此症状。在成人患者中,88% 表现为缺血性症状,11.5% 表现为出血性。总的卒中复发率为每年 10.3%。

确诊后第一年卒中复发率最高(18%),之后降至每年 5%。

(2)脑室出血(IVH)是最常见的出血类型,占脑内出血患者的 83%。

(3)有 20 例患者接受了血管重建手术,包括直接和间接手术。

(4)间接血管重建术后同侧发生卒中的 5 年风险为 15%,内科治疗为 20%,手术治疗总体上为 22%。

2. Hallemeier(2006):34 例确诊或疑似烟雾病的患者参加实验。其中既有双侧受累的(n=22),也有单侧受累的(n=12)。只有 2 例亚裔。如果患者存在另外可能引起血管病变的疾病,则被排除在外。中位发病年龄 42 岁(20~79 岁),中位随访时间 5.1 年。

(1)24 例(76%)患者首发症状为缺血。7 例(20.6%)为出血,3 例无症状。

内科治疗组:患者出现症状后,5 年同侧卒中复发风险为 65%。

a. 表现为缺血症状的双侧受累患者卒中复发的风险最高,内科治疗 5 年内卒中风险为 82%。

b. 表现为出血的 7 例患者中,没有一例后来再出现出血,仅有 1 例患者有一次缺血性卒中。

(2)无症状的患者没有发生卒中。

3. 14 例患者接受了血管重建术。

手术患者,5 年围术期或继发同侧卒中或死亡风险为 17%。

十六、治疗

(一)内科治疗

没有内科治疗方案被证实对烟雾病患者有效。因为有出血性卒中的风险,不推荐长期抗凝治疗。因病理报道称血栓形成的发生频率较高,故抗血小板治疗可能获益。近期的重要研究 J-ASPECT 显示,院前服用抗血小板药物的烟雾病患者预后较好。本书作者常用阿司匹林,对大多数烟雾综合征或合并缺血症状的烟雾病患者使用,81mg 口服,每日 1 次。

J-ASPECT(日本综合卒中中心急性卒中诊疗能力)

J-ASPECT 的字母缩写是以后研究中最牵强附会的一个,是一项多中心、非随机的回顾性研究,针对日本 1925 名因非出血性烟雾病入院治疗的患者。其中 702 例接受抗血小板治疗,1223 例未接受。接受抗血小板治疗患者良好预后(mRSs 0~1)的概率明显增高(未校正 OR 1.71,95% CI 1.00~2.94)。如果不考虑研究设计上的不足,如非随机回顾性研究的结果为抗血小板治疗能使烟雾病患者获益提供了有力的证据。

(二)手术治疗

对烟雾病患者现已推出一系列外科血管重建技术。第一种操作方法是颈交感神经切断术,其目的是降低血管张力,从长远来看是无效的。直接的旁路移植手术包括颅外-颅内循环的直接吻合(EC-IC 旁路移植),被细分为高流量(如隐静脉移植吻合)和低流量(如 STA-MCA 旁路移植)手术方法。由于儿童行直接旁路移植操作困难,间接手术方法得到发展,涉及 STA 或血管组织的植入,如颞肌、硬膜或网膜直接覆盖在脑表面来促进侧支循环的建立。直接搭桥手术可使新生血管网持续减少;一项尸检的研究显示桥动脉网可以持续存在超过 20 年。

1. 血管重建术的适应证　目前仅有一项烟雾病旁路移植手术的随机试验(JAM 实验,见下文),日本卫生和福利厅发表了对缺血性烟雾病患者行旁路移植手术的指南。

旁路搭桥手术适用于以下患者:

①由于明显的脑缺血致临床症状反复出现。

②脑循环和代谢检查结果发现有局部脑血流、血管反应和灌注储备能力下降。

③总体来讲,旁路搭桥手术最适用于 Suzuki 4 级以上的患者。

2. 手术操作方法

(1)直接血管重建

①低流量旁路移植

②STA-MCA 旁路移植

Yasargil 于 1972 年做了第一例烟雾病患者的 STA-MCA 旁路移植手术。

③枕动脉旁路移植

如果患者 STA 细小,可选择枕动脉(OA)-MCA 旁路移植或 OA-PCA 旁路移植。

④高流量旁路移植

静脉旁路移植。

(2)间接血管重建

Matsushima 详细罗列了所有发表过的间接手术方法,最常用的手术方法如下。

①脑-颞肌贴敷术(EMS):将颞肌瓣直接贴敷在脑表面。

②脑-硬脑膜-动脉血管贴敷术(EDAS):将 STA 缝合到打开的硬膜上。

③脑-硬膜-动脉-肌肉贴敷术(EDAMS):将颞肌和 STA 同时贴敷于脑表面。

(3)直接与间接血管重建术联合使用比单一技术具有更高的再通效果。

（4）手术方法的选择

①患者年龄越轻，间接血管重建术越容易成功。随着年龄的增大，建立侧支循环的能力逐渐下降，这可能是因为血管生成因子或动脉生成因子逐渐减少或反应性逐渐降低所致。

在一篇对成年烟雾病患者行间接手术的报道中，年龄在 20～29 岁患者的疗效与儿童患者一样好，但年龄在 30 岁以上患者的间接血管重建术效果一般或是较差。年龄超过 40 岁的间接手术患者经血管造影发现手术效果最差，本书作者由此得出结论，对年龄在 40 岁以上的患者应主要选择直接血管重建术（或联合手术）。

②当 CBF 成像（如 PET、氙-CT、SPECT 加乙酰唑胺刺激）提示存在某种程度的血流动力学不足时，这种贴敷术效果最好。

③在间接血管重建术后，CBF 中 bFGF 水平增高可以预测血管生成的程度。

④有自发的经硬膜侧支血管（弓形侧支）形成的患者不应考虑贴敷术。

（5）手术结果

①幼年型烟雾病：对 57 例关于血管重建术治疗儿童烟雾病的研究所做的综述发现：

a. 最常报道的是间接血管重建术（占 73%），其次是直接与间接联合手术（23%）。

b. 据报道，87% 的患者获得症状改善。

c. 总的围术期卒中率和可逆性缺损发生率分别为 4.4% 和 6.1%。

②成人缺血性烟雾病：有几项研究报道，大多数接受血管重建术的患者临床症状有改善。

两项北美回顾性研究报道了血管重建术的益处。

• Chiu 等：间接血管重建术后 5 年出现同侧卒中的风险是 15%，内科治疗是 20%。

• Hallemeier 等：手术患者围术期或随后发生的 5 年同侧卒中或死亡风险是 17%，未行手术治疗的是 65%。

③手-口综合征：手-口综合征表现为口角和手部的感觉异常，而无明显的运动障碍。行外科旁路移植手术的烟雾病患者中，22.9% 出现一过性手-口综合征。这是由于术后豆纹动脉的血流短暂性减少所致。

（6）出血性烟雾病：日本成人烟雾病实验评估了搭桥手术对出血性烟雾病的作用。

十七、日本成人烟雾病试验（JAM）

80 例有出血史的成人烟雾病患者被随机分为双侧直接 STA-MCA 组（42 例）

和非手术治疗组(38 例)。主要终点事件为平均随访 4.32 年中的任意不良事件。手术组患者将接受双侧搭桥(在入组 3 个月内完成)。

1. 所有不良事件,Kaplan-Meier 生存分析:

(1)手术组每年:3.2%。

(2)非手术组每年:8.2%($P=0.048$)。

2. 再出血,Kaplan-Meier 生存分析:

(1)手术组每年:2.7%。

(2)非手术组每年:7.6%($P=0.042$)。

3. 8 例患者出现围术期并发症,仅 1 例(2.4%)发生不可逆损害,无一例致残。

评论:这项相对较小规模的研究显示出不太显著的统计学差异,提示直接搭桥手术有可能会减少再出血的发生,仍需更大规模的研究来论证。另外,这项研究着眼于 5 年内的再出血;而首次出血后 10 年以上仍可发生再次出血。还有一点,手术组的结果非常好(理论上搭桥手术经验较少的医师做不到),没有任何一个终点事件与手术并发症有关,这样的结果存在一定程度的偏差。

十八、颅内血管成形术

一些对缺血性烟雾病行颅内血管成形术(伴或不伴有支架置入)的病例已有报道。两组小规模的病例显示,成人患者具有很高的复发率。这些有限的资料显示,血管成形及支架植入并非治疗烟雾病的长久之计。

十九、妊娠和烟雾病

一项对已报道的 30 例妊娠烟雾病患者的综述分析表明,除 1 例外所有病例中,无论母亲还是孩子预后均良好。仅有 1 例预后不良的患者为出血性烟雾病患者。作者认为烟雾病患者可以成功妊娠,而且他们猜测烟雾病的存在也不至于影响分娩的方式,因为无论是阴道分娩还是剖宫产都可成功分娩。

二十、"烟雾相关性综合征"

在一些文章中,把一种与烟雾性疾病不相关的先天性脑血管异常称为"烟雾相关性综合征"。其特点为显著的发育不良、颈内动脉岩骨段延长扩张、特异性伴有异常分叉形式的直形血管、新生儿动脉导管未闭治疗史,以及虹膜发育不全引起瞳孔扩大。该病可以出现大脑中动脉的狭窄。令人惊奇的是所有报道病例的临床表现与影像特点惊人相似,尽管病因尚未可知。

参 考 文 献

[1] Qureshi AI, Feldmann E, Gomez CR, et al. Intracranial atherosclerotic disease: an update. Ann Neurol.2009;66:730-8.

[2] Higashida RT, Meyers PM, Connors JJ 3rd, et al. Intracranial angioplasty & stenting for cerebral atherosclerosis:a position statement of the American Society of Interventional and Therapeutic Neuroradiology, Society of Interventional Radiology, and the American Society of Neuroradiology. AJNR Am J Neuroradiol. 2005;26:2323-7.

[3] Bos D, van der Rijk MJ, Geeraedts TE, et al. Intracranial carotid artery atherosclerosis: prevalence and risk factors in the general population. Stroke. 2012;43:1878-84.

[4] Chimowitz MI, Lynn MJ, Howlett-Smith H, et al. Comparison of warfarin and aspirin for symptomatic intracranial arterial stenosis. N Engl J Med. 2005;352:1305-16.

[5] Caplan LR, Gorelick PB, Hier DB. Race, sex and occlusive cerebrovascular disease: a review. Stroke.1986;17:648-55.

[6] Wityk RJ, Lehman D, Klag M, Coresh J, Ahn H, Litt B. Race and sex differences in the distribution of cerebral atherosclerosis. Stroke. 1996;27:1974-80.

[7] Gorelick PB, Caplan LR, Hier DB, et al. Racial differences in the distribution of posterior circulation occlusive disease. Stroke. 1985;16:785-90.

[8] Wang Y, Zhao X, Liu L, et al. Prevalence and outcomes of symptomatic intracranial large artery stenoses and occlusions in China: the Chinese Intracranial Atherosclerosis (CICAS) Study. Stroke. 2014;45:663-9.

[9] Kremer C, Schaettin T, Georgiadis D, Baumgartner RW. Prognosis of asymptomatic stenosis of the middle cerebral artery. J Neurol Neurosurg Psychiatry. 2004;75:1300-3.

[10] Akins PT, Pilgram TK, Cross DT 3rd, Moran CJ. Natural history of stenosis from intracranial atherosclerosis by serial angiography. Stroke. 1998;29:433-8.

[11] Wolff V, Armspach JP, Beaujeux R, et al. High frequency of intracranial arterial stenosis and cannabis use in ischaemic stroke in the young. Cerebrovasc Dis. 2014;37:438-43.

[12] Hackam DG. Cannabis and stroke: systematic appraisal of case reports. Stroke. 2015;46: 852-6.

[13] Wolff V, Armspach JP, Lauer V, et al. Cannabis-related stroke: myth or reality? Stroke. 2013;44:558-63.

[14] Wilson PW. Estimating cardiovascular disease risk and the metabolic syndrome: a Framingham view. Endocrinol Metab Clin N Am. 2004;33:467-81. v

[15] Ford ES, Giles WH, Dietz WH. Prevalence of the metabolic syndrome among US adults: findings from the third National Health and Nutrition Examination Survey. JAMA. 2002; 287:356-9.

[16] Amin-Hanjani S, Du X, Rose-Finnell L, et al. Hemodynamic features of symptomatic vertebrobasilar disease.Stroke. 2015;46:1850-6.

[17] Liebeskind DS. Imaging the collaterome: a stroke renaissance. Curr Opin Neurol. 2015;28: 1-3.

[18] Liebeskind DS. Collateral circulation. Stroke. 2003;34:2279-84.

[19] Coyle P, Heistad DD. Development of collaterals in the cerebral circulation. Blood Vessels. 1991;28:183-9.

[20] Liebeskind DS, Cotsonis GA, Saver JL, et al. Collaterals dramatically alter stroke risk in intracranial atherosclerosis.Ann Neurol. 2011;69:963-74.

[21] Ryoo S, Lee MJ, Cha J, Jeon P, Bang OY. Differential vascular pathophysiologic types of intracranial atherosclerotic stroke: a high-resolution wall magnetic resonance imaging study. Stroke. 2015;46:2815-21.

[22] Lammie GA, Sandercock PA, Dennis MS. Recently occluded intracranial and extracranial carotid arteries.Relevance of the unstable atherosclerotic plaque. Stroke. 1999;30:1319-25.

[23] Bodle JD, Feldmann E, Swartz RH, Rumboldt Z, Brown T, Turan TN. High-resolution magnetic resonance imaging: an emerging tool for evaluating intracranial arterial disease. Stroke. 2013;44:287-92.

[24] Bash S, Villablanca JP, Jahan R, et al. Intracranial vascular stenosis and occlusive disease: evaluation with CT angiography, MR angiography, and digital subtraction angiography. AJNR Am J Neuroradiol. 2005;26:1012-21.

[25] Zhao L, Barlinn K, Sharma VK, et al. Velocity criteria for intracranial stenosis revisited: an international multicenter study of transcranial Doppler and digital subtraction angiography. Stroke. 2011;42:3429-34.

[26] Arenillas JF, Molina CA, Montaner J, Abilleira S, Gonzalez-Sanchez MA, Alvarez-Sabin J. Progression and clinical recurrence of symptomatic middle cerebral artery stenosis: a long-term follow-up transcranial Doppler ultrasound study. Stroke. 2001;32:2898-904.

[27] Bogousslavsky J, Barnett HJ, Fox AJ, Hachinski VC, Taylor W. Atherosclerotic disease of the middle cerebral artery. Stroke. 1986;17:1112-20.

[28] Mazighi M, Tanasescu R, Ducrocq X, et al. Prospective study of symptomatic athero-thrombotic intracranial stenoses:the GESICA Study. Neurology. 2006;66:1187-91.

[29] Chimowitz MI, Lynn MJ, Derdeyn CP, et al. Stenting versus aggressive medical therapy for intracranial arterial stenosis. N Engl J Med. 2011;365:993-1003.

[30] Chimowitz MI, Kokkinos J, Strong J, et al. The Warfarin-Aspirin symptomatic intracranial disease study. Neurology.1995;45:1488-93.

[31] Kasner SE, Chimowitz MI, Lynn MJ, et al. Predictors of ischemic stroke in the territory of a symptomatic intracranial arterial stenosis. Circulation. 2006;113:555-63.

[32] Chaturvedi S, Turan TN, Lynn MJ, et al. Do patient characteristics explain the differences in outcome between medically treated patients in SAMMPRIS and WASID? Stroke. 2015; 46:2562-7.

[33] Kim DE, Kim JY, Jeong SW, et al. Association between changes in lipid profiles and progression of symptomatic intracranial atherosclerotic stenosis: a prospective multicenter study. Stroke. 2012;43:1824-30.

[34] Chimowitz MI, Lynn MJ, Turan TN, et al. Design of the stenting and aggressive medical management for preventing recurrent stroke in intracranial stenosis trial. J Stroke Cerebrovasc Dis. 2011;20:357-68.

[35] Siddiq FMD, Memon MZMD, Vazquez GPD, Safdar AMD, Qureshi AIMD. Comparison between primary angioplasty and stent placement for symptomatic intracranial atherosclerotic disease: meta-analysis of case series.Neurosurgery. 2009;65:1024-34.

[36] Fiorella D, Chow MM, Anderson M, Woo H, Rasmussen PA, Masaryk TJ. A 7-year experience with balloon-mounted coronary stents for the treatment of symptomatic vertebrobasilar intracranial atheromatous disease. Neurosurgery. 2007; 61: 236-42. discussion 42-3.

[37] The SSI. Stenting of symptomatic atherosclerotic lesions in the vertebral or intracranial arteries (SSYLVIA): study results. Stroke. 2004;35:1388-92.

[38] Bose A, Hartmann M, Henkes H, et al. A novel, self-expanding, nitinol stent in medically refractory intracranial atherosclerotic stenoses: the Wingspan study. Stroke. 2007;38:1531-7.

[39] Zaidat OO, Fitzsimmons BF, Woodward BK, et al. Effect of a balloon-expandable intracranial stent vs medical therapy on risk of stroke in patients with symptomatic intracranial stenosis: the VISSIT randomized clinical trial.JAMA. 2015;313:1240-8.

[40] Dumont TM, Sonig A, Mokin M, et al. Submaximal angioplasty for symptomatic intracranial atherosclerosis: a prospective phase I study. J Neurosurg. 2016;125:964-71.

[41] Derdeyn CP, Chimowitz MI, Lynn MJ, et al. Aggressive medical treatment with or without stenting in high-risk patients with intracranial artery stenosis (SAMMPRIS): the final results of a randomised trial. Lancet.2014;383:333-41.

[42] Lutsep HL, Lynn MJ, Cotsonis GA, et al. Does the stenting versus aggressive medical therapy trial support stenting for subgroups with intracranial stenosis? Stroke. 2015;46:3282-4.

[43] Derdeyn CP, Fiorella D, Lynn MJ, et al. Mechanisms of stroke after intracranial angioplasty and stenting in the SAMMPRIS trial. Neurosurgery. 2013;72:777-95. discussion 95.

[44] Fiorella D, Derdeyn CP, Lynn MJ, et al. Detailed analysis of periprocedural strokes in patients undergoing intracranial stenting in Stenting and Aggressive Medical Management for Preventing Recurrent Stroke in Intracranial Stenosis (SAMMPRIS). Stroke. 2012;43:2682-8.

[45] Narrowed indications for use for the Styker Wingspan Stent System: FDA Safety Communication. In: Administration USFaD, ed.: U. S. Department of Health and Human Services; 2015.

[46] Derdeyn CP, Fiorella D, Lynn MJ, et al. Impact of operator and site experience on outcomes after angioplasty and stenting in the SAMMPRIS trial. J Neurointerv Surg. 2013;5:528-33.

[47] Derdeyn CP, Fiorella D, Lynn MJ, et al. Nonprocedural symptomatic infarction and in-stent restenosis after intracranial angioplasty and stenting in the SAMMPRIS trial (stenting and aggressive medical management for the prevention of recurrent stroke in intracranial stenosis). Stroke. 2017;48(6):1501.

[48] Barbash GI, Reiner J, White HD, et al. Evaluation of paradoxic beneficial effects of smoking in patients receiving thrombolytic therapy for acute myocardial infarction: mechanism of the "smoker's paradox" from the GUSTO-I trial, with angiographic insights. Global utilization of streptokinase and tissue-plasminogen activator for occluded coronary arteries. J Am Coll Cardiol. 1995;26:1222-9.

[49] Kufner A, Nolte CH, Galinovic I, et al. Smoking-thrombolysis paradox: recanalization and reperfusion rates after intravenous tissue plasminogen activator in smokers with ischemic stroke. Stroke. 2013;44:407-13.

[50] Bliden KP, Dichiara J, Lawal L, et al. The association of cigarette smoking with enhanced platelet inhibition by clopidogrel. J Am Coll Cardiol. 2008;52:531-3.

[51] Waters MF, Hoh BL, Lynn MJ, et al. Factors associated with recurrent ischemic stroke in the medical group of the SAMMPRIS Trial. JAMA Neurol. 2016;73:308-15.

[52] Kwon HM, Lynn MJ, Turan TN, et al. Frequency, risk factors, and outcome of coexistent small vessel disease and intracranial arterial stenosis: results from the stenting and aggressive medical management for preventing recurrent stroke in intracranial stenosis

(SAMMPRIS) trial. JAMA Neurol. 2016;73:36-42.

[53] Eriksen M, Mackay J, Scluger N. Consumption. The Tobacco Atlas. 5th ed. Atlanta, GA: American Cancer Society;2015. p. 30-1.

[54] Mizutani T. Natural course of intracranial arterial dissections. J Neurosurg. 2011;114: 1037-44.

[55] Kurihara T. Headache, neck pain, and stroke as characteristic manifestations of the cerebral artery dissection. Intern Med. 2007;46:257-8.

[56] Kim DJ, Kim BM, Suh SH, Kim DI. Self-expanding stent placement for anterior circulation intracranial artery dissection presenting with ischemic symptoms. Neurosurgery. 2015;76:158-64. discussion 64.

[57] Sikkema T, Uyttenboogaart M, van Dijk JM, et al. Clinical features and prognosis of intracranial artery dissection.Neurosurgery. 2015;76:663-70; discussion 70-1.

[58] Matsushima Y. Moyamoya disease. In: Albright L, Pollack I, Adelson D, editors. Principles and practice of pediatric neurosurgery. New York: Thieme Medical Publishers, Inc.; 1999. p. 1053-69.

[59] Rodriguez GJ, Kirmani JF, Ezzeddine MA, Qureshi AI. Primary percutaneous transluminal angioplasty for early moyamoya disease. J Neuroimaging. 2007;17:48-53.

[60] Wakai K, Tamakoshi A, Ikezaki K, et al. Epidemiological features of moyamoya disease in Japan: findings from a nationwide survey. Clin Neurol Neurosurg. 1997;99(Suppl 2):S1-5.

[61] Fukui M. Current state of study on moyamoya disease in Japan. Surg Neurol. 1997;47: 138-43.

[62] Watanabe A, Omata T, Koizumi H, Nakano S, Takeuchi N, Kinouchi H. Bony carotid canal hypoplasia in patients with moyamoya disease. J Neurosur Pediatr. 2010;5:591-4.

[63] Ikezaki K, Han DH, Dmsci DH, Kawano T, Kinukawa N, Fukui M. A clinical comparison of definite moyamoya disease between South Korea and Japan. Stroke. 1997;28:2513-7.

[64] Matsushima Y, Qian L, Aoyagi M. Comparison of moyamoya disease in Japan and moyamoya disease (or syndrome) in the People's republic of China. Clin Neurol Neurosurg. 1997;99(Suppl 2):S19-22.

[65] Cheng MK. A review of cerebrovascular surgery in the People's republic of China. Stroke. 1982;13:249-55.

[66] Uchino K, Johnston SC, Becker KJ, Tirschwell DL. Moyamoya disease in Washington state and California.Neurology. 2005;65:956-8.

[67] Gaillard J, Klein J, Duran D, et al. Incidence, clinical features, and treatment of familial moyamoya in pediatric patients: a single-institution series. J Neurosurg Pediatr. 2017;19: 553-9.

[68] Graham JF, Matoba A. A survey of Moyamoya disease in Hawaii. Clin Neurol Neurosurg. 1997;99:S31-S5.

[69] Yonekawa Y, Ogata N, Kaku Y, Taub E, Imhof H-G. Moyamoya disease in Europe, past and present status. Clin Neurol Neurosurg. 1997;99:S58-60.

[70] Nyary I. Moyamoya disease: the Hungarian experience. International Symposium on Moyamoya Disease. Fukuoa;1996.

[71] Takekawa Y, Umezawa T, Ueno Y, Sawada T, Kobayashi M. Pathological and immunohistochemical findings of an autopsy case of adult moyamoya disease. Neuropathology. 2004;24:236-42.

[72] Li B, Wang ZC, Sun YL, Ultrastructural HY. Study of cerebral arteries in Moyamoya dis-

ease. Chin Med J.1992;105;923-8.

[73] Takagi Y, Kikuta K, Nozaki K, Hashimoto N. Histological features of middle cerebral arteries from patients treated for Moyamoya disease. Neurol Med Chir (Tokyo). 2007;47: 1-4.

[74] Aoyagi M, Fukai N, Yamamoto M, Nakagawa K, Matsushima Y, Yamamoto K. Early development of intimal thickening in superficial temporal arteries in patients with moyamoya disease. Stroke. 1996;27;1750-4.

[75] Ikeda E, Hosoda Y. Distribution of thrombotic lesions in the cerebral arteries in spontaneous occlusion of the circle of Willis: cerebrovascular moyamoya disease. Clin Neuropathol. 1993;12;44-8.

[76] Yamashita M, Oka K, Tanaka K. Histopathology of the brain vascular network in moyamoya disease. Stroke.1983;14;50-8.

[77] Miyatake S, Miyake N, Touho H, et al. Homozygous c.14576G＞A variant of RNF213 predicts early-onset and severe form of moyamoya disease. Neurology. 2012;78;803-10.

[78] Bang OY, Fujimura M, Kim SK. The pathophysiology of moyamoya disease: an update. J Stroke. 2016;18;12-20.

[79] Aoyagi M, Fukai N, Sakamoto H, et al. Altered cellular responses to serum mitogens, including platelet-derived growth factor, in cultured smooth muscle cells derived from arteries of patients with moyamoya disease. J Cell Physiol. 1991;147;191-8.

[80] Yamamoto M, Aoyagi M, Fukai N, Matsushima Y, Yamamoto K. Increase in prostaglandin E(2) production by interleukin-1beta in arterial smooth muscle cells derived from patients with moyamoya disease. Circ Res.1999;85;912-8.

[81] Jung KH, Chu K, Lee ST, et al. Circulating endothelial progenitor cells as a pathogenetic marker of moyamoya disease. J Cereb Blood Flow Metab. 2008;28;1795-803.

[82] Malek AM, Connors S, Robertson RL, Folkman J, Scott RM. Elevation of cerebrospinal fluid levels of basic fibroblast growth factor in moyamoya and central nervous system disorders. Pediatr Neurosurg. 1997;27;182-9.

[83] Hosoda Y, Hirose S, Kameyama K. Histopathological and immunohistochemical study of growth factor in spontaneous occlusion of the circle of Willis. In: Fukui M, editor. Annual report of the research committee on spontaneous occlusion of the circle of Willis (Moyamoya disease) 1993. Japan: Ministry of Health and Welfare; 1994.p. 25-8.

[84] Hojo M, Hoshimaru M, Miyamoto S, et al. Role of transforming growth factor-beta1 in the pathogenesis of moyamoya disease. J Neurosurg. 1998;89;623-9.

[85] Nanba R, Kuroda S, Ishikawa T, Houkin K, Iwasaki Y. Increased expression of hepatocyte growth factor in cerebrospinal fluid and intracranial artery in moyamoya disease. Stroke. 2004;35;2837-42.

[86] Frank PG, Woodman SE, Park DS, Lisanti MP. Caveolin, caveolae, and endothelial cell function. Arterioscler Thromb Vasc Biol. 2003;23;1161-8.

[87] Kang HS, Kim SK, Cho BK, Kim YY, Hwang YS, Wang KC. Single nucleotide polymorphisms of tissue inhibitor of metalloproteinase genes in familial moyamoya disease. Neurosurgery. 2006;58;1074-80; discussion 1074-80.

[88] Tanigawara T, Yamada H, Sakai N, Andoh T, Deguchi K, Iwamura M. Studies on cytomegalovirus and Epstein-Barr virus infection in moyamoya disease. Clin Neurol Neurosurg. 1997;99(Suppl 2):S225-8.

[89] Bower RS, Mallory GW, Nwojo M, Kudva YC, Flemming KD, Meyer FB. Moyamoya

disease in a primarily white, midwestern US population: increased prevalence of autoimmune disease. Stroke. 2013;44:1997-9.

[90] Li H, Zhang ZS, Dong ZN, et al. Increased thyroid function and elevated thyroid autoantibodies in pediatric patients with moyamoya disease: a case-control study. Stroke. 2011;42: 1138-9.

[91] Fukui M. Guidelines for the diagnosis and treatment of spontaneous occlusion of the circle of Willis ('moyamoya' disease). Research Committee on Spontaneous Occlusion of the Circle of Willis (Moyamoya Disease) of the Ministry of Health and Welfare, Japan. Clin Neurol Neurosurg. 1997;99(Suppl 2):S238-40.

[92] Handa J, Nakano Y, Okuno T, Komuro H, Hojyo H, Handa H. Computerized tomography in Moyamoya syndrome.Surg Neurol. 1977;7:315-9.

[93] Robertson RL, Chavali RV, Robson CD, et al. Neurologic complications of cerebral angiography in childhood moyamoya syndrome. Pediatr Radiol. 1998;28:824-9.

[94] Kuroda S, Hashimoto N, Yoshimoto T, Iwasaki Y. Radiological findings, clinical course, and outcome in asymptomatic moyamoya disease: results of multicenter survey in Japan. Stroke. 2007;38(5):1430.

[95] Yamada I, Himeno Y, Suzuki S, Matsushima Y. Posterior circulation in moyamoya disease: angiographic study.Radiology. 1995;197:239-46.

[96] Komiyama M, Nishikawa M, Yasui T, Kitano S, Sakamoto H, Fu Y. Steno-occlusive changes in the external carotid system in moyamoya disease. Acta Neurochir. 2000;142 (4):421.

[97] Hoshimaru M, Kikuchi H. Involvement of the external carotid arteries in moyamoya disease: neuroradiological evaluation of 66 patients. Neurosurgery. 1992;31:398-400.

[98] Suzuki J, Kodama N. Cerebrovascular "Moyamoya" disease. 2. Collateral routes to forebrain via ethmoid sinus and superior nasal meatus. Angiology. 1971;22:223-36.

[99] Kodama N, Fujiwara S, Horie Y, Kayama T, Suzuki J. Transdural anastomosis in moyamoya disease—vault moyamoy (author's transl). No Shinkei Geka. 1980;8:729-37.

[100] Miyamoto S, Kikuchi H, Karasawa J, Nagata I, Ikota T, Takeuchi S. Study of the posterior circulation in moyamoya disease. Clinical and neuroradiological evaluation. J Neurosurg. 1984;61:1032-7.

[101] Piao R, Oku N, Kitagawa K, et al. Cerebral hemodynamics and metabolism in adult moyamoya disease: comparison of angiographic collateral circulation. Ann Nucl Med. 2004; 18:115-21.

[102] Wang MY, Steinberg GK. Rapid and near-complete resolution of moyamoya vessels in a patient with moyamoya disease treated with superficial temporal artery-middle cerebral artery bypass. Pediatr Neurosurg. 1996;24:145-50.

[103] Yonekawa Y, Taub E. Moyamoya disease: status. Neurologist. 1998;1999:13-23.

[104] Komiyama M, Nakajima H, Nishikawa M, et al. High incidence of persistent primitive arteries in moyamoya and quasi-moyamoya diseases. Neurol Med Chir (Tokyo). 1999;39: 416-20; discussion 20-2.

[105] Yasaka M, Ogata T, Yasumori K, Inoue T, Okada Y. Bottle neck sign of the proximal portion of the internal carotid artery in moyamoya disease. J Ultrasound Med. 2006;25: 1547-52; quiz 53-4.

[106] Yamada I, Suzuki S, Matsushima Y. Moyamoya disease: comparison of assessment with MR angiography and MR imaging versus conventional angiography. Radiology. 1995;196:

211-8.

[107] Yamada I, Suzuki S, Matsushima Y. Moyamoya disease: diagnostic accuracy of MRI. Neuroradiology.1995;37:356-61.

[108] Yoon H-K, Shin H-J, Chang YW. "Ivy Sign" in childhood moyamoya disease: depiction on FLAIR and contrast-enhanced T1-weighted MR images. Radiology. 2002;223:384-9.

[109] Mori N, Mugikura S, Higano S, et al. The leptomeningeal "ivy sign" on fluid-attenuated inversion recovery MR imaging in Moyamoya disease: a sign of decreased cerebral vascular reserve? AJNR Am J Neuroradiol.2009;30(5):930.

[110] Iwama T, Akiyama Y, Morimoto M, Kojima A, Hayashida K. Comparison of positron emission tomography study results of cerebral hemodynamics in patients with bleeding- and ischemic-type moyamoya disease. Neurosurg Focus. 1998;5:e3.

[111] McAuley DJ, Poskitt K, Steinbok P. Predicting stroke risk in pediatric moyamoya disease with xenon-enhanced computed tomography. Neurosurgery. 2004;55:327-32; discussion 32-3.

[112] Kohno K, Oka Y, Kohno S, Ohta S, Kumon Y, Sakaki S. Cerebral blood flow measurement as an indicator for an indirect revascularization procedure for adult patients with moyamoya disease. Neurosurgery. 1998;42:752-7;discussion 7-8.

[113] Honda M, Ezaki Y, Kitagawa N, Tsutsumi K, Ogawa Y, Nagata I. Quantification of the regional cerebral blood flow and vascular reserve in moyamoya disease using split-dose iodoamphetamine I 123 single-photon emission computed tomography. Surg Neurol. 2006; 66:155-9; discussion 9.

[114] Nariai T, Matsushima Y, Imae S, et al. Severe haemodynamic stress in selected subtypes of patients with moyamoya disease: a positron emission tomography study. J Neurol Neurosurg Psychiatry. 2005;76:663-9.

[115] Nariai T, Suzuki R, Matsushima Y, et al. Surgically induced angiogenesis to compensate for hemodynamic cerebral ischemia. Stroke. 1994;25:1014-21.

[116] Kodama N, Aoki Y, Hiraga H, Wada T, Suzuki J. Electroencephalographic findings in children with moyamoya disease. Arch Neurol. 1979;36:16-9.

[117] Qiao F, Kuroda S, Kamada K, Houkin K, Iwasaki Y. Source localization of the re-build up phenomenon in pediatric moyamoya disease-a dipole distribution analysis using MEG and SPECT. Childs Nerv Syst.2003;19:760-4.

[118] Kuroda S, Kamiyama H, Isobe M, Houkin K, Abe H, Mitsumori K. Cerebral hemodynamics and "re-build-up" phenomenon on electroencephalogram in children with moyamoya disease. Childs Nerv Syst. 1995;11:214-9.

[119] Yonekawa Y, Kahn N. Moyamoya disease. Adv Neurol. 2003;92:113-8.

[120] Matsushima Y, Aoyagi M, Niimi Y, Masaoka H, Ohno K. Symptoms and their pattern of progression in childhood moyamoya disease. Brain Dev. 1990;12:784-9.

[121] Moritake K, Handa H, Yonekawa Y, Taki W, Okuno T. Follow-up study on the relationship between age at onset of illness and outcome in patients with moyamoya disease. No Shinkei Geka. 1986;14:957-63.

[122] Iwama T, Morimoto M, Hashimoto N, Goto Y, Todaka T, Sawada M. Mechanism of intracranial rebleeding in moyamoya disease. Clin Neurol Neurosurg. 1997;99(Suppl 2): S187-90.

[123] Kobayashi E, Saeki N, Oishi H, Hirai S, Yamaura A. Long-term natural history of hemorrhagic moyamoya disease in 42 patients. J Neurosurg. 2000;93:976-80.

[124] Cho WS, Chung YS, Kim JE, et al. The natural clinical course of hemodynamically stable adult moyamoya disease.J Neurosurg. 2015;122;82-9.

[125] Seol HJ, Wang KC, Kim SK, et al. Unilateral (probable) moyamoya disease; long-term follow-up of seven cases.Childs Nerv Syst. 2006;22;145-50.

[126] Kelly ME, Bell-Stephens TE, Marks MP, Do HM, Steinberg GK. Progression of unilateral moyamoya disease; a clinical series. Cerebrovasc Dis. 2006;22;109-15.

[127] Ikezaki K, Inamura T, Kawano T, Fukui M. Clinical features of probable moyamoya disease in Japan. Clin Neurol Neurosurg. 1997;99(Suppl 2);S173-7.

[128] Houkin K, Abe H, Yoshimoto T, Takahashi A. Is "unilateral" moyamoya disease different from moyamoya disease? J Neurosurg. 1996;85;772-6.

[129] Kusaka N, Tamiya T, Adachi Y, et al. Adult unilateral moyamoya disease with familial occurrence in two definite cases; a case report and review of the literature. Neurosurg Rev. 2006;29;82-7.

[130] Nanba R, Kuroda S, Tada M, Ishikawa T, Houkin K, Iwasaki Y. Clinical features of familial moyamoya disease.Childs Nerv Syst. 2006;22;258-62.

[131] Kanai N. A genetic study of spontaneous occlusion of the circle of Willis (moyamoya disease). J Tokyo Women Med Univ. 1992;62;1227-58.

[132] Kitahara T, Ariga N, Yamaura A, Makino H, Maki Y. Familial occurrence of moyamoya disease; report of three Japanese families. J Neurol Neurosurg Psychiatry. 1979;42; 208-14.

[133] Yamada H, Nakamura S, Kageyama N. Moyamoya disease in monovular twins; case report. J Neurosurg.1980;53;109-12.

[134] Yamauchi T, Houkin K, Tada M, Abe H. Familial occurrence of moyamoya disease. Clin Neurol Neurosurg.1997;99(Suppl 2);S162-7.

[135] Mineharu Y, Takenaka K, Yamakawa H, et al. Inheritance pattern of familial moyamoya disease; autosomal dominant mode and genomic imprinting. J Neurol Neurosurg Psychiatry. 2006;77(9);1025.

[136] Ikeda H, Sasaki T, Yoshimoto T, Fukui M, Arinami T. Mapping of a familial moyamoya disease gene to chromosome 3p24.2-p26. Am J Hum Genet. 1999;64;533-7.

[137] Yamauchi T, Tada M, Houkin K, et al. Linkage of familial moyamoya disease (Spontaneous Occlusion of the Circle of Willis) to chromosome 17q25. Stroke. 2000;31;930-5.

[138] Inoue TK, Ikezaki K, Sasazuki T, Matsushima T, Fukui M. Linkage analysis of moyamoya disease on chromosome 6. J Child Neurol. 2000;15;179-82.

[139] Sakurai K, Horiuchi Y, Ikeda H, et al. A novel susceptibility locus for moyamoya disease on chromosome 8q23. J Hum Genet. 2004;49;278-81.

[140] Lee CM, Lee SY, Ryu SH, Lee SW, Park KW, Chung WT. Systemic lupus erythematosus associated with familial moyamoya disease. Korean J Intern Med. 2003;18;244-7.

[141] Akutsu H, Sonobe M, Sugita K, Nakai Y, Matsumura A. Familial association of basilar bifurcation aneurysm and moyamoya disease—four case reports. Neurol Med Chir (Tokyo). 2003;43;435-8.

[142] Houkin K, Tanaka N, Takahashi A, Kamiyama H, Abe H, Kajii N. Familial occurrence of moyamoya disease. Magnetic resonance angiography as a screening test for high-risk subjects. Childs Nerv Syst. 1994;10;421-5.

[143] Sasaki T, Nogawa S, Amano T. Co-morbidity of moyamoya disease with graves' disease. Report of three cases and a review of the literature. Intern Med. 2006;45;649-53.

[144] Matsuki Y, Kawakami M, Ishizuka T, et al. SLE and Sjogren's syndrome associated with unilateral moyamoya vessels in cerebral arteries. Scand J Rheumatol. 1997;26;392-4.

[145] Shuja-Ud-Din MA, Ahamed SA, Baidas G, Naeem M. Moyamoya syndrome with primary antiphospholipid syndrome.Med Princ Pract. 2006;15;238-41.

[146] Czartoski T, Hallam D, Lacy JM, Chun MR, Becker K. Postinfectious vasculopathy with evolution to moyamoya syndrome. J Neurol Neurosurg Psychiatry. 2005;76;256-9.

[147] Nakayama Y, Tanaka A, Nagasaka S, Ikui H. Intracerebral hemorrhage in a patient with moyamoya phenomenon caused by tuberculous arteritis: a case report. No Shinkei Geka. 1999;27;751-5.

[148] Hsiung GY, Sotero de Menezes M. Moyamoya syndrome in a patient with congenital human immunodeficiency virus infection. J Child Neurol. 1999;14;268-70.

[149] Dobson SR, Holden KR, Nietert PJ, et al. Moyamoya syndrome in childhood sickle cell disease: a predictive factor for recurrent cerebrovascular events. Blood. 2002;99;3144-50.

[150] Tomura N, Inugami A, Higano S, et al. Cases similar to cerebrovascular moyamoya disease—investigation by angiography and computed tomography. No To Shinkei. 1988;40; 905-12.

[151] Pavlakis SG, Verlander PC, Gould RJ, Strimling BC, Auerbach AD. Fanconi anemia and moyamoya: evidence for an association. Neurology. 1995;45;998-1000.

[152] Tokunaga Y, Ohga S, Suita S, Matsushima T, Hara T. Moyamoya syndrome with spherocytosis: effect of splenectomy on strokes. Pediatr Neurol. 2001;25;75-7.

[153] Sanefuji M, Ohga S, Kira R, Yoshiura T, Torisu H, Hara T. Moyamoya syndrome in a splenectomized patient with beta-thalassemia intermedia. J Child Neurol. 2006;21;75-7.

[154] Matsuda M, Enomoto T, Yanaka K, Nose T. Moyamoya disease associated with hemophilia A. Case report. Pediatr Neurosurg. 2002;36;157-60.

[155] Hiyama H, Kusano R, Muragaki Y, Miura N. Moyamoya disease associated with thrombotic thrombocytopenic purpura (TTP). No Shinkei Geka. 1994;22;567-72.

[156] Brockmann K, Stolpe S, Fels C, Khan N, Kulozik AE, Pekrun A. Moyamoya syndrome associated with hemolytic anemia due to Hb Alesha. J Pediatr Hematol Oncol. 2005;27; 436-40.

[157] Kornblihtt LI, Cocorullo S, Miranda C, Lylyk P, Heller PG, Molinas FC. Moyamoya syndrome in an adolescent with essential thrombocythemia: successful intracranial carotid stent placement. Stroke. 2005;36;E71-3.

[158] Kikuchi A, Maeda M, Hanada R, et al. Moyamoya syndrome following childhood acute lymphoblastic leukemia.Pediatr Blood Cancer. 2007;48;268-72.

[159] Cheong PL, Lee WT, Liu HM, Lin KH. Moyamoya syndrome with inherited proteins C and S deficiency: report of one case. Acta Paediatr Taiwan. 2005;46;31-4.

[160] Dhopesh VP, Dunn DP, Schick P. Moyamoya and Hageman factor (Factor XII) deficiency in a black adult. Arch Neurol. 1978;35;396.

[161] Likavcan M, Benko J, Papiernikova E, Lindtnerova L. Moyamoya syndrome with hyperlipoproteinemia type IIa.Cesk Neurol Neurochir. 1979;42;49-53.

[162] Goutieres F, Bourgeois M, Trioche P, Demelier JF, Odievre M, Labrune P. Moyamoya disease in a child with glycogen storage disease type Ia. Neuropediatrics. 1997;28;133-4.

[163] Meyer S, Zanardo L, Kaminski WE, et al. Elastosis perforans serpiginosa-like pseudoxanthoma elasticum in a child with severe Moya Moya disease. Br J Dermatol. 2005;153; 431-4.

［164］ Squizzato A，Gerdes VE，Brandjes DP，Buller HR，Stam J. Thyroid diseases and cere-brovascular disease. Stroke.2005;36(10):2302.

［165］ Cerrato P，Grasso M，Lentini A，et al. Atherosclerotic adult Moya-Moya disease in a patient with hyperhomocysteinaemia.Neurol Sci. 2007;28:45-7.

［166］ Inoue T，Matsushima T，Fujii K，Fukui M，Hasuo K，Matsuo H. Akin moyamoya disease in children. No Shinkei Geka. 1993;21:59-65.

［167］ Spengos K，Kosmaidou-Aravidou Z，Tsivgoulis G，Vassilopoulou S，Grigori-Kostaraki P，Zis V. Moyamoya syndrome in a Caucasian woman with Turner's syndrome. Eur J Neurol. 2006;13:e7-8.

［168］ Kawai M，Nishikawa T，Tanaka M，et al. An autopsied case of Williams syndrome complicated by moyamoya disease. Acta Paediatr Jpn. 1993;35:63-7.

［169］ Imaizumi M，Nukada T，Yoneda S，Takano T，Hasegawa K，Abe H. Tuberous sclerosis with moyamoya disease.Case report. Med J Osaka Univ. 1978;28:345-53.

［170］ Albayram S，Kizilkilic O，Yilmaz H，Tuysuz B，Kocer N，Islak C. Abnormalities in the cerebral arterial system in osteogenesis imperfecta. AJNR Am J Neuroradiol. 2003;24:748-50.

［171］ Yamashita Y，Kusaga A，Koga Y，Nagamitsu S，Matsuishi T. Noonan syndrome，moyamoya-like vascular changes，and antiphospholipid syndrome. Pediatr Neurol. 2004;31:364-6.

［172］ Shiihara T，Kato M，Mitsuhashi Y，Hayasaka K. Costello syndrome showing moyamoya-like vasculopathy. Pediatr Neurol. 2005;32:361-3.

［173］ Emerick KM，Krantz ID，Kamath BM，et al. Intracranial vascular abnormalities in patients with Alagille syndrome.J Pediatr Gastroenterol Nutr. 2005;41:99-107.

［174］ Girirajan S，Mendoza-Londono R，Vlangos CN，et al. Smith-Magenis syndrome and moyamoya disease in a patient with del(17)(p11.2p13.1). Am J Med Genet A. 2007;143:999-1008.

［175］ Kim YO，Baek HJ，Woo YJ，Choi YY，Chung TW. Moyamoya syndrome in a child with trisomy 12p syndrome.Pediatr Neurol. 2006;35:442-5.

［176］ Pilz P，Hartjes HJ. Fibromuscular dysplasia and multiple dissecting aneurysms of intracranial arteries. A further cause of Moyamoya syndrome. Stroke. 1976;7:393-8.

［177］ Pracyk JB，Massey JM. Moyamoya disease associated with polycystic kidney disease and eosinophilic granuloma.Stroke. 1989;20:1092-4.

［178］ Terada T，Yokote H，Tsuura M，Nakai K，Ohshima A，Itakura T. Marfan syndrome associated with moyamoya phenomenon and aortic dissection. Acta Neurochir. 1999;141:663-5.

［179］ Terajima K，Shimohata T，Watanabe M，et al. Cerebral vasculopathy showing moyamoya-like changes in a patient with CREST syndrome. Eur Neurol. 2001;46:163-5.

［180］ Lau YL，Milligan DW. Atypical presentation of craniopharyngioma associated with Moyamoya disease. J R Soc Med. 1986;79:236-7.

［181］ Arita K，Uozumi T，Oki S，et al. Moyamoya disease associated with pituitary adenoma—report of two cases.Neurol Med Chir (Tokyo). 1992;32:753-7.

［182］ Kitano S，Sakamoto H，Fujitani K，Kobayashi Y. Moyamoya disease associated with a brain stem glioma. Childs Nerv Syst. 2000;16:251-5.

［183］ Watanabe Y，Todani T，Fujii T，Toki A，Uemura S，Koike Y. Wilms' tumor associated with Moyamoya disease: a case report. Z Kinderchir. 1985;40:114-6.

[184] Sequeira W, Naseem M, Bouffard DA. An association with birth control pills. Moyamoya. IMJ Ill Med J.1984;166;434-6.

[185] Storen EC, Wijdicks EF, Crum BA, Schultz G. Moyamoya-like vasculopathy from cocaine dependency. AJNR Am J Neuroradiol. 2000;21;1008-10.

[186] Ullrich NJ, Robertson R, Kinnamon DD, et al. Moyamoya following cranial irradiation for primary brain tumors in children. Neurology. 2007;68;932-8.

[187] Steinke W, Tatemichi TK, Mohr JP, Massaro A, Prohovnik I, Solomon RA. Caudate hemorrhage with moyamoya-like vasculopathy from atherosclerotic disease. Stroke. 1992; 23;1360-3.

[188] Joo SP, Kim TS, Lee JH, et al. Moyamoya disease associated with Behcet's disease. J Clin Neurosci.2006;13;364-7.

[189] Taskintuna I, Oz O, Teke MY, Kocak H, Firat E. Morning glory syndrome: association with moyamoya disease, midline cranial defects, central nervous system anomalies, and persistent hyaloid artery remnant. Retina.2003;23;400-2.

[190] Nakashima T, Nakayama N, Furuichi M, Kokuzawa J, Murakawa T, Sakai N. Arteriovenous malformation in association with moyamoya disease. Report of two cases. Neurosurg Focus. 1998;5;e6.

[191] Yamada K, Hayakawa T, Ushio Y, Mitomo M. Cerebral arterial dolichoectasia associated with moyamoya vessels.Surg Neurol. 1985;23;19-24.

[192] Katayama W, Enomoto T, Yanaka K, Nose T. Moyamoya disease associated with persistent primitive hypoglossal artery: report of a case. Pediatr Neurosurg. 2001;35;262-5.

[193] Bayrakci B, Topaloglu R, Cila A, Saatci I. Renovascular hypertension and prolonged encephalopathy associated with moyamoya disease. Eur J Pediatr. 1999;158;342.

[194] Tsuruta D, Fukai K, Seto M, et al. Phakomatosis pigmentovascularis type IIIb associated with moyamoya disease.Pediatr Dermatol. 1999;16;35-8.

[195] Takenaka K, Ito M, Kumagai M, et al. Moyamoya disease associated with pulmonary sarcoidosis—case report.Neurol Med Chir (Tokyo). 1998;38;566-8.

[196] Sharma J, Sehgal KV, Harmon RL. Heterotopic ossification in moyamoya disease: a case report. Am J Phys Med Rehabil. 1998;77;455-7.

[197] Lutterman J, Scott M, Nass R, Geva T. Moyamoya syndrome associated with congenital heart disease. Pediatrics.1998;101;57-60.

[198] Fernandez-Alvarez E, Pineda M, Royo C, Manzanares R. "Moya-moya" disease caused by cranial trauma. Brain Dev. 1979;1;133-8.

[199] Fukui M, Natori Y, Matsushima T, Ikezaki K. Surgical treatment of Moyamoya disease in children. In: Fukui M editor. Annual report of 1995 of the research committee on spontaneous occlusion of the circle of Willis of the Ministry of Health and Welfare, Japan, 1996. p. 75-9.

[200] Goldenberg HJ. 'Moyamoya' associated with peripheral vascular occlusive disease. Arch Dis Child. 1974;49;964-6.

[201] Peerless SJ. Risk factors of moyamoya disease in Canada and the USA. Clin Neurol Neurosurg. 1997;99(Suppl 2);S45-8.

[202] Hallemeier CL, Rich KM, Grubb RL Jr, et al. Clinical features and outcome in North American adults with moyamoya phenomenon. Stroke. 2006;37(6);1490.

[203] Chiu D, Shedden P, Bratina P, Grotta JC. Clinical features of Moyamoya disease in the United States. Stroke.1998;29;1347-51.

［204］ Onozuka D, Hagihara A, Nishimura K, et al. Prehospital antiplatelet use and functional status on admission of patients with non-haemorrhagic moyamoya disease: a nationwide retrospective cohort study (J-ASPECT study).BMJ Open. 2016;6:e009942.

［205］ Mukawa M, Nariai T, Inaji M, et al. First autopsy analysis of a neovascularized arterial network induced by indirect bypass surgery for moyamoya disease: case report. J Neurosurg. 2016;124:1211-4.

［206］ Uchino H, Kim JH, Fujima N, et al. Synergistic interactions between direct and indirect bypasses in combined procedures: the significance of indirect bypasses in Moyamoya disease. Neurosurgery. 2017;80:201-9.

［207］ Donaghy RM. Neurologic surgery. Surg Gynecol Obstet. 1972;134:269-70.

［208］ Spetzler R, Chater N. Occipital artery—middle cerebral artery anastomosis for cerebral artery occlusive disease.Surg Neurol. 1974;2:235-8.

［209］ Ikeda A, Yamamoto I, Sato O, Morota N, Tsuji T, Seguchi T. Revascularization of the calcarine artery in moyamoya disease: OA-cortical PCA anastomosis—case report. Neurol Med Chir (Tokyo). 1991;31:658-61.

［210］ Ishii R, Koike T, Takeuchi S, Ohsugi S, Tanaka R, Konno K. Anastomosis of the superficial temporal artery to the distal anterior cerebral artery with interposed cephalic vein graft. Case report. J Neurosurg. 1983;58:425-9.

［211］ Fung LW, Thompson D, Ganesan V. Revascularisation surgery for paediatric moyamoya: a review of the literature.Childs Nerv Syst. 2005;21:358-64.

［212］ Mizoi K, Kayama T, Yoshimoto T, Nagamine Y. Indirect revascularization for moyamoya disease: is there a beneficial effect for adult patients? Surg Neurol. 1996;45:541-8; discussion 8-9.

［213］ Yoshimoto T, Houkin K, Takahashi A, Abe H. Angiogenic factors in moyamoya disease. Stroke. 1996;27:2160-5.

［214］ Han DH, Nam DH, Oh CW. Moyamoya disease in adults: characteristics of clinical presentation and outcome after encephalo-duro-arterio-synangiosis. Clin Neurol Neurosurg. 1997;99(Suppl 2):S151-5.

［215］ Choi JU, Seok Kim D, Kim EY, Lee KC. Natural history of Moyamoya disease: comparison of activity of daily living in surgery and non surgery groups. Clin Neurol Neurosurg. 1997;99:S11-S8.

［216］ Sittig O. Klinische Beitrage zur Lehre von der Lokalisation der sensiblen Rindenzentren. Prag Med Wohenschr.1914;45:548-50.

［217］ Sasamori TMD, Kuroda SMDP, Nakayama NMDP, Iwasaki YMDP. Incidence and pathogenesis of transient cheiro-oral syndrome after surgical revascularization for Moyamoya disease. Neurosurgery. 2010;67:1054-60.

［218］ Miyamoto S, Yoshimoto T, Hashimoto N, et al. Effects of extracranial-intracranial bypass for patients with hemorrhagic moyamoya disease: results of the Japan Adult Moyamoya Trial. Stroke. 2014;45:1415-21.

［219］ Derdeyn CP. Direct bypass reduces the risk of recurrent hemorrhage in moyamoya syndrome, but effect on functional outcome is less certain. Stroke. 2014;45:1245-6.

［220］ Drazin D, Calayag M, Gifford E, Dalfino J, Yamamoto J, Boulos AS. Endovascular treatment for moyamoya disease in a Caucasian twin with angioplasty and Wingspan stent. Clin Neurol Neurosurg. 2009;111:913-7.

［221］ El-Hakam LM, Volpi J, Mawad M, Clark G. Angioplasty for acute stroke with pediatric moyamoya syndrome. J Child Neurol. 2010;25:1278-83.

［222］ Khan N，Dodd R，Marks MP，Bell-Stephens T，Vavao J，Steinberg GK. Failure of primary percutaneous angioplasty and stenting in the prevention of ischemia in Moyamoya angiopathy. Cerebrovasc Dis. 2011;31;147-53.

［223］ Natarajan SK，Karmon Y，Tawk RG，et al. Endovascular treatment of patients with intracranial stenosis with moyamoya-type collaterals. J Neurointerv Surg. 2011;3;369-74.

［224］ Komiyama M，Yasui T，Kitano S，Sakamoto H，Fujitani K，Matsuo S. Moyamoya disease and pregnancy; case report and review of the literature. Neurosurgery. 1998;43;360-8; discussion 8-9.

［225］ Khan N，Schinzel A，Shuknecht B，Baumann F，Ostergaard JR，Yonekawa Y. Moyamoya angiopathy with dolichoectatic internal carotid arteries，patent ductus arteriosus and pupillary dysfunction; a new genetic syndrome? Eur Neurol. 2004;51;72-7.

［226］ Kato K，Tomura N，Takahashi S，et al. A case of moyamoya-like vessels combined with brain anomaly. Radiat Med. 1999;17;373-7.

［227］ Samuels OB，Joseph GJ，Lynn MJ，Smith HA，Chimowitz MIA. Standardized method for measuring intracranial arterial stenosis. AJNR Am J Neuroradiol. 2000;21;643-6.

［228］ Suzuki J，Takaku A. Cerebrovascular "moyamoya" disease. Disease showing abnormal net-like vessels in base of brain. Arch Neurol. 1969;20;288-99.

第20章　脊髓血管病变

脊髓血管病变有多种分类方法。最常用的是 4 型分类法,出于完整性考虑,还要再加上几种其他的脊髓血管病变。

- Ⅰ型:硬脊膜动静脉瘘(dAVF)。
- Ⅱ型:髓内动静脉畸形(AVM)。
- Ⅲ型:幼稚型动静脉畸形(AVM)。
- Ⅳ型:硬膜内髓周动静脉瘘动静脉畸形(AVM)。
- 硬膜外 AVF。
- 脊髓动脉瘤。
- 髓内海绵状血管畸形。
- 脊髓血管性肿瘤。
- 脊髓缺血性卒中。

脊髓血管病的介入治疗技术详见第 7 章。

第一节　Ⅰ型:硬脊膜动静脉瘘

Ⅰ型病变(包括蔓状血管瘤,蔓状静脉瘤,硬膜内背侧 AVF,长的背侧 AVF,背侧髓外 AVF)包括一个在神经根袖处的根动脉与硬膜内静脉系统之间的异常连接,引起静脉高压(图 20-1)。可根据一支或多支根动脉供血而进一步分为Ⅰ-A 型和Ⅰ-B 型病变。

一、流行病学和临床特点

1. Ⅰ型 dAVF 是最常见的脊髓血管病变,约占脊髓血管畸形的 70%。
2. 男性多见(男女比例为 5∶1)。
3. 平均发病年龄为 60 岁,范围 28～83 岁。
4. 确诊前症状存在的平均时间为 23 个月。
5. 大多数的Ⅰ型病变位于胸腰段脊髓,T_7、T_8、T_9 是最常见的病变节段。85%的病变位于 T_6 以下,100%的病变位于 T_3 以下。

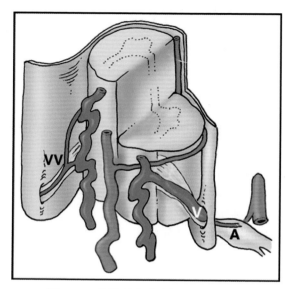

图 20-1　Ⅰ型硬脊膜动静脉瘘(dAVF)

在神经根袖处,根动脉(A)与根静脉(V)直接相连通。冠状静脉丛的动脉化
引起静脉的扩张和淤血。注意本图中的对侧根静脉(VV)较细;由于缺少其
他静脉引流通路,也间接促成了静脉高压性脊髓病的发展

6. 硬膜外的 dAVF 不常见　可导致硬膜外静脉系统的动脉化,引起脊髓受压、静脉淤血,少数病例可出现脊髓盗血。

7. 临床表现

(1)症状呈进展性,体力活动可使症状加重。

(2)78%～100%的病例有运动系统症状。

(3)上、下运动神经元均可受累,软瘫与痉挛性瘫痪一样常见。

(4)69%～90%的病例具有感觉系统症状。

(5)感觉异常,感觉与步态异常较为常见。

(6)半数以上的患者主诉疼痛。

(7)患者可能诉说在用力后症状加重(神经源性跛行),或在改变体位时。

8. 影像学

(1)MRI 是脊髓 dAVFs 的筛查手段。在 T_2 加权像和钆强化的 T_1 加权像上,脊髓高信号最为常见。脊髓的信号改变通常延续 6～7 个椎体节段。

①脊髓水肿见于超过 74% 的病例。

②在 MRI 及 MRA 上,冠状静脉丛呈特征性的结节状、粗糙且迂曲的表现。

③在 T_1 强化后,凭借典型的"胡盐征"现象,可以区分出脊髓后表面为扩张静脉还是脑脊液的搏动性伪影。

④一些 MRI 技术对于定位隐匿 dAVFs 优于造影：

a. 定量脊髓造影 MRI 有助于隐匿 dAVFs 的定位。

b. 高时间分辨对比增强脊髓 MRA。

c. T_2 加权定量 MRI 序列（3D 采集数据优化多角度翻转评估 ISPACE）。

（2）导管造影是诊断脊髓 dAVFs 的金标准。

①浏览 MRI/MRA 找到可能的供血动脉部位。

②可先行胸腰脊髓动脉的选择性造影，因为大多数的 dAVFs 位于该区域。

③大多数脊髓 dAVFs 的病例造影时，如果前根大动脉（Adamkiewicz 动脉）显影，则很难在造影静脉期显示正常充盈的脊髓静脉。这是一项严重静脉高压的证据。

④约有 10% 的病例出现骶动脉受累。

⑤颅内硬脑膜 AVFs 向下引流的情况较为少见，在临床表现和 MRI 影像上与脊髓的 dAVFs 相似。

合并颅内瘘向下引流入脊髓静脉时，前根大动脉造影可在静脉期显示正常的脊髓静脉表现。因此，如果脊髓造影未发现瘘时，应完善脑血管造影。

⑥扩张的、迂曲的静脉具有特征性，主要沿脊髓的后表面分布。

⑦当发现瘘后，还应检查邻近的血管，以明确有无多支根动脉参与供血。

⑧如果可能，在主供血动脉内放置金属弹簧圈，以便于术中透视下确定瘘口位置。

（3）脊髓造影术可准确诊断脊髓 dAVFs，可几乎 100% 显示出迂曲的充盈缺损。这些异常血管总是位于脊髓的背面，但有约 10% 的病例位于腹侧面。

初学者对病变的认识尚停留在 MRI 阶段，可能还不知道脊髓造影的表现，应给他们单独指出。

二、病理生理

1. 正常的根静脉在穿经硬膜时有一个缩窄，可防止动脉压传导至无瓣膜的冠状静脉丛。瘘常位于这一点或位于神经根袖内。虽然任何供应硬膜的血管都可能参与瘘的供血，但通常由一个节段动脉的硬膜根支供血。鞘内脊髓静脉系统没有瓣膜，动脉压可经由相应的根静脉传导至髓周及脊髓静脉，引起静脉高压、淤血，使脊髓及神经根的微循环受损。术中直接测量冠状静脉丛的压力发现，脊髓的静脉压是同时测量的全身系统静脉压的 74%。

2. 脊髓 dAVF 的病因仍不明。有意思的是，与颅内的 dAVF（静脉窦血栓被认为是瘘的成因之一）不同，高凝状态与脊髓 dAVF 无关。

3. 脊髓 dAVF 与感染、脊髓空洞症、脊髓损伤及手术相关。

三、治疗

未经治疗的脊髓 dAVF 的自然病史很差。早期的研究发现 50% 的未治病例，在下肢无力症状出现的 3 年内，会有明显的残疾（轮椅）。

（一）手术还是栓塞？

1. 手术及介入治疗均可有效治疗 I 型病变。尽管手术似乎更能根治，但栓塞的创伤更小，有些术者认为栓塞优于手术。

2. 在对 35 篇临床研究进行回顾后显示，手术组的根治率 96.6%，而介入栓塞为 72.2%（$P < 0.001$）。

（1）介入组首次栓塞后的复发率明显增高。

（2）Onyx 与 NBCA 对复发率的影响无显著差异（$P = 0.13$）

（3）没有关于并发症的系统性分析。

3. 一项早期的系统研究显示，手术组的并发症发生率为 1.9%，而栓塞组为 3.7%。

（二）手术切除

1. 用诱发电位进行神经生理监测是不必要的，因为手术并不触及脊髓。

2. 切开两个节段的半椎板即可充分显露受累的神经根。

3. 术中多普勒超声可以在切开硬膜前确认瘘口的位置。

4. 自中线处打开硬膜，向两侧牵开。

5. 显露穿经硬膜处的根引流静脉，使其与相应的神经根分离，并电凝切断。切断根静脉是成功切除瘘的重要步骤，常可见到胀满的静脉发生即刻的变化，动脉化的静脉丛逐渐由红色变回蓝色。

6. 如果瘘累及胸段神经根，可将其切断，以便于缝合硬膜。当然，颈段及腰段的神经根应予以保留。

7. 如果瘘病变有硬膜外的静脉引流，切除整个瘘，分离硬膜外、硬膜内结构以防止复发。

8. 手术的结果

（1）手术的系统回顾发现，55% 的患者术后有改善，34% 无变化，11% 症状加重。仅有 33% 的患者排尿功能获得改善，11% 的患者排尿障碍加重。

（2）近期的一个单中心 154 例手术病例报道显示，95% 的病例在第一次手术时即完全切除瘘，96.6% 患者症状改善，6% 的患者加重。

(三)介入治疗

1. 病例选择:只有在病变的解剖条件允许闭塞病灶及近端静脉时方可进行栓塞。栓塞适用于 75% 的病例。

不利于栓塞的因素包括:严重的动脉硬化性病变、供血动脉太细无法插管、供血动脉的分支供应正常脊髓的血管。

当胶进入引流静脉的近端时,栓塞效果最好;如果胶没有到达近端引流静脉,瘘将继续存在或者再通。在一项介入的病例研究中,根据胶是否到达引流静脉来分组,到达组的瘘复发率为 50%,未到达组为 68%。

2. 栓塞适用于不适合手术的患者,或者作为临时措施,在根治手术之前减轻静脉淤血。

3. 选择的栓塞剂为 nBCA。Onyx 可能存在较高的复发风险。

4. 避免部分栓塞瘘及用颗粒(如聚乙烯乙醇)栓塞剂。完全闭塞病变失败将导致复发,并且给后续的治疗增加困难。

5. 注意! 14% 的患者,dAVF 供血动脉与正常脊髓前动脉或脊髓后动脉(如 Adam lciewicz)发自同一动脉。

四、经常被误解的 Foix-Alajouanine 综合征

在 1926 年,Foix 和 Alajouanine 发表了长达 42 页的两例进行性脊髓病的报道。并进行了广泛的病理分析,作者指出在两例患者的病理过程中,存在脊髓血管增厚后并引起反应性的血管充血。在该报道刊出后的数十年,很多作者认为脊髓静脉血栓形成,是 Foix-Alajouanine 综合征的核心病变。实际上,本书的两位作者在上学的时候即是这样学习的。即 Foix-Alajouanine 综合征就是进行性恶性脊髓静脉血栓形成。而在实际报道中,Foix 和 Alajouanine 已强调这两例患者无静脉血栓形成。他们描述了血管壁增厚,但无血管腔狭窄甚至闭塞,并排除了脊髓内的动静脉畸形。Foix-Alajouanine 综合征有血栓形成的结论是一个谬误。可能的原因是原稿是以法文发表的。现在看来原稿中报道的两例患者应该是 I 型 dAVF,只不过在当时没有认识到。

第二节　II 型:髓内动静脉畸形

II 型病变(球形或经典型 AVM)由脊髓实质内的 AVM 组成。血管团可分为松散型及紧密型,常有多支供血动脉来自脊髓前动脉或脊髓后动脉(图 20-2)。

图 20-2　Ⅱ型髓内 AVM

伴有致密血管团的髓内动静脉畸形

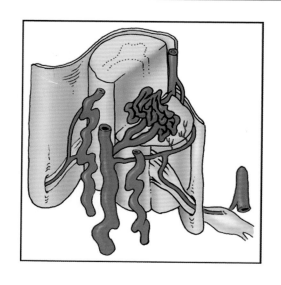

一、流行病学及临床特点

1. Ⅱ型病变是次常见的脊髓血管病,占脊髓血管病的 36%～45%。

2. 出现症状最常见的年龄是 20～40 岁。

确诊的平均年龄是 27 岁。

3. 男性患者发病率稍高。

4. 与神经纤维瘤病及 Rendu-Osler-Weber、Klippel-Trenaunay-Weber 及 Parkes-Weber 综合征有关。

5. 动脉瘤可见于 20%～44% 的病例,并与出血相关。

6. 脊髓 AVM 位于颈髓的约为 30%,胸腰段脊髓约占 70%,与脊髓各段的体积在整个脊髓所占的比例相对应。

7. 圆锥 AVM 是脊髓 AVM 的特殊类型。与在神经胚胎形成期间的异常有关,与脊髓栓系综合征有关。圆锥 AVM 通常范围较大,有多支供血动脉。

8. 临床表现

(1)症状可以是急性的或进展性的,大多数病例症状发展相对迅速。

(2)出血(髓内出血或蛛网膜下腔出血)是最常见的症状。

(3)出血相关性病死率为 10%～20%。

(4)与成人脊髓 AVM 患者相比,儿童表现为出血更为常见。

(5)年出血风险:4%,初次出血后 1 年内的再出血率为 10%。

(6)若没有出血症状,静脉淤血也可导致出现症状。

(7)圆锥 AVM 可表现为脊髓病或神经根病。

圆锥 AVM 可由 Desproges-Goteron 动脉(也称为圆锥动脉)供血。该动脉由髂内动脉或其分支动脉发出。

9. 影像

（1）MRI 敏感性高，能够发现几乎所有的脊髓 AVM。

①MRI 可见病变附近的脊髓增粗，T_1、T_2 加权像上可见畸形团周围的低信号区，反应为含铁血黄素的沉积，还可见多发的血管流空（轴位）和迂曲扩张的血管结构（矢状位及冠状位），对应供血动脉及引流静脉。

②T_2 信号改变提示因静脉淤血导致的脊髓水肿。

③亚急性出血在 FLAIR 像及 T_1 加权像表现为高信号。

（2）导管造影仍然是评价脊髓 AVM 的金标准。完整的脊髓血管造影可发现所有供血动脉及引流静脉、有无动脉瘤并将病变与正常血管区别开，是制订治疗方案的必要前提。

选择性插管各个动脉并造影对于评价 AVM 是必需的，因为供血动脉可来自远至枕动脉、咽升动脉、椎动脉、颈升动脉、颈深动脉、肋间上动脉、肋间动脉、腰动脉、骶外侧动脉、骶内侧动脉。

二、治疗

由脊髓病变的进展和继发的出血引起的症状的进行性加重，见于 31%～71% 的经过数年随访的患者。由于脊髓 AVM 的解剖变异很大，脊髓手术的潜在并发症风险较高，治疗方案的确定是高度个体化的。对于脊髓 AVM 患者，畸形团为致密型且手术可及，是手术的最好适应证。栓塞可用于辅助手术，或在某些病例用于减轻症状而不是闭塞病变。有一部分学者认为脊髓 AVM 的部分栓塞甚至是用非永久材料（如 PVA），可有改善症状（暂时的）的效果，如疼痛和脊髓病。通常认为颅内 AVM 部分栓塞不会降低出血风险，因此，脊髓部分栓塞可降低脊髓 AVM 出血风险的理论颇具争议。

（一）外科手术

1. 术前栓塞主要的供血动脉有助于手术，尤其是对有多支供血动脉的病变，如圆锥 AVM。

选择性的术中血管造影有助于在术中进行病变定位。

2. 如果病例选择适当（如患者病变较为致密，手术路径可及），造影确诊的治愈率可达到 94%。

弥漫性脊髓 AVM 的手术治疗已有报道。在一项 3 例病例的报道中显示，病变均被完全切除，1 例患者神经功能改善，其余 2 例患者功能略有加重。

3. 手术入路为标准的经椎板切开术。至少显露病变节段上下各一个椎体。在脊髓后正中沟做一个小切口，分开左右两侧脊髓，也可以在脊髓后外侧进入，背根进入是在两个或更多的神经根之间。经此通路可到达外侧的病变。

4. 在一项病例报道中，术后早期影像学检查未发现有 AVM 残留的患者中，后期(平均随访 8.5 年)的影像学检查发现有 23% 的病例出现新的引流静脉。

5. 手术的结果

(1)外科手术的总体完全闭塞率:78%。

①闭塞后的出血风险为 0。

②部分闭塞后的年出血风险:3%。

(2)致密型畸形团病变的手术效果优于弥漫型畸形团的手术效果。

(3)手术切除病例总的临床结果如下。

①神经症状改善的 40%,87%。

②神经症状无变化的 53%,10%。

③神经症状加重的 7%,3%。

(4)功能良好的比例为 86%。

(5)慢性钝痛综合征常见,影响约 2/3 的患者。

(二)介入治疗

1. 采用介入方法达到完全闭塞的比率为 33%。

2. 短期的和长期的并发症发生率均为 10.6%~14%。

3. 部分栓塞可以预防出血,一项随访 2407 患者年的系统回顾显示,部分栓塞后没有出血发生。

4. 栓塞剂的选择

(1)用于栓塞脊髓 AVM 的一线栓塞剂是 nBCA 和 Onyx,前提是微导管能够到位于畸形团。

(2)如果微导管头端接近畸形团,且已经越过了正常的脊髓血管分支,则 nBCA 仍是不错的选择。

(3)如果微导管头端在病变的较近段,可选择颗粒栓塞。血流导向的栓塞剂,如颗粒,在理论上能将大部分的颗粒带至畸形团内,而不进入经过正常的分支血管。栓塞时应小心缓慢推注栓塞剂,不要试图完全闭塞畸形团。

①颗粒的大小应根据下述原则:正常的脊髓前动脉管径为 $340\sim1100\mu m$,正常的沟动脉管径为 $60\sim72\mu m$,直径为 $150\sim250\mu m$ 的颗粒可经过脊髓前动脉直至 AVM 畸形团,而不会进入正常的沟动脉。

②虽然 PVA 是某些术者常用的栓塞剂,但 PVA 大小的选择有很大差异。本手册作者习惯用 $100\sim300\mu m$ 的 Bead Block™ 微球(Terumo Medical Corporation, Somerset,NJ) 或 $100\sim300\mu m$ 的 Embosphere® 微球(BioSphere Medical, Inc., Rockland,MA)颗粒。

(三)放射治疗

在立体定向放射治疗髓内 AVM 的初步报告中,7 例患者中的 6 例在治疗后 3 年的随访期内,AVM 体积明显缩小,1 例椎体病变患者,放射治疗后血管造影发现病变完全消失。

第三节　Ⅲ型:幼稚型动静脉畸形

Ⅲ型病变(又称为幼稚型、分节型或硬膜外-硬膜内 AVM)是一种复杂的动静脉畸形,包含硬膜外及硬膜内两部分,典型病变累及脊髓、椎体及椎旁肌肉(图 20-3)。累及脊髓的那部分畸形团内可有脊髓组织。病变为高流量,其表面可闻及杂音。病变极为少见,可作为 Cobb 综合征(见下文)的一部分出现。患者一般是儿童及青少年(幼稚型的由来)。临床表现有疼痛和(或)脊髓病。这类 AVM 有来自不同起源的供血动脉,如椎动脉、根动脉和其他颈部血管。幼稚型 AVM 的导管造影给人的感觉就像是盲人摸象——显影一根供血动脉只能看见病变的一部分。这类病变很难治疗。但确有分步栓塞后再通过手术完全切除的报道,同时也有手术导致致命并发症的报道。

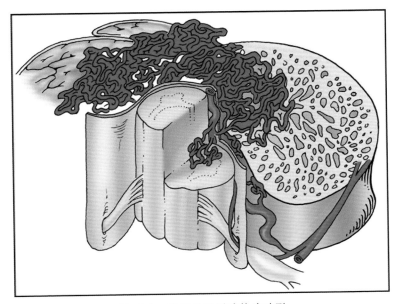

图 20-3　Ⅲ型幼稚型动静脉畸形
Ⅲ型病变的特点是超越组织界限的,自脊髓扩展至脊椎及肌肉的 AVM

Cobb 综合征

Cobb 综合征是一种少见的先天性疾病,男性稍多于女性,特征是皮肤血管痣及与其在同一体节水平的脊髓血管病(如皮肤病变部位所在的皮区与脊髓病变部位同属一个体节)。由 Harvey Cushing 的住院医师 Stenley Cobb 首先发现,他报道了一名 8 岁男孩的四肢瘫痪。患儿的血管痣在第 9~12 肋间，在手术时发现胸髓有血管瘤。作为 Cobb 综合征一部分的脊髓血管病变可以是 III 型 AVM，也可以是较为简单的病变，如髓周动静脉瘘。因此，III 型脊髓血管病变与 Cobb 综合征并不完全一致。

第四节　IV 型：硬膜内髓周动静脉瘘

IV 型病变（即髓周或腹侧硬膜内 AV 瘘）位于脊髓软膜表面，通常在前、外侧面（图 20-4）。包括脊髓一支或多支动脉与冠状静脉丛之间的瘘，在动脉-静脉过渡部位可有血管曲张。

IV 型病变占脊髓血管病变的 13%~17%。最初，按照大小及复杂程度再分为 I、II、III 型，之后的作者采用了 A-C 系统分类法（表 20-1）。据报道该型病变与脊髓双干畸形有关，B 型与 C 型与 Rendu-Osler-Weber 和 Cobb 综合征有关。

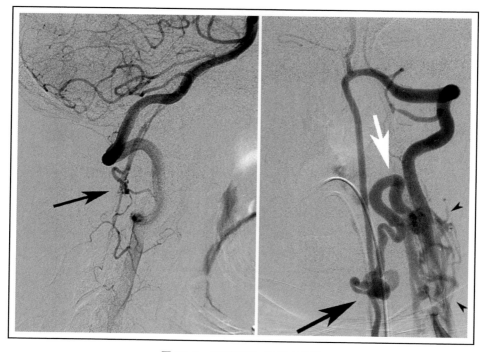

图 20-4　IV 型病变：髓周 AV 瘘

侧位，椎动脉造影（a），显示一个小型的 A 型病变，位于颈髓腹侧的髓周 AV 瘘（黑箭），由椎动脉发出的多个小的肌支供血。正位，椎动脉造影（b），显示一个大型的 C 型病变，腹侧髓周 AV 瘘（黑箭），由 2 支较大动脉供血，分别来自瘘的上方及下方。由单一静脉引流（白箭），汇入脊髓静脉丛（箭头）

表 20-1 髓周 AV 瘘亚型

分型	供血动脉	引流静脉	主要治疗方法
A	仅脊髓前动脉	上升	手术
B	脊髓前和脊髓后外侧动脉	上升	栓塞＋手术
C	脊髓前和脊髓后外侧动脉	扩张的节段静脉	栓塞

1. A 型 Ⅳ型中最少见的亚型。为脊髓前动脉供血的小的单血管瘘,通常位于圆锥的前表面或终丝的上部。静脉引流缓慢,流向嘴侧。

2. B 型 较大的多血管瘘,由脊髓前、后动脉供血,通常位于圆锥的后外侧或前外侧表面。静脉引流缓慢,流向嘴侧。

3. C 型 最常见的Ⅳ型病变亚型(图 20-4)。病变包括一个大型瘘,由多支扩张的脊髓前动脉和脊髓后外侧动脉供血,病变多位于胸髓,其次位于颈髓。静脉引流速度快,流入节段静脉内。

一、临床特点

1. 患者相对年轻。平均发病年龄 20～25 岁(范围 2～42 岁)。

2. 性别无差异。

3. 病变分布沿脊髓节段呈双峰表现,最常见的部位位于胸腰段,尤其是圆锥部位,上颈段略少。

4. 少见,髓周 AVF 可能继发于脊髓手术。

5. 临床表现

(1)大多数患者(91%)表现为圆锥和马尾部非对称的、缓慢进展的脊髓神经根病变。

(2)急性发作并不常见,而且通常仅在 B、C 亚型患者中出现。

(3)20%～40%的病例以蛛网膜下腔出血起病。

6. 影像

(1)B、C 亚型病变在 MRI 影像上表现为特征性的巨大流空信号。但是,应当注意的是Ⅰ型病变在 MRI 上并不明显,因此对于怀疑Ⅳ-A 型病变的患者,如果 MRI 阴性,应当做椎管造影或脊髓血管造影。

(2)表观扩散系数(ADC)值减少,表示存在血管性水肿,治疗后可恢复正常。

(3)有报道可通过 CTA 诊断Ⅳ-A 型病变。

(4)确诊髓周瘘和计划接受治疗的患者有必要行导管造影检查。

二、治疗

由于Ⅳ型病变罕见、研究资料有限,因此对于治疗方法尚无定论。据估计,对于未经治疗的病例,从脊髓病变发展到截瘫的时间大概是 5～7 年,以出血起病的患者再出血发生率很高。大多数作者建议应尽快确诊和治疗髓周瘘,以尽可能减轻神经损伤。治疗的目的是闭塞瘘口。由于没有便于手术的畸形团,大多数病变可以通过手术、栓塞或是联合方法而闭塞。

1. A 亚型　多数作者认为由于脊髓前动脉插管有一定风险,所以应该通过手术治疗 A 亚型损害。

2. B 亚型　单纯栓塞或栓塞后手术几乎可以使全部病例的瘘闭塞。

3. C 亚型　C 亚型损害通常首选栓塞治疗,单纯栓塞可使 68% 的 C 亚型病变完全闭塞。

4. 临床结果较为多样,大多数患者可获得神经功能部分改善或是无变化,小部分患者出现恶化。

第五节　硬膜外动静脉瘘

脊髓硬膜外 AV 瘘(又称硬膜外 AV 瘘、硬膜外 AVM 或髓周 AVM)罕见。典型病变具有类似 dAVMs 的供血动脉,及硬膜内或外的静脉引流。

1. 临床特点　101 例患者系统回顾。

(1)平均年龄 45.9 岁。

(2)与 dAVFs 相似,腰骶部 eAVFs 多见于老人。

(3)多发性神经纤维瘤 I 型及蛛网膜下腔出血与颈部 eAVFs 有关。

(4)eAVFs 引起症状的原因多为占位效应或静脉高压,出血并不常见。

2. 分型　近期推荐的分型方法如下。

(1)A 型:硬膜外 AV 瘘具有动脉化的静脉丛,以及穿过硬膜的动脉化的静脉,走行于硬膜内,引流入脊髓周围的静脉丛。这一病变与 I 型 AV 瘘的区别在于,A 型硬膜外 AV 瘘硬膜内的引流静脉源自硬膜外的静脉球,而 I 型硬膜瘘 AV 分流的位置不在神经根鞘内,且直接引流入硬膜内的引流静脉。

(2)B1 型:硬膜外 AV 瘘仅引流入 Batson 丛,并且伴有硬膜囊受压和脊髓病。

(3)B2 型:硬膜外 AV 瘘仅引流入 Batson 丛,但不伴有硬膜囊受压和脊髓病。

3. 影像　A 型病变的典型 MRI 表现为脊髓水肿伴有髓周流空影。诊断有必要行脊髓血管造影。DynaCT(在 20 秒的旋转时间内注射 40ml 稀释为 20% 的碘对比剂)能够给导管造影提供补充信息,帮助明确瘘与椎管、脊髓、神经根及周围结构之间的关系。

4. 处理

(1)可选择包括 nBCA,Onyx,或是弹簧圈栓塞及手术切除。

(2)治疗后的整体闭塞率:91%。

(3)临床症状改善 89%,不变 9%,加重 2%。

第六节 脊髓动脉瘤

脊髓动脉瘤罕见。大多数动脉瘤的发生与髓内 AVM 血流相关性损害有关,但是孤立的脊髓动脉瘤也确实存在,并且可以引起蛛网膜下腔出血。在未发现颅内动脉瘤时,脊髓动脉瘤可以解释 SAH 的原因;在出现 SAH 典型的头痛之前,患者通常出现后背及颈部疼痛。特殊的巨大动脉瘤可以出现脊髓病变及神经根病变症状。动脉瘤的发生与发育性血管异常密切相关,在一组脊髓动脉瘤的患者中,同色异谱血管病的发生率为 43%。典型的脊髓动脉瘤呈梭形,因此很难直接通过介入技术治疗。已报道的脊髓动脉瘤外科手术方法包括孤立和包裹。在 AVM 治疗后,一些相关性动脉瘤的体积可能缩小甚至消失。重要的是,即使是孤立的脊髓动脉瘤也有可能自行消失。

第七节 髓内海绵状血管畸形

海绵状血管畸形(又称海绵状血管瘤)可沿整个神经轴分布,占所有脊髓血管病的 5%～12%。关于颅内海绵状血管畸形的讨论见第 16 章。脊髓海绵状血管畸形也可以在硬膜外的部位出现,但非常罕见。脊髓海绵状血管瘤在组织学上与脑内病变一致。造影可能不显影,但在 MRI 上有特征性的表现。有多至 40% 的脊髓海绵状血管瘤的患者同时合并颅内病变。与脑部一样,脊髓海绵状血管瘤常与发育性血管异常相关。对文献的系统回顾显示女性患者偏多,发病的峰值年龄在 40～50 岁。症状多样化,症状性脊髓海绵状血管畸形的自然史尚不清楚。症状性患者的年再出血率为 0～66%。尽管外科手术病例组报道的结果很好,但仍应该严格筛选病例。

近期报道的 80 例手术切除患者长期随访的结果:

1. 术后即刻

(1)11% 的患者加重。

(2)83% 未变化。

(3)6% 改善。

2. 围术期并发症发生率 6%。

3. 平均随访 5 年

(1)10% 的患者加重。

(2)68% 未变化。

(3)23% 改善。

4. 长期并发症,包括后凸畸形、狭窄脊髓栓系,发生率为 14%。

第八节　血管脊柱肿瘤

1. 血管脊柱肿瘤包括血管瘤、血管细胞瘤、转移瘤、动脉瘤样骨囊肿、骨母细胞瘤、血管肉瘤、血管外皮细胞瘤、血管纤维瘤、血管脂肪瘤、血管内皮瘤。

2. 以上病变的表现与介入栓塞治疗的讨论见第7章。

第九节　脊髓缺血

中枢神经系统的任何部分均可能遭受缺血损害,脊髓也不例外。脊髓梗死并不常见,并可能误诊为其他病理损害,如横贯性脊髓炎。人们对脊髓梗死的认识程度已经有所增长,这得益于该种情况下临床意识的提高,特别是与主动脉瘤的覆膜支架置入术相关的情况下。脑梗死的讨论见第16章。

(一)流行病学与临床特点

1. 脊髓梗死并不常见,卒中的复发率为1.2%。

2. 女性相对多见。

3. 平均年龄56岁(19~80岁)。

4. 一项挪威的研究显示,与脑梗死患者相比,脊髓缺血患者相对年轻,女性可能较多,而具有高血压或冠心病的患者较少。

5. 起病表现

(1)59%的患者在出现脊髓病症状前出现突发的背部或颈部疼痛,根痛通常分布于相应脊髓损害节段。

(2)症状发展迅速,大部分病例不超过2分钟。

(3)48%的自发性脊髓缺血患者在活动后症状立即进展。相关的活动有背部、颈部及上肢运动,或者一次Valsalva练习。

(4)突发疼痛的强度和频率与心绞痛或心肌梗死相似。

(5)主动脉瘤手术相关性脊髓梗死症状出现距术后的中位时间为10.6小时。

(6)自发性脊髓梗死的脊髓病症状可以通过脊髓定位分布来明确。

①37%具有脊髓前动脉缺血

双侧运动障碍及浅感觉障碍。

②15%具有单侧脊髓前部缺血

偏瘫及对侧浅感觉障碍。

③15%具有单侧脊髓后部缺血

偏瘫及同侧深感觉损害。

④11%具有脊髓中央缺血

双侧浅感觉障碍但无运动障碍。

⑤7%具有脊髓后动脉缺血

双侧运动障碍及深感觉障碍。

⑥7％具有脊髓横贯性损害

双侧运动障碍及完全性感觉障碍。

⑦7％病变部位不明确。

（7）1911 年，Dejerine 描述了相当于短暂性脑缺血发作那样的脊髓病变，表现为反复刻板的一过性脊髓病变症状。

①这被称为"Dejerine 脊髓跛行"。

②这些一过性症状可能转变为脊髓梗死，多表现为运动障碍，颈段脊髓病变最为多见。

③定期出现的短暂性脊髓病变综合征应警惕Ⅰ型 dAVF。

6．影像

（1）对于怀疑急性脊髓缺血的患者，高分辨 MRI 可以显示 67％的脊髓急性缺血病变。

（2）缺血区域在 T_2 加权像上为高信号。

（3）相邻椎体的 T_2 高信号被看作脊髓梗死的一个非常具体的特征。

①另一项关于非主动脉手术相关性脊髓缺血研究显示，相关椎体信号异常并不常见。

②相关椎体信号异常强烈提示可能存在潜在的主动脉疾病。

（4）经钆强化的 MRI 有助于区分感染和肿瘤，感染时可能强化，而梗死急性期不会。

（5）MRI 可以同时显示椎间盘疾病及骨刺等可能导致血管异常的原因。

（6）平面回波弥散影像可以显示脊髓早期缺血。

（7）与标准 MRI 相比，采用线性扫描弥散影像扫描脊髓时不易出现伪影。

（二）病因

1．74％的自发性脊髓梗死没有明显的病因。

2．主动脉手术

（1）很早以前，脊髓梗死即被看作主动脉瘤手术的一种潜在并发症。

（2）近期一组开放手术修补破裂性主动脉瘤的病例显示脊髓缺血的发生率仅为 1.2％，但是该组病例中，半数患者于术后死亡。

（3）一项比较开刀手术和介入治疗胸主动脉瘤的系统性回顾显示，血管内支架置入术的病死率和脊髓缺血发生率明显降低。

（4）一项对相关研究纳入的共计 1895 例患者的系统回顾显示脊髓梗死的发生率为 0～12.5％（平均 2.7％）。

（5）一项更新的关于 1038 例选择性主动脉支架置入术病例的回顾显示出相似的数据，术后截瘫的发生率为 3.1％。

（6）主动脉支架置入术看起来具有更高的脑缺血并发症风险（4.7％），而脊髓缺血的并发症率为 3.0％。

（7）主动脉手术并发脊髓缺血的危险因素

①术前存在肾功能不全。

②围术期平均动脉压<70mmHg。

3. 引起术后脊髓缺血的其他手术因素

(1)脊柱固定手术。

(2)颅后窝减压术。

(3)应用硬膜外麻醉,尤其是存在脊髓动脉狭窄和粥样硬化性疾病时,或是在局部麻醉的情况下应用肾上腺素。

(4)任何可以引起严重低血压的手术操作,尤其是合并相关的主动脉疾病时。

4. 引起脊髓缺血的其他主动脉因素

(1)主动脉造影。

(2)为治疗咯血而进行的支气管动脉栓塞。

(3)新生儿脐动脉插管。

(4)主动脉内球囊扩张。

5. 主动脉疾病本身即可导致自发性脊髓梗死　主动脉夹层及夹层动脉瘤可导致出血性及非出血性脊髓梗死。

6. 椎动脉夹层可以导致颈段脊髓梗死。

7. 在一些病例中,无论是否伴有广泛的动脉粥样硬化性疾病,任何原因的长时间低血压均可引起脊髓梗死。

8. 纤维软骨栓子

(1)突然轴向转颈后出现急性脊髓病变,通常与Valsalva训练有关。

(2)已报道一名芭蕾舞者罹患。

(3)多数病例靠尸检诊断,表现为类似椎间盘样的小碎片造成脊髓前动脉堵塞。

(4)这些间盘样物质究竟是通过怎样的途径进入脊髓动脉系统尚不得知。

(5)青年患者在行引起脊髓轴向旋转的运动后出现突发疼痛及无力,并且没有其他明确的原因时,应考虑此病。在一个大型中心里,约有5.5%的脊髓梗死患者考虑纤维软骨栓子。

9. 罕见的炎症因素

(1)细菌性败血症、硬脑膜炎和血管炎。

(2)脑膜炎。

10. 外伤相关性脊髓缺血

(1)累及主动脉损伤的严重外伤可导致脊髓梗死。

(2)即使是小的外伤也可能引起脊髓缺血,特别是儿童。

(3)在一些小的外伤后根据症状而考虑脊髓缺血的病例称为"无影像学异常的脊髓损伤综合征(SCIWORA)"。

(4)"冲浪者脊髓病"是在一种由于胸段脊髓过伸引起的脊髓缺血综合征,多见于冲浪初学者(图20-5)。缺血原因可能是由于胸段脊髓过伸,导致发出根髓动脉的根动脉挤压受损有关。

①症状通常以背部疼痛起病,之后出现脊髓受损表现。

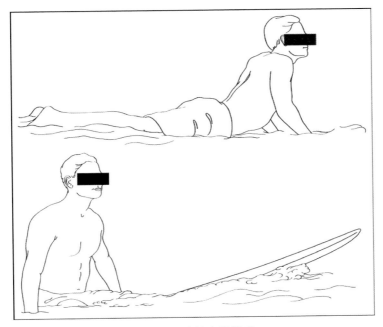

图 20-5 冲浪者脊髓病

熟练者的姿态(左),避免背部过伸。不熟练者易于背部过伸(右),可能导致脊髓分水岭梗死
(遮挡眼部以保护图中人物隐私)。John F. Rothrock. M. D.

②损害不完全者会在起病 24 小时内缓解,美国脊髓协会(ASIA)报道的 A 级病例并未改善。

(5)脊髓梗死还可能与潜水员的急性减压病有关,其原因可能是导致了静脉梗阻。

11. 药物相关性脊髓梗死

(1)一个颈部脊髓梗死的病例与应用西地那非(Viagra,Pfizer,New York,NY)有关。

(2)硬膜外注射类固醇,药物被无意间注入脊髓供血动脉内。

脊髓缺血的风险可能高于椎间孔注射。

12. 易栓症累及的脊髓缺血

(1)凝血酶原基因的 G20210A 等位基因和口服避孕药物与一位年轻女性的脊髓梗死有关。

(2)单独 G20201A 等位基因与一位年轻男性的急性四肢瘫痪有关。

(3)原发性血小板增多症与脊髓缺血相关。

(三)治疗

1. 腰椎穿刺引流脑脊液(CSF)

(1)腰椎穿刺引流 CSF 可减轻硬膜囊内压力并改善脊髓供血。主要应用在主动脉术后脊髓缺血的患者。

（2）一项关于 10 项对比研究的系统回顾显示,9 个研究均显示主动脉术后行腰穿引流可使患者获益。

①腰椎穿刺引流后脊髓缺血的相对风险:$0.42(95\%CI\ 0.25\sim0.70,P=0.009)$。

②绝对风险降低:7%。

③需要治疗的病例数:14。

（3）腰椎穿刺并发症

①一项 504 例主动脉术后行腰椎穿刺引流的研究显示总体并发症率 12.7%:

a. 头痛:9.7%。

b. 颅内出血:2.8%。

c. 引流管断裂:0.2%。

②并发症系统回顾显示:

a. 症状性颅内出血:$0\sim5.5\%$。

b. 脊髓血肿:$0\sim3.2\%$。

c. 展神经麻痹:$0\sim0.6\%$。

d. CSF 漏:$0\sim2.5\%$。

e. 感染:$0\sim1.2\%$。

f. 引流管断裂:$0\sim1.8\%$。

2. 增加动脉血压理论上可以提高脊髓灌注,已被用于改善主动脉支架置入术后脊髓缺血患者的临床症状或 SSEP 证据。6 例具有脊髓缺血症状的患者中,2 例仅通过提高血压即完全缓解,另外 2 例通过提高血压和腰椎穿刺 CSF 引流后完全缓解,还有 1 例应用两种干预措施后症状不完全改善。

3. 一项小宗病例研究显示激素治疗不能获益。

4. 有报道称,一例腹部血管造影后出现脊髓症状的患者,通过静脉溶栓治疗好转。此种情况下应用 t-PA 是否有效还没有充分的证据。

（四）结果

1. 目前报道的最大宗病例数据显示,115 例脊髓缺血患者,5 年死亡率 45%,显著改善的病例占较大比例。需要轮椅帮助的患者中,6 个月后脱离轮椅的比例为 48%。

2. 一组 44 例脊髓梗死患者的观察显示,12 例患者有运动功能的改善,仅有 1 例患者完全恢复。

3. 另一组脊髓梗死的病例显示,22%的患者院内死亡,出院的患者中 57%需要借助轮椅生活,25%行动需要帮助,17.9%可独自行动。

4. 主动脉支架置入术后脊髓缺血的病例预后较好,9 例患者中的 7 例功能可完全恢复。

参 考 文 献

[1] Borden JA, Wu JK, Shucart WA. A proposed classification for spinal and cranial dural arteriovenous fistulous malformations and implications for treatment. J Neurosurg. 1995;82: 166-79.

[2] Spetzler RF, Detwiler PW, Riina HA, Porter RW. Modified classification of spinal cord vascular lesions. J Neurosurg.2002;96:145-56.

[3] Bao YH, Ling F. Classification and therapeutic modalities of spinal vascular malformations in 80 patients.Neurosurgery. 1997;40:75-81.

[4] Zozulya YP, Slin'ko EI, Al Q II. Spinal arteriovenous malformations: new classification and surgical treatment.Neurosurg Focus. 2006;20:E7.

[5] Ferch RD, Morgan MK, Sears WR. Spinal arteriovenous malformations: a review with case illustrations. J Clin Neurosci. 2001;8;299-304.

[6] Gilbertson JR, Miller GM, Goldman MS, Marsh WR. Spinal dural arteriovenous fistulas: MR and myelographic findings. AJNR Am J Neuroradiol. 1995;16;2049-57.

[7] Jellema K, Canta LR, Tijssen CC, van Rooij WJ, Koudstaal PJ, van Gijn J. Spinal dural arteriovenous fistulas: clinical features in 80 patients. J Neurol Neurosurg Psychiatry. 2003;74:1438-40.

[8] Thron A. Spinal dural arteriovenous fistulas. Radiologe. 2001;41;955-60.

[9] Atkinson JLD, Miller GM, Krauss WE, et al. Clinical and radiographic features of dural arteriovenous fistula, a treatable cause of myelopathy. Mayo Clin Proc. 2001;76;1120-30.

[10] Rosenblum B, Oldfield EH, Doppman JL, Di Chiro G. Spinal arteriovenous malformations: a comparison of dural arteriovenous fistulas and intradural AVM's in 81 patients. J Neurosurg. 1987;67;795-802.

[11] Heier LA, Lee BCA. Dural spinal arteriovenous malformation with epidural venous drainage: a case report. AJNR Am J Neuroradiol. 1987;8;561-3.

[12] Arnaud O, Bille F, Pouget J, Serratrice G, Salamon G. Epidural arteriovenous fistula with perimedullary venous drainage: case report. Neuroradiology. 1994;36;490-1.

[13] Pirouzmand F, Wallace MC, Willinsky R. Spinal epidural arteriovenous fistula with intramedullary reflux. Case report. J Neurosurg. 1997;87;633-5.

[14] Koch C. Spinal dural arteriovenous fistula. Curr Opin Neurol. 2006;19;69-75.

[15] Koch C, Kucinski T, Eckert B, Rother J, Zeumer H. Spinal dural arteriovenous fistula: clinical and radiological findings in 54 patients. Rofo. 2003;175;1071-8.

[16] Morris JM, Kaufmann TJ, Campeau NG, Cloft HJ, Lanzino G. Volumetric myelographic magnetic resonance imaging to localize difficult-to-find spinal dural arteriovenous fistulas. J Neurosurg Spine. 2011;14;398-404.

[17] Saindane AM, Boddu SR, Tong FC, Dehkharghani S, Dion JE. Contrast-enhanced time-resolved MRA for pre-angiographic evaluation of suspected spinal dural arterial venous fistulas. J Neurointerv Surg. 2015;7;135-40.

[18] Kannath SK, Alampath P, Enakshy Rajan J, Thomas B, Sankara Sarma P, Tirur Raman K. Utility of 3D SPACE T2-weighted volumetric sequence in the localization of spinal dural arteriovenous fistula. J Neurosurg Spine.2016;25;125-32.

[19] Willinsky R, Lasjaunias P, Terbrugge K, Hurth M. Angiography in the investigation of spinal dural arteriovenous fistula. A protocol with application of the venous phase. Neuroradiology. 1990;32;114-6.

[20] Watson JC, Oldfield EH. The surgical management of spinal dural vascular malformations. Neurosurg Clin N Am.1999;10:73-87.

[21] Partington MD, Rufenacht DA, Marsh WR, Piepgras DG. Cranial and sacral dural arteriovenous fistulas as a cause of myelopathy. J Neurosurg. 1992;76:615-22.

[22] Trop I, Roy D, Raymond J, Roux A, Bourgouin P, Lesage J. Craniocervical dural fistula associated with cervical myelopathy: angiographic demonstration of normal venous drainage of the thoracolumbar cord does not rule out diagnosis. AJNR Am J Neuroradiol. 1998;19: 583-6.

[23] Britz GW, Lazar D, Eskridge J, Winn HR. Accurate intraoperative localization of spinal dural arteriovenous fistulae with embolization coil: technical note. Neurosurgery. 2004;55: 252-4; discussion 4-5.

[24] Hassler W, Thron A, Grote EH. Hemodynamics of spinal dural arteriovenous fistulas. An intraoperative study. J Neurosurg. 1989;70:360-70.

[25] Jellema K, Tijssen CC, Fijnheer R, de Groot PG, Koudstaal PJ, van Gijn J. Spinal dural arteriovenous fistulas are not associated with prothrombotic factors. Stroke. 2004;35: 2069-71.

[26] Foix C, Alajouanine T. Subacute necrotic myelitis, slowly progressive central myelitis with vascular hyperplasia,and slowly ascending, increasingly flaccid amyotrophic paraplegia accompanied by albuminocytologic dissociation (in French). Rev Neurol (Paris). 1926;33: 1-42.

[27] Finsterer J, Bavinzski G, Ungersbock K. Spinal dural arteriovenous fistula associated with syringomyelia. J Neuroradiol. 2000;27:211-4.

[28] Vankan Y, Demaerel P, Heye S, et al. Dural arteriovenous fistula as a late complication of upper cervical spine fracture. Case report. J Neurosurg. 2004;100(4):382.

[29] Flannery T, Tan MH, Flynn P, Choudhari KA. Delayed post-surgical development of dural arteriovenous fistula after cervical meningocele repair. Neurol India. 2003;51:390-1.

[30] Aminoff MJ, Logue V. The prognosis of patients with spinal vascular malformations. Brain. 1974;97:211-8.

[31] Bakker NA, Uyttenboogaart M, Luijckx GJ, et al. Recurrence rates after surgical or endovascular treatment of spinal dural arteriovenous fistulas: a meta-analysis. Neurosurgery. 2015;77:137-44; discussion 44.

[32] Steinmetz MP, Chow MM, Krishnaney AA, et al. Outcome after the treatment of spinal dural arteriovenous fistulae: a contemporary single-institution series and meta-analysis. Neurosurgery. 2004;55:77-87; discussion 87-8.

[33] Afshar JK, Doppman JL, Oldfield EH. Surgical interruption of intradural draining vein as curative treatment of spinal dural arteriovenous fistulas. J Neurosurg. 1995;82:196-200.

[34] Saladino AMD, Atkinson JLDMD, Rabinstein AAMD, et al. Surgical treatment of spinal dural arteriovenous fistulae:a consecutive series of 154 patients. Neurosurgery. 2010;67: 1350-8.

[35] Song JK, Gobin YP, Duckwiler GR, et al. N-butyl 2-cyanoacrylate embolization of spinal dural arteriovenous fistulae.AJNR Am J Neuroradiol. 2001;22:40-7.

[36] Jellema K, Sluzewski M, van Rooij WJ, Tijssen CC, Beute GN. Embolization of spinal dural arteriovenous fistulas:importance of occlusion of the draining vein. J Neurosurg Spine. 2005;2:580-3.

[37] Niimi Y, Berenstein A, Setton A, Neophytides A. Embolization of spinal dural arteriove-

nous fistulae: results and follow-up. Neurosurgery. 1997;40:675-82; discussion 82-3.

[38]　McDougall CG, Deshmukh VR, Fiorella DJ, Albuquerque FC, Spetzler RF. Endovascular techniques for vascular malformations of the spinal axis. Neurosurg Clin N Am. 2005;16: 395-410, x-xi.

[39]　Adrianto Y, Yang KH, Koo HW, et al. Concomitant origin of the anterior or posterior spinal artery with the feeder of a spinal dural arteriovenous fistula (SDAVF). J Neurointerv Surg. 2017;9:405-10.

[40]　Criscuolo GR, Oldfield EH, Doppman JL. Reversible acute and subacute myelopathy in patients with dural arteriovenous fistulas. Foix-Alajouanine syndrome reconsidered. J Neurosurg. 1989;70:354-9.

[41]　Di Chiro G, Wener L. Angiography of the spinal cord. A review of contemporary techniques and applications. J Neurosurg. 1973;39:1-29.

[42]　Minami S, Sagoh T, Nishimura K, et al. Spinal arteriovenous malformation: MR imaging. Radiology.1988;169:109-15.

[43]　Gaensler EH, Jackson DE Jr, Halbach VV. Arteriovenous fistulas of the cervicomedullary junction as a cause of myelopathy: radiographic findings in two cases. AJNR Am J Neuroradiol. 1990;11:518-21.

[44]　Renowden SA, Molyneux AJ. Case report: spontaneous thrombosis of a spinal dural AVM (Foix-Alajouanine syndrome)—magnetic resonance appearance. Clin Radiol. 1993; 47: 134-6.

[45]　Di Chiro G. Foix-Alajouanine syndrome. AJNR Am J Neuroradiol. 1990;11:1286.

[46]　Mourier KL, Gobin YP, George B, Lot G, Merland JJ. Intradural perimedullary arteriovenous fistulae: results of surgical and endovascular treatment in a series of 35 cases. Neurosurgery. 1993;32:885-91; discussion 91.

[47]　Niimi Y, Berenstein A. Endovascular treatment of spinal vascular malformations. Neurosurg Clin N Am.1999;10:47-71.

[48]　Djindjian M, Djindjian R, Hurth M, Rey A, Houdart R. Spinal cord arteriovenous malformations and the Klippel-Trenaunay-Weber syndrome. Surg Neurol. 1977;8:229-37.

[49]　Lasjaunias PL. Spinal arteriovenous shunts. Berlin: Springer; 1997.

[50]　Biondi A, Merland JJ, Hodes JE, Pruvo JP, Reizine D. Aneurysms of spinal arteries associated with intramedullary arteriovenous malformations. I. Angiographic and clinical aspects. AJNR Am J Neuroradiol. 1992;13:913-22.

[51]　Gonzalez LF, Spetzler RF. Treatment of spinal vascular malformations: an integrated approach. Clin Neurosurg.2005;52:192-201.

[52]　Hurst RW, Bagley LJ, Marcotte P, Schut L, Flamm ES. Spinal cord arteriovenous fistulas involving the conus medullaris: presentation, management, and embryologic considerations. Surg Neurol. 1999;52:95-9.

[53]　Connolly ES Jr, Zubay GP, McCormick PC, Stein BM. The posterior approach to a series of glomus (Type II) intramedullary spinal cord arteriovenous malformations. Neurosurgery. 1998;42: 774-85; discussion 85-6.

[54]　Berenstein A, Lasjaunias PL. Spine and spinal cord vascular lesions. In: Berenstein A, Lasjaunias PL, editors.Endovascular treatment of spine and spinal cord lesions (surgical neuroangiography), vol. 5. Berlin: Springer; 1992.p. 1.

[55]　Riche MC, Modenesi-Freitas J, Djindjian M, Merland JJ. Arteriovenous malformations (AVM) of the spinal cord in children. A review of 38 cases. Neuroradiology. 1982;22:171-80.

[56] Gross BA, Du R. Spinal glomus (type II) arteriovenous malformations: a pooled analysis of hemorrhage risk and results of intervention. Neurosurgery. 2013;72:25-32; discussion 32.

[57] Kataoka H, Miyamoto S, Nagata I, Ueba T, Hashimoto N. Venous congestion is a major cause of neurological deterioration in spinal arteriovenous malformations. Neurosurgery. 2001;48:1224-9; discussion 9-30.

[58] Tubbs RS, Mortazavi MM, Denardo AJ, Cohen-Gadol AA. Arteriovenous malformation of the conus supplied by the artery of Desproges-Gotteron. J Neurosurg Spine. 2011;14: 529-31.

[59] Doppman JL, Di Chiro G, Dwyer AJ, Frank JL, Oldfield EH. Magnetic resonance imaging of spinal arteriovenous malformations. J Neurosurg. 1987;66:830-4.

[60] Dormont D, Gelbert F, Assouline E, et al. MR imaging of spinal cord arteriovenous malformations at 0.5 T: study of 34 cases. AJNR Am J Neuroradiol. 1988;9:833-8.

[61] Biondi A, Merland JJ, Reizine D, et al. Embolization with particles in thoracic intramedullary arteriovenous malformations: long-term angiographic and clinical results. Radiology. 1990;177:651-8.

[62] Biondi A, Merland JJ, Hodes JE, Aymard A, Reizine D. Aneurysms of spinal arteries associated with intramedullary arteriovenous malformations. II. Results of AVM endovascular treatment and hemodynamic considerations. AJNR Am J Neuroradiol.1992;13:923-31.

[63] Schievink WI, Vishteh AG, McDougall CG, Spetzler RF. Intraoperative spinal angiography. J Neurosurg.1999;90:48-51.

[64] Ohata K, Takami T, El-Naggar A, et al. Posterior approach for cervical intramedullary arteriovenous malformation with diffuse-type nidus. Report of three cases. J Neurosurg. 1999;91:105-11.

[65] Rodesch G, Lasjaunias PL, Berenstein A. Embolization of arteriovenous malformations of the spinal cord. In: Valavanis A, editor. Interventional neuroradiology. Berlin: Springer; 1993. p. 135.

[66] Horton JA, Latchaw RE, Gold LH, Pang D. Embolization of intramedullary arteriovenous malformations of the spinal cord. AJNR Am J Neuroradiol. 1986;7:113-8.

[67] Theron J, Cosgrove R, Melanson D, Ethier R. Spinal arteriovenous malformations: advances in therapeutic embolization.Radiology. 1986;158:163-9.

[68] Sinclair J, Chang SD, Gibbs IC, Adler JR Jr. Multisession CyberKnife radiosurgery for intramedullary spinal cord arteriovenous malformations. Neurosurgery. 2006; 58: 1081-9; discussion 1081-9.

[69] Spetzler RF, Zabramski JM, Flom RA. Management of juvenile spinal AVM's by embolization and operative excision.Case report. J Neurosurg. 1989;70:628-32.

[70] Menku A, Akdemir H, Durak AC, Oktem IS. Successful surgical excision of juvenile-type spinal arteriovenous malformation in two stages following partial embolization. Minim Invasive Neurosurg. 2005;48:57-62.

[71] Cobb S. Hemangioma of the spinal cord associated with skin naevi of the same metamer. Ann Surg. 1915;65:641-9.

[72] Maramattom BV, Cohen-Gadol AA, Wijdicks EF, Kallmes D. Segmental cutaneous hemangioma and spinal arteriovenous malformation (Cobb syndrome). Case report and historical perspective. J Neurosurg Spine.2005;3:249-52.

[73] Gueguen B, Merland JJ, Riche MC, Rey A. Vascular malformations of the spinal cord: intrathecal perimedullary arteriovenous fistulas fed by medullary arteries. Neurology. 1987;

37:969-79.

[74] Vitarbo EA, Sultan A, Wang D, Morcos JJ, Levi AD. Split cord malformation with associated type IV spinal cord perimedullary arteriovenous fistula. Case report. J Neurosurg Spine. 2005;3:400-4.

[75] Halbach VV, Higashida RT, Dowd CF, Fraser KW, Edwards MS, Barnwell SL. Treatment of giant intradural (perimedullary) arteriovenous fistulas. Neurosurgery. 1993;33: 972-9; discussion 9-80.

[76] Hida K, Iwasaki Y, Goto K, Miyasaka K, Abe H. Results of the surgical treatment of perimedullary arteriovenous fistulas with special reference to embolization. J Neurosurg. 1999;90:198-205.

[77] Djindjian M, Djindjian R, Rey A, Hurth M, Houdart R. Intradural extramedullary spinal arterio-venous malformations fed by the anterior spinal artery. Surg Neurol. 1977;8:85-93.

[78] Barrow DL, Colohan AR, Dawson R. Intradural perimedullary arteriovenous fistulas (type IV spinal cord arteriovenous malformations). J Neurosurg. 1994;81:221-9.

[79] Dillon WP, Norman D, Newton TH, Bolla K, Mark A. Intradural spinal cord lesions: Gd-DTPA-enhanced MR imaging. Radiology. 1989;170:229-37.

[80] Inoue T, Takahashi T, Shimizu H, Matsumoto Y, Takahashi A, Tominaga T. Congestive myelopathy due to cervical perimedullary arteriovenous fistula evaluated by apparent diffusion coefficient values—case report. Neurol Med Chir (Tokyo). 2006;46:559-62.

[81] Lai PH, Weng MJ, Lee KW, Pan HB. Multidetector CT angiography in diagnosing type I and type IVA spinal vascular malformations. AJNR Am J Neuroradiol. 2006;27:813-7.

[82] Sure U, Wakat JP, Gatscher S, Becker R, Bien S, Bertalanffy H. Spinal type IV arteriovenous malformations (perimedullary fistulas) in children. Childs Nerv Syst. 2000;16: 508-15.

[83] Cho KT, Lee DY, Chung CK, Han MH, Kim HJ. Treatment of spinal cord perimedullary arteriovenous fistula:embolization versus surgery. Neurosurgery. 2005;56:232-41; discussion 232-41.

[84] Aminoff MJ, Gutin PH, Norman D. Unusual type of spinal arteriovenous malformation. Neurosurgery.1988;22:589-91.

[85] Ricolfi F, Gobin PY, Aymard A, Brunelle F, Gaston A, Merland JJ. Giant perimedullary arteriovenous fistulas of the spine: clinical and radiologic features and endovascular treatment. AJNR Am J Neuroradiol. 1997;18:677-87.

[86] Clarke MJ, Patrick TA, White JB, et al. Spinal extradural arteriovenous malformations with parenchymal drainage:venous drainage variability and implications in clinical manifestations. Neurosurg Focus. 2009;26:E5.

[87] Kim LJ, Spetzler RF. Classification and surgical management of spinal arteriovenous lesions: arteriovenous fistulae and arteriovenous malformations. Neurosurgery. 2006; 59: S195-201; discussion S3-13.

[88] Silva N Jr, Januel AC, Tall P, Cognard C. Spinal epidural arteriovenous fistulas associated with progressive myelopathy.Report of four cases. J Neurosurg Spine. 2007;6:552-8.

[89] Huang W, Gross BA, Du R. Spinal extradural arteriovenous fistulas: clinical article. J Neurosurg Spine.2013;19:582-90.

[90] Rangel-Castilla L, Holman PJ, Krishna C, Trask TW, Klucznik RP, Diaz OM. Spinal extradural arteriovenous fistulas: a clinical and radiological description of different types and their novel treatment with Onyx. J Neurosurg Spine. 2011;15:541-9.

［91］ Krings T，Thron AK，Geibprasert S，et al. Endovascular management of spinal vascular malformations. Neurosurg Rev. 2010;33:1-9.

［92］ Lanzino G，D'Urso PI，Kallmes DF，Cloft HJ. Onyx embolization of extradural spinal arteriovenous malformations with intradural venous drainage. Neurosurgery. 2012; 70: 329-33.

［93］ Goyal M，Willinsky R，Montanera W，terBrugge K. Paravertebral arteriovenous malformations with epidural drainage: clinical spectrum, imaging features, and results of treatment. AJNR Am J Neuroradiol. 1999;20:749-55.

［94］ Nasr DM，Brinjikji W，Clarke MJ，Lanzino G. Clinical presentation and treatment outcomes of spinal epidural arteriovenous fistulas. J Neurosurg Spine. 2017;26:613-20.

［95］ Berlis A，Scheufler KM，Schmahl C，Rauer S，Gotz F，Schumacher M. Solitary spinal artery aneurysms as a rare source of spinal subarachnoid hemorrhage: potential etiology and treatment strategy. AJNR Am J Neuroradiol.2005;26:405-10.

［96］ El Mahdi MA，Rudwan MA，Khaffaji SM，Jadallah FA. A giant spinal aneurysm with cord and root compression.J Neurol Neurosurg Psychiatry. 1989;52:532-5.

［97］ Vishteh AG，Sankhla S，Anson JA，Zabramski JM，Spetzler RF. Surgical resection of intramedullary spinal cord cavernous malformations: delayed complications, long-term outcomes, and association with cryptic venous malformations.Neurosurgery. 1997;41:1094-100; discussion 100-1.

［98］ Cosgrove GR，Bertrand G，Fontaine S，Robitaille Y，Melanson D. Cavernous angiomas of the spinal cord. J Neurosurg. 1988;68:31-6.

［99］ Deutsch H，Jallo GI，Faktorovich A，Epstein F. Spinal intramedullary cavernoma: clinical presentation and surgical outcome. J Neurosurg. 2000;93:65-70.

［100］ Aoyagi N，Kojima K，Kasai H. Review of spinal epidural cavernous hemangioma. Neurol Med Chir (Tokyo).2003;43:471-5; discussion 6.

［101］ Cohen-Gadol AA，Jacob JT，Edwards DA，Krauss WE. Coexistence of intracranial and spinal cavernous malformations:a study of prevalence and natural history. J Neurosurg. 2006;104:376-81.

［102］ Zevgaridis D，Medele RJ，Hamburger C，Steiger HJ，Reulen HJ. Cavernous haemangiomas of the spinal cord. A review of 117 cases. Acta Neurochir. 1999;141:237-45.

［103］ Kharkar S，Shuck J，Conway J，Rigamonti D. The natural history of conservatively managed symptomatic intramedullary spinal cord cavernomas. Neurosurgery. 2007;60:865-72; discussion 865-72.

［104］ Sandalcioglu IE，Wiedemayer H，Gasser T，Asgari S，Engelhorn T，Stolke D. Intramedullary spinal cord cavernous malformations: clinical features and risk of hemorrhage. Neurosurg Rev. 2003;26:253-6.

［105］ Jallo GI，Freed D，Zareck M，Epstein F，Kothbauer KF. Clinical presentation and optimal management for intramedullary cavernous malformations. Neurosurg Focus. 2006;21:e10.

［106］ Mitha AP，Turner JD，Abla AA，Vishteh AG，Spetzler RF. Outcomes following resection of intramedullary spinal cord cavernous malformations: a 25-year experience. J Neurosurg Spine. 2011;14:605-11.

［107］ Sandson TA，Friedman JH. Spinal cord infarction. Report of 8 cases and review of the literature. Medicine (Baltimore). 1989;68:282-92.

［108］ Naess H，Romi F. Comparing patients with spinal cord infarction and cerebral infarction:

clinical characteristics, and short-term outcome. Vasc Health Risk Manag. 2011; 7: 497-502.

[109] Novy J, Carruzzo A, Maeder P, Bogousslavsky J. Spinal cord ischemia: clinical and imaging patterns, pathogenesis, and outcomes in 27 patients. Arch Neurol. 2006;63:1113-20.

[110] Combarros O, Vadillo A, Gutierrez-Perez R, Berciano J. Cervical spinal cord infarction simulating myocardial infarction. Eur Neurol. 2002;47:185-6.

[111] Ullery BW, Cheung AT, Fairman RM, et al. Risk factors, outcomes, and clinical manifestations of spinal cord ischemia following thoracic endovascular aortic repair. J Vasc Surg. 2011;54:677-84.

[112] Dejerine J. Claudication Intermittente de la Moelle Epiniere. Presse Med. 1911;19;981-4.

[113] Zulch KJ, Kurth-Schumacher R. The pathogenesis of "intermittent spinovascular insufficiency" ("spinal claudication of Dejerine") and other vascular syndromes of the spinal cord. Vasc Surg. 1970;4:116-36.

[114] Faig J, Busse O, Salbeck R. Vertebral body infarction as a confirmatory sign of spinal cord ischemic stroke: report of three cases and review of the literature. Stroke. 1998;29: 239-43.

[115] Cheng MY, Lyu RK, Chang YJ, et al. Concomitant spinal cord and vertebral body infarction is highly associated with aortic pathology: a clinical and magnetic resonance imaging study. J Neurol. 2009;256:1418-26.

[116] Vargas MI, Gariani J, Sztajzel R, et al. Spinal cord ischemia: practical imaging tips, pearls, and pitfalls. AJNR Am J Neuroradiol. 2015;36:825-30.

[117] Loher TJ, Bassetti CL, Lovblad KO, et al. Diffusion-weighted MRI in acute spinal cord ischaemia. Neuroradiology.2003;45:557-61.

[118] Bammer R, Herneth AM, Maier SE, et al. Line scan diffusion imaging of the spine. AJNR Am J Neuroradiol.2003;24:5-12.

[119] Peppelenbosch AG, Vermeulen Windsant IC, Jacobs MJ, Tordoir JH, Schurink GW. Open repair for ruptured abdominal aortic aneurysm and the risk of spinal cord ischemia: review of the literature and risk-factor analysis. Eur J Vasc Endovasc Surg. 2010; 40: 589-95.

[120] Xenos ES, Abedi NN, Davenport DL, et al. Meta-analysis of endovascular vs open repair for traumatic descending thoracic aortic rupture. J Vasc Surg. 2008;48:1343-51.

[121] Sullivan TM, Sundt TM 3rd. Complications of thoracic aortic endografts: spinal cord ischemia and stroke. J Vasc Surg. 2006;43(Suppl A):85A-8A.

[122] Mustafa ST, Sadat U, Majeed MU, Wong CM, Michaels J, Thomas SM. Endovascular repair of nonruptured thoracic aortic aneurysms: systematic review. Vascular. 2010;18: 28-33.

[123] Chiesa R, Melissano G, Marrocco-Trischitta MM, Civilini E, Setacci F. Spinal cord ischemia after elective stent-graft repair of the thoracic aorta. J Vasc Surg. 2005;42;11-7.

[124] Hobai IA, Bittner EA, Grecu L. Perioperative spinal cord infarction in nonaortic surgery: report of three cases and review of the literature. J Clin Anesth. 2008;20:307-12.

[125] Weber P, Vogel T, Bitterling H, Utzschneider S, von Schulze Pellengahr C, Birkenmaier C. Spinal cord infarction after operative stabilisation of the thoracic spine in a patient with tuberculous spondylodiscitis and sickle cell trait.Spine (Phila Pa 1976). 2009;34:E294-7.

[126] Martinez-Lage JF, Almagro MJ, Izura V, Serrano C, Ruiz-Espejo AM, Sanchez-Del-Rincon I. Cervical spinal cord infarction after posterior fossa surgery: a case-based update.

Childs Nerv Syst. 2009;25;1541-6.

[127] Restrepo L, Guttin JF. Acute spinal cord ischemia during aortography treated with intra-venous thrombolytic therapy.Tex Heart Inst J. 2006;33;74-7.

[128] Wang GR, Ensor JE, Gupta S, Hicks ME, Tam AL. Bronchial artery embolization for the management of hemoptysis in oncology patients; utility and prognostic factors. J Vasc Interv Radiol. 2009;20;722-9.

[129] Brown MS, Phibbs RH. Spinal cord injury in newborns from use of umbilical artery cathe-ters; report of two cases and a review of the literature. J Perinatol. 1988;8;105-10.

[130] Singh BM, Fass AE, Pooley RW, Wallach R. Paraplegia associated with intraaortic bal-loon pump counterpulsation.Stroke. 1983;14;983-6.

[131] Li Y, Jenny D, Bemporad JA, Liew CJ, Castaldo J. Sulcal artery syndrome after vertebral ar-tery dissection. J Stroke Cerebrovasc Dis. 2010;19;333-5.

[132] Han JJ, Massagli TL, Jaffe KM. Fibrocartilaginous embolism—an uncommon cause of spinal cord infarction; a case report and review of the literature. Arch Phys Med Rehabil. 2004;85;153-7.

[133] Spengos K, Tsivgoulis G, Toulas P, et al. Spinal cord stroke in a ballet dancer. J Neurol Sci. 2006;244;159-61.

[134] Tosi L, Rigoli G, Beltramello A. Fibrocartilaginous embolism of the spinal cord; a clinical and pathogenetic reconsideration.J Neurol Neurosurg Psychiatry. 1996;60;55-60.

[135] Mateen FJ, Monrad PA, Hunderfund AN, Robertson CE, Sorenson EJ. Clinically sus-pected fibrocartilaginous embolism; clinical characteristics, treatments, and outcomes. Eur J Neurol. 2011;18;218-25.

[136] Mari E, Maraldi C, Grandi E, Gallerani M. Quadriplegia due to pachymeningitis, vasculi-tis and sepsis in a patient with rheumatoid arthritis; a case report. Eur Rev Med Pharmacol Sci. 2011;15;573-6.

[137] Haupt HM, Kurlinski JP, Barnett NK, Epstein M. Infarction of the spinal cord as a com-plication of pneumococcal meningitis. Case report. J Neurosurg. 1981;55;121-3.

[138] Hughes JT. Spinal-cord infarction due to aortic trauma. Br Med J. 1964;2;356.

[139] Ahmann PA, Smith SA, Schwartz JF, Clark DB. Spinal cord infarction due to minor trauma in children. Neurology.1975;25;301-7.

[140] Ergun A, Oder W. Pediatric care report of spinal cord injury without radiographic abnor-mality (SCIWORA); case report and literature review. Spinal Cord. 2003;41;249-53.

[141] Freedman BA, Malone DG, Rasmussen PA, Cage JM, Benzel EC. Surfer's myelopathy; a rare form of spinal cord infarction in novice surfers; a systematic review. Neurosurgery. 2016;78;602-11.

[142] Hallenbeck JM, Bove AA, Elliott DH. Mechanisms underlying spinal cord damage in de-compression sickness.Neurology. 1975;25;308-16.

[143] Walden JE, Castillo M. Sildenafil-induced cervical spinal cord infarction. AJNR Am J Neuroradiol.2012;33(3);E32-3.

[144] Popescu A, Lai D, Lu A, Gardner K. Stroke following epidural injections-case report and review of literature. J Neuroimaging. 2011;23(1);118-21.

[145] Glaser SE, Shah RV. Root cause analysis of paraplegia following transforaminal epidural steroid injections; the 'unsafe' triangle. Pain Physician. 2010;13;237-44.

[146] Gonzalez-Ordonez AJ, Uria DF, Ferreiro D, et al. Spinal cord infarction and recurrent ve-nous thrombosis in association with estrogens and the 20210A allele of the prothrombin

gene. Neurologia. 2001;16:434-8.

[147] Sawaya R, Diken Z, Mahfouz R. Acute quadriplegia in a young man secondary to prothrombin G20210A mutation.Spinal Cord. 2011;49:942-3.

[148] Faivre A, Bonnel S, Leyral G, Gisserot O, Alla P, Valance J. Essential thrombocythemia presenting as spinal cord infarction. Presse Med. 2009;38:1180-3.

[149] Wynn MM, Acher CW. A modern theory of spinal cord ischemia/injury in thoracoabdominal aortic surgery and its implications for prevention of paralysis. J Cardiothorac Vasc Anesth. 2014;28:1088-99.

[150] Khan NR, Smalley Z, Nesvick CL, Lee SL, Michael LM 2nd. The use of lumbar drains in preventing spinal cord injury following thoracoabdominal aortic aneurysm repair: an updated systematic review and meta-analysis. J Neurosurg Spine. 2016;25:383-93.

[151] Youngblood SC, Tolpin DA, LeMaire SA, Coselli JS, Lee VV, Cooper JR Jr. Complications of cerebrospinal fluid drainage after thoracic aortic surgery: a review of 504 patients over 5 years. J Thorac Cardiovasc Surg.2013;146:166-71.

[152] Fedorow CA, Moon MC, Mutch WA, Grocott HP. Lumbar cerebrospinal fluid drainage for thoracoabdominal aortic surgery: rationale and practical considerations for management. Anesth Analg. 2010;111:46-58.

[153] Cheung AT, Pochettino A, McGarvey ML, et al. Strategies to manage paraplegia risk after endovascular stent repair of descending thoracic aortic aneurysms. Ann Thorac Surg. 2005;80:1280-8; discussion 8-9.

[154] Robertson CE, Brown RD Jr, Wijdicks EF, Rabinstein AA. Recovery after spinal cord infarcts: long-term outcome in 115 patients. Neurology. 2012;78:114-21.

[155] Cheshire WP, Santos CC, Massey EW, Howard JF Jr. Spinal cord infarction: etiology and outcome. Neurology.1996;47:321-30.

[156] Salvador de la Barrera S, Barca-Buyo A, Montoto-Marques A, Ferreiro-Velasco ME, Cidoncha-Dans M,Rodriguez-Sotillo A. Spinal cord infarction: prognosis and recovery in a series of 36 patients. Spinal Cord.2001;39:520-5.

French导管比例尺

Inch	0.039	0.053	0.066	0.079	0.092	0.105	0.118	0.131	0.1441	0.158
mm	1	1.35	1.67	2.0	2.3	2.7	3.0	3.3	3.7	4.0
French	3	4	5	6	7	8	9	10	11	12

Inch	0.17	0.184	0.197	0.21	0.223	0.236	0.249	0.263	0.288
mm	4.3	4.7	5.0	5.3	5.7	6.0	6.3	6.7	7.3
French	13	14	15	16	17	18	19	20	21

Inch	0.315	0.341	0.367	0.393	0.419	0.445
mm	8.0	8.7	9.3	10.0	10.7	11.3
French	24	26	28	30	32	34

常见的药物准备

1. 阿昔单抗(Reopro® Eli Lilly USA，Indianapolis，IN)

(1)0.25mg/kg，负荷剂量，紧随其后的是 125μg/(kg·min)持续输注 12 小时。

(2)药物：配制向每个含 10mg 药物的瓶中注入 5ml 无菌生理盐水。大多数患者负荷剂量需要 2 瓶，输注需要 1 瓶。浓度为 2mg/ml。

(3)使用 0.22μm 过滤输液器将重组药物抽入 10ml 注射器。

(4)可以 IV 或 IA 注射。如果静脉注射，使用单独的静脉通路，避免与其他药物混淆。

2. 异戊巴比妥试验

(1)20ml 无菌水溶 500mg 粉剂。

5ml 无菌水注入异戊巴比妥瓶，抽入 20ml 注射器。用另外的 5ml 无菌水冲洗异戊巴比妥瓶子，并添加到 20ml 注射器。10ml 无菌水抽入另一个 20ml 注射器。最终浓度为 25mg/ml。0.22μm 过滤输液器注入。

(2)剂量：注射 1ml(25mg)。

3. 利多卡因 IA 诱发试验

(1)使用 2% 利多卡因。

(2)5ml 注射器含 100mg，缓冲通过添加 1ml 8.4% 的 USP 儿科碳酸氢钠注射液。

(3)剂量：每注射 1ml(约 20mg)。

4. Brevital® Sodium(美索比妥钠，JHP Pharmaceuticals，Parsippany，NJ) Wada 试验或诱发试验　使用 500mg 瓶装粉剂，瓶中注入 20ml 无菌水，然后抽到 50ml 注射器。20ml 无菌水洗净瓶并抽入 50ml 注射器。再添加 10ml 无菌水，在 50ml 注射器内彻底混合。浓度 10mg/ml，1ml 此溶液加入 9ml 水，最终浓度为 1mg/ml。

5. 剂量　每注射 1～3ml(1～3mg)。